"十三五"国家重点图书出版规划项目

中医临床病证大典

总主编

陈仁寿

气血津液与肢体经络病卷
（下册）

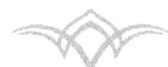

主编

陈仁寿

上海科学技术出版社

下册目录

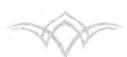

第六章
虚劳 · 783

【辨病名】 · 783
一、虚劳的不同称谓（五虚、五损、五劳、六极、七伤、虚损、虚怯、虚羸） · 783
二、虚劳分类命名 · 785
（一）按脏腑命名（肝劳、心劳、脾劳、肺劳、肾劳） · 785
1. 肝劳 · 786
2. 心劳 · 786
3. 脾劳 · 787
4. 肺劳 · 787
5. 肾劳 · 788
（二）按病因病机命名 · 788
1. 风劳（劳风） · 788
2. 急劳 · 789
3. 感热劳伤 · 789
4. 感寒劳伤 · 789
5. 湿劳 · 789
6. 伤寒后夹劳 · 789
7. 冷劳 · 789
8. 热劳 · 789
9. 久嗽成劳 · 790
10. 血虚劳伤 · 790
11. 气虚劳伤 · 790
12. 阴虚劳伤 · 791
13. 精虚劳伤 · 791
14. 阳虚劳伤 · 791
15. 酒劳 · 791
（三）按人群命名 · 792
1. 妇人血风劳气 · 792
2. 妇人风虚劳冷 · 792
3. 妇人冷劳 · 792
4. 妇人热劳 · 792
5. 女人虚劳（损） · 792
6. 产后虚劳 · 792
7. 产后风虚劳损 · 792
8. 产后风冷虚劳 · 792
9. 室女虚劳 · 793

【辨病因】 · 793
一、六淫外袭 · 793
1. 风邪 · 794
2. 寒邪 · 794
3. 湿邪 · 794
4. 热邪 · 794
二、内因 · 794
1. 七情内伤 · 794
2. 劳逸失度 · 795
3. 饮食不节 · 795
三、不内外因 · 796
1. 先天禀赋不足 · 796
2. 病后体虚 · 796
3. 失治误治 · 796

【辨病机】 · 796
一、精气血亏虚论 · 797
1. 气血两虚 · 797
2. 气虚 · 797
3. 血虚 · 797
4. 精虚 · 797
二、阴阳失调论 · 797
1. 阴阳两虚 · 797
2. 阴虚阳盛 · 798
三、脏腑虚损论 · 798
1. 心虚 · 798
2. 肝虚 · 798

3. 脾虚 · 798
4. 肺虚 · 798
5. 肾虚 · 798
6. 脏腑俱虚 · 798

【辨病证】· 798
一、辨症候 · 798
1. 辨外感内伤 · 799
2. 辨五脏 · 799
3. 辨气血阴阳 · 800
二、辨兼夹病证 · 802
1. 兼羸瘦候 · 802
2. 兼手足、肢体病证 · 802
3. 兼积聚癥瘕 · 802
4. 兼气逆、少气候 · 802
5. 兼寒热候 · 803
6. 兼里急病证 · 803
7. 兼筋骨病证 · 803
8. 兼情绪病证 · 803
9. 兼心腹病证 · 803
10. 兼咳嗽 · 803
11. 兼吐血病证 · 803
12. 兼梦、不得眠候 · 804
13. 兼阴部病证 · 804
14. 兼酒疸 · 805
15. 兼二便病证 · 805
16. 兼津液干涸病证 · 805
17. 兼痰饮病证 · 805
18. 兼脾胃病证 · 805
19. 兼汗证 · 806
20. 兼五官病证 · 806
21. 兼肿证 · 806
22. 兼咽喉病证 · 806
三、辨虚里 · 806
四、辨舌脉 · 806
1. 数脉 · 806
2. 微脉 · 807
3. 动脉 · 807
4. 细脉 · 807
5. 短脉 · 807
6. 濡脉 · 807
7. 结脉 · 807
8. 弦脉 · 807
9. 浮脉 · 807
10. 大脉 · 807
11. 兼脉 · 808
五、辨爪 · 808
六、辨吉凶 · 808

【论治法】· 810
一、概论 · 810
二、调补气血阴阳 · 811
三、调补五脏 · 811
1. 补脾肾 · 811
2. 补肺气 · 812
3. 补肾气 · 812
4. 补肝气 · 812
5. 调补脾胃 · 812
6. 调补心肾 · 812
7. 扶脾益肝 · 813
8. 补脾保肺 · 813
四、滋阴降火 · 813
五、解托、补脱 · 813
六、以涩去脱 · 813
七、调顺三焦 · 813
八、润养上焦 · 814
九、药性调补 · 814
1. 甘缓法 · 814
2. 平补法 · 814
3. 温补法 · 814
4. 甘酸辛药法 · 814
十、炼、服单药 · 814
十一、单药酿酒 · 815
十二、导引运动 · 815
十三、针灸疗法 · 817
十四、熨烙法 · 818
十五、调摄身心 · 818
十六、治未病 · 819
十七、治疗禁忌 · 819
1. 禁燥烈,禁伐气,禁苦寒 · 819
2. 审冷热 · 819

【论用方】· 819
一、常用治虚劳方论 · 819
1. 论四君子汤 · 819
2. 论四物汤 · 820
3. 论肾气丸 · 821

4. 论薯蓣丸 · 822
5. 论小建中汤 · 823
6. 论双和散 · 825
7. 论人参散 · 825
8. 论八珍汤 · 825
9. 论十全大补汤 · 825
10. 论补中益气汤 · 826
11. 论六味地黄丸 · 828
12. 论人参养荣汤 · 829
13. 论炙甘草汤 · 830

二、治虚劳通用方 · 831

1. 黄芪汤 · 831
2. 三仁九子丸 · 831
3. 无比薯蓣丸 · 832
4. 前胡建中汤 · 832
5. 六生散 · 832
6. 酥蜜煎 · 832
7. 五茄酒 · 832
8. 枸杞煎 · 832
9. 薯蓣散 · 833
10. 白茯苓丸 · 833
11. 补益鹿茸丸 · 833
12. 黄芪丸 · 833
13. 牛膝丸 · 833
14. 巴戟丸 · 833
15. 钟乳丸 · 833
16. 肉苁蓉丸 · 834
17. 干漆丸 · 834
18. 五味子丸 · 834
19. 鹿角胶煎 · 834
20. 补益地黄煎 · 834
21. 紫石英汤 · 834
22. 补益大泽兰方 · 834
23. 大泽兰丸 · 835
24. 石斛酒 · 835
25. 枸杞酒 · 835
26. 乌麻子酒 · 835
27. 髓煎 · 835
28. 油面馎饦 · 835
29. 十华散 · 836
30. 人参养荣汤 · 836
31. 钟乳白泽丸 · 836
32. 双和汤 · 836
33. 炙甘草汤 · 836
34. 补方丸 · 836
35. 十补丸 · 836
36. 滋阴百补丸 · 837
37. 人参鳖甲丸 · 837
38. 艾煎丸 · 837
39. 芪味丸 · 837

三、治肝劳方 · 837

1. 补肝汤 · 837
2. 柴胡汤 · 837
3. 猪膏酒 · 837
4. 槟榔汤 · 837
5. 半夏汤 · 837
6. 芍药饮 · 838
7. 硫黄丸 · 838
8. 前胡汤 · 838
9. 赤茯苓汤 · 838
10. 茯苓丸 · 838
11. 虎骨酒 · 838
12. 青龙丸 · 838
13. 调肝散 · 838
14. 家秘肝肾丸 · 839
15. 黄芩四物汤 · 839
16. 黑元 · 839

四、治心劳方 · 839

1. 远志汤 · 839
2. 麻黄汤 · 839
3. 人参汤 · 839
4. 麦门冬汤 · 839
5. 地黄汤 · 839
6. 磁石汤 · 839
7. 竹茹汤 · 839
8. 补心麦门冬丸 · 840
9. 贯众丸 · 840
10. 赤芍药丸 · 840
11. 獭肝丸 · 840
12. 茯苓丸 · 840
13. 朱雀汤 · 840
14. 王不留行汤 · 840
15. 前胡麦门冬饮 · 841
16. 人参汤 · 841

17. 菊花汤 · 841
18. 麦门冬饮 · 841
19. 劫劳散 · 841
20. 桔梗引子 · 841
21. 归脾汤 · 841
22. 天王补心丹 · 841
23. 门冬安神丸 · 841
24. 导赤各半汤 · 841
25. 大五补丸 · 841
26. 治心劳验方 · 842

五、治脾劳方 · 842
1. 消食膏酒 · 842
2. 牛髓补虚寒丸 · 842
3. 人参消食八味散 · 842
4. 人参散 · 842
5. 丁香散 · 842
6. 鳖甲散 · 842
7. 半夏散 · 843
8. 干地黄散 · 843
9. 白术散 · 843
10. 拌肝散 · 843
11. 芜荑煎丸 · 843
12. 厚朴丸 · 843
13. 猪肚丸 · 844
14. 松脂丸 · 844
15. 黄芪丸 · 844
16. 茱萸根浸酒方 · 844
17. 巴戟丸 · 844
18. 荜茇丸 · 844
19. 乌头汤 · 844
20. 羊肾丸 · 844
21. 半夏汤 · 845
22. 麦门冬汤 · 845
23. 二圣丸 · 845
24. 和胃丸 · 845
25. 小甘露饮 · 845
26. 调中汤 · 845
27. 归脾汤 · 845
28. 知柏四物汤 · 845
29. 知柏补血汤 · 845
30. 黄芩四物汤 · 845
31. 黄芩补血汤 · 845

32. 橘皮煎元 · 846

六、治肺劳方 · 846
1. 附子汤 · 846
2. 猪悬蹄青龙五生膏 · 846
3. 补气黄芪汤 · 846
4. 茯苓汤 · 846
5. 紫金丸 · 846
6. 肉苁蓉丸 · 846
7. 调肺人参汤 · 846
8. 杜仲汤 · 847
9. 桑根白皮汤 · 847
10. 鳗鲡鱼煎丸 · 847
11. 桑白皮散 · 847
12. 五味子汤 · 847
13. 紫菀汤 · 847
14. 补虚款冬花汤 · 847
15. 补虚饮 · 847
16. 白虎汤 · 848
17. 桔梗散 · 848
18. 人参丸 · 848
19. 蛤蚧丸 · 848
20. 桑根白汤 · 848
21. 黄芪散 · 848
22. 桃仁散 · 848
23. 斗门方 · 848
24. 温肺汤 · 848
25. 二母汤 · 848
26. 人参平肺散 · 849
27. 泻白散 · 849
28. 人参黄芪散 · 849

七、治肾劳方 · 849
1. 八味肾气丸 · 849
2. 崔氏肾沥汤 · 849
3. 羊脏羹 · 849
4. 猪肾粥 · 849
5. 补肾肾沥汤 · 849
6. 羊肾汤 · 849
7. 加减肾气丸 · 850
8. 黄芪散 · 850
9. 杜仲散 · 850
10. 鳖甲散 · 850
11. 地黄散 · 851

12. 茯苓散·851

13. 巴戟丸·851

14. 地黄煎丸·851

15. 磁石丸·851

16. 菟丝子丸·851

17. 远志丸·852

18. 肉苁蓉丸·852

19. 蛇床子丸·852

20. 磁石汤·852

21. 桃仁汤·852

22. 阳起石丸·852

23. 五味子丸·852

24. 苁蓉丸·853

25. 补肾丸·853

26. 海藻丸·853

27. 苁蓉獭肝丸·853

28. 猪肝丸·853

29. 沉香饮·853

30. 胡黄连散·853

31. 黄芪饮·854

32. 杜仲丸·854

33. 干地黄丸·854

34. 羊肾丸·854

35. 地黄汤·854

36. 人参固本丸·854

37. 知柏天地煎·854

八、治气劳方·854

1. 钟乳散·854

2. 大前胡汤·854

3. 五味子汤·854

4. 黄芪汤·855

5. 钟乳丸·855

6. 黄芪散·855

7. 麻黄散·855

8. 竹叶饮子·855

9. 五味子散·855

10. 诃黎勒丸·855

11. 木香散·855

12. 桃仁散·856

13. 丁香散·856

14. 荜澄茄散·856

15. 三棱散·856

16. 沉香散·856

17. 诃黎勒散·856

18. 陈橘皮丸·857

19. 荜茇丸·857

20. 前胡丸·857

21. 黄芪汤·857

22. 天麻丸·857

23. 甘露丸·857

24. 紫菀汤·857

25. 沉香丸·857

26. 木香汤·858

27. 沉香汤·858

28. 天门冬丸·858

29. 附子丸·858

30. 香甲汤·858

31. 水浸鳖甲汤·858

九、治血劳方·859

1. 干地黄丸·859

2. 薤白汤·859

3. 三才丸·859

4. 四物汤·859

5. 元戎逍遥散·859

6. 逍遥散·859

7. 活血汤·859

8. 天王补心丹·859

9. 补肝汤·859

10. 归脾汤·859

11. 补荣汤·859

12. 源泉汤新·860

十、治阴虚劳损方·860

1. 噙化丹·860

2. 驻车丸·860

3. 左归饮·860

4. 左归丸·860

5. 四阴煎·860

6. 五阴煎·861

7. 大营煎·861

8. 济阴浚泉丸·861

9. 虎潜丸·861

10. 人参固本丸·861

11. 薯蓣粥·861

十一、治阳虚劳损方 · 861
1. 右归饮 · 861
2. 右归丸 · 862
3. 补中益气汤 · 862

十二、治虚劳失精方 · 862
1. 深师人参丸 · 862
2. 三物天雄散 · 862
3. 黄芪汤 · 862
4. 菟丝子散 · 862
5. 龙骨散 · 862
6. 龙角散 · 862
7. 鹿茸丸 · 863
8. 菟丝子丸 · 863
9. 石斛丸 · 863
10. 韭子散 · 863
11. 桂枝牡蛎汤 · 863
12. 羊骨汤 · 863
13. 韭子丸 · 863
14. 白龙骨丸 · 863
15. 补骨脂散 · 864
16. 正阳丸 · 864
17. 补益附子丸 · 864
18. 金锁丸 · 864
19. 硇砂丸 · 864
20. 固气不二丸 · 864

十三、治筋极方 · 864
1. 黄芪散 · 864
2. 羚羊角散 · 864
3. 薏苡仁散 · 864
4. 羌活散 · 865
5. 五加皮散 · 865
6. 桑枝酸枣仁煎 · 865
7. 天雄丸 · 865
8. 干地黄丸 · 865
9. 木瓜散 · 865

十四、治骨极方 · 865
1. 三黄汤 · 865
2. 肾沥汤 · 866
3. 虎骨酒 · 866
4. 酸枣仁散 · 866
5. 地黄煎 · 866
6. 二黄汤 · 866
7. 大黄汤 · 866
8. 木瓜汤 · 866
9. 骨碎补丸 · 866
10. 治骨极验方 · 867

十五、治肉极方 · 867
1. 大黄芪酒 · 867
2. 石南散 · 867
3. 西州续命汤 · 867
4. 半夏汤 · 867
5. 越婢汤 · 867
6. 黄芪丸 · 867
7. 独活散 · 868
8. 半夏散 · 868
9. 茯苓散 · 868
10. 石斛散 · 868
11. 人参丸 · 868
12. 薏苡仁散 · 868
13. 枸杞汤 · 868
14. 小防风引汤 · 869
15. 十全大补汤 · 869
16. 半夏汤 · 869
17. 薏苡仁散 · 869
18. 参苓元 · 869

十六、治肝胆虚方 · 869
1. 酸枣汤 · 869
2. 栀子汤 · 869
3. 温胆汤 · 869

十七、治冷劳方 · 869
1. 人参散 · 869
2. 荜茇丸 · 869
3. 桂心散 · 869
4. 木香丸 · 870
5. 煮肝丸 · 870
6. 烧肝散 · 870
7. 白术散 · 870
8. 炙肝散 · 870
9. 附子汤 · 870
10. 漏芦丸 · 870
11. 橘皮煎丸 · 871
12. 猪肝丸 · 871
13. 虎杖饮 · 871
14. 补火丸 · 871

15. 补真丸 · 871
16. 鹿茸大补汤 · 871

十八、治热劳方 · 871

1. 折石热汤 · 871
2. 干地黄丸 · 871
3. 柴胡散 · 872
4. 知母散 · 872
5. 黄连散 · 872
6. 青蒿饮子 · 872
7. 鳖甲散 · 872
8. 地骨皮散 · 872
9. 牡蛎散 · 872
10. 鳖甲丸 · 873
11. 柴胡丸 · 873
12. 犀角丸 · 873
13. 乌梅丸 · 873
14. 青蒿煎丸 · 873
15. 桃仁丸 · 873
16. 紫菀丸 · 874
17. 分气散 · 874
18. 蛤蚧丸 · 874
19. 胡黄连丸 · 874
20. 柴胡栀子饮 · 874
21. 人参常山汤 · 874
22. 黄芩汤 · 874
23. 鳖甲地黄汤 · 874
24. 大腹皮汤 · 875
25. 牛黄丸 · 875
26. 地黄煎丸 · 875
27. 子芩散 · 875
28. 葛根散 · 875
29. 升阳散火汤 · 875
30. 香甲丸 · 875
31. 白凤膏 · 875

十九、治风劳方 · 875

1. 镇心汤 · 875
2. 石斛丸 · 876
3. 黄芪散 · 876
4. 沉香散 · 876
5. 巴戟散 · 876
6. 钟乳散 · 876
7. 附子散 · 876
8. 防风散 · 876
9. 桃仁散 · 877
10. 肉苁蓉散 · 877
11. 柏子仁散 · 877
12. 樟木散 · 877
13. 补益天雄丸 · 877
14. 麻黄汤 · 877
15. 芎枳丸 · 877
16. 葳蕤饮 · 877
17. 黄连丸 · 878
18. 地骨皮汤 · 878
19. 防风汤 · 878
20. 龙齿饮 · 878
21. 皂荚丸 · 878
22. 枳壳汤 · 878
23. 清健方 · 878
24. 一味黄芩散 · 878
25. 秦艽鳖甲散 · 878
26. 柴前梅连散 · 878
27. 人参柴胡散 · 878
28. 白术除湿汤 · 879
29. 人参地骨皮散 · 879
30. 参归散 · 879
31. 枳壳地骨皮散 · 879

二十、治产后虚劳方 · 879

1. 獐骨汤 · 879
2. 泽兰丸 · 879
3. 泽兰补虚丸 · 879
4. 干地黄散 · 879
5. 黄芪散 · 880
6. 白术散 · 880
7. 续断散 · 880
8. 羚羊角散 · 880
9. 羊肉当归汤 · 880
10. 黄雌鸡汤 · 880
11. 羊肉黄芪汤 · 880
12. 卷柏丸 · 880
13. 五石丸 · 881
14. 补益紫石英丸 · 881
15. 当归散 · 881
16. 羌活散 · 881
17. 木香散 · 881

18. 补益白薇丸·881
19. 牛膝丸·882
20. 紫桂丸·882
21. 保生丸·882
22. 三元汤·882
23. 十全散·882
24. 六合汤·882
25. 补虚汤·882
26. 黄芪四物汤·883
27. 十全大补汤·883
28. 产宝方·883

二十一、治妇人血风劳方·883
1. 人参荆芥散·883
2. 香甲散·883

二十二、治妇人血气劳·883
1. 当归木香汤·883
2. 当归建中汤·883
3. 增损四物汤·883
4. 滋阴百补丸·884

二十三、治妇人风虚劳冷方·884
1. 羌活散·884
2. 熟干地黄散·884
3. 延胡索散·884
4. 柏子仁散·884
5. 钟乳丸·884

二十四、治老人虚劳方·884
1. 补天丸·884
2. 大补阴丸·885
3. 虎潜丸·885
4. 补阴丸·885
5. 小补阴丸·885
6. 大补丸·885
7. 天一丸·885

二十五、治虚劳羸瘦方·885
1. 五石护命散·885
2. 黄芪散·885
3. 石斛散·885
4. 肉苁蓉散·886
5. 补益甘草丸·886
6. 补益钟乳天雄丸·886
7. 肉苁蓉丸·886
8. 羊肾丸·886

9. 川椒丸·887
10. 松子丸·887
11. 麦门冬散·887
12. 干漆丸·887
13. 猪肚黄连丸·887
14. 炙肝丸·887
15. 人参汤·887
16. 十补丸·888
17. 鳖甲丸·888
18. 干地黄丸·888
19. 六奇汤·888
20. 补益煎·888
21. 当归散·888
22. 丹砂丸·888
23. 安息香汤·888
24. 丹砂饮·889
25. 五补丸·889
26. 大腹饮·889
27. 谷仙散·889
28. 明月丸·889
29. 钟乳粉丸·889
30. 山茱萸散·889
31. 羊乳丸·890
32. 太无柴胡散·890

二十六、治虚劳吐血方·890
1. 泽兰汤·890
2. 地黄煎汤·890
3. 百花煎·890
4. 茜根散·890
5. 白芍药散·890
6. 石膏散·890
7. 阿胶散·890
8. 蒲黄散·890
9. 天竹黄散·891
10. 伏龙肝散·891
11. 黄芪散·891
12. 地黄散·891
13. 补肺散·891
14. 鹿角胶散·891
15. 桂心煎·891
16. 天门冬丸·891
17. 猬皮散·891

18. 地黄金粉散 · 891
19. 麦门冬汤 · 892
20. 坚中汤 · 892
21. 知母散 · 892
22. 柴胡丸 · 892
23. 香胶散 · 892
24. 七宝丸 · 892
25. 葶苈汤 · 892
26. 当归散 · 892
27. 人参散 · 892
28. 独圣散 · 892
29. 箬叶散方 · 892
30. 知母汤 · 893
31. 附子地黄散 · 893
32. 柔脾汤 · 893
33. 童真丸 · 893
34. 瑞金丹 · 893
35. 滋阴地黄丸 · 893
36. 花蕊石散 · 893
37. 十灰散 · 893
38. 独参汤 · 893

二十七、治虚劳咳嗽方 · 893
1. 紫菀散 · 893
2. 白茯苓散 · 894
3. 补肺散 · 894
4. 五味子散 · 894
5. 诃黎勒散 · 894
6. 鹿髓煎 · 894
7. 蛤蚧丸 · 894
8. 紫菀丸 · 894
9. 天门冬丸 · 894
10. 陈橘皮丸 · 895
11. 鳖甲汤 · 895
12. 保命丸 · 895
13. 蛤蚧汤 · 895
14. 驱劳汤 · 895
15. 秦艽汤 · 895
16. 白茯苓汤 · 895
17. 紫菀汤 · 895
18. 柴胡饮 · 895
19. 七味汤 · 896
20. 秦艽饮 · 896

21. 阿胶丸 · 896
22. 地骨丸 · 896
23. 保和汤 · 896
24. 杏子汤 · 896
25. 元霜膏 · 896

二十八、治虚劳里急方 · 896
1. 小建中汤 · 896
2. 正阳旦汤 · 897
3. 黄芪建中汤 · 897
4. 深师黄芪汤 · 897
5. 黄芪散 · 897
6. 芍药散 · 897
7. 五加皮散 · 897
8. 白茯苓散 · 897
9. 白术散 · 897
10. 诃黎勒散 · 898
11. 鹿角丸 · 898

二十九、治虚劳目暗耳聋方 · 898
1. 决明丸 · 898
2. 羚羊角散 · 898
3. 防风散 · 898
4. 羚羊角丸 · 898
5. 还睛丸 · 898
6. 兔肝丸 · 899
7. 神曲丸 · 899
8. 补肾汤 · 899
9. 菖蒲浸酒方 · 899

三十、治虚劳少气方 · 899
1. 乐令建中汤 · 899
2. 鹿骨汤 · 899
3. 黄芪散 · 899
4. 人参散 · 900
5. 强肾气附子散 · 900
6. 补虚杜仲散 · 900
7. 沉香散 · 900
8. 鹿角胶散 · 900
9. 磁石丸 · 900
10. 薯蓣丸 · 900
11. 枸杞汤 · 901
12. 芍药汤 · 901
13. 麻仁汤 · 901
14. 地黄汤 · 901

15. 茯苓汤·901
16. 五补麦门冬汤·901
17. 黄芪汤·901

三十一、治虚劳水肿方·901
1. 麝香散·901
2. 细辛饮·901
3. 鳖甲汤·902

三十二、治热病后虚劳·902
1. 黄芪散·902
2. 柴胡散·902
3. 虎头骨散·902
4. 黄芪丸·902
5. 鳖甲饮子·902
6. 獭肝丸·902
7. 人参散·903
8. 葛根饮·903
9. 芍药散·903
10. 香甲散·903

三十三、治伤寒后虚劳方·903
1. 生地黄汤·903
2. 附子汤·903
3. 柴胡知母汤·903
4. 桂心汤·903
5. 黄芪芍药汤·904
6. 黄芪甘草汤·904
7. 黄芪薤白汤·904
8. 黄芪姜桂汤·904
9. 干地黄汤·904
10. 白术黄芪汤·904
11. 羚羊角汤·904
12. 鸡子豉汤·904
13. 羌活附子汤·904

【论用药】·904
一、概论·905
二、治虚劳专药·909
1. 人胞·909
2. 人参·909
3. 人中白·909
4. 干冬菜·909
5. 千金藤·909
6. 女萎·909
7. 马蹄香·909
8. 马蹄草·909
9. 天门冬·909
10. 天精草·910
11. 云母·910
12. 木天蓼·910
13. 五味子·910
14. 牛、白羊酥·910
15. 乌梅·910
16. 双尾草·910
17. 巴戟天·910
18. 石斛·911
19. 仙茅·911
20. 白花藤·911
21. 白胶·911
22. 白药子·911
23. 白云参·911
24. 白术·911
25. 白柘·911
26. 鸟不宿·911
27. 玄参·911
28. 兰熏·911
29. 地竹·912
30. 百脉根·912
31. 百部·912
32. 当归·912
33. 红牛膝·912
34. 麦门冬·912
35. 芦·912
36. 芜荑·912
37. 芸香草·912
38. 苏方木·912
39. 还阳参·913
40. 豕髓·913
41. 何首乌·913
42. 牡蛎·913
43. 鸡露·913
44. 阿胶·913
45. 青蒿子·913
46. 金鹊花·913
47. 金边兔耳·913
48. 狐·913
49. 河豚·913

50. 驼峰·914

51. 春水·914

52. 茜草根·914

53. 茯神·914

54. 枸杞、地骨皮·914

55. 南瓜藤·914

56. 胡桃·914

57. 荆芥·914

58. 钟乳·914

59. 秋石·915

60. 津符子·915

61. 秦艽·915

62. 起蛟水·915

63. 栝蒌子、栝蒌根·915

64. 柴胡·915

65. 鸮·916

66. 倚待草·916

67. 烟草·916

68. 海蚕沙·916

69. 海参·916

70. 桑白皮·916

71. 桑螵蛸·916

72. 桑寄生·916

73. 黄芪·916

74. 黄芩·916

75. 黄参·916

76. 萝摩子·917

77. 野薄荷·917

78. 假苏·917

79. 鹿茸、鹿精、鹿骨·917

80. 鹿角霜·917

81. 麻仁·917

82. 硫磺·917

83. 楮实·917

84. 紫苏·917

85. 紫石英·917

86. 紫菀·918

87. 紫芝·918

88. 黑阳参·918

89. 锁阳·918

90. 犀角·918

91. 零陵香·918

92. 蒲黄·918

93. 蒺藜子·918

94. 貉·918

95. 蔓荆子、蔓荆花·918

96. 罂粟壳·918

97. 缩沙蜜·918

98. 薯蓣·919

99. 燕窝·919

100. 薏苡仁·919

101. 獭肝·919

102. 薰草·919

103. 麋·919

104. 鳖·919

三、治虚劳食物·919

1. 人乳·919

2. 大麦·919

3. 大枣·919

4. 犬肉、犬血·919

5. 牛乳·920

6. 白麻油·920

7. 羊肉、羊骨、羊血、羊乳、羊髓、羊肺·920

8. 芝麻·920

9. 鸡·920

10. 鱼·920

11. 柿·921

12. 虾蟆·921

13. 韭·921

14. 蚌蛤·921

15. 鸭·921

16. 豉·921

17. 鸽·921

18. 猪肚、猪肾·921

19. 淡菜·921

20. 藏枣·921

21. 藕·921

22. 鳗鱼·922

23. 糯米·922

四、治虚劳药对·922

1. 麦门冬+大枣·922

2. 麻仁+法曲·922

3. 大枣+葱白·922

4. 栀子+豉·922

5. 酸枣仁+榆叶 · 922
6. 五加皮+枸杞根白皮 · 922
7. 羊肚+白术 · 922
8. 豉+地黄 · 922
9. 胡麻油+粳米 · 922
10. 乌麻油+薤白 · 922
11. 麻仁+豉 · 922
12. 韭子+糯米 · 923
13. 柘白皮+桑白皮 · 923
14. 枸杞根+鹿骨 · 923
15. 石膏+蜜 · 923
16. 真玉+粟米 · 923
17. 猬皮+硫磺 · 923
18. 地黄+飞罗面 · 923
19. 麦门冬+枸杞白皮 · 923
20. 人参+黄蜀葵花 · 923
21. 箬叶+麝香 · 923
22. 兔屎+硇砂 · 923
23. 附子+木香 · 923
24. 白头翁+艾叶 · 923
25. 乌头+䀢香子 · 923
26. 蜀椒+巴戟天 · 924
27. 补骨脂+䀢香子 · 924
28. 酸枣仁+榆皮 · 924
29. 猪膏+生姜 · 924
30. 柴胡+地骨皮 · 924
31. 猪肝+猪肚 · 924
32. 柴胡+麻黄 · 924
33. 硫磺+雌黄 · 924
34. 秦艽+柴胡 · 924
35. 羊肾+肉苁蓉 · 924
36. 猪肾+米 · 924
37. 猪肾+羊肾 · 924
38. 黄芪+当归 · 924
39. 人乳+梨汁 · 924
40. 补骨脂+麻油 · 925
41. 花蕊石+硫磺 · 925
42. 五味子+熟地黄 · 925
43. 柴胡+人参 · 925
44. 山药+车前子 · 925

五、治虚劳禁药 · 925

1. 大黄 · 925
2. 石膏 · 925
3. 白芥子 · 925
4. 知母、黄柏 · 925
5. 枳壳、青皮 · 926
6. 旋覆花 · 926
7. 款冬花 · 926
8. 罂子粟 · 926

六、治虚劳禁食 · 926

【医论医案】 · 926

一、医论 · 926

1. 概论 · 926
2. 虚劳脉论 · 955
3. 论虚寒、虚火 · 958
4. 论脾肾虚劳 · 959
5. 论心肾虚劳 · 959
6. 论肺肾虚劳 · 960
7. 论心劳 · 960
8. 论肺劳 · 962
9. 论脾劳 · 962
10. 论气血虚劳 · 963
11. 论气阴虚劳 · 963
12. 论阴虚劳损 · 964
13. 论阳虚劳损 · 964
14. 论室女、童男虚劳 · 964
15. 论女人虚劳 · 965
16. 论产后虚劳 · 965
17. 论老人虚劳 · 965

二、医案 · 965

1. 治热劳 · 965
2. 治虚劳咳嗽 · 966
3. 治阴虚劳损 · 968
4. 治阳虚劳损 · 972
5. 治阴阳两虚劳损 · 973
6. 治气虚劳损 · 973
7. 治血虚劳伤 · 974
8. 治气血两虚虚损 · 974
9. 治脾胃虚劳 · 974
10. 治脾肾虚劳 · 975
11. 治心肾虚劳 · 975
12. 治肺脾虚劳 · 975
13. 治肝肾虚劳 · 976
14. 治肺脾肾虚劳 · 976

15. 治五脏虚劳 · 976
16. 治脾劳 · 976
17. 治肺劳 · 977
18. 治心劳 · 977
19. 治肝劳 · 978
20. 治肾劳 · 978
21. 治冷劳 · 978
22. 治虚劳失精 · 979

下篇　肢体经络病证

第一章
痹证 · 983

【辨病名】 · 983

一、按病因命名 · 984

1. 风痹 · 984
2. 寒痹 · 984
3. 湿痹 · 984
4. 热痹（痹热）· 984
5. 冷痹 · 984
6. 暑湿痹 · 984
7. 风湿痹 · 984

二、按部位命名 · 985

（一）按五体命名 · 985

1. 筋痹 · 985
2. 脉痹 · 985
3. 肌痹（肉痹）· 985
4. 皮痹 · 985
5. 骨痹 · 986

（二）按体表部位命名 · 986

1. 肢痹 · 986
2. 一身尽痛 · 986
3. 臂痛（臂痹）· 986
4. 腰痛 · 986
5. 膝痛 · 986
6. 腿痛 · 986
7. 足痹 · 986

（三）按部位浅深命名 · 987

1. 浮痹 · 987
2. 深痹 · 987

3. 血痹 · 987

三、按症状特征命名 · 987

1. 行痹、痛痹、着痹 · 987
2. 周痹、众痹 · 988
3. 偏痹 · 988
4. 软痹 · 988
5. 历节、历节风、白虎历节风、历节风痹、痛风 · 988
6. 鹤膝风 · 989
7. 脚气 · 989

四、按季节命名 · 990

1. 仲春痹、孟春痹、季春痹 · 990
2. 孟秋痹、仲秋痹、季秋痹 · 991
3. 仲夏痹、季夏痹、孟夏痹 · 991
4. 仲冬痹、孟冬痹、季冬痹 · 991

五、按发病和病程特点命名 · 992

1. 久痹 · 992
2. 暴痹 · 992
3. 顽痹 · 992
4. 留痹 · 992
5. 痼痹 · 992

六、按兼证命名 · 992

痹厥 · 992

七、按人群命名 · 992

【辨病因】 · 992

一、外邪 · 992

1. 风邪 · 992
2. 寒邪 · 993
3. 湿邪 · 993
4. 燥邪 · 993
5. 火邪 · 993
6. 六淫相兼 · 993

二、体虚 · 993

三、误治 · 994

四、内外因相兼 · 994

【辨病机】 · 994

一、六淫侵袭论 · 994

1. 风寒湿合侵 · 994
2. 风湿乘血 · 997
3. 风邪入血 · 997
4. 寒湿入营 · 997
5. 寒邪入经 · 997

6. 热蓄寒客·997
7. 湿热蕴蒸·998
8. 湿邪内袭·998
9. 体虚邪凑·998
10. 血虚寒束·999

二、脏腑失调论·999
1. 肝脾肾虚·999
2. 肝阳化风·999
3. 六经失调·999
4. 脾失健运·1000
5. 肾弱髓虚·1000
6. 食伤肠胃·1000

三、气血津液失调论·1000
1. 气血不运·1000
2. 气血亏虚·1001
3. 气血虚滞·1002
4. 六气为病·1002
5. 痰饮内停·1002
6. 营卫不和·1002
7. 营卫不通·1002
8. 营卫虚滞·1003

四、失治误治论·1004
1. 久病传变·1004
2. 他病传变·1004

【辨病证】·1006
一、辨症候·1006
（一）辨外感内伤·1013
1. 六淫·1013
2. 内伤·1015
（二）辨经络·1016
（三）辨脏腑·1016
1. 肝痹·1017
2. 心痹·1017
3. 肺痹·1017
4. 脾痹·1017
5. 肾痹·1017
6. 胃痹·1017
（四）辨阴阳·1017
（五）辨寒热·1018
1. 寒湿痹症·1018
2. 湿热痹症·1018
（六）辨虚实·1018

二、辨色脉·1019
1. 形色辨证·1019
2. 寸口脉诊·1020
3. 痹证主脉·1022

三、辨吉凶·1023

【论治法】·1024
一、概论·1024
二、内服法·1026
1. 祛风·1026
2. 温散·1026
3. 除湿·1026
4. 清热·1027
5. 化痰瘀·1027
6. 补肝肾·1027
7. 益气血·1027

三、针灸法·1027
1. 选穴·1027
2. 针刺法·1032
3. 灸法·1035

四、推拿按摩法·1036
五、熨法·1036
六、针灸药熨法·1036
七、导引法·1037
八、依运气施治法·1038
九、治法禁忌·1038

【论用方】·1039
一、常用治痹证方论·1039
1. 论乌药顺气散·1039
2. 论史国公药酒方·1039
3. 论控涎丹·1039
4. 论三花神祐丸·1040
5. 论韭子一物丸·1040
6. 论蠲痹汤·1040
7. 论独活寄生汤·1040
8. 论六物附子汤·1041
9. 论防己饮·1041
10. 论真人明目丸·1041
11. 论补肾丸·1041
12. 论巴戟天汤·1041
13. 论桂枝五物汤·1042
14. 论羚羊角散·1042
15. 论羌活汤·1042

16. 论三痹汤·1042
17. 论升麻汤·1042
18. 论通痹散·1042
19. 论乌头粥·1043
20. 论薏苡仁汤·1043
21. 论续命汤·1043
22. 论血痹汤·1043
23. 论白茯苓丸·1043
24. 论补正逐邪汤·1043
25. 论两利汤·1044
26. 论七宝美髯丹·1044
27. 论桂枝芍药知母汤·1044
28. 论侯氏黑散·1044
29. 论加味羚角散·1044
30. 论解风散·1044
31. 论乌头汤·1045
32. 论如意通圣散·1045
33. 论立极汤·1045
34. 论龙火汤·1045
35. 论温经养营汤·1045

二、治痹证通用方·1045
1. 天门冬大煎·1045
2. 附子酒·1045
3. 肾沥散·1045
4. 天麻散·1046
5. 人参白术散·1046
6. 胜金丸·1046
7. 仙桃丸·1046
8. 胜金丹·1046
9. 五痹汤·1046
10. 万病无忧酒·1047
11. 通气防风汤·1047
12. 薏苡仁汤·1047
13. 附子汤·1047
14. 千金大三五七散·1047

三、治风痹方·1047
1. 大鳖甲汤·1047
2. 小黄芪酒·1047
3. 内补石斛秦艽散·1047
4. 风引汤·1048
5. 风缓汤·1048
6. 石斛酒·1048
7. 石膏汤·1048
8. 四物附子汤·1048
9. 肾沥汤·1048
10. 麻黄汤·1049
11. 越婢汤·1049
12. 茵芋酒·1049
13. 秦艽酒·1049
14. 野葛膏·1049
15. 八风散·1050
16. 大八风汤·1050
17. 大续命散·1050
18. 独活酒·1050
19. 鲁王酒·1050
20. 依源麻黄续命汤·1050
21. 白蔹散·1051
22. 血痹大易方·1051
23. 铁精汤·1051
24. 麻子酒·1051
25. 增损肾沥汤·1051
26. 蛮夷酒·1051
27. 丹参酒·1051
28. 大八风散·1052
29. 防风散·1052
30. 防己汤·1052
31. 黄芪汤·1053
32. 独活汤·1053
33. 石楠汤·1053
34. 大附著散·1053
35. 五石乌丸·1053
36. 大主之方·1054
37. 六生散·1054
38. 天雄散·1054
39. 麻黄散·1054
40. 乌蛇丸·1054
41. 《圣济总录·卷第九·偏风》·1054
42. 天麻丸·1054
43. 白花蛇散·1055
44. 羌活丸·1055
45. 独活散·1055
46. 羌活散·1056
47. 茵芋散·1056
48. 地黄丸·1056

49. 蜈蚣丸 · 1056
50. 秦艽散 · 1056
51. 侧子丸 · 1057
52. 犀角丸 · 1057
53. 仙灵脾丸 · 1057
54. 天雄丸 · 1057
55. 商陆酿酒 · 1057
56. 青盐散 · 1057
57. 独活浸酒 · 1058
58. 茵芋浸酒 · 1058
59. 五石护命散 · 1058
60. 乌蛇散 · 1058
61. 川乌头散 · 1058
62. 五加皮散 · 1058
63. 乌头丸 · 1059
64. 狗脊浸酒 · 1059
65. 仙灵脾浸酒 · 1059
66. 何首乌散 · 1059
67. 附子丸 · 1059
68. 萆薢散 · 1059
69. 松叶酒 · 1060
70. 五加皮酒 · 1060
71. 松脂松节酒 · 1060
72. 菖蒲酒 · 1060
73. 菊花酒 · 1060
74. 天南星丸 · 1060
75. 生犀天麻丸 · 1060
76. 白藓皮汤 · 1061
77. 茯神丸 · 1061
78. 凝水石酒 · 1061
79. 羌活汤 · 1061
80. 地龙散 · 1062
81. 虎骨散 · 1062
82. 麝香丸 · 1062
83. 生犀丸 · 1062
84. 除风荆芥汤 · 1062
85. 雄黄防风丸 · 1062
86. 山栀子散 · 1062
87. 商陆酒 · 1063
88. 干地黄丸 · 1063
89. 山茱萸丸 · 1063
90. 石南丸 · 1063
91. 内补石斛散 · 1063
92. 附子散 · 1063
93. 大泽兰丸 · 1063
94. 油煎散 · 1064
95. 黄芪丸 · 1064
96. 酸枣仁汤 · 1064
97. 虎骨酒 · 1064
98. 天门冬丸 · 1065
99. 芎辛散 · 1065
100. 大五石泽兰丸 · 1065
101. 熟干地黄丸 · 1065
102. 防风丸 · 1065
103. 大通圣白花蛇散 · 1065
104. 牛黄小乌犀丸 · 1065
105. 辰砂天麻丸 · 1066
106. 皂角丸 · 1066
107. 麝香天麻丸 · 1066
108. 润体丸 · 1066
109. 乌荆丸 · 1067
110. 加减三五七散 · 1067
111. 乳香没药丸 · 1067
112. 乳香应痛丸 · 1067
113. 乳香丸 · 1067
114. 黑神丸 · 1067
115. 追风应痛丸 · 1068
116. 磁石丸 · 1068
117. 温白丸 · 1068
118. 琥珀丸 · 1068
119. 乌药顺气散 · 1068
120. 起死神应丹 · 1069
121. 三痹汤 · 1069
122. 四生丸 · 1069
123. 马鞭草散 · 1069
124. 安胃汤 · 1069
125. 神圣复气汤 · 1069
126. 良方人参顺气散 · 1069
127. 小续命汤 · 1070
128. 轻骨丹 · 1070
129. 异方油煎散 · 1070
130. 一粒金丹 · 1070
131. 大秦艽散 · 1070
132. 小黑神丸 · 1070

133. 家宝丹 · 1070
134. 防风汤 · 1071
135. 防风天麻散 · 1071
136. 五加皮浸酒方 · 1071
137. 解风散 · 1071
138. 温经养营汤 · 1071
139. 治风痹验方 · 1071

四、治冷痹方 · 1071

1. 独活寄生汤 · 1071
2. 前胡汤 · 1072
3. 丹参丸 · 1072
4. 大草乌头丸 · 1072
5. 千金石斛酒 · 1073
6. 牛膝丸 · 1073
7. 乌头散 · 1073
8. 仙灵脾散 · 1073
9. 安息香散 · 1074
10. 羌活散 · 1074
11. 虎骨丸 · 1074
12. 萆薢散 · 1074
13. 茄子根浸酒 · 1074
14. 天雄丸 · 1074
15. 牛膝散 · 1075
16. 独活散 · 1075
17. 桂心丸 · 1075
18. 萆薢丸 · 1076
19. 补益大泽兰丸 · 1076
20. 天门冬饼子 · 1076
21. 楮实丸 · 1076
22. 天麻煎丸 · 1076
23. 续断汤 · 1076
24. 虎骨散 · 1077
25. 巴戟天汤 · 1077
26. 七胜丸 · 1077
27. 防己汤 · 1077
28. 独活汤 · 1077
29. 独活酒 · 1077
30. 牛膝汤 · 1077
31. 巴戟酒 · 1077
32. 石斛浸酒 · 1078
33. 杜仲酒 · 1078
34. 羌活饮 · 1078

35. 苁蓉散 · 1078
36. 龙沙丸 · 1078
37. 羌活汤 · 1078
38. 羚羊角散 · 1078
39. 菟丝子丸 · 1079
40. 无比山药丸 · 1079
41. 牛蒡子酒 · 1079
42. 熟干地黄煎 · 1079
43. 大泽兰丸 · 1079
44. 麻黄散 · 1079
45. 人参养血丸 · 1080
46. 大料神秘左经汤 · 1080
47. 肾著汤 · 1080
48. 大养胃汤 · 1080
49. 豨莶丸 · 1080
50. 蠲痹汤 · 1080
51. 附子汤 · 1081

五、治湿痹方 · 1081

1. 五石汤 · 1081
2. 附子汤 · 1081
3. 万金散 · 1081
4. 丹参膏 · 1081
5. 茱萸汤 · 1081
6. 大金牙散 · 1082
7. 芎䓖饮子 · 1082
8. 侧子散 · 1082
9. 薏苡仁丸 · 1082
10. 柏子仁散 · 1082
11. 萆薢酒 · 1082
12. 海桐煎 · 1082
13. 楮实煎 · 1082
14. 茯苓川芎汤 · 1083
15. 加味三妙丸 · 1083
16. 附子丸 · 1083
17. 除湿汤 · 1083

六、治热痹方 · 1083

1. 石南散 · 1083
2. 升麻汤 · 1083
3. 生地黄汤 · 1083
4. 防风丸 · 1083
5. 荷叶藁本汤 · 1083

七、治风湿痹方 · 1084

1. 大八风散 · 1084
2. 侧子酒 · 1084
3. 排风汤 · 1084
4. 菴䕡散 · 1084
5. 淮南八公石斛散 · 1084
6. 风痹散 · 1084
7. 防己汤 · 1084
8. 汉防己散 · 1085
9. 天麻散 · 1085
10. 仙灵脾丸 · 1085
11. 当归散 · 1085
12. 白花蛇丸 · 1085
13. 天雄丸 · 1086
14. 天蓼木丸 · 1086
15. 附子丸 · 1086
16. 侧子散 · 1086
17. 狗脊散 · 1087
18. 麻黄散 · 1087
19. 蜊蟟散 · 1087
20. 天雄浸酒 · 1087
21. 牛膝散 · 1087
22. 独活散 · 1087
23. 去毒丸 · 1087
24. 大黄丸 · 1088
25. 巨胜浸酒 · 1088
26. 牛膝大豆浸酒 · 1088
27. 芍药饮 · 1088
28. 陈元膏 · 1088
29. 海桐皮汤 · 1088
30. 涂摩膏 · 1088
31. 菖蒲散 · 1089
32. 羌活汤 · 1089
33. 独活酒 · 1089
34. 菴䕡子汤 · 1089
35. 天门冬煎 · 1089
36. 黄芪酒 · 1089
37. 续断丸 · 1090
38. 独活汤 · 1090
39. 如神救苦散 · 1090
40. 防风天麻散 · 1090
41. 如意通圣散 · 1090
42. 蠲痹汤 · 1090

八、治寒湿痹方 · 1090

1. 桂枝附子汤 · 1090
2. 萆薢丸 · 1090
3. 附子丸 · 1090
4. 干蝎散 · 1091
5. 乌头汤 · 1091
6. 增损续断丸 · 1091
7. 肉桂膏 · 1091

九、治风寒痹方 · 1091

1. 大五石泽兰丸 · 1091
2. 乌头汤 · 1092
3. 钟乳酒 · 1092
4. 沉香丸 · 1092
5. 附子丸 · 1092
6. 萆薢丸 · 1092
7. 防风汤 · 1092
8. 楮实丸 · 1092
9. 羌活饮 · 1092
10. 虎骨散 · 1093
11. 菖蒲散 · 1093
12. 乌沉汤 · 1093

十、治湿热痹方 · 1093

苍术散 · 1093

十一、治风寒湿痹方 · 1093

1. 大金牙酒 · 1093
2. 萆薢丸 · 1093
3. 茵芋浸酒 · 1093
4. 牛膝散 · 1094
5. 防风汤 · 1094
6. 巴戟汤 · 1094
7. 防风饮 · 1094
8. 防己饮 · 1094
9. 乳香丸 · 1094
10. 苍耳饮 · 1094
11. 乌头丸 · 1094
12. 芎附散 · 1094
13. 续断丸 · 1095
14. 侧子酒 · 1095
15. 金牙酒 · 1095
16. 中金丹 · 1095
17. 五痹汤 · 1095

18. 换腿丸 · 1095
19. 十神汤 · 1095
20. 附子汤 · 1096
21. 大黄左经汤 · 1096
22. 三五七散 · 1096
23. 增味五痹汤 · 1096
24. 木瓜虎骨丸 · 1096
25. 陈氏异功散 · 1096
26. 黄芪酒 · 1096
27. 乳香宣经丸 · 1096
28. 茯苓汤 · 1097
29. 乌头汤 · 1097
30. 三痹汤 · 1097
31. 通痹散 · 1097

十二、治中风痹方 · 1097

1. 大竹沥汤 · 1097
2. 天麻丸 · 1097
3. 白蒺藜散 · 1098
4. 侧子散 · 1098
5. 萆薢散 · 1098
6. 蚱蜢丸 · 1098
7. 细辛散 · 1098
8. 乌头丸 · 1099
9. 天雄丸 · 1099
10. 五加皮散 · 1099
11. 牛黄丸 · 1099
12. 牛膝丸 · 1099
13. 仙灵脾丸 · 1099
14. 晚蚕砂浸酒 · 1099
15. 熟干地黄散 · 1100
16. 木防己散 · 1100
17. 防风汤 · 1100
18. 大排风天麻散 · 1100
19. 牛膝酒 · 1100
20. 丹砂丸 · 1100
21. 至圣太一散 · 1100
22. 圣饼子 · 1101
23. 羚羊角丸 · 1101
24. 透关丸 · 1101
25. 救急稀涎散 · 1101
26. 生地黄煎 · 1101
27. 人参汤 · 1101

28. 安息香丸 · 1102
29. 羚羊角汤 · 1102
30. 没药丸 · 1102
31. 解风汤 · 1102
32. 桂附汤 · 1102
33. 小续命汤 · 1102
34. 省风汤 · 1102
35. 摩挲丸 · 1103
36. 金钗煎 · 1103
37. 白僵蚕散 · 1103
38. 加减小续命汤 · 1103
39. 白术散 · 1103
40. 白术酒 · 1103
41. 羌活酒 · 1103
42. 大圣一粒金丹 · 1104
43. 御风丹 · 1104
44. 犀角升麻汤 · 1104
45. 乳香寻痛丸 · 1104
46. 蠲风饮子 · 1104
47. 活络丹 · 1104
48. 疏风汤 · 1104
49. 薏苡仁汤 · 1105
50. 活命金丹 · 1105
51. 乌药顺气散 · 1105
52. 防己散 · 1105
53. 防己膏 · 1105

十三、治行痹方 · 1105

1. 防风汤 · 1105
2. 萆薢丸 · 1105
3. 羚羊角丸 · 1105
4. 麻黄汤 · 1106
5. 犀角汤 · 1106
6. 麝香丸 · 1106
7. 薏苡仁散 · 1106
8. 龙虎丹 · 1106
9. 附子八物汤 · 1106
10. 和血散痛汤 · 1106
11. 茵芋丸 · 1106
12. 桂枝芍药知母汤 · 1106
13. 牛蒡子散 · 1107
14. 乌头汤 · 1107
15. 羌活汤 · 1107

16. 八珍丸·1107
17. 大豆蘗散·1107
18. 牛蒡子汤·1107
19. 四妙散·1107
20. 加味二妙散·1107
21. 定痛方·1107
22. 仙灵脾散·1107
23. 虎骨丸·1107
24. 虎骨散·1108
25. 没药丸·1108
26. 如意通圣散·1108
27. 十生丹·1108
28. 八神丹·1108
29. 小乌犀丸·1108
30. 没药散·1108
31. 定痛丸·1108
32. 骨碎补丸·1108
33. 桂心散·1109
34. 透骨丹·1109

十四、治痛痹方·1109
1. 茯苓汤·1109
2. 乌药顺气散·1109
3. 乌灵丸·1109
4. 苍术复煎散·1109
5. 拈痛散·1109
6. 活血应痛丸·1109
7. 缓筋汤·1109
8. 虎骨丸·1110
9. 二妙散·1110
10. 潜行散·1110
11. 麒麟散·1110
12. 龙火汤·1110

十五、治着痹方·1110
1. 天雄浸酒·1110
2. 石斛散·1110
3. 白花蛇丸·1110
4. 侧子汤·1111
5. 侧子浸酒·1111
6. 茯苓汤·1111
7. 茯苓川芎汤·1111
8. 羌活汤·1111
9. 芍药补气汤·1111

10. 前胡散·1111
11. 除湿补气汤·1111
12. 活络丹·1112
13. 人参益气汤·1112
14. 止麻清痰饮·1112
15. 神效黄芪汤·1112
16. 清凉润燥汤·1112
17. 温经除湿汤·1112
18. 立极汤·1112

十六、治血痹方·1112
1. 黄芪桂枝五物汤·1112
2. 防风汤·1112
3. 侧子散·1113
4. 萆薢丸·1113

十七、治皮痹方·1113
1. 大露宿丸·1113
2. 预备一物柏枝散·1113
3. 牛黄丸·1113
4. 甘菊花丸·1113
5. 防风汤·1113
6. 麻黄汤·1114
7. 羌活汤·1114
8. 天麻丸·1114
9. 天麻散·1114
10. 赤箭丸·1114
11. 萹蓄蒸汤·1114
12. 蔓荆实丸·1114

十八、治筋痹方·1115
1. 五加酒·1115
2. 五加皮散·1115
3. 羌活散·1115
4. 天麻丸·1115
5. 五加皮酒·1115
6. 独活散·1115
7. 牛膝汤·1115
8. 羚羊角汤·1116
9. 升阳散火汤·1116
10. 羚羊角散·1116
11. 舒筋丸·1116
12. 羚羊汤·1116
13. 柴胡升阳汤·1116

十九、治肌痹方 · 1116
1. 西州续命汤 · 1116
2. 解风痹汤 · 1116
3. 麻黄汤 · 1117
4. 天麻丸 · 1117
5. 细辛汤 · 1117

二十、治脉痹方 · 1117
1. 防风汤 · 1117
2. 黄芪汤 · 1117
3. 人参丸 · 1117
4. 升麻汤 · 1117
5. 芍药汤 · 1117
6. 导痹汤 · 1118

二十一、治骨痹方 · 1118
1. 石斛丸 · 1118
2. 补肾熟干地黄丸 · 1118
3. 附子独活汤 · 1118
4. 鹿茸天麻丸 · 1118
5. 当归丸 · 1118
6. 当归没药丸 · 1119

二十二、治周痹方 · 1119
1. 六生散 · 1119
2. 巴戟天散 · 1119
3. 白术散 · 1119
4. 远志散 · 1119
5. 附子散 · 1119
6. 金牙散 · 1120
7. 黄芩汤 · 1120
8. 续命汤 · 1120
9. 七宝美髯丹 · 1120

二十三、治虚劳痹方 · 1120
1. 补益天雄丸 · 1120
2. 菟丝子散 · 1120
3. 牛膝丸 · 1120
4. 石斛丸 · 1121
5. 石斛散 · 1121
6. 羌活丸 · 1121
7. 羌活散 · 1121
8. 补肾丸 · 1121
9. 抽风独活散 · 1121
10. 茯苓丸 · 1122
11. 桑寄生散 · 1122
12. 菴䕡子散 · 1122
13. 萆薢丸 · 1122
14. 腽肭脐丸 · 1122
15. 大通丸 · 1122
16. 灵感丸 · 1123
17. 鹿角丸 · 1123
18. 五加皮汤 · 1123
19. 十华饮 · 1123
20. 金液丹 · 1123
21. 麝香鹿茸丸 · 1124
22. 琥珀丸 · 1124
23. 大效油煎散 · 1124

二十四、治脚痹方 · 1124
1. 丹参牛膝煮散 · 1124
2. 防风汤 · 1124
3. 独活汤 · 1124
4. 竹沥汤 · 1124
5. 肉苁蓉丸 · 1125

二十五、治肝痹方 · 1125
1. 防风汤 · 1125
2. 人参散 · 1125
3. 萆薢丸 · 1125
4. 牛膝汤 · 1125
5. 补肝汤 · 1125
6. 细辛汤 · 1126
7. 茯神散 · 1126
8. 薏苡仁汤 · 1126

二十六、治肾虚痹方 · 1126
1. 五补丸 · 1126
2. 内补散 · 1126
3. 石斛酒 · 1126
4. 养肾散 · 1127

二十七、治血瘀痹方 · 1127
1. 舒筋汤 · 1127
2. 活络丹 · 1127
3. 身痛逐瘀汤 · 1127

二十八、治痰饮痹方 · 1127
1. 茯苓五味子汤 · 1127
2. 茯苓汤 · 1127
3. 导饮丸 · 1127
4. 天香散 · 1127
5. 茯苓丸 · 1128

6. 贝母瓜蒌散 · 1128

二十九、治产后痹方 · 1128
1. 四石汤 · 1128
2. 葛根汤 · 1128
3. 大五石泽兰丸 · 1128
4. 羌活汤 · 1128
5. 乌蛇丸 · 1128
6. 白花蛇散 · 1129
7. 当归散 · 1129
8. 羌活浸酒 · 1129
9. 羌活散 · 1129
10. 独活散 · 1129
11. 紫石英散 · 1129
12. 独活饮 · 1129
13. 紫石英饮 · 1129

三十、治瘴疟痹方 · 1130
1. 陵鲤甲汤 · 1130
2. 金牙散 · 1130

三十一、治脚气痹方 · 1130
1. 八风散 · 1130
2. 苏恭煮散 · 1130
3. 大竹沥汤 · 1130
4. 大风引汤 · 1130
5. 大续命汤 · 1131
6. 小风引汤 · 1131
7. 小竹沥汤 · 1131
8. 小续命汤 · 1131
9. 天雄散 · 1131
10. 牛膝丸 · 1131
11. 石斛浸酒 · 1132
12. 汉防己散 · 1132
13. 芎䓖丸 · 1132
14. 松节浸酒 · 1132
15. 独活散 · 1132
16. 秦艽散 · 1132
17. 麻黄散 · 1133
18. 薏苡仁丸 · 1133
19. 薏苡仁散 · 1133
20. 何首乌散 · 1133
21. 桂心汤 · 1133
22. 犀角汤 · 1133
23. 木香饮子 · 1133
24. 石南煎 · 1134
25. 十全丹 · 1134
26. 大犀角丸 · 1134
27. 四蒸木瓜丸 · 1134
28. 半夏左经汤 · 1134
29. 麻黄左经汤 · 1134
30. 乌蛇丸 · 1134
31. 换腿丸 · 1135
32. 加味独活寄生汤 · 1135
33. 石南丸 · 1135
34. 肉苁蓉丸 · 1135

三十二、治霍乱痹方 · 1135
1. 人参散 · 1135
2. 附子汤 · 1135
3. 白术汤 · 1135

三十三、治历节风痹方 · 1135
1. 仙灵脾煎 · 1135
2. 虎骨散 · 1136
3. 诸风应效酒 · 1136
4. 雄麝丸 · 1136
5. 神授丸 · 1136
6. 金匮乌头汤 · 1136

三十四、治消渴痹方 · 1136
人参白术汤 · 1136

三十五、治妇人痹方 · 1136
1. 当归没药丸 · 1136
2. 茯神汤 · 1137
3. 骨碎补丸 · 1137
4. 鳖甲汤 · 1137
5. 牡丹煎丸 · 1137

三十六、治其他痹证方 · 1137
1. 茯苓桂枝五味甘草汤 · 1137
2. 鹿角胶煎 · 1137
3. 羌活散 · 1138
4. 钟乳丸 · 1138
5. 薏苡仁散 · 1138
6. 小朱散 · 1138
7. 人参饮 · 1138
8. 均气汤 · 1138
9. 杜仲酒 · 1138
10. 威灵仙丸 · 1139
11. 牵牛子散 · 1139

12. 内补汤 · 1139
13. 薄荷煎丸 · 1139
14. 黄芪茯神汤 · 1139
15. 三花神佑丸 · 1139
16. 乌头丸 · 1139
17. 二防饮 · 1140

三十七、外用摩膏方 · 1140
1. 莽草膏 · 1140
2. 华佗虎骨膏 · 1140
3. 太傅白膏 · 1140
4. 野葛膏 · 1140
5. 苍梧道士陈元膏 · 1140
6. 曲鱼膏 · 1140
7. 广济神明膏 · 1141
8. 神验摩风毒膏 · 1141
9. 摩风神验膏 · 1141
10. 陈元膏 · 1141
11. 涂摩膏 · 1141
12. 龙虎膏 · 1141
13. 摩风膏 · 1142
14. 当归摩膏 · 1142
15. 润肤膏 · 1142
16. 防己膏 · 1142
17. 内伤膏 · 1142
18. 肉桂膏 · 1142

【论用药】 · 1142
一、概论 · 1142
二、治痹证专药 · 1145
1. 干姜 · 1145
2. 干漆 · 1145
3. 大戟 · 1145
4. 山茱萸 · 1145
5. 千岁蔂 · 1145
6. 川乌 · 1145
7. 川芎 · 1146
8. 飞廉 · 1146
9. 马刀 · 1146
10. 马先蒿 · 1146
11. 王不留行 · 1146
12. 王瓜 · 1146
13. 王孙 · 1147
14. 天门冬 · 1147

15. 天名精 · 1147
16. 天麻 · 1147
17. 天雄 · 1147
18. 天蓼 · 1147
19. 木瓜实 · 1147
20. 五加皮 · 1147
21. 五母麻 · 1148
22. 五灵脂 · 1148
23. 车前子 · 1148
24. 水萍 · 1148
25. 牛膝 · 1148
26. 丹参 · 1148
27. 乌药 · 1148
28. 甘菊花 · 1148
29. 节花 · 1148
30. 石龙芮 · 1148
31. 石南 · 1149
32. 石脑 · 1149
33. 石菖蒲 · 1149
34. 石斛 · 1149
35. 龙常草 · 1149
36. 占斯 · 1149
37. 代赭 · 1149
38. 仙茅 · 1149
39. 白术 · 1150
40. 白石英 · 1150
41. 白花蛇 · 1150
42. 白芥子 · 1150
43. 白附子 · 1150
44. 白蒿 · 1150
45. 白藓皮 · 1150
46. 冬葵子 · 1151
47. 地芩 · 1151
48. 地黄 · 1151
49. 芍药 · 1151
50. 百合 · 1151
51. 当归 · 1151
52. 竹叶 · 1151
53. 延胡索 · 1151
54. 羊踯躅 · 1151
55. 异草 · 1151
56. 防风 · 1151

57. 芫花 · 1152
58. 苍术 · 1152
59. 苍耳子 · 1152
60. 杜仲 · 1152
61. 吴茱萸 · 1152
62. 别羁 · 1152
63. 皂荚 · 1153
64. 龟甲 · 1153
65. 羌活 · 1153
66. 陆英 · 1153
67. 附子 · 1153
68. 青蘘 · 1153
69. 苗根 · 1154
70. 英草花 · 1154
71. 析蓂子 · 1154
72. 松脂 · 1154
73. 奄茼子 · 1154
74. 虎骨 · 1154
75. 败石 · 1154
76. 败酱 · 1154
77. 侧柏叶 · 1154
78. 狗脊 · 1154
79. 泽泻 · 1154
80. 屈草 · 1155
81. 细辛 · 1155
82. 城里赤柱 · 1155
83. 荆芥 · 1155
84. 茜草 · 1155
85. 茈胡 · 1155
86. 茵芋 · 1155
87. 南星 · 1156
88. 药实根 · 1156
89. 柏实 · 1156
90. 枸杞 · 1156
91. 柳枝 · 1156
92. 威灵仙 · 1156
93. 厚朴 · 1156
94. 骨碎补 · 1157
95. 钩吻 · 1157
96. 独活 · 1157
97. 疥柏 · 1157
98. 闾茹 · 1157

99. 姜黄 · 1157
100. 类鼻 · 1157
101. 扁青 · 1157
102. 秦艽 · 1157
103. 秦皮 · 1158
104. 秦龟 · 1158
105. 秦菽 · 1158
106. 秦椒 · 1158
107. 莘草 · 1158
108. 莨菪子 · 1158
109. 桂心 · 1158
110. 桔梗 · 1158
111. 桃仁 · 1158
112. 夏枯草 · 1158
113. 原蚕砂 · 1158
114. 柴胡 · 1159
115. 豺皮 · 1159
116. 栾荆 · 1159
117. 烟草 · 1159
118. 海桐皮 · 1159
119. 桑白皮 · 1159
120. 桑寄生 · 1159
121. 理石 · 1159
122. 菝葜 · 1159
123. 菥蓂子 · 1159
124. 黄护草 · 1159
125. 萆薢 · 1159
126. 菊花 · 1160
127. 蛇全 · 1160
128. 蛇床子 · 1160
129. 麻黄 · 1160
130. 麻蒉 · 1160
131. 商陆 · 1160
132. 旋覆花 · 1160
133. 葛根 · 1160
134. 紫加石 · 1161
135. 紫苏 · 1161
136. 景天 · 1161
137. 蛴螬 · 1161
138. 曾青 · 1161
139. 蒴藋 · 1161
140. 蜀格 · 1161

141. 蜀菝 · 1161
142. 蜀椒 · 1161
143. 鼠耳 · 1161
144. 鼠壤土 · 1161
145. 魁蛤 · 1161
146. 蔓荆子 · 1162
147. 蔓椒 · 1162
148. 酸枣仁 · 1162
149. 磁石 · 1162
150. 豨莶草 · 1162
151. 漏芦 · 1162
152. 熊脂 · 1162
153. 蝎子 · 1162
154. 熟地黄 · 1163
155. 薇衔 · 1163
156. 薏苡仁 · 1163
157. 鞠华 · 1163
158. 麋脂 · 1163
159. 礜石 · 1163
160. 蠡实 · 1164

三、治痹证药对 · 1164

1. 麻黄+肉桂 · 1164
2. 薏苡仁+附子 · 1164
3. 桑枝+桂枝 · 1164
4. 草乌+五灵脂 · 1164
5. 萆薢+杜仲 · 1164
6. 白蔹+附子 · 1164

四、治痹证食物 · 1164

1. 大黄豆卷 · 1164
2. 小麦 · 1164
3. 丹雄鸡 · 1164
4. 乌芋 · 1164
5. 生大豆 · 1165
6. 白马茎 · 1165
7. 芥 · 1165
8. 芥菜子 · 1165
9. 芡实 · 1165
10. 苦菜 · 1165
11. 牦牛酥 · 1165
12. 莼 · 1165
13. 蚵类 · 1165
14. 粳鸡 · 1165

15. 梅实 · 1165
16. 葡萄 · 1165
17. 蒜 · 1165
18. 槐枝 · 1165
19. 鲍鱼 · 1165
20. 醍醐 · 1165
21. 麋鱼 · 1166
22. 鳗鲡 · 1166
23. 蠡鱼 · 1166

【医论医案】 · 1166

一、医论 · 1166

1. 概论 · 1166
2. 论风寒湿痹 · 1172
3. 论风湿热痹 · 1175
4. 论血虚痹 · 1175
5. 论脏腑痹 · 1175
6. 论六经痹 · 1177

二、医案 · 1178

1. 治风寒湿痹 · 1178
2. 治风湿热痹 · 1181
3. 治痰瘀阻痹 · 1186
4. 治寒热错杂痹 · 1187
5. 治气血虚痹 · 1187
6. 治肝肾虚痹 · 1190

第二章
痿证 · 1192

【辨病名】 · 1192

一、痿的概念 · 1192

二、痿的相关命名 · 1193

1. 痿躄 · 1193
2. 痿易 · 1193
3. 痿厥 · 1194
4. 软风 · 1194
5. 瘫痪 · 1194
6. 痿挛 · 1194
7. 风痿 · 1195
8. 痿废 · 1195

三、五痿（筋痿、脉痿、肉痿、痿躄、骨痿） · 1196

四、按病因病机命名 · 1197

1. 湿热痿 · 1197
2. 湿痰痿 · 1197
3. 气虚痿 · 1197
4. 血虚痿 · 1197
5. 阴虚痿 · 1197
6. 血瘀痿 · 1197
7. 食积痿 · 1197
8. 痢后痿 · 1197
9. 风湿痿软 · 1197
10. 燥热痿软 · 1197
11. 心热痿软 · 1197
12. 肝热痿软 · 1197
13. 脾热痿软 · 1197
14. 肾热痿软 · 1198

【辨病因】· 1198

一、外邪 · 1198
1. 风邪 · 1198
2. 湿邪 · 1198
3. 热邪 · 1198
4. 外邪相兼 · 1198

二、运气太过或不及 · 1198

三、气血阴亏 · 1199

四、脏腑之病 · 1199
1. 肺病 · 1199
2. 心病 · 1199
3. 肝病 · 1199
4. 脾胃病 · 1199
5. 肾病 · 1199

五、误治或失治 · 1200

六、情志不调 · 1200

【辨病机】· 1200

一、六淫侵袭论 · 1200
1. 风热燥盛 · 1200
2. 风湿内着 · 1200
3. 风湿相搏 · 1200
4. 风邪挟热 · 1202
5. 寒湿侵袭 · 1202
6. 湿热不攘 · 1202
7. 湿邪内乘 · 1202
8. 湿邪伤筋 · 1203
9. 湿邪伤肾 · 1203
10. 火热乘金 · 1203
11. 暑热入肺 · 1203
12. 水湿相搏 · 1203
13. 燥火内烁 · 1203

二、脏腑失调论 · 1203
1. 肺热胃伤 · 1203
2. 肺热叶焦 · 1205
3. 肺胃气虚 · 1205
4. 肝胆火热 · 1205
5. 肝肾火热 · 1206
6. 肝肾湿热 · 1206
7. 脾不生血 · 1206
8. 脾气内热 · 1206
9. 脾实致痿 · 1206
10. 热舍于肾 · 1206
11. 肾水衰竭 · 1206
12. 肾虚不固 · 1206
13. 肾虚火旺 · 1207
14. 湿热伤脾 · 1207
15. 湿盛脾郁 · 1207
16. 胃火灼肺 · 1207
17. 心火上炎 · 1207
18. 心火烁肺 · 1207
19. 心气内热 · 1207
20. 心肾不交 · 1207
21. 阳明湿热 · 1207
22. 阳明虚耗 · 1208
23. 脏气内损 · 1208

三、气血津液失调论 · 1208
1. 肺热气虚 · 1209
2. 火热血枯 · 1209
3. 精伤失守 · 1209
4. 精血虚耗 · 1209
5. 气机不畅 · 1209
6. 气血不运 · 1209
7. 气血亏虚 · 1209
8. 气滞湿停 · 1209
9. 痰湿内停 · 1210
10. 血冷气虚 · 1210
11. 血虚风乘 · 1210
12. 营卫不畅 · 1210
13. 营卫不和 · 1210
14. 营卫俱虚 · 1210

15. 瘀血阻滞 · 1210
16. 正气耗散 · 1211
四、失治误治论 · 1211
1. 肺病失治 · 1211
2. 肌痹传变 · 1211
3. 伤寒失治 · 1211
4. 伤折失治 · 1211
5. 肾积失治 · 1211
【辨病证】· 1212
一、辨症候 · 1212
(一) 辨外感内伤 · 1213
1. 六淫 · 1213
2. 内伤 · 1214
(二) 辨经络 · 1214
(三) 辨脏腑 · 1214
1. 肝 (筋痿) · 1219
2. 心 (脉痿) · 1219
3. 脾 (肉痿) · 1219
4. 肺 (皮痿、痿躄) · 1219
5. 肾 (骨痿) · 1220
(四) 辨上下 · 1220
(五) 辨寒热 · 1220
(六) 辨虚实 · 1220
1. 虚证 · 1220
2. 实证 · 1220
二、辨色脉 · 1221
1. 形色辨证 · 1221
2. 寸口脉诊 · 1221
3. 痿症主脉 · 1222
三、辨吉凶 · 1223
【论治法】· 1223
一、概论 · 1223
二、内服疗法 · 1225
1. 补气养血 · 1225
2. 益气健脾 · 1226
3. 滋阴降火 · 1226
4. 补益肝肾 · 1226
5. 活血行瘀 · 1226
6. 清热燥湿 · 1226
7. 清热利湿 · 1227
8. 清热润燥 · 1227
9. 燥脾行痰 · 1227

三、针灸疗法 · 1227
1. 选穴 · 1227
2. 针刺法 · 1230
3. 灸法 · 1230
四、灸药并用法 · 1230
五、导引法 · 1230
六、依运气施治法 · 1231
七、治法禁忌 · 1234
【论用方】· 1235
一、常用治痿证方论 · 1235
1. 论大防风汤 · 1235
2. 论上中下通用痛风丸 · 1235
3. 论六味地黄丸 · 1235
4. 论六味地黄丸加黄柏知母方 · 1235
5. 论龙胆泻肝汤 · 1236
6. 论东垣健步丸 · 1236
7. 论史国公药酒方 · 1236
8. 论四君子汤 · 1236
9. 论生津起痿汤 · 1236
10. 论白茯苓丸 · 1236
11. 论加味四斤丸 · 1236
12. 论加减四物汤 · 1236
13. 论虎龟丸 · 1237
14. 论肺热汤 · 1237
15. 论调脾汤 · 1237
16. 论鹿角胶丸 · 1237
17. 论清胃生髓丹 · 1237
18. 论清燥汤 · 1237
19. 论舒怒益阴汤 · 1238
20. 论蠲痹汤 · 1238
二、治痿证通用方 · 1238
1. 岐伯神圣散 · 1238
2. 麦门冬煎 · 1238
3. 粳米粥 · 1238
4. 麋角丸 · 1238
5. 温肾汤 · 1238
6. 温卫汤 · 1238
7. 健步丸 · 1239
8. 虎潜丸 · 1239
9. 芎桂散 · 1239
10. 家宝丹 · 1239
11. 补肾丸 · 1239

12. 虎潜丸・1239
13. 冲和补气汤・1239
14. 大防风汤・1239
15. 加味四物汤・1239
16. 秦艽半夏汤・1240
17. 白术黄芪散・1240
18. 补益丸・1240
19. 龙虎丹・1240
20. 神龟滋阴丸・1240
21. 续骨丹・1240
22. 左经丸・1240
23. 萆薢丸・1240
24. 五痿汤・1240

三、治骨痿方・1240
1. 巴戟天丸・1240
2. 补骨脂丸・1241
3. 鹿茸丸・1241
4. 木香槟榔散・1241
5. 肉苁蓉丸・1241
6. 石斛饮・1241
7. 石钟乳丸・1241
8. 熟干地黄丸・1242
9. 菟丝子丸・1242
10. 奔豚汤・1242
11. 奔豚丸・1242
12. 牛膝丸・1242
13. 六味地黄丸加黄柏知母方・1242
14. 补阴丸・1242
15. 滋阴补髓汤・1242

四、治肉痿方・1243
1. 蘼芜丸・1243
2. 坤顺汤・1243

五、治筋痿方・1243
1. 龙胆泻肝汤・1243
2. 加味丹栀汤・1243
3. 水木华滋汤・1243

六、治肝痿方・1243
煮肝散・1243

七、治肺痿方・1243
玉华煎・1243

八、治风痿方・1243
1. 黄芪酒・1243

2. 秦艽酒・1244
3. 牛膝酒・1244
4. 仙人杖浸酒・1244
5. 萆薢丸・1244
6. 白藓皮汤・1244
7. 附子丸・1244
8. 羌活汤・1244
9. 茵芋酒・1244
10. 葌茼子汤・1245
11. 乌头汤・1245
12. 安胃汤・1245
13. 小续命汤・1245
14. 加减续命汤・1245
15. 史国公药酒方・1245
16. 乌药顺气散・1245
17. 上中下通用痛风丸・1246

九、治虚寒痿方・1246
1. 五补汤・1246
2. 远志汤・1246
3. 补肝汤・1246
4. 鹿茸四斤丸・1246

十、治实热痿方・1246
越婢汤・1246

十一、治湿热痿方・1246
1. 清燥汤・1246
2. 温经除湿汤・1247
3. 消痞丸・1247
4. 苍术散・1247
5. 加味三妙丸・1247
6. 生脉散・1247
7. 虎胫骨丸・1248
8. 三妙丸・1248

十二、治温热痿方・1248
清燥汤・1248

十三、治运气痿方・1248
1. 静顺汤・1248
2. 备化汤・1248

十四、治胆虚痿方・1248
1. 中正汤・1248
2. 温胆汤・1248

十五、治胃虚痿方・1248
1. 藿香养胃汤・1248

2. 四君子汤 · 1249

十六、治肝虚痿方 · 1249

1. 加味四斤丸 · 1249
2. 煨肾丸 · 1249
3. 补血荣筋丸 · 1249

十七、治肾虚痿方 · 1249

1. 五味子汤 · 1249
2. 小菟丝子丸 · 1249
3. 金刚丸 · 1249
4. 加味四斤丸 · 1249
5. 五精丸 · 1249
6. 六味丸 · 1250

十八、治肺热痿方 · 1250

1. 肺热汤 · 1250
2. 薏苡仁散 · 1250

十九、治气血不足痿方 · 1250

1. 杜仲散 · 1250
2. 龙骨丸 · 1250
3. 附子丸 · 1250
4. 天真丸 · 1250
5. 四斤丸 · 1250
6. 鹿角胶丸 · 1251
7. 大防风汤 · 1251
8. 七宝美髯丹 · 1251

二十、治虚劳痿痹方 · 1251

1. 草薢丸 · 1251
2. 补肾丸 · 1251
3. 抽风独活散 · 1251
4. 茯苓丸 · 1251
5. 牛膝丸 · 1252
6. 羌活散 · 1252
7. 羌活丸 · 1252
8. 桑寄生散 · 1252
9. 石斛散 · 1252
10. 石斛丸 · 1252
11. 菴蔄子散 · 1253
12. 伏牛花丸 · 1253
13. 黄芪汤 · 1253
14. 玉霜丸 · 1253
15. 鹿髓煎 · 1253
16. 养血百补丸 · 1253
17. 小建中汤 · 1254
18. 菟丝子丸 · 1254
19. 鹿白丸 · 1254
20. 壮元丸 · 1254
21. 益阴肾气丸 · 1254
22. 虎潜丸 · 1254

二十一、治小儿痿证方 · 1255

1. 紫双丸 · 1255
2. 丁香散 · 1255
3. 芍药丸 · 1255
4. 治小儿痿证验方 · 1255

二十二、治产后痿证方 · 1255

1. 独活汤 · 1255
2. 天雄散 · 1255
3. 血风汤 · 1255
4. 血气汤 · 1255

二十三、治鹤膝风致痿方 · 1256

1. 独活汤 · 1256
2. 清燥汤 · 1256

二十四、治历节风致痿方 · 1256

防风汤 · 1256

二十五、治周痹痿弱方 · 1256

1. 金牙散 · 1256
2. 巴戟天散 · 1256

二十六、治脚气痿痹方 · 1256

石南煎丸 · 1256

二十七、治消渴致痿方 · 1257

1. 菟丝子丸 · 1257
2. 人参白术散 · 1257
3. 生津甘露饮子 · 1257
4. 白术散 · 1258
5. 白茯苓丸 · 1258

二十八、治其他痿证方 · 1258

1. 削术豆蔻散 · 1258
2. 苁蓉牛膝汤 · 1258
3. 附子山茱萸汤 · 1258
4. 黄芪茯神汤 · 1258
5. 麻黄白术汤 · 1258
6. 当归龙胆丸 · 1258
7. 黄末药 · 1259
8. 补益肾肝丸 · 1259
9. 败毒散 · 1259
10. 青蒿防痿汤 · 1259

11. 舒怒益阴汤 · 1259
12. 调脾汤 · 1259
13. 伐木汤 · 1259
14. 起痿降火汤 · 1259
15. 清胃生髓丹 · 1260
16. 散余汤 · 1260
17. 生津起痿汤 · 1260
18. 释痛汤 · 1260
19. 滋涸汤 · 1260

【论用药】· 1260
  一、概论 · 1260
  二、治痿证专药 · 1261
    1. 丁香 · 1261
    2. 人参 · 1261
    3. 山茱萸 · 1261
    4. 川芎 · 1261
    5. 五加皮 · 1262
    6. 五母麻 · 1262
    7. 牛膝 · 1262
    8. 丹参 · 1262
    9. 巴戟天 · 1262
    10. 节花 · 1263
    11. 石肺 · 1263
    12. 石菖蒲 · 1263
    13. 龙骨 · 1263
    14. 仙茅 · 1263
    15. 白术 · 1263
    16. 白石英 · 1263
    17. 白芷 · 1263
    18. 白蒿 · 1263
    19. 地黄 · 1263
    20. 当归 · 1264
    21. 异草 · 1264
    22. 麦门冬 · 1264
    23. 苍术 · 1264
    24. 苍耳子 · 1264
    25. 附子 · 1264
    26. 虎掌 · 1264
    27. 狗脊 · 1265
    28. 卷柏 · 1265
    29. 枸骨刺 · 1265
    30. 韭子 · 1265
    31. 骨碎补 · 1265
    32. 类鼻 · 1265
    33. 秦艽 · 1265
    34. 唐夷 · 1265
    35. 海桐皮 · 1265
    36. 桑寄生 · 1265
    37. 理石 · 1266
    38. 黄芪 · 1266
    39. 黄柏 · 1266
    40. 萆薢 · 1266
    41. 商陆 · 1266
    42. 棘刺花 · 1266
    43. 紫菀 · 1266
    44. 紫葳 · 1267
    45. 锁阳 · 1267
    46. 蜀格 · 1267
    47. 蜀椒 · 1267
    48. 魁蛤 · 1267
    49. 熟地黄 · 1267
    50. 薇衔 · 1267
    51. 薏苡仁 · 1267
    52. 蘹香子 · 1268
  三、治痿证药对 · 1268
    1. 苍术+黄柏 · 1268
    2. 锁阳+虎骨 · 1268
    3. 胡桃仁+补骨脂 · 1268
  四、痿证主治药 · 1268
    1. 治湿热痿证 · 1268
    2. 治痰湿痿证 · 1268
    3. 治虚燥痿证 · 1268
  五、治痿证食物 · 1269
    1. 人乳 · 1269
    2. 山羊血 · 1269
    3. 丹雄鸡 · 1269
    4. 槐枝 · 1269
  六、痿证禁药 · 1269
    1. 楮实 · 1269
    2. 蔓荆实 · 1269
    3. 麝脐香 · 1269

【医论医案】· 1270
  一、医论 · 1270
    1. 概论 · 1270

2. 论湿热致痿 · 1273
3. 论五脏虚损致痿 · 1278
4. 论七情内伤致痿 · 1279

二、医案 · 1279
1. 治肺热津伤痿证 · 1279
2. 治湿热浸淫痿证 · 1280
3. 治脾胃虚弱痿证 · 1282
4. 治肝肾亏损痿证 · 1286
5. 治脉络瘀阻痿证 · 1291
6. 治胃火炽盛痿证 · 1291
7. 治风动痿证 · 1292

第三章
颤证 · 1293

【辨病名】· 1293
1. 颤振 · 1293
2. 颤掉 · 1293
3. 振掉 · 1293
4. 振颤 · 1293
5. 振栗 · 1293
6. 振摇 · 1293

【辨病因】· 1294
一、外感六淫 · 1294
1. 风邪 · 1294
2. 寒邪 · 1295
3. 暑邪 · 1295
4. 火邪 · 1295
二、内伤 · 1295
三、痰饮 · 1296
四、运气盛衰 · 1296
1. 五运太过与不及 · 1296
2. 六气胜负 · 1296
五、其他 · 1297
1. 疟邪 · 1297
2. 失治误治 · 1297

【辨病机】· 1297
一、风论 · 1297
1. 外风侵袭论 · 1297
2. 肝阳化风论 · 1298
3. 热极生风论 · 1299
4. 血虚生风论 · 1299

二、气血失调论 · 1299
1. 血行失调 · 1299
2. 气血失调 · 1299
三、脏腑失调论 · 1300
1. 肺气不足 · 1300
2. 肾精亏虚 · 1300
3. 脾胃不足 · 1300

【辨病证】· 1301
一、辨症状 · 1301
二、辨症候 · 1301
（一）辨外感内伤 · 1301
（二）辨虚实 · 1302
（三）辨经络 · 1302
（四）辨脏腑 · 1302
1. 肝风动 · 1302
2. 脾胃虚衰 · 1303
3. 肺气虚 · 1304
4. 肾虚损 · 1304
三、辨色脉 · 1304
四、辨吉凶 · 1304

【论治法】· 1304
一、概论 · 1304
二、产后颤证论治 · 1305
三、熄风平肝 · 1305
四、补虚 · 1306
1. 温补 · 1306
2. 补气养血 · 1306
3. 补脾 · 1306
4. 清补 · 1306
五、清热养阴 · 1306

【论用方】· 1306
一、常用治颤证方论 · 1306
1. 论羚羊角散 · 1306
2. 论茯苓桂枝白术甘草汤 · 1306
3. 论真武汤 · 1307
4. 论回阳救急汤 · 1307
二、治颤证通用方 · 1307
1. 金箔散 · 1307
2. 败龟丸 · 1307
3. 白藓皮汤 · 1307
4. 虎骨丸 · 1307
5. 五味子散 · 1308

6. 射干饮 · 1308
7. 交加散 · 1308
8. 钩藤散 · 1308
9. 摧肝丸 · 1308
10. 世传茯苓丸 · 1308
11. 紫金锭 · 1308
12. 独活散 · 1308
13. 茯苓丸 · 1308
14. 葛花解醒汤 · 1308
15. 逍遥散 · 1309

三、治诸风颤方 · 1309
1. 黑神丸 · 1309
2. 龙脑天麻煎 · 1309
3. 麝香天麻丸 · 1309
4. 独活散 · 1309
5. 香芎饼子 · 1309
6. 芎枳丸 · 1309
7. 星附散 · 1309
8. 辟风丹 · 1310
9. 生犀丸 · 1310
10. 透空丸 · 1310
11. 大秦艽散 · 1310
12. 通气驱风汤 · 1310
13. 追风独活散 · 1310
14. 金牙酒 · 1311
15. 十珍丸 · 1311
16. 八风防风散 · 1311
17. 小八风散 · 1311
18. 治破伤风验方 · 1311

四、治虚损颤证方 · 1311
1. 草豆蔻散 · 1311
2. 补肺黄芪散 · 1311
3. 补虚饮 · 1312
4. 门冬山药汤 · 1312
5. 人参散 · 1312
6. 大圣保命丹 · 1312
7. 应效远志丸 · 1312
8. 海藏愈风汤 · 1312
9. 鳖甲饮 · 1312
10. 青盐丸 · 1313
11. 参术汤 · 1313
12. 秘方补心丸 · 1313

13. 补血祛风汤 · 1313
14. 秘方定振丸 · 1313
15. 加味人参养荣汤 · 1313
16. 加味补中益气汤 · 1313
17. 补心丸 · 1313
18. 东垣参术汤 · 1313
19. 人参养荣汤 · 1314
20. 龙齿清魂散 · 1314
21. 平补正心丹 · 1314
22. 鹿茸四斤丸 · 1314
23. 鹿茸补精丸 · 1314

五、治肺中风颤证方 · 1314
1. 牛黄丸 · 1314
2. 芎䓖散 · 1314
3. 防风汤 · 1315
4. 五味子汤 · 1315
5. 麻黄续命汤 · 1315
6. 独活细辛散 · 1315

六、治热邪内壅颤证方 · 1315
1. 蜀漆丸 · 1315
2. 玉螺丸 · 1315
3. 清凉饮子 · 1315
4. 泻青丸 · 1315
5. 加味逍遥散 · 1316

七、治血瘀颤证方 · 1316
1. 二十六味牡丹煎丸 · 1316
2. 生儿丹 · 1316

八、治疟兼颤证方 · 1316
1. 恒山丸 · 1316
2. 鳖甲丸 · 1316
3. 常山丸 · 1316
4. 常山饮 · 1317
5. 胜金丸 · 1317
6. 恒山饮 · 1317
7. 生熟附子汤 · 1317

九、治中风颤证方 · 1317
1. 左经丸 · 1317
2. 加减续命汤 · 1317
3. 金永灵丹 · 1318
4. 人参顺气散 · 1318
5. 小续命汤 · 1318
6. 羚羊角散 · 1318

十、治产后颤证方 · 1318
1. 增损柴胡汤 · 1318
2. 愈风汤 · 1318

十一、治风痫颤证方 · 1319
1. 灵乌散 · 1319
2. 五枝煎 · 1319

十二、治伤寒颤证方 · 1319
1. 黄芪汤 · 1319
2. 苏木汤 · 1319

十三、治运气颤证方 · 1319
1. 敷和汤 · 1319
2. 审平汤 · 1319

【论用药】· 1319
一、概论 · 1319
二、治颤证专药 · 1320
1. 天南星 · 1320
2. 天麻 · 1320
3. 白附子 · 1320
4. 芎䓖 · 1320
5. 全蝎 · 1320
6. 防风 · 1320
7. 羌活 · 1320
8. 青黛 · 1320
9. 钩藤 · 1321
10. 独活 · 1321
11. 黄芪 · 1321
12. 酸枣仁 · 1321

三、治颤证药对 · 1321
足爪甲+南星 · 1321

【医论医案】· 1321
一、医论 · 1321
二、医案 · 1323
1. 治肝风颤证 · 1323
2. 治虚损颤证 · 1323
3. 治郁怒颤证 · 1324
4. 治虚实错杂颤证 · 1324
5. 治产后颤证 · 1325
6. 治风邪外袭颤证 · 1326
7. 治惊风颤证 · 1326
8. 治寒热错杂颤证 · 1326
9. 治邪祟颤证 · 1326

第四章
痉证 · 1327

【辨病名】· 1327
一、概论 · 1327
痉（痓）· 1327
二、按病因命名 · 1328
1. 金疮痉 · 1328
2. 风痉 · 1328
3. 暑痉 · 1328
4. 湿痉 · 1328
5. 湿热痉 · 1328
6. 燥痉 · 1328
7. 寒痉 · 1328
8. 风温痉 · 1328
9. 客忤痉 · 1328
10. 破伤风 · 1328

三、按病机命名 · 1328
1. 刚痉 · 1328
2. 柔痉 · 1329
3. 阳痉 · 1330
4. 阴痉 · 1330
5. 风痰痉 · 1330
6. 痰火痉 · 1331

四、按经络命名 · 1331
1. 太阳痉 · 1331
2. 少阳痉 · 1331
3. 阳明痉 · 1331
4. 少阴痉 · 1331
5. 厥阴痉 · 1331
6. 太阴痉 · 1331

五、按人群命名 · 1331
1. 索痉 · 1331
2. 产后痉 · 1331

【辨病因】· 1331
一、六淫外袭 · 1332
1. 风邪 · 1332
2. 寒邪 · 1335
3. 湿邪 · 1337
4. 暑邪 · 1339
5. 燥邪 · 1339

6. 热（火）邪 · 1339
二、情志失调 · 1340
三、饮食失宜 · 1340
四、劳倦内伤 · 1341
五、痰湿 · 1343
六、运气盛衰 · 1343
1. 五运太过与不及 · 1343
2. 六气的胜负 · 1343
七、失治误治 · 1343
【辨病机】· 1345
一、风袭论 · 1345
1. 外风侵袭 · 1345
2. 血虚生风 · 1345
3. 诸邪兼风 · 1346
二、气血津液失调论 · 1346
1. 气血不足 · 1346
2. 津液失调 · 1348
三、脏腑失调论 · 1349
四、失治误治论 · 1349
【辨病证】· 1351
一、辨症候 · 1351
（一）辨外感内伤 · 1352
1. 六淫 · 1352
2. 内伤 · 1354
（二）辨刚柔 · 1354
（三）辨经络、脏腑 · 1356
（四）辨阴阳 · 1359
（五）辨寒热 · 1359
（六）辨虚实 · 1359
二、辨色脉 · 1360
1. 形色辨证 · 1360
2. 寸口脉诊 · 1360
三、辨吉凶 · 1362
1. 辨逆顺 · 1362
2. 辨转归 · 1363
3. 辨生死之脉 · 1363
4. 辨痉证死症 · 1364
【论治法】· 1365
一、概论 · 1366
二、按病因病机论治 · 1371
1. 刚痉论治 · 1371
2. 柔痉论治 · 1372

3. 产后痉证论治 · 1373
4. 妊娠痉证论治 · 1375
5. 内伤饮食痉论治 · 1375
6. 风温痉论治 · 1375
7. 客忤痉论治 · 1375
8. 暑痉论治 · 1375
9. 湿痉论治 · 1376
10. 寒痉论治 · 1376
11. 燥痉论治 · 1376
三、寒热虚实论治 · 1376
1. 虚实论治 · 1376
2. 寒热论治 · 1377
四、补气养血 · 1377
五、消痰顺气 · 1379
六、滋阴养血 · 1379
七、利湿清热 · 1379
八、熄风镇痉 · 1380
九、痉证六经论治 · 1380
十、痉证据舌脉论治 · 1380
十一、外治法 · 1381
1. 熨法 · 1381
2. 敷法 · 1381
3. 灸法 · 1381
4. 针法 · 1382
5. 涂渍法 · 1382
6. 其他外治法 · 1382
十二、食疗法 · 1383
十三、治痉禁忌 · 1383
【论用方】· 1384
一、常用治痉证方论 · 1384
1. 论一味白术酒 · 1384
2. 论大承气汤 · 1384
3. 论大陷胸丸 · 1384
4. 论小续命汤 · 1384
5. 论五苓散 · 1385
6. 论至宝丹 · 1385
7. 论回阴散痉汤 · 1385
8. 论竹叶汤 · 1385
9. 论全阴救胃汤 · 1385
10. 论安土散 · 1385
11. 论如圣饮 · 1385
12. 论助肾辟邪丹 · 1385

13. 论沉香天麻丸 · 1386
14. 论补中益气汤 · 1386
15. 论独活汤 · 1386
16. 论活儿汤 · 1386
17. 论神术散 · 1386
18. 论桂枝葛根汤 · 1386
19. 论栝蒌桂枝汤 · 1386
20. 论救产止痉汤 · 1387
21. 论葛根汤 · 1387

二、治痉证通用方 · 1389
1. 栀子膏 · 1389
2. 防风汤 · 1389
3. 仓公当归汤 · 1389
4. 芎劳散 · 1389
5. 麻黄散 · 1389
6. 竹沥饮 · 1389
7. 乌犀煎 · 1389
8. 栝蒌桂枝汤 · 1390
9. 木沉煎丸 · 1390
10. 防风葛根汤 · 1390
11. 桂枝加芍药防风防己汤 · 1390
12. 小续命汤 · 1390
13. 白术汤 · 1391
14. 神术汤 · 1391
15. 麻黄加独活防风汤 · 1391
16. 当归汤 · 1391
17. 夺命散 · 1392
18. 狐肝膏 · 1392
19. 大柴胡汤 · 1392
20. 小柴胡汤 · 1392
21. 如圣饮 · 1392
22. 小羌活汤 · 1393
23. 桂枝加干葛汤 · 1393
24. 参归养荣汤 · 1393
25. 保生锭子 · 1393
26. 参附汤 · 1393
27. 江鳔丸 · 1393
28. 防风当归汤 · 1393
29. 海藏白术汤 · 1393
30. 海藏神术汤 · 1393
31. 惊气丸 · 1393
32. 十全大补汤 · 1394

33. 理气平肝散 · 1394
34. 沉香天麻丸 · 1394
35. 加减生化汤 · 1394
36. 二苓槐膏汤 · 1394
37. 五苓散 · 1394
38. 龙车散 · 1394
39. 四君汤 · 1394
40. 回阴散痉汤 · 1394
41. 全阴救胃汤 · 1394
42. 安土散 · 1394
43. 助肾辟邪丹 · 1394
44. 补中益气汤 · 1395
45. 活儿汤 · 1395
46. 黄白茵陈汤 · 1395
47. 救儿回生汤 · 1395
48. 散痉汤 · 1395
49. 薏术定痉汤 · 1395
50. 钩藤汤 · 1395
51. 海藏防风当归汤 · 1395
52. 加味逍遥散 · 1395
53.《肘后》紫方 · 1395
54. 五味羌活汤 · 1396
55. 大和中饮 · 1396
56. 温胃汤 · 1396
57. 二甲复脉汤方 · 1396
58. 大豆紫汤 · 1396
59. 桂枝汤 · 1396
60. 葛根汤 · 1396
61. 至宝丹 · 1396
62. 镇风汤 · 1396
63. 治痉证验方 · 1396

三、治柔痉方 · 1397
1. 大陷胸丸 · 1397
2. 五味子汤 · 1397
3. 附子白术汤 · 1397
4. 附子散 · 1397
5. 茯苓汤 · 1397
6. 姜术汤 · 1397
7. 桂术汤 · 1398
8. 桂枝加葛根汤 · 1398
9. 桂枝川芎防风汤 · 1398
10. 三生饮 · 1398

11. 理中汤 · 1398
12. 桂心白术汤 · 1398
13. 独活防风汤 · 1398
14. 栝蒌桂枝汤 · 1398
15. 瓜蒌桂枝汤 · 1398
16. 小续命汤 · 1399
17. 白术汤 · 1399
18. 当归四逆汤 · 1399
19. 防风当归汤 · 1399
20. 桂枝防风汤 · 1399
21. 桂枝葛根汤 · 1399
22. 柴胡防风汤 · 1399
23. 白术苡仁汤 · 1399
24. 附子防风汤 · 1399

四、治刚痉方 · 1399
1. 大承气汤 · 1399
2. 小续命汤 · 1400
3. 石膏汤 · 1400
4. 龙齿犀角汤 · 1400
5. 羌活汤 · 1400
6. 羚羊角升麻汤 · 1400
7. 羚羊角汤 · 1400
8. 葛根汤 · 1400
9. 葛根麻黄汤 · 1401
10. 小承气汤 · 1401
11. 清凉丹 · 1401
12. 金砂丹 · 1401
13. 承气汤 · 1402
14. 麻黄葛根汤 · 1402
15. 加味神术汤 · 1402
16. 麻黄加独活防风汤 · 1402
17. 神术汤 · 1402
18. 羚羊清解散 · 1402
19. 犀角大黄汤 · 1402
20. 赤芍连翘散 · 1402

五、治阴痉方 · 1402
1. 白术散 · 1402
2. 羌活散 · 1403
3. 附子防风散 · 1403
4. 柴胡散 · 1403
5. 八物白术散 · 1403
6. 桂心白术汤 · 1403

7. 附子散 · 1404
8. 附子汤 · 1404
9. 参归养荣汤 · 1404
10. 海藏八物白术散 · 1404
11. 海藏附子防风散 · 1404
12. 海藏附子散 · 1404

六、治阳痉方 · 1404
1. 牛黄散 · 1404
2. 石膏散 · 1404
3. 龙齿散 · 1404
4. 白藓皮散 · 1405
5. 防风散 · 1405
6. 麦门冬散 · 1405
7. 桂心散 · 1405
8. 羚羊角散 · 1405

七、治风痉方 · 1405
1. 甘草汤 · 1405
2. 大竹沥汤 · 1406
3. 天麻丸 · 1406
4. 天麻散 · 1406
5. 牛黄丸 · 1406
6. 当归散 · 1406
7. 白附子丸 · 1407
8. 羚羊角散 · 1407
9. 乌蛇丸 · 1407
10. 乌犀丸 · 1407
11. 白僵蚕丸 · 1407
12. 朱砂散 · 1407
13. 天南星膏 · 1407
14. 通圣散 · 1408
15. 天麻汤 · 1408
16. 附子汤 · 1408
17. 麻黄汤 · 1408
18. 续命汤 · 1408
19. 螳螂丸 · 1408
20. 荆沥汤 · 1408
21. 柴胡加防风汤 · 1408
22. 龙胆汤 · 1409
23. 归荆汤 · 1409
24. 苍公当归酒 · 1409
25. 麻黄散 · 1409
26. 紫汤 · 1409

27. 竹沥汤 · 1409
28. 太乙散 · 1409
29. 荆芥豆淋酒 · 1409
30. 桂心丸 · 1410
31. 大豆紫汤 · 1410
32. 钩藤汤 · 1410
33. 定风散 · 1410
34. 朱砂指甲散 · 1410
35. 伤折风痉验方 · 1410

八、治温热痉证 · 1410
1. 清化饮 · 1410
2. 竹叶玉女煎 · 1410
3. 羚羊角汤 · 1410
4. 清营汤 · 1410
5. 加味犀羚白虎汤 · 1411
6. 叶氏神犀丹 · 1411

九、治痰痉方 · 1411
1. 天仙饮 · 1411
2. 栝蒌枳实汤 · 1411
3. 清痰汤 · 1411
4. 参归养荣汤 · 1411
5. 降火化痰汤 · 1411
6. 开关散 · 1411

十、治气血两虚痉证方 · 1411
1. 十全润痉汤 · 1411
2. 气血两补汤 · 1412

十一、治血虚痉证方 · 1412
1. 防风当归散 · 1412
2. 当归补血汤 · 1412
3. 防风当归汤 · 1412
4. 当归散 · 1412

十二、治阳虚痉证方 · 1412
芪附汤 · 1412

十三、治阳明痉方 · 1412
清阳已痉汤 · 1412

十四、治妊娠痉证方 · 1412
1. 葛根汤 · 1412
2. 天麻散 · 1413
3. 乌犀丸 · 1413
4. 白术酒 · 1413
5. 竹沥饮子 · 1413
6. 防风散 · 1413

7. 羌活酒 · 1413
8. 羌活散 · 1413
9. 荆沥饮子 · 1414
10. 独活散 · 1414
11. 羌活防风汤 · 1414
12. 桂枝葛根汤 · 1414
13. 防风葛根汤 · 1414
14. 羚羊角散 · 1414
15. 加味四物汤 · 1414
16. 加味桂枝汤 · 1415
17. 加味葛根汤 · 1415

十五、治产后痉方 · 1415
1. 大豆紫汤 · 1415
2. 五石汤 · 1415
3. 四石汤 · 1415
4. 独活紫汤 · 1415
5. 葛根汤 · 1415
6. 甘草汤 · 1415
7. 麻黄散 · 1416
8. 白术酒 · 1416
9. 黄土酒 · 1416
10. 独活汤 · 1416
11. 太白散 · 1416
12. 竹沥汤 · 1416
13. 举卿古拜散 · 1416
14. 圣灵散 · 1416
15. 防风汤 · 1416
16. 羚羊角汤 · 1417
17. 芎活汤 · 1417
18. 大豆汤 · 1417
19. 羚羊角饮子 · 1417
20. 荆芥散 · 1417
21. 黄芪汤 · 1417
22. 加减生化汤 · 1417
23. 芎归活风汤 · 1417
24. 竹叶汤 · 1417
25. 活母丹 · 1417
26. 救产止痉汤 · 1418
27. 钩藤汤 · 1418
28. 小续命汤 · 1418
29. 芎䓖散 · 1418
30. 竹沥一物饮 · 1418

31. 大补元煎 · 1418
32. 养肝活络汤 · 1418
33. 天麻丸 · 1418
34. 愈风散 · 1418
35. 十全大补汤 · 1418
36. 桂枝生化汤 · 1418
37. 当归补血汤合桂枝汤 · 1419
38. 防风当归汤 · 1419
39. 华佗治产后风痉神方 · 1419
40. 治产后痉验方 · 1419

十六、治金疮中风痉方 · 1419
1. 赤箭丸 · 1419
2. 虎骨散 · 1420
3. 蛇衔草散 · 1420
4. 续断散 · 1420
5. 必效酒 · 1420
6. 苏木酒 · 1420
7. 羌活饮 · 1420
8. 鸡屎白豆淋酒 · 1420
9. 胡粉膏 · 1420
10. 急风散 · 1420
11. 蚕子酒 · 1421
12. 麻根饮 · 1421
13. 葛根汤 · 1421
14. 黑散子 · 1421
15. 熟干地黄丸 · 1421
16. 当归散 · 1421
17. 赤箭散 · 1421
18. 豆淋酒 · 1421
19. 葫芦方 · 1421
20. 玉真散 · 1422
21. 羌活汤 · 1422
22. 羌活防风汤 · 1422
23. 滋血养肝汤 · 1422
24. 治金疮中风痉验方 · 1422

十七、治少阳痉方 · 1422
加味柴胡汤 · 1422

十八、治太阳痉方 · 1422
1. 大承气汤 · 1422
2. 防风竹茹汤 · 1422

十九、治瘟病痉方 · 1422
六一顺气汤 · 1422

二十、治欲痉方 · 1422
1. 九味羌活汤 · 1422
2. 疏风活血散 · 1422

【论用药】 · 1423
一、概论 · 1423
二、治痉证专药 · 1424
1. 人尿 · 1424
2. 马牙硝 · 1424
3. 王不留行 · 1424
4. 天麻 · 1424
5. 五味子 · 1425
6. 贝母 · 1425
7. 牛黄 · 1425
8. 术 · 1426
9. 石胆 · 1426
10. 石膏 · 1426
11. 龙齿 · 1426
12. 生铁落 · 1427
13. 白毛藤 · 1427
14. 白术 · 1427
15. 白附子 · 1427
16. 白薇 · 1427
17. 半天河水 · 1427
18. 发 · 1428
19. 地榆 · 1428
20. 芎䓖（川芎） · 1428
21. 当归 · 1428
22. 竹 · 1429
23. 竹沥 · 1429
24. 守宫 · 1429
25. 防风 · 1429
26. 苍术 · 1429
27. 苏合香 · 1430
28. 牡丹 · 1430
29. 乱发 · 1430
30. 羌活 · 1430
31. 附子 · 1431
32. 细辛 · 1432
33. 荆芥 · 1432
34. 南星 · 1432
35. 钩吻 · 1432
36. 胆矾 · 1432

37. 独活 · 1432
38. 栝萎根 · 1433
39. 铁线草 · 1433
40. 铁落 · 1433
41. 铁精 · 1433
42. 栾花 · 1433
43. 栾荆 · 1433
44. 野驼(毛、蹄甲) · 1434
45. 麻黄 · 1434
46. 鹿良 · 1434
47. 羚羊角 · 1434
48. 葛根 · 1434
49. 雄黄 · 1435
50. 犀角 · 1435
51. 蜈蚣 · 1435
52. 蛴螂 · 1435
53. 鼠妇 · 1435
54. 鹜(鸭涎) · 1435
55. 僵蚕 · 1435
56. 鳢鲠 · 1435
57. 麝香 · 1435
58. 羚羊 · 1436

三、痉证主治药 · 1436
1. 风寒风湿痉证 · 1436
2. 风热湿热痉证 · 1437
3. 外敷 · 1437
4. 洗浸 · 1437
5. 熨灸 · 1437
6. 产后风痉 · 1437

四、治痉证食物 · 1437
1. 大豆 · 1437
2. 大豆黄卷 · 1437
3. 石蜜 · 1438
4. 鸡子 · 1438
5. 鱼鳔 · 1438
6. 黑大豆 · 1438
7. 蜂蜜 · 1438

五、痉证禁药 · 1439
1. 防风 · 1439
2. 附子 · 1439

【医论医案】· 1439
一、医论 · 1439

1. 概论 · 1439
2. 论风痉 · 1448
3. 论妊娠风痉 · 1448
4. 论伤寒兼痉 · 1449
5. 论产后痉证 · 1449
6. 论痉厥 · 1449
7. 论痉证兼表证 · 1449
8. 论痉不当以刚柔分虚实 · 1449
9. 论痉证与霍乱 · 1450
10. 论暑痉 · 1450

二、医案 · 1451
1. 治柔痉 · 1451
2. 治刚痉 · 1451
3. 治风痉 · 1451
4. 治暑痉 · 1452
5. 治燥痉 · 1453
6. 治湿痉 · 1455
7. 治寒湿痉 · 1455
8. 治风寒痉 · 1456
9. 治温热痉 · 1456
10. 治风痰痉 · 1458
11. 治肝热动风痉证 · 1459
12. 治产后痉证 · 1461
13. 治血虚痉证 · 1463
14. 治气血不足痉证 · 1463
15. 治脾胃不足痉证 · 1464
16. 治气虚痉证 · 1464
17. 治阴虚火旺痉证 · 1464
18. 治疫症兼痉 · 1465
19. 治其他痉证 · 1466

第五章
腰痛 · 1469

【辨病名】· 1469
一、按发病部位命名 · 1469
1. 腰胁痛 · 1469
2. 腰腹痛 · 1469

二、按脏腑经络命名 · 1469
1. 太阳腰痛 · 1469
2. 阳明腰痛 · 1469
3. 少阳腰痛 · 1470

4. 太阴腰痛 · 1470
5. 少阴腰痛 · 1470
6. 厥阴腰痛 · 1470

三、按病因病机命名 · 1470
1. 风邪腰痛 · 1470
2. 风湿腰痛 · 1470
3. 风寒腰痛 · 1470
4. 寒湿腰痛 · 1470
5. 湿热腰痛 · 1470
6. 血瘀（血滞）腰痛 · 1470
7. 虚劳腰痛 · 1470
8. 肾虚腰痛 · 1470
9. 气滞腰痛 · 1470
10. 闪挫腰痛 · 1470
11. 痰饮腰痛 · 1470

四、按人群命名 · 1470
1. 童子腰痛 · 1470
2. 妇人腰痛 · 1471
3. 妊娠腰痛 · 1471
4. 产后腰痛 · 1471

五、按疼痛持续时间命名 · 1471
1. 猝腰痛 · 1471
2. 久腰痛 · 1471

【辨病因】· 1471
一、寒湿侵袭 · 1472
二、湿热流注 · 1472
三、禀赋不足 · 1472

【辨病机】· 1472
一、风寒湿侵袭论 · 1473
二、湿热内蕴论 · 1474
三、脏腑失调论 · 1474
四、外伤挫闪留瘀论 · 1474

【辨病证】· 1475
一、辨症候 · 1475
二、辨经络 · 1476
三、辨色脉 · 1477

【论治法】· 1477
一、祛风除湿 · 1477
二、清利湿热 · 1478
三、活血祛瘀 · 1478
四、滋补肝肾 · 1478

【论用方】· 1478

一、常用治腰痛方论 · 1478
1. 论独活寄生汤 · 1478
2. 论肾着汤（甘姜苓术汤）· 1479
3. 论青娥丸 · 1479
4. 论羌活胜湿汤 · 1479

二、治腰痛通用方 · 1479
1. 威灵仙散 · 1479
2. 郁李仁散 · 1479
3. 萆薢散 · 1479
4. 梅实仁粥 · 1479
5. 败龟板散 · 1480
6. 干漆散 · 1480
7. 杜仲酒 · 1480
8. 牡丹汤 · 1480
9. 桂心汤 · 1480
10. 续断散 · 1480
11. 郁李仁煮散 · 1480
12. 石榴酒 · 1480
13. 羌活酒 · 1480
14. 桂姜丸 · 1480
15. 独栗丸 · 1481
16. 克效饼子 · 1481
17. 桂枝姜附阿胶汤 · 1481

三、治寒湿腰痛方 · 1481
1. 独活散 · 1481
2. 巴戟散 · 1481
3. 腰痛少力方 · 1481
4. 天雄丸 · 1481
5. 神验虎骨丸 · 1482
6. 椒红丸 · 1482
7. 四神丹 · 1482
8. 黑豆浸酒方 · 1482
9. 五加皮浸酒方 · 1482
10. 牛蒡浸酒方 · 1482
11. 巴戟浸酒方 · 1482
12. 石斛浸酒方 · 1483
13. 牛膝散 · 1483
14. 沉香丸 · 1483
15. 钟乳丸 · 1483
16. 鹿茸丸 · 1483
17. 附子丸 · 1483

18. 摩腰方·1484
19. 附子散·1484
20. 牛膝丸·1484
21. 茵芋浸酒方·1484
22. 甘草散·1484
23. 羊脊骨羹方·1484
24. 猪肚炙方·1484
25. 豉酒方·1484
26. 茵芋散·1484
27. 防风汤·1485
28. 槟榔散·1485
29. 当归散·1485
30. 附子汤·1485
31. 应痛丸·1485
32. 暖肾散·1485
33. 治腰疼熨方·1485
34. 羌活汤·1485
35. 羌活丸·1486
36. 五加皮汤·1486
37. 地黄汤·1486
38. 独活酒·1486
39. 萆薢酒·1486
40. 羚羊角汤·1486
41. 吴茱萸加附子汤·1486
42. 生附汤·1486
43. 羌活胜湿汤·1486
44. 子和禹功散·1486

四、治湿热腰痛方·1486

1. 五加皮散·1486
2. 牛膝叶粥方·1487
3. 萆薢汤·1487
4. 秦艽汤·1487
5. 黄连饮·1487

五、治瘀血腰痛方·1487

1. 杜仲汤·1487
2. 没药散·1487
3. 舒筋散·1487
4. 神曲酒·1487
5. 熟大黄汤·1487
6. 趁痛丸·1487
7. 调荣活络散·1488

六、治肝肾虚腰痛方·1488

1. 萆薢散·1488
2. 杜仲散·1488
3. 附子散·1488
4. 桑寄生散·1488
5. 杜仲丸·1488
6. 鹿角丸·1489
7. 钟乳丸·1489
8. 桂心丸·1489
9. 狗脊丸·1489
10. 杜仲酒·1489
11. 萆薢浸酒方·1490
12. 摩腰丸·1490
13. 摩腰散·1490
14. 鹿角霜方·1490
15. 桂心散·1490
16. 石斛丸·1490
17. 天雄酒·1490
18. 桂心酒粥方·1491
19. 婆罗粥方·1491
20. 羊肾馄饨方·1491
21. 羊脊骨羹方·1491
22. 茯神丸·1491
23. 海桐皮散·1491
24. 杏仁饮·1491
25. 肾沥汤·1491
26. 人参汤·1491
27. 寄生汤·1492
28. 独活汤·1492
29. 牡丹散·1492
30. 芎䓖饮·1492
31. 乌头丸·1492
32. 续断汤·1492
33. 五加皮汤·1492
34. 地黄丸·1492
35. 楮实丸·1492
36. 巴戟天酒方·1493
37. 狗脊酒方·1493
38. 牛膝酒方·1493
39. 羌活汤·1493
40. 牛膝丸·1493
41. 巴戟汤·1494

42. 鹿角胶丸·1494
43. 枳壳丸·1494
44. 鹿茸丸·1494
45. 羌活丸·1494
46. 寸金丸·1494
47. 肉苁蓉丸·1494
48. 干地黄丸·1495
49. 羊肾汤·1495
50. 附子木瓜丸·1495
51. 酸枣仁汤·1495
52. 大补益摩膏·1495
53. 五味子丸·1495
54. 藿香鳖甲丸·1495
55. 山芋丸·1495
56. 覆盆子丸·1496
57. 苁蓉丸·1496
58. 补益干地黄丸·1496
59. 猪肚丸·1496
60. 四味地黄丸·1496
61. 龙骨散·1496
62. 八味肾气丸·1496
63. 食羊蜜方·1496
64. 青蛾丸·1497
65. 独活寄生汤·1497
66. 神应丸·1497
67. 二至丸·1497
68. 立安散·1497
69. 补髓丹·1497
70. 苍术难名丹·1497
71. 煨肾丸·1497
72. 青娥丸加黄柏知母方·1497
73. 猪腰青盐杜仲方·1498
74. 调肝散·1498
75. 崔氏八味丸·1498

七、治气滞腰痛方·1498
1. 小七香丸·1498
2. 人参顺气散·1498

【论用药】·1498
一、概论·1498
二、治腰痛专用药·1500
1. 干漆·1500

2. 木鳖子·1500
3. 乌头·1500
4. 乌喙·1500
5. 文蛤·1500
6. 白胶·1500
7. 白蒺藜·1500
8. 芍药·1500
9. 肉苁蓉·1500
10. 枣针·1500
11. 狗脊·1500
12. 枸杞子·1500
13. 神曲·1500
14. 桂·1501
15. 桑寄生·1501
16. 桑螵蛸·1501
17. 菥蓂子·1501
18. 蛇床子·1501
19. 庵䕡·1501
20. 续断·1501
21. 豨莶草·1501
22. 樗鸡·1501
23. 薯蓣·1501
24. 橘核·1502
25. 薰草·1502
26. 鳖甲·1502

【医论医案】·1502
一、医论·1502
1. 概论·1502
2. 论风寒湿腰痛·1506
3. 论湿热腰痛·1506
4. 论瘀血腰痛·1507
5. 论妇人腰痛·1507

二、医案·1507
1. 治风寒湿腰痛·1507
2. 治湿热腰痛·1508
3. 治瘀血腰痛·1508
4. 治肝肾虚损腰痛·1509
5. 治脾胃虚弱腰痛·1510

病名索引·1513
方剂索引·1518

第六章

虚 劳

虚劳是以脏腑亏损、元气虚弱、久虚不复成劳为主要病机,以五脏虚证为主要临床表现的多种慢性虚弱证候的总称。虚劳是中医内科学中涉及范围最广的病证,先天不足、后天失调、病久失养、积劳内伤、元气亏耗、久虚不复而表现为各种亏损证候者,都属于本病证的范畴。

【辨病名】

虚劳是以脏腑气血阴阳亏损为主要表现的病证。古代文献对虚劳的称谓不尽相同,先秦至两汉时期,以"五虚""五损""虚劳"称之。隋唐时期,可见"五劳""六极""七伤"之称谓。宋金元以后,对虚劳的理论认识及临床治疗都有较大的发展,多以"虚劳""虚损""虚怯"称之。

一、虚劳的不同称谓(五虚、五损、五劳、六极、七伤、虚损、虚怯、虚羸)

虚劳是此类疾病的总称,古代文献中常以五虚、五损、五劳、六极、七伤、虚损、虚怯、虚羸等分别代称。

《黄帝内经素问·通评虚实论》:"邪气盛则实,精气夺则虚。"

《黄帝内经素问·玉机真藏论》:"黄帝曰:余闻虚实以决死生,愿闻其情。岐伯曰:五实死,五虚死。帝曰:愿闻五实五虚。岐伯曰……脉细,皮寒,气少,泄利前后,饮食不入,此谓五虚。"

《难经·十四难》:"损脉之为病奈何?然:一损损于皮毛,皮聚而毛落;二损损于血脉,血脉虚少,不能荣于五脏六腑;三损损于肌肉,肌肉消瘦,饮食不能为肌肤;四损损于筋,筋缓不能自收持;五损损于骨,骨痿不能起于床。反此者,至于收病也。从上下者,骨痿不能起于床者死;从下上者,皮聚而毛落者死。"

《金匮要略·血痹虚劳病脉证并治第六》:"夫男子平人,脉大为劳,极虚亦为劳……虚劳里急,悸,衄,腹中痛,梦失精,四肢酸疼,手足烦热,咽干口燥,小建中汤主之……五劳虚极羸瘦,腹满不能饮食,食伤。"

《诸病源候论·虚劳病诸候上·虚劳候》:"夫虚劳者,五劳、六极、七伤是也。五劳者:一曰志劳,二曰思劳,三曰心劳,四曰忧劳,五曰瘦劳。又,肺劳者,短气而面肿,鼻不闻香臭。肝劳者,面目干黑,口苦,精神不守,恐畏不能独卧,目视不明。心劳者,忽忽喜忘,大便苦难,或时鸭溏,口内生疮。脾劳者,舌本苦直,不得咽唾。肾劳者,背难以俯仰,小便不利,色赤黄而有余沥,茎内痛,阴湿,囊生疮,小腹满急。六极者,一曰气极,令人内虚,五脏不足,邪气多,正气少,不欲言。二曰血极,令人无颜色,眉发堕落,忽忽喜忘。三曰筋极,令人数转筋,十指爪甲皆痛,苦倦不能久立。四曰胃极,令人酸削,齿苦痛,手足烦疼,不可以立,不欲行动。五曰肌极,令人羸瘦,无润泽,饮食不为肌肤。六曰精极,令人少气吸吸然,内虚,五脏气不足,发毛落,悲伤喜忘。七伤者,一曰阴寒,二曰阴萎,三曰里急,四曰精连连,五曰精少、阴下湿,六曰精清,七曰小便苦数,临事不卒。又,一曰大饱伤脾,脾伤,善噫,欲卧,面黄。二曰大怒气逆伤肝,肝伤,少血目暗。三曰强力举重,久坐湿地伤肾,肾伤,少精,腰背痛,厥逆下冷。四曰形寒寒饮伤肺,肺伤,少气,咳嗽鼻鸣。五曰忧愁思虑伤心,心伤,苦惊,喜忘善怒。六曰风雨寒暑伤形,形伤,发肤枯夭。七曰大恐惧,不节伤志,志伤,恍惚不乐。"

《太平圣惠方·卷第二十六·治肝劳诸方》:"夫五劳者,其源从脏腑所起也,鼓生死之浮沉,动百病之虚实,逆于阴阳,伤于荣卫,皆因劳瘵而生,故曰五劳也。"

《太平圣惠方·卷第八十一·治产后虚羸诸

方》："夫产后气血虚竭，脏腑劳伤，若人年齿少盛，能节慎将养，满月便得平复。如产多血气虚弱，虽逾日月，犹当疲乏，或因饮食不节，调适失宜，为风冷邪气所侵，搏于血气，流注于五脏六腑，则令肌肤不荣，颜容萎瘁。故曰虚羸也。"

《圣济总录·卷第八十六·虚劳门·虚劳统论》："论曰：虚劳之病，感五脏则为五劳，因七情则为七伤，劳伤之甚，身体疲极，则为六极。"

《圣济总录·卷第一百六十四·产后虚羸》："论曰：血为荣，凡所滋养者，皆血也；气为卫，凡所充盈者，皆气也。产后气血俱虚，冲任不足，未满百日，失于将理，致血气愈亏，不能充养，故肌肤瘦瘁而虚羸也。"

《三因极一病证方论·卷之八·五劳证治》："五劳者，皆用意施为，过伤五脏，使五神不宁而为病，故曰五劳。"

《严氏济生方·卷三·诸虚门·五劳六极论治》："医经载五劳六极之证，非传尸骨蒸之比。多由不能卫生，始于过用，逆于阴阳，伤于营卫，遂成五劳六极之病焉。盖尽力谋虑成肝劳，应乎筋极；曲运神机成心劳，应乎脉极；意外过思成脾劳，应乎肉极；预事而忧成肺劳，应乎气极；矜持志节成肾劳，应乎骨极，此五劳应乎五极者也。"

《万病回春·卷之四·虚劳》："虚怯症者，皆因元气不足，心肾有亏，或劳伤气血，或酒色过度，渐至真阴亏损，相火随旺。火旺则消灼真阴，而为嗽、为喘、为痰、为热，为吐血衄血，为盗汗遗精，为上盛下虚，脚手心热、皮焦，午后怕寒、夜间发热或日夜不退，或嘈杂怔忡、呕哕烦躁、胸腹作痛、饱闷作泻，痞块虚惊，面白唇红、头目眩晕、腰背酸疼、四肢困倦无力，小水赤色，脉来数大或虚细弦急。怪症多端，犯此难治……劳症者，元是虚损之极，痰与血病，先起于阴怯，已后成劳，治药一同。"

《证治准绳·女科卷之二·杂症门上·虚劳》："劳倦所伤，用补中益气汤证治，乃暴病也。失治而有发热、潮热、盗汗、咳嗽诸证出焉，谓之虚劳。"

《寿世保元·卷七·虚劳》："夫人之生，以气血为本，人之病，未有不先伤其气血者。世有室女童男，积想在心，思虑过当，多致劳损。男子则神色先散，女子则月水先闭，何以致此？盖忧愁思虑则伤心，心伤则血逆竭，血逆竭则神色先散，而月水先闭也；火既受病，不能荣养其子，故不嗜食；脾既虚，则金气亏，故发嗽；嗽既作；水气绝，故四肢干；水气不充，故多怒。发焦筋痿，传变五脏，至此成劳，最为难治。"

《景岳全书·卷之十六理集·杂证谟·虚损》："凡劳伤虚损，五脏各有所主，而惟心脏最多，且心为君主之官，一身生气所系，最不可伤，而人多忽而不知也，何也？夫五脏之神皆禀于心，故忧生于心，肺必应之，忧之不已，而戚戚幽幽，则阳气日索，营卫日消，劳伤及肺，弗亡弗已。"

《本草单方·卷一·虚劳》："虚损积劳。凡男女因积虚，或大病后虚损，沉困酸疼，盗汗，少气，喘悸，或小腹拘急，心悸胃弱，多卧少起，渐至瘦削。若年深，五脏气竭，则难治也。"

《理虚元鉴·卷上·女人虚劳》："女人虚劳，有得之郁抑伤阴者，有得之蓐劳者，有得之崩带者。"

《医门法律·卷六·虚劳门·虚劳论》："喻昌曰：虚劳之证，《金匮》叙于血痹之下，可见劳则必劳其精血也。荣血伤，则内热起，五心常热。"

《何氏虚劳心传·虚劳总论》："虚劳之症，无外邪相干，皆由内伤脏腑所致。如酒伤肺，湿热熏蒸，则肺阴消烁；色伤肾，精室空虚，则相火无制；思虑伤神，神伤血耗，则心火易炎；劳倦伤脾，最能生热，热则内伐真阴；怒气伤肝，郁怒则肝火内炽而灼血，大怒则肝火上冲而吐血。此五者，皆能劳其精血。"

《济世全书·离集卷六·虚劳》："夫人之生，以气血为本；人之病，未有不先伤其气血者。若室女童男积想在心，思虑过度，多致劳损，男子则神色消散，女子则月水先闭。盖忧愁思虑则伤心而血逆竭，神色先散，月水先闭，且心病则不能养脾，故不嗜食。脾虚则金亏，故发嗽。肾水绝则木气不荣而四肢干枯，故多怒而发焦，筋骨痿弱。若五脏传遍则死，自能改易心志，用药扶持庶可保生，切不可用青蒿、䗪虫活血行血，复损真元，宜补养气血，调理脾胃，久则血生而虚劳之症愈矣。"

《医学心悟·卷三·虚劳》："然而阳虚易补，阴虚难疗。治虚损者，当就其阴血未枯之时而早补之。患虚损者，当就其真阴未槁之时而重养之，亦庶平其可矣。凡虚劳之证，多见吐血、痰涌、发热、梦遗、经闭，以及肺痿、肺疽、咽痛、音哑、侧卧，传尸、鬼注诸疾,今照葛仙翁《十药神书》例,增损方法,胪列于下,以便观览。"

《不居集·上集卷之一·统治大法·虚劳虚损虚怯痨瘵辨证》:"吴澄曰:劳者,劳倦内伤,妄劳心力,谓之劳。虚者,精神不足,气血空虚,谓之虚。怯者,不能任劳。损者,五脏亏损。瘵则久生恶虫,食人脏腑。大抵皆由五脏之火飞扬,男女声色之过度,禀先天之不足。先因劳而致虚,由虚而致怯,怯久而致损,故痨瘵自渐而深。虚、劳、怯三者可治,损与痨瘵则难治矣。"

《杂病心法要诀·卷二·虚劳总括》:"虚损成劳因复感,阳虚外寒损肺经,阴虚内热从肾损,饮食劳倦自脾成。肺损皮毛洒寒嗽,心损血少月经凝,脾损食少肌消泻,肝损胁痛懒于行。肾损骨痿难久立,午热夜汗骨蒸蒸,从下皮聚毛落死,从上骨痿不起终。"

《金匮悬解·卷七·内伤·血痹虚劳》:"血痹、虚劳,非一病也,而证有相通。血痹之证,必因于虚劳,所谓骨弱肌肤盛,重因疲劳汗出是也。虚劳之病,必致于血痹,所谓中有干血,肌肤甲错,两目黯黑是也。"

《金匮翼·卷三·虚劳统论》:"虚劳,一曰虚损。盖积劳成虚,积虚成弱,积弱成损也。虚者,空虚之谓。损者,破散之谓。虚犹可补,损则罕有复完者矣。"

《医碥·卷之二·杂症·虚损痨瘵》:"虚者血气不足也,久则肌肤脏腑亦渐消损,故曰虚损。"

《杂病源流犀烛·卷八·虚损痨瘵源流》:"虚损痨瘵,真元病也。虚者,气血之虚。损者,脏腑之损。虚久致损,五脏皆有。"

《风劳臌膈四大证治·虚劳》:"虚是气血不足,损是五脏亏损,劳是火炎于上。劳瘵者,既虚且损,复竭其力,而动于火以成其劳也。虚而未劳,但名不足;虚而且劳,其成瘵成蒸无不至矣。"

《证治针经·卷一·虚劳》:"五脏之损兮,治法攸分,上损从阳兮,下损从阴。脉虚由精血内亏,肝肾阴伤之验;脉大为气虚泄越,心脾营损之征。(此释《金匮》脉大为劳,脉极虚亦为劳之文)"

《杂病广要·内因类·虚劳》:"虚劳之病,大端不过于阳虚阴虚,而治之之法,亦不外于补阳补阴。然其实属阴虚者为多,则仲景用建中汤扶阳以配阴者,固有妙旨存焉;而后世滋补诸方,亦所不可缺。"

《勉学堂针灸集成·卷二·虚劳》:"五劳,谓五脏之劳;七伤,谓忧、愁、思、虑、悲、惊、恐。心肾受邪,五内不足,缓急湿痹,偏枯不仁,四肢拘挛也。邪实则痛,虚则痒也。"

二、虚劳分类命名

古代文献对虚劳的命名,通常根据虚劳的发病脏腑、病因病机、特殊人群对本病进行命名。

(一)按脏腑命名(肝劳、心劳、脾劳、肺劳、肾劳)

《诸病源候论·虚劳病诸候上·虚劳候》:"五劳者……又,肺劳者,短气而面肿,鼻不闻香臭。肝劳者,面目干黑,口苦,精神不守,恐畏不能独卧,目视不明。心劳者,忽忽喜忘,大便苦难,或时鸭溏,口内生疮。脾劳者,舌本苦直,不得咽唾。肾劳者,背难以俯仰,小便不利,色赤黄而有余沥,茎内痛,阴湿,囊生疮,小腹满急。"

《三因极一病证方论·卷之八·五劳证治》:"五劳者,皆用意施为,过伤五脏,使五神不宁而为病,故曰五劳。以其尽力谋虑则肝劳,曲运神机则心劳,意外致思则脾劳,预事而忧则肺劳,矜持志节则肾劳。"

《简明医彀·卷之四·劳瘵》:"五劳者,心劳则悸惕善忘,口舌生疮;肝劳则面黑目昏,精神不守;脾劳则舌本若直,不得咽唾;肺劳则短气面浮,不闻香臭;肾劳则背难俯仰,余沥茎痛,囊湿生疮,小腹满急。"

《病机沙篆·卷上·二、虚劳》:"曲运神机则心劳,而为虚汗怔忡;纵情房室则肾劳,而为骨蒸遗泄;恣睢善怒则肝劳,而为痛痹拘挛;形冷悲哀则肺劳,而为上气喘嗽;动作伤形,思虑伤意则脾劳,而为少食多痰、形羸神倦。故劳者必至于虚,虚者必因于劳。"

《不居集·上集卷之一·统治大法·五劳》:"心劳,曲运神机则心劳;心劳之状,忽忽喜忘,大便难,或时溏利,口内生疮。肝劳,尽力谋虑则肝劳;肝劳之状,面目干黑,口苦,精神不守,恐畏不能独卧,目视不明。脾劳,意外过思则脾劳;脾劳之状,舌根苦直不能咽。肺劳,遇事而忧则肺劳;肺劳之状,短气面肿,不闻香臭。肾劳,矜持志节则肾劳;肾劳之状,背难俯仰,小便不利,赤黄有余沥,囊湿生疮,小腹里急。"

《金匮翼·卷三·虚劳统论》:"古有五劳、五蒸、六极、七伤之名,而不一其说。然五劳者主五脏,心劳、肝劳、脾劳、肺劳、肾劳是也。"

《医碥·卷之二·杂症·虚损痨瘵》:"前人分为五劳:曰肺劳,其证面浮气短,皮枯毛悴,洒淅恶寒,咳嗽不宁;曰心劳,其证血脉虚少,男子面无血色,女子月经不通;曰脾劳,其证饮食减少,肌肉消削,大便溏泄;曰肝劳,其证口苦目病,胸胁引痛,筋病不能行;曰肾劳,其证骨痿不能久立,腰背不利,午后发热,盗汗骨蒸,小便黄赤而有余沥,茎中痛,小腹满急。"

《杂病源流犀烛·卷八·虚损痨瘵源流》:"损肺伤气,毛槁皮焦,急宜养气(宜四君子汤);损心伤神,血脉不荣,急调荣卫(宜八珍汤);损肝伤筋,筋缓不收,急当缓中(宜牛膝丸、八味丸);损肾伤精,骨髓消减,急须益精(宜金刚丸、煨肾丸);损脾伤仓廪,饮食不为肌肤,急应时饮食,适寒温(宜十全大补汤)。"

《校注医醇賸义·卷二·劳伤》:"劳者,五脏积劳也;伤者,七情受伤也。百忧感其心,万事劳其形,有限之气血,消磨殆尽矣。思虑太过则心劳,言语太多则肺劳,怒郁日久则肝劳,饥饱行役则脾劳,酒色无度则肾劳。"

《风劳臌膈四大证治·虚劳》:"夫劳有五脏之劳,若曲运神机,则心劳,而为虚汗怔忡;纵情恣欲,则肾虚,而为骨蒸梦泄;形冷悲哀,则肺劳,而为咳嗽痰喘;恣睢善怒,则肝劳,而为痛痹筋挛;动作伤形,思虑伤意,则脾劳,而为少食多痰,形羸神倦。故劳者,必因于虚,虚极必至于劳。"

1. 肝劳

《诸病源候论·虚劳病诸候上·虚劳候》:"肝劳者,面目干黑,口苦,精神不守,恐畏不能独卧,目视不明。"

《备急千金要方·卷十一·肝脏·肝劳第三》:"论曰:肝劳病者,补心气以益之,心旺则感于肝矣。人逆春气则足少阳不生,而肝气纳变,顺之则生,逆之则死;顺之则治,逆之则乱;反顺为逆,是谓关格,病则生矣。"

《外台秘要·卷第十六·肝劳论一首》:"《删繁》论曰:凡肝劳病者,补心气以益之,心旺则感于肝矣。人逆春气则足少阳不生,而肝气纳变,顺之则生,逆之则死;顺之则治,逆之则乱;反顺为逆,是谓关格,病则生矣。所以肝恐不止则伤精,精伤则面青色,目青盲而无所见,毛悴色夭死于秋。"

《圣济总录·卷第八十六·虚劳门·肝劳》:"论曰:恚怒气逆,上而不下则伤肝,肝劳则面目干黑、口苦,精神不守,恐畏不能独卧,甚则筋急而爪枯,目盲无所见,毛悴色夭者难治。"

《脉因证治·卷二·劳伤总论·肝虚劳伤》:"筋挛烦闷,眼目赤涩,毛焦色夭,腹痛指甲痛,咳则胁下痛,口苦口酸,筋骨酸疼,寒热咳逆,此肝劳之症也。"

《普济方·卷十五·肝脏门·肝劳》:"夫恚怒气逆,上而不下则伤肝,肝伤则面目干黑,口苦,精神不守,恐畏不能独卧,甚则筋急而爪枯,目盲无所见,毛悴色夭者,难治。"

《苍生司命·卷五(利集)·虚损成劳证·五劳见症》:"肝劳者,面青颊赤,多怒,虚阳不敛,梦与鬼交,甚则卵缩筋急,脉弦而数。"

《不居集·上集卷之一·统治大法·五劳》:"肝劳,尽力谋虑则肝劳。肝劳之状,面目干黑,口苦,精神不守,恐畏不能独卧,目视不明。"

《金匮翼·卷三·虚劳统论·风劳》:"风劳之证,肌骨蒸热,寒热往来,痰嗽盗汗,黄瘦毛焦,口臭,或成痔利,由风邪淹滞经络,瘀郁而然。其病多著于肝,亦名肝劳。"

《大方脉·杂病心法集解卷三·虚劳门·五劳》:"四损,两胁引胸而痛,缓不能行动,肝劳也。"

2. 心劳

《诸病源候论·虚劳病诸候上·虚劳候》:"心劳者,忽忽喜忘,大便苦难,或时鸭溏,口内生疮。"

《备急千金要方·卷十三·心脏方·心劳第三》:"论曰:心劳病者,补脾气以益之,脾旺则感于心矣。人逆夏气则手太阳不长,而心气内洞,顺之则生,逆之则死;顺之则治,逆之则乱;反顺为逆,是谓关格,病则生矣。"

《外台秘要·卷第十六·心劳论一首》:"《删繁》论曰:凡心劳病者,补脾气以益之,脾旺则感于心矣。人逆夏气则手太阳不长,心气内消,顺之则生,逆之则死;顺之则治,逆之则乱;反顺为逆,是谓关格病则生矣。心主窍,窍主耳,耳枯燥而鸣,不能听远,毛悴色夭死于冬。"

《苍生司命·卷五(利集)·虚损成劳证·五劳见症》:"心劳者,心神惊惕,怔忡,盗汗自汗,心烦热闷,口舌生疮,咯血面赤,脉洪而数。"

《症因脉治·卷二·劳伤总论·心虚劳伤》:"惊悸恍惚,神志不定,心痛咽肿,喉中介介如梗,实则毛焦发落,唇裂舌赤,烦热咳逆,此心劳之症也。"

《不居集·上集卷之一·统治大法·五劳》:"心劳,曲运神机则心劳。心劳之状,忽忽喜忘,大便难,或时溏利,口内生疮。"

《金匮翼·卷三·虚劳统论·心劳》:"心劳者,恍惚惊悸,少颜色。热则烦心、口干、溺涩;寒则内栗、梦多恐怖,由曲运神机而成。热则清之,寒则温之,养血安神则一也。"

《大方脉·杂病心法集解卷三·虚劳门·五劳》:"二损,血脉衰少,男子面无血色,女子经水不通,心劳也。"

3. 脾劳

《诸病源候论·虚劳病诸候上·虚劳候》:"脾劳者,舌本苦直,不得咽唾。"

《备急千金要方·卷十五·脾脏方·脾劳第三》:"论曰:凡脾劳病者,补肺气以益之,肺王则感于脾。是以圣人春夏养阳气,秋冬养阴气,以顺其根本矣。肝心为阳,脾肺肾为阴,逆其根则伐其本。阴阳四时者,万物之终始也。"

《外台秘要·卷第十六·脾劳论一首》:"《删繁》论曰:凡脾劳病者,补肺气以益之,肺王则感脾。是以圣人春夏养阳,秋冬养阴,以顺其根矣。肝心为阳,脾肺肾为阴(一云太阴阳明为根),逆其根则伐其本,阴阳四时者,万物之始终也。"

《圣济总录·卷第八十六·虚劳门·脾劳》:"论曰:饮食劳倦则伤脾,脾伤则善噫欲卧,面黄舌本苦直,不得咽唾,皆脾劳证也。法宜补益肺气,肺王则感于脾矣。"

《普济方·卷二十一·脾脏门·脾劳》:"夫凡脾劳者,补肺气以益之,肺王则感于脾,是以圣人春夏养阳气,秋冬养阴气,以顺其根本矣。肝心为阳,脾肺肾为阴,逆其根则戕其本,阴阳四时者,万物之始终也。饮食劳倦则伤脾,脾伤则喜噫欲卧,面黄,舌本苦直,不得咽唾,皆脾劳证也。"

《苍生司命·卷五(利集)·虚损成劳证·五劳见症》:"脾劳者,面色痿黄,唇口焦燥,饮食无味,腹痛肠鸣,泻利,四肢倦怠,脉虚濡而数。"

《症因脉治·卷二·劳伤总论·脾虚劳伤》:"气胀咽满,噫气,食不得下,四肢不和,面黄喘咳,肿胀脾泄,此脾经劳伤之症也。"

《不居集·上集卷之一·统治大法·五劳》:"脾劳,意外过思则脾劳。脾劳之状,舌根苦直不能咽。"

《金匮翼·卷三·虚劳统论·脾劳》:"脾劳之证,食不化,心腹痞满,呕吐吞酸,面色痿黄。甚者心腹常痛,大便泄利,手足逆冷,骨节酸疼,日渐消瘦,由脾胃久积风冷之气所致,亦名冷劳。"

《大方脉·杂病心法集解卷三·虚劳门·五劳》:"三损,饮食衰少,肌肉消瘦,大便溏泻,脾劳也。"

4. 肺劳

《诸病源候论·虚劳病诸候上·虚劳候》:"肺劳者,短气而面肿,鼻不闻香臭。"

《备急千金要方·卷十七·肺脏方·肺劳第三》:"论曰:凡肺劳病者,补肾气以益之,肾王则感于肺矣。人逆秋气,则手太阴不收,肺气焦满,顺之则生,逆之则死;顺之则治,逆之则乱;反顺为逆,是谓关格,病则生矣。"

《圣济总录·卷第八十六·虚劳门·肺劳》:"论曰:肺劳者,或因形寒饮冷,逆秋气所致。其证短气面肿,鼻不闻香臭,胸中结滞,气乏声嘶,咳嗽呀呷,咯唾稠黏,或唾脓血,或咽喉干痛、不能唾,上气喘满,渐至衰瘁,寒热时作,饮食减耗,皆肺劳之证。"

《普济方·卷二十七·肺脏门·肺劳论》:"夫凡肺劳病者,补肾气以益之,肾王则感于肺矣。人逆秋气则手太阴不收,肺气焦满,顺之则生,逆之则死。顺之则治,逆之则乱,反顺为逆,是谓关格,病则生矣。肺劳者,或因形寒饮冷,秋气所致,其证短气面肿,鼻不闻香臭,胸中结滞,气乏声嘶,咳嗽呀呷咯唾稠黏,或唾脓血,或咽喉干痛不能唾,上气喘满,渐至衰瘁,寒热时作,饮食减耗,皆肺劳之证。"

《苍生司命·卷五(利集)·虚损成劳证·五劳见症》:"肺劳者,咳嗽喘急,衄血嗽血,皮肤枯槁,鼻塞声沉,时吐痰沫,脉微虚而涩数。"

《症因脉治·卷二·劳伤总论·肺虚劳伤》:

"呼吸少气，喘咳气逆，胸胁作痛，痛引肩背缺盆，面目浮肿，夜卧不能转侧，此肺经劳伤之症也。"

《不居集·上集卷之一·统治大法·五劳》："肺劳，遇事而忧则肺劳。肺劳之状，短气面肿，不闻香臭。"

《金匮翼·卷三·虚劳统论·肺劳》："肺劳者，呼吸少气，咳嗽喘急，嗌干气极，则皮毛焦干，津枯力乏，腹胀喘鸣。由预事而忧，或风邪久住而成，宜分邪正冷热而治之。"

《大方脉·杂病心法集解卷三·虚劳门·五劳》："一损，皮聚毛落，洒淅恶寒，咳嗽虚喘，肺劳也。"

5. 肾劳

《诸病源候论·虚劳病诸候上·虚劳候》："肾劳者，背难以俯仰，小便不利，色赤黄而有余沥，茎内痛，阴湿，囊生疮，小腹满急。"

《备急千金要方·卷十九·肾脏方·肾劳第三》："论曰：凡肾劳病者，补肝气以益之，肝王则感于肾矣。人逆冬气，则足少阴不藏。肾气沉浊，顺之则生，逆之则死；顺之则治，逆之则乱；反顺为逆，是为关格，病则生矣。"

《太平圣惠方·卷第二十六·治肾劳诸方》："夫肾劳病者，补肝气以益之，肝王则感肾。其人逆冬气，则足少阴不生，肾气独沉，顺之则疗，逆之则乱，反顺为逆，是谓关格，病则生矣。"

《圣济总录·卷第八十六·虚劳门·肾劳》："论曰：肾劳者，劳伤肾也，肾伤则少精，腰背痛，难俯仰，小便不利，时有余沥，阴痛囊湿生疮，少腹满急，厥逆下冷，皆其候也。《经》所谓强力入水，久坐湿地伤肾，特伤肾之一端尔。"

《苍生司命·卷五（利集）·虚损成劳证·五劳见症》："肾劳者，足胫酸疼，腰背拘急，遗精白浊，面色黧黑，耳轮焦枯，脉沉细数。"

《症因脉治·卷二·劳伤总论·肺虚劳伤》："遗精白浊，腰脊如折，面黑遗尿，骨蒸咳逆，此肾经虚劳之症也。"

《不居集·上集卷之一·统治大法·五劳》："肾劳，矜持志节则肾劳。肾劳之状，背难俯仰，小便不利，赤黄有余沥，囊湿生疮，小腹里急。"

《金匮翼·卷三·虚劳统论·肾劳》："肾劳之证，面黑足冷，耳聋，膝软腰痛，少腹拘急，小便不利，八味肾气丸主之。此为肾脏不足，内生寒冷，王太仆所谓肾虚则寒动于中也。"

《大方脉·杂病心法集解卷三·虚劳门·五劳》："五损，骨痿不能久立，午后发热，盗汗骨蒸，肾劳也。"

（二）按病因病机命名

以外因命名者，有风劳（劳风）、急劳、感热劳伤、感寒劳伤、湿劳、伤寒后夹劳；以内因命名者，有冷劳、热劳、久嗽成劳、血虚劳伤、气虚劳伤、阴虚劳伤、精虚劳伤、阳虚劳伤、酒劳。

1. 风劳（劳风）

《黄帝内经素问·评热病论》："帝曰：劳风为病何如？岐伯曰：劳风法在肺下。其为病也，使人强上冥视，唾出若涕，恶风而振寒，此为劳风之病。帝曰：治之奈何？岐伯曰：以救俯仰。巨阳引精者三日，中年者五日，不精者七日。咳出青黄涕，其状如脓，大如弹丸，从口中若鼻中出，不出则伤肺，伤肺则死也。"

《诸病源候论·虚劳病诸候下·风虚劳候》："风虚者，百疴之长。劳伤之人，血气虚弱，其肤腠虚疏，风邪易侵，或游易皮肤，或沉滞脏腑，随其所感，而众病生焉。"

《太平圣惠方·卷第二十七·治风劳诸方》："夫劳伤之人，表里多虚，血气衰弱，肤腠疏泄，风邪易侵，或游易皮肤，或沉滞脏腑，随其所感，而众病生焉。"

《圣济总录·卷第八十七·风劳》："论曰：风劳者，肝劳之类也。肝主风，风善行而数变，无所不至，劳伤之人，血气俱虚，风邪易侵，或游行皮肤，或沉滞腑脏。其病令人手足痹，筋脉拘急，头旋眼暗，好怒多惊，寻觅衣缝，睡语狂呼，爪甲枯，目黯黑，是其证也。"

《黄帝素问宣明论方·卷一·诸证门·劳风证》："发在肺下，病强上冥视，唾涕恶风，肾风入肺中，振栗，故俯仰，成劳风。"

《普济方·卷一百七·诸风门·劳风》："夫《内经》曰：劳风法在肺下，其为病也，使人强上冥视，唾出若涕，恶风而振寒。夫劳风之病，肾劳则根虚于下，《经》所谓根虚则茎叶枯矣，故目视不明，背反张。肾之脉入肺中，故因皮毛感风而振栗也。肾主唾，故津液凝结，唾如涎涕。治之以救其俯仰者，戒其劳动也。"

《冯氏锦囊秘录·杂症大小合参卷五·方脉

痉痉合参》："更有劳风者,因劳汗遇风,其候其治,与痉同法,但须审其劳损何脏,如因肾气虚损者,即为肾劳风也,宜随症施治。"

《不居集·下集卷之一·风劳·总论》："吴澄曰：风、寒、暑、湿、燥、火六气,百病莫不由兹而生。惟风独为百病长,故首重风劳,立此以为外损之枢纽。"

《不居集·下集卷之十二·酒伤·饮酒易成风劳》："过饮则相火昌炽,肺金受铄,易生痰嗽,善变风劳。[澄按]好饮者,阳气盛而腠理疏,腠理疏则风邪易入;阳气盛则玄府易开,玄府开则气易外泄,风邪乘虚而入,与酒之湿热内外相因而为病。故见蒸热咳嗽,声哑失血之症,而为风劳之疾。"

《金匮翼·卷三·虚劳统论·风劳》："风劳之证,肌骨蒸热,寒热往来,痰嗽盗汗,黄瘦毛焦,口臭,或成疳利,由风邪淹滞经络,瘀郁而然。其病多著于肝,亦名肝劳。"

2. 急劳

《圣济总录·卷第八十七·急劳》："论曰：急劳之病,其证与热劳相似,而得之差暴也……或感外邪,故烦躁体热,颊赤心忪,头痛盗汗,咳嗽咽干,骨节酸疼,久则肌肤销铄、咯涎唾血者,皆其候也。"

3. 感热劳伤

《症因脉治·卷二·劳伤总论·感热劳伤》："《机要》云：劳损之疾,因虚而感,如远行劳倦,逢大热而渴,则热舍于肾,水不胜火,则骨枯髓虚,而成感热劳伤之症。"

《不居集·下集卷之二·风热·总论》："吴澄曰：风之伤人也,多在肩后颈根、大杼、风门、肺俞之穴,由兹达肺,最近最捷。初起必兼咳嗽清痰,舌无苔膜,鼻流清涕。若挟风热,则咳嗽稠痰,舌有红点,鼻流浊涕。故凡体薄气弱,血气亏虚,素有痰热者,最易犯之。内外合邪,二火相煽,治之不得其法,则津液顿亡,肌肉销铄,痰嗽失血,有不成虚劳者乎？"

4. 感寒劳伤

《症因脉治·卷二·劳伤总论·感寒劳伤》："初起恶寒发热,咳嗽气逆,胁肋刺痛,或无汗身热,或朝凉暮热,此即感寒成劳,伤风成劳之症也。"

《不居集·下集卷之三·风寒·总论》："吴澄曰：虚劳之症,人皆以阴亏火泛,喜用滋阴降火之剂。而不知六气之中,亦有寒邪外束,壅遏里热,以致寒热咳嗽失血,有似虚劳内损。古人用麻黄桂枝汤、人参芍药汤,皆治伤寒失血之症,有类乎虚损也。"

5. 湿劳

《不居集·下集卷之五·湿劳》："湿多生水肿胀满,泄泻湿痹,脾胃之症。今类虚损者,以其火热怫郁,精液不能宣通,脾胃受湿,气血凝泣水谷道路,生痰上涌,不生肌肉,而为失血潮热自汗之症。"

6. 伤寒后夹劳

《圣济总录·卷第三十一·伤寒后夹劳》："论曰：伤寒瘥后,复夹劳者,由病人先有风疹,因汗下之后,营卫虚弱,气不复常,形体羸瘦,时有盗汗,寒热不常,喘咳痰唾,鼻中臭气,饮食不消,肢体酸痛,面黄颊赤,不即治之,则致危殆。"

《普济方·卷一百四十五·伤寒门·伤寒后夹劳》："夫伤寒后气血未实,脏腑尚虚,余毒之气犹存,淹延时日不瘥,肌体羸瘦,肢节酸痛,壮热憎寒,心烦盗汗,上气咳嗽,呕逆痰涎,饮食不消,腹中癖块,口干舌涩,毛折骨萎面色青黄,气力乏弱,此皆由虚损致成夹劳也。"

7. 冷劳

《太平圣惠方·卷第二十八·治冷劳诸方》："夫冷劳之人,气血枯竭,表里俱虚,阴阳不和,精气散失,则内生寒冷也。皆由脏腑久虚,积冷之气传注于内,遂令宿食不消,心腹积聚,脐腹疼痛,面色萎黄,口舌生疮,大肠泄痢,手足无力,骨节酸痛,久而不瘥,转加羸瘦,故曰冷劳也。"

《圣济总录·卷第八十七·冷劳》："论曰：冷劳者,由脾胃久积风冷之气,不能灌溉四旁,润养身体,致腑脏俱虚,阴阳衰弱,其状食不化,心腹痞满,呕吐吞酸,面色萎黄,甚者心腹常痛,大肠泄痢,手足逆冷,骨节酸痛,日渐羸瘠是也。"

《慎柔五书·卷四·痨瘵第四·冷劳》："冷劳者,气血不足,脏腑虚寒,以致脐下疼痛,手足时寒,妇人月水失常,饮食不消,或时呕吐,恶寒发热,骨节酸疼,肌肤羸瘦,面色萎黄也。"

8. 热劳

热劳包括急劳属内伤者。

《太平圣惠方·卷第二十七·治急劳诸方》："夫急劳者,是血气俱盛,积热在内,干于心肺,脏腑壅滞,热毒不除之所致也,其候,恒多躁热,颊赤头痛,烦渴口干,饮食无味,心神惊悸,睡卧不安,骨节酸疼,夜多盗汗,面色萎黄,形体羸瘦,毒热之气,传于脏腑,即难拯疗,故名急劳也。"

《太平圣惠方·卷第三十一·治热劳诸方》："夫热劳者,由心肺实热,伤于气血,气血不和,脏腑壅滞,积热在内,不能宣通之所致也。其候心神烦躁,面赤头疼,眼涩唇干,身体壮热,烦渴不止,口舌生疮,食饮无味,肢节酸疼,神思昏沉,多卧少起,或时盗汗,日渐羸瘦,故曰热劳。久而不痊,热毒攻注,骨髓则变成骨蒸也。"

《圣济总录·卷第八十七·热劳》："论曰:热劳之证,心神烦躁,面赤头疼,眼涩唇焦,身体壮热,烦渴不止,口舌生疮,食饮无味,肢节酸疼,多卧少起,或时盗汗,日渐羸瘦者是也。"

《圣济总录·卷第八十七·急劳》："论曰:急劳之病,其证与热劳相似,而得之差暴也。缘禀受不足,忧思气结,营卫俱虚,心肺壅热,金火相刑,脏气传克,或感外邪,故烦躁体热,颊赤心忪,头痛盗汗,咳嗽咽干,骨节酸疼,久则肌肤销铄咯涎唾血者,皆其候也。"

《素问病机气宜保命集·卷中·热论第十四》："有病久憔悴发热盗汗,谓五脏齐损,此热劳骨蒸病也。瘦弱虚烦,肠澼下血,皆蒸劳也。"

《儒门事亲·卷四·骨蒸热劳二十七》："夫男子妇人,骨蒸热劳,皮肤枯干,痰唾稠黏,四肢疼痛,面赤唇干烦躁,睡卧不宁,或时喘嗽,饮食少味,困弱无力,虚汗黄瘦等疾。《内经》曰:男子因精不足而成;女子因血不流而得也。"

《普济方·卷二百三十·虚劳门·急劳》："夫急劳之病,其证与热劳相似,而得之差暴也。盖血气俱,积热内干心,脏腑壅滞,毒热不除而致之,缘禀受不足,忧思气细,营卫俱虚,心肺壅热,金火相刑,脏气传克。"

《慎柔五书·卷四·痨瘵第四·热劳》："热劳由心肺壅热,伤于气血,以致心神烦躁,颊赤头疼,眼涩唇干,口舌生疮,神思困倦,四肢壮热,饮食无味,肢体酸痛,怔忡盗汗,肌肤作疼,或寒热往来。当审其所因,调补气血其症自减。"

《症因脉治·卷二·劳伤总论·感热劳伤》:"内热躁闷,喘咳气逆,唇焦口渴,小便赤涩,此久蒸成劳,因疳成劳之症也。"

《不居集·上集卷之十六·五脏发热·虚劳客热》:"虚劳客热,肌肉消瘦,四肢倦怠,五心烦热,口燥咽干,颊赤心忪,夜有盗汗,咳唾稠黏,有时脓血,黄芪鳖甲散。"

《金匮翼·卷三·虚劳统论·热劳》:"热劳者,因虚生热,因热而转虚。其证心神烦躁,面赤唇焦,身热气短,或口舌生疮是也。"

9. 久嗽成劳

《普济方·卷二百三十一·虚劳门·虚劳咳嗽》:"夫虚劳咳嗽者,以肺伤胃弱,营卫衰微,气不温充故也。肺主气为五脏之华盖,其脉循环胃口,肺脏劳伤,则令人胸背皆微痛,或惊悸烦满,咳嗽上气,或唾脓血,寒热潮作,面赤口干,偏卧喜汗,不能饮食,肌肤消瘦是也。"

《彤园医书(妇人科)·卷一·经闭门·久嗽成劳》:"妇人之劳,多由损伤阴血或素禀不足,然必先见阴亏骨蒸,血枯经闭,咳嗽不止,日久始成劳。"

10. 血虚劳伤

《寿世保元·卷七·虚劳》:"一论妇人血虚劳倦,五心烦热,肢体疼痛,头目昏沉,心忪烦躁,口燥咽干,发热盗汗,减食嗜卧,及血热相搏,月水不调,脐腹胀痛,寒热如疟;又治室女血弱阴虚,荣卫不和,痰涎潮热,肢体羸瘦,以致骨蒸劳热,宜逍遥散……一论妇人血虚劳倦,五心烦热,或发热齿痛,日晡益甚,月水不调,此脾血虚,加升麻,愈后因怒复痛,以前方加川芎。"

《症因脉治·卷二·劳伤总论·血虚劳伤》:"肌肉消瘦,五心烦热,毛焦皮燥,暮夜发热,昼则身凉,小便赤涩,大便干结,此血虚劳伤之症也。"

《不居集·上集卷之十六·五脏发热·虚劳蒸热》:"蒸热者,血虚劳倦,五心烦热,两颊赤,盗汗,荣卫不和,痰嗽,肌体羸瘦。"

11. 气虚劳伤

《圣济总录·卷第一百一十四·耳门·劳聋》:"论曰:劳聋者,肾气虚劳所致也。足少阴肾经,宗脉所聚,其气通于耳,肾气虚弱,宗脉耗损,则气之所通,安得聪彻而不聩哉,旧说谓因劳则甚,要当节嗜欲,慎起居,而无损肾脏。"

《明目至宝·卷二·眼科七十二证受疾之

因·肝虚雀目暗》:"肝虚要识病来因,远视近视不光明。眼前不见如烟雾,一物看来二物形。肝虚热,定心情,补肝散服若神灵。调持保护须知己,莫使劳神眼又盲。此是肝气虚劳,难治也。宜服三花五子丸、镇肝散、磨镜丸、还睛散、二地散。"

《症因脉治·卷二·劳伤总论·气虚劳伤》:"面黄肌瘦,气怯神离,动作倦怠,上半日咳嗽烦剧,下午身凉气爽,此气虚劳伤之症也。"

12. 阴虚劳伤

《万病回春·卷之四·虚劳》:"虚怯症者,皆因元气不足,心肾有亏,或劳伤气血,或酒色过度,渐至真阴亏损,相火随生。火旺则消灼真阴,而为嗽、为喘、为痰、为热、为吐血衄血、为盗汗遗精、为上盛下虚。脚手心热、皮焦、午后怕寒、夜间发热,或日夜不退,或嘈杂怔忡、呕哕烦躁、胸腹作痛、饱闷作泻、痞块虚惊、面白唇红、头目眩晕、腰背酸疼、四肢困倦无力、小水赤色,脉来数大或虚细弦急。怪症多端,犯此难治……劳症者,元是虚损之极,痰与血病。先起于阴怯,已后成劳,治药一同。"

《理虚元鉴·卷上·阴虚之症统于肺》:"就阴虚成劳之统于肺者言之,约有数种,曰劳嗽,曰吐血,曰骨蒸,极则成尸疰……凡此种种,悉宰于肺治。所以然者,阴虚劳症,虽有五劳、七伤之异名,而要之以肺为极则。"

《不居集·上集卷之二十二·怔忡惊悸健忘善怒善恐不眠·虚损怔忡》:"怔忡之病,心胸筑筑振动,惶惶惕惕,无时得宁者是也。此症惟阴虚劳损之症恒有之。"

《医学指要·卷五·症治举要》:"内伤以肝肾虚损者为阴虚劳……又或微兼内伤时未能辨脉用药,并致水火亏损而阴虚劳作矣。"

《杂病广要·卷六·内因类·虚劳》:"虚劳之病,大端不过于阳虚阴虚,而治之之法,亦不外于补阳补阴。然其实属阴虚者为多,则仲景用建中汤扶阳以配阴者,固有妙旨存焉;而后世滋补诸方,亦所不可缺。"

《风劳臌膈四大证治·虚劳》:"越人分主阴虚阳虚两端,诚虚门中之一大炬也……若阴虚者,血虚也,肾病也。肾为天一之元,而人资之以为始者也。凡人劳心好色,伤其精血,以致水亏火旺,火亢则烁肺消阴,为咳为蒸,与阳气不足之症两相各别。当壮水养阴为主。忌用辛温燥热之品,恐反损其阴也。"

13. 精虚劳伤

《症因脉治·卷二·劳伤总论·精虚劳伤》:"大骨枯槁,大肉陷下,尻以代踵,脊以代头,或骨蒸潮热,大小便牵引作痛,此精虚劳伤之症作矣。"

14. 阳虚劳伤

《医学指要·卷五·症治举要》:"以心脾右肾虚损者为阳虚劳……又或微兼内伤时未能辨脉用药……或致火土同败而阳虚劳起矣。"

《风劳臌膈四大证治·虚劳》:"越人分主阴虚、阳虚两端,诚虚门中之一大炬也。盖阳虚者,气虚也,脾病也。土为万物之母,而人之资以为生者也。凡人饥饱劳役及大病失调,皆能伤脾胃。脾胃一伤,五脏皆失滋养,原气虚反陷入于阴,化而为火,以致发热咳嗽,与阴虚劳瘵之症是似不同。当用东垣法,一以扶阳为主。忌用滋阴寒凉之品,恐反陷其阳也。此即虚损之症是也。"

15. 酒劳

《景岳全书·卷之十六理集·杂证谟·虚损》:"少年纵酒者多成劳损。夫酒本狂药,大损真阴,惟少饮之未必无益,多饮之难免无伤,而耽饮之,则受其害者十之八九矣。且凡人之禀赋,脏有阴阳,而酒之性质,亦有阴阳。盖酒成于酿,其性则热,汁化于水,其质则寒。若以阴虚者纵饮之,则质不足以滋阴,而性偏动火,故热者愈热,而病为吐血、衄血、便血、尿血、喘嗽、躁烦、狂悖等证,此酒性伤阴而然也。若阳虚者纵饮之,则性不足以扶阳,而质留为水,故寒者愈寒,而病为臌胀、泄泻、腹痛、吞酸、少食、亡阳、暴脱等证,此酒质伤阳而然也。故纵酒者,既能伤阴,尤能伤阳,害有如此,人果知否?矧酒能乱性,每致因酒妄为,则凡伤精竭力,动气失机,及遇病不胜等事,无所不至,而阴受其损,多罔觉也。夫纵酒之时,固不虑其害之若此,及病至沉危,犹不知为酒困之若此。故余详明于此,以为纵酒者之先觉云。"

《不居集·下集卷之十二·酒伤·纵酒成劳》:"但酿法多有曲料酷头,做成毒烈峻猛之药,化米成浆,服之顷刻能通十二经络,移情易性。少饮之,则宣和气血,壮神御寒;多饮之,则损神耗血,腐胃铄精;沉湎不歇,毒流肠胃,暗损天年,潜消元气,多变虚损。"

《类证治裁·卷之二·劳瘵论治》："有纵酒伤脾而成劳者,宜葛花解醒汤。"

（三）按人群命名

由于女性体质较为特殊,对虚劳的治疗不同,故有另命名为妇人血风劳气、妇人风虚劳冷、妇人冷劳、妇人热劳、女人虚劳（损）、产后虚劳、产后风虚劳损、产后风冷虚劳、室女虚劳。

1. 妇人血风劳气

《太平圣惠方·卷七十·治妇人血风劳气诸方》："夫妇人血风劳气者,由气血虚损,经候不调,或外伤风邪,内挟宿冷,致使阴阳不和,经络痞涩,腹中坚痛,四肢酸痛,月水或断或来,面色痿黄羸瘦；又有因产后未满百日,不谨将护,脏腑虚损,百脉枯竭,遂致劳损之疾也。"

《圣济总录·卷第一百五十·妇人血风门·妇人血风劳气》："论曰：血风劳气者,经血所下不调,或缘产蓐,感于风邪,久不瘥,则变寒热,休作有时,饮食减少,肌肤瘦悴,遇经水当至,即头目昏眩,胸背拘急,四肢酸痛,身体烦热,足肿面浮,或经水不通,故谓之血风劳气也。"

《慎柔五书·卷四·痨瘵第四·血风劳》："血风劳症,因气血素虚,或产后劳伤,外邪所乘,或内有宿冷,以致腹中疼痛,四肢酸倦,发热自汗,及妇人月水不调,面黄肌瘦,当调肝脾气血为主。"

2. 妇人风虚劳冷

《诸病源候论·妇人杂病诸候一·风虚劳冷候》："风虚劳冷者,是人体虚劳,而受于冷也。夫人将摄顺理,则血气调和,风寒暑湿,不能为害。若劳伤血气,便致虚损,则风冷乘虚而干之,或客于经络,或入于腹内。其经络得风冷,则气血冷涩,不能自温于肌肤也。腹内得风冷,则脾胃弱,不消饮食也。随其所伤而变成病,若大肠虚者,则变下利；若风冷入于子脏,则令脏冷,致使无儿；若搏于血,则血涩壅,亦令经水不利,断绝不通。"

《圣济总录·卷第一百五十·妇人血风门·妇人风虚劳冷》："论曰：妇人因虚劳伤,血弱气衰,又为风冷所侵,各随脏腑虚损而为病,在脾胃则饮食不化,在大肠则下利频滑,在血脉则经闭不行,在胞则不成胎孕,此皆风虚劳冷之候。"

3. 妇人冷劳

《太平圣惠方·卷第七十·治妇人冷劳诸方》："夫妇人冷劳者,由气血不足,表里俱虚,脏腑久挟宿冷,致饮食不消,腹内积聚,脐下冷痛,月候不调,骨节酸痛,手足无力,肌肤羸瘦,面色萎黄,故曰冷劳也。"

4. 妇人热劳

《太平圣惠方·卷第七十·治妇人热劳诸方》："夫妇人热劳,有由心肺壅热伤于气血,气血不调,脏腑壅滞,热毒积蓄在内不得宣通之所致也。其候心神烦躁,颊赤头疼,眼涩唇干,四肢壮热,烦渴不止,口舌生疮,神思昏沉,多卧少起,饮食无味,举体酸疼,或时心忪,或时盗汗,肌肤日渐消瘦,故名热劳也。"

5. 女人虚劳（损）

《太平圣惠方·卷第七十·治妇人虚损补益诸方》："夫妇人者,众阴之所集,常与湿居,十五以上,阴气浮溢,百想经心,内伤五脏,外损姿容,月水去留,前后交互,瘀血停凝,中道断绝,其中伤堕,不可具论。所以妇人别立方者……夫人将摄顺理,则血气调和,风寒暑湿不能为害,若劳伤气血,便致虚损,则风冷乘虚而干之,乃生百病,可依证而治也。"

《理虚元鉴·卷上·女人虚劳》："女人虚劳,有得之郁抑伤阴者,有得之蓐劳者,有得之崩带者。"

6. 产后虚劳

《圣济总录·卷第一百六十四·产后虚羸》："论曰：血为荣,凡所滋养者,皆血也,气为卫,凡所充盈者,皆气也。产后气血俱虚,冲任不足,未满百日,失于将理,致血气愈亏,不能充养,故肌肤瘦瘁而虚羸也。"

《证治准绳·女科卷之五·产后门·虚羸》："《产宝》云：产后虚羸者,皆由产后亏损血气所致,须当慎起居,节饮食,六淫七情,调养百日,庶保无疾。若中年及难产者,毋论日期,必须调养平复,方可涉喧,否则气血复伤,虚羸之证作矣。"

7. 产后风虚劳损

《太平圣惠方·卷第八十一·治产后风虚劳损诸方》："夫产则血气劳伤,腑脏虚弱而风冷客之,风冷搏于血气,血气不能温于肌肤,使人虚乏疲顿,致羸损不平复。若久不平复,或久不瘥,风冷入于子脏,则胞脏冷,亦使无子,谓之风虚劳损也。"

8. 产后风冷虚劳

《诸病源候论·妇人产后病诸候上·产后风

冷虚劳候》：" 产则血气劳伤，腑脏虚弱，而风冷客之，风冷搏血气，血气则不能自温于肌肤，使人虚乏疲顿，致羸损不平复，谓之风冷虚劳。若久不瘥，风冷乘虚而入腹，搏于血则痞涩；入肠则下痢不能养，或食不消；入子脏，并胞脏冷，亦使无子也。"

9. 室女虚劳

《圣济总录·卷第一百五十一·妇人血气门·室女月水不通》："治室女虚劳内燥，因而月水不利，少力颊赤口干，五心烦热，羚羊角汤方。"

《四科简效方·丙集女科通治·室女虚劳》："尼姑、寡妇同。其证心热烦闷，如嘈如饥，倦怠恹恹，起于郁火，渐至咳嗽发热吐红，与寻常男妇虚劳有别。"

【辨病因】

虚劳之病因有外感、内伤、不内外因三个方面，合称"三因"。其外感：六淫之风、寒、湿、热邪；其内因：七情直伤，饮食不节，劳逸失度；或不内外因：先天禀赋不足，病后体虚，失治误治。

《理虚元鉴·卷上·虚症有六因》："虚症有六因：有先天之因，有后天之因，有痘疹及病后之因，有外感之因，有境遇之因，有医药之因。

因先天者，指受气之初，父母或年已衰老，或乘劳入房，或病后入房，或妊娠失调，或色欲过度。此皆精血不旺，致令所生之子夭弱。故有生来而或肾，或肝心，或脾肺，其根底处先有亏，则至二十左右，易成劳怯。然其机兆，必有先现，或幼多惊风，骨软行迟；稍长读书不能出声，或作字动辄手振，或喉中痰多，或胸中气滞，或头摇目瞬。此皆先天不足之征。宜调护于未病之先，或预服补药，或节养心力，未可以其无寒无热，能饮能食，并可应接世务，而恃为无惧也。即其病初起，无过精神倦怠、短气少力、五心烦热而已，岂知危困即在眉前也。

因后天者，不外酒色、劳倦、七情、饮食所伤。或色欲伤肾，而肾不强固；或劳神伤心，而心神耗怠；或郁怒伤肝，而肝弱不复调和；或忧愁伤肺，而肺弱不复肃清；或思虑伤脾，而脾弱不复健运。先伤其气者，气伤必及于精；先伤其精者，精伤必及于气。或发于十五六岁，或二十左右，或三十上下，病发虽不一两，而理则同归耳。

因痘疹及病后者，痘乃先天阳毒，疹乃先天阴毒。故痘宜益气补中，则阳毒之发也净，而终身少脾病；疹宜清散养荣，则阴毒之发也彻，而终身少肺病。苟致失宜，多贻后患。故凡后此脾泄胃弱，腹痛气短，神瘁精亏，色白足痿，不耐劳动，不禁风寒，种种气弱阳衰之症，皆由痘失于补也；凡肺风哮喘，音哑声嘶，易至伤风咳嗽等类，种种阴亏血枯之症，皆由疹失于清也。至于病后元气尚亏，更或不自重命，以劳动伤其气，以纵欲竭其精，顷间五脏齐损，恒致不救，尤宜慎之。

因外感者，俗语云：伤风不醒结成痨。若元气有余者，自能逼邪使出；或肾精素厚，水能救母；或素无郁火郁热，则肺金不得猝伤。若此者，不过为伤风咳嗽，年老者，则为痰火而已，不至于成痨也。若其人或酒色无度，或心血过伤，或肝火易动，阴血素亏，肺有伏火，一伤于风火，因风动则痨嗽之症作矣。盖肺主皮毛，风邪一感于皮毛，肺气便逆而作嗽。似乎伤风咳嗽，殊不经意，岂知咳久不已，提起伏火，上乘于金，则水精不布，肾源以绝，且久嗽失气，不能下接沉涵，水子不能救金母，则劳嗽成矣。

因境遇者，盖七情不损，则五劳不成，惟真正解脱，方能达观无损，外此鲜有不受病者。从来孤臣泣血，孽子坠心，远客有异乡之悲，闺妇有征人之怨，或富贵而骄佚滋甚，或贫贱而窘迫难堪。此皆能乱人情志，伤人气血。医者未详五脏，先审七情；未究五劳，先调五志。大宜罕譬曲喻，解缚开胶。荡佚者，惕之以生死；偏僻者，正之以道义；执着者，引之以洒脱；贫困者，济之以钱财，是则仁人君子之所为也。

因医药者，本非痨症，反以药误而成。或病非因感冒而重用发散，或稍有停滞而妄用削伐，或并无里热而概用苦寒，或弱体侵邪，未经宣发，因其倦怠，骤患其虚，而漫用固表滋里，遂致邪热胶固，永不得解。凡此能使假者成真，轻者变重，所宜深辨也。"

一、六淫外袭

六淫，为外感病因之一，当自然界气候异常变化，或人体抵抗力下降时，六淫则可侵害人体，致疾病发生。

1. 风邪

《诸病源候论·虚劳病诸候下·风虚劳候》："风虚者,百疴之长。劳伤之人,血气虚弱,其肤腠虚疏,风邪易侵。或游易皮肤,或沉滞脏腑,随其所感,而众病生焉。"

《太平圣惠方·卷第二十七·治风劳诸方》："夫劳伤之人,表里多虚,血气衰弱,肤腠疏泄,风邪易侵,或游易皮肤,或沉滞脏腑,随其所感,而众病生焉。"

《圣济总录·卷第八十七·风劳》："论曰:风劳者,肝劳之类也。肝主风,风善行而数变,无所不至,劳伤之人,血气俱虚,风邪易侵,或游行皮肤,或沉滞腑脏。"

《金匮翼·卷三·虚劳统论·风劳》："风劳之证,肌骨蒸热,寒热往来,痰嗽盗汗,黄瘦毛焦,口臭,或成疳利,由风邪淹滞经络,瘀郁而然。其病多著于肝,亦名肝劳。"

《不居集·下集卷之一·风劳·总论》："吴澄曰:风、寒、暑、湿、燥、火六气,百病莫不由兹而生。惟风独为百病长,故首重风劳,立此以为外损之枢纽。"

《不居集·下集卷之一·风劳·论风劳所致之由》："吴澄曰:寒伤营,风伤卫,六经传变,仲景《伤寒论》极详。惜乎!冒风不醒,日久成劳,未之及也。"

2. 寒邪

《症因脉治·卷二·劳伤总论·感寒劳伤》："感寒劳伤之因:《玄珠》云:体虚之人,最易感邪,不去其邪,便服补剂,或不忌荤酒,邪气得补,留滞发热,热伤肺气,为喘为咳,此感寒成劳之因也。"

《不居集·下集卷之三·风寒·总论》："吴澄曰:虚劳之症,人皆以阴亏火泛,喜用滋阴降火之剂。而不知六气之中,亦有寒邪外束,壅遏里热,以致寒热咳嗽失血,有似虚劳内损。"

3. 湿邪

《不居集·下集卷之五·湿劳》："湿多生水肿胀满,泄泻湿痹,脾胃之症。今类虚损者,以其火热怫郁,精液不能宣通,脾虚受湿,气血凝泣水谷道路,生痰上涌,不生肌肉,而为失血潮热自汗之症。"

4. 热邪

《圣济总录·卷第八十七·急劳》："论曰:急劳之病,其证与热劳相似,而得之差暴也……或感外邪,故烦躁体热,颊赤心忪,头痛盗汗,咳嗽咽干,骨节酸疼,久则肌肤销铄、咯涎唾血者,皆其候也。"

《症因脉治·卷二·劳伤总论·感热劳伤》："感热劳伤之因:《机要》云:劳损之疾,因虚而感,如远行劳倦,逢大热而渴,则热舍于肾,水不胜火,则骨枯髓虚,而成感热劳伤之症。"

《不居集·下集卷之二·风热·总论》："吴澄曰:风之伤人也,多在肩后颈根、大杼、风门、肺俞之穴,由兹达肺,最近最捷……若挟风热,则咳嗽稠痰,舌有红点,鼻流浊涕。故凡体薄气弱,血气亏虚,素有痰热者,最易犯之。内外合邪,二火相煽……有不成虚劳者乎?"

二、内因

1. 七情内伤

七情,即喜、怒、忧、思、悲、恐、惊,此七情,皆由五脏所主,七情过度能损伤五脏,扰乱五脏之气血而致虚劳。

《诸病源候论·虚劳病诸候上·虚劳候》："二曰大怒气逆伤肝,肝伤,少血目暗……五曰忧愁思虑伤心,心伤,苦惊,喜忘善怒。六曰风雨寒暑伤形,形伤,发肤枯夭。七曰大恐惧,不节伤志,志伤,恍惚不乐。"

《圣济总录·卷第八十七·急劳》："论曰:急劳之病,其证与热劳相似,而得之差暴也。缘禀受不足,忧思气结,营卫俱虚,心肺壅热,金火相刑,脏气传克,或感外邪,故烦躁体热,颊赤心忪,头痛盗汗,咳嗽咽干,骨节酸疼,久则肌肤销铄、咯涎唾血者,皆其候也。"

《三因极一病证方论·卷之八·五劳证治》："五劳者,皆用意施为,过伤五脏,使五神不宁而为病,故曰五劳。以其尽力谋虑则肝劳,曲运神机则心劳,意外致思则脾劳,预事而忧则肺劳,矜持志节则肾劳。是皆不量禀赋,临事过差,遂伤五脏。"

《寿世保元·卷七·虚劳》："夫人之生,以气血为本,人之病,未有不先伤其气血者。世有室女童男,积想在心,思虑过当,多致劳损。男子则神色先散,女子则月水先闭,何以致此?盖忧愁思虑则伤心,心伤则血逆竭,血逆竭则神色先散,而月水先闭也。火既受病,不能荣养其子,故不嗜食;脾既虚,则金气亏,故发嗽;嗽既作,水气绝,故四肢干;水气不充,故多怒;发焦筋痿,传变五脏,至此成劳,最为难治。"

《理虚元鉴·卷上·女人虚劳》:"女人虚劳,有得之郁抑伤阴者。"

《济世全书·离集卷六·虚劳》:"若室女童男积想在心,思虑过度,多致劳损,男子则神色消散,女子则月水先闭。盖忧愁思虑则伤心而血逆竭,神色先散,月水先闭,且心病则不能养脾,故不嗜食。"

《症因脉治·卷二·劳伤总论·气虚劳伤》:"气虚劳伤之因……或思想无穷,神气内夺,气虚劳伤之症作矣。"

《症因脉治·卷二·劳伤总论·精虚劳伤》:"精虚劳伤之因……或焦心劳思,厥阳之火,时动于中,煎熬真阴,则阴火刑金,为喘为咳,而精虚劳伤之症作矣。"

《顾松园医镜·卷十一书集·虚劳》:"其师、尼、寡妇、室女愆期,思欲不遂,气血郁结,以致寒热如疟,朝凉暮热,饮食不思,经期不准,或致闭绝,成此病症者甚多,多由郁火内蒸所致。""思虑伤心,神伤血耗,血耗则火易上炎……忿怒伤肝,郁怒则肝火内炽而灼血,大怒则肝火上冲而吐血。此五者,皆能劳其精血。"

《四科简效方·丙集女科通治·室女虚劳》:"(其证心热烦闷,如嘈如饥,倦怠恹恹,起于郁火,渐至咳嗽发热吐红,与寻常男妇虚劳有别)嫁不失时,是为大乐。若溺爱久留,或择婿过备,或不知体贴,或送入空门,饮恨以终,情殊可惨。为父母者,宜鉴斯言,否则草木根荄不能怡其心志也。"

《勉学堂针灸集成·卷二·虚劳》:"五劳,谓五脏之劳;七伤,谓忧、愁、思、虑、悲、惊、恐。"

2. 劳逸失度

烦劳过度,因劳致虚,日久成损,以劳神过度及恣情纵欲较为多见,心神失养,脾失健运,肝肾亏虚,气虚阴阳虚损,久成虚劳。

《肘后备急方·卷四·治虚损羸瘦不堪劳动方第三十三》:"凡男女因积劳虚损,或大病后不复,常若四体沉滞,骨肉疼酸。"

《圣济总录·卷第一百八十六·补虚壮筋骨》:"论曰:人之有身,不自爱惜,竭情纵欲,遂致劳伤筋骨,肝肾虚弱,精气不足,则骨髓枯竭,形体消瘦,气血既虚,则百病斯作,故为虚损也。"

《万病回春·卷之四·虚劳》:"虚怯症者……或劳伤气血……渐至真阴亏损,相火随旺。"

《症因脉治·卷二·劳伤总论·气虚劳伤》:"气虚劳伤之因……或形劳气散……神气内夺,气虚劳伤之症作矣。"

《症因脉治·卷二·劳伤总论·精虚劳伤》:"精虚劳伤之因……或色欲过度,或尽力劳动……厥阳之火,时动于中,煎熬真阴,则阴火刑金,为喘为咳,而精虚劳伤之症作矣。"

《金匮翼·卷三·虚劳统论》:"虚劳,一曰虚损。盖积劳成虚,积虚成弱,积弱成损也。虚者,空虚之谓;损者,破散之谓。"

3. 饮食不节

暴饮暴食、饥饱不调、食有偏嗜、饮酒过度等,均会导致脾胃受损,不能化生水谷精微,气血来源不充,脏腑经络失于濡养,日久形成虚劳。

《诸病源候论·虚劳病诸候上·虚劳候》:"一曰大饱伤脾,脾伤,善噫,欲卧,面黄。"

《万病回春·卷之四·虚劳》:"虚怯症者……或酒色过度,渐至真阴亏损,相火随旺,火旺则消灼真阴。"

《景岳全书·卷之十六理集·杂证谟·虚损》:"少年纵酒者多成劳损。夫酒本狂药,大损真阴,惟少饮之未必无益,多饮之难免无伤,而耽饮之,则受其害者十之八九矣。且凡人之禀赋,脏有阴阳,而酒之性质,亦有阴阳。盖酒成于酿,其性则热,汁化于水,其质则寒。若以阴虚者纵饮之,则质不足以滋阴,而性偏动火,故热者愈热,而病为吐血、衄血、便血、尿血、喘嗽、躁烦、狂悖等证,此酒性伤阴而然也。若阳虚者纵饮之,则性不足以扶阳,而质留为水,故寒者愈寒,而病为臌胀、泄泻、腹痛、吞酸、少食、亡阳、暴脱等证,此酒质伤阳而然也。故纵酒者,既能伤阴,尤能伤阳,害有如此,人果知否?"

《不居集·下集卷之十二·酒伤·饮酒易成风劳》:"过饮则相火昌炽,肺金受铄,易生痰嗽,善变风劳。[澄按]好饮者,阳气盛而腠理疏,腠理疏则风邪易入,阳气盛则玄府易开,玄府开则气易外泄,风邪乘虚而入,与酒之湿热内外相因而为病。"

《不居集·下集卷之十二·酒伤·纵酒成劳》："但酿法多有曲料酷头,做成毒烈峻猛之药……多饮之,则损神耗血,腐胃铄精;沉湎不歇,毒流肠胃,暗损天年,潜消元气,多变虚损。"

《类证治裁·卷之二·劳瘵论治》："有纵酒伤脾而成劳者,宜葛花解醒汤。"

三、不内外因

1. 先天禀赋不足

先天不足,体质薄弱,易于罹患疾病,并在病后易于久虚不复,脏腑气血阴阳亏虚日甚,而成虚劳。

《症因脉治·卷二·劳伤总论·气虚劳伤》："气虚劳伤之因:或本元素虚……神气内夺,气虚劳伤之症作矣。"

《万病回春·卷之四·虚劳》："虚怯症者,皆因元气不足,心肾有亏。"

《顾松园医镜·卷十一书集·虚劳》："大抵因酒色成劳者为多耳。然有童子未室,而亦患此症者,此则由于先天禀受之不足,而禀于母气者尤多。如母阴虚者,生子必多弱症也。"

《彤园医书(妇人科)·卷一·经闭门·久嗽成劳》："妇人之劳,多由损伤阴血或素禀不足,然必先见阴亏骨蒸,血枯经闭,咳嗽不止,日久始成劳。"

2. 病后体虚

病后脏气损伤,耗伤气血阴阳,正气短时难以恢复,若再加之病后失于调养或感邪气,易发展成虚劳。

《肘后备急方·卷四·治虚损羸瘦不堪劳动方第三十三》："凡男女因积劳虚损,或大病后不复,常苦四体沉滞,骨肉疼酸。"

《太平圣惠方·卷第十八·治热病后虚劳诸方》："夫热病新瘥,脏腑犹虚,血气未复……寒热之气,入于经络,传于脏腑,变动多端,故成虚劳之候也。"

《圣济总录·卷第三十一·伤寒后夹劳》："论曰:伤寒瘥后,复夹劳者,由病人先有风疹,因汗下之后,营卫虚弱,气不复常……即治之,则致危殆。"

《普济方·卷二百四·膈噎门·膈气痰结》："夫膈气痰结者,谓结痰在胸膈之上,喉间噎塞,咳唾稠浊,气满胸中,有碍饮食。盖缘脾肺久虚,气道痞涩,不能升降,水饮停结,聚而为痰,久不瘥,则变虚劳上喘之病。"

《普济方·卷一百四十五·伤寒门·伤寒后夹劳》："夫伤寒后气血未实,脏腑尚虚,余毒之气犹存,淹延时日不瘥……此皆由虚损致成夹劳也。"

《本草单方·卷一·虚劳》："虚损积劳。凡男女因积虚,或大病后虚损,沉困酸疼,盗汗,少气,喘惙,或小腹拘急,心悸胃弱,多卧少起,渐至瘦削。若年深,五脏气竭,则难治也。"

《不居集·下集卷之十九·病后调治·病后变虚损》："凡大病之后,或伤寒时疫,或疟痢痈疽,并妇人产后,多有变虚损之症者,细究其因有三:盖病后气血俱虚,饮食不节,起居不时,调理失宜,真元未复,渐成虚损者,此乃病久必虚,虚久乃损也;又有病气血俱虚,不慎房劳,荣卫空疏,腠理不密,外邪乘之,渐变虚损者,此乃邪之所入,其气必虚,虚中夹邪之症也;又有病后气血俱虚,汤药妄投,前入之邪,未经祛尽,后入之邪,又夹杂不清,以致真元耗散,肌肉焦枯,而成虚劳之症者,此余邪未清,缠绵不已之故也。三者皆因病后而成,不可不慎。"

3. 失治误治

由于诊断有误,或选用治法、药物不当,致精气损伤,延误治疗,从而导致虚劳。

《不居集·下集卷之二十·丸药误治·偏寒偏热》："凡偏寒偏热之药,不可久服,中病即止,不可太过。太热则销铄真阴,元阳上亢;太寒则伤脾败胃,胃少泄泻,皆能致虚劳之症。"

《不居集·下集卷之二十·丸药误治·峻厉猛药》："方士惯用峻厉丸药,或草头药,不顾人之体质,能任不能任,总以霸剂取效于目前,图一时之快,不知剥削真元,损伤根本,气血日坏,渐变虚劳之症。"

【辨病机】

虚劳的病机主要为气血阴阳亏虚,损及五脏。五脏互关,气血同源,阴阳互根,虽然由于病因不同,往往先导致相关某脏气血阴阳的亏损。但在疾病发展过程中五脏、气血阴阳常相互影响,一脏受病累及他脏,气虚不能生血,血虚无以生气。气虚者,日久阳也渐衰;血虚者,日久阴也不足;阳损日久,累及于阴;阴虚日久,累及于阳。病势日渐发展,病情日渐复杂。且由于病因不同,损伤之脏器各有不同,相互之间的影响转化也因此而不同。临床五脏、气血阴阳亏虚常错杂互见,亦有始终仅见某一脏器病变,而不病及他脏者,但为少数。

《普济方·卷一百四十四·伤寒门·伤寒后虚羸》:"夫伤寒之病……或其人血气先虚,复为虚邪所中,发汗吐下之后,经络俱损伤,阴阳竭绝,热邪始散,真气尚少,五脏犹虚,谷神未复,无津液以荣养,故虚羸而生病焉。"

一、精气血亏虚论

1. 气血两虚

《圣济总录·卷第一百六十四·产后虚羸》:"产后气血俱虚,冲任不足,未满百日,失于将理,致血气愈亏,不能充养,故肌肤瘦瘁而虚羸也。"

《圣济总录·卷第一百八十六·补气益血》:"论曰:气为阳,血为阴,阴阳和平,诸疾不生。一或衰弱,则有偏阴偏阳之疾。"

《普济方·卷一百五十三·热病门·热病后虚劳》:"夫热病新瘥,脏腑犹虚,血气未复,饮食过度,喜怒无恒,澡浴梳头,言语思虑,则寒热四肢不举,口苦舌干,心烦盗汗,不能饮食,肢体羸瘦,此由劳动太早,不能节宜,寒热之气,入于经络,传于脏腑,变动多端,故成虚劳之候也。"

《普济方·卷三百五十·产后诸疾门·风虚劳损》:"夫产则血气劳伤,脏腑虚弱,而气冷客之,搏于血气,不能温于肌肤,使人虚乏疲,致羸损不平复。若久不瘥,风冷入于子脏,则胞脏冷,亦使无子,谓之风虚劳损也。"

《普济方·卷三百五十二·产后诸疾门·虚羸》:"夫产后血气虚竭,脏腑劳伤……为风冷邪气所侵,搏于气血,流注于五脏六腑,则令肌肤不荣,容颜痿悴,故曰虚羸。"

2. 气虚

《圣济总录·卷第三十一·伤寒后虚羸》:"论曰:伤寒之病,多因发汗吐下乃解,病虽瘥,然腑脏俱伤,营卫皆耗,谷气未复,津液不足,无以充养,故形体虚羸。"

《症因脉治·卷二·劳伤总论·气虚劳伤》:"气虚劳伤之因:或本元素虚,或形劳气散,或思想无穷,神气内夺,气虚劳伤之症作矣。"

3. 血虚

《症因脉治·卷二·劳伤总论·血虚劳伤》:"血虚劳伤之因:阳盛阴虚,五志厥阳之火,时动于中,煎熬真阴,阴血日损,阳火独旺,来克肺金,则血虚喘咳之症作矣。"

4. 精虚

《症因脉治·卷二·劳伤总论·精虚劳伤》:"精虚劳伤之因:精神素亏,或色欲过度,或尽力劳动,或焦心劳思,厥阳之火,时动于中,煎熬真阴,则阴火刑金,为喘为咳,而精虚劳伤之症作矣。"

二、阴阳失调论

1. 阴阳两虚

《仁斋直指方论·卷之九·痨瘵》:"滑伯仁论曰:劳患人者,有病机之不同,有形状之不一。肌肤羸瘦,骨热如蒸,服药无效,针灸无功,何也? 对曰:劳者,虚劳也。是因体虚之人,房劳过损,酒怒多端,气虚血耗,诸疾蜂生,致使阴阳失序,寒热自生。阳虚曰生寒,阴虚曰发热,久虚久热变为骨蒸,久则成劳,久劳成瘥。瘥者,住也。有二十四种之名,有三十六种之类,有九十九种之形,种种不同,症症各异。内有劳瘥、尸瘥、鬼瘥、食瘥、虫瘥、毒瘥,此六者为传尸之劳患,灭门绝户,医难治之。又云:所因少壮之时,醉饱迷房,劳伤心肾。盖心主血,肾主精,精竭血衰,失于调护,而无滋化之源,致生融融之热,咳咳之痰,阴虚盗汗,夜梦鬼交,遗精困倦,腰背酸痛,咯血咯痰,颊红喉痛,饮食减少,骨肉枯羸,是为不治。故曰:患此疾者,有气虚、有血虚。气虚者易治,血虚者难调故也。又云:治虚劳,世用寒凉之药治热症,热之愈热;用热药治寒症,寒之愈寒,何也? 对曰:东垣有云,用苦寒之剂,妄治劳伤之热,大寒则愈虚其中,大热则愈怯其内,治疗无端,致伤脾胃,殊不知甘能缓火,劳者温之,保全者当求微病之初,莫治已病之后。察气血之亏盈,审病源之要道,补益温平,无不效验,故集诸方补附于后。"

《普济方·卷二十八·肺脏门·气极》:"若阴伤则寒,寒则虚,虚则气逆咳,咳则短气,暮则甚。阴气至,湿气生,故甚;阴畏阳气,昼日则瘥。若阳伤则热,热则实,实则气喘息上胸臆,甚则唾血也。然阳病治阴,阴是其里;阴病治阳,阳是其表,是以阴阳表里衰王之源。故知以阳调阴,以阴调阳,阳气实则决,阴气虚则引,善治病者,初入皮毛肌肤筋脉则治之,若至六腑五脏,半死矣。"

《杂病广要·卷六·内因类·虚劳》:"阳虚阴虚:病之虚损,变态不同,因有五劳七伤,证有营卫脏腑。然总之则人赖以生者,惟此精气,而病为虚损者,亦惟此精气。气虚者,即阳虚也;精虚者,即阴虚也。凡病有火盛水亏,而见荣卫燥、津液枯者,即阴虚之证也;有水盛火亏,而见脏腑寒、脾肾败者,即阳虚之证也。此惟阴阳偏困,所以致然。凡治此者,但当培其不足,不可伐其有余。夫既缘虚损,而再去所余,则两败俱伤矣,岂不殆哉。惟是阴阳之辨,犹有不易,谓其阴阳之中,复有阴阳。其在似阳非阳、似阴非阴者,使非确有真见,最易惑人,此不可不详察也。且复有阴阳俱虚者,则阳为有生之本,而所重者又单在阳气耳。知乎此,则虚损之治,如指诸掌矣。(《景岳》)夫男子之劳,起于伤精;女子之劳,起于经闭;小儿之劳,得于母胎。盖男子十六而精通,女子十四而天癸至,然未充也。后生少年辈,淫欲太早,斲丧真元,真阴内亏,虚火炽焰,肺金受伤,无以生肾水,肾水枯竭,无以济心火。心火一旺,肾火从之,而梦遗鬼交之病作;肺气一虚,则腠理疏豁而盗汗自汗之病作;火动其血,血随火升,而咳嗽吐红之病作。考之《内经》及上古诸家之说,一曰劳瘵,一曰劳极,一曰阴虚,一曰不足,一曰虚损。然因名以责实,不过气虚、血虚、阴虚之异耳。凡脾肺不足,皆气虚也;心肝不足,皆血虚也;肾水有亏,即阴虚也。气属阳,血属阴,血虚亦属阴虚。(《订补明医指掌》)"

2. 阴虚阳盛

《金匮玉函要略辑义·卷二·血痹虚劳病脉证并治第六》:"(魏)虚劳者,因劳而虚,因虚而病也。人之气通于呼吸,根于脏腑,静则生阴,动则生阳,阴阳本气之动静所生,而动静能生气之阴阳,此二神两化之道也,故一静一动,互为其根,在天在人,俱贵和平,而无取于偏胜。偏则在天之阳愆阴伏,而化育乖,在人则阳亢阴独,而疾病作。然则虚劳者过于动而阳烦,失于静而阴扰,阴日益耗,而阳日益盛也,是为因劳而虚,因虚而病之由然也。(虚劳必起于内热,终于骨蒸,有热者十有七八,其一二虚寒者,必邪热先见,而其后日久随,正气俱衰也。)"

三、脏腑虚损论

1. 心虚

《症因脉治·卷二·劳伤总论·心虚劳伤》:"心虚劳伤之因:曲运神机,耗散心血,内而欲心妄动,外而起居如惊,则诸念动处皆是火,火旺伤金,咳逆气急,则心劳之症作矣。"

2. 肝虚

《症因脉治·卷二·劳伤总论·肝虚劳伤》:"肝虚劳伤之因:谋虑不决,或恐或怒,肝气怫郁,木火刑金,肺气有伤,而肝虚劳伤之症成矣。"

3. 脾虚

《症因脉治·卷二·劳伤总论·脾虚劳伤》:"脾虚劳伤之因:意外思虑,失饱伤饥,脾土之真阴受伤,中州之冲和有损,土不生金,为喘为咳,而脾虚劳伤之症作矣。"

4. 肺虚

《症因脉治·卷二·劳伤总论·肺虚劳伤》:"肺虚劳伤之因:悲哀动中,形寒饮冷,形燠饮热,预事而忧,五志之火,时起于中,上炎刑金,则咳嗽喘逆,而肺虚劳伤之症作矣。"

5. 肾虚

《症因脉治·卷二·劳伤总论·肾虚劳伤》:"肾虚劳伤之因:矜持失志,夜行喘恐,入房太甚,水衰火旺,上炎喘咳,则肾虚劳伤之症作矣。"

6. 脏腑俱虚

《全生指迷方·卷二·劳伤》:"论曰:古书有五劳、六极、七伤,皆由劳伤过度,或五脏六腑互相克贼,一脏偏损,五行逆伏,以致尽绝,皆谓之虚劳也。大骨枯者不治,微弱者可治,脉大数甚不能食者死,大建中汤主之。"

【辨病证】

一、辨症候

虚劳证候虽多,但总不离五脏,而五脏之辨,又总不离气血阴阳,虚劳辨证以五脏、气血、阴阳为主。由于气血同源,阴阳互根,五脏相关,虚损往往相互影响,由一虚渐至多虚,由一脏累及他脏，辨证时应加注意。

1. 辨外感内伤

《内伤集要·卷三·内伤虚损证治》："辨内伤外感证，内伤外感乃病之大关键，于此昧焉，何足云医？人迎脉大于气口，为外感；气口脉大于人迎，为内伤。外感则寒热俱作而无间，内伤则寒热间作而不常。外感恶寒，虽近火不除；内伤恶寒，得暖则解。外感恶风，乃不禁一切风寒；内伤恶风，却恶门隙中风。外感显证在鼻，故鼻息不利而气壅有力，虽不能食而不恶食；内伤显证在口，故口不知味而腹中不和，怯弱妨食，恶闻食气。外感则邪气有余，发言壮厉，先轻而后重；内伤则元气不足，出言懒怯，先重而后轻。外感头痛，常常而痛，多见于脑后、额上，以及遍身肢体、腰脊筋骨挛痛；内伤头痛，时作时止，不离两太阳、额颅，多兼肩背、胁胸、腰腿骨节痠痛。外感则手背热，而手心不热；内伤则手心热，而手背不热。外感小便赤涩而痛，终日难得；内伤小便必短而烦。外感便燥则发热，腹中硬直；内伤秘则虚坐，或见些小白脓。外感则腹绞痛，而痛不可按；内伤有时胃脘当心痛，而上支两胁。外感则手足动摇，烦扰不宁；内伤则四肢不收，倦怠嗜卧。外感传经入里，则大渴；内伤邪在血脉中，故不渴，间有渴亦不甚。东垣辨法如此。丹溪云：内伤症，皆以补元气为主，看所挟而兼用药。则引伸其意，若显外感症多者，则外感重而内伤轻，宜以发散为急；然既兼内伤矣，则发散中能无斟酌乎……东垣云：仲景论内伤不足、发热自汗之症，认作有余，误用表药，汗大出而表益虚也。手足不和，两胁俱热如火，先少阳也。从内而之外者，为内伤。伤食，令人头痛发热，脉数，但左手和平，身不疼痛是也。人迎、气口俱紧盛，或举按皆实大，发热而恶寒，腹不和而口渴，此内外俱伤也。中脘有痰，令人憎寒发热，恶风自汗，寸口脉浮，胸膈痞满，有类伤寒，但头不痛、项不强为异耳。虚烦与伤寒相似，身热，脉不浮紧，不恶寒，不头痛，但热而烦是也。四肢发热、口舌咽干、烦躁闷乱者，心与小肠之火乘脾土，脾主四肢，脾热，四肢发热也。《经》云：阴虚则发热。夫阳在外，为阴之卫；阴在内，为阳之守。精神外驰，嗜欲无节，阴气耗散，阳无所附，遂致浮散于肌表间而发热也。实非有热，当作阴虚治，而施补养之法可也。"

2. 辨五脏

《诸病源候论·虚劳病诸候上·虚劳候》："夫虚劳者，五劳、六极、七伤是也。五劳者：一曰志劳，二曰思劳，三曰心劳，四曰忧劳，五曰瘦劳。又，肺劳者，短气而面肿，鼻不闻香臭。肝劳者，面目干黑，口苦，精神不守，恐畏不能独卧，目视不明。心劳者，忽忽喜忘，大便苦难，或时鸭溏，口内生疮。脾劳者，舌本苦直，不得咽唾。肾劳者，背难以俯仰，小便不利，色赤黄而有余沥，茎内痛，阴湿，囊生疮，小腹满急……七伤者，一曰阴寒，二曰阴萎，三曰里急，四曰精连连，五曰精少、阴下湿，六曰精清，七曰小便苦数，临事不卒。又，一曰大饱伤脾，脾伤，善噫，欲卧，面黄。二曰大怒气逆伤肝，肝伤，少血目暗。三曰强力举重，久坐湿地伤肾，肾伤，少精，腰背痛，厥逆下冷。四曰形寒寒饮伤肺，肺伤，少气，咳嗽鼻鸣。五曰忧愁思虑伤心，心伤，苦惊，喜忘善怒。"

《诸病源候论·虚劳病诸候上·虚劳不能食候》："脾候身之肌肉，胃为水谷之海。虚劳则脏腑不和，脾胃气弱，故不能食也。"

《诸病源候论·妇人产后病诸候上·产后风冷虚劳候》："产则血气劳伤，腑脏虚弱，而风冷客之，风冷搏血气，血气则不能自温于肌肤，使人虚乏疲顿，致羸损不平复，谓之风冷虚劳。若久不瘥，风冷乘虚而入腹，搏于血则痞涩；入肠则下痢不能养，或食不消；入子脏，并胞脏冷，亦使无子也。"

《圣济总录·卷第八十六·虚劳门·肝劳》："论曰：恚怒气逆，上而不下则伤肝，肝劳则面目干黑、口苦，精神不守，恐畏不能独卧，甚则筋急而爪枯，目盲无所见，毛悴色夭者难治。"

《圣济总录·卷第八十六·虚劳门·心劳》："论曰：心劳病者，补脾气以益之，脾王则感于心。人逆夏气则手太阳不长，心气内洞，顺之则生，逆之则死；顺之则治，逆之则乱；反顺为逆，是谓内格，病则生矣。其候令人喜忘不乐，大便鸭溏口疮，久不瘥，耳枯而鸣，不能听远，及毛焦色夭者，死于冬。"

《圣济总录·卷第八十六·虚劳门·肺劳》："论曰：肺劳者，或因形寒饮冷，逆秋气所致，其证短气面肿，鼻不闻香臭，胸中结滞，气乏声嘶，咳嗽呀呷，咯唾稠黏，或唾脓血，或咽喉干痛、不能唾，上气喘满,渐至衰瘁,寒热时作,饮食减耗,皆肺劳之证。"

《圣济总录·卷第八十六·虚劳门·肾劳》:"论曰:肾劳者,劳伤肾也。肾伤则少精,腰背痛,难俯仰,小便不利,时有余沥,阴痛囊湿生疮,少腹满急,厥逆下冷,皆其候也。《经》所谓强力入水,久坐湿地伤肾,特伤肾之一端尔。"

《圣济总录·卷第八十七·虚劳门·风劳》:"论曰:风劳者,肝劳之类也。肝主风,风善行而数变,无所不至,劳伤之人,血气俱虚,风邪易侵,或游行皮肤,或沉滞脏腑,其病令人手足瘭痹,筋脉拘急,头旋眼暗,好怒多惊,寻觅衣缝,睡语狂呼,爪甲枯,目䀮黑,是其证也。"

《全生指迷方·卷二·劳伤》:"若日顿羸瘦短气,腰背牵急,膝胫酸痿,小便或赤或白而浊,夜梦纷纭,或梦鬼交,禽禽如热,骨肉烦疼,由房劳过度,或思虑过多,皆伤神耗精之由,得之心肾,其脉细促。"

《普济方·卷一百七·诸风门·劳风》:"夫《内经》曰,劳风法在肺下,其为病也,使人强上冥视,唾出若涕,恶风而振寒。夫劳风之病,肾劳则根虚于下,《经》所谓根虚则茎叶枯矣,故目视不明,背反张;肾之脉入肺中,故因皮毛感风而振栗也;肾主唾,故津液凝结,唾如涎涕。治之以救其俯仰者,戒其劳动也。"

《脉症治方·卷之四·补门·诸虚》:"症,按《集成》云:虚损之症,皆由色欲过度,喜怒不节,起居不时,饮食失宜有所劳伤,皆损其气血。盖气衰则火旺,火旺则乘其脾土,而胃气散解,不能滋营百脉,灌溉脏腑,卫护周身,故虚损之症生焉。病则百脉烦疼,腰痛脚软,胸满短气,心烦不安,耳鸣目眩,咳嗽,寒热交作,自汗盗汗,遗精白浊,飧泄食少,食亦无味,不长肌肤,或睡中惊悸,午后发热,倦怠无力,女子则崩漏带下,经闭不行,咳嗽,吐血,发热,皆虚损之候也。"

《古今医鉴·卷之十一·虚劳》:"证,大抵男子之劳,起于伤精;女子之劳,起于经闭。妇女经闭成劳者,多由积想思虑在心,心伤则血逆竭而月水先闭。火既受病,不能荣养其子,故不嗜食。脾虚则金亏,故发咳嗽。肾水绝,则木气不充,故多怒发焦,四肢干痿。此则传遍五脏,最为难治。"

《症因脉治·卷二·劳伤总论·肝虚劳伤》:"肝虚劳伤之症:筋挛烦闷,眼目赤涩,毛焦色夭,腹痛指甲痛,咳则胁下痛,口苦口酸,筋骨酸疼,寒热咳逆,此肝劳之症也。"

《症因脉治·卷二·劳伤总论·心虚劳伤》:"心虚劳伤之症:惊悸恍惚,神志不定,心痛咽肿,喉中介介如梗,实则毛焦发落,唇裂舌赤,烦热咳逆,此心劳之症也。"

《症因脉治·卷二·劳伤总论·肺虚劳伤》:"肺虚劳伤之症:呼吸少气,喘咳气逆,胸胁作痛,痛引肩背缺盆,面目浮肿,夜卧不能转侧,此肺经劳伤之症也。"

《症因脉治·卷二·劳伤总论·肾虚劳伤》:"肾虚劳伤之症:遗精白浊,腰脊如折,面黑遗尿,骨蒸咳逆,此肾经虚劳之症也。"

《症因脉治·卷二·劳伤总论·脾虚劳伤》:"脾虚劳伤之症:气胀咽满,噫气,食不得下,四肢不和,面黄喘咳,肿胀脾泄,此脾经劳伤之症也。"

《杂病源流犀烛·卷八·虚损痨瘵源流》:"劳伤形症:孙思邈曰:忽喜怒,大便苦难,口内生疮,此为心劳;短气面肿,鼻不闻香,咳嗽唾痰,两胁胀痛,喘息不定,此为肺劳;面目干黑,精神恍惚,不能独卧,目视不明,频频泪下,此为肝劳;口苦舌强,呕逆醋心,气胀唇焦,此为脾劳;小便黄赤,兼有余沥,腰痛耳鸣,夜间多梦,此为肾劳。《入门》曰:曲运心机,为心之劳,其症血少,面无色,惊悸,盗汗,梦遗,极则心痛,咽肿;尽力谋虑,为肝之劳,其症筋骨拘挛,极则头目昏眩;意外过思,为脾之劳,其症胀满少食,极则吐泻肉削,四肢倦怠;预事而忧,为肺之劳,其症气乏,心腹冷痛,极则毛焦津枯,咳嗽烘热;矜持志节,为肾之劳,其症腰脊痛,遗精白浊,极则面垢,脊如折。又曰:心劳则口舌生疮,语涩肌瘦;肝劳则胁痛,关格不通;脾劳则气急,肌瘦多汗;肺劳则气喘面肿,口燥咽干;肾劳则尿赤阴疮,耳鸣面黑。"

3. 辨气血阴阳

《诸病源候论·虚劳病诸候上·虚劳候》:"六极者,一曰气极,令人内虚,五脏不足,邪气多,正气少,不欲言。二曰血极,令人无颜色,眉发堕落,忽忽喜忘。"

《诸病源候论·妇人产后病诸候上·产后风冷虚劳候》:"产则血气劳伤,腑脏虚弱,而风冷客之,风冷搏血气,血气则不能自温于肌肤,使人虚乏疲顿,致羸损不平复,谓之风冷虚劳。若久不瘥,风冷乘虚而入腹,搏于血则痞涩;入肠则下痢不能养,或食不消;入子脏,并胞脏冷,亦使无子也。"

《脉症治方·卷之四·补门·诸虚》:"症,按《集成》云:虚损之症,皆由色欲过度,喜怒不节,起居不时,饮食失宜有所劳伤,皆损其气血。"

《古今医鉴·卷之十一·虚劳》:"或者以为血热而用凉药解者,或有以为血寒而用热药通者。殊不知经水既少,渐至不通,手足骨肉烦疼,渐至羸瘦,渐生潮热,脉来微数,此阴血不足,阳往乘之,水不能胜火,以致火炎水涸。治当养阴血为上,慎勿以药通之。"

《症因脉治·卷二·劳伤总论·精虚劳伤》:"精虚劳伤之症:大骨枯槁,大肉陷下,尻以代踵,脊以代头,或骨蒸潮热,大小便牵引作痛,此精虚劳伤之症作矣。"

《症因脉治·卷二·劳伤总论·气虚劳伤》:"气虚劳伤之症:面黄肌瘦,气怯神离,动作倦怠,上半日咳嗽烦剧,下午身凉气爽,此气虚劳伤之症也。"

《症因脉治·卷二·劳伤总论·血虚劳伤》:"血虚劳伤之症:肌肉消瘦,五心烦热,毛焦皮燥,暮夜发热,昼则身凉,小便赤涩,大便干结,此血虚劳伤之症也。"

《杂病源流犀烛·卷八·虚损痨瘵源流》:"阴阳气血虚辨:《入门》曰:虚脉多弦,弦而濡大为气虚,沉微无力为气虚甚;弦而微为血虚,涩而微为血虚甚;形肥而面白者为阳虚,形瘦而面仓黑者为阴虚。又曰:房劳思虑伤心肾,则阴血虚;饥饱劳役伤胃气,则阳气虚,此伤症之至要也。海藏曰:呼吸少气,懒言语,动作无力,目无精光,面色㿠白,此兼气血虚也。《保命》曰:右脉浮而大,或大而弦,皆为虚劳。盖阳盛阴虚之症,暮多见之;右脉虚微细弦为虚劳者,乃阴阳俱虚也,晨多见之。丹溪曰:人之一身,阳常有余阴常不足,气常有余血常不足,故滋阴补血之药,自幼至老,皆不可缺。"

《内伤集要·卷三·内伤虚损证治》:"虚损之因有五劳七伤,症分营卫脏腑,然总之斯人赖以生者,惟此精气;而病为虚损者,亦惟此精气。气虚者,即阳虚也;精虚者,即阴虚也。凡病有火盛水亏,而见营卫燥、津液枯者,即阴虚之症也;有水盛火亏,而见脏腑寒、脾胃败者,即阳虚之症也。此惟阴阳偏困所以致然。凡治此者,但当培其不足,不可伐其有余。惟是有似阳非阳、似阴非阴者,不可不详察也。且复有阴阳俱虚者,则阳为有生之本而所重者,又当在阳气耳。知乎此,则虚损之治思过半矣。

阳虚者多寒,非谓外来之寒,但阳气不足则寒生于中也。若病见虚弱,别无热症者,便是阳虚之候,即当温补元气也。盖阳虚之候,多得之忧愁思虑以伤神,或劳役不节以伤力,或色欲过度而气随精去,或素禀元阳不足而寒凉致伤等证,皆阳气受损之所由也。欲补阳气,惟甘温而兼辛燥为宜,万勿兼清凉寒滑之品,以残此生发之气耳。

阴虚者多热,水不济火而阴虚生热也。此病多得于酒色嗜欲,或愤怒邪思,流荡狂劳,以动五脏之火。而先天元阳不足者,尤多此候。凡患虚损,而多热多燥、不宜热食者,便是阴虚之候。欲滋其阴,惟宜甘温而加醇静之品。凡阴中有火者,大忌辛燥,盖恐阳旺则阴愈消、热增则水愈涸耳。然又忌寒凉,盖苦劣之性,断非滋补之物,且多伤胃也。虚损夜热,或午后发热,或喜冷便实者,此皆阴虚生热、水不制火也。若火在心、肾而惊悸失志者,或外热不已而内不甚热,则但宜补阴,不可清火。其有元气不足而虚热不已者,则又当培其元气也……丹溪论昼夜发热,昼重夜轻,口中无味,为阳虚;午后发热,夜半则止,口中知味,为阴虚;至于或昼或夜,或作或止,不时而热者,此脾胃气血俱虚、火气不宁之症,不可拘于昼夜之候也。阳虚则在胃,阴虚则在肾。盖饥饱伤胃,劳役则兼伤脾,阳气虚矣;房劳伤肾,竭力则伤肝,阴血虚矣。肾虚火不归源,游行于外而发热者,烦渴引饮,面目俱赤,遍舌生刺,两唇黑裂,喉间如烟火上冲,足心似烙,痰涎壅盛,喘急气促,脉洪大,数疾无伦,按之微弱者是也。"

《内伤集要·卷四·内伤虚损失血症治》:"万物生成之道,惟阴与阳……是以人有此形,惟赖此血,故血衰则形萎,血败则形坏,而百骸表里之属,凡血亏之处,则必随所在而各见偏废之病。倘至血脱,则形何以立,气何以归,亡阴亡阳,其危一也。然血化于气而成于阴,阳虚固不能生血,所以血宜温而不宜寒;阳亢则最能伤阴,所以血宜静而不宜动。苟能察其精义,而得养营之道,又何血病之足虑哉……是故妄行于上则见于七窍,流注于下则出乎二阴,或壅瘀于经络则发为痈疽脓血,或郁结于肠脏则留为血块血癥,或乘风热则为斑为疹,或滞阴寒则为痛为痹,此皆血病之症也。若七情劳倦不知节,潜消暗烁不知养,生意本亏而耗伤弗觉,则为营气之羸,形体之弊,此以真阴不足,亦无非血病也。"

二、辨兼夹病证

虚劳一般病程较长,辨证时应注意有无兼夹病证。

1. 兼羸瘦候

《诸病源候论·虚劳病诸候上·虚劳羸瘦候》:"夫血气者,所以荣养其身也。虚劳之人,精髓萎竭,血气虚弱,不能充盛肌肤,此故羸瘦也。"

《外台秘要·卷第十三·瘦病方五首》:"虚劳之人,精髓萎竭,血气虚弱,不能充盛肌肤,故羸瘦也。"

《太平圣惠方·卷第二十八·治虚劳羸瘦诸方》:"夫虚劳羸瘦者,是五脏六腑虚损之候也。凡人耽嗜声色,贪味甘脆,殊无撙节,唯恣性情,而又外触风寒,内伤气血,表里受病,阴阳相搏,久而不瘥,遂成羸瘵,此皆冷热风血气之所起,五劳六极之候,因兹有焉。脾肾劳伤,肌骨枯瘁,故成劳瘦之病也。"

2. 兼手足、肢体病证

《诸病源候论·虚劳病诸候上·虚劳手足烦疼候》:"虚劳血气衰弱,阴阳不利,邪气乘之,次冷热交争,故以烦疼也。"

《诸病源候论·虚劳病诸候下·虚劳手足皮剥候》:"此由五脏之气虚少故也。血行通荣五脏,五脏之气,润养肌肤,虚劳内伤,血气衰弱,不能外荣于皮,故皮剥也。"

《太平圣惠方·卷第二十九·治虚劳身体疼痛诸方》:"夫劳伤之阴阳俱虚,经络凝涩,血气不利,若遇风邪,与正气相搏,逢寒则体痛,值热则皮痒,诊其脉紧者,则肢体疼痛也。"

《太平圣惠方·卷第二十九·治虚劳手足烦疼诸方》:"夫虚劳之人,正气衰弱,阴阳不和,邪气乘之,则冷热交争,故手足烦疼也。"

《太平圣惠方·卷第三十·治虚劳腰脚疼痛诸方》:"夫虚劳腰脚疼痛者,由肾气不足,受于风邪之所为也。劳伤则肾虚,虚则受于风冷,邪气与真气交争,故腰脚疼痛也。"

《太平圣惠方·卷第三十·治虚劳膝冷诸方》:"夫虚劳膝冷者,此由肾气弱,骨髓虚,为风冷所搏故也。肾居下焦,主于脚腰,其气荣润骨髓,令肾气虚受于风寒,故令膝冷也。"

3. 兼积聚癥瘕

《诸病源候论·虚劳病诸候上·虚劳积聚候》:"积聚者,腑脏之病也。积者,脏病也,阴气所生;聚者,腑病也,阳气所成。虚劳之人,阴阳伤损,血气凝涩,不能宣通经络,故积聚于内也。"

《诸病源候论·虚劳病诸候上·虚劳癥瘕候》:"癥瘕病者,皆由久寒积冷,饮食不消所致也。结聚牢强,按之不转动为癥;推之浮移为瘕。虚劳之人,脾胃气弱,不能克消水谷,复为寒冷所乘,故结成此病也。"

《太平圣惠方·卷第二十八·治虚劳癥瘕诸方》:"夫虚劳癥瘕病者,皆由久寒积滞,冷饮食不能消化所致也。结聚牢强,按之不转动者为癥,推之转移则为瘕也,今虚劳之人,脾胃气弱,不能消化水谷,复为寒冷所乘,故结成此病也。"

4. 兼气逆、少气候

《诸病源候论·虚劳病诸候上·虚劳上气候》:"肺主于气,气为阳,气有余则喘满逆上。虚劳之病,或阴阳俱伤,或血气偏损,今是阴不足,阳有余,故上气也。"

《诸病源候论·虚劳病诸候上·虚劳少气候》:"虚劳伤于肺,故少气。肺主气,气为阳,此为阳气不足故也。"

《太平圣惠方·卷第二十九·治虚劳呕逆诸方》:"夫虚劳呕逆者,为劳伤之人,五脏不安,六腑不调,胃气虚弱故也。胃为水谷之海,今既虚弱,复有寒气所侵,则不胜于水谷,故气逆而呕也。"

《太平圣惠方·卷第三十·治虚劳少气诸方》:"夫虚劳少气者,为虚劳伤于肺,故少气也。肺主气为阳,此为阳气不足故也。"

《圣济总录·卷第八十八·虚劳少气》:"论曰:诸气皆属于肺,肺处膈上,主行阳气而通呼吸。虚劳之人,内伤于肺,阳气亏虚,故呼吸微弱,少气不足以息,治宜补益肺脏,以通阳气。"

5. 兼寒热候

（1）兼热候

《诸病源候论·虚劳病诸候上·虚劳客热候》："虚劳之人，血气微弱，阴阳俱虚，小劳则生热，热因劳而生，故以名客热也。"

《诸病源候论·虚劳病诸候上·虚劳热候》："虚劳而热者，是阴气不足，阳气有余，故内外生于热，非邪气从外来乘也。"

《太平圣惠方·卷第二十七·治虚劳骨热诸方》："夫虚劳骨热者，是五劳七伤之中，阴虚阳盛，热毒上攻心肺，流于骨髓，致成壮热也。男子肾脏虚弱，精气不足，下元冷惫，上焦虚热，因兹而得也。女子月闭不通，产后劳损，频发少热之所致也。其人肌体消瘦，四肢无力，颊赤口干，心躁盗汗，乍发乍歇，精神不守者，是其候也。"

《太平圣惠方·卷第二十九·治虚劳烦热诸方》："夫虚劳烦热者，阴阳俱虚，阴气偏少，阳气暴胜，则热乘于心，故烦热也。"

（2）兼寒冷候

《诸病源候论·虚劳病诸候上·虚劳寒冷候》："虚劳之人，血气虚竭，阴阳不守，脏腑俱衰，故内生寒冷也。"

《诸病源候论·虚劳病诸候上·虚劳四肢逆冷候》："经脉所行，皆起于手足。虚劳则血气衰损，不能温其四大，故四肢逆冷也。"

（3）兼寒热候

《太平圣惠方·卷第二十九·治虚劳寒热诸方》："夫劳伤之人，血气俱虚，使阴阳不和，人有胜弱故也，阳胜则热，阴胜则寒，阴阳相乘，故发寒热也。"

《圣济总录·卷第八十八·虚劳寒热》："论曰：虚劳寒热者，以腑脏久虚，阴阳交争，营卫不足所致，阳气胜则热，阴气胜则寒，阴阳相胜，故寒热互作。"

6. 兼里急病证

《诸病源候论·虚劳病诸候上·虚劳里急候》："虚劳则肾气不足，伤于冲脉。冲脉为阴脉之海，起于关元，关元穴在脐下，随腹直上至咽喉。劳伤内损，故腹里拘急也。"

7. 兼筋骨病证

《诸病源候论·虚劳病诸候上·虚劳伤筋骨候》："肝主筋而藏血，肾主骨而生髓。虚劳损血耗髓，故伤筋骨也。"

《诸病源候论·虚劳病诸候上·虚劳筋挛候》："肝藏血而候筋。虚劳损血，不能荣养于筋，致使筋气极虚；又为寒邪所侵，故筋挛也。"

《太平圣惠方·卷第三十·治虚劳痿痹不遂诸方》："夫风、寒、湿三气合为痹病也，在于阴则其人筋骨痿枯，身体急痛，此为痿痹之病，皆愁思所致，忧虑之为，诊其脉，尺中虚小者，是膝寒痿痹也。"

《太平圣惠方·卷第三十·治虚劳筋脉拘挛诸方》："夫肝藏血而主于筋，今虚劳损血，则不能荣养于筋，致使筋气极虚，又为寒邪所侵，故筋脉拘挛也。"

8. 兼情绪病证

《诸病源候论·虚劳病诸候上·虚劳惊悸候》："心藏神而主血脉。虚劳损伤血脉，致令心气不足，因为邪气所乘，则使惊而悸动不定。"

9. 兼心腹病证

《诸病源候论·虚劳病诸候上·虚劳心腹痞满候》："虚劳损伤，血气皆虚，复为寒邪所乘，腑脏之气不宜发于外，停积在里，故令心腹痞满也。"

《诸病源候论·虚劳病诸候上·虚劳心腹痛候》："虚劳者，脏气不足，复为风邪所乘，邪正相干，冷热击搏，故心腹俱痛。"

《外台秘要·卷第十七·虚劳心腹痛方二首》："病源虚劳者，脏气不足，复为风邪所乘，邪正相干，冷热击搏，故令心腹俱痛。"

10. 兼咳嗽

《诸病源候论·虚劳病诸候上·虚劳咳嗽候》："虚劳而咳嗽者，腑脏气衰，邪伤于肺故也。久不已，令人胸背微痛，或惊悸烦满，或喘息上气，或咳逆唾血，此皆脏腑之咳也。然肺主于气，气之所行，通荣脏腑，故咳嗽俱入肺也。"

11. 兼吐血病证

《诸病源候论·虚劳病诸候下·虚劳呕逆唾血候》："夫虚劳多伤于肾。肾主唾，肝藏血，胃为水谷之海。胃气逆则呕，肾肝损伤，故因呕逆唾血也。"

《太平圣惠方·卷第二十七·治虚劳吐血诸方》："夫虚劳吐血者，是劳伤于脏腑，内崩之病也。血之与气相随而行，荣养身体，外周养于肌肉，内则荣于脏腑。脏腑伤损，血则妄行，若上胸膈，气逆,则吐血衄血;若流于肠胃,肠虚,则下血;若肠虚而气复逆,上者则吐血;若表里俱虚者,则汗血,此皆由伤损极虚所致也。"

《圣济总录·卷第六十八·吐血门·吐血》:"论曰:吐血病有三种……二则虚劳之人,心肺内伤,恚怒气逆,肝不能藏,血乘虚而出,因怒气逆,甚则呕血……各随证以治之。"

《普济方·卷一百九十·诸血门·肺脏壅热吐血》:"又有体虚劳损,酒食过度,忧愁思虑,恚怒气逆,伤于肺者,亦皆吐血不止也。"

12. 兼梦、不得眠候

《诸病源候论·虚劳病诸候下·虚劳喜梦候》:"夫虚劳之人,血气衰损,脏腑虚弱,易伤于邪。邪从外集内,未有定舍,反淫于脏,不得定处,与荣卫俱行,而与魂魄飞扬,使人卧不得安,喜梦。气淫于腑,则有余于外,不足于内;气淫于脏,则有余于内,不足于外。若阴气盛,则梦涉大水而恐惧;阳气盛,则梦大火燔焫;阴阳俱盛,则梦相杀。上盛则梦飞,下盛则梦坠。甚饱则梦行,甚饥则梦卧。肝气盛则梦怒,肺气盛则梦恐惧哭泣飞扬,心气盛则梦喜笑恐畏,脾气盛则梦歌乐,体重身不举,肾气盛则梦腰脊两解不属。凡此十二盛者,至而泻之立已。厥气客于心,则梦见山岳燔火;客于肺,则梦飞扬,见金铁之器奇物;客于肝,则梦见山林树木;客于脾,则梦见丘陵大泽,坏屋风雨;客于肾,则梦见临深,没于水中;客于膀胱,则梦游行;客于胃,则梦饮食;客于大肠,则梦田野;客于小肠,则梦游聚邑街衢;客于胆,则梦斗讼自割;客于阴,则梦接内;客于项,则梦多斩首;客于胫,则梦行走而不能前,又居深地中;客于股肱,则梦袂节拜起;客于胞䐈,则梦溲便。凡此十五不足者,至而补之立已。寻其兹梦,以设法治,则病无所逃矣。"

《外台秘要·卷第十七·劳虚烦不得眠方八首》:"病源夫邪气之客于人也,或令人目不得眠者,何也?曰五谷入于胃也,其糟粕津液宗气分为三隧,故宗气积于胸中,出于喉咙,以贯心肺而行呼吸焉。荣气者,泌其津液,注之于脉化而为血以营四末,内注五脏六腑,以应刻数焉。卫气者,其出悍剽疾利,而先行于四末分肉皮肤之间而不休息也,昼行于阳,夜行于阴,其入于阴也,常从足少阴之分,行于五脏六腑。今邪气客于五脏六腑,则卫气独营于外,行于阳不得入于阴,行于阳则阳气盛,阳气盛则阳跷满,不得入于阴,阴气虚故目不得眠也。"

《太平圣惠方·卷第二十七·治虚劳心热不得睡诸方》:"夫血为荣,气为卫,昼行于阳,夜行于阴,行于阳者行于身,行于阴者行于脏,上下循环,荣华表里也。今虚劳之人,气血俱弱,邪气稽留于内,卫气独行于外,灌注于阳,不入于阴,阳脉满溢,阴气既虚,则阳气大盛,遂生烦热,荣卫不和,故不得睡也。"

《太平圣惠方·卷第三十·治虚劳梦与鬼交诸方》:"夫人禀五行秀气而生,乘五脏神气而养,若阴阳调利,则脏腑强盛,邪鬼魅不能干之;若将摄失节,血气虚衰,则风邪乘其虚,鬼气干于其正也。是以劳伤之人,脏腑气弱,神气不守,故邪乘虚所干,因梦与鬼交通也。"

《太平圣惠方·卷第三十·治虚劳梦泄诸方》:"夫虚劳梦泄者,由肾脏气虚,为邪气之所乘也。邪客于阴,则梦交接,肾脏主于精,令肾虚不能制于精,故因梦感动而泄也。"

13. 兼阴部病证

《诸病源候论·虚劳病诸候下·虚劳阴下痒湿候》:"大虚劳损,肾气不足,故阴冷;汗液自泄,风邪乘之,则瘙痒。"

《外台秘要·卷第十七·虚劳阴痿方七首》:"《病源》:肾开窍于阴,若劳伤于肾,肾虚不能荣于阴气,故痿弱也。诊其脉瞥瞥如羹上肥者,阳气微;连连如蜘蛛丝者,阴气衰;阴阳衰微,而风邪入于肾经,故阴不起,或引少腹痛也。《养生》云:水银不得令近阴,令消缩。"

《太平圣惠方·卷第三十·治虚劳阴痿诸方》:"夫虚劳阴痿者,缘肾气通于阴,若阴伤于肾,肾虚不能荣于阴气,故萎弱也。诊其脉瞥瞥如羹上肥,阳气微;运运如蜘蛛丝,阴气衰。脉微而弱者,是风邪入于肾经,故阴不起,或引腹痛也。"

《太平圣惠方·卷第三十·治虚劳阴肿诸方》:"夫虚劳阴肿者,此由风热客于肾经故也,令肾虚不能宣散,致肿也。疝者,气痛也,众筋皆会于阴器,邪客于厥阴、少阴之经,与冷气相搏,则阴肿痛而挛缩也。"

《太平圣惠方·卷第三十·治虚劳阴疮诸方》:"夫虚劳阴疮者,为肾气荣于阴,今肾虚不能荣,则津液汗湿于阴也。虚则为风邪所乘,客于腠理,而正气不泄,邪正相干,在于皮肤,故痒搔之,则生疮也。"

《太平圣惠方·卷第三十·治虚劳阴下湿痒生疮诸方》:"夫虚劳损肾气不足,故阴汗自泄也,风邪乘之则多痒,搔之则成疮也。"

14. 兼酒疸

《诸病源候论·黄病诸候·酒疸候》:"夫虚劳之人,若饮酒多,进谷少者,则胃内生热。因大醉当风入水,则身目发黄,心中懊痛,足胫满,小便黄,面发赤斑。若下之,久久变为黑疸,面目黑,心中如啖蒜齑状,大便正黑,皮肤爪之不仁。其脉浮弱,故知之。"

15. 兼二便病证

《外台秘要·卷第十七·虚劳小便利方五首》:"《病源》:此由下焦虚冷故也。肾主水,与膀胱为表里,膀胱主藏津液,肾气衰弱,不能制于津液,胞内虚冷,水下不禁故小便利也。"

《太平圣惠方·卷第二十八·治虚劳兼痢诸方》:"夫虚劳兼痢者,此由脏腑虚损,伤于风冷故也。胃为水谷之海,今胃冷肠虚,则为痢也。"

《太平圣惠方·卷第二十九·治虚劳大便难诸方》:"夫虚劳之人,脾肺损弱,谷食减少,气血阻隔,阴阳不和,胃气壅滞,上焦虚热,流注大肠,故令秘涩也。"

《太平圣惠方·卷第二十九·治虚劳小便不利诸方》:"夫虚劳小便不利者,盖膀胱是津液之府也。肾主于水,二经合为表里,水气通行,流于小肠,入于脬而为小便。今脬内有客热,则水不流通而凝涩,故小便难也。"

《太平圣惠方·卷第二十九·治虚劳小便数诸方》:"夫虚劳小便数者,由膀胱与肾俱虚,而有客热故也。肾与膀胱为表里,俱主于水,肾气下通于阴,若二经既虚,则不能制水,而小腹有热,则水涩,涩则小便不利,故令数也。"

《太平圣惠方·卷第二十九·治虚劳小便白浊诸方》:"夫虚劳小便白浊者,此由劳伤于肾,肾气虚冷故也。肾主于水,而开窍在阴,为小便之道路,今脬冷肾虚,故小便白而浊也。"

《太平圣惠方·卷第二十九·治虚劳小便出血诸方》:"夫虚劳之人,阴阳不和,而生客热,则血渗于脬,血得温则妄行,故因热而流散,致渗于脬而尿血也。"

《太平圣惠方·卷第二十九·治虚劳小便余沥诸方》:"夫虚劳小便余沥者,缘肾主于水,劳伤之人,肾气虚弱,不能藏于水也。脬内有冷,故小便后水液不止,而有余沥。其脉缓细者,小便余沥也。"

《太平圣惠方·卷第二十九·治虚劳小便淋涩诸方》:"夫虚劳小便淋涩者,缘膀胱是津液之府,肾主水,二经为表里,水行于小肠入于脬,而为溲便,令脬内有客热,热则水液涩,故小便难也。"

《太平圣惠方·卷第三十·治虚劳尿精诸方》:"夫虚劳小便精出者,此由肾气衰弱故也。肾脏主于精,其气通于阴,劳伤则肾气虚,不能藏于精,故因小便而精出也。"

16. 兼津液干涸病证

《诸病源候论·虚劳病诸候下·虚劳凝唾候》:"虚劳则津液减少,肾气不足故也。肾液为唾,上焦生热,热冲咽喉,故唾凝结也。"

《太平圣惠方·卷第二十七·治虚劳口舌干燥诸方》:"夫虚劳口舌干者,皆由劳损,血气断膈,津液减少,荣卫不行,下焦虚寒,上焦生热,故令口舌干燥也。"

《平圣惠方·卷第二十七·治虚劳渴诸方》:"夫五脏六腑,皆取津液,若劳损之人,虚实不调,脏腑生热,气在内则津液竭少,故多渴也。"

《太平圣惠方·卷第二十九·治虚劳唾稠黏诸方》:"夫虚劳者,则致津液减少,减少者,由肾气不足故也。肾主液而为唾,上焦若虚,虚则生热,热冲咽喉,故唾凝结也。"

17. 兼痰饮病证

《太平圣惠方·卷第二十八·治虚劳痰饮诸方》:"夫劳伤之人,则脾胃气虚弱,不能消化水浆,故为痰也。痰者是涎液,结聚在于胸膈,停积不散,故为痰饮也。"

《太平圣惠方·卷第二十八·治虚劳脾胃虚冷食不消诸方》:"夫脾为脏,主消水谷,胃为腑,主盛水谷,若脾胃温和,则能消化。今有虚劳,则血气衰弱,脾胃虚冷,故不能消于谷也。"

18. 兼脾胃病证

《太平圣惠方·卷第二十八·治虚劳不思食诸方》:"夫脾胃者,候身体肌肉也。胃为水谷之海,若虚劳,则脏腑不和,令脾胃气弱,故不思食也。"

19. 兼汗证

《太平圣惠方·卷第二十九·治虚劳盗汗诸方》："夫虚劳盗汗者,因眠睡而身体流汗多也,此由阳虚所致,久不已,则令人羸瘦枯瘁,心气不足,亡于津液故也。诊其脉虚弱细微者,皆为盗汗之脉也。"

20. 兼五官病证

《太平圣惠方·卷第三十·治虚劳目暗诸方》："夫肝候于目而藏于血,血为荣养于五脏,今脏腑已有劳伤,则血气俱虚,五脏既虚,则不能荣养于目,故令昏暗也。"

《太平圣惠方·卷第三十·治虚劳耳聋诸方》："夫肾候于耳,劳伤则肾气虚,风邪入于肾经,则令人耳聋而苦鸣;膀胱有停水,浸渍于肾,则耳聋而满也。"

《世医得效方·卷第十六·眼科·七十二症方》："雀目者,肝脏虚劳,时时花起,或时头疼,年深则双目盲。"

《普济方·卷五十四·耳门·劳聋》："夫劳聋者,肾气虚劳所致也。足少阴肾经,宗脉所聚,其气通于耳,肾气虚劳弱,宗脉耗损,则气之所通安,得聪彻而不聩哉。旧说谓因劳则甚,要当节嗜欲,慎起居,而无损肾脏。"

《普济方·卷七十二·眼目门·肾肝虚眼黑暗》："《龙木论》云:眼坐起生花外障,此眼初患之时,眼中别无所患,唯久坐多时,忽然起后头旋,眼中黑花发昏,良久乃定,皆因肝肾虚劳受风,心脏热毒上攻,致有此疾,如或治疗稍迟,以后变为青盲。"

《普济方·卷七十九·眼目门·内障眼》："横翳内障,此眼初患之时,还从一眼先患,皆是五脏虚劳,毒风冲上,脑脂下流,令眼失明,犹辨三光,宜用金针拨之,宜服还睛丸、七宝散瘥。惊振内障,此眼初患之时,忽因五脏虚劳受疾;亦由肝气不足,热毒冲于脑中;即或因打筑着脑,恶血流下,渐入眼内,后经三五年间,变成白翳,一如内障形状。"

21. 兼肿证

《太平圣惠方·卷第三十·治虚劳浮肿诸方》："夫肾主水,脾主土,若脾虚则土不能克制于水,肾虚则水气流溢,散于皮肤,故令身体浮肿,劳伤之人,气血皆涩,则变成水病也。"

《太平圣惠方·卷第五十四·治大腹水肿诸方》："夫水病者,皆由荣卫痞涩,肾脾虚弱所为。而大腹水肿者,或因大病之后,或积虚劳损,或新热食毕,入于水中自渍,及浴冷水气不散,流溢肠外,三焦闭塞,小便不通,水气结聚于内,乃腹大而四肢小,手足逆冷,腰痛,上气咳嗽烦疼,故云大腹水肿也。"

22. 兼咽喉病证

《脉义简摩·卷七·妇科诊略·咽中如有炙腐脉证》："又少阴脉络咽,肾阴不能上朝,络中燥急,遂觉咽中窒碍矣,故虚劳多见此证,时时似咳,但不必尽如炙肉。"

三、辨虚里

虚里为诸脉之所宗,按之应手,动而不紧,缓而不急,动气聚而不散,节律清晰,一息四五至,则表明心气充盛,宗气积聚于胸中,若虚里动甚,则宗气外泄,乃示虚劳之类。

《四诊抉微·卷之二·望诊·虚里跳动》："张介宾曰:虚里跳动,最为虚损病本。故凡患阴虚劳怯,则心下多有跳动,及惊悸者,人但知其心跳,而不知为虚里之动也。其动微者,病尚浅;动甚者,病则甚。凡患此者,常以纯甘壮水之剂,填补真阴,活者多矣。"

《灵素节注类编·卷三·营卫经络总论·经解》："此言又有一大络名虚里,贯膈络肺,出于左乳下……若动甚震衣者,其宗气大泄,乃内伤虚劳之病也。"

四、辨舌脉

1. 数脉

《仁斋直指方论·卷之九·虚劳》："劳倦之疾,百脉空虚,非滋润黏腻之物以养之,不能实也……虚劳之脉,大抵多弦,或浮大,或数,皆虚劳之候也。"

《医灯续焰·卷五·骨蒸脉证第五十》："骨蒸发热,脉数而虚,热而涩小,必殒其躯。骨蒸发热者,热自骨起,蒸发于外,内伤虚劳之热也。脉数而虚,是其本然。盖以数为热,虚为劳耳。若蒸热而见涩小之脉,涩则精血少,小则元气衰。真阴日损,邪火日增,不至于殒躯不已也。"

《诊宗三昧·师传三十二则》:"大抵虚劳失血,喘嗽上气,多有数脉,但以数大软弱者为阳虚,细小弦数者为阴虚。"

2. 微脉

《察病指南·卷中·辨七表八里九道七死脉·八里脉》:"微脉,指下寻之若有若无,极细而浮软,往来如秋风吹毛而无力,故名曰微也。(主气痞)左手寸口脉微,心脏虚……虚劳盗汗。"

《诊家枢要·脉阴阳类成》:"微,不显也,依稀轻细,若有若无,为气血俱虚之候……虚劳盗汗,关微。"

3. 动脉

《察病指南·卷中·辨七表八里九道七死脉·九道脉》:"动脉属阴,指下按之无头尾,大如豆,沉沉微动,不来不往曰动,主四体虚劳疼痛。"

《诊家枢要·脉阴阳类成》:"动,其状如大豆,厥厥摇动,寻之有,举之无,不往不来,不离其处,多于关部见之(当云只各见本关之上),动为痛,为惊,为虚劳体痛。"

《古今医统大全·卷之四·内经脉候·二十六脉主病》:"动脉为神气不安,主惊恐悸怖,为脱血虚劳。"

《古今医鉴·卷之一·脉诀·脉体捷法》:"动脉状如豆大,厥厥动摇,寻之有,举之无,不往不来,不离其处,多于关部见之。为痛、为惊、为虚劳体痛、为崩、为泄利。阳动则汗出,阴动则发热。"

《四诊抉微·卷之七·切诊·动(阳)》:"滑伯仁曰:动则为虚劳体痛,为泻,为崩。"

《脉诀乳海·卷四·动脉指法主病》:"八动者,阴也,指下寻之似有,举之还无,再再寻之,不离其处,不往不来曰动,主四体虚劳,崩中血痢。"

4. 细脉

《濒湖脉学·细(阴)》:"[主病诗]细脉萦萦血气衰,诸虚劳损七情乖。若非湿气侵腰肾,即是伤精汗泄来。"

5. 短脉

《四诊抉微·卷之六·切诊二十九道脉析脉体象主病·短(阴)》:"风邪脉多弦长,见于左寸及气口外侧。短则气病,故虚劳脉必于内侧见之。脉之短长,可以参内伤外感之候。"

6. 濡脉

《四诊抉微·卷之七·切诊·濡》:"张路玉曰:濡为胃气不充之象。故内伤虚劳、泄泻少食、自汗喘乏、精伤痿弱之人,脉虽濡软乏力,犹堪峻补峻温,不似阴虚脱血,纯见细数弦强,欲求濡弱,绝不可得也。"

7. 结脉

《脉理求真·卷一·新著脉法心要·结脉》:"凡虚劳久病,多有是症,然亦有阴虚阳虚之别。故结而兼缓,其虚在阳;结而兼数,其虚在阴。"

8. 弦脉

《仁斋直指方论·卷之九·虚劳》:"劳倦之疾,百脉空虚,非滋润黏腻之物以养之,不能实也……虚劳之脉,大抵多弦,或浮大,或数,皆虚劳之候也。"

《古今医鉴·卷之七·虚劳》:"脉,虚劳之脉,或浮大,或弦数。大者劳也,弦者亦劳。大弦易治,血气未衰,可敛而正也。弦者难治,血气已耗而难补。"

《医述·卷六·杂证汇参·虚劳》:"劳脉,或弦或大。大而无力为阳虚,弦而无力为阴虚。大者易治,血气未衰,可敛而正也;弦者难治,气血已耗,滋补殊难也。"

9. 浮脉

《全生指迷方·卷一·辨脉形及变化所主病证法》:"浮脉之状,在皮肤轻手得之,重按则似有若无……纯浮为感风,浮弦为虚劳……浮涩为肺病,咯血咳嗽,虚劳……无首尾而促疾,虚劳不足。"

《仁斋直指方论·卷之九·虚劳》:"劳倦之疾,百脉空虚,非滋润黏腻之物以养之,不能实也……虚劳之脉,大抵多弦,或浮大,或数,皆虚劳之候也。"

《症因脉治·卷二·劳伤总论·心虚劳伤》:"[心虚劳伤之脉]左脉多浮,左寸浮缓,心气不足;左寸浮数,心血不足。"

10. 大脉

《古今医鉴·卷之七·虚劳》:"脉,虚劳之脉,或浮大,或弦数。大者劳也,弦者亦劳。大弦易治,血气未衰,可敛而正也。弦者难治,血气已耗而难补。"

《医述·卷六·杂证汇参·虚劳》:"劳脉,或弦或大。大而无力为阳虚,弦而无力为阴虚。大者易治,血气未衰,可敛而正也;弦者难治,气血已耗,滋补殊难也。如脉细而数、濡而散者,皆不治。(《证治汇补》)"

11. 兼脉

《古今医统大全·卷之四十六·痨瘵门·脉候》:"《巢氏病源》曰:男子平人脉大为劳极,虚亦为劳。男子劳之为病,其脉浮大,手足烦,春夏剧,秋冬瘥。阴寒,精自出。寸口脉浮而迟,浮则为虚,迟则为劳。虚则卫气不足,劳则荣气竭,脉直上者浮逆虚也。脉涩无阳,是肾气少。寸关涩,无血气,逆冷是大虚。脉浮微缓,皆为虚,缓而大者劳也。脉微濡相搏为五劳,微弱相搏虚损为七伤……《脉经》曰:男子平人脉虚弱微细者,喜盗汗出。男子面赤薄白,主渴及亡血。卒喘心悸,其脉浮者,里虚也。脉虚沉弦,无寒热,短气里急,小便不利,面色㿠白,时时目瞑,此人喜衄,小腹满,此为劳使之然。男子脉微弱而涩,为无子,精气清冷也。失精家,小腹强急,阴虚头寒,目眶痛(一云目眩),发落,脉极虚芤迟,为消谷亡血失精。脉得诸芤动微紧,男子失精,女人梦鬼交通。脉沉小迟者,名脱气,其人疾行则喘喝,手足逆寒,腹满,甚则溏泄,食不消化。脉弦而大,按之中空外急,此名为革,妇人则半产漏下,男子则亡血失精。"

《脉症治方·卷之四·补门·诸虚》:"脉形大力薄为虚损,浮大无力为阳虚,细数无力为阴虚;寸脉浮软而弱为上虚,尺短涩而微为下虚;左尺短涩不均为血虚,右寸沉微为气虚;六脉细微者盗汗,六脉细数者潮热,右关脉弦大,为脾虚。"

《万病回春·卷之六·虚劳》:"脉来数大,或虚细弦急。"

《明医指掌·卷七·虚损劳瘵证七》:"[脉]气虚,脉细,或缓而无力,右脉常弱。血虚,脉大,或数而无力,左脉常弱。阳虚,脉迟。阴虚,脉弦。真气虚,脉紧。"

《景岳全书·卷之十六理集·杂证谟·虚损》:"虚损之脉,凡甚急、甚数、甚细、甚弱、甚涩、甚滑、甚短、甚长、甚浮、甚沉、甚弦、甚紧、甚洪、甚实者,皆劳伤之脉。"

《张氏医通·卷二·诸伤门·虚损》:"紧数之脉,表里俱虚,紧为寒伤营,数为血不足。脉见短数,则无胃气,细数紧数,俱非吉祥。脉洪大按之虚者,须防作泻。凡见数脉难治,病久脉数,尤非所宜。脉忽浮涩而数,忽沉弱而缓,变易不常,虚火之故也。虚损转潮热泄泻,脉短数者不治。虚损脉浮大者,属阳虚;细数者,属阴虚。芤为失血,若两手俱芤,而中有一部独弦者,为有瘀蓄未尽,当散瘀为先,不可骤补。若见数大者,为火旺,必难治;若见涩脉来至者,亦不可治也。弦数为骨蒸,自上而下者,必寸口浮数;自下而上者,必尺中弦急。若关尺俱弦细而急,如循弦缕者,不治。又尺中弦强者,必因房室发热,加之误服寒凉,故脉如是。然虚损之人,虽远房室,其尺脉之弦强,必不能便软。若更犯房室,明日反和,此阴阳得交,故尔暂软。后日诊之,其弦强必愈甚。诊察之际,不可不辨也。"

《症因脉治·卷二·劳伤总论·肝虚劳伤》:"肝虚劳伤之脉:左关浮弦,肝气有损;左关沉弦,肝血不足;弦而大数,肝家实火;弦而细数,肝家虚火。"

《症因脉治·卷二·劳伤总论·肺虚劳伤》:"肺虚劳伤之脉:右寸浮大,肺气伤损;右寸脉细,肺气不足;寸关皆细,土不生金;寸脉数大,肺被火克。"

《症因脉治·卷二·劳伤总论·肾虚劳伤》:"肾虚劳伤之脉:两尺细数,真阴不足;两尺数大,肾中有火;两尺沉迟,真阳不足。"

《症因脉治·卷二·劳伤总论·脾虚劳伤》:"脾虚劳伤之脉:右关弦大,脾气损伤;右关细软,脾气不足;右关细涩,脾血不足;右关细数,血虚有热。"

《医学指要·卷三·脉要歌括》:"虚劳之脉,细数堪伤。"

五、辨爪

《景岳全书·卷之十六理集·杂证谟·虚损》:"(辨爪)凡劳损之病,本属阴虚,阴虚必血少。而指爪为精血之余,故凡于诊候之际,但见其指爪干黄,觉有枯槁之色,则其发肤营气,具在吾目中矣。此于脉色之外,便可知其有虚损之候,而损之微甚,亦可因之以辨也。"

六、辨吉凶

《仁斋直指方论·卷之九·虚劳》:"劳倦之疾,百脉空虚,非滋润黏腻之物以养之,不能实也……虚劳之脉,大抵多弦,或浮大,或数,皆虚劳之候也。大者易治,血气未定,可敛而正也;弦者难治,血气已耗,未易调补之;若带双弦,则为贼邪侵脾,此尤难治;加数,剧则殆矣。"

《古今医统大全·卷之四十六·痨瘵门·脉候》:"脉动而暂止,因不能通而复动,是脉结也。虚劳血气虚少,脉虽乘气而动,血气虚,则不能连属,故脉为之结也。(予每诊得结脉,惟妊妇无妨。及见平人、痰火之人得之,近则半年一年而已,远则三年,无不死者。若是结脉,而又乍疏乍数,必速死也)……虚劳病,左手脉细,右手浮大劲急而不退者,为正气虚,邪气盛,主必死也。久劳人,脉细而数,亦主死而难治。"

《脉症治方·卷之四·补门·诸虚》:"脉形大力薄为虚损,浮大无力为阳虚,细数无力为阴虚;寸脉浮软而弱为上虚,尺短涩而微为下虚;左尺短涩不均为血虚,右寸沉微为气虚;六脉细微者盗汗,六脉细数者潮热,右关脉弦大为脾虚。又男子右尺脉细微如丝者,为阳衰精竭;女人左尺细微如丝者,为阴衰经闭,皆不治也。"

《古今医鉴·卷之七·虚劳》:"脉,虚劳之脉,或浮大,或弦数。大者劳也,弦者亦劳。大弦易治,血气未衰,可敛而正也。弦者难治,血气已耗而难补。双弦则贼邪侵脾,加数则殆矣。又曰:骨蒸劳热,脉数而虚,热而涩少,必殒其躯,加汗加嗽,非药可除。"

《寿世保元·卷一·诸脉宜忌生死》:"妇人虚劳,右寸数者危。"

《明医指掌·卷七·虚损劳瘵证七》:"男子久病,气口脉弱则死,强则生;女人久病,人迎脉强则生,弱则死。"

《景岳全书·卷之十六理集·杂证谟·虚损》:"然无论浮沉大小,但渐缓则渐有生意。若弦甚者病必甚,数甚者病必危,若以弦细而再加紧数,则百无一生矣。"

"凡虚损既成,不补将何以复? 而有不能服人参、熟地及诸补之药者,此为虚不受补,何以望生。若劳损吐血失血之后,嗽不能止,而痰多甚者,此以脾肺虚极,饮食无能化血,而随食成痰,此虽非血,而实血之类也。《经》曰:白血出者,死。故凡痰之最多最浊者,不可治。左右者,阴阳之道路,其有不得左右眠而认边难转者,此其阴阳之气有所偏竭而然,多不可治。凡病虚损者,原无外邪,所以病虽至困,终不愦乱。其有患虚证别无邪热,而谵妄失伦者,此心脏之败,神去之兆也,必死。劳嗽、喑哑声不能出,或喘急气促者,此肺脏之败也,必死。劳损肌肉脱尽者,此脾脏之败也,必死。筋为疲极之本,凡病虚损者,多有筋骨疼痛。若痛有至极不可忍者,乃血竭不能荣筋,此肝脏之败也,必死。劳损既久,再及大便,泄泻不能禁止者,此肾脏之败也,必死。"

《脉诀汇辨·卷四·细脉(阴)》:"细主气衰,诸虚劳损……然虚劳之脉,细数不可并见,并见者必死。细则气衰,数则血败,气血交穷,短期将至。"

《四诊抉微·卷之一·望诊·寒郁面赤》:"王叔和云:面赤如妆不久居,脂与妆同一训义,久病虚劳将坏之候,不治。与上戴阳症不同,戴阳面赤犹可治也。"

《四诊抉微·卷之七·切诊·弦》:"以脉和缓为胃气,虚劳寸口脉多数大,尺弦细搏指者,是但弦无胃气也,不治。"

《脉确·可治病脉》:"《经》曰:阴病而阴脉大者为逆。如虚劳失血之病,喜沉细阴脉,忌洪数阳脉是也。"

《杂病源流犀烛·卷八·虚损痨瘵源流》:"[虚痨五败九死十绝候]《千金方》曰:手足肿无交纹,心败;唇反黑无纹,肺败;面黑有疮,肝败;阴肿囊缩,肾败;脐突肿满,脾败。又曰:九死候者,一手足青,二手足久肿,三脉枯齿干,四语声散鼻虚张,五唇寒冷宣露,六唇肿齿焦,七手循衣缝,八汗出不流,九舌卷卵缩。又曰:气短,目视亭亭无精光,心绝;鼻虚张,气复短,肺绝;面青,眼视人不直,数出泪,肝绝;面黑,眼睛黄,素汁流,肾绝;泄涎唾不觉,时时妄语,脾绝;爪甲青,恶骂不休,胆绝;背脊酸痛,腰重反覆难,骨绝;面无精光,头目自眩,血绝;舌卷缩,如红丹,咽唾不得,足踝小肿,肉绝;发直如麻,汗出不止,肠绝。

虚痨脉代及生死症:仲景曰:虚痨不足,汗出而闷,脉结代,心动悸,行动如常,不出百日死,急者十余日死,宜用炙甘草汤救之。《正传》曰:《难经》言七传者死,间脏者生,何谓也? 然七传者,传其所胜也;间脏者,传其子也。何以言之? 假令心病传肺,肺病传肝,肝病传脾,脾病传肾,肾病传心,一脏不再传,故言七传者死也。间脏者,传其所生也,假令心传脾,脾传肺,肺传肾,肾传肝,肝传心,是子母相生,周而复始,如环无端,故言生也。今考之经文,所谓七传者,只六传而已,谓一脏不再传,按其数,乃有四脏不再受伤也。夫此条言虚痨之症也。其所谓七传者,心病上,必脱去肾病传心一句,其一脏不再伤,当作三脏不再伤,皆传写之误耳。盖虚痨之症,必始于肾经,五脏从相克,而逆传已尽,又复传于肾与心,则水绝而火太旺,故死,而不复再传于彼之三脏矣。其有从相生而顺传者,有生生不息之义,故间脏者生也。《回春》曰:虚痨之疾,不受补者难治;喉中生疮,声音哑者不治;久卧生胝者不治;虚极之病,火炎面红,发喘痰多,身热如火,跗肿溏泄,脉紧不食者死不治。"

《大方脉·杂病心法集解卷三·虚痨门·脉症》:"虚劳之脉象,宜和缓,二三四至,来去有神,此病易治;即浮软微弱而有胃之真脏脉者,亦可得生。若阴虚之劳脉细数,则必形消着骨而后死者,阴主形也。阳虚之劳脉微革,则不待痿尽,忽然而脱者,阳主气也。五脏之脉无和缓象,为无胃之真脏脉,即形肉虽存,亦必不久于人世矣。一息二至,损伤之脉也。一息一至,名为行尸脉,主死。此辨脉之大法也。

人身大骨,即颧、肩、腰、股之大骨也;大肉,即头项、四肢之大肉也。凡大骨痿软不能支持,大肉削瘦,消陷成坑,居常动做,精神渐衰,真脏脉不见者,一岁必死;若真脏脉见,遇所不胜之时日,凶可期也。若真脏脉不见,有是症者,喘满动形,半载内死;有是症者,五脏内损,痛引肩胸,一月而死;有是症者,肉尽之处,皆枯燥破裂,谓之破䐃,身热不已,十日内死。真脏脉见,目眶下陷,视不见人,倾刻而死;若能见人,则神尚未去,至所不胜之日时而死也。此辨虚劳脉症之总诀也。"

《医述·卷六·杂证汇参·虚劳》:"劳脉,或弦或大。大而无力为阳虚,弦而无力为阴虚。大者易治,血气未衰,可敛而正也;弦者难治,气血已耗,滋补殊难也。如脉细而数、濡而散者,皆不治。(《证治汇补》)凡脉,细数肾虚,弦数肝虚,短数肺虚,散数心虚,此为病重之脉,有胃气则生,无胃气则死。(周慎斋)"

"劳瘵之脉,有力可治,无力难治。脉大有力,是有火也;细数无力,是无火也。有火,则元气虽损,犹有根基,尚可措手;无火,则元气颓败,根基无存,虽工巧将何所施哉?(余傅山)"

《杂病广要·卷六·内因类·虚劳》:"死证病劳人,脱肛,骨肉相失,声散呕血,阳事不禁,梦寐交侵,呼吸不相从,昼凉夜热者死,吐脓血者亦死。其脉不数有根蒂者,及颊不赤者生。(《中藏》)劳疾,久而嗽血,咽疼无声,此病自下而传上;若不嗽不疼,久而溺浊脱精,此为自上传下,皆死证也。(《要诀》)大抵虚劳起于斲丧者,肝肾过劳,多致亡血失精、强中阴竭而死。起于郁结者,内火烁津,多致血结干咳、嗜食发痈而死。起于药误者,脾肺受病居多,多致饮食减少、喘嗽泄泻而死。(《医通》)虚劳不受补者,不治。(《丹溪》)病人久虚,内有宿积旧痰,用参术补之,久乃吐出臭痰或绿色痰,当不治。盖积之久,而脾胃虚极不运,故郁臭耳。(《慎柔五书》)"

《医法圆通·卷三·辨认阴盛阳衰及阳脱病情·虚劳脉劲》:"凡虚损已极之人,脉象只宜沉细。若见洪大细数,或弦,或紧,或劲,或如击石,或如粗绳,或如雀啄、釜沸,皆死亡之候。"

《望诊遵经·卷下·诊唇形容条目》:"虚劳唇寒齿宣露者,死证也。"

《形色外诊简摩·卷上·形诊病形类》:"(百病头身手足寒热顺逆死生篇)吐血,咳逆上气,其脉数,而有(一作身)热,不得卧者死。(此虚劳败候,自古无治法矣)"

【论治法】

一、概论

对于虚劳的治疗,根据"虚则补之"的理论,以补益为基本原则,结合五脏病位,调补气血阴阳。并脾肾为先、后天之本,脾胃为气血生化之源,肾为生命之本源,注重补益脾肾;对于虚中夹实或兼感外邪者,应补中有泻,扶正祛邪;辨证结合辨病,补正复虚,求因治病。除内治法外,还应注重导引运动法、灸刺法、熨烙法、调摄身心法、治未病法在虚劳治疗中的应用。

《圣济总录·卷第八十六·虚劳门·虚劳统论》:"凡五劳六极七伤之外,变证不一两,治法皆以补养为宜,形不足者温之以气,精不足者补之以味，气味相得，合而服之，以补精益气，此其要也。"

《圣济总录·卷第八十九·虚劳羸瘦》："然治损之法奈何？损其肺者，益其气；损其心者，调其营卫；损其脾者，调其饮食，适其寒温；损其肝者，缓其中；损其肾者，益其精，此治损之法也。"

《灵素节注类编·卷九·治法准则总论·经解》："如病不尽在内，不尽在外，如虚劳等类，则当治其主病，或主于气，或主于血，或主于阴，或主于阳，随其病而治之也。"

二、调补气血阴阳

《圣济总录·卷第三十一·伤寒后虚羸》："论曰：伤寒之病，多因发汗吐下乃解，病虽瘥，然腑脏俱伤，营卫皆耗，谷气未复，津液不足，无以充养，故形体虚羸，《内经》所谓必养必和待其来复者此也。若其人本自虚弱，又因大病之后，羸劣不复者，则易生劳伤诸疾，当先以气味养和，后以药石疗治，故曰气味和而服之，以补精益气，用拯阴理劳汤，随症加味。"

《圣济总录·卷第一百八十五·补益门·补虚益气》："论曰：形不足者温之以气，精不足者补之以味。形精相感，气血生化，则营卫循流，不失其度。食饮不节，起居靡常，嗜欲之过，形劳精摇，则真气将耗，虚损之疾，由是而生。治法当补虚益气。"

《圣济总录·卷第一百八十六·补虚益血》："论曰：气为阳，血为阴，阴阳和平，诸疾不生。一或衰弱，则有偏阴偏阳之疾，故虚损之人，营血不足，津液涸少，不能充养，肌肉枯槁，髭发黄瘁，手足多寒，面颜少色。补虚治法，当加以益血之剂。"

《杂病心法要诀·卷二·虚劳治法》："后天之治本血气，先天之治法阴阳，肾肝心肺治在后，脾损之法同内伤。[注]后天脾胃水谷生化荣卫，故治法本乎气血。先天肾脏精气生化之原，故治法本乎阴阳。"

《杂病广要·卷六·内因类·虚劳》："阳虚阴虚治法有等。古人论治，以阴虚阳虚为两大纲。辨其阳虚，则温补之；辨其阴虚，则滋养之。岂非开示后学之法门耶。然余阅历多年，会心先觉。审知阳虚有二而阴虚有三两试为拈出，以示吾徒。所谓阳虚有二者，有胃中之阳，后天所生者也；有

肾中之阳，先天所基者也。胃中之阳喜升浮，虚则反陷于下，再行敛降，则生气遏抑不伸。肾中之阳贵凝降，劳则反游于上，若行升发，则真气消亡立至。此阳虚之治有不同也。所谓阴虚有三者，如肺胃之阴，则津液也；心脾之阴，则血脉也；肾肝之阴，则真精也。液生于气，惟清润之品，可以生之。精生于味，非黏腻之物，不能填之。血生于水谷，非调补中州，不能化之。此阴虚之治有不同也。（《病机汇论》）

气血调养例：治法大要，潮热者，不可过用寒凉；秘结者，不可骤兴疏泄；嗽喘者，不可妄施发散；咯血者，不可错认以为热。但以滋养荣血为上，调平藏气次之，某病某药，又于养血调气之中而增益也。其或骨间有热，以至四肢缓弱不举，此则骨痿，欲斯疾之有瘳也，艰哉。虽然，当归、地黄、黄芪、芍药，固养血之上药也，亦当以益胃消痰辈佐之。盖人以谷气为本，所谓精气血气，由谷气而生，古人以五味五谷五药养其病者，不无先后于其间也。当归、地黄恋膈引痰，黄芪、芍药多则伤胃，是可胶柱调瑟而测量轻重之不审乎。（《直指》）"

三、调补五脏

1. 补脾肾

《类经·十六卷·疾病类·脏腑诸胀》："凡属虚劳内损者，多从温补脾肾而愈，俱得复元。或临证之际，有虚实未明，疑似难决者，则宁先以治不足之法，探治有余，若果未投而病反加甚，是不宜补也，不妨易辙，自无大害。"

《不居集·上集卷之十二·各名家治虚损法·脾肾虚损》："李士材曰：夫人之虚，不属于气，即属于血，五脏六腑莫能外焉。而独举脾肾者，水为万物之原，土为万物之母，二脏安和，一身皆治，百疾不生。夫脾居土德，脾安则土为金母，金实水源，且土不凌水，水安其位，故脾安而肾愈安也。肾兼水火，肾安则水不挟肝上泛而凌土湿，火能益土运行而化精微，故肾安而脾愈安也。孙思邈云：补脾不如补肾。许学士云：补肾不如补脾。两先生深知脏为生人之根本，又知二脏有相赞之功能，故其说似背，其旨实同也。救肾者，必本于阴血，血主濡之，血属阴主下降，虚则上升，当敛而抑，六味丸是也。救脾者，必本于阳气。气主

煦之,气为阳,主上升,虚则下陷,当升而举,补中益气汤是也……又如补肾理脾,法当兼行。然方欲以甘寒补肾,其人食减,又恐不利于脾。方欲以辛温快脾,其人阴伤,又恐愈耗其水。两者并衡,而较重脾者,以脾土上交于心,下交于肾故也。若肾大虚而势困笃者,又不可拘。要知滋肾之中,佐以砂仁、沉香;壮脾之中,参以北味、肉桂,随时活法可耳。又如无阳则阴无以生,无阴则阳无以化,宜不可偏也。然东垣曰:甘温能除大热。又曰:血脱补气。又曰:独阴不长。春夏之温可以发育,秋冬之寒不能生长。虚者必补以人参之甘温,阳生阴长之理也。且虚痨证受补者可治,不受补者不治。故葛可久治痨,神良素著,所垂十方,用参者七。丹溪专主滋阴,所述治痨方案,用参者亦十之七,不用参者,非其新伤,必其轻浅者耳。自好古肺热伤肺、节斋服参必死之说,印定后人眼目,甘用苦寒,直至上呕下泻,犹不悔悟,良可悲已。幸李濒湖、汪石山详为之辨,而宿习难返,贻祸未已。不知肺经自有热者,肺脉按之而实,与参诚不相宜。若火来乘金,肺脉按之而虚,金气大伤,非参不保。前哲有言,曰土旺而金生,勿拘拘于保肺。水壮而火熄,毋汲汲于清心。可谓洞达《内经》之旨,深窥根本之治者也。"

2. 补肺气

《太平圣惠方·卷第二十六·治脾劳诸方》:"夫脾劳病者,补肺气以益之,肺王则感脾矣。是以圣人,春夏养阳,秋冬养阴,以顺其根矣。则太阴阳明为根,逆其根者,则伐其本,阴阳四时者,万物之始终也。"

《圣济总录·卷第八十八·虚劳少气》:"论曰:诸气皆属于肺,肺处膈上,主行阳气而通呼吸。虚劳之人,内伤于肺,阳气亏虚,故呼吸微弱,少气不足以息,治宜补益肺脏,以通阳气。"

3. 补肾气

《太平圣惠方·卷第二十六·治肺劳诸方》:"夫肺劳病者,补肾气以益之,肾王则感肺矣。人逆秋气,则手太阴不收,肺气焦满,顺之则生,逆之则死,故反顺为逆,是谓关格,病则生矣。"

4. 补肝气

《太平圣惠方·卷第二十六·治肾劳诸方》:"夫肾劳病者,补肝气以益之,肝王则感肾。其人逆冬气,则足少阴不生,肾气独沉,顺之则疗,逆之则乱,反顺为逆,是谓关格,病则生矣。"

5. 调补脾胃

《普济方·卷二百二十七·虚劳门·虚劳》:"虚劳……法当先养胃调脾,镇安气海仍依节,次当滋肾育心神,治病方知中尽诀。"

《不居集·上集卷之十·吴师朗治虚损法·理脾阴之法》:"吴澄曰:脾乃胃之刚,胃乃脾之柔。东垣《脾胃论》谓脾为死阴,受胃之阳气,方能上升水谷之气于肺。若脾无所禀,则不能行气于脏腑,故专重以胃气为主。又曰:饮食不节则胃先受病,劳倦者则脾先受病,脾受病则不能为胃行其津液,则脾病必及胃,胃病亦必及脾,一腑一脏,恒相因而为表里也。古方理脾健胃,多偏补胃中之阳,而不及脾中之阴。然虚损之人多为阴火所铄,津液不足,筋脉皮骨皆无所养,而精神亦渐羸弱,百症丛生矣。今以芬香甘平之品培补中宫,而不燥其津液,虽曰理脾,其实健胃,虽曰补阴,其实扶阳,则乾资大始,坤作成物,中土安和,天地位育矣。"

《医学摘粹·杂病证方歌括·虚证类·虚劳》:"[虚劳提纲]气血精神被损伤,四肢无力日颓唐,虚劳成病何由治,补助中宫是妙方。"

6. 调补心肾

《杂病源流犀烛·卷八·虚损痨瘵源流》:"[虚劳原由症治]《回春》曰:百病皆生于肾。盖精伤则肾水空虚,不能平其心火,火炎伤其肺金,是绝水之源,金水衰弱,不能胜其肝木,木盛则克脾土,而反生火,火独旺而不生化,故阳有余,阴不足,独热而不久矣……又曰:虚损皆由水火不济,但以调和心肾为主,兼补脾胃,则饮食加,而精神气血自生矣。"

《杂病广要·卷六·内因类·虚劳》:"五脏虽皆有劳,心肾为多。心主血,肾主精,精竭血燥,则劳生焉。治劳之法,当以调心补肾为先,不当用峻烈之剂,惟当温养滋补,以久取效。天雄、附子之类,投之太多,适足以发其虚阳。缘内无精血,不足当此猛剂。然不可因有热,纯用甜冷之药,以伤其肾气。独用热药者,犹釜中无水而进火也;过用冷药者,犹釜下无火而添水也。非徒无益,又害之耳。宜十全大补汤,或双和散,或养荣汤、七珍散、乐令建中汤皆可选用,间进双补丸。(《要诀》)"

7. 扶脾益肝

《不居集·上集卷之十二·各名家治虚损法·虚损用扶脾益肝法》："张路玉曰：夫嗽虽言肺病，而实本于胃。《内经》云：其本在胃，颇关在肺。其义可见。至于平肝之说，关系匪轻。肝为升发之脏，主藏精血，精血充，证脉俱无由见也。凡虚劳里急，亡血失精，烦热脉弦诸症，良由生气内乏，失其柔和，而见乖戾，邪热有余之象。是须甘温调补，以扶发生之气。审系阴亏，则壮水以制阳，阳虚则培土以厚载，使之荣茂，而保其真固，讵可复加削伐，而损既病之胃气乎？"

8. 补脾保肺

《不居集·上集卷之十二·各名家治虚损法·脾肾虚损》："大抵虚劳之证，疑难不少，如补脾保肺，法当兼行。然脾喜温燥，肺喜清润，保肺则碍脾，补脾则碍肺。惟燥热而甚，能食而不泻者，润肺当急，而补脾之药亦不可缺也。倘虚羸而甚，食少泻多，虽喘嗽不宁，但以补脾为急，而清润之品宜戒矣。脾有生肺之能，肺无扶脾之力，故补脾之药，尤要于保肺也。常见痨证之死，多死于泄泻。泄泻之因，多因于清润，司命者能不为之兢兢耶？"

四、滋阴降火

《古今医鉴·卷之七·虚劳》："治之之法，惟滋阴降火，是澄其源也；消痰和血，取积追虫，是洁其流也。及灸膏肓、崔氏四花穴，无有不效。近世以来，多以紫河车加补肾清心退热之药治之，获效者亦多矣。医者可不以补虚为主，而兼去邪矣乎！凡阴虚证，每日午后恶寒发热，至晚亦得微汗而解，脉必虚濡而数，绝类疟疾。但疟脉弦，而虚脉大，为辨耳。若误作疟疾治之，多致不救。"

《金匮翼·卷三·虚劳统论·热劳》："热劳者，因虚生热，因热而转虚也。其证心神烦躁，面赤唇焦，身热气短，或口舌生疮是也。《明医杂著》云：人之一身，阳常有余，阴常不足，况节欲者少，过欲者多，精血既亏，相火必旺，火旺则阴愈消，而劳瘵咳嗽，咯血吐血等证见矣。故宜常补其阴，使阴与阳齐，则水能制火，而水升火降，斯无病矣。"

五、解托、补脱

《不居集·上集卷之十·吴师朗治虚损法·解托补托二法总论》："吴澄曰：解托、补托二法，此治虚劳而兼外感，或外感而兼虚劳，为有外邪而设，非补虚治损之正方也。盖柴、葛之性能升能散，走肌达表，虽能托邪，然大泄营气，走散真阴，虽与参、芪、归、地同用，而阴虚水亏，孤阳劳热者，决非所宜。古人禁用，良有以也。虽然此特论于虚劳而无邪热之人，非所论感外邪而兼有虚劳之证也。苟有外邪，而不兼一二提托之品，则邪何由透达？特揣摩此二法，制一十三方，以杜绝外损之源，殊非补养衰弱之意，此开手之治法也。若真阴真阳之治，则有上集之各法。似是而非之治，则有下集各法，不多赘也。

虚劳无外邪客热者，解托、补托之法，万不可用。惟挟外感不任疏散者，则此二法最妙。若内伤重，而外感轻者，宜用补托之法。内伤轻，而外感重者，宜用解托之法。

外邪内陷阳虚者，宜助卫内托散；阴虚者，宜益营内托散；阴阳两虚者，宜双补内托散。若初起而正气原不甚虚，邪有内陷者，宜升柴拔陷汤。

感时行疫疠，而体虚不能清解者，若寒重热轻，宜柴陈和解汤；若热重寒轻，宜柴苓和解汤；若日轻夜重，宜用升柴拔陷汤；若表实里虚，葛根解托汤。若劳心大过，而邪不解者，或病后余邪未尽，有不能补者，宜宁神内托散。若劳力太过，而邪有不解者，宜理劳神功散。

食少事烦不息，劳苦用心太过，伤人最多。而有外邪客人为寒为热者，宜宁神内托散。若房劳过度，耗散真阴，走伤元气者，宜补真内托散。若七情内伤，而邪有不解者，宜宁志内托散。"

六、以涩去脱

《圣济总录·卷第一百八十五·补益门·补虚固精》："论曰：肾主水，受五脏六腑之精而藏之，所谓天一在脏本立始也。若肾脏衰，精气不固，或因溲而出，或因闻见而溢，或因虚劳，漏泄精气；或因邪气乘虚，客于阴为梦遗，皆肾虚也。宜补以固之，故法宜以涩去脱。"

七、调顺三焦

《圣济总录·卷第八十八·虚劳痰饮》："论曰：虚劳之人……治法宜调顺三焦，升降阴阳，使气道通流，即痰饮自消。"

八、润养上焦

《圣济总录·卷第九十·虚劳咳唾脓血》："论曰：虚劳之人……宜润养上焦，滋益营卫，则病缓而可已。"

九、药性调补

1. 甘缓法

《中西汇通医经精义·下卷·七方十剂》："缓方，虚延之证，剽劫不能成功，须缓药和之，有以甘缓之者，炙甘草汤、四君子汤，治虚劳是也。"

2. 平补法

《仁斋直指方论·卷之九·痨瘵》："又云：治虚劳，世用寒凉之药治热症，热之愈热；用热药治寒症，寒之愈寒，何也？对曰：东垣有云，用苦寒之剂，妄治劳伤之热，大寒则愈虚其中，大热则愈怯其内，治疗无端，致伤脾胃。殊不知甘能缓火，劳者温之，保全者当求微病之初，莫治已病之后。察气血之亏盈，审病源之要道，补益温平，无不效验，故集诸方补附于后。"

《古今医鉴·卷之七·补益》："治疗之法，当随五脏六腑寒热调之。《经》曰：形不足者，温之以气；精不足者，补之以味。然滋补之药，贵乎平和，不可骤用峻补、丹石燥热之剂。恐肾水枯竭，虚火愈炽。惟当斟酌轻重而用之，斯得之矣。"

《石室秘录·卷一（礼集）·全治法》："更有一法，治人虚劳而未成痨瘵之症。方用熟地一两，山药一两，山茱萸三钱，麦冬三钱，枣仁一钱，人参一钱，茯苓二钱，陈皮一钱，甘草一钱，沙参三钱，白芥子一钱，芡实五钱，白芍三钱，远志八分，丹皮一钱，水煎服。此方亦通身补其气血之方也，不寒不热，不多不少，不偏不倚，乃至中之方，当以此为主，治初起之痨役也。盖痨役之方，当世推尊补中益气。其方原无不利，但补中益气汤治饮食内伤，兼带风邪者最妙，不能治无有风邪而兼痨役内伤之症。吾今立方名为和平散，以治内伤而无外感者神效。亦全治之一法也。"

《杂病广要·卷六·内因类·虚劳》："凡滋补之药，当用平和，不可骤用峻补。缘肾水枯竭，不足以当之，又恐愈甚上炎之患，慎之慎之。（《袖珍》）"

3. 温补法

《石室秘录·卷四（御集）·温治法》："天师曰：温治者，不可用寒凉，又不可用辛热，不得已乃用温补之药，以中治之也。如人病虚劳，四肢无力，饮食少思，怔忡惊悸，失血之后，大汗之后是也。此等各症，俱不可用偏寒偏热之药，必须温平之品，少少与之，渐移默夺，庶几奏效。倘以偏师出奇。必有后患。方用熟地五钱、白术五钱、茯苓五钱、白芥子五分、山药二钱、枸杞子一钱、当归一钱、枣仁五分、麦冬一钱、神曲三分、芡实三钱，水煎服。此方去湿之药居多，使健脾利气，生血养精，既无偏热之虞，又鲜偏寒之虑，中和纯正，久之可服，湿去则脾气自行，血足则精神自长，此温治之所以妙也。

张公曰：温治法妙，予亦有一方可存。熟地五钱，山药一钱，茯苓一钱，甘草一钱，女贞子一钱，麦冬三钱，白芍三钱，当归二钱，菟丝子一钱，枣仁一钱，远志八分，山药一钱，陈皮三分，砂仁一粒，覆盆子一钱，水煎服。此方不凉不热，补肾、肝、肺、脾、心之五脏，而无偏重之忧。可以温治者，幸留意于此方。"

4. 甘酸辛药法

《金匮翼·卷三·虚劳统论·虚劳营卫不足》："虚劳营卫不足者……宜甘酸辛药调之。甘以缓急，酸以养阴，辛以养阳也。"

十、炼、服单药

《外台秘要·卷第三十七·崔尚书乳煎钟乳饵法二首》："疗风虚劳损腰脚弱，补益充悦强气力法：钟乳三两研如面，以夹绵练袋盛，稍宽容，急系头，内牛乳一大升中煎之。三分减一分，即好，去袋，空饮乳汁。不能顿服，为再服亦得；若再服，即待晚间食消时服之；如能顿服，即平朝尽服之。不吐不利，若稍虚冷人，即微下少溏利，亦无所苦，明朝又以一大升牛乳准前煎之。依法服饵，其炼袋每煎讫，即以少许冷水灌，不然气不通泄。如此三十度以上、四十度以下，即力尽，其袋中滓和面，饲母鸡，取其生子食亦好，不然用浸药酒亦得。若有欲服白石英，并依此法。若患冷人即用酒煎，患热人即用水煎，若用水及酒，例须减半乃好，若用牛乳三分减一分。补益虚损，无以加之，永不发动。"

《太平圣惠方·卷第三十八·飞炼石英及单服石英法》："治风虚劳损，眼目不明，神思昏浊，宜服石英粉法：白石英（任多少莹静者），上件，飞炼如前法成粉讫，每四两为一剂，取炼成白蜜和之，分为二十一丸，用瓷盒盛之。每日空心及晚食前，用暖酒嚼一丸，服后吃少粥了，宜行百步，以展药力。"

《太平圣惠方·卷第九十四·神仙服天门冬法》："神仙服天门冬饼子法，治虚劳绝伤，年老衰损，羸瘦，偏枯不起，风湿不仁，冷痹，心腹积聚，恶疮痈肿，癞疾，重者遍身脓坏，鼻柱败烂，服之皮脱虫出，肌肉如故，此无所不治，亦治阴萎，耳聋目暗，久服白发变黑，齿落重生，延年，入水不濡，一年心腹痼疾并皆去矣，令人长生气力百倍。天门冬一石（捣取汁三斗），白蜜二升，胡麻末四升（微炒）。上件药，于锅内先煎天门冬汁至一斗，便入白蜜并胡麻末，搅令得所，更入黑豆黄末，和捏为饼子，径三寸，厚半寸。每一枚，嚼烂，温酒下，日三服，忌食鲤鱼。"

《太平圣惠方·卷第九十四·神仙服仙茅法》："仙茅味辛温有毒，主心腹冷气，不能食，腰脚风冷，挛痹不能行，丈夫虚劳，老人失溺，无子，益阳道，久服通神强记，助筋骨，益肌肤，长精神明目。一名独茅根，一名茅瓜子，一名婆罗门参。《仙茅传》云：十斤乳石，不及一斤仙茅，表其功力尔。生西域及大庾岭，亦云忌铁及牛乳，二月八月采根。其法于后：仙茅十斤（锉如豆大，以水浸去赤汁，数数换水，水清即漉取晒干），上捣罗为末，炼蜜和丸如梧桐子大。每日空腹，以温酒下十五丸，日晚再服，如本性热人，饮下亦得，如能每日别取其末，煎之为汤，下丸极妙。如服后觉热气上冲，头痛，以沙糖为浆饮之，即定，兼浓煮甘草豆汤一盏服之，亦效，又取一分乌油麻仁，炒熟为末，兼沙糖和之，为丸服，即得力迟当不发矣。服后十数日，觉能食兼气下，即效也。所服不限多少，唯多为妙。若患冷气人，不用水浸除赤汁，便切捣，依前和合。忌牛乳，其所忌牛乳者，只是减其药力，亦无伤损。若煎汤，取散三钱，水五合，煎至四合，空腹顿服之，大佳。"

《奇效良方·卷之二十一·诸虚门·诸虚通治方》："（服天门冬方）强筋髓，驻容颜。用天门冬曝干，捣下筛，食方寸匕，日三两可至十服，小儿服尤良。与松以崖蜜丸服之，益善弥佳。又捣取汁，微火煎取五斗，下白蜜一斗，胡麻炒末二升，合煎，捣勿息手，可丸即止火，下大豆黄末和为饼，径三寸，厚半寸，一服一枚，日三两百日以上得益，此方最妙。"

十一、单药酿酒

《太平圣惠方·卷第九十四·神仙服仙茅法》："一方酿酒服，如伤多无，若多即吐去病也。蒯道人年近二百，而少告皇甫隆云：但取天门冬去心皮，切干末，酒服方寸匕，日三两。令人不老，补中益气，愈百病也。天门冬生奉高山谷，在东岳名淫羊食，在中岳名天门冬，在西岳名管松，在南岳名百部，在北岳名无不愈，在原陆山阜名颠棘。虽然处处有之，异名其实一也。在阴地者佳。取细切，烈日干之，久服令人长生，气力百倍。治虚劳，绝伤年老，衰损羸瘦，偏枯不随，风湿不仁，冷痹，心腹积恶，疮痈疽肿，癞疾。重者周身脓坏，鼻柱败烂，服之皮脱虫出，颜色肥白，此无所不治。亦治阴痿，耳聋目暗，久服白发黑，齿落生，延年益命，入水不濡。二百日后恬泰疾损，拘急者缓，劣者强，三百日身轻，三年走及奔马，又三年心腹痼疾皆去矣。忌食鲤鱼。须常以七八九月采其根，亦云丑月，过此味也。"

《世医得效方·卷第二十·孙真人养生书·服食法》："天门冬酒酿法：取天门冬净洗，去心皮，令人利捣，压取汁二升，渍面二升，曲发，以糯米二升，准家酿法造酒。春夏宜极冷下饭，秋冬温如人肌。此酒初熟味酸，仍作臭泔腥气，但服之，久停则香美，余酒皆不及。封四七日佳。凡八月、九月即少少合，至十月多，拟到来年五月三十日以来，相续服之。春三月亦得合，入四月不得合。服酒时，若再得天门冬去心皮，曝干，为细末，以卜件酒服方寸匕，日三两加至三匕。久服长生，补中益气，愈百病也。治虚劳等伤，年老衰损羸瘦，偏枯不随，风湿不仁，冷痹心腹积聚，恶疮痈疽，肿癞疾重，周身脓坏，鼻柱败烂，服之皮脱虫出，颜色肥白发黑，齿落再生，入水不濡。二百日后恬泰，疾损拘急者缓，羸劣者强。三百日身轻，三年走及奔马。至十年，心腹痼疾皆去。"

十二、导引运动

《诸病源候论·虚劳病诸候上·虚劳候》："《养生方》云：唯欲嘿气养神，闭气使极，吐气使微。又不得多言语、大呼唤，令神劳损。亦云：不可泣泪，及多唾涕。此皆为损液漏津，使喉涩大渴。又云：鸡鸣时，叩齿三十六通讫，舐唇漱口，舌聊上齿表，咽之三过。杀虫，补虚劳，令人强壮。

《养生方·导引法》云：两手拓两颊，手不动，搂肘使急，腰内亦然，住定。放两肘头向外，肘髆腰气散，尽势，大闷始起，来去七通，去肘臂劳。又云：两手抱两乳，急努，前后振摇，极势二七，手不动，摇两肘头上下来去三七。去两肘内劳损，散心向下，众血脉遍身流布，无有壅滞。又云：两足跟相对，坐上，两足指向外扒；两膝头拄席，两向外扒使急；始长舒两手，两向取势，一一绵急三七。去五劳、腰脊膝疼、伤冷脾痹。又云：跪一足，坐上，两手髀内卷足，努踹向下，身外扒，一时取势，向心来去二七，左右亦然。去五劳、足臂疼闷、膝冷阴冷。又云：坐抱两膝，下去三里二寸，急抱向身极势，足两向身，起，欲似胡床，住势，还坐，上下来去三七。去腰足臂内虚劳、膀胱冷。又云：外转两脚，平踏而坐，意努动膝节，令骨中鼓，挽向外十度，非转也。又云：两足相踏，向阴端急蹙，将两手捧膝头，两向极势，捺之二七，竟；身侧两向取势二七，前后劲腰七。去心劳、痔病、膝冷。调和未损尽时，须言语不瞋喜。偏跏，两手抱膝头，两向极势，挽之三七，左右亦然，头须左右仰扒。去背急臂劳。又云：两足相踏，令足掌合也；蹙足极势，两手长舒，掌相向脑项之后，兼至髆，相挽向头髆，手向席，来去七；仰手，合手七；始两手角上极势，腰正，足不动。去五劳、七伤、脐下冷暖不和，数用之，常和调适。又云：一足踏地，一足屈膝，两手抱犊鼻下，急挽向身极势，左右换易四七。去五劳、三里气不下。又云：蛇行气，曲卧以，正身复起，踞，闭目随气所在，不息，少食裁通肠，服气为食，以舐为浆，春出冬藏，不财不养。以治五劳、七伤。又云：虾蟆行气，正坐，动摇两臂，不息十二通。以治五劳、七伤、水肿之病也。又云：外转两足，十遍引。去心腹诸劳。内转两足，十遍引，去心五息止。去身一切诸劳疾疹。"

《诸病源候论·虚劳病诸候上·虚劳羸瘦候》："《养生方》云：朝朝服玉泉，使人丁壮，有颜色，去虫而牢齿也。玉泉，口中唾也。朝未起，早漱口中唾，满口乃吞之，辄琢齿二七过，如此者三两乃止，名曰练精。又云：咽之三过，乃止。补养虚劳，令人强壮。"

《诸病源候论·虚劳病诸候上·虚劳寒冷候》："《养生方·导引法》云：坐地交叉两脚，以两手从曲脚中入；低头，叉手项上。治久寒不能自温，耳不闻声。"

《诸病源候论·虚劳病诸候上·虚劳少气候》："《养生方·导引法》云：人能终日不涕唾，随有漱漏咽之。若恒含枣核而咽之，令人受气生津液，此大要也。"

《诸病源候论·虚劳病诸候上·虚劳里急候》："《养生方·导引法》云：正偃卧，以口徐徐纳气，以鼻出之。除里急、饱食。后小咽气数十，令温中；若气寒者，使人干呕腹痛，从口纳气七十所，咽，即大填腹内，小咽气数十；两手相摩，令极热，以摩腹，令气下。"

《诸病源候论·虚劳病诸候下·虚劳阴下痒湿候》："《养生方·导引法》云：偃卧，令两手布膝头，取踵置尻下，以口纳气，腹胀自极，以鼻出气，七息。除阴下湿，少腹里痛、膝冷不随。"

《诸病源候论·腰背病诸候·腰痛候》："又云：长舒两足，足指努向上，两手长舒，手掌相向，手指直舒，仰头努脊，一时极势，满三通；动足相去一尺，手不移处，手掌向外七通；更动足二尺，手向下拓席，极势，三通。去遍身内筋脉虚劳，骨髓痛闷。长舒两足，向身角上，两手捉两足指急搦，心不用力，心气并在足下，手足一时努纵，极势三七。去踹、臂、腰疼、解溪蹙气、日日渐损。"

《养生导引法·二便不通门》："原文：一法，正坐，以两手交背后，名曰带便。愈不能大便，利腹，愈虚羸。反叉两手着背上，推上使当心许，跂坐反倒九通。愈不能大小便，利腹，愈虚羸也。[解说]正坐，两手交叉在背，名为带便。可治疗不能大便，使腹内通利，并可治虚劳羸瘦。反叉两手放背上，将手向上推，正对心上下，两脚伸直岔开而坐，头身向后反倒九次。可治疗不能大小便，便腹内通利，并可治虚劳羸瘦。"

《杂病源流犀烛·卷八·虚损痨瘵源流》："虚痨导引：《保生秘要》曰：掌心无事任擦搓，早晚摩两胁、肾俞、耳根、涌泉，令人搓百四十回，固精多效。朝煅人乳酒，饮清洁童便或服循环水，用姜枣以暖脾宫，或用秋石代盐，取其滋阴降火。若虚损无力服参者，宜依方进气，取效天然。至危漏底，诸药难治者，用好脐带数条煅为末，每服二钱，好酒调意调服，神验也。戒恼怒，绝思欲，忘言守静，能踵息，起死回生。运功：《保生秘要》曰：一指归元，三提三咽，念四字咒，于分寸虚虚抱守，妄念返复，持一死字，世事尽归于空，抱守二七，痰涎稍清，运功周天，借督脉，按四时进退，有神功。呕红起念艮背，运行庭归元合用，百日功夫，勿使间断，骨蒸盗汗，痰嗽尽愈。"

十三、针灸疗法

《备急千金要方·卷十二·胆腑方·吐血第六》："虚劳吐血，灸胃脘三百壮，亦主劳呕逆吐血，少食多饱多唾（一作多睡）。"

《备急千金要方·卷十八·大肠腑方·咳嗽第五》："逆气虚劳，寒损忧恚，筋骨挛痛，心中咳逆，泄注腹满，喉痹颈项强，肠痔痔血，阴急鼻衄骨痛，大小便涩，鼻中干，烦满狂走易气，凡二十二病，皆灸绝骨五十壮，穴在外踝上三寸宛宛中。"

《备急千金要方·卷十九·肾脏方·精极第四》："虚劳尿精，灸第七椎两旁各三十壮；又灸第十椎两旁各三十壮；又灸第十九椎两旁各二十壮；又灸阳陵泉、阴陵泉各随年壮。梦泄精，灸三阴交二七壮，梦断神良。（内踝上大脉，并四趾是）……男子虚劳失精，阴上缩，茎中痛，灸大赫三十壮，穴在屈骨端三寸。男子虚劳失精，阴缩，灸中封五十壮。"

《备急千金要方·卷十九·肾脏方·补肾第八》："治五脏虚劳，小腹弦急胀热方：灸肾俞五十壮，老少损之。若虚冷可至百壮，横三间寸灸之。"

《备急千金要方·卷二十一·消渴淋闭方·水肿第四》："治虚劳浮肿方，灸太冲百壮；又，灸肾俞。"

《千金翼方·卷第二十七·针灸中·大肠病第八》："又，内踝上三寸，绝骨宛宛中，灸五十壮。主咳逆虚劳，寒损忧恚，筋骨挛痛；又，主心中咳逆，泄注腹痛，喉痹，项颈满，肠痔逆气，痔血阴急；鼻衄骨疮，大小便涩，鼻中干燥，烦满，狂易走气。凡二十二种病，皆当灸之也。"

《千金翼方·卷第二十七·针灸中·肾病第九》："肾俞，主五脏虚劳，少腹弦急胀热，灸五十壮，老小损之。"

《千金翼方·卷第二十八·针灸下·尿血第三》："虚劳、尿血、白浊，灸脾俞百壮。"

《外台秘要·卷第三·天行阴阳易方二首》："《深师》疗丈夫得妇人阴易之病，若因房室及诸虚劳，少腹坚，绞痛阴缩，困笃欲死方。灸阴头一百壮便瘥，可至三百壮皆愈，良无比。后生子如故无妨。（《范汪》同，无所忌）"

《外台秘要·卷第十七·虚劳羸瘦方五首》："《病源》：夫血气者，所以荣养其身也。虚劳之人，精髓萎竭，血气虚弱，不能充盛肌肤，故羸瘦也。其汤熨针石，别有正方补养宣导，令附于后。《养生方》云：朝朝服玉泉，使人丁壮有颜色，去虫而牢齿也。（玉泉者口中唾也）朝未起，早漱，令满口乃吞之，辄琢齿二七遍，如此者三乃止，名曰练精。又云：咽之三过乃止。补养虚劳，令人强壮。"

《外台秘要·卷第二十六·阴下痒湿方七首》："《病源》：大虚劳损，肾气不足，故阴汗阴冷，液自泄，风邪乘之，则瘙痒也。其汤针灸石，别有正方，补养宣导，今附于后。《养生方》导引法云：卧令两手布膝头，取踵置尻下，以口纳气，腹胀自极，以鼻出气，七息除阴下湿，少腹里痛，膝冷不随。"

《外台秘要·卷第三十九·孔穴主对法》："膏肓俞，主无所不疗，诸羸弱瘦损，虚劳，梦中失精，上气咳逆。"

《圣济总录·卷第一百九十一·针灸门·足太阳膀胱经》："魄户二穴，在第三椎下，两旁相去各三寸，正坐取之，足太阳脉气所发。治背髆痛，咳逆上气，呕吐烦满，虚劳肺痿，五尸走注，项强不得回顾。针入五分，得气即泻，又宜久留针，灸亦得，日可灸七壮，至百壮止。膏肓俞二穴，在第四椎下，两旁相去各三寸。主无所不疗，羸瘦虚损，梦中失精，上气咳逆，发狂健忘。又取穴之法，令人正坐曲脊，伸两手，以臂着膝前令正直，手大指与膝头齐，以物支肘，勿令臂得动摇也，从胛骨上角，摸索至骨下头，其间当有四肋三间，灸中间，从胛骨之里，去胛容侧指许，摩膂去表肋间空处，按之自觉牵引于肩中，灸两胛中一处至百壮，多至五百壮，当觉下咙咙似流水之状，亦当有所下出。"

《圣济总录·卷第一百九十四·治虚劳小便白浊灸法》："虚劳腰脊冷疼，溺多白浊，灸脾募百壮，又灸三焦俞百壮，又灸章门百壮。虚劳小便浊难，灸肾俞百壮。"

《扁鹊心书·卷上·黄帝灸法》："男妇虚劳，灸脐下三百壮……妇人半产，久则成虚劳水肿，急灸脐下三百壮。"

《扁鹊心书·卷上·附窦材灸法》："一虚劳咳嗽潮热，咯血吐血六脉弦紧，此乃肾气损而欲脱也，急灸关元三百壮，内服保元丹可保性命。若服知柏归地者，立死，盖苦寒重损其阳也。"

《扁鹊心书·卷中·虚劳》："一妇人伤寒瘥后转成虚劳，乃前医下冷药，损其元气故也。病人发热咳嗽、吐血少食，为灸关元二百壮，服金液、保命、四神、钟乳粉，一月全愈。"

《扁鹊心书·卷下·产后虚劳》："生产出血过多，或早于房事，或早作劳动，致损真气，乃成虚劳。脉弦而紧，咳嗽发热，四肢常冷，或咯血吐血，灸石门穴三百壮，服延寿丹、金液丹，或钟乳粉，十日减，一月安。"

《仁斋直指方论·卷之九·虚劳》："灸劳法：膏肓二穴，可以回生；或肚脐相对，取背脊骨对正，灸亦有验，艾柱亦不可多。"

《世医得效方·卷第八·大方脉杂医科·诸淋·瘤冷》："灸法：诸虚极，灸膏肓俞、气海穴，壮数愈多愈妙。"

《普济方·针灸卷十三·针灸门·虚损》："治虚劳喘嗽，灸脊骨从上第五椎下间，神庭穴百壮……治虚劳，阴中疼痛，溺血，泄精，穴灸列缺五十壮，又灸横骨五十壮，又云，治五脏虚竭。"

《普济方·针灸卷十三·针灸门·梦遗失精》："治虚劳尿精梦泄（《资生经》），灸第七椎两旁各三十壮，曲泉百壮。治虚劳白浊泄精，穴脾俞、三焦俞、肾俞、章门各百壮。"

《针灸大成·卷七·足少阳经穴主治·考正穴法》："悬钟（一名绝骨）：足外踝上三寸动脉中，寻摸尖骨者是。足三阳之大络。按之阳明络绝，乃取之。《难经》曰：髓会绝骨。疏曰：髓病治此。袁氏曰：足能健步，以髓会绝骨也。《铜人》：针六分，留七呼，灸五壮。《指微》云：斜入针二寸许，灸七壮，或五壮。主……虚劳寒损。"

《针灸大成·卷七·任脉经穴主治·考正穴法》："上脘（一名胃脘）：巨阙下一寸，脐上五寸。上脘、中脘属胃，络脾。足阳明、手太阳、任脉之会。《素注》《铜人》：针八分，先补后泻。风痫热病，先泻后补，立愈。日灸二七壮，至百壮，未愈倍之。《明堂》：灸三壮。主……虚劳吐血。"

《针灸集成·卷二·虚劳》："虚劳，羸瘦、耳聋、尿血、小便浊或出精、阴中痛、足寒如冰，昆仑、肾俞、年壮、照海、绝骨，身有四海，气海、血海、照海、髓海。""针灸法：五劳羸瘦，取足三里；体热劳嗽，泻魄户；虚劳骨蒸盗汗，泻阴郄（《纲目》）；真气不足，灸气海（《资生》）；虚劳百证，宜灸膏肓俞穴、患门穴、崔氏四花穴，此无所不疗。"

《杂病广要·卷六·内因类·虚劳》："灸法：脏气虚惫，真气不足，一切气疾久不瘥者，宜灸气海。（《铜》）腑脏虚乏，下元冷惫等疾，宜灸丹田。阳气虚惫，失精绝子，宜灸中极……曲骨主失精，五脏虚竭，灸五十壮。（《千》）《明堂》云：但是虚乏冷极，皆宜灸。膏肓俞主无所不疗，羸瘦虚损，梦中失精，上气咳逆，发狂健忘等疾。（《资生经》）"

十四、熨烙法

《圣济总录·卷第一百一十三·熨烙》："论曰：血气得温则宣流，得寒则凝泣。肝藏血，上注于目，若肝经虚寒，则目多昏暗泪出之候，古方用温熨之法。盖欲发散血气，使之宣流尔，若翳膜顽厚，熨法所不能去者，又宜烙之……凡五脏虚劳，风热上冲于肝，从上生向下，名曰逆翳；从下生向上，名曰顺翳，此疾宜用熨烙法。"

十五、调摄身心

《杂病广要·卷六·内因类·虚劳》："调摄法：诸虚百损，莫不自心肾而然，病既至此，尚有不能守节，或孳孳于财利，或恋恋于色欲，伤动坎离，渐致沉羸，去生远矣。养生之士闻此，自当恻然有感于斯，谨起居，节饮食，静室自处，勿贪富贵，勿怨贫贱，勿嗜酒色，专心服药。治法当以宁心凝神为先，次则涩精补肾，则疾无不愈矣。（《治病活法秘方》）世有患此者，急绝房欲以养精，内观以养神，毋怒劳以耗气，则其真阴之水自充，而五内之火自息，又何不治之有。惟其嗜欲无节，起居不时，食饮自倍，使神散而精竭，血涸而气亡，直至发热不休，形骸骨立而死，良可叹哉。（《订补明医指掌》）"

十六、治未病

《理虚元鉴·卷上·虚劳当治其未成》："患虚劳者,若待其已成而后治之,病虽愈,亦是不经风浪,不堪辛苦的人,在富贵者犹有生理,贫者终难保也。是当于未成之先,审其现何机兆,中何病根,尔时即以要言一二语指示之,令其善为调摄,随用汤液十数剂,或用丸剂胶剂二三斤,以断其根,岂非先事之善策哉。"

十七、治疗禁忌

1. 禁燥烈,禁伐气,禁苦寒

《理虚元鉴·卷上·三禁》："治劳三禁,一禁燥烈,二禁伐气,三禁苦寒是也。盖虚劳之痰,由火逆而水泛,非二陈、平胃、缩砂等所开之痰。虚劳之火,因阴虚而火动,非知、柏、芩、连、栀子等所清之火。虚劳之气,由肺薄而气窒,非青、枳、香、蔻、苏子等所豁之气。乃至饮食所禁,亦同药饵。有因胃弱而用椒、胡、茴、桂之类者,其害等于二陈;有因烦渴而啖生冷鲜果之物者,其害同于知、柏;有因气滞而好辛辣快利之品者,其害甚于青、枳。此三禁不可不知也。"

2. 审冷热

《杂病广要·卷六·内因类·虚劳》："治当审冷热:《养生必用方》论虚劳不得用凉药,如柴胡、鳖甲、青蒿、麦门冬之类皆不用服,唯服黄芪建中汤。有十余岁女子,因发热,咳嗽喘急,小便少,后来成肿胀,用利水药得愈。然虚羸之甚,遂用黄芪建中汤,日一服,三十余日遂愈。盖人禀受不同,虚劳小便白浊阴脏人,服橘皮煎黄芪建中汤,获愈者甚众。至于阳脏人,不可用暖药,虽建中汤不甚热,然有肉桂,服之稍多,亦反为害。要之用药,亦量其所禀,审其冷热,而不可一概以建中汤治虚劳也,谨之。(《医说》引《医余》)"

【论用方】

一、常用治虚劳方论

1. 论四君子汤

《古今医鉴·卷之七·补益》："四君子汤,补阳气虚衰。人参一钱,白术二钱(炒),白茯苓一钱,甘草一钱(炙)。上锉一剂,姜、枣煎服。有痰加陈皮、半夏,名六君子汤。[按]是方治气分之圣药也,用人参补元气,白术健脾胃,甘草和中,茯苓淡渗,引参下行,补下焦元气。气乃无形之气,属乎阳,乃君子之象焉,故名四君子汤。"

《医方考·卷三·气门第二十·四君子汤》："四君子汤,人参、白术、白茯苓、炙甘草各二钱。面色萎白,言语轻微,四肢无力,脉来虚弱者,此方主之。夫面色萎白,则望之而知其气虚矣;言语轻微,则闻之而知其气虚矣;四肢无力,则问之而知其气虚矣;脉来虚弱,则切之而知其气虚矣。如是则宜补气。是方也,人参甘温质润,能补五脏之元气。白术甘温健脾,能补五脏之母气。茯苓甘温而洁,能致五脏之清气。甘草甘温而平,能调五脏愆和之气。四药皆甘温,甘得中之味,温得中之气,犹之不偏不倚之君子也,故曰四君子。"

《祖剂·卷之三·四君子汤》："治营卫气虚,脏腑怯弱,心腹胀满,全不思食,肠鸣泄泻,呕哕吐逆,大人小儿脾胃不和,中脘停饮,大病之后,尤宜服之。人参一两,茯苓一两,白术一两,甘草五钱。上㕮咀,水一盏,姜七片,枣一枚,煎至七分去滓服。按本草,人参甘温安精神,能补五脏之元气,白术甘温理脾胃,能补五脏之母气,茯苓甘平能致五脏之清气,甘草甘平能调五脏愆和之气,甘得中之味,温得中之气,诚无愧和衷之君子也。"

《冯氏锦囊秘录·杂症大小合参卷十一·方脉痨瘵合参·四君子汤》："治一切阳虚气弱,脾衰肺损,面色枯白,饮食少思,四肢无力,体瘦面黄,皮聚毛落,脉来细软。人参,白术(土炒)、茯苓各二钱,甘草一钱(炙),姜枣水煎服。脾者,万物之母也。肺者,气之母也。脾胃一虚,肺气先绝,脾不健运,故饮食减少,则营卫无所滋养,脾主肌肉,故体瘦面黄,肺主皮毛,故皮聚毛落,脾肺皆虚,故脉来细软也。是方以人参补五脏之元气,白术补五脏之母气,茯苓致五脏之清气,甘草调五脏之乖气,四药皆甘温,甘得中之味,温得中之气,犹之不偏不倚之君子也。展布德泽,以行春之令,《经》曰:气主煦之。"

《绛雪园古方选注·中卷·内科·四君子汤》："人参二钱,白术二钱(炒),茯苓二钱,炙甘草一钱,生姜三片,大枣二枚。上水煎,温服。汤以君子名,功专健脾和胃,以受水谷之精气,而输布于四脏,一如君子有成人之德也。入太阴、阳明二经,然其主治在脾,故药品分两皆用偶数,白术健脾阳,复人参保脾阴,炙草和胃阴,复茯苓通胃阳,大枣悦脾,生姜通胃,理运阴阳,刚柔相济,诚为生化良方。加广皮、半夏名六君子,不特为脾经治痰,而半夏入胃,有交通上下阴阳之神妙。"

《成方切用·卷一上·治气门·四君子汤》:"治一切阳虚气弱。脉来虚软,脾衰肺损,饮食少思,体瘦而黄(或痿白无采),皮聚毛落,言语轻微,四肢无力,及脾胃不和,泄痢虚饱。人参、白术(土炒)、茯苓二钱,甘草一钱,加姜枣。人参甘温,大补元气为君。白术苦温,燥脾补气为臣。茯苓甘淡,渗湿泻热为佐。甘草甘平,和中益土为使。气足脾运,饮食倍进,则余脏受荫而色泽身强矣。"

《内伤集要·卷五·内伤虚损方法》:"四君子汤,治一切阳虚气弱,脾衰肺损,面白或黄,饮食少思,四肢无力,皮聚毛落,脉来细软。人参二钱,白术(炒)二钱,茯苓二钱,炙草二钱,姜、枣,煎服。《经》曰:气主煦之。四味皆甘温之品,故专主气分,甘得中之味,温得中之气,犹之不偏不倚之君子也。功专健脾和胃,以受水谷之精气,而输布于四脏,一如君子成人之德也,诚为生化良方。加广皮、半夏名六君子,不特为脾经治痰,而半夏入胃,有交通上下阴阳之神妙。"

《医方论·卷一·补养之剂·四君子汤》:"人参、白术(土炒)、茯苓二钱,甘草一钱,姜三片,枣二枚煎。本方加陈皮名异功散,再加半夏名橘半六君子汤,本方加木香、藿香、干葛名七味白术散,本方除人参加白芍名三白汤,本方合四物名八珍汤,又加黄芪、肉桂名十全大补汤。四君子汤中正和平,为补方中之金科玉律。至加减有法者,如异功散之理气,橘半六君之去痰,香砂六君之温胃,加竹沥、姜汁之治半身不遂,七味白术散之去热治泻,均极妥善。三白汤治内伤尚可,若谓治外感亦为奇方,则吾不信也。至于合四物为八珍,增黄芪、肉桂为十全大补,用各有当,皆不可磨灭之良方也。"

2. 论四物汤

《古今医鉴·卷之七·补益》:"四物汤,大补阴血虚损。生地黄二钱,当归二钱,川芎一钱,白芍药一钱半(炒),上锉一剂,水煎服。[按]是方治血分之圣药也,用当归引血归肝经,川芎引血归肺经,芍药引血归脾经,地黄引血归肾经。惟心生血,肝纳血,脾统血,肺行血,肾藏血,男子化而为精,女子化而为月水。血乃有形之物,属乎阴,故名四物汤。"

《医方考·卷三·血证门第二十一·四物汤》:"当归(酒洗)、熟地黄各三钱,川芎一钱五分(酒洗),白芍药二钱(酒炒),血不足者,此方调之。气、血,人身之二仪也。天地之道,阳常有余,阴常不足。人与天地相似,故阴血难成而易亏。是方也,当归、芍药、地黄,味厚者也,味厚为阴中之阴,故能生血。川芎味薄而气清,为阴中之阳,故能行血中之气。然草木无情,何以便能生血?所以谓其生血者,以当归、芍药,地黄能养五脏之阴,川芎能调营中之气,五脏和而血自生耳。若曰四物便能生血,则未也。师云:血不足者,以此方调之则可。若上下失血太多,气息几微之际,则四物禁勿与之。所以然者,四物皆阴,阴者天地闭塞之令,非所以生万物者也,故曰禁勿与之。"

《祖剂·卷之三·四物汤》:"调益营卫,滋养气血,治冲任虚损,月水不调,腹脐疼痛,崩中漏下,血瘕块硬,发歇疼痛,妊娠宿冷,将理失宜,胎动不安,血下不止及产后乘虚风寒内搏,恶露不下,结生瘕聚,少腹坚痛,时作寒热。熟地黄补血,如脐下痛非此不能除,乃通肾经之药也;川芎、治风泄肝木,如血虚头痛非此不能除,乃通肾肝之药也;白芍药和血理脾,如腹中虚痛非此不能除,乃通脾经之药也;当归和血,如血刺痛非此不能除,乃通心经之药也,去芦酒浸炒。上为粗末,每服三钱,水一盏半,煎至八分,去滓热服,空心食前下。[愚按]人身之血气,犹天地之阴阳也,天地之道,阳常有余,阴常不足,人与天地相似,故阴血难成而易亏。《内经》曰:阴不足者,补之以味。当归辛温,芍药酸平,地黄苦寒,皆味厚者也,故能生血,川芎味薄气清,能调荣中之气,合之能养五脏之阴,五脏和而血自生耳。血不足者,以此调之则可。若失血太多,气微息弱者,禁勿与之。盖阴主闭塞,恐伐生生之气也。仲景血脱,益气使阳生阴长,厥有旨哉。"

《冯氏锦囊秘录·杂症大小合参卷十一·方脉痨瘵合参·四物汤》:"治一切血虚,日哺发热。当归(酒炒)、生地黄各三钱,白芍药二钱,川芎一钱五分,水煎服。《经》曰:血主濡之。四物皆濡润之品,故为血分主药。地黄甘寒,入心、肾,以沃血之源；当归辛温，入心、脾，而主壮血摄血之本；芍药酸寒，入肝家，而敛疏泄之血海；川芎阴中之阳，可上可下，通足三阴而行血中之气。然吴氏曰：失血太多者，禁勿与之四物皆阴，阴者天地闭塞之令，非所以生万物者也。"

《绛雪园古方选注·下卷·女科·四物汤》："生地三两，当归三两（酒洗），芎䓖一两五钱，芍药二两。上㕮咀，每服四钱，水二盏，煎八分，去滓温服。四物汤，物、类也，四者相类，仍各具一性，各建一功，并行不悖。芎归入少阳主升，芍地入厥阴主降。芎䓖郁者达之，当归虚者补之，芍药实者泻之，地黄急者缓之，能使肝胆血调，阴阳气畅，故为妇人专剂。"

《内伤集要·卷五·内伤虚损方法》："四物汤：治一切血虚，日晡发热。当归（酒洗）、生地各三钱，白芍二钱（酒炒），川芎一钱。《经》曰：血主濡之。四味皆濡润之品，故为血分主药。地黄入心肾以沃血之源，入心脾而壮主血、摄血之本；芍药入肝而敛疏泄之血海；川芎通足三阴而行血中之气。然吴氏曰：失血太多者，禁勿与之。四物皆阴，得天地闭塞之令，非所以生万物者也。本方加黄柏、知母，为知柏四物汤；又蜜丸，为坎离，皆用为滋阴降火主剂。要惟初病而实火大旺，方可暂用；病久亡血失精，断非所宜，前于丹溪治法，论之悉矣。"

《医方论·卷二·理血之剂·四物汤》："当归（酒洗），生地三钱，芍药二钱，芎䓖一钱五分。血之取义，一为荣。荣者，发荣也，非血则无以润脏腑、灌经脉、养百骸，此滋长之义也。一为营。营者，营垒也，非血则无以充形质、实腠理、固白脉，此内守之义也。水谷之精，聚于中焦，受气变化，然后成血，日生几何？不知调养，而反行耗散，血病多多矣。或目睛流血，耳中出血，鼻中衄血，口中吐血，舌痛出血，牙宣出血，毛窍出血，小溲溺血，大便泻血，或崩漏，或痔漏，或蓄血如狂，或血痞作胀，或经闭不通，或妄行血脱，以致跌扑之伤血、疮疡之溃血。病既种种不同，治病之法，或补之、或养之、或凉之、或温之、或散之、或破之，立方须一一对症。理血门以四物汤为主方，药虽四味，而三阴并治。当归甘温养脾，而使血有统；白芍酸寒敛肝，而使血能藏；生地甘寒滋肾，而益血；川芎辛温通气，而行血。调补血分之法，于斯著矣，乃

或有誉之太过，毁之失实者，不可以不辨也。誉之过者，谓能治一切亡血及妇人经病。夫亡血之症，各有所由起，此方专于补血滋肾而已，无他手眼。不溯其源，而逐其流，岂能有济？至妇人经病，多有气郁、伏寒、痰塞等，正未可以阴寒之品一概混投，此誉之太过也。毁之失实者，谓川芎一味，辛散太过，恐血未生而气先耗。殊不知亡血之人脾胃必弱，若无川芎为之使，则阴寒之品，未能滋补而反以碍脾，此毁之失实也。至精求之，以为凡治血症，当宗长沙法，兼用补气之药，无阳则阴无以生，此论最确。又恐执定有形之血不能速生，无形之气所当急固，遂至补气之药多于补血，是又矫枉过正，反坐抛荒本位之失矣！此愈不可不知也。"

《成方便读·卷一·补养之剂·四物汤》："四物汤，当归二钱（酒炒），生地黄三钱，白芍二钱，芎䓖一钱半。治一切营血虚滞，及妇人经水不调，偏于阴分不足者。夫人之所赖以生者，血与气耳。而医家之所以补偏救弊者，亦惟血与气耳。故一切补气诸方，皆从四君化出；一切补血诸方，又当从此四物而化也。补气者，当求之脾肺；补血者，当求之肝肾。地黄入肾，壮水补阴；白芍入肝，敛阴益血。二味为补血之正药。然血虚多滞，经脉隧道，不能滑利通畅，又恐地、芍纯阴之性，无温养流动之机，故必加以当归、川芎，辛香温润，能养血而行血中之气者，以流动之。总之，此方乃调理一切血证，是其所长，若纯属阴虚血少，宜静不宜动者，则归、芎之走窜行散，又非所宜也。"

3. 论肾气丸

《济阴纲目·卷之四·虚劳门·治虚劳平补诸方》："八味丸，治命门火衰，不能生土，以致脾胃虚弱，饮食少思，大便不实，脐腹疼痛，夜多漩溺等症。即六味丸加肉桂、附子各一两，此方原名肾气丸，为以肾中有生气也。肾为坎，命门同之。命门之气，宜藏而不宜泄，故曰悭脏，以其受五脏六腑之精而藏之也。本方以地黄滋肾阴，以山茱、山药、茯苓、泽泻补四脏之气，降而归肾，而丹皮以泻阴中伏火，火去而气生精长，所以四脏皆有禀而生生不穷也。名曰肾气，岂无谓乎？若八味者，又温生气于阴之中，以补火生土也，故下元虚而腹痛漩溺者宜之。"

《金匮悬解·卷七·内伤·虚劳》："虚劳腰痛，少腹拘急，小便不利者，八味肾气丸主之。方

在消渴。肾位于腰,在脊骨十四椎之旁,足太阳之经,亦挟脊而抵腰中。腰者,水位也,水寒不能生木,则木陷于水,而腰痛作。木郁风生,不能上达,则横塞少腹,枯槁而拘急。乙木郁陷,绿于土湿,木遏于湿土之中,疏泄之令不畅,故小便不利。八味肾气丸,附子温癸水而益肾气,地黄滋乙木而补肝血,丹皮行血而开瘀涩,薯、蓣敛精而止失亡,苓、泽泻水而渗湿,桂枝疏木而达郁也。"

《目经大成·卷之三·补阵·八味肾气丸十》:"地黄八两,山茱萸、山药各四两,茯苓三两,丹皮(酒炒)、酒蒸泽泻、盐各二两,附子、肉桂各一两。火水未济,两肾失其常职,此方主之。君子观象于坎,而知肾具水火之道焉。既具水火,则既济未济,一定与阴阳无别。所以真火旺冬不觉寒,真水足夏能耐热。凡畏热又畏寒,体气未为裕如。故安居以八味丸资梁肉。今人入房甚,阳事愈举者,阴虚火动也;未及交,阳事先痿者,命门火息也。且肾主二便而司开阖,水衰则火独治,能阖而不能开,亦令人病渴,小便不出。火衰则水独治,能开而不能阖,亦令人病渴,小便不禁。是方尤为对症。盖附子、肉桂温热,可益其火,地黄、山茱濡润,可壮其水。火欲实,丹皮、泽泻之咸酸收而泄之。水欲实,茯苓、山药之甘淡制而渗之。水火得其平,则出入升降不违天性矣。若乃精已耗,而复竭,则大小便道牵痛,越痛越便,越便越难,甚且欲大便,数至圊而不能,便毕若犹未尽;欲小便而不利,既便而有余沥。此丸如备,恐日服之不足。汉武帝尝病消渴,张仲景进此方而愈。先哲元机,今犹可想。"

4. 论薯蓣丸

《祖剂·卷之三·四君子汤·薯蓣丸》:"用薯蓣三十分,甘草二十八分,桂枝、神曲、大豆黄卷、当归、干地黄各十分,川芎、芍药、白术、麦门冬、杏仁、防风各六分,柴胡、桔梗、茯苓各五分,人参、阿胶各七分,干姜三分、白蔹二分,大枣百枚为膏,共二十一味,末之,炼蜜和丸如弹子大,空腹酒服一丸,一百为剂。治虚劳诸不足风气百疾。"

《金匮悬解·卷七·内伤·虚劳》:"虚劳诸不足,风气百疾,薯蓣丸主之。虚劳之病,率在厥阴风木一经。肝脾阳虚,生气不达,木郁风动,泄而不藏,于是虚劳不足,百病皆生。肺主收敛,薯蓣敛肺而保精,麦冬清金而宁神,桔梗、杏仁破壅而降逆,以助辛金之收敛。肝主生发,归、胶滋肝而养血,地、芍润木而清风,芎䓖、桂枝疏郁而升陷,以助乙木之生发。土位在中,是为升降金木之枢,大枣补己土之精,人参补戊土之气,苓、术、甘草培土而泻湿,神曲、干姜消滞而温寒,所以理中而运升降之枢也。木位在左,是为克伤中气之贼,柴胡、白蔹泻相火而疏甲木,黄卷、防风燥湿土而达乙木,所以剪乱而除中州之贼也。"

《长沙药解·卷三》:"金匮薯蓣丸,薯蓣三十分,麦冬六分,桔梗五分,杏仁六分,当归十分,阿胶七分,干地黄十分,芍药六分,芎䓖六分,桂枝十分,大枣百枚为膏,人参七分,茯苓五分,白术六分,甘草二十分,神曲十分,干姜三分,柴胡五分,白蔹二分,豆黄卷十分,防风六分。蜜丸弹子大,空腹酒服一丸。治虚劳诸不足,风气百疾。以虚劳之病,率在厥阴风木一经,厥阴风木,泄而不敛,百病皆生。肺主降敛,薯蓣敛肺而保精,麦冬清金而宁神,桔梗、杏仁破壅而降逆,此所以助辛金之收敛也;肝主升发,归、胶滋肝而养血,地、芍润木而清风,芎䓖、桂枝疏郁而升陷,此所以辅乙木之升发也;升降金木,职在中气,大枣补己土之精,人参补戊土之气,苓、术、甘草培土而泻湿,神曲、干姜消滞而驱寒,此所以理中而运升降之枢也;贼伤中气,是惟木邪,柴胡、白蔹泻火而疏甲木,黄卷、防风燥湿而达乙木,木静而风息,则虚劳百病瘳矣。"

《金匮方歌括·卷二·血痹虚劳方·薯蓣丸》:"治虚劳诸不足,风气百疾,薯蓣三十分,麦冬六分,桔梗五分,杏仁六分,当归十分,阿胶七分,干地黄十分,芍药六分,芎䓖六分,桂枝十分,大枣百枚为膏;人参七分,茯苓五分,白术六分,甘草二十分,神曲十分,干姜三分,柴胡五分,白蔹二分,豆黄卷十分,防风六分。上二十一味,末之,炼蜜和丸如弹子大,空腹酒服一丸,一百丸为剂。歌曰:三十薯蓣二十草,三姜二蔹百枚枣,桔茯柴胡五分匀,人参阿胶七分讨,更有六分不参差,芎芍杏防麦术好,豆卷地归曲桂枝,均宜十分和药捣,蜜丸弹大酒服之,尽一百丸功可造,风气百疾并诸虚,调剂阴阳为至宝。

魏念庭曰:人之元气在肺,人之元阳在肾,既剥削则难于遽复矣,全赖后天之谷气资益其生,是营卫非脾胃不能宣通,而气血非饮食无由平复也。

仲景故为虚劳诸不足,而兼风气百疾,立此薯蓣丸之法。方中以薯蓣为主,专理脾胃,上损下损,至此可以撑持;以人参、白术、茯苓、干姜、豆黄卷、大枣、神曲、甘草助之除湿益气,而中土之令得行矣;以当归、芎䓖、芍药、地黄、麦冬、阿胶养血滋阴,以柴胡、桂枝、防风去邪散热,以杏仁、桔梗、白蔹下气开郁,惟恐虚而有热之人,滋补之药上拒不受,故为散其邪热,开其逆郁,而气血平顺,补益得纳,为至当不易之道也。"

《本草思辨录·卷三·桂枝》:"桂枝用二两半之方,曰薯蓣丸。风气百疾,盖即风虚之证,久踞于肌肉筋节间,而非初感之可以汗解者也。虚劳诸不足,乃其病根所在。方以补虚为主,驱风次之。薯蓣、人参、白术、甘草、地黄、麦冬、阿胶、大枣,填补者也。余十三味,疏瘀郁、调阴阳,以补虚而驱风者也。其真正风药,只防风一味耳。填补中兼能驱风者,以薯蓣为最,故君之。"

5. 论小建中汤

《苏沈良方·卷第四·小建中汤》:"治腹中切痛,桂(削)、生姜(切)各三分,甘草(炙)半两,大枣十二枚(擘),白芍一两半,胶饴二两,以上并细切。上以水二升,煮取九合,去滓,内饴更上火微煮,令饴化。温服三合,日三服。尝有人患心腹病不可忍,累用良医治之皆不效,灸十余处亦不差,士人陈承善医,投一药遂定。问之,乃小建中汤也。此药偏治腹中虚寒,补血,尤主腹痛,常人见其药性温平,未必信之。古人补虚只用此体面药,不须附子、硫黄。承用此药,治腹痛如神。然腹痛按之便痛,重按却不甚痛。此止是气痛,重按愈痛而坚者,当自有积也。气痛不可下,下之愈痛,此虚寒证也,此药尤相当。[按]《外台》:虚劳腹中痛,梦失精,四肢酸痛,手足烦热,咽干口燥,妇人少腹痛,宜服。仲景《伤寒论》:阳脉涩,阴脉弦,法当腹中急痛,先与此不瘥,小柴胡汤主之。此二药皆主腹痛,予已于小柴胡汤叙之。若作散,即每服五钱匕,生姜五片,枣三个大者,饴一栗大。若疾势甚,须作汤剂,散服恐力不胜病。"

《圣济总录·卷第五十七·心腹门·心腹痛》:"治腹中虚寒,心腹切痛,补血小建中汤方:桂(去粗皮)三分,甘草(炙)半两,白芍药一两半。上三味,咬咀如麻豆,每服五钱匕,水二盏,入生姜一分切碎,大枣四枚劈破,同煎至一盏,去滓更入胶饴半两许。再煎令胶饴化、温服,甚者日三服。此药偏能治腹中虚寒补血,尤止腹痛,常人见其药性温平未必用。然腹痛按之便痛,重按却不甚痛者,此止是气痛;重按愈痛而坚者,当有积也。气痛不可下,下之愈痛,此虚寒证也,尤宜服此药。《外台》治虚劳腹中痛,梦失精,四肢酸痛,手足烦热,咽干口燥,妇人小腹痛,亦用此。"

《医方考·卷一·伤寒门第二·小建中汤》:"桂、甘草、生姜各三两,芍药(炒)六两,胶饴一升,大枣十二枚。伤寒,腹中急痛者,此方主之。腹中急痛,则阴阳乖于中,而脾气不建矣,故立建中汤。桂肉与桂枝不同,枝则味薄,故用之以解肌;肉则味厚,故用之以建里。芍药之酸,收阴气而健脾;生姜之辛,散寒邪而辅正。《经》曰:脾欲缓,急食甘以缓之,故用甘草、大枣、胶饴以缓急痛。又曰:呕家不可用建中,为其甘也。则夫腹痛而兼呕者,又非建中所宜矣。"

《医方集解·祛寒之剂第十·小建中汤》:"治伤寒阳脉涩,阴脉弦,腹中急痛(邪气入里,与正相搏,则腹痛;涩者,血不足也;弦者,木克土也;太阳在表,无腹痛;少阳在半表半里,有胸胁痛而无腹痛;阳明腹满急痛者,里实也,宜下之,大柴胡汤、小承气汤;三阴下利而腹痛者,里寒也,宜温之,四逆汤、附子理中汤;肠鸣泄泻而痛者,里虚有寒也,宜小建中汤温中散寒);伤寒二三日,心悸而烦(悸者,阳气虚也,烦者,阴血虚也,气血内虚,与此汤先建其里。倍芍药者,酸以敛阴,阴收则阳归附也;加饴糖者,甘以润土,土润则万物生也;仍不去姜桂,以散邪也);通治虚劳悸衄,里急腹痛,梦遗失精,四肢酸痛,手足烦热,咽燥口干,虚劳黄疸(黄疸,小便利而色白者,是无热也,不可除热,当作虚寒治之。喻嘉言曰:虚劳病至于亡血失精,精血枯槁,难为力矣,急宜建其中脏,使饮食增而阴血旺,故但用稼穑作甘之味,生其精血;而酸辛酸苦,在所不用,舍是无良法也)。桂枝、生姜三两,芍药六两,甘草(炙)一两,大枣十二枚,入饴糖一升,微火溶服。(呕家不可用建中,以甜故也。此即桂枝加芍药汤,但桂有厚薄耳。[昂按]此汤以饴糖为君,故不名桂枝芍药而名建中,今人用建中者,绝不用饴糖,失仲景遗意矣。吴鹤皋曰:桂枝当是桂,桂枝味薄,故用以解表;桂味厚,故用以建里)此足太阴、阳明药也。《准绳》曰:脾居四脏之中，生育荣卫，通行津液，一有不调，则失所育所行矣，必以此汤温健中脏，故名建中。脾欲缓，急食甘以缓之，故以饴糖为君，甘草为臣。桂枝辛热，辛，散也、润也，荣卫不足，润而散之；芍药酸寒，酸，收也、泄也，津液不通，收而行之；故以桂芍为佐。生姜辛温，大枣甘温，胃者卫之源，脾者荣之本，《针经》曰：荣出中焦，卫出上焦。是以卫为阳，益之必以辛；荣为阴，补之必以甘；辛甘结合，脾胃健而荣卫通，故以姜、枣为使。（李东垣曰：《伤寒论》云，阳脉涩，阴脉弦，法当腹中急痛。以芍药之酸，土中泻木为君；饴糖、炙草甘温，补脾养胃为臣；水挟木势，亦来侮土，肉桂大辛热，佐芍药以退寒水；姜枣辛甘而温，发散阳气，行于经脉皮毛为使。或谓桂枝汤解表而芍药少，建中汤温里而芍药多，何也，皮肤为近，则制小其服，心腹为远，则制大其服，所以不同也。〔昂按〕此即表欲其散，里欲其收之义。小建中治腹痛者，以木来克土，取芍药为君，土中泻木也；理中汤治腹痛者，以水来侮土，取干姜为君，土中泻水也；平胃散治腹痛自利者，取苍术为君，泻土除湿也。云岐子曰：建中为补，能补中焦之虚，而不能补上焦下焦之虚；调胃为泻，能泻中焦之实，而不能泻上焦下焦之实也。）"

《绛雪园古方选注·上卷·和剂·小建中汤》："芍药六两，甘草三两，桂枝三两（去皮），生姜二两（切），大枣十二枚（擘），胶饴一升，上六味，以水七升，煮取三升，去滓，纳胶饴更上微火消解，温服一升，日三服。建中者，建中气也。名之曰小者，酸甘缓中，仅能建中焦营气也。前桂枝汤是芍药佐桂枝，今建中汤是桂枝佐芍药，义偏重于酸甘，专和血脉之阴。芍药、甘草有戊己相须之妙，胶饴为稼穑之甘，桂枝为阳木，有甲己化土之义，使以姜、枣助脾与胃行津液者，血脉中之柔阳，皆出于胃也。"

《金匮悬解·卷七·内伤·虚劳》："虚劳里急，悸衄，腹中痛，梦失精，四肢酸疼，手足烦热，咽干口燥，小建中汤主之。里急者，乙木郁陷，迫急而不和也。木性喜达，郁而欲发，生气不遂，冲突击撞，是以腹痛。肝主筋，诸筋皆聚于节，生气失政，筋节不畅，故四肢酸疼。胆气上逆，胸胁壅塞，肝脉上行，升路郁阻，风木振摇，故心下悸动。子半阳生，木气萌蘖，而生意郁陷，不能上达，则欲动而梦交接，益以风木疏泄，是以精遗。风燥亡津，肺府枯槁，故咽干口燥。风木善泄，肺金失敛，故血衄鼻窍。手之三阳，足之三阴，陷而不升，故手足烦热（手之三阳不升，则阳中之阳陷于阴中；足之三阴不升，则阴中之阳陷于阴中，故手足烦热）。此以中气虚败，风木下陷而相火上逆也。小建中汤，胶饴、甘、枣补脾精而缓里急，姜、桂、芍药达木郁而清风火也。"

《金匮方歌括·卷二·血痹虚劳方·小建中汤》："治虚劳里急，悸衄，腹中痛，梦失精，四肢酸疼，手足烦热，咽干口燥者主之，桂枝、甘草、大枣、芍药、生姜、胶饴。张心在云：肺损之病，多由五志生火，销铄金脏，咳嗽发热，渐至气喘，侧眠，消瘦羸瘠，虚证交集，咽痛失音而不起矣。壮水之主，以制阳光，王冰成法，于理则通，而多不效，其故何欤？窃尝观于炉中之火而得之，炊饭者始用武火，将熟则掩之以灰，饭徐透而不焦黑，则知以灰养火，得火之用而无火之害，断断如也。五志之火内燃，温脾之土以养之，而焰自息，方用小建中汤，虚甚加黄芪，火得所养而不燃，金自清肃，又况饴糖为君，治嗽妙品，且能补土以生金，肺损虽难着手，不患其不可治也。然不独治肺损，凡五劳七伤，皆可以通治。"

《医方论·卷三·祛寒之剂·小建中汤》："桂枝、生姜三两，芍药六两，甘草（炙）一两，大枣十二枚，入饴糖一升，微火解服。肝木太强，则脾土受制。脾阳不运，虚则寒生，阴气日凝，阳气日削，故见肠鸣、泄泻、腹痛等症。小建中汤之义，全在抑木扶土。当从吴氏之说，用肉桂而不用桂枝，肉桂温里，桂枝解表，用各有当也。且肉桂性能杀木，合芍药以制肝，又用姜、枣、甘草、饴糖之甘温以补脾，斯中州之阳气发舒，而阴寒尽退矣。"

《成方便读·卷二·祛寒之剂·小建中汤》："小建中汤：桂枝、生姜各三两，芍药六两，甘草一两，大枣十二枚，饴糖一升后入，温服。治伤寒阳脉涩，阴脉弦，腹中急痛，以及伤寒二三日，必悸而烦。《金匮》又治虚劳里急，悸衄，腹中痛，梦失精，四肢酸疼，手足烦热，咽干口燥等证。合三条观之，则知此方之治中虚木贼之病可知。然前二条既冠以伤寒二字，则知其肝脾虽病于里，而外寒仍留于表之意；后一条则纯是肝脾为患，肝有相火，故现出总总诸证。桂枝得生姜,可以散表;桂枝得白芍,可以平肝。是以仲景桂枝汤一方,外散风邪而救表,内伐肝木以防脾。足见仲景之方,并不拘定用法。但此方因土虚木克起见,故治法必以补脾为先,脾欲缓,急食甘以缓之。故以饴糖、大枣、甘草之甘缓,小小建其中脏。然后桂枝、生姜、白芍出表入里,随病势而各奏其长。况生姜、大枣有协和营卫之妙,白芍、甘草具安脾止痛之神。立方之意,真亦神化极矣。"

6. 论双和散

《普济本事方·卷第二·补益虚劳方·双和散》:"补血益气,治虚劳少力。黄芪(蜜涂,炙)、熟地黄(酒洒九蒸九曝,焙干秤)、当归(洗去芦,薄切,焙干)、川芎各一两,白芍药二两半,官桂(去粗皮,不见火)、甘草(炙)各三分。上为粗末,每服四大钱,水一盏半,生姜三片,肥枣一个,煎至八分,去滓服。予制此方,只是建中四物二方而已,每伤寒疟疾中暑大疾之后,虚劳气乏者,以此调治皆验,不热不冷,温而有补。"

7. 论人参散

《普济本事方·卷第四·虚热风壅喉闭清利头目·人参散》:"治邪热客于经络,肌热痰嗽,五心烦躁,头目昏痛,夜多盗汗。此药补和真气,解劳倦,妇人血热虚劳骨蒸,并皆治。人参(去芦)、白术、白茯苓(去皮)、柴胡(去苗,洗)、半夏曲、当归(洗去芦,薄切,焙干秤)、赤芍药、干葛、甘草(炙)各一两,子芩(去皮)半两。上为细末,每服三钱,水一盏,生姜四片,枣二个,煎至八分,不拘时候带热服。但是有劳热证,皆可服,热退即止。大抵透肌解热,干葛第一两,柴胡次之,所以升麻葛根汤为解肌之冠也。"

《医门法律·卷六·虚劳门·虚劳门方》:"人参散:治邪热客经络,痰嗽烦热,头目昏痛,盗汗倦怠,一切血热虚劳。黄芩半两,人参、白术、茯苓、赤芍药、半夏曲、柴胡、甘草、当归、干葛各一两,每服三钱,水一盏,姜四片,枣二枚,煎七分,不拘时温服。[按]此方治邪热浅在经络,未深入脏腑,虽用柴胡、干葛之轻,全借参术之力,以达其邪。又恐邪入痰隧,用茯苓、半夏兼动其痰,合之当归、赤芍、黄芩并治其血中之热,且止用三钱为剂。盖方成知约,庶几敢用柴胡、干葛耳。此许叔微之方,一种深心,昌故发之。"

8. 论八珍汤

《医方考·卷三·血证门第二十一·八珍汤》:"人参(去芦)、白术(炒)、茯苓(去皮)、炙甘草、当归(酒洗)、川芎(酒洗)、芍药(酒炒)、地黄。血气俱虚者,此方主之。人之身,气血而已。气者百骸之父,血者百骸之母,不可使其失养者也。是方也,人参、白术、茯苓、甘草,甘温之品也,所以补气;当归、川芎、芍药、地黄,质润之品也,所以补血。气旺则百骸资之以生,血旺则百骸资之以养。形体既充,则百邪不入,故人乐有药饵焉。"

《冯氏锦囊秘录·杂症大小合参卷十一·方脉痨瘵合参·八珍汤》:"治气血俱虚,恶寒发热,烦操作渴,大便不实,饮食不进,小腹胀痛,眩晕昏愦等证。人参、白术、茯苓、甘草、当归、川芎、地黄、白芍,姜枣水煎服。气为卫属阳,营为血属阴,此人身中之两仪也。纯用四物,则独阴不长;纯用四君子,则孤阳不生,二方合用,则气血有调和之益,而阴阳无偏胜之虞矣。《经》曰:气血正平长有天命。"

《时方歌括·卷上·补可扶弱·八珍汤》:"气血双补,四物归地芍川芎,血症诸方括此中。当归(酒洗)、熟地各三钱,白芍二钱,川芎一钱半,若与四君诸品合(参术苓草),双疗气血八珍崇(四君补气,四物补血)。陈修园曰,四物汤,皆钝滞之品,不能治血之源头,即八珍汤气血双补,亦板实不灵,必善得加减之法者方效。"

9. 论十全大补汤

《医方考·卷三·虚损劳瘵门第十八·十全大补汤》:"人参、黄芪、白术、白芍药、熟地黄、茯苓、当归、川芎、甘草各等分,桂心少许。肉极者,肌肉消瘦,皮肤枯槁,此方主之。肉极由于阴火久灼者难治,宜别主六味地黄丸。若由饮食劳倦伤脾而致肉极者,宜大补气血以充之。《经》曰:气主煦之,血主濡之。故用人参、白术、黄芪、茯苓、甘草甘温之品以补气,气盛则能充实于肌肉矣。用当归、川芎、芍药、地黄、肉桂味厚之品以补血,血生则能润泽其枯矣。"

《医方考·卷六·妇人门第七十·十全大补汤》:"正产之后,气血虚耗者,此方主之。小产者,亦此方主之。气虚宜补气,故用人参、黄芪、白术、茯苓、甘草。血虚宜补血,故用当归、川芎、芍药、地黄、肉桂。丹溪曰:产后宜大补气血。此之谓也。"

《冯氏锦囊秘录·杂症大小合参卷十一·方脉痨瘵合参·十全大补汤》："治劳伤困倦,虚症峰起,发热作渴,喉痛舌裂,心神昏乱,眩晕眼花,寐而不寐,食而不化。人参、白术(土炒)、黄芪(蜜炙)、熟地(酒炒)各二钱,茯苓一钱,当归一钱五分,白芍、川芎、甘草(炙)各八分,肉桂(去皮)五分,水煎服。丹溪曰:实火可泻,芩连之属;虚火可补,参芪之属。凡人根本受伤,虚火游行,泄越于外,若误攻其热,变成危证,多致难救。此方以四物补血,四君子补气,又加黄芪助阳固表,肉桂导火归原。薛立斋曰:饮食劳倦,五脏亏损,一切热证,皆是无根虚火,但服此汤,固其根本,诸证悉退。《金匮》曰:虚者十补,勿一泻之,此方是也。"

《绛雪园古方选注·中卷·内科·十全大补汤》："人参二钱,白术二钱(土炒),茯苓二钱,炙甘草一钱,当归三钱,川芎三钱,生地三钱,白芍二钱,黄芪一钱,肉桂一钱。上水二钟,煎八分,食远服。四君四物,加黄芪、肉桂,是刚柔复法。盖脾为柔脏,制以四君刚药,恐过刚损柔,乃复黄芪维持柔气;肝为刚脏,制以四物柔药,恐过柔损刚,乃复肉桂回护刚气。调剂周密,是谓十全。独补肝脾而曰大者,'太阴阳明论'云:脾脏者,常著胃土之精者也。生万物而法天地,为后天立命之本,肝虽牡脏而位卑,不使其有虚实乘胜之患,故必补益之中仍寓刚柔互制之法,俾肝和脾健,中宫生化不息,一如天地位而万物育,故曰大补。"

《成方切用·卷十一下·痈疡门·十全大补汤》："治气血虚弱,颈面腹背皆疮者。(疮疥生于手足者为轻,生于颈腹面背者,乃气血虚羸之甚。小人道长之象,故宜大补)方见卷一上治气门四君子汤附方,四君同黄芪以大补其气,四物同桂心以大补其血。气血得其补,则腹背之疮先愈。而君子道长,小人道消矣。参苓白术散,亦可酌用。"

10. 论补中益气汤

《医方考·卷三·虚损劳瘵门第十八·补中益气汤》："人参、甘草(炙)各一钱,升麻五分,黄芪(炙)一钱五分,当归、白术(炒)、陈皮(去白)、柴胡各五分。劳倦伤脾,中气不足,懒于言语,恶食溏泄,日渐瘦弱者,此方主之。脾主四肢,故四肢勤动不息,又遇饥馁,无谷气以养,则伤脾。伤脾故令中气不足,懒于言语。脾气不足以胜谷气,故恶食。脾弱不足以克制中宫之湿,故溏泄。脾主肌肉,故瘦弱。五味入口,甘先入脾,是方也,参、芪、归、术、甘草,皆甘物也,故可以入脾而补中气。中气者,脾胃之气也。人生与天地相似,天地之气一升则万物皆生,天地之气一降则万物皆死。故用升麻、柴胡为佐,以升清阳之气,所以法象乎天地之升生也。用陈皮者,一能疏通脾胃,一能行甘温之滞也。"

《祖剂·卷之三·补中益气汤》："治中气不足,饮食劳倦,清气下陷,以致脾胃虚弱,发热,头痛,四肢倦怠,心烦,肌瘦,日渐羸弱。此药能升元气,退虚热,补脾胃,生血气。黄芪(病甚劳役热甚者一钱)、甘草(炙)以上各五分,人参(去芦)三分(有嗽去之,以上三味除湿热烦热之圣药也)、当归身二分(酒焙干或日干,以和血脉)、橘皮二分或三分(不去白,以导气又能益元气,得诸甘药,乃可若独用泻脾胃)、升麻二分或三分(引清气行少阳之气上升)、白术三分(除胃中热,利腰脐间血。薛新甫常用方:参、芪、术各一钱半,归一钱,橘七分,柴、升、甘草各五分,姜枣煎服)。上八味,㕮咀,作一服,水二盏煎至一盏量,气弱气盛,临病斟酌水盏大小,去滓,食远稍稍热服。"

《医方集解·理气之剂第七·补中益气汤》："故立补中益气汤补之,又有内伤外感兼病者,若内伤重者,宜补养为先,外感重者,宜发散为急。此汤惟上焦痰呕,中焦湿热,伤食膈满者不宜服。黄芪(蜜炙)钱半,人参、甘草(炙)一钱,白术(土炒)、陈皮(留白)、当归五分,升麻三分,柴胡三分,姜三片,枣二枚,煎。如血不足者加当归,精神短少加人参、五味,肺热咳嗽去人参,咽干加葛根(风药多燥,葛根独能止渴者,以其能生胃中清气,入肺而生水耳),头痛加蔓荆子,痛甚加川芎,脑痛加藁本、细辛;风湿相搏,一身尽痛,加羌活、防风;有痰加半夏、生姜;胃寒气滞加青皮、蔻仁、木香、益智;腹胀加枳实、厚朴、木香、砂仁;腹痛加白芍、甘草;热痛加黄连,能食而心下痞加黄连;咽痛加桔梗;有寒加肉桂;湿胜加苍术;阴火加黄柏、知母;阴虚去升、柴,加熟地、山萸、山药。大便秘加酒煨大黄;咳嗽,春加旋覆、款冬,夏加麦冬、五味,秋加麻黄、黄芩,冬加不去根节麻黄,天寒加干姜;泄泻去当归,加茯苓、苍术、益智。此足太阴、阳明药也。肺者气之本,黄芪补肺固表,为君;脾者肺之本(土能生金,脾胃一虚,肺气先绝),人参、甘草补脾益气、和中泻火,为臣(东垣曰:参芪甘草,泻火之圣药,盖烦劳则虚而生热,得甘温以补元气,而虚热自退,故亦谓之泻),白术燥湿强脾,当时和血养阴,为佐(补阳必兼和阴,不然则己亢),升麻以升阳明清气(右升而复其本位),柴胡以升少阳清气(左旋而上行),阳升则万物生,清升则阴浊降;加陈皮者,以通利其气(陈皮同补药则补,独用则泻脾),生姜性温,大枣甘温,用以和营卫,开腠理,致津液。诸虚不足,先建其中,中者何?脾胃是也。李东垣曰:脾胃虚者,因饮食劳倦,心火亢甚,而乘其土位,其次肺气受邪,须用黄芪,而人参、甘草次之。脾胃一虚,肺气先绝,故用黄芪以益皮毛而固腠理,不令自汗;上喘气短,故以人参补之;心火乘脾,用炙草甘温以泻火热而补脾元,若脾胃急痛并大虚,腹中急缩,宜多用之,中满者减之;白术苦甘温,除胃中之热,利腰脐间血;胃中清气在下,必加升麻、柴胡以升之,引参、芪、甘草甘温之气味上升,以补胃气之散,而实其表,又缓带脉之缩急;气乱于中,清浊相干,用去白陈皮以理之,又助阳气上升以散滞气;脾胃气虚,为阴火伤其生发之气,营血大亏,血减则心无所养,致令心烦而烦,病名曰悗,故加甘辛微温之剂生阳气。仲景之法,血虚以人参补之,阳旺则能生阴血,更以当归和之;少加黄柏以救肾水,泻阴中伏火;如烦犹不止,少加生地黄补肾水,水旺则心火自降。李士材曰:虚人感冒,不任发散者,此方可以代之。东垣曰:肌热者,表热也,服此汤一二服,得微汗则已,非正发汗,乃阴阳气和,自然汗出也。《准绳》曰:凡四时伤寒,通宜补散。故丹溪治伤寒,多用补中益气汤;气虚者四君子加发散药,血虚者四物汤加发散药。"

《绛雪园古方选注·中卷·内科·补中益气汤》:"人参三分(嗽者去之),白术三分(土炒),黄芪一钱(蜜炙),当归五分(酒焙),柴胡二分或三分,升麻二分或三分,陈皮二分或三分,甘草五分(炙)。上件药㕮咀,都作一服,水二盏煎至一盏,去滓,食远稍热服。气者,专言后天之气,出于胃,即所谓清气、卫气、谷气、营气、运气、生气、阳气、春升之气、后天三焦之气也。分而言之则异,其实一也。东垣以后天立论,从《内经》劳者温之,损者益之。故以辛甘温之剂,温足太阴、厥阴,升足少阳、阳明。黄芪、当归和营气以畅阳,佐柴胡引少阳清气从左出阴之阳,人参、白术实卫气以填中,佐升麻引春升之气从下而上达阳明,陈皮运卫气,甘草和营气。原其方不特重参、芪、归、术温补肝脾,义在升麻柴胡升举清阳之气转运中州,故不仅名补中,而复申之曰益气。"

《成方切用·卷一上·治气门·补中益气汤》:"(东垣)治烦劳内伤,身热心烦,头痛恶寒,懒言恶食,脉洪大而虚,气短而渴;或阳虚自汗(宜本汤加麻黄根、浮小麦,升柴俱宜蜜水炒过);或气虚不能举元,致疟痢脾虚,久不能愈,一切清阳下陷,中气不足之证。黄芪(蜜炙)钱半,人参、甘草(炙)一钱,白术(土炒)、陈皮(留白)、当归五分,升麻、柴胡三分,姜三片,枣二枚……高鼓峰曰:凡六经内伤感证,及暑月劳倦发热,汗出不止者,但用本方加白芍一钱。痢疾腹痛已除,泻犹未止,是脾气下陷也,加酒炒白芍三钱。疟疾发久,形体尪羸,胃中有痰饮者,加半夏一钱。或内有火热,可加黄芩一钱。凡妇女胎前气虚,以致胎动不安,小产崩漏,或产后血虚发热,但加酒炒白芍二钱。此方凡属中宫虚损,病后失调,无不相宜。倪氏曰:七情内伤,脾胃先病,治先脾土,此方是也。如血不足加当归,精神短少加人参五味,肺热咳嗽去人参,干嗌加葛根(风药多燥,葛根独能止渴者,以其能升胃中清气,入肺而生水尔)。头痛加蔓荆子,痛甚加川芎,脑痛加藁本、细辛。风湿相搏,一身尽痛,加羌活、防风。有痰加半夏、生姜,胃寒气滞加青皮、蔻仁、木香、益智。腹胀加枳实、厚朴、木香、砂仁,腹痛加白芍、甘草。热痛加黄连,能食而心下痞加黄连。咽痛加桔梗,有寒加肉桂,湿胜加苍术。阴火加黄柏、知母,阴虚去升柴,加熟地、山茱、山药,大便秘加酒煨大黄。咳嗽,春加旋覆、款冬,夏加麦冬、五味,秋加麻黄、黄芩,冬加麻黄不去根节,天寒加干姜。泄泻去当归,加茯苓、苍术、益智。如冬月恶寒发热无汗,脉浮而紧加麻黄,若脉浮而缓有汗加桂枝、芍药。(东垣此方,原为感证中有内伤一种。故立此方以补伤寒书之所未及,非补虚方也。今感证家多不敢用,而以为调理补虚服食之药,则谬矣。调理补虚,乃通其意而转用之者尔)

肺者气之本,黄芪补肺固表为君。脾者肺之母(土能生金,脾胃一虚,肺气先绝),人参、甘草补脾益气和中泻火为臣。（东垣曰：参芪甘草，泻火之圣药。盖烦劳则虚而生热，得甘温以益元气，而虚热自退，故亦谓之泻）白术燥湿强脾，当归和血养阴为佐（补阳宜兼和阴，然则已亢）。升麻以升阳明清气（右升而复其本位），柴胡以升少阳清气（左旋而上行），阳升则万物生，清升则浊阴降。加陈皮者，以通利其气（陈皮同补药则补，独用则泻脾）。生姜辛温，大枣甘温，用以和营卫，开腠理，致津液。诸虚不足，先建其中。中者何？脾胃是也。"

《时方歌括·卷上·补可扶弱·补中益气汤》："治阴虚内热，头痛口渴，表热自汗，不任风寒脉洪大，心烦不安，四肢困倦，懒于言语，无气以动，动则气高而喘，补中参草术归陈，芪得升柴用更神（黄芪蜜炙钱半，人参、甘草炙、白术各一钱，陈皮、归身各五分，升麻、柴胡各三分，加姜枣煎），劳倦内伤功独擅，阳虚外感亦堪珍。柯韵伯曰：仲景有建中、理中二法，风木内干于中气用建中汤，寒水内凌于中气用理中汤。至若劳倦形气衰少，阴虚而生内热（阴者，太阴也），表症颇同外感，惟东垣知其为劳倦伤脾，谷气不盛，阳气下陷于阴而发热，故制补中之剂，得发表之品，而中自安。益气之剂，赖清气之品，而气益倍，此用药相须之妙也。是方也，用以补脾，使地道卑而上行；亦可以补心肺，损其肺者益其气，损其心者调其荣卫也；亦可以补肝木，郁则达之也。惟不宜于肾，阴虚于下者，不宜升，阳虚于下者，更不宜升也。"

《医方论·卷二·理气之剂·补中益气汤》："黄芪（蜜炙）一钱五分，人参、甘草（炙）一钱，白术（土炒）、陈皮（留白）、当归五分，升麻二分，柴胡三分，姜三片，枣二枚煎。气也者，人之所赖以生者也。大气积于胸中，归于丹田，呼出则由心达肺，吸入则由肝纳肾，无一处不到，无一息或停。故宗气为一身之主，外护肌表，则为卫气；内统血脉，则为营气；散布于各脏腑，则为各脏腑之气。人能顺而养之，则气平而血亦和，尚何疾病之有？无如七情扰于中，六淫侵于外，斯百变丛生，而郁气、逆气、动气、滞气、痞气、燥气、寒气、痰气、湿气、水气种种气病，指不胜屈矣。医者当细心剖析，对症施治，方免贻误。汪讱庵于理气门中，首选补中益气汤，诚以东垣辨内伤、外感剀切详明，使人于阳虚发热之症不误作伤寒妄汗妄下，保全无限民命，实为功于千古。即如此方，于主治注中，治一切清阳下陷，中气不足之症。临后二语，明白了当，本无谬讹。若使东垣，遇阴虚发热及上实下虚之症，亦断不用此方。乃不善学者，每有先入之见，胶执于中，一遇发热，不论阳虚阴虚，不论上实下实，遂谓甘温能除大热，动辄参、芪、升、柴，为害非小。《医贯》曰：'读伤寒书而不读东垣书，则内伤不明而杀人多矣；读东垣而不读丹溪书，则阴虚不明而杀人多矣。'此诚持平之论也。夫学医而知宗仰东垣，不可谓非有志之士，然尚不可预有成心，又况峻烈之品，险怪之法，岂可轻试乎哉。"

《成方便读·卷二·理气之剂·补中益气汤》："补中益气汤：蜜炙黄芪一钱半，人参一钱，炙甘草一钱，冬术（土炒）五分，当归五分，陈皮五分，升麻三分，柴胡三分，生姜三片，大枣二枚。治中气不足，营卫衰弱，易感风寒，头疼身热，及烦劳内伤，清阳下陷等证。人身中真阳之气，虽藏于两肾之中，然自有生以来，莫不藉脾胃以为充长，故东垣发脾胃论，言之最详。若脾胃一虚，则阳气生化之源衰少，且所以为之敷布而运行者，亦失其权。于是阳气下陷，卫气不固，则外邪易感。但此等寒热，皆邪少虚多之候，自当补正以御邪。若因表证而仅用表药，则失之过矣。方中参、术、甘草，大补脾胃中气，恐补药多滞，故加陈皮以宣利之。黄芪益卫气而达表，当归和血脉而调营。升麻升脾胃之清气，从右而上，以达于表；柴胡升肝胆之清气，从左而上，以达于表。加之以姜、枣和营卫，开腠理，致津液，御邪扶正，两者兼优。此东垣治劳倦内伤之法，假之以治外感者也。"

11. 论六味地黄丸

《医方考·卷三·虚损劳瘵门第十八·六味地黄丸》："熟地黄八两，山茱萸肉、山药各四两，白茯苓（去皮）、牡丹皮、泽泻各三两。肾虚不能制火者，此方主之。肾非独水也，命门之火并焉。肾不虚，则水足以制火，虚则火无所制，而热证生矣。名之曰阴虚火动，河间氏所谓肾虚则热是也。今人足心热，阴股热，腰脊痛，率是此证。老人得之为顺，少年得之为逆，乃咳血之渐也。熟地黄、山茱萸味厚者也。《经》曰：味厚为阴中之阴，故能滋少阴，补肾水。泽泻味甘咸寒，甘从湿化，咸从水化，寒从阴化，故能入水脏而泻水中之火。丹皮气寒味苦辛，寒能胜热，苦能入血，辛能生水，故能益少阴,平虚热。山药、茯苓,味甘者也,甘从土化,土能防水,故用之以制水脏之邪,且益脾胃而培万物之母也。"

《冯氏锦囊秘录·杂症大小合参卷十一·方脉痨瘵合参·六味地黄丸》:"治肾经不足,发热作渴,小便淋秘,气壅痰嗽,头目眩晕,眼花耳聋,咽燥舌痛,牙齿不固,腰膝痿软,自汗盗汗,诸血失音,水泛为痰,血虚烦躁,下部疮疡,足跟作痛等证。熟地黄八两(酒煮,杵膏)、山茱萸(酒润去核,炒)、干山药(炒黄)各四两,牡丹皮(酒洗,微炒)、白茯苓(人乳制焙)、泽泻(淡盐酒拌炒)各三两,为末,蜜丸如桐子大,空心淡盐汤下四钱。[按]肾恶燥,脾恶湿,补阴药中多是湿药,只肾虚而脾胃壮实者宜,若脾肾两虚则不可也。惟此六味丸、八味丸及八物肾气丸,专补肾虚,兼理脾胃,不湿不燥,于脾肾两虚者,甚得其宜矣。肾者,水脏也。水衰则龙雷之火无畏而亢上,故壮水之主,以制阳光,地黄味厚为阴中之阴,补肾填精,以为君。山茱味酸归肝,乙癸同治之义,且肾主闭藏而酸敛之性与之宜也。山药味甘归脾,安水之位,故用为臣。丹皮亦入肝,其用主宣通,所以佐茱萸之涩也。茯苓亦入脾,其用主通利,所以佐山药之滞也,且色白属金,能培肺部,又有虚则补母之义。至于泽泻,有三功焉:一利小便以清相火;二曰行地黄之滞,引诸药速达肾经;三曰有补有泻,无喜功增气之虞,故用为使。此方为益肾之圣药,而味者薄,其功缓。盖用药者,有四失也,一则地黄非怀庆则力浅;一则地黄非九蒸则不熟;一则疑地黄之滞而减之,则君主弱;一则恶泽泻之渗而减之,则使者微,蹈是四失,焉望其药之有功乎?"

《绛雪园古方选注·中卷·内科丸方·六味地黄丸》:"熟地八两,山萸四两(去核),山药四两,泽泻三两,丹皮三两,茯苓三两,上法制,共捣烂,烘燥入磨为末,炼蜜丸桐子大,每服七八十丸,空心淡盐汤下,冬用酒下。六味者,苦、酸、甘、咸、辛、淡也。'阴阳应象论'曰:精不足者,补之以味。五脏之精,皆赖肾气闭藏,故以地黄名其丸。地黄味苦入肾,固封蛰之本;泽泻味咸入膀胱,开气化之源,二者补少阴、太阳之精也。萸肉味酸入肝,补黑极之劳;丹皮味辛入胆,清中正之气,二者补厥阴、少阳之精也。山药味甘入脾,健消运之机;茯苓味淡入胃,利入出之器,二者补太阴阳明之精也。足经道远,故制以大;足经在下,故治以偶。钱仲阳以肾气丸裁去桂、附,治小儿纯阳之体,始名六味。后世以六味加桂,名七味;再加附子,名八味,方义昧矣。"

《成方切用·卷二上·补养门·六味地黄丸》:"(仲阳)治肝肾不足,真阴亏损,精血枯竭,憔悴羸弱,腰痛足酸,自汗盗汗,水泛为痰(丹溪曰:久病阴火上升,津液生痰不生血,宜补血以制相火,其痰自除),发热咳嗽(肾虚则移热于肺而咳嗽,按之至骨,其热烙手,骨困不任为肾热),头晕目眩(《直指方》云:淫欲过度,肾气不能归元,此气虚头晕也。吐衄崩漏,肝不摄血,致血妄行,此血虚头晕也),耳鸣耳聋,遗精便血,消渴淋沥,失血失音,舌燥喉痛,虚火牙痛,足跟作痛,下部疮疡等证(诸证皆由肾水不足,虚火上炎所致)。熟地八两,山茱肉(酒润)、山药四两,茯苓(乳拌)、丹皮、泽泻三两,上丸法如前,空心盐汤下。肾中水虚不能制火者,此方主之。今人足心热,阴股热,腰脊痛,率是此证,乃咳血之渐也。熟地滋阴补肾,生血生精,山萸温肝逐风,涩精秘气;牡丹泻君相之伏火,凉血退蒸(时珍曰:伏火,即阴火也。阴火,即相火也。世人专以黄柏治相火,不知丹皮之功更胜,丹皮能入肾泻阴火,退无汗之骨蒸)。山药清虚热于肺脾,补脾固肾(能涩精)。茯苓渗脾中湿热,而通肾交心。泽泻泻膀胱水邪,而聪耳明目。壮水之主,以制阳光,即此方也。"

《医方论·卷一·补养之剂·六味地黄丸》:"地黄(砂仁酒拌、九蒸九晒)八两,山萸肉(酒润)、山药四两,茯苓(乳拌)、丹皮、泽泻三两,蜜丸。此方非但治肝肾不足,实三阴并治之剂。有熟地之腻补肾水,即有泽泻之宣泄肾浊以济之;有萸肉之温涩肝经,即有丹皮之清泻肝火以佐之;有山药收摄脾经,即有茯苓之淡渗脾湿以和之。药止六味,而大开大合,三阴并治,洵补方之正鹄也。"

12. 论人参养荣汤

《医方考·卷三·虚损劳瘵门第十八·人参养荣汤》:"人参(去芦)、黄芪(炙)、陈皮、白芍药(酒炒)、当归(酒洗)、甘草(炙)、白茯苓、五味子(炒)、远志(去心)、白术(炒)、桂心、熟地黄。脉极者,忽忽喜忘,少颜色,眉发堕落,此方主之。脉者,血之府。脉极者,血脉空虚之极也,此由失血所致。心主血脉，脉极则无血以养心，故令忽忽喜忘。荣血有余，则令人悦泽颜色；荣血不足，则令人色夭而颜色少也。眉发者，血之所养，养血不足，故令眉发堕落。人参、黄芪、白术、茯苓、甘草、陈皮，皆补气药也，荣血不足而补气，此《大易》之教，阴生于阳之义也。阴者，五脏之所主，故用当归泽脾、芍药调肝、熟地滋肾、五味益肺、远志宁心，五脏和而阴血自生矣。桂性辛热，热者入心而益火，辛者入经而利血，又心为生脉之原，故假之引诸药入心而养荣血于脉耳。"

《医方集解·理血之剂第八·人参养荣汤》："治脾肺气虚，荣血不足，惊悸健忘，寝汗发热，食少无味，身倦肌瘦，色枯气短，毛发脱落，小便赤涩（《经》曰：脾气散精，上输于肺，此地气上升也；肺主治节，通调水道，下输膀胱，此天气下降也；脾肺虚则上下不交而为否，荣血无所藉以生。肺虚故气短；脾虚故食少；心主脉，脉属荣，荣虚血少，则心失其养，故惊悸健忘，寝汗发热；肺主皮毛，脾主肌肉，血虚火盛，故肌瘦色枯，毛发脱落也）；亦治发汗过多，身振脉摇，筋惕肉瞤（汗为心液，汗即血也，发汗过多，则血液枯涸，筋肉无以荣养，故有振摇瞤惕之证）。人参、白术、黄芪（蜜炙）、甘草（炙）、陈皮、桂心、当归（酒拌）一钱，熟地黄、五味子（炒，杵）、茯苓七分，远志五分，白芍一钱半，加姜、枣煎。此手少阴、手足太阴气血药也。熟地、归芍养血之品，参、芪、苓、术、甘草、陈皮补气之品，血不足而补其气，此阳生则阴长之义。且参、芪、五味所以补肺（肺主气，气能生血），甘、陈、苓、术所以健脾（脾统血，归芍所以养肝肝藏血），熟地所以滋肾（肾藏精，精血相生），远志能通肾气上达于心，桂心能导诸药入营生血，五脏交养互益，故能统治诸病，而其要则归于养荣也（薛立斋曰：气血两虚，而变现诸证，莫能名状。勿论其病，勿论其脉，但用此汤，诸证悉退。喻嘉言曰：方内皆心脾之药，而注肺虚，误也，养荣原不及肺。[昂按] 肺主气，凡补气药，皆是补肺，气旺自能生血，即此便是养荣，便是补心补脾，理实一贯。古方补血汤，黄芪五倍于当归，而云补血，岂非明证乎。况五脏互相灌溉，传精布化，专赖傅相之功，焉得谓养荣不及于肺也哉。[又按] 生脉散，保肺药也，而云生脉者，脉即血也）。"

《冯氏锦囊秘录·杂症大小合参卷十一·方脉痨瘵合参·人参养荣汤》："治脾肺气虚，发热恶寒，面黄肌瘦，倦怠短气，食少作泻。白芍一钱五分（酒炒），人参、陈皮、黄芪（蜜炙）、当归（酒炒）、白术（土炒）、甘草（炙）、桂心各一钱，熟地（姜汁炒）、茯苓各七分半，五味子（炒，杵）、远志（去木）各五分，姜枣水煎服。阳春至而物荣，肃杀行而物槁，脾为坤土，肺属乾金。《经》曰：脾气散精，上输于肺，此地气上升也。肺主治节，通调水通，下输膀胱，此天气下降也。于象为泰，脾肺气虚，则上下不交，阴阳否隔，故面黄肌瘦，亦犹夫物之槁也。人参、五味温其肺，芪、术、甘、苓温其脾，陈皮、芍药温其肝，地黄、桂心温其肾，当归、远志温其心，五脏互相灌溉，脏脏气血自生，脏脏之邪气难匿。温者阳春之气也，春气荣而一身之中，有不欣欣向荣者乎？故曰荣养汤。薛立斋曰：气血虚而变现诸证，莫能名状勿论其病，勿论其脉，但用此汤，诸证悉退，可谓有回春之识矣。"

《目经大成·卷之三·补阵·人参养荣汤五》："人参、白术、茯苓、甘草、黄芪（剂片，蜜拌炒）、橘皮、肉桂、当归、芍药、地黄、远志（缓火炆，去梗）、五味子。脉极肉瞤，惊悸健忘，寝汗发热，食少气短，肌瘦目枯，毛发堕落，此方主之。《经》曰：脾气散精，上输于肺。此地气上升也。肺主治节，通调水道，下输膀胱，此天气下降也。肺脾虚，则上下不交，荣血无所藉以生。是故肺虚则气短，毛发堕落。脾虚则食少，肌瘦目枯。脾肺两虚，自无血以养心，则百脉愈极，寝汗发热，惊悸健忘，筋肉不时振惕。上方黄芪、白术、苓、草、橘皮、远志养气之荣也，当归、芍药、地黄、五味、桂心养血之荣也。题曰人参，擢其渠魁耳。薛立斋曰：气血两虚，莫能名状，勿论其病，勿论其脉，但用此汤，是可以言医已矣。诗曰：养荣即十全，出芎入五味，再加陈橘皮，肾强藏远志。"

13. 论炙甘草汤

《医方考·卷一·伤寒门第二·炙甘草汤》："甘草四两（炙），桂枝（炒）、生姜各三两，生地黄一斤，人参、阿胶各二两，麦门冬、麻仁各半升，大枣十二枚。伤寒脉结代，心动悸者，此方主之。结与代，皆止脉也，此由气血虚衰，真气不能相续，故有此脉。心动悸者，动而不自安也，亦由真气内虚所致，补虚可以去弱，故用人参、甘草、大枣；温可以生阳，故用生姜、桂枝；润可以滋阴，故用阿胶、麻仁；而生地、麦冬者，又所以清心而宁悸也。"

《绛雪园古方选注·上卷·和剂·炙甘草汤》："（一名复脉汤）甘草四两（炙），桂枝三两（去皮），人参二两，麻子仁半升，生地一斤，阿胶二两，麦门冬半升（去心），生姜三两（切），大枣十二枚（擘）。上九味，以清酒七升、水八升（法），先煮八味，取三升，去滓（法），纳胶烊消尽（法），温服一升（法），日三服（法）。炙甘草汤，仲景治心悸，王焘治肺痿，孙思邈治虚劳，三者皆是津涸燥淫之证。'至真要大论'云：燥淫于内，金气不足，治以甘辛也。第药味不从心肺，而主乎肝脾者，是阳从脾以致津，阴从肝以致液，各从心肺之母以补之也。人参、麻仁之甘以润脾津，生地、阿胶之咸苦，以滋肝液，重用地、冬浊味，恐其不能上升，故君以炙甘草之气厚，桂枝之轻扬，载引地、冬上承肺燥，佐以清酒芳香入血，引领地、冬归心复脉，仍使以姜、枣和营卫，则津液悉上供于心肺矣。喻嘉言曰：此仲景伤寒门中之圣方也。仲景方每多通利，于此处特开门户，重用生地，再借用麦冬手经药者，麦冬与地黄、人参气味相合，而脾胃与心经亦受气相交。脉络之病，取重心经，故又名复脉。"

《成方切用·卷八上·润燥门·炙甘草汤》："（仲景）治伤寒脉结代，心动悸，及肺痿，咳唾多，心中温温液液者（脉动而中止，能自还者曰结，不能自还曰代。气血虚衰，不能相续也。心中动悸，真气内虚也。肺痿浊唾多者，以胃中之津液上供，悉从燥热化为涎沫也）。《宝鉴》用治呃逆。甘草（炙）四两，生姜、桂枝、人参、阿胶、蛤粉（炒）二两，生地黄一斤，麦冬（去心）、麻仁（研）半斤，大枣十二枚，水酒各半煎，内阿胶烊化服。人参、麦冬、甘草、大枣益中气而复脉，生地、阿胶助营血而宁心，麻仁润滑以缓脾胃，姜桂辛温以散余邪，加清酒以助药力也。《圣济》经云：津液散为枯，五脏痿弱，营卫涸流，湿剂所以润之。麻仁、阿胶、麦冬、地黄之甘，润经益血，复脉通阳也。（喻嘉言曰：此仲景伤寒门中之圣方也。《千金翼》用治虚劳，《外台》用治肺痿。究竟本方所治，亦何止二病哉。《外台》所取，在于益肺气之虚，润肺金之燥。至于桂枝辛热，似有不宜。不知桂枝能通营卫，致津液，则肺气能转输涎沫，以渐而下，尤为要紧，所以云治心中温温液液也。《玉机微义》曰：肺痿，如咳久声哑声嘶咯血，此属阴虚火热甚也。吐涎沫而不咳不渴，必遗尿，小便数，以上虚不能制下，此肺中冷也。必眩，多涎唾，用炙甘草干姜汤以温之。肺痿涎唾多，心中温温液液者，用炙甘草汤，此补虚劳也，与补阴虚火热不同。故肺痿有寒热之异。）"

《成方便读·卷三·润燥之剂·炙甘草汤》："炙甘草汤：炙甘草四两，桂枝三两，生姜三两，麦冬半升，麻仁半升，人参、阿胶各二两，大枣三十枚，生地黄一斤，上九味，以酒七升、水八升，先煮八味，取三升，去滓，内胶烊化。温服一升，日三服。治伤寒脉结代，心动悸。寒伤心，主阴正内亡，邪少虚多之候，以及肺痿咳唾，心中温温液液者。夫心为君主，义不受邪，于象为离，为阳中之太阳。然离中有阴，一阴居于二阳之中。心虽牡脏，而主血、主脉者，皆属于心也。若心中阴血不足，而为寒邪所伤，故见以上之证矣。方中生地、阿胶、麦冬补心之阴，人参、甘草益心之阳，桂枝、生姜、清酒以散外来之寒邪，麻仁、大枣以润内腑之枯槁。具治肺痿一证，亦为虚寒所致，皆邪少虚多之候，故咳唾多，心中温温液液。读者细观《金匮》可也。"

二、治虚劳通用方

1. 黄芪汤（《小品方·卷第三·治虚劳诸方》）

治虚劳，胸中客热，冷癖痞满，宿食不消，吐噫，胁间水气，或流饮肠鸣，不生肌肉，头痛，上重下轻，目视𥈠𥈠，惚惚志损，常躁热，卧不得安，少腹急，小便赤余沥，临事不起，阴下湿，或小便白冲，伤多方。

黄芪（三两） 人参（一两） 芍药（二两） 生姜（半斤） 肉桂（三两） 大枣（十四枚） 当归（一两） 甘草（一两，炙）

上八味，切，以水一斗，煮取四升，分四服。有寒加厚朴（二两）。忌生葱、海藻、菘菜。

2. 三仁九子丸（《备急千金要方·卷十九·肾脏方·补肾第八》）

治五劳七伤补益方。

酸枣仁 柏子仁 薏苡仁 菟丝子 枸杞子 蛇床子 菴䕡子 地肤子 乌麻子 牡荆子 地黄 山药 桂心（各二两） 苁蓉 菊花子（各三两） 五味子（二两）

上十六味为末，蜜丸如梧子，酒服二十丸，日三夜一。

3. 无比薯蓣丸（《备急千金要方·卷十九·肾脏方·补肾第八》）

治诸虚劳百损方。

山药（二两）　苁蓉（四两）　五味子　菟丝子　杜仲（各三两）　牛膝　山茱萸　地黄　泽泻　茯神（一作茯苓）　巴戟　赤石脂（各一两）

上十二味为末，蜜丸如梧子，食前酒服二十丸，加至三十丸，日再。无所忌，惟禁醋蒜、陈臭等物。

4. 前胡建中汤（《备急千金要方·卷十九·肾脏方·补肾第八》）

治大劳虚羸劣，寒热呕逆，下焦虚热，小便赤痛，客热上熏头目，及骨肉疼痛口干方。

前胡（二两）　黄芪　白芍　当归　茯苓　桂心（各二两）　甘草（一两）　人参　半夏　白糖（各六两）　生姜（八两）

上十一味㕮咀，以水一斗二升，煮取四升，去滓，纳糖，分四服。

5. 六生散（《医心方·卷第十三·治虚劳五劳七伤方第一》）

治五劳七伤五缓六急，治寒热胀满，大腹中风垂曳，消嗢逐血，补诸不足，令人肥白。

生地黄根（二两）　生姜（一斤）　生菖蒲根（一斤）　生枸杞根（一斤）　生乌头（一斤）　生章陆根（一斤）

凡六物，合七斤，熟洗之，停令燥，切之，美酒二斗都合渍三四日，出曝之，暮辄还着酒中，趣令汁尽止。捣末下筛，酒服半钱匕，日三。十日之后增至一钱，以试有验。

6. 酥蜜煎（《医心方·卷第十三·治虚劳五劳七伤方第一》）

治诸渴及内补方。

酥（一升）　蜜（一升）　地黄（煎，一升）　甘葛（煎，一升）　大枣（百枚）　茯苓　人参　薯蓣（各三两）

上八物，先蜜酥入合搅，烊后甘葛煎入，烊枣膏，以绞绞入，然后茯苓、人参、薯蓣等散入合，后入地黄煎微火煎，不止，手搅冷之。

7. 五茄酒（《医心方·卷第十三·治虚劳五劳七伤方第一》）

治五劳七伤，心痛血气乏弱，男子阴痿不起，囊下恒湿，小便余沥而阴痒，及腰脊痛，两脚疼痹风弱，五缓六急，虚羸。补中益精，坚筋骨，强志意。久服轻身耐老，耳目聪明，落齿更生，白发更黑，身体轻，强颜色，悦泽。治妇人产后余疾百病。常用雄不用雌者，五叶者雄之，三叶者雌之，雄者味甘，雌者味苦。夏用茎叶，冬用根皮，切（一升），盛绢袋，以酒一斗渍，春秋七日，夏五日，冬十日，去滓，温服，任意勿醉，此药禁物，但死尸并产妇勿见也。日食五茄，不用黄金百库也。

8. 枸杞煎

1)《医心方·卷第十三·治虚劳五劳七伤方第一》

主五内邪气，热中消渴，周痹风湿，胸腹游气，客热头痛，内伤大劳虚损，头面游风，风头眼眩，五癃，脚弱痿，四肢拘挛，膝痛，不可屈伸，伤中少气，阴消脑疼，忧患惊邪恐悸，心下结痛，烦满，咳逆，口焦舌干，好唾，膈中痰水，水肿，阴下痒湿，小便余沥，脚中酸痛，不欲践地。身中不足，四肢沉重，时行呕哕，折跌绝筋，积聚，五劳七伤，目暗清盲，热赤痛。补虚羸，除寒热，益气力，长肌肉，止腰痛，充五脏，利小便，益精气，止泻精，久服耳目聪明，阴气长强，坚筋骨，填脑髓，养神安魂，令人身轻。能跳越峰谷，不老而长生也。

枸杞根切，大一石，以水大三斛入煮取五斗汁，去滓，加薯蓣、藕根各二大升，煮取一大斗；次牛膝、茯苓、石斛、杜仲各大一斤，以水五斗煮取一大斗；次茅根、芦根各大一斗，以水一斛煮取一斗，加枣膏大一升，煮取令减半，混合三汁煎令减三分之二；次加地黄煎大二升，麦门冬煎大二升；次加蜜大一升、千岁葛汁煎大二升，冬时酥大二升，稍煎令如糖，停冷纳漆器密封。始服如弹丸大一丸，日三。

2)《太平圣惠方·卷第九十五·药酒序》

填骨髓，补虚劳，益颜色，久服，老者反少，身轻目明，延年方。

枸杞根（净洗滤干，三斗）　生地黄汁（二升）　鹿髓（一升）　枣膏（半升）

上先将枸杞根，以水五斗煎取一斗，去滓澄清，纳铜锅中，煮取汁三升，纳地黄汁、鹿髓、枣膏，以慢火煎如稀饧。每服以温酒调半匙服之，日三服。

9. 薯蓣散(《太平圣惠方·卷第二十六·治五劳六极七伤通用诸方》)

治五劳六极七伤,脐下膨脖,两胁胀满,腰脊相引痛,鼻中干燥,目暗,愤愤不乐,胸中气逆,不下饮食,小便赤黄余沥,梦与鬼交,失精惊恐虚乏。

薯蓣(二两) 白茯苓(二两) 远志(去心,半两) 泽泻(一两) 黄芪(锉,二两) 人参(去芦头,一两) 龙骨(一两半) 白芍药(一两) 五味子(一两) 山茱萸(一两) 沉香(一两) 枳壳(麸炒微黄,去皮,三分)

上件药,捣粗罗为散。每服四钱,以水一中盏,入生姜半分,枣三枚,煎至六分,去滓,内白砂糖如栗大,更煎(一两)沸,食前温服。

10. 白茯苓丸(《太平圣惠方·卷第二十六·治五劳六极七伤通用诸方》)

治五劳六极七伤,阴衰,囊下生疮,腰背疼痛,不得侧仰,两膝时时热痒,或时浮肿,难以行步,见风泪出,远视眈眈,咳嗽上气,身体萎黄,绕脐弦急,痛引膀胱,小便尿血,茎中疼痛,或时余沥,或梦惊恐,口干舌强,渴欲饮水,食不得味,时时气逆,羸瘦无力。

白茯苓(二两) 石菖蒲(一两) 山茱萸(一两) 栝蒌根(一两) 菟丝子(酒浸一宿曝干,别捣罗为末,一两半) 牛膝(去苗,一两) 赤石脂(一两) 熟干地黄(二两) 细辛(一两) 防风(去芦头,一两) 薯蓣(一两) 续断(一两) 蛇床子(一两) 柏子仁(一两) 巴戟(一两) 天雄(炮裂,去皮脐,一两半) 远志(去心,一两) 石斛(去根,锉,一两半) 肉苁蓉(酒浸一宿刮去皮,炙令干,一两半) 杜仲(去粗皮,炙微黄,锉,一两)

上件药,捣罗为末,炼蜜和捣五七百杵,丸如梧桐子大。每服空腹及晚食前,以温酒下三十丸,渐加至四十丸。

11. 补益鹿茸丸(《太平圣惠方·卷第二十六·治五劳六极七伤通用诸方》)

治五劳六极七伤衰损。

鹿茸(去毛,涂酥炙微黄,二两) 蛇床子(一两) 远志(去心,一两) 熟干地黄(三两) 菟丝子(酒浸三日,曝干别捣为末,二两) 五味子(一两) 肉苁蓉(酒浸一宿,刮去皱皮,炙干,二两) 白茯苓(一两) 薯蓣〔半(二)两〕

上件药,捣罗为末,炼蜜和捣三二百杵,丸如梧桐子大。每服空心及晚食前,以温酒下三十丸。

12. 黄芪丸(《太平圣惠方·卷第二十六·治五劳六极七伤通用诸方》)

治五劳六极七伤,骨髓虚惫,四肢无力。

黄芪〔一(二)两,锉〕 牛膝(去苗,二两) 桂心(一两) 熟干地黄〔一(二)两〕 薯蓣(一两) 远志(去心,半两) 覆盆子(一两) 巴戟(一两) 五味子(一两) 石斛(去根,锉,一两半) 肉苁蓉(酒浸一宿削去皱皮,炙干,一两半) 鹿茸(去毛,涂酥炙微黄,一两)

上件药,捣罗为末,炼蜜和捣三二百杵,丸如梧桐子大。每服空心及晚食前,以温酒下三十丸。

13. 牛膝丸(《太平圣惠方·卷第二十六·治五劳六极七伤通用诸方》)

治五劳六极七伤,小便数,阳气弱,腰脊疼痛,上焦虚热,恒多健忘,不能久立。宜服补暖益精,明目驻颜,轻身强记。

牛膝(去苗,二两) 白芍药(一两) 远志(去心,一两) 黄芪(锉,一两) 肉苁蓉(酒浸一宿刮去皱皮,炙干,二两) 杜仲(去粗皮,炙微黄,锉,二两) 续断(一两) 蛇床子(一两) 薯蓣(一两) 菟丝子(酒浸一宿,曝干别捣为末,二两) 白茯苓(一两) 人参(去芦头,一两) 鹿茸(去毛,涂酥炙微黄,二两) 巴戟(一两) 柏子仁(一两) 桂心(一两) 五味子(一两) 石斛(去根,锉,二两)

上件药,捣罗为末,炼蜜和捣五七百杵,丸如梧桐子大。每日空腹及晚食前,以温酒下三十丸。

14. 巴戟丸(《太平圣惠方·卷第二十六·治五劳六极七伤通用诸方》)

治五劳六极七伤,骨髓虚惫,四肢无力。

巴戟(一两) 远志(去心,一两) 五味子(一两) 牛膝〔一(二)两,去苗〕 熟干地黄(三两) 柏子仁(一两) 桂心(一两) 肉苁蓉(酒浸削去皱皮,炙干,二两) 鹿茸(去毛,涂酥炙微黄,一两半) 菟丝子(酒浸三日,曝干,别捣为末,一两半) 补骨脂(一两) 干漆(捣碎,炒令烟出,一两)

上件药,捣罗为末,炼蜜和捣三二百杵,丸如梧桐子大。每服空腹及晚食前,以温酒下三十丸。

15. 钟乳丸(《太平圣惠方·卷第二十六·治

五劳六极七伤通用诸方》）

治五劳六极七伤，瘦损虚冷，人肥白。

钟乳粉（二两）　肉苁蓉（酒浸一宿去皱皮，炙干，二两）　干漆（捣碎，炒令烟出，一两）　甘草（炙微赤，锉，半两）　桂心（一两）　熟干地黄（二两）　菟丝子（酒浸一宿，曝干别捣，二两）　柏子仁（一两）　酸枣仁（微炒，一两）

上件药，捣罗为末，炼蜜和捣三二百杵，丸如梧桐子大。每服空腹及晚食前，以温酒下三十丸。

16. 肉苁蓉丸（《太平圣惠方·卷第二十六·治五劳六极七伤通用诸方》）

治五劳六极七伤，阴痿内虚，口干汗出，失精，阴下湿痒，小便赤黄，阴中疼痛，卵偏大，小腹里急，腰脊俯仰苦难，臂胫酸疼，目视晾晾，腹胁胀满，膀胱久冷，致生百疾。

肉苁蓉（酒浸一宿刮去皱皮，炙干，三两）　赤石脂（三分）　石苇（拭去毛，三分）　天雄（炮裂，去皮脐，一两）　远志（去心，三分）　石菖蒲（三分）　薯蓣（二两）　杜仲（去粗皮，炙微黄，锉，一两）　山茱萸（一两）　白马茎（炙黄，一两）　石斛（去根，锉，一两）　柏子仁（三分）　续断（一两）　牛膝（去苗，一两）　蛇床子（三分）　石南（一两）　细辛（三分）　防风（去芦头，三分）　菟丝子（酒浸三宿别捣为末，一两半）　熟干地黄（一两半）

上件药，捣罗为末，炼蜜和捣三二百杵，丸如梧桐子大。每服空腹及晚食前，以温酒下三十丸。

17. 干漆丸（《太平圣惠方·卷第二十六·治五劳六极七伤通用诸方》）

治五劳六极七伤，虚羸不足，令人肥健益气力。

干漆（捣碎，炒令烟出，半两）　熟干地黄（一两）　山茱萸（半两）　五味子（半两）　牛膝（去苗，一两）　白术（半两）　续断（半两）　蛇床子（半两）　甘草（炙微赤，锉，半两）　桂心（半两）　肉苁蓉（酒浸一宿刮去皱皮，炙干，一两）　石斛（去根，锉，别捣罗为末，一两）　巴戟（半两）　酸枣仁（微炒，半两）　柏子仁（半两）　薏苡仁（半两）　鹿茸（去毛，涂酥炙微黄，一两）

上件药，捣罗为末，炼蜜和捣三二百杵，丸如梧桐子大。每服空心及晚食前，以温酒下三十丸。

18. 五味子丸（《太平圣惠方·卷第二十六·治五劳六极七伤通用诸方》）

治五劳六极七伤，虚损，肾气不足。

五味子（一两）　白茯苓（一两）　车前子〔一（二）两半〕　巴戟（一两）　肉苁蓉（酒浸一宿刮去皱皮，炙干，二两）　菟丝子（酒浸三日，曝干别捣罗为末，三两）

上件药，捣罗为末，炼蜜和捣三二百杵，丸如梧桐子大。每服空腹及晚食前，以温酒下三十丸。

19. 鹿角胶煎（《太平圣惠方·卷第二十六·治五劳六极七伤通用诸方》）

治五劳六极七伤，腰背疼痛，四肢沉重，百事不任，身无润泽。

鹿角胶（一斤）　生姜（捣绞取汁，半斤）　生地黄（捣绞取汁，半斤）　生天门冬（捣绞取汁，一斤）　白蜜（半斤）　牛酥（半斤）

上件药，先煎生姜地黄汁十余沸，可折一分，下蜜，次下酥等汁，又煎三五沸，即下胶末搅令胶消尽，即倾于瓷器中，搅令凝。每服空腹及晚食前，以温酒调下半匙。

20. 补益地黄煎（《太平圣惠方·卷第二十六·治五劳六极七伤通用诸方》）

治五劳六极七伤。

生地黄十斤（捣绞取汁，十斤）　汉椒（去目及闭口者，微炒去汗，三两）　附子（炮裂，去皮脐，三两）

上件药，捣罗为末，入生地黄汁中，以慢火渐熬成煎，盛于瓷合中。每于食前，以温酒调下半匙。

21. 紫石英汤（《太平圣惠方·卷第二十八·治虚劳惊悸诸方》）

治虚劳，止惊悸，令能食。

紫石英（五两，打碎如米豆大，水淘一遍）

上以水一斗煮取二，去滓澄清，细细温服，或煮羹粥食亦得，服尽更煎之。

22. 补益大泽兰方（《太平圣惠方·卷第七十·治妇人虚损补益诸方》）

治妇人虚损，及中风余病疝瘕，阴中冷痛，或头风入脑，寒痹，筋挛缓急，血闭无子，面上游风去来，目泪出多，涕唾忽忽如醉，或胃中冷，呕逆不止，泄痢淋沥，或五脏六腑寒热不调，心下痞急，邪气咳逆，或漏下赤白，阴中肿痛，胸胁支满，或身体皮肤中,涩如麻豆若痒,痰癖结气,或四肢拘挛,风行周身,骨节疼痛,目眩无所见,或上气恶寒,洒淅如疟,或喉痹鼻衄,风痫癫疾,或月水不通,魂魄不定,饮食无味,无所不治,服之令有子。

泽兰(二两) 芎䓖(一两半) 白芷(一两) 川椒(去目及闭口者,微炒去汗,三分) 石斛(去根,锉,一两) 肉苁蓉(酒浸一宿刮去皱皮,炙干,一两) 藁本(一两半) 当归(锉碎,微炒,一两半) 细辛(一两) 卷柏(一两) 赤石脂(细研,二两) 厚朴(去粗皮,涂生姜汁炙令香,一两) 防风(去芦头,一两) 紫石英(细研水飞过,三两) 薯蓣(一两) 白茯苓(一两) 熟干地黄(一两半) 柏子仁(一两半) 白术(一两) 甘草(炙微赤,锉,一两) 桂心(一两) 芜荑(二两) 人参(去芦头,三分) 禹余粮(烧醋淬七遍,细研,二两) 杜仲(去皱皮,炙微黄,锉,三分) 牛膝(半去苗,一两) 蛇床子(二分) 石膏(细研水飞过,二两) 续断(三分) 五味子(一两半) 艾叶三分(微炒) 干姜(炮裂,锉,一两)

上件药,捣罗为末,炼蜜和捣五七百杵,丸如梧桐子大。每服空心及晚食前,以温酒下三十丸。

23. 大泽兰丸(《太平圣惠方·卷第七十·治妇人虚损补益诸方》)

治妇人诸虚损不足,羸瘦萎黄,月候淋沥,或时带下,头晕心烦,肢节少力。

泽兰(二两) 紫石英(细研水飞过) 白石脂(细研) 赤石脂(细研) 石膏(细研水飞过) 龙骨 牛膝〔去苗,以上各(一两)半〕 桂心 白薇 当归(锉,微炒) 人参(去芦头) 白茯苓 续断 白芜荑 黄芪(锉) 防风(去芦头) 五味子 远志(去心) 薯蓣 白术 柏子仁 蛇床子 甘草(炙微赤,锉) 蒲黄 牡丹 桃仁(汤浸去皮尖、双仁,麸炒微黄) 细辛 芎䓖(以上各一两) 熟干地黄(二两)

上件药,捣罗为末,入研了药,都研令匀,蜜和捣五七百杵,丸如梧桐子大。每服空心及晚食前,以温酒下三十丸。

24. 石斛酒(《太平圣惠方·卷第九十五·药酒序》)

主补虚劳,益气力,除腰脚痹弱,利关节,坚筋骨,及头面游风方。

石斛(去根,四两) 黄芪(二两) 丹参(二两) 杜仲(去粗皮) 牛膝(去苗) 人参(去芦头) 五味子 白茯苓 山茱萸 薯蓣 萆薢 防风(去芦头) 生姜(以上各二两) 枸杞子(三两) 天门冬(去心,三两) 细辛 薏苡仁(三两)

上都细锉,以生绢袋盛,用酒五斗,于瓷瓮中浸之,七日开。初温服三合,日再服,渐加至一盏为度。

25. 枸杞酒(《太平圣惠方·卷第九十五·药酒序》)

除五脏邪气,消渴风湿,下胸胁气,利大小肠,填骨髓,长肌肉,治五劳七伤,利耳目,消积瘀,伤寒,瘴气虚劳,呼吸短气,及肺气肿痹。

米(一硕,黍糯并得) 细曲(捣碎,十斤) 生地黄(净洗细切,一十斤) 枸杞根(刮去浮皮,寸锉,以水二硕渍三日,煮取汁一硕,二十斤) 豆豉(二升,以枸杞汤煮取汁) 秋麻子仁(微炒细研,以枸杞汤淋绞取汁,三升)

上以地黄一味,共米同蒸熟,候饭如人体温,以药汁都和一处,入瓮密盖头,经三七日即开,冬温夏冷,日可三杯。

26. 乌麻子酒(《太平圣惠方·卷第九十五·药酒序》)

治虚劳,补五脏,久服延年不老方。

乌麻子(微炒,捣碎,五斤)

以酒二斗浸经宿,随性饮之,尽即旋造。

27. 髓煎(《太平圣惠方·卷第九十五·药酒序》)

填骨髓,治百病,补虚劳,换白发方。

生地黄(五十斤,捣绞取汁,以慢火煎减半) 牛髓(五十斤,炼成者) 羊脂(三斤,炼成者) 白蜜(三升) 牛酥(三升) 生姜汁(二升)

上以上,都入银锅中,以微火煎如稀饧,纳瓷器中。每服以温酒调如鸡子黄大,日二服,羹粥中食之。益精美发,白者摘去之,下有黑者再生,若未白者更不白。

28. 油面馎饦(《太平圣惠方·卷第九十七·食治养老诸方》)

补虚劳。

生胡麻油(一升) 折粳米泔清(一升)

上二味,以微火煎,尽泔清乃止,出贮之,取冷盐汤二合,将和面作馎饨,煮熟,入五味食之。

29. 十华散(《太平惠民和剂局方·卷之二·绍兴续添方》)

治丈夫五劳七伤,浑身疼痛,四技拘急,腰膝无力,脾元气虚,不思饮食,霍乱吐泻,四肢冷麻。兼解二毒伤寒,疗脚气流注肿痛,行步不得,及虚劳等患,并皆治之。

五加皮 陈皮(去白) 干姜(炮) 甘草(各六两) 桔梗 羌活 黄芪 肉桂(去粗皮) 苍术(去皮炒,各八两八钱) 附子(六两) 大川乌(三两)

上为细末,每服二钱,水一盏,姜二片,枣一枚,煎至六分,不拘时候,热盐酒调服亦得。

30. 人参养荣汤(《太平惠民和剂局方·卷之五·淳祐新添方》)

治积劳虚损,四肢沉滞,骨肉酸疼,吸吸少气,行动喘啜,小腹拘急,腰背强痛,心虚惊悸,咽干唇燥,饮食无味,阴阳衰弱,悲忧惨戚,多卧少起。久者积年,急者百日,渐至瘦削,五脏气竭,难可振复。又治肺与大肠俱虚,咳嗽下痢,喘乏少气,呕吐痰涎。

白芍药(三两) 当归 陈皮 黄芪 桂心(去粗皮) 人参 白术(煨) 甘草各(炙,一两) 熟地黄(制) 五味子 茯苓(各七钱半) 远志(半两,炒,去心,半两)

上锉散。每服四钱,水一盏半,生姜三片,枣子二枚,煎至七分,去滓温服。便精遗泄,加龙骨一两;咳嗽,加阿胶甚妙。

31. 钟乳白泽丸(《太平惠民和剂局方·卷之五·续添诸局经验秘方》)

治丈夫诸虚百损,五劳七伤,真气不足,元脏不固,神志俱耗,筋力顿衰,头目眩晕,耳内虚鸣,心腹急痛,气逆呕吐,痰嗽喘促,胸膈胀闷,脾泄下痢,遗精便浊,厥冷自汗,脉微欲绝。妇人血海虚冷,崩漏不止,赤白带下,经候不调,脐腹时痛,面无颜色,饮食不进。但是一切虚劳之疾,并宜服之。

白檀香(取末) 滴乳香(别研,各一两) 阳起石(煅令通红,研) 附子(炮去皮脐,各一两半) 钟乳粉(二两) 麝香(别研,一钱)

上和匀,滴水搜成剂,分作六十丸。每服一丸,水一盏,煎化及七分盏,空心热服,如急病,不拘时。久服补益精血,助阳消阴,安心神,定魂魄,延年增寿,起死回生。

32. 双和汤(《太平惠民和剂局方·卷之五·宝庆新增方》)

治男子妇人五劳、六极、七伤,心肾俱虚,精血气少,遂成虚劳。百骸枯瘁,四肢倦怠,寒热往来,咳嗽咽干,行动喘乏,面色痿黄,略有所触,易成他疾;或伤于冷,则宿食不消,脾疼腹痛,泻痢吐逆;或伤于热,则头旋眼晕,痰涎气促,五心烦热;或因饥饱动作,喜怒惊恐,病随而至;或虚胀而不思食,或多食而不生肌肉,心烦则虚汗盗汗,一切虚劳不敢服燥药者,并宜服之。常服调中养气,益血育神,和胃进食,补虚损。

白芍药(七两半) 当归(洗,酒浸) 黄芪(蜜炙) 川芎 熟地黄(净洗,酒蒸,各三两) 甘草(炙) 肉桂(去皮,不见火,各二两二钱半)

上为细末。每服二钱,水一盏半,生姜三片,枣子一枚,煎至六分,空心、食前服。忌生冷、果子等物。

33. 炙甘草汤(《普济方·卷一百三十七·伤寒门·伤寒心悸》)

治虚劳不足,汗出而闷,脉结,悸,行动如常,不出百日,危急者十一日死。

甘草(炙,四两) 桂枝 生姜(各三两) 麦门冬(半升) 麻仁(半升) 人参 阿胶(各二两) 大枣(三十枚) 生地黄(一升)

上九味,以酒七升、水八升,先煮八味,取三升去滓,纳胶消尽,温服一升,日三服。

34. 补方丸(《济阴纲目·卷之四·虚劳门·治虚劳平补诸方》)

治妇人虚损诸疾。

白术 熟地(各一两) 当归 白芍药(炒) 川芎 黄芪 人参 陈皮(各半两)

上为细末,炼蜜丸如桐子大。每服五七十丸,温水下。

35. 十补丸(《济阴纲目·卷之四·虚劳门·治虚劳平补诸方》)

治妇人诸虚百损,荣卫不调,形体羸瘦,面黄背倦,口苦舌干,心忪多汗,血衰气盛,寒热往来,一切血崩带下,堕胎落孕,此药皆治,孕妇服之,尤有神效。

熟地黄(净洗酒浸,蒸过焙干称重,四两) 肉苁蓉(酒浸焙干) 人参 黄芪(去芦,蜜炙) 当

归(酒浸) 川芎 白芍药(洗) 白茯苓 白术(去芦炒,各二两) 肉桂(去皮,一两) 甘草(半两)

上为细末,用好酒调山药末打糊丸如桐子大。每服六七十丸,食前米汤或温酒下。

36. 滋阴百补丸(《济阴纲目·卷之四·虚劳门·治虚劳平补诸方》)

治妇人劳伤气血,诸虚百损,五劳七伤,阴阳不和,乍寒乍热,心腹疼痛,不思饮食,尪羸乏力。

香附(一斤,用酒、醋、盐汤、童便各浸四两,焙干) 益母草(一斤) 当归(六两,酒洗) 川芎 熟地黄(姜汁炒) 白术(各四两) 白芍药(炒,三两) 玄胡索(炒) 人参 白茯苓(各二两) 甘草(炙,一两)

上为细末,炼蜜丸如桐子大。每服五六十丸,砂仁汤或酒或醋汤白滚水任下,空心服。

37. 人参鳖甲丸(《济阴纲目·卷之四·虚劳门·治虚劳平补诸方》)

治妇人一切虚损,肌肉瘦瘁,盗汗心忪,咳嗽上气,经脉不调,或作寒热,不思饮食。

人参 当归 赤芍药 杏仁(汤浸去皮尖,炒) 甘草(炙) 桔梗(去芦) 柴胡(各一两) 地骨皮 宣黄连 胡黄连(各七钱半) 肉桂(去粗皮) 木香(各半两) 麝香(另研,五分) 鳖甲(一枚重二两者,醋炙黄色)

上为细末,用青蒿一斤,研烂绞汁,童子小便五升,酒五升,同熬至二升,次入真酥三两、白沙蜜三两,再熬成膏冷,方下众药末,搜和令匀,丸如桐子大。每服五十丸,温酒送下无时。

38. 艾煎丸(《济阴纲目·卷之四·虚劳门·治虚劳平补诸方》)

治妇人诸虚。

杜艾叶 大当归(各二两) 香附子(四两)

上醋煮半日,焙干为末,再用醋煮糊丸,艾醋汤下。

39. 芪味丸(《济阴纲目·卷之四·虚劳门·治虚劳平补诸方》)

补虚败。

黄芪(盐水浸,火炙,四两) 北五味(二两)

上为末,秫米糊丸,空心盐酒下。

三、治肝劳方

1. 补肝汤(《圣济总录·卷第八十六·虚劳门·肝劳》)

治肝劳胁痛气急,忧恚不常,面青肌瘦,筋脉拘急。

天门冬(去心,焙) 酸枣仁(微炒) 柴胡(去苗) 当归(切,焙) 羌活(去芦头) 防风(去叉) 桂(去粗皮) 细辛(去苗叶) 赤茯苓(去黑皮) 升麻 秦艽(去苗、土) 黄芪(锉) 杜仲(去粗皮,炙,锉) 鳖甲(去裙襕,醋炙,锉) 鹿茸(去毛,酥炙) 牛膝(酒浸切,焙) 天麻 黄明胶(炙燥) 山茱萸

上一十九味等分,粗捣筛。每服三钱匕,水一盏,入生姜二片,枣一枚劈,煎至七分,去滓温服,食前。

2. 柴胡汤(《圣济总录·卷第八十六·虚劳门·肝劳》)

治肝劳关格不通,精神不守,气逆上冲,胸中烦闷。调气下热。

柴胡(去苗) 黄芩(去黑心) 泽泻 葛根(炙,锉) 升麻(各一两半) 玄参(三两) 生干地黄(切,焙,二两)

上七味,粗捣筛。每用五钱匕,水一盏半,入竹叶七片,煎至一盏,去滓下芒硝一钱匕,分为二服,空心食后各一。

3. 猪膏酒(《圣济总录·卷第八十六·虚劳门·肝劳》)

治肝劳虚寒,两胁满,筋脉急,关格不通,毛悴少色。

猪膏(二两) 生姜汁(三合)

上二味,同用慢火煎候减半,入酒一升相和,滤过分温三服,空腹日午、夜卧各一。

4. 槟榔汤(《圣济总录·卷第八十六·虚劳门·肝劳》)

治肝劳寒胁下痛,胀满气急,眼昏视物不明。

槟榔 附子(炮裂,去皮脐,各一两) 白茯苓(去黑皮) 桔梗(炒) 陈橘皮(汤浸去白,焙) 桂(去粗皮,各半两) 吴茱萸(汤浸焙炒,一两) 白术(三分)

上八味,锉如麻豆。每五钱匕,水一盏半,入生姜一分拍碎,煎至一盏,去滓分温二服,空腹食后各一。若气喘加芎䓖三分、半夏一两(汤洗炒)、甘草半两(炙)。

5. 半夏汤(《圣济总录·卷第八十六·虚劳

门·肝劳》)

治肝劳实热,闷怒精神不守,恐畏不能独卧,目视不明,气逆不下,胸中满塞,下气除热。

半夏(汤洗七遍切,焙,二两) 麻黄(去节,煎掠去沫,焙) 杜蘅 芍药 枳实(去瓤麸炒) 细辛(去苗叶) 杏仁(汤浸去皮尖、双仁,炒) 乌梅肉(炒,各三分) 松萝(半两) 淡竹叶(切,三两)

上一十味,粗捣筛。每服五钱匕,水一盏半,入生姜一分拍碎,煎至八分,去滓温服,空腹食后各一。

6. 芍药饮(《圣济总录·卷第八十六·虚劳门·肝劳》)

治肝劳不足、补虚。

芍药 牡丹皮(各三分) 熟干地黄(炮) 黄芪 甘草(炙) 白茯苓(去黑皮) 青葙子 白附子 防风(去叉) 山栀子仁(炒,各一两半) 细辛(去苗叶,半两) 枳实(去瓤麸炒) 荆芥穗(各三分)

上一十三味,锉如麻豆大。每服五钱匕,水一盏半,入竹叶七片,煎至八分,去滓,空腹温服,食后夜卧再服。

7. 硫黄丸(《圣济总录·卷第八十六·虚劳门·肝劳》)

治肝劳虚寒,目眩喜忘,咳唾痰涎,忧惠内伤,面青少色。

硫黄(研) 干姜(炮) 吴茱萸(汤浸焙干,炒) 人参 当归(切,焙) 防风(去叉,各一两) 白矾(熬令汁枯) 乌头(炮裂,去皮脐,各一两一分) 桂(去粗皮) 天雄(炮裂,去皮脐) 甘草(炙,锉,各三分) 蜀椒(去目并闭口者,炒出汗) 皂荚(酥炙,去皮、子) 枳实(去瓤麸炒,各半两) 细辛(去苗叶) 甘菊花(各一分)

上一十六味,捣研为末,再同研匀,炼蜜和丸如梧桐子大。每服二十丸,空腹温酒下,夜卧再服,渐加至三十丸。

8. 前胡汤(《圣济总录·卷第八十六·虚劳门·肝劳》)

治肝劳虚热,目赤难开,烦闷宛转,热气上冲,泻肝除热。

前胡(去芦头) 干姜(炮) 大青 细辛(去苗叶) 秦皮(锉) 决明子 栀子仁 黄芩(各一两) 车前子(一合) 石膏(二两) 淡竹叶(细切,三两)

上一十一味,粗捣筛。每五钱匕,水一盏半煎至一盏,去滓分温二服,空腹食后各一,欲利,加芒硝一两(研)。

9. 赤茯苓汤(《圣济总录·卷第八十六·虚劳门·肝劳》)

治肝劳虚寒,胁痛胀满,气闷目昏,不思饮食。

赤茯苓(去黑皮,一两半) 桔梗(炒) 陈橘皮(汤浸去白,焙,各一两) 白术(半两) 鳖甲(去裙襕,醋炙,二两) 桂(去粗皮,三分)

上六味,粗捣筛。每服三钱匕,水一盏,入生姜三片,同煎至七分,去滓,食前温服。

10. 茯苓丸(《圣济总录·卷第八十六·虚劳门·肝劳》)

治肝劳热,恐畏不安,精神闷怒,不能独卧,志气错越。

白茯苓(去黑皮) 远志(去心) 防风(去叉) 人参 柏子仁(微炒,研) 牡蛎(烧令赤) 甘草(炙,锉,各半两) 龙骨(三分)

上八味,捣罗为末,炼蜜并煮枣肉同和丸如梧桐子大。每服空腹温酒下二十丸,渐加至三十丸,夜卧再服。

11. 虎骨酒(《圣济总录·卷第八十六·虚劳门·肝劳》)

治肝虚劳损口苦,关节疼痛,筋脉挛缩。

虎骨(涂酥炙,三两) 干姜(炮) 芎䓖 地骨皮(各二两) 白术 猪椒根 五加皮(各二两半) 枳壳(去瓤麸炒,一两半) 丹参(四两) 熟干地黄(焙,一两)

上一十味,锉如麻豆大,用生绢袋子贮,以清酒三斗浸四宿。每日空腹温服半盏,渐加至一盏。

12. 青龙丸(《圣济总录·卷第八十六·虚劳门·肝劳》)

治肝伤健忘,目视不明,面色青白,常多恐惧。

龙骨(研) 羌活(去芦头) 秦艽(去苗、土,各一两) 茯神(去木) 羚羊角(镑) 青葙子 甘菊花 白附子(炮) 丹砂(研如粉,各三分)

上九味,捣研为末,炼蜜和丸如梧桐子大。每服三十丸,食后人参汤下。

13. 调肝散(《症因脉治·卷二·劳伤总论·

治肝虚劳伤，筋挛烦闷，眼目赤涩，毛焦色夭，腹痛，指甲痛，咳则胁下痛，口苦口酸，筋骨酸疼，寒热咳逆，肝血不足而有火者。

当归　生地　白芍药　川芎　柴胡　山栀　黄芩　广皮　甘草

14. 家秘肝肾丸（《症因脉治·卷二·劳伤总论·肝虚劳伤》）

治肝虚劳伤虚火者。

天门冬　地黄　白芍药　当归　黄柏　知母

上为细末，玄武胶为丸。

15. 黄芩四物汤（《症因脉治·卷二·劳伤总论·肝虚劳伤》）

治肝虚劳伤虚火者。

熟地　当归　川芎　白芍药

水一盏煎至七分。不拘时温服。

16. 黑元（《杂病源流犀烛·卷八·虚损痨瘵源流·治五劳六极七伤方十四》）

治肝劳。

酒当归　鹿茸（各一两）

乌梅肉为膏丸，酒下五七十丸。

四、治心劳方

1. 远志汤（《圣济总录·卷第八十六·虚劳门·心劳》）

治心劳多烦躁，背髀妨闷，面色数变，乍赤乍黑，或笑或歌。

远志（去心，一两）　赤茯苓（去黑皮，三分）　犀角屑（一两）　人参（半两）　知母（焙，半两）　芍药（一两）　黄芩（去黑心，三分）　前胡（去芦头，三分）　麦门冬（去心，焙，一两半）

上九味，粗捣筛。每五钱匕，用水一盏半煎至一盏，去滓，食后分温二服，如人行三五里再服。

2. 麻黄汤（《圣济总录·卷第八十六·虚劳门·心劳》）

治心劳烦多热，喜笑无度，四肢烦热，止烦下气。

麻黄（去根节，一两半）　栀子仁（一两半）　赤茯苓（去黑皮，一两半）　黄芩（去黑心，一两）　白术（一两半）　石膏（一两）　桂（去粗皮，一两半）　生干地黄（焙，五两）　甘草（炙，一两）　赤小豆（一合）

上一十味，粗捣筛。每用药末十钱匕，鸡子白一枚，竹沥半合，水三盏煎至二盏，去滓下芒硝一钱，再上火令沸，分温三服，空腹、日午、夜卧各一服。

3. 人参汤（《圣济总录·卷第八十六·虚劳门·心劳》）

治心劳，因多言喜乐过度伤心，或愁忧思虑而伤血，血伤即不欲视听，心烦惊悸。

人参（一两半）　木通（锉，一两半）　茯神（去木，一两）　麦门冬（去心，焙，一两半）　百合（一两）　龙齿（一两半）　柴胡（去苗，一两）

上七味，粗捣筛。每五钱匕，用水一盏半，入枣三枚劈，煎至一盏，去滓分温二服，食后相次服之。

4. 麦门冬汤（《圣济总录·卷第八十六·虚劳门·心劳》）

治心劳热不止，皮毛焦色无润泽，口舌干燥，心中烦闷。

生麦门冬（去心，三两）　陈粟米（一合）　鸡子（一枚，取白）　淡竹叶（三两，切）

上四味，以水五盏，先煮米并竹叶，取三盏，去滓澄清，冷下鸡子白，再煎五七沸，即下麦门冬，煎至一盏半，去滓分温三服，空心、日午、夜卧服之。

5. 地黄汤（《圣济总录·卷第八十六·虚劳门·心劳》）

治心劳实热，口疮心烦，多笑少力，小便不利。

生干地黄（焙）　柴胡（去苗，各一两）　石膏（二两）　栀子仁（三分）　赤小豆（生三两）　木通（锉，三分）

上六味，粗捣筛。每服三钱匕，水一盏，入竹叶二七片，同煎取六分，去滓温服，不计时候。

6. 磁石汤（《圣济总录·卷第八十六·虚劳门·心劳》）

治心劳热，耳焦多鸣，不能听远。

磁石（烧令通赤，醋中淬七遍）　赤茯苓（去黑皮）　大青　人参　白术　菖蒲　芍药（各一两半）　赤石脂（一两）

上八味，粗捣筛。每五钱匕，水一盏半，入竹叶五片，煎至一盏，去滓分温二服，空腹夜卧服之。

7. 竹茹汤（《圣济总录·卷第八十六·虚劳门·心劳》）

治心劳潮热，肌瘦四肢烦疼。

竹茹　前胡（去芦头）　白茯苓（去黑皮）

人参(各一两) 甘草(炙,锉) 贝母(去心,炒,各三分) 桑根白皮(锉) 赤小豆(各一两半) 柴胡(去苗) 麦门冬(去心,焙,各半两)

上一十味,粗捣筛。每服二钱匕,水一盏,入生姜、竹叶各五片,煎至七分,不计时候,去滓温服。

8. 补心麦门冬丸(《圣济总录·卷第八十六·虚劳门·心劳》)

治心劳多惊悸,心气不足。

麦门冬(去心,焙,一两半) 石菖蒲(一两) 远志(去心一两半) 人参(一两) 白茯苓(去黑皮,一两) 熟干地黄(一两半) 桂(去粗皮,半两) 天门冬(心去,焙,一两半) 黄连(去须,一两半) 升麻(一两半)

上一十味,捣罗为末,炼蜜为丸如梧桐子大。每日食后夜卧时,用熟水下二十丸,兼开心气,使人多记不忘。

9. 贯众丸(《圣济总录·卷第八十六·虚劳门·心劳》)

治心劳热伤心,有长虫名蛊虫,长一尺,贯心为病。

贯众 陈橘皮(汤浸去白,焙) 石蚕 桃白皮(炙令黄色,各一两一分) 狼牙(一两半) 雷丸(炒) 白芜荑(炒令香) 青葙子 蜀椒(各一两) 白僵蚕(三七枚,炒) 茱萸根皮(炙令黄色,一两半) 乱头发(如鸡子大,烧为灰)

上一十二味,捣罗为末,炼蜜丸如梧桐子大。每日空心,用米饮下七丸,未瘥更加至二七丸,夜卧再服之。

10. 赤芍药丸(《圣济总录·卷第八十六·虚劳门·心劳》)

治心脏劳热,久积毒气,小肠气癃结,少腹急,小便淋沥白浊疼痛。

赤芍药(一两半) 苦参(三两) 黄芩(去黑心) 山栀子仁 车前子(微炒) 瞿麦穗(各一两) 冬葵子(炒令香,一两半) 大黄(炒,一两半)

上八味,捣罗为末,炼蜜丸如梧桐子大。每日食后,温水下三十丸,夜卧再服。

11. 獭肝丸(《圣济总录·卷第八十六·虚劳门·心劳》)

治心劳热,胸膈聚痰,头目微头,手足时烦,肌肤渐觉羸瘦。

獭肝(切碎,炙黄,一两半) 胡黄连(一两) 鳖甲(去裙襕,醋炙,一两半) 柴胡(去苗,一两半) 犀角屑(一两) 知母(焙,一两) 天门冬(去心,焙,一两) 地骨皮(一两半) 升麻(一两) 茯神(去木,一两) 紫菀(去苗,土,一两) 百合(一两) 杏仁(汤浸去皮尖、双仁,炒令黄色,别研,一两) 黄连(去须,一两半) 前胡(去芦头,一两) 贝母(去心,焙,一两) 天灵盖(酥炙令黄,一两半) 槟榔(锉,三两) 麻仁(研,一两) 甘草(炙,一两) 生干地黄(焙,三两)

上二十一味,捣罗为末,炼蜜丸如梧桐子大。每日食后温水下三十丸,夜卧再服。

12. 茯苓丸(《圣济总录·卷第八十六·虚劳门·心劳》)

治心劳热,精神不安,喜忘不乐,不能独卧,耳不远听,皮毛焦枯,或言语错乱。

白茯苓(去黑皮) 白龙骨 远志(去心) 防风(去叉) 人参 柏子仁(研,各一两半) 牡蛎(煅) 枣肉(焙,各二两) 甘草(炙,一两)

上九味,捣罗为末,炼蜜丸如梧桐子大。每服三十丸,米饮下。

13. 朱雀汤(《圣济总录·卷第八十六·虚劳门·心劳》)

治心气劳伤。

雄雀(一只,取肉炙) 赤小豆(一合) 赤茯苓(去黑皮) 人参 大枣(去核) 紫石英(各一两) 远志(去心) 紫菀(去苗,土) 丹参(各半两) 小麦(一两) 甘草(炙,锉,一分)

上一十一味,细锉拌匀。每服三钱匕,用水一盏,煎取六分,去滓温服。

14. 王不留行汤(《圣济总录·卷第八十六·虚劳门·心劳》)

治忧愁思虑,过伤心经,舌本肿强。

王不留行 桂(去粗皮) 桔梗(炒) 大黄(锉,炒) 当归(切,焙) 甘草(炙,锉,各一两) 雷丸 延胡索 白芨 天雄(炮裂,去皮脐) 槟榔(半生半煨熟,各一两半) 桑根白皮(半两)

上一十二味,㕮咀如麻豆。每服三钱匕,生姜三片,水一盏,同煎至七分,去滓温服。

15. 前胡麦门冬饮(《圣济总录·卷第八十六·虚劳门·心劳》)

治心劳客热烦躁,头目昏眩。

前胡(去芦头) 麦门冬(去心,焙) 葳蕤 玄参 升麻 人参 射干 芍药 甘草(炙,各一两)

上九味,粗捣筛。每服五钱匕,水一盏半,入生姜半分切,赤小豆三十粒,煎至八分,去滓食后服。

16. 人参汤(《圣济总录·卷第八十六·虚劳门·心劳》)

治心劳烦闷虚满,胸膈痞塞,饮食不下气噎等疾。

人参 白茯苓(去黑皮) 前胡(去芦头) 麦门冬(去心,焙) 黄芩(去黑心) 枳壳(去瓤,麸炒) 木通(锉) 甘草(炙,锉) 生干地黄(焙) 防风(去叉) 独活(去芦头,各一两) 陈橘皮(汤浸去白,焙) 旋覆花(各一两半)

上一十三味,粗捣筛。每服五钱匕,水一盏半,入生姜半分切,煎至八分,去滓食后温服。

17. 菊花汤(《圣济总录·卷第八十六·虚劳门·心劳》)

治心劳客热,毒气上攻,口中生疮,齿龈肉烂。

菊花 升麻 独活(去芦头) 防风(去叉) 知母(焙) 黄芩(去黑心) 玄参 藁本(去苗、土) 大黄(锉,炒) 栀子仁 前胡(去芦头) 桔梗 甘草(炙,锉) 麦门冬(去心,焙) 生干地黄(焙,各一两)

上一十五味,粗捣筛。每服五钱匕,水一盏半煎至八分,去滓食后温服。

18. 麦门冬饮(《圣济总录·卷第八十六·虚劳门·心劳》)

治心虚劳损,喜忘不乐。

麦门冬(去心,焙) 白茯苓(去黑皮,各二两半) 人参(二两) 远志(去心,一两一分) 防风(去叉) 赤芍药(各一两半) 陈橘皮(汤浸去白,焙,一两)

上七味,锉如麻豆。每服五钱匕,水一盏半煎取八分,去滓温服,日二服。

19. 劫劳散(《普济方·卷三百二十二·妇人诸疾门·虚损》)

治心俱虚劳,嗽二三声无痰,遇夜发热,过即冷,时有盗汗,四肢倦怠,体劣黄瘦,饮食减少,夜卧恍惚,神气不宁,睡多异梦。此药能治微嗽有唾,唾中有红线,名曰肺痿,若有此病,不治,便成羸劣之疾。

白芍药(六两) 绵黄芪(去皮,蜜炙) 甘草(炙) 人参(去芦头) 归(去芦,洗净) 半夏 白茯苓(去皮) 熟地黄(洗净,焙干) 五味子(拣去梗) 阿胶(炒,各二两)

上㕮咀,每服三钱,水一盏,生姜十二片,枣三枚,煎至九分,无时温服,日进三服。

20. 桔梗引子(《济阴纲目·卷之四·虚劳门·治虚劳平补诸方》)

治心不足,解劳倦,益血。

黄芪 人参 麦门冬(去心) 桔梗 甘草(炙,各一两) 青皮(半两)

上为末。每服三钱,水一盏煎七分,温服。

21. 归脾汤(《症因脉治·卷二·劳伤总论·心虚劳伤》)

治肌肉消瘦,五心烦热,毛焦皮燥,暮夜发热,昼则身凉,小便赤涩,大便干结,心气不足,虚寒者。

当归 白术 人参 甘草 白茯苓 木香 远志 黄芪 龙眼肉 酸枣仁

水煎服。

22. 天王补心丹(《症因脉治·卷二·劳伤总论·心虚劳伤》)

治心虚劳伤之心气不足,虚热者。

人参 玄参 丹参 五味子 柏子仁 当归 远志 桔梗 生地 天门冬 麦门冬 甘草 黄连 酸枣仁 白茯神

23. 门冬安神丸(《症因脉治·卷二·劳伤总论·心虚劳伤》)

治心虚劳伤之心血不足,虚热者。

拣麦冬 川黄连 生地 白茯神 远志 朱砂 甘草

24. 导赤各半汤(《症因脉治·卷二·劳伤总论·心虚劳伤》)

治心虚劳伤之心血不足,实热者。

生地 木通 甘草 黄连 麦冬 山栀 赤茯苓 车前子 加灯心

25. 大五补丸(《杂病源流犀烛·卷八·虚损痨瘵源流·治五劳六极七伤方十四》)

治心劳。

天冬　麦冬　茯神　菖蒲　人参　杞子　远志　熟地　益智仁　地骨皮

26. 治心劳验方(《千金翼方·卷第十二·养性·养性服饵第二》)

主心虚劳损,令人身轻目明,服之八十日,百骨间寒热除,百日外无所苦,气力日益,老人宜常服之,大验。

远志(五分,去心)　白术(七分)　桂心(一两)　人参(三分)　干姜(一两)　续断(五分)　杜仲(五分,炙)　椒半两(汗)　天雄(三分,炮)　茯苓(一两)　蛇床仁(三分)　附子(三分,炮,去皮)　防风(五分)　干地黄(五分)　石斛(三分)　肉苁蓉(三分)　栝蒌根(三分)　牡蛎(三分,熬)　石韦(三分,去皮)　钟乳一两(炼)　赤石脂(一两)　桔梗(一两)　细辛(一两)　牛膝(三分)

上二十四味,捣筛为散。酒服钱五匕,服后饮酒一升,日二,不知,更增一钱匕,三十日身轻目明。

五、治脾劳方

1. 消食膏酒(《备急千金要方·卷十五·脾脏方·脾劳第三》)

治脾虚寒劳损,气胀噫满,食不下通,噫宿食臭。

猪膏(三升)　宿姜(汁,五升)　吴茱萸(一升)　白术(一斤)

上四味,捣茱萸、白术等二味,细细下筛为散,纳膏汁中煎取六升,温清酒一升,进方寸匕,日再。

2. 牛髓补虚寒丸(《外台秘要·卷第十六·脾劳虚寒方三首》)

脾劳虚损消瘦,四肢不举,毛悴色夭。

牛髓　鹿髓　羊髓　白蜜　酥　枣肉(研为脂,各一升)　人参(四分)　生地黄(十斤,切、酒二升渍三宿、出曝,还内酒中取尽曝干)　桂心　茯苓(各四分)　干姜　白术　芎䓖(各五分)　甘草(六分)

上十四味捣筛,纳五髓中微火煎搅,可为丸如梧子。初服三十丸,加至四十丸为剂,日再服,温清酒进之。忌海藻、菘菜、生葱、芜荑、桃李、雀肉、酢。

3. 人参消食八味散(《外台秘要·卷第十六·脾劳虚寒方三首》)

疗脾虚劳寒,饮食不消,劳倦气胀噫满,忧患不解。

人参　茯苓　陈麦曲(熬)　麦蘖(熬)　白术　吴茱萸　厚朴(炙)　槟榔仁(炙,各八分合子用)

上药捣筛为散,食后服方寸匕,日再服,清酒进之。忌酢物、桃李、雀肉等。

4. 人参散(《太平圣惠方·卷第二十六·治脾劳诸方》)

治脾劳,四肢羸瘦,腹中冷痛,不能饮食。

人参(半两,去芦头)　白茯苓(三分)　芎䓖(半两)　厚朴(三分,去粗皮,涂生姜汁炙令香熟)　枳壳(半两,麸炒微黄去瓤)　麦蘖(半两,微炒)　吴茱萸(一分,汤浸七遍,焙干微炒)　陈橘皮(半两,汤浸去白瓤,焙)　诃黎勒(一两,煨用皮)　木香(半两)　草豆蔻(三分,去皮)

上件药,捣粗罗为散。每服四钱,以水一中盏,入生姜半分,枣二三枚,煎至六分,去滓,食前温服。忌生冷、油腻。

5. 丁香散(《太平圣惠方·卷第二十六·治脾劳诸方》)

治脾劳,胃寒呕逆,脐下疼痛。

丁香(半两)　木香(半两)　桂心(半两)　白术(半两)　人参(半两,去芦头)　当归(半两)　白茯苓(半两)　附子(半两,炮裂,去皮脐)　沉香(半两)　鳖甲(一两,涂酥炙令黄,去裙襕)　青橘皮(半两,汤浸去白瓤,焙)

上件药,捣筛为散。每服三钱,以水一中盏,入生姜半分,煎至六分,去滓,食前温服。忌醋物苋菜。

6. 鳖甲散(《太平圣惠方·卷第二十六·治脾劳诸方》)

治脾劳,四肢疼痛,不思饮食。

鳖甲(一两,涂醋炙令黄,去裙襕)　人参(三分,去芦头)　赤芍药(半两)　当归(半两)　黄芪(一两,锉)　赤茯苓(半两)　柴胡(一两,去苗)　白术(半两)　芎䓖(半两)　木香(半两)　甘草(一分,炙微赤,锉)

上件药,捣粗罗为散。每服四钱,以水一中盏,入生姜半分,煎至六分,去滓,食前温服。忌苋菜。

7. 半夏散(《太平圣惠方·卷第二十六·治脾劳诸方》)

治脾劳实,四肢不举,五脏不调,胀满气急。

半夏(一两,汤浸七遍去滑) 白术(二两) 赤茯苓(一两) 鳖甲(一两,涂醋炙令黄,去裙襕) 杏仁(一两,汤浸去皮尖、双仁,麸炒微黄) 陈橘皮(二两,汤浸去白瓤,焙) 赤芍药(一两) 柴胡(一两,去苗) 大腹皮(一两,锉) 枳壳(一两,麸炒微黄,去瓤) 木香(一两) 诃黎勒(一两半,煨,用皮)

上件药,捣粗罗为散。每服四钱,以水一中盏,入生姜半分,枣三枚,煎至六分,去滓,食前温服。忌饴糖、苋菜。

8. 干地黄散(《太平圣惠方·卷第二十六·治脾劳诸方》)

治脾劳,壅热,身体眼目唇口悉黄,舌干,咽喉痛,不能咽唾。

生干地黄(二两) 川升麻(一两) 柴胡(三两,去苗) 射干(一两) 子芩(一两) 茵陈(一两) 犀角屑(一两) 麦门冬(一两,去心) 桔梗(一两,去芦头) 栀子仁(一两) 葳蕤(一两) 甘草(一两,炙微赤,锉)

上件药,捣筛为散。每服四钱,以水一中盏煎至六分,去滓,入蜜一匙,更煎一沸,放温,食后服之。

9. 白术散(《太平圣惠方·卷第二十六·治脾劳诸方》)

治脾劳,胃中虚冷,饮食不消,腹胁胀满,忧患不乐。

白术(三分) 白茯苓(二两) 桂心(三分) 厚朴(二两,去粗皮,涂生姜汁炙令香熟) 陈曲(三分,微炒黄色) 草豆蔻(一两,去皮) 大麦蘖(一两,微炒令黄) 木香(一两) 吴茱萸(三分,汤浸七遍,焙干微炒) 陈橘皮(一两,汤浸去白瓤,焙) 人参(二两,去芦头) 槟榔(一两)

上件药,捣细罗为散。每服食前,以温酒调下二钱。

10. 拌肝散(《太平圣惠方·卷第二十六·治脾劳诸方》)

治脾劳虚冷,大肠滑泄,不思饮食,口舌生疮,四肢无力,日渐羸弱。

茵陈(一两) 犀角屑(半两) 石斛(半两,去根,锉) 白术(三分) 赤芍药(半两) 柴胡(三分,去苗) 缩砂(半两,去皮) 人参(三分,去芦头) 桔梗(三分,去芦头) 防风(半两,去芦头) 肉桂(三分,去皱皮) 白芜荑仁(半两) 肉豆蔻(半两,去壳)

上件药,捣细罗为散。用猪肝一叶,净去筋膜,不洗,薄切作片子,葱白三茎,细切,入散五钱,重重掺在肝上,用湿纸五七重裹,以慢火煨令熟,空心食,食后吃暖酒半盏。

11. 芜荑煎丸(《太平圣惠方·卷第二十六·治脾劳诸方》)

治脾劳,饮食不节,口苦舌涩,多吐清水,四肢黄瘦,虽食不成肌肤,大肠时时泄滑。

芜荑仁(二两,捣罗为末,酸米醋二升煎为膏) 人参(三分,去芦头) 木香(半两) 陈橘皮(一两,汤浸去白瓤,焙) 丁香(半两) 乳香(半两,细研) 肉苁蓉(半两,去壳) 附子(三分,炮裂,去皮脐) 缩砂(三分,去皮) 香附子(三分) 枳实(三分,麸炒微黄) 白术(三分) 厚朴(三分,去粗皮,涂生姜汁炙令香熟) 肉桂(三分,去皱皮) 荜茇(三分) 辛荑(三分)

上件药,捣罗为末,入芜荑煎和令匀,更入炼了蜜,和捣三五百杵,丸如梧桐子大。每服空心及晚食前,以粥饮下二十丸,渐加至三十丸。

12. 厚朴丸(《太平圣惠方·卷第二十六·治脾劳诸方》)

治脾劳,脏腑虚冷,不思饮食,呕逆,四肢少力,腹胁胀痛。

厚朴(二两,去粗皮,涂生姜汁炙令香熟) 白茯苓(三分) 人参(三分,去芦头) 鳖甲(二两,涂醋炙令黄,去裙襕) 诃黎勒(二两,煨微黄) 木香(半两) 陈橘皮(半两,汤浸去白瓤,焙) 附子(半两,炮裂,去皮脐) 吴茱萸(半两,汤浸七遍,焙干微炒) 苍术(三分) 干姜(一分,炮裂,锉) 麦蘖(一两,微炒令黄) 京三棱(半两,炮裂) 益智子(半两) 当归(三分) 黄芪(一两,锉) 槟榔(半两)

上件药,捣罗为末,炼蜜和捣三五百杵,丸如梧桐子大。每服空心,以粥饮下二十丸,晚食前再服,忌苋菜。

13. 猪肚丸(《太平圣惠方·卷第二十六·治脾劳诸方》)

治脾劳,脏腑冷热不调,食少羸瘦,四肢无力,骨节烦疼,宿食不消,心腹积聚,脐下冷痛,面色萎黄。

猪肚(一枚,以皂荚水净洗,用童子小便二斗于锅内煮至五升已来,取出猪肚细切,于沙盆中烂研,以新布绞去筋膜,却内小便中慢火煎至二升,入后药末) 鳖甲(一两,涂醋炙令黄,去裙襕) 京三棱(二两,炮,锉) 槟榔 桂心 干漆(捣碎,炒令烟出) 附子(炮裂,去皮脐) 木香 草豆蔻(去皮) 枳壳(麸炒微黄去瓤) 石斛(去根,锉) 厚朴(去粗皮,涂生姜汁炙令香熟) 当归 白术 牛膝(去苗) 桔梗(去芦头) 紫菀(洗去苗、土) 赤芍药 蓬莪术 诃黎勒皮 芎䓖 神曲(微炒) 陈橘皮(汤浸去白瓤,焙) 黄芪(以上各一两) 柴胡〔一(二)两,去苗〕 桃仁(三两,汤浸去皮尖、双仁,麸炒微黄) 肉豆蔻(二两,去壳) 阿魏(一两,面裹煨令面熟为度)

上件药,捣细罗为末,入前猪肚煎中,慢火熬令稠,可丸即丸如梧桐子大。每服以人参汤或温酒下三十丸,空心及晚食前服之。

14. 松脂丸(《太平圣惠方·卷第二十六·治脾劳诸方》)

治脾劳,胃气不和,时有泄泻,食少无力。

松脂(一两) 肉豆蔻(一两,去壳) 诃黎勒(二两,煨用皮) 荜茇〔二(一)两〕 缩砂(一两,去皮) 人参(一两,去芦头) 干姜(一两,炮裂,锉) 白茯苓(一两) 木香(一两) 白术(一两) 麦蘖(一两,炒令微黄) 陈橘皮(半两,汤浸去白瓤,微炒)

上件药,捣罗为末,用白蜡熔和丸如梧桐子大。每服食前,以粥饮下三十丸。

15. 黄芪丸(《太平圣惠方·卷第二十六·治脾劳诸方》)

治脾胃虚劳羸瘦,脚膝疼痛,宜充肌调中助力。

松脂(一两) 肉豆蔻(一两,去壳) 诃黎勒(二两,煨用皮) 荜茇〔二(一)两〕 缩砂(一两,去皮) 人参(一两,去芦头) 干姜(一两,炮裂,锉) 白茯苓(一两) 木香(一两) 白术(一两) 麦蘖(一两,炒令微黄) 陈橘皮(半两,汤浸去白瓤,微炒)

上件药,捣罗为末,炼蜜和捣三二百杵,丸如梧桐子大。每日空心及晚食前,以温酒下三十丸。

16. 茱萸根浸酒方(《太平圣惠方·卷第二十六·治脾劳诸方》)

治脾劳热,有虫在脾中为病,令人好呕吐出虫。

吴茱萸根(东引大者一尺,锉) 大麻仁(四两) 陈橘皮(二两,汤浸去白瓤,焙)

上件药,捣粗罗为散。以清酒五升,浸一宿,微火暖之,绞去滓,每日空腹,饮一中盏,晚食前再服,下尽虫为度。

17. 巴戟丸(《圣济总录·卷第八十八·虚劳不思食》)

治脾劳虚损,不思饮食,脐腹疼痛,补虚壮阳。

巴戟天(去心) 附子(炮裂,去皮脐) 肉苁蓉(酒浸切,焙) 蘹香子(炒) 牛膝(酒浸切,焙) 荜澄茄 当归(切,炒) 蜀椒(去目及闭口,炒出汗) 吴茱萸(汤浸焙干,炒) 青橘皮(汤浸去白,焙) 木香 人参(各一两)

上一十二味,捣罗为末,醋煮面糊为丸如梧桐子大。每服二十丸,不拘时温酒下。

18. 荜茇丸(《圣济总录·卷第八十八·虚劳不思食》)

治虚劳脾胃宿冷,不思饮食,四肢怠惰,心腹胀满,脐下结痛,及痃癖气块等病。

荜茇(炒) 诃黎勒(煨,去核) 干姜(炮裂) 人参(各一两) 桂(去粗皮) 白茯苓(去黑皮) 胡椒(各半两)

上七味,捣罗为末,炼蜜和丸梧桐子大。每服二十丸,米饮下,空心食前服。

19. 乌头汤(《圣济总录·卷第八十八·虚劳不思食》)

治脾劳腹痛,不思饮食。

乌头(炮裂,去皮脐,一两) 青橘皮(汤浸去白,焙,一两半) 甘草(炙,一两) 益智(去皮) 高良姜(锉,炒) 蘹香子(炒,各半两) 草豆蔻(去皮,五枚)

上七味,锉如麻豆。每服三钱匕,以水一盏,入盐少许,同煎七分,去滓温服。如气泻,入艾叶五片同煎。

20. 羊肾丸(《普济方·卷二十一·脾脏门·

脾劳》）

治脾劳，脏腑滑泄，夜多盗汗，腹中虚鸣，困倦少力，不羡饮食。

羊肾（一对，切作片子，放新瓦上焙干）　艾叶（糯米粥拌匀，焙干为细末，五两）　肉苁蓉（酒浸一宿，焙干，一两）　木香　肉豆蔻（去壳，各一两）　丁香（半两）

上除艾叶外，捣罗为细末，入艾叶末拌匀，煮枣肉丸梧桐子大。每服十五丸，温酒下，空心服。

21. 半夏汤（《普济方·卷二十一·脾脏门·脾劳》）

治脾劳实热，四肢不和，五脏乖戾，胀满肩息气急不安。

茯苓　白术　杏仁（麸炒去皮尖，各二两）　橘皮　芍药（各二两）　半夏（四两，汤浸七遍）

上锉散。每服四钱，水一盏半，生姜七片，枣二枚，煎七分，不拘时候。

22. 麦门冬汤（《普济方·卷二十一·脾脏门·脾劳》）

治脾劳，时寒时热，唇口干焦，四肢浮肿。

麦门冬〔去心，焙，三（分）两〕　赤茯苓（半两，去黑皮）　芎䓖（一两半）　郁李仁（一两半，去皮，炒令黄，别研）　甘草（半两，炙令赤色）

上粗捣筛。每五钱匕，用水一盏半煎一盏，去滓，分温二服，空心服。

23. 二圣丸（《普济方·卷二十一·脾脏门·脾劳》）

治脾劳羸瘦，脐腹疗痛。治一切男子妇人，脾受劳气，减食减力，口无滋味，肌体消瘦，面黄大腑不调，非时滑泄，多困少力，精神不足，宜服此方。

干蝎（一两半，炒）　桃仁（一两，汤浸去皮尖、双仁，炒研）

上研匀，以清酒童子小便各一盏，熬成膏，丸如梧桐子大。每服十五丸，食前温酒下，日三服。

24. 和胃丸（《普济方·卷二十二·脾脏门·兼理脾胃》）

治虚劳脾胃虚弱，饮食不化，心腹痞满，并常宜服此药，老幼气弱，皆可常服，能温中和脾胃，调进饮食。

厚朴（去粗皮，锉碎，以生姜二两研烂同炒）　半夏（一半汤洗晒干微炒，一半生姜汁制作饼炙黄）　神曲（碎炒）　鳖甲（九肋大者一枚，黄泥外固，以米醋二碗化硇砂一两，放鳖甲内慢火熬干，取二两细研如粉用）　麦糵（微炒）　白术（锉，炒）　肉桂（去粗皮，各二两）　枳壳（去瓤麸炒）　三棱（炮）　青皮（去白，炒）　人参（各三两）　陈皮（去白）　诃子（炮去核，各四两）　槟榔　当归（各一两五钱）　芍药　甘草（炙，各一两）　干姜（炮）　赤茯苓（去皮，各三分）

上为细末，蜜丸如小豆大。每服二十九至三十丸，微嚼破，温水下，不计时候。

25. 小甘露饮（《证治准绳·类方第一册·虚劳》）

治脾劳实热，身体眼目悉黄，舌干，咽喉肿痛。

黄芩　升麻　茵陈　栀子仁　桔梗（炒）　生地黄　石斛　甘草（炙，各等分）

每服四钱，水一盏，姜五片同煎，温服无时。

26. 调中汤（《症因脉治·卷二·劳伤总论·脾虚劳伤》）

治脾虚劳伤之脾气损伤者。

白术　茯苓　当归　黄芪　木香　广皮　甘草

27. 归脾汤（《症因脉治·卷二·劳伤总论·脾虚劳伤》）

治脾虚劳伤之脾血不足者。

当归　白术　人参　甘草　白茯苓　木香　远志　黄芪　龙眼肉　酸枣仁

28. 知柏四物汤（《症因脉治·卷二·劳伤总论·脾虚劳伤》）

治脾虚劳伤之血虚有热者。

黄柏　知母　当归　白芍　川芎　熟地

29. 知柏补血汤（《症因脉治·卷二·劳伤总论·脾虚劳伤》）

治脾虚劳伤之血虚有热者。

黄柏　知母　当归　川芎　白芍　熟地黄　黄芪

30. 黄芩四物汤（《症因脉治·卷二·劳伤总论·脾虚劳伤》）

治脾虚劳伤之女科病者。

黄芩　当归　白芍　熟地　川芎

31. 黄芩补血汤（《症因脉治·卷二·劳伤总论·脾虚劳伤》）

治脾虚劳伤之女科病者。

黄芩　当归　川芎　白芍　熟地黄　黄芪

32. 橘皮煎元(《杂病源流犀烛·卷八·虚损痨瘵源流·治五劳六极七伤方十四》)

治脾劳。

橘皮(五两) 甘草(三两三钱) 当归 草薢 苁蓉 吴萸 厚朴 肉桂 巴戟 石斛 附子 牛膝 鹿茸 杜仲 干姜 阳起石 菟丝子(各一两)

酒一升半,沙锅内入橘皮末熬如饴,再入诸药末搅匀为丸。空心,温酒、盐汤任下五七十丸。

六、治肺劳方

1. 附子汤(《外台秘要·卷第十六·肺虚劳损方三首》)

疗肺虚劳损,腹中寒鸣切痛,胸胁逆满气喘。

附子(炮) 甘草(炙,各二两) 宿姜 半夏(洗破,各四两) 大枣(二十枚,擘,去皮核) 白术(三两) 仓米(半升)

上七味切,以水一斗煮取三升,去滓,分为三服。忌猪羊肉饧、海藻、菘菜、桃李、雀肉等。

2. 猪悬蹄青龙五生膏(《外台秘要·卷第十六·肺虚劳损方三首》)

疗肺虚劳损,致肠中生痔,名曰肠痔肛门边有核痛,寒热得之,好挺出,良久乃缩而生疮。

猪后悬蹄(三枚,炙黄) 生梧桐白皮(四两) 生桑根白皮 龙胆 雄黄(研,各五分) 蛇蜕皮(五十,炙) 生青竹皮(六分) 露蜂房(炙) 蜀椒(各三分,汗) 猬皮(烧) 附子(炮,各四分) 生柏皮(七分,炙) 杏仁(三十枚,去皮尖)

上十三味细切绵裹,以苦酒二升半淹渍一宿,于火上炙燥捣筛,以猪膏三升和,微火上煎如薄糖敷疮,并酒服如枣大。

3. 补气黄芪汤(《圣济总录·卷第八十六·虚劳门·肺劳》)

治肺劳饮食减少,气虚无力,手足颤掉,面浮喘嗽。

黄芪(锉) 人参 茯神(去木) 麦门冬(去心,焙) 白术 五味子 桂(去粗皮) 熟干地黄(焙) 陈橘皮(去白,焙) 阿胶(炙燥,各一两) 当归(切) 白芍药 牛膝(酒浸切焙,各三分) 甘草(炙,锉,半两)

上十四味,粗捣筛。每服三钱匕,水一盏,入生姜三片,枣二枚劈破,同煎至六分,去滓,温服食后。

4. 茯苓汤(《圣济总录·卷第八十六·虚劳门·肺劳》)

治肺劳咳嗽,喘满气逆,痰唾不利,不思饮食。

赤茯苓(去黑皮) 大腹皮(锉) 枳壳(去瓤,麸炒) 陈橘皮(汤浸去白,焙) 半夏(汤洗七遍曝干) 杏仁(汤浸去皮尖、双仁,麸炒令黄) 槟榔(锉) 诃黎勒皮 桑根白皮(锉) 甘草(炙,锉,各半两) 人参(一两)

上一十一味,粗捣筛。每服三钱匕,水一盏,生姜三片,同煎至七分,去滓,不计时候温服。

5. 紫金丸(《圣济总录·卷第八十六·虚劳门·肺劳》)

治肺劳胸满,气急喘嗽,气不升降,饮食减少。

羊脊骨(全一条,以硇砂一分、酒二盏化开,浸骨一复时取出,炙令焦黄,别研为末) 生地黄(十斤,研绞取汁) 杏仁(五升,去皮尖、双仁,炒) 蜀椒(去目并合口者,半斤,炒出汗) 附子(炮裂,去皮脐,半斤)

上五味,除地黄汁、脊骨末外,并捣罗为末,取地黄汁于银锅中,用炭火一片,以灰罨四面煎之,勿令火急,便入诸药末,以柳木篦搅三百下后,方入脊骨末,又搅勿住手,但看稀稠可丸,即丸如梧桐子大。每服空心温酒下十丸,每服后良久,以饭压之。女子服亦得。

6. 肉苁蓉丸(《圣济总录·卷第八十六·虚劳门·肺劳》)

治肺劳虚损,咳嗽唾血,下焦冷惫,腹胁疼痛。

肉苁蓉(去皱皮,酒浸炙令干) 白术 龙骨 牡蛎(熬) 杜仲(去粗皮,涂酥炙) 胡桃肉(别研,各三分) 附子(炮裂,去皮脐) 巴戟天(去心) 远志(去心) 丁香 鹿角胶(炙令燥,各半两) 杏仁(汤浸去皮尖、双仁,生用,别研,一两)

上一十二味,捣罗十味为末,入研杏仁、胡桃肉,再研令匀,以煮熟枣肉及熟蜜,砂盆内研如面糊,和药更杵一千下,丸如梧桐子大。每服空腹米饮下三十丸。

7. 调肺人参汤(《圣济总录·卷第八十六·虚劳门·肺劳》)

治肺劳形寒饮冷伤肺,及因酒后吐血,咳嗽唾浊,时发寒热,食物不得,日渐羸瘦。

人参　附子(炮裂,去皮脐)　知母(各三分)　紫菀(去苗、土)　白茯苓(去黑皮)　甘草(炙)　乌梅肉(炒)　柴胡(去苗)　秦艽(去苗、土,各半两)　诃黎勒(面裹煨令面黄,取皮一两)

上一十味,锉如麻豆。每服三钱匕,水一盏,生姜半分拍碎,枣二枚劈破,煎至七分,去滓温服,不拘时候。

8. 杜仲汤(《圣济总录·卷第八十六·虚劳门·肺劳》)

治肺劳虚寒,腰背苦痛,难以俯仰,短气、唾如脓胶。

杜仲(去粗皮,涂酥炙,一两一分)　萆薢　桂(去粗皮,各一分)　白术(一两一分)　甘草(炙,三分)　附子(炮裂,去皮脐,三分)

上六味锉如麻豆。每服五钱匕,用水一盏半,枣三枚劈破,生姜一分拍碎,煎至一盏,去滓温服,日二。

9. 桑根白皮汤(《圣济总录·卷第八十六·虚劳门·肺劳》)

治肺劳热生虫,在肺为病。

桑根东引白皮(三两,切)　狼牙(一两半)　茱萸根皮(二两)

上三味,粗捣筛。每以一两用酒三盏煎至一盏半,去滓,分温三服,空腹、日午、夜卧服之。

10. 鳗鲡鱼煎丸(《圣济总录·卷第八十六·虚劳门·肺劳》)

治肺劳咳嗽日久。

大白鳗鲡鱼(三条,用醋汤洗净段截后,以无灰酒于银锅内慢火煮熟,滤出取肉细研,再入酒二升慢火煎成煎)　青蒿子　桔梗(锉,炒)　秦艽(去苗、土)　柴胡(去苗)　知母(焙)　甘草(炙,锉)　鳖甲(九肋者,去裙襕,醋浸三日后炙令黄熟)　人参　附子(炮裂,去皮脐,各一两)

上一十味,除鳗鲡鱼为煎外,捣罗为末,以鱼膏拌和匀,更捣百十杵,丸梧桐子大,或干更入炼蜜少许。每日空心、午后、临卧,用炒栝蒌根酒下二十丸。

11. 桑白皮散(《圣济总录·卷第八十六·虚劳门·肺劳》)

治肺劳咳嗽,胸满短气。

桑根白皮(锉)　桔梗(锉,炒,各一两)　紫菀(去苗、土,半两)　木香　人参(各一分)

上五味,捣罗为散。每服三钱匕,用猪胰子一具,批开渗药在内,用麻缠定,水二盏,同煮令水尽为度,去麻缕。细嚼米饮下,食后服。

12. 五味子汤(《圣济总录·卷第八十六·虚劳门·肺劳》)

治肺劳虚损,肠鸣腹痛,气逆喘闷。

五味子(二两)　白术　紫苏茎叶　桔梗(锉,炒,各一两)　半夏(汤洗七遍焙干,半两)

上五味,粗捣筛。每服三钱匕,水一盏,生姜五片,枣二枚劈破,同煎至七分,去滓温服,不计时候。

13. 紫菀汤(《圣济总录·卷第八十六·虚劳门·肺劳》)

治肺脏虚劳,痰嗽不止,背膊并项筋酸疼,日渐羸瘦。

紫菀(去苗、土)　贝母(去心)　黄芪(锉,炒)　柴胡(去苗)　人参　白茯苓(去黑皮)　麻黄(去根节)　杏仁(汤浸去皮尖、双仁者,炒研)　款冬花　桂(去粗皮)　桔梗　陈橘皮(去白,炒)　当归(炙,锉)　大腹子(锉)　桑根白皮(锉,炒)　五味子(炒)　甘草(炙,锉)　生干地黄(焙,各一两)　半夏(洗去滑,焙,一两半)

上一十九味,粗捣筛。每服五钱匕,以水一盏半,入生姜半分切,大枣二枚劈,同煎取七分,去滓温服。

14. 补虚款冬花汤(《圣济总录·卷第八十六·虚劳门·肺劳》)

治肺劳痰嗽,日渐羸劣。

款冬花(三分)　人参(半两)　升麻(半两)　桔梗(三分,炒)　杏仁(汤浸去皮尖、双,炒,一两)　白茯苓(去黑皮,三分)　甘草(炙,锉,半分)　干姜(炮,一分)　柴胡(去苗,一两半)　天门冬(去心,焙,半两)　鳖甲(去裙襕,醋炙,一两)　黄芪(细锉,半两)　桑根白皮(锉,炒,三分)　肉苁蓉(酒浸去皱皮,炙,一两)

上一十四味,粗捣筛。每服五钱匕,水一盏半煎至八分,去滓,食后温服、日二。

15. 补虚饮(《圣济总录·卷第八十六·虚劳门·肺劳》)

治肺脏因吐血后,四肢虚劣,气乏无力,手脚振掉,饮食不得。

黄芪(锉,炒,二两)　人参　茯神(去木)　麦门冬(去心,焙)　桂(去粗皮)　陈橘皮(去白,焙)　当归(炙,锉)　天门冬(去心,焙)　甘草(炙,锉)　熟干地黄(焙)　五味子(炒,各一两)

上一十一味,粗捣筛,分作十剂。每剂以水三盏,入生姜半两切,大枣七枚劈,同煎取一盏,去滓,空心顿服。

16. 白虎汤(《圣济总录·卷第八十六·虚劳门·肺劳》)

治肺气劳伤。

龙骨(研)　白石英(研)　白茯苓(去黑皮)　人参　桑根白皮(锉,炒)　百合　磁石(煅醋淬十遍,各一两)　玄参(半两)　大豆(一合)

上九味,捣研拌匀。每服三钱匕,以水一盏煎取六分,更入酒半盏煎至八分,去滓温服。

17. 桔梗散(《圣济总录·卷第八十六·虚劳门·肺劳》)

治肺劳咳嗽,痰涎涕唾,上气喘急,时发寒热,疼痛,亦治肠风下血,诸气羸弱。

桔梗(锉,炒)　旋覆花　贝母(去心)　防风(去叉)　陈橘皮(汤浸去白,炒)　麦门冬(去心,焙)　枳壳(去瓤麸炒,各半两)　桑根白皮(锉)　人参　前胡(去芦头)　鳖甲(去裙襕,醋炙)　白茯苓(去黑皮)　蒺藜子(炒去角)　甘草(炙,锉)　黄芪(锉,各一分)　天门冬(去心,焙,一两半)

上一十六味,捣罗为散。每服三钱匕,沸汤点服,不拘时候。

18. 人参丸(《圣济总录·卷第八十六·虚劳门·肺劳》)

治肺劳咳嗽。

人参　桔梗(炒)　乌梅(椎碎)　麻黄(去根节)　甘草(炙,锉)　杏仁(去皮尖、双仁,炒,各一两)

上六味,先以童子小便五升,浸三宿,同煎小便尽焙干,捣罗为末,炼蜜和丸如梧桐子大。每服二十丸,蜜汤下,临时看患深浅加减。

19. 蛤蚧丸(《圣济总录·卷第八十六·虚劳门·肺劳》)

治肺劳咳嗽。

蛤蚧(炙,一对)　天门冬(去心,焙)　麦门冬(去心,焙)　生干地黄(焙,各一两)　贝母(去心,焙,四两)　款冬花(焙)　紫菀(取须,焙,各二两)　杏仁(去皮尖、双仁,炒,三百枚,研)

上八味,捣研为末,炼蜜丸如梧桐子大。每服十丸至十五丸,食后煎淡生姜。

20. 桑根白汤(《普济方·卷二十七·肺脏门·肺劳论》)

治肺痨热生虫在肺为病。

桑根东引白皮(用三两,切)　狼牙(一两半)　茱萸根皮(五合)

上捣末。每以一两,用酒三盏煎至一盏半,去滓温服,空心、食后、夜卧服之。

21. 黄芪散(《普济方·卷二十七·肺脏门·肺劳论》)

治因咯血成劳,眼睛痛,四肢倦,脚无力。

黄芪　麦门冬　熟地黄　桔梗　白芍药(各半两)　甘草(二两半)　五味子　人参(各一两)

上为末。每服四钱。水一盏。煎至七分去滓。日三服。

22. 桃仁散(《普济方·卷二十七·肺脏门·肺劳论》)

治远年一切肺痰,咯唾脓血,渐成劳证。

白茯苓(去皮)　五灵脂(去土,炒)　马兜铃(各半钱)　杏仁(三十枚,去皮尖,蛤蚧粉炒)　桃仁(三十枚,去皮尖,蛤蚧粉炒)

上件为细末。每服三钱,水一盏半,加萝卜三片,同煎至一盏,去滓,入黄蜡一块如皂子大,再煎至候蜡熔,通口服,食后临卧。

23. 斗门方(《普济方·卷二十七·肺脏门·肺劳论》)

治肺劳咳嗽。

以黄蜡一两入瓦合之中,固济坐合子于地上,用灰焙之,周匝令实,可厚二寸,以炭一斤簇定,顶以火煅,候至三分去一,退火待冷,出研如面,用蟾酥为丸如粟米大。每日空心杏仁汤下三丸,瘥。

24. 温肺汤(《证治准绳·类方第一册·虚劳》)

治肺劳虚寒,心腹冷痛,胸胁逆满,气穿背痛,饮食即吐,虚乏不足。

人参　钟乳粉　制半夏　肉桂(不见火)　橘红　干姜(炮,各一两)　木香(不见火)　甘草(炙,各半两)

25. 二母汤(《证治准绳·类方第一册·

虚劳》）

治肺劳实热，面目浮肿，咳嗽喘急，烦热颊赤，骨节多痛，乍寒乍热。

知母　贝母（去心膜）　杏仁（去皮尖，炒）甜葶苈（炒，各半两）　制半夏　秦艽　橘红（各一两）　炙甘草（半两）

26. 人参平肺散（《症因脉治·卷二·劳伤总论·肺虚劳伤》）

治肺虚劳伤之肺气伤损者。

人参　桑白皮　甘草　地骨皮　拣冬　橘红　川贝母

27. 泻白散（《症因脉治·卷二·劳伤总论·肺虚劳伤》）

治肺虚劳伤之肺被火刑者。

桑白皮　地骨皮　甘草　石膏　黄芩　川连　加各经清火之药

28. 人参黄芪散（《杂病源流犀烛·卷八·虚损痨瘵源流·治五劳六极七伤方十四》）

治肺劳。

鳖甲（钱半）　天冬（一钱）　秦艽　地骨皮　柴胡　生地（各七分）　桑皮　半夏　知母　紫菀　黄芪　赤芍　甘草（各五分）　人参　茯苓　桔梗（各三分）

七、治肾劳方

1. 八味肾气丸（《备急千金要方·卷十九·肾脏方·补肾第八》）

治虚劳不足，大渴欲饮水，腰痛，小腹拘急，小便不利方。

地黄（八两）　萸肉　山药（各四两）　丹皮　茯苓　泽泻（各三两）　桂心　附子（各二两）

上八味为末，蜜丸如梧子大。酒服十五丸，日三。加至二十五丸。

2. 崔氏肾沥汤（《外台秘要·卷第十七·虚劳补益方九首》）

疗肾脏虚劳所伤。

羊肾（一具切）　黄芪（二两）　干姜（四分）　当归（二两）　甘草（二两，炙）　黄芩（二两）　远志（二两，去心）　五味子（三合）　芍药（三两）　泽泻（二两）　人参（二两）　茯苓（二两）　大枣（二十枚，擘）　桂心　防风（二两）　麦门冬（四两，去心）　干地黄（三两）

上十七味切，以水一斗九升，先煮肾减四升，即去肾，入诸药，煮取三升二合，绞去滓，空腹分服八合，日三。忌生葱、醋物、海藻、菘菜、芜荑等。

3. 羊脏羹（《食疗方·第二类·动物类食疗方》）

主疗肾虚劳损，骨髓伤败。

羊肝　羊肚　羊肾　羊心　羊肺（各一具，汤洗净）　牛酥（一两）　胡椒（一两）　荜茇（一两）　豉（一合）　陈皮（二钱，去白）　良姜（二钱）　草果（两个）　葱（五茎）

先将羊肚等慢火煮令熟，将汁滤净，和羊肝等并药，一同入羊肚内，缝合口，令绢袋盛之，再煮熟，入五味，旋旋任意食之。

4. 猪肾粥（《食疗方·第二类·动物类食疗方》）

治肾虚劳损，腰膝无力疼痛。

猪肾（一对，去脂膜，切）　粳米（三合）　草果（二钱）　陈皮（一钱，去白）　缩砂（二钱）

先将猪肾、陈皮等煮成汁，滤去滓，入酒少许，次下米成粥，空心食之。

5. 补肾肾沥汤（《太平圣惠方·卷第七·治肾虚补肾诸方》）

治肾虚，嘘吸短气，腰背疼痛，体重无力，食少羸瘦。

黄芪（一两，锉）　五味子（一两）　沉香（一两）　附子（一两，炮裂，去皮脐）　巴戟（一两）　人（一两，去芦头）　泽泻（一两）　石斛（一两，去根，锉）　牛膝（一两，去苗）　杜仲（一两，去粗皮，炙微黄，锉）　桂心（一两半）　石南（一两）　丹参（一两）　当归（一两，锉，微炒）　棘刺（一两半，锉）　茯神（一两）　肉苁蓉（一两，酒浸一宿刮去皱皮，炙令干）　磁石（五两，捣碎，水淘去赤汁以帛包之）

上件药，捣筛为散。每服半两，水二大盏，以羊肾一对，细切去脂膜，入生姜一分，枣五枚，每与磁石包子同煎至一大盏，去滓，食前分温二服。

6. 羊肾汤

1）《太平圣惠方·卷第二十六·治肾劳诸方》

主肾劳损精竭。

上炮羊肾一双,去膜细切,于豉汁中以五味、米揉如常法,作羹食,作粥亦得。

治肾劳虚损,面黑耳聋,腰脚疼痛,小便滑数。

磁石(一两,捣碎,水淘去赤汁) 肉苁蓉(一两,酒浸刮去皱皮,炙干) 白茯苓(半两) 桂心(半两) 石菖蒲(半两) 附子(半两,炮裂,去皮脐) 五味子(半两) 当归(半两) 芎䓖(半两) 石斛(半两,去根,锉) 桑螵蛸(半两,微炒) 杜仲(半两,去粗皮,炙令微黄,锉) 熟干地黄(一两)

上件药,捣筛为散。每服用羊肾一对,切去脂膜,以水一大盏半煎至一盏,去肾,下药末半两,入生姜半分,煎至五分,去滓,空腹温服,晚食前再服。

治肾劳虚寒,面肿垢黑,腰脊痛,不能久立,屈伸不利,多语惊悸,上气,小腹里急,痛引腰脊,四肢苦寒,小便或白浊。

人参(一两,去芦头) 白芍药(一两) 麦门冬(一两半,去心,焙) 熟干地黄(一两) 当归(一两) 杜仲(一两,去粗皮,炙令黄,锉) 芎䓖(一两) 远志(一两,去心) 白茯苓 石斛(一两,去根,锉) 五味子(一两) 黄芪(半两,锉) 桂心(一两) 续断(一两) 磁石(三两,捣碎,水淘去赤汁)

上件药,捣粗罗为散。每服用羊肾一对,切去脂膜,以水一大盏半,煎至一盏,去肾,下药末五钱,入生姜半分,枣三枚,煎至五分,去滓,空心及晚食前温服。

2)《圣济总录·卷第八十六·虚劳门·肾劳》

治肾劳虚损,寒热耳鸣,好唾善欠,腰脚痿弱。

羊肾(细切,一具) 磁石(煅醋淬七遍,二两) 黄芪(锉,一两) 桂(去粗皮,三分) 干姜(炮一两) 白术(二两) 白茯苓(去黑皮,一两)

上七味,除羊肾外,粗捣筛。每服五钱匕,水一盏半,先煎羊肾至一盏,下药煎至七分,去滓空腹温服,夜卧再服。

7. 加减肾气丸(《太平圣惠方·卷第二十六·治肾劳诸方》)

治劳伤肾经,肾水不足,心火自炎,口舌焦干,多渴而利,精神恍惚,面赤心烦,腰痛脚弱,肢体羸瘦,不能动止。

山茱萸(取肉) 白茯苓(去皮) 牡丹皮(去木) 熟地黄(酒蒸) 五味子(各二两) 泽泻 鹿角(镑) 山药(锉,炒,各一两) 沉香(不见火) 官桂(不见火,各半两)

上为末,炼蜜丸如梧桐子大。每服五十丸,盐汤或米饮送下。

8. 黄芪散(《太平圣惠方·卷第二十六·治肾劳诸方》)

治肾劳虚损,耳听无声,四肢满急,腰背转动强难,宜服黄芪散方。

黄芪(二两,锉) 白茯苓(一两) 泽泻(一两) 磁石(二两,捣碎,水淘去赤汁) 薯蓣(一两) 牛膝(一两,去苗) 鳖甲(一两半,涂醋炙令黄,去裙襕) 羚羊角屑(一两) 杜仲(一两,去粗皮,炙令微黄,锉) 熟干地黄(一两) 沉香(一两) 甘草(半两,炙微赤,锉)

上件药,捣粗罗为散。每服三钱,以水一中盏,入生姜半分,煎至六分,去滓,食前温服。忌生冷、油腻、苋菜。

9. 杜仲散(《太平圣惠方·卷第二十六·治肾劳诸方》)

治肾劳,腰脊疼痛,不可俯仰屈伸。

杜仲(一两,去粗皮,炙令微黄,锉) 丹参(半两) 生干地黄(一两) 甘草(一分,炙微赤,锉) 当归(一两) 赤茯苓(半两) 芎䓖(半两) 续断(半两) 五加皮(半两) 羚羊角屑(一分) 牛膝(半两,去苗) 桂心(半两) 枳壳(半两,麸炒微黄去瓤)

上件药,捣粗罗为散。每服四钱,以水一中盏,入淡竹茹一分,生姜半分,煎至六分,去滓,食前温服。

10. 鳖甲散(《太平圣惠方·卷第二十六·治肾劳诸方》)

治肾劳热,四肢肿满,小腹急痛,颜色黑黄,关格不通。

鳖甲(二两,涂醋炙令微黄,去裙襕) 赤芍药(三分) 桂心(三分) 汉防己(三分) 羚羊角屑(半两) 前胡(一两,去芦头) 泽泻(半两) 赤茯苓(三分) 桑根白皮(一两,锉) 大麻仁(一两) 木通(三分,锉) 枳壳(三分,麸炒微黄去瓤)

上件药,捣粗罗为散。每服四钱,以水一中盏煎至六分,去滓,食前温服。忌苋菜。

11. 地黄散(《太平圣惠方·卷第二十六·治肾劳诸方》)

治肾劳实热,胀满四肢黑色,耳聋多梦,见大水,腰脊离解。

生干地黄(二两)　赤茯苓(一两)　玄参(一两)　石菖蒲(一两)　人参(一两,去芦头)　黄芪(一两,锉)　远志(半两,去心)　甘草(半两,炙微赤,锉)

上件药,捣筛为散。每服四(三)钱,以水一中盏煎至六分,去滓,食前温服。

12. 茯苓散(《太平圣惠方·卷第二十六·治肾劳诸方》)

治肾劳,虚损羸乏,咳逆短气,四肢烦疼,耳鸣,骨间热,小便赤色,腰脊疼痛无力。

白茯苓(一两)　人参(一两,去芦头)　白芍药(一两半)　甘草(一两,炙微赤,锉)　羚羊角屑(一两)　防风(一两,去芦头)　黄芪(一两,锉)　桂心(半两)　芎䓖(一两)　麦门冬(一两,去心)　地骨皮(三分)　磁石(一两半,捣碎,水淘去赤汁)　当归(一两)　牛膝(一两,去苗)　五味子(一两)

上件药,捣筛为散。每服四钱,以水一中盏,煎至六分,去滓,空腹及晚食前温服。

13. 巴戟丸(《太平圣惠方·卷第二十六·治肾劳诸方》)

治肾劳,腰脚酸疼,肢节苦痛,目暗瞒瞒,心中恍惚,夜卧多梦,觉则口干,食不得味,恒多不乐,常有恚怒,心腹胀满,四体痹疼,多吐酸水,小腹冷痛,尿有余沥,大便不利,悉皆主之。久服延年不老,万病除愈。

巴戟(一两)　天门冬(一两半,去心,焙)　五味子(三分)　肉苁蓉(一两,酒浸刮去粗皮,炙干)　柏子仁(三分)　牛膝(三分,去苗)　菟丝子(一两,酒浸一宿,焙干别捣为末)　远志(三分,去心)　石斛(三分,去根,锉)　薯蓣(三分)　防风(三分,去芦头)　白茯苓(三分)　人参(三分,去芦头)　熟干地黄(一两)　覆盆子(三分)　石龙芮(三分)　草薢(三分,锉)　五加皮(三分)　天雄(一两,炮裂,去皮脐)　续断(三分)　石南(三分)　杜仲(三分,去粗皮,炙令微黄,锉)　沉香(一两)　蛇床子(三分)

上件药,捣细罗为末,炼蜜和捣五七百杵,丸如梧桐子大。每服以温酒下三十丸,空心及晚食前服。忌生冷、油腻、鲤鱼。

14. 地黄煎丸(《太平圣惠方·卷第二十六·治肾劳诸方》)

治肾脏劳损,添精补髓,益气养神,驻颜,调血脉,令人轻健。

生地黄(五十斤,拣择好者洗,捣取汁)　无灰酒(三斗,以上二味于银锅中慢火熬成膏,入后药)　肉苁蓉(三两,酒浸一宿去皱皮,炙干)　枸杞子(二两)　巴戟(二两)　薯蓣(二两)　鹿茸(二两,去毛,涂酥炙令微黄)　山茱萸　五味子　茯神　续断　补骨脂(微炒)　远志(去心)　蛇床子　附子(炮裂,去皮脐)　石斛(去根,锉)　覆盆子　黄芪(锉)　芎䓖　木香　桂心　牛膝(去苗)　菟丝子(酒浸一宿,焙干,别捣为末)　人参(去芦头)　沉香(以上各一两半)

上件药,捣罗为末,入前煎和,用木杵臼,捣五七百杵,丸如梧桐子大。每日空心及晚食前,以温酒调下四十丸。

15. 磁石丸(《太平圣惠方·卷第二十六·治肾劳诸方》)

治肾虚劳损,卧多盗汗,小便余沥,阴湿萎弱,名曰劳极。

磁石(二两,烧醋淬七遍,细研水飞)　五味子(一两)　鹿茸(一两,去毛,涂酥炙令黄)　菟丝子(一两,酒浸一宿焙干,别捣为末)　蛇床子(一两)　车前子(一两)　白茯苓(一两)　桂心(一两)　黄芪(一两,锉)　肉苁蓉(一两,酒浸一宿刮去皱皮,炙干)　防风(一两,去芦头)　阳起石(一两,细研水飞过)　附子(一两,炮裂,去皮脐)　山茱萸(一两)　熟干地黄(一两)

上件药,捣罗为末,炼蜜和捣三五百杵,丸如梧桐子大。每日空心,以温酒下三十丸,渐加至四十丸,晚食前再服。

16. 菟丝子丸

1)《太平圣惠方·卷第二十六·治肾劳诸方》

治肾劳虚损,腰疼少力,补益驻颜。

菟丝子(三两,酒浸三日曝干,别捣)　车前子(二两)　鹿茸(二两,去毛,涂酥炙令微黄)　肉苁蓉(二两,酒浸一宿刮去皱皮,炙干)　桂心(二

两）杜仲（二两，去粗皮，炙令黄，锉）　熟干地黄（五两）　附子（二两，炮裂，去皮脐）　牛膝（二两，去苗）

上件药，捣罗为末，炼蜜和捣三二百杵，丸如梧桐子大。每服空心及晚食前，以温酒下三十丸。

2）《圣济总录·卷第八十六·虚劳门·肾劳》

治肾劳囊湿生疮，阴痿失精，小便频数。

菟丝子（酒浸，别捣）　牡蒙　柏子仁（微炒，别研）　蛇床子（炒）　肉苁蓉（酒浸切，焙，各一两）

上五味，捣罗为末，炼蜜丸如梧桐子大。每服二十丸，空腹温酒下，日午再服。

17. 远志丸（《圣济总录·卷第八十六·虚劳门·肾劳》）

治肾劳虚损，梦寐惊悸，少腹拘急，面色黧黑，小便白浊，腰脊疼痛。

远志（去心）　桂（去粗皮）　杜仲（去粗皮，炙）　枳壳（去瓤麸炒）　白茯苓（去黑皮，各半两）　熟干地黄（焙）　菟丝子（酒浸一宿别捣，各一两）

上七味，除菟丝子外，捣罗为末、和匀、炼蜜和丸，如梧桐子大，每服三十丸，空腹温酒下。

18. 肉苁蓉丸（《圣济总录·卷第八十六·虚劳门·肾劳》）

治肾劳心忪乏力，夜多梦泄，肌瘦发热，口内生疮，脐腹冷痛。

肉苁蓉（酒浸切，焙，一两）　巴戟天（去心）　石斛（去根，各半两）　牛膝（酒浸切，焙）　附子（炮裂，去皮脐）　羌活（去芦头，各一两）　桔梗（炒）　远志（去心）　草薢　独活（去芦头）　枳壳（去瓤麸炒）　黄芪（锉，各半两）　熟干地黄（焙）　当归（切，焙，各一两）　海桐皮（锉，一分）

上一十五味，捣罗为末，炼蜜和丸如梧桐子大。每服二十丸，米饮或温酒下，食前服。

19. 蛇床子丸（《圣济总录·卷第八十六·虚劳门·肾劳》）

治肾劳，阴下生疮、湿痒。

蛇床子（炒，三分）　续断　山芋　肉苁蓉（酒浸切，焙）　桑寄生　附子（炮裂，去皮脐）　远志（去心）　菟丝子（酒浸一宿别捣）　莨菪子（酒浸令芽生新，瓦上炒，各半两）

上九味，除菟丝子外，捣罗为末拌匀，炼蜜和丸如梧桐子大。每服二十丸，空腹盐汤下。

20. 磁石汤（《圣济总录·卷第八十六·虚劳门·肾劳》）

治肾劳虚寒，饥不欲食，面色黧黑。

磁石（煅醋淬五七遍，一两半）　黄芪（锉，三分）　杜仲（去粗皮，炙，一两）　白石英（碎，一两一分）　五味子（炒，一两）　白茯苓（去黑皮，三分）　白术（一两半）

上七味，粗捣筛。每服五钱匕，水一盏半，煎至一盏，去滓食前温服，日再。

21. 桃仁汤（《圣济总录·卷第八十六·虚劳门·肾劳》）

治肾劳虚损，心腹胀满，骨节烦疼。

桃仁（汤浸去皮尖、双仁，麸炒，二两）　白术（一两）　荜茇　附子（炮裂，去皮脐，各三分）　荜澄茄（半两）

上五味，锉如麻豆。每服二钱匕，水一盏，入生姜三片，盐少许，同煎取七分，去滓，食前稍热服，日三。

22. 阳起石丸（《圣济总录·卷第八十六·虚劳门·肾劳》）

治肾劳虚损，腰脚酸疼，少腹急痛，小便滑数，面色黧黑。

阳起石（飞过，一两）　远志（去心）　山芋　巴戟天（去心）　附子（炮裂，去皮脐，各二两）　龙骨（研，一两）　肉苁蓉（酒浸切，焙，四两）　蛇床子（三两）　牛膝（酒浸切，焙）　杜仲（去粗皮，炙）　赤石脂　牡蛎（煅，各二两）　石斛（去根）　黄芪（锉）　续断　五味子　菟丝子（酒浸别捣）　地骨皮　五加皮（锉）　草薢　卷柏（各二两半）

上二十一味，为细末，炼蜜和丸如梧桐子大。每服二十丸，温酒下，空心食前服。

23. 五味子丸（《圣济总录·卷第八十六·虚劳门·肾劳》）

治肾劳虚损，精气不足，面黑耳聋，小便白浊。

五味子　白茯苓（去黑皮）　车前子　巴戟天（去心）　肉苁蓉（酒浸切，焙）　菟丝子（酒浸一宿别捣，各一两）

上六味，捣罗为末，炼蜜和杵三二百下，丸如梧桐子大。每服三十丸，空腹、晚食前温酒下。

24. 苁蓉丸(《圣济总录·卷第八十六·虚劳门·肾劳》)

治肾劳气虚，筋骨羸弱，腹中急痛。

肉苁蓉(酒浸切，焙)　葫芦巴　干姜(炮)　牛膝(酒浸切，焙，各一两)　蘹香子(炒)　木香(各一分)

上六味，捣罗为末，醋煮面糊和丸如梧桐子大。每服二十丸，食前温酒下。

25. 补肾丸(《圣济总录·卷第八十六·虚劳门·肾劳》)

治虚劳肾气不足，膝胫痛，阳气衰弱，小便数，囊冷湿，尿有余沥，精自出，阴痿不起，悲恚消渴。

麦门冬(去心，焙)　远志(去心)　干姜(炮)　防风(去叉)　乌喙(炮裂，去皮脐)　枸杞根　牛膝(去苗，酒浸切，焙)　葳蕤　肉苁蓉(酒洗切，焙)　棘刺　菟丝子(酒浸一宿别捣)　桂(去粗皮)　厚朴(去粗皮，生姜汁炙)　防葵　石龙芮　萆薢　山芋(等分)

上一十七味，捣罗为末，炼蜜和鸡子白为丸如梧桐子大。每服十丸，食前温酒下，加至二十丸，日三。

26. 海藻丸(《圣济总录·卷第八十六·虚劳门·肾劳》)

治肾劳阳气虚乏，阴囊肿痒。

海藻(洗去咸，炙，一两)　肉苁蓉(酒浸切，焙)　天雄(炮裂，去皮脐)　蘹香子(炒，各三分)　木香　沉香(锉)　牡蛎(煅)　牛膝(酒浸切，焙)　硫黄(研，各半两)

上九味，捣研为末，炼蜜和丸如梧桐子大。每服空腹盐汤下二十丸，日午再服。

27. 苁蓉獭肝丸(《圣济总录·卷第八十六·虚劳门·肾劳》)

治肾虚劳气，腰疼耳聋，目黄睛痛，面常青黑，四肢羸弱烦闷，痰饮气攻，肢节酸疼。补益。

肉苁蓉(酒浸切，焙，二两)　獭肝(酥炙，一具)　柴胡(去苗)　秦艽(去苗、土)　当归(切，焙)　石斛(去根)　白茯苓(去黑皮)　泽泻　附子(炮裂，去皮脐，各一两半)　远志(去心)　巴戟天(去心，各二两)　蒺藜子(炒，去角)　熟干地黄(焙)　厚朴(去粗皮，生姜汁炙)　五味子(炒)　桂(去粗皮)　桃仁(去皮尖、双仁，炒)　丁香　木香　山芋　芍药　陈橘皮(浸去白，焙)　赤石脂(研)　槟榔(锉)　白术(炒)　干姜(炮)　郁李仁(汤去皮尖，研)　甘草(炙，锉)　牡丹皮　蜀椒(去目并合口者，炒出汗)　山茱萸　芎䓖　牡蛎(煅研)　人参(各一两)　黄芪(锉，炒，二两半)

上三十五味，捣罗为末，炼蜜和丸如梧桐子大。每服四十丸，空心酒下。

28. 猪肝丸(《圣济总录·卷第八十六·虚劳门·肾劳》)

治肾虚劳气，腰胯疼痛，脚膝无力，耳中虚鸣，夜多小便，饮食减少，女人血劳，面色萎黄，心腹刺痛，经脉不利。

猪肝(一具，去膜切，以米醋二斗，煮令极烂)　柴胡(去苗)　泽泻　槟榔(锉)　附子(炮裂，去皮脐)　熟干地黄(焙)　当归(炙，锉，各二两)　蜀椒(去目及闭口者，炒出汗)　桃仁(去皮尖、双仁，炒令黄研)　蒺藜子(炒去角)　牛膝(酒浸切，焙)　木香　秦艽(去苗、土)　桂(去粗皮)　芫荑仁(炒)　干姜(炮)　黄连(去须，炒，各一两)

上一十七味，除肝外，捣罗为末，取肝入砂盆内研烂，同药末入白内，捣三五千下，滴余醋并熟蜜和拌，众手丸如梧桐子大。每服四十丸，空心温酒下。

29. 沉香饮(《圣济总录·卷第八十六·虚劳门·肾劳》)

治五劳七伤，肾气虚乏。

沉香　白蒺藜(炒去角)　补骨脂(炒令香)　巴戟天(去心)　酸枣仁(炒)　五味子(炒)　泽泻　磁石(煅醋淬七度)　桂(去粗皮)　人参　陈橘皮(去白，焙)　枳壳(去瓤麸炒)　牛膝(切，酒浸焙)　芍药　石斛(去根)　鳖甲(醋炙去裙襕，各一两)　槟榔　桑螵蛸(各三两)　肉苁蓉(酒浸切，焙)　当归(切焙)　柴胡(去苗)　黄芪(锉，炒，各二两)　芎䓖(三两)　附子(炮裂，去皮脐，一两半)

上二十四味细锉。每服五钱匕，水一盏半，生姜五片，煎取八分，去滓空心温服。

30. 胡黄连散(《圣济总录·卷第八十六·虚劳门·肾劳》)

治虚劳嗜欲过伤，肾气衰竭，咳嗽唾涎，瘦弱不能食。

胡黄连　獭肝（炙）　芜荑仁（焙）　秦艽（去苗土）　白术（锉，各一分）　柴胡（去苗）　鳖甲（去裙襕醋炙，各半两）

上七味，捣罗为散。每服三钱匕，取猪肾一只，小便一合，别煎酒二合沸，浸小便与肾，入药以碗盖，候通口即服，猪肾不吃。

31. 黄芪饮（《圣济总录·卷第八十六·虚劳门·肾劳》）

治肾劳盗汗，嘘吸少气。

黄芪　白术　白茯苓（去黑皮）　五味子（各一两半）　熟干地黄（焙）　牡蛎（煅，各二两）　大枣（七枚，去核）

上七味，㕮咀如麻豆大。每服五钱匕，水一盏半煎至八分，去滓，食前温服，日三。

32. 杜仲丸（《圣济总录·卷第八十六·虚劳门·肾劳》）

治肾虚劳损，腰疼少力、补虚。

杜仲（去粗皮，炙）　桂（去粗皮）　白茯苓（去黑皮）　枳壳（去瓤麸炒，各一两半）　菟丝子（酒浸一宿别捣，二两）　干姜（炮，半两）　远志（去心，二两）

上七味，捣罗为末，炼蜜和丸如梧桐子大。每服三十丸，食前温酒或枣汤下。

33. 干地黄丸（《圣济总录·卷第八十六·虚劳门·肾劳》）

治肾劳精气滑泄、补益。

熟干地黄（三两）　鹿茸（去毛，酥炙）　远志（去心）　山茱萸（各一两半）　蛇床子（半两）　菟丝子（酒浸别捣，二两）

上六味，捣罗为末，炼蜜和丸如梧桐子大。每服三十丸，食前酒下。

34. 羊肾丸（《证治准绳·类方·第一册·虚劳》）

治肾劳虚寒，面肿垢黑，腰脊引痛，屈伸不利，梦寐惊悸，小便白浊。

熟地黄（酒蒸，焙）　杜仲（炒）　菟丝子（酒蒸，别研）　石斛（去根）　黄芪　续断（酒浸）　肉桂　磁石（煅醋淬）　牛膝（酒浸去芦）　沉香（别研）　五加皮（洗）　山药（炒，各一两）

上为细末，用雄羊肾两对，以葱、椒、酒煮烂，入少酒糊杵丸如梧子大。每七十丸，空心盐汤送下。

35. 地黄汤（《证治准绳·类方第一册·虚劳》）

治肾劳实热，腹胀耳聋，常梦大水。

生地黄　赤茯苓　玄参　石菖蒲　人参　黄芪　远志肉（甘草煮）　炙甘草（各一两）

㕮咀。每服四钱，水一盏，姜五片，煎服，无时。

36. 人参固本丸（《症因脉治·卷二·劳伤总论·肾虚劳伤》）

治肾虚劳伤之真阴不足者。

人参　天门冬　麦门冬　生地

37. 知柏天地煎（《症因脉治·卷二·劳伤总论·肾虚劳伤》）

治肾虚劳伤之肾中火旺者。

天门冬　地黄　知母　黄柏

八、治气劳方

1. 钟乳散（《备急千金要方·卷十七·肺脏方·气极第四》）

治气极虚寒，阴畏阳气，昼瘥暮甚，气短息寒，亦治百病，令人力强能饮食，去风冷。

钟乳（别研）　干姜　桔梗　茯苓　细辛　桂心　附子　人参（各一两六铢）　白术（一两）　防风　栝蒌根　牡蛎（各二两半）

上十二味治下筛，酒服方寸匕，日三，渐加至二匕。五十以上可数服，得力乃止。

2. 大前胡汤（《备急千金要方·卷十七·肺脏方·气极第四》）

治气极伤热，喘息冲胸，常欲自恚，心腹满痛，内外有热，烦呕不安。

前胡（八两）　半夏　麻黄　芍药（各四两）　生姜（五两）　黄芩（三两）　枳实（四枚）　大枣（十二枚）

上八味㕮咀，以水九升煮取三升，去滓，分三服。

3. 五味子汤（《外台秘要·卷第十六·气极寒方二首》）

疗气极寒伤风肺虚咳，气短不得息，胸中迫急。

五味子　甘草（炙）　紫菀　桂心　附子（炮）　麻黄（去节）　干姜　芎䓖（各二两）　细

辛（一两） 干枣（二十枚，擘）

上十味切，以水九升煮取三升，去滓，分为三服。忌海藻、菘菜、猪肉、生葱、生菜。

4. 黄芪汤（《外台秘要·卷第十六·气极寒方二首》）

疗气极虚寒，皮毛焦，津液不通，虚劳百病，气力损乏。

黄芪（四两） 人参 白术 桂心（各二两） 生姜（八两） 干枣（十枚，擘，去核） 附子（五分，炮）

上七味切，以水八升煮取二升，去滓，分为四服。忌桃李、雀肉、生葱。

5. 钟乳丸（《太平圣惠方·卷第二十六·治气极诸方》）

治气极，肺脏虚寒，腹胁胀满，呼吸短气，咳逆胸痛，四肢洒淅，皮毛干焦，肌体羸瘦，面无光泽。

钟乳粉（三两） 五味子（三分） 桂心（三分） 石菖蒲（三分） 鹿角胶（一两，捣碎，炒令黄燥） 白术（三分） 诃黎勒（一两半，煨，用皮） 木香（三分） 人参（一两，去芦头） 天门冬（一两半，去心，焙） 白茯苓（一两） 黄芪（一两，锉） 熟干地黄（一两） 川椒（三分，去目及闭口者，微炒去汗）

上件药，捣罗为末，炼蜜和捣三五百杵，丸如梧桐子大。每服以温酒下三十丸，空心及食前服。忌羊血、鲤鱼。

6. 黄芪散（《太平圣惠方·卷第二十六·治气极诸方》）

治气极虚热，皮毛干焦，津液不通，四肢无力。

黄芪（二两，锉） 人参（一两，去芦头） 桂心（一两） 紫菀（一两，洗去苗、土） 杏仁（一两，汤浸去皮尖、双仁，麸炒微黄） 五味子（一两） 柴胡（一两，去苗） 陈橘皮（三分，汤浸去白瓤，焙） 桑根白皮（一两，锉） 甘草（半两，炙微赤，锉） 麦门冬（一两半，去心，焙）

上件药，捣粗罗为散。每服四钱，以水一中盏，入生姜半分，枣三枚，煎至六分，去滓，每食前温服。

7. 麻黄散（《太平圣惠方·卷第二十六·治气极诸方》）

治气极，肺虚，上气喘急。

麻黄（一两，去根节） 杏仁（一两，汤浸去皮尖、双仁，麸炒微黄） 桂心（半两） 五味子（三分） 麦门冬（一两，去心） 细辛（半两） 诃黎勒（一两半，煨，用皮） 甘草（半两，炙微赤，锉） 紫苏子（半两，微炒）

上件药，捣粗罗为散。每服三钱，以水一中盏，入生姜半分，枣三枚，煎至六分，去滓，不计时候温服。

8. 竹叶饮子（《太平圣惠方·卷第二十六·治气极诸方》）

治气极，伤热则气喘，急甚则唾血，乏力，不欲饮食，口燥咽干。

竹叶（五十片） 麦门冬（半两，去心） 小麦（半合） 生地黄（半两） 地骨皮（半两） 黄芪（一两，锉） 麻黄（半两，去根节） 甘草〔二（一）分，炙微赤，锉〕 石膏（一两，捣碎）

上件药，细锉和匀。每服五钱，以水一大盏，入生姜半分，枣二枚，煎至五分，去滓，食后温服。

9. 五味子散（《太平圣惠方·卷第二十六·治气极诸方》）

治气极，寒伤于肺，咳嗽短气，不得息，胸中迫急。

五味子（二两） 诃黎勒（一两半，煨用皮） 紫菀（一两，洗去苗、土） 桂心（一两） 麻黄（一两，去根节） 干姜（半两，炮裂，锉） 前胡（一两，去芦头） 细辛（一两） 款冬花（一两） 木香（半两） 甘草（半两，炙微赤，锉）

上件药，捣筛为散。每服四钱，以水一中盏，入生姜半分，枣三枚，煎至六分，去滓，不计时候温服。

10. 诃黎勒丸（《太平圣惠方·卷第二十六·治气极诸方》）

治气极，呼吸短气，脏虚腹胀。

诃黎勒（一两半，煨，用皮） 干姜（一两，炮裂，锉） 桂心（一两） 桔梗（一两，去芦头） 附子（一两，炮裂，去皮脐） 木香（一两） 五味子（一两） 白术（半两） 人参（一两，去芦头） 沉香〔二（一）两〕 枳壳（半两，麸炒微黄去瓤）

上件药，捣罗为末，炼蜜和捣三二百杵，丸如梧桐子大。每服食前以温酒下二十丸。

11. 木香散（《太平圣惠方·卷第二十八·治气劳诸方》）

治气劳，心胸不利，腹中多气，少思饮食，四肢无力。

木香(三分) 诃黎勒(一两,煨用皮) 前胡(一两,去芦头) 白术(半两) 丁香(半两) 人参(半两,去芦头) 厚朴(一两,去粗皮,涂生姜汁炙令香熟) 陈橘皮(一两,汤浸去白瓤,焙) 鳖甲(一两,涂醋炙令微黄,去裙襕) 枳壳(半两,麸炒微黄,去瓤) 桂心(半两) 当归(半两) 槟榔(半两) 赤茯苓(半两) 甘草(一分,炙微赤,锉)

上件药,捣筛为散。每服四钱,以水一中盏,入生姜半分,枣三枚,煎至六分,去滓,不计时候稍热服。忌苋菜。

12. 桃仁散(《太平圣惠方·卷第二十八·治气劳诸方》)

治气劳羸瘦,膈胁痞坚,脐下冷疼,不欲饮食。

桃仁(三分,汤浸去皮尖、双仁,麸炒微黄) 吴茱萸(半两,汤浸七遍,焙干微炒) 木香(半两) 京三棱(三分,炮,锉) 芎䓖(半两) 桂心(半两) 白术(三分) 青橘皮(半两,汤浸去白瓤,焙) 柴胡(一两,去苗) 诃黎勒(三分,煨用皮) 高良姜〔二(三)分,锉〕 当归(半两) 槟榔(半两) 赤芍药(半两) 甘草(半两,炙微赤,锉)

上件药,捣筛为散。每服三钱,以水一中盏,入生姜半分,枣三枚,煎至六分,去滓,不计时候稍热服。

13. 丁香散(《太平圣惠方·卷第二十八·治气劳诸方》)

治气劳,脾胃久弱,呕逆不纳饮食,四肢羸瘦,渐加乏力。

丁香(三分) 半夏(半两,汤洗七遍去滑) 白术(三分) 前胡(三分,去芦头) 桂心(三分) 人参(三分,去芦头) 枇杷叶(半两,去毛,炙微黄) 厚朴(三分,去粗皮,涂生姜汁炙令香熟) 柴胡(一两,去苗) 白茯苓(三分) 陈橘皮(三分,汤浸去白瓤,焙) 诃黎勒(一两,煨用皮) 甘草(半两,炙微赤,锉)

上件药,捣粗罗为散。每服三钱,以水一中盏,入生姜半分,枣三枚,煎至六分,去滓,不计时候稍热服。

14. 荜澄茄散(《太平圣惠方·卷第二十八·治气劳诸方》)

治气劳,心腹冷痛,吃食减少,四肢羸弱。

荜澄茄(三分) 白术(一两) 黄芪(三分,锉) 附子(一两,炮裂,去皮脐) 草豆蔻(三分,去皮) 桂心(半两) 蓬莪术(三分) 当归(三分) 木香(半两) 芎䓖(半两) 柴胡(一两,去苗) 牛膝(三分,去苗) 吴茱萸(半两,汤浸七遍,焙干研碎) 甘草(半两,炙微赤,锉)

上件药,捣粗罗为散。每服三钱,以水一中盏,入生姜半分,枣三枚,煎至六分,去滓,不计时候稍热服。

15. 三棱散(《太平圣惠方·卷第二十八·治气劳诸方》)

治气劳,心腹积聚,两胁妨闷,四肢羸瘦,不能起立。

京三棱(一两,炮,锉) 木香(三分) 鳖甲(一两,涂醋炙微黄,去裙襕) 当归(三分) 陈橘皮(一两,汤浸去白瓤,焙) 赤芍药(半两) 川大黄(三分,锉,微炒) 桔梗(三分,去芦头) 桂心(三分) 槟榔(三分) 柴胡(一两,去苗) 干姜(三分,炮裂,锉) 诃黎勒(三分,煨用皮) 防葵(三分) 白术(半两)

上件药,捣粗罗为散。每服三钱,以水一中盏,入生姜半分,煎至六分,去滓,不计时候稍热服。忌苋菜。

16. 沉香散(《太平圣惠方·卷第二十八·治气劳诸方》)

治气劳,心腹满闷,身体羸瘦,脚膝微肿,不能饮食。

沉香(半两) 紫苏子(三分) 赤茯苓(一两) 木香(半两) 诃黎勒(一两,煨,用皮) 柴胡(一两,去苗) 鳖甲(一两,涂醋炙令黄,去裙襕) 陈橘皮(一两,汤浸去白瓤,焙) 桂心(半两) 白术(半两) 槟榔(一两)

上件药,捣粗罗为散。每服四钱,以水一中盏,入生姜半分,煎至六分,去滓,不计时候稍热服。

17. 诃黎勒散(《太平圣惠方·卷第二十八·治气劳诸方》)

治气劳羸瘦,四肢疼痛,心腹妨闷,不欲饮食。

诃黎勒(一两,煨,用皮) 鳖甲(一两,涂醋炙微黄,去裙襕) 防葵(三分) 柴胡(一两,去苗) 陈橘皮(三分,汤浸去白瓤,焙) 木香(半

两) 赤茯苓(三分) 桔梗(半两,去芦头) 桂心(半两) 白术(三分) 赤芍药(三分) 槟榔(半两)

上件药,捣粗罗为散。每服三钱,以水一中盏,入生姜半分,煎至六分,去滓,不计时候稍热服。忌苋菜。

18. 陈橘皮丸(《太平圣惠方·卷第二十八·治气劳诸方》)

治气劳,脾胃乏弱,饮食不消,四肢羸瘦。

陈橘皮(一两,汤浸去白瓤,焙) 厚朴(三分,去粗皮,涂生姜汁炙令香熟) 神曲(一两,微炒) 木香(半两) 槟榔(三分) 人参(半两,去芦头) 桂心(半两) 柴胡(三分,去苗) 白术(三分) 诃黎勒(三分,煨,用皮) 白豆蔻(三分,去皮) 高良姜(半两,锉) 白茯苓(三分) 沉香(三分) 枳实(三分,麸炒令微黄)

上件药,捣罗为末,炼蜜和捣三二百杵,丸如梧桐子大。每服不计时候,姜枣汤下三十丸。

19. 荜茇丸(《太平圣惠方·卷第二十八·治气劳诸方》)

治气劳,大肠时泄,不欲饮食,四肢厥冷,面色青黄。

荜茇(三分) 白术(三分) 肉豆蔻(三分,去壳) 丁香(半两) 诃黎勒〔二(一)两,煨,用皮〕 附子(一两,炮裂,去皮脐) 桂心(三分) 胡椒(半两) 干姜(半两,炮裂,锉) 厚朴(一两,去粗皮,涂生姜汁炙令香熟) 陈橘皮(三分,汤浸去白瓤,焙) 木香(半两)

上件药,捣罗为末,炼蜜和捣三二百杵,丸如梧桐子大。每服不计时候,以粥饮下三十丸。

20. 前胡丸(《太平圣惠方·卷第二十八·治气劳诸方》)

治气劳,心胸噎塞,不下食,渐加羸瘦。

前胡(一两,去芦头) 木香(三分) 枳实(三分,麸炒微黄) 陈橘皮(一两,汤浸去白瓤,焙) 鳖甲(一两,涂醋炙令黄,去裙襕) 诃黎勒(一两,煨,用皮) 桂心(三分) 槟榔(三分) 半夏(三分,汤浸七遍去滑,微炒) 桃仁(一两,汤浸去皮尖、双仁,麸炒微黄) 赤茯苓(一两)

上件药。捣罗为末,炼蜜和捣三二百杵,丸如梧桐子大。每服不计时候,以生姜橘皮汤下二十丸。忌苋菜。

21. 黄芪汤(《普济方·卷二十八·肺脏门·气极》)

治肺极虚寒,皮毛枯燥,津液不通。

黄芪(锉,焙) 人参 白术 桂(去粗皮) 赤茯苓(去黑皮) 附子(炮裂,去皮脐) 麻黄(去节) 柴胡(去苗) 半夏(汤洗去滑,焙) 甘草(炙,锉) 桔梗(锉,焙,各一两)

上锉如麻豆大。每服五钱,水一盏,姜五片,煎至七分去滓,温服。

22. 天麻丸(《普济方·卷二十八·肺脏门·气极》)

治肺极虚寒皮痹。

天麻(酒炙,锉,炒) 干姜(炮) 桂(去粗皮) 桔梗(切,锉) 附子(炮裂,去皮脐,各二两) 木香 独活(去苗头,各三两) 白术(炒) 诃黎勒(煨,去核) 麻黄(去根节) 细辛(去苗叶,各半两)

上为末,炼蜜和丸如梧桐子大。每服二十丸,薄荷茶汤送下。

23. 甘露丸(《普济方·卷二十八·肺脏门·气极》)

治肺脏气极,风热所伤,津液不通。

甘草(炙,锉) 生地黄 大黄(蒸锉,焙) 天门冬(去心,焙,各一两) 防风(去叉) 远志(去心) 羌活(去芦头) 桑白皮(锉,焙) 秦艽(去苗、土) 地骨皮(各三分) 玄参 羚羊角(镑) 胡黄连(各半两) 金粉(一两)

上为末,炼蜜和丸如梧桐子大。每服二十丸,食后姜、蜜汤送下。

24. 紫菀汤(《普济方·卷二十八·肺脏门·气极》)

治肺虚极,皮毛焦,津液不通,四肢无力,或喘急气短。

紫菀茸(洗) 干姜(炮) 黄芪(去芦) 五味子 人参 钟乳粉 杏仁(去皮尖,麸炒) 甘草(炙,各等分)

上杵罗。每服四钱,水一盏,生姜五片,枣子一枚,煎至七分,去滓温服,不拘时候。

25. 沉香丸(《普济方·卷二百二十九·虚劳门·气劳》)

治气劳,肢体疼痛,心腹妨闷,减食无力,日渐羸瘦,怠惰呻吟。

沉香（锉）　木香　芎䓖　白茯苓（去皮）　牛膝（酒浸切，焙）　楝实（炮）　白附子　人参　石斛（去根）　槟榔（锉）　补骨脂（炒）　附子（炮裂，去皮脐）　茴香（炒）　苁蓉（酒浸切，焙）　泽泻（锉）　青橘皮（去白，焙）　白蒺藜（炮）　阿魏（醋化去砂石，面和作饼炙）　硇砂（醋飞，各半两）　桃仁（去皮尖、两仁，砂研，一两）

上为末和匀，次用木瓜一个，去皮核，蒸烂，研入众药末和捣，丸如梧子大。每服二十丸，食前温酒或汤下。

26. 木香汤（《普济方·卷二百二十九·虚劳门·气劳》）

治气劳，身体羸瘦，四肢力少，面色萎黄，饮食减少，呕逆痰沫，咳嗽胸满。

木香　枸杞子　沉香　山芋　附子（炮，去皮脐）　天麻　半夏（洗七次，焙）　秦艽（去苗、土）　当归（切，焙）　黄芪　鳖甲（去裙襕，醋炙）　牛膝（酒浸切，焙，各五钱）　羌活（去芦）　枳壳（去瓤麸炒）　巴戟天（去心）　白茯苓（去皮，各一分）　肉豆蔻　人参　甘草（炙，各一两）

上罗捣如麻豆。每服三钱，水一盏，生姜三片，葱白一寸，煎至七分，去滓温服，不拘时。

27. 沉香汤（《普济方·卷二百二十九·虚劳门·气劳》）

治气劳，心胸不利，日渐羸瘦，四肢沉倦，饮食无味，骨节酸痛，小便黄赤，营卫不和，及治丈夫女人，五劳七伤，寒热无力，心惊胸膈闷，两胁痛楚。散滞气。

沉香　桂（去粗皮）　槟榔　当归（切，焙）　芎䓖　干姜（炮，各半两）　人参　白茯苓（去皮）　前胡（去芦头）　枳壳（去瓤麸炒）　草豆蔻（去皮）　黄芪（各三分）　附子（炮，去皮脐）　柴胡　诃黎勒皮　甘草（炙）　五味子（各一两）　半夏（汤浸七次，姜汁浸一夕焙干，二两）

上为锉如麻豆。每服三钱，水一盏，生姜二片，枣二个擘，煎至六分，去滓热服，不拘时。

28. 天门冬丸（《普济方·卷二百二十九·虚劳门·气劳》）

治气劳，咳嗽喘促，下焦虚损，上焦烦热，四肢羸瘦。

天门冬（去心，焙）　鳖甲（去裙襕，醋炙）　麦门冬（去心，焙）　熟干地黄（焙，各二两）　人参　黄芪（锉）　牛膝（酒浸焙）　白茯苓（去皮）　杏仁（汤浸去皮尖、双仁，炒研）　山芋　五味子（炒）　石斛（去根）　枸杞子（各一两）　沉香（锉）　诃黎勒皮　肉苁蓉（酒浸一宿切，焙）　紫菀（去苗、土，各三分）

上为末，炼蜜为丸如梧桐子大。每服三十丸，食前枣汤下。

29. 附子丸（《普济方·卷二百二十九·虚劳门·气劳》）

治气劳，心腹疼痛，饮食减少，四肢羸瘦，五脏虚损，顺气开胃。

附子（炮，去皮脐）　干姜（炮）　白术　甘草（炙，锉，各一两）　桃仁（去皮尖、双仁，炒，半两）　肉苁蓉（汤浸切，焙）　陈皮（去白，焙）　乌头（以黑豆二合、水五升同煎水尽，别用酒三升兼上五味同煮酒尽）　白术（煨，锉）　青皮（去白皮）　芎䓖　枳壳（去瓤麸炒）　桂（去粗皮）　木香　槟榔（锉）　蘹香子（炒，各一两）

上为末，炼蜜和丸如梧桐子大。每服一丸，温酒嚼下。

30. 香甲汤（《普济方·卷二百二十九·虚劳门·气劳》）

治气劳，不思饮食，身体疼痛，胸膈妨闷。

沉香（锉）　青木香　人参　白茯苓（去皮）　柴胡（去苗）　槟榔（锉）　桂（去粗皮）　黄芪　赤芍药　山芋　甘草（炙，锉，各半两）　干姜（炮，一分）　熟干地黄（焙）　厚朴　白术　鳖甲（去裙襕，童子小便浸炙，各一两）

上捣筛。每服三钱，水一盏，生姜一片大拍碎，枣子二枚去核，煎至七分，去滓，食后良久温服，日三。

31. 水浸鳖甲汤（《普济方·卷二百二十九·虚劳门·气劳》）

治气劳羸瘦，四肢疼痛，心腹妨闷，不思饮食。

鳖甲（九肋者去裙襕，醋炙）　升麻　柴胡（去苗）　人参　白茯苓（去皮）　槟榔（锉）　肉豆蔻（去壳）　诃黎勒皮　犀角（镑）　青皮（浸去白，焙）　陈皮（浸去白，焙）　甘草（炙，锉）　缩砂仁　茴香（炒）　神曲（炒，各半两）

上为末。每服三钱，水一盏半浸二日，煎至七分，去滓，空心细嚼，以食压之。

九、治血劳方

1. 干地黄丸(《千金翼方·卷第十八·杂病上·吐血第四》)

主失血虚劳,胸腹烦满疼痛,血来脏虚不受谷气,呕逆,不用食。

干地黄(三两) 厚朴(炙) 干漆(熬) 枳实(炙) 干姜 防风 大黄 细辛 白术(各一两) 前胡(一两半) 人参 茯苓(各五分) 蛀虫(去翅足,熬) 䗪虫(熬,各十五枚) 当归 黄芩 麦门冬(去心) 甘草(炙,各二两)

上一十八味,捣罗为末,炼蜜和丸如梧子。先食,酒服五丸,日三。

2. 薤白汤(《普济方·卷三百二十二·妇人诸疾门·虚损》)

治血虚劳倦。

鹿角胶 当归(去尾) 黄芪(盐炙) 肉桂 石斛 干地黄(酒炒) 木香 白术 白茯苓 鳖甲(酥炙) 秦艽 川巴戟 柑子皮(各一两) 牡丹皮 天仙藤 甘草(各半两) 人参(二钱) 枳壳(三钱)

上锉散。每服生姜九片,水二盏,薤白三寸煎,空心温服。

3. 三才丸(《奇效良方·卷之二十一·诸虚门·诸虚通治方》)

滋阴养血,温补下元。

天门冬(去心) 生地黄(各三两,二味用柳甑箄以酒洒之,蒸九次,曝九次,待干秤用) 人参(去芦,一两)

上为细末,用蒸枣肉和丸如梧桐子大。每服三十丸,食前温酒送下,日进三服。一方用蜜面糊和丸,米饮下亦可。

4. 四物汤(《医学正传·卷之三·虚损》)

治血虚。

川归(二钱) 川芎 芍药(各一钱五分) 熟地黄(二钱)

上细切,作一服,水煎服。春倍川芎,夏倍芍药,秋倍地黄,冬倍当归。

5. 元戎逍遥散(《医灯续焰·卷六·劳极脉证第五十一》)

治血虚劳倦,五心烦热,肢体疼痛,头目昏重,心忪颊赤,口燥咽干,发热盗汗,减食嗜卧;及血热相搏,月水不调,脐腹胀痛,寒热如疟。又疗室女荣卫不和,痰嗽潮热,肢体羸瘦,渐成骨蒸。

白茯苓(去皮) 白术(炒) 当归 白芍药(炒) 柴胡(各一两) 甘草(半两)

上㕮咀。每服四钱,水一钟,煨生姜一块切片,煎至六分,去滓,热服无时。加山栀、牡丹皮,名加味逍遥散。

6. 逍遥散(《济世全书·离集 卷六·虚劳》)

治血虚劳倦,五心烦热,肢体疼痛,头目昏重,心忪颊赤,口燥咽干,发热盗汗,减食嗜卧及血热相搏,月水不调,脐腹胀痛,寒热如疟,室女血弱,阴虚荣卫不和,咳嗽潮热,肌体羸瘦,渐成骨蒸。

当归(酒洗,一钱) 白芍(酒炒,八分) 白术(去芦,炒,一钱) 白茯苓(八分) 柴胡(三分) 薄荷(三分) 甘草(炙,三分)

上锉作剂,煨生姜三片,水煎温服。五心烦热加麦门冬、地骨皮;经闭加桃仁、红花;腹痛加玄胡索。

7. 活血汤(《症因脉治·卷二·劳伤总论·血虚劳伤》)

治血虚劳伤之血瘀者。

当归 赤芍药 丹皮 红花

四味煎汤。

8. 天王补心丹(《症因脉治·卷二·劳伤总论·血虚劳伤》)

治血虚劳伤之心血不生者。

人参 玄参 丹参 五味子 柏子仁 当归 远志 生地 黄连 天门冬 麦门冬 枣仁 桔梗 白茯神

9. 补肝汤(《症因脉治·卷二·劳伤总论·血虚劳伤》)

治血虚劳伤之肝血不荣者。

当归 白芍药 生地 川芎 青皮 香附 木通 苏梗 钩藤

10. 归脾汤(《症因脉治·卷二·劳伤总论·血虚劳伤》)

治血虚劳伤之脾虚血少者。

当归 白术 人参 甘草 白茯苓 木香 远志 黄芪 龙眼肉 酸枣仁

11. 补荣汤(《杂病源流犀烛·卷八·虚损痨瘵源流·治五劳六极七伤方十四》)

治血极。

当归　白芍　生地　熟地　赤苓　山栀　麦冬　陈皮(各一钱)　人参　甘草(各五分)　枣(二)　乌梅(一)

12. 源泉汤新(《罗氏会约医镜·卷之二·治法精要》)

治血虚,劳热,骨蒸,五心热,大便干燥,小便黄涩等症。

当归(钱半)　生地(二钱,用大本支摘碎,酒浸一时)　熟地(三钱)　白芍(钱半,酒炒)　阿胶(蛤粉炒成珠,钱半)　枸杞(钱二分)　青蒿(七分)　丹参(二钱半)　干姜(炒黑过心,五七分)　淮药(钱半)　元参(一钱)　陈皮(七分)　地骨皮(一钱)

水煎,日服一剂,或多服。如尺脉弱,血虚有寒者,加肉桂一钱。

十、治阴虚劳损方

1. 噙化丹(《古今医鉴·卷之七·虚劳》)

治阴虚劳嗽。

天门冬(一两,酒蒸,瓦焙)　麦门冬(一两,酒蒸,瓦焙)　生地(一两五钱)　熟地(一两五钱)　知母(一两,酒炒)　贝母(一两,炒)　杏仁(一两,炒)　紫菀(一两,炒)　款冬花(二两,水洗,焙干)　阿胶(八钱,蛤粉炒成珠)　当归(一两,酒洗,焙干)　枳实(一两,炒)　桔梗(一两,炒)　半夏(一两,制)　黄连(一两,炒)　黄芩(一两,炒)　米仁(七钱,炒)　花粉(一两,炒)　青礞石(煅,八钱)　薄荷(二两,水洗,焙)

上为极细末,炼蜜丸如弹子大。夜卧口噙化下。

2. 驻车丸(《万病回春·卷之四·虚劳》)

治下利赤白,腹痛甚者及休息痢。驻者,止也,言药止痢如车之驻也。予每用此治阴虚劳嗽而为痢者,殊效。

川黄连(炒,三两)　真阿胶(蛤粉炒,一两半)　当归(一两半)　干姜(炒黑,一两)　赤茯苓(去皮,一两)

上为细末,醋打稀面糊为丸如梧桐子大。每服三五十丸,米汤送下。

3. 左归饮(《景岳全书·卷之五十一德集·新方八阵·补阵》)

此壮水之剂也。凡命门之阴衰阳胜者,宜此方加减主之。此一阴煎、四阴煎之主方也。

熟地(二三钱,或加至一二两)　山药(二钱)　枸杞(二钱)　炙甘草(一钱)　茯苓(一钱半)　山茱萸(一二钱,畏酸者,少用之)

水二钟,煎七分,食远服。如肺热而烦者,加麦冬二钱;血滞者,加丹皮二钱;心热而躁者,加玄参二钱;脾热易饥者,加芍药二钱;肾热骨蒸多汗者,加地骨皮二钱;血热妄动者,加生地二三钱;阴虚不宁者,加女贞子二钱;上实下虚者,加牛膝二钱以导之;血虚而燥滞者,加当归二钱。

4. 左归丸(《景岳全书·卷之五十一德集·新方八阵·补阵》)

治真阴肾水不足,不能滋养营卫,渐至衰弱,或虚热往来,自汗盗汗,或神不守舍,血不归原,或虚损伤阴,或遗淋不禁,或气虚昏运,或眼花耳聋,或口燥舌干,或腰酸腿软。凡精髓内亏,津液枯涸等证,俱速宜壮水之主,以培左肾之元阴,而精血自充矣。

大怀熟(八两)　山药(炒,四两)　枸杞(四两)　山茱萸肉(四两)　川牛膝(酒洗蒸熟,三两,精滑者不用)　菟丝子(制,四两)　鹿胶(敲碎,炒珠,四两)　龟胶(切碎,炒珠,四两,无火者不必用)

上先将熟地蒸烂,杵膏,加炼蜜丸桐子大。每食前用滚汤或淡盐汤送下百余丸。如真阴失守,虚火炎上者,宜用纯阴至静之剂,于本方去枸杞、鹿胶,加女贞子三两,麦冬三两;如火烁肺金,干枯多嗽者,加百合三两;如夜热骨蒸,加地骨皮三两;如小水不利不清,加茯苓三两;如大便燥结,去菟丝,加肉苁蓉三两;如气虚者,加人参三四两;如血虚微滞,加当归四两;如腰膝酸痛,加杜仲三两,盐水炒用;如脏平无火而肾气不充者,加破故纸三两,去心莲肉、胡桃肉各四两,龟胶不必用。上凡五液皆主于肾,故凡属阴分之药,无不皆能走肾,有谓必须导引者,皆见之不明耳。

5. 四阴煎(《景岳全书·卷之五十一德集·新方八阵·补阵》)

此保肺清金之剂,故曰四阴。治阴虚劳损,相火炽盛,津枯烦渴,咳嗽吐衄多热等证。

生地(二三钱)　麦冬(二钱)　白芍药(二钱)　百合(二钱)　沙参(二钱)　生甘草(一钱)　茯苓(一钱半)

水二钟,煎七分,食远服。如夜热盗汗,加地骨皮一二钱;如痰多气盛,加贝母二三钱,阿胶一二钱,天花粉亦可;如金水不能相滋,而干燥喘嗽者,加熟地三五钱;如多汗不眠,神魂不宁,加枣仁二钱;如多汗兼渴,加北五味十四粒;如热甚者,加黄柏一二钱,盐水炒用,或玄参亦可,但分上下用之;如血燥经迟,枯涩不至者,加牛膝二钱;如血热吐衄,加茜根二钱;如多火便燥,或肺干咳咯者,加天门冬二钱,或加童便亦可;如火载血上者,去甘草,加炒栀子一二钱。

6. 五阴煎(《景岳全书·卷之五十一德集·新方八阵·补阵》)

凡真阴亏损,脾虚失血等证,或见溏泄未甚者,所重在脾,故曰五阴。

熟地(五七钱或一两)　山药(炒,二钱)　扁豆(炒,二三钱)　炙甘草(一二钱)　茯苓(一钱半)　芍药(炒黄,二钱)　五味子(二十粒)　人参(随宜用)　白术(炒,一二钱)

水二钟,加莲肉去心二十粒,煎服。

7. 大营煎(《景岳全书·卷之五十一德集·新方八阵·补阵》)

治真阴精血亏损,及妇人经迟血少,腰膝筋骨疼痛,或气血虚寒,心腹疼痛等证。

当归(二三钱,或五钱)　熟地(三五七钱)　枸杞(二钱)　炙甘草(一二钱)　杜仲(二钱)　牛膝(一钱半)　肉桂(一二钱)

水二钟,煎七分,食远温服。如寒滞在经,气血不能流通,筋骨疼痛之甚者,必加制附子一二钱方效;如带浊腹痛者,加故纸一钱炒用;如气虚者,加人参、白术;中气虚寒呕恶者,加炒焦干姜一二钱。

8. 济阴浚泉丸(《罗氏会约医镜·卷之二·治法精要》)

治阴虚劳热,骨蒸喉痛,尿赤夜燥等症。

熟地(八两,制法详载本草)　枣皮(四两,去核酒蒸)　淮药(四两,微炒)　丹皮(二两五钱)　茯苓(四两)　泽泻(两半)　枸杞(三两,酒蒸)　上肉桂(二三两)　真龟板胶(三四两,水酒蒸化,合炼蜜为丸)

如精滑白遗者,加杜仲(盐炒)三两,补骨脂(酒炒)二两,胡桃肉三两。如火炎肺咳,加麦冬三两,款冬花三两。如火烁肺而痰臭者,再加白芨三两。多服自效,但须远房室,调饮食。一切损神耗力之事,务宜切戒。

9. 虎潜丸(《内伤集要·卷六·内伤备用选方》)

治阴虚劳症。

龟板(炙)　黄柏(炒,各四两)　熟地　知母(炒,各三两)　白芍　当归　锁阳(各二两)　陈皮　虎骨(炙,各一两)　干姜(泡,五钱)

为末,酒糊和丸梧子大。盐汤下五七十丸。一方,煮羊肉汁和丸,名龙虎丸。

10. 人参固本丸(《成方便读·卷一·补养之剂·人参固本丸》)

治肺肾阴虚劳热等证。

人参(二两)　天冬(炒)　麦冬(炒)　生地　熟地(各四两)

蜜丸。

11. 薯蓣粥(《医学衷中参西录·医方·治泄泻方》)

治阴虚劳热,或喘,或嗽,或大便滑泻,小便不利,一切羸弱虚损之证。

生怀山药(一斤,轧细过罗)

上药一味,每服用药七八钱或至一两,和凉水调入锅内,置炉上,不住以箸搅之,两三沸即成粥服之。若小儿服,或少调以白糖亦可。

十一、治阳虚劳损方

1. 右归饮(《景岳全书·卷之五十一德集·新方八阵·补阵》)

此益火之剂也,凡命门之阳衰阴胜者,宜此方加减主之。此方与大补元煎出入互用。如治阴盛格阳,真寒假热等证,宜加泽泻二钱,煎成用凉水浸冷服之尤妙。

熟地(用如前)　山药(炒,二钱)　山茱萸(一钱)　枸杞(二钱)　甘草(炙,一二钱)　杜仲(姜制,二钱)　肉桂(一二钱)　制附子(一二三钱)

水二钟,煎七分,食远温服。如气虚血脱,或厥或昏,或汗或运,或虚狂,或短气者,必大加人参、白术,随宜用之;如火衰不能生土,为呕哕吞酸者,加炮干姜二三钱;如阳衰中寒,泄泻腹痛,加人参、肉豆蔻,随宜用之;如小腹多痛者,加吴茱萸五七分;如淋带不止,加破故纸一钱;如血少血滞,腰膝软痛者,加当归二三钱。

2. 右归丸(《景岳全书·卷之五十一德集·新方八阵·补阵》)

治元阳不足,或先天禀衰,或劳伤过度,以致命门火衰,不能生土,而为脾胃虚寒,饮食少进,或呕恶膨胀,或翻胃噎膈,或怯寒畏冷,或脐腹多痛,或大便不实,泻痢频作,或小水自遗,虚淋寒疝,或寒侵溪谷而肢节痹痛,或寒在下焦而水邪浮肿。总之,真阳不足者,必神疲气怯,或心跳不宁,或四体不收,或眼见邪祟,或阳衰无子等证,俱速宜益火之原,以培右肾之元阳,而神气自强矣,此方主之。

大怀熟(八两) 山药(炒,四两) 山茱萸(微炒,三两) 枸杞(微炒,四两) 鹿角胶(炒珠,四两) 菟丝子(制,四两) 杜仲(姜汤炒,四两) 当归(三两,便溏勿用) 肉桂(二两,渐可加至四两) 制附子(自二两,渐可加至五六两)

上丸法如前,或丸如弹子大。每嚼服二三丸。以滚白汤送下,其效尤速。如阳衰气虚,必加人参以为主,或二三两,或五六两,随人虚实,以为增减。盖人参之功,随阳药则入阳分,随阴药则入阴分,欲补命门之阳,非加人参不能捷效。如阳虚精滑,或带浊便溏,加补骨脂酒炒三两;如飧泄肾泄不止,加北五味子三两,肉豆蔻三两,面炒去油用;如饮食减少,或不易化,或呕恶吞酸,皆脾胃虚寒之证,加干姜三四两,炒黄用;如腹痛不止,加吴茱萸二两,汤泡半日,炒用;如腰膝酸痛,加胡桃肉连皮四两;如阴虚阳痿,加巴戟肉四两,肉苁蓉三两,或加黄狗外肾一二付,以酒煮烂捣入之。

3. 补中益气汤(《济阳纲目·卷五十·发热·治阳虚气虚发热方》)

治阳虚劳倦发热。

黄芪 人参 白术 甘草(炙) 当归身 柴胡 陈皮(各一钱) 升麻(各五分)

上锉,水煎服。头痛,加川芎、白芷各七分。

十二、治虚劳失精方

1. 深师人参丸(《外台秘要·卷第十六·虚劳失精方五首》)

疗虚劳失精。

人参(二两) 桂心 牡蛎(熬) 薯蓣 黄柏 细辛 附子(炮) 苦参(各三分) 泽泻(五分) 麦门冬(去心) 干姜 干地黄(各四分) 菟丝子(二分)

上十三味捣合下筛,和以白蜜为丸,酒服如梧子大三丸。痹加附子一分炮;妇人血崩,加干地黄好者二分。一本云黄柏四分。忌猪肉、冷水、生葱、生菜、芜荑。

2. 三物天雄散(《外台秘要·卷第十六·虚劳失精方五首》引《范汪》)

疗男子虚失精。

天雄(三两,炮) 白术(八分) 桂心(六分)

上药捣下筛,服半钱匕,日三稍稍增之。忌猪肉、冷水、桃李、雀肉、生葱。

3. 黄芪汤(《外台秘要·卷第十六·虚劳失精方五首》引《古今录验》)

疗虚损失精。

黄芪 当归 甘草(炙,各二两) 桂心(六两) 苁蓉 石斛(各三两) 干枣(百三十枚) 白蜜(二升)

上八味切,以水一斗,煮取四升,纳蜜,煎取三升,分为四服,日三夜一,以食相间。忌海藻、菘菜、生葱。

4. 菟丝子散(《太平圣惠方·卷第三十·治虚劳失精诸方》)

治虚劳羸损。

菟丝子(二两,酒浸三日,曝干别捣为末) 补骨脂(一两,微炒) 麦门冬(一两半,去心,焙) 车前子(一两) 龙骨(半两)

上件药,捣细罗为散。每服食前以温酒调下二钱。

5. 龙骨散(《太平圣惠方·卷第三十·治虚劳失精诸方》)

治虚劳失精,心多忪悸。

龙骨(一两) 韭子(三分,微炒) 赤石脂(一两) 黄芪(一两,锉) 桑螵蛸(一两,微炒) 远志(三分,去心) 茯神(一两) 麦门冬(一两半,去心,焙) 熟干地黄(一两)

上件药,捣粗罗为散。每服三钱,用水一中盏,入枣三枚,煎至六分,去滓,食前温服。

6. 龙角散(《太平圣惠方·卷第三十·治虚劳失精诸方》)

治虚劳失精。

龙角(一两,赤锦纹者) 干姜(三分,炮裂,

锉） 甘草（三分，炙微赤，锉） 桂心（三分）

上件药，捣细罗为散。每服食前以温酒调下一钱。

7. 鹿茸丸（《太平圣惠方·卷第三十·治虚劳失精诸方》）

治虚劳肾气乏弱，失精，腰膝无力，小便数。

鹿茸（二两，去毛，涂酥炙微黄） 补骨脂（一两，微炒） 牛膝（一两，去苗） 杜仲（一两，去粗皮，炙微黄，锉） 菟丝子（一两半，酒浸三日，曝干别捣为末） 桂心（三分） 牡蛎粉（三分） 薯蓣（一两） 黄芪（一两，锉，微炒） 桑螵蛸（一两，微炒） 附子（一两，炮裂，去皮脐） 泽泻（三分） 防风（三分，去芦头） 干姜（三分，炮裂，锉） 熟干地黄（一两） 远志（三分，去心） 肉苁蓉（一两半，酒浸一宿刮去皱皮，炙干） 龙骨（三分）

上件药，捣罗为末，炼蜜和捣五七百杵，丸如梧桐子大。每服食前以温酒下三十丸。

8. 菟丝子丸（《太平圣惠方·卷第三十·治虚劳失精诸方》）

治虚劳失精，小便过多，不能饮食，腰膝无力。

菟丝子（一两半，酒浸三日，曝干别捣为末） 鹿茸（一两半，去毛，涂酥炙微黄） 萆薢（一两，锉） 厚朴（一两，去粗皮，涂生姜汁炙令香熟） 柏子仁（三分） 肉苁蓉（一两半，酒浸一宿刮去皱皮，炙干） 桂心（三分） 石斛（一两，去根，锉） 远志（三分，去心） 龙骨（一两） 杜仲（一两，去粗皮，炙微黄，锉） 石龙芮（一两） 牛膝（一两半，去苗） 防风（三分，去芦头） 棘刺（三分，微炒）

上件药，捣罗为末，炼蜜和捣五七百杵，丸如梧桐子大，每服，食前以温酒下三十丸。

9. 石斛丸（《太平圣惠方·卷第三十·治虚劳失精诸方》）

治虚劳肾气衰弱，阴痿，失精，腰膝无力。

石斛（一两半，去根，锉） 巴戟〔二（一）两〕 杜仲（一两半，去粗皮，炙微黄，锉） 牛膝（一两，去苗） 桑螵蛸（一两，微炒） 鹿茸（一两半，去毛，涂酥炙微黄） 补骨脂（一两，微炒） 龙骨（一两）

上件药，捣罗为末，炼蜜和捣五七百杵，丸如梧桐子大。每服食前以温酒下三十丸。

10. 韭子散（《圣济总录·卷第九十一·虚劳失精》）

治虚劳伤损，小便失精及梦泄。

韭子（炒） 麦门冬（去心，焙） 菟丝子（酒浸一宿别捣，各一两） 车前子（一合） 芎䓖 白龙骨（各三分）

上六味，捣罗为散。每服二钱匕，温酒调下，日二服，不知稍稍加之，甚者夜加一服。

11. 桂枝牡蛎汤（《圣济总录·卷第九十一·虚劳失精》）

治虚劳喜梦失精。

桂（去粗皮） 牡蛎（烧） 芍药 龙骨 甘草（炙，各三分）

上五味，粗捣筛。每服三钱匕，水一盏，入生姜半分拍碎，枣二枚劈，煎至七分，去滓空心温服，日晚再服。

12. 羊骨汤（《圣济总录·卷第九十一·虚劳失精》）

治虚劳失精多睡，目视眈眈。

羊骨（三两，锉碎） 白术（一两） 桂（去粗皮，二两） 麦门冬（去心，焙） 人参 芍药（各三分） 白茯苓（去黑皮，一两） 甘草（炙，半两） 厚朴（去粗皮，姜汁炙） 阿胶（炙） 桑根白皮（各一两）

上一十一味，除羊骨外，粗捣筛。每服三钱匕，先以水三盏，煎羊骨至一盏半，去骨下药，并生地黄一分，生姜一分拍碎，枣两枚劈，煎至八分，去滓下饴糖少许，再煎令沸，空心温服，夜卧再服。

13. 韭子丸（《圣济总录·卷第九十一·虚劳失精》）

治虚劳漏精。

韭子（炒，一两） 鹿茸（去毛，酒浸炙） 桑螵蛸（炙，各三分） 龙骨 车前子 天雄（炮裂，去皮脐，各一两） 干姜（炮，三分） 菟丝子（酒浸一宿，别捣，一两）

上八味，捣罗为末，炼蜜丸如梧桐子大。每服二十丸，空腹用黄芪汤下。

14. 白龙骨丸（《圣济总录·卷第九十一·虚劳失精》）

治虚劳元气虚弱，精滑不禁，腰脊疼痛。

白龙骨（一两） 韭子（炒，半两） 补骨脂（炒） 肉苁蓉（酒浸切，焙，各一两） 菟丝子（酒

浸别捣,半两)

上五味,捣罗为末,酒煮面糊,丸如梧桐子大。每服二十丸至三十丸,空心食前温酒下。

15. 补骨脂散(《圣济总录·卷第九十一·虚劳失精》)

治虚劳肾脏衰惫,梦寐失精。

补骨脂(炒,一两)　䂽香子(舶上者,炒,三分)

上二味,捣罗为散。每服二钱匕,温酒或盐汤调下,空心食前服。兼治肾虚腰疼。

16. 正阳丸(《圣济总录·卷第九十一·虚劳失精》)

治阳气虚损,下元冷极,精泄不禁,小便频数,腰脚无力,饮食减少。

鹿茸(去毛,酥炙,二两)　肉苁蓉(酒浸切,焙)　石楠(各一两)　五味子　葫芦巴(炒,各三分)　木香(一两半)　石斛(去根)　韭子(炒)　牛膝(酒浸切,焙,各半两)　巴戟天(去心)　附子(炮裂,去皮脐,各一两)　白马茎(涂酥炙干,二两)

上一十二味,捣罗为末,炼蜜丸如梧桐子大。每服二十丸,食前温酒或盐汤下。

17. 补益附子丸(《圣济总录·卷第九十一·虚劳失精》)

治虚劳漏精。

附子(炮裂,去皮脐)　龙骨　牛膝(酒浸切,焙)　肉苁蓉(酒浸切,焙)　巴戟天(去心,等分)

上五味,捣罗为末,炼蜜丸如梧桐子大。每服二十丸,空心、日午温酒盐汤任下,以知为度。

18. 金锁丸(《圣济总录·卷第九十一·虚劳失精》)

治虚劳失精,补骨髓,去肾邪。

巴戟天(去心,二两)　龙骨　山茱萸(各一两)　韭子(炒,四两)

上四味,捣罗为末,炼蜜丸如梧桐子大。每服二十丸至三十丸,空心温酒下。

19. 硇砂丸(《圣济总录·卷第九十一·虚劳失精》)

治肾脏虚惫,小便遗精,阴痿湿痒,茎中痛。

硇砂(一两,细研,汤浸滤清)　附子(五两,炮裂,去皮脐,为末)　生姜(一斤半,取汁入前二味慢火煎熬成煎)　肉苁蓉(酒浸,二两)　远志(去心)　沉香(锉)　山茱萸　巴戟天(去心)　鹿茸(酒炙去毛)　石斛(去根,各一两)　䂽香子(炒)　石亭脂(别研,各半两)

上一十二味,除煎外,捣罗为末,用前煎和丸如梧桐子大。每服三十丸,温酒下,加至四十丸。

20. 固气不二丸(《圣济总录·卷第九十一·虚劳失精》)

治虚劳元脏衰弱,精气滑泄,或梦中遗沥。

干柿(切,焙)　鸡头䒷(焙干,鸡头䒷上尖也)　金樱子(焙干,状似黄蔷薇子)　莲花蕊(焙干)

上四味等分,捣罗为末,以乌鸡子汁和丸如梧桐子大。每服十丸,温酒下。

十三、治筋极方

1. 黄芪散(《太平圣惠方·卷第二十六·治筋极诸方》)

治筋极,则筋急多怒,口干,燥热不已,宜调脉解烦。

黄芪(二两,锉)　酸枣仁(二两,微炒)　桂心〔二(一)两〕　石膏(三两)　木通(二两,锉)　赤芍药(二两)　黄芩(一两)　柏(栢)白皮(一两,锉)　羚羊角屑(一两)

上件药,捣粗罗为散。每服四钱,以水一中盏煎至六分,去滓,不计时候温服。

2. 羚羊角散(《太平圣惠方·卷第二十六·治筋极诸方》)

治筋极,四肢拘急,头项强直,爪甲多青,胁肋胀痛。

羚羊角屑(一两)　五加皮(一两)　防风(三分,去芦头)　酸枣仁(一两,微炒)　赤茯苓(三分)　当归(三分)　桂心(三分)　桃仁(三分,汤浸去皮尖、双仁,麸炒微黄)　枳实(半两,麸炒微黄)　芎䓖(三分)　槟榔(三分)　甘草(半两,炙微赤,锉)

上件药,捣筛为散。每服四钱,以水一中盏,入生姜半分,煎至六分,去滓,不计时候温服。

3. 薏苡仁散(《太平圣惠方·卷第二十六·治筋极诸方》)

治筋极,面青多怒,两胁下急痛,手足筋脉拘挛。

薏苡仁(一两)　酸枣仁(一两,微炒)　赤茯苓(三分) 桂心(三分) 柏子仁(一两) 羚羊角屑(一两) 海桐皮(一两,锉) 当归(三分) 芎䓖(三分) 生干地黄(一两) 赤芍药(三分) 槟榔

上件药,捣筛为散。每服四钱,以水一中盏,入生姜半分,煎至六分,去滓,不计时候温服。

4. 羌活散(《太平圣惠方·卷第二十六·治筋极诸方》)

治筋极,风冷所伤,挛痹不仁。

羌活(一两) 天麻(一两) 芎䓖(三分) 酸枣仁(一两,微炒) 鹿角胶(一两,捣碎,炒令黄燥) 五加皮(三分) 薏苡仁(一两) 麻黄(一两,去根节) 萆薢(三分,锉) 羚羊角屑(三分) 人参(三分,去芦头) 白附子(三分,炮裂) 牛膝(一两,去苗) 秦艽(三分,去苗) 乌蛇肉(一两,酒浸炙令黄) 肉桂(一两,去皱皮) 犀角屑(三分) 茵芋(三分) 侧子(一两,炮裂,去皮脐) 地骨皮(三分) 柏子仁(三分) 防风(一两,去芦头)

上件药,捣细罗为散,每日空腹及晚食前,以豆淋酒调下一钱。

5. 五加皮散(《太平圣惠方·卷第二十六·治筋极诸方》)

治筋极,肢节拘急,挛缩疼痹。

五加皮(一两) 茵芋(一两) 防风(一两,去芦头) 天南星(半两,炮裂) 白花蛇(三两,酒浸炙微黄,取肉) 天雄(一两,炮裂,去皮脐) 白僵蚕(一两,微炒) 干蝎(一两,微炒) 蜂儿(半两,微炒) 桂心(三分) 酸枣,仁(一两,微炒) 当归(三分) 麻黄(一两,去根节) 甘草(半两,炙微赤,锉) 干姜(半两,炮裂,锉)

上件药,捣细罗为散,每于食前,以暖酒调下一钱。

6. 桑枝酸枣仁煎(《太平圣惠方·卷第二十六·治筋极诸方》)

治筋极,身体拘急,四肢痛疼,行立不得。

酸枣仁(三两,一两半炒令香熟,一两半生用) 羚羊角屑(一两) 海桐皮(二两,锉) 羌活(二两) 仙灵脾(一两) 赤箭(一两) 萆薢(一两,锉) 杜仲(一两,去粗皮,炙令微黄,锉) 虎胫骨(一两半,涂酥炙令黄) 防风(一两,去芦头) 石斛(一两半,去根,锉) 牛膝(一两,去苗) 巴戟(一两) 附子(一两,炮裂,去皮脐) 木香(一两) 生干地黄(一两) 蜜(四两) 真酥(一两) 桑枝(一握长一尺,锉)

上件药,除酥蜜桑枝外,捣罗为散,用清酒七升,先煎桑枝,令色微黄,去桑枝后下药末,更煎一二十沸,次下酥蜜,煎成膏,看稀稠得所,以瓷合盛。每服食前,以温酒调下一茶匙。

7. 天雄丸(《太平圣惠方·卷第二十六·治筋极诸方》)

治筋极,身体拘急,胁下多痛,不可转动,肢节筋脉不利。

天雄(一两,炮裂,去皮脐) 桂心(二两) 羌活(二两) 当归〔三(二)两,锉,微炒〕 五加皮(二两) 天麻(二两) 芎䓖(二两) 酸枣仁(一两,微炒) 陈橘皮(一两,汤浸去白瓤,焙) 续断(一两) 石斛(一两,去根,锉) 赤茯苓(一两) 鹿角胶(一两,捣碎,炒令黄燥) 薏苡仁(一两) 牛膝(一两,去苗) 木香(一两) 槟榔(一两)

上件药,捣罗为末,炼蜜和捣三二百杵,丸如梧桐子大,每服空心及晚食前,以荆芥酒下三十丸。

8. 干地黄丸(《太平圣惠方·卷第二十六·治筋极诸方》)

治筋极,益筋骨,除四肢疼痛。

熟干地黄(二两) 柏子仁(一两) 山茱萸(一两) 牛膝(一两,去苗) 肉桂(二两,去皱皮) 酸枣仁(一两,微炒)

上件药,捣罗为末,炼蜜和捣三二百杵,丸如梧桐子大,每于食前,以温酒下三十丸。

9. 木瓜散(《证治准绳·类方第一册·虚劳》)

治筋虚极,脚手拘挛,十指甲痛,数转筋,甚则舌卷卵缩,唇青面黑。

木瓜(去子) 虎胫骨(酥炙) 五加皮(洗) 当归(酒浸) 桑寄生 酸枣仁(制) 人参 柏子仁 黄芪(各一两) 炙甘草(半两)

十四、治骨极方

1. 三黄汤(《备急千金要方·卷十九·肾脏方·骨极第五》)

治骨极,主肾热病,则膀胱不通,大小便闭塞,

颜焦枯黑,耳鸣虚热。

大黄(切,别渍水一升)　黄芩(各三两)　栀子(十四枚)　甘草(一两)　芒硝(二两)

上五味㕮咀,以水四升,先煮黄芩、栀子、甘草,取一升五合,去滓,下大黄,又煮两沸,下芒硝,分三服。

2. 肾沥汤(《外台秘要·卷第十六·骨极虚方七首》引《删繁》)

主骨极虚寒,肾病则面肿垢黑,腰脊痛不能久立,屈伸不利,梦寐惊悸,上气,少腹里急,痛引腰,腰脊四肢常苦寒冷,大小便或白。

羊肾(一具,猪肾亦得)　芍药　麦门冬(去心)　干地黄　当归(各三两)　干姜(四两)　五味子(二合)　人参　茯苓　甘草(炙)　芎䓖　远志(去心,各二两)　黄芩(一两)　桂心(六两)　大枣(二十枚,擘)

上十五味切,以水一斗五升,煮肾取一斗,除肾纳药,煮取四升,去滓,分为四服,昼三夜一,若遗小便,加桑螵蛸二十枚炙。忌海藻、菘菜、生葱、酢物、芜荑。

3. 虎骨酒(《外台秘要·卷第十六·骨极虚方七首》)

疗骨虚酸疼不安好倦,主膀胱寒。

虎骨一具,并通炙取黄焦汁,尽碎之如雀头大,酿米三石,曲四斗,水三石,如常酿酒法,所以加水曲者,其骨消曲而饮水也,酒熟封头五十日开饮。

4. 酸枣仁散(《太平圣惠方·卷第二十六·治骨极诸方》)

治骨极,肾虚,脚膝骨髓酸痛。

酸枣仁(八两,微炒)　虎胫骨(八两,涂酥炙令黄)　熟干地黄(八两)　杜仲(三两,去粗皮,炙令黄)　桂心[三(两)分]　牛膝(三两,去苗)

上件药,细锉,以清酒一斗五升,浸经三日,曝干后入酒又浸三日,曝干,如此浸令酒尽,捣细罗为散。每于食前,以温酒调下二钱。

5. 地黄煎(《太平圣惠方·卷第二十六·治骨极诸方》)

治骨极,宜服强骨髓,令人充健。

生地黄汁(三升)　防风(二两,去芦头)　黄芪(二两,锉)　鹿角胶(二两,捣碎,炒令黄燥)　当归(二两)　丹参(二两)　桑寄生(二两)　狗脊(二两)　牛膝(二两)　羊髓(一升)

上件药,捣细罗为散。先煎地黄汁,减一升,内前药末入汁中,次入髓,搅令匀,慢火煎如饧,收瓷合中。每于食前以温酒调下半匙。

6. 二黄汤(《圣济总录·卷第九十二·骨极》)

治骨极膀胱不通,大小便闭塞,面色枯黑,耳虚鸣烦热。

大黄(锉,炒)　黄芩(去黑心,各一两)　栀子仁(十四枚)　甘草(炙,锉,半两)

上四味,粗捣筛。每服五钱匕,水一盏半煎至一盏,下芒硝半钱匕,去滓分温二服,空心、日午各一。

7. 大黄汤(《圣济总录·卷第九十二·骨极》)

治骨极色黑瘠痛,隐曲膀胱不通,小便壅塞,四肢满急。

大黄(锉,炒)　大戟(锉,炒)　赤茯苓(去黑皮)　甘遂(炮)　黄芩(去黑心,各一两)　芫花(醋拌炒焦)　荛花(炒,各半两)

上七味,粗捣筛。每服三钱匕,水一盏半,入枣二枚劈破,煎至一盏,去滓温分二服,空心日午各一。

8. 木瓜汤(《圣济总录·卷第九十二·骨极》)

治骨极腰脊痛,风虚气衰,不能久立,脑髓酸痛,补虚壮元。

木瓜(五枚,将硇砂十两研细,汤浸绢滤澄清,银石器煮成膏后,将木瓜削去皮、切片,以硇砂霜拌匀,碗内蒸令熟,收藏旋用,每料用木瓜三两)　雀(四十只,去头足、肠胃,醋煮烂,砂盆研,布绞取肉,以硇砂、木瓜入干姜、椒红末各二两,酒三升,慢火煎成膏)　附子(炮裂,去皮脐)　菟丝子(酒浸三日,焙捣末,各三两)　补骨脂(炒)　沉香(锉)　木香　天雄(炮裂,去皮脐,各一两)　石斛(去根)　肉苁蓉(酒浸去皱皮切,焙)　天麻(酒炙)　蒺藜子(炒去角,各二两)　羌活(去芦头,一两半)　睘香子(炒,三分)

上一十四味,除膏外,捣罗为末,用前膏搜丸如梧桐子大。每服三十丸,煨生姜盐汤下。

9. 骨碎补丸(《圣济总录·卷第九十二·骨极》)

治骨极腰脊痛,不能久立,发堕齿槁,手足疼甚。

骨碎补(炒) 附子(炮裂,去皮脐) 肉豆蔻(去壳,各二两) 蒺藜子(炒去角) 杜仲(去粗皮,锉,炒) 山芋 五味子(炒) 牛膝(去根,酒浸焙) 山茱萸 独活(去芦头,各一两) 芎䓖(三分) 黄芪(锉,一两半)

上一十二味,捣罗为末,炼蜜和丸,如梧桐子大,每服空心温酒下三十丸。

10. 治骨极验方(《外台秘要·卷第十六·骨极虚方七首》)

1) 疗虚劳冷,骨节痛无力。

豉(二斗) 地黄(八斤,切)

上二味,再通蒸曝干捣筛,食后以酒一升服二方寸匕再服。亦疗虚热等疾。忌芜荑。

2) 补髓。

地黄一石取汁,酒二斗相搅重煎,温服,日三。忌芜荑。

十五、治肉极方

1. 大黄芪酒(《备急千金要方·卷十五·脾脏方·肉极第四》)

治肉极虚寒,为脾风阴动伤寒,体重怠堕,四肢不举,关节疼痛,不嗜饮食虚极所致方。

黄芪 桂心 巴戟天 石斛 柏子仁 泽泻 茯苓 干姜 蜀椒(各三两) 防风 独活 人参(各二两) 天雄 芍药 附子 乌头 菵芋 半夏 细辛 栝蒌根 白术 黄芩 山茱萸(各一两)

上二十三味㕮咀,绢袋贮,以清酒三斗渍之,秋冬七日,春夏三日。初服三合,渐渐加,微微醉为度,日再。

2. 石南散(《备急千金要方·卷十五·脾脏方·肉极第四》)

治肉热极则体上如鼠走,或如风痹,唇口坏,皮肤色变,主诸风大病。

石南(二两半) 薯蓣(三分) 黄芪(三分,锉) 山茱萸(三分) 天雄(半两,炮裂,去皮脐) 桃花(半两) 独活(一两) 薏苡仁(一两) 丹参(一两) 川升麻(三分) 甘草(半两,炙微赤,锉)

上十二味,治下筛。酒下方寸匕,日再食后服。

3. 西州续命汤(《备急千金要方·卷十五·脾脏方·肉极第四》)

治肉极虚热,肌痹淫淫如鼠走,身上津液开泄,或痹不仁,四肢急痛方。

麻黄 生姜(各三两) 当归 石膏(各二两) 芎䓖 桂心 甘草 黄芩 防风 芍药(各一两) 杏仁(四十枚)

上十一味㕮咀,以水九升先煮麻黄去沫,下诸药煮取三升,去滓,分四服,日再。

4. 半夏汤(《备急千金要方·卷十五·脾脏方·肉虚实第五》)

治肉实坐安席,不能动作喘气,主脾病热气所加关格除喘方。

半夏 宿姜(各八两) 杏仁(五两) 细辛 橘皮(各四两) 麻黄(一两) 石膏(七两) 射干(二两)

上八味㕮咀,以水九升煮取三升,分三服,须利下加芒硝三两。

5. 越婢汤(《备急千金要方·卷十五·脾脏方·肉极第四》)

治肉极热则身体津液脱,腠理开,汗大泄,厉风气下焦脚弱。

麻黄(六两) 石膏(八两) 白术(四两) 大附子(一枚) 生姜(三两) 甘草(二两) 大枣(十五枚)

上七味㕮咀,以水七升先煮麻黄,再沸掠去沫,入诸药煮取三升,分三服,覆取汗。

6. 黄芪丸(《太平圣惠方·卷第二十六·治肉极诸方》)

治肉极,虚寒为脾风,体重怠堕,四肢不欲举,关节疼痛,不嗜饮食。

黄芪〔一(二)两,锉〕 巴戟(二两) 桂心(一两) 石斛〔二(一)两,去根,锉〕 泽泻(一两) 白茯苓(一两) 柏子仁(一两) 干姜(一两,炮裂,锉) 独活〔一(二)两〕 白芍药(一两) 山茱萸(一两) 天雄(一两,炮裂,去皮脐) 半夏(一两,汤洗七遍去滑) 细辛(半两) 白术(一两)

上件药,捣罗为末,炼蜜和捣三二百杵,丸如梧桐子大,每服空心,及晚食前,以温酒下三十丸,忌饴糖湿面。

7. 独活散(《太平圣惠方·卷第二十六·治肉极诸方》)

治肉极,皮肤不通,表实里虚,外不得泄,腰脚疼痛。

独活(二两) 当归(一两半) 白茯苓(一两半) 干姜(一两,炮裂,锉) 人参(一两,去芦头) 黄芪(一两,锉) 防风(一两,去芦头) 桂心(半两) 附子(半两,炮裂,去皮脐) 甘草(半两,炙微赤,锉) 麻黄(一两,去根节) 牛膝(一两,去苗)

上件药,捣粗罗为散。每服四钱,以水一大盏,入大豆半合,煎至五分,去滓,食前温服。

8. 半夏散(《太平圣惠方·卷第二十六·治肉极诸方》)

治肉极,虚寒则胁下阴阴,引背痛,不可以动,动则咳嗽胀满,留饮痰癖,大便不利,小腹切痛,膈上有寒。

半夏(一两,汤洗七遍去滑) 白术(一两) 赤茯苓(一两) 人参(三分,去芦头) 甘草(半两,炙微赤,锉) 附子(三分,炮裂,去皮脐) 陈橘皮(三分,汤浸去白瓤,焙) 桂心(三分) 木香(三分) 大腹皮(一两,锉) 诃黎勒(一两半,煨,用皮) 前胡(三分,去芦头)

上件药,捣粗罗为散。每服三钱,以水一中盏,入生姜半分,枣三枚,煎至六分,去滓,食前温服。忌饴糖。

9. 茯苓散(《太平圣惠方·卷第二十六·治肉极诸方》)

治肉极,坐卧不安,寒气所加,体重怠堕,四肢不举,关节疼痛,饮食无味。

白茯苓(二两) 黄芪(二两,锉) 牛膝(一两,去苗) 附子(二两,炮裂,去皮脐) 人参(一两,去芦头) 白芍药(一两) 白术(一两) 石斛(一两,去根) 当归(一两) 沉香(一两) 桂心(一两) 芎䓖(一两)

上件药,捣筛为散。每服三钱,以水一中盏,入生姜半分,煎至六分,去滓,食前温服。

10. 石斛散(《太平圣惠方·卷第二十六·治肉极诸方》)

治肉极,身体津液大泄,为疠风,若下焦虚极,则脚膝缓弱。

石斛(一两半,去根,锉) 牛膝(一两半,去苗) 五加皮(一两) 白术(一两) 山茱萸(一两) 天麻(一两半) 甘草(一两,炙微赤,锉) 桂心(一两) 附子(一两,炮裂,去皮脐) 薏苡仁(一两) 独活(一两) 防风(一两,去芦头)

上件药,捣粗罗为散。每服三钱,以水一中盏,入生姜半分,枣三枚,煎至六分,去滓,食前温服。

11. 人参丸(《太平圣惠方·卷第二十六·治肉极诸方》)

治肉极,四肢急强,连胁肋背,心下满痛,饮食不多,手足不举,忧恚思虑。

人参(三两,去芦头) 附子(三分,炮裂,去皮脐) 远志(半两,去心) 白术(一两) 茯神(一两) 桂心(一两) 川椒(一两,去目及闭口者,微炒去汗) 细辛(一两) 干姜(三分,炮裂,锉) 麦门冬(一两半,去心,焙) 甘草(一两,炙微赤,锉)

上件药,捣罗为末,炼蜜和捣二三百杵,丸如梧桐子大。食前,以温酒下三十丸。

12. 薏苡仁散(《太平圣惠方·卷第二十六·治肉极诸方》)

治肉极,肌肤如鼠走,津液开泄,或痹不仁,四肢急痛。

薏苡仁(一两) 石膏(二两) 芎䓖(一两) 桂心(半两) 羚羊角(半两) 赤芍药(半两) 防风(半两) 当归(一两) 甘草(半两,炙微赤,锉) 汉防己(一两) 杏仁(半两,汤浸去皮尖、双仁,麸炒微黄)

上件药,捣粗罗为散。每服四钱,以水一中盏,入生姜半分,煎至六分,去滓,不计时候温服。忌生冷、油腻、毒滑、鱼肉。

13. 枸杞汤(《普济方·卷二十一·脾脏门·肉极》)

治肉极虚劳,寒气所加,体重怠惰,四肢不举,肢节疼痛,饮食减少,坐卧不安。

枸杞 黄芪(锉,炒) 附子(炮裂,去皮脐,各二两) 芎䓖 人参 芍药 白茯神(去木) 甘草(炙,锉) 羌活(去芦头) 桂(去粗皮,各二两) 防风〔去叉,一两(二分)〕 半夏(汤浸七次去滑,一两半)

上㕮咀。每服五钱,水一盏半,生姜五片,煎八分,去滓温服。

14. 小防风引汤（《普济方·卷二十一·脾脏门·肉极》）

疗肉极寒，肌肉变，舌痿，名曰恶风，腰脚疼弱。

独活　防风　茯苓　甘草（炙）　人参（各三两）　当归　干姜（各二两）　附子（一枚，炮）　大豆（二升，熬去皮）

上以水一斗，酒三升，煮取二升，去滓，分四服，日三夜一，忌猪肉、冷水、海藻、菘菜、酢物等。

15. 十全大补汤（《医方考·卷三·虚损劳瘵门第十八》）

治肉极者，肌肉消瘦，皮肤枯槁。

人参　黄芪　白术　白芍药　熟地黄　茯苓　当归　川芎　甘草（各等分）　桂心（少许）

16. 半夏汤（《证治准绳·类方·第一册·虚劳》）

治肉虚极，体重，连肩胁不能转，动则咳嗽，胀满痰饮，大便不利。

制半夏　白术　人参　茯苓　陈皮（净）　附子（炮）　木香　肉桂　大腹皮　炙甘草（各等分）

17. 薏苡仁散（《证治准绳·类方·第一册·虚劳》）

治肉实极，肌肤淫淫如鼠走，津液开泄，或时麻痹不仁。

薏苡仁　石膏（煅）　川芎　肉桂　防风　防己　羚羊角（镑）　赤芍药　杏仁（去皮，麸炒）　甘草（炙，各等分）

18. 参苓元（《杂病源流犀烛·卷八·虚损痨瘵源流·治五劳六极七伤方十四》）

治肉极。

人参　菖蒲　远志　赤苓　牛膝　地骨皮（各一两）

蜜丸，米饮下。

十六、治肝胆虚方

1. 酸枣汤（《备急千金要方·卷十二·胆腑方·胆虚实第二》）

治虚劳烦搅，奔气在胸中，不得眠方。

酸枣仁（三升）　人参　桂心　生姜（各二两）　石膏（四两）　茯苓　知母（各三两）　甘草（一两半）

上八味㕮咀，以水一斗先煮枣仁取七升，去滓，下药煮取三升，分三服，日三。

2. 栀子汤《备急千金要方·卷十二·胆腑方·胆虚实第二》）

治大下后虚劳不得眠，剧者颠倒懊恼欲死方。

大栀子（十四枚）　豉（七合）

上二味，以水四升先煮栀子取二升半，纳豉更煮三沸，去滓。每服一升，安者勿更服。若上气呕逆，加橘皮二两，亦可加生姜二两。

3. 温胆汤（《三因极一病证方论·卷之八·肝胆经虚实寒热证治》）

治胆虚寒，眩厥足痿，指不能摇，躄不能起，僵仆，目黄失精，虚劳烦扰，因惊胆慑，奔气在胸，喘满浮肿，不睡。

半夏（汤洗去滑）　麦门冬（去心，各一两半）　茯苓（二两）　酸枣仁（三两，炒）　甘草（炙）　桂心　远志（去心，姜汁合炒）　黄芩　萆薢　人参（各一两）

上为锉散。每服四大钱，用长流水一斗，糯米煮，如泻胆汤法。

十七、治冷劳方

1. 人参散（《千金翼方·卷第十九·杂病中·饮食不消第七》）

治虚劳冷，饮食不消，劳倦，噫气胀满，忧患不解。

人参　茯苓　陈曲　厚朴（炙）　麦蘖　白术　吴茱萸（各二两）　槟榔（八枚）

上八味，捣筛为散。食后酒服方寸匕，日二服。

2. 荜茇丸（《圣济总录·卷第八十七·冷劳》）

治冷劳呕哕，不能下食，心腹胀满，面色萎黄。

荜茇　干姜（炮裂）　白茯苓（去黑皮）　胡椒（炒）　桂（去粗皮，各一两）　槟榔（二两）

上八味，捣罗为末，炼蜜为丸如梧桐子大。每服空腹清粥饮下十丸，甚者加至二十丸。

3. 桂心散（《圣济总录·卷第八十七·冷劳》）

治冷劳脏腑虚弱，心腹胀满，四肢羸瘦，困乏无力，不思饮食。

桂（去粗皮，五两）　柴胡（去苗，六两）　青橘皮(去白,焙,一两)　桃仁(汤浸去皮尖、双仁,炒,五两)　紫菀(去心,微炙)　山茱萸　益智(去皮)　知母(锉,焙)　芎䓖　当归(炙,锉)　五味子(各三两)　獖猪肚(一具,切,焙)

上一十二味,捣罗为散。每服三钱匕,空心用陈米饮调下。

4. 木香丸(《圣济总录·卷第八十七·冷劳》)

治冷劳便利不调,腹胀呕逆,羸困少力。

木香　肉豆蔻(去壳)　陈橘皮(汤浸去白,焙)　干姜(炮裂)　附子(炮裂,去皮脐)　郁李仁(去皮尖,炒别研)　麦门冬(去心,焙,各一两)　熟艾(炒)　鳖甲(醋浸炙,去裙襕)　陈曲(炒)　柴胡(去苗,各二两)　厚朴(去粗皮,涂生姜汁炙,三两)　钟乳(炼成粉者)　桂(去粗皮,各半两)

上一十四味,捣罗十三味为末,入郁李仁相和研匀,用猪肝一具,去脂膜细切,以头醋三升,同熬令醋尽,烂研入药末,相和为丸如梧桐子大。每服空心温酒下二十丸,米饮下亦得。

5. 煮肝丸(《圣济总录·卷第八十七·冷劳》)

治冷劳腹痛下痢,面色萎黄,四肢无力。

雄猪肝(一具,用米醋三升煮,醋尽为度)　白矾(烧研)　柴胡(去苗,各二两)　厚朴(去粗皮,涂生姜汁炙透)　干姜(炮裂)　黄连(去须)　陈橘皮(去白,焙,各一两)　桂(去粗皮)　附子(炮裂,去皮脐,各半两)

上九味,捣罗八味为末,以醋煮猪肝极烂,入白面五匕相和,煎三五沸,入诸药末一处,于铁臼内捣三二千下,丸如绿豆大,焙干。每服空心温酒下七丸,晚食后再服,如不饮酒,生姜盐汤下,重者不过三剂。

6. 烧肝散(《圣济总录·卷第八十七·冷劳》)

治冷劳,补五脏,通气脉,和脾胃,止泄痢。

山茵陈　石斛(去根)　当归(切,焙,各一两半)　木香　桂(去粗皮)　人参　紫菀(去苗、土)　桔梗(炒)　赤芍药　干姜(炮裂)　防风(去叉)　白芜荑　犀角(镑)　吴茱萸(汤洗焙干炒,各一两)　白术(一两一分)

上一十五味,捣罗为散。每用猪肝一具细切,入药末十五钱匕,葱白五茎细切,入盐三钱匕,与肝拌和令匀,分作三服。每服用荷叶包,更以湿纸三五重裹,慢火烧肝令熟,空心食前吃,用米饮下,如患冷劳面色萎黄,不过吃十服愈。

7. 白术散(《圣济总录·卷第八十七·冷劳》)

治冷劳大便滑泄,食饮不美,有盗汗。

白术(一两)　白芷　鳖甲(去裙襕,醋炙令焦)　苍术(米泔浸一宿,锉,焙)　防风(去叉)　厚朴(去粗皮,生姜汁炙,锉)　桂(去粗皮)　人参　陈橘皮(去白,焙)　干姜(炮)　高良姜(炮,各半两)　吴茱萸(汤洗三遍,焙干)　柴胡(去苗)　蜀椒(去合口并目,炒出汗)　芎䓖　白茯苓(去黑皮)　白芜荑　缩砂(去皮,各一两)　附子(二枚,炮裂,去皮脐)　沉香(锉)　丁香　当归(炙,锉)　木香(各一分)

上二十三味,捣罗为散。每服五钱匕,用猪肝三两,批开入葱白、盐各少许,渗药在内,湿纸裹,慢火煨香熟为度,空心食前米饮嚼下。

8. 炙肝散(《圣济总录·卷第八十七·冷劳》)

治冷劳大便不禁,羸瘦困乏。

山芋　柴胡(去苗)　缩砂(去皮)　高良姜(炮)　陈橘皮(去白,焙)　桂(去粗皮)　白芷(各一两)　木香(一分)　吴茱萸(汤洗,焙)　赤芍药(洗,焙)　厚朴(去粗皮,用生姜汁炙)　桔梗(锉,炒)　干姜(炮裂)　补骨脂(炒)　青橘皮(去白,焙)　草豆蔻(去皮,各半两)

上一十六味,捣罗为散。每服用猪肝四两,薄批片子,渗药五钱匕,入葱盐各少许,湿纸裹,慢火内煨令香熟,去纸细嚼米饮下。

9. 附子汤(《圣济总录·卷第八十七·冷劳》)

治冷劳肌瘦,盗汗少力,时发寒热,不思饮食。

附子(炮裂,去脐皮)　柴胡(去苗,各一两)　秦艽(去苗、土,一两半)

上三味,锉如麻豆。每服二钱匕,用猪肾子一两切令细,酒半盏,水三分,薤白三寸,同煎令猪肾熟,去滓温服,每日五更初服之。

10. 漏芦丸(《圣济总录·卷第八十七·冷劳》)

治冷劳泄痢,及妇人产后带下诸疾。

漏芦（去芦头，一两）　艾叶（去梗，炒，四两）

上二味，捣罗为末，用米醋三升，入药末一半，先熬成膏，后入余药和丸如梧桐子大。每服三十丸，温米饮下，食前服。

11. 橘皮煎丸（《圣济总录·卷第八十七·冷劳》）

治冷劳羸瘦，手足挛急，目暗耳聋，腹胀泄利，不能纳食，食物无味，面黄力弱，积年肠风痔疾，癖积气块，一切劳病，妇人血瘕，赤白带下，子宫宿冷，五种膈气。

陈橘皮（汤浸去白，焙，一斤）　桂（去粗皮）　干姜（炮）　当归（锉，炒，四味别捣罗）　附子（炮裂，去皮脐）　京三棱（炮，锉）　草薢（三味，别捣罗）　陈曲（炒，各六两）　乌头（炮水煮三五沸，去皮脐，焙）　木香　蜀椒（去目及闭口，炒出汗，各一两）　大麦蘖（四两）　厚朴（三两，去粗皮，生姜汁炙，六味别捣为末）

上一十三味，用无灰酒四升，于银石器内，先煎上四味，如人行十里，更下次三味，如人行十里，次入下六味，又添酒两碗煎成膏，取出杵一千下，丸如梧桐子大。每服空心日午，茶酒任下二十丸至三十丸。

12. 猪肝丸（《圣济总录·卷第八十七·冷劳》）

治男子妇人一切冷热劳疾，寒热时作。

猪肝（一具，去皮膜切，以童子小便二升煮烂）　柴胡（去苗）　秦艽（去苗、土）　黄连（去须，炒）　木香　芫荑（炒）　蜀椒（去目并闭口者，炒出汗）　青蒿　当归（切，焙，各一两）

上九味，除肝外，捣罗为末，将猪肝于砂盆内细研，入诸药末，以余小便，和捣为丸如梧桐子大。每服空心酒下三十丸，加至四十丸。

13. 虎杖饮（《圣济总录·卷第八十七·冷劳》）

治男子妇人冷劳，身体羸瘦。

虎杖　柴胡（去苗）　五味子（炒）　熟干地黄（焙）　白茯苓（去黑皮）　陈橘皮（去白，焙）　麦门冬（去心，焙）　黄芩（去黑心）　甘草（炙，锉，各一两半）　人参（一两）　桂（去粗皮）　黄芪（锉）　芍药　当归（切，焙，各二两）

上一十四味，粗捣筛。每服五钱匕，水一盏半，入生姜七片，枣三枚劈，同煎至八分，去滓温服不拘时。

14. 补火丸（《济阳纲目·卷六十五·劳瘵·治冷劳方》）

冷治劳病脊，血气枯竭，齿落不已，四肢倦怠，语言不足。

生硫黄（一斤）　猪脏（二尺）

上将硫黄为细末，尽实脏中，烂煮三时取出，去脏，蒸饼为丸如桐子大。每服十丸，日渐加。

15. 补真丸（《济阳纲目·卷六十五·劳瘵·治冷劳方》）

治房劳过度，真火衰弱，不能熏蒸脾土，致中州不运，饮食不进，胸膈痞塞，或不食胀满，或已食不消，大腑溏泄，肌肉消瘦。古人虽云补肾不如补脾，其实补脾不如补肾也。

胡芦巴　香附　阳起石　川乌　肉苁蓉　菟丝子　沉香　肉豆蔻　五味子（各五钱）　鹿茸　巴戟　钟乳粉（各一两）

上为细末，用羊腰子两对，以葱椒酒煮烂，和酒糊捣为丸如梧桐子大。每服七十丸，空心米饮盐汤任下。

16. 鹿茸大补汤（《济阳纲目·卷六十五·劳瘵·治冷劳方》）

治诸虚不足，元阳虚冷。

鹿茸（酒炙）　黄芪（蜜炙）　肉苁蓉（酒浸）　杜仲（炒去丝）　白茯苓　当归（酒浸，各一钱）　白芍（酒炒）　附子（炮）　肉桂　石斛（酒蒸，焙）　五味子　白术（煨）　半夏（制）　人参（各七分半）　甘草（炙，五分）　熟地（酒浸，一钱半）

上㕮咀，作一服，水二钟，生姜三片、枣二枚煎至一钟，食前服。

十八、治热劳方

1. 折石热汤（《千金翼方·卷第二十二·飞炼·解石及寒食散并下石第四》）

治虚劳下焦有热，骨节疼痛，肌急内痞，小便不利，大便数而少，吸吸口燥少气。

大麻（五合，去皮）　豉（二升，绵裹）

上二味，研麻子碎，以水四升合煮，取一升五合，分三服，服三剂即止。

2. 干地黄丸（《千金翼方·卷第二十三·疮痈上·处疗痈疽第九》）

主虚劳客热,数发痈肿疮疖,经年不除者。

干地黄(四两) 天门冬(去心,五两) 人参(一两) 黄芪 黄连 大黄 黄芩(各三两) 芍药 细辛 茯苓 泽泻 干漆(熬) 桂心 甘草(炙,各二两)

上一十四味,捣筛为散,炼蜜和丸如梧子。酒服十丸,日三夜一,加至二十丸。长服,延年益寿,终身不发痈疖。凡大黄皆薄切,五升米下蒸之曝干,热多者倍大黄。

3. 柴胡散(《太平圣惠方·卷第三十一·治热劳诸方》)

治热劳体热,心烦不食,四肢无力。

柴胡(二两,去苗) 秦艽(一两,去苗) 犀角屑(三分) 知母(三分) 桔梗(三分,去芦头) 人参(三分,去芦头) 杏仁(二两,汤浸去皮尖、双仁,麸炒微黄) 鳖甲(一两半,涂醋炙令黄,去裙襕) 葳蕤(三分) 生干地黄(一两) 甘草(半两,炙微赤,锉) 赤茯苓(一两) 桑根白皮(三分,锉) 栀子仁(半两) 紫菀(一两,去苗、土)

上件药,捣粗罗为散。每服四钱,以水一中盏煎至六分,去滓,不计时候温服。忌猪肉、苋菜、芜菜、醋物。

4. 知母散(《太平圣惠方·卷第三十一·治热劳诸方》)

治热劳身体壮热,皮毛干枯,痰唾稠粘,四肢疼痛,食少无力,渐加羸瘦。

知母(三分) 桔梗(半两,去芦头) 紫菀(三分,洗去苗、土) 桑根白皮(三分,锉) 柴胡(一两,去苗) 人参(半两,去芦头) 赤芍药(三分) 半夏(三分,汤洗七遍去滑) 秦艽(一两,去苗) 地骨皮(一两) 甘草(三分,炙微赤,锉) 生干地黄(一两) 天门冬(一两半,去心,焙) 赤茯苓(一两) 黄芩(三分) 鳖甲(一两半,涂醋炙令黄,去裙襕)

上件药,捣粗罗为散。每服四钱,以水一中盏煎至六分,去滓,不计时候温服。忌苋菜、醋物。

5. 黄连散(《太平圣惠方·卷第三十一·治热劳诸方》)

治热劳心神烦热,食少无力。

胡黄连(一两) 人参(一两,去芦头) 赤茯苓(一两) 柴胡(一两,去苗) 栀子仁(一两) 麦门冬(一两,去心) 犀角屑(一两) 青橘皮(三分,汤浸去白瓤,焙) 桔梗(一两,去芦头) 槟榔(半两) 鳖甲(二两,涂醋炙令黄,去裙襕)

上件药,捣筛为散。每服四钱,以童子小便一中盏煎至六分,去滓,不计时候,温服。忌猪肉、苋菜、醋物。

6. 青蒿饮子(《太平圣惠方·卷第三十一·治热劳诸方》)

治热劳烦闷,四肢无力。

青蒿(二两) 柳嫩枝(一两) 栀子仁(三分) 乌梅肉(半两,微炒) 甘草(三分) 木香(半两) 桃嫩枝(一握)

上件药,并细锉相和令匀,分作五服。每服以水一大盏半煎至八分,去滓,不计时候,分温二服。

7. 鳖甲散(《太平圣惠方·卷第三十一·治热劳诸方》)

治热劳四肢疼痛,发渴寒热。

鳖甲(二两,涂醋炙令黄,去裙襕) 柴胡(二两,去苗) 赤芍药(一两) 甘草(一两,炙微赤,锉) 赤茯苓(一两) 枳壳(一两,麸炒微黄去瓤) 人参(一两,去芦头) 地骨皮(三分)

上件药,捣粗罗为散。每服四钱,以水一中盏煎至六分,去滓,不计时候温服。忌苋菜、荙菜、醋物。

8. 地骨皮散(《太平圣惠方·卷第三十一·治热劳诸方》)

治热劳肢节酸疼,翕翕少气,腰背强痛,心中虚悸,咽干唇赤,面色枯燥,饮食无味,悲忧戚惨,多卧少起。

地骨皮(一两) 黄芪(一两,锉) 甘草(半两,炙微赤,锉) 麦门冬(一两半,去心,焙) 桂心(半两) 鳖甲(一两,涂醋炙令黄,去裙襕)

上件药,捣粗罗为散。每服五钱,以水一大盏,入生姜半分,粳米五十粒,煎至六分,去滓,食前温服。忌苋菜。

9. 牡蛎散(《太平圣惠方·卷第三十一·治热劳诸方》)

治热劳百节烦疼,渐渐羸瘦,不能饮食,日晚或恶寒,兼盗汗。

牡蛎(一两半,烧为粉) 知母(一两半) 犀角屑(一两) 前胡(一两,去芦头) 柴胡(一两,去苗) 甘草(半两,炙微赤,锉) 虎头骨(一两

半,涂酥炙令黄) 鳖甲(二两,涂醋炙令黄,去裙襕)

上件药,捣筛为散。每服四钱,以水一中盏煎至六分,去滓,不计时候温服。忌生果、苋菜。

10. 鳖甲丸(《太平圣惠方·卷第三十一·治热劳诸方》)

治热劳壮热羸瘦,心腹积聚,食少无力。

鳖甲(一两半,涂醋炙令黄,去裙襕) 桃仁(一两,汤浸去皮尖、双仁,麸炒微黄) 赤茯苓(三分) 桔梗(三分,去芦头) 京三棱(一两,炮,锉) 柴胡(一两,去苗) 白术(三分) 紫菀(一两,洗去苗、土) 人参(三分,去芦头) 木香(三分) 川大黄(一两,锉碎,微炒) 防葵(三分) 犀角屑(半两) 陈橘皮(半两,汤浸去白瓤,焙) 桂心(半两) 枳壳(半两,麸炒微黄去瓤) 麝香(一两,别研) 赤芍药(半两)

上件药,捣罗为末,入麝香研令匀,炼蜜和捣五七百杵,丸如梧桐子大。每服食前以粥饮下二十丸。忌桃李、雀肉、胡荽、大蒜、苋菜、猪肉。

11. 柴胡丸(《太平圣惠方·卷第三十一·治热劳诸方》)

治热劳,利心肺,除烦热,利大肠。

柴胡(一两,去苗) 鳖甲(一两,涂醋炙令黄,去裙襕) 麦门冬(一两半,去心,焙) 葳蕤(三分) 枳壳(一两,麸炒微黄去瓤) 人参(一两,去芦头) 天门冬(一两半,去心,焙) 地骨皮(三分) 川大黄(一两,锉碎,微炒) 黄连(一两,去须) 知母(一两) 羚羊角屑(一两) 大麻仁(一两半,锉碎如膏) 生干地黄(一两半)

上件药,捣罗为末,入大麻仁膏,都研令匀,炼蜜和捣三二百杵,丸如梧桐子大。每服不计时候,以温水下二十丸。忌苋菜、鲤鱼、猪肉。

12. 犀角丸(《太平圣惠方·卷第三十一·治热劳诸方》)

治热劳,无不效。

犀角屑(一两) 乌梅肉(三两,微炒) 黄连(一两,去须) 秦艽(二两,去苗) 贝母(三分,煨令微黄) 柴胡(一两半,去苗) 川升麻(三分) 枳壳(半两,麸炒微黄去瓤) 龙胆(三分,去芦头) 鳖甲(一两,涂醋炙令黄,去裙襕)

上件药,捣罗为末,入猪胆汁二合拌,次炼成蜜和捣三二百杵,丸如梧桐子大。每服不计时候,以温粥饮下二十丸。忌猪肉、苋菜。

13. 乌梅丸(《太平圣惠方·卷第三十一·治热劳诸方》)

治热劳四肢少力,发渴寒热,不思饮食,渐加羸瘦。

乌梅肉(一两,微炒) 柴胡(一两,去苗) 生干地黄(半两) 桃仁(一两,汤浸去皮尖、双仁,麸炒微黄) 杏仁(一两,汤浸去皮尖、双仁,麸炒令黄) 虎头骨(半两,涂酥炙令黄) 鳖甲(一两,涂醋炙令黄,去裙襕) 恒山(半两) 黄芪(半两,锉) 秦艽(半两,去苗) 人参(半两,去芦头) 远志(半两,去心) 地骨皮(半两) 前胡(半两,去芦头) 知母(三分) 麦门冬(一两半,去心,焙) 枳壳(二两,麸炒微黄去瓤) 豉心(三分,炒黄焦)

上件药,捣罗为末,炼蜜和捣三二百杵,丸如梧桐子大。每服空心及晚食前,以粥饮下二十丸。忌生葱、苋菜、生菜。

14. 青蒿煎丸(《太平圣惠方·卷第三十一·治热劳诸方》)

治热劳烦心口干,皮肤枯燥,渐渐羸瘦。

青蒿汁 薄荷汁 生地黄汁(各二升) 童子小便(五升) 朱砂(一两,细研水飞过) 麝香(半两,细研) 桃仁(五两,汤浸去皮尖、双仁,研令细) 柴胡(三两,去苗,为末) 鳖甲(五两,涂醋炙令黄,去裙襕,为末)

上件药,取青蒿汁等及小便相和一处,先煎令稠,然后下桃仁,已下诸药,更熬令稀稠得所,候可丸即丸如梧桐子大。每服以麦门冬汤下二十丸,不计时候服。忌生血。

15. 桃仁丸(《太平圣惠方·卷第三十一·治热劳诸方》)

治热劳,肌体羸瘦。

桃仁(一两,汤浸去皮尖、双仁,麸炒微黄) 鳖甲〔一两,涂酥(醋)炙令黄,去裙襕〕 柴胡(一两,去苗) 甘草(半两,炙微赤,锉) 天灵盖(一两,涂醋炙微黄) 麝香〔一分,细(别)研〕 龙胆(一两,去芦头) 青蒿子(二两)

上件药,捣罗为末,入麝香都研令匀,炼蜜和捣三二百杵,丸如梧桐子大。每服不计时候,用童子小便一小盏,入豉五十粒,煎五七沸,去滓,温酒下三十丸。忌苋菜。

16. 紫菀丸(《太平圣惠方·卷第三十一·治热劳诸方》)

治热劳咳嗽,四肢无力,不能饮食。

紫菀(三分,洗去苗、土) 前胡〔五(三)分,去芦头〕 麦门冬(一两半,去心,焙) 桔梗(三分,去芦头) 知母(半两) 百合(三分) 甘草(半两,炙微赤,锉) 赤茯苓(半两) 柴胡〔半(一)两,去苗〕 鳖甲(一两,涂醋炙令黄,去裙襕) 杏仁(半两,汤浸去皮尖、双仁,麸炒微黄)

上件药,捣罗为末,炼蜜和捣三二百杵,丸如梧桐子大。每于食后良久,以粥饮下三十丸。忌猪肉、苋菜、湿面、醋物。

17. 分气散(《普济方·卷二百二十九·虚劳门·热劳》)

治五脏热劳,邪癖毒气。

旋覆花 麻黄(去根节) 款冬花 甘草(炙,锉) 白术 陈橘皮(汤浸去白,焙) 前胡(去芦头) 丹参 桔梗(锉,炒) 大枣(去核,焙) 防葵 黄芪(锉) 五味子 枳壳(去瓤麸炒) 贝母(去心) 桃仁(去皮尖、双仁,炒黄) 葳蕤 葛根(锉,各一两)

上为散。每服二钱,食前,如茶点服;或用水一盏,入生姜二片,煎一服亦得。

18. 蛤蚧丸(《普济方·卷二百二十九·虚劳门·热劳》)

治热劳烦躁,面赤口干,骨节酸痛,夜多盗汗,咳嗽痰壅,力乏气促。

蛤蚧(酥炙,一对) 胡黄连 知母(切,焙) 鳖甲(去裙襕,醋炙) 黄芪(锉) 桑根白皮(锉) 麦门冬(去心,焙) 人参 甘草 紫菀 柴胡(去苗) 地骨皮 生干地黄(焙,各半两) 杏仁(汤浸去皮尖、双仁,炒) 细辛(各一分,去苗叶)

上为末,炼蜜和丸如梧桐子大。每服二十丸,生姜汤下,食后卧时服。

19. 胡黄连丸(《普济方·卷二百二十九·虚劳门·热劳》)

治热劳,骨节疼烦,心膈躁闷,亦治虚劳骨热。

胡黄连(一两) 犀角(镑,一两) 鳖甲(醋炙干,去裙襕,一两) 诃黎勒皮(半生半熟) 桔梗(锉,炙) 升麻(锉) 地骨皮 知母(焙) 黄芩(去黑心,各一两一分) 甘草(炙,锉) 白茯苓(去黑皮,一分用赤茯苓) 人参(各二分) 栝蒌(一枚,煮) 柴胡(去苗,一两半)

上为末,用猪胆二十枚,取汁及蜜四两搅和匀,慢成火煎膏,搅和匀,丸如梧桐子大。食后,以乌梅煎童子小便下二十丸,如腹痛用糯米饮下。忌苋菜。

20. 柴胡栀子饮(《普济方·卷二百二十九·虚劳门·热劳》)

治劳热等证。

柴胡 山栀子 桔梗(各一两) 生地黄 地骨皮 人参 茯苓 白术 甘草 当归(各一两半) 薄荷(半两) 滑石(一两半) 草参(二钱半)

上为末,生姜汤煎服。

21. 人参常山汤(《普济方·卷二百二十九·虚劳门·热劳》)

治热劳,饮食渐少,潮热频发,咳嗽不止,渐加羸瘦,盗汗心忪。

人参 常山 干漆(炒令烟尽) 大黄(锉,炒) 黄芪(锉焙) 石膏(研飞过) 鳖甲(去裙襕,醋炙黄) 生干地黄(焙) 地骨皮(各半两) 柴胡(去苗) 白茯苓(去黑皮) 甘草(炙,各一两)

上为散。每服三钱,水一大盏,青蒿少许,同煎至七分,去滓温服,不拘时候。

22. 黄芩汤(《普济方·卷二百二十九·虚劳门·热劳》)

治热劳,心忪肌热,夜有盗汗,面黄肌瘦,饮食减少,骨节疼酸。

黄芩(去黑心) 柴胡(去苗) 地骨皮 人参 鳖甲(去裙襕,醋炙黄) 甘草(炙) 葛根 半夏(汤洗七次,同生姜捣作饼子,曝干)

上等分为散。每服五钱,先用水二盏,小麦、乌梅、生姜各少许,煎七分沸,去小麦等,入药末,煎至一盏,去滓,不拘时候温服。

23. 鳖甲地黄汤(《普济方·卷二百二十九·虚劳门·热劳》)

治劳热,手足烦热,心怔悸,妇人血气有干血,身体羸瘦,饮食不为肌肉。

柴胡(去芦) 当归(去芦,酒浸) 麦门冬(去心) 鳖甲(醋炙) 石斛(去根) 白术 熟干地黄(酒浸焙) 茯苓(去皮) 秦艽(去苗,各

一两） 人参 肉桂（不见火） 甘草（炙焙，半两）

上罗匀。每服四钱，水一盏半，姜五片，乌梅少许，煎七分，去滓温服，不拘时候。此药专治热劳，其性差寒，脾胃热者方可服饵，虚甚而多汗者，不宜服此。

24. 大腹皮汤（《普济方·卷二百二十九·虚劳门·热劳》）

治热劳，肌瘦盗汗，潮热咳嗽。

大腹皮（锉，炒，三分） 黄芩（去黑心，一两） 柴胡（去芦头，二两） 桂（六分，去粗皮） 山栀子（去皮） 白术 半夏（汤浸去滑，生姜汁同炒干） 桔梗（炒，各一两） 白茯苓（去黑皮） 青蒿（童子小便浸一日，曝干，一两）

上为末。每服五钱，水一盏，童子小便半盏，煎至半盏，去滓温服。如妇人服，加虎杖、当归各少许。

25. 牛黄丸（《普济方·卷二百二十九·虚劳门·热劳》）

治男子妇人劳热，肌体羸瘦。

牛黄 麝香（研） 人参 沉香（锉） 丁香（各一两） 胡黄连 前胡（去芦头，各二两） 木香 生犀角（锉，各一两半） 枳壳（去瓤麸炒，一两半）

上为末，炼蜜为丸如桐子大。每服二十丸，米饮下，不拘时。

26. 地黄煎丸（《普济方·卷二百二十九·虚劳门·热劳》）

治热劳。

生地黄（汁） 青蒿（汁） 薄荷（汁） 童子小便 好酒（各二升，同煎成膏） 柴胡（去苗） 鳖甲（去裙襕，醋炙） 秦艽（去苗、土，各一两） 丹砂 麝香（各半分，研）

上捣研五味为末，入前煎和丸如桐子大。每服十五丸至二十丸，酒下。

27. 子芩散（《普济方·卷二百二十九·虚劳门·热劳》）

凉心肺，解劳热。

黄芪（一两） 白芍药 子芩 人参 白茯苓 麦门冬 桔梗 生姜 地黄（各半分）

上为散。每服竹叶一握，小麦七十粒，水三盏，姜三片，煎至一盏半，入药末三钱重，煎至七分，去滓温服。

28. 葛根散（《普济方·卷二百二十九·虚劳门·热劳》）

治热劳，心神不宁，肌瘦烦渴。

葛根（锉） 黄芩（去黑心，各三分） 甘草（炙） 柴胡（去苗） 黄连（去须） 牛黄（研，各半两）

上为散。每服二钱，新汲水半盏调下，日二。

29. 升阳散火汤（《普济方·卷二百二十九·虚劳门·热劳》）

治男子妇人，四肢发热，筋痹热，骨节热发，因热如燎，扪之烙手。

升麻 葛根 独活（各半两） 防风（二钱半） 柴胡（八钱） 甘草（三钱，炙） 人参（半两） 白芍药（半两） 生甘草（二钱）

上罗匀，每服半两，水三大盏煎至一盏，去滓，稍热服。忌寒凉之物。

30. 香甲丸（《普济方·卷二百二十九·虚劳门·热劳》）

治男子热劳，四肢无力，手足浑身壮热，不思饮食，口苦舌干，夜梦鬼交，多饶惊魇。

川楝子（十个，炒） 葫芦巴（一分） 土茴香（一两） 附子（一个，炮，去皮脐） 柴胡（半两） 宣连（半两） 鳖甲（二两，醋炙令黄）

上件七味，同杵为末，煮面糊为丸如桐子大。每服五丸，茶酒任下。

31. 白凤膏（《何氏虚劳心传·选方》）

治虚劳，内热骨蒸，咳嗽痰血。

乌嘴凤头白鸭（一只，令饿透） 二地 二冬 青蒿 鳖甲 骨皮 女贞子（各四两）

共为末，或用八仙长寿丸料为末，亦可。每用籼米一升用药一两同煮，连汤水与食。令极肥，宰血陈酒冲服；将鸭去毛，挖净肚杂如常，用甜白酒加盐少许，煮烂，空心服之更妙。若作丸服，仍用前药一料，为细末，入鸭腹中，麻线扎定，以清白人溺煮烂去骨，捣为丸服。

十九、治风劳方

1. 镇心汤（《备急千金要方·卷十四·小肠腑方·风虚惊悸第六》）

治风虚劳冷，心气不足，善忘恐怖，神志不定方。

防风 当归 大黄（各五分） 麦门冬（五

两) 泽泻 大豆黄卷 白蔹(各四分) 菖蒲 人参 桔梗 远志 桂心 薯蓣 石膏(各三分) 干姜 茯苓 紫菀(各一两) 甘草 白术(各十分) 附子 茯神(各二两) 秦艽(六分) 粳米(半升) 大枣(十五枚)

上二十四味㕮咀,以水一斗二升,先煮粳米令熟,去滓,纳诸药,煮取四升分服,日三夜一。

2. 石斛丸(《太平圣惠方·卷第二十七·治风劳诸方》)

治风劳气,四肢羸弱,心神虚烦,饮食无味,肢节多疼,腰脚无力,夜多盗汗,小便赤黄。

石斛(去根苗) 牛膝(去苗) 桂 杜仲(去粗皮,炙微赤,锉,焙) 续断 白茯苓 菟丝子(酒浸一宿,焙干别捣) 枸杞子 五味子 山茱萸 黄芪(锉) 防风(去芦头) 远志(去心) 肉苁蓉(酒浸一宿刮去粗皮,焙干) 人参(去芦头) 天门冬(去心,焙,各一两) 熟干地黄(二两)

上为末,炼蜜捣三二百杵,丸如梧桐子大。每服食前,温酒下三十丸。

3. 黄芪散(《太平圣惠方·卷第二十七·治风劳诸方》)

治风劳,脏腑气虚,体瘦无力,不思饮食,四肢疼痛。

黄芪(锉,一两) 续断(一两) 人参(三分,去芦头) 茯神(一两) 五味子(三分) 羌活 芎䓖 桂心(各半两) 附子(三分,炮裂,去皮脐) 防风(去芦头,一两) 牛膝(去苗,半两) 枳壳(三分,炒微黄) 甘草(炙微赤,锉) 当归 沉香(三分)

上为散。每服三钱,以水一中盏,入生姜半分,煎至六分,去滓,每食前温服。

4. 沉香散(《太平圣惠方·卷第二十七·治风劳诸方》)

治风劳,气攻四肢拘急,背膊常痛,肌体瘦弱,不欲饮食。

沉香 石斛(去根,锉) 黄芪(锉) 桂心 白茯苓 白术 天门冬(去心,焙) 白芍药 当归(锉,微炒) 羌活 附子(炮裂,去皮脐) 防风(去芦头) 陈橘皮(汤浸去白瓤,焙,各一两) 熟干地黄(一两) 甘草(半两,炙微赤,锉)

上为散。每服三钱,水一钟,入生姜半分,煎至六分,去滓温服。

5. 巴戟散(《太平圣惠方·卷第二十七·治风劳诸方》)

治风劳,气血不足,脏腑虚伤,肢节烦痛,腰膝无力,形体羸瘦,面色萎黄,小便数多,卧即盗汗。

巴戟 柏子仁 石龙芮 天麻 牛膝(去苗) 牡蛎(烧为粉) 菟丝子(酒浸一宿,焙干别捣) 肉苁蓉(酒浸一宿刮去粗皮,炙干) 天雄(炮裂,去皮脐,各一两) 草薢(锉) 防风(去芦头) 羌活 当归 桑螵蛸(微炙,各三分) 肉桂(二两,去粗皮)

上为散。每服空心及晚食前,以温酒调下二钱。

6. 钟乳散(《太平圣惠方·卷第二十七·治风劳诸方》)

治风劳,脏气虚损,肌体羸瘦,头目昏闷,四肢少力,神思不安。

钟乳粉(一两) 紫石英(一两,细研水飞过) 白石英(一两,细研水飞过) 白术 防风(去芦头) 桂心 栝蒌根 干姜(炮裂,锉) 细辛 牡蛎粉 川椒(去目及闭口者,微炒去汗,以上各三分) 人参(一两,去芦头) 白茯苓(一两) 桔梗(半两,芦头) 附子(一两,炮裂,去皮脐)

上件药,捣细罗为散,入研了药令匀。每服食前,以温酒调下二钱。

7. 附子散(《太平圣惠方·卷第二十七·治风劳诸方》)

治风劳,肌体羸瘦,皮肤不仁,肢节烦疼,腰膝无力,少思饮食。

附子(炮裂,去皮脐) 牛膝(去苗) 桂心 当归(以上各一两) 五加皮 防风(去芦头) 草薢(锉) 杜仲(去粗皮,炙微赤,锉) 续断 丹参 沉香 木香 枳壳(麸炒微,黄去瓤,以上各三分) 甘草(半两,炙微赤,锉)

上件药,捣筛为散。每服四钱,以水一中盏,入生姜半分,煎至六分,去滓,食前温服。

8. 防风散(《太平圣惠方·卷第二十七·治风劳诸方》)

治风劳,体虚食少,羸瘦,筋脉不利,手足多疼。

防风(去芦头) 天麻 海桐皮 附子(炮裂,

去皮脐) 沉香(以上各一两) 桂心 芎䓖 白术 白茯苓 山茱萸 熟干地黄(以上各三分) 枳壳(半两,麸炒微黄去瓤)

上件药,捣筛为散。每服四钱,以水一中盏,入生姜半分,煎至六分,去滓,每于食前温服。

9. 桃仁散(《太平圣惠方·卷第二十七·治风劳诸方》)

治风劳,脾肾虚冷,心腹胀疼,骨节烦痛,食少无力。

桃仁(汤浸去皮尖、双仁,麸炒微黄) 鳖甲(涂酥炙令黄,去裙襕) 白术 附子(炮裂,去皮脐) 诃黎勒(煨用皮,以上各一两) 芎䓖 丁香 桂心 荜澄茄 当归 枳壳(麸炒微黄去瓤,以上各三分)

上件药,捣筛为散。每服四钱,以水一中盏,入生姜半分,煎至六分,去滓,食前稍热服。忌苋菜。

10. 肉苁蓉散(《太平圣惠方·卷第二十七·治风劳诸方》)

治风劳,补益脏腑,利腰膝,止烦疼,强志力,充肌肤。

肉苁蓉(酒浸一宿刮去皱皮,炙令干) 菟丝子(酒浸一宿,焙干别捣) 牛膝(去苗) 附子(炮裂,去皮脐) 杜仲(去粗皮,炙令黄,锉) 白茯苓(以上各一两) 防风(去芦头) 桂心 巴戟 续断 枸杞子(以上各三分) 五味子(半两) 蛇床子(半两) 山茱萸(半两)

上件药,捣细罗为散。每服食前,以温酒调下二钱。

11. 柏子仁散(《太平圣惠方·卷第二十七·治风劳诸方》)

治风劳,益气血,利四肢,强腰脚,除湿痹。

柏子仁 巴戟 天雄(炮裂,去皮脐) 牛膝(去苗) 天门冬(去心,焙) 川椒(去目及闭口者,微炒去汗) 菟丝子(酒浸三宿,曝干别捣,以上各一两) 肉桂(二两,去皱皮) 石南(三分) 续断(三分) 当归(三分)

上件药,捣细罗为散。每服空心及晚食前,以温酒调下二钱。

12. 樟木散(《太平圣惠方·卷第二十七·治风劳诸方》)

治风劳,羸瘦,面色青黄,肢节烦重,神思不安,脏腑虚伤,有虫所作,令人心躁,食饮无味。

樟木瘤节(三两,锉) 皂荚瘤节(三两,锉) 槐木瘤节(三两,锉) 天灵盖(一两,涂酥炙令黄) 牛黄(三分,细研) 麝香(半两,细研)

上件药,捣细罗为散,入牛黄、麝香令匀。每服空心及晚食前,以温酒调下二钱。

13. 补益天雄丸(《太平圣惠方·卷第二十七·治风劳诸方》)

治风劳气,身体疼痹,手足无力,气血虚损,颜色萎黄,精神昏沉,饮食无味。

天雄(炮裂,去皮脐) 菟丝子(酒浸一宿,焙干别捣) 柏子仁 石斛(去根,锉) 巴戟 天门冬(去心,焙) 牛膝(去苗) 干漆(捣碎,炒令烟出,以上各一两) 肉苁蓉(二两,酒浸一宿刮去皱皮,炙令干) 熟干地黄(二两) 肉桂(二两,去皱皮)

上件药,捣罗为末,炼蜜和捣三二百杵,丸如梧桐子大。每服空心及晚食前,以温酒下三十丸,渐加至四十丸。

14. 麻黄汤(《圣济总录·卷第一十三·劳风》)

治劳风胸膈不利,涕唾稠黏,上焦壅滞,喉中不快。

麻黄(去根节) 荆芥穗 杏仁(去皮尖及双仁,麸炒) 木香 当归(切,焙) 黄芩(去黑心) 羌活(去芦头) 芍药 柴胡(去苗) 大黄(炮熟,各一分) 半夏(汤洗去滑七遍,一钱) 牵牛子(半两)

上一十二味,粗捣筛。每服二钱匕,水一盏,生姜一片,同煎取八分,去滓食后温服。

15. 芎枳丸(《圣济总录·卷第一十三·劳风》)

治劳风,强上冥视。

芎䓖(一两) 枳壳(去瓤麸炒,半两)

上二味,捣罗为末,炼蜜丸如梧桐子大。每服十丸,食后温水下。

16. 葳蕤饮(《圣济总录·卷第一十三·劳风》)

治劳风项强急痛,四肢烦热。

葳蕤(三两) 人参 羚羊角(镑,各二两)

上三味,粗捣筛。每半两入豆豉三合,葱白一握,以水五盏煎取二盏,去滓,分温空腹二服。

17. 黄连丸（《圣济总录·卷第一十三·劳风》）

治劳风，发热烦闷，不能食，兼数欠，眠睡不安。

黄连（去须，三两）　人参　生姜（薄切，焙干）　茯神（去木，各一两半）　葳蕤（一两）　豉（一合，炒）

上六味，捣罗为末，炼蜜丸如梧桐子大。食后米饮下二十丸，日二服。

18. 地骨皮汤（《圣济总录·卷第一十三·劳风》）

治劳风，上膈壅痰实，利头目。

地骨皮（五两）　知母（一两半）　桔梗（去芦头，炒）　甘草（炙，各一两）　前胡（去芦，三两）

上五味，粗捣筛。每服三钱匕，以水一盏煎至七分，去滓，食后、临卧温服。

19. 防风汤（《圣济总录·卷第一十三·劳风》）

治劳风壅滞，多痰逆头昏。

防风（去叉）　独活（去芦头）　羌活（去芦头）　柴胡（去苗）　白术　甘草（炙）　麻黄（去节，各一两）　芎䓖（二两）　荆芥穗　菊花（各半两）

上一十味，粗捣筛。每服三钱匕，以水一盏煎至七分，去滓，食后温服。

20. 龙齿饮（《圣济总录·卷第一十三·劳风》）

治劳风，肺热气壅，卧即多惊，时复头旋。

龙齿（碎，二两半）　黄芩（去黑心）　防风（去叉）　赤芍药　白茯苓（去黑皮，各一两半）　升麻（一两）　大青（三分）　大腹皮（锉，二两）

上八味，粗捣筛。每服五钱匕，以水一盏半，入生姜两枣大拍碎，竹沥半合，银半两许，同煎至八分，去滓，食后温服。

21. 皂荚丸（《圣济总录·卷第一十三·劳风》）

治劳风，心脾壅滞，痰涎多，喉内隘塞，吐逆不思饮食，或时昏愦。

皂荚木白皮（去粗皮，酥炙令黄）　天南星（炮）　白附子（炮）　半夏（汤洗去滑七遍，焙）　白矾（细研，熬令汁尽，各一两）

上五味，捣罗为末，以生姜汁煮面糊，丸如梧桐子大。以温水下十丸，不拘时候。

22. 枳壳汤（《圣济总录·卷第一十三·劳风》）

治劳风，涕唾稠黏。

枳壳（去瓤麸炒，二两）　人参　赤茯苓（去黑皮，各一两）

上三味，粗捣筛。每服三钱匕，水一盏煎至六分，去滓温服。

23. 清健方（《不居集·下集卷之一·风劳例方》）

治风劳咳嗽，失血痰黄，气结。

桔梗（三钱）　杏仁（三钱）　苏子（三钱，或苏梗）　郁金（三钱）　前胡（二钱）　薄荷（一钱）　栀子（一钱）　海石（一钱）　半夏（一钱）　瓜蒌霜（三钱）

24. 一味黄芩散（《不居集·下集卷之一·风劳例方》）

风劳肤如火燎，重按不热，日西更甚，喘嗽，洒淅寒热，目赤心烦。

薄荷（二钱五分）　桔梗（一钱）　苏子（一钱）　甘草（一钱）　人参（八分）　橘红（八分）　茯苓（八分）　麦冬（二钱）

黄芩一两浓煎服下。

25. 秦艽鳖甲散（《不居集·下集卷之一·风劳例方》）

治风劳骨蒸，午后壮热，肌肉消瘦，咳嗽，舌红颊赤，盗汗目倦，脉来细数。

柴胡（一两）　秦艽（五钱）　鳖甲（一两）　当归（五钱）　青蒿（五叶）　知母（五钱）　乌梅（一个）　地骨皮（一两）

26. 柴前梅连散（《不居集·下集卷之一·风劳例方》）

治风劳骨蒸，久而不愈，咳嗽吐血，盗汗遗精，脉来弦数。

柴胡　前胡　胡黄连（各一钱）　猪脊髓（一条）　乌梅（一个）　韭白（五分）　猪胆汁（一个）　童便（二盏）

［按］乌梅酸敛，似非所宜，然引诸药入骨除蒸，加韭白以向导，此亦补中有发，散中有收之意。

27. 人参柴胡散（一名人参清肌散）（《不居集·下集卷之一·风劳例方》）

治邪客经络，午前发热，痰嗽，五心烦躁，头目昏痛,夜有盗汗,及妇人虚劳骨蒸尤宜。

人参　白术　茯苓　甘草(炙)　当归　柴胡　干葛　赤芍药(各等份)

每服五钱,生姜三片,枣三枚,水煎,乘热服。

28. 白术除湿汤(《不居集·下集卷之一·风劳例方》)

治午后发热,背恶风,四肢沉困,小便色黄。又治汗后发热。

人参　赤苓　甘草　柴胡(一钱)　白术(一两)　生地　地骨皮　知母　泽泻(七钱)

每服五钱。如有刺痛,加当归七钱;小便利,苓、泻减半。

29. 人参地骨皮散(《不居集·下集卷之一·风劳例方》)

治午后发热恶风,四肢沉困,小便色黄。又治汗后发热。

地骨皮　人参　柴胡　生地(各一两五钱)　茯苓(五钱)　知母　石膏(各一两)　生姜(三片)

30. 参归散(《不居集·下集卷之一·风劳例方》)

治风劳骨蒸。

人参　秦艽　柴胡　北细辛　鳖甲(各五钱)　前胡　当归　川常山　茯苓　甘草(各七钱五分)　乌梅(二个)　地骨皮(五钱)

31. 枳壳地骨皮散(《不居集·下集卷之一·风劳例方》)

治风劳骨蒸壮热,肌肉消瘦,少力多困,盗汗。

地骨皮　秦艽　柴胡　枳壳　知母　当归　鳖甲　乌梅(一个)　桃柳头(七个)　生姜(三片)

二十、治产后虚劳方

1. 獐骨汤(《千金翼方·卷第六·妇人二·虚损第七》)

治产后虚乏,五劳七伤,虚劳不足,脏腑冷热不调。

獐骨(一具,锉)　远志(去心)　黄芪　芍药　橘皮　茯神　厚朴(炙)　芎䓖　甘草(炙,各三两)　当归　干姜　防风　独活(各二两)　生姜(切)　桂心(各四两)

上十五味,㕮咀,以水三斗,煮獐骨,取一斗,去滓,纳药煮取三升,分为四服。

2. 泽兰丸(《外台秘要·卷第三十四·产后虚劳方四首》)

1) 主产后风虚劳损黄瘦。

泽兰(七分)　防风　干地黄　当归　细辛　桂心　茯苓　芍药　人参　甘草(炙)　藁本乌头(炮)　麦门冬(去心)　石斛　紫菀　芎䓖(各五分)　干姜　柏子仁　芜荑仁　厚朴(炙)　蜀椒(汗各四分)　白术　黄芪(各六分)　紫石英(研)　石膏(研,各八分)

上二十五味捣筛,蜜和丸如梧桐子。以酒下二十至三十丸,忌如常法。

2) 疗产后风虚劳羸百病。(引《古今录验》)

泽兰叶(六分)　白芷　椒(汗)　芜荑仁　藁本　细辛(各四分)　白术　柏子仁　人参　桂心　防风　厚朴(炙)　丹参(各五分)　芎䓖　甘草(炙)　当归(各七分)　干地黄(十分)

上十七味捣筛,蜜和丸如梧桐子。服二十丸至三十丸,日再服。

3. 泽兰补虚丸(《外台秘要·卷第三十四·产后虚劳方四首》)

疗产妇劳虚,或本来虚寒,或产后血脉虚竭,四肢羸弱,饮食减少,经水断绝,血脉不通,虚实交错。

泽兰叶(九分)　石膏(八分研)　芎䓖　甘草(炙)　当归(各七分)　白芷　防风　白术　藁本　蜀椒　厚朴(炙)　干姜　桂心　细辛(各五分)

上十四味捣筛,蜜丸如梧桐子。酒下二十丸至三十丸,日再。忌如常法。

4. 干地黄散(《太平圣惠方·卷第八十一·治产后虚羸诸方》)

治产后虚羸短气,不能饮食。

熟干地黄(二两)　人参(一两,去芦头)　芎䓖(三分)　泽兰(三分)　续断(三分)　黄芪(三分,锉)　五味子(一两)　当归(三分,锉,微炒)　白茯苓(一两)　鹿角胶(一两,捣碎,炒令黄燥)　白术(一两)　桂心(三分)　石斛(一两,去根,锉)　附子(一两,炮裂,去皮脐)

上件药,捣粗罗为散。每服三钱,以水一中盏,入生姜半分,枣三枚,煎至六分,去滓,不计时候温服。

5. 黄芪散(《太平圣惠方·卷第八十一·治产后虚羸诸方》)

治产后体虚乏力,四肢羸瘦,不思饮食。

黄芪(一两,锉)　白术(半两)　续断(半两)　人参(半两,去芦头)　熟干地黄(一两)　茯神(半两)　附子(三分,炮裂,去皮脐)　当归(半两,锉,微炒)　肉桂(三分,去皱皮)　五味子(半两)　白芍药(半两)　赤石脂(半两)　陈橘皮(半两,汤浸去白瓤,焙)　麦门冬(一两,去心,焙)　甘草(一分,炙微赤,锉)　干姜(半两,炮裂,锉)

上件药,捣粗罗为散。每服三钱,以水一中盏,入生姜半分,枣三枚,煎至六分,去滓,不计时候温服。

6. 白术散(《太平圣惠方·卷第八十一·治产后虚羸诸方》)

治产后体虚羸弱,不思饮食,远视无力,起止不得。

白术(一两)　黄芪(一两,锉)　五味子(半两)　石斛(一两,去根,锉)　防风(半两,去芦头)　人参(三分,去芦头)　酸枣仁(半两,微炒)　牛膝(半两,去苗)　木香(半两)　桂心(半两)　当归(半两,锉,微炒)　白茯苓(三分)　熟干地黄(一两)　芎䓖(半两)　羚羊角屑(半两)　附子(三分,炮裂,去皮脐)　甘草〔三(一)分,炙微赤,锉〕　干姜(半两,炮裂,锉)

上件药,捣粗罗为散。每服四钱,以水一中盏,入枣三枚,煎至六分,去滓温服,日三服。

7. 续断散(《太平圣惠方·卷第八十一·治产后虚羸诸方》)

治产后虚羸,不思饮食,多卧少起,精神昏闷。

续断(一两)　芎䓖(半两)　防风(半两,去芦头)　人参(半两,去芦头)　黄芪(半两,锉)　羌活(半两)　白茯苓(三分)　熟干地黄(一两)　五味子(半两)　当归(半两,锉,微炒)　酸枣仁(半两,微炒)　甘草(一分,炙微赤,锉)

上件药,捣粗罗为散。每服四钱,以水一中盏,入生姜半分,枣三枚,煎至六分,去滓,温服,日三服。

8. 羚羊角散(《太平圣惠方·卷第八十一·治产后虚羸诸方》)

治产后虚羸乏弱,头目昏闷,不思饮食。

羚羊角屑〔二(三)分〕　防风(半两,去芦头)　附子(三分,炮裂,去皮脐)　人参(三分,去芦头)　白术(三分)　石斛(三分,去根,锉)　熟干地黄(一两)　白茯苓(三分)　陈橘皮(三分,汤浸去白瓤,焙)　芎䓖(三分)　桂心(三分)　黄芪(一两,锉)　五味子(三分)　甘草(一分,炙微赤,锉)

上件药,捣粗罗为散。每服四钱,以水一中盏,入生姜半分,枣三枚,煎至六分,去滓,温服,日三服。

9. 羊肉当归汤(《太平圣惠方·卷第八十一·治产后虚羸诸方》)

治产后虚羸,乏弱无力,喘急汗出,腹中疠痛。

肥羊肉(二斤)　当归(半两,锉,微炒)　白芍药(半两)　龙骨(三分)　附子〔一(三)分,炮裂,去皮脐〕　熟干地黄(一两)　白术(三分)　桂心(三分)　芎䓖(三分)　黄芪(三分,锉)　人参(三分,去芦头)

上件药,捣粗罗为散。先以水五大盏,煮羊肉取汁二大盏,每服用汁一中盏,入药四钱,生姜半分,枣三枚,煎至六分,去滓温服,日三服。

10. 黄雌鸡汤(《太平圣惠方·卷第八十一·治产后虚羸诸方》)

治产后虚羸,腹痛。

小黄雌鸡(一只,去头足、翅羽、肠胃,洗切)　当归(半两,锉,微炒)　白术(半两)　熟干地黄(半两)　桂心(半两)　黄芪(半两,锉)

上件药,捣筛为散。先以水七升,煮鸡至三升,每服四钱,以鸡汁一中盏煎至六分,去滓温服,日三服。

11. 羊肉黄芪汤(《太平圣惠方·卷第八十一·治产后虚羸诸方》)

治产后虚羸,四肢瘦弱,不能饮食。

羊肉(五斤)　黄芪(一两,锉)　白茯苓(一两)　白芍药(一两)　当归(一两半,锉,微炒)　续断(一两)　五味子(一两)　萆薢(一两半,锉)　桂心(一两)　熟干地黄(一两)　麦门冬(一两半,去心,焙)

上件药,捣粗罗为散。用水一斗,煮羊肉,取汁五升,每服用肉汁一中盏,药末四钱,枣三枚,生姜半分,煎至六分,去滓温服,日三服。

12. 卷柏丸(《太平圣惠方·卷第八十一·治

产后虚羸诸方》）

治产后虚羸，不能饮食，及风虚劳等。

卷柏（一两） 麦门冬（一两半，去心，焙） 泽泻（三分） 熟干地黄（一两） 牛膝（一两，去苗） 人参（三分，去芦头） 黄芪（三分，锉） 丹参（三分） 白茯苓（三分） 当归（半两，锉，微炒） 芎䓖（半两） 防风（半两，去芦头） 牡丹（半两） 桂心（半两） 五味子（半两） 白术（半两） 细辛（半两） 赤石脂（一两） 羌活（半两） 薏苡仁（半两） 续断（半两）

上件药，捣罗为末，炼蜜和捣五七百杵，丸如梧桐子大。每服以粥饮下三十丸，日三服。

13. 五石丸（《太平圣惠方·卷第八十一·治产后虚羸诸方》）

治产后虚羸寒热，四肢瘦弱，不思饮食，心神虚烦，夜卧不安。

紫石英（一两半，细研水飞过） 钟乳粉（一两半） 白石英（一两半，细研水飞过） 赤石脂（一两，细研） 石膏（一两，细研水飞过） 五味子（一两） 熟干地黄（一两半） 麦门冬（一两半，去心，焙） 黄芪（一两，锉） 白茯苓（一两） 白术（一两） 当归（一两，锉，微炒） 人参（一两，去芦头） 甘草（半两，炙微赤，锉） 桂心（一两） 芎䓖（一两）

上件药，捣罗为末，入研了药，都研令匀，炼蜜和捣三二百杵，丸如梧桐子大。每服以薤白汤下三十丸，日三服。

14. 补益紫石英丸（《太平圣惠方·卷第八十一·治产后虚羸诸方》）

治产后虚羸乏弱。

紫石英（一两，细研水飞过） 白石英（一两，细研水飞过） 泽兰（三分） 木香（半两） 附子（一两，炮裂，去皮脐） 熟干地黄（一两） 芎䓖（三分） 柏子仁（三分） 桂心（三分） 防风（半两，去芦头） 牛膝（三分，去苗） 续断（三分） 人参（三分，去芦头） 白茯苓（三分） 羌活（半两） 黄芪（三分，锉） 白术（三分） 当归（三分，锉，微炒） 甘草（一分，炙微赤，锉） 白薇（三分） 杜仲（三分，去皱皮，炙微黄，锉） 干姜（半两，炮裂，锉） 川椒（半两，去目及闭口者，微炒去汗）

上件药，捣罗为末，入研了药，都研令匀，炼蜜和捣五七百杵，丸如梧桐子大。每于空心及晚食前，以温酒下三十丸。

15. 当归散（《太平圣惠方·卷第八十一·治产后风虚劳损诸方》）

治产后风虚劳损，四肢疼痛，不欲饮食。

当归（一两，锉，微炒） 白芍药（一两） 芎䓖（一两） 黄芪（一两半，锉） 防风（一两，去芦头） 人参（一两，去芦头） 熟干地黄（二两） 甘草（半两，炙微赤，锉） 白茯苓（一两）

上件药，捣粗罗为散。用羊肉二斤，枣二十枚，先以水五升煮至二升半，每服用肉汁一中盏，入药四钱，煎至六分，去滓温服，日三服。

16. 羌活散（《太平圣惠方·卷第八十一·治产后风虚劳损诸方》）

治产后风虚劳损，身体疼痛，时有烦热，不思饮食，四肢少力。

羌活（三分） 赤箭（三分） 防风（三分，去芦头） 白芷（半两） 芎䓖（三分） 白芍药（半两） 羚羊角屑（半两） 当归（半两，锉，微炒） 牛膝（半两，去苗） 骨碎补（三分） 熟干地黄（一两） 白茯苓（二分） 黄芪（三分，锉） 桂心（半两） 细辛（半两）

上件药，捣粗罗为散。每服三钱，以水一中盏，入生姜半分，煎至六分，去滓，不计时候温服。

17. 木香散（《太平圣惠方·卷第八十一·治产后风虚劳损诸方》）

治产后风虚劳损，气攻心腹，四肢疼痛，不思饮食。

木香（三分） 附子（一两，炮裂，去皮脐） 熟干地黄（一两） 芎䓖（三分） 当归（一两，锉，微炒） 陈橘皮（三分，汤浸去白瓤，焙） 人参（三分，去芦头） 白茯苓（三分） 黄芪（三分，锉） 白芍药（三分） 桂心（三分） 白术（一两） 甘草〔二（一）分，炙微赤，锉〕

上件药，捣粗罗为散。每服三钱，以水一中盏，入生姜半分，枣三枚，煎至六分，去滓，不计时候温服。

18. 补益白薇丸（《太平圣惠方·卷第八十一·治产后风虚劳损诸方》）

治产后风虚劳损，腹内冷气，脚膝无力，面色萎黄，饮食减少，日渐羸瘦。

白薇（一两） 木香（半两） 当归（半两，锉，微炒）　桂心（半两）　泽兰（半两）　牛膝（半两，去苗）　熟干地黄（一两）　牡丹（半两）　人参（半两，去芦头）　芎䓖（半两）　白术（半两）　枳壳（半两，麸炒微黄去瓤）　白茯苓（三分）　细辛（一两）　赤石脂（一两）　龙骨（一两）　禹余粮〔一两，烧醋淬七（三）遍〕　附子（三分，炮裂，去皮脐）　黄芪（一两，锉）　续断（半两）　吴茱萸（一分，汤浸七遍，焙干微炒）　厚朴（半两，去粗皮，涂生姜汁炙令香熟）

上件药，捣罗为末，炼蜜和捣五七百杵，丸如梧桐子大。每于空心及晚食前，以温酒下三十丸。

19. 牛膝丸（《太平圣惠方·卷第八十一·治产后风虚劳损诸方》）

治产后风虚劳损，腑脏乏弱，四肢羸瘦，不思饮食。

牛膝（半两，去苗）　柏子仁（一两）　白薇（半两）　杜仲（三分，去粗皮，炙微黄，锉）　牡蛎（一两，烧为粉）　干姜（半两，炮裂，锉）　细辛（半两）　防风（半两，去芦头）　川椒（三分，去目及闭口者，微炒去汗）　附子（三分，炮裂，去皮脐）　泽兰（三分）　桂心（半两）　紫菀（半两，洗去苗、土）　黄芪（一两，锉）　熟干地黄（一两）　当归（半两，锉，微炒）　五味子（半两）　萆薢（半两，锉）　紫石英（一两，细研水飞过）　甘草（半两，炙微赤，锉）　白茯苓（三分）　厚朴（三分，去粗皮，涂生姜汁炙令香熟）

上件药，捣罗为末，炼蜜和捣三五百杵，丸如梧桐子大。每服空心及晚食前，以温酒下三十丸。

20. 紫桂丸（《太平圣惠方·卷第八十一·治产后风虚劳损诸方》）

治产后风虚劳损，气攻，脐腹疼痛。

紫桂（一分半，去皱皮）　当归（三分，锉，微炒）　人参（三分，去芦头）　白术（三分）　木香（半两）　羌活（半两）　酸枣仁（三分，微炒）　熟干地黄（一两）　柏子仁（一两）　干姜（半两，炮裂，锉）　牡丹（一两）　白芍药（半两）　羚羊角屑（半两）　白薇（半两）　细辛（一两）

上件药，捣罗为末，炼蜜和捣三五百杵，丸如梧桐子大。不计时候。以温酒下三十丸。

21. 保生丸（《博济方·卷四·胎产·保生丸》）

治产前产后，血气风冷，及是妇人所患一切疾病，并皆理疗神验。

金钗石斛（二分，另杵）　秦艽　官桂（去皮）　干地黄　贝母　防风　糯米　甘草（炙）　干姜（炮）　细辛（以上各一分）　当归　蜀椒（去目）　大麻仁　大豆卷（即黑豆皮）　黄芩（以上各二分）　石膏（明净者）　麒麟竭　没药　龙脑（各一钱半）

上一十九味，并须州土新好者，大分细捣罗为末，炼蜜六两热，须入水一分同炼，令水尽，和药为丸，先杵五百下，后丸如弹子大，匀可成七十二丸，用汤使治病，状如后……产后恶血不尽，脐腹疼痛，呕吐发热，憎寒烦闷，月候不调，或多或少，皮肤虚肿，产血不止，虚劳，中风，口噤不语，半身不遂，产前产后，赤白痢，大便秘涩，血渴，血晕，狂语见鬼，头痛，面色痿黄，渐成劳瘦，饮食无味。以上病状，并无灰酒研下一丸，服之五七丸。

22. 三元汤（《素问病机气宜保命集·卷下·妇人胎产论第二十九》）

治产后日久虚劳，虽日久而脉浮疾者。

柴胡（八钱）　黄芩　人参　半夏（洗）　甘草（炙，以上各三钱）　川芎　芍药　熟地黄　当归（各二钱半）

上为粗末，同小柴胡汤煎服。

23. 十全散（《医学纲目·卷之六阴阳脏腑部·产后往来寒热》）

治产后虚劳不能食。

白术　茯苓　黄芪（各二两）　人参　川芎　芍药　熟地黄　当归（各一两）　桂（一两半）　甘草（一两半，炙）

上剉如麻豆。每服半两，水一盏半，入生姜五片，枣三枚，同煎至七分，空心食前温服清。

24. 六合汤（《医学纲目·卷之六阴阳脏腑部·产后往来寒热》）

治妇人虚劳气弱，喘嗽胸满。

四物汤　厚朴（一两，制）　枳实（半两，炒）

以上煎法，并同四物服之。

25. 补虚汤（《济阴纲目·卷之十三·产后门下·虚羸》）

治产后一切杂病，只大补气血为主。

人参　白术（各一钱）　黄芪　川芎　陈皮（各五分）　甘草（炙，三分）

上锉，加生姜三片，水煎服。热轻，倍加茯苓；

热甚,加炒黑干姜三分。

26. 黄芪四物汤(《济阴纲目·卷之十三·产后门下·虚羸》)

新产不可用芍药,以其酸寒,能伐生发之气,只以黄芪易芍药,为补虚之要药。

黄芪　当归　川芎　熟地黄(各等分)

上锉。每服四钱,水煎服。气虚,加参、茯苓、甘草;发热,加干姜;自汗多者,少用川芎,勿用茯苓,倍加蜜炙黄芪;口渴,加五味子、麦门冬;腹痛者,非白芍不可,虽新产亦用,但以酒炒不妨。

27. 十全大补汤(《济阴纲目·卷之十三·产后门下·虚羸》)

治产后血气未复,形体虚弱,发热恶寒,不能饮食。

人参　白术　茯苓　黄芪　当归　川芎　白芍(炒)　熟地黄(各一钱)　肉桂　甘草(各五分)

上锉。加生姜五片,枣三枚,水煎服。

28. 产宝方(《济阴纲目·卷之十三·产后门下·虚羸》)

治产后虚羸,不生肌肉。

黄芪(炒)　当归　白芍(炒)　人参(各三分)　桂心　甘草(炙)　川芎　生姜(各四分)　大枣(十二枚)

上九味,用水七升煮三升,分温三服。

二十一、治妇人血风劳方

1. 人参荆芥散(《太平惠民和剂局方·卷之九·治妇人诸疾》)

治妇人血风劳气,身体疼痛,头昏目涩,心忪烦倦,寒热盗汗,颊赤口干,痰嗽胸满,精神不爽;或月水不调,脐腹疞痛,疢癖块硬,疼痛发歇;或时呕逆,饮食不进,或因产将理失节,淹延瘦瘁,乍起乍卧,甚即着床。

荆芥穗　羚羊角(镑)　酸枣仁(微炒)　生干地黄　枳壳(麸炒去瓤称)　人参　鳖甲(醋浸去裙襕,炙黄)　肉桂(去粗皮)　白术　柴胡(各七两半)　甘草(锉,燧)　芎䓖　赤芍药　牡丹皮　当归　防风(去苗叉,各五两)

上为粗末。每服三钱,水一盏半,生姜三片,煎至八分,去渣热服,不拘时,日二服。常服除一切风虚劳冷宿病。有孕不宜服。

2. 香甲散(《博济方·卷四·经气杂证》)

治妇人血风虚劳,四肢少力,肌肉黄瘁,多困减食,遍身酸疼,真邪相击,心腹撮痛。

木香(三分)　鳖甲(去皮肉,醋炙令香,二两)　牡丹皮　赤芍　陈皮(去白)　官桂(去皮)　人参　茯苓　秦艽　柴胡(去芦)　白术　当归(炒)　热干地黄　黑附子(炮制,去皮脐,各一两)　干姜(三分,炮)　甘草(半两,炙)

上一十六味,同为末。每服二钱,水一盏煎,入生姜三片,枣二枚,同煎至七分,去滓,稍热服。如烦渴心躁,更入乌梅一两,同杵为末。

二十二、治妇人血气劳

1. 当归木香汤(《黄帝素问宣明论方·卷九·劳门》)

治妇人血气虚劳,令人头目昏眩,谵语声沉重,舌根强硬,言语謇涩,口苦,不思饮食,白日间、睡夜发虚汗,神思恍惚,梦寐狂言,面色萎黄,频发喘咳,遍身疼痛,骨节气走注,四肢沉重,背髀拘急,发寒热,五心烦躁,唇干多渴,胸膈不利,喉咽噎塞,尪羸瘦弱。《经》曰脉大为劳,宜服此药。

青皮　五加皮　海桐皮　桑白皮　地骨皮　丁香皮　陈皮　牡丹皮　棕桐皮(以上诸药,全烧成灰,末用,十大钱称)　当归(一两)　木香　红芍药(各半两)

上为细末。每服一钱,水一盏,入小油二点、钱一文,同煎至七分,温服。

2. 当归建中汤(《济阴纲目·卷之四·虚劳门·治虚劳平补诸方》)

治妇人一切血气不足,虚损羸乏。

当归(四两)　白芍(炒,六两)　肉桂(去皮)　甘草(炙,各二两)

上㕮咀。每服三钱,加生姜三片,枣一枚,水煎,空心服。

3. 增损四物汤(《济阴纲目·卷之四·虚劳门·治虚劳平补诸方》)

治妇人气血不足,四肢急惰,乏力少气,兼治产后下血过多,荣卫虚损,阴阳不和,乍寒乍热。

当归　川芎　白芍　人参　干姜(炮)　甘草(炙,各等分)

上㕮咀。每服四钱,水一盏煎至六分,去滓热服。

4. 滋阴百补丸(《济阴纲目·卷之四·虚劳门·治虚劳平补诸方》)

治妇人劳伤气血,诸虚百损,五劳七伤,阴阳不和,乍寒乍热,心腹疼痛,不思饮食,尪羸乏力。

香附(一斤,用酒、醋、盐汤、童便各浸四两,焙干) 益母草(半斤) 当归(酒洗,六两) 川芎 熟地黄(姜汁炒) 白术(各四两) 白芍药(炒,三两) 玄胡索(炒) 人参 白茯苓(各二两) 甘草(炙,一两)

上为细末,炼蜜丸如桐子大。每服五六十丸,砂仁汤或酒或醋汤白滚水任下,空心服。

二十三、治妇人风虚劳冷方

1. 羌活散(《太平圣惠方·卷第七十·治妇人风虚劳冷诸方》)

治妇人风虚劳冷,四肢羸弱,不能饮食,面色萎黄,腹内时痛。

羌活(一两) 桃仁(一两,汤浸去皮尖、双仁,麸炒微黄) 人参(半两) 木香(三分) 鳖甲(一两,涂醋炙令黄,去裙襕) 白术(三分) 桂心(半两) 白茯苓(三分) 白芍药(半两) 当归(半两,锉碎,微炒) 附子(三分,炮裂,去皮脐) 牛膝(一两,去苗) 防风(半两,去芦头) 续断(三分) 芎䓖(三分) 熟干地黄(一两)

上件药,捣粗罗为散。每服四钱,以水一中盏,入生姜半分,煎至六分,去滓,不计时候温服。

2. 熟干地黄散(《太平圣惠方·卷第七十·治妇人风虚劳冷诸方》)

治妇人风虚劳冷,头目昏重,四肢烦疼,吃食减少,渐加羸瘦。

熟干地黄(一两) 人参(一两,去芦头) 芎䓖(半两) 防风(半两,去芦头) 附子(三分,炮裂,去皮脐) 黄芪(三分,锉) 续断(三分) 当归(半两,锉碎,微炒) 丹参(半两) 细辛(半两) 白术(一两) 桂心(一两) 白茯苓(一两) 藁本(半两)

上件药,捣粗罗为散。每服四钱,以水一中盏,入生姜三分,枣三枚,煎至六分,去滓,每于食前温服。

3. 延胡索散(《太平圣惠方·卷第七十·治妇人风虚劳冷诸方》)

治妇人血虚气弱,风冷搏于脏腑,致成劳损,体瘦无力,食饮减少,脐腹多疼,肢节拘急。

延胡索(一两) 白术(一两) 当归(一两,锉碎,微炒) 桂心(一两) 赤芍药(一两) 芎䓖(一两) 附子(一两,炮裂,去皮脐) 木香(一两) 琥珀(一两) 桃仁(一两,汤浸去皮尖、双仁,麸炒微黄)

上件药,捣筛为散。每服三钱,水一中盏,入生姜半分,煎至六分,去滓,食前温服。

4. 柏子仁散(《太平圣惠方·卷第七十·治妇人风虚劳冷诸方》)

治妇人风虚劳冷,气血不调,手脚挛急,头目旋眩,肢节烦疼痛。

柏子仁(三分) 羌活(半两) 当归(三分,锉碎,微炒) 防风(半两,去芦头) 赤箭(三分) 桂心(半两) 芎䓖〔三(二)分〕 白附子(半两,炮裂) 牛膝(三分,去苗) 桑寄生(三分) 藿香(三分) 芎䓖(三分) 麝香(一分,研入)

上件药,捣细罗为散,研入麝香令匀,每服食前以温酒调下二钱。

5. 钟乳丸(《太平圣惠方·卷第七十·治妇人风虚劳冷诸方》)

治妇人风虚劳冷,羸瘦,四肢烦疼,脐下时痛,不能饮食,面目黄黑,忧恚不乐。

钟乳粉(三两) 泽兰(二两) 防风(一两,去芦头) 人参(一两,去芦头) 柏子仁(二两,微炒) 石膏(一两半,细研水飞过) 芎䓖(一两) 附子(一两,炮裂,去皮脐) 续断(一两) 白芷(一两) 牛膝(一两,去苗) 当归(一两半,锉碎,微炒) 木香(一两) 干姜(一两,炮裂,锉) 藁本(一两) 细辛(一两) 桂心(一两) 艾叶(三分,微炒) 麦门冬(一两半,去心,焙) 白芜荑(一两) 熟干地黄(一两)

上件药,捣罗为末,炼蜜和捣五七百杵,丸如梧桐子大。每于食前,以温酒下三十丸。

二十四、治老人虚劳方

1. 补天丸(《不居集·上集卷之七·朱丹溪治虚损法·老人虚损治法》)

治气血衰弱,六脉细数,虚劳证。

紫河车(一具) 黄柏(酒炒) 龟板(酥炙,三两) 杜仲(姜汁炒) 牛膝(酒浸,二两) 陈

皮(一两)

冬加生姜半两,夏加炒五味子一两。酒糊为丸。

2. 大补阴丸(《不居集·上集卷之七·朱丹溪治虚损法·老人虚损治法》)

降阴火,补肾水。

黄柏(酒炒) 知母(酒炒,各四两) 熟地黄 龟板(炙,各六两)

猪脊髓炼蜜为丸,盐汤下。

3. 虎潜丸(《不居集·上集卷之七·朱丹溪治虚损法·老人虚损治法》)

治阴分精血皆损。

黄柏(半斤,酒炒) 知母(酒炒) 熟地黄(各三两) 陈皮 芍药 牛膝(各三两) 龟板(炙,四两) 锁阳 当归(各一两五钱) 虎骨(酥炙,一两)

冬加干姜五钱。酒煮羊肉为丸,盐汤下。

4. 补阴丸(《不居集·上集卷之七·朱丹溪治虚损法·老人虚损治法》)

治老人虚损。

龟板(酥炙) 归身(酒洗) 锁阳(酒浸,大便秘者为宜) 陈皮 牛膝(各一两) 生地(一两五钱) 白术(二两) 干姜(七钱五分) 五味子(三钱) 黄柏(炒) 虎胫骨 茯苓 白芍(各五钱) 甘草(炙,三钱) 菟丝子(四两,酒蒸另研)

如无紫河车,以猪髓为丸。

5. 小补阴丸(《不居集·上集卷之七·朱丹溪治虚损法·老人虚损治法》)

治老人虚损。

漏天机(炙) 鳖甲(炙) 熟地黄(酒蒸另研,各三两) 人参 黄柏(炒,各一两)

蜜丸。

6. 大补丸(《不居集·上集卷之七·朱丹溪治虚损法·老人虚损治法》)

治肾经火燥,下焦湿。

黄柏(酒炒褐色)

为末,水丸。随症用药送下。

7. 天一丸(《不居集·上集卷之七·朱丹溪治虚损法·老人虚损治法》)

降心火,益肾火。

天冬 麦门 当归 生地(各一两) 茯苓 山药 黄柏 知母 酒连 黄芪(各二两) 五味子 朱砂(各一两,另研为衣)

炼蜜为丸,梧桐子大,朱砂为衣。空心盐汤下。

二十五、治虚劳羸瘦方

1. 五石护命散(《千金翼方·卷第二十二·飞炼·飞炼研煮五石及和草药服疗第二》)

治虚劳百病,羸瘦,咳逆短气,骨间有热,四肢烦疼,或肠鸣腹中绞痛,大小便不利,尿色赤黄,积时绕脐切痛急,眼眩冒闷,恶寒风痹,食饮不消,消渴呕逆,胸中胁下满气不得息,周体浮肿,痹重不得屈伸,唇口青,手足逆,齿牙疼,产妇中风及大肠寒,年老目暗,恶风头着巾帽,厚衣对火,腰脊痛,百病皆治,不可悉记,甚良。能久服则气力强壮,延年益寿。

紫石英(取紫色,头如樗蒲者上) 白石英(取如箭镞者上) 钟乳(极白乳色者上) 石硫黄(取干黄色,烧有灰者) 赤石脂 海蛤 栝蒌(各二两半) 干姜 白术(各一两半) 人参 桔梗 细辛(各五分) 防风 黑附子(炮,去皮) 桂心(各三分)

上一十五味,皆取真新好者,各异捣筛,已乃出散,重二两为一剂,分三薄净,温淳酒服一薄,日移一丈再服一薄,如此三薄尽。须臾以寒水洗手足,药力行者,痹便自脱衣冷水极浴,药力尽行,周体凉了,心意开明,所患即瘥。羸困着床,皆不终日愈矣。

2. 黄芪散(《太平圣惠方·卷第二十八·治虚劳羸瘦诸方》)

治虚劳羸瘦,四肢少力,睡卧不定,少思饮食。

黄芪(一两,锉) 人参(三分,去芦头) 五味子(三分) 牛膝(一两,去苗) 白术(一两) 桂心(三分) 当归(三分) 续断(三分) 白茯苓(一两) 甘草(半两,炙微赤,锉) 肉苁蓉(一两,酒浸一宿去皱皮,炙令干)

上件药,捣粗罗为散。每服四钱,以水一中盏,入生姜半分,枣三枚,煎至六分,去滓,每于食前温服。

3. 石斛散(《太平圣惠方·卷第二十八·治虚劳羸瘦诸方》)

治虚劳羸瘦,不能饮食,面色黄黑,手足多冷。

石斛(二两,去根,锉) 山茱萸 五

味子（半两） 草薢（三分，锉） 远志（半两，去心） 桂心（半两） 人参（一两，去芦头） 黄芪（一两，锉） 当归（三分） 白茯苓（三分） 肉苁蓉（一两，酒浸一宿刮去皱皮，炙令干） 附子（一两，炮裂，去皮脐）

上件药，捣粗罗为散。每服四钱，以水一中盏，入生姜半分，枣三枚，煎至六分，去滓，每于食前温服。

4. 肉苁蓉散（《太平圣惠方·卷第二十八·治虚劳羸瘦诸方》）

治虚劳伤惫，四肢羸瘦，腰膝无力，不能饮食。

肉苁蓉（一两，酒浸一宿刮去皱皮，炙令干） 熟干地黄（一两） 石斛（一两，去根，锉） 防风（半两，去芦头） 附子（一两，炮裂，去皮脐） 黄芪（一两，锉） 白茯苓（一两） 人参（半两，去芦头） 牛膝（一两，去苗） 白术（半两） 五味子（半两） 桂心（半两）

上件药，捣粗罗为散。每服四钱，以水一中盏，入生姜半分，枣三枚，煎至六分，去滓，每于食前温服。

5. 补益甘草丸（《太平圣惠方·卷第二十八·治虚劳羸瘦诸方》）

治虚劳羸瘦，膝冷腰疼，神思昏沉，肢节无力，少精乏气，睡卧多惊。

甘草（一两，炙微赤，锉） 薯蓣（一两） 远志（一两，去心） 续断（一两） 桂心（一两） 牛膝（一两半，去苗） 人参（一两，去芦头） 泽泻（一两） 防风（一两，去芦头） 天雄（一两，炮裂，去皮脐） 石斛（一两，去根，锉） 茯神（一两） 覆盆子（一两） 车前子（一两） 五味子（一两） 肉苁蓉〔一（二）两，酒浸一宿刮去皱皮，炙令干〕 鹿茸（一两，去毛，涂酥炙微黄） 菟丝子〔二（一）两，酒浸三日曝干，别捣为末〕 楮实（一两，水淘去浮者，焙干） 山茱萸（一两） 蛇床子（一两） 杜仲（一两，去皱皮，炙微黄） 巴戟（一两） 草薢（一两，锉） 白龙脑（半两，细研入） 狗脊（一两） 黄芪（一两，锉） 生干地黄（二两） 钟乳粉（二两）

上件药，捣罗为末，炼蜜和捣五七百杵，丸如梧桐子大。每服空心，以温酒下三十丸，晚食前再服。

6. 补益钟乳天雄丸（《太平圣惠方·卷第二十八·治虚劳羸瘦诸方》）

治虚劳，水脏久惫，腰膝疼冷，筋骨无力，梦寐不安，阳道劣弱，面色萎黄，饮食不得，日渐羸瘦。

钟乳粉 天雄（炮裂，去皮脐） 巴戟（以上各一两半） 肉苁蓉（酒浸一宿刮去皱皮，炙令干） 菟丝子（酒浸三日曝干，别捣为末） 蘹香子 补骨脂 木香 天门冬（去心，焙） 续断 沉香 石斛（去根，锉） 丁香 山茱萸 附子（炮裂，去皮脐） 肉桂（去皱皮） 当归 麝香（细研） 白术 人参（去芦头） 仙灵脾 薯蓣 牛膝（去苗） 厚朴（去粗皮，涂生姜汁炙令香熟） 磁石（二两，烧令赤，醋淬七遍，细研水飞过） 熟干地黄 石龙芮（以上各一两）

上件药，捣罗为末，炼蜜和捣五七百杵，丸如梧桐子大。每日空心，以暖酒下三十丸，临卧时再服，如不饮酒，盐汤下亦得。

7. 肉苁蓉丸（《太平圣惠方·卷第二十八·治虚劳羸瘦诸方》）

治虚劳羸瘦，心神健忘，腰膝多疼，脏腑气虚，阳事衰绝。

肉苁蓉（二两，酒浸一宿刮去皱皮，炙令干） 菟丝子（酒浸三日曝干，别捣为末） 薯蓣 牛膝（去苗） 巴戟 杜仲（去粗皮，炙微黄） 续断 白茯苓 枸杞子 五味子 蛇床子 山茱萸（以上各一两） 茯神 远志（去心） 柏子仁（各二两）

上件药，捣罗为末，炼蜜和捣五七百杵，丸如梧桐子大。每日空腹，以温酒下三十丸，晚食前再服。

8. 羊肾丸（《太平圣惠方·卷第二十八·治虚劳羸瘦诸方》）

治虚劳羸瘦，补益骨髓，悦泽肌肤。

羊肾（二对，去脂膜，切碎，焙干） 人参（去芦头） 白茯苓 白术（以上各一两） 桂心 熟干地黄（二两） 肉苁蓉（汤浸一宿刮去皱皮，炙干） 当归 蛇床子（以上各三分） 枳壳（麸炒微黄去瓤） 薯蓣 黄芪 泽泻 山茱萸 白芍药 吴茱萸（汤浸七遍，焙干微炒） 菟丝子（酒浸三日曝干，别捣为末） 鹿茸（去毛，涂酥炙微黄） 远志（去心） 附子（炮裂，去皮脐） 牡丹 石斛（去根，锉） 牛膝（去苗） 诃黎勒（煨，用皮，以上各一两半）

上件药,捣罗为末,炼蜜和捣三五百杵,丸如梧桐子大。每日空腹,以暖酒下三十丸,晚食前再服。

9. 川椒丸(《太平圣惠方·卷第二十八·治虚劳羸瘦诸方》)

治虚劳羸瘦,食饮无味,百节酸疼,神思昏沉,四肢无力,补益强元气,令人肥健。

川椒(一两,去目及闭口者,微炒去汗)　白茯苓　柏子仁　芎䓖　人参(去芦头)　桂心　黄芪　干姜(炮,锉,去皮脐)　枸杞子　薯蓣(以上各三分)　枳实(半两,麸炒微黄)　牛膝(去苗)　厚朴(去粗皮,涂生姜汁炙令香熟)　肉苁蓉(酒浸一宿,刮去皱皮,炙干)　石斛(去根,锉)　熟干地黄　菟丝子(酒浸三日焙干,别捣为末,以上各一两)

上件药,捣罗为末,炼蜜和捣三五百杵,丸如梧桐子大。每服空腹,以温酒下三十丸,晚食前再服。

10. 松子丸(《太平圣惠方·卷第二十八·治虚劳羸瘦诸方》)

治虚劳百病,绝伤羸瘦,久服强筋骨,长肌肉,悦泽颜色,延年不老。

松子(去皮)　白茯苓　麦门冬(去心,焙)　柏子仁　薯蓣　枸杞子　五味子　菌桂　山茱萸　覆盆子　熟干地黄　泽泻　女贞实　石南　黄芪(锉)　远志(去心,以上各一两)　肉苁蓉(二两,酒浸一宿,刮去皱皮,炙令干)　石斛(一两半,去根,锉)　杜仲(一两半,去皱皮,炙令黄)　甘草(半两,炙微赤,锉)

上件药,捣罗为末,炼蜜和捣五七百杵,丸如梧桐子大。每服空心及晚前,温酒下三十丸。

11. 麦门冬散(《圣济总录·卷第八十九·虚劳羸瘦》)

治虚劳羸瘦,面体少色。

麦门冬(去心,焙)　石苇(去毛)　五味子　白茯苓(去黑皮)　菟丝子(酒浸一宿,别捣)　生干地黄(焙,各一两)　桂(去粗皮,半两)

上七味,捣罗为散。每服二钱匕,空腹温酒调下,日午夜食后再服,久服令人老寿身轻。

12. 干漆丸(《圣济总录·卷第八十九·虚劳羸瘦》)

治虚劳羸瘦,悦泽颜色,益精补气。

干漆(以醋炒令烟出,三两)　牛膝(锉,酒浸焙,干三分)　桂(去粗皮)　甘草(炙,锉)　肉苁蓉(酒浸去皱皮,切,焙令干)　菟丝子(酒浸,别捣)　蛇床子(炒令香)　白术(各半两)

上八味,捣罗七味为末,入菟丝子相和令匀,炼蜜为丸如梧桐子大。每服十五丸,空腹以温酒下,夜食后再服。

13. 猪肚黄连丸(《圣济总录·卷第八十九·虚劳羸瘦》)

治劳瘦。

猪肚(一具,以童子小便一斗煮令烂,切研如泥)　黄连(去须,一两一分)　柴胡(去苗,一两半)　白术(一两)　鳖甲(醋浸炙令黄,一两半)　紫菀(去苗、土,一两半)　杏仁(汤浸去皮尖、双仁,生研,一两半)　桂(去粗皮,一两)　陈橘皮(去白皮,一两)　干姜(炮裂,三分)　人参(一两一分)　芜荑仁(炒令香,三分)

上一十二味,除猪肚外,捣罗为末,入猪肚,更捣一千杵,即以炼蜜相和,调匀得所,丸如梧桐子大。每日空腹温酒下三十丸,渐加至四十丸。

14. 炙肝丸(《圣济总录·卷第八十九·虚劳羸瘦》)

治急劳羸瘦。

苍术(去粗皮)　木香　桂(去粗皮)　附子(炮裂,去皮脐)　白茯苓(去黑皮)　人参　厚朴(去粗皮,涂生姜汁炙,锉)　牛膝(锉,焙令干)　芍药　鳖甲(醋浸炙令黄)　当归(去芦头,炙令干,切)　青橘皮(去白,焙)

上一十二味,等分,捣罗为散。每用㹠猪肝一具细切,加柳叶,用药一两,渗拌令匀,慢火炙熟,空腹放温,任意食之,不过三服瘥。

15. 人参汤(《圣济总录·卷第八十九·虚劳羸瘦》)

治虚劳羸瘦,肌热盗汗,四肢少力,不思饮食,咳嗽多痰。

人参(一分)　白茯苓(去黑皮,半两)　桂(去粗皮,半两)　紫菀(去苗、土,半两)　木香(一分)　青橘皮(汤浸去白,焙,半两)　桔梗(一两,炒)　赤芍药(一两)　五味子　芎䓖(半两)　诃黎勒皮(半两)　羌活(去芦头,半两)　当归(切,焙,半两)　防己(一分)　秦艽(去苗、土,半两)　甘草(一两,炙,锉)　鳖甲(一

两,醋炙令焦黄）　柴胡（去苗,半两）　地骨皮（一两）

上一十九味,粗捣筛。每服二钱,入葱白二寸,生姜半分切碎,同煎至半盏,去滓入童子小便半盏,再煎一两沸,每日食前温服。

16. 十补丸(《圣济总录·卷第八十九·虚劳羸瘦》)

治虚劳羸瘦,补益气血,壮筋骨,暖水脏。

肉苁蓉（酒浸一宿切,焙）　牛膝（酒浸切,焙）　菟丝子（酒浸,别捣）　山芋　续断　山茱萸　五味子　柏子仁　巴戟天（去心）　远志（去心,各一两）

上一十味,捣罗为末,酒煮面糊为丸如梧桐子大。每服十五丸,食前温酒或盐汤下。

17. 鳖甲丸(《圣济总录·卷第八十九·虚劳羸瘦》)

治虚劳肌体羸瘦,发热减食,四肢少力。

鳖甲（一两半,醋炙令黄,去裙襕）　柴胡（去苗,一两半）　人参　白术　诃黎勒皮　黄芪（锉）　五味子　沉香　麦门冬（去心,焙）　赤芍药　茯神（去木）　生干地黄（焙）　木香　枳实（去瓤麸炒,各一两）

上一十四味,捣罗为末,炼蜜为丸如梧桐子大。每日空心,人参汤或粥饮下二十丸,至三十丸,日三。

18. 干地黄丸(《圣济总录·卷第八十九·虚劳羸瘦》)

治虚劳羸瘦,虚损少气,令人肥白。

生干地黄（酒洗去土,炙令干,二两,锉）　干漆（炒令烟出,半两）　白术（一分半）　甘草（炙令赤,锉,一分半）　桂（去粗皮,半两）　石钟乳（炼成者,一分,研）　酸枣仁（微炒去皮,一分,别研）　柏子仁（微炒,别研,一分）

上八味,除研药外,捣罗为末,和匀,炼蜜为丸如梧桐子大。每日空腹,温酒下二十丸,夜卧再服,渐增之。

19. 六奇汤(《圣济总录·卷第八十九·虚劳羸瘦》)

治虚劳羸瘦,日久不瘥。

柴胡（去苗）　厚朴（去粗皮,生姜汁炙,锉）　枳壳（去瓤麸炒）　白术（各半两）　京三棱（醋浸炮,锉）　白茯苓（去黑皮,各一两）

上六味,粗捣筛。每服三钱匕,水一盏,入生姜半分切碎,同煎至八分,去滓空心温服。

20. 补益煎(《圣济总录·卷第八十九·虚劳羸瘦》)

治虚劳肌瘦,骽膝少力,不思饮食,和益营卫,驻颜补气,滋润肌体,及疗一切皮肤生疮。

生地黄（四斤）　生天门冬（一斤）　生藕（一斤）　生姜（半斤,以上四味锉碎,用生绢袋绞取汁）　石斛（去根）　鹿茸（酥炙,去毛）　菟丝子（酒浸一宿,捣成片子,焙干）　牛膝（酒浸一宿焙干）　黄芪（锉）　柴胡（去苗）　地骨皮　人参　白茯苓（去黑皮）　桂（去粗皮）　木香　附子（炮裂,去皮脐,各一两）

上一十六味,捣罗十二味为末,先将前四味自然汁,于银石器内,熬耗一半,入好酒一斗,又熬去一半,入酥蜜各半斤同熬,次入上件药末于汁内,用柳枝不住手搅,直候匙上抄起为度,于新瓷器内盛,用蜡纸封口。每日空心温酒调下一匙。

21. 当归散(《圣济总录·卷第八十九·虚劳羸瘦》)

治虚劳羸瘦,面目黧黑,四肢苦重,短气不思饮食。

当归（去芦头,焙干）　石斛（去根）　天门冬（去心,焙）　菴䕡子　地肤子　肉苁蓉（酒洗去皱皮切,焙干,各一两）　白薇　覆盆子　甘草（炙令赤,锉）　五味子（各三分）　桂（去粗皮）　牛膝（锉,酒浸焙干）　附子（炮裂,去皮脐,各半两）　石钟乳（炼成者,一两一分）

上一十四味,捣罗为散。每服三钱匕,以温酒入少熟蜜调下,空心、日午、夜食后服之。

22. 丹砂丸(《圣济总录·卷第八十九·虚劳羸瘦》)

治虚劳羸瘦,诸鬼气恶注。

丹砂（研,一两）　桃仁（去皮尖,炒研,七十枚）　麝香（研,三分）

上三味,再研丹砂、麝香令细,入桃仁同研匀为丸,如干即入少炼蜜,和丸如绿豆大。每服七丸,空腹清米饮下,日再服,不可夜服。

23. 安息香汤(《圣济总录·卷第八十九·虚劳羸瘦》)

治虚劳瘦瘠,不问新久。

安息香（研,半两）　天灵盖（一片,涂酥炙

透）阿魏（醋化去沙石，入面作饼子，焙） 青木香 甘草（炙，锉，各一两）

上五味，粗捣筛。每服三钱匕，童子小便一盏半，豉百粒，葱白三寸拍破，同煎至七分，去滓温服。良久或吐，利下赤白色虫，或夜梦与人别，此为效验。

24. 丹砂饮（《圣济总录·卷第八十九·虚劳羸瘦》）

治瘦病，不问久近治不瘥。

丹砂（研） 牛黄（研） 麝香（研） 龙脑（研） 狗脊 皂荚（去皮子） 狼牙（各半两） 犀角屑（一两半） 槟榔（二七枚，并皮锉，别捣）

上九味，除槟榔别捣外，八味捣研极细。先以水三升，渍槟榔仁并皮，只煎取一升，然后下诸药末，更煎取半升，不去滓，分作三服，如人行七里再服，利六七行自止，煮浆水粥食之。

25. 五补丸（《圣济总录·卷第八十九·虚劳羸瘦》）

治男子妇人，虚劳羸瘦，饮食减少，困倦无力。

人参 白茯苓（去黑皮） 地骨皮 熟干地黄（焙，各一两）

上四味，捣罗为末，炼蜜和丸如梧桐子大。每服三十丸，温酒下，食后临睡服。

26. 大腹饮（《圣济总录·卷第八十九·虚劳羸瘦》）

治虚劳羸瘦咳嗽。

大腹（并皮煨，锉） 诃黎勒皮（各二枚） 陈橘皮（去白，炒，一分） 猪胆（一枚） 桃白皮（一两）

上五味，除胆外，粗捣筛。每服五钱匕，以童子小便一盏半，先浸一宿，五更煎取五分，去滓，摘破胆搅和服，不出三服愈。

27. 谷仙散（《圣济总录·卷第八十九·虚劳羸瘦》）

治虚劳羸瘦，目风泪出，耳作蝉鸣，口中干燥，饮食多呕，或时下利腹中雷鸣，阴下痒湿，不能久立，四肢烦疼。

石斛（去根） 肉苁蓉（酒浸切，焙） 杜仲（去粗皮，锉，炒） 菟丝子（酒浸，别捣） 远志（去心） 菖蒲 麦门冬（去心，焙） 白马茎（切，焙） 防风（去叉） 草薢 柏实 续断 山芋 蛇床子 泽泻 细辛（去苗叶） 天雄（炮裂，去皮脐）

上一十七味等分，捣罗为散。每服三钱匕，温酒调下。

28. 明月丸（《圣济总录·卷第八十九·虚劳羸瘦》）

治诸劳极瘦垂困。

兔屎（四十九枚） 硇砂（如兔屎大，等分）

上二味，研令极细，生蜜丸麻子大。每服七丸，以生甘草半两碎，浸一夜取汁，五更初服，勿令病人知。是治劳药，下后频看，若有虫急打杀，以桑火油煎使焦，弃急水中，三日不下更服，须月三日以后望前服之。忌见丧服色衣、妇人、猫犬之类，后服治劳补气药取瘥，此药最治热劳。又云，伤寒烦躁骨热皆治。

29. 钟乳粉丸（《圣济总录·卷第八十九·虚劳羸瘦》）

治虚劳少气，羸瘦无力。

钟乳粉 熟干地黄（焙） 杜仲（去粗皮，锉，炒） 续断 肉苁蓉（去皱皮，酒浸切，焙） 山茱萸 桂（去粗皮） 巴戟天（去心） 牛膝（酒浸切，焙） 石斛（去根） 覆盆子 五味子 附子（炮裂，去皮脐） 菟丝子（酒浸一宿） 白槟榔（煨，锉） 蛇床子 狗脊（去毛） 山芋（各三两） 草薢（一两半）

上一十九味，捣罗为末，炼蜜和丸如梧桐子大。每服四十丸，暖酒下，空心食前服。

30. 山茱萸散（《圣济总录·卷第八十九·虚劳羸瘦》）

治虚劳身体羸瘦，寒热时作，咳嗽喘满，四肢无力，百节酸疼，盗汗心忪，恍惚惊悸，全不思食。

山茱萸 桑螵蛸（炙） 麦门冬（去心，焙） 白薇 熟干地黄（焙） 当归（切，焙，各一两三分） 石斛（去根，二两一分） 栝蒌根（锉） 白茯苓（去黑皮） 甘草（炙，锉，各一两一分） 桂（去粗皮） 铁粉（研） 厚朴（去粗皮，生姜汁炙，锉，各三分） 吴茱萸（炒，一分） 大黄（锉，炒，一两半）

上一十五味，捣罗为散。以白蜜一斤，枣膏一斤，研匀同蒸，以温汤化开，和药曝干，又取牛膝（酒浸切，焙）五两、肉苁蓉（酒浸切，焙）六两、附子（炮裂，去皮脐）三两，捣为细末，内诸药中，再拌匀。每服五钱匕，以温酒调服，日三，未知，稍增之。

31. 羊乳丸(《济阴纲目·卷之四·虚劳门·治虚劳平补诸方》)

治虚劳羸瘦。

黄芪(蜜炙) 地黄(酒浸蒸) 秦艽 山茱萸肉 柴胡 地骨皮(等分)

上为末,炼蜜丸如桐子大。每服五十丸,煎人参汤下,不拘时候,日进一服。

32. 太无柴胡散(《不居集·下集卷之一·风劳例方》)

治虚劳羸瘦,面黄无力,食减盗汗,咳嗽不止。

柴胡 知母 鳖甲 地骨皮 五味子

上为末。每服三钱,乌梅二个,青蒿五叶,水煎调下。

二十六、治虚劳吐血方

1. 泽兰汤(《备急千金要方·卷十二·胆腑方·吐血第六》)

治虚劳吐血。

生地黄(肥者,五升,捣)

以酒一升煮沸,三上三下,去滓,顿服。

2. 地黄煎汤(《千金翼方·卷第十八·杂病上·吐血第四》)

治忧恚绝伤,吐血,胸痛,虚劳。

生地黄(五斤,捣绞取汁)

上一味,微火煎三沸,纳白蜜一升,又煎三沸,服之日三。

3. 百花煎(《太平圣惠方·卷第六·治肺脏壅热吐血诸方》)

治肺壅热,吐血后咳嗽虚劳少力。

白蜜(五合) 生地黄汁〔三分(合)〕 生姜汁(一合) 黄牛乳(五合) 藕汁(三合) 秦艽(一两,去苗) 白茯苓(一两) 柴胡(一两,去苗) 干柿(五枚,煮软细研如糊) 杏仁(二两,汤浸去皮尖、双仁,麸炒微黄) 黄明胶(五两,捣碎,炒令黄燥)

上件药,捣细罗为散,与蜜及诸药汁,兼干柿,同于银锅子内,以慢火煎成膏,别收于合器中。每服不计时候,以粥饮调下一茶匙。

4. 茜根散(《太平圣惠方·卷第二十七·治虚劳吐血诸方》)

治虚劳少力吐血,心闷,头旋目晕。

茜根(锉) 羚羊角屑 柏叶 刺蓟 阿胶(捣碎,炒令黄燥) 白芍药 白术 黄芪(锉) 当归(锉,微炒) 黄芩(以上各一两) 生干地黄(二两) 甘草(半两,炙微赤,锉) 伏龙肝(二两) 乱发灰(半两)

上件药,捣粗罗为散。每服四钱,用水一中盏,入竹茹一分,煎至六分,去滓,不计时候温服。

5. 白芍药散(《太平圣惠方·卷第二十七·治虚劳吐血诸方》)

治虚损劳极,面色枯悴,时或唾血吐血等。

白芍药(一两) 当归(一两,锉,微炒) 附子(一两,炮裂,去皮脐) 黄芩(一两) 白术(一两) 阿胶〔一(二)两,捣碎,炒令黄燥〕 生干地黄(四两) 甘草(一两,炙微赤,锉)

上件药,捣细罗为散。每服,不计时候,以糯米粥饮调下二钱。

6. 石膏散(《太平圣惠方·卷第二十七·治虚劳吐血诸方》)

治虚劳吐血,喘促,头痛,吃食全少。

石膏(四两) 麻黄(去根节) 五味子 半夏(汤洗七遍去滑) 黄芪(锉) 麦门冬(去心,以上各一两) 杏仁(一两,汤浸去皮尖、双仁,麸炒微黄) 生干地黄(二两) 甘草(半两,炙微赤,锉)

上件药,捣筛为散。每服四钱,以水一中盏,入生姜半分,小麦一百粒煎至六分,去滓,不计时候温服。

7. 阿胶散(《太平圣惠方·卷第二十七·治虚劳吐血诸方》)

治虚劳频吐血,心膈四肢疼痛,头目旋闷。

阿胶〔一(二)两,捣碎,炒令黄燥〕 当归(一两,锉,微炒) 伏龙肝〔一(二)两〕 白芍药(一两) 白芷(一两) 甘草(一两,炙微赤,锉) 生干地黄(四两) 细辛(半两) 芎䓖(一两) 桂心(一两)

上件药,捣粗罗为散。每服四钱,以水一中盏煎至六分,去滓,不计时候温服。

8. 蒲黄散(《太平圣惠方·卷第二十七·治虚劳吐血诸方》)

治虚劳肺热吐血。

蒲黄(三分) 甘草(一分,炙微赤,锉) 当归(锉,微炒) 人参(去芦头) 白芍药 阿胶(捣碎,炒令黄燥) 麦门冬(一两,去心,焙) 黄

芪(锉) 刺蓟 生干地黄(以上各半两)

上件药,捣细罗为散。每服不计时候,以粥饮调下二钱。

9. 天竹黄散(《太平圣惠方·卷第二十七·治虚劳吐血诸方》)

治虚劳,心肺烦热吐血。

天竹黄 知母 川大黄(锉碎,微炒) 人参(去芦头) 犀角屑 黄芪(锉) 白茯苓 马兜铃 麦门冬(去心,焙) 生干地黄 鹿角胶(捣碎,微炒令黄燥,以上各一两) 甘草(半两,炙微赤,锉)

上件药,捣粗罗为散。每服三钱,以水一中盏煎至六分,去滓,不计时候温服。

10. 伏龙肝散(《太平圣惠方·卷第二十七·治虚劳吐血诸方》)

治虚劳吐血,心烦头闷。

伏龙肝(二两) 生干地黄(二两) 鹿角胶(二两,捣碎,炒令黄燥) 芎䓖 当归 桂心 白芍药 白芷 麦门冬(去心,焙) 细辛 甘草(炙微赤,锉,以上各一两)

上件药锉,捣粗罗为散。每服三钱,以水一中盏煎至六分,去滓,不计时候温服。

11. 黄芪散(《太平圣惠方·卷第二十七·治虚劳吐血诸方》)

治虚劳,补肺气止吐血。

黄芪(一两,锉) 露蜂房(一两,微炒) 川楝子(三分,微炒) 白蒺藜(半两) 桑根白皮(三分,锉) 阿胶(二两,捣碎,炒令黄燥) 薯蓣(一两) 麝香(二两,细研)

上件药,捣细罗为散,入麝香,研令匀。不计时候,以糯米粥饮调下二钱。

12. 地黄散(《太平圣惠方·卷第二十七·治虚劳吐血诸方》)

治虚劳吐血不止。

生干地黄(一两) 黄芩(一两) 白芍药(一两) 阿胶(二两,捣碎,炒令黄燥) 当归(一两) 伏龙肝(二两)

上件药,捣细罗为散。每服一两,不计时候,以糯米粥饮调下二钱。

13. 补肺散(《太平圣惠方·卷第二十七·治虚劳吐血诸方》)

治虚劳吐血失声。

干姜(半两,炮裂,锉) 当归(三分) 白芍药(半两) 黄芩〔三分(合)〕 阿胶(一两,捣碎,炒令黄燥) 伏龙肝(一两) 白芷(半两) 甘草(一分,炙微赤,锉) 桂心(半两)

上件药,捣粗罗为散。每服三钱,以水一中盏煎至六分,去滓,不计时候温服。

14. 鹿角胶散(《太平圣惠方·卷第二十七·治虚劳吐血诸方》)

治虚劳,内伤寒热,吐血。

鹿角胶(一两,捣碎,炒令黄燥) 白芍药(一两) 生干地黄(二两) 羚羊角屑(一两) 柏叶(一两) 黄芪(一两) 刺蓟(一两)

上件药,捣粗罗为散。每服四钱,以水一中盏,入竹茹一分,煎至六分,去滓,入砂糖如枣大,更煎三二沸,不计时候温服。

15. 桂心煎(《太平圣惠方·卷第二十七·治虚劳吐血诸方》)

治虚劳吐血,胸膈不利。

桂心末(二两) 生姜汁(二合) 白蜜(十两) 生地黄汁(一升)

上件药,含一茶匙咽津。

16. 天门冬丸(《太平圣惠方·卷第二十七·治虚劳吐血诸方》)

治虚劳,肺热吐血烦闷,咽喉不利。

天门冬(一两半,去心,焙) 麦门冬(一两半,去心,焙) 人参(去芦头) 前胡(去芦头) 桑根白皮(锉,以上各一两) 射干 百合 杏仁(汤浸去皮尖、双仁,麸炒微黄) 五味子 紫菀(去苗、土) 贝母(煨令微黄) 甘草(炙微赤,锉,以上各三分)

上件药,捣罗为末,炼蜜和捣百余杵,丸如弹子大。每服不计时候,以薄绵裹一丸,含咽津。

17. 猬皮散(《太平圣惠方·卷第二十七·治虚劳吐血诸方》)

治虚劳吐血。

猬皮(一两,烧灰) 硫黄(一分)

上件药,都研令匀细。每服空心,以温酒调下一钱。

18. 地黄金粉散(《太平圣惠方·卷第二十七·治虚劳吐血诸方》)

治虚劳,心肺热吐血。

地黄(半斤,取自然汁) 飞罗面(四两)

上件药,同调成糊,摊于漆盘内,候干取下,捣罗为末。每服不计时候,以陈米粥饮调下二钱。

19. 麦门冬汤(《圣济总录·卷第九十·虚劳呕吐血》)

治虚劳不足,内伤呕血吐血。

麦门冬(去心,焙,三两) 桂(去粗皮) 干姜(炮裂,各半两) 甘草(炙,锉) 阿胶(炙令燥) 人参(各三分) 生干地黄(焙,一两)

上七味,粗捣筛。每服五钱匕,水一盏半煎至一盏,去滓温服,空心、日午、夜卧各一服。

20. 坚中汤(《圣济总录·卷第九十·虚劳呕吐血》)

治虚劳内伤,寒热咳逆,呕血吐血。

芍药 半夏(汤洗去滑,姜汁炒,各三两) 甘草(炙) 桂(去粗皮,各二两)

上四味,㕮咀如麻豆。每服三钱匕,水一盏半,入生姜半分拍碎,枣二枚劈,煎至七分,去滓入饧糖一分,再煎令沸,空腹温服,食后再服。

21. 知母散(《圣济总录·卷第九十·虚劳呕吐血》)

治虚劳咳嗽唾血。

知母 白芷 半夏(汤浸洗七遍,切入生姜半两,同捣作末,曝干) 杏仁(去皮尖、双仁,用栝蒌瓤炒黄,去栝蒌瓤) 人参 防己(各半两) 黄明胶(炒令燥) 贝母(去心,炒,各一两)

上八味,捣罗为散。每服一钱匕,食后临卧糯米饮调下。

22. 柴胡丸(《圣济总录·卷第九十·虚劳呕吐血》)

治虚劳吐血,胸膈烦满。

柴胡(去苗,一两) 贝母(去心) 知母(焙) 麦门冬(去心,焙) 芎䓖 款冬花(各半两) 黄芪(锉,一两半)

上七味,捣罗为末,童子小便五盏,入药在内,慢火熬,柳枝搅成煎,放冷候可丸,即丸小弹子大。每服一丸,人参汤化下,不计时候。

23. 香胶散(《圣济总录·卷第九十·虚劳呕吐血》)

治虚劳内伤吐血。

鹿角胶 阿胶 槐实 人参 黄药(去皮面,炒黄) 荷叶(生) 蒲黄(生,各一两)

上七味,将鹿角胶、阿胶、槐实三味,同糯米一合炒胶令燥,与余四味为散研匀。每服一钱匕,藕汁调下,日三服食后。

24. 七宝丸(《圣济总录·卷第九十·虚劳呕吐血》)

治虚劳喘急咳嗽,吐血咯血,定喘。

芦荟 柏子仁 茯神(去木) 款冬花 麦门冬(去心,焙) 知母(各一两) 生干地黄(焙,半两)

上七味,捣罗为末,炼蜜为丸如弹丸大。每服一丸,河水一盏,入生姜少许,煎至六分,和滓温服,不拘时。

25. 葶苈汤(《圣济总录·卷第九十·虚劳呕吐血》)

治虚劳咳嗽咯血,日渐瘦劣,声音不出。

葶苈(隔纸炒) 杏仁(去皮尖、双仁,麸炒) 贝母(去心) 百合 麦门冬(去心) 生干地黄(焙)

上六味等分,粗捣筛。每服三钱匕,水一盏,入皂荚子二七枚,同煎至五分,去滓稍热服,空心、夜卧服。

26. 当归散(《圣济总录·卷第九十·虚劳呕吐血》)

治虚劳吐血,咳嗽烦满。

当归(切,焙) 甘草(炙,锉,各二两) 人参 生干地黄(半斤,以生姜半斤取汁浸一宿切,焙) 白茯苓(去黑皮) 杏仁(麸炒去皮尖、双仁,各一两)

上六味,捣罗为散。每服二钱至三钱匕,米饮调下,不拘时。

27. 人参散(《圣济总录·卷第九十·虚劳呕吐血》)

治肺劳吐血。

人参(半两) 黄蜀葵花(一两)

上二味,捣罗为散。每服一钱匕,糯米饮调下,食后服。

28. 独圣散(《圣济总录·卷第九十·虚劳呕吐血》)

治虚劳咯血,吐血不止。

枫香脂(不计多少)

上一味细研为散。每服一钱匕,煎人参糯米饮调下,不计时候。

29. 箬叶散方(《圣济总录·卷第九十·虚劳

呕吐血》）

治虚劳吐血不止。

箬叶（不计多少，烧灰研，一两） 麝香（一钱，研）

上二味研匀。每服一钱匕，煎阿胶人参汤调下，食后临卧服。

30. 知母汤（《圣济总录·卷第九十·虚劳呕吐血》）

治丈夫妇人虚劳咳嗽，兼咯血吐血等疾。

知母（焙） 贝母（去心） 百合 半夏（汤洗去滑，生姜汁制炒干） 防己 枇杷叶（去毛，焙，各一两） 草乌头（去皮尖，炒） 苦葶苈（隔纸炒） 甜葶苈（隔纸炒） 百部（各半两）

上一十味，粗捣筛。每服三钱匕，水一盏，入红绵子少许，乌梅三枚，煎至半盏，去滓温服。

31. 附子地黄散（《鸡峰普济方·卷第六·血小便》）

治虚劳吐血，下血，衄血，崩血，漏血。

附子 干姜 桂 黄芪 龙骨 乌鱼骨 白术 牡蛎 生干地黄（各二两） 白芍药（一两）

上为细末。每服二钱，空心米饮调下。

32. 柔脾汤（《妇人大全良方·卷之七·妇人吐血方论第六》）

治虚劳吐血，衄血，下白，汗出方。

甘草 白芍药 黄芪（各一两） 熟地黄（三两）

上为末。每服四钱，水、酒各一盏，以上煎至七分，去滓，取六分，清汁温服，食前。

33. 童真丸（《张氏医通·卷十三·专方·虚损门》）

治虚劳吐血，气虚喘嗽。

真秋石 川贝母（去心，等分）

上二味，煮红枣肉为丸。空腹薄荷汤下二钱。如脉虚气耗，加人参；若脉细数为阴虚，禁用人参，加牡丹皮；脾虚溏泄，加山药、茯苓、炙甘草。

34. 瑞金丹（《张氏医通·卷十三·专方·虚损门》）

治虚劳吐红，瘀结者。

川大黄（酒拌炒黑至黄烟起为度） 真秋石（各一两）

上杵为细末，煮红枣肉为丸小豆大。空腹薄荷汤下二钱。瘀在心包，不时惊悸，面赤神昏者，加真郁金三钱（皮色如梧桐子纹皱者真）；瘀在胃，吐血成盆者，犀角地黄汤送下。

35. 滋阴地黄丸（《奇方类编·卷下·妇人门》）

治妇人经水不调，虚劳吐血，衄血，便血，发热咳嗽，虚汗，痰喘心慌，一切虚损等症。

山药（炒，二两） 山萸（酒蒸，二两） 白茯苓（一两五钱） 丹皮（一两五钱） 泽泻（一两五钱） 天冬（一两） 麦冬（一两） 生地（酒浸，二两） 知母（酒炒，二两） 贝母（二两） 当归（二两） 白芍（酒炒，一两） 香附（童便炒，二两）

炼蜜为丸桐子大。每服百丸，空心滚白汤下。

36. 花蕊石散（《内伤集要·卷五·内伤虚损方法》）

治虚劳吐血，五内崩损，涌出升斗者。服此，使瘀血化为黄水，后以独参汤补之。

花蕊石（火煅，研如粉）

用童便一钟煎，温服。如男用酒一半，如女用醋一半，和服。

37. 十灰散（《内伤集要·卷五·内伤虚损方法》）

治呕吐咯嗽血，及虚劳大吐血。

大蓟 小蓟 侧叶 荷叶 茅根 茜根 大黄 栀子 棕榈皮 牡丹皮（烧存性，出火毒，等分）

研极细，用生姜汁或萝卜汁，磨松墨半碗，调服五钱，即止。

38. 独参汤（《内伤集要·卷五·内伤虚损方法》）

治虚劳吐血后，羸弱、气微、少食等症。

人参（一两）

枣，煎服。

二十七、治虚劳咳嗽方

1. 紫菀散（《太平圣惠方·卷第二十七·治虚劳咳嗽诸方》）

1）治虚劳咳嗽，涕唾稠黏，渐各羸弱。

紫菀（去苗、土） 黄芪（锉） 白茯苓 款冬花 生干地黄 白前 杏仁（汤浸去皮尖、双仁，麸炒微黄） 桑根白皮（炙微赤，锉，以上各一两） 甘草（半两，炙微赤，锉）

上件药，捣筛为散。每服四钱，以水一中盏，入生姜半分，煎至六分，去滓，不计时候温服。

2) 治虚劳上气，咳嗽不止。

紫菀（一两，洗去苗、土）　五味子（三分）　甘草（半两，炙微赤，锉）　百合（三分）　白茯苓（一两）

上件药，捣粗罗为散。每服三钱，以水一中盏煎至五分，去滓，温服，日三四服。

2. 白茯苓散（《太平圣惠方·卷第二十七·治虚劳咳嗽诸方》）

治虚劳咳嗽，心胸壅闷。

白茯苓　前胡（去芦头）　人参（去芦头）　黄芪（锉）　诃黎勒皮（以上各一两）　麦门冬（去心，焙）　杏仁（汤浸去皮尖、双仁，麸炒微黄）　紫菀（去苗、土）　陈橘皮（汤浸去白瓤，焙，以上各三分）　甘草（半两，炙微赤，锉）

上件药，捣粗罗为散。每服三钱，以水一中盏，入生姜半分，煎至六分，去滓，不计时候温服。

3. 补肺散（《太平圣惠方·卷第二十七·治虚劳咳嗽诸方》）

治虚劳咳嗽，气喘乏力，吃食全少，坐卧不安。

人参（去芦头）　桂心　钟乳粉　白石英（细研水飞过）　麦门冬（去心，焙）　五味子　熟干地黄　白茯苓（以上各一两）　干姜（半两，炮裂，锉）　黄芪（三分）　鹿角胶（二两，捣碎，炒令黄燥）　甘草（三分，炙微赤，锉）

上件药，捣细罗为散。每服不计时候，煮姜枣粥饮调下二钱。

4. 五味子散（《太平圣惠方·卷第二十七·治虚劳咳嗽诸方》）

治虚劳咳嗽，胸中寒热，短气不足。

五味子　紫菀（去苗、土）　前胡（去芦头）　陈橘皮（汤浸去白瓤，焙）　人参（去芦头）　白术　麦门冬（去心，以上各一两）　桂心（三分）　甘草（半两，炙微赤，锉）

上件药，捣筛为散。每服四钱，以水一中盏，入生姜半分，枣三枚，煎至六分，去滓，温服，日三四服。

5. 诃黎勒散（《太平圣惠方·卷第二十七·治虚劳咳嗽诸方》）

治虚劳咳嗽，或时寒热，不得眠卧。

诃黎勒（二两，用皮）　鳖甲（一两，涂醋炙令黄，去裙襕）　枳壳（半两，麸炒微黄去瓤）　白茯苓（一两）　紫菀（半两，去苗、土）　柴胡（一两，去苗）　黄芪（一两，锉）　杏仁（半两，汤浸去皮尖、双仁，麸炒微黄）　百合（一两）　甘草（半两，炙微赤，锉）　酸枣仁（一两）

上件药，捣粗罗为散。每服四钱，以水一中盏，入生姜半分，煎至六分，去滓，不计时候温服。忌苋菜。

6. 鹿髓煎（《太平圣惠方·卷第二十七·治虚劳咳嗽诸方》）

治虚劳伤中，脉绝筋急，肺萎咳嗽。

鹿髓（半升）　蜜（二两）　酥（二两）　生地黄汁（四合）　杏仁（三两，汤浸去皮尖、双仁，以酒一中盏浸研取汁）　桃仁（三两，汤浸去皮尖、双仁，以酒半盏研取汁）

上件药，先以桃仁、杏仁、地黄等汁，于银锅内以慢火煎令减半，次下鹿髓、酥、蜜同煎如饧。每于食后，含咽一茶匙。

7. 蛤蚧丸（《太平圣惠方·卷第二十七·治虚劳咳嗽诸方》）

治虚劳咳嗽，及肺壅上气。

蛤蚧（一对，头尾全者，涂酥炙令黄）　贝母（一两，煨微黄）　紫菀（一两，去苗、土）　杏仁（一两，汤浸去皮尖、双仁，麸炒微黄）　鳖甲（二两，涂醋炙令黄，去裙襕）　皂荚仁（一两，炒令焦黄）　桑根白皮（一两，锉）

上件药，捣罗为末，炼蜜和捣三二百杵，丸如梧桐子大。每服以枣汤下二十丸，日三四服。忌苋菜。

8. 紫菀丸（《太平圣惠方·卷第二十七·治虚劳咳嗽诸方》）

治虚劳咳嗽，胸膈不利，骨节疼痛，饮食无味。

紫菀（三分，去苗、土）　前胡（一两，去芦头）　麦门冬（一两半，去心，焙）　桔梗（半两，去芦头）　鳖甲（一两半，涂醋炙令黄，去裙襕）　白芍药（三分）　贝母（半两，煨微黄）　百合（三分）　甘草（半两，炙微赤，锉）

上件药，捣罗为末，炼蜜和捣三二百杵，丸如梧桐子大。每服不计时候，以生姜汤下二十丸。忌苋菜。

9. 天门冬丸（《太平圣惠方·卷第二十七·治虚劳咳嗽诸方》）

治虚劳咳嗽,喘促心烦。

天门冬(二两,去心,焙) 款冬花 五味子 人参(去芦头) 白茯苓 贝母(煨微黄) 甘草(炙微赤,锉) 萝卜子(酥拌炒令香,以上各一两) 熟干地黄(二两)

上件药,捣罗为末,炼蜜和捣三二百杵,丸如小弹子大。每服以绵裹一丸,常含咽津。

10. 陈橘皮丸(《太平圣惠方·卷第二十七·治虚劳咳嗽诸方》)

治虚劳咳嗽,腹胁妨闷,大腹气滞,肢节烦疼。

陈橘皮(二两,汤浸去白瓤,焙) 槟榔(一两) 柴胡(一两半,去苗) 诃黎勒皮(一两) 白芍药(一两) 紫菀(一两,去苗、土) 川大黄(二两,锉碎,微炒) 木香(三分) 杏仁(一两,汤浸去皮尖、双仁,麸炒微黄)

上件药,捣罗为末,炼蜜和捣三二百杵,丸如梧桐子大。每服食前,粥饮下三十丸。

11. 鳖甲汤(《圣济总录·卷第八十八·虚劳咳嗽》)

治虚劳咳嗽,胸满气急,发热羸瘦。

鳖甲(去裙襕,醋炙黄) 柴胡(去苗) 杏仁(汤浸去皮尖、双仁,麸炒) 桃仁(汤浸去皮尖、双仁,麸炒) 款冬花 甘草(炙,锉) 贝母(去心) 知母(焙,各一两) 皂荚(去皮子,酥炙,一分)

上九味,粗捣筛。每服三钱匕,水一盏,入小麦五十粒,乌梅一个,煎至七分,去滓温服。

12. 保命丸(《圣济总录·卷第八十八·虚劳咳嗽》)

治虚劳咳嗽,日久不瘥。

蛤蚧(一枚,如丈夫患用雄者腰上一截,女人患用雌者腰下一截,酥炙) 皂荚(不蛀者,酥炙,去皮子,两梃) 款冬花 杏仁(去皮尖,童子小便浸一复时,控干蜜炒) 木香 天麻 干地黄(熟者如黑锡,研焙) 半夏(汤洗去滑二七遍,焙) 五味子(各一分) 丁香(半分)

上一十味,捣罗为末,炼蜜丸梧桐子大。每服食后生姜汤下十五丸,加至二十丸。

13. 蛤蚧汤(《圣济总录·卷第八十八·虚劳咳嗽》)

治虚劳咳嗽,痰唾不利,喘急胸满,呀呷有声,饮食不进。

蛤蚧(酥炙去爪,一对) 人参(一两) 杏仁(汤浸去皮尖,研,五两) 白茯苓(去黑皮,一两) 甘草(炙,锉,四两) 桑根白皮(米泔浸一宿锉,焙,一两)

上六味,粗捣筛。每服三钱匕,水一盏,入生姜三片,同煎至六分,去滓温服,空心、夜卧各一。

14. 驱劳汤(《圣济总录·卷第八十八·虚劳咳嗽》)

治虚劳咳嗽喘急,涕唾稠黏,心膈满闷。

秦艽(去苗、土) 柴胡(去苗) 白茯苓(去黑皮) 鳖甲(去裙襕,醋炙,各半两) 贝母(去心) 款冬花 紫菀(去苗、土) 地骨皮 人参 麻黄(去根节) 桂(去粗皮) 半夏(姜汁浸三日,汤洗切,焙,各一分) 诃黎勒皮(三枚) 杏仁(汤洗去皮尖,双仁,研,一两)

上一十四味,粗捣筛。每服五钱匕,水一盏半,入生姜五片,同煎至八分,去滓温服。

15. 秦艽汤(《圣济总录·卷第八十八·虚劳咳嗽》)

治虚劳喘嗽,寒热盗汗。

秦艽(去苗、土) 甘草(炙,锉,各一两) 桂(去粗皮) 柴胡(去苗) 当归(切,焙,各半两)

上五味,粗捣筛。每服三钱匕,水一盏,入生姜二片,乌梅并枣各一枚劈破,同煎至七分,去滓温服。

16. 白茯苓汤(《圣济总录·卷第八十八·虚劳咳嗽》)

治虚劳咳嗽。

白茯苓(去黑皮) 五灵脂 白芷(微炒,各一两) 黄明胶(两片重一两者,炙令燥)

上四味,粗捣筛。每服三钱匕,水一盏,煎至八分,去滓入蜜少许,更煎两沸,放温细呷服,不计时。

17. 紫菀汤(《圣济总录·卷第八十八·虚劳咳嗽》)

治虚劳咳嗽,肠鸣滑泄。

紫菀(去土,半两) 柴胡(去苗,一两) 附子(炮裂,去皮脐,半两) 苍术(米泔浸一宿,切片焙干) 赤芍药(各一两) 肉豆蔻(去壳) 人参(各半两)

上七味,锉如麻豆。每服三钱匕,水一盏煎至六分,去滓,不计时温服。

18. 柴胡饮(《圣济总录·卷第八十八·虚劳

咳嗽》）

治虚劳咳嗽,气喘颊赤,心忪烦躁,两胁胀闷,肌瘦少力,不思饮食。

柴胡（去苗,半两） 白术 赤茯苓（去黑皮） 鳖甲（去裙襕,醋炙,各一分半） 知母（切,焙） 犀角屑（各一分） 枳壳（去瓤麸炒,一分半）

上七味,粗捣筛。每服三钱匕,水一盏煎至半盏,去滓温服,早晨、日午、夜卧各一服。

19. 七味汤（《圣济总录·卷第八十八·虚劳咳嗽》）

治虚劳发热咳嗽。

柴胡（去苗） 厚朴（去粗皮,姜汁炙,各二两） 甘草（炙） 桂（去粗皮） 麻黄（去根节） 陈橘皮（汤浸去白,焙） 半夏（为末,姜汁和作饼焙干,各一两）

上七味,粗捣筛。每服三钱匕,水一盏,入生姜三片,枣二枚,同煎至七分,去滓温服。

20. 秦艽饮（《圣济总录·卷第八十八·虚劳咳嗽》）

治虚劳咳嗽不止,时发寒热,涕唾稠浊。

秦艽（去苗、土） 柴胡（去苗） 贝母（去心,焙） 桔梗（炒,各一两） 甘草（炙,锉,三分） 诃黎勒（煨,去核,一两半） 陈橘皮（汤浸去白,焙） 麻黄（去根节,各一两）

上八味,粗捣筛。每服三钱匕,用童子小便一盏,入乌梅一个,同煎至七分,去滓温服,空心食前服。

21. 阿胶丸（《圣济总录·卷第八十八·虚劳咳嗽》）

治虚劳咳嗽,发热羸瘦。

阿胶（炙令燥） 熟干地黄（焙） 山芋（各一两） 羚羊角屑 柏子仁（研） 茯神（去木） 地骨皮 五味子 百合（各半两） 丹参 远志（去心） 麦门冬（去心,焙） 人参（各三分） 蛤蚧（蜜炙,一对）

上一十四味,捣罗为末,炼蜜和丸弹子大。每服一丸,水八分煎至六分,放温时时细呷服,食后、夜卧各一。

22. 地骨丸（《圣济总录·卷第八十八·虚劳咳嗽》）

治虚劳咳嗽喘满,食少胁痛,时发寒热。

地骨皮 白槟榔（煨,锉） 桔梗（炒） 麦门冬（去心,焙,各一两半） 茯神（去木） 百合 诃黎勒（煨,取皮） 人参 甘草（炙,锉,各一两） 熟干地黄（焙） 赤芍药（各二两）

上一十一味,捣罗为末,炼蜜和丸梧桐子大。每空腹煎黄芪汤下二十丸,日三服。

23. 保和汤（《痰火点雪·卷二·痰火诸方补遗·和肺引子》）

治虚劳久嗽,肺燥成痿。

地骨皮 白槟榔（煨,锉） 桔梗（炒） 麦门冬（去心,焙,各一两半） 茯神（去木） 百合 诃黎勒（煨,取皮） 人参 甘草（炙,锉,各一两） 熟干地黄（焙） 赤芍药（各二两）

上十六味作一剂,姜引,水煎服。原有兜苓。

24. 杏子汤（《不居集·上集卷之十五·咳嗽例方》）

治咳嗽不问外感风寒,内伤生冷及虚劳咯血,痰饮停积者。

人参 半夏 茯苓 细辛（一半） 白芍 甘草 干姜（一半） 五味子 桂枝（一半,等份）

上咬咀。每服四钱,水一盏半,杏仁（去皮尖,锉）五枚,生姜三片,煎服。

25. 元霜膏（《金匮翼·卷七·咳嗽统论·热嗽》）

治虚劳热嗽,咯血唾血神效。

乌梅汁 梨汁 柿霜 白沙糖 白蜜 萝卜汁（各四两） 生姜汁（一两） 赤茯苓末（八两,用乳汁浸晒九次） 款冬花 紫菀（并末,各二两）

上共入砂锅成熬成膏,丸如弹子大。每一丸,临卧含化咽下。

二十八、治虚劳里急方

1. 小建中汤（《金匮要略方论·卷上·血痹虚劳病脉证并治第六》）

治虚劳里急,悸,衄,腹中痛,梦失精,四肢疼,手足烦热,咽干口燥。

桂枝（三两,去皮） 甘草（三两,炙） 大枣（十二枚） 芍药（六两） 生姜（三两） 胶饴（一升）

上六味,以水七升煮取三升,去滓,纳胶饴,更上微火消解,温服一升,日三服。呕家不可用建中汤,以甜故也。

2. 正阳旦汤(《备急千金要方·卷九·伤寒方上·发汗汤第五》)

治虚劳里急。

桂枝　芍药　生姜(各三两)　甘草(二两)　大枣(十二枚)

上五味，㕮咀三物。切姜擘枣，以水七升煮枣令烂，去滓，乃纳诸药，水少者益之，煮令微沸，煎得二升，纳胶饴半斤，为再服。

3. 黄芪建中汤(《备急千金要方·卷十九·肾脏方·补肾第八》)

治虚劳里急诸不足。

黄芪　生姜　桂心(各三两)　甘草(二两)　芍药(六两)　大枣(十二枚)　饴(一升)

上七味㕮咀。以水一升煮取三升，去滓，纳饴，温服一升，日三。间日再作呕者，倍加生姜；腹满者，去枣加茯苓四两，佳。

4. 深师黄芪汤(《外台秘要·卷第十七·虚劳里急方六首》)

疗大虚不足，少腹里急，劳寒拘引，脐气上冲胸，短气，言语谬误，不能食，吸吸气乏闷乱者方。

黄芪(三两)　半夏(一升，洗)　大枣(二十枚，擘)　生姜(四两)　桂心(四两)　芍药(四两)　人参(二两)　甘草(二两，炙)

上八味切。以水一斗二升煮取四升，分四服，日夜再。若手足冷加附子一两。忌生葱、海藻、菘菜、羊肉汤。

5. 黄芪散(《太平圣惠方·卷第二十七·治虚劳里急诸方》)

治虚劳小腹里急，少气羸弱，不能饮食。

黄芪(锉)　白茯苓　当归　牛膝(去苗)　五味子　桂心　人参(去芦头)　附子(炮裂，去皮脐，以上各一两)　半夏(半两，汤浸七遍去滑)　熟干地黄〔一(二)两〕　白芍药(三分)　甘草(半两，炙微赤，锉)

上件药，捣筛为散。每服三钱，以水一中盏，入生姜半分，枣三枚，煎至六分，去滓，不计时候温服。

6. 芍药散(《太平圣惠方·卷第二十七·治虚劳里急诸方》)

治虚劳里急，四肢疼痛，气引胸胁不利。

白芍药(一两)　黄芪(二两，锉)　甘草(半两，炙微赤，锉)　人参(一两，去芦头)　熟干地黄(一两)　附子(一两，炮裂，去皮脐)　桂心(一两)　干姜(半两，炮裂，锉)　当归(一两)　前胡(一两，去芦头)　枳壳(半两，麸炒微黄去瓤)　诃黎勒皮(一两)

上件药，捣粗罗为散。每服四钱，以水一中盏，入生姜半分，枣三枚，煎至六分，去滓，内饧糖枣许大，更煎一两沸，每于食前温服。忌菘菜。

7. 五加皮散(《太平圣惠方·卷第二十七·治虚劳里急诸方》)

治虚劳气不足，羸瘦困乏，两胁里急，四肢烦疼无力，睡多不足，腰背疼痛。

五加皮(半两，锉)　牛膝(一两，去苗)　五味子(半两)　桂心(三分)　白茯苓(三分)　当归(三分)　甘草(半两，炙微赤，锉)　人参(一两，去芦头)　白芍药(三分)　黄芪(一两，锉)　白术(三分)　附子(一两，炮裂，去皮脐)

上件药，捣粗罗为散。每服三钱，以水一中盏，入生姜半分，枣三枚，煎至六分，去滓，食前温服。

8. 白茯苓散(《太平圣惠方·卷第二十七·治虚劳里急诸方》)

治虚劳不足，小腹里急，四肢少力疼痛，不欲饮食。

白茯苓(一两)　黄芪(一两，锉)　半夏(三分，汤洗七遍去滑)　甘草(半两，炙微赤，锉)　人参(一两，去芦头)　桂心(一两)　白芍药(一两)　麦门冬(一两半，去心，焙)　陈橘皮(三分，汤浸去白瓤，焙)　熟干地黄(一两)

上件药，捣粗罗为散。每服三钱，以水一中盏，入生姜半分，枣三枚，煎至六分，去滓，食前温服。

9. 白术散(《太平圣惠方·卷第二十七·治虚劳里急诸方》)

治虚劳里急，四肢不和，身体疼痛，不欲吃食，宜服白术散方。

白术(一两)　白芍药(三分)　人参(一两，去芦头)　甘草(半两，炙微赤，锉)　当归(一两)　半夏(半两，汤浸七遍去滑)　桂心(三分)　附子(一两，炮裂，去皮脐)　黄芪(一两，锉)

上件药，捣粗罗为散。每服三钱，以水一中盏，入生姜半分，枣三枚，煎至六分，去滓，食前温服。

10. 诃黎勒散(《太平圣惠方·卷第二十七·治虚劳里急诸方》)

治虚劳里急,两胁疼痛,四肢无力,不欲吃食。

诃黎勒皮(一两) 木香(三分) 陈橘皮(三分,汤浸去白瓤,焙) 当归(三分) 黄芪(一两,锉) 甘草(半两,炙微赤,锉) 白术(三分) 牛膝(一两,去苗) 白茯苓(一两) 人参(一两,去芦头) 白芍药(一两) 桂心(三分)

上件药,捣粗罗为散。每服三钱,以水一中盏,入生姜半分,枣三枚,煎至六分,去滓,食前温服。

11. 鹿角丸(《圣济总录·卷第九十一·虚劳里急》)

治虚劳里急,腰脚伛痹,筋骨疼痛,或攻刺胁肋。久服润肌肉,填骨髓,去风气。

鹿角(一斤,洗净,酥炙令香) 巴戟天(去心,二两) 熟干地黄(焙,四两) 黄芪(锉) 牛膝(酒浸切,焙,各一两半) 独活(去芦头) 萆薢 白茯苓(去黑皮) 桂(去粗皮) 肉苁蓉(酒浸去皱皮切,焙) 附子(炮裂,去皮脐) 泽泻(锉) 续断 芎䓖 槟榔(锉) 防风(去叉) 甘草(炙,锉) 秦艽(去苗、土) 细辛(去苗叶) 当归(切,焙) 芍药 白蒺藜(炒去角) 枳壳(去瓤麸炒) 人参 鹿角胶(炙令燥) 杏仁(汤浸去皮尖、双仁,炒研,各半两)

上二十六味,除杏仁别研外,捣罗为末,同拌匀,炼蜜为丸如梧桐子大。每服空心温酒下二十丸。

二十九、治虚劳目暗耳聋方

1. 决明丸(《千金翼方·卷第十一·小儿·眼病第三》)

主眼风虚劳,热暗运内起方。

石决明(烧) 石胆 光明砂 芒硝(蒸) 空青 黄连(不用渍) 青葙子 决明子(以苦酒渍经三日,曝干) 蕤仁 防风 鲤鱼胆 细辛

上十二味,等分,捣蜜绢筛,石研令极细,以鱼胆和丸如梧子大,曝干研碎,铜器贮之勿泄。每取黄米粒大纳眦中,日一夜一,稍稍加,以知为度。

2. 羚羊角散(《太平圣惠方·卷第三十·治虚劳目暗诸方》)

治虚劳肝肾风虚,头昏目暗,四肢少力。

羚羊角屑(半两) 黄芪(一两,锉) 柴胡(一两半,去苗) 防风(一两,去芦头) 人参(三两,去芦头) 附子(一两,炮裂,去皮脐) 泽泻(三分) 山茱萸(一两) 覆盆子(一两) 决明子(一两) 车前子(一两) 青葙子(一两) 甘草(半两,炙微赤,锉)

上件药,捣粗罗为散。每服四钱,以水一中盏,煎至六分,去滓,不计时候,温服。

3. 防风散(《太平圣惠方·卷第三十·治虚劳目暗诸方》)

治虚劳肝气乏弱,四肢不收,筋骨疼痛,目多昏暗。

防风(三分,去芦头) 山茱萸(三分) 羚羊角屑(三分) 枳实(半两,麸炒微黄) 黄芪〔二(三)分,锉〕 白茯苓(一两) 羌活(三分) 黄芩(半两) 当归(三分) 麦门冬(一两半,去心,焙) 五味子(半两) 薏苡仁(半两)

上件药,捣粗罗为散。每服三钱,以水一中盏煎至六分,去滓温服,日三四服。

4. 羚羊角丸(《太平圣惠方·卷第三十·治虚劳目暗诸方》)

治虚劳乏弱,四肢无力,头昏目暗,身体疼痛,不欲吃食。

羚羊角屑〔三(二)分〕 鹿茸(一两半,去毛,涂醋炙微黄) 山茱萸(三分) 防风(三分,去芦头) 肉苁蓉(一两,酒浸一宿刮去皱皮,炙干) 牛膝(一两半,去苗) 薯蓣(三分) 密蒙花(三分) 菟丝子(一两,酒浸三日曝干,别捣为末) 当归(三分) 白茯苓(一两) 黄芪(三分,锉) 车前子(三分) 人参(三分,去芦头) 五味子(半两) 桂心(三分) 细辛(半两) 地肤子(半两) 甘菊花(半两) 决明子(半两) 青葙子(半两) 熟干地黄(一两) 附子(一两,炮裂,去皮脐) 磁石(二两,烧醋淬七遍,捣碎细研,水飞过) 甘草(半两,炙微赤,锉)

上件药,捣罗为末,炼蜜和捣五七百杵,丸如梧桐子大。每服以温酒下三十丸,日三服,枣汤下亦得。忌炙爆、热面、荤辛。

5. 还睛丸(《太平圣惠方·卷第三十·治虚劳目暗诸方》)

治虚劳目暗。

菟丝子(一两,酒浸三日曝干,别捣为末) 真

珠(三分,细研) 远志(半两,去心) 防风(半两,去芦头) 蔓荆子(半两) 车前子(半两) 石斛(一两,去根,锉) 白茯苓(半两) 玄参(半两) 人参(半两,去芦头) 木香(半两) 决明子(半两) 地肤子(半两) 蕤仁(半两,汤浸去赤皮) 芎䓖(半两) 羌活(半两) 羚羊角屑(半两) 熟干地黄(一两) 枸杞子(半两) 牛膝(一两,去苗) 薯蓣(半两) 甘菊花(半两) 黄芪(半两,锉) 地骨皮(半两) 覆盆子(三分) 兔肝(二两,炙微黄)

上件药,捣罗为末,炼蜜和捣三五百杵,丸如梧桐子大。每服食前以温酒下二十丸,清粥饮下亦得。忌热面、荤辛、生冷。

6. 兔肝丸(《太平圣惠方·卷第三十·治虚劳目暗诸方》)

治虚劳肝肾风虚,眼漠漠昏暗,不能久视,无力。

兔肝(二两,炙微黄) 防风(三分,去芦头) 玄参(一两) 白茯苓(一两) 羚羊角屑(三分) 人参(三分,去芦头) 决明子〔三两(分)〕 车前子(一两) 地骨皮〔二(三)分〕 枳壳(半两,麸炒微黄去瓤) 黄芪(一两,锉) 熟干地黄(一两) 甘菊花(三分) 麦门冬(一两半,去心,焙)

上件药,捣罗为末,炼蜜和捣三五百杵,丸如梧桐子大。每服食前以温粥饮下三十丸。

7. 神曲丸(《太平圣惠方·卷第三十·治虚劳目暗诸方》)

治虚劳目暗、昏闷,宜服。明目,百岁可读细书。

神曲(四两,炒微黄) 磁石(二两,烧通赤,以醋淬七遍,捣碎水飞过) 朱砂(一两,细研水飞过)

上件药,都研令匀,炼蜜和捣三五百杵,丸如梧桐子大。每服于食前以粥饮下三十丸。忌羊血。

8. 补肾汤(《太平圣惠方·卷第三十·治虚劳耳聋诸方》)

治虚劳肾脏乏损,耳聋体瘦,脚膝少力,疼痛。

磁石(二两,捣碎,水淘去赤汁) 牛膝(一两,去苗) 桂心(一两) 黄芪(一两半,锉) 人参(一两,去芦头) 白茯苓(一两) 独活(一两) 芎䓖(一两) 当归(一两) 白芍药(一两) 白术(一两) 白蒺藜(一两,微炒去刺) 附子(一两,炮裂,去皮脐) 泽泻(一两) 汉椒(一两,去目及闭口者,微炒去汗)

上件药,捣粗罗为末。每服用羊肾一对,切去脂膜,以水一大盏半,煎羊肾至一盏,去肾,下药末半两,更煎至六分,去滓,空心及晚食前,分暖为二服。

9. 菖蒲浸酒方(《太平圣惠方·卷第三十·治虚劳耳聋诸方》)

治虚劳耳聋。

菖蒲(三两) 木通(二两,锉) 磁石(五两,捣碎,水淘去赤汁) 防风(二两,去芦头) 桂心(二两) 牛膝〔二(三)两,去苗〕

上件药,细锉,用生绢袋盛,以酒一斗,内药浸七日后,每日食前,暖一小盏服之。

三十、治虚劳少气方

1. 乐令建中汤(《备急千金要方·卷十九·肾脏方·补肾第八》)

治虚劳少气,心胸淡冷,时惊惕,心中悸动,手足逆冷,体常自汗,五脏六腑虚损,肠鸣风湿,营卫不调,百病补诸不足,又治风里急。

黄芪 人参 橘皮 当归 桂心 细辛 前胡 芍药 甘草 茯苓 麦冬(各一两) 半夏(二两半) 生姜(五两) 大枣(二十枚)

上十四味㕮咀,以水二斗,煮取四升,每服五合,日三夜一。

2. 鹿骨汤(《千金翼方·卷第十九·杂病中·寒冷第六·鹿骨汤》)

主虚劳风冷,补诸不足,乏惙少气方。

鹿骨(一具,锉) 苁蓉(一两) 防风 橘皮 芍药 人参 当归 龙骨 黄芪(各二两) 桂心 厚朴(炙) 干姜 独活 甘草(炙,各三两)

上一十四味,㕮咀。以水三斗先煮骨,取一斗澄取清,纳药煮取三升五合,分四服,日再。

3. 黄芪散(《太平圣惠方·卷第三十·治虚劳少气诸方》)

治虚劳少气,面色萎黄,四肢羸瘦,腹胁妨闷,吃食减少,日渐虚困。

黄芪(一两,锉) 续断(三分) 当归(三分）　熟干地黄（一两）　白术（三分）　五味子（三分）　石斛（一两,去根,锉）　桂心（一两）　白芍药（一两）　诃黎勒皮（一两）　人参（三分,去芦头）　木香（半两）　白茯苓（一两）　附子（一两,炮裂,去皮脐）　甘草（半两,炙微赤,锉）　麦门冬（一两半,去心焙）　牛膝（一两,去苗）　陈橘皮（三分,汤浸去白瓤,焙）

上件药,捣粗罗为散。每服四钱,以水一中盏,入生姜半分,枣三枚,煎至六分,去滓,每于食前温服。

4. 人参散（《太平圣惠方·卷第三十·治虚劳少气诸方》）

治虚劳少气,胸中逆满,不能下食,渐加羸弱。

人参（一两,去芦头）　白茯苓（一两）　白芍药（一两）　前胡（一两,去芦头）　川椒（半两,去目及开口者,微炒去汗）　桂心（一两）　麦门冬（一两半,去心,焙）　当归（半两）　陈橘皮（三分,汤浸去白瓤,焙）　五味子（半两）　枳壳（半两,麸炒微黄去瓤）　甘草（半两,炙微赤,锉）

上件药,捣筛为散。每服四钱,以水一中盏,入生姜半分,枣三枚,煎至六分,去滓,不计时候温服。

5. 强肾气附子散（《太平圣惠方·卷第三十·治虚劳少气诸方》）

治虚劳少气,羸弱。

附子（一两,炮裂,去皮脐）　芎䓖（半两）　白芍药（三分）　当归（三分）　熟干地黄（一两）　人参（一两,去芦头）　半夏（半两,汤洗七遍去滑）　白茯苓（三分）　桂心（三分）　五味子（三分）　肉苁蓉（一两,酒浸一宿刮去皱皮,炙干）　黄芪（三分,锉）

上件药,捣筛为散。每服四钱,以水一中盏,入生姜半分,枣三枚,煎至六分,去滓,食前温服。

6. 补虚杜仲散（《太平圣惠方·卷第三十·治虚劳少气诸方》）

治虚劳羸乏少气,五脏萎损,腰痛不能行。

杜仲（一两,去粗皮,炙微黄,锉）　蛇床子（三分）　五味子（三分）　熟干地黄（一两）　草薢（一两,锉）　巴戟（三分）　肉苁蓉（一两半,酒浸一宿刮去皱皮,炙干）　桂心（三分）　菟丝子（一两,酒浸三日曝干,别捣为末）

上件药,捣细罗为散。每服食前,以温酒调下二钱。

7. 沉香散（《太平圣惠方·卷第三十·治虚劳少气诸方》）

治虚劳少气无力。

沉香（一两）　五味子（半两）　人参（一两,去芦头）　远志（半两,去心）　天门冬（半两,去心）　石斛（一两,去根,锉）　桂心（一两）　牛膝（一两,去苗）　黄芪（一两,锉）

上件药,捣筛为散。每服三钱,以水一中盏,入生姜半分,枣三枚,煎至六分,去滓,不计时候温服。

8. 鹿角胶散（《太平圣惠方·卷第三十·治虚劳少气诸方》）

治虚劳少气,羸损。

鹿角胶（二两,捣碎,炒令黄燥）　肉苁蓉（二两,酒浸一宿刮去皱皮,炙干）　熟干地黄（三两）　黄芪（一两半,锉）　当归（一两半）　麦门冬（二两半,去心,焙）　石斛（一两,去根）　五味子（一两）

上件药,捣细罗为散。每服食前以生姜枣汤调下二钱,温酒下亦得。

9. 磁石丸（《太平圣惠方·卷第三十·治虚劳少气诸方》）

治虚劳少气,补养肾脏。

磁石（二两,烧醋淬七遍,捣碎细研水飞过）　阳起石（一两,细研水飞过）　白石英（一两,细研水飞过）　菟丝子（一两,酒浸三日曝干,别捣为末）　熟干地黄（一两）　石斛（一两,去根,锉）　五味子（三分）　栝蒌根（三分）　防风（三分,去芦头）　巴戟（一两）　桂心（三分）　人参（一两,去芦头）　蛇床子（三分）

上件药,捣罗为末,炼蜜和捣三五百杵,丸如梧桐子大。每服食前以温酒下三十丸。

10. 薯蓣丸（《太平圣惠方·卷第三十·治虚劳少气诸方》）

治虚劳少气,四肢无力。

薯蓣（二两）　黄芪（一两,锉）　远志（半两,去心）　五味子（半两）　牛膝（半两,去苗）　柏子仁（三分）　桂心〔二（三）分〕　巴戟（一两）　熟干地黄（二两）

上件药,捣罗为末,炼蜜和捣三五百杵,丸如梧桐子大。每服食前以温酒下三十丸。

11. 枸杞汤(《圣济总录·卷第八十八·虚劳少气》)

治虚劳骨肉酸疼,吸吸少气,少腹拘急,腰背强痛,心中惊悸,咽干唇燥,面无颜色,饮食减少,忧愁嗜卧。

枸杞根(锉) 黄芪(锉,各三分) 甘草(炙,锉) 麦门冬(去心,焙) 桂(去粗皮,各半两) 粳米(一两)

上六味,粗捣筛。每服五钱匕,水一盏半,生姜一分拍碎,煎至一盏,去滓空腹服,夜卧再服。

12. 芍药汤(《圣济总录·卷第八十八·虚劳少气》)

治虚劳少气,胁下妨闷,腹中拘急,少腹疼痛,唇干口燥,不能食饮。

芍药 黄芪(锉) 桂(去粗皮,各一两) 甘草(炙) 干姜(炮,各半两) 熟干地黄(一两,焙) 阿胶(炒燥,半两)

上七味,粗捣筛。每服五钱匕,水一盏半煎至一盏,去滓下饴糖少许,再煎一沸,食后分温二服,夜卧再服。

13. 麻仁汤(《圣济总录·卷第八十八·虚劳少气》)

治虚劳少气,骨节热痛。

大麻仁(五两) 枸杞叶(五两) 干姜(炮,一两) 桂(去粗皮,半两) 甘草(炙,锉,二两)

上五味,粗捣筛。每服三钱匕,以水一盏煎取半盏,去滓,空腹温服。

14. 地黄汤(《圣济总录·卷第八十八·虚劳少气》)

治虚劳少气,行动喘促,小便过多。

熟干地黄(二两) 黄芪(锉) 桂(去粗皮) 甘草(炙) 当归(切,焙,各三两) 芍药 黄精(焙干) 黄芩(去黑心,各一两) 麦门冬(去心,焙,五两)

上九味,粗捣筛。每服三钱匕,水一盏,生姜半分拍碎,枣两枚去核,煎至六分,去滓,空腹温服,日午、夜卧再服。

15. 茯苓汤(《圣济总录·卷第八十八·虚劳少气》)

治虚劳少气,喉咽不利,唾如稠胶。

白茯苓(去黑皮) 麦门冬(去心,焙,各一两) 熟干地黄(焙) 人参 前胡(去苗) 桂(去粗皮,各半两) 芍药 甘草(炙,各一两)

上八味,粗捣筛。每服五钱匕,水一盏半,枣二枚去核,煎至一盏,去滓,分温二服,如人行十里再服。

16. 五补麦门冬汤(《圣济总录·卷第八十八·虚劳少气》)

治虚劳少气,咳逆伤损,郁郁不足,降气通津液。

麦门冬(去心,焙,二两) 五味子 人参 桂(去粗皮) 甘草(炙,各半两) 地骨皮(一两) 小麦(二合) 粳米(一合)

上八味,粗捣筛。每服五钱匕,水一盏半,入薤白三寸切,同煎至一盏,去滓,空腹温服。若口干,加竹叶一两(切)。

17. 黄芪汤(《圣济总录·卷第八十八·虚劳少气》)

治虚劳少气,羸困无力,小便频数,不能饮食。

黄芪(锉,二两) 白芍药(去心,焙) 桂(去粗皮) 当归(切,焙,各一两) 麦门冬(去心,焙,一两半) 龙骨 熟干地黄(焙,各一两) 甘草(炙,半两)

上八味,粗捣筛。每服三钱匕,水一盏,生姜半分拍碎,枣二枚劈破,同煎至六分,去滓,食前温服。

三十一、治虚劳水肿方

1. 麝香散(《备急千金要方·卷二十一·消渴淋闭方·水肿第四》)

治妇人短气虚羸,遍身浮肿,皮肤急。

麝香(三铢) 雄黄(六铢) 芫花 甘遂(各二分)

上四味为末,酒服五匕,老少以意增减。亦可为丸如小豆大,强者服七丸。

2. 细辛饮(《圣济总录·卷第七十八·痢兼肿》)

治虚劳下痢,心胸壅闷喘促,四肢肿满。

细辛(去苗叶) 防己 桂(去粗皮) 当归(切,炒,各半两) 枳壳(去瓤麸炒) 白术 赤茯苓(去黑皮) 赤芍药(各三分) 黄芪(锉,一两)

上九味,粗捣筛。每服三钱匕,以水一盏,入生姜三片,煎至七分,去滓,温服不拘时。

3. 鳖甲汤（《圣济总录·卷第七十九·水肿门·水肿》）

治水气面目浮肿，因虚劳脚气所致。

鳖甲（去裙襕，醋炙焦，二两） 人参 柴胡（去苗） 当归（切，焙） 枳壳（去瓤麸炒，各二两） 甘草（炙，半两） 桃仁（七枚，汤浸去皮尖） 白槟榔（煨，二枚）

上八味，粗捣筛。先用小便二盏，浸药三钱匕，经半日，煎取七分，去滓温服，以瘥为度。妇人病状同者，加牛膝半两。

三十二、治热病后虚劳

1. 黄芪散（《太平圣惠方·卷第十八·治热病后虚劳诸方》）

治热病后，体虚成劳，气力羸，瘦弱，或寒或热，状如疟，四肢烦闷。

鳖甲（半两，涂醋炙令微黄，去裙襕） 柴胡（一两，去苗） 人参（一分，去芦头） 甘草〔半分（两）炙微赤，锉〕 豉（一合） 白术（一分） 雄鼠粪（七枚，微炒，别研）

上件药，捣筛为散。每服五钱，以水一大盏，入葱白三茎，生姜半分，煎至五分，去滓，不计时候温服。

2. 柴胡散（《太平圣惠方·卷第十八·治热病后虚劳诸方》）

治热病后，虚劳烦热，四肢疼痛，小便赤黄，不欲饮食。

柴胡（一两，去苗） 生干地黄（一两） 黄连（一两，去须） 地骨皮（一两） 枳壳（一分，麸炒微黄去瓤） 赤茯苓（一两） 甘草（半两，炙微赤，锉） 知母（半两） 鳖甲（三分，涂醋炙令微黄，去裙襕）

上件药，捣筛为散。每服五钱，以水一大盏煎至五分，去滓，不计时候温服。

3. 虎头骨散（《太平圣惠方·卷第十八·治热病后虚劳诸方》）

治热病后，虚劳气发，作寒热，乍进乍退，头痛，眼睛疼，口苦，不思食。

虎头骨〔一两（半）涂醋（酥）炙令黄〕 白茯苓（一两） 白术（一两） 人参〔半（三）分，去芦头〕 麦门冬（一两半，去心） 赤芍药（半两） 桂心（半两） 黄芪（一两） 柴胡（一两，去苗） 陈橘皮（三分，汤浸去白瓤，焙） 当归（半两） 沉香（一两） 五味子（半两） 甘草（半两，炙微赤，锉） 桃仁（一两半，汤浸去皮尖、双仁，麸炒微黄）

上件药，捣筛为散。每服五钱，以水一大盏，入生姜半分，煎至五分，去滓，不计时候温服。

4. 黄芪丸（《太平圣惠方·卷第十八·治热病后虚劳诸方》）

治热病后虚劳，四肢无力，或时寒热盗汗，心中虚悸，不能饮食，日渐瘦羸。

黄芪（一两，锉） 人参（一两，去芦头） 知母（三分） 白芍药（三分） 茯神（三分） 牡蛎（一两，烧过） 鬼箭羽（半两） 木香（三分） 白术（一两） 陈橘皮（三分，汤浸去白瓤，焙） 五味子（三分） 地骨皮（三分） 麦门冬（一两半，去心，焙） 沉香（一两） 甘草（半两，炙微赤，锉） 牛黄（半两，细研） 麝香〔半两（分），细研〕 鳖甲（半两，涂醋炙令微黄，去裙襕）

上件药，捣罗为末，入牛黄麝香，研令匀，炼蜜和捣三二百杵，丸如梧桐子大。每服食前以温酒下三十丸，如不饮酒，用粥饮下亦得。

5. 鳖甲饮子（《太平圣惠方·卷第十八·治热病后虚劳诸方》）

治热病后，体气尚虚，用力太早，遂生寒热四肢乏力。

鳖甲（半两，涂醋炙令微黄，去裙襕） 柴胡（一两，去苗） 人参（一分，去芦头） 甘草〔半分（两），炙微赤，锉〕 豉（一合） 白术（一分） 雄鼠粪（七枚，微炒，别研）

上件药，细锉，拌令匀，分为二服。每服以水二大盏，入生姜二分，葱白三茎，煎至一盏，去滓，入研了鼠粪搅匀，不计时候，分温二服。

6. 獭肝丸（《太平圣惠方·卷第十八·治热病后虚劳诸方》）

治热病后虚劳，皮骨蒸，日渐黄瘦，四肢羸瘁，不思饮食。

獭肝（一两，微炒） 柴胡（三分，去苗） 川升麻（半两） 黄芪（三分，去须） 天灵盖（一两，涂酥炙令微黄） 枳壳（三分，麸炒微黄去瓤） 犀角屑（一两） 金箔（五十片，细研） 银箔（五十片，细研） 牛黄（半分，细研） 麝香（半分，细研） 松脂（三分，细研）

上件药,捣罗为末,入金银箔、牛黄、麝香、松脂等,炼蜜和捣三二百杵,丸如梧桐子大。每服食前以童子小便三合浸豉取汁,下二十丸。

7. 人参散(《太平圣惠方·卷第十八·治热病后虚劳诸方》)

治热病后虚劳盗汗,口苦,不得睡卧,四肢烦疼,舌干卷涩。

人参(一两,去芦头) 麦门冬(一两半,去心,焙) 赤芍药(一两) 柴胡(一两,去苗) 白茯苓(一两) 黄芪(一两,锉) 牡蛎(一两,烧为粉) 甘草(半两,炙微赤,锉) 鳖甲(一两,涂醋炙令微黄,去裙襕)

上件药,捣粗罗为散。每服四钱,以水一中盏煎至六分,去滓,不计时候温服。

8. 葛根饮(《普济方·卷一百五十三·热病门·热病后虚劳》)

主热病劳复,身体痛,天行壮热烦闷。

葛根(一两) 葱白(一握) 豉(半升) 米(一合)

上先切葛根,以水九升煮七升,则纳葱白更煮取四升,去葛根及葱白滓讫,则纳豉及少许米,煮取三沸,并滤去米等滓,分四服。当有汗出即瘥,明旦又更作服。忌猪、蒜等。

9. 芍药散(《普济方·卷一百五十三·热病门·热病后虚劳》)

治阴虚发热。

芍药 黄芪 甘草 青蒿(各一两半)

上为粗散末,每服五钱,水二盏,煎一盏,温服。

10. 香甲散(《普济方·卷三百二十二·妇人诸疾门·虚损》)

治热病后虚劳,或四肢倦怠,脚手疼痛,饮食无味,肌肤黄瘦,或热疟盗汗,头晕虚烦,此药久服驻颜,甚妙。

鳖甲(三两,醋浸去裙襕炙黄,又入醋蘸七次) 当归 木香 人参 附子 槟榔 羌活 川芎䓖 沉香 肉豆蔻 酸枣仁 大腹子(各半两) 北柴胡(一两半) 厚朴 川牛膝 白茯苓 秦艽 桂心(一两半)

上㕮咀,每服五(三)钱,水一盏,生姜三片,乌梅一个,煎至八分,去滓温服,日三服,空心。忌生冷、面食、鸡肉、鲊酱之类。

三十三、治伤寒后虚劳方

1. 生地黄汤(《备急千金要方·卷九·伤寒方上·宜下第八》)

治伤寒有热,虚羸少气,心下满,胃中有宿食,大便不利。

生地黄(三斤) 大黄(四两) 甘草(一两) 芒硝(二合) 大枣(二枚)

上五味合捣,令相得,蒸五升米下,熟绞汁,分再服。

2. 附子汤(《圣济总录·卷第三十一·伤寒后虚羸》)

治伤寒后虚羸少力,补益元脏。

附子(炮裂,去皮脐) 草薢 熟干地黄(焙) 人参(各一两) 芎䓖 半夏(汤洗七遍,炒,各半两) 白茯苓(去黑皮) 桂(去粗皮) 当归(切,焙) 芍药 五味子 黄芪(锉,各三分)

上一十二味,锉如麻豆。每服五钱匕,水一盏半,入生姜一枣大拍碎,枣三枚劈破,同煎至八分,去滓,空心温服。

3. 柴胡知母汤(《圣济总录·卷第三十一·伤寒后虚羸》)

治伤寒后体虚成劳,遍身盗汗,四肢无力,口苦憎寒,又多咳嗽。

柴胡 知母 桔梗(炒) 厚朴(去粗皮,生姜汁炙) 熟干地黄(焙) 白茯苓(去黑皮) 山芋 黄芪(锉) 紫菀(去苗、土) 地骨皮(各一两) 黄芩(去黑心,半两) 甘草(炙,锉) 桂(去粗皮) 半夏(汤洗七遍,炒,各三分)

上一十四味,粗捣筛。每服五钱匕,水一盏半,入生姜一枣大拍碎,枣三枚劈破,同煎至八分,去滓空心温服,日再。

4. 桂心汤(《圣济总录·卷第三十一·伤寒后虚羸》)

治伤寒后虚劳,羸瘦乏力。

桂(去粗皮) 人参 黄芪(锉) 牛膝(酒浸切,焙,各一分) 甘草(炙,锉,二分) 白茯苓(去黑皮,三分)

上六味,粗捣筛。每服三钱匕,水一盏,入生姜三片,枣二枚劈破,同煎至六分,去滓,空心温服。

5. 黄芪芍药汤(《圣济总录·卷第三十一·伤寒后虚羸》)

治伤寒后气血不复、虚羸。

黄芪(锉)　人参(各一两)　芍药　桂(去粗皮)　五味子(各三分)　白术(半两)　甘草(炙,锉,一分)

上七味,粗捣筛。每服三钱匕,水一盏,入生姜三片,枣二枚去核,同煎至六分,去滓温服,空心食前。

6. 黄芪甘草汤(《圣济总录·卷第三十一·伤寒后虚羸》)

治伤寒后虚劳短气,小肠急痛,羸劣。

黄芪(二两,锉)　甘草(炙)　白茯苓(去黑皮)　芍药　白术(各半两)　桑螵蛸(炙)　桂(去粗皮,各三分)

上七味,咬咀如麻豆。每服四钱匕,水一盏半,入生姜一枣大拍碎,枣三枚劈破,同煎至八分,去滓,空心温服。

7. 黄芪薤白汤(《圣济总录·卷第三十一·伤寒后虚羸》)

治伤寒后,五脏俱虚,羸劣不足。

黄芪　人参(各半两)　白茯苓(去黑皮)　五味子　白术(各一分)　薤白(七茎)　葱白(三茎)　粳米(半合)　芍药　生姜(各半分)　羊肾(一只,去脂膜)

上一十一味,细锉,分作三服。每服用水二盏煎至一盏,去滓,食前温服,一日服尽。

8. 黄芪姜桂汤(《圣济总录·卷第三十一·伤寒后虚羸》)

治伤寒后,脏气不足,虚乏。

黄芪(锉,一两)　桂(去粗皮)　干姜(炮)　人参　芍药(各半两)　甘草(炙锉,一分)　半夏(三分,汤洗七遍炒)

上七味,粗捣筛。每服三钱匕,水一盏,入生姜三片,枣二枚劈破,同煎至六分,去滓,空心温服。

9. 干地黄汤(《圣济总录·卷第三十一·伤寒后虚羸》)

治伤寒后血气不足,脚膝无力,四肢羸劣。

熟干地黄(焙)　地骨皮　五味子(各一两)　桂(去粗皮,半两)　黄芪(锉,一两半)　羯羊肾(一对,切去筋膜)

上六味,粗捣筛。每服五钱匕,水一盏半,先将羊肾一只去筋膜切,煮至一盏,次下药,更煎至七分,去滓,空心温服。

10. 白术黄芪汤(《圣济总录·卷第三十一·伤寒后虚羸》)

治伤寒后胃气虚乏,不思饮食,日渐羸瘦。

白术　黄芪(锉,各一两)　山茱萸　五味子　人参　茯神(去木,各三分)　半夏(汤洗七遍,炒)　前胡(去芦头)　山芋　桔梗(炒,各半两)

上一十味,粗捣筛。每服五钱匕,水一盏半,入生姜一枣大拍碎,同煎至八分,去滓,空心温服。

11. 羚羊角汤(《圣济总录·卷第三十一·伤寒后虚羸》)

治伤寒后烦热憎寒,口苦不思饮食,日渐羸瘦。

羚羊角(镑)　柴胡(去苗)　鳖甲(去裙襕,醋炙)　人参(各三分)　知母　淡竹茹　黄芪　赤茯苓(去黑皮)　甘草(炙,各半两)　麦门冬(去心,焙,一两)

上一十味,细锉如麻豆。每服五钱匕,水一盏半煎至八分,去滓,食后温服,日二。

12. 鸡子豉汤(《普济方·卷一百四十四·伤寒门·伤寒后虚羸》)

治吐下以后,虚羸欲死。

鸡子(一十枚)　豉(四合,绵裹)

上以水五升,先煮鸡子,取二升,纳豉,又煮三四沸,去滓,分再服。

13. 羌活附子汤(《普济方·卷一百四十四·伤寒门·伤寒后虚羸》)

治伤寒汗下后,虚中为冷药所寒,中焦痞满,而呕。

羌活　附子　茴香(各半两)　木香　干姜(各一枣大)

上为末。每服二钱,少盐煎,食前。

【论用药】

自古以来,治疗虚劳的药物较多,此类治虚劳专药功效突出,可以一味即获大效,或与他药组成复方或验方,古代本草文献记载较多,收集于此,以资借鉴。

一、概论

《鸡峰普济方·卷第一·诸论·虚劳用药》："凡虚劳之疾,皆缘情欲过度,营卫劳伤,致百脉空虚,五脏衰损,邪气乘袭,致生百疾。圣人必假药石以资血气,密腠理,以御诸邪。肌肉之虚,犹物体之轻虚,如马勃、通草、蒲梢、灯心之属是也,非滋润黏腻之物以养之,不能实也。故前古方中鹿角胶、阿胶、牛乳、鹿髓、羊肉、饴糖、酥酪、杏仁煎、酒蜜、人参、当归、地黄、门冬之类者,盖出此意。《本草经》云补可去弱,羊肉、人参之属是也。所谓虚劳者,因劳役过甚而致虚损,故谓之虚劳。今人才见虚弱疾证,悉用燥热之药,如伏火、金石、附子、姜桂之类,致五脏焦枯,血气干涸,而致危困,皆因此也。如虚而兼冷者止,可于诸虚劳方中加诸温热药为助可也,如此即不失古人之意。"

《医说·卷四·劳瘵·虚劳服药》："养生必用方,论虚劳不得用凉药,如柴胡、鳖甲、青蒿、麦门冬之类,皆不用服,唯服黄芪建中汤。有十余岁女子因发热咳,嗽喘急,小便少,后来成肿疾,用利水药得愈然虚羸之甚,遂用黄芪建中汤,日一服三十余日,遂愈。盖人禀受不同虚劳,小便白浊,阴脏人服橘皮煎、黄芪建中汤获愈者甚众。至于阳脏人不可用暖药,虽建中汤不甚热,然有肉桂服之稍多,亦反为害。要之用药亦量其所,禀审其冷热,而不可一概以建中汤治虚劳也。谨之。(《医余》)"

《丹溪治法心要·卷四·劳瘵》："此阴虚之极,痰与血病,多有虫者。虚劳身瘦属火,因火烧烁故也。肉脱甚者,难治;不受补者,亦难治。治法以大补为主,四物汤加竹沥、童便、姜汁,一加炒柏。阳虚者,四君子加麦冬、五味、陈皮、炒柏、竹沥、童便、姜汁。虚劳即积热做成,始健可用子和法;后羸急四物加减送消积丸。热助气,不做阳虚,蒸蒸发热,积病最多。调鼎方,紫河车丸治传尸劳瘵;青蒿煎治劳瘵(二方俱见《医要》)。传尸劳瘵,寒热交攻,久嗽咯血,日见羸瘦,先以三拗汤,次以连心散。一男子劳弱,潮热往来,咳嗽痰血,日轻夜重,形容枯瘦,饮食不美,肾脏虚甚,参、芪、白术、鳖甲各一钱,当归、五味、炒芩、炒柏、软柴、地骨、秦艽、炒连、茯苓、半夏各五分,麦冬七分半,姜煎,服就送下三补丸。一妇人劳瘵,四物加参、芪、柴胡、黄芩、鳖甲、地骨、甘葛、五味、甘草,水煎服。虚劳大热之人,服芩、连寒药不得者,用参、芪、归、术、柴胡、地骨、麦冬、五味、秦艽、芍药、青蒿、半夏、甘草、胡连,上用生姜、乌梅煎服。一人年三十五,患虚损,朝寒暮热,四君子汤加软柴胡、黄芩、当归、芍药、川芎、地骨皮、秦艽。一人气血两虚,骨蒸寒热交作,大便如常,脉细数,少食,八物汤加柴胡、知母、黄柏。"

《本草纲目·主治第三卷·百病主治药·咳嗽血》："咳血出于肺,嗽血出于脾,咯血出于心,唾血出于肾。有火郁,有虚劳……[虚劳]人参、地黄、百合、紫菀、白芨、黄芪、五味子、阿胶、白胶、酥酪、黄明胶(肺损嗽血,炙研汤服)、猪胰(一切肺病,咳唾脓血)、猪肺(肺虚咳血,蘸薏苡仁末食)、猪心(心虚咯血,包沉香、半夏末,煨食)、乌贼骨(女子血枯伤肝唾血)。"

《理虚元鉴·卷下·治虚药讹一十八辨》："人参,外感风邪,元气未漓,审用。人参大补元气,冲和粹美,不偏不倚,故在阴补阴,在阳补阳,能温能清,可升可降,三焦并治,五脏咸调,无所不可。故其治病也,除元气充实,外感有余,无事于补者,则补之反成壅塞,所谓实实也。若夫虚劳之病,或气血、阴阳、水火、寒热、上下诸证,与夫火、痰、燥、湿、滞、胀、吐、利、冒厥、烦渴,及胎前、产后、痘疹、久病、病后,一经一虚字,则无不宜,而不可少。此人参之所以能回元气于无何有之乡,而其功莫大也。自东垣、丹溪,先后发明,并无异议。庸医不察,执节斋之瞽说,以为人参补阳,沙参补阴,若补阳则助其火,甚至云虚劳人服参者,必至不救,以致举世畏参如砒鸩,而不敢试,岂不误哉!

黄柏、知母,禁用。《丹溪心法》有云:虚损吐血,不可骤用苦寒,恐致相激,只宜琼玉膏主之。何事首尾矛盾?又载三补丸,以芩、连、柏三味主之,大补丸以黄柏一味主之,乃至滋阴百补丸,知、柏并用。后之学者宗之,凡遇虚劳咳嗽、吐血、虚火虚热之疾,皆以知、柏二味,以为清火滋阴。殊不知虚劳之火,虚火也;相火也,阴火也。即丹溪云:虚火可补,人参、黄芪之属。相火系于肝肾之间,出入于甲胆,听命于心君。君火明,则相火伏;若君火不明,则相火烈焰冲天,上感清虚之窍,耳聋、鼻干、舌痛、口苦、头晕、身颤、天突急而淫淫作痒、肺叶张而咳嗽频仍。当此时也,惟有清气养荣，滋方寸灵台之雨露，以宁膻中之烦焰，则甲胆乙肝之相火，不扑而自灭矣。阴火者，龙雷之火也，起于九泉之下，遇寒水阴翳，则其焰愈腾，若太阳一照，自然消陨。此三火者，皆无求于降火滋阴，亦何事乎知、柏，而用之以贻害乎？且黄柏伤胃，知母滑脾，胃伤则饮食不进，脾滑则泄泻无度。一脏一腑，乃生人之本。《经》云：得谷者昌，失谷者亡。又曰：阳精上奉，其人寿；阴精下降，其人夭。今以苦寒伤胃，岂非失谷者亡乎？以冷滑泄脾，岂非下降者夭乎？想世用此者，意在滋阴，而不知苦寒下降多亡阴，阴亏而火易炽；意在清金，而不知中土既溃，绝金之源，金薄而水益衰。吾知用此者，未见其利，徒见其害耳。每见虚劳之人，未有不走脾胃而死者，则知、柏之厉也。

麦冬、五味，初病酌用。治肺之道，一清、一补、一敛，故麦冬清，人参补，五味敛。三者，肺怯之病，不可缺一者也。然麦冬之清敛，固有道焉。盖虚劳之初起，亦有外感而成，故其初治必兼柴胡、前胡以疏散之，未可骤加敛补，施治之次第宜然。若不知初病、久病之分，或骤清、骤补、骤敛，则肺必致满促而不安，邪气濡滞，久而不彻。此非药之害，实由用之失节耳。若夫疏解之后，邪气既清，元气耗散，则当急用收敛、清补为主，舍此三物，更何求焉？况五味不但以收敛为功，兼能坚固心肾，为虚劳必用之药。乃在用之不当者，反咎五味酸能引痰致嗽，畏而弃之。殊不知病至于伏火乘金，金气耗越之际，除却此味，更用何药以收之耶？

泽泻，宜用。夫肺金为气化之源，伏火蒸灼，则水道必污，污则金气不行而金益病，且水停不流，则中土濡湿，而奉上无力。故余治劳嗽吐血之症，未有不以导水为先务者，每称泽泻有神禹治水之功，夫亦尝究其命名之义矣。盖泽者，泽其不足之水；泻者，泻其有余之火也。惟其泻也，故能使生地、白芍、阿胶、人参，种种补益之品，得其前导，则补而不滞；惟其泽也，故虽走浊道而不走清道，不若猪苓、木通、腹皮等味之消阴破气，直走无余。要知泽泻一用，肺、脾、肾三部咸宜，所谓功同神禹者此也。古方用六味丸，用之功有四种，《颐生微论》论之极详。庸医不察，视为消阴损肾之品，置而不用，何其谬甚！

桑皮，宜用。桑白皮清而甘者也，清能泻肝火之有余，甘能补肺气之不足。且其性润中有燥，为三焦逐水之妙剂。故上部得之清火而滋阴，中部得之利湿而益土，下部得之逐水而散肿。凡虚劳症中，最忌喘、肿二候。金逆被火所逼，高而不下则为喘；土卑为水所侮，陷而失堤则为肿。喘者，为天不下济于地；肿者，为地不上交于天。故上喘、下肿，天崩地陷之象也。是症也，惟桑皮可以调之。以其降气也，故能清火气于上焦；以其折水也，故能奠土德于下位。奈何前人不察，以为性不纯良，用之当戒。不知物性有全身上下纯粹无疵者，惟桑之与莲，乃谓其性不纯良，有是理乎？

桔梗，宜用。夫肺如华盖，居最高之地，下临五脏，以布治节之令。其受病也，以治节无权，而气逆火升，水涎上泛，湿滞中州，五脏俱乖，百药少效。惟桔梗禀至清之气，具升浮之性，兼微苦之味；至清故能清金，升浮故能载陷，微苦故能降火，实为治节君主之剂，不但引清报使而已。此味升中有降，以其善清金，金清自能布下降之令故也；清中有补，以其善保肺，肺固自能为气血之主也。且其质不燥不滞，无偏胜之弊，有十全之功，服之久，自能清火消痰，宽胸平气，生阴益阳，功用不可尽述。世之医者，每畏其开提发散，而于补中不敢轻用、多用，没其善而掩其功，可惜也。

丹皮、地骨皮，宜用。夫黄柏、知母，其为倒胃败脾之品，固宜黜而不录矣。然遇相火烁石流金之际，将何以处此？曰：丹皮、地骨皮，平正纯良，用代知、柏，有成无败。丹皮主阴抑火，更兼平肝。骨皮清火除蒸，更兼养肺。骨皮者，枸杞之根也。枸杞为补肾之要药，然以其升而实于上也，但能温髓助阳，虚劳初起，相火方炽，不敢骤用。若其根伏而在下，以其在下也，故能资肾家真水；以其皮，故能舒肺叶之焦枯，凉血清骨，利便退蒸。其功用较丹皮更胜，且其味本不苦，不致倒胃；质本不濡，不致滑脾，施治允当，功力万全，有知、柏之功，而无其害，最为善品。

生地，宜用，初病审用。世人以生地为滞痰之物，而不敢轻用，是不知痰之随症而异也。杂症之痰，以燥湿健脾为主；伤寒之痰，以去邪清热，交通中气为主。惟虚症之痰，独本于阴虚血少，火失其制，乃上克肺金，金不能举清降之令，精微不彻于上下，滞而为痰作咳。治宜清肺，则邪自降；养血，则火自平。故余于清金剂中，必兼养荣为主。荣者,血也;阴者,水也,润下之德也。清金若不养荣,如吹风灭火,风势愈逆,烈焰愈生。清金养荣者,为引水制火,沾濡弥漫,烟气永息。故桔梗、桑皮、贝母之类,清金之品也。生地、丹皮、当归之类,养荣之品也。而养荣剂中,又以生地为第一。以生地治杂症之痰,则能障痰之道,能滞化痰之气,且其力滋补,反能助痰之成。若加之虚劳剂中,则肺部喜其润,心部喜其清,肾部喜其滋,肝部喜其和,脾部喜其甘缓,而不冷、不滑,故劳嗽、骨蒸、内热、吐血、咯血剂中,必无遗生地之理。惟劳嗽初起,客邪未清,痰嗽盛时,亦暂忌生地滞泥。若表症既除,内热蒸灼,非生地之清润,以滋养化源,则生机将绝矣。若畏其滞,而始终不用,乃是不明要义也。

茯苓,宜用。有谓茯苓善渗,下元不足者忌之。非也。盖茯苓为古松精华蕴结而成,入地最久,得气最厚。其质重,其气清,其味淡。重能培土,清能益金,淡能利水。惟其得土气之厚,故能调三部之虚。虚热虚火湿气生痰,凡涉虚者皆宜之,以其质中和粹美,非他迅利克伐者比也。夫金气清降,自能开水之源;土气调平,自然益气之母。三脏既理,则水火不得凭凌,故一举而五脏均调。又能为诸阴药之佐,而去其滞;为诸阳药之使,而宣其道。补不滞涩,泄不峻利,精纯之品,无以过之。

黄芪,宜用。余尝说建中之义,谓人之一身,心上,肾下,肺右,肝左,惟脾胃独居于中。黄芪之质,中黄表白,白入肺,黄入脾,甘能补中,重能实表。夫劳倦虚劳之症,气血既亏,中外失守,上气不下,下气不上,左不维右,右不维左,得黄芪益气甘温之品,主宰中州,中央旌帜一建,而五方失位之师,各就其列,此建中之所由名也。故劳嗽久已失气,气不根于丹田,血随气溢,血既耗乱,气亦飞扬。斯时也,虽有人参回元气于无何有之乡,究竟不能固真元于不可拔之地,欲久安长治,非黄芪不可。盖人参之补迅而虚,黄芪之补重而实,故呼吸不及之际,芪不如参。若夫镇浮定乱,返本还元,统气摄血,实表充里,其建立如墙壁之不可攻,其节制如将令之不可违,其饶益如太仓之不可竭,其御邪扶正,如兵家之前茅,中坚后劲,不可动摇,种种固本收功之用,参反不如芪。故补虚以黄芪为墙垣,白术作基址。每见服参久久,渐至似有若无,虽运用有余,终是浮弱,不禁风浪。若用芪、术兼补,可至风雨不畏,寒暑不侵,向来体弱者,不觉脱胎换骨,诚有见于此也。除劳嗽初起,中土大伤,气火方盛,心肺虽失其和,脾胃犹主其事,此时只宜养荣为主,黄芪微滞,尚宜缓投。若久病气虚,肺失其制,脾失其统,上焉而饮食渐难,下焉而泄泻频作,此时若不用黄芪以建中,白术以实土,徒以沉阴降浊之品,愈伤上奉升腾之用,必无济也。

白术,宜用,初病审用。虚劳初起,治未有不以清金为第一义者。而清金之品,生地、阿胶、丹皮、白芍之外,又有如麦冬之清心保肺,元参之甘寒清火,为虚劳所必须。然有一种中土素弱之人,脾胃不实,并麦冬亦微恶其冷,元参亦且嫌其寒,久久渐妨饮食,渐陷中气,于斯时也,又宜以培土调中为主。其法在杂症门中,用药颇多,惟虚症内,培土之剂,止有黄芪、白术、茯苓、山药,有功而无过。夫虚劳之培土也,贵不损至高之气,故二陈之燥,平胃之烈,固万万不可;即扁豆之健脾,苡仁之胜瘴,犹未免于走血,俱未尽善。若乃四味之中,茯苓、山药虽冲和,而无峻补回生之力,即芪、术二种并用,又以术为土部专经之剂,兼为益气之品,故能培土以生金,而至高之部,胥有赖也。夫术性微燥,于虚症似当缓投,然却喜其燥而不烈,有合中央之土德,且补土自能生金,如山岳之出云蒸雾,降为雨露,以濡万物,而何病燥之有哉?缪仲淳谓其燥能伤阴。殊不知伤阴为苍术、厚朴之类,岂可以白术微燥中和之品同语耶?且治法收功之时,非培土则浮火终不归根,知白术之功大矣。

柴胡,酌用。柴胡升清调中,平肝缓脾,清热散火,理气通血,出表入里,黜邪辅正,开满破结,安营扶卫,凡脏腑经络,无所不宜。在虚劳初起,或为外感时邪,固为必须之品,至于七情所结,浸淫郁滞,有待宣通,舍此柴、前二胡,则无有秉性纯良出其右者矣。故每用些少以佐之,然后专用清源补敛之品,乃为十全。即其调理之人,中间或撄或感,亦必急用柴胡、防风、葛根等味彻之,然后仍用补敛,庶免关门捉贼之患。但其性升散,用者当中病即止,不可多用、常用耳。更有女人抑郁伤阴,与夫蓐劳之后,必当选用。盖多郁则伤元气,柴胡平肝散郁,功最捷也。后人因陈藏器一言,忌用柴胡，遇内伤、外感之症，将反用麻黄、紫苏等味以散之耶！

陈皮，偶用。夫桔梗本以载气上行，而气火以平者，可见虚劳之气，皆由于火侵肺也。若杂症之有胸膈气滞，皆由于寒湿侵胃，故用陈皮之辛以利之，诚为至当。乃世医不察虚劳杂症之分，但见胸口气滞，辄以陈皮理气，不知陈皮味辛而性燥，辛能耗肺气之清纯，燥能动阴虚之相火，本以理气，气反伤矣。惟清金之久，化源初动，脾气未健，胃口渐觉涎多，可少加陈皮以快之，使中宫一清，未为不可。又或时气偶来，脾胃濡泻，亦可暂用数剂，以清理之，然亦须去病则已，不宜常用。

苏子，不必用。夫虚劳之火，既乘金之气高而不降，治宜平其火而已，不必下其气也。惟杂症之喘急而气高者，有三子养亲之说，而医者混以治劳，以为得真苏子下之，则气可平而火可降，喘可定而痰可消。不知其复也，必增剧矣。惟白前一味，为平喘之上品。凡撷肚抬肩，气高而急，能坐而不能卧，能仰而不能俯者，用此以平之，取效捷而元气不伤，大非苏子可比。

枳壳，不可用。虚劳施治，曰清金，曰安神，曰培土，曰调肝，曰益肾，而惟补之一字彻乎终始，故火亦补，痰亦补，滞亦补，三焦五脏六腑十二经络，无所往而不宜补者。乃有谬妄之流，一见中气塞滞，不究虚实，便用枳壳以伐之。不知虚劳治气，与杂症不同。其滞也，不可以利之；其高也，不可以下之；其治满也，不可以破之。陈皮、苏子已不当用，况枳壳、青皮乎！

杞子，酌用。虚劳之施治有次序，先以清金为主；金气少肃，即以调脾为主；金土咸调，则以补肾要其终。故初治类多用元参、麦冬；渐次芪、术；终治牛膝、龟鹿胶、杞子之类，收功奏效，返本还元。凡属阴虚，未有不以此为扼要者也。然杞子之性太温，若君火未明，相火方炽，肺叶举张之时，龙雷鼓动之后，投此剂则嗽必频，热必盛，溺必涩，血必涌溢而不可止。世医每执杞子性凉之说，试问性若果凉，胡为兴阳之骤耶？

当归，审用。夫当归之养荣，以佐清金也，尚矣。然其味未免于辛，其性未免于温，虽有养血之功，亦为行血活血之品。故治吐血症者，宜待血势既定，血络稍固，君、相二火咸调，然后以此大补肾水以收功。若执古人之论，谓当归命名之义，使气血各得其归，不顾血症新久而用之，亦有误处。

桂圆，审用。龙眼大补心血，功并人参。然究为湿热之品，故肺有郁火，火亢而血络伤者，服之必剧。世医但知其补，而昧于清温之别，凡遇虚劳，心血衰少，夜卧不宁之类，辄投之。殊不知肺火既清之后，以此大补心脾，信有补血安神之效，若肺有郁伏之火，服之则反助其火，或正当血热上冲之时，投此甘温大补之味，则血势必涌溢而加冲。不可不慎也。"

《不居集·下集卷之一·风劳·论风劳用药》："体虚最易感于邪，当先和解，或微利、微下之，从其缓而治之，次则调之。医者不知邪气加之于身而未除，便行补剂，邪气得补，遂入经络，致死不治。如此误者，何啻千万，良可悲哉！《内经》中本无风劳之说，而有曰劳者温之。此乃虚劳之劳，温者温存之义。不足者补之以味，谷肉果菜，百味珍馐，无非补也。今之医者，不通其法，惟知大补之道，轻则当归、鹿茸、雄、附，重则乳石、丹砂，加之以灼艾。补燥其水，水得热愈涸，生火转甚，轻则痰嗽失血，潮热烦渴喜冷，重则失音，断不可救。犹且峻补不已，如此死者，医杀之耳。及遇良工治验，而以清凉之剂，不合病人之情，反行责怪。及闻发表攻里之说，畏而不从，甘死于庸医之手，虽死不悔，深可悯也。

[澄按]禀赋各有不同，脏腑阴阳亦多偏胜。此条所论与前数条大都相似，但虚劳之劳与风劳之劳，病因不同，药亦各别。风劳之劳，当以祛邪为急；而虚劳之劳，必以补养为先。偏执温补，偏执清凉，皆非法也。凡人气血壮旺，则外邪不侵；脾胃健运，则饮食不滞；七情无过，则气足神旺，百病从何而生？惟根本一虚，各症迭出。风劳一症，其中虚虚实实，疑似难明。初起原在皮毛，疏之散之，解之托之，邪自无容身之地。而昧者不察，误用温补、寒凉、酸敛、滋阴、降火之剂，妄为施治。酸敛则收束，寒凉则冰伏，温补则燥热，滋阴则入内，降火则闭塞，不虚而虚，不损而损矣。皮薄肉弱之人，不胜四方之虚风。当其初入，浅在经络时，祛之甚易。上集治法立有解托六方，以治不能大表大散者。如寒重热轻，则柴陈解托汤；热重寒轻，则用柴芩解托汤；邪郁内热，则用和中解托汤；内邪蒸热，则用清里解托汤；客邪寒热，则用葛根解托汤；外邪内陷，则用升柴拔陷汤。而犹有不能

应手者,必其人平日劳伤太过,肾精不充,以致外邪内伏,而不肯外出。又立补托七方,以治正虚之人,徒然解表无益者。如血分不足,益荣内托散;气分不足,助卫内托散;气血俱虚者,双补内托散;七情过伤者,宁志内托散;房劳太甚者,补真内托散;劳心太过,宁神内托散;劳力太过,理劳神功散。"

二、治虚劳专药

此下引录治疗虚劳药论,讨论有关用药理论及要点,此类药物或单用或入于复方之中使用当辨。

1. 人胞

《神农本草经疏·卷十五·人部·人胞》:"主血气羸瘦,妇人劳损,面䵟皮黑,腹内诸病渐瘦瘁者。"

《本草备要·卷八·人部·紫河车》:"大补气血。甘咸性温。本人之血气所生,故能大补气血,治一切虚劳损极(虚损:一损肺,皮槁毛落;二损心,血脉衰少;三损脾,肌肉消脱;四损肝,筋缓不收;五损肾,骨痿不起。六极,曰气极、血极、筋极、肌极、骨极、精极),恍惚失志癫痫。"

2. 人参

《本草从新·卷一·草部·人参》:"治虚劳内伤。(伤于七情六欲、饮食作劳为内伤,宜养正;伤于风寒暑湿燥火为外感,宜祛邪。如发热证,外感则发热无间,内伤则时热时止;恶寒证,外感虽絮火不除,内伤则得暖便减;头痛证,外感则常痛不休,内伤则时痛时止;外感则手背热,内伤则手心热;外感则鼻塞不通,内伤则口淡无味。)"

《本草纲目·主治第三卷·百病主治药·虚损》:"人参:五劳七伤,虚而多梦者加之,补中养营。虚劳发热,同柴胡煎服。房劳吐血,独参汤煎服。"

3. 人中白

《本草通玄·卷下·人部·小便》:"人中白,乃溺器淀白垽也。煅过,水飞用。主降火,消血,止咳化痰,理咽喉口齿。秋石,滋肾水,理虚劳,安五脏,润三焦,消痰嗽,退骨蒸。"

《珍珠囊补遗药性赋·卷四·人部》:"童男溺,童子小便也,女子者不宜用,主寒热虚劳,头疼湿气。"

4. 干冬菜

《本草纲目拾遗·卷八·诸蔬部·干冬菜》:"开胃下气,益血生津,补虚劳,已痰嗽。年久者泡汤饮,治声音不出;和酒捣烂,涂汤火伤。"

5. 千金藤

《证类本草·卷第十四·千金藤》:"主一切血毒诸气,霍乱中恶,天行虚劳疟瘴,痰嗽不利,痈肿,蛇犬毒,药石发,癫痫,悉主之。生北地者,根大如指,色黑似漆;生南土者,黄赤如细辛。"

6. 女萎

《证类本草·卷第六·女萎》"《药性论》云:萎蕤,君。主时疾寒热,内补不足,去虚劳客热,头痛不安,加而用之良。"

《本草易读·卷三·葳蕤第六》:"蜜水浸蒸焙用,畏碱。即玉竹,一名女萎。味甘,气平,性缓无毒。疗虚劳寒热,治风温热汗。"

《得配本草·卷二·草部·葳蕤》:"甘,平。入手足太阴、少阴经。柔润补虚,善息肝风。治虚劳寒热痁疟,风温自汗灼热,头疼目痛眦烂,男子湿注腰疼,小便频数失精,一切虚损挟风湿诸症。"

7. 马蹄香

《滇南本草·第一卷·马蹄香》:"主治妇人午后潮热,阴虚火动,头眩发晕,虚劳可疗。晒干烧烟,可避邪物。"

8. 马蹄草

《滇南本草·第一卷·马蹄草》:"男妇童疳、虚劳发热不退热者用之。利小便,水牛肉引。"

9. 天门冬

《备急千金要方·卷二十七·养性·服食法第六》:"天门冬曝干,捣下筛,食后服方寸匕,日三两可至十服。小儿服尤良,蜜丸服之益善,唯多弥佳。又方,天门冬捣取汁,微火煎,取五斗,下白蜜一斗,胡麻炒为末二升,合煎,搅勿息手,可丸即止火,下大豆黄末,和为饼,径三寸,厚半寸,一服一枚,日三两百日以上得益,此方最上,妙包众方。一法酿酒服,始伤多无苦,多即吐去病也。蒯道人年近二百,而少常告皇甫隆云:但取天门冬,去心皮,切,干之,酒服方寸匕,日三两。令人不老,补中益气,愈百病也。久服令人长生,气力百倍,治虚劳绝伤,年老衰损羸瘦,偏枯不遂,风湿不仁,冷痹心腹积聚,恶疮痈疽肿癞疾,重者周身脓坏,鼻柱败烂,服之皮脱虫出,颜色肥白。此无所不治,亦治阴痿、耳聋、目暗。久服白发黑,齿落生,延年益命,入水不濡。服二百日后,恬泰疾损拘急者缓,羸劣者强,三百日身轻,三年走及奔马,又三年心腹痼疾皆去。"

《食疗本草·卷上·天门冬》:"补虚劳,治肺劳,止渴,去热风。可去皮心,入蜜煮之,食后服之。若曝干,入蜜丸尤佳。"

《外台秘要·卷第十六·骨极虚方七首》:"疗虚劳体疼:天门冬为散,酒服方寸匕,日三,二百日瘥。忌鲤鱼。"

《本草正·卷一·蔓草部·天门冬》:"味苦、微甘,气大寒。味厚气薄,沉也,阴也。入肺、肾两经,除虚劳内热。"

10. 天精草

《药性切用·卷之三下·木部·天精草》:"即枸杞藤叶。苦甘性凉,专清心肺客热。虚劳热盛,可暂用代茶。"

11. 云母

《本草经集注·玉石三品·上品·云母》:"味甘,平,无毒。主治身皮死肌,中风寒热。如在车船上,除邪气,安五脏,益子精,明目,下气,坚肌,续绝,补中,疗五劳七伤,虚损少气,止痢。久服轻身,延年,悦泽不老,耐寒暑,志高神仙……今虚劳家丸散用之,并只捣筛,殊为未允。"

12. 木天蓼

《证类本草·卷第十四·木天蓼》:"[臣禹锡等谨按]《药性论》云:天蓼子,使,味苦、辛,微热,无毒。能治中贼风,口面㖞斜,主冷痃癖气块,女子虚劳。"

13. 五味子

《证类本草·卷第七·五味子》:"《药性论》云:五味子,君。能治中下气,止呕逆,补诸虚劳,令人体悦泽,除热气。病人虚而有气兼嗽,加用之。"

《岭南卫生方·下卷附录·李杲药性赋》:"五味子,味酸,性温,无毒。降也,阴也。其用有四:滋肾经不足之水;收肺气耗散之金;除烦热生津止渴;补虚劳益气强阴。"

《雷公炮制药性解·卷二·草部上·五味子》:"味皮肉甘酸,核中苦辛,且都有咸味,五味俱备,故名。性温无毒,入肺肾二经。滋肾经不足之水,收肺气耗散之金,除烦热,生津止渴,补虚劳,益气强阴。苁蓉为使,恶葳蕤,胜乌头。北产者良。"

《神农本草经读·卷之一·上品·五味子》:"气味酸,温,无毒。主益气,咳逆上气,劳伤羸瘦,补不足,强阴,益男子精。"

14. 牛、白羊酥

《本草纲目·兽部第五十卷·兽之一·酥》:"益虚劳,润脏腑,泽肌肤,和血脉,止急痛,治诸疮。温酒化服,良。(时珍)"

15. 乌梅

《本草图经·果部卷第十六·梅实》:"而损齿,伤骨,发虚热,不宜多食之,服黄精人尤不相宜。其叶煮浓汁服之,已休息痢。根,主风痹。出土者,不可用。五月采其黄实,火熏干作乌梅,主伤寒烦热及霍乱躁渴,虚劳瘦羸,产妇气痢等方中,多用之。"

《本草正·卷二·果部·乌梅》:"味酸、涩,性温、平。下气,除烦热,止消渴、吐逆反胃、霍乱,治虚劳骨蒸,解酒毒,敛肺痈、肺痿、咳嗽喘急,消痈疽疮毒、喉痹、乳蛾,涩肠,止冷热泻痢、便血、尿血、崩淋、带浊、遗精、梦泄,杀虫伏蛔,解虫、鱼、马汗、硫磺毒。"

16. 双尾草

《滇南本草·第二卷·双尾草》:"分双尾,以此得名,味甘、辛。无毒。治一切大麻风,癞疾诸毒疮,无名肿毒、痈疽发背,服之如神。取双尾草一斤,熬成膏,服之,乌须黑发。兼治一切阴虚火盛,妇人干血劳症,小儿虚劳,先天不足。取根,煮酒,治一切痰火脚气、手痿软,或中风不语,半身不遂,早、午、晚饮三杯,神效。"

17. 巴戟天

《神农本草经·卷一·上经·巴戟天》:"味辛,微温。主大风邪气,阴痿不起,强筋骨,安五脏,补中,增志,益气。生山谷。"

《名医别录·下品·卷第三·巴戟天》:"味甘,无毒。主治头面游风,小腹及阴中相引痛,下气,补五劳,益精,利男子。"

《医学入门·内集卷二·本草分类·治风门》:"巴戟辛甘气本温,大风血癞面多痕,小肠阴痛相牵引,一切虚劳可复元。生巴郡,根有棘刺。无毒。主大风邪气血癞头面游风,小腹及阴中相引痛,补五劳阴痿不起,益精坚筋骨,止梦泄,男子阳虚者最宜。兼治水肿,内紫微白如粉者佳,盐水煮去心。覆盆子为使,恶雷丸、丹参。"

《本草纲目·草部第十二卷·草之一·巴戟天》:"治脚气,去风疾,补血海(时珍,出《仙经》)[发明]好古曰:巴戟天,肾经血分药也。权曰:病人虚损,加而用之。"

18. 石斛

《神农本草经·卷一·上经·石斛》:"味甘,平。主伤中,除痹,下气,补五脏虚劳、羸瘦,强阴。久服,厚肠胃,轻身、延年。"

《本草经集注·卷三·草木上品·石斛》:"味甘,平,无毒。主治伤中,除痹,下气,补五脏虚劳羸瘦,强阴。益精,补内绝不足,平胃气,长肌肉,逐皮肤邪热痱气,脚膝疼冷痹弱。久服厚肠胃,轻身,延年,定志除惊。"

《神农本草经疏·卷六·草部上品之上·石斛》:"同麦门冬、五味子、人参、炙甘草、白芍药、枸杞、牛膝、杜仲,则理伤中,补五脏虚劳羸瘦,强阴益精。"

19. 仙茅

《证类本草·卷第十一·仙茅》:"味辛,温,有毒。主心腹冷气不能食,腰脚风冷挛痹不能行,丈夫虚劳,老人失溺,无子,益阳道。久服通神强记,助筋骨,益肌肤,长精神,明目。一名独茅根,一名茅瓜子,一名婆罗门参。"

《本草易读·卷五·仙茅百八十九》:"糯米泔浸,去赤汁用。忌铁。辛温,有毒。除腰脚之冷痹,祛心腹之冷气,助阳道而生子,添精髓而通神。聪耳明目,开胃消食,最安五脏,尤治虚劳。"

《本草备要·草部·仙茅》:"燥,补肾命。辛热有小毒。助命火,益阳道,明耳目,补虚劳。"

20. 白花藤

《新修本草·卷第七·白花藤》:"味苦,寒,无毒。主解诸药、菜、肉中毒,酒渍服之。主虚劳风热。生岭南、交州、广川平泽。苗似野葛,而白花,根皮厚肉白,其骨柔于野葛。"

21. 白胶

《肘后备急方·卷四·治虚损羸瘦不堪劳动方第三十三》:"《外台秘要》:补虚劳益髓,长肌悦颜色,令人肥健。鹿角胶,炙,捣为末,以酒服方寸匕,日三服。"

《证类本草·卷第十六·白胶》:"[臣禹锡等谨按]《药性论》云:白胶,又名黄明胶,能主男子肾脏气,气衰虚劳损。"

22. 白药子

《滇南本草·第二卷·白药子》:"兴阳道,治阳痿,止虚劳咳嗽,伤风日久咳嗽,良效。"

23. 白云参

《滇南本草·第三卷·白云参》:"妇人虚劳盗汗:白云参煨猪肉吃,气血双补。"

24. 白术

《珍珠囊补遗药性赋·卷三·草部上》:"白术,味甘辛无毒,主风寒湿痹,益脾胃,补虚劳,消肿,伤寒有动气者不宜服。"

《要药分剂·卷四·补剂上·白术》:"味甘,性温,无毒。禀初夏之气,正得土之冲气以生,阴中阳也,可升可降。忌蛤、雀、桃、李、菘菜、青鱼。[主治]反胃,五劳七伤,主腰膝痃癖气块,妇人冷癥瘕。(《大明》)"

25. 白柘

《肘后备急方·卷四·治虚损羸瘦不堪劳动方第三十三》:"治人素有劳根,苦作便发,则身百节皮肤,无处不疼痛,或热筋急方:取白柘,东南行根一尺,刮去上皮,取中间皮以烧屑,亦可细切捣之。以酒服三方寸匕,厚覆取汗,日三服,无酒以浆服之。白柘是柘之无刺者也。"

26. 鸟不宿

《本草纲目拾遗·卷六·木部·鸟不宿》:"俗名老虎草,又名昏树晚娘棒,梗赤,长三四尺,本有刺,开黄花成穗。其根下虫,治风毒流注神效。《纲目》有楤木,名鹊不踏,与此别。性热追风定痛,有透骨之妙。治风毒流注风痹,跌打劳怯,合保生丸,治劳瘵如神,下胎催生。"

27. 玄参

《证类本草·卷第八·玄参》:"《日华子》云:治头风,热毒游风,补虚劳损,心惊烦躁劣乏,骨蒸传尸邪气,止健忘,消肿毒。"

《本草汇言·卷之一·草部·玄参》:"玄参,济水滋阴,散风解热之药也。(时珍)散火郁(方益明稿),解阳明胃热之疹瘤。益阴精,治虚劳寒热之骨蒸。"

28. 兰熏

《本草纲目拾遗·卷九·兽部·兰熏》:"味咸甘,性平。陈芝山云:和中益肾,养胃气,补虚劳。"

《随息居饮食谱·毛羽类》:"兰熏一名火腿。甘咸温。补脾开胃,滋肾生津,益气血,充精髓。治虚劳怔忡,止虚痢泄泻,健腰脚,愈漏疮。"

29. 地竹

《滇南本草·第三卷·地竹》:"地竹,气味苦,无毒。主治骨蒸劳烧,虚劳发热。服之能退五经之热,兼利小便。"

30. 百脉根

《新修本草·卷第九·百脉根》:"味甘、苦,微寒,无毒。主下气,止渴,去热,除虚劳,补不足。酒浸若水煮,丸散兼用之。出肃州、巴西。叶似苜蓿,花黄,根如远志。二月、八月采根,晒干。"

31. 百部

《滇南本草·第二卷·百部》:"止虚劳咳嗽,杀虫。"

《本草汇言·卷之六·草部·百部》:"百部,清痰利气,治骨蒸劳嗽之圣药也。(李时珍)故《珍珠囊》云(姚斐臣稿)主肺热上气之咳嗽,治虚劳内灼之骨蒸。"

32. 当归

《证类本草·卷第八·当归》:"《药性论》云:当归,臣,恶热面。止呕逆,虚劳寒热,破宿血,主女子崩中,下肠胃冷,补诸不足,止痢腹痛。"

《本草纲目·草部第十四卷·草之三·当归》:"止呕逆,虚劳寒热,下痢腹痛,齿痛,女人沥血腰痛,崩中。补诸不足(甄权),治一切风、一切血,补一切劳,破恶血,养新血,及癥癖,肠胃冷。(《大明》)"

33. 红牛膝

《滇南本草·第二卷·土牛膝》:"红牛膝应验方于虚劳发热症,重用红牛膝退虚热,服之身凉。若有凉一二天或七八天后复热者,此皆危症难治。"

34. 麦门冬

《名医别录·上品·卷第一·麦门冬》:"微寒,无毒。主治身重目黄,心下支满,虚劳、客热,口干、燥渴,止呕吐,愈痿蹶,强阴,益精,消谷调中,保神,定肺气,安五脏,令人肥健,美颜色,有子。"

《本草经集注·卷三·草木上品·麦门冬》:"味甘,平、微寒,无毒。主治心腹结气,伤中伤饱,胃络脉绝,羸瘦,短气,身重,目黄,心下支满,虚劳客热,口干燥渴,止呕吐,愈痿蹶,强阴益精,消谷调中,保神,定肺气,安五脏,令人肥健,美颜色,有子。久服轻身,不老,不饥。"

《岭南卫生方·下卷附录·李杲药性赋》:"麦门冬,味甘平,性寒,无毒。降也,阳中之阴也。其用有四:退肺中隐伏之火;生肺中不足之金;止烦渴阴得其养;补虚劳热不能侵。"

《证类本草·卷第六·麦门冬》:"《药性论》云:麦门冬,使,恶苦芙,畏木耳。能治热毒,止烦渴,主大水,面、目、肢即浮肿,下水,治肺痿吐脓,主泄精,疗心腹结气,身黑目黄,心下苦支满,虚劳客热……《衍义》曰:麦门冬,根上子也。治心肺虚热,并虚劳客热,亦可取苗作熟水饮。"

《普济方·卷二十七·肺脏门·肺劳论》:"治肺痿,止渴去热风:用麦门冬去皮心,入蜜煮之,食后服之,曝干入蜜丸,尤佳。"

《本草汇言·卷之四·草部·麦蘖冬》:"《本草衍义》:治虚劳客热,用麦门冬一斤,熬浓汁,时时饮。"

35. 芦

《本草纲目·草部第十二卷·草之一·芦》:"气味:苦,温,无毒。主治:吐虚劳痰饮。(时珍)发明:吴绶曰,人弱者,以人参芦代瓜蒂。"

36. 芜荑

《本草纲目·部第三十五卷·木之二·芜荑》:"虚劳瘤冷,败血杂痰,则为血鳖。摇头掉尾,如虫之行,上侵人咽,下蚀人肛,或附胁背,或隐胸腹,大则如鳖,小或如钱。治法惟用芜荑(炒)煎服之,兼用暖胃益血理中之类,乃可杀之。"

37. 芸香草

《滇南本草·第二卷·芸香草》:"寒。阴中阳也,可升可降。泻诸经实热客热,解肌表风寒,清咽喉热毒肿痛、风火牙痛、乳蛾、痄腮,排脓溃散,伤风头痛,虚劳骨蒸,小儿惊风发搐,角弓反张。"

38. 苏方木

《海药本草·木部卷第三·苏方木》"[谨按]徐表《南海记》,生海畔,叶似绛,木若女贞。味平,无毒。主虚劳血癖气壅滞,产后恶露不安,怯起冲心,腹中搅痛,及经络不通,男女中风,口噤不语。宜此法,细研乳头香细末方寸匕,酒煎苏方,去滓,调服,立吐恶物,瘥。"

39. 还阳参

《滇南本草·第三卷·还阳参》:"无毒,治诸虚百损,五劳七伤,气血衰败,头晕耳鸣,心慌怔忡,妇人白带漏下,肝肾虚弱,任督二脉损伤,其应如响。如肺热者忌用,吃之,恐动火燥热,令人咳血,或痰上带血丝,或出鼻血,烦躁不安。"

40. 豕髓

《本草从新·卷十六 禽兽部·猪》:"脊髓:补虚劳之脊痛。"

《本草纲目·兽部第五十卷·兽之一·豕》:"髓,[气味]甘,寒,无毒。[主治]扑损恶疮(颂),涂小儿解颅、头疮,及脐肿、眉疮、瘑疥。服之,补骨髓,益虚劳。(时珍)"

41. 何首乌

《本草害利·肝部药队·补肝次将·何首乌》:"入肝肾,收精气,补真阴,强筋益髓,壮阳事,为滋补良药。养血祛风,虚劳瘦、痿弱、瘰疬,补肝,疟家要药,补益肝肾,调和气血,涩气化虚痰。"

42. 牡蛎

《海药本草·虫鱼部卷第五·牡蛎》:"按《广州记》云:出南海水中。主男子遗精,虚劳乏损,补肾正气,止盗汗,去烦热,治伤阴热疾,能补养,安神,治孩子惊痫。久服轻身。用之炙令微黄色熟后,研令极细,入丸散中用。"

43. 鸡露

《本草纲目拾遗·卷一·水部·各种药露》:"鸡露,《道听集》云:鸡露能大补元气,与人参同功。男用雌鸡,女用雄鸡,一年内者,名童子鸡,可用。若两年者,肉老质枯,不可蒸露,入药须选童子鸡。以绳缢死,竹刀破腹,醇酒洗去毛及腹中秽物,勿见水,蒸取露饮之,气清色白,望之如有油。气味甘,消痰益血,助脾长力,生津明目,为五损虚劳神药。"

44. 阿胶

《名医别录·上品卷第一·阿胶》:"微温,无毒。主丈夫少腹痛,虚劳羸瘦,阴气不足,脚酸不能久立,养肝气。生东平郡,煮牛皮作之。出东阿。"

《本草经集注·虫兽三品·上品·阿胶》:"味甘,平、微温,无毒。主治心腹内崩,劳极洒洒如疟状,腰腹痛,四肢酸疼,女子下血,安胎。丈夫少腹痛,虚劳羸瘦,阴气不足,脚酸不能久立,养肝气。久服轻身,益气。"

《珍珠囊补遗药性赋·卷四·禽兽部》:"阿胶,味甘平微温无毒,出阿县城北,井水煮取乌驴皮,以阿井水煎成胶为真,须用一片鹿角同煮,不尔不能成胶也。养肝虚劳极,止四肢酸疼。" 1298前

《本草纲目·兽部第五十卷·兽之一·阿胶》:"男女一切风病,骨节疼痛,水气浮肿,虚劳咳嗽喘急,肺痿唾脓血,及痈疽肿毒。和血滋阴,除风润燥,化痰清肺,利小便,调大肠,圣药也。(时珍)"

《药鉴·卷之二·阿胶》:"气微温,味甘平,无毒,降也,阳也。能保肺气,养肝血,补虚羸,故止血安胎,止嗽止痢,治痰治痿皆效。惟久嗽、久痢、久痰,及虚劳失血之症者宜用。"

45. 青蒿子

《本草汇言·卷之三·草部·青蒿子》:"味甘,气寒,无毒。阴干研成细末,空心每服二钱,白汤调服。治积热眼涩,久服明目,可夜看书,并治虚劳瘦弱。"

46. 金鹊花

《滇南本草·第一卷·金鹊花》:"热,畏凉发热、咳嗽,妇人白带日久,气虚下陷者,良效。头晕耳鸣,腰膝酸疼,一切虚劳伤损,服之效。此性不燥不寒,用之良。或煨笋鸡、猪肉食亦可。"

47. 金边兔耳

《本草纲目拾遗·卷五·草部下·金边兔耳》:"形如兔耳草,贴地生叶,上面淡绿,下面微白,有筋脉,缘边黄毛,茸茸作金色。初生时叶稍卷,如兔耳形,沙土山上最多。味甘淡,治虚劳吐血。"

48. 狐

《本草图经·兽禽部卷第十三·狐》:"江南亦时有,京洛尤多。形似黄狗,鼻尖尾大。北土作鲙,生食之甚暖,去风,补虚劳。阴茎及五脏,皆入药。"

《证类本草·卷第十八·狐阴茎》:"《日华子》云:狐,暖,无毒。补虚劳,治恶疮疥,随脏而补。"

49. 河豚

《本草品汇精要·卷之三十·虫鱼部·河豚》:"[时](采)二月取;[用]肉;[色]青白有斑;

[味]甘;[性]温缓;[气]气之厚者阳也;[臭]腥;[主]补虚劳,去湿气。"

50. 驼峰

《饮膳正要·卷第三·兽品·野驼》:"驼峰,治虚劳风。有冷积者,用葡萄酒温调峰子油,服之良。好酒亦可。"

51. 春水

《本草纲目拾遗·卷一·水部·春水》:"味甘性平,除瘤疾,厚肠胃,已虚劳,去瘴疠。"

52. 茜草根

《本草述钩元·卷十一·蔓草部·茜草根》:"甄氏又言治六极伤心肺,吐血泻血。夫六极皆虚劳证,何以茜根亦治之?观《金匮》以大黄䗪虫丸主干血(以润剂治干,以蠕动唼血之物行死血,死血去,病根划,而后可从事于滋补之剂),则知茜根之治六极所伤而为吐血泻血者矣。夫血蓄于内,瘀则易治,干则难治。茜根非能治干血也,特有内伤者,即能瘀血。"

53. 茯神

《本草易读·卷七·茯神》:"甘,平,无毒。疗风眩风虚,止惊悸健忘,除心下痛坚,解小肠涩淋,辟一切不详,补五般虚劳。善安魂魄,尤养精神。"

《药论·补剂·安神》:"茯神入心,启善忘,开心志,安魂魄,养心神。治风痧虚劳,止口干惊悸。因其善养心血,用以远志为佐。"

54. 枸杞、地骨皮

《肘后备急方·卷四·治虚损羸瘦不堪劳动方第三十三》:"枸杞子酒,主补虚,长肌肉,益颜色,肥健人,能去劳热:用生枸杞子五升,好酒二斗,研,搦,匀碎,浸七日,漉去滓,饮之。初以三合为始,后即任意饮之。《外台秘要》同。"

《食疗本草·卷上·枸杞》:"无毒。叶及子:并坚筋能老,除风,补益筋骨,能益人,去虚劳。"

《证类本草·卷第十二·枸杞》"又方治虚劳客热,用枸杞根末调服,有瘤疾人不得吃。"

《本草纲目·木部第三十六卷·木之三·枸杞地骨皮》:"枸杞煎:治虚劳,退虚热,轻身益气,令一切痈疽永不发。用枸杞三十斤(春夏用茎、叶,秋冬用根、实),以水一石,煮取五斗,以滓再煮取五斗,澄清去滓,再煎取二斗,入锅煎如饧收之。每早酒服一合。(《千金方》)"

《本草正·竹木部·地骨皮》:"枸杞根也……凉而不峻,可理虚劳;气轻而辛,故亦清肺。假热者勿用。"

《本草汇言·卷之十·木部·地骨皮》:"地骨皮,益阴凉血之药也。(《日华子》)甘寒纯阴(金山台稿),主泻肾热,去胞中之伏火,治虚劳,止有汗之骨蒸。"

《食物本草·卷上·菜类》:"和羊肉作羹食,和粳米煮粥食,入葱豉五味,补虚劳尤胜。"

《本草备要·木部·枸杞子》:"甘平(《本草》苦寒)润肺清肝,滋肾益气,生精助阳,补虚劳,强筋骨。"

55. 南瓜藤

《随息居饮食谱·蔬食类》:"虚劳内热,秋后将南瓜藤齐根剪断,插瓶内取汁服。"

56. 胡桃

《医学衷中参西录·药物·胡桃解》:"胡桃(亦名核桃):味微甘,气香,性温。多含油质,将油榨出,须臾即变黑色。为滋补肝肾、强健筋骨之要药,故善治腰疼腿疼,一切筋骨疼痛。为其能补肾,故能固齿牙、乌须发,治虚劳喘嗽、气不归元、下焦虚寒、小便频数、女子崩带诸证。其性又能消坚开瘀,治心腹疼痛、砂淋、石淋、杜塞作疼、肾败不能溉水、小便不利。"

57. 荆芥

《本草品汇精要·卷之三十九·菜部中品·荆芥》:"[时](生)春生苗,(采)夏秋取;[收]曝干;[用]花实成穗者佳;[质]叶似落藜而细;[色]青;[味]辛苦;[性]温散;[气]气味俱薄,阳中之阴;[臭]香;[主]祛风发汗。[制]去根,锉碎用;[治](疗)(《图经》曰)除头风,虚劳,疮疥,妇人血风。"

58. 钟乳

《千金翼方·卷第二十二·飞炼·飞炼研煮钟乳及草药服疗第一》:"崔尚书乳煎,钟乳主治积冷上气,坐卧不得,并疗风虚劳损,腰脚弱,补益充悦强气力方:钟乳三两。上一味,研如面,以夹帛练袋盛稍宽容,紧系头,纳牛乳一大升中煎之,三分减一分即好。去袋空饮乳汁,不能顿服,分为再服亦得,若再服,即取晚间食消时服之,如能顿服,即平旦尽之。不吐不利,若稍虚冷人,即微下少鸭溏亦无所苦。明旦又以一大升牛乳准前煎之,依法饵之。其袋子每煎讫即以少许冷水濯之,不然,气不通泄。如此三十度以上四十度以下即力尽,其袋中滓和面饲母鸡,取其生子食亦好,不然用浸药酒亦得。若有欲服白石英,并依此法。若患冷人即用酒煎,患热人即用水煎之。若用水及酒例须减半乃好,若用牛乳三分减一分,补益虚损无以加之,永不发动。忌食陈久败物,不可啖热面、猪鱼、蒜等。"

《扁鹊心书·卷下·神方·钟乳粉》:"治劳咳咯血,老人上气不得卧,或膈气腹胀,久咳不止,及喉风、喉肿,两目昏障,童男女骨蒸劳热,小儿惊风,胎前产后发昏不省人事,一切虚病,能先于脐下灸三百壮,后服此药,见效如神。盖虚劳乃肾气欲脱,不能上荣于肺,此药是润肺生水之剂,后因邪说盛行,以致此药隐闲。丹溪云:多服发渴淋。此言甚谬,余家大人服三十年,未尝有此疾,故敢附此。服此药须忌人参、白术二味。石钟乳一斤煅成粉,制法见李时珍《本草》内,再入石鼎煮三炷香,研极细。每服三钱,煎粟米汤下。但此药难得真者,多以滴乳石乱之,真者浮水,性松,煅易成粉。"

《本草备要·卷五·金石水土部·钟乳》:"补阳,甘温,阳明(胃)气分药,木石之精,强阴益阳,通百节,利九窍,补虚劳,下乳汁。"

59. 秋石

《本草纲目·人部第五十二卷·人之一·秋石》:"[主治]虚劳冷疾,小便遗数,漏精白浊。(时珍)"

60. 津符子

《本草纲目拾遗·卷八·果部下·津符子》:"产缅甸,见《千金方》。味苦平,性滑,主益心血,养肺金,止渴生津液,多食口爽,失滋味,安和五脏,久食轻身明目。治泻痢不止,男女虚劳,咳嗽吐脓血,肺痈肺痿,声哑欲死者,每日啖十枚,一月不间断即愈。"

61. 秦艽

《本草纲目·草部第十三卷·草之二·秦艽》:"[气味]苦,平,无毒。《别录》曰:辛,微温。《大明》曰:苦,冷……[主治]……治胃热虚劳发热。(时珍)"

《本草正·卷上·山草部·秦艽》:"味苦,性沉寒。沉中有浮,手足阳明清火药也。治……虚劳骨蒸发热、潮热烦渴及妇人胎热、小儿疳热瘦弱等证。"

62. 起蛟水

《本草纲目拾遗·卷一·水部·起蛟水》:"土人以酿酒,更壮精力,可已虚劳……壮筋骨,健腰膝,已虚劳,除惊悸,杀虫蛊尸疰鬼疰、遁尸邪气,浴疮疥。虚弱者以代水煎滋补药良,性升,能直透巅顶。"

63. 栝蒌子、栝蒌根

《太平圣惠方·卷第二十七·治虚劳渴诸方》:"治虚劳苦渴,宜服此方。栝蒌根五两(锉),上以水五升,煮取二升半,去滓,慢慢分呷服之。"

《证类本草·卷第八·栝蒌》:"《日华子》云:栝蒌子,味苦,冷,无毒。补虚劳,口干,润心肺,疗手面皱,吐血,肠风泻血,赤白痢,并炒用。"

《岭南卫生方·下卷附录·李杲药性赋》:"瓜蒌实,味甘,性润。降也。其用有六:甘能补肺;润能降气;痰胶固而能开;郁火燥而能制;治虚劳之痰嗽如神;疗肺痿之喘促无对。"

《本草正·卷上·蔓草部·瓜蒌仁》:"味甘,气寒。气味俱厚,性降而润。能降实热痰涎,开郁结气闭,解消渴,定胀喘,润肺止嗽。但其气味悍劣,善动,恶心呕吐、中气虚者不宜用。《本草》言其补虚劳,殊为大谬。"

64. 柴胡

《汤液本草·卷之三·草部·柴胡》:"《象》云:除虚劳寒热,解肌热,去早晨潮热,妇人产前后必用之药。善除本经头痛,非他药能止。治心下痞,胸膈痛。去芦用。"

《本草纲目·草部第十三卷·草之二·茈胡》:"[气味]苦,平,无毒……[主治]……除虚劳,散肌热,去早晨潮热,寒热往来,胆瘅,妇人产前、产后诸热,心下痞,胸胁痛。(元素)"

《本草汇言·卷之一·草部·柴胡》:"李氏曰:银州者根长尺余,微白而软,皮皱肉有黄纹,不易得也,治虚劳骨蒸最妙。"

《本经逢原·卷一·山草部·银柴胡》:"凡入虚劳方中,惟银州者为宜。"

《得配本草·卷二·草部·柴胡》:"配人参,治虚劳邪热……《本经》柴胡并未言及治劳,而劳热症误用之,害人不浅。然有一种虚劳,复受邪热,因邪热而愈成劳损者,柴胡在所必需。"

《药性切用·卷之一上·草部·银州柴胡》:

"较软柴胡性味稍平,入肝肾而专治虚劳烦热,骨蒸髓热。干长微白者良。"

65. 鸮

《随息居饮食谱·毛羽类》:"鸮亦作枭,俗呼猫头鸟,甘温。补虚劳,杀虫,辟鬼魅,开胃消食,利噎平惊。治痁疟颠痫,愈恶疮鼠瘘。炙食味美,古人所珍,《庄子》'见弹而求鸮炙'是也。病后及衰弱、劳瘵人最宜。惟孕妇忌之。"

66. 倚待草

《证类本草·卷第六·倚待草》:"味甘,温,无毒。主血气虚劳,腰膝疼弱,风缓,羸瘦无颜色,绝伤,无子,妇人老血,浸酒服之。逐病拯疾,故名倚待。生桂州如安山谷,叶圆,高二三尺,八月采取。"

67. 烟草

《本草纲目拾遗·卷二·火部·烟草火》:"菸:一名相思草,叶如菘菜,厚狭而尖,秋月起茎,高者六尺,花如小瓶,淡红色,产福建者良。用叶以伏月采者佳,生顶上者,嫩而有力,色嫩黄,名盖露烟。烟品之多,至今极盛……湖广有衡烟,性平和,活血杀虫,可已虚劳。"

68. 海蚕沙

《海药本草·虫鱼部卷第五·海蚕沙》"[谨按]《南州记》云:生南海山石间。其蚕形,大如拇指。沙甚白,如玉粉状,每有节。味咸,大温,无毒。主虚劳冷气,诸风不遂。久服令人光泽,补虚羸,轻身延年不老。难得真者,多只被人以水搜葛粉、石灰,以梳齿隐成,此即非也,纵服无益,反损人,慎服之。"

69. 海参

《本草征要·第四卷食疗·动物·海参》:"味咸,性偏温。入心、肺、脾、肾四经。降火滋肾,通肠润燥。精血亏损,怯弱虚劳。补养肺阴,免于短夭。阳事难兴,常餐得效。清炖食之,对虚人有益。"

70. 桑白皮

《证类本草·卷第十三·桑根白皮》:"[臣禹锡等谨按]《药性论》云:桑白皮,使,平。能治肺气喘满,水气浮肿,主伤绝,利水道,消水气,虚劳客热,头痛,内补不足。"

《珍珠囊补遗药性赋·卷二·主治指掌·桑白皮》:"桑白皮,味甘性寒无毒。可升可降,阳中之阴也。其用有二:益元气不足而补虚劳;泻肺气有余而止咳嗽。"

《雷公炮制药性解·卷五·木部·桑白皮》:"味辛甘,性寒无毒,入脾肺二经。主伤寒羸瘦,崩中脉绝,肺气有余,虚劳客热,瘀血停留,吐血热渴,止嗽消痰,开胃进食,利二便,消水肿,能杀寸白,可缝金疮。皮中白汁,涂唇燥及小儿口疮。"

《本草易读·卷七·桑根白皮三百十四》:"甘,平,无毒。手太阴肺药也。泻肺下气,消痰止渴,开胃化食,利水杀虫。消水肿腹胀,解肺气喘满,止霍乱吐泻,除虚劳客热。利二肠而散血,敷鹅口而息崩。"

71. 桑螵蛸

《神农本草经疏·卷二十·虫鱼部上品·桑螵蛸》:"味咸、甘,平,无毒。主伤中,疝瘕阴痿,益精生子。女子血闭,腰痛,通五淋,利小便水道;又疗男子虚损,五脏气微,梦寐失精遗溺。久服益气养神。二月三月采蒸之,当火炙,不尔令人泄。"

72. 桑寄生

《本经逢原·卷三·菜部·桑耳》:"其黄熟陈白者,止久泄益气;金色者,治癖饮积聚,及肠风泻血、衄血、五痔下血、血痹虚劳,咽喉痹痛,一切血证咸宜用之。"

73. 黄芪

《汤液本草·卷之三·草部·黄芪》:"《象》云:治虚劳自汗,补肺气,入皮毛,泻肺中火。"

《本草述钩元·卷七·山草部·黄芪》:"主益肺气,温分肉,实皮毛间腠理虚,大补表之元气虚弱,通和阳气,利阴气,泻火邪,能活血脉生血,助胃气。(治脾胃虚弱,脉弦,血脉不行,羸瘦腹痛。)益三焦元阳,补五脏诸虚不足,丈夫虚损羸瘦,短气虚喘,肾衰耳聋,泻久肠风,老人气虚肠秘,更治虚烦肌热,虚劳自汗盗汗。"

74. 黄芩

《本草汇言·卷之一·草部·黄芩》:"黄芩,清理三焦,消痰降火之药也。(东垣)凡病痰火咳嗽喘急气盛(苏水门稿),或黄疸湿热,骨节烦疼,或小便赤浊,小腹急疾,或热毒骨蒸,寒热虚劳……"

75. 黄参

《滇南本草·第三卷·黄参》:"性微温,无毒。

主治补五脏,安精神,定魂魄,止惊悸,除邪气,明目,开心益智……治男妇一切虚劳,发热自汗,眩晕头痛,反胃吐食,痎疟,滑泻久痢,小便频数、淋沥,中风中暑,痿痹,吐血、嗽血、下血,血淋血崩,胎前产后。诸病立瘥。"

76. 萝藦子

《新修本草·卷第九·萝藦子》"味甘、辛,温,无毒。主虚劳。叶食之,功同于子。陆机云:一名芄兰,幽州谓之雀瓢。雀瓢,是女青别名,叶盖相似,以叶似女青,故兼名雀瓢。"

77. 野薄荷

《滇南本草·第二卷·野薄荷》:"祛风痰。治伤风咳嗽、脑漏、鼻流臭涕,退男女虚劳发热。"

78. 假苏

《本草图经·果部卷第十六·梅实》:"可啖,人取作生菜。古方稀用。近世医家治头风,虚劳,疮疥,妇人血风等为要药。并取花实成穗者,曝干入药,亦多单用,效甚速。"

79. 鹿茸、鹿精、鹿骨

《本草经集注·虫兽三品·中品·鹿茸》:"味甘、酸,温、微温,无毒。主治漏下恶血,寒热,惊痫,益气,强志,生齿,不老。治虚劳洒洒如疟,羸瘦,四肢酸疼,腰脊痛,小便利,泄精溺血,破留血在腹,散石淋,痈肿,骨中热疽,养骨,安胎下气,杀鬼精物,不可近阴令痿,久服耐老。四月、五月解角时取,阴干,使时燥。(麻勃为之使)"

《新修本草·卷第十五·兽中·鹿茸》:"骨,主虚劳,可为酒,主风,补虚。"

《本草纲目·兽部·卷之五十一·鹿》:"生精补髓,养血益阳,强筋健骨,治一切虚损,耳聋目暗,眩运虚痢。鹿精,补虚羸劳损。(时珍)"

《药性切用·卷之六上·兽部·鹿角》:"鹿精:名鹿峻,设法取之,大补虚劳羸弱。"

80. 鹿角霜

《本草易读·卷八·鹿角霜》:"米泔浸七日令软,入急流水浸七日,去粗皮,入东流水,桑柴火煮七日,旋旋添水,入醋少许,取捣成霜。其汁入酒熬成胶是矣。甘,平,无毒。补中益气,止痛安胎。治一切血病,吐血、下血、尿血、血崩、血闭;疗诸般劳症,劳嗽、劳瘦、劳绝、精劳、虚劳。益髓长肌,肥身悦颜。淋露折伤之苦,疮痔肿毒之疴。除赤白之漏下,助阴分而生子。"

81. 麻仁

《证类本草·卷第二十四·麻蕡》:"《日华子》云:大麻,补虚劳,逐一切风气,长肌肉,益毛发。"

《圣济总录·卷第一百八十四·乳石发大小便不通》:"治乳石发,虚劳,下焦虚热,骨节烦疼,肌肉急,小便不利,大便数少,吸吸少气,折石败热方。大麻子三合,上一味,研令极烂,以水三盏煮至一盏半,分二服,早晨、日午各一。"

《本草纲目·谷部第二十二卷·谷之·大麻》:"虚劳内热,下焦虚热,骨节烦疼,肌肉急,小便不利,大便数,少气吸吸,口燥热淋:用大麻仁五合(研),水二升,煮减半,分服。四五剂瘥。(《外台》)"

《要药分剂·卷九·滑剂·大麻仁》:"主补虚劳,润五脏。"

82. 硫磺

《玉楸药解·卷三·金石部》:"硫黄,味酸,性温,入足太阴脾、足少阴肾、足厥阴肝经。驱寒燥湿,补火壮阳。石硫黄温燥水土,驱逐湿寒,治虚劳咳嗽,呕吐泄利,衄血便红。"

83. 楮实

《证类本草·卷第十二·楮实》:"《日华子》云:楮实,壮筋骨,助阳气,补虚劳,助腰膝,益颜色。皮斑者是楮,皮白者是榖。"

《雷公炮制药性解·卷五·木部·楮实》:"味甘,性平,无毒,入肾经。主补虚劳,壮阴痿,助腰膝,退水肿,坚筋骨,益气力,充肌肤,悦颜色,明耳目。久服长生,酒浸一宿蒸用。"

《本草汇言·卷之十·木部·楮实》:"楮实,健脾养肾,补虚劳,明目疾之药也。(《别录》)"

84. 紫苏

《证类本草·卷第二十八·苏》:"《日华子》云:紫苏,补中益气,治心腹胀满,止霍乱转筋,开胃下食并一切冷气,止脚气,通大小肠。子主调中,益五脏,下气,止霍乱,呕吐,反胃,补虚劳,肥健人,利大小便,破癥结,消五膈,止嗽,润心肺,消痰气。"

《本经逢原·卷二·芳草部·苏子》:"诸香皆燥,惟苏子独润,为虚劳咳嗽之专药。"

85. 紫石英

《神农本草经疏·卷三·玉石部上品·紫石

英》："张文仲《备急方》：虚劳惊悸，补虚止惊，令人能食。紫石英五两，打细豆大，水淘一遍，以水一斗煮取三升，细细服。"

86. 紫菀

《雷公炮制药性解·卷三·草部中·紫菀》："味苦辛，性温，无毒，入心肺二经。主咳逆上气，痰喘吐衄，补虚劳，安五脏。"

《食物本草·卷上·菜类》："紫菀，味苦辛，温，无毒。主咳嗽，寒热结气，去蛊毒、痿蹶，安五脏，疗咳唾脓血，补虚劳，消痰止渴，润肌肤，添骨髓。"

《冯氏锦囊秘录·杂症痘疹药性主治合参三十八·草部中·紫菀》："感春夏之气化，兼得地中之金性，故味苦辛温无毒，入手太阴兼入足阳明，苦以泄之，辛以散之，温以行之，辛先入肺，故治肺逆诸症。清水洗去土，切片蜜蒸焙。

紫菀，蜜蒸焙，使款冬，主咳逆痰喘，肺痿吐脓，消痰止渴，喘嗽脓血，尸疰痨伤，通利小肠，能开喉痹，小儿惊痫，寒热结气，虚劳不足，能去蛊毒，痿蹶堪驱。仍佐百部、款冬研末，生姜乌梅汤下，共治久嗽，立建神功。（百部五钱，款冬花、紫菀各一两，为末，每服三钱，生姜乌梅汤，食后、临睡各一服）

[按]紫菀，苦温下气，辛温润肺，故吐血虚劳，收为上品，虽人至高之脏，然又能下趋，使气化及于州都，小便自利，人所不知。但性滑不宜久用，且性辛温，阴虚肺热者不宜单用，须地黄、门冬共之。"

87. 紫芝

《本草纲目·菜部二十八卷·菜之五·紫芝》："气味：甘，温，无毒。甄权曰：平。主治：耳聋，利关节，保神，益精气，坚筋骨，好颜色。久服，轻身不老延年。（《本经》）疗虚劳，治痔。（时珍）"

88. 黑阳参

《滇南本草·第二卷·黑阳参》："退诸虚劳热，利小便，治血淋、膏淋。"

89. 锁阳

《药论·补剂·滋阴》："锁阳入肾，补阴气，益精髓。酥炙能滑大肠，兴阳道，补虚劳，性与苁蓉相似。"

90. 犀角

《证类本草·卷第十七·犀角》："《日华子》云：犀角，味甘、辛。治心烦，止惊，安五脏，补虚劳，退热，消痰，解山瘴溪毒，镇肝明目，治中风失音，热毒风，时气发狂。"

91. 零陵香

《海药本草·草部卷第二·零陵香》："[谨按]《山海经》：生广南山谷。陈氏云：地名零陵，故以地为名。味辛，温，无毒。主风邪冲心，牙车肿痛，虚劳疳䘌，凡是齿痛，煎含良。得升麻、细辛，善。不宜多服，令人气喘。"

92. 蒲黄

《冯氏锦囊秘录·杂症痘疹药性主治合参卷三十八·草部中·蒲黄》："蒲黄，炒黑用，止吐血下血，补血损虚劳；生用破瘀血停积。疗肿毒疼痛，消瘀积块，血热妄行，调女人月候不匀，产妇儿枕作痛，疗跌扑折损，理风肿痈疮，兼利小便，诸血症宜。不论吐衄肠风，更治血尿血痢，然外因从标之血症，可建奇功。若内伤不足之吐衄，难以取效也。"

93. 蒺藜子

《本草备要·卷一·草部·蒺藜子》："治虚劳腰痛，遗精带下，咳逆肺痿，乳闭癥瘕，痔漏阴㿉。"

《本经逢原·卷二·隰草部·沙苑蒺藜》："沙苑蒺藜产于潼关，得漠北之气，性降而补，益肾，治腰痛，为泄精虚劳要药，最能固精，故聚精丸用此。"

94. 貉

《本草纲目·兽部第五十一卷·兽之二·貉》："肉，[主治]元脏虚劳及女子虚惫。（苏颂）"

95. 蔓荆子、蔓荆花

《圣济总录·卷第一百二·眼目门·肾肝虚眼黑暗》："治虚劳眼暗，彻视散方：蔓荆花（三月采，阴干）三两。上一味，捣罗为散，每服空心井华水，调下二钱匕，久服可夜读细书。"

96. 罂粟壳

《本草约言·药性本草约言卷之一·草部·御米壳》："味酸、涩，主收，固气。主虚劳久嗽，湿热久痢，用以止之。"

97. 缩沙蜜

《证类本草·卷第九·缩沙蜜》："味辛，温，无毒。主虚劳冷泄，宿食不消，赤白泄痢，腹中虚痛，下气。生南地，苗似廉姜，形如白豆蔻，其皮紧厚而皱，黄赤色，八月采。"

《岭南卫生方·下卷附录·李杲药性赋》:"缩砂,味辛,性温,无毒。其用有四:脾胃气结而不散;善能消食;虚劳冷泻而不安;还攻腹痛。"

98. 薯蓣

《本草经集注·卷三·草木上品·薯蓣》:"味甘,温、平,无毒。主治伤中,补虚羸,除寒热邪气,补中,益气力,长肌肉。主头面游风,风头目眩,下气,止腰痛,补虚劳羸瘦,充五脏,除烦热,强阴。久服耳目聪明,轻身,不饥,延年。"

《名医别录·上品卷第一·薯蓣》:"平,无毒。主治头面游风、风头、眼眩,下气,止腰痛,补虚劳、羸瘦,充五脏,除烦热,强阴。秦楚名玉延,郑越名土藷。生嵩高。二月、八月采根,曝干。(紫芝为之使,恶甘遂)"

99. 燕窝

《本经逢原·卷四·鱼部·燕窝》:"今人以之调补虚劳咳吐红痰,每兼冰糖煮食往往获效。然惟病势初浅者为宜。若阴火方盛,血逆上奔,虽用无济,以其幽柔无刚毅之力耳。"

《药性切用·卷之六上·禽部·燕窝菜》:"甘淡性平,养阴润肺,止渴化痰,为虚劳滋补良药。有红、白、黑三种。黑者品下;红入血分,煮以淡粥,益小儿痘疹;白开胃气,煮以冰糖,能已劳痢。"

100. 薏苡仁

《本经逢原·卷三·谷部·薏苡仁》:"薏苡甘寒,升少降多,能清脾湿,祛肺热及虚劳咳嗽。"

101. 獭肝

《证类本草·卷第十八·獭肝》:"《日华子》云:獭肝,治虚劳并传尸劳疾。"

《本草纲目·兽部第五十一卷·兽之二·水獭》:"肝……治上气咳嗽,虚劳瘦病。(《药性》)"

102. 薰草

《本草纲目·草部第十四卷·草之三·薰草》:"气味:甘,平,无毒……主风邪冲心,虚劳疷疟。得升麻、细辛煎饮,治牙齿肿痛善。(李珣)"

103. 麋

《食疗本草·卷中·麋》:"骨:除虚劳至良。可煮骨作汁,酿酒饮之。令人肥白,美颜色。(《嘉》)其角:补虚劳,填髓。"

《本草纲目·兽部第五十一卷·兽之二·麋》:"茸:修治与鹿茸同。气味甘,温,无毒。主治阴虚劳损,一切血病,筋骨腰膝酸痛,滋阴益肾。

(时珍)……麋角……酒服,补虚劳,添精益髓,益血脉,暖腰膝,壮阳悦色,疗风气,偏治丈夫。(《日华》)骨:主治虚劳,至良。煮汁酿酒饮,令人肥白,美颜色。(禹锡)"

104. 鳖

《本草图经·虫鱼上卷第十四·鳖》"无时。仍生取甲,剔去肉为好,不用煮脱者,但看有连厌及干岩便真,若上两边骨出,是已被煮也。古今治痃癖虚劳方中,用之最多。"

《本草纲目拾遗·卷十·介部·白鳖》:"补虚劳,愈痰火,滋阴降气,养血益精。"

三、治虚劳食物

1. 人乳

《玉楸药解·卷七·人部》:"乳汁,味甘,性凉,入手太阴肺、足太阴脾、足厥阴肝经。清肺除烦,滋肝润燥。乳汁以肝血化于肺气,即朱汞变为白金,养育婴儿,滋生气血,全赖夫此。内伤虚劳,为小儿热吮,极佳,非寻常草木所能及也。"

2. 大麦

《食物本草·卷上·谷类》:"大麦,味咸甘,温、微寒,无毒。主消渴,除热,益气调中。又云:令人多热,为五谷长,平胃消食,疗胀。暴食亦似脚软,以其下气也。久食甚宜人,头发不白,补虚劳,壮血脉,益颜色,实五脏,止泄,令人肥白滑肌。"

《本草撮要·卷五·五谷部·大麦》:"味甘咸,微寒,入手足太阴、阳明经。功专补虚劳,壮血脉,益颜色,实五脏,益气调中,除热止泄,疗消渴,化谷食。"

3. 大枣

《证类本草·卷第二十三·上品·大枣》:"《日华子》云:干枣,润心肺,止嗽,补五脏,治虚劳损,除肠胃癖气,和光粉烧,治疳痢。"

4. 犬肉、犬血

《证类本草·卷第十七·牡狗阴茎》:"《日华子》云:犬肉,暖,无毒。补胃气,壮阳,暖腰膝,补虚劳,益气力。"

《本草纲目·兽部第五十卷·兽之一·狗》:"弘景曰:白狗、乌狗入药用。黄狗肉大补虚劳,牡者尤胜……白狗血:治癫疾发作。乌狗血:治产难横生,血上抢心,和酒服之。(《别录》)补安五脏(《日华》)。热饮,治虚劳吐血,又解射罔毒。"

5. 牛乳

《证类本草·卷第十七·牛角䚡》:"《外台秘要》:大病后不足,病虚劳,补虚。取七岁以下,五岁以上黄牛乳一升,水四升煎取一升,如人饥,稍稍饮,不得多,十日服不住,佳。"

《本草易读·卷八·牛肉·牛乳》:"甘,微寒,无毒。润肠胃,解热毒,补虚劳。治反胃噎膈。牛脏腑补人各脏腑。"

6. 白麻油

《食疗本草·卷下·白油麻》:"大寒,无毒。治虚劳,滑肠胃,行风气,通血脉,去头浮风,润肌。食后生啖一合,终身不辍。与乳母食,其孩子永不病生。若客热,可作饮汁服之。停久者,发霍乱。又,生嚼敷小儿头上诸疮良。久食抽人肌肉。生则寒,炒则热。(《嘉补》)"

7. 羊肉、羊骨、羊血、羊乳、羊髓、羊肺

《肘后备急方·卷四·治虚损羸瘦不堪劳动方第三十三》:"又方:羊肾一枚切,术一升,以水一斗煮取九升。服一升,日二三服,一日尽,冬月分二日服,日可再服。"

《本草经集注·虫兽三品·中品·羖羊角》:"羊肉:味甘,大热,无毒。主缓中,字乳余疾,及头脑大风汗出。虚劳寒冷,补中益气,安心止惊。羊骨:热,主治虚劳,寒中,羸瘦。"

《食疗本草·卷中·羊》:"羊肉:温。主风眩瘦病,小儿惊痫,丈夫五劳七伤,脏气虚寒。河西羊最佳,河东羊亦好。纵驱至南方,筋力自劳损,安能补益人?(《嘉》)……又,取皮去毛煮羹,补虚劳。煮作臛食之,去一切风,治脚中虚风。(《证》)……羊骨:热。主治虚劳,患宿热人勿食。(《证》)"

《食疗本草·卷中·羊乳》:"补肺肾气,和小肠。亦主消渴,治虚劳,益精气。合脂作羹食,补肾虚。(《证》)"

《太平圣惠方·卷第二十七·治虚劳口舌干燥诸方》:"羊头髓如鸡子大,上用温酒调服之。"

《太平圣惠方·卷第二十七·治虚劳渴诸方》:"又方:上以白羊肺一具,去肥腻,于柳木砧上,以竹刀细切,复于砂盆内,以柳木槌研,倾于净瓷器中,以冷熟水三升浸,经一日一夜,取其汁汤即旋旋饮之极效。"

《本草纲目·兽部第五十一卷·兽之二·山羊》:"肉……疗筋骨急强、虚劳,益气,利产妇,不利时疾人。(吴瑞)"

《雷公炮制药性解·卷六·禽兽部·羊肉》:"味甘,性大热,无毒,入脾肺二经。主虚劳寒冷,脑风大风,补脾益气,安心定惊。"

《本草汇言·卷之十八·兽部·羊肝》:"羊肾(味甘,气温,无毒)益精髓,补肾气,却虚劳之药也。(《别录》)陈象先曰:按《千金》《外台》《深师》诸方,治肾虚劳损,消渴脚气等疾,有肾沥汤,方有羊肾煮汤煎药,盖用为引向,各从其类也。"

《本草汇言·卷之十八·兽部·山羊血》:"其肉大补虚劳,脱力内伤,筋骨痹弱。"

8. 芝麻

《食物本草·卷上·谷类》:"芝麻,味甘,气寒,无毒。治虚劳,滑肠胃,行风气,通血脉,去头浮风,润肌肤。"

9. 鸡

《肘后备急方·卷四·治虚损羸瘦不堪劳动方第三十三》:"又方:乌雌鸡一头,治如食法,以生地黄一斤切、饴糖二升,纳腹内,急缚,铜器贮甑中,蒸五升米久,须臾取出,食肉饮汁,勿啖盐,三月三度作之。姚云神良,并止盗汗。"

《本草经集注·虫兽三品·上品·丹雄鸡》:"黄雌鸡:味酸、甘,平。主治伤中,消渴,小便数不禁,肠澼泄痢,补益五脏,续绝伤,治虚劳,益气力。"

《神农本草经疏·卷十九·禽部三品·乌骨鸡》:"味甘,平,无毒。主补虚劳羸弱,消渴,中恶鬼击心腹痛,益产妇,治女人崩中带下,一切虚损诸疾。"

《本草易读·卷八·乌骨鸡》:"甘,平,无毒。益肝养肾,退热补虚。治虚劳消渴,止下痢噤口、崩漏带下之疾,鬼击恶中之疴。骨肉俱黑者良,舌黑则俱黑也。男用雌,女用雄。得水木之精气,虚热者宜之。"

《本草备要·卷六·禽兽部·鸡》:"其肉甘温,补虚温中。"

10. 鱼

《食疗本草·卷中·时鱼(鲥鱼)》:"补虚劳,稍发疳痼。(《证余》)"

《本草品汇精要·卷之三十·虫鱼部中品·鳗鲡鱼》:"补虚劳,杀虫毒。"

《本草品汇精要·卷之三十·虫鱼部中品·鳜鱼》:"补虚劳,益脾,除肠风泻血。"

《雷公炮制药性解·卷六·虫鱼部·鳗鲡鱼》:"味甘性平,有微毒,不载经络。主虚劳不足,阳事衰微。"

《随息居饮食谱·鳞介类》:"鲛鱼即沙鱼,甘平。补五脏。作鲊甚益人,其皮亦良,解诸鱼毒,杀虫辟蛊,愈传尸劳。煨肉味佳,滋阴补血。鬐翅以清补胜,煨糜甚利虚劳。"

11. 柿

《食疗本草·卷上·柿》:"主通鼻、耳气,补虚劳不足。"

《本草汇言·卷之十五·果部·柿饼》:"大人虚劳,宜煎膏食之。入儿科方,可代乳术;入虚劳方,可代夫麦二门冬、生熟两地黄也。"

12. 虾蟆

《神农本草经赞·卷三下经·虾蟆》:"《投荒杂录》:南方水族,状如蛙,食之味美如鹧鸪,治虚劳。"

13. 韭

《外台秘要·卷第十六·虚劳尿精方八首》:"又方:新韭子(二升十月霜后采),上一味,好酒八合渍一宿,明旦日色好,童子向南捣一万杵,平旦温酒五合服方寸匕,日再服。"

《证类本草·卷第二十八·韭》:"《圣惠方》治虚劳肾损,梦中泄精:用韭子二两,微炒为散。食前酒下二钱匕。"

14. 蚌蛤

《证类本草·卷第二十二·下品·蚌》:"冷,无毒。明目,止消渴,除烦,解热毒,补妇人虚劳,下血并痔瘘,血崩带下,压丹石药毒。"

15. 鸭

《本草纲目·禽部第四十七卷·禽之一·鹜肪》:"时珍曰:鸭,水禽也。治水利小便,宜用青头雄鸭,取水木生发之象。治虚劳热毒,宜用乌骨白鸭,取金水寒肃之象也。"

《雷公炮制药性解·卷六·禽兽部·黑嘴白鸭》:"味甘,性微寒,无毒,入肺、肾二经。主大补虚劳,最消毒热,利小便,除水肿,消胀满,利脏腑,退疮肿,定惊痫。绿头者亦堪用,白目者能杀人,忌龟、鳖肉。"

《本经逢原·卷四·禽部·凫》:"即野鸭,甘平,无毒……以其肥而不脂,而易化,故滞下泄泻,喘咳上气,虚劳失血及产后、病后无不宜之。"

16. 豉

《本草经集注·卷七·米食部药物·中品·豉》:"味苦,寒,无毒。主治伤寒头痛寒热,瘴气恶毒,烦躁满闷,虚劳喘吸,两脚疼冷。又杀六畜胎子诸毒。"

《证类本草·卷第二十五·豉》:"陈藏器云:蒲州豉,味咸,无毒。主解烦热,热毒,寒热,虚劳,调中,发汗,通关节,杀腥气,伤寒鼻塞。"

17. 鸽

《本经逢原·卷四·禽部·鸽》:"鸽卵能稀痘,其矢气臭之能杀瘵虫,虚劳家咸多畜之。"

18. 猪肚、猪肾

《神农本草经疏·卷十八·兽部下品·肚》:"猪肚属土,故其味必甘,气微温,无毒。乃猪一身无害之物,为补脾胃之要品。脾胃得补则中气益、利自止矣。《日华子》:主补虚损。苏颂:主骨蒸劳热,血脉不行。皆取其补益脾胃则精血自生,虚劳自愈,根本固而五脏皆安也。"

《食物本草·卷下·兽类》:"猪……肾,冷,和理肾气,通利膀胱,补虚劳,消积滞。"

19. 淡菜

《食疗本草·卷中·淡菜》:"温,无毒。补虚劳损,产后血结,腹内冷痛……(《嘉补》)"

《本草分经·原例·通行经络·淡菜》:"甘、咸,温。补五脏,益阳事,治虚劳消瘿气。"

20. 藏枣

《本草纲目拾遗·卷七·果部上·藏枣》:"朱排山《柑园小识》:藏枣来自西藏,实产于天竺,大者长二寸许,形味绝似南枣,能补气,功同人参。藏中亦不易得,其核似蚕蛹形,而无仁。补虚劳,定神志,治怯如神。"

21. 藕

《食鉴本草·果》:"藕:生食清热破血,除烦渴,解酒毒;熟补五脏,实下焦;与蜜同食,令腹脏肥,不生诸虫。久服轻身耐老。藕节煎浓汤食,最能散血,吐血虚劳人宜多食。"

《随息居饮食谱·果食类》:"老藕捣浸澄粉,为产后、病后、衰老、虚劳妙品。但须自制,市物恐搀杂不真也。"

22. 鳗鱼

《食鉴本草·卷上·虚》:"鳗鱼羹:鳗鱼切细。煮羹入盐豉姜椒,空腹食,能补虚劳杀虫。治肛门肿痛,痔久不愈。"

23. 糯米

《神农本草经疏·卷二十六·米谷部下品·稻米》:"虚劳不足:糯米入猪肚内,蒸熟,日食。"

《得配本草·卷五·谷部·糯米》:"入猪肚煮食,治虚劳。"

四、治虚劳药对

1. 麦门冬+大枣

《备急千金要方·卷六上·七窍病上·口病第三》:"治虚劳口干方:麦门冬二两(末),大枣三十枚(肉),上二味,以蜜一升和,令熟五升米下,蒸之,任性服。"

《太平圣惠方·卷第二十七·治虚劳口舌干燥诸方》:"又方:麦门冬二两(去心),枣三十枚(擘碎),上用蜜和拌蒸之,候饭熟为度,不计时候,取三两枚服之。"

2. 麻仁+法曲

《备急千金要方·卷八·治诸风方·风痹第八》:"治虚劳百病,伤寒风湿,及妇人带下,月水往来不调,手足疼痹着床,服之令人肥健方。麻子一石,法曲一斗,上二味先捣麻子成末,以水二石着釜中,蒸麻子极熟,炊一石米顷出滓,随汁多少,如家酝法,候熟,取清酒,随性饮之。"

3. 大枣+葱白

《备急千金要方·卷十二·胆腑方·胆虚实第二》:"治虚劳烦闷不得眠方:大枣二七枚,葱白七茎,上二味以水三升煮取一升,去滓顿服。"

4. 栀子+豉

《备急千金要方·卷十二·胆腑方·胆虚实第二》:"治大下后虚劳不得眠,剧者颠倒懊恼欲死方。(仲景云:发汗吐下后,虚烦不得眠,若剧者必反覆颠倒,心中懊恼,栀子汤主之)大栀子十四枚,豉七合,上二味,以水四升先煮栀子取二升半,纳豉更煮三沸,去滓。每服一升,安者勿更服。若上气呕逆,加橘皮二两,亦可加生姜二两。"

5. 酸枣仁+榆叶

《备急千金要方·卷十二·胆腑方·胆虚实第二》:"治虚劳不得眠方,酸枣仁、榆叶等分,上二味为末,蜜丸如梧桐子大。每服十五丸,日再。"

6. 五加皮+枸杞根白皮

《备急千金要方·卷十二·胆腑方·风虚杂补酒煎第五》:"治虚劳不足方:五加皮、枸杞根白皮各一斗,上二味咬咀,以水一石五斗煮取汁七斗,分取四斗浸曲一斗,余三斗用拌饭下米,多少如常酿法,熟压取服之,多少任性。禁如药法,倍日将息。"

7. 羊肚+白术

《备急千金要方·卷十二·胆腑方·风虚杂补酒煎第五》:"治虚劳补方:羊肚一具(切),白术一升,上二味以水二斗煮取六升,每服二升,日三为度。"

8. 豉+地黄

《备急千金要方·卷十九·肾脏方·骨虚实第六》:"治虚劳冷骨节疼痛无力方:豉二升,地黄八升,上二味,两度蒸曝干为散,食后以酒一升,进二方寸匕,日再服。亦治虚热。"

9. 胡麻油+粳米

《千金翼方·卷第十二养性·养老食疗第四·补虚劳方》:"不食肉人油面补大虚劳方:生胡麻油一升,浙粳米泔清一升,上二味,微火煎尽汁清乃止,出贮之;取三合,盐汁七合,先以盐汁和油令相得,溲面一斤,如常法作馎饦,煮五六沸,出置冷水中,更漉出,盘上令干,乃更一叶掷沸汤中,煮取如常法。十度煮之,麻油热乃尽,以油作臛浇之,任饱食。"

10. 乌麻油+薤白

《千金翼方·卷第十二养性·养老食疗第四·乌麻脂》:"主百病虚劳,久服耐寒暑:乌麻油一升,薤白一斤,上二味,微火煎薤白令黄,去滓,酒服一合。百日充肥,二百日老者更少,三百日诸病悉愈。"

11. 麻仁+豉

《小品方·卷第九·治寒食散发动诸方》:"解散二物麻子豉汤,治人虚劳,下焦有热,骨节疼烦,肌急内疕,小便不利,大行数少,吸吸口燥,少气,折石热方:豉二升,麻子五合(擂取人)。凡二物,研麻子仁,以水四升,煮取一升半,分服五合,日三便愈。神验。"

12. 韭子+糯米

《外台秘要·卷第十六·虚劳尿精方八首》："《千金》疗虚劳尿精方：韭子二升，糯米一升。上二味，以水一斗七升，煮如粥，取汁六升，分为三服，精溢同此。"

13. 柘白皮+桑白皮

《外台秘要·卷第十六·虚劳尿精方八首》："柘白皮五合，桑白皮五合（切）。上二味切，以酒五升煮取三升，分为三服。（一方柘白皮作石榴皮）"

14. 枸杞根+鹿骨

《外台秘要·卷第十七·虚劳补益方九首》："又枸杞根酿酒，疗风冷虚劳方：枸杞根（切）一石五斗，鹿骨一具（炙碎）。上二味，以水四石煎取六斗，去滓澄清，曲一斗须干好，糯米一石，炊如常法造酒，酒熟蜜封头，然后压取清酒服之，除风补益悦泽人无比。"

15. 石膏+蜜

《太平圣惠方·卷第二十七·治虚劳口舌干燥诸方》："又方：石膏半斤（捣碎绵裹），蜜半升（斤）。上件药，以水三大盏，先煮石膏，取汁一盏半，去石膏，次下蜜相和，煎取一盏，放冷，不计时候，含咽一茶匙。"

16. 真玉+粟米

《太平圣惠方·卷第二十七·治虚劳渴诸方》："治虚劳烦渴，镇心神，宜服玉饮方，真玉可重十两，粟谷一升。上以水一斗煮粟谷取汁五升，去粟谷澄滤却，以此汁煮玉至三升，旋分呷服之，神验。"

17. 猬皮+硫磺

《太平圣惠方·卷第二十七·治虚劳吐血诸方》："治虚劳吐血，猬皮散方：猬皮一两（烧灰），硫黄一分。上件药，都研令匀细，每服空心，以温酒调下一钱。"

18. 地黄+飞罗面

《太平圣惠方·卷第二十七·治虚劳吐血诸方》："治虚劳，心肺热吐血，地黄金粉散方：地黄半斤（取自然汁），飞罗面四两。上件药，同调成糊，摊于漆盘内，候干取下，捣罗为末，每服不计时候，以陈米粥饮调下二钱。"

19. 麦门冬+枸杞白皮

《圣济总录·卷第九十一·虚劳口干燥》："治虚劳口燥苦渴，骨筋烦热或寒，枸杞汤方：枸杞白皮（锉，焙）五两，麦门冬（去心，焙）一两。上二味，粗捣筛。每服五钱匕，水一盏半，小麦一百粒，先煎数沸，后下药，煎至七分，去滓温服，不拘时。"

20. 人参+黄蜀葵花

《圣济总录·卷第九十·虚劳呕吐血》："治肺劳吐血，人参散方：人参半两，黄蜀葵花一两。上二味，捣罗为散。每服一钱匕，糯米饮调下，食后服。"

21. 箬叶+麝香

《圣济总录·卷第九十·虚劳呕吐血》："治虚劳吐血不止，箬叶散方：箬叶（不计多少烧灰研）一两，麝香一钱（研）。上二味研匀，每服一钱匕，煎阿胶人参汤调下，食后、临卧服。"

22. 兔屎+硇砂

《圣济总录·卷第八十九·虚劳羸瘦》："治诸劳极瘦垂困，明月丸方：兔屎四十九枚，硇砂如兔屎大等分。上二味，研令极细，生蜜丸麻子大。每服七丸，以生甘草半两（碎）浸一夜取汁，五更初服，勿令病人知。是治劳药，下后频看，若有虫急打杀，以桑火油煎使焦，弃急水中，三日不下更服，须月三日以后望前服。忌见丧服色衣妇人猫犬之类，后服治劳补气药取瘥，此药最治热劳。又云，伤寒烦躁骨热皆治。"

23. 附子+木香

《圣济总录·卷第九十一·虚劳兼痢》："治虚劳大便泄泻，附子散方：附子半两（炮裂，去皮脐），木香一分。上二味为细散，每服四钱匕，用猪肾一对，去筋膜批开，渗药并葱白、盐各少许在内，湿纸裹，慢火煨熟，细嚼米饮下，空心服。"

24. 白头翁+艾叶

《圣济总录·卷第九十一·虚劳兼痢》："治冷劳泄痢，及妇人产后带下，白头翁丸方：白头翁（去芦头）半两，艾叶二两（微炒）。上二味为末，用米醋一升，入药一半，先熬成煎，入余药末和丸梧桐子大。每服三十丸，空心、食前米饮下。"

25. 乌头+睓香子

《圣济总录·卷第九十二·虚劳小便利》："治虚劳极冷，阳气衰弱，小便数滑遗沥，坚固丸方：乌头（炮裂去皮脐）、睓香子（炒）等分。上二味，捣罗为末，姜汁煮糊和丸如梧桐子大。每服十五丸，空心温酒下，妇人赤白带下醋汤下，加至三十丸。"

26. 蜀椒+巴戟天

《圣济总录·卷第九十二·虚劳小便白浊》："治虚劳下元不足,小便白浊,补益椒红丸方:蜀椒(去目并闭口,炒出汗,取红)、巴戟天(去心)。上二味等分,捣罗为末,醋面糊和丸如梧桐子大。每服十五丸,加至二十丸,空心温酒或盐汤下。"

27. 补骨脂+睨香子

《圣济总录·卷第九十一·虚劳失精》："治虚劳肾脏衰惫,梦寐失精,补骨脂散方:补骨脂(炒)一两,睨香子(舶上者,炒)三分。上二味,捣罗为散。每服二钱匕,温酒或盐汤调下,空心食前服。兼治肾虚腰疼。"

28. 酸枣仁+榆皮

《圣济总录·卷第三十二·伤寒后不得眠》："治大病后及虚劳不得眠,酸枣仁汤方:酸枣仁(炒)、榆皮(切)各三两。上二味,粗捣筛。每服三钱匕,水一盏煎至七分,去滓温服。"

29. 猪膏+生姜

《圣济总录·卷第八十六·虚劳门·肝劳》："治肝劳虚寒,两胁满,筋脉急,关格不通,毛悴少色,猪膏酒方:猪膏二两,生姜汁三合。上二味,同用慢火煎候减半,入酒一升相和,滤过,分温三服,空腹,日午、夜卧各一。"

30. 柴胡+地骨皮

《圣济总录·卷第八十七·热劳》："治热劳,地骨皮散方:地骨皮二两,柴胡(去苗)一两。上二味,捣罗为散。每服二钱匕,用麦门冬去心煎汤调下,不计时候。"

31. 猪肝+猪肚

《圣济总录·卷第八十八·虚劳不思食》："治五劳七伤,脏腑虚惫,四肢少力,骨节疼痛,胃气不调,日渐羸瘦,不思饮食,猪肝煎丸方:猪肝、猪肚(净洗去脂膜)各二具。上二味,并切作片,于新砂盆内,以薄黄泥固济外面泥如灶,初且用小便一斗以来入肝肚,慢火煎,以柳木篦搅,夜盖复,旋入小便,更可二斗,次入后药。"

32. 柴胡+麻黄

《圣济总录·卷第八十八·虚劳潮热》："治虚劳发热,肢体烦疼,柴胡汤方:柴胡(去苗)、麻黄(去根节,汤煮掠去沫)各一两。上二味,粗捣筛,用童子小便五盏,同煎至两盏,去滓,分温二服,出汗即瘥。"

33. 硫磺+雌黄

《圣济总录·卷第一百一十四·耳门·劳聋》："治劳聋经久,塞耳,硫黄散方:石硫黄、雌黄各一分。上二味,研为细末,每以一钱匕,绵裹塞耳中,数日则闻人语声。"

34. 秦艽+柴胡

《圣济总录·卷第一百一十七·口齿门·口疮》："治虚劳口疮,久不瘥,秦艽散方:秦艽(去苗、土)、柴胡(去苗)各一两。上二味,捣罗为散。每服三钱匕,割猪肝三两片,用酒煮之,去肝取酒,调药温服,十服当愈。"

35. 羊肾+肉苁蓉

《圣济总录·卷第一百八十九·食治腰痛》："治久积虚损,阳道虚弱,腰脚无力,白羊肾羹方:白羊肾一对(去脂膜,切),肉苁蓉(酒浸细切)一两。上二味相和,入葱白盐酱椒煮作羹,如常法,空腹食。"

36. 猪肾+米

《圣济总录·卷第一百八十九·食治腰痛》："治肾虚劳损,腰膝疼,行动无力,猪肾粥方:猪肾(去脂膜切)一对,米三合。上二味,以豉汁一升半煮粥,入五味并酒调和如常法,空腹食。"

37. 猪肾+羊肾

《圣济总录·卷第一百九十·食治产后诸病》："治产后风虚劳冷,百骨节疼,身体烦热,猪肾臛方:猪肾一对(去脂膜,薄切),羊肾一对(去脂膜,薄切)。上二味。以五味并葱白豉作臛,如常食之,不拘时。"

38. 黄芪+当归

《卫生宝鉴·卷五·劳倦所伤虚中有热》："[当归补血汤]治肌热躁热,困渴引饮,目赤面红,昼夜不息,其脉洪大而虚,重按全无。《内经》曰脉虚则血虚,血虚则发热,证象白虎,惟脉不长实为辨也,误服白虎汤必危,此病得之于肌困劳役。黄芪一两,当归二钱(酒洗)。上二味,㕮咀,作一服,水三盏煎至一盏,去渣温服,食前。"

39. 人乳+梨汁

《古今医鉴·卷之七·补益》："接命膏,治气血虚弱,痰火上升,及中风不语,左瘫右痪,腰疼膝痛,动履不便,一切虚损:人乳二盏(肥白女人内外无热者佳),梨汁一盏。上二味,倾入银锡旋中,置沸汤内顿滚,有黄沫起,开清为度,每五更后一服,大能消痰补血。"

40. 补骨脂+麻油

《神农本草经疏·卷九·草部中品之下·补骨脂》:"《经验方》治虚劳,男子女人五劳七伤,下元虚冷,一切风病,四肢疼痛,驻颜壮气,乌髭须:用补骨脂一斤,酒浸一宿,晒干,却用乌油麻一升和炒,令麻子声绝,簸去,只用补骨脂,为末,醋煮面糊丸如梧子大。每服二三十丸,空心温酒、盐汤任下。"

41. 花蕊石+硫磺

《张氏医通·卷十三·专方·虚损门》:"花蕊石散(《局方》),治气虚血凝,瘀积壅聚,胸膈作痛,宜用重剂竭之:花蕊石五两(碎,产硫黄山中,状如黄石,中有黄点如花之心,故名花蕊,近世皆以玲珑如花蕊者伪充,欲试真伪,煅过置血上血即化水者真),硫黄二两。上二味,同入炀成罐内,盐泥封固,煅一伏时,研如面。每用二钱,食远童便调服。"

42. 五味子+熟地黄

《张氏医通·卷十三·专方·虚损门》:"乌骨鸡丸(《秘旨》),治妇人郁结不舒,蒸热咳嗽,月事不调,或久闭不行,或倒经血溢于上,或产后褥劳,或崩淋不止,及带下赤白白淫诸证,兼疗男子斫丧太早,劳嗽吐红,成虚损者:乌骨白丝毛鸡一只(男雌女雄,制法同巽顺丸),北五味一两(碎),熟地黄四两(如血热,加生地黄二两)。上二味,入鸡腹内,用陈酒、酒酿、童便于砂锅中煮,如巽顺丸。"

43. 柴胡+人参

《得配本草·卷二·草部·柴胡》:"配人参,治虚劳邪热……《本经》柴胡并未言及治劳,而劳热症误用之,害人不浅。然有一种虚劳,复受邪热,因邪热而愈成劳损者,柴胡在所必需。"

44. 山药+车前子

《医学衷中参西录·医方·治泄泻方·薯蓣苤苢汤》:"治阴虚肾燥,小便不利,大便滑泻,兼治虚劳有痰作嗽:生山药一两(轧细),生车前子四钱。上二味,同煮作稠粥服之,一日连服三次,小便自利,大便自固。盖山药能固大便,而阴虚小便不利者服之,又能利小便。车前子能利小便,而性兼滋阴,可为补肾药之佐使(五子衍宗丸中用之),又能助山药以止大便。况二药皆汁浆稠黏,同作粥服之,大能留恋肠胃,是以效也。治虚劳痰嗽者,车前宜减半。盖用车前者,以其能利水,即能利痰,且性兼滋阴,于阴虚有痰者尤宜。而仍不敢多用者,恐水道过利,亦能伤阴分也。"

五、治虚劳禁药

1. 大黄

《本经逢原·卷二·毒草部·大黄》:"至于老人血枯便秘、气虚便难,脾虚腹胀少食,妇人血枯经闭,阴虚寒热,脾气癖积,肾虚动气,及阴疽色白不起等证,不可妄用,以取虚虚之祸。"

2. 石膏

《本草备要·卷五·金石水土部·石膏》:"然亦有阴虚发热,及脾胃虚劳,伤寒阴盛格阳,内寒外热,类白虎汤证,误投之不可救也。"

《要药分剂·卷八·重剂·石膏》:"河间曰:石膏能发汗,又能止汗。洁古曰:此乃阳明经大寒之药,善治本经头疼牙痛,中暑潮热,消渴。然能寒胃,令人不热,非腹有极热者,不宜轻用;又有血虚发热象白虎症,及脾胃虚劳,形体羸瘦,初得之时,与此症同,医者不识而误用之,不可救也。"

3. 白芥子

《本草汇言·卷之十六·菜部·白芥子》:"白芥子,化痰消痞之药也。(孙思邈)沈孔庭曰:按李氏方云,辛能利气,温能发散,故其功用,专于豁痰平逆气,推为上剂……如阴虚劳瘵,血虚生痰之证,禁用之。"

4. 知母、黄柏

《理虚元鉴·卷下·治虚药讹一十八辨》:"黄柏、知母,禁用。《丹溪心法》有云:虚损吐血,不可骤用苦寒,恐致相激,只宜琼玉膏主之。何事首尾矛盾?又载三补丸,以芩、连、柏三味主之,大补丸以黄柏一味主之,乃至滋阴百补丸,知、柏并用。后之学者宗之,凡遇虚劳咳嗽、吐血、虚火虚热之疾,皆以知、柏二味,以为清火滋阴,殊不知虚劳之火,虚火也,相火也,阴火也。即丹溪云:虚火可补,人参、黄芪之属。相火系于肝肾之间,出入于甲胆,听命于心君。君火明,则相火伏,若君火不明,则相火烈焰冲天,上感清虚之窍,耳聋、鼻干、舌痛、口苦、头晕、身颤、天突急而淫淫作痒、肺叶张而咳嗽频仍。当此时也,惟有清气养荣,滋方寸灵台之雨露,以宁膻中之烦焰,则甲胆乙肝之相火,不扑而自灭矣。阴火者,龙雷之火也,起于九泉之下,遇寒水阴翳,则其焰愈腾,若太阳一照,自然消陨。此三火者,皆无求于降火滋阴,亦何事乎知、柏,而用之以贻害乎?且黄柏伤胃,知母滑脾,胃伤则饮食不进,脾滑则泄泻无度。一脏一腑,乃生人之本。《经》云:得谷者昌,失谷者亡。又曰:阳精上奉,其人寿;阴精下降,其人夭。今以苦寒伤胃,岂非失谷者亡乎?以冷滑泄脾,岂非下降者夭乎?想世用此者,意在滋阴,而不知苦寒下降多亡阴,阴亏而火易炽;意在清金,而不知中土既溃,绝金之源,金薄而水益衰。吾知用此者,未见其利,徒见其害耳。每见虚劳之人,未有不走脾胃而死者,则知、柏之厉也。"

5. 枳壳、青皮

《理虚元鉴·卷下·治虚药讹一十八辨》:"枳壳,不可用。虚劳施治,曰清金,曰安神,曰培土,曰调肝,曰益肾,而惟补之一字,彻乎终始,故火亦补,痰亦补,滞亦补,三焦五脏六腑十二经络,无所往而不宜补者。乃有谬妄之流,一见中气塞滞,不究虚实,便用枳壳以伐之。不知虚劳治气,与杂症不同。其滞也,不可以利之;其高也,不可以下之;其治满也,不可以破之。陈皮、苏子已不当用,况枳壳、青皮乎!"

6. 旋覆花

《本经逢原·卷二·隰草部·旋覆花》:"但性专温散,故阴虚劳嗽,风热燥咳,不可误用,用之嗽必愈甚。"

7. 款冬花

《本经逢原·卷二·隰草部·款冬花》:"釐寡失合,阴虚劳嗽禁用,以其性温也。"

8. 罂子粟

《本草纲目·谷部第二十三卷·谷之二·罂子粟》:"壳:[主治]止泻痢,固脱肛,治遗精久咳,敛肺涩肠,止心腹筋骨诸痛(时珍)……震亨曰:今人虚劳咳嗽,多用粟壳止劫;及湿热泄痢者,用之止涩。其治病之功虽急,杀人如剑,宜深戒之。"

六、治虚劳禁食

《顾松园医镜·卷十一·书集·虚劳》:"(虚劳所忌饮食诸物及却病之法并忌火炙)烟为辛热之魁,酒为湿热之最。凡姜、椒、芥、蒜及一切辛辣热物,极能伤阴,断不可用,并一应生冷滑肠坚硬之物,亦宜戒食,恐伤脾胃也。"

【医论医案】

一、医论

1. 概论

《外台秘要·卷第十七·五劳六极七伤方一十首》

《病源》:夫虚劳者,五劳、六极、七伤是也。五劳者,一曰志劳;二曰思劳;三曰心劳;四曰忧劳;五曰瘦劳。又有五劳:肺劳者,短气而面肿,鼻不闻香臭;肝劳者,面目干黑口苦,精神不守,恐畏不能独卧,目视不明;心劳者,忽忽喜忘,大便苦难,或时鸭溏,口内生疮;脾劳者,舌本苦直,不得咽唾;肾劳者,背难以俯仰,小便不利,色赤黄而有余沥,茎内痛阴湿囊生疮,少腹急满也。六极者,一曰气极,令人内虚,五脏不足,邪气多,正气少,不欲言;二曰血极,令人无颜色,眉发堕落,忽忽喜忘;三曰筋极,令人数转筋,十指爪甲皆痛,苦倦不能久立;四曰骨极令人酸削,齿苦痛,手足烦疼,不可以立,不欲行动;五曰肌极,令人羸瘦无润泽,饮食不生肌肤;六曰精极,令人少气,吸吸然内虚,五脏气不足,发毛落,悲伤喜忘。七伤者,一曰阴寒;二曰阴痿;三曰里急;四曰精连连;五曰精少,阴下湿;六曰精液清;七曰小便苦数,临事不举。又:一曰大饱伤脾,脾伤善噫,欲卧面黄;二曰大怒气逆伤肝,肝伤少血目暗;三曰强力举重,久坐湿地伤肾,肾伤少精,腰背痛厥逆下冷;四曰形寒,寒饮伤肺,肺伤少气,咳嗽鼻鸣;五曰忧愁思虑伤心,心伤苦惊,喜忘善怒;六曰风雨寒暑伤形,形伤发落,肌肤枯夭;七曰大恐惧不节伤志,志伤恍惚不乐。男子平人脉大为劳,极虚亦为劳。男子劳之为病,其脉浮大,手足烦,春夏剧,秋冬瘥,阴寒精自出,酸削。诊寸口脉浮而迟,浮即为虚,迟即为劳,迟即卫气不足,浮即荣气竭。脉直上者逆虚也,脉涩无阳是肾气少,寸关涩无血气,逆冷是大虚。脉浮微缓皆为虚,缓而大者劳也,脉微濡相薄为五劳,微弱相薄虚损为七伤。其汤熨针石,别有正方,补养宣导,今附于后。《养生方》导引法云:唯欲嘿气养神,闭气使极,吐气使微;又不得多言语,大唤呼,令神劳损;亦云不可泣泪及多唾洟,此皆为损液漏津,使喉涩大渴。又云:鸡鸣时扣齿三十六下讫,舐口唇漱舌,聊上齿表,咽之三过,杀虫补虚劳，令人强壮。又云：两手拓两颊，手不动，搂肚肘使急，腰内亦然住定，放两肘头向外，肘膊腰气散尽势大闷，始起来去七通，去肘臂之劳。又云：两足跟相对坐上，两足趾相向外扒，两膝头柱席两向外扒使急，始长舒两手，两向取势，一一皆急三七，去五劳腰脊膝疼、伤冷脾痹。又云：跪一足坐上，两手髀内卷，足努踹向下，身外扒，一时取势向心来去二七，左右亦然，去五劳、足臂疼闷、膝冷阴冷。又云坐抱两膝下，去三里二寸，急抱向身极势足两向，身起欲似胡床住势还坐，上下来去二七，去腰足臂内虚劳、膀胱冷。又云：外转两脚，平踹向阴端急蹙，将两手捧膝头两向极势捺之二七毕，身侧两向，取势二七，前后努腰，去心劳痔病、膝头冷。调和未损尽时，须言语不瞋喜，偏跒两手抱膝头，努膝向外，身手膝各两极势，挽之三七，左右亦然，头须左右仰扒，去背急臂劳。又云：两足相踹，令足掌合也，蹙足极势，两手长舒，掌相向脑项之后，兼至踹，相挽向头，膊手向席来去七，仰手七，合手七，始两手角上极势，腰正足不动，去五劳七伤、脐下冷暖不和，数用之常和调适。又云：一足蹹地，一足屈膝，两手抱犊鼻下，急挽向身极势，左右换易四七，去五劳、三里气不下。又：蛇行气，曲卧以正身复起踞，闭目随气所在不息，少食裁通肠，服气为食，以舐为浆，春出冬藏，不财不养，以治五劳七伤。又云：虾蟆行气，正动摇两臂，不息十二通，以治五劳七伤、水肿之病。又云：外转两足十偏，引去心腹诸劳，内转两足十偏，引去心五息止，去身一切诸劳疾疹。

《仁斋直指方论·卷之九·虚劳·虚劳方论》

蒙庄有言，精太用则竭，神太劳则惫。借是可以论病矣。夫人所以根本此性命者，气与血也。若男若女，气血均有，独不能保而有之，终日役役，神倦力疲，饥饱越常，喜怒失节，形寒饮冷，纵欲恣情，遂使五脏气血俱虚，此五劳之所从始也，六极、七伤类焉。故心家虚，则便浊汗多；肝家虚，则筋挛目眩；肾家虚，则腰痛泄精；肺家虚，则咳嗽哄热；脾胃虚，则呕吐不食，日就羸黄，或乃胃热消谷，饮食虽多，亦不生肌肉而转加瘦悴矣。前是数证，其间大抵心下引胁俱疼，盖滞血不消，新血无以养之也。治法大要：潮热者，不可过用寒凉；秘结者，不可骤与疏泄；嗽喘者，不可妄施发散；咯血者，不可错认以为热，但以滋养营血为上，调平脏气次之，某病某药，又于养血调气之中而增益也。其或骨间有热，以致四肢缓弱不举，此则骨痿，欲斯疾之有瘳也，难哉！虽然当归、地黄、黄芪、芍药固养血之上药也，亦当以益胃消痰辈佐之。盖人以谷气为本，所谓精气、血气由谷气而生。古人以五味、五谷、五药养其病者，不无先后于其间也。当归、地黄恋膈引痰，黄芪、芍药多则伤胃，是可胶柱调瑟而剂量轻重之不审乎？抑余闻诸虚不足，皆成劳倦，此可疗不可恶之疾也。其视传疰一种，实霄壤焉。传疰者，挟邪精鬼怪之气而作也。《经》曰：人有逢年月之厄，感鬼神之精，无处不恶，沉默而不能的知所苦，积岁渐至委顿，既往复传疰于旁人，须用通神明、去恶气等剂疗之，或者剒麝割犀，驱伐邪恶，飞丹炼石，引纳清和，盖为尸疰设也。前集咳嗽中亦略陈之。

《医学正传·卷之三·虚损》

论《内经》曰：饮食饱甚，汗出于胃；惊而夺精，汗出于心；持重远行，汗出于肾；疾走恐惧，汗出于肝；摇体劳苦，汗出于脾。又曰：久视伤血，久卧伤气，久坐伤肉，久立伤骨，久行伤筋。若夫七情五志之火飞越，男女声色之欲过淫，是皆虚损之所由也。《机要》曰：虚损之疾，寒热因虚而感也。感寒则损阳，阳虚则阴盛，损自上而下，一损损于肺，皮聚而毛落；二损损于心，血脉虚少，不能荣于脏腑，妇人则月水不通；三损损于胃，饮食不为肌肤。治宜以辛甘淡，过于胃则不可治矣。感热则损阴，阴虚则阳盛，损自下而上，一损损于肾，骨痿不能起于床；二损损于肝，筋缓不能自收持；三损损于脾，饮食不能消克。治宜以苦酸咸，过于脾则不可治矣。又曰：心肺损而色弊，肾肝损而形痿。《难经》曰：治损之法，损其肺者益其气，损其心者补其荣血，损其脾者调其饮食、适其寒温，损其肝者缓其中，损其肾者益其精。是皆虚损病因治法之大要也，学者详之。

《古今医统大全·卷之四十八·虚损门·病机》

"上古天真论篇"，帝曰：余闻上古之人，春秋皆度百岁，而动作不衰。今时之人，年半百而动作皆衰者，时世异耶？人将失之耶？岐伯对曰：上古之人，其知道者，法于阴阳，和於术数，饮食有节，起居有常，不妄作劳，故能形与神俱，而尽终其天年，度百岁乃去。今时之人不然，以酒为浆，以妄为常，醉以入房，以欲竭其精，以耗散其真，不知持满，不时御神，务快其心，逆于生乐，起居无节，故半百而衰也。夫上古圣人之教下也，皆谓虚邪贼风，避之有时，恬淡虚无，真气从之，精神内守，病安从来。又曰：年至四十而阴气自半，起居衰矣。又曰：男子尽八八而精绝，女子尽七七而经断矣。夫以阴气之成，止供给得三十年之运用，已先亏矣。人之情欲无涯，此难成易亏之阴气，若之何而可以纵欲也？又曰：饮食饱甚，汗出于胃。惊而夺精，汗出于心。持重行远，汗出于肾。疾走恐惧，汗出于肝。摇体苦劳，汗出于脾。又曰：久视伤血，入卧伤气，久坐伤肉，久立伤骨，久行伤筋。若夫七情五心之火飞越，男女声色之欲过淫，是虚损之所由也。

《难经》云：因虚而致五损，一损损于皮毛，皮聚而毛落；二损损于血脉，血脉虚少，不能荣于五脏六腑；三损损于肌肉，肌肉消瘦，饮食不为肌肤；四损损于筋，筋缓不能自收持；五损损于骨，骨痿不能起于床。反此者，至脉之病也。从上下者，骨痿不能起于床者死；从下上者，皮聚而毛落者死。损其肺者，益其气；损其心者，调其荣卫；损其脾者，调其饮食、适其寒温；损其肝者，缓其中；损其肾者，益其精。《机要》曰：虚损之疾，寒热因虚而感也。感寒则损阳，阳虚则阴盛，自上而下，治之宜以辛甘淡，过于胃，则不可治也。感热则损阴，阴虚则阳盛，故损自下而上，治之宜以苦酸咸，过于脾，则不可治也。自上而损者，一损损于肺，皮聚而毛落；二损损于心，血脉虚少，不荣于脏腑，妇人月水不通；三损损于胃，饮食不为肌肤。自下而损者，一损损于肾，骨痿不能起于床；二损损于肝，筋缓不能自收持；三损损于脾，饮食不能消克。论曰：心肺损而色蔽，肾肝损而形痿，谷不能化而脾损。感此病者，皆损之病也。渐溃之深，皆虚劳之疾也。

《明医指掌·卷七·虚损劳瘵证七》

论：夫男子之劳，起于伤精；女子之劳，起于经闭；小儿之劳，得于母胎。盖男子十六而精通，女子十四而天癸至，然未充也。后生少年辈，淫欲太早，斫丧真元，真阴内亏，虚火炽焰，肺金受伤，无以生肾水，肾水枯竭，无以济心火，心火一旺，肾火从之，而梦遗、鬼交之病作。肺气一虚，则腠理疏豁，而盗汗、自汗之病作。火动其血，血随火升，而咳嗽吐红之病作。考之《内经》及上古诸家之说，一曰劳瘵，一曰劳极，一曰阴虚，一曰不足，一曰虚损，然因名以责实，不过气虚、血虚、阴虚之异耳。凡脾、肺不足，皆气虚也。心、肝不足，皆血虚也。肾水有亏，即阴虚也。气属阳，血属阴，血虚亦属阴虚。世有患此者，急绝房欲以养精，内观以养神，毋怒劳以耗气，则其真阴之水自充，而五内之火自息，又何不治之有？惟其嗜欲无节，起居不时，食饮自倍，使神散而精竭，血涸而气亡，直至发热不休，形骸骨立而死，良可叹哉！然而，一人未足怜也，犹有侍奉亲密之人，或同气兄弟、子女之属，受其恶气，多遭传染，名曰传尸，甚至灭门者有矣。又此病最恶，其热毒郁积之久，则生异物恶虫，食人脏腑精华，变生奇状，诚可惊骇。是以劳伤于肝者，则为毛虫，如刺猬、瓦蛆之属，食人筋膜。劳伤于心者，则为羽虫，如灯蛾、蚊、虻、禽鸟之形，食人血脉。劳伤于脾者，则为裸虫，如婴孩、蚯蚓之类，食人肌肉。劳伤于肺者，则为介虫，如龟、鳖、虾、蟹之状，食人肤膏。伤于肾者，则为鳞虫，如鱼、龙、蛟、螺之形，食人骨髓。或挟相火之势，亦如羽虫之酷者，鸱枭之类，为状不一两，不可胜纪。凡有此证，便宜早治，一则杀虫以绝其根，一则补虚以复其元，缓则不及事矣。骨蒸两颧赤者，不治（盖骨蒸内热本于肾虚。肾属水，水性寒，肾实则寒，肾虚则热。肾热则火蒸于骨而髓亦热矣。肾主骨髓，两颧为骨之本故也）。劳瘵喉哑者，为肺绝，不治（盖肺主气，声之所从出也。肺为火烁，金不能鸣故也）。劳瘵忽患下部痛肿者死，先痔漏而后瘵者死，先得瘵而后痔漏者亦死（盖痔漏通于大肠，大肠为肺之腑，肺为火烁，遗热于大肠故也）。劳瘵犯一侧眠者，不治（盖无血养筋，不能转动故也）。劳瘵泄泻不食者死（盖胃为五脏六腑之海，主生化之源，源绝则无以生精血故也）。

《医门法律·卷六·虚劳门·虚劳论》

喻昌曰：虚劳之证，《金匮》叙于血痹之下，可见劳则必劳其精血也。荣血伤，则内热起，五心常热，目中生花见火，耳内蛙聒蝉鸣，口舌糜烂，不知五味，鼻孔干燥，呼吸不利，乃至饮食不生肌肤，怠惰嗜卧，骨软足疲。荣行日迟，卫行日疾，荣血为卫气所迫，不能内守而脱出于外，或吐或衄，或出二阴之窍，血出既多，火热进入，逼迫煎熬，漫无休止，荣血有立尽而已，不死何待耶！更有劳之之极,而血痹不行者,血不脱于外,而但蓄于内。蓄之日久,周身血走之隧道,悉痹不流,惟就干涸,皮鲜滋润,面无荣泽。于是气之所过,血不为动,徒蒸血为热,或日晡,或子午,始必干热,俟蒸气散微汗而热解,热蒸不已,瘵病成焉,不死又何待耶? 亦有始因脱血,后遂血痹者,血虚血少,艰于流布,发热致痹,尤易易也。《内经》凡言虚病不及于劳,然以大肉枯槁,大骨陷下,胸中气高,五脏各见危证,则固已言之,未有劳之之极,而真藏脉不见者也。然枯槁已极,即真藏脉不见,亦宁有不死者乎? 秦越人始发虚损之论,谓虚而感寒,则损其阳,阳虚则阴盛,损则自上而下。一损损于肺,皮聚而毛落;二损损于心,血脉不能荣养脏腑;三损损于胃,饮食不为肌肤。虚而感热,则损其阴,阴虚则阳盛,损则自下而上。一损损于肾,骨痿不起于床;二损损于肝,筋缓不能自收持;三损损于脾,饮食不能消化。自上而下者,过于胃则不可治;自下而上者,过于脾则不可治。盖饮食多自能生血,饮食少则血不生,血不生则阴不足以配阳,势必五脏齐损。越人归重脾胃,旨哉言矣。至仲景《金匮》之文,昌细会其大意,谓精生于谷,谷入少而不生其血,血自不能化精。《内经》于精不足者,必补之以味。味者,五谷之味也,补以味而节其劳,则积贮渐富,大命不倾。设以鸡口之入,为牛后之出,欲其不成虚劳,宁可得乎? 所以垂训十则,皆以无病男子,精血两虚为言,而虚劳之候,焕若指掌矣。夫男子平人,但知纵欲劳精,抑孰知阴精日损,饮食无味,转劳转虚,转虚转劳,脉从内变,色不外华,津液衰而口渴小便少。甚则目瞑衄血,阴精不交自走,盗汗淋漓,身体振摇,心胆惊怯者比比然也。故血不化精,则血痹矣。血痹则新血不生,并素有之血,亦瘀积不行。血瘀则荣虚,荣虚则发热,热久则蒸其所瘀之血,化而为虫,遂成传尸瘵证。穷凶极厉,竭人之神气而养虫之神气,人死则虫亦死。其游魂之不死者,传亲近之一脉,附入血隧,似有如无,其后虫日荣长,人日凋悴,阅三传而虫之为灵,非符药所能制矣。医和视晋平公疾曰:是近女室,晦而生内热蛊惑之疾,非鬼非食,不可为也。惑即下唇有疮,虫食其肛,其名为惑之蛊。蛊字取义,三虫共载一器,非鬼非食,明指虫之为厉,不为尊者讳也。以故狐惑之证声哑嗄,瘵劳之证亦声哑嗄,是则声哑者,气管为虫所蚀明矣。男子前车之覆,古今不知几千亿人矣。《巢氏病源》不察,谓有虚劳,有蒸病,有注病,劳有五劳、六极、七伤,蒸有五蒸、二十四蒸,注有三十六种、九十九种,另各分门异治。后人以歧路之多,茫然莫知所适,且讳其名曰痰火。而梦梦者遂谓痰火,有虚有实,乃至充栋诸方,妄云肺虚用某药,肺实用某药,以及心肝脾肾,咸出虚实两治之法。是于虚损、虚劳中,添出实损、实劳矣,鄙陋何至是耶! 仲景于男子平人,谆谆致戒,无非谓荣卫之道,纳谷为宝。居常调荣卫以安其谷,寿命之本,积精自刚,居常节嗜欲以生其精。至病之甫成,脉才见端,惟恃建中、复脉为主治。夫建中、复脉,皆稼穑作甘之善药,一遵精不足者补之以味之旨也,岂有泉之竭矣,不云自中之理哉。后人补肾诸方,千蹊万径,以治虚劳,何反十无一全,岂非依样葫芦,徒资话柄耶? 及其血痹不行,仲景亟驱其旧,生其新,几希于瘵瘵将成未成之间,诚有一无二之圣法,第牵常者不能用耳。试观童子脏腑脆嫩,才有寒热积滞,易于结癖成疳,待其血痹不行,气蒸发热,即不可为。女子血干经闭,发热不止,瘵瘵之候更多,待其势成,纵有良法,治之无及。傥能服膺仲景几先之哲,吃力于男子、童子、女子,瘵病将成未成之界,其活人之功,皆是起白骨而予以生全,为彼苍所眷注矣。

《医门法律·卷六·虚劳门·虚劳脉论》

凡虚劳之证,大抵心下引胁俱疼,盖滞血不消,新血无以养之,尤宜用膏子加韭汁、桃仁泥。呼吸少气,懒言语,无力动作,目无精光,面色㿠白,皆兼气虚,用麦冬、人参各三钱,陈皮、桔梗、炙甘草各半两,五味子二十一粒,为极细末,水浸油饼为丸,如鸡豆子大。每服一丸,细嚼津唾咽下,名补气丸。气虚则生脉散,不言白术。血虚则三才丸,不言四物。

前言薏苡仁之属,治肺虚;后言参芪地黄膏子之类,治肾虚。盖肝心属阳,肺肾属阴,阴虚则肺肾虚矣,故补肺肾即是补阴,非四物、黄柏、知母之谓也。陈藏器诸虚用药凡例:虚劳头痛复热,加枸杞、葳蕤;虚而欲吐,加人参;虚而不安,亦加人参;虚而多梦纷纭,加龙骨;虚而多热,加地黄、牡蛎、地肤子、甘草;虚而冷,加当归、川芎、干姜;虚而损,加钟乳、棘刺、苁蓉、巴戟天;虚而大热,加黄芩、天冬;虚而多忘,加茯苓、远志;虚而口干,加麦冬、知母；虚而吸吸，加胡麻、覆盆子、柏子仁；虚而多气兼微咳，加五味子、大枣；虚而惊悸不安，加龙齿、沙参、紫石英、小草；若冷，则用紫石英、小草；若客热，则用沙参、龙齿，不冷不热皆用之。虚而身强，腰中不利，加磁石、杜仲；虚而多冷，加桂心、吴茱萸、附子、乌头；虚而劳，小便赤，加黄芩；虚而客热，加地骨皮、黄芪；虚而冷，加黄芪；虚而痰复有气，加生姜、半夏、枳实；虚而小肠利，加桑螵蛸、龙骨、鸡肶胵；虚而小肠不利，加茯苓、泽泻；虚而损，溺白，加厚朴；髓竭不足，加地黄、当归。肺气不足，加二冬、五味子；心气不足，加人参、茯苓、菖蒲；肝气不足，加天麻、川芎；脾气不足，加白术、白芍、益智；肾气不足，加熟地、远志、丹皮；胆气不足，加细辛、酸枣仁、地榆；神昏不足，加朱砂、预知子、茯神。劳瘵兼痰积，其证腹胁常热，头面手足，则于寅卯时分，乍有凉时，宜以霞天膏入竹沥，加少姜汁，调玄明粉行之。若顽痰在膈上，胶固难治者，必以吐法吐之，或沉香滚痰丸、透膈丹之类下之，甚则用倒仓法。若肝有积痰瘀血，结热而劳瘵者，其太冲脉必与冲阳脉不相应，宜以补阴药，吞当归龙荟丸。

古方柴胡饮子、防风当归饮子、麦煎散，皆用大黄，盖能折炎上之势，而引之下行，莫速乎此！然惟大便实者乃可，若溏泄则虽地黄之属亦不宜，况大黄乎？

病劳有一种真藏虚损，复受邪热者，如《经验方》中，治劳热青蒿煎丸，用柴胡正合宜耳。热去即须急已，若无邪热，不死何待？又大忌芩、连、柏，骤用纯苦寒药，反泻其阳。但当用琼玉膏之类，大助阳气，使其复还寅卯之位，微加泻阴火之药是也。

有重阴复其阳，火不得伸，或洒洒恶寒，或志意不乐，或脉弦数，四肢五心烦热者，火郁汤、柴胡升麻汤，病去即已，不可过剂。服寒凉药，证虽大减，脉反加数者，阳郁也，宜升宜补，大忌寒凉，犯之必死。

治法当以脾肾二藏为要，肾乃系元气者也，脾乃养形体者也。《经》曰：形不足者，温之以气。气谓真气，有少火之温，以生育形体。然此火不可使之热，热则壮，壮则反耗真气也。候其火之少壮，皆在两肾间。《经》又曰：精不足者，补之以味。五味入胃，各从所喜之藏而归之，以生津液输纳于肾者。若五味一有过节，反成其藏有余，胜克之祸起矣。候其五味之寒热，初在脾胃，次在其所归之藏，即当补其不足，泻其有余，谨守精气，调其阴阳，夫是故天枢开发，而胃和脉生矣。

劳疾久而嗽血，咽疼无声，此为下传上；若不嗽不疼，久而溺浊脱精，此为上传下，皆死证也。

夫传尸劳者，男子自肾传心，心而肺，肺而肝，肝而脾。女子自心传肺，肺而肝，肝而脾，脾而肾，五脏复传六腑而死矣。虽有诸候，其实不离乎心阳肾阴也。若明阴阳用药，可以起死回生。

苏游论曰：传尸之候，先从肾起，初受之两胫酸疼，腰背拘急，行立脚弱，饮食减少，两耳飕飕，直似风声，夜卧遗泄，阴汗痿弱。肾既受讫，次传于心，心初受气，夜卧心惊，或多恐怖，心悬悬气吸吸欲尽，梦见先亡，有时盗汗，饮食无味，口内生疮，心气烦热，惟欲眠卧，朝轻夕重，两颊口唇，悉皆纹赤，如敷胭脂，有时手足五心烦热。心受已，次传于肺，肺初受气，咳嗽上气，喘卧益甚，鼻口干燥，不闻香臭，如或忽闻惟觉朽腐气，有时恶心欲吐，肌肤枯燥，时或疼痛，或似虫行，干皮细起，状如麸片。肺既受已，次传于肝，肝初受气，两目眈眈，面无血色，常欲颦眉，视不能远，目常干涩，又时赤痛，或复睛黄，常欲合眼，及时睡卧不着。肝既受已，次传于脾，脾初受气，两胁虚胀，食不消化，又时泻利，水谷生虫，有时肚痛，腹胀雷鸣，唇口焦干，或生疮肿，毛发干耸，无有光润，或时上气，撑肩喘息，利赤黑汁，见此证者，乃不治也。

紫庭方云：传尸、伏尸皆有虫，须用乳香熏病人之手，乃仰手掌以帛覆其上，熏良久，手背上出毛长寸许，白而黄者可治，红者稍难，青黑者即死。若熏之良久无毛者，即非此证，属寻常虚劳证也。又法烧安息香令烟出，病人吸之嗽不止，乃传尸也，不嗽非传尸也。

合论《金匮》桂枝龙骨牡蛎汤、天雄散二方。本文云：夫失精家，少腹强急，阴头寒，目眩发落，脉极虚芤迟，为清谷亡血失精；脉得诸芤动微紧，男子失精，女子梦交，桂枝龙骨牡蛎汤主之（天雄散，本文无）。

［按］前一方，用桂枝汤调其荣卫羁迟，脉道虚衰，加龙骨、牡蛎，涩止其清谷亡血失精，一方而两扼其要，诚足宝也。《小品》又云：虚羸浮热汗出者，除桂加白薇、附子各三分，故曰二加龙骨汤。

得此一加减法，后之用是方者，更思过半矣。可见桂枝虽调荣卫所首重，倘其人虚阳浮越于外，即当加附子、白薇以回阳，而助其收涩，桂枝又在所不取也。后一方以上中二焦之阳虚，须用天雄以补其上，白术以固其中，用桂枝领药行荣卫上焦，并建回阳之功。方下虽未述证，其治法指掌易见，然则去桂枝加白薇、附子，得非仿此以治中下二焦之阳虚欲脱耶，精矣。

论《金匮》小建中汤、黄芪建中汤二方。本文云：虚劳里急，悸，衄，腹中痛，梦失精，四肢酸疼，手足烦热，咽干口燥，小建中汤主之。虚劳里急诸不足，黄芪建中汤主之。[按] 虚劳病而至于亡血失精，消耗精液，枯槁四出，难为力矣。《内经》于针药所莫制者，调以甘药，《金匮》遵之，而用小建中汤、黄芪建中汤，急建其中气。俾饮食增而津液旺，以至充血生精，而复其真阴之不足，但用稼穑作甘之本味，而酸辛咸苦，在所不用，盖舍此别无良法也。然用法者贵立于无过之地，宁但呕家不可用建中之甘，即服甘药，微觉气阻气滞，更当虑甘药太过，令人中满，早用橘皮、砂仁以行之可也，不然甘药又不可恃，更将何所恃哉。后人多用乐令建中汤、十四味建中汤，虽无过甘之弊，然乐令方中，前胡、细辛为君意在退热，而阴虚之热则不可退。十四味方中，用附、桂、苁蓉意在复阳，而阴虚之阳，未必可复，又在用方者之善为裁酌矣。

论八味肾气丸方。本文云：虚劳腰痛，少腹拘急，小便不利者，八味肾气丸主之。《金匮》之用八味肾气丸，屡发于前矣。消渴之关门大开，水病之关门不开，用此方蒸动肾气，则关门有开有阖，如晨门者与阳俱开，与阴俱阖，环城内外赖以安堵也。其治脚气上入，少腹不仁，则借以培真阴真阳根本之地，而令浊阴潜消，不得上干清阳耳。今虚劳病桂附本在所不用，而腰痛、少腹拘急、小便不利三证，皆由肾中真阳内微所致，其病较阴虚发热诸证，迥乎不同。又不可不求其有，而反责其无矣。

论薯蓣丸方。本文云：虚劳诸不足，风气百疾，薯蓣丸主之。[按] 虚劳不足之病，最易生风生气，倘风气不除，外证日见有余，中藏日见虚耗，神头鬼脸，不可方物，有速毙而已。故用此方除去其风气，兼培补其空虚也。

论酸枣仁汤方。本文云：虚劳虚烦，不得眠，酸枣仁汤主之。[按] 《素问》云：阳气者，烦劳则张，精绝，辟积于夏，使人煎厥。已详论卷首答问条矣。可见虚劳虚烦，为心肾不交之病，肾水不上交心火，心火无制，故烦而不得眠，不独夏月为然矣。方用酸枣仁为君，而兼知母之滋肾为佐，茯苓、甘草调和其间，芎䓖入血分，而解心火之躁烦也。

论大黄䗪虫丸方。本文云：五劳虚极，羸瘦，腹满不能饮食，食伤、忧伤、房室伤、饥伤、劳伤、经络荣卫气伤，内有干血，肌肤甲错，两目黯黑，缓中补虚，大黄䗪虫丸主之。[按] 七伤《金匮》明谓食伤、忧伤、饮食伤、房室伤、饥伤、劳伤、经络荣卫气伤及房劳伤，但居其一两，后人不知何见？谓七伤者阴寒、阴痿、里急精速、精少阴下湿、精滑小便苦数、临事不举，似乎颛主肾伤为言，岂有五劳分主五脏，而七伤独主一藏之理。虽人生恣逞伤肾者恒多，要不可为一定之名也。所以虚劳证凡本之内伤者，有此七者之分。故虚劳发热，未有不由瘀血者，而瘀血若无内伤，则荣卫运行，不失其次，瘀从何起？是必饮食起居，过时失节，荣卫凝泣，先成内伤，然后随其气所阻塞之处，血为瘀积，瘀积之久，牢不可拔，新生之血，不得周灌，与日俱积，其人尚有生理乎？仲景施活人手眼，以润剂润其血之干，以蠕动啖血之物行死血，名之曰缓中补虚，岂非以行血去瘀，为安中补虚上著耶？然此特世俗所称干血劳之良治也。血结在内，手足脉相失者宜之，兼入琼玉膏润补之药同用尤妙。昌细参其证，肌肤甲错，面目黯黑，及羸瘦不能饮食，全是荣血瘀积胃中，而发见于肌肤面目，所以五脏失中土之灌溉而虚极也。此与五神藏之本病不同，故可用其方，而导去其胃中之血，以内谷而通流荣卫耳。许州陈大夫传仲景百劳丸方云：治一切痨瘵积滞，不经药坏证者，宜服。与世俗所称干血劳亦何以异，大夫其长于谋国者欤。方用当归、乳香、没药各一钱，虻虫十四个，人参二钱，大黄四钱，水蛭十四个，桃仁十四个（浸去皮尖）。上为细末，炼蜜为丸桐子大。都作一服，可百丸，五更用百劳水下，取恶物为度，服白粥十日，百劳水即仲景甘澜水，以杓扬百遍者也。

论《金匮》附《千金翼》炙甘草汤方，一名复脉汤，治虚劳不足，汗出而闷，脉结悸，行动如常，不出百日，危急者十一日死。[按] 此仲景治伤寒脉代结，心动悸，邪少虚多之圣方也。《金匮》不载，以《千金翼》常用此方治虚劳，则实可征信，是以得名为《千金》之方也。虚劳之体，多有表热夹其阴虚，所以其证汗出而闷，表之固非，即治其阴虚亦非，惟用此方得汗而脉出热解，俾其人快然，真圣法也。但虚劳之人，胃中津液素虚，非伤寒暴病，邪少虚多之比，桂枝、生姜分两之多，服之津液每随热势外越，津既外越，难以复收，多有淋漓沾濡一昼夜者。透此一关，亟以本方去桂枝、生姜二味，三倍加入人参，随继其后，庶几津液复生，乃致劳卫盛而诸虚尽复，岂小补哉！

论《金匮》附《肘后》獭肝散方。本文云：治冷劳，又主鬼疰，一门相染。［按］许叔微《本事方》云：葛稚川言鬼疰者，是五尸之一疰。诸鬼邪为害，其变动不一两，大约使人寒热淋漓，沉沉默默，不的知其所苦，而无处不恶，累年积月，渐就顿滞，以至于死，传于傍人，乃至灭门。觉知是证者，急治獭肝一具，阴干取末，水服方寸匙，日三服效。未知再服，此方神良。再按长桑君所授越人禁方，各传其徒一人者，至华元化毙狱，其传遂泯。仲景医中之圣，诸禁方讵不尽窥底蕴，然而有其理无其事者，不足尚也；有其事无其理者，不足尚也；即有其理，有其事矣，而用意罕几先之哲，尤不足尚也。如獭肝散非不可以杀虫，而未可以行血逐瘀，所以制缓中补虚大黄䗪虫丸一方，自出手眼。而授陈大夫百劳丸一方，加入人参，只作一服，以取顿快。盖于此时而用力，可图十全其五也。迨至束手无策，而取用獭肝以去其虫，虫去其人可独存乎？然虫亦不可不去也，《金匮》之附《肘后》一方，岂无意哉！

附论李东垣补中益气汤、益胃升阳汤二方。东垣所论饮食劳倦，内伤元气，则胃脘之阳不能升举，并心肺之气，陷入于中焦，而用补中益气治之。方中佐以柴胡、升麻二味，一从左旋，一从右旋，旋转于胃之左右，升举其上焦所陷之气，非自腹中而升举之也。其清气下入腹中，久为飧泄，并可多用升、柴，从腹中而升举之矣。若阳气未必陷下，反升举其阴气，干犯阳位，为变岂小哉！更有阴气素惯上干清阳，而胸中之肉隆耸为膜，胸间之气漫散为胀者，而误施此法，天翻地覆，九道皆塞，有濒于死而坐困耳。后人相传，谓此方能升清降浊，有识者亦咸信之，医事尚可言哉！夫补其中气，以听中气之自为升降，不用升柴可也，用之亦可也，若以升清之药，责其降浊之能，岂不痴乎？

附论朱丹溪大补阴丸、四物加黄柏知母汤二方。虚劳之证，阴虚者，十常八九；阳虚者，十之一二而已。丹溪著阳有余阴不足之论，而定二方。与东垣补中益气之法，旗鼓相当。气下陷而不能升，则用东垣；火上升而不能降，则用丹溪。二老入理深谭，各造其极，无容议也。前论补中益气，能升清阳，设误用之，反升浊阴，以致其叮咛矣。而丹溪之法，用之多不效者，可不深维其故哉？昌谓立法者无过，而用法者不得法中之奥，过端四出，盖于阳常有余，阴常不足二语，未常细心推辨耳。夫阳之有余，得十之七；阴之不足，得十之三两，此所谓真有余、真不足也。阳真有余，一切补阴之药，直受之而无恐，多用之亦无害，是则补阴在所必需矣。若阴之不足者，十存三两；而阳之有余者，十存四五，亦名有余而实则非真有余也，究亦同归不足而已。补阴寒凉之药，尚敢恣用乎？不知此义而恣用之，岂但不效，其后转成阴盛阳虚，清谷盗汗等患，究竟阴基已坏于前，即欲更补其气，其如味之不能载何，故再致叮咛，俾用昔人法，如持权在手，较量于轻重之间可矣。

附论严用和芪附汤、参附汤二方。虚劳之属，阳虚者十中岂无一二严氏二方，似不可少。其方从《金匮》术附汤生出，投之得当，通于神明。其虚劳失血，宜之者尤多，以其善治龙雷之阴火耳。但以参芪为君，附子为佐，虽每服一两，不嫌其多，方中止用芪附各半、人参五钱、附子一两，分三服，能无倒乎？

［律十条］凡虚劳病，畏寒发热者，卫虚则畏寒，荣虚则发热耳。当缓调其荣卫，俾不相亢战，则寒热自止。若以外感少阳经主寒热，用小柴胡汤治之，乃至汗多而卫伤于外，便溏而荣伤于内，寒热转加，医之罪也。

凡虚劳病，多有发热者，须辨其因之内外，脉之阴阳，时之早晚，而定其治。若通套退热之药，与病即不相当，是谓诛伐无过，邪反不服，乃至热久血干津竭，十死不救，医之罪也。

凡虚劳病，多有夺血而无汗者，若认为阳实而责其汗，必动其血，是名下厥上竭，医之罪也。

凡虚劳病，最防脾气下溜，若过用寒凉，致其人清谷者，医之罪也。

凡治骨蒸发热，热深在里，一切轻扬之药，禁不可用。用之反引热势外出而增其炽，灼干津液，肌肉枯槁四出，求其止在内里，时蒸时退，且不可得，安望除热止病乎？医之罪也。

凡治痨瘵发热，乘其初成，胃气尚可胜药，急以峻剂加入人参，导血开囊，退热行瘀，全生保命，所关甚大。迟则其人胃虚气馁，羸瘠不堪，即医良法妙，亦何为哉。此非医罪，绳趋尺步，昧于行权，隐忍不言，欲图侥幸，反为罪也。

凡治小儿五疳，即大人五劳也。幼科知用五疳之成方，而不知五劳曲折次第。初起者，治之可以得效。胃虚者，服之有死而已。盖胆草、芦荟、宣胡黄连，极苦大寒，儿不能胜耳。大方亦然，谓五脏有虚劳实劳，恣用苦寒，罪莫逃也。

妇女痨瘵，十中二三两，冲为血海，瘀积不行，乃至血干经断，骨蒸潮热，夜梦鬼交，宜急导其血，加人参以行之，成功旦夕可也。若以丸药缓治，王道缓图，坐以待毙，医之罪也。

常富后贫，名曰脱荣；常贵后贱，名曰失精。脱荣失精，非病关格，即病虚劳，宜以渐治其气之结、血之凝，乃至流动充满，成功计日可也。医不知此，用补用清，总不合法，身轻骨瘦，精神其能久居乎？此非医罪，迁延贻误，薄乎云尔。

妇人遭其夫离绝，菀结不解，亦多成关格虚劳二证。此与二阳之病发心脾大同，月事时下，知未甚也。亦如前法，成功百日。气血流行，可无患也。不月者，亦须成功千日，从事空王，消除积恨可也。此亦非医罪，但以其势缓而姑任之，不早令其更求良治，迁延图利，心孽难除耳。

《病机沙篆·卷上·虚劳》

黄帝曰：阳虚则外寒……不知其所由然也。岐伯曰：阳受气于上焦，以温皮肤分肉之间，今寒气在外，则上焦不通，上焦不通，则寒气独留于外，故寒栗。帝曰：阴虚生内热奈何？岐伯曰：有所劳倦，形气衰少，谷气不盛，上焦不行，下脘不通。胃气热，热气熏胸中，故内热。帝曰：阳盛生外热奈何？岐伯曰：上焦不通利，则皮肤致密，腠理闭塞，玄府不通，卫气不得泄越，故外热。帝曰：阴盛生内寒奈何？岐伯曰：厥气上逆，寒气积于胸中而不泻，不泻则温气去，寒独留，则血凝泣，凝则脉不通，其脉盛大以涩，故中寒。

夫人之生也，阴血为营，阳气为卫，二者运行而无壅滞，病安从生。若力用不休，则龙雷二火逆僭至高，故劳字从火。曲运神机则心劳，而为虚汗怔忡；纵情房室则肾劳，而为骨蒸遗泄；恣睢善怒则肝劳，而为痛痹拘挛；形冷悲哀则肺劳，而为上气喘嗽；动作伤形，思虑伤意则脾劳，而为少食多痰、形羸神倦。故劳者必至于虚，虚者必因于劳。

古称五劳、七伤、六极、二十三蒸，症状繁多，令人眩惑，但能明先天后天根本之治，无不痊安。盖简而不烦，约而无漏者也。夫人之虚非气即血，五脏六腑莫能外焉。然血之源头在乎肾，盖水为天一之元，而人资之以为始者也，故曰先天；气之源头在乎脾，盖土为万物之母，而人资之以为生者也，故曰后天。二脏安和，则百脉受调；二脏虚伤，则千疴竞起。至哉斯言，可为后学司命之指南也。

土为金母，而金为主气之官，故肺气受伤者，必先求助于脾家；水为木母，而木为藏血之地，故肝血受伤者，必由借资于肾府。虚劳之症，扶脾保肺两不可缺，然脾之性喜温喜燥，而温燥之剂不利于保肺；肺之为性喜凉喜润，而凉润之剂不利于扶脾。两者并列而论，脾有生肺之能，肺无扶脾之力，故曰土壮而生金，勿拘拘于保肺。泻火之亢，以全阴气；壮水之主，以镇阳光，法当并行。然泻火之品，多寒而损阳气；壮水之剂，多平而养阴血。两者并列而论，苦寒过投，将有败胃之忧；甘平恒用，却无伤中之患。故曰水盛而火自熄，勿亟亟于寒凉。症如烦渴、喘呼、脉见数大有力，当润肺为主而扶脾佐之；症如食少、善泄、脉见细数无力，当扶脾为主而保肺佐之，甚则保肺之剂不利于脾，当尽去之，却宜补土之母庶可冀其回春。全在明辨其症之何如，变通以治之可也。

春夏之令主生长，秋冬之令主肃杀，人皆知之。殊不知药之温者，行天地发育之德；药之寒者，象天地肃杀之刑。如四物加知柏，举世奉为滋阴上品、降火神丹，不知秋冬之气，非所以生万物者也。凉血之药常腻滞，非痰多食少者所宜；凉血之药常滋润，必至滑滞肠鸣。况知、柏苦寒，苦先入心，久而增气，反能助火。至于滑泄败胃，所不待言。丹溪云：实火可泻，虚火可补。试问劳症之火，属之虚乎？属之实乎？泻之可乎？昔有云：畏知、柏如鸩毒，恐伐吾命根耳。如病初起而相火正隆，或燥渴而右尺滑大，亦暂投之却无妨也，若久用之则断乎不可。或问：血主濡润，四物汤岂非濡润而为血虚者之要药乎？答曰：血虚而燥用四物以濡之，未尝非合剂也，但恐用之久而多，则在上有泥膈夺食之忧，则在下有滑肠泄泻之患。且主秋冬之令，鲜发育之功也。或问：气有余便是火，补气之药能无助火乎？古云：正气与邪气原不两立，犹低、昂然，一胜则一负，正气旺则邪气无所容，如满座皆君子，一小人自无容身之地。

或问：人参补气，至王好古言其肺热伤肺，至节斋谓虚劳症服参者必死，天下皆称人参有毒，视参如蝎，其说是否？答曰：肺家本经有火，右寸大而有力，东垣谓热郁在肺者勿用。若肺虚而虚火乘之，肺已被伤，苟非人参，何以救之乎？故好古之说犹为近理，节斋之言胶柱鼓瑟，千古之罪人也。至谓人参有毒，庸俗多有是言，不知谁为作俑，真堪喷饭。

或问：血虚自应补血，专以气药为主，得无左乎？答曰：血虚应投血药，乃为正法，但专用多用，中州有碍。至于以气药为主，似乎相左，不知《素问》无阳则阴无以生，仲景曰身热、亡血、身凉、脉凝、血虚，并加人参。盖血脱者须益气，为血不自生，须得阳和之药乃生，阳生而阴长也。若只用血药，则血无由而生矣。东垣云：人参甘温补脾，脾气旺则四脏之气皆旺，精自生而形自盛也。白飞霞云：人参多服，回元气于无何有之乡。凡病后气虚及肺虚喘嗽者，并宜用之。若气虚有火，宜与麦冬同服。杨起云：人参功载《本草》，人所共知。古方治肺寒以温肺汤，肺热以清肺汤、中满分消汤，血虚养营汤，皆用人参，庸医每谓人参不可轻用，诚哉庸也。自《本经》以至诸家谆谆言之，以气药有生血之功，血药无益气之理。可谓详切著明，奈何人不悟耶。

人有先后二天，补肾补脾，法当并行。然以甘寒补肾恐妨脾气，以辛温快脾恐妨肾水，须衡其缓急而为之施治。或滋肾而佐以沉香、砂仁，快脾杂以山药、五味，机用不可不活也。脾具坤顺之德而有乾健之运，故游溢精气，上输于肺，通调水道，下输膀胱，水精四布，五经并行，则水源从此沃矣。且脾不下陷则精气固而二便调，俾少阴奉之，得以全闭蛰封藏之本，故脾安则肾愈安矣，此许学士所以补肾不如补脾之说也。肾兼水火，水不挟肝上浮而陵卑监；火能益土善运而奉精微，故肾安而脾愈安矣，此孙思邈所以有补脾不若补肾之说也。此两说者，皆有见于根本重地，亟有提防，特为虚家设一大炬也。

五脏之热，各自不同。肺热者，轻手即得，略重全无，肺主皮毛也，日西尤甚。其症喘咳洒淅、善嚏善悲、缺盆痛、胸中痛、肩背痛、臂痛、脐右胀痛，小便频数，皮肤痛及麻木。实则梦兵戈，虚则梦田野。实则泻之，桑皮、葶苈、枳壳、苏子、防风之属；虚则补之，人参、黄芪、麦冬、五味、茯苓、山药、百合、紫菀之属；形寒饮冷则伤肺，温之以干姜、款花、木香、豆蔻之属；凉之以沙参、元参、知母、贝母、黄芩、山栀、花粉、兜铃之属。

心热者，微按之皮毛之下、肌肉之上乃得，加力按之则全不热，心主血脉也，日中尤盛。其症烦心心痛，掌中热而哕，善忘、善笑、善惊、不寐，筑筑然动，舌破，消渴、口苦，心胸间汗。实则梦惊忧、怖恐；虚则梦烟火、焰火。虚则补之以丹参、圆眼、茯神、麦冬、当归、山药；实则泻之以黄连。忧愁思虑则伤心，温之以桂心、益智、菖蒲、柏子仁；凉之以犀角、牛黄、竹叶、朱砂、连翘。

脾热者，轻手固不热，重按亦不热，热在不轻不重之间，脾土主肌肉也，遇夜尤甚。其症怠惰嗜卧，四肢不收，无气以动，泄泻便秘，面黄，舌强痛，口甘，吐逆不嗜食、不化食，抢心，善瘛、善饥、善噫，当脐痛，腹胀肠鸣，肉痛足肿。实则梦欢歌快乐，虚则梦饮食相争。饮食劳倦思虑则伤脾，虚则以人参、黄芪、白术、茯苓、甘草、山药、扁豆、苡米、陈皮补之；实则以苍术、厚朴、枳实、山楂、青皮、槟榔、大黄、芒硝泻之。姜、附、丁、桂温之；元明粉、石膏、滑石、黄芩凉之。

肝热者，按之肌肉之下、筋骨之上乃得，肝主筋也，寅卯时尤甚。其症多怒多惊，便难，转筋挛急，四肢困热，满闷，筋痿不能起，头痛耳聋，颊肿面青，目痛，两胁痛，小腹痛，呕逆作酸，睾疝，冒眩，善瘛。实则梦山林大树，虚则梦细草苔藓。阿胶、山药、枣仁、木瓜补之；青皮、芍药、柴胡、龙胆、青黛、黄连、木通泻之。怒则伤肝，木香、肉桂、吴茱萸温之；甘菊、车前、山栀、柴胡、黄芩凉之。

肾热者，轻手扪之不热，重按至骨乃热，亥子时尤甚，肾主骨也。其症腰膝脊俱痛，耳鸣遗泄，二便不调，骨痿不能起，眇中清，目昏，面黑，口干，咯血，饥不欲食，腹大胫肿，臀股后痛，小腹气逆下肿，肠澼，阴下湿痒，手指青黑厥逆，足下热，嗜卧，坐而欲起，善怒，四肢不收。实则腰脊解软，虚则梦泄及渡水恐惧。地黄、枸杞、桑螵蛸、龟版、山药、山萸、牛膝、杜仲、五味子补之；泽泻、知母泻之。肉桂、附子、补骨脂、肉苁蓉、鹿胶、沉香温之；知母、黄柏、丹皮、骨皮凉之。强力坐湿则伤肾，肾伤须重补之，骨碎补、补骨脂、虎胫骨、何首乌、地黄之属。

《经》曰：二阳之病发心脾，有不得隐曲，女子不月，其传为风消，其传为息贲者，死不治。三阳为病发寒热，下为痈肿，及为痿厥腨痟，其传为索泽，其传为㿗疝。一阳发病，少气善咳善泄……其传为膈。二阳谓足阳明胃、手阳明大肠也，二阳之病发心脾，心在上焦，病则不利，故不得隐；脾在中焦，病则胀满，故不得曲。然心为生血之元，脾为运化之府，若在女子必不月。奚不月？经水不下也。传曰九传变也，言土病日久则木必乘虚而克贼之，脾土日亏而肌肉日见消削，故名风消。心病日久则传于肺，金受火邪则息气不利而奔迫，故名息贲。脾土虚而受木克，心火盛而克肺金，皆不治之症矣。三阳谓手太阳小肠、足太阳膀胱也，为病不发于他脏，自为寒热也。小肠为丙火，膀胱为壬水故耳。水病则凝结，火病则糜烂，故下为痈肿也。无力为痿，逆冷为厥。腨，足腹也。痟，痠疼也。其传为索睾，睾，肾丸也，索引丸而痛也。㿗疝者，顽大而不疼也。一阳谓手少阳三焦、足少阳胆也，二经病发皆是火，火盛则少气，金虚则咳作也。膈，塞也，上焦不行，下脘不通，噎塞于中，故名膈也。

《经》曰：春夏则阳气多而阴气少，秋冬则阴气盛而阳气衰……以秋冬夺于所用，下气上争，不能复，精气溢下，邪气因从之而上也。下气，身半以下之气；上争者，阳搏阴激也，身半以下之气亦引而上争；不能食，谓不能复归其经也；溢下者，阴精之气涌溢泄出；而上，因中部气衰从之而上乘其虚，故夺也。气因于中，阳气衰，不能渗其经络，阳气日损，阴气独在，故手足为之寒也。四肢诸阳之本，衰则俱衰，故合手足为寒厥也。岐伯曰：酒入于胃，则络满而经脉虚，脾主为胃行其津液者也。阴气虚则阳气入，阳气入则胃不和，胃不和则精气竭，精气竭则不营其四肢。阴，五脏之阴；阳，四肢之阳。阴气竭，五脏之阴竭也。此人必数醉若饱以入房，气聚于脾中不得散，酒气与谷气相搏，热盛于中，故热遍于身内而溺赤也。夫酒气盛而慓悍，肾气有衰，阳气独胜，故手足为之热。慓悍，强暴也；肾气，阴气也。岐伯曰：皮毛者，肺之合也，皮毛先受邪气，邪气以从其合也。邪，寒邪也。其寒饮食入胃，由肺脉上至于肺则肺寒，肺寒则外内合邪因而客之，则为肺咳。所云形寒饮冷则伤肺也。五脏各以其时受病，非其时各传以与之。如春肝用事则肝先受邪，若是寒邪则传以与肺。肺咳之状，咳而喘息有音，甚则唾血。心咳之状，咳则心痛，喉中介介如梗状，甚则咽肿喉痹。肝咳之状，咳则两胁下痛，甚则不可以转，转则两胠下满。脾咳之状，咳则右胁下痛，阴阴引肩背，甚则不可以动，动则咳剧。肾咳之状，咳则腰背相引而痛，甚则咳涎。五脏之久咳，乃移于六腑。脾咳不已，则胃受之，胃咳之状，咳而呕，呕甚则长虫出。肝咳不已，则胆受之，胆咳之状，咳呕胆汁。肺咳不已，则大肠受之，大肠咳状，咳而遗矢。心咳不已，则小肠受之，小肠咳状，咳而失气，气与咳俱失。肾咳不已，则膀胱受之，膀胱咳状，咳而遗溺。久咳不已，则三焦受之，三焦咳状，咳而腹满，不欲食饮，此皆聚于胃，关于肺，使人多涕唾而面浮肿气逆也。三焦者，人身上、中、下元气之所在，其气即火，故名三焦。久咳不已，则伤其元气而邪受之，故咳而腹满不欲食。所以然者，三焦火衰不能生胃土也。土虚则三焦虚，邪皆入于胃。而万物归土之义关于肺者，言关系于肺也。土虚而不能制水，故多涕吐；肺衰则不能施降下之令，故面目浮肿而气逆也。

张仲景曰：五劳虚极羸瘦，腹满不能饮食，食伤、忧伤、饮伤、房室伤、饥伤、劳伤、经络营卫气伤，内有干血，肌肤甲错，两目黯黑，缓中补虚，大黄䗪虫丸主之。大黄、䗪虫、桃仁、干漆、虻虫、水蛭、蛴螬以破瘀；地黄、芍药以润其干燥；甘草缓中；黄芩、杏仁利肺，盖肺主行营卫阴阳者也，肺气利则干血去而营卫行，营卫行则肌肉充而虚劳补矣。[按]虚劳发热未有不由七情之内伤者，人之起居饮食之间，一失其节，即有所伤，何况拂逆心志、郁结暴怒，岂无血畜耶？故以滋润之品治干枯，以啖血之物行死血，死血既去，病后可从事于滋补。仲景为医方之祖，不可不绎其言也。

《活法机要》云：虚损之疾，有寒有热，皆因虚而感也。感寒则损阳，阳虚则阴盛，故损自上而下。一损损于肺，故皮聚而毛落；二损损于心，故血脉虚衰，不能营养脏腑，女人则月水不行；三损损于胃，故饮食不为肌肤。治之宜以辛甘淡。感热则损阴，阴虚则阳盛，故损自下而上。一损损于肾，故骨痿不能起于床；二损损于肝，故筋缓不能自收持；三损损于脾，故饮食不能消化也。按心肺损则色弊，肝肾损则形痿，脾胃损则谷不化也。如肺损而皮聚毛落者宜益其气，四君子汤；心肺俱损，皮聚毛落而血脉虚耗，宜益气和血，八珍汤；心肺胃俱损，饮食不为肌肤，十全大补汤；肾损骨痿者宜益精，金匮丸；肝损筋缓宜缓中，牛膝丸；肝肾脾俱损，益精缓中消谷，温肾丸；阳盛阴虚，肝肾不足，宜八味丸；瘦弱困倦，未辨阴阳，夏月宜六味丸，春秋宜加减八味丸，冬月八味丸。

肺热鼻干，紫菀、二冬、乌梅等；皮肤热舌白吐血，桑皮、石膏；肌肤热昏寐嗜卧，丹皮、骨皮；气热喘促鼻干，人参、黄芩、栀子；大肠热右鼻孔干痛，芒硝、大黄等；脉热吐血，经络脉溢，缓急不调，生地、当归；心热舌干，生地、黄连；血热发焦，地黄、当归、桂心、童便；小肠热下唇焦，木通、赤茯、生地；脾热上下唇俱焦，芍药、木瓜、苦参；胃热食无味而呕、烦躁不安，芍药；口热舌下痛，石膏、竹叶、大黄、芒硝、葛根、粳米；肝热眼黑，川芎、生地、前胡；筋热甲焦，生地黄、川芎；胆热眼白失色，柴胡、栝蒌；三焦热乍寒乍热，煨石膏、竹叶；肾热两耳焦，石膏、知母、生地、元参；脑热头眩闷晕，羌活、防风、荆芥、地黄、薄荷、甘菊；髓热骨髓中沸热，二冬、鳖甲、生地、骨皮、元参、知母、当归；骨热齿黑、腰痛足冷、痦虫蚀脏，骨皮、鳖甲、生地、当归；肉热肢细跌肿，脏腑俱热，石膏、黄柏；胞热小便黄赤，生地、滑石、木通、茯苓、灯草；膀胱热左耳焦，泽泻、茯苓、滑石。《玄珠》云：一水既亏，不胜五火，虚症蜂起，当先和解微下，次则调补。若邪气未除，便行补剂，邪入经络，良可叹也。惟无邪无积之人，按脉无力者，方可补之。

陈藏器诸虚用药例：虚劳头痛身热，枸杞、葳蕤；虚而欲吐，人参、葳蕤；虚而不宁，人参、茯神；虚而多梦，龙骨、人参、圆眼；虚而多热，地黄、甘草、牡蛎、地肤子；虚而冷，川芎、当归、干姜；虚而损，巴戟、苁蓉、钟乳；虚而大热，天冬、黄芩；虚而多忘，远志、茯神；虚而口干，麦冬、知母；虚而吸吸，柏子仁、胡麻、覆盆子；虚而惊怖，龙齿、沙参、小草；若兼冷，紫石英、小草；虚而多气兼微咳，五味、大枣；虚而客热，沙参、龙齿、天冬；虚而腰间不利，杜仲、狗脊、磁石；虚而多冷，桂、附；虚而小便赤，黄芩；虚而有痰复有气，半夏、陈皮；虚而便失，龙骨、桑螵蛸；虚而溺白，厚朴；虚而小便不利，人参、茯苓、泽泻；髓竭，地黄、阿胶、当归、枸杞；肺虚，二门冬、五味；心虚，人参、茯神、菖蒲、圆眼、丹参、枣仁、当归；肝虚，川芎、天麻、当归；脾虚，白术、白芍、山药、益智；肾虚，熟地、丹皮、远志；胆虚，细辛、地榆、枣仁；神昏，朱砂、茯神。

五脏虽皆有劳，心肾为多。心主血、肾主精，精竭血枯则劳成矣，惟宜滋养培补，调心益肾。雄、附之性峻烈，内乏精血，何堪当此。虽云壮火适足以发其虚阳，然又不可因其热而纯用寒凉以伤胃气。若过用热药者，犹釜中无水而进火也；过用寒凉者，犹釜下无火而添水也，非徒无益而反害之。宜十全大补汤、养荣汤、建中汤皆可选用。如左尺独虚者，六味丸壮水之主以制阳光；右尺不足者，八味丸益火之元以消阴翳。

丹溪之论劳瘵主乎阴虚，未尝非也。阴虚之热，以其在午后子前，谚云朝凉暮热也。阴虚则汗从寐时盗出也；阴虚无以制火，则火气逆上，喘嗽而吐痰也；阴虚则脉浮大或沉虚也。四物汤加黄柏、知母主之。以四物补血，血为阴；又以知、柏降火，理固然也。不知后人以此概施，多致夭枉，不察变通而累丹溪也。盖川芎上窜，非火炎者所宜；地黄腻滞，非痰多食少者所宜；知母易于滑肠，黄柏易于败胃，暂投犹可，久用必伤。予今制一主方，以苡米、茯苓扶胃，且切降下之功；以桔根、陈皮行气，且有健脾之力；麦冬、五味保肺而有滋化之原；骨皮、丹皮除蒸而无寒凉之害；痰喘以桑皮、川贝；止血以童便、藕汁；泄泻以山药、莲肉；燥结以人乳、梨汁。此以甘凉之品，行降收之令，为初病者设也。若久病而百脉空虚，虚火亢炎，非甘温之品，不能复其真元，宜异功散是也；非濡润之物，不能滋其枯朽，地黄丸是也。若少气懒言、目昏面白，宜生脉散及甘桔汤频频啜之；若病久而结痰成积，腹胁常热，惟头面手足于寅卯时乍凉，宜六君子汤加姜汁、竹沥送滚痰丸三钱，先以汤润丸，令其易化，可分三次服，不得顿而过多。有面色不衰，肌肤不瘦，外若无病，内实虚伤，俗名桃花症，须察其现在何症何脏受伤，而后治之。劳症久嗽咽痛失音，此乃下传上也；不嗽不痛，溺浊脱精，此乃上传下也，皆非吉兆。形色尪羸，阳事不禁，脉细无根，脉数无伦，死在旦夕矣。吐血分五脏：悲忧所致咳嗽吐血者，出于肺，二冬、二母、甘、桔主之；思虑所致痰涎带血者，出于脾，石斛、生地黄、丹皮、甘草、陈皮、茯苓、黄芪、葛根主之；因惊所致而吐血者，出于心，丹参、生地、麦冬、当归、山药、茯神主之；因怒所致而吐血者，出于肝，柴胡、芍药、山栀、生地、丹皮、当归、沉香、枣仁主之；因房劳而咯血者，出于肾，生地、丹皮、黄柏、知母、阿胶、远志、茯苓主之；因中气失调，邪热在中而呕血者，出于胃，犀角、地黄、丹皮、甘草、元明粉主之。阳经之血色鲜红，阴经之血色猪肝。血本属阴，静而定者其常也，其行则潜如水流，而在下者亦常也，上行外出其变也。七情妄动，形体疲劳，阳火相迫，以致妄行。脉洪、口渴、便结者，宜行凉药；若使气虚挟寒，阴阳不相为守，血亦妄行，必有虚冷之状，盖阳虚则阴亦走也，宜理中汤加木香、乌药；若饮食伤胃，上逆吐衄，宜理中汤加香附、砂仁、山楂、神曲调之。

《张氏医通·卷二·诸伤门·虚损（传尸）》

《素问》云：邪之所凑，其气必虚，阴虚者阳必凑之，邪气盛则实，精气夺则虚，脉气上虚尺虚，是谓重虚。气虚者，言无常也；尺虚者，行步恇然；脉虚者，不象阴也，此滑则生，涩则死也。形不足者，温之以气；精不足者，补之以味。《金匮》云：劳之为病，其脉浮大，手足烦，春夏剧，秋冬瘥，阴寒精自出，酸削不能行。其脉大者，劳伤阳气也；手足烦者，脾主四肢也。春夏阳气升腾而阴火僭逆，故剧；秋冬阴气收藏而虚阳敛遏，故瘥。皆劳伤元气之证，下言阴寒精自出，酸削不能行，此则劳伤精气，肾肝失职之候也。夫失精家，少腹弦急，阴头寒，目眩发落，脉极虚芤迟，为清谷亡血失精。脉得诸芤动微紧，男子失精，女子梦交，桂枝龙骨牡蛎汤主之。脉虚芤迟者，亡血失精，本虚之脉也；芤动微紧者，本虚中伏有微邪，肝气内动，所以魂梦不宁也。夫亡血失精，皆虚劳内因之证，举世皆用滋补血气之药，而仲景独举桂枝汤，其义何居？盖人身之气血，全赖后天水谷以资生，水谷入胃，其清者为营，浊者为卫，营气不营，则上热而血溢，卫气不卫，则下寒而精亡，是以调和营卫为主，营卫和，则三焦各司其职，而火自归根，热者不热，寒者不寒，水谷之精微输化，而精血之源有赖矣。以其亡脱既惯，恐下焦虚滑不禁，乃加龙骨、牡蛎以固敛之。盖龙骨入肝敛魂，牡蛎入胃固精，皆收敛精魂之品。后世鲜有用之者，每每疑其止涩而非之，殊不知二味入于石脂、钟乳、巴戟、苁蓉、金樱、益智之类，则为劫剂；入于桂枝汤中，则为固蛰封藏之本药也。至于虚劳失精，悸衄腹痛，烦热口燥，则于本方加胶饴为小建中；虚劳里急，为营卫枯槁，更加黄芪为黄芪建中，此皆后天不足所致，故以调和营卫为主治也。后人专用滋阴降火误治，遗害未至于剧者，用此悉能挽回。若夫先天肾虚致病者，又当八味肾气丸；其虚烦不得眠，主以酸枣汤；内有干血，主以大黄䗪虫丸。以上诸治，除酸枣汤外，后世皆所切禁，非特不敢效用，亦无齿及之者，良可慨夫……李士材《病机沙篆》云：古称五劳、七伤、六极、二十三蒸，证状繁多，令人眩惑，但能明先天后天二种根本之证，无不瘥安。夫人之虚，非气即血，五脏六腑，莫能外焉。而血之源头在乎肾，气之源头在乎脾，脾为肺母，肺为生气之宫，故肺气受伤者，必求助于脾土；肾为肝母，肝为藏血之地，故肝血受伤者，必借资于肾水，补肾补脾，法当并行。然以甘寒补肾，恐妨肾气；以辛温扶脾，恐妨肾水，须辨缓急而为之施治，或补肾而助以沉香、砂仁，或扶脾而杂以山药、五味，机用不可不活也。虚劳之证，扶脾保肺，多不可缺，然脾性喜温喜燥，而温燥之剂，不利于保肺，肺性喜凉喜润，而凉润之剂，不利于扶脾，两者并列而论，脾有生肺之机，肺无扶脾之力，故曰土旺而生金，勿拘拘于保肺，泻火之亢，以全阴气，壮水之主，以制阳光，法当并行。然泻火之剂，多寒而损阳气；壮水之剂，多平而养阴血，两者并列而论，苦寒过投，将有败胃之忧；甘平恒用，却无伤中之害。故曰：水盛而火自熄，勿汲汲乎寒凉。治虚邪者，当先顾正气，正气存，则不致于害，且补中自有攻意，盖补阴即所以攻热，补阳即所以攻寒，世未有正气复而邪不退者，亦未有正气竭而命不倾者。如必不得已，亦当酌量缓急，暂从权宜，从少从多，寓战于守，斯可矣，此治虚之道也。

治实证者，当去其邪，邪去则身安，但法贵精专，便臻速效，此治实之道也。惟是假虚之证不多见，而假实之证最多也，假寒之证不难治，而假热之治多误也。然实者多热，虚者多寒，如丹溪曰气有余便是火，故实能受寒，而余续之曰气不足便是寒，故虚能受热。世有不辨真假本末，而曰知医者，则未敢许也。凡阴虚多热者，最嫌辛燥，恐助阳邪也，尤忌苦寒，恐伐生气也。惟喜纯甘壮水之剂，补阴以配阳，虚火自降，而阳归乎阴矣。阳虚多寒者，是嫌凉润，恐助阴邪也，尤忌辛散，恐伤阴气也。只宜甘温益火之品补阳以消阴，沉寒自敛，而阴从乎阳矣。不知者，惟知以热治寒，以寒治热，所以阴虚不宜降者，则服寒反热；阳虚不宜耗者，则服热反寒，此无他，皆以专治旺气，故其病反如此。春夏之令主生长，秋冬之令主肃杀，人知之矣。殊不知药之温者，行天地发育之德；药之寒者，象天地肃杀之刑，如四物汤加黄柏、知母，名坎离丸，举世奉之以为滋阴上剂，降火神丹，不知秋冬之气，非所以生万物者，凉血之药常腻膈，非痰多食少者所宜。凉血之药多滋润，多用必致泄泻，尝见虚劳之死，多死于泄泻，泄泻之因，多因于清润，况黄柏苦寒，苦先入心，久而增气，反能助火，至其败胃，所不待言。川芎上窜，非火炎上气者所宜；知母滑肠，岂元气下陷者可服。丹溪云：实火可泻，虚火可补。试问虚劳之火，属之虚乎，属之实乎，泻之可乎？昔人云，畏知、柏如鸩毒，恐其伐我命根耳。虽然，病初起而相火正隆，苦燥渴，而右尺滑大，暂投亦是无妨，久用断乎不可。故用温补，病不增，即是减，内已受补故也；用寒凉病不减，即是增，内已受伐故也。盖温暖之药，像阳明君子，苟有过，人皆见之；寒凉之药，类阴柔小人，国祚已危，人犹莫觉其非。虚损之证，皆下寒上热，所谓水火不交者也，其重感于寒者则下焦作痛，不感寒者则不痛。至于上焦燥热则一也，上焦方苦烦热，得寒凉之药则暂快，遂以为药有功，故喜服之。不知寒凉之药，不久下注，则下元愈寒，火为寒逼上行，则上焦之热愈甚，展转反覆，遂至沉锢而不救。是以寒凉补阴，非徒无益，而且有损也。气有余便是火，补虚而用益气之药，能无助火为害乎！夫火与元气，势不两立，一胜则一负，正气旺则邪无所容矣。即血虚而用血药，亦必兼气药为主，《经》曰：无阳则阴无以生。血脱者益气，为血不自生，须得阳和之药乃生，阳生则阴长也。若单用血药，血无由而生，反有伤犯中州之患矣。东垣云：人参甘温，补肺气，肺气旺，则四脏之气皆旺，精自生而形自盛也。白飞霞云：人参多服，回

元气于无何有之乡。凡病后气虚及肺虚喘嗽者，并宜用之，人参补气，功载本草，人所共知。王好古谓肺热还伤肺，王节斋谓虚劳服参、芪必死，以故天下皆称有毒如蝎。殊不知肺家本有火，右寸大而有力，东垣所谓郁热在肺者，诚当勿用，若肺虚而虚火乘之，肺方被难，非人参何以救之。古方治肺寒以温肺汤，肺热以清肺汤，中满以分消汤，血虚以养营汤，皆用人参，自《内经》以至诸贤，谆谆言之，以气药有生血之功，血药无益气之理，可谓深切著明，人亦奈何不悟耶。

《内经》论风、寒、暑、湿、燥、火六气之变，皆能失血，各当求责，若不察其所因，概与凉药折之，变乃生矣。服寒凉后，证虽大减，脉反加数者，阳郁也，宜升宜补，大忌寒凉，而执迷不省复用寒凉不彻者，必死而后已。七情妄动，形体疲劳，阳火相迫，致血错行，脉洪多热，口干便涩，宜行凉药。若使气虚挟寒，阴阳不相守，血亦妄动，必有虚冷之状，盖阳虚阴必走是也。更验其血之色，必瘀晦不稠，非若火盛迫血妄行之血色，浓厚紫赤也，宜理中加肉桂收摄之。因气而发者，加木香、乌药；或饮食伤胃，逆上吐衄，加香、砂、楂、曲。咳嗽有红，用固本丸、集灵膏；脾胃虚而大便不实者，琼玉膏；劳嗽吐红，上热下寒，四味鹿茸丸、《济生》鹿茸丸选用。肾虚风袭，下体痿弱，骨节疼痛，喘嗽失精，腰腹腿膝胫踝作痛不能起立者，安肾丸。久病虚劳失血，血枯发热及女人经闭血枯者，宜《素问》四乌贼骨一芦茹丸，或四物换生地加桃仁、虻虫，作丸服。吐血成升斗者，花蕊石散，然必阳虚不能制阴，阴气暴逆者为宜，若气盛血随火涌者，误用必殆，宜十灰散。若胃脘蓄血上溢，犀角地黄汤加大黄下逐之。吐血初起，多宜大黄下之，失血以下行为顺，上行为逆。又言亡血虚家禁下，何也？大抵宜行者，行之于蓄妄之初；禁下者，禁之于亡脱之后，不可不明察也。积劳吐血者，血病之余吐血者，吐血多而久不止者，并宜独参汤主之。气虚有热，保元汤加童便、藕汁，即有血亦无碍。一切失血，或血虚烦渴，躁热不宁，五心烦热，圣愈汤。血证既久，古人多以胃药收功，异功散加丹皮、山药、泽泻，咳嗽更加葳蕤，此虚家神剂也。凡失血，无论衄血出于经，咳血出于心，嗽血出于肺，吐血出于胃，咯血出于肾，呕血出于肝，唾血出于脾，但以色紫黑者为瘀积久血，色鲜红者为暴伤新血，色淡

清者为气虚挟痰，总属炎火沸腾。故治血以降火下行为首务，不可骤用酸寒收敛，使瘀积发热，转增上炎之势。先用瑞金丹，次用童真丸，引血与火下行最速。若血色正赤，吐出即凝，剔起成片如柿皮者，此守藏之血，因真阴受损而脱，虽能食倍常，必骤脱而死。若吐淡红如肉如肺者，谓之咳白血，此肺胃并伤虽淹岁月，亦终不救。

虚劳精滑无度，或交寅刻梦泄，气少力微，日渐瘦削，目视不明者，因房劳太过，督任不交，不能约制阴火也。阳虚者鹿茸丸、龟鹿二仙膏，阴虚者六味丸加鳔胶、五味或六味丸杂聚精丸一分合服。饮食减少，难于克运者，纳气丸；阴阳俱虚者，十补丸；脾胃阴阳俱虚者，香茸八味丸，皆兼补先后天药也。男子精未充满，色欲过度，泄出多有半精半血者，此竭力伤肝，肝伤不能藏血也。盖少阴常少血多气，厥阴常多血少气，少阴之精气既竭，则厥阴之血气亦伤，是以并血泄出。肾主闭藏，肝司疏泄，气竭肝伤，中空无主，所以二脏俱辟，其治总不出上法也。若夫思欲不遂，郁火无制，精为火扰而亡脱者，又当清利泻火为主，设与固敛，其滑愈甚矣。

沈朗仲曰：阴虚多火人，偶感客邪，其蒸热咳嗽，虽异平时，然察其脉，不能便显浮紧之象，但较平时必然稍旺，慎勿轻用疏风散表，以风药性皆上升，嗽喘咸非所宜，亦不可妄与清肺止嗽，转伤胃气，为害不浅。当此宜暂停补药，静以养阴，邪自退听。内本多火，腠理必疏，或啜热汤稀饮，汗气随通，邪即解散。先哲有云，阴虚火旺人，元气伤损，虽有客邪，切忌羌、防、柴、葛等升发散表之剂。设不知此，误用风药，则风乘火势，火助风威，以煽动其阴邪，轻则虚阳扰乱不宁，重则气随汗脱而毙。盖邪气方张，如日之初升，虽有合剂，遏之愈逆。不获已而用药，只宜小剂葱白、香豉以解散之；若阴火原不太盛，小建中、黄芪建中，亦无妨碍。误用保肺药，必咳嗽益甚，即于建中汤稍加葳蕤、细辛以搜散之，俟其势衰脉虚，确遵赵以德甘寒杜风清热之例，庶无差误，如六味合生脉去萸肉、倍地黄、人参、加葳蕤，大剂作汤，晨夕兼进，合标本而施治。服后咳嗽稍减，蒸热未除，此虚阳不能敛制也，加牛膝、鳖甲以滋下源，分先后而为处裁。然鳖甲非九肋者，必不能应手也。若因饮食过度者，亦宜暂停补药以观其势，慎勿轻与消

导，戕伐其胃，以招虚虚之谤，惟枳实理中、甘草干姜二汤，分别本元及所停多少而裁用可也。因劳役饥饱者，补中益气去升麻加煨葛，提挈脾胃之清阳，则邪火自降。若阴虚火炎，断无升举之理，后人不审，每以升、柴治阴虚火旺，无不蒙其害者。虚劳不足，汗出而闷，脉结心悸，行动如常，不出百日危，炙甘草汤主之，《千金翼》法也。若少年禀气不足，因饮食饥饱所伤，致成虚损，日晡潮热，形体羸弱，腹胀气急，脉来弦数者，白凤膏最当，此葛可久法也。大约咳嗽发热，始先以泄气为主，若久嗽不止，必然气虚火旺，一切耗气之药，俱不可用，如桔梗、杏仁、橘红、苏子，皆主疏泄，非久嗽所宜。若气耗甚者，又当以保元、生脉收敛之，此新久虚实，不同治也。有郁证发热喘咳，误用寒折，致心火淫肺，肺被火淫，势不得不奔迫大肠而成泄泻，慎不可用温补脾胃药，惟逍遥散随证加减，多服乃效。

思虑不遂，心神耗散，日渐发热，肌肉瘦削而成风消，《内经》所谓二阳之病发心脾，以风热胜气，日益消瘦也，宜多服逍遥散，后用归脾汤调理。妇人血既满而失合，男子精未充而思室，多成是证。妇人则经闭血溢，男子则亡血失精，并宜巽顺丸，专调冲任，兼散瘀血，瘀血散后更与乌骨鸡丸调补之。若误用苦寒凉血药，致脾胃滑脱者不治。嫠妇师尼，所欲未遂，阴阳离绝，郁火亢极，不得发泄而成失合证者，较之房劳更甚。始则肝木郁热，继则龙火上煽，致心肺受病而喘嗽烦热，甚则迫血骤亡者有之，经闭不行而吐衄者有之。此证宜开郁降火，增损柴胡汤、加味逍遥散选用；阴火亢极者，可用滋肾丸、玉烛散光泻郁火，后服滋养之药，如乌骨鸡丸之类。若郁火不泄，血气不荣而发㾦疽者，去生远矣。刘默生云：虚劳多起于郁，郁则其热内蒸，内蒸则生虫，虫侵蚀脏则咳，初起早为杜绝，不致蔓延，若迁延日久，咳嗽不止，痰如白沫，声哑喉痛，不可治矣。脾胃泄泻，六脉细数而坚急，久卧床褥，烦躁血多者不治。如六脉平缓，重按有神，饮食不减，大肉未消，二便调适者，可用贝母、麦冬消痰宁嗽，功多开郁，蛤蚧透骨追虫，佐以百部，杀虫独步，兼地骨皮、薄荷以清内热，橘红、甘草调中和营为主。如寒热不止，加青蒿、鳖甲；骨蒸无汗，加牡丹皮；每夜发热不已，加酒浸白芍；血虚有伤，加茜根；气虚少食，加人参；脾虚大

便不实,加茯苓;燥结,加杏仁;小便不利,加茯苓、泽泻。但觉脊中热痛不已,或时淫淫作痒者,皆是瘵虫为患,宜用向东南桃头四五十个、生艾一握、雄黄豆大一块、麝香二分,捣烂烘热,擦脊骨膏肓、百劳、肺俞等穴,及四肢关节间,七日一次。亦有用桃叶斤许,同艾叶一二两,分二囊盛,以陈酒三斤煮,乘热熨背脊膏肓、百劳等处,不过二三次,虫从魄门而下,下后以六味丸合生脉散调理,传尸劳瘵亦宜用之。凡骨蒸以多汗为易治,气虚血尚未竭也;若干热无汗为难治,气血内涸,不能外通也。骨蒸劳嗽,而见脉弦细数疾,面赤如妆,面黧色枯,目睛无神,眼眶陷下,汗出如珠,天柱不正,指瘦如筳,声哑咽痛,嗽而加汗,嗽而上喘下泄,嗽而左不得眠,肝胀,嗽而右不得眠,肺胀,肉脱骨痿而热甚,泄泻无度而畏寒,失血发热而脉数实,咳吐白血,及呕血声散,骨肉相失,阳事不禁,暮热如焚,身热面色夭然白,及下血衃,寒热脱形,脉坚搏者,皆不可治。如病久痞闭,忽得气血冲和,心肾交媾,阳事必举,尤宜切戒房室,犯之必复,愈难调治也。

  大抵虚劳起于斫丧者,肝肾过劳,多致亡血失精,强中阴竭而死;起于郁结者,内火烁津,多致血结干咳,嗜食发痈而死;起于药误者,脾肺受病居多,多致饮食减少,喘嗽泄泻而死。此证多患于膏粱,不但所禀柔脆,且性喜服药,小病必然变重,展转戕贼,不至伤残不已。试观贫居村野,有病何尝服药,所以得尽天年。明哲保身,胡不自省,而甘委之庸术哉。面色不衰,肌肤日瘦,外如无病,内实虚伤,俗名桃花疰,其证必蒸热咳嗽,或多汗,或无汗,或多痰,或无痰,或经闭,或泄精,或吐血,或衄血,或善食,或泄泻,须察其所现何证,何脏受伤而治之。然此皆为阴火煎熬之证,治多不效。室女过时不嫁,男子过时不娶,及少寡者,多犯此证。以阴火虽乘阳位,非但不能消烁阳分之津液,阴分之津液,反竭力上供阳火之消烁,故肢体日削,而面色愈加鲜泽也。轻者嫁娶后渐愈,重者虽暂愈一两月,向后必死,以其躯体柔脆,精气先枯,不能胜其发泄也。惟少寡再醮者,每多自愈,以其躯体堪任也。郁火既散,津液既通,可不药而愈矣……又治颜汝玉女,病虚羸寒热,腹痛里急,自汗喘嗽者三月余,屡更医药不愈,忽然吐血数口,前医转邀石顽同往诊,候其气口虚涩不调,左皆弦微,而尺微尤甚,令与黄芪建中加当归、细辛。前医曰:虚劳失血,曷不用滋阴降火,反行辛燥乎?余曰不然,虚劳之成,未必皆本虚也,大抵多由误药所致,今病欲成劳,乘其根蒂未固,急以辛温之药提出阳分,庶几挽回前失,若仍用阴药,则阴愈亢而血愈逆上矣。从古治劳,莫若《金匮》诸法,如虚劳里急诸不足,用黄芪建中,原有所祖,即腹痛悸衄,亦不出此,更兼内补建中之制,加当归以和营血,细辛以利肺气,毋虑辛燥伤血也。遂与数帖,血止,次以桂枝人参汤数服,腹痛寒热顿除,后用六味丸,以枣仁易萸肉,或时间进保元、异功、当归补血之类,随证调理而安。余治虚劳,尝屏绝一切虚劳之药,使病气不致陷入阴分,深得《金匮》之力也。

  门人进问虚损之治,今人恒守肝只是有余、肾只是不足二语,咸以清热平肝为务,吾师每以扶脾益肝建功,其旨云何?石顽答曰:夫嗽虽言肺病,而实本之于胃,《内经·咳论》有云:其本在胃,颇关在肺。其义可见。至于平肝之说,关系匪轻,肝为生发之脏,主藏精血,精血内充,证脉俱无由见也。凡虚劳里急,亡血失精,烦热脉弦诸证,良由生气内乏,失其柔和而见乖戾,似乎邪热有余之象,是须甘温调补,以扶生发之气,审系阴亏,则壮水以制阳,阳虚则培土以厚载,使之荣茂而保其贞固,讵可复加削伐而损既病之胃气乎!复问虚损之宜于扶脾益肝,敬闻命矣。先哲治按中,多有三黄、四物等方者,何也?答言风土不同故也。西北之人,恒食煤火,煤为水土之精英,得水益炽,作食食之,能助真火,真火过极,则为壮火,壮火散气,是以西北之人,患中风者多,虚羸者少,即或有之,惟以苦寒清火为务,虽有虚证,无藉辛温也。东南之人,惟食薪火,薪禀水土之慓悍,得水即灭,作食食之,专助龙火,龙火飞腾,则为邪火,是以东南之人,患中风者少,虚羸者多,纵有肝邪,最忌苦寒伤中之剂,虽有木郁,难于升发也。然西北之人,岂无真阳虚剧,宜用姜、附者;东南之人,岂无邪热亢极,宜用芩、连者?当知北人禀赋虽强,以水为事,真阳耗竭,非峻投辛烈,乌能扶元气于无何有之乡;南人禀赋虽薄,恣情自恃,邪火暴逆,非暂用苦寒,何以救真阴于将竭之顷哉。庸师但知辛热有助阳之功,曷知有损阴之患;苦寒有伤中之虑,曷知有救阴之力欤。

《顾松园医镜·卷十一·书集·虚劳》

虚劳之病，无外邪相干，皆由内伤脏腑所致。如酒伤肺，湿热熏蒸，则肺阴消灼。色伤肾，精室空虚，则相火无制。思虑伤心，神伤血耗，血耗则火易上炎。劳倦伤脾，最能生热，热盛则内伐真阴。忿怒伤肝，郁怒则肝火内炽而灼血，大怒则肝火上冲而吐血。此五者，皆能劳其精血。《道经》云：涕、唾、精、津、汗、血、液，七般灵物总属阴。阴虚则内热生，而成虚劳之症，大抵因酒色成劳者为多耳。然有童子未室，而亦患此症者，此则由于先天禀受之不足，而禀于母气者尤多。如母阴虚者，生子必多弱症也。其师、尼、寡妇、室女愆期，思欲不遂，气血郁结，以致寒热如疟，朝凉暮热，饮食不思，经期不准，或致闭绝，成此病症者甚多，多由郁火内蒸所致。方书之言虚劳，皆以气虚、血虚、阴虚、阳虚，混同论治，是以学者漫无指归。不知气虚者，面白无神，语言轻微，四肢无力，脉来微弱；阳虚者，体冷畏寒，手足逆冷，溺清溏泄，脉沉小迟，可投温补。故谓虚劳之能服参、芪，为受补可治者，气虚、阳虚之症也。虚劳之不能服参、芪，为不受补不治者，血虚、阴虚之症也。虽血脱有补气之法，此指卒暴失血，素非血虚之人，如新产之类，非所论于血因火燥致虚之症，其致使火之燥血者，水虚无以制之也。故《经》曰：一水不能胜五火。五火者，五志之火也，一水者，肾中真阴之水也，水即精也。观《经》言：女子二七而天癸至，男子二八而天癸至。非阴生在后，而阴成之难乎？又言：人年四十，而阴气自半也。非阴衰在前，而阴之易凋乎？所谓阴者，即我之精而造我之形者也。人生全盛之数，前后止二十余年，而形体渐衰。故丹溪引日月之盈亏，以为阳常有余，阴常不足。而王节斋则以为阴虚成病者十之八九，阳虚成病者百无一二。盖以节欲者少，纵欲者多耳。夫人但知纵欲劳精，孰知阴精日损，饮食无味，转劳转虚，转虚转劳，脉从内变，色不外华。其为病也，在肾则为腰脊腿胫酸软，或悠隐而痛，为骨蒸内热盗汗；或至夜发热，为遍身骨酸；或疼痛如折，为梦交失精；或自遗滑泻，为耳中鸣，为足心热。在心则为惊悸怔忡，为掌中干热，为虚烦无寐，或梦魇不宁，为口苦舌干，或口舌糜烂。在肺则为咳嗽多痰，或干咳少痰，为胸满气逆，或喘息促急，为两颧红若胭脂，为鼻中气如火热，为咳血，为衄血，甚则吐涎如白沫，一边不能睡，咽疼喉烂，声嘶音哑。在于肝则为寒热如疟，为颈项瘰疬，为胁作胀作疼，为两目或涩或痛，为头晕，为眼花，为多怒，为吐血。在脾则为饮食少思，为恶心呕吐，为胀满腹痛，食不消化，为肠鸣泄泻，肌肉消瘦。此皆五脏虚劳之本症。

《经》曰：治病必求其本。须审其因何致损，何脏受伤。如因于色者，则知其伤在肾，纵有他经现症，亦当以补肾为本，而兼治他经之症。其因于酒者，又当以清肺为先。标本即审，然病之传变无穷，不可不察。如肾传心，心传肺，肺传肝，肝传脾，脾再传肾，此传其所胜之脏，侮而乘之，谓之贼克，大凶之兆。《经》云：诸病以次相传者死。谓五脏以次相传而克遍也。《难经》云：七传者死，谓如病始于肾，而脾复传肾，是谓六传，已尽一脏，不可再伤也。如肾病不传心而传肺，此间一脏，而传于生我之母，以母子气通，子病及母也。如肾病不传心传肺，而传肝，此间二脏而传于己生之子，母病及子也。如肾病不传心、传肺、传肝，而传脾，此间三脏而传己所不胜之脏，《经》所谓轻而侮之也。传乘不明，岂能治病。

虚劳一症，世之偏于阴虚者，比比皆是，而医者每不深晰气血阴阳，模糊调治，甚为夭亡者，何可数哉！试详言之，其误有七。一曰引火归元之误。命门之火，谓之龙火，亦谓之真阳，如果衰弱，肾中阴盛，龙火不能安其位，浮越于上，而为上焦假热，面赤烦躁口渴，甚者舌苔等症。但口虽渴而不欲饮水，苔虽有而舌必滑软，足冷过膝，小便清长，其右尺脉必沉小而迟，或浮大无根。此阴盛于下，逼阳于上之假症。如夏至一阴生，水底冷而天上热，龙为阳物，故随阳而上升，此正宜用八味之属，冰冷与饮，假寒之药，骗之下咽之后，冷性既除，热性始发，浮游之火，可得引之归原，如冬至一阳来复，地中水暖，而龙归大海也。至若虚劳之症，是因肾水真阴虚极，水不摄火，火因上炎，而致面赤唇红，口鼻出血，齿痛齿衄，种种上焦虚热之症，虽亦龙火上炎，与虚阳上浮不同，纵有下部恶寒足冷，此因虚火上升所致，非真阳衰而然。故其小便必黄赤，其脉必带数，有内热的症之可据。设误用桂、附引火归原之法，是抱薪救火，上焦愈热，而咳喘燥渴益甚，咽痛喉烂诸症至矣。

二曰理中温补之误。理中者，理中焦之虚寒

也。虚寒腹痛，绵绵痛而无增减，喜热手按，热饮食，虚寒泄泻，水谷不化，而澄澈清冷，必有虚寒之症脉可凭，然后用之有效。今人一见胀满腹痛，食不消化，肠鸣泄泻等症，便认为虚寒，而投以白术之香燥，又济以干姜之辛热，甚者更加桂、附，殊不知虚劳患在伤阴，再补其阳，则阳益亢，而阴益竭，诸热悉加，是促之死也。更有见其胀满泄泻，遂引经文清气在下，则生飧泄，浊气在上，则生䐜胀，而用补中益气汤，以升清降浊，误施升柴，反提阴火上逆，以致咳喘频增，吐衄交至，而危亡见矣。然使其温补得售者，亦病家不明有以致之耳。盖助阳之药，能使胃气一时暂壮，饮食增加，彼此夸功，固执不改，至死不悟，良为可悯。

三曰参、芪助火之误。夫虚劳之可受参、芪者，肺必无热者也，肺脉按之而虚必不数者也。故有土旺而金生，勿拘拘于保肺之说，古人每用之而奏功。而今则火已灼金而咳矣，火蒸津液而化为浓痰矣，君相亢甚，而血随之上逆矣。犹引无阳则阴无以生，虚火可补，参、芪之属，富贵之家，大剂投之，因之阳火愈旺，而金益受伤。所以好古有肺热还伤肺，节斋有服参必死之叮咛也。

四曰苦寒泻火之误。实火为病，可以苦寒直折之，然当热去即止，不可过用。虚火为病，阴之亏也，岂知、柏苦寒之剂可能清之！服之者，非惟不能清热，抑且有损其阴，徒败胃气，食少泻多，将何疗治。甚者，见其大便燥结，肆用硝、黄以通之。不知肾主二便，肾主五液，肾之津液既亏，自然不能濡润，滋其阴，润其燥，而便自通。彼既虚之阴，岂能胜硝、黄之攻伐乎？故士材之论，昧者徒从其温补，自明者观之，知其深戒苦寒之不可妄用也。

五曰二陈消痰之误。痰在脾经者，名曰湿痰。其痰滑而易出，或稀如饮水者，名曰痰饮。湿者燥之，半夏为正治之药。若阴水不足，阴火上升，肺受火侮，不得清肃下行，由是津液凝浊，不生血而生痰，此当以润剂滋其阴，使上逆之火，得返其宅而息焉，则痰自清矣，投以二陈，立见其殆。

六曰辛剂发散之误。世之真阴虚而发热者，十之六七，亦与外感无异。火逆冲上，则头胀微痛；火升壅肺，则有时鼻塞；阴虚阳陷入里，则洒淅恶寒；阴虚阳无所附，则浮越肌表发热。但其发时，必在午后，先洒淅恶寒，少顷发热，热至鸡鸣寅卯时分，盗汗出而身凉。或无微寒，而但午后发热，必现前列肾虚诸症；或兼唇红颧赤，口渴烦躁，六脉弦数或虚数无力。此宜大剂补阴，如保阴、六味之属。若认为外感，而用风药以表散之，则魄汗淋漓，诸虚蜂起。或有失血之人，表之无汗，《经》所谓夺血者无汗也，再强发之，血必从耳目口鼻中出，为上厥下竭，难治之症。今人一见发热，便用表散，更以为邪尚未尽，禁其饮食，以致胃气馁惫，至于死亡，可不寒心。

七曰治疗过时之误。上古圣人不治已病而治未病。如劳神者，常养其心；劳倦者，常补其脾；多怒者，常滋其肝血；多饮者，常清其肺热；好色者，峻补其肾水。及病之方萌，即为补救。仲景曰：凡人有病，不时即治，隐忍冀瘥，必成痼疾。所以虚劳终罕得愈者，以内热之症，人多易忽，虚症渐见，犹不求治，自恃饮食起居如常，面颜如旧，仍纵恣酒色，且讳言虚劳，而医者又逢迎迁就，致病日深。迨至咳嗽痰红，吐血寒热，饮食少思，病已成而后药之，譬之渴而穿井，斗而铸兵，不亦晚乎！

然而治之最难，有三大要法，不可不讲也。一曰补肾水。《经》云：肾者主水，受五脏六腑之精而藏之。故五液皆归乎精，而五精皆统乎肾，肾有精室，是曰命门，精藏于此，气化于此，精即阴中之火也。故命门之水火，为十二脏之化源。心赖之，则君主以明；肺赖之，则治节以行；脾胃赖之，济仓廪之富；肝胆赖之，资谋虑之本；膀胱赖之，则三焦气化；大小肠赖之，则传导自分。故水火之功，缺一不可。然火衰者甚少，而水虚者恒多。王节斋云：少年肾水正旺，似不必补，然施泄过度，岂能充满。中年欲心虽减，然少年斫丧既多，焉得复实。既至老年，天真渐绝，只有孤阳。故人自少至老，所生疾病，靡不由于真阴不足。即童子禀赋弱者，从幼填补真阴，亦有可复之天。所以补阴之药，亦自少至老，不可或缺，况虚劳因入房太甚而得者乎？故保阴、六味、左归之属，皆甘寒滋水添精之品，补阴以配阳，正王太朴所谓壮水之主以制阳光，丹溪所谓滋其阴则火自降，譬之灯残火焰，添油则焰光自小也。然须制大剂，长久服之。盖益阴之药，必无旦夕之效，以阴无速补之法也。至若因于酒者，清金润燥为主，而保阴之属，仍不可废。何则？好饮之人，仍有不患虚劳者，以肾水虚也。虚则必寡于畏，而复灼久伤之肺，焉得不病！补北方正所以泻南方而救肺也。因于思虑者，清心养血为主,而保阴之属,仍不可缺,所谓水壮而火熄,勿亟亟于泻心是也。因于劳倦者,培补脾阴为主,而佐以保阴之剂。《经》曰:有所远行劳倦,逢大热而渴,渴则阳气内伐,内伐则热舍于肾。故知劳倦伤脾,内热者必及于肾也。若忿怒伤肝动血,保阴、六味丸为正治之剂。盖水旺则龙水不炎,而雷火亦不能发,乃肾肝同治之法也。

二曰培脾土。脾胃为后天之根本,《经》曰:安谷则昌。盖精生于谷,饮食多,自能生血化精,精血渐生,虽有邪热,药得以制之消之,久则火自降而阴自复。若脾胃一弱,则饮食少而血不生,血不生则阴不足以配阳,而五脏齐损,故曰又归重于脾胃。而言一损损于肺,皮聚而毛落;二损损于心,血脉不能荣养脏腑;三损损于脾,饮食不为肌肤;四损损于肝,筋缓不能自收持;五损损于肾,骨痿不能起于床。从上而下者,过于胃则不治,至骨痿不能起于床者死;从下而上者,过于脾则不治,至皮聚而毛落者死。所以仲景治虚劳,惟用甘药,建立中气,以生血化精,充溢脏腑,为复虚劳诸症之良法。一遵精不足者,补之以味之旨也。味非独药也,五谷之味皆味也,补以味而节其劳,则积贮渐富,大命不倾。《经》云:阴阳形气俱不足者,调以甘药。盖药食之入,必先脾胃,而后五脏得禀其气。脾胃强,则五脏俱盛,脾胃弱,则五脏俱衰。故中气不足者,非甘不可。况土强则金旺,金旺则水充。又男子以脾胃为生身之本,女子以心脾为主命之根。故治虚劳者,毋论何脏致损,皆当以调养脾胃为主。

三曰慎调摄。虚劳之因,因于酒色者最多,其因于忧愁思虑,抑郁多怒者,复亦不少。所以童子、室女不生欢笑,及鳏、寡、僧、尼易犯此病者,谓非针药之可治,必须消遣情怀,随遇皆安,然后疗治,庶能愈病。乃今之患此症者,徒仗诸草木,奉为复原之品,外则疲劳形体,内则沉湎七清,酒色不屏,辛热不戒,此乃自趋死径,间有知戒酒色,节劳逸,而于七情多所难释。不知心有妄动,气随心散,气散不聚,精逐气亡。故广成子曰:必静必清,无劳汝形,无摇汝精,乃可以长生。斯言真可为虚劳调摄之良法也。余观世人,患虚劳者,十常六七,然百中难保其一者,以病者治之不早,医者治之不善。余少得斯疾,调养二十余年,至今无恙者,可见此病之非不可疗也。顾余每论此病,痛切忧心,故特发明致阴虚成病之因,次及方书之混列,更推真阴易虚之故,以及诸症标本传乘,并误治之弊,而始之以治要,其旨归如是,非敢矫当世之偏,实本诸先哲之经验发明,余又亲历之而不爽,故剖衷相告,幸医者、病者,咸三复于兹篇云尔。

《金匮翼·卷三·虚劳统论》

虚劳,一曰虚损。盖积劳成虚,积虚成弱,积弱成损也。虚者,空虚之谓。损者,破散之谓。虚犹可补,损则罕有复完者矣。古有五劳、五蒸、六极、七伤之名,而不一其说。然五劳者主五脏,心劳、肝劳、脾劳、肺劳、肾劳是也。五蒸者主躯体,肤蒸、肉蒸、脉蒸、筋蒸、骨蒸是也。六极者,气极、血极、筋极、肌极、精极、骨极,合内外兼阴阳者也。七伤者,大饱伤脾,大怒气逆伤肝,极力举重、久坐湿地伤肾,形寒饮冷伤肺,忧愁思虑伤心,大恐惧不节伤志,风雨寒暑伤形,合形脏神而言者也。外此所谓志劳、忧劳、瘦劳、思劳及阴寒、阴痿、里急、精速等为七伤者,皆非也。损证有自上至下者,有自下至上者,而皆以中气为主。故《难经》一损损于肺,皮聚而毛落。二损损于心,血脉虚弱不能荣于脏腑,妇人则月水不通。三损损于胃,饮食不为肌肤。此自上而下者也。一损损于肾,骨痿不能起于床。二损损于肝,筋缓不能自收持。三损损于脾,饮食不能消克。此自下而上者也。《机要》云:虚损之疾,寒热因虚而感也。感寒则损阳,故损自上而下,治之宜以辛甘淡,过于胃则不可治也。感热则损阴,故损自下而上,治之宜以苦酸咸,过于脾则不可治也。夫脾胃居中而运水谷。脾胃气盛,四脏虽虚,犹能溉之。不然则四脏俱失其养矣,得不殆乎。故曰:过于脾胃者不治。治损之法莫善于《难经》,谓损其肺者益其气,损其心者调其荣卫,损其脾者调其饮食、适其寒温,损其肝者缓其中,损其肾者益其精。盖肺主气,益之使充也。心主血,而营卫者血之源,和之使无偏也。脾运水谷而主肌肉,调之适之,毋困其内,亦无伤其外也。肝苦急,缓之使疏达也。肾主精,益之使不匮也。后人不辨损在何脏,概与养阴清火,术亦疏矣。陈藏器诸虚用药凡例,本出《千金》,此在初学,殊足以为准则。若夫得心应手,神明变化,端不在此区区形迹间也。

《杂病源流犀烛·卷八·虚损痨瘵源流》

虚损痨瘵,真元病也。虚者,气血之虚。损

者，脏腑之损。虚久致损，五脏皆有。损肺伤气，毛槁皮焦，急宜养气（宜四君子汤）；损心伤神，血脉不荣，急调荣卫（宜八珍汤）；损肝伤筋，筋缓不收，急当缓中（宜牛膝丸、八味丸）；损肾伤精，骨髓消减，急须益精（宜金刚丸、煨肾丸）；损脾伤仓廪，饮食不为肌肤，急应时饮食，适寒温（宜十全大补汤）。五脏之气，有一损伤，积久成痨，甚而为瘵。痨者，劳也，劳困疲惫也。瘵者，败也，羸败凋敝也。虚损痨瘵，其病相因，其实由于五脏如此。然五脏虽分，而五脏所藏，无非精气，其所以致损者有四，曰气虚，曰血虚，曰阳虚，曰阴虚。阳气阴血，精又为血本，不离气血，不外水火，水火得其正则为精为气，水火失其和则为寒为热，此虚损之大概。而气血阴阳，各有专主，认得真确，方可施治。气虚者，脾肺二经虚也，或饮食，或劳倦，气衰火旺，四肢困热，无气以动，懒于言语，动作喘乏，自汗心烦，必温补中气（宜补中益气汤）；血虚者，心肝二经虚也，吐血泻血，女人产后，或崩漏，或诸血失道妄行，眼花头晕，渐至吐血不止，或干血痨（宜四物汤、当归补血汤）。而阳虚阴虚，则又皆属肾。阳虚者，肾中真阳虚也，真阳即真火，审是火虚，右尺必弱，只宜大补元阳，亦不可伤阴气。忌凉润，恐补阴邪也；尤忌辛散，恐伤阴气。惟喜甘温益火之品，补阳以配阴（宜八味丸），沉阴自敛，阴从乎阳矣，所谓益火之原以消阴翳也。阴虚者，肾中真阴虚也，真阴肾水，审是水虚，脉必细数，只宜大补真阴，亦不可伐阳气。忌辛燥，恐助阳邪也；尤忌苦寒，恐伐元阳也。惟喜纯甘壮水之剂，补阴以配阳（宜六味丸加杞子、鱼鳔），虚火自降，而阳归于阴矣，所谓壮水之主，以镇阳光也。而二者之为病亦各有异，阳虚所生病，为热痨，口干咽痛，舌疮，涕唾稠黏，手足心热，大便燥，小便赤。然至咽疮失音，或尪羸，阳不举，脉细无根，脉数不伦渐已成瘵而难救（宜逍遥散、坎离既济丹）；阴虚所生病，为虚痨，吐痰白色，胃逆不思饮食，恶食，食不化，遗浊，便溏泄，然至泄不已，神瘁肉削，渐已成瘵而难救（宜人参养荣汤、三白广生汤）。二病之原，皆由劳心好色，以至真阳衰惫，邪火盛炽，真阴亏损，虚火炎烁，由是火蒸于上，则为咳血（宜五汁膏），为潮热（宜清骨散），火动于下，则为精浊（宜龙齿丸），为泄泻（宜归脾汤、三白广生汤），诸症蜂起矣。

然病之原，虽属阴阳之虚，而其症必积各见于一经，就其症之所见，以审知为何经，而因以辨乎阴阳之所属，然后可与疗治。何言之？如现患精浊，又兼胫酸腰背拘急，知其病在肾也（宜大菟丝子丸、补中地黄丸）；现患喘咳嗽血，又兼皮枯，鼻塞声重，知其病在肺也（宜保和汤）；现患咯血多汗，又兼惊惕，口舌疮，知其病在心也（宜圣俞汤）；现患梦遗，又兼胁疼，善怒，项强，知其病在肝也（宜补肝汤、柴胡疏肝散，两方参用）；现患溏泄，又兼腹痛痞块，饮食无味，四肢倦怠，知其病在脾也（宜调中益气汤）。此皆由阴阳之虚，以致病成于五脏者也。而犹不止此也，有杂病久不愈，病久必虚，虚久成痨者（宜调荣养卫丸）；有思虑过度，心气不舒，郁热熏蒸胸中，因生内热，而成痨者（宜归脾汤）；有房劳精损困乏，虚火目晕，耳聋遗精，步履欹邪，而成痨者（宜鹿胎丸）；有饥饱伤脾，而成痨者（宜补中益气汤加柴胡、山药）；有积劳虚损，体瘦气短，好卧，寒热，而成痨者（宜十四味建中汤）；有负重受伤，而成痨者（宜补中益气汤，如病久再为加减）；有盛暑劳碌受伤，而成痨者（宜清暑益气汤）；有纵酒伤脾，而成痨者（宜葛花解酲汤）；有老人气血两亏，下体痿弱，不善食，而成痨者（宜嵩崖脾肾丸，常服神仙延寿酒）；有童男女禀受母胎之气，骨蒸黄瘦，口臭肌热，而成痨者（宜麦煎散）；有妇人女子经闭，或血热血枯而成痨者（宜逍遥散、补血养阴丸）；有情窦初开，有其心而无其事，邪火煎耗真阴，而成痨者（宜清离滋坎丸）。种种病因，难更仆数，而治之之法要，不外温补、滋补两端，以阳虚即宜温，阴虚即宜滋也。然即用温不得偏任辛香丁附之属，即用滋不得偏任苦寒知柏之属，此士材所必谆谆诰诫也。由是推之，阳为气，阴为血，即阴阳之须补，益可知气血之应补矣。然古人云阳生则阴长，又云血脱者补气，实以气药有行血之功，血药无益气之理也。又况血药滞腻，非痰多食少者所宜；血药清润，久用必多泄滑之患乎。夫虚痨之症，疑难不少，阴虚火动，内热烁金，必致损肺，寒热内炽，多服寒凉，必致伤脾，补脾必碍肺，须知燥热能食而不泄者，急当润肺，兼补脾（宜滋阴清化丸加白术、建莲）；若虚羸食少而肠滑者，虽喘嗽不宁，但当补脾，而清润宜戒（宜三白广生汤）。以土能生金，金不能培土，故补脾尤要也。古人谓痨病多死于泄泻，职是故耳。又如脾肾法宜兼补，但甘寒补肾不利于脾，辛温快脾益伤于肾，即两者而衡之，土能生金，金为水母，即肾虚宜补，当更扶脾，即欲壮脾，不忘养肾可耳（或滋肾，而佐以沉、术、砂、莲。或快脾，而佐以菟丝、五味）。故许学士有补肾不如补脾，孙真人有补脾不如补肾之说，两家虽似相反，要皆为虚痨家指示要法，医者当必辨症察脉，或补脾，或补肾，务当其施，庶无偏徇之弊。盖以血之原在肾，气之原在脾，故肺气受伤，而土为金母，必求助于脾；肝血受伤，而水为木母，必借资于肾。此二脏乘，则百疾作；二脏安，则百脉调，而病自息也。

且夫虚痨之由，有寒有热，皆由虚而感，感乎寒者阳伤，伤则虚，阳虚必阴盛，故受损自上而下，由肺而心而胃，治宜辛甘淡（宜二术、当归、茯苓、茯神、桑皮、橘皮），过于胃，则不可治也；感乎热者阴伤，伤则虚，阴虚必阳盛，故受损自下而上，由肾而肝而脾，治宜甘缓温（宜地黄、丹皮、白芍、知母、山萸、石斛、麦冬），过于脾，则不可治也。《经》曰：阳虚生外寒，阴虚生内热，阳盛生外热，阴盛生内寒，而寒与热二者常相因，而热为甚，故治之者必以热为凭，而寒为验。盖痨病必发热，其发热之由不一两，有气虚热，必兼少气自汗，体倦心烦（宜八珍汤加减）；有血虚热，必兼燥渴，睡卧不安（宜圣愈汤、人中白丸，两方参酌用）；有往来潮热，必兼自汗食少，膝软骨节疼（宜参苓建中汤）；有骨蒸热必兼肌瘦，舌红颊赤（宜龟甲散、河车丸、二仙胶）；有五心热必兼体疼，口干颊赤发热（宜逍遥散、十全大补汤）；有遍体发热，必兼瘦削神困（宜十四味建中汤）；有病久结痰成积，腹胁常热，惟头面手足于寅卯时乍凉（宜六君子汤送滚痰丸二钱，先以润肠丸分三次投之，使其徐化，六君子汤中加姜汁、竹沥尤妙），此热之见于身体显而可验者也。若五脏之热，尤不可不审。大约肺热轻手即得，略重全无，肺主皮毛也，日西尤甚，必兼喘咳，洒淅，善嚏，善悲，缺盆痛，胸中及肩臂皆痛，脐右胀痛，小便数，皮肤痛及麻木（宜茯苓、麦冬、五味、山药、紫菀、百合以补之，桑皮、葶苈、枳壳、苏子以泻之，干姜、豆蔻、木香、款冬花以温之，二母、沙参、元参、山栀、黄芩、花粉、马兜铃以凉之）；心热微按之，皮毛之下，肌肉之上乃得，心主血脉也，日中尤甚，必兼烦心，掌热而呕，善笑、善忘、善惊不寐，筑筑然动，舌破，消渴，口苦，心胸间汗（宜丹参、龙眼、茯神、归身、麦冬、山药以补之，黄连以泻之，菖蒲、益智以温之，竹叶、犀角、连翘、朱砂、牛黄、天冬以凉之）；脾热轻重按俱不得，热在不轻不重间，脾主肌肉也，夜尤甚，必兼怠惰嗜卧，四肢不收，无气以动，泄泻溺闭，面黄口甘，舌强痛，吐逆，不贪食，不化食，抢心，善味，善饥，善嘻，当脐痛，腹胀肠鸣，肉痛足肿（宜参、苓、术、草、陈皮、扁豆、山药、苡仁以补之，姜、附、丁桂以温之，石膏、滑石、元明粉以凉之）；肝热按至肌肉之下，骨之上乃得，肝主筋也，寅卯时尤甚，必兼多怒多惊，便难，转筋挛急，四肢困热，满闷，筋痿不能起，头痛，耳聋，颊肿，面青，目肿痛，两胁小腹痛，呕逆作酸，睾疝，冒眩，多瘛（宜阿胶、山药、木瓜、枣仁以补之，青皮、青黛、柴胡、白芍、黄连、木通、龙胆草以泻之，木香、吴萸、肉桂以温之，甘菊、车前子、柴胡、山栀以凉之）；肾热极重按至骨乃得，肾主骨也，亥子时尤甚，必兼腰膝脊臂股后痛，耳鸣，遗泄，二便不调，骨痿不能起，眇中清，面黑，口干，咯血，饥不欲食，腹大，胫肿，少腹气逆急痛，下肿，肠澼，阴下湿痒，手指青黑厥逆，足下热，嗜卧，坐而欲起，善怒，四肢不收（宜地黄、杞子、山药、桑螵蛸、龟板、牛膝、山萸、杜仲、五味子以补之，知母、泽泻以泻之，鹿茸、肉桂、附子、鹿角胶、补骨脂、沉香、肉苁蓉以温之，知母、黄柏、丹皮、地骨皮以凉之）。以上皆痨成于五脏，其热之发，因而各异者也。然五脏虽皆有痨，而心肾尤多，固有不可不知者。盖心主血，肾主精，天下之人，大抵劳心好色者众，精伤血耗，痨自成也。诚察乎此，惟当温养滋补，调心益肾（宜还少丹、坎离既济丹），一切热药凉药安可偏任哉。

痨病多吐血，吐血之原，未有不由五脏来者。咳嗽血出于肺，因悲忧所致也（宜二冬、二母、桔梗、黄芩）；痰涎血出于脾，因思虑所致也（宜生地、石斛、葛根、丹皮、甘草、茯苓、陈皮、黄芪）；吐血出于心，因惊恐所致也（宜丹参、山药、麦冬、茯神、当归、生地）；吐血多块出于肝，因恚怒所致也（宜柴胡、芍药、山栀、丹皮、枣仁、生地、沉香）；咯血出于肾，因房欲所致也（宜生地、丹皮、茯苓、远志、阿胶、知母、黄柏）；呕血出于胃，中气失调，邪热在中所致也（宜犀角、地黄、丹皮、甘草、元明粉）。其余致血之由正多，而止血之法，又必各从其类。有由酒伤者，用解止之（宜葛根、蔻仁、侧柏、茅花）；有由食积者，用消止之（宜白术、陈皮、山楂、神曲）；有由血热者，用凉止之（宜山栀炭、黄连炭）；有由血寒者，用温止之（宜血余灰、干姜炭）；有由血滑者，用涩止之（宜棕灰、荷叶灰）；有由血虚者，用补止之（宜发灰、地黄灰）；有由怒伤肝木，血菀于上者，必令人薄厥，用平止之（宜沉香、木瓜、青皮、丹皮、白芍）；有由血瘀在中者，必脉沉实，腹中满痛，用行止之（宜当归、降香、木香、蓬术、桃仁、延胡索、赤芍药）；有由血溢者，被触伤破，泉涌不止，用补止之（宜十全大补汤频频多服）；有由血脱者，九窍齐出，亦用补止之（宜急用发灰、大蓟汁、人参汤调服）。此外有积劳吐血，久病后吐血，多而久不止者（并宜独参汤）；或内多干血，肌肤甲错，两目暗黑（宜大黄䗪虫丸），皆当加意治之。是知血宜静宜下，七情妄动，形体疲劳，阳火相迫错行，必脉洪口渴便结，用凉药救之（宜黄芩、黄连、生地、竹叶、麦冬、丹皮）；若气虚挟寒，阴阳不相为守，血亦妄行，必有虚冷之状，盖阳虚阴必走是也（宜八味丸，或理中汤加乌药、木香）。而古人谓血以下行为顺，上出为逆，吐血初起，宜食大黄下之；又谓亡血失血，虚家禁下，非两言之相背也，须知宜行者蓄妄之初，禁下者亡失之后，固不可混视也。总之，治血之法，不外治肝，而治肝之余，必兼补水顺气。盖气有余即是火，血随气上，补水则火自降，顺气则血不升也（补水宜熟地、牛膝、丹皮等，顺气宜苏子、沉香、橘红等。童便能使浊阴归下窍，兼能行瘀，藕汁能达血无滞，兼能止涩）。若《内经》云：凡风、寒、暑、湿、燥、火六气之变，皆能失血，若不察其所因，概与凉折，必生变，医者不可不知。古人治血，多以胃药收功，如乌药、沉香、炮姜、姜、枣，称为虚家神剂，医者又不可不知。以上治血之大凡也。

痨病必咳嗽，或由阴伤阳浮，水涸金燥喉痒而咳，宜用甘润养肺，水旺气复而咳自已（宜麦冬、花粉、生地、杏仁、橘红、阿胶、桔梗）；或由脾胃先虚不能制水，水泛为痰，水冷金寒而咳（宜立效方加羌活、陈皮、白术）；或由火烁肺金而咳（宜六味丸）；或由命门火衰，气不化水而咳（宜于治咳药中加附子、肉桂、人参、羌活）；至痨嗽失音，肺气郁也（宜杏仁膏）；痰嗽兼喘，痰涎涌也（宜五汁膏）；痨嗽痰热渴汗，心脾伤也（宜滋阴清化丸）。以上治咳之大凡也，参看咳嗽门更详。

虚痨之属，有桃花痊，其症面色不衰，肌肤不瘦，外如无病，内实虚伤，须审现在何症，及伤在何脏以治之（大概宜用紫金锭、苏合丸、或回春避邪丹等方）；又有传尸痨，乃鬼作虫而为祟，其症沉沉默默，不知所苦，经时累月，渐渐羸顿，至于死亡，治法以固本为先，祛虫为次（固本宜人参养荣汤、八味丸，祛虫宜十痊丸、桃奴丸、紫金锭）。嗟乎！虚痨为病，亦既甚矣，苟非洞其源，彻其流，何以云治乎？故知治痨之法，不可偏热，不可偏凉，不可偏补，务在察其脉症，斟酌用药，庶乎有瘳。丹溪云：一水既亏，不胜五火，虚症蜂起，先当和解微下，次用调补，若邪未除，便行补剂，邪入经络，深为可悲，惟无积人，脉举按无力者方可补。此诚治虚损痨瘵之要道也……五痨六极七伤 皆虚损之属病也。盖虚损之病，由五脏之劳而生，其病既成，即生六极，渐至七伤，是五劳者虚损之原。而六极、七伤，则皆虚损病之流极也。其患有相因，其势有必至，虽皆虚损之属，而其症状调治，实有不容混者，故复举而详之。《金匮》曰：五劳者，心劳神损，肝劳血损，脾劳食损，肺劳气损，肾劳精损也（心宜大五补丸，肝宜黑元，脾宜橘皮煎元，肺宜人参黄芪散，肾宜肾气丸）。然则知五劳之症治，即可以杜痨瘵之原。《入门》曰：数转筋十指爪甲皆痛，为筋极（宜并服滋补养荣丸、酒煮木瓜粥）；牙痛，手足痛，不能久立为骨极（宜茸珠丸）；面无血色，头发堕落，为血极（宜补荣汤）；身上往往如鼠走，体上干黑，为肉极（宜参苓元）；气少无力，身无膏泽，禽禽羸瘦，目无精光，立不能久，身体若痒，搔之生疮，此为精极（宜巴戟元）；胸胁逆满，恒欲大怒，气少不能言，此为气极（宜益气丸）。然则知六极之症治，即可以拯痨瘵之深。《入门》曰：七伤，一阴寒，二阴痿，三里急，四精漏，五精少，六精清，七小便数也（总治宜锁阳丹、九龙丹）。然则知七伤之症治，即可以培痨瘵之根。

《校注医醇賸义·卷二·劳伤》

劳者，五脏积劳也；伤者，七情受伤也。百忧感其心，万事劳其形，有限之气血，消磨殆尽矣。思虑太过则心劳，言语太多则肺劳，怒郁日久则肝劳，饥饱行役则脾劳，酒色无度则肾劳。方其初起，气血尚盛，虽日日劳之，而殊不自知；迨至愈劳愈虚，胃中水谷之气，一日所生之精血，不足以供一日之用，于是营血渐耗，真气日亏，头眩耳鸣，心烦神倦，口燥咽干，食少气短，腰脚作痛，种种俱见，甚者咳嗽咽痛，吐血衄血，而疾不可为矣。秦越人谓虚劳则必有所损，精确不磨。其曰虚而感寒，则损其阳。阳虚则阴盛，损则自上而下，一损损于肺，皮聚而毛落；二损损于心，血脉不能营养脏腑；三损损于胃，饮食不为肌肉虚而感热，则损其阴。阴虚则阳盛，损则自下而上，一损损于肾，骨痿不能起于床；二损损于肝，筋缓不能自收持；三损损于脾，饮食不能消化。自上而下者，过于胃则不可治；自下而上者，过于脾则不可治。盖深知人身之气血，全赖水谷之气以生之，其急急于脾胃之旨可见。即因劳致虚，因虚致损之故，亦昭然若发蒙矣。至其论治法，谓损其肺者益其气；损其心者调其营卫；损其脾者调其饮食，适其寒温；损其肝者缓其中；损其肾者益其精。语语精当，度尽金针，后人恪遵成法，可以不惑于歧途矣。七伤者，《金匮》谓食伤、忧伤、饮食伤、房室伤、饥伤、劳伤、经络营卫气伤。是言此七者，皆是内伤，所以成虚劳之故。后人妄谓阴寒、阴痿、里急、精速、精少等为七伤，则专主肾脏而言，岂有五脏之劳，专归一脏之理。盖七伤者，七情偏胜之伤也。夫喜怒忧思悲恐惊，人人共有之境。若当喜而喜，当怒而怒，当忧而忧，是即喜怒哀乐发而皆中节也，此天下之至和，尚何伤之有。惟未事而先意将迎，既去而尚多留恋，则无时不在喜怒忧思之境中，而此心无复有坦荡之日，虽欲不伤，庸可得乎！然七情之伤，虽分五脏，而必归本于心。喜则伤心，此为本脏之病，过喜则阳气太浮，而百脉开解，故心脏受伤也。至于怒伤肝，肝初不知怒也，心知其当怒，而怒之太过，肝伤则心亦伤也。忧伤肺，肺初不知忧也，心知其可忧，而忧之太过，肺伤则心亦伤也。思伤脾，脾初不知思也，心与为思维，而思之太过，脾伤则心亦伤也。推之悲也、恐也、惊也、统之于心，何独不然。故治七伤者，虽为肝脾肺肾之病，必兼心脏施治，始为得之。

《医述·卷六·杂证汇参·虚劳》

经义：阳虚则外寒，阴虚则内热。肝虚，则目䀮䀮无所见，耳无所闻，善恐，如人将捕之。心虚，则胸腹大，胁下与腰相引而痛。脾虚，则腹满肠鸣，飧泄，食不化。肺虚，则少气不能报息，耳聋嗌干。肾虚，则胸中痛，大腹小腹痛，清厥，意不乐。（《素问》）五脏，主藏精者也，不可伤，伤则失守而阴虚，阴虚则无气，无气则死矣。精脱者，耳聋；气脱者，目不明；津脱者，腠理开，汗大泄；液脱者，骨属屈伸不利，色夭，脑髓消，胫酸，耳数鸣；血脱者，色白，夭然不泽。（《灵枢》）一损损于皮毛，则皮聚而毛落；二损损于血脉，血脉虚少，不能荣于五脏六腑；三损损于肌肉，肌肉消瘦，饮食不能为肌肤；四损损于筋，筋缓不能自收持；五损损于骨，骨痿不能起于床。损其肺者，益其气；损其心者，调其营卫；损其脾者，调其饮食，适其寒温；损其肝者，缓其中；损其肾者，益其精。（《难经》）哲言：男子面色薄者，主渴及亡血；卒喘悸，脉浮者，里虚也。男子脉虚沉弦，无寒热，短气里急，小便不利，面色白，时目瞑兼衄，少腹满，此为劳使之然。劳之为病，其脉浮大，手足烦，春夏剧，秋冬瘥，阴寒精自出，酸削不能行。男子脉浮弱而涩，为无子，精气清冷。人年五六十，其病脉大者，痹侠背行，若肠鸣，马刀侠瘿者，皆为劳得之。脉沉小迟，名脱气。其人疾行则喘喝，手足逆寒，腹满，甚则溏泄，食不消化也。（《金匮》）[按] 脉浮者，里虚也。当是衍文。[按] 阴寒精自出之寒字，当是虚字，是传写之讹。[按] 若肠鸣三字，与上下文不属，必是错简，当删之。侠瘿之瘿字，当是瘰字，且先劳后瘰、先瘰后劳者有之，从未见劳瘿先后病也，当改之。（《医宗金鉴》）男子之劳，起于伤精；女子之劳，起于经闭；童儿之劳，得于母胎。（《明医指掌》）肾气虚者，脾气必弱；脾气弱者，肾气必虚。盖肾为先天祖气，脾为后天生气，而生气必宗于祖气也。（《冯氏锦囊》）卫虚则外寒而栗，营虚则内热而咳；营虚则咳伤肺而唾腥，卫虚则寒入脾而吐涎沫。（程扶生）冷劳者，由于气血不足，脏腑虚寒，以致脐下冷痛，手足时寒，妇人月水失常，饮食不消，或时呕吐，寒热，骨节酸疼，肌肤羸瘦，面色萎黄者是也。热劳者，由于心肺内热，伤于气血，以致心神烦躁，颊赤头痛，眼涩唇干，口舌生疮，神思昏倦，四肢壮热，饮食无味，怔忡盗汗，肢体酸痛，或寒热往来者是也。当审其所因，调补气血，其证自减。骨蒸劳者，由于积热内附骨髓而名，其形羸瘦，泄利食少，肢体无力。传于肾，则盗汗不止，腰膝酸痛，梦鬼交侵；传于心，则心神怯悸，颊赤寒热；传于肺，则胸满短气，咳嗽吐痰，皮肤甲错；传于肝，则两目昏暗，胁痛忿怒。五脏既病，则难治疗。立斋云：前证多因经行、胎产，或饮食、七情内伤脾胃所致，或病后失调而成。（胡慎柔）骨蒸，以多汗为易治，气虚血尚未竭也。若干热无汗，为难治，气血内涸不能外通也。（张路玉）或问：阴虚何以发热？曰：凡人昼则气行于阳，夜则气行于阴，阳入阴则寐者，是火归于水中，而成既济之象，故无病。阴既虚矣，阳入而无阴以制之，则阳浮散，自内而出，身体皆热，其热自内而生也。（《证治准绳》）凡虚损之由，无非酒色、劳倦、七情、饮食所致。或先伤其气，气伤必及于精；或先伤其精，精伤必及于气。但精气在人，无非谓之阴分，盖阴为天一之根，形质之祖，故凡损在形质者，总曰阴虚，此大目也。若分而言之，则有阴中之阴虚者，其病为发热躁烦、头红面赤、唇干舌燥、咽痛口疮、吐血衄血、便血尿血、大便燥结、小水痛涩等证。有阴中之阳虚者，其病为怯寒憔悴、气短神疲、头晕目眩、呕恶食少、腹痛飧泄、二便不禁等证，甚至咳嗽吐痰、遗精盗汗、气喘声喑、筋骨疼痛、心神恍惚、肌肉尽削、梦与鬼交、妇人月闭等证。则无论阴阳，凡病至极，总由真阴之败耳。然真阴所居，惟肾为主，盖肾为精血之海，而人之生气，即同天地之阳气，无非自下而上，所以肾为五脏之本。故肾水亏，则肝失所滋而血燥生；肾水亏，则水不归源而脾痰起；肾水亏，则心肾不交而神色败；肾水亏，则盗伤肺气而喘嗽频；肾水亏，则孤阳无主而虚火炽。凡劳伤等证，使非伤及根本，何以危笃至此？故凡病甚于上者，必其竭甚于下也。余故曰：虚邪之至，害必归阴；五脏之伤，穷必及肾。穷而至此，吾末如之何也矣！

凡损伤元气者，本皆虚证，古人以虚损、劳瘵各分门类，病若有异，亦所宜辨。盖虚损之谓，或有发见于一证，或有困惫于暂时，凡在经在脏，但伤元气，则无非虚损病也。至若劳瘵之有不同者，则或以骨蒸，或以干嗽，甚至吐血吐痰，营卫俱败，尪羸日甚，此其积渐有日，本末俱竭而然。但虚损之虚，有在阴分，有在阳分，然病未深，多宜温补，若劳瘵之虚，深在阴中之阴分，多有不宜温补者。然凡治虚证，宜温补者，病多易治；不宜温补者，病多难治。比虚劳若乎有异，而不知劳瘵之损，即损之深而虚之甚者耳。虚损，颧赤唇红者，阴虚于下，逼阳于上也；口多干渴者，肾水不足，引水自救也；音哑声不出者，由肾气之竭，盖声出于喉而根于肾也；气息喘急者，阴虚肺槁，气无所归也；喉

咽痛者，真水下亏，虚火上浮也；不眠恍惚者，血不养心，神不能藏也；时多烦躁者，阳中无阴，柔不济刚也；易生嗔怒，或筋急酸痛者，水亏木燥，肝失所资也；饮食不甘，肌肉渐削者，脾元失守，化机日败也；心下跳动，怔忡不息者，气不归精也；盗汗不止者，有火则阴不能守，无火则阳不能固也；多痰或如清水，或多白沫者，水泛为痰，脾虚不能制水也；骨痛如折者，肾主骨，真阴败竭也；腰胁痛者，肝肾虚也；膝下冷者，命门衰绝，火不归原也；小水黄涩淋沥者，真阴亏竭，气不化水也；足心如烙者，虚火烁阴，涌泉涸竭也。劳损之病，本属阴虚，阴虚必血少，指爪为血之余，故于诊候之际，但见其指爪干黄，觉有枯槁之色，则其发肤营气，具在吾目中矣。

似损非损之证，惟外感寒邪者乃有之。盖以外邪初感，不为解散，误作内伤，或用清凉，或用清导，以致寒邪伏留不散，而为寒热往来，或为潮热咳嗽，证似劳损，若用治损之法，则滋阴等剂愈以留邪，非损成损矣。余尝治愈数人，皆其证也。欲辨此者，但当详察表里，而审其致病之由。盖虚损之证，必有所因，而外感之邪，其来则骤。若外证，身有疼痛，微汗则热退，无汗则复热，或见大声咳嗽，脉虽弦紧，而不甚数，或兼和缓，虽病至一两月，邪有不解，病不退者，本非劳损，毋误治也。虚损既成，不补将何以复？有不能服人参、熟地及诸补药者，此为虚不受补，何以望生？若劳损失血之后，嗽不能止，而痰多甚者，此以脾肺虚极，饮食无能化血，随食成痰。此虽非血，而实血之类也。《经》曰：白血出者死。故凡痰之最多最浊者，不可治。左右者，阴阳之道路。其有不得左右，眠难转侧者，此其阴阳之气有所偏竭而然，多不可治。虚损原无外邪，所以病虽至困，终不愦乱。其有患虚证而谵妄失伦者，心脏之败，神去之兆也；劳嗽音哑，声不能出，或喘急气促者，肺脏之败也；劳嗽肌肉尽脱者，脾脏之败也；筋为罢极之本，凡病虚损，多有筋骨疼痛，若痛极不可忍者，乃血竭不能荣筋，肝脏之败也；劳损既久，再及大便泄泻，不能禁止者，肾脏之败也。（张景岳）

虚劳之病，皆由内伤。如酒伤肺，则湿热熏蒸，肺阴销烁；色伤肾，则精室空虚，相火无制；思虑伤心，则血耗而火易上炎；劳倦伤脾，则热生而内戕真阴。惟忿怒伤肝有二：郁怒，则肝火内炽而灼血；大怒，则肝火上升而吐血。此五者皆劳其精

血也。阴虚内热而成虚劳,大约伤于酒色为多。然有童子未室而患此证者,或由先天不足,或禀母气阴虚。其师尼、寡妇、室女,气血郁结,以致寒热如疟,朝凉暮热,饮食不思,经期不准,或致闭绝而成此病者,多由郁火内蒸所致也。

虚劳之证,多因肾水真阴虚极,水不摄火,火因上炎,以致面赤唇红,口鼻出血,齿痛齿衄。虽亦龙火上僭,然与虚阳上浮者不同,纵有下部恶寒足冷,总由阴虚火升,非真正阳衰而然,故其溺必黄赤,脉必带数。设误用桂、附引火归原之法,是抱薪救火,上焦愈热,咳喘燥渴益甚,咽痛喉烂诸证至矣。气虚者,面白无神,言语轻微,四肢无力,脉来微弱;阳虚者,体冷畏寒,手足逆冷,溺清便溏,脉沉小迟。此二者,能服参、芪,温补可治,斯气虚阳虚之证也。虽血脱者,亦有补气之法,乃指卒暴失血,素非血虚之人,如新产之类耳。(《吴医汇讲》)今医谓吐血为虚劳之病,大谬。夫吐血有数种,大概咳者成劳,不咳者不成劳。间有吐血偶咳者,当其吐血之时,狼狈颇甚,吐止即痊,皆不成劳。何也?其血止则周身无病,饮食如故,而精神生矣。即使亡血之后,或阴虚内热,或筋骨疼痛,皆可服药而痊。若咳嗽,则血止而病仍在,日嗽夜嗽,痰壅气升,多则三年,少则一年而死矣。盖咳嗽不止,则肾中之元气震荡不安,肺为肾之母,母病则子亦病故也。又肺为五脏之华盖,《经》云:谷气入胃,以传于肺,五脏六腑皆以受气。是则脏腑皆取精于肺,肺病,则不能输精于脏腑,一年而脏腑皆枯,三年而脏腑竭矣,故咳嗽为真劳不治之疾也。然亦有咳嗽而不死者,其嗽有时稍缓,饮食起居不变,又其人善于调摄,间或一发,静养即愈。此乃百中难得一者也。更有不咳之人,血证屡发,肝竭肺伤,渐变咳嗽,久而亦死。此则不善调摄,以轻变重也。执此以决血证之死生,百不一失矣。(徐灵胎)

《内经》有所劳倦,此言当辨。或劳于力作,或劳于思虑,或劳于房帏,皆劳也。即劳矣,同一形气衰少,而所以致劳之因则异。劳于力作者,当逸之以安闲,而甘其饮食,和其气血;劳于思虑者,当屏思却虑,药之以养心;劳于房帏者,当远房帏,滋肾水,尤当照顾脾土。(《怡堂散记》)肾水既实,则阴精上奉于心肺,故东方之木气不实,而西方之金气不虚,此子能令母实,使金得以平木也。是故水日以盛,而火日以亏,此阴精所奉于上,而令人寿也。若夫肾水一虚,则无以制南方之心火,故东方实而西方虚,其命门与包络之相火,皆挟心火之势而来侮所不胜之水,使水日亏而火日盛,此阳精所降于下,故令人夭折也。(虞天民)近世阴虚火动之疾,患者十无一活,何也?盖其始也,饮食如常,起居如故,惟痰嗽一二声,自谓无恙,讳疾忌医,滋蔓日久,倒卧于床,不可复救。余意揆之,方疾之始,必致谨于三事而后可。三事维何?一要遇明医;二要肯服药;三要守禁戒。三事缺一两,不可治也。(《医鉴》)

劳瘵既久,其气必伤,不能运化精微,痰瘀稽留,变幻生虫。在肝为毛虫,食人筋膜;在心为羽虫,食人血脉;在脾为裸虫,食人肌肉;在肺为介虫,食人肤膏;在肾为鳞虫,食人骨髓。(《医学正传》)传尸九虫,六虫传代,三虫不传,猬、蛔、寸白也。六虫所致,或五脏种毒而生,或亲戚习染而传。大率一旬之中,遍行四穴,周而复始,三日一食,五日一退。方其作苦,虫之食也;退则还穴醉睡,一醉五日,其病乍静,俟其退醉之时,乃可用药。一虫在身,占十二穴,六虫共占七十二穴。一月之中,上旬十日,从心至头游四穴,虫头向上;中旬十日,从心至脐游四穴,虫头向内;下旬十日,从脐至足游四穴,虫头向下。阳日长雄,阴日长雌。食脏腑脂膏,其虫色白。五脏六腑一经食损,即皮聚毛脱,妇人月信不行,血脉皆损;七十日后,食人血肉,其虫黄赤,饮食不为肌肤,筋缓不能收持;一百二十日外,血肉食尽,其虫色紫,即食精髓,传于肾中,其虫色黑,食髓即骨痿不能起床。诸虫久则生毛,毛色杂花,钟孕五脏五行之气,传之三人,即自能飞,传入肾经,不可救治。利药下虫,验其虫色白,可三十日服药补之;其虫黄赤,可六十日服药补之;其虫紫黑,此病已深,可百二十日服药补之。六十日内,治者十得七八;八十日内,治者十得三四;过此已往,未知全生。(《道德经》)

虚劳,粪门生疮,名曰瘘疮。脉不数者,尚不可为,况脉数乎?盖肺为吸门司上,大肠为肛门司下,肺与大肠,脏腑相通,肺为气之主,阳气当升,虚则下陷,所谓物极则反。今病内热燔灼,肺气久伤,故下陷肛门而生瘘疮,肺伤极矣,非药能济,此即《经》云陷脉为瘘之病也。(汪石山)虚劳,起于斫丧,肝肾过伤,多致亡血失精,阴竭而死;起于郁结，内火灼津，多致血结干咳，发痛而死；起于药误，脾胃受病俱多，每至饮食减少，喘嗽泄泻而死。若面色不衰，肌肉日瘦，外如无病，内实虚伤，俗名桃花痊，以阴火乘于阳位，不但销烁阳分之津液，而阴分之津液反竭力上供阳火之销烁，故肌肉日削，而面色愈加鲜泽也。（《张氏医通》）

补编：夫失精家，少腹弦急，阴头寒，目眩，发落，脉极虚芤迟，为清谷亡血失精；脉得诸芤动微紧，男子失精，女子梦交，桂枝龙骨牡蛎汤主之。虚劳里急，悸衄，腹中痛，梦遗失精，四肢酸疼，手足烦热，咽干口燥，小建中汤主之。虚劳里急，诸不足，黄芪建中汤主之。虚劳腰痛，少腹拘急，小便不利者，八味肾气丸主之。虚劳，虚烦不得眠，酸枣仁汤主之。五劳虚极，羸瘦腹满，不能饮食，食伤、忧伤、饮伤、房室伤、饥伤、经络营卫气伤，内有干血，肌肤甲错，两目黯黑，缓中补虚，大黄䗪虫丸主之。虚劳诸不足，风气百疾，薯蓣丸主之。《千金翼》炙甘草汤，治虚劳不足，汗出而闷，脉结悸，行动如常，不出百日，危急者，十一日死。《肘后》獭肝散，治冷劳。又主鬼疰，一门传染。（《金匮》）[按] 缓中补虚四字，当在不能饮食之下，必传写之讹。（《医宗金鉴》）

劳瘵主乎阴虚者，盖自子至巳属阳，自午至亥属阴，阴虚则热在午后子前。寤属阳，寐属阴，阴虚则汗从寐时盗出也。升属阳，降属阴，阴虚则气不降，气不降则痰涎上逆，而连绵不绝也。脉浮属阳，沉属阴，阴虚则浮之洪大，沉之空虚也。此皆阴虚之证，主以四物、知、柏。世医遵用不效者，何哉？盖阴虚火必上炎，芎、归气辛味温，非滋降虚火之药，且川芎辛窜，尤非虚炎短乏者所宜；地黄泥膈，亦非胃热食少痰多者所宜。知、柏苦辛大寒，虽曰滋阴，其实燥而耗血；虽曰降火，其实苦先入心，久而增气，反能助火。至其败胃，所不待言。（朱丹溪）劳者劳也，劳损其气血之谓也。既劳损其气血，则大虚矣，故名虚劳。既名为虚为劳，则当补当养，不待言矣。奈何近世治此证者，若忘其名为虚劳，竟易其名为火劳，绝无补养之功，一以清火为事，且不独易其名为火劳，更认其证为实火，不但清火为事，更以降气为先，清则元参、花粉、知、柏，恣用不休，且更有芩、连者；降则桑皮、白前、苏子、旋覆，信手轻投，且更有用枳壳、葶苈子者。虚劳必吐血，止血则曰茜根、小蓟；虚劳必咳嗽，止嗽则曰紫菀、百部、枇杷叶；虚劳必吐痰，消痰则曰麦冬、贝母；虚劳必潮热，退热则曰青蒿、鳖甲、地骨皮、银柴胡。服之至脾损腹胀，食少作泻，则以谷芽、石斛为助脾之灵丹；服之使肺损气喘，不能侧卧，则以百合、沙参为保肺之神剂。服之无效，更多服之，多服不惟无效，且濒于危，尤令服之不已，使气血日亏，真元削尽，脉仅一丝，气存一息，犹曰有火不可补。呜呼！补固不可，死独可乎？在丹溪医学多精到处，独以六味知柏为治劳之方，实足贻祸于后世。然犹未若此日用如许清降损真之毒药也。不知其出自何书？得何传受？一见失血、咳嗽、发热等证，动以此种套药投之，一医有然，更数医皆然，庸流有然，即名医亦无不然。使患此证者，以为此外更无他法，安心守定此药，直服至死而后已。屡死而医若罔闻，终不知变计，良可叹矣！余值此证，惟是脉已细数，形消肉脱，两侧不能卧者，肝肺损，脾肾绝，不能复救，亦付之无可如何而已。否则相其虚之轻重而补之养之，往往得生，不可谓非明效大验矣。而医者犹必曰有火不可补，病人亦自谓有火不可补，要知此有火不可补五字，便是必死不可救五字。试思世之以清降治劳者多矣，其远者勿论，即耳目所及者，细数之，千百人中有一二得生者乎？盖有之矣，我未之见也。（吴天士）

夫人之虚，不属于气，即属于血，五脏六腑莫能外焉。而独举脾肾者，水为万物之元，土为万物之母，二脏安和，一身皆治，百疾不生。夫脾具土德，脾安则土为金母，金实水源，且土不凌水，水其安位，故脾安则肾愈安；肾兼水火，肾安则水不挟肝上泛而凌湿土，火能益土运行而化精微，故肾安则脾愈安。孙思邈云：补脾不如补肾。许学士云：补肾不如补脾。两先生深知二脏为人生之根本，有相赞之功能，故其说似背，而其旨实同也。救肾者，必本于阴血，血主濡之，血属阴，主下降，虚则上升，当敛而抑之，六味丸是也；救脾者，必本于阳气，气主煦之，气为阳，主上升，虚则下陷，当升而举之，补中汤是也。近世治劳，专以四物汤加知柏，不知秋冬之气非所以生万物者也。丹溪有言：实火可泻，虚火可补。劳证之火，虚乎？实乎？泻之可乎？矫其偏者，辄以桂、附为家常茶饭，此惟火衰者宜之。若血虚气热之人，能无助火为害哉？

大抵虚劳之证，疑难不少，如补脾保肺，法当兼行,然脾喜温燥,肺喜清润,保肺则碍脾,补脾则碍肺,惟燥热而甚,能食而不泻者,润肺当急,而补脾之药亦不可缺也。倘虚羸而其食少泻多,虽喘嗽不安,但以补脾为急,而清润之品宜戒矣。脾有生肺之能,肺无扶脾之力,故补脾之药尤要于保肺也。又如补肾理脾,法当兼行,然方欲以甘寒补肾,其人食减,恐不利于脾;方欲以辛温快脾,其人阴伤,恐愈耗其水。两者并衡而较重脾者,以脾土上交于心,下交于肾故也。若肾大虚,而势困笃者,又不可拘,随时活法可耳。又如无阳则阴无以生,无阴则阳无以化,宜不可偏也。然东垣曰:甘温能除大热。又曰:血脱补气,独阴不长,虚者必补以人参之甘温,阳生阴长之理也。且虚劳受补者可治,不受补者不治,故葛可久治劳十方,用参者七;丹溪专主滋阴,治劳方案,用参者亦十之七。自好古肺热伤肺、节斋服参必死之说印定眼目,甘用苦寒,直至上呕下泄,犹不悔悟,良可悲已!不知肺热脉实者,与参诚不相宜,若火来乘金,脉虚金伤者,非参不保。前哲有言曰:土旺则金生,勿拘拘于保肺;水壮则火熄,毋汲汲于清心。可谓洞达《经》旨,深窥根本之治者也。(李士材)治虚有三本:肺、脾、肾是也。肺为五脏之天,脾为百骸之母,肾为性命之根,治虚之道毕矣。夫东垣论脾胃为四家之首,丹溪法滋阴为劳证之宗,立斋究明补火,谓太阳一照,阴火自弥。斯三先生皆振古之贤,然皆主于一偏,而不获全体之用。是《脾胃论》出于东垣,则无弊,若执东垣以治者,未免以燥剂补土,有损于清肃之金。滋阴之说出于丹溪,已有弊,若执丹溪以治者,全以苦寒降火,有碍于中州之化。至于阳常有余,阴常不足,此实一偏之见,后人沿习成风,凡遇阴虚阳亢之疾,辄以知柏补肾清金,未能生水,而反灭火。夫肾者坎也,一阳陷于二阴,二阴者真水也,一阳者真火也。肾中真水生肝木,肝木生心火;肾中真火生脾土,脾土生肺金。生人之本,从下而起,如羲皇之画卦然。肾脏合水火二气而为脏腑之根,真水不可灭,真火独可熄乎?然又有执立斋补火之说,动用苁蓉、鹿茸、桂、附等类,而不顾其人之有无郁火郁热,更不虑其曾经伤肺与否?夫虚火可补,理固诚然,如补中益气汤用参、芪、术、草之甘温以除大热。苟非清阳下陷,犹不敢轻加升、柴,而辛热太过之品,乃反施之郁火郁热之证,奚啻抱薪救火乎?予惟执两

端以用中,合三部以平调,一曰清金保肺,无犯中州之土,此用丹溪而不泥于丹溪也。一曰培土调中,不损至高之气,此用东垣而不泥于东垣也。一曰金行清化,水自流长,乃合金水于一致也。但主脾主肾,先贤颇有发明,而清金保肺一着,尚未有透达其精微者,故予于论肺独详。此治劳之三本宜究也。(何德修)

虚劳之证,《金匮》叙于血痹之下,可见劳则必劳其精血也。营血伤,则内热起,五心常热,目中生花见火,耳内蛙聒蝉鸣,乃至饮食不为肌肤,怠惰嗜卧,骨软足酸,营行日迟,卫行日疾,营血为卫气所迫,不能内守,而脱出于外,或吐或衄,或出二阴之窍,血出既多,火热进入,逼迫煎熬,漫无休止,营血有立尽而已。更有劳之极,而血痹不行者,血不脱于外,而但蓄于内,蓄之日久,周身日走之隧道悉痹不流,惟就干涸,皮鲜滑泽,面无荣润,于是气之所过,血不为动,徒蒸血为热,或日晡,或子午,始必干热,俟热蒸气散,微汗而热解,热蒸不已,瘵病成焉。亦有始因脱血,后遂血痹者,血虚血少,艰于流布,发热致痹尤易易也。《内经》凡言虚病,不及于劳,然于大骨枯槁,大肉陷下,胸中气高,五脏各见危证,则固已言之。秦越人始发虚损之论,谓虚而感寒,则损其阳,阳虚则阴盛,损则自上而下;虚而感热,则损其阴,阴虚则阳盛,损则自下而上。自上而下者,过于胃,则不可治;自下而上者,过于脾,则不可治。盖饮食多,自能生血,饮食少,则血不生,血不生则阴不足以配阳,势必五脏齐损。越人归重脾胃,旨哉言矣。至《金匮》之文,大意谓精生于谷,谷入少而不生其血,血自不能化精。《内经》于精不足者,必补之以味,补以味而节其劳,则精贮渐富,大命不倾,所以垂训十则,皆以无病男子精血两虚为言,而虚劳之候,焕若指掌矣。故血不化精,则血痹矣,血痹则营虚,营虚则发热,热久则蒸其所瘵之血化而为虫,遂成传尸瘵证。故狐惑之证,声哑嗄,劳瘵之证,亦声哑嗄,是则声哑者,气管为虫所蚀明矣。仲景于男子平人,谆谆致戒,无非谓营卫之道,纳谷为实。居常调营卫,以安其谷,寿命之本,积精自刚;居常节嗜欲,以生其精,至病之甫成,脉才见端。惟恃建中、复脉为主治,皆稼穑作甘之善药,一遵精不足者,补之以味之旨也。后人诸方,千蹊万径,以治虚劳,何反十无一全?及其痹不行,仲景亟驱其旧,

生其新,几希于劳瘵将成未成之间,诚有一无二之圣法。试观童子脏腑脆嫩,才有寒热积滞,易于结癖成疳,待其血痹不行,气蒸发热,即不可为;女子血干经闭,发热不止,劳瘵之候更多,待其势成,治之无及。倘能服膺仲景几先之哲,吃力于瘵病将成未成之界,其活人之功,皆是起白骨而予以全生矣。

虚损病,亦有易复难复两候:因病至虚者,缓调自复;因虚致损者,虚上加虚,卒难复也。故因病致虚,东垣、丹溪法在所必用;若虚上加虚而至于损,元气索然,丹溪每用人参膏至十余斤,多有得生者。(喻嘉言)虚损伤阴,本由五脏,虽五脏各有所主,然证治有可分者,有不可分者。如诸气之损,其治在肺;神明之损,其治在心;饮食肌肉之损,其治在脾;诸血筋膜之损,其治在肝;精髓之损,其治在肾。此其可分者也。然气主于肺,而化于精;神主于心,而化于气;肌肉主于脾,而土生于火;诸血藏于肝,而生化于脾胃;精髓主于肾,而受之于五脏,此其不可分者也。及乎既甚,则标本相传,连及脏腑,此又方之不可执也。故凡补虚之法,但当明其阴阳升降、寒热温凉之性,精中有气、气中有精之因。且凡上焦阳气不足者,必下陷于肾,当取之至阴之下;下焦真阴不足者,多飞越于上,可不引之归原乎?治病求本,方为尽善。(张景岳)先天之阳虚,补命门;后天之阳虚,温胃气。先天之阴虚,补肾水;后天之阴虚,补心肝。

古称劳役发热为劳发者,盖谓辛劳不能收摄,以致元阳浮越于外,即东垣所谓内伤也。若一发散,不更元阳脱尽?若一苦寒,不更虚阳顿亡?真阴不足,则孤阳无依,火易浮越,故宜甘温甜静之剂以养之,酸咸敛纳之味以藏之。人但知气有余便是火,不知火有余即是气,或为喘满,或为烦闷。有余者,病气也。病气之有余,正气之不足也。凡饮食之滞气,可以利之、行之、顺之、理之。若浮越之阳气,惟宜导之、纳之、敛之、塞之,以补为消。此气乃生身之本,非同饮食之滞也。若用顺气之药,适足以走泄元气;辛燥之药,反足以耗竭津液;即芍、归、陈皮之类,辛香而润,亦可引动无根之气,升越失走之火。其元气既伤,胃气必弱,香美之食,入口未甘,何况异味药饵?虽有开胃扶脾之益,保无伤脾倒胃之虞?故尤宜切忌也。

极虚之证,对面人事不清,而户外之事反能知之,及见亡人鬼怪者,此皆阳亡之象,名曰游魂。速为补虚敛纳,神魂安,见闻灭矣。虚证临危,索肉饭饱食而逝者,此脾虚津华竭绝,肉食力小,不能挽之。盖脾虚则求助于谷食,津涸则求救于脂膏,斯时惟浓厚参汤,庶乎可挽。若谷肉之物,止填有迹之空虚,焉能补无形之竭绝哉?(冯楚瞻)历医劳瘵,多用参苓白术散取效,但要知佐使、轻重及因时加减。若专用四物汤,十死八九,此盖泥于丹溪之言,而不知通变者也。劳瘵有因劳苦得之,有因色欲得之,不可一例而治。或用东垣补中之法,或用丹溪滋阴之剂,要当随证酌施。但予用补中者多,用滋阴者百中二三耳。(吴篁池)常观劳瘵,世人专用补肾药多误,此病宜以培补脾胃为主。盖脾胃旺,则能进饮食,饮食进,则能化生精血,久之肾自实矣。不先补脾胃而补肾,不知知、柏、地黄、龟版之类,安能生精添髓?如此治法,可谓舍本求末也。

夫火之与气,异名同体,气之顺行无逆者为气,若郁而不伸,或血衰不能配气,于是积激妄行而成火矣。常观痰火之证,喘急身热,医用寒凉过甚,元气渐衰,喘定身凉,以为将愈之候,延至五七日,忽尔元脱而死。夫喘定者,乃元气下陷,不能涌上也;身凉者,乃元气衰竭,不能运于肌肤也。凡遇此等证候,须防有变,速以参、芪补元气药救之,不可轻许为愈。(余傅山)似伤风咳嗽之病,误作外感医治,表散清凉,必成劳瘵。盖肺虚不能外卫皮毛,以致伤风咳嗽,宜用温肺汤,固肺气为主。若用寒凉,则肺气益虚,肺虚则不能生肾水,水枯则相火旺,相火旺则骨髓蒸干,劳之所由作也。又有劳病不作泻者,阴虚骨髓皆枯也。善食者,胃中火盛,非多食压火不住也。

虚损之病,命门火旺,肾水不足,阳明化燥火,肝气即胃气,木燥土干,心火炎上,金无养,水无生。五火交炽之时,若用知柏滋阴降火,是犹干锅炼红,倾一杯之水,击动火势,立地碎裂矣。若脉带缓,胃气未绝,犹可调理,用四君加山药,引入脾经,单补脾阴,脾旺则土生金,金生水,水升而火自降,此隔三之治也。若脉见紧数、短数、细数者,皆不可治。(周慎斋)虚损病久,皆属脾虚,脾虚则肺先受之,肺病不能管摄一身,脾病则四肢不用,惟以保元气为主,总从脾胃施治,勿用血药,纵有火不必去火,有痰不必治痰。损病六脉俱数,声哑口疮,昼夜发热。《经》云:数则脾气虚,真阴虚也。

此第三关矣。四君、保元投之不应，改用四君加黄芪、山药、莲肉、白芍、五味、麦冬，煎去头煎，服二煎三煎，此为养脾阴秘法。服十余日，发热渐退，口疮渐好。若用丸剂，如参苓白术散，亦去头煎，晒干为末，陈米糊丸。盖煎去头煎则燥气尽，遂成甘淡之味，淡养胃气，甘养脾阴。师师相受之语，毋轻忽焉。（胡慎柔）

虚劳两字，世皆笼统言之，不知证有不同，治有相反。予闻慎柔之教云：损病自上而下，劳病自下而上。损病传脾至肾者不治，劳病传脾至肺者不治。以劳法治损多泄泻，以损法治劳必喘促。如此之泾渭不明，懵焉以怯病该之，其能免于南辕北辙乎？丹溪立相火之论，惟以四物滋阴，阴阳之义，久为晦塞。立斋出，医学方得一变；慎斋再出，医学始得再变；至慎柔，乃集先贤之法，以虚损、劳瘵分为两门，而金箧家始煌然添一炬矣。又《原气论》以先后天分阴阳，即以先后天立治法。窃谓先天固有损者，非后天损之无以致病，治先天者，治后天耳，岂能舍后天而治先天乎？（石瑞章）

凡劳瘵病，若上焦痰火喘嗽，不能卧，下焦大便稀溏者，多不可治。欲用寒凉润肺，则中焦胃气下陷而益泻矣；欲用甘温补脾，则上焦肺气益燥而愈嗽矣。治上妨下，治下妨上，有所掣制，难于用药。若只见一截病，上喘嗽而大便坚，下溏泻而不嗽喘，如此者则可治也。何也？大便坚，不畏寒凉；不嗽喘，不忌温补。医得施其技，药得展其能。又常治痰火嗽病，醒则少定，睡则愈嗽。缘醒则动，动则与火为体而不逆，故嗽定；睡则静，静则与火为敌而拒逆，故嗽作。又凡劳瘵，常试服得人参者可治，服参而嗽喘甚者不可治，以上焦火盛故也。（汪双泉）王节斋云：凡酒色过度，损伤肺肾真阴者，不可过服参、芪，服多者死。盖恐阳旺而阴消也。自此说行，而世之治阴虚咳嗽者，视参、芪如砒鸩，以知、柏为灵丹，使患此者百无一生，良可悲也！盖病起于房劳，真阴亏损，火炎刑金，故咳，当先以六味汤之类补其真阴，使水升火降，随以参、芪救肺之品补肾之母，使金水相生，则病易愈矣。世之用寒凉者，固不足齿，间有知用参、芪者，不知先壮水以制火，遽投参、芪以补阳，反使阳愈旺而金益受伤。此不知先后着也。（《赵氏医贯》）真阴虚而发热者十之六七，亦与外感无异。火逆冲上，则头胀微痛；火热壅肺，则有时鼻塞；阴虚阳陷入里，则洒淅恶寒；阴虚阳无所附，则浮越肌表而发热。但其发时必在午后，先寒后热，热至寅卯时，盗汗出而身凉；亦有无寒而但热者，然必见肾虚证状，或兼唇红颧赤，口渴烦躁、六脉搏数或虚数无力。此宜大剂滋阴，如保阴、六味之属。若误为外感而表之，则魄汗淋漓，诸虚蜂起矣。阴水不足，肺受火侮，津液凝浊，不生血而生痰，此当润剂滋阴，使上逆之火得返其宅，痰自清矣。虚劳之可受参、芪者，肺必无热，肺脉按之而虚，必不数。故有土旺而生金，勿拘拘于保肺之说，古人每用之而奏功。今则火已烁金而咳矣，火蒸津液而化为痰矣，君相亢甚而血随上逆矣，犹引阳生阴长，虚火可补之说，漫用参、芪，因之阳火愈旺，金益受伤，所以好古有肺热还伤肺、节斋有服参必死之叮咛也。《经》云：肾者主水，受五脏六腑之精而藏之。精藏于此，气化于此，精即阴中之水也，气即阴中之火也。故命门之水火，为十二脏之化源，火不畏其衰，水独畏其少。所以保阴、六味、左归之属，皆甘寒滋水添精之品，补阴以配阳，正王太仆所谓壮水之主以制阳光，丹溪所谓滋其阴则火自降。譬之残灯火焰，添油则焰光自小。然须制大其剂，长久服之，以阴无速补之法也。《金匮》论治肝补脾，肝虚则用此法，此指肝之阳虚而言，非指肝之阴虚火旺而言也。肝之阳虚而不能升，升则胃乏生发之气，脾无健运之力，而水无土制，肾水之阴寒得以上制心阳，周身阴盛阳衰而纯乎降令，则肺阴之金气盛行，肝阳之生气愈病矣。必得补土之阳，以制肾水之阴寒，则心阳无水以克而火盛，火盛则肺金阴气不行，不至阴肃降令从右行左，以伤发生之气，则肝木之阳气自必畅茂条达矣。古方用逍遥散，治木郁土中，以宣阳气，是肝之阳虚而用治肝补脾之法者也。乃后人用以治阴虚火旺之肝病，则以升令之太过者，而复升之，宜其有升无降而至厥逆矣。盖一阴一阳，可不明辨哉？其治阴虚火旺之肝病，如血虚宜滋水，虚则补其母也；火旺宜苦泄，实则泻其子也；气升上逆则降气，以金制木也。其与治肝补脾之法正相反，岂可混治耶？（《吴医汇讲》）

损证，越人有上损从阳、下损从阴之义，其于针砭莫治者，调以甘药。《金匮》遵之而立建中汤，建其中气，俾饮食增而脾胃旺，充血生精，复其真元之不足，但用稼穑作甘之本味，而酸、辛、咸、苦在所不用。然但能治上焦阳分之损，不足以培下焦真阴之本也。先生引伸三才、固本、天真、大造、桂枝龙骨牡蛎、复脉等汤，以及固摄诸方，平补足三阴法，兼治五脏之虚，可为损证之一助。即如东垣、丹溪辈，于损不肯复者，每以参、术为主，意谓有形精血难复，急培无形之气为要旨，亦即仲景建中诸汤而扩充者也。久虚不复谓之损，损极不复谓之劳，三者相继而成也。大凡因烦劳伤气者，用治上治中，有甘凉补肺胃之清津、柔剂养心脾之营液，或甘温气味建立中宫。因纵欲伤精者，当治下而兼治八脉，又须知填补精血、精气之分，益火、滋阴之异，或静摄任阴，温理奇阳。若因他证失调，蔓延而致者，当认明原委而调之，以分其体质之阴阳为要领，上、中、下见证为着想，传变至先后天为生死断诀。《经》云：劳者温之。夫劳则形体震动，阳气先伤，此温字乃温养之义，非温热竞进之谓。劳伤久不复元为损，《内经》有损者益之之文，益者补益也，凡补药，气皆温，味皆甘，以培生生初阳，是劳损主治法则。（《临证指南》）

虚劳有虚而无火者，名虚寒；虚而有火者，名虚火。同一言虚，而虚寒虚火实分天壤。治虚寒宜温补，忌滋阴；治虚火宜滋阴，忌温补。然虚劳之证，后天有形致病者易治，先天无形致病者难治。治先天不足之证，要分别真阳虚、真阴虚。真阳不足者，阳虚无火也，当补阳；真阴不足者，阴虚火旺也，当补阴。人身阴阳水火，平则生，偏则病，偏极则死。夫阳虚则阴偏旺，阴偏旺则阳愈虚，阳至绝，则独阴亦随之而绝矣；阴虚则阳偏旺，阳偏旺则阴愈虚，阴至绝，则孤阳亦随之而绝矣。有真阴不足，服滋阴药则变虚寒，服温补药又变虚火者，此阴水既竭，阳火亦虚，不耐滋阴之死证也；有真阳不足，服温补药则变虚火，服滋阴药又变虚寒者，此阳火既竭，阴水亦亏，不耐温补之死证也。有虚寒用温补不变虚火，到底虚寒而死者，此有阴无阳，独阴不长之死证也；有虚火用滋阴不变虚寒，到底虚火而死者，此独阳无阴，孤阳不生之死证也。以上先天阴阳不足，水火偏胜之虚劳也。至若后天劳损之证，则有精、血、气三者之不同，然究其实，亦惟虚寒、虚火两条。血虚有火者，人皆知之，气虚有火者，人都忽之。气虚无火者，当温补其气；气虚有火者，则补气药中须加清凉。血虚无火者，当补其血；血虚有火者，则滋阴药中须加

清火。《内经》云：阴虚生内热。治当壮水之主以制阳光，非言虚寒可用温补者。东垣云：虚火可补，参、芪之属。此言后天饮食劳倦，虚阳发热之火，非言先天肾虚之火也。世人皆因错解《内经》劳者温之，形不足者温之以气，误认温字为热，不知形不足者温之以气，但言温润和养以培元气，非言用温热之药；精不足者补之以味，但言用滋阴补其阴精，非言荤腥厚味也。（《证因脉治》）

凡虚劳病，多有发热者，须辨其因之内外、脉之阴阳、时之早晚而定其治。若用通套退热之药，诛伐无过，乃至热久血干津竭，十死不救，医之罪也。凡虚劳病，多有夺血而无汗者，若认为阳实而责其汗，必动其血，是名下厥上竭，医杀之也。凡虚劳病，最防脾气下溜。若过用寒凉，致下利清谷者，医之罪也。凡治劳瘵发热，乘其初成，胃气尚可胜药，急以峻剂加入人参，导血开囊，退热行瘀，全生保命。所关甚大，迟则其人胃虚气馁，羸瘠不堪，即医良法妙，亦何为哉？此非医罪，绳趋尺步，昧于行权，隐忍不言，欲图侥幸，反为罪也。凡小儿五疳，即大人五劳，幼科知用五疳成方，而不知五劳曲折次第，初起者，治之可以得效，胃虚者，服之有死而已。盖胆草、芦荟、胡连，极苦大寒，儿不能胜耳。大方亦然，谓五脏有虚劳、实劳，恣用苦寒，罪莫逃也。尝富后贫，名曰脱营；尝贵后贱，名曰失精。脱营、失精，非病关格，即病劳瘵，宜以渐治其气之结、血之凝，乃至流动充满，成功千日可也。医不如此，用补用清，总不合法，身轻骨瘦，精神其能久居乎？此非医罪，迁延贻误薄乎云尔？（《医门法律》）

《类证治裁·卷之二·虚损劳瘵论治》

《经》言：精气夺则虚。凡营虚卫虚，上损下损，不外精与气而已。精气内夺，则积虚成损，积损成劳，甚而为瘵，乃精与气虚急之极也。《素问》论五劳，谓久视伤血，久卧伤气，久坐伤肉，久立伤骨，久行伤筋。《金匮》论五劳，谓肺劳损气，心劳损神，脾劳损食，肝劳损血，肾劳损精。越人谓自上损下者，一损肺，劳嗽。二损心，盗汗。三损胃，食减。四损肝，郁怒。五损肾，淋漏。过胃则不治。自下损上者，一损肾，遗浊经闭。二损肝，胁痛。三损脾，胀泻。四损心，惊悸不寐。五损肺，喘咳。过脾则不治。诚以脾胃为精与气生化之源也，故治虚劳，以能食为主。考《难经》治法，损其

肺者益其气,保元汤。损其心者调其营卫,八珍汤。损其脾者调其饮食,适其寒温,四君子汤。损其肝者缓其中,牛膝丸。损其肾者益其精,金刚丸、煨肾丸。此固治损之要矣,尤必辨其阳虚阴虚。《经》曰:阳虚生外寒,阴虚生内热。凡怯寒少气,自汗喘乏,食减无味,呕胀飧泄,皆阳虚症也。此脾肺亏损,由忧思郁结,营卫失和,惟四君、保元、养营、归脾诸汤宜之。若怔忡盗汗,咳血吐衄,淋遗崩漏,经闭骨蒸,皆阴虚症也。此心肝肾亏损,由君相火炎,精髓枯竭,惟补心、三才、六味、大造、固本诸汤宜之。又若肾中真阳虚者,右尺必弱,宜甘温益火之品,补阳以配阴,八味丸,或景岳右归饮、右归丸,所谓益火之源,以消阴翳也。肾中真阴虚者,左尺细数,宜纯甘补水之品,滋阴以配阳,六味丸加杞子、鱼膘,或景岳左归饮、左归丸,所谓壮水之主,以镇阳光也。阳虚不复,久则吸短偏卧,脉弱阳痿,宜参、术、归、芪、杞子、山药、胡桃、龙眼、莲、枣、沙苑子、骨脂、人乳、鹿茸、鹿胶、羊肉、羊肾、海参。阴虚不复,久则咽疮音哑,色悴肌羸,宜麦、味、杏、贝、熟地、首乌、苁蓉、燕窝、乌鸡、阿胶、淡菜、秋石、河车、猪羊髓、龟胶、白蜜。而劳瘵成矣。由是火炎于上,为嗽血,宜五汁膏。为潮热;宜清骨散。火动于下,为遗浊,宜龙齿丸。为泄泻,宜三白广生汤。而治疗难矣。夫水为万物之元,孙真人所以云补脾不若补肾;土为万物之母,许学士所以云补肾不若补脾。然喜燥者脾,喜凉者肾;欲补肾,易伤脾;欲补脾,易伤肾。不知土为金母,金为水母。劳瘵至阳虚泄泻,宜温以补脾,然补脾须不碍肺;劳瘵至阴虚嗽热,宜润以滋肾,然滋肾须不妨脾。补脾佐以五味、杞子,滋肾佐以莲实、砂仁。不得偏用辛温以助火,桂附之属;亦不得偏用苦寒以戕胃,知柏之属。且虚劳以受补为可治,不受补为不治。如人参之甘温,则大热可除,乃阳生阴长之理,所谓血脱者益,而葛可久治劳十方,用参术者七也。故曰:土旺而金生,勿拘拘于保肺;水壮而火熄,勿汲汲于清心。

夫五劳者,劳伤五脏,乃虚损之源。而六极、七伤,又虚损之流极,劳瘵之深根也。如皮毛枯槁,为肺劳,人参黄芪散。血脉不荣,为心劳,大五补丸。食少肌瘦,为脾劳,橘皮煎。血虚筋缓,为肝劳,黑丸。腹肿足弱,为肾劳,肾气丸。六极者,数转筋,指甲痛,为筋极,滋补营养丸、酒煮木瓜粥。牙痛踵痛,不耐久立,为骨极,茸珠丸。面色无华,头发坠落,为血极,补营汤。肤如虫行,体肉干黑,为肉极,参苓丸。肌无膏泽,目无精光,羸瘦肌痒,搔则成疮,为精极,巴戟丸。胸胁逆满,吸短难言,为气极,益气丸。七伤者,一阴寒,二阴痿,三里急,四精漏,五精少,六精滑,七窍数,并宜锁阳丹、九龙丹。

凡虚损症,多起于脾胃;劳瘵症,多起于肾经。虚损潮热,多起于内伤;劳瘵阴虚火动,多起于伤风似疟。虚损蒸蒸发热,按之皮肤间甚热,不能食,不觉瘦,脉豁大,重按无力。劳瘵骨蒸,按之皮肤不热,按之筋骨乃热,能食而瘦,脉弦数。虚损转潮热泄泻,脉短数者,不治。劳瘵转阴虚火动,喉痛脉细数死。虚症颧赤或唇红,阴虚逼阳于上也。音暗,肾气竭也。咳而喘急,肺虚气不归肾也。喉干咽痛,真水涸,虚火炎也。不眠恍惚,血不养心,神不能藏也。时多烦躁,阳中无阴,柔不济刚也。饮食不甘,肌肉渐消,脾元败也。盗汗不止,有火则阴不能摄,无火则阳不能固也。骨痛如折,肾主骨,真阴竭也。筋急酸痛,水亏木燥,肝失养也。足心如烙,虚火烁阴,涌泉涸也。

《医学摘粹·杂证要法·虚证类·虚劳》

虚劳之证,精神气血俱被损伤是也。盖肾藏精,心藏神,肺藏气,肝藏血。肾受伤而精病,精病则遗泄而不秘。心受伤而神病,神病则惊怯而不安。肺受伤而气病,气病则痞塞而不宣。肝受伤而血病,血病则凝瘀而不流。然四维之病,总由中气虚败有以致之也。会仲景建中之义,则治劳证得其要领矣。如虚劳里急悸衄,腹中痛,梦失精,四肢酸疼,手足烦热,咽干口燥,以小建中汤主之,或以当归建中汤主之。如虚劳里急诸不足,以黄芪建中汤主之。如失精家,少腹弦急,阴头寒,目眩发落,脉极虚芤迟,为清谷,亡血失精,脉得芤动微紧,男子失精,女子梦交,以桂枝龙骨牡蛎汤主之。如虚劳腰痛,少腹拘急,小便不利者,以八味肾气丸主之。此统治之法也。如精遗神惊,气郁血脱,及咳嗽不寐等证,再于各专门,求方治之。

2. 虚劳脉论

《医门法律·卷六·虚劳门·虚劳脉论》

喻昌曰:虚劳之脉,皆不足之候,为精气内夺。与邪气外入之实脉,常相反也。黄帝问何谓重虚?岐伯对以脉气上虚尺虚,是谓重虚,谓其上下皆虚也。气虚者，言无常也，谓其脉之无常也。尺虚者，行步恇然，谓其步履之不正也。脉虚者，不象阴也，谓其脉全不似手太阴脉之充盛也，皆易明也。独脉之无常，从来谓是上焦阳气虚，故其脉无常。果尔，则下焦阴气虚，脉更无常矣。观下文云：如此者，滑则生，涩则死。涩脉且主死，而寸脉之无常，宁复有人理哉？故气虚者，言无常也，此一语明谓上气之虚，由胸中宗气之虚，故其动之应手者无常耳。乃知无常之脉，指左乳下之动脉为言。有常则宗气不虚，无常则宗气大虚，而上焦之气始惵惵不足也。后之论脉者，失此一段精微，但宗越人所述损脉，而引伸触类曰：脉来软者为虚，缓者为虚，滞为虚，芤为中虚，弦为中虚。脉来细而微者血气俱虚，脉小者血气俱虚，脉沉小迟者脱气。虚损之脉，似可一言而毕，实未足以尽其底里。赖仲景更其名为虚劳，虚劳之脉，多兼浮大，当于前人论脉合参，浮大与否？所以谓男子平人，脉大为劳，极虚亦为劳。又谓脉浮者里虚，又劳之为病，其脉浮大手足烦，春夏剧，秋冬瘥。男子脉浮弱而涩为无子，脉得诸芤动微紧，男子失精，女子梦交。脉极虚芤迟，为清谷亡血失精。脉虚弱细微者，善盗汗。而总结其义曰：脉弦而大，弦则为减，大则为芤，减则为寒，芤则为虚，虚寒相搏，此名为革。妇人则半产漏下，男子则亡血失精。可见浮大弦紧，外象有余，其实中藏不足。不颛泥迟缓微弱一端以验脉，而脉之情状，莫逃于指下。即病之疑似，莫眩于胸中。仲景之承前启后，岂苟焉而已哉！昌不揣愚陋，已著大气论于卷首，发明胸中大气宗气所关之重，因辨岐伯所指脉气上虚为宗气之虚，以见重虚之脉，乳下宗气在所当诊。固堂下指陈，未必堂上首肯，然不可谓门外汉也。《针经》云：形气不足，病气不足，此阴阳俱不足也。不可刺之，刺之重不足，重不足则阴阳俱竭。气血皆虚，五脏空虚，筋骨髓枯，老者绝灭，壮者不复矣。[按]形者，形骸也。气者，口鼻呼吸之气也。形骸消瘦，视壮盛者迥殊。气息喘促，或短而不足以息，视劳役形体，气不急促者迥殊。病气不足，懒语困弱，是正气内亏，视外邪暗助，精神反增者迥殊。此不可刺，宜补之以甘药，甘药正稼穑作甘，培补中央，以灌输脏腑百脉之良药，此法惟仲景遵之，其次则东垣、丹溪亦宗之。但东垣引以证内伤，而不及外感；丹溪引以证阴虚，而不及

阳损。此圣域贤关之分量也。秦越人发明虚损一证，优入圣域，虽无方可考，然其论治损之法，损其肺者益其气；损其心者调其荣卫；损其脾者调其饮食，适其寒温；损其肝者缓其中；损其肾者益其精，即此便是正法眼藏。使《八十一难》俱仿此言治，何患后人无其耳？原气虚与虚损不同，原气虚可复，虚损难复也。至虚损病，亦有易复难复两候。因病致虚者，缓调自复。因虚致损者，虚上加虚，卒难复也。故因病致虚，东垣丹溪法，在所必用。若虚上加虚而至于损，原气索然，丹溪每用人参膏至十余斤，多有得生者。其见似出东垣之右，然则丹溪补阴之论，不过救世人偏于补阳之弊耳。岂遇阳虚一病，而不捷于转环耶。饮食劳倦，为内伤元气，真阳下陷，内生虚热，东垣发补中益气之论，用人参、黄芪等甘温之药，大补其气，而提其下陷，此用气药以补气之不足也。若劳心好色，内伤真阴，阴血既伤，则阳气偏盛，而变为火矣，是谓阴虚火旺痨瘵之证。故丹溪发阳有余阴不足之论，用四物加知母、黄柏补其阴而火自降，此用血药以补血之不足也。益气补阴，一则因阳气之下陷，而补其气以升提之；一则因阳火之上升，而滋其阴以降下之。一升一降，迥然不同，亦医学之两大法门，不可不究悉之也。丹溪论痨瘵主乎阴虚者，盖自子至巳属阳，自午至亥属阴，阴虚则热在午后子前。寤属阳，寐属阴，阴虚则汗从寐时盗出也。升属阳，降属阴，阴虚则气不降，气不降则痰涎上逆而连绵不绝也。脉浮属阳，沉属阴，阴虚则浮之洪大，沉之空虚也。此皆阴虚之证，用四物汤加黄柏、知母主之，然用之多不效何哉？盖阳既虚矣，火必上炎，而当归、川芎，皆气辛味大温，非滋虚降火之药。又川芎上窜，尤非虚炎短乏者所宜。地黄泥膈，非胃热食少痰多者所宜。黄柏、知母，苦辛大寒，虽曰滋阴，其实燥而损血；虽曰降火，其实苦先入心，久而增气，反能助火，至其败胃，所不待言。不若用薏苡仁、百合、天冬、麦冬、桑白皮、地骨皮、牡丹皮、枇杷叶、五味子、酸枣仁之属，佐以生地黄汁、藕汁、人乳汁、童便等。如咳嗽则多用桑白皮、枇杷叶，有痰则增贝母，有血则多用薏苡仁、百合，增阿胶。热盛则多用地骨皮，食少则用薏苡仁至七八钱，而麦冬常为之主，以保肺金而滋生化之源，往往应手而效。盖诸药皆禀燥降收之气，气之薄者，为阳中之阴，气薄则发泄，辛甘淡平

寒凉是也。以施于阴虚火动之证，犹当溽暑伊郁之时，而商飚一动，炎歊如失矣，与治暑热用白虎汤同意。然彼是外感，外感为有余，故用寒沉藏之药，而后能补其偏。此是内伤，内伤为不足，但用燥降收之剂，而已得其下矣，此用药之权舆也。虚劳之疾，百脉空虚，非黏腻之物填之，不能实也。精血枯涸，非滋湿之物濡之，不能润也。宜用人参、黄芪、地黄、二冬、枸杞、五味之属，各煎膏。另用青蒿，以童便熬膏，及生地汁、白莲藕汁、乳汁、薄荷汁，隔汤炼过，酌定多少，并麋角胶、霞天膏，合和成剂。每用一匙，汤化服之。如欲行瘀血，加入醋制大黄末、元明粉、桃仁泥、韭汁之属；欲止血，加入京墨之属；欲行痰，加入竹沥之属；欲降火，加入童便之属。

《内伤集要·卷一·内伤虚损脉法》

《经》云：平人脉大为劳，极虚亦为劳。气虚则脉弦，血虚则脉大。凡脉虚细弱，为劳。

脉弦而大，弦则为减，大则为芤；减则为寒，芤则为虚，虚寒相搏，此名为革。妇人则半产漏下，男子则亡血失精。

寸口脉微而涩，微者卫气衰，涩者营气不足。卫气衰，面色黄；营气不足，面色青；营卫俱微，则寒栗、咳逆、唾腥、吐涎沫。

脉软者，为虚；缓者，为虚；微者，为虚；弱者，为虚；弦者，为中虚；脉细而微者，血气俱虚；脉小者，血气俱少；脉大而芤者，脱血、血虚；脉大如葱管，脉沉者、迟者，脱气。

平脉弦大，营损血虚。大而无力，阳衰易扶；数而无力，阴火难除。寸弱上损，浮大里枯。尺寸俱微，五劳之躯。血羸左濡，气弱右虚；左右微小，气血无余。

男子久病，气口脉弱则死，强则生。女人久病，人迎脉弱则死，强则生。

虚劳之脉，大抵多弦。或浮大、或数大者，易治；弦者，难治；若双弦，则为贼邪，尤为难治；如数极，则殆。

寸口脉浮而迟，浮则为虚，迟则为劳。

凡诊虚、弱、细、数，皆为不足，阴阳俱虚之脉，惟平旦见之，日中则必洪数；浮而大、浮而弦者，皆为火盛阴虚之脉，暮多见之。

至数多而数者，为至脉，即阴虚劳症也。至脉缓而无力，属气虚；数而无力，属血虚。

凡六部重手沉取损小，轻手浮取实大，谓之阳盛阴虚。以寸尺论之，阳主寸，阴主尺。寸浮者损小，尺沉者实大，谓之阴盛阳虚；寸浮者实大，尺沉者损小，谓之阳盛阴虚。脉浮属阳，沉属阴。阴虚则浮之洪大，沉之空虚。

脉沉缓无力者，阳虚；脉多弦数者，阴虚；气口脉大无力，为中气虚。

久病形肉俱脱，客邪虽去，元气亏极，故脉虽似和缓，实无神也。多不治。久病脉沉细数者，死。

脉结者，三年死；脉代者，三月内死。左手脉细，右手浮大劲急，为正虚邪盛，必死；脉细数，骨蒸、干咳、声哑、寒热似疟者，死。

气口大而虚者，为内伤于气；气口脉大而时显一涩者，为内伤于血；气口脉大而涩，人迎及尺弦者，为醉饱入房，肝脾气血俱伤；人迎脉弦而数，为瘀血；气口脉滑而实，为宿食也。

内伤，左脉常细而涩，右脉多浮而大。阳气下陷，不能生阴，故血枯而左脉细涩；脾胃亏损不能生金，故气虚而右脉浮大。内伤，寸口大于尺内，此阳盛脉也。

男子平人，脉大为劳，极虚亦为劳。脉浮者，里虚也；脉虚浮弦，为短气、目瞑、衄血。脉大者，春夏剧，秋冬瘥。

男子脉弱而涩者，为无子，精气清冷；虚弱微细者，善盗汗出；脉沉小迟者，溏泄、食不化；脉虚芤迟及诸芤动微紧者，男子失精，女子梦交；紧数之脉，表里俱虚；紧，为寒伤营；数，为血不足；脉见短数，则无胃气；细数、紧数，俱非吉象。脉洪大按之虚者，须防作泄。凡见数脉，难治。病久脉数，尤非所宜。脉忽浮涩而数，忽沉弱而缓，变易不常，虚火之故也。虚损潮热泄泻，脉短涩者，不治。虚损，脉浮大者，属阳虚；细数者，属阴虚。芤，为失血。若两手俱芤，而中有一部犹弦者，为有瘀蓄。若见数大者，为火旺，必难治；若见涩，亦不可治。弦数，为骨蒸。自上而下者，必寸口浮数；自下而上者，必尺中弦急。若关尺俱弦细而急者，不治。尺中弦强，必因房室发热；若更犯房室，明日反暂软，后日弦强必愈甚，不可不察也。

气口脉浮大，按之反涩者，有宿食也；脉数而滑者，有宿食也；脉迟而滑者，宿食作胀也；气口脉紧，寒食停滞胃中也；脉沉紧而细，冷食停脾也；两手脉模糊不清，此宿食积滞，胃气不行也。脾不能鼓运，胃不能熟腐，故脉不滑而涩，涩甚模糊不清。若人迎紧盛而气口滑者，停食感冒也。

虚损之脉，凡甚急、甚数、甚涩、甚滑、甚短、甚长、甚弦、甚紧、甚洪、甚实者，皆虚劳太甚。然惟渐缓则有生意，若弦甚病甚，数甚病危。若弦细而加紧数，则百无一生。脉芤，为血virtual；沉迟而小，为脱气；大而无力，为阳虚；数而无力，为阴虚；大而芤，为脱血；微细，为盗汗。寸弱而软，为上虚；尺弱软涩，为下虚；尺软滑疾，为血虚；两关沉细，为胃虚。脉来软者，为虚；缓者，为虚；弱者，为中虚；细而微小，气血俱虚。

喻嘉言曰：虚劳之脉，为不足之候，为精气内夺也。黄帝问何谓重虚，岐伯对以脉气上虚、尺虚是谓重虚，谓其上下皆虚也。气虚者，言无常也；尺虚者，行步恇然，谓其步履之不正也；脉虚者，不象阴也，谓其脉全不似乎太阴脉之充盛也。然以脉之无常，从来谓是上焦阳气虚，故其脉无常，果尔则下焦阴气虚，脉更无常矣。观下文云如此者，滑则生，涩则死，涩脉且主死，而寸脉之无常，宁复有生理哉。故气虚者，言无常也。此一语明谓上气之虚，由胸中宗气之虚，故其动之应手者，无常耳。乃知无常之脉，指左乳之动脉为言，有常则宗气不虚，无常则宗气大虚，而上焦之气始恹恹不足也。后之论脉者，但宗越人所述损脉而引伸触类曰：脉软者，为虚；缓者，为虚；涩，为虚；芤，为血虚；弦，为中虚；脉细而微者，气血俱虚；脉小者，血气俱少；脉沉小迟者，脱气。虚损之脉，实未足以尽其底里，惟赖仲景云：虚劳之脉，多兼浮大。前人所以谓：男子平人，脉大为劳，极虚亦为劳。又谓：脉浮者里虚。又谓：劳之为病，其脉浮大，手足烦，春夏剧，秋冬瘥。男子脉浮弱而涩，为无子。脉得诸芤动微紧，男子失精，女人梦交。脉极虚芤迟，为清谷、亡血、失精。脉虚弱细微者，善盗汗。而总括其义曰：脉弦而大，弦则为减，大则为芤，减则为寒，芤则为虚，虚寒相搏，此名为革。妇人则半产漏下，男子则亡血失精。可见浮大弦紧，外象有余，其实中藏不足，不专泥迟缓微弱一端以验脉也。

3. 论虚寒、虚火

《症因脉治·卷首·论〈内经〉〈金匮〉阴虚阳虚症因各别治法不同》

虚劳症，有虚而无火者，名虚寒；虚而有火者，名虚火。同一言虚，而虚寒、虚火，实分天壤。治虚寒之症，宜温补，忌滋阴；治虚火之症，宜滋阴，忌温补。然虚劳之症，后天有形致病者，易治；先天无形水火不足致病者，难治。治先天不足之症，要分别真阳虚、真阴虚。真阳不足者，阳虚无火也，当补阳，桂附八味丸、鹿角胶是也。真阴不足者，阴虚火旺也，当补阴，知柏八味丸、玄武胶是也。补先天不足，仲景但立桂附八味丸补阳，未立知柏八味丸以补阴。良以既立先天补火之法，则先天补水之法，便可一例而推，钱仲阳微露机关，而以八味肾气丸减去桂附，惟以六味丸平补肾水，以为滋阴治法。至丹溪则比例仲景之旨，而以黄柏、知母加入六味丸中，直与桂附八味丸旗鼓相对，补阳旺阴亏，肾水不足，得全仲景补阴制火之未备。夫人身阴阳水火，平等则生，偏旺则病，偏极则死。夫阳虚则阴偏旺，阴偏旺则阳愈虚，阳至绝，则独阴亦随之而绝矣。阴虚则阳偏旺，阳偏旺则阴愈虚，阴至绝，则孤阳亦随之而绝矣。然虚劳之症，到底阴虚者多，阳虚者少，故丹溪发阳常有余，阴常不足之论。而加意于滋阴大补丸主治，王节斋亦有误服参芪必死之说，此言真阴不足，阴虚火旺，劳瘵喘咳之症，非言真阳不足虚寒无火之症也。若是虚寒之症，则黄柏、知母，岂能大补？服参芪岂有必死之理？今有真阴不足，虚火之症，服滋阴则变虚寒，服温补又变虚火者；此阴水既竭，阳火亦虚，不耐滋阴之死症也。有真阳不足，虚寒之症，用温补则变虚火，服滋阴又变虚寒者，此阳火既竭，阴水亦亏，不耐温补死症也。有虚寒之症，服温补之药，不变虚火，到底虚寒而死者，此言阴无阳，独阴不长之死症也。又有虚火症，用滋阴到底，不变虚寒而死者，此独阳无阴，孤阳不生死症也。以上，言先天阴阳不足，水火偏胜之虚劳也。至后天损伤劳伤之症，则有脏腑诸条，精血气三者不同。然究其实，亦惟虚寒、虚火两条为要。虚而无火者，当用温补；虚而有火者，又当补虚清热。例如气虚无火，当用四君子汤、补中益气汤；若是气虚有火，立斋加栀子、牡丹皮。血虚无火，当用四物汤、当归补血汤；若是血虚有火，立斋加山栀、牡丹皮。故凡虚劳之症，既明气虚，又要细详气虚之有火无火；既明血虚，又要细详血虚之有火无火。血虚有火，人人知之矣；气虚有火，人都忽之也。故治气虚无火者，当温补其气；若气虚有火，则补气药中，要加清凉。若血虚无火者，当补其血；若血虚有火者，则滋阴药中，又要清火。立两法加减，则精血气三者，调补平和之理尽矣。夫知柏天地煎，治精虚有火者；知柏归芍丸，治血虚有火者。古人用地骨皮散，治劳瘵骨蒸，亦因气虚有火耳，即《内经》云：阴虚生内热，治当壮水之主，以制阳光。非言虚火是虚寒，可用温补者。东垣云：虚火可补，参芪之属。此言后天饮食劳倦虚阳发热之火，非言先天肾虚水少煎熬真阴之火也。《原病式》云：肾虚者，水虚也。水虚，则火旺而煎熬真水，反用温补消津烁肺，则喘嗽声哑，自汗骨蒸而死矣。世人误认温热为补者，皆因错解《内经》"劳者温之""形不足者，温之以气"，误认温之二字为热之。不知《内经》原文，言"形不足者，温之以气"，但言温润和养，以培元气，非言用温热之药。"精不足者，补之以味"，言用滋阴补其阴精，非言荤腥厚味也。至论失血之症，方书云：气有生血之功，补血不如补气。此言阴络伤，血内溢，血虚无火之症，非言阳络伤，血外溢，血虚有火症。夫曰"阴络伤，血内溢"，言下泄下脱之血也；"阳络伤，血外溢"，上冲咳血、吐血、鼻衄、牙衄之血也。夫阴络所伤之血，阴分之血也，血去则火亦去，故血虚无火者也。阳络所伤之血，阳分之血也，血去则火愈旺，此血虚有火者也。故血脱益气之法，但可施之于阴络所伤无火之血，难施之于阳络所伤，血去火旺，劳瘵骨蒸，脉数内热之人也。此等关头，从来差误，惟立斋曾有阳络伤，血上冲，阴络伤，血下脱之发明。然后人未曾思精而熟得，若进思血之阴络阳络，但当分别有火无火，亦不必拘于上溢下脱。例如咳血吐血，上溢之血也，《金匮》有面色白，脉沉迟，内无热，阳虚不能摄血，古人用血脱益气，胃药收功者。又阳明大肠有火，而发肠红便血，下脱之血也，然有阳络之血，古人用黄柏、槐米以治者。总之，无论上溢下泄，惟以临症时，细审血去有火者，即为阳络所伤之血，但宜凉血养血；血去无火者，即为阴络所伤之血，仍可血脱益气。例如肝主藏血，又主施泄，肝经下血，同是阴经，又有分别，肝虚不能摄血，则用补肝敛肝之药；若怒动肝火，血得热而妄行下泄，则用凉血清火之药，明此两条，万无差误。

4. 论脾肾虚劳

《扁鹊心书·卷中·虚劳》

此病由七情六欲，损伤脾肾，早尚易治，迟则难愈，必用火灸，方得回生。若用温平药及黄芪建中、鳖甲饮之类，皆无益于病，反伤元气。其证始则困倦少食，额上时时汗出，或自汗，口干咳嗽，四肢常冷，渐至咳吐鲜血，或咯血多痰。盖肾脉上贯肝隔，入肺中，肾既虚损，不能上荣于肺，故有是病，治法当同阴证治之。先于关元灸二百壮，以固肾气，后服保命延寿丹，或钟乳粉，服三五两，其病减半，一月全安。若服知、柏、地黄、当归之属，重伤脾肾，是促其死也，切忌房事。然此病须早灸，迟则无益，丹药亦不受矣，服之反发热烦，乃真脱故也。若童男女得此病，乃胎秉怯弱，宜终身在家，若出嫁犯房事，再发必死。

《校注医醇賸义·卷二·劳伤·虚劳最重脾肾论》

五脏六腑，化生气血；气血旺盛，营养脏腑。虚劳内伤，不出气血两途。治气血虚者，莫重于脾肾。水为天一之元，气之根在肾；土为万物之母，血之统在脾。气血旺盛，二脏健康，他脏纵有不足，气血足供挹注，全体相生，诸病自已。人苟劳心纵欲，初起殊不自知，迨至愈劳愈虚，胃中水谷所入，一日所生之精血，不足以供一日之用，于是营血渐耗，真气日亏，头眩耳鸣，心烦神倦口燥咽干，食少短气，腰酸足软，种种俱见，甚则咳呛失音，吐血盗汗，而生命危矣。孙思邈云补脾不如补肾，许叔微谓补肾不如补脾，盖两先哲深知两脏为人生之根本，有相资之功能，其说似相反，其旨实相成也。救肾者必本于阴血，血主濡之，主下降，虚则上升，当敛而降之。救脾者必本于阳气，气主响之，主上升，虚则下陷，当举而升之。近人治虚劳，不是以四物汤加知母、黄柏，就是以大造丸用龟版、黄柏，一派阴寒腥浊性味，将置脾胃生长之气于何地，不是在补养气血，而是在败坏气血。因立两法以救其弊。

5. 论心肾虚劳

《秘传证治要诀及类方·卷之九·虚损门·五劳》

五劳者，五脏之劳也。皆因不量才力，勉强运为，忧思过度，嗜饮无节，或病失调理，将积久成劳。其病头旋眼晕，身疼脚弱，心怯气短，自汗盗汗，或发寒热，或五心常热，或往来潮热，或骨蒸作热，夜多恶梦，昼少精神，耳内蝉鸣，口苦无味，饮食减少，此皆劳伤之证。五脏虽皆有劳，心肾为多,心主血,肾主精,精竭血燥,则痨生。治痨之法,当以调心补肾为先,不当用峻烈之剂,惟当温养滋补,以久取效。天雄、附子之类,投之太多,适足以发其虚阳,缘内无精血,不足当此猛剂。不可因有热,纯用甜冷之药,以伤肾气。独用热药者,犹釜中无水而进火也;过用冷药者,犹釜下无火而添水也,非徒无益,又害之耳。宜十全大补汤,或双和散、养荣汤、七珍散、药令建中汤,皆可选用,间进双补丸。若有无故身体瘦软,绝无力气,别无他证,此平日作劳太过,血气虚而筋失养,宜劫劳散或和气汤,倍芎归。又有言语读诵,过耗神气,致成虚损,是为叫呼走气,宜于十全大补汤等药选用。

《轩岐救正论·卷之五·治验医案下·心肾虚劳吐血》

甲申孟秋晦夜社友郑去华季郎英年弱质,芸窗劳苦,复恋帏幕,患前症,经治数月增剧。延余诊视,察其面色娇红,喉喘有声,六脉滑数无力,及询前方,乃用犀角地黄汤,倍黄连。余曰此为根摇叶枯,心肾两亏之症,若初治得用纯甘至静,壮水固脾之剂,尚犹可救,而乃以疗胃经实热吐血之药混治虚劳吐血,宁不败胃伤生?余议每剂用人参一两为君,佐以养血滋肾药数品,倘得服十余剂,脉症渐减,庶几可治。彼意以余言为妄,次日别延,仍治以苦寒止塞之剂,血顿止,至八月二十五日而殁。嗣后去华抵云间,访内侄太守陈谦夫,因晤名手李士材,谈及乃郎前症,谓广延救治,独有敝社萧友,令余每剂投参一两,余疑不用。李曰此症乃阴阳两亏,心肾将败,每剂须参二三两,方能纳气归原,引血归经,萧固知用参,而仅投一两,必迟奏效。去华归,因以告余,又以李刻《医宗必读》一书示余,不谓六合寥廓之内,亦有臭味同气之士,是先得我心者也。李号士材、讳中梓,其先人官吏科君亦明经薄仕,而隐于医,博洽洞晓,具有绝识。阅其所刻仅五册,词简而明,法精以详,允为当世正法眼。余婆心热肠,每欲远访参印疑义,而苦为兵戈梗道,有志未遂,俟之他日耳。其前书当附骥于立斋先生,而凌驾于刘朱之上,余期鸠工重梓,以广其传,先为摘出,以告同患者。

6. 论肺肾虚劳

《医医偶录·卷一·虚劳论治》

虚劳之症,大症也。固由真阴亏损,虚火铄金而然,而其始大半由于外感。感邪在肺则作咳嗽,治失其宜则咳不已,久咳则伤肺金,金伤不能生水则肾水日枯,肾火日炽,上灼于肺,再复嗜色欲,受外邪,以竭其水,而虚劳成矣。间有本元不足,思虑太过而心血耗,心火旺,肾水干,肺金痿者。其受病不同,及其成功一也。此等症多见吐血、痰涌、发热、梦遗、经闭,以及肺痿肺疽、咽痛音哑,侧卧、传尸、鬼疰诸疾。唯在摒弃一切,不近女色,调饮食,慎风寒,息嗔怒,静养二三年,服药可,不服药亦可,自然生机徐转,复其天和,非旦夕所能效也。然既有症必有治,列方备择,仍在其人之能自养耳。

7. 论心劳

《景岳全书·卷之十六理集·杂证谟·虚损》

凡劳伤虚损,五脏各有所主,而惟心脏最多,且心为君主之官,一身生气所系,最不可伤,而人多忽而不知也,何也?夫五脏之神皆禀于心,故忧生于心,肺必应之,忧之不已,而戚戚幽幽,则阳气日索,营卫日消,劳伤及肺,弗亡弗已。如《经》曰:尝贵后贱,虽不中邪,病从内生,名曰脱营。尝富后贫,名曰失精。五气留连,病有所并,暴乐暴苦,始乐后苦,皆伤精气,精气竭绝,形体毁沮。故贵脱势,虽不中邪,精神内伤,身必败亡之类,无非虑竭将来,追穷已往,而二阳并伤。第其潜消暗烁于冥冥之中,人所不觉,而不知五脏之伤,惟心为本,凡值此者,速宜舒情知命,力挽先天。要知人生在世,喜一日则得一日,忧一日则失一日,但使灵明常醒,尚何尘魔敢犯哉!及其既病,而用参、芪、归、术益气汤之类,亦不过后天之末着耳,知者当知所先也。

喜因欲遂而发,若乎无伤,而《经》曰:喜伤心。又曰:暴喜伤阳。又曰:喜乐者,神惮散而不藏。又曰:肺喜乐无极则伤魄,魄伤则狂,狂者意不存人,皮革焦,毛悴色夭,死于夏。盖心藏神,肺藏气,二阳脏也。故暴喜过甚则伤阳,而神气因以耗散。或纵喜无节,则淫荡流亡,以致精神疲竭,不可救药。或偶尔得志,则气盈载满,每多骄恣傲慢,自取败亡,而莫知其然者多矣。然则喜为人所忽,而犹有不可忽者如此。

思本乎心。《经》曰:心怵惕思虑则伤神,神伤则恐惧自失,破䐃脱肉,毛悴色夭,死于冬。此伤心则然也。然思生于心,脾必应之,故思之不已,则劳伤在脾。《经》曰:思伤脾。又曰:思则心有所存,神有所归,正气留而不行,故气结矣。凡此为病,脾气结则为噎膈,为呕吐,而饮食不能运,食不运则血气日消,肌肉日削,精神日减,四肢不为用,而生胀满泄泻等证,此伤心脾之阳也。夫人孰无思?而苦思难释,则劳伤至此,此养生者所当戒也。然思本伤脾,而忧亦伤脾。《经》曰:脾愁忧而不解则伤意,意伤则悗乱,四肢不举,毛悴色夭,死于春。盖人之忧思,本多兼用,而心脾肺所以并伤,故致损上焦阳气。而二阳之病发自心脾,以渐成虚劳之证者,断由乎此。

淫欲邪思又与忧思不同,而损惟在肾。盖心耽欲念,肾必应之,凡君火动于上,则相火应于下。夫相火者,水中之火也,静而守位则为阳气,炽而无制则为龙雷,而涸泽燎原,无所不至。故其在肾,则为遗淋带浊,而水液渐以干枯。炎上入肝,则逼血妄行,而为吐为衄,或为营虚筋骨疼痛。又上入脾,则脾阴受伤,或为发热,而饮食悉化痰涎。再上至肺,则皮毛无以扃固,而亡阳喘嗽,甚至喑哑声嘶。是皆无根虚火,阳不守舍,而光焰诣天,自下而上,由肾而肺,本源渐槁,上实下虚,是诚剥极之象也。凡师尼室女,失偶之辈,虽非房室之劳,而私情系恋,思想无穷,或对面千里,所愿不得,则欲火摇心,真阴日削,遂致虚损不救。凡五劳之中,莫此为甚,苟知重命,慎毋蹈之。

七情伤肾,恐亦居多。盖恐畏在心,肾则受之,故《经》曰:恐伤肾。又曰:恐则精却。又曰:恐惧而不解则伤精,精伤则骨酸痿厥,精时自下。余尝诊一在官少年,因恐而致病,病稍愈而阳痿,及其病复,终不可疗。又尝见猝恐者,必阴缩或遗尿,是皆伤肾之征也。然恐固伤肾,而怒亦伤肾。《经》曰:肾盛怒而不止则伤志,志伤则喜忘其前言,腰背不可以俯仰屈伸,毛悴色夭,死于季夏。是知盛怒不惟伤肝,而肾亦受其害也。

怒生于心,肝必应之,怒不知节,则劳伤在肝。《经》曰:怒伤肝。又曰:怒则气逆,甚则呕血及飧泄,故气上矣。盖肝为阴中之阳脏,故肝之为病,有在阴者,有在阳者。如火因怒动而逼血妄行,以致气逆于上,而胀痛、喘急者,此伤其阴者也。又或气以怒伤,而木郁无伸,以致侵脾气陷,而为呕为胀,为泄为痛,为食饮不行者,此伤其阳者也。然随怒随消者,未必致病;脏气坚固者,未必致

惟先天禀弱,而三阴易损者,使不知节,则东方之实,多致西方之败也。然怒本伤肝,而悲哀亦最易伤肝。《经》曰:肝悲哀动中则伤魂,魂伤则狂妄不精,不精则不正,当人阴缩而挛筋,两胁骨不举,毛悴色夭,死于秋。盖怒盛伤肝,肝气实也;悲哀伤肝,肝气虚也。但实不终实,而虚则终虚耳,虚而不顾,则必至劳损。而治当察其邪正也。

惊气本以入心,而实通于肝胆。《经》曰:惊则心无所依,神无所归,虑无所定,故气乱矣。又曰:东方色青,入通于肝,其病发惊骇。此所以惊能动心,而尤能伤及肝胆。心为君主,固不可伤,而胆以中正之官,实少阳生气所居,故十一脏阳刚之气皆取决于胆,若或损之,则诸脏生气,因皆消索致败,其危立见。尝见微惊致病者,惟养心安神,神复则病自却。若惊畏日积,或一时大惊损胆,或致胆汁泄而通身发黄,默默无言者,皆不可救。

色欲过度者,多成劳损。盖人自有生以后,惟赖后天精气以为立命之本,故精强神亦强,神强必多寿;精虚气亦虚,气虚必多夭。其有先天所禀原不甚厚者,但知自珍,而培以后天,则无不获寿。设禀赋本薄,而且恣情纵欲,再伐后天,则必成虚损,此而伤生,咎将谁委?又有年将未冠,壬水方生,保养萌芽,正在此日,而无知孺子,遽摇女精。余见苞莩未成而蜉蝣旦暮者多矣,良可悲也。此其责之在孺子,而在父师,使不先有明诲,俾知保生之道,则彼以童心,岂识利害?而徒临期恳祷,号呼悲戚,将何济于事哉。

劳倦不顾者,多成劳损。夫劳之于人,孰能免之,如奔走食力之夫,终日营营,而未闻其劳者,岂非劳乎?但劳有不同耳。盖贫贱之劳,作息有度,无关荣辱,习以为常,何病之有?惟安闲柔脆之辈,而苦竭心力,斯为害矣。故或劳于名利,而不知寒暑之伤形;或劳于色欲,而不知旦暮之疲困;或劳于游荡,而忍饥竭力于呼卢驰骤之场;或劳于疾病,而剥削伤残于无术庸医之手;或为诗书困厄,每缘萤雪成灾;或以好勇逞强,遂致绝筋乏力。总之,不知自量,而务从勉强,则一应妄作妄为,皆能致损。凡劳倦之伤,虽曰在脾,而若此诸劳不同,则凡伤筋伤骨,伤气伤血,伤精伤神,伤皮毛肌肉,则实兼之五脏矣。呜呼!嗜欲迷人,其害至此。此其故,则在但知有彼,而忘其有我耳。广成

子曰：无劳女形，无摇女精，乃可以长生。若此二言者，人因其简，故多易之，而不知养生之道，于此八字而尽之矣，顾可以忽之也耶！

少年纵酒者多成劳损。夫酒本狂药，大损真阴，惟少饮之未必无益，多饮之难免无伤，而耽饮之，则受其害者十之八九矣。且凡人之禀赋，脏有阴阳，而酒之性质，亦有阴阳。盖酒成于酿，其性则热，汁化于水，其质则寒。若以阴虚者纵饮之，则质不足以滋阴，而性偏动火，故热者愈热，而病为吐血、衄血、便血、尿血、喘嗽、躁烦、狂悖等证，此酒性伤阴而然也。若阳虚者纵饮之，则性不足以扶阳，而质留于水，故寒者愈寒，而病为臌胀、泄泻、腹痛、吞酸、少食、亡阳、暴脱等证，此酒质伤阳而然也。故纵酒者，既能伤阴，尤能伤阳，害有如此，人果知否？矧酒能乱性，每致因酒妄为，则凡伤精竭力，动气失机，及遇病不胜等事，无所不至，而阴受其损，多罔觉也。夫纵酒之时，固不虑其害之若此，及病至沉危，犹不知为酒困之若此。故余详明于此，以为纵酒者之先觉云。

疾病误治及失于调理者，病后多成虚损。盖病有虚实，治有补泻，必补泻得宜，斯为上工。余见世俗之医，固不知神理为何物，而且并邪正缓急，俱不知之，故每致伐人元气，败人生机。而随药随毙者，已无从诉，其有幸而得免，而受其残剥，以致病后多成虚损而不能复振者，此何以故也？故凡医有未明，万毋轻率，是诚仁人积德之一端也。至若失于调治，致不能起，则俗云：小孔不补，大孔叫冤，苦亦自作之而自受之耳，又何尤焉。

8. 论肺劳

《理虚元鉴·卷上·心肾不交论》

虚劳初起，多由于心肾不交，或一念之烦，其火翕然上逆，天精摇摇，精离深邃。浅者梦而遗，深者不梦而遗，深之极者漏而不止。其或症成骨痿，难于步履者，毕竟是少火衰微，则成阳虚一路，不为阴虚之症也。其单见心肾不交，滑精梦泄，夜热内热等候者，此为劳嗽之因，而未成其症也。其心肾不交，心火炎而乘金，天突急而作痒，咯不出，咽不下，喉中如有破絮黏塞之状，此劳嗽已成之症也。

《理虚元鉴·卷上·劳嗽症论》

余于劳嗽症，尝列四候以为准。夫四候者，肺有伏逆之火，膈有胶固之痰，皆畏非时之感，胸多壅塞之气。然此四候，以肺火伏逆为主，余三候则相因而至。盖肺为五脏之天，司治节之令，秉肃清之化，外输精于皮毛，内通调乎四渎。故饮食水谷之精微，由脾气蒸发以后，悉从肺为主，上荣七窍，下封骨髓，中和血脉，油然沛然，施于周身，而何痰涎之可成哉？惟肺为火薄，则治节无权，而精微不布于上下，留连膈膜之间，滞而为痰，痰老则胶固而不可解，气无以宣之也。又肺主皮毛，外行卫气，气薄而无以卫外，则六气所感，怯弱难御，动辄受损，则本病而复标邪乘之。或本火标风，则风助火势，而清火易滞其气，驱风必燥其营；本火标寒，则寒火结聚，而散寒则火煽，降火必寒收；本火标暑，则暑火同气；本火标湿，则湿火交煎。虚劳一遇此等标邪触发，或兼伤寒，或兼疟痢，必至轻者重而重者危。故于时已至而气未至，时未至而气先至，或至而太过、至而不及等，皆属虚风贼邪，所宜急防之也。胸者，心肺交加之部，火炎攻肺，而气不得以下输，则气多壅塞，尤不当以宽胸理气之剂开之。总之，肺气一伤，百病蜂起，风则喘，痰则嗽，火则咳，血则咯，以清虚之脏，纤芥不容，难护易伤故也。故于心肾不交之初，火虽乘金，水能救母，金未大伤者，预当防维清肃之令，以杜其渐，而况劳嗽已成，可不以保肺为治哉！

9. 论脾劳

《不居集·上集卷之十·吴师朗治虚损法·理脾阴总论》

吴澄曰：虚劳日久，诸药不效，而所赖以无恐者，胃气也。盖人之一身以胃气为主，胃气旺则五脏受荫，水精四布，机运流通，饮食渐增，津液渐旺，以至充血生精，而复其真阴之不足。古人多以参、苓、术、草培补中宫，而虚劳脾薄胃弱，力不能胜，即平淡如四君子，皆不能用，舍此别无良法也。然立法贵于无过之地，宁但脾家不用参、芪，即肺肾两家亦有难用二冬、二地者，所以新定补脾阴一法也。不然，甘温补土又不可恃，更将何所恃哉？惟选忠厚和平之品，补土生金，燥润合宜，两不相碍也。盖解托、补托二法，寓疏散于补托之中，藉补托于疏散之内。理脾阴一法，扶脾即所以保肺，保肺即所以扶脾。此皆自制经验之良方，以补前人未尽之余蕴也。

中气虚弱，咳嗽吐痰，食少泄泻者，中和理阴汤。脾虚不任参、芪，痰嗽失血、泄泻者，宜理脾阴正方。遗精、盗汗自汗,血不归经,怔忡惊悸者,宜资成汤。清阳不升,气虚下陷,而力不胜升、柴者,宜升补中和汤。血虚有火,肝木侮土者,宜畅郁汤。脾虚不统血,而难用四物者,宜理脾益营汤。阴分不足,虚火上泛,食少泄泻者,宜培土养阴汤。痰嗽喘急者,宜生脉保金汤。

10. 论气血虚劳

《医学入门·外集卷四·杂病分类·风类》

虚劳精气脱难救。虚聋,因久泻,或大病后,风邪乘虚入耳,与气相搏,嘈嘈而鸣,或时眼见黑花。阴虚者,四物汤加知、柏、菖蒲、远志,或肾气丸加磁石、故纸、菟丝子、黄柏。阳虚者,八味丸、益肾散、磁石汤。劳聋,昏昏聩聩,瘦瘁乏力。因劳力脱气者,补中益气汤加菖蒲;有火者,加知、柏、茯苓;因房劳脱精者,人参养荣汤加知、柏,或补骨脂丸。如久聋,肾虚气虚,绝不闻者,难治。血气虚劳不荣(养关节腠)理。血虚,四物汤加龟板、秦艽;有火者,调潜行散;有瘀血者,加大黄、桃仁、红花微利之;性急发热者,加酒芩、黄柏;肢节肿痛,脉涩者,加桃仁;历年不愈者,倍加木通。出汗或发红丹即愈,若不愈者,痛风丸、二妙苍柏散、三妙丸。气虚,历节痛如捶锻者,四君子汤加桂、附、白芍。血气俱虚,挟痰火者,八物汤加羌活、防风、黄柏、龟板。劳伤者,趁痛散、血风丸、劫劳散;阴虚者,虎潜丸、补阴丸。

《济世全书·离集卷六·虚劳》

夫人之生,以气血为本;人之病,未有不先伤其气血者。若室女童男积想在心,思虑过度,多致劳损,男子则神色消散,女子则月水先闭。盖忧愁思虑则伤心而血逆竭,神色先散,月水先闭,且心病则不能养脾,故不嗜食。脾虚则金亏,故发嗽。肾水绝则木气不荣而四肢干枯,故多怒而发焦,筋骨痿弱。若五脏传遍则死,自能改易心志,用药扶持庶可保生,切不可用青蒿、虻虫活血行血,复损真元,宜补养气血,调理脾胃,久则血生而虚劳之症愈矣。

11. 论气阴虚劳

《景岳全书·卷之十六理集·杂证谟·虚损》

凡虚损之由,具道如前,无非酒色、劳倦、七情、饮食所致。故或先伤其气,气伤必及于精;或先伤其精,精伤必及于气。但精气在人,无非谓之阴分。盖阴为天一之根,形质之祖,故凡损在形质者,总曰阴虚,此大目也。若分而言之,则有阴中之阴虚者,其病为发热躁烦,头红面赤,唇干舌燥,咽痛口疮,吐血衄血,便血尿血,大便燥结,小水痛涩等证;有阴中之阳虚者,其病为怯寒憔悴,气短神疲,头运目眩,呕恶食少,腹痛飧泄,二便不禁等证;甚至咳嗽吐痰,遗精盗汗,气喘声喑,筋骨疼痛,心神恍惚,肌肉尽削,梦与鬼交,妇人月闭等证,则无论阴阳,凡病至极,皆所必至,总由真阴之败耳。

然真阴所居,惟肾为主。盖肾为精血之海,而人之生气,即同天地之阳气,无非自下而上,所以肾为五脏之本。故肾水亏,则肝失所滋而血燥生;肾水亏,则水不归源而脾痰起;肾水亏,则心肾不交而神色败;肾水亏,则盗伤肺气而喘嗽频;肾水亏,则孤阳无主而虚火炽。凡劳伤等证,使非伤人根本,何以危笃至此?故凡病甚于上者,必其竭甚于下也。余故曰:虚邪之至,害必归阴;五脏之伤,穷必及肾,穷而至此,吾末如之何也矣。夫所贵乎君子者,亦贵其知微而已。

凡损伤元气者,本皆虚证,而古方以虚损劳瘵各分门类,则病若有异,亦所宜辨。盖虚损之谓,或有发见于一证,或有困惫于暂时,凡在经在脏,但伤元气,则无非虚损病也。至若劳瘵之有不同者,则或以骨蒸,或以干嗽,甚至吐血吐痰,营卫俱败,尪羸日甚,此其积渐有日,本末俱竭而然。但虚损之虚,有在阴分,有在阳分,然病在未深,多宜温补;若劳瘵之虚,深在阴中之阴分,多有不宜温补者。然凡治虚证,宜温补者,病多易治,不宜温补者,病多难治。此虚劳若乎有异,而不知劳瘵之损,即损之深而虚之甚者耳。凡虚损不愈,则日甚成劳矣,有不可不慎也。

虚损两颧红赤或唇红者,阴虚于下,逼阳于上也。仲景曰:其面戴阳者,下虚故也。虚而多渴者,肾水不足,引水自救也。喑哑声不出者,由肾气之竭。盖声出于喉,而根于肾。《经》曰:内夺而厥,则为喑俳,此肾虚也。虚而喘急者,阴虚肺格,气无所归也。喉干咽痛者,真水下亏,虚火上浮也。不眠恍惚者,血不养心,神不能藏也。时多烦躁者,阳中无阴,柔不济刚也。易生嗔怒,或筋急酸痛者,水亏木燥,肝失所资也。饮食不甘,肌肉渐削者,脾元失守,化机日败也。心下跳动,怔忡不宁者,气不归精也。《经》曰:胃之大络,名曰虚里,出于左乳下,其动应衣,宗气泄也。盗汗不止者，有火则阴不能守，无火则阳不能固也。虚而多痰，或如清水，或多白沫者，此水泛为痰，脾虚不能制水也。骨痛如折者，肾主骨，真阴败竭也。腰胁痛者，肝肾虚也。膝以下冷者，命门衰绝，火不归源也。小水黄涩淋沥者，真阴亏竭，气不化水也。足心如烙者，虚火烁阴，涌泉涸竭也。

12. 论阴虚劳损

《万病回春·卷之四·虚劳》

虚怯症者，皆因元气不足，心肾有亏，或劳伤气血，或酒色过度，渐至真阴亏损，相火随旺。火旺则消灼真阴，而为嗽、为喘、为痰、为热、为吐血衄血，为盗汗遗精，为上盛下虚。脚手心热、皮焦、午后怕寒、夜间发热，或日夜不退，或嘈杂怔忡、呕哕烦躁、胸腹作痛、饱闷作泻、痞块虚惊、面白唇红、头目眩晕、腰背酸疼、四肢困倦无力、小水赤色、脉来数大或虚细弦急。怪症多端，犯此难治。虚劳不受补者，难治；咽喉声哑生疮者，难治；久卧生眠疮者，难治。皆是阴虚火动，俱用滋阴降火汤加减，或清离滋坎汤，后服滋阴清化膏、六味地黄丸之类；愈后用坎离既济丸，乃收功保后之药也。劳症者，元是虚损之极，痰与血病。先起于阴怯，已后成劳，治药一同。劳脉数大而虚，又有传尸劳瘵之症，乃脏中有虫嚼心肺者，名曰瘵。此是传尸疰骨劳。疰者，注也。自上疰下，骨肉相传，乃至灭门者，亦有之矣。虚劳者，阴虚而相火动也。阴虚火动者难治；虚劳不受补者，难治。

《万病回春·卷之六·虚劳》

虚劳者，多因气结、忧思惊恐，或清欲动心，或经水不调，变成诸病。上盛下虚，脚手心热，或皮焦骨热，或午后怕寒、夜间发热，或日夜不退，盗汗减食、嘈杂怔忡、呕哕烦躁、胸腹作痛、饱闷作泻、痞块虚惊、面白唇红、头目眩晕、腰背酸疼、四肢困倦无力、小水赤色；重则虚火上攻，两颊颧红、骨蒸劳热，阴虚火动也。治之宜养血健脾以治其本，降火清郁以治其标，以逍遥散、茯苓补心汤之类，选而用之。

《医学心悟·卷三·虚劳》

帝曰：阴虚生内热，奈何？岐伯曰：有所劳倦，形气衰少，谷气不盛，上焦不行，下脘不通，胃气热，热气熏胸中，故内热。此言气虚之候也。东垣宗其说，发补中益气之论，卓立千古。朱丹溪从而广之，以为阳常有余，阴常不足，人之劳心好色，

内损肾元者，多属真阴亏损，宜用六味汤加知母、黄柏，补其阴而火自降，此又以血虚为言也。后人论补气者，则宗东垣，论补血者，则宗丹溪。且曰水为天一之元，土为万物之母，其说至为有理。然而阳虚易补，阴虚难疗。治虚损者，当就其阴血未枯之时而早补之。患虚损者，当就其真阴未槁之时而重养之，亦庶平其可矣。凡虚劳之证，多见吐血、痰涌、发热、梦遗、经闭，以及肺痿、肺疽、咽痛、音哑、侧卧、传尸、鬼注诸疾，今照葛仙翁《十药神书》例，增损方法，胪列于下，以便观览。

13. 论阳虚劳损

《济阴纲目·卷之四·虚劳门·论无热虚劳》

（无热虚劳，乃阳虚症，其病自上而下，损之脉也，法宜温补，惟东垣、元礼、立斋先生，独得其治，宜宗之。气虚易补，宜早为妙，不比有热虚劳之难疗理也）《大全》云：妇人冷劳，属血气不足，脏腑虚寒，以致脐下冷痛，手足时寒，月经失常，饮食不消，或时呕吐，恶寒发热，骨节酸疼，肌肤羸瘦，面色萎黄也。薛氏曰：前证有内外真寒，有内外真热，有内真热而外假寒，有内真寒而外假热者。若饮食难化，大便不实，肠鸣腹痛，饮食畏寒，手足逆冷，面黄呕吐，畏见风寒，此内外真寒之证也，宜用附子理中汤以回阳，八味地黄丸以壮火。若饮食如常，大便坚实，胸腹痞胀，饮食喜冷，手足烦热，面赤呕吐，不畏风寒，此内外真热之证也（有热无热，可以占气血虚实矣。立斋证治方法，可补前论不足），宜用黄连解毒汤以消阳，六味地黄丸以壮水。若饮食如常，大便坚实，胸腹痞胀，饮食喜寒，手足逆冷，面黄呕吐，畏见风寒，此内真热而外假寒也，亦用解毒汤、六味丸。若饮食少思，大便不实，吞酸嗳气，胸腹痞满，手足逆冷，面赤呕吐，畏见风寒，此内真寒而外假热也，亦用附子理中汤与八味丸，当求其属而治之。《经》曰：益火之源，以消阴翳；壮水之主，以制阳光。使不知真水火之不足，泛以寒热药治之，则旧疾未去，新病复生矣。夫所谓属者，犹主也，谓心肾也，求其属也者，言水火不足而求之于心肾也。火之源者，阳气之根，即心是也；水之主者，阴气之根，即肾是也，非谓火为心源为肝，水为肾主为肺也。

14. 论室女、童男虚劳

《寿世保元·卷七·虚劳》

夫人之生，以气血为本，人之病，未有不先伤

其气血者,世有室女童男,积想在心,思虑过当,多致劳损,男子则神色先散,女子则月水先闭,何以致此,盖忧愁思虑则伤心,心伤则血逆竭,血逆竭则神色先散,而月水先闭也。火既受病,不能荣养其子,故不嗜食,脾既虚,则金气亏,故发嗽,嗽既作,水气绝,故四肢干,水气不充,故多怒,发焦筋痿,传变五脏,至此成劳。最为难治,或有以为血热,用凉药解,殊不知血得热则行,冷则凝,凡经水少,渐至不通,手足骨肉烦疼,渐至羸瘦,渐生潮热,脉来微数,此阴虚血热,阳往乘之,水不能灭火,火逼水涸,当养阴血,慎勿以药通之。

15. 论女人虚劳

《理虚元鉴·卷上·女人虚劳》

女人虚劳,有得之郁抑伤阴者,有得之蓐劳者,有得之崩带者。其郁抑伤阴,虽以调肝为急,终是金能克木。蓐劳、崩带,虽以补肾为急,终是金能生水。此阴虚成劳,总不离乎清金以为治也。蓐劳非即是劳嗽,蓐劳重,然后伤肺而劳嗽以成。治当以归脾、养荣,兼清金主之。别有气极一种,短气不能言者,却不在阳虚例,乃肺病也。此症虽陈皮,亦在所忌。

16. 论产后虚劳

《医学入门·外集卷五·妇人门·产后》

产后乍见鬼神者,由血虚劳动肝心,败血攻冲,邪淫于心,胡言乱语,非风寒、非鬼祟也,宜小调经散加龙脑少许,或妙香散加当归、地黄、黄连。瘀血迷心,妄言妄见,及心虚谵妄昏晕者,八物汤去芍药,加琥珀、柏子仁、远志、朱砂、金银煎服;甚者,黑龙丹。产后血少,怔忡,睡卧不宁者,十味温胆汤,或宁神膏、定志丸。

《济阴纲目·卷之十三·产后门下·虚羸》

《产宝》云:产后虚羸者,皆由产后亏损血气所致,须当慎起居,节饮食,六淫七情,调养百日,庶保无疾。若中年及难产者,毋论日期,必须调养平复,方可涉喧,否则气血复伤,虚羸之证作矣。薛氏曰:前证产伤气血者用八珍汤,饮食伤胃者用四君子汤,停食伤脾者用六君子汤,劳伤元气者用补中益气汤。若嗳气觉有药味者,此药复伤胃也,但用四君子汤,徐徐少饮,以调脾胃,若胃气一健,血气自生,诸证自愈矣。《大全》云:冷劳者,产则血气劳伤,脏腑虚弱,而风冷客之(若为气血虚,则为本气虚而寒,即无风冷客之而亦寒也,治者须知不足有余),冷搏于血气,血气不能温于肌肤,使人虚乏疲顿,致羸损不平复。若久不平复,风冷入于子脏,则胞脏冷,使人无子(初感为寒,久则为热,若果胞冷,即本气虚,热者即血虚)。薛氏曰:前证若血气虚弱用八珍汤,血气虚寒用十全大补汤,胃气虚弱用补中益气汤,脾气虚弱用六君子汤,命门火衰用八味汤,肝脾血虚用加味逍遥散,肝脾郁怒用加味归脾汤。

17. 论老人虚劳

《不居集·上集卷之七·朱丹溪治虚损法·老人虚损治法》

人年老虚损,但觉小水短少,即是病进。宜以人参、白术为君,牛膝、芍药为臣,陈皮、茯苓为佐。春加川芎,夏加黄芩、麦门冬,冬加当归身,倍生姜。一日或一剂,或二帖,小水之长若旧乃止。此却病之捷法也。(此丹溪治母之方)

二、医案

1. 治热劳

《儒门事亲·卷六·热形·虚劳四十九》

西华束茂之,病虚劳寝汗,面有青黄色,自膝以下,冷痛无汗,腹中燥热。医以姜、附补之,五晦朔不令饮水,又禁梳头,作寒治之。请于戴人。戴人曰:子之病,不难愈,难于将护,恐愈后阴道转茂,子必不慎。束生曰:不敢。戴人先以舟车丸、浚川散,下五七行。心火下降,觉渴,与冰水饮之,又令澡浴,数日间面红而泽。后以河水煮粥,温养脾胃。河水能利小溲。又以活血当归丸、人参柴胡散、五苓散、木香白术散调之。病大瘥,寝汗皆止,两足日暖,食进。戴人常曰:此本肺痹,当以凉剂。盖水之一物,在目为凉,在皮为汗,在下为小溲。谷多水少为常,无水可乎?若禁饮水必内竭,内竭则燥热生焉。人若不渴,与水亦不肯饮之矣。束生既愈,果忘其戒,病复作,戴人已去,乃殂。

《卫生宝鉴·卷五·虚中有热治验》

建康道按察副使奥屯周卿子,年二十有三,至元戊寅三月间病发热,肌肉消瘦,四肢困倦,嗜卧盗汗,大便溏多,肠鸣不思饮食,舌不知味,懒言语,时来时去,约半载余,请予治之。诊其脉浮数,按之无力,正应王叔和浮脉歌云脏中积冷荣中热,欲得生精要补虚。先灸中脘,乃胃之经也,使引清气上行,肥腠理。又灸气海,乃生发元气,滋荣百脉,长养肌肉。又灸三里,为胃之合穴,亦助胃气,撤上热,使下于阴分,以甘寒之剂泻热,其佐以甘温,养其中气。又食粳米、羊肉之类,固其胃气。戒于慎言语,节饮食,惩忿窒欲,病气日减,数月,气得平复,逮二年,肥盛倍常。或曰:世医治虚劳病,多用苦寒之剂,君用甘寒之药,羊肉助发热,人皆忌之,令食羊肉粳米之类,请详析之。予曰:《内经》云,火位之主,其泻以甘;"藏气法时论"云,心苦缓,急食酸以收之,以甘泻之,泻热补气,非甘寒不可。若以苦寒以泻其土,使脾土愈虚,火邪愈盛;又曰:形不足者温之以气,精不足者补之以味,劳者温之,损者益之。《十剂》云:补可去弱,人参、羊肉之属是也。先师亦曰,人参能补气虚,羊肉能补血虚。虚损之病,食羊肉之类,何不可之有?或者叹曰:洁古之学,有自来矣。

2. 治虚劳咳嗽

《不居集·下集卷之八·积痰·治案》

朱丹溪治李庆二官,年三十二岁,患虚劳咳嗽,吐痰不绝。以竹沥煎紫苏,入韭汁、瓜蒌、杏仁、黄连,丸如梧桐子大,服四十丸,白汤送下。积痰非瓜蒌、青黛不除。有痰积人,面青白黄色不常。食积人,面上有蟹爪络,一黄一白者是。

柳海信官,年三十六岁,患虚损,身体瘦甚,右胁下痛,四肢软弱。二陈加白芥子、枳实、黄连、竹沥,八十帖而安。

张大平患虚损,一身俱是块,乃一身俱是痰。后以二陈汤,加芥子研碎在药内,并姜汁炒黄连同煎服。

忽能年二十五岁,患虚损,身如鬼形,骨瘦如柴。用补中益气汤,加白芥子一钱四分。

邓高哥患虚损,痰血凝滞不行,胸次有饮。服韭菜自然汁,冷吃三四碗,必胸中烦躁不宁,无妨,服后即愈,再服抑痰丸。

张子和治疟汤刘氏一男子,年二十余岁,病劳嗽咯血,吐唾黏臭,近不可闻,秋令少缓,春夏则甚,寒热往来,日晡发作,状如痰疟,寝汗如水。累服麻黄根、败蒲扇止汗,汗自若也。又服宁神散、宁肺汤上嗽,嗽自若也。戴人先以独圣散涌其痰,痰状如鸡黄,汁随涌出,昏愦三日不省,时时饮以凉水,精神稍开,饮食加进,又与人参半夏丸、桂苓甘露散,服之不数日而愈。

刘诚庵乃郎,十八岁,患虚劳热嗽,痰喘而赤,自汗,昼夜不得倒卧,吐痰不绝口,如此旬日,命在须臾,诸医不能措手。诊之六脉微数,乃似虚火动之症。令其五更服壮盛妇人乳汁一钟,重汤煮温服之;天明服河车地黄丸,少顷,用山药、莲子、红枣、胡桃肉煮粥,间进滋阴降火汤,又进前粥,加白雪糕食之;又服前药,睡则止药。如此三日,夜方得倒卧。半月病减,数月调理乃痊。

《医学衷中参西录·医案·虚劳喘嗽门·虚劳咳嗽兼外感实热证》

抚顺一童,九岁,因有外感实热久留不去,变为虚劳咳嗽证。

病因:从前曾受外感,热入阳明。医者纯用甘寒之药清之,致病愈之后,犹有些些余热稽留脏腑,久之阴分亏耗,浸成虚劳咳嗽证。

证候:心中常常发热,有时身亦觉热,懒于饮食,咳嗽频吐痰涎,身体瘦弱。屡服清热宁嗽之药,即稍效病仍反复,其脉象弦数,右部尤弦而兼硬。

诊断:其脉象弦数者,热久涸阴血液亏损也。其右部弦而兼硬者,从前外感之余热,犹留滞于阳明之腑也。至其咳嗽吐痰,亦热久伤肺之现象也。欲治此证,当以清其阳明余热为初步,热清之后,再用药滋养其真阴,病根自不难除矣。

处方:生石膏两半(捣细),大潞参三钱,玄参五钱,生怀山药五钱,鲜茅根三钱,甘草二钱。共煎汤一盅半,分两次温饮下。若无鲜茅根时,可用鲜芦根代之。

方解:此方即白虎加人参汤以玄参代知母,生山药代粳米,而又加鲜茅根也。盖阳明久郁之邪热,非白虎加人参汤不能清之,为其病久阴亏,故又将原方少为变通,使之兼能滋阴也。加鲜茅根者,取其具有升发透达之性,与石膏并用,能清热兼能散热也。

复诊:将药煎服两剂,身心之热大减,咳嗽吐痰已愈强半,脉象亦较前和平。知外邪之热已清,宜再用药专滋其阴分,俾阴分充足自能尽消其余热也。

处方:生怀山药一两,大甘枸杞八钱,生怀地黄五钱,玄参四钱,沙参四钱,生杭芍三钱,生远志二钱,白术二钱,生鸡内金二钱(黄色的捣),甘草钱半。共煎汤一盅,温服。

效果:将药连服三剂,饮食加多,诸病皆愈。

方解：陆九芝谓："凡外感实热之证，最忌但用甘寒滞泥之药治之。其病纵治愈，亦恒稽留余热；永锢闭于脏腑之中，不能消散，致热久耗阴，浸成虚劳，不能救药者多矣。"此诚见道之言也。而愚遇此等证，其虚劳不至过甚，且脉象仍有力者，恒治以白虎加人参汤，复略为变通，使之退实热兼能退虚热，约皆可随手奏效也。

《医学衷中参西录·医案·虚劳喘嗽门·劳热咳嗽》

邻村许姓学生，年十八岁，于季春得劳热咳嗽证。

病因：秉性刚强，劳心过度；又当新婚之余，或年少失保养，迨至春阳发动，渐成劳热咳嗽证。

证候：日晡潮热，通夜作灼，至黎明得微汗其灼乃退。白昼咳嗽不甚剧，夜则咳嗽不能安枕。饮食减少，身体羸瘦，略有动作即气息迫促。左右脉皆细弱，重按无根，数逾七至。夫脉一息七至，即难挽回，况复逾七至乎？犹幸食量犹佳，大便干燥（此等证忌滑泻），知犹可治。拟治以峻补真阴之剂，而佐以收敛气化之品。

处方：生怀山药一两，大甘枸杞八钱，玄参六钱，生怀地黄六钱，沙参六钱，甘草三钱，生龙骨六钱（捣碎），净萸肉六钱，生杭芍三钱，五味子三钱（捣碎），牛蒡子三钱（捣碎）。共煎汤一大盅，温服。

方解：五味入汤剂，药房照例不捣。然其皮味酸，核味辛，若囫囵入煎则其味过酸，服之恒有满闷之弊。故徐灵胎谓宜与干姜之味辛者同服。若捣碎入煎，正可惜其核味之辛以济皮味之酸，无事伍以干姜而亦不发满闷。是以欲重用五味以治嗽者，当注意令其捣碎，或说给病家自检点。至于甘草多用至三钱者，诚以此方中不但五味酸，萸肉亦味酸，若用甘草之至甘者与之化合，可增加其补益之力（如酸能龋齿，得甘则不龋齿是明征），是以多用至三钱。

复诊：将药连服三剂，灼热似见退，不复出汗，咳嗽亦稍减，而脉仍七至强。因恍悟此脉之数，不但因阴虚，实亦兼因气虚，犹若力小而强任重者其体发颤也。拟仍峻补其真阴，再辅以补气之品。

处方：生怀山药一两，野台参三钱，大甘枸杞六钱，玄参六钱，生怀地黄六钱，甘草三钱，净萸肉五钱，天花粉五钱，五味子三钱（捣碎），生杭芍三钱，射干二钱，生鸡内金钱半（黄色的捣）。共煎一大盅温服。为方中加台参恐服之作闷，是以又加鸡内金以运化之。且凡虚劳之甚者，其脉络间恒多瘀滞，鸡内金又善化经络之瘀滞也。

三诊：将药连服四剂，灼热咳嗽已愈十之七八，脉已缓至六至，此足征补气有效也。爰即原方略为加减，多服数剂，病自除根。

处方：生怀山药一两，野台参三钱，大甘枸杞六钱，玄参五钱，生怀地黄五钱，甘草二钱，天冬五钱，净萸肉五钱，生杭芍三钱，川贝母三钱，生远志二钱，生鸡内金钱半（黄色的捣）。共煎一大盅，温服。

效果：将药连服五剂，灼热咳嗽全愈，脉已复常，遂停服汤剂。俾日用生怀山药细末煮作茶汤，兑以鲜梨自然汁，当点心服之，以善其后。

《邵兰荪医案·卷二·虚劳》

大西庄马。病损成劳，呛咳，形寒盗汗，曾经失血，脉小数，舌黄。肺气受戕，非轻藐之症。北沙参三钱，云母石三钱，紫菀钱半，光杏仁三钱，生牡蛎四钱，茯神四钱，川贝二钱，橘络钱半，清炙芪皮八分，五味子十粒，冬虫夏草钱半（加），红枣三枚，四帖。又，案列于前，顷脉仍属小数，咳痰脓厚带红。总之，肺气受戕，形寒，属虚劳重症。北沙参三钱，白芨片钱半，煅蛤壳四钱，紫菀钱半，生牡蛎四钱，橘络钱半，光杏仁三钱，白薇钱半，川贝二钱，侧柏炭三钱，冬虫夏草钱半，（引）枇杷叶五片（去毛），四帖。[介按]肺主皮毛，肺伤则失其卫护之职，热伤元气，气伤则不能生津而敛液，以致呛咳形寒而盗汗。但虚劳而至于失血，诚属重极之症。照此症候，以宜用黄芪建中汤急建中气，俾饮食增而津液旺，以至充血生精而复其真阴之不足。惟此人肺气受戕，故初方全是清肺生津之品。又佐以善治肺劳之冬虫夏草，最益肺经之云母石，确治肺劳之妙剂。据戴氏白芨枇杷丸（用白芨一两，枇杷叶、藕节各五钱，为细末，另以蛤粉炒阿胶五钱，生地汁调之，火上顿化，入前药为丸，如龙眼大，每服一丸）为治咳咯肺血之专方，今次诊仿佛戴氏之意以拟治，真是异曲而同工。

下方桥王。症由暑湿伤气，咳嗽潮热，清窍已蒙，右脉小数，左劲，舌光红，中有白屑，津液重伤，已成虚劳，势在棘手。宜清降养胃消痰。（九月三十日）南沙参三钱，川石斛三钱，炒远志八分，生石决明六钱,扁豆衣三钱,紫菀二钱茯神四钱,川贝母二钱,光杏仁三钱,淡秋石八分,橘红一钱(盐水炒),(引)雅梨五钱,二帖。[介按]暑湿伤于气分,从口鼻吸受,治以辛凉微苦,俾上焦气分廓清则愈。乃因日久失治,以致劫烁肺胃之津液而成虚劳,兼以清窍已蒙,症势诚属重险,此方肃肺滋液以化痰,治法极为适当。

蜀阜马(妇)。劳嗽潮热,脉涩,左细数,舌白,中心红。经阻形怯,非轻藐之症。生玉竹钱半,紫菀钱半,丹参三钱,黄芪三钱,川贝钱半,橘红一钱,白石英三钱,省头草钱半,地骨皮三钱,白前钱半,谷芽四钱,枇杷叶三片(去毛),四帖。又,咳嗽未除,形怯潮热,脉虚细右弦,舌微黄,脘闷便泻。究属重险之症,宜清气和中,候正(六月初九日)南沙参三钱,藿梗二钱,谷芽四钱,银胡一钱,扁豆衣三钱,川贝钱半,茯苓四钱,地骨皮三钱,桔梗钱半,新会皮钱半,砂仁七分,江西术一钱,清煎三帖。[介按]冲任皆损,二气不交,五液消耗,延为劳怯。初方镇冲活血,清肺养胃,双方兼顾,未能应验。次诊又见便泻,是属脾气虚弱,虽于清养肺胃之中,参用扶脾理气之品,究属难愈之疴。

安昌范。盗汗未除,六脉虚细,舌白少津,咳嗽气促,脘痛。宜防血溢。(二月十九日)北沙参三钱,炒驴胶钱半,左金丸八分,白前钱半,茯神四钱,川贝钱半,橘红钱半,绿萼梅钱半,生白芍钱半,生牡蛎四钱,白石英三钱,清煎四帖。又,咳嗽已减,脉左虚细,右较缓,舌滑白,盗汗较差,仍遵前法加减损益。(三月十二日)炙甘草八分,生地四钱,紫菀钱半,怀药三钱,炒驴胶钱半,炙桂枝六分,茯神四钱,川贝钱半,东洋参钱半,生牡蛎四钱,甜杏仁三钱,(引)枇杷叶三片(去毛),五帖。又,前药已效,咳嗽盗汗悉减,脉虚细,舌滑白,力怯,腰胻不健,还宜前法损益为妥。(三月十九日)炙甘草八分,生地五钱,炒杜仲三钱,怀牛膝三钱,老东参钱半,炙桂枝六分,茯神四钱,京川贝钱半,炒狗脊三钱,生牡蛎四钱,炒驴胶珠钱半,鲜枇杷叶三片,八帖。[介按]此症由于肾液已虚,未能上承于心,而阳不潜藏,入春肝木司权,而肝阳化风,冲肺而为咳血盗汗之累。初方于滋阴潜阳之中,参用平肝清肺之品,以防血溢而宁咳嗽,确是良方,故见奏效。继方兼护卫阳,而盗汗悉减。末方以力怯腰胻不健,而再参用补肾养心诸味,步伐整齐,深堪则效。

3. 治阴虚劳损

《医验大成·虚损》

一人阴虚发热,咳嗽吐痰脉息虚数,屡进四物、知、柏降火滋阴,反致胸膈饱闷,饮食减少。殊不知地黄泥膈,妨碍饮食;川芎上窜,能动火炎;知、柏性寒,大损胃气。余以百合、麦冬、五味、骨皮、杏仁、贝母、米仁等味煎膏,间饮童便降火,诸症减半。

《临证指南医案·卷一·虚劳》

王(二二)。此少壮精气未旺,致奇脉纲维失护,《经》云:形不足者,温之以气;精不足者,补之以味。今纳谷如昔,当以血肉充养。(阴虚)牛骨髓、羊骨髓、猪骨髓、茯神、枸杞、当归、湖莲、芡实。

温(三二)。阴虚督损。六味加麋角胶、秋石、川石斛膏。

陈(十七)。病劳在出幼之年,形脉生气内夺,冬月可延,入夏难挨,由真阴日消烁,救阴无速功,故难治,两仪煎。

陈(二一)。春病至夏,日渐形色消夺,是天地大气发泄,真气先伤,不主内守,为损怯之症,不加静养,损不肯复,故治嗽治热无用,交节病加,尤属虚象,脉左数甚,肛有漏疡,最难全好。熟地、炒山药、建莲、茯苓、猪脊筋。

徐(四一)。清金润燥热缓,神象乃病衰成劳矣,男子中年,行走无力,寐中咳逆,温补刚燥难投。天冬、生地、人参、茯苓、白蜜。

黄(二六)。阴伤劳损。清阿胶、鸡子黄、生地、麦冬、麻子仁、炙甘草、南枣。

某。摄阴得效,佐以益气,合补三阴之脏。人参、熟地、炒杞子、五味、牛膝炭、建莲、炒山药、芡实。

钱。阳外泄为汗,阴下注则遗,二气造偏,阴虚热胜,脑为髓海,腹是至阴,皆收乘于阴,然阳气有余,益见阴弱,无以交恋其阳,因病致偏,偏久致损,坐功运气,阴阳未协,损不肯复,颇为可虑,今深秋入冬,天令收肃,身气泄越,入暮灼热,总是阴精损伤,而为消烁耳。川石斛、炒知母、女贞子、茯神、糯稻根、小黑稻豆皮。又,暮夜热炽,阴虚何疑,但从前表散,致卫阳疏泄,穿山甲钻筋流利后,致经络气血劫撤,内损不复,卫阳藩篱交空,斯时亦可撑半壁矣,失此机宜,秋收冬藏主令,其在封固蛰藏耳,张季明谓元无所归则热灼亦是。(丸方)人参、河车、熟地、五味、莲肉、山药、茯苓。食后逾时服六神汤。

张(六七)。有年呼气颇和,吸气则胁中刺痛,是肝肾至阴脏络之虚,初投辛酸而效,两和肝之体用耳,大旨益肾当温,复入凉肝滋液,忌投刚燥。大熟地、天冬、枸杞、柏子霜、茯苓、桂圆肉、女贞子、川斛,蜜丸。

徐。今年长夏久热。伤损真阴,深秋天气收肃,奈身中泄越已甚,吸短精浊,消渴眩晕,见症却是肝肾脉由阴渐损及阳明胃络,纳谷减,肢无力。越人所云,阴伤及阳,最难充复,诚治病易,治损难耳。人参、天冬、生地、茯神、女贞、远志。

陈(十二)。稚年阴亏阳亢,春阳化风地升,暮热晨汗,肌柔白,脉数虚。非客邪清解,仿仲景复脉法,本方去姜、桂,加甘蔗汁。

王(十二)。稚年纯阳,诸阳皆聚于骨,阴未充长,阳未和谐,凡过动烦怒等因,阳骤升巅为痛,熟寐痛止,阳潜入阴也。此非外邪,常用钱氏六味丸,加龟甲、知母、咸秋石,以滋养壮阴。

曹(十三)。肌肉苍赤,脉小数疾,童真阴未充长,囊下肛前,已有漏卮,阳独升降,巅窍如蒙,常与壮水制火,犹虑变幻损怯。生六味去萸肉,加生白芍、黄柏、知母、人中白,蜜丸。

施(三二)。脉尺垂,少藏,唾痰灰黑,阴水内亏,阳火来乘,皆损怯之萌,可冀胃旺加餐耳,年岁已过三旬,苟能静养百天,可以充旺。熟地、天冬、川斛、茯神、远志、山药、建莲、芡实、秋石、猪脊髓,丸。

黄。当纯阳发泄之令,辛散乱进,火升,咽下气促,病根在下焦,阴虚成劳,最难调治。熟地、炒山药、五味、芡实、茯神、湖莲。又,照前方加人参。

宋。劳损三年,肉消脂涸,吸气喘促,欲咳不能出声,必踞按季胁,方稍有力,寐醒喉中干涸,直至胸脘,此五液俱竭,法在不治,援引人身脂膏,为继续之算,莫言治病。鲜河车、人乳汁、真秋石、血余灰。

吴(二八)。遗浊已久,上冬喉中哽噎,医投寒解,入夏不痊,缘肾阴为遗消烁,龙雷不肯潜伏,于冬令收藏之候,反升清空之所,《内经》以少阴之脉循喉咙,挟舌本,阴质既亏,五液无以上承,徒有浮阳蒸灼,柔嫩肺日伤,为痹为宣,不外阴虚阳亢,但养育阴气,贵乎宁静。夫思烦嗔怒,诵读吟咏,皆是动阳助热,不求诸己工夫,日啖草木药汁生气暗伤,岂曰善策,然未尝无药也,益水源之弱,制火炎之炽。早用六味减丹、泽,加阿胶、秋石、龟胶、牡蛎、湖莲肉之属以入下,介以潜阳,滋填涩固,却是至静阴药;卧时量进补心丹,宁神解热,俾上下得交,经年可冀有成。(阴虚阳浮)

沈。脉细涩,入尺泽,下元精亏,龙旺火炽,是口齿龈肿,皆下焦之虚阳上越,引火归窟,未尝不通,只以形瘦液少,虑其劫阴,致有疡痈起患,当预虑也,虎潜去广归、锁阳,加山药、苁蓉、青盐,羊肉胶丸。

安。脉坚,咽阻心热,得嗳气略爽,腰膝奭弱,精滑自遗,必因惊恐,伤及肝肾,下虚则厥阳冲逆而上。法宜镇逆和阳,继当填下。生白芍、桂枝木、生牡蛎、龙骨、茯神、大枣、小黑稆豆皮。

郑。脉数,垂入尺泽穴中,此阴精未充早泄,阳失潜藏,汗出吸短,龙相内灼,升腾面目,肺受熏蒸,嚏涕交作,兼之胃弱少谷,精浊下注,溺管疼痛,肝阳吸其肾阴,善怒多郁。显然肾虚如绘,议有情之属以填精,仿古滑涩互施法。牛骨髓四两、羊骨髓四两、猪脊髓四两、麋角胶四两、熟地八两、人参四两、萸肉四两、五味三两、芡实四两、湖莲四两、山药四两、茯神四两、金樱膏三两,胶髓丸。

曹(二一)。精气内夺,冬乏收藏,入夜气冲呛逆,不得安寝,皆劳怯之末传,难治。人参、鲜紫河车、茯苓、茯神、五味、紫衣胡桃肉。

姚(二三)。脉左细右空,色夺神夭,声嘶,乃精伤于下,气不摄固,而为咳汗,劳怯重病,药难奏功。用大造丸方。

金(二二)。虚症五年,真阴既损不复,长夏阴不生成,阳扰升越巅顶而为痛胀,目患不痊,病根亦在肝肾,与潜阳以益乙癸。磁石六味加龟甲。

吴(十八)。诊脉细数,左垂尺泽,先天最素薄,真阴未充,当精通年岁,阴气早泄,使龙相刻燃,津液暗消,有虚怯根萌,药宜至静纯阴,保养尤为要旨。知柏六味去丹、泽,加龟甲、天冬,猪脊髓丸。

钱(五十)。据说热自左升,直至耳前后胀,视面色油亮,足心灼热,每午后入暮皆然,上年用茶调散,宣通上焦郁热不应,此肝肾阴火乘窍,却因男子精亏,阳不下交,《经》言以滋填阴药,必佐介属重镇，试以安寝竟夜乃安，参阳动阴静至理。熟地、龟版、萸肉、五味、茯苓、磁石、黄柏、知母、猪脊髓丸。

顾（二二）。阴精下损，虚火上炎，脊腰髀酸痛，髓空，斯督带诸脉不用，法当填髓充液，莫以见热投凉。熟地（水煮）、杞子、鱼胶、五味、茯神、山药、湖莲、芡实，金樱膏为丸。

陈（二十）。喉痹，目珠痛，吸气短促，曾咯血遗精，皆阴不内守，孤阳上越诸窍，当填下和阳。熟地、枸杞炭、旱莲草、菊花炭、女贞、茯苓。

王（氏）。凡女科书，首篇必论调经，既嫁必究孕育，结褵十载，未能得胎，病在至阴之脏，延及奇经八脉，述经迟晨泄，心若摇漾，得食姑缓，肛疡久漏，都属下损。人参、麋茸、紫石英、茯苓、当归、补骨脂，枣艾汤泛丸。

某。脉虚细，夜热晨寒，烦倦口渴，汗出，脏液已亏，当春气外泄，宗《内经》凡元气有伤，当与甘药之例，阴虚者用复脉汤。炙甘草七分、人参一钱、阿胶二钱、火麻仁一钱、生地二钱、麦冬一钱、桂枝三分、生白芍一钱半。

张（二四）。脏阴久亏，八脉无力，是久损不复，况中脘微痛，脐中动气，决非滋腻凉药可服，仿大建中之制，温养元真，壮其奇脉，为通纳方法。人参、生於术、炙草、茯苓、熟地、淡苁蓉、归身、白芍、真浔桂、枸杞、五味蜜丸，服四钱。

许（十九）。善嗔食减无味，大便溏泻，三年久病，内伤何疑，但清内热，润肺理嗽，总是妨碍脾胃，思人身病损，必先阴阳致偏，是太阴脾脏日削，自然少阳胆木来侮，宗《内经》补脏通腑一法，四君子加桑叶、炒丹皮。又，虚劳三年，形神大衰，食减无味，大便溏泻，寒起背肢，热从心炽，每咳必百脉动掣，间或胁肋攻触，种种见症，都是病深传遍，前议四君子汤，以养脾胃冲和，加入桑叶、丹皮和少阳木火，使土少侵，服已不应，想人身中二气致偏则病，今脉症乃损伤已极，草木焉得振顿，见病治病，谅无裨益，益气少灵，理从营议，食少滑泄，非滋腻所宜。暂用景岳理阴煎法，参入镇逆固摄，若不胃苏知味，实难拟法。又，人参、秋石、山药、茯苓，河车胶丸。

张（十九）。阴伤成劳，因减食便溏寒热，姑从中治者，以脾为营，胃主卫也。异功加五味子。

杜（二一）。阴精久损，投以填纳温润，入夏至晚火升，食物少减，仍属阴亏，但夏三月，必佐胃药。参须、麦冬、五味、茯神、建莲、芡实。

许。脉左坚，上下直行，精损，热自升降。细生地、玄参心、女贞、川斛、糯稻根须。又，甜北沙参、天冬、炒麦冬、茯神、阿胶、秋石。又，人参、麦冬、生甘草、扁豆。

胡（四三）。补三阴脏阴，是迎夏至生阴，而晕逆欲呕吐痰，全是厥阳犯胃上巅，必静养可制阳光之动，久损重虚，用甘缓方法，《金匮》麦门冬汤去半夏。

《沈菊人医案·卷下·虚损》

钱。失血后阴虚阳旺，肤热灼手，咳嗽侧眠，脉数疾，便溏。肺脾肾三脏皆虚，怯象大著。生地、山药、丹皮、川斛、杏仁、糯稻根、沙参、玉竹、茯苓、川贝、地骨皮。

汪。失血后咽痒，咳呛痰多，是气火上烁，搏激肺金之液，与胃土之津皆化为痰。夜寐侧眠稍可，已见脏阴先亏，又复寒热，身中营卫亦偏，便溏溺赤，舌质微黄，脉数。阴气已伤，损途可虑。桂枝汤加西芪、归身、茯苓、陈皮、半夏曲。

曹。失血之后，阴气大伤，则生肌热、形憔肉削，肌肤甲错，咳嗽便溏，溺赤少纳，脉数。肺、脾、肾、三焦俱病，劳瘵如此，其何以堪。北沙参、扁豆、米仁、山药、冬虫草、焦冬术、谷芽、淡苓、骨皮、川石斛。又丸方：生洋参、麦冬、贝母、山药、骨皮、大熟地、鳖甲、丹皮、川斛、茯苓，外用糯稻根须炖粥长服。

顾。入幕肌肤灼热，夜来汗泄而解。脉细数，咳嗽痰多，气急少纳，便溏。肺脾肾三阴皆虚，虚劳大著。生地黄、地骨皮、丹皮、扁豆、川贝母、川石斛、玉竹、云苓。

顾。肝胆相火直上直下，上则失血，下则遗泄，脉数，咳呛。肺肾阴虚，劳怯之根也。羚羊角、丹皮、山栀、茅根、杏仁、细生地、川贝、藕节、侧柏、蛤壳。

蔡。阴虚火焰烁金，喉痹，咽干，音嘶，脉数，肌灼。精摇乎梦，龙雷不静，肺肾阴伤，劳怯难免。生地、沙参、莲须、麦冬、元参、丹皮、龟板、山药、芡实、藿斛、人中白、甘草。

孙。失血之后肺肾暗虚，金不生水，水乏上承，阴气不立，少火悉成壮火，消烁阴津，口糜舌干咽痛，脉数，溲赤。况当春令，阳气极升，万花烂熳之时，身中阴气正涸。勉拟甘凉生津，咸寒益肾，冀壮水以制阳光也。西洋参、麦冬、梨汁、阿胶、燕窝屑、鲜生地、石斛、蔗汁、元参、淡秋石。

《王旭高临证医案·卷之二·虚劳门》

侯。病已两月，外皮不热，而脉微数急，是里有热也。里热属阴虚，非关表邪，并无头痛恶寒。愈散其邪，愈虚其表，故反增咳嗽也。若谓湿热，亦似是而非。夫湿热蕴于中焦，必有胸痞恶心见症。此证无之，其非湿热明矣。近来数日腹中不和，大便溏。且以和中为主，兼理其脾肺，再商治本可耳。党参、茯苓、木香、广皮、砂仁、冬术、神曲、川贝、款冬花。又，和补相投，诸恙俱减。惟脉数未静，究属元气真阴亏损。但前之补在肺脾，再参入肾药，兼养其阴，以观动静。党参、冬术、白芍、稆豆皮、莲肉、首乌、归身、茯苓、沙苑子、谷芽。

丁。营阴虚则风阳易逆，脾胃弱则肝木易横。心嘈、头眩、耳鸣，液涸阳升之兆；腹胀、脘痞、厌食，脾虚气滞之愆。今吐泻之余，实系肝强脾弱。宗越人肝病缓中论治。人参、茯苓、冬术、竹茹、麦冬、半夏、陈皮、橘叶、刺蒺藜（鸡子黄拌炒）。

薛。阴亏营损，风木之脏失涵；木胜风淫，仓廪之官受制。是以头痛肢麻，腹满嗳气，心跳少寐，掌热腰酸等症见也。所虑水土俱弱，肝木独强。强者难于骤服，弱者宜急扶持。今再益营阴以抚绥之，实仓廪以堵御之，佐金气以制治之，亦剿抚兼行之法也。大生地、归身、白芍、谷芽、怀山药、潞党参、神曲、茯神、陈皮、刺蒺藜、红枣、川连（吴萸炒）。

某。咳嗽发热日久，前投补益脾胃之药六七剂，谷食加增，起居略健。但热势每交寅卯而盛，乃少阳旺时也。少阳属胆，与肝相为表里。肝胆有郁热，戕伐生生之气，肺气失其清肃，脾胃失其转输，相火日益炽，阴津日益涸，燎原之势，不至涸竭不止也。其脉弦数者，肝胆郁热之候也。刻下初交夏令，趁其胃旺加餐，拟进酸苦益阴和阳，清彻肝胆之郁热。考古有柴前梅连散，颇有深意。柴胡（猪胆汁浸炒）、白芍、乌梅、党参、炙甘草、淡秋石、前胡、麦冬、川连、薤白头。

朱。阴虚肝郁，郁火刑金。咳嗽痰中带血，乳房颈间皆结痨痰，心空嘈杂，头眩目花，腰酸腿软，劳损之根。治主养阴，佐以化痰。大生地、归身、白芍、阿胶、茯神、稆豆衣、玉竹、香附、枣仁、沙参、石决明、丹皮、紫菀、川贝、钩钩、女贞子、藕节、橘叶、红枣。

冯。病延半载，骨蒸不已，鼻血时流，周身骨痛。营阴大亏，虚火内亢。脉沉搏数，口燥渴饮。劳损根深，入夏防剧。拟滋少阴，清阳明。大生地、知母、元参、地骨皮、鳖甲、胡黄连、石膏、党参、炙甘草、麦冬、佩兰叶。

丁。营阴内亏，头眩心嘈，下午微寒内热，能食无力，胃中有热则消谷，脾虚气弱则无力也。党参、沙苑子、茯苓、川连、枣仁、知母、女贞子、白芍、冬术、麦冬、竹茹。

王。左脉空大，肾水亏也。倦怠无力，脾气弱也。食少则阴虚，阴虚生内热，症属内伤。补中益气加黑山栀、白芍，朝服六味丸四钱。〔渊按〕阴虚有二，有营中之阴虚，有肾中之阴虚。营阴虚故从东垣，若六味地黄则治肾阴虚。

高。脉沉取数，其阴内亏，其热在里，劳损之候。症见咳吐白痰，心腹不时疼痛，痛则气满，得矢气则稍宽。病兼肝郁。据云咳嗽已及三年，初无身热，则病从痰饮而始，宜从痰饮气郁例治之。法半夏、炙甘草、桂木、茯苓、冬术、陈皮、川贝、神曲、归身、丹皮、白芍、香附、沉香、橘饼。又，痰饮咳嗽发热，肺肾两亏，湿热不化。用苓桂术甘合二陈治其肺脾，都气丸兼治其肾可也。苓桂术甘汤合二陈，加沉香、杏仁、川贝；都气丸四钱，盐花汤送下。

羊。病本阴虚，时当酷暑，潮热干咳，渐入损途。养阴冀其退热，然药宜轻不宜重，恐过滋反伤脾胃也。健脾可以加餐，然亦不宜燥，恐燥则劫烁肺阴也。姑拟一方备正。生洋参、白扁豆、五味子、丹皮、麦冬肉、地骨皮、生苡仁、怀山药、沙参、茯苓、枇杷叶。

赵。漏疡日久，阴津暗渗。加以咳嗽气耗，考试劳神，于是咳甚气升，便溏内热、音哑喉痛等等，接踵而至。脉象细数，已成劳损。夫精、气、神为人身三宝，一有所伤，便为大患，况三者皆虚乎！敢谢不敏，幸熟察焉。沙参、甜杏仁、麦冬（元米炒）、生甘草、川贝、茯苓、白扁豆、怀山药、十大功劳。

廉。肾阴虚而气升喘逆，心阴虚而心跳少寐，胃气虚而痰饮留恋，肝风动而头眩震掉，肠液枯而大便坚干。《经》云：肾苦燥，急食辛以润之。心苦缓,急食酸以收之。肝苦急,急食甘以缓之。肠胃津枯,当滋气血,拟都气丸意。大生地(蛤粉炒)、茯神(辰砂拌)、半夏、炙甘草、五味子、沉香、柏子仁、石决明、怀山药、麦冬、西洋参。

李。阴亏于下,气逆于上,抑塞于中,煎熬津液,气急痰凝,病成煎厥。本属为难,而药必清滋,效非容易。所虑酷暑将临,外受炎蒸之热,内无宁静之期,则有甚加剧耳。鲜生地、枣仁(猪胆汁炒)、元参、茯神、牡蛎、女贞子、石决明、羚羊角、远志(甘草汤制)、竹茹。[渊按]煎厥证《内经》述之,世不多见。大抵水亏木燥,肝家风阳挟痰上扰,阻气机,塞窍隧,与肝风痰火有同类耳。

《环溪草堂医案·卷二·虚损》

孟。阴虚肝郁,骨蒸无汗,劳损之根。银柴胡、当归、丹皮、白芍、茯苓、生地、冬术、黑山栀、桑叶。

二诊：内热稍和,脉数亦减,腹中偏左有时作痛,年已二九,经事未通,血虚肝郁显然,虑延于血劳损。大生地八钱、龟版三钱(漂刮净)、鳖甲三钱(醋炙)、白芍二钱(桂枝三分煎汁炒)、桃仁五分(去皮尖,炒黑)、阿胶一钱半(蛤粉拌炒)、杏仁一钱半(去皮尖,炒黄)、牡蛎五钱(煅)、地鳖虫三个(洗浸)、玫瑰花三朵。原注：此病全愈。

4. 治阳虚劳损

《医验大成·虚损》

一人虚寒之极,则肛门脱出。应服温补实脾之剂。方：人参一两,白术二两,白芍一两半,五味一两,诃子肉一两,楂肉一两,山药一两半,升麻一两,茯苓一两。共为细末,米糊为丸。白汤化下,空心服。

《临证指南医案·卷一·虚劳》

孙(四二)。形躯丰溢,脉来微小,乃阳气不足体质,理烦治剧,曲运神机,都是伤阳之助,温养有情,栽培生气,即古圣春夏养阳,不与逐邪攻病同例。用青囊斑龙丸。

汪。脉左小右虚,背微寒,肢微冷,痰多微呕,食减不甘,此胃阳已弱,卫气不得拥护,时作微寒微热之状,小便短赤,大便微溏,非实邪矣,当建立中气以维营卫,东垣云,胃为卫之本,营乃脾之源,偏热偏寒,犹非正治。人参、归身(米拌炒)、桂枝木、白芍(炒焦)、南枣。

陆。劳伤阳气,不肯复元,秋冬之交,余宗东垣甘温为法,原得小效,众楚交咻柴葛枳朴是饵,二气散越,交纽失固,闪气疼痛,脘中痞结,皆清阳凋丧,无攻痛成法,唯以和补,使营卫之行,冀其少缓神苏而已。人参、当归、炒白芍、桂心、炙草、茯神。又,右脉濡,来去涩,辛甘化阳,用大建中汤。人参、桂心、归身、川椒、茯苓、炙草、白芍、饴糖、南枣。

汪。劳倦阳伤,形寒骨热,脉来小弱,非有质滞著,与和营方。当归、酒炒白芍、炙草、广皮、煨姜、大枣。

华(三七)。春深地气升,阳气动,有奔驰饥饱,即是劳伤,《内经》劳者温之,夫劳则形体震动,阳气先伤,此温字,乃温养之义,非温热竞进之谓;劳伤久不复内为损,《内经》有损者益之之文,益者,补益也,凡补药气皆温、味皆甘,培生生初阳,是劳损主治法则。春病入秋不愈,议从中治,据述晨起未纳水谷,其咳必甚,胃药坐镇中宫为宜,《金匮》麦门冬汤去半夏。

徐(二七)。虚损四年,肛疡成漏,食物已减什三,形瘦色黄,当以甘温培中固下,断断不可清热理嗽。人参、茯苓、山药、炙草、芡实、莲肉。

汪(三九)。此劳力伤阳之劳,非酒色伤阳之劳也,胃口消夺,生气日夺,岂治嗽药可以奏功,黄芪建中汤去姜。

某。阳伤背寒,胃伤谷减,小建中汤。

某。畏风面冷,卫外阳微,参芪建中去姜,加茯神。

朱(十二)。奔走之劳,最伤阳气,能食不充肌肤,四肢常自寒冷,乃经脉之气,不得贯串于四末,有童损之忧。(劳动伤经脉)苁蓉二两、当归二两、枸杞子一两、茯苓二两、川芎五钱、沙苑五钱、黄鳝一条,为丸。

《沈菊人医案·卷下·虚损》

褚。积虚之阴不复,累及于阳,阳亦随之而虚。畏寒肢冷,肢者,阳气之本也。人身之阴阳枢纽不相失,乃可长生。一有所偏,百病即集,此自然之理也。迩有筋骨痠疼,手足屈伸不利,乃营虚不养筋脉,脉络机关不束,病属气血大虚。治当大补气血,与温以煦阳,柔以和阴法。人参、鹿角霜、菊花、阿胶、川斛、朱神、熟地、淡苁蓉、杞子、首乌、归身、杜仲。又,质薄如花,寒暄不耐,体虚,易于感冒,一有所触,即病重如山。此由阳不外卫,营不内充,故面色枯槁,形容憔悴,舌白液干。脉细虚弱,四体百骸,仅存虚气。《经》云:卫虚则恶寒,营虚则发热;恶寒发热,营卫俱虚也。夫营卫者,阴阳之基,水火之本也,二气交虚,日就消烁。草木无情,岂能养身中真水火耶?姑议复脉汤救阳和阴,不过尽其治法而已。炙草、阿胶(蛤粉炒)、麦冬、桂枝、鸡子黄、人参、熟地、枣仁、干姜。

陈。寒热延久,营卫气偏,卫疏阳微,易于客感。且有梦泄、盗汗,阳为之虚,阴为之弱,脉虚数,恐其因病入损。川桂枝、冬术、浮麦、茯神、归身、生西芪、甘草、红枣、白芍、糯稻根。

《王旭高临证医案·卷之二·虚劳门》

薛。肾气虚逆,非滋不纳;脾弱运迟,滋则呆滞。然则如何可乎?曰补肾之阳,即可以转运脾气。从仲景肾气丸化裁。大熟地(附子三分,炒)、五味子、茯苓、怀山药、肉桂心、麦冬(元米炒)、牛膝(盐水炒)、山萸肉、陈皮、紫石英、补故纸(盐水炒)、胡桃肉。

丁。病本阳虚土弱,而乏生生之气,故脾胃大惫。时当夏暑,温药难投,补脾虽不若补肾,然酷暑郁蒸,湿热用事,不若补脾胃为稳。高丽参、陈皮、冬术、炮姜、茯苓、白扁豆、益智仁、谷芽。

5. 治阴阳两虚劳损

《医验大成·虚损》

一妇外怕寒,内怕热,整夜不睡,将及四月矣。近来面色浮肿,饮食少进,又且恶心,有作酸意,手足瘦弱,面部及下部俱虚肿,大小便如常,六脉浮数无力。此阴阳两虚,禁用寒凉等剂。方:广皮、半夏、黄连、茯神、枣仁、藿香、木香、白术、芍药、人参、益智。调理丸方用肾气丸。

《临证指南医案·卷一·虚劳》

某。阴阳二气不振,春初进八味,减桂之辛,益以味芍之酸,从阳引阴,兼以归脾守补其营,方得效验,兹当春升夏令,里虚藏聚未固,升泄主令,必加烦倦,古人谓寒则伤形,热则伤气,是当以益气为主,通摄下焦兼之,仿《内经》春夏养阳,秋冬养阴为法,非治病也,乃论体耳。夏季早服青囊斑龙丸方法,鹿茸、鹿角霜、鹿角胶、赤白茯苓、熟地、苁蓉、补骨脂、五味子;晚服归脾,去木香,加枸杞子。

《王旭高临证医案·卷之二·虚劳门》

奚。阳虚生外寒,阴虚生内热。热气熏于肺则咳嗽,咳久则音哑,肺遗热于大肠,则肛门结疡,皆阴虚之为病也。至于阳虚之说,一则卫外之阳,一则胃中之阳。惟胃中阳虚,呕酸水痰涎,症成劳损。今当扶土生金。党参、五味子、川贝、半夏、金石斛、茯苓、麦冬、扁豆、陈皮、炮姜、地骨皮、十大功劳。又,投扶土生金法,谷食反减,夜热增重,乃胃阴失降,虚阳外浮也。夫脾宜升则健,胃宜降则和,胃为阳土生肺金。今诊左脉数疾,为心肝阳亢之象。肝火戕胃,心火烁金。宜其食减热增,夏令防剧。金石斛、党参、谷芽、陈皮、川贝、石决明、川连、麦冬、半夏、沙参、五味子、茯苓。又,前方退心肝之火,养肺胃之阴,其热稍减而咳未平。然此为肺虚而咳,本非易治之症。再从前法加减。党参、川贝、桑白皮、五味子、沙参、麦冬、炙甘草、地骨皮、石决明、粳米。又,咳嗽内热俱减,惟脉之细数不退,仍为可虑。党参、地骨皮、茯苓、白芍、川贝、麦冬、五味子、沙参、炙甘草。每晨服八仙长寿丸三钱,开水送。

6. 治气虚劳损

《医验大成·虚损章》

一人病发热,恶风自汗,出言懒怯,服表药而热益增,六脉沉细而微数。沉为里病,微数为五志之火内煽,语言轻微,为中气之虚,种种皆内伤谛也。不可误汗,宜投补剂。《经》曰:损者温之。方:人参八分,黄芪一钱,炙草五分,白术七分,广皮五分,柴胡三分,当归七分,白芍七分。

一人食冷物作泄,一时负重远行,以致腰痛如折,难以任劳,腹中作响,饮食少进,脉涩而弱。中气不足也,即劳倦伤,为不足之症。方:白术、苍术、人参、黄芪、当归、山药、泽泻、加皮、杜仲、米仁。

《王九峰医案·副卷一·虚损》

1)心脉短,肝脉虚,尺脉小,性躁多虑,心气亏虚,不耐操劳,客秋疟后失调,右脉濡滑,湿郁气虚,神倦无力,时发寒热,多走气急,二气亏虚,喜怒伤气,寒暑伤形。拟何人六君加味。何人饮合六君子汤加升麻、柴胡。

2)客秋疟后失调,不耐操劳,二气亏虚,宗经旨劳者温之,损者益之。十全大补汤加附子、半夏、淡苁蓉。

《医验大成·虚损》

温。卫气虚则洒洒恶寒,营气虚则蒸蒸发热。

营卫并出中焦，总以脾胃为主。补脾胃则金有所恃，不必治肝而肝自驯矣。党参、冬术、当归、川贝、玫瑰花、黄芪、茯苓、白芍、陈皮。

石。行动短气而喘，头眩心跳，得食则胀。肝肾虚而气不纳，脾胃虚而气不运。用补中益气送下六味丸：补中益气汤加茯神、半夏、神曲，砂仁煎汤，送六味丸四钱。

某。费心太过，中气不足，湿热内蕴。咽下至胸，常若空空，行动无力，臀发湿疮。宜自安逸，防其心跳头眩。冬术、半夏、茯苓、陈皮、归身、砂仁、党参、香附、苡仁、萆薢、桑枝。

《沈菊人医案·卷下·虚损》

陈。呼出心与肺，吸入肾与肝，呼吸气粗，肺气亏而肾气虚也。水亏不能上交心阳，时有少寐，惊悸，胃少纳谷，脉数而疾，劳怯何疑。大熟地、山药、枣仁、龙齿、党参、炙龟板、远志、牡蛎、菟丝。

7. 治血虚劳伤

《沈菊人医案·卷下·虚损》

女。室女经停，失血后侧眠咳嗽，风阳上旋，巅痛潮热，病情已成劳怯。须经事得通为要，近又足浮。治法养阴，佐以建中，以脾为生化之源也。冬术、麦冬、冬虫草、白芍、丹皮、甘草、生地、山药、生鳖甲、川斛、女珍（贞）、党参。

程。操事劳心，神机曲运，心不生血，血不养肝，肝阳木火上逆，头眩，耳鸣，心悸，吞酸。寐则舌干咽痛，少阴阴乏，上承心脾，营血皆亏，病来由渐，愈亦未易也。人参、麦冬、枣仁、白芍、柏子仁、元参、生地、阿胶（蛤粉炒）、丹皮、牡蛎、人中白。

孟。温邪寒热又兼利下，阴气重伤，肛疡成溃，咳嗽多痰，脉来数疾，阴虚挟湿热，恐其见血成劳。西洋参、川斛、茯苓、陈皮、鲜生地、宋夏、杏仁、谷芽、带心麦冬。

8. 治气血两虚虚损

《医验大成·虚损》

一儒素因劳苦，饮食失节，便血赤黯。半载之后，非便血则盗汗，非恶寒则发热。血汗二药，用之罔效。六脉浮大，心脾则涩。《经》曰：心之液为汗。又曰：阴络伤则后血。此心脾受伤，不能统血，汗血更迭而来，火之升降微甚耳。恶寒发热，气血俱虚也。法当补生化之源，收耗散之液。方：麦冬、五味、人参、黄芪、白术、甘草、茯苓、远志、枣仁、龙眼肉。

《王旭高临证医案·卷之二·虚劳门》

吴。气血两虚，心跳头眩。肝郁不舒，胸中痞胀。用景岳逍遥饮参入丹溪左金丸。大熟地、香附、当归、陈皮、白芍、茯神、枣仁、砂仁、白术、吴萸（炒）、川连。〔渊按〕熟地恐碍膈，头眩属痰阻中脘最多。

赵。心肾虚而不交，脾肝虚而不调。内风上扰，头眩心跳；中土式微，不寐纳少。交济坎离，须借戊己以为媒；欲平肝风，亦宜培土。党参、归身、白芍、冬术、茯神、远志、枣仁、神曲、沙苑子。

金。骨骼瘦小，先天元气不足，夏秋寒热，至今不已。脉细数弱，气血两亏。头不痛而但身疼，或口沃清水，此胃气虚寒也。当商温补，仿东垣法。党参、茯苓、陈皮、桂枝、柴胡、黄芪、半夏、神曲、当归、干姜、砂仁。〔渊按〕中气虚寒，少阳胆木之气抑遏，故寒热纠缠。升阳益胃汤恰合，尤妙在加干姜。又，补中益胃，温卫气，开腠理，诸恙皆减，仍从前法。前方去神曲、干姜，加白术、白芍。

穆。思虑伤脾之营，劳碌伤脾之气。归脾汤，补脾之营也；补中益气汤，补脾之气也，今将二方并合服之。党参、黄芪、冬术、茯神、归身、炙甘草、砂仁、枣仁、升麻、柴胡、制半夏、木香、陈皮。

9. 治脾胃虚劳

《王旭高临证医案·卷之二·虚劳门》

赵。血不养心，则心悸少寐。胃有寒饮，则呕吐清水。虚火燥金，则咽痛。肝木乘中，则腹胀。此时调剂，最难熨贴。盖补养心血之药，多嫌其滞；清降虚火之药，又恐其滋。欲除胃寒，虑其温燥劫液；欲平肝木，恐其克伐耗气。今仿胡洽居士法，专治其胃。以胃为气血之乡，土为万物之母，一举而三善备焉。请试服之。党参、冬术、茯苓、半夏、枣仁、扁豆、陈皮、怀山药、秫米。〔渊按〕土虚木燥，积饮内生。原木之所以燥，由脾不运化精微而生营血以养肝木耳。治胃一言最扼要。复：阴虚则阳不藏，水亏则木自旺。金衰不能制木，脾弱更受木刑。久病不复，便谓之损。调补之外，何法敢施。党参、茯神、枣仁、熟地、冬术、当归、陈皮、川贝、神曲、五味子、龙眼肉。又，阳明为阳盛之经，虚则寒栗。少阴为相火之宅，虚则火升，咽喉燥痛，耳鸣颧赤所由来也。至于腹中撑胀，虽为肝旺，亦属脾衰。心跳少寐，咳嗽短气，心营肺卫俱虚矣。虚者补之，是为大法。虚不受补，谓之逆候。古有明训,后人莫得异议。党参、怀山药、神曲、元参、白芍、茯神、大生地、枣仁、陈皮。

张。气虚则脾弱,肝强侮其所胜,食即饱胀,腹中气冲作泄也。扶土泄木,一定法程。炙甘草、防风根、砂仁、陈皮、冬术(川朴五分,煎汁拌炒)、焦神曲、茯苓、炮姜、白芍(吴萸三分,煎汁拌炒)。

冯。夜凉昼热,热在上午,此东垣所谓劳倦伤脾也。上午热属气虚,用补中益气汤补气升阳。补中益气汤加神曲、茯苓。

李。病将半载,寒热淹缠。前方补营,兼以疏郁,心悸腹胀仍然。兹更便溏足肿,是脾气虚弱也。脉缓无力,当补其脾,进归脾加减法。防风根、党参、黄芪、冬术、茯苓、大腹皮、归身、白芍、枣仁、木香、荷叶蒂。[渊按]可参与桂枝、姜、枣。

《柳选四家医案·评选静香楼医案两卷·上卷·虚损门》

虚损至食减形瘦,当以后天脾胃为要。异功散五六服,颇得加谷。今春半地气上升,肝木用事,热升心悸,汗出复咳,咳甚见血。肝阳上炽,络血遂沸。昨进和阳养阴之剂,得木火稍平。仍以前方加白芍,制肝安土。生地、白芍、麦冬、阿胶、女贞子、甘草。[诒按]方亦稳合。可加牡蛎、丹皮。

10. 治脾肾虚劳

《王旭高临证医案·卷之二·虚劳门》

薛。便泄半载,脾肾两亏;脉沉细涩,阴阳并弱。阳痿不举,精伤特甚;面白无华,气虚已极。足跗浮肿,阳虚湿注于下;纳食嗳气,胃虚气逆于中。调治之方,自宜脾肾双补,阴阳并顾。然刚热补阳,恐劫其阴;滋腻补阴,恐妨其胃。刻下节届清明,木旺土衰之候。脾者,土也。肾属坎水,一阳藏于二阴之中。当于补土中兼顾肾脏阴阳为是。怀山药、炮姜、炙甘草、党参、五味子、菟丝子、砂仁、茯苓、冬术、鹿角霜。如不效,党参换人参,鹿角霜换鹿茸。复:脾肾双补,略见小效。今腹中鸣响,气向下坠,属脾虚气陷。舌心光红,脉沉细数,为肾脏阴伤。用补中升阳法。高丽参、怀山药、冬术、炙甘草、肉果、五味子、陈皮、菟丝子、沙苑子、川断、鹿角霜、白芍。

陈。先后天俱不足,痰多鼻血,阴亏阳亢之征;纳少腹疼,土衰木横之兆。是以年将弱冠,犹然幼稚之形;面白无华,具见精神之乏。治先天当求精血之属,培后天须参谷食之方。党参、茯苓、冬术、陈皮、黑芝麻、怀山药、白扁豆、炙甘草、砂仁、建莲肉、粳米。上药为末,米饮汤调服,加白糖少许。枣汤调服亦可。附丸方,精不足者,补之以味,当求精血之属,治其肾也。熟地、菟丝子、牛膝、白芍、鹿角霜、山药、五味子、归身、川柏、杜仲、茯苓、甘杞子、泽泻、天冬、龟板、丹皮、山萸肉。上为末,用鲜紫河车一具,洗净,煮烂,将上药末杵和,为丸如梧子大。每朝盐花汤送下三钱。

《王九峰医案·副卷一·虚损》

肾为先天,脾为后天,二本皆亏,未老先衰。精神不振,心悸头眩,手足心热,腰背酸软,便红脱肛,兼有内痔,中气肾气皆亏。法当培补真元,静养为妙。淮熟地五两,上党参四两,白归身三两,熟枣仁二两,紫河车(麻油炙)一具,烘冬术三两,侧柏叶三两,云茯苓、神各二两,玄武板(酥炙)三两,燕根三两,胡芡实三两,建莲肉三两,上药用桂圆肉、玉竹、藕汁各三两,熬膏为丸。

11. 治心肾虚劳

《王旭高临证医案·卷之二·虚劳门》

丁。养心营以济肾阴,清肝热以安相火。生地、茯神、丹皮、黑山栀、稆豆衣、枣仁、麦冬、北沙参、五味子。

《王九峰医案·副卷一·虚损》

1) 心为主宰,肾为根本,曲运神机,劳伤乎心,心神过用,暗汲肾阴,子午不交,寤而不寐。《经》云:经脉横解,肠澼为痔。亦由湿热伤阴,气虚不化,右脉虚大而弦,左脉濡滑。肾之阴亏,肝之阳强,心气不足。脾为太阴湿土,虚则生湿。利湿伤阴,清热耗气,阴虚忌燥热,阳虚忌苦寒。宜从心脾肾进补。潞党参三钱,原熟地八钱,甘杞子三钱,木茯神三钱,野於术三钱,菟丝子(盐水炒)三钱,柿霜二钱,大麦冬三钱。

2) 年甫廿三两脉不应指,二天不振,心肾交亏,瘰疬难痊,气血伤而未复,心跳作呕。先养心脾,兼调肝肾。归脾汤加熟地炭。

12. 治肺脾虚劳

《医验大成·虚损》

一人吐血鼻衄,咳嗽有痰,脾肺部脉沉数,此思伤脾,忧伤肺,及遇劳伤形,怯弱之征也。方:陈皮、生地、杜仲、麦冬、贝母、知母、山药、黄柏。

一人少壮时,贸易冗忙,饮食失时,以致脾胃有伤,饮食减少。脾虚而肺脏亦亏,咳嗽痰喘,微寒微热,如此因循日久,病致剧甚,药虽不阙,毫不见效。最后一医,治法甚巧,每日煎药二剂,一清凉,一滋补,丸药四服,早晨补肾,辰时补脾,晡时消导,临卧安神。服之月余,饮食顿减,精神衰惫,一息奄奄,后事具备。伊兄邀予往视,遍身疮癣,六脉如丝,呼之勉强答应,音响轻微,甚属危险。大便向来艰涩,临圊殊觉苦楚,夜不成眠。予用人参、贝母、白术、枣仁、麦冬、生地,另以人参、麦冬、五味为丸,五更吞下,每日服参约有四五钱。三日之后,神精爽快,语声响亮。外以归、地、芍、连翘、地榆煎汤,揉洗肚腹,大便通润,顿有起色。〔按〕弱症非一朝一夕之故,因循岁月,迨至伏忱而后杜门,此人常情也。延医疗病,不论其学术浅深,概可施乎哉?

《王旭高临证医案·卷之二·虚劳门》

徐。肺脾两虚,心营亏损。咳嗽气塞,骨蒸夜热,脉形软数,面白无华。劳损根深,夏至防剧。怀山药、茯苓、枣仁、川贝、党参、五味子、扁豆、苡仁、款冬花、橘饼。又,脉软数为气虚,骨蒸心跳为血虚,咳嗽头眩,面色萎黄,脾肺两虚之候也。党参、扁豆、陈皮、五味子、款冬花、茯苓、枣仁、川贝、炙甘草、红枣。

杨。先咳嗽而四肢无力,肺脾两虚。加以怒动肝木侮脾,土益受戕,脘腹胸胁撑攻。曾经吐血,乃心火乘胃,胃中瘀血上溢。大便溏薄,每月必发寒热数次。姑拟扶土生金,佐以平木。异功散加白芍、川贝、麦冬、神曲、川连(吴萸炒)、川朴、沉香、五味子。〔渊按〕乃土虚木横而胀也。川连、川朴益其胀耳。又,就脉数内热,咳嗽,脘胁仍痛而论,乃阴虚肝郁成热,肺失清肃,仍防吐血。北沙参、陈皮、川贝、延胡、白芍、金铃子、茯苓、丹皮、橘饼、麦冬、藕汁(冲服)。

13. 治肝肾虚劳

《沈菊人医案·卷下·虚损》

吴。肾虚气不收摄,动则气舞,咳逆,溲多,脉弦大。肝肾两亏,治以纳气归肾。棋子青铅、山萸肉、浮石、杞子、麦冬、炙草、大熟地(沉香末拌)、牡蛎、蛤蚧、淮麦、归身。

14. 治肺脾肾虚劳

《王九峰医案·副卷一·虚损》

上损及下,损及于中,最属可虑。男子脉大为劳,三阴内损,下患痔漏,咳嗽气急,呕吐酸水。补土则金生,金生则水旺。诸虚百损,不舍脾胃。有胃气则生,无则死,洵不诬矣。异功散加黄芪、山药、冬虫夏草、须谷芽。

《沈菊人医案·卷下·虚损》

徐。曾经寒热白,原属湿热熏蒸于肺,是时咳嗽,延及于今,久咳不已,肺不生水,水气不衡,肾气上冲,不能偃卧。痰咯颇艰,味咸。胸中窒塞,夜不安寐。便溏少纳。一派阴空气怯之象。肺、脾、肾三脏皆虚。肺主出而肾主纳,肾不纳气,元海无根。脉来疾而转指,全乏冲和之气,乃阴极阳亢之脉,太刚必折。按证论脉,不外乎导气归元,收摄填纳,气若不平,恐其喘汗而脱。人参(入橘红五分同煎冲)、青铅、麦门冬、紫石英、菟丝子、熟地(秋石水拌炒)、坎炁、蛤蚧尾、怀牛膝、北五味

朱。失血后阴亏阳亢,咳呛,潮热,脉数疾。便溏,舌光咽干。肺、脾、肾、三焦皆损。劳怯已成。冬至一阳生,恐其增重。大生地、北沙参、生鳖甲、丹皮、扁豆、川斛、麦门冬、银柴胡、地骨皮、山药、谷芽。

吴。阅病原起于风寒袭肺,咳呛,肺与大肠为表里,寒热之余,风邪下陷,泄泻、腹鸣且痛。寒热时作,久热阴伤,盗汗。胃气渐呆。脉来数疾,舌红尖刺。一损在肺,二损在脾,三损在肾,肺、脾、肾、三焦同病,因病成劳,证属棘手,既承跋涉远来,姑拟东垣法,升泄下陷风邪,以冀泄止,庶或少有把握。升阳益胃汤,去姜、参,用洋参,柴胡用鳖血拌。

15. 治五脏虚劳

《王旭高临证医案·卷之二·虚劳门》

谢。汗多表虚,便泄里虚,腹痛中虚,气升肾虚。经停肝虚,多梦神虚。三焦皆病,五脏无一不虚。姑拟培土为主,以土为万物之母也。党参、冬术、茯苓、沙苑子、怀山药、白芍、枣仁、陈皮、五味子、白扁豆、丹皮、红枣、浮麦。〔渊按〕五脏皆虚,独治后天脾胃,诚为扼要。然便泄腹痛,宜少佐温脾更妙,以阳虚甚于阴虚也。

16. 治脾劳

《医验大成·虚损》

一人病余,遇适口之味,过于餍饫,其脉气口滑大,其症胀满肩息,懒于言语恶食溏泄,日渐瘦弱,面色黧黑。此是脾劳肉极之病,种种俱三阴经

受伤也。宜补少火之气以生土,土旺则金盛,水生木得其平,而五脏咸利矣。方:木香、藿香、益智、白豆蔻、人参、白术、黄芪、远志、枣仁、茯苓、炙甘草。[愚按]滑为气壅,右寸气口大于人迎一倍者,为内伤饮食之脉,脾主行气于三阴。脾劳,则三阴之气皆壅塞不通,故令胀满;三阴之气,至胸而还,故令肩息;中气不足,懒于言语;脾主肌肉,虚则尪羸;恶食者,脾虚不足以运化也;溏泄者,脾弱不能以制湿也。阳明脉衰于上,则面始焦。

一人咳嗽不止,脾虚不能生养肺金也;面色浮肿,脾虚不能制其水也;饮食后作闷,脾虚不能运化精微也;大便溏而似觉后重,脾虚而清气不能升,故浊气下降也。总之,脾家受病,致变生种种。宜先固脾土,急以白术膏加减,先照顾脾胃,然后投以丸剂,保肺扶元气,以善其后。方:白术半斤(米泔水浸一日夜,锉片,饭上蒸一次,土炒焦色)、茯苓四两、山药三两、苡仁三两(炒焦)、诃子三两(去核)、北五味二两、泽泻二两、补骨脂二两。小水不利,煎车前子汤饮,照法煎成膏,不时服。丸方:人参(另煎)、陈皮一两、半夏、补骨脂(炒)、益智仁(炒)、茯神、枣仁(炒)、以上各一两、白术一两半(土炒)、山药一两(为末),淡姜汤泛为丸。每服二钱,桂圆十个,人参二钱,同煎汤服。煎方:山药、米仁(炒)、诃子、百合各二钱,补骨脂一钱,北五味六分、白术(土炒焦)、茯苓、车前各二钱,半夏、款冬花各一钱,白芍钱半(酒炒)、人参三钱,煨姜四分。

二月初一复诊:面色萎黄,久泻不止,未泻作痛,泻后痛愈,六脉数而无力,饮食减少,精神日耗,大解不时流出。此皆气虚之极,不能收摄,且元气下陷之故也。恐防气脱,须当理中汤温其脾胃,以调中益汤升提下陷之气,方为正治。下午,专固脾元:熟附子、炙甘草三分,诃子肉一钱,煨姜三分,人参三钱(另),干姜一钱四分(炒黑),茯苓二钱,白术五钱(土炒)。早上应以调中益气加减:人参二钱,升麻四分,柴胡五分,白术三钱,木香八分,黄芪一钱半,炙草二分,陈皮八分。午后,应服理中汤:人参、白术、干姜、甘草。如脉沉细,腹中痛,故用干姜之辛热能土中泻水;若脉弦,是木来克土,当用芍药为君,其味酸,能于土中泻水,故建中汤以此为君。

《王旭高临证医案·卷之二·虚劳门》

王。脾虚气陷,肛门先发外疡。疡溃之后,大便作泻,迄今一月有余。自云下部畏冷,而两脉弦硬不柔,此谓牢脉,症属阴虚。法以温中扶土,升阳化湿。党参、防风根、炮姜、陈皮、冬术、川芎、补故纸、砂仁、神曲;四神丸一两、资生丸二两和服。日三钱,开水送。[渊按]虽从阴虚而起,目前脾虚阳弱,不得不先治之。

17. 治肺劳

《医验大成·虚损》

一人倦怠气弱,口干畏寒,肌肉甲错,脉来迟缓,右寸尤甚。《脉法》云:迟则为寒,缓则为虚。此忧思过度,肺气受伤之症也。肺主气,虚则气怯;气为阳,阳虚则恶寒,肺主皮毛,虚则无津液充泽肌肤。气有余则物润泽,气不足则无以化液,故令口干;气壮则强,气馁则弱,肺气既虚,则怠倦矣。《经》曰:损其肺者,益其气。宜健脾以调母,所谓虚则补其母也。方:人参、白术、茯苓、甘草、肉桂、黄芪。

《王旭高临证医案·卷之二·虚劳门》

孙。久有咳嗽血痰之恙,今复肛门结疡,是肺遗热于大肠。脉数音哑,劳损之根。时当夏令,火旺金衰,颇有气逆血沸之虑。沙参、地骨皮、阿胶、白芍、麦冬、杏仁、白扁豆、川贝、枇杷叶、丹皮、白蜜二匙,药汁调服。

18. 治心劳

《医验大成·虚损》

一人性多忧虑,苦惊喜忘,不寐多汗,遗精溲赤,咳嗽吐血,咽痛口疮,左脉大而芤。左手属血,《脉诀》云:脉大而芤者,为脱血。《经》云:忧愁思虑,曲运神机,则伤心。此为心血不足,天君不宁之症。天王补心丹主之。方:人参、白苓、玄参、丹参、远志、桔梗各五钱,五味、当归、天冬、麦冬、柏子仁、枣仁各一两,生地四两。[愚按]心为君火主脉,过劳其心,则火妄动,而脉涌溢,血越窍而出也。火者,金之所畏,心移热于肺,故令咳嗽;心与小肠为表里,心移热于小肠,故令溲赤;心主血,在内为血,发外即为汗,虚则开阖失司,故令溢出。四体,心之脉,系于舌本,咽痛口疮,皆虚阳之内灼;心为神室,虚则邪气袭之,故苦惊喜忘;心血不足,则心系急引,神无所依,卧而不得瞑也。道家以精譬汞,神譬火,火发则汞飞,阳动于中,精摇于外,亦就是也。

19. 治肝劳

《医验大成·虚损》

一人六脉弦而大,左手独甚,症见面青、转筋、爪甲痛、善恐、精神不守、眩晕目昏、胁痛口苦、不能久立。此为肝伤筋极之候。宜用六味丸,加枸杞、五加皮之类。古人谓:肾肝之病同一治。所谓虚则补其母也。[愚按]肝者,将军之官,谋虑出焉。因谋而不决,怫而数怒,久久则伤其肝,东方之色也,病则色征于面矣。转筋者,肝主筋,筋竭津液则失其润养,而作劲急也。爪甲痛者,爪乃筋之余也。筋属木,木板而金承之也。不能久立者,筋虚不能束骨也。《经》曰:诸风掉眩,皆属肝木。又曰:徇蒙招摇,目眩耳聋,下虚上实,过在足少阳厥阴,甚则入肝。眼为肝之窍,得血而能视,今肝伤少血,故目昏;胁乃肝之区,谋虑不决,则正气凝结,故胁痛。肝移热于腑,胆汁上溢而口苦;肝藏魂,肝劳则邪居之,故令精神不守而恐。

20. 治肾劳

《医验大成·虚损》

一人血气方刚,不慎酒色,复因劳怒,头晕痰涌,手足麻痹,口干引饮,六脉洪数而虚。此肾元亏损,不能纳气而头晕;水冷不能归源而痰涌。麻痹,乃阳气虚热;作渴,乃虚火上炎。宜服六味丸补阴,而诸症自愈矣。

一人左手虚数,两尺虚涩,有眩运、梦泄、滑精诸恙,此系肾阴不足。肾脏一亏,气无所藏,气不足以摄精,故润下遗滑;水不足以制火,故炎上而眩晕。此坎离不交之故,宜寡欲以固元精,却劳以保母气,若徒事药石则末也。方:当归、白芍、生地、麦冬、山药、知母、玄参、甘菊、天麻、茯神、枣仁。

一人稚年,天真早亏,两尺微涩,寸口近驶,背难俯仰,小腹里急,小便赤涩,溺后余沥,囊湿生疮,腰痛气短,齿龋下冷。此嗜欲精伤。肾劳之症也。治宜壮水之主,以制阳光;固精健脾,以滋化源。[愚按]五脏皆有精,惟肾为藏精之都会,静则精藏,躁则消亡矣。夫精主封填骨髓,精以入房而竭,骨髓空虚是以背难俯仰;腰为肾府,肾伤而腰亦痛也。前阴者,肾之窍,肾气足则能管摄而溲溺,肾气怯则欲便而不利,既便而有余沥,皆因肾虚而失其开阖之常也。肾者,水脏,传化失宜,则水气留之而生湿热,故令囊湿生疮;小腹里急者,乃真水枯而火无制,故灼小腹筋膜而作里急也。齿乃肾之标,为骨之余,骨赖髓养,故精固则齿坚,肾衰则齿龋。短气者,以呼出心与肺,吸入肾与肝,肾伤则吸自微。阴并于下,阳格于上,所以下冷也。

《临证指南医案·卷一·虚劳》

金(七十)。寤则心悸,步履如临险阻,子后冲气上逆,此皆高年下焦空虚,肾气不纳所致。八味丸三钱,先服四日,淡苁蓉一两、河车胶一具、紫石英二两、小茴五钱、杞子三两、胡桃肉二两、牛膝一两半、五味子一两、茯苓二两、沙苑一两半、补骨脂一两、桑椹子二两,红枣肉丸。

《王旭高临证医案·卷之二·虚劳门》

汪。肾水不足,君火上炎,相火下炽。心中如燔,舌光如柿,阳事易举,阴精易泄。拟清君以制相,益肾以潜阳。所虑酷暑炎蒸,亢阳为害耳。川连、淡芩、黄柏、阿胶、甘草、大生地、鸡子黄一枚,搅和冲服。另:鸡子一个,破头,纳大黄三分,蒸熟。每日服一个。又,投咸苦坚阴降火,以制亢阳,心中之燔灼,舌色之光红,已减三分之一。然上午之身热如燎者未退,幸纳食颇增,苦寒可进,再望转机为吉。川连、大生地、淡芩、元参、蛤壳、阿胶、元精石、甘草、鸡子黄一枚,冲服。又,舌干红,知饥善食。水亏阳亢,土燥于中。咸苦坚阴之剂,虽衰其燔亢之势,未能尽除其焰。犹畏炎暑,湿热相火蒸腾。复入清中固下,仍不出咸苦之例。洋参、甘草、川连、生石膏、蛤壳、知母、麦冬、阿胶、大生地、黄柏末、猪胆汁丸三钱。每朝开水送下一钱。[渊按]胃气未败,可任苦寒咸润,直折其炎上之火,然亦须防胃败。虚损之所以难治者,大都如此。

徐。二月间吐痰带血,血止之后,略兼干咳。交清明节,咳嗽渐甚。四月初,身加发热。今诊脉细数,形容消瘦,行动气升。此属肾气先亏于下,复因劳碌感邪,延绵不已,虑成劳损。静养为佳。阿胶、牛蒡子、炙甘草、茯苓、杏仁、川贝、款冬花、元沙参、蛤壳、枇杷叶。

21. 治冷劳

《王旭高临证医案·卷之二·虚劳门》

赵。脉沉数,手足冷,胸闷食少,脾胃衰弱。大便干燥者,肠中之津液枯也。法当温中土,润大肠,仿菟丝子丸加减。吴茱萸、淡苁蓉、花槟榔、怀牛膝、砂仁、柏子仁、川熟附、陈皮、菟丝子、茯苓、怀山药。[渊按]槟榔一味,取其沉降直达下焦,引领辛润诸药至大肠耳,非欲其破滞气也。又,前方加火麻仁、郁李仁、当归。

22. 治虚劳失精

《医验大成·虚损》

一人向来脾肾两虚,少年极失谨慎,三十岁前,忽患脾泄,参苓白术散常不辍口,病发时,必用桂附方愈。三十岁后,脾胃甚好,善啖,自恃强壮,初患齿痛,口舌痛,以凉膈散数钱服之,即愈。自此常发常服,至半年后,满口腐烂,饮食不进,凉药愈服愈剧。予诊其脉,两寸浮数而微,关尺浮弱而涩,因谓乃兄曰:"形虽有余,精仍不足,当严守戒忌,服滋补药,凉剂不可再投矣。"用八珍汤,倍地黄以峻补肾水,加桂、附各一分,引火归元,正《内经》所谓折之不去,求其属以衰之也。煎就凉服,不使与上焦之虚热争也。

《临证指南医案·卷一·虚劳》

范(二一)。父母弱症早丧,禀质不克充旺,年二十岁未娶,见病已是损怯。此寒热遇劳而发,即《内经》阳维脉衰,不司维续,护卫包举,下部无力,有形精血,不得充涵筋骨矣,且下元之损,必累八脉,此医药徒补无用。鹿茸、杞子、归身、巴戟、沙苑、茯苓、舶茴香,羊肉胶丸。

《王旭高临证医案·卷之二·虚劳门》

张。劳碌内伤脾,倦怠而无力,凛凛畏寒频,浙浙盗汗出,咳多痰带红,食少身无热。土衰金不生,卫虚营不摄。延来半载余,劳损难调适。炙甘草、当归、白芍、冬术、党参、怀山药、黄芪、麦冬、茯神、五味子、红枣。[渊按]此非劳倦伤中,乃劳损伤精也。所因不同,见证亦异,勿得混治。又,益元气,补脾土。土旺而金自生,气足而力自足。前方去甘草,加陈皮、生熟谷芽。

下 篇
肢体经络病证

第一章

痹 证

痹又称"痹病""痹证",泛指人体正气不足,风、寒、湿等邪侵袭或凝滞肌肤筋骨,经络痹阻而引起肢节疼痛、麻木、屈伸不利等为特征的一类疾病。早在先秦两汉简帛医书中就有涉及"痹"的文献资料,而在《黄帝内经》中设有专篇,详论关于痹的内容,历代医家也大多在此基础上对痹病展开丰富的论述。根据痹证的临床表现,西医学中的风湿关节炎、类风湿关节炎、骨关节病、坐骨神经痛、肩关节周围炎、痛风等均属于本篇范畴。其他疾病累及关节,而出现痹证症候者,亦可参照本章有关内容进行辨证论治。

【辨病名】

在不同时代,基于各医家不同的临床经验,对痹的认识也不完全一致,分类也不统一,因而痹病在医籍中名目甚多,不同方式的命名内涵常存在交叉的现象,比如"风痹"和"行痹"、"寒痹"和"痛痹"。痹的别称也相当丰富,而由于年代变迁,一些名称概念的外延也在不断变化,如《医学纲目》以"痛痹(即痛风)"为词条目录;《景岳全书》:"风痹一证,即今人所谓痛风也。"这也给厘清概念造成了一定困难。在整体把握上,古人常根据痹发生的病因、部位、症状特征等对痹进行分类命名,同时也有少量按季节、发病和病程特点、兼证、人群命名的内容。

《黄帝内经素问·痹论》:"黄帝问曰:痹之安生?岐伯对曰:风寒湿三气杂至,合而为痹也……所谓痹者,各以其时重感于风寒湿之气也。"

《赤水玄珠·第十二卷·痹门》:"生生子曰:按《内经》《灵枢》所云:痹证有脏腑、营卫、筋脉、肌皮、骨及俞合刺法,论包甚广,而世之认痹证者绝少。丹溪拟名痛风,编门论治,是从《内经》寒气多者为痛痹论得其一也。其有不痛及各脏腑俞合等证,世皆不详载者。意其以风寒湿三气为病之本,散寓于各证之下,随各证而分治之。如胞痹寓淋、肠痹寓飧泄、心痹寓噫气、肺痹寓喘满之类皆是。然则痹之不名也久矣。宜乎其有认为痿,认为风,认为脚气同治者,此不务研经旨,而惟务求同俗也。可慨夫!予今列经旨于篇首,以全轩岐旧意,以痛风复痛痹,以昭中古诸贤证治,得痹之一,俾合前后而考之,庶可因名而循其实也。设不复之,则痛者,固可以为风,而于不痛者,独不可以为风乎?抑凡见筋骨作痛,而亦有血虚、有阴火、有痰涎者,又皆可以风名之乎?在丹溪诸公,必自能融会体认。其如因名迷实之弊,流害已久,名不正,则言不顺,予故不能无容言也。后之明哲,幸鉴于心。"

《张氏医通·卷六·痿痹门·痹》:"骨痹者,即寒痹痛痹也,其证痛苦攻心,四肢挛急,关节浮肿。筋痹者,即风痹行痹也,其证游行不定,与血气相搏,聚于关节,筋脉弛纵,或赤或肿。脉痹者,即热痹也,脏腑移热,复遇外邪客搏经络,留而不行,其证肌肉热极,皮肤如鼠走,唇口反裂,皮肤色变。肌痹者,即著痹湿痹也,留而不移,汗出四肢痿弱,皮肤麻木不仁,精神昏塞。皮痹者,即寒痹也,邪在皮毛,瘾疹风疮,搔之不痛,初起皮中如虫行状。以上诸证,又以所遇之时而命名。非行痹、痛痹、著痹外,又有皮、脉、筋、肌、骨之痹也。"

《症因脉治·卷三·痹证论》:"秦子曰:痹者闭也,经络闭塞,麻痹不仁,或攻注作疼,或凝结关节,或重着难移,手足偏废,故名曰痹。"

《温病条辨·卷二·中焦篇·湿温》:"《经》谓:风、寒、湿三者合而为痹。《金匮》谓:经热则痹。盖《金匮》诚补《内经》之不足。痹之因于寒者固多,痹之兼乎热者,亦复不少,合参二经原文,细验于临证之时,自有权衡。本论因载湿温而类及热痹,见湿温门中,原有痹证,不及备载痹证之全,学者欲求全豹,当于《内经》《金匮》、喻氏、叶氏以及宋元诸名家,合而参之自得。大抵不越寒热两条,虚实异治。寒痹势重而治反易,热痹势缓而治反难,实者单病躯壳易治,虚者兼病脏腑夹痰饮腹满等证,则难治矣,犹之伤寒两感也。此条以舌灰目黄,知其为湿中生热;寒战热炽,知其在经络;骨骱疼痛,知其为痹证。"

一、按病因命名

痹证按病因可有风痹、寒痹、湿痹、热痹、冷痹、暑湿痹、风湿痹等诸多病名。

1. 风痹

《黄帝内经灵枢·寿夭刚柔》:"故曰:病在阳者,名曰风;病在阴者,名曰痹;阴阳俱病,名曰风痹。"

《诸病源候论·风病诸候·风痹手足不随候》:"风寒湿三气合而为痹。风多者为风痹,风痹之状,肌肤尽痛。诸阳之经,尽起于手足,而循行于身体。风寒之客肌肤,初始为痹,后伤阳经,随其虚处而停滞,与血气相搏,血气行则迟缓,使机关弛纵,故风痹而复手足不随也。其汤熨针石,别有正方,补养宣导,今附于后。《养生方·导引法》云:左右拱两臂,不息九通。治臂足痛,劳倦风痹不随。"

《诸病源候论·风病诸候·风痹候》:"痹者,风寒湿三气杂至,合而成痹。其状肌肉顽厚或疼痛。由人体虚,腠理开,故受风邪也。病在阳曰风,在阴曰痹,阴阳俱病曰风痹。"

《类经·十八卷·疾病类·风痹死证》:"风痹淫泺,病不可已者(病在阳命曰风,病在阴命曰痹,阴阳俱病命曰风痹;淫泺者,浸淫日深之谓。泺音鹿),足如履冰,时如入汤中,股胫淫泺,烦心头痛,时呕时悗,眩已汗出,久则目眩,悲以喜恐,短气不乐,不出三年死也(足如履冰之寒,又如入汤之热,下而股胫,中而腹心,上而头目,无所不病,在表则汗出,在里则短气不乐,或为悲哀,或为喜恐,此阴阳俱病之候,虽尚可支持,然不能出三年也。悗,美本切)。"

《症因脉治·卷三·痹证论·外感痹症》:"风痹之症:走注疼痛,上下左右,行而不定,故名行痹。此风邪为痹之症也。"

2. 寒痹

《症因脉治·卷三·痹证论·外感痹症》:"寒痹之症:疼痛苦楚,手足拘紧,得热稍减,得寒愈甚,名曰痛痹。此寒邪成痹之症也。"

3. 湿痹

《症因脉治·卷三·痹证论·外感痹症》:"湿痹之症:或一处麻痹不仁,或四肢手足不举,或半身不能转侧,或湿变为热,热变为燥,收引拘挛作痛,蜷缩难伸,名曰着痹。此湿痹之症也。"

《温病条辨·卷二·中焦篇·湿温》:"湿聚热蒸,蕴于经络,寒战热炽,骨骱烦疼,舌色灰滞,面目萎黄,病名湿痹,宣痹汤主之。"

4. 热痹(痹热)

《黄帝内经素问·痹论》:"其热者,阳气多,阴气少,病气胜,阳遭阴,故为痹热。"

《症因脉治·卷三·痹证论·外感痹症》:"热痹之症:肌肉热极,唇口干燥,筋骨痛不可按,体上如鼠走状,此《内经》所云阳气多,阴气少,阳独盛,故为热痹之症。《内经》原有热痹,方书止列三条,误也。"

5. 冷痹

《圣济总录·卷第二十·风冷痹》:"论曰:痹虽异状,然皆本于三气。寒气多者,谓之冷痹。其证令人脚膝酸疼,行履艰难,四肢瘈麻,身体俱痛,甚则有一身不随者。"

《圣济总录·卷第八十五·腰痛门·腰脚冷痹》:"论曰:痹之为病,在骨则重,在皮则寒,在肉则不仁,在筋则屈而不伸,在脉则血凝而不流,腰脚得之,谓之冷痹者,亦由风寒湿杂合而成也。盖肾主腰脚,其经为寒邪冷气所客,注于腰脚,则膝胫髀腨腰脊冷痛,肌肉不仁,故以名焉。"

《本草纲目·纲目第七卷(下)·土之一·鼠壤土》:"中风筋骨不随,冷痹骨节疼,手足拘急,风掣痛。"

6. 暑湿痹

《温病条辨·卷二·中焦篇·湿温》:"暑湿痹者,加减木防己汤主之。"

7. 风湿痹

《诸病源候论·风病诸候·风湿痹候》:"风湿痹病之状,或皮肤顽厚,或肌肉酸痛。风寒湿三气杂至,合而成痹。其风湿气多而寒气少者,为风湿痹也。"

《圣济总录·卷第二十·风湿痹》:"论曰:风湿痹者,以风湿之气,伤人经络而为痹也。其状皮肤痛厚，肌肉酸痛，盖由真气虚弱，为风湿所袭。久不瘥，入于经络，搏于阳经，致机关纵缓，不能维持，故令身体手足不随也。”

二、按部位命名

（一）按五体命名

按五体命名，合称“五体痹”，亦称八风五痹或五痹，其包括筋痹、脉痹、肌痹、皮痹、骨痹。古人常合而述之，示此。

《黄帝内经素问·移精变气论》：“中古之治病，至而治之，汤液十日，以去八风五痹之病，十日不已，治以草苏草荄之枝，本末为助，标本已得，邪气乃服。”

《黄帝内经素问·痹论》：“帝曰：其有五者何也？岐伯曰：以冬遇此者为骨痹；以春遇此者为筋痹；以夏遇此者为脉痹；以至阴遇此者为肌痹；以秋遇此者为皮痹。”

《严氏济生方·诸痹门·五痹论治》：“风寒湿三气杂至，合而为痹。皆因体虚腠理空疏，受风寒湿气而成痹也。痹之为病，寒多则痛，风多则行，湿多则著；在骨则重而不举，在脉则血凝而不流，在筋则屈而不伸，在肉则不仁，在脾则逢寒急，逢热则纵，此皆随所受邪气而生证也。大率痹病，总而言之，凡有五种，筋痹、脉痹、皮痹、骨痹、肌痹是也。筋痹之为病，应乎肝，其状夜卧则惊，饮食多，小便数；脉痹之为病，应乎心，其状血脉不流，令人痿黄，心下鼓气，卒然逆喘不通，嗌干善噫；肌痹之为病，应乎脾，其状四肢懈怠，发咳呕吐；皮痹之为病，应乎肺，其状皮肤无所知觉，气奔喘满；骨痹之为病，应乎肾，其状骨重不可举，不遂而痛且胀。”

《赤水玄珠·第十二卷·痹门》：“帝曰：其有五者何也？岐伯曰：以冬遇此者为骨痹，以春遇此者为筋痹，以夏遇此者为脉痹，以至阴遇此者为肌痹，以秋遇此者为皮痹。（此皆以所遇之时，所客之处命名，非行痹、痛痹、著痹之外，又别有些五痹也。以时令配五脏所使而言也。）”

《杂病心法要诀·卷一·痹病总括》：“三痹之因风寒湿，五痹筋骨脉肌皮，风胜行痹寒痹痛，湿胜着痹重难支。皮麻肌木脉色变，筋挛骨重遇邪时，复感于邪入脏腑，周同脉痹不相移……此皆以病遇邪之时，及受病之处而得名，曰五痹也。”

1. 筋痹

《类经·十七卷·疾病类·六经痹疝》：“少阳有余病筋痹、胁满（少阳者相火之气也，其合肝胆，其主筋，其脉行于胁肋，故少阳之邪有余者，当病筋痹胁满）。”

《张氏医通·卷六·痿痹门·痹》：“筋痹者，即风痹、行痹也，其证游行不定，与血气相搏，聚于关节，筋脉弛纵，或赤或肿。”

《症因脉治·卷三·痹证论·内伤痹症》：“肝痹之症：即筋痹也。夜卧则惊，多饮数小便，腹大如怀物，左胁凝结作痛，此肝痹之症也。”

2. 脉痹

《类经·十七卷·疾病类·六经痹疝》：“阳明有余病脉痹、身时热（阳明者燥金之气也，其合大肠与胃，燥气有余，则血脉虚而阴水弱，故病脉痹及身为时热）。”

《张氏医通·卷六·痿痹门·痹》：“脉痹者，即热痹也。脏腑移热，复遇外邪客搏经络，留而不行。其证肌肉热极，皮肤如鼠走，唇口反裂，皮肤色变。”

《症因脉治·卷三·痹证论·内伤痹症》：“心痹之症：即脉痹也。脉闭不通，心下鼓暴，嗌干善噫，厥气上则恐，心下痛，夜卧不安，此心痹之症也。”

3. 肌痹（肉痹）

《类经·十七卷·疾病类·六经痹疝》：“太阴有余病肉痹、寒中（太阴者湿土之气也，湿邪有余，故为肉痹；寒湿在脾，故为寒中）。”

《张氏医通·卷六·痿痹门·痹》：“肌痹者，即著痹、湿痹也。留而不移，汗出四肢痿弱，皮肤麻木不仁，精神昏塞。”

《症因脉治·卷三·痹证论·内伤痹症》：“脾痹之症：即肌痹也。四肢怠惰，中州痞塞，隐隐而痛，大便时泻，面黄足肿，不能饮食，肌肉痹而不仁，此脾痹之症也。”

4. 皮痹

《类经·十七卷·疾病类·六经痹疝》：“少阴有余病皮痹、隐轸（少阴者君火之气也，火盛则克金，皮者肺之合，故为皮痹；隐轸，即瘾疹也）。”

《张氏医通·卷六·痿痹门·痹》：“皮痹者，即寒痹也，邪在皮毛，瘾疹风疮，搔之不痛，初起皮中如虫行状。”

《症因脉治·卷三·痹证论·内伤痹症》:"肺痹之症:即皮痹也。烦满喘呕,逆气上冲,右胁刺痛,牵引缺盆,右臂不举,痛引腋下,此肺痹之症也。"

5. 骨痹

《类经·十七卷·疾病类·六经痹疝》:"太阳有余病骨痹、身重(太阳者寒水之气也,其合肾,其主骨,故太阳寒邪有余者,主为骨痹、为身重)。"

《症因脉治·卷三·痹证论·内伤痹症》:"[肾痹之症]即骨痹也。善胀,腰痛,遗精,小便时时变色,足挛不能伸,骨痿不能起,此肾痹之症也。"

(二)按体表部位命名

此类痹病名称,一般指某个部位的疼痛,如肢痹、一身尽痛、臂痹、腰痛、膝痛、腿痛、足痹等。

《医林改错·卷下·痹症有瘀血说》:"凡肩痛、臂痛、腰疼、腿疼或周身疼痛,总名曰痹症。"

1. 肢痹

《医方集宜·卷之一·中风·治方》:"(御风丹)治半身不遂,口眼歪斜,暗风倒仆,呕恶痰涎,肢痹。"

《临证指南医案·卷七·痹》:"俞,肩胛连及臂指,走痛而肿,一年,乃肢痹也。络虚留邪,和正祛邪……又有周痹、行痹、肢痹、筋痹及风寒湿三气杂合之痹,亦不外乎流畅气血,祛邪养正,宣通脉络诸法。"

2. 一身尽痛

《医学纲目·卷之十二肝胆部·诸痹》:"一身尽痛,其病暴似伤寒,属湿痹,并见伤寒太阳症门。其留连难已者,于此求之。寒而一身痛苦,甘草附子汤;热者,拈痛汤。"

《张氏医通·卷五·诸痛门·身体痛》:"体痛为一身尽痛。伤寒霍乱、中暑阴毒、湿痹、痛痹皆有体痛,但看兼证及问因诊脉而别之。"

3. 臂痛(臂痹)

《医学纲目·卷之十二肝胆部·诸痹》:"(垣):臂痛有六道经络,究其痛在何经络之间,以行本经药行其气血,血气通则愈矣。若表上诸疼痛,便下之则不可,当详细辨之。上东垣云:臂痛有六道经络,以行本经药行其气血者,盖以两手伸直,其臂贴身垂下,大指居前,小指居后而定之。而其臂臑之前廉痛者,属阳明经,以升麻、白芷、干葛行之。后廉痛者,属太阳经,以藁本、羌活行之。外廉痛者,属少阳,以柴胡行之。内廉痛者,属厥阴,以柴胡、青皮行之。内前廉痛者,属太阴,以升麻、白芷、葱白行之。内后廉痛者,属少阴,以细辛、独活行之。并用针灸法,视其何经而取之也。"

《张氏医通·卷五·诸痛门·臂痛》:"臂痛为风寒湿所搏,或因饮液流入,或因提挈重物,皆致臂痛。有肿者,有不肿者。除饮证外,其余诸痛,并宜五积散、蠲痹汤选用,虚人必加人参以助药力。若坐卧为风湿所搏,或睡后手出被外,为寒所袭而痛者,五积散。审知是湿痹经络,血凝气滞作痛,蠲痹汤。挈重伤筋,以致臂痛,宜和气调血,十全大补汤。痰饮流入四肢,肩背酸疼,两臂软痹,导痰加木香、片子姜黄、姜制白术,若作风治误矣。中脘留伏痰饮,臂痛难举,手足不能转移,指迷茯苓丸。丹溪治臂痛,以二陈汤加酒炒黄芩、苍术、羌活。"

《金匮翼·卷六·痹症统论·臂痛》:"臂痹者,臂痛连及筋骨,上支肩胛,举动难支,由血弱而风中之也。"

4. 腰痛

《张氏医通·卷五·诸痛门·腰痛》:"肾虚由卧湿地,流入腰脚,偏枯冷痹疼重,《千金》独活寄生汤;兼风湿者,改定三痹汤。"

5. 膝痛

《张氏医通·卷五·诸痛门·膝痛》:"《经》云:膝者筋之府,屈伸不能,行则偻俯,筋将惫矣。故膝痛无有不因肝肾虚者,虚则风寒湿气袭之。"

6. 腿痛

《张氏医通·卷五·诸痛门·腿痛》:"大股痛,痛而喜按者,肝肾虚寒而湿气痹著也,四斤丸二方选用。痛不可按者,败血也,川芎肉桂汤,或舒筋三圣散,酒调服。妇人产后多有此证,宜加穿山甲、桃仁。虚人,十全大补汤加附子、穿山甲。有湿热者,痛虚心肿,而沉重不能转侧,二妙散加羌、防、升、柴、术、草之类,或除湿汤、渗湿汤选用。寒热而胆痛者,须防发痈。"

7. 足痹

《黄帝内经灵枢·阴阳二十五人》:"黄帝曰:夫子之言,脉之上下,血气之候,以知形气奈何?岐伯曰:足阳明之上,血气盛则髯美长;血少气多则髯短;故气少血多则髯少;血气皆少则无髯,两吻多画。足阳明之下，血气盛则下毛美长至胸；血多气少则下毛美短至脐，行则善高举足，足趾少肉，足善寒；血少气多则肉而善瘃；血气皆少则无毛，有则稀枯悴，善痿厥足痹。"

《医学纲目·卷之十二肝胆部·诸痹·痛痹》："足痛，新病以痛风法治之，久病非脚气，以鹤膝风治之，各自有门。痛风多属血虚，然后寒热得以侵之。"

（三）按部位浅深命名

按部位浅深命名可有浮痹、深痹、血痹。

1. 浮痹

《黄帝内经灵枢·官针》："七曰毛刺，毛刺者，刺浮痹皮肤也。"

2. 深痹

《黄帝内经灵枢·九针论》："八者，风也。风者，人之股肱八节。八正之虚风，八风伤人，内舍于骨解腰脊节腠理之间，为深痹也。故为之治针，必长其身，锋其末，可以取深邪远痹。"

3. 血痹

血痹是指气血虚弱，邪入于血分而成的痹病。

《金匮要略方论·卷上·血痹虚劳病脉证并治第六》："问曰：血痹病从何得之？师曰：夫尊荣人，骨弱肌肤盛，重因疲劳，汗出，卧不时动摇，加被微风，遂得之。但以脉自微涩，在寸口、关上小紧。宜针引阳气，令脉和紧去则愈。血痹，阴阳俱微，寸口关上微，尺中小紧，外证身体不仁，如风痹状，黄芪桂枝五物汤主之。"

《诸病源候论·风病诸候·血痹候》："血痹者，由体虚，邪入于阴经故也，血为阴，邪入于血而痹，故为血痹也。其状形体如被微风所吹，此由忧乐之人，骨弱肌肤盛，因疲劳汗出，卧不时动摇，肤腠开，为风邪所侵也。诊其脉自微涩，在寸口、关上小紧，血痹也。宜可针引阳气，令脉和紧去则愈。"

《濒湖脉学·涩（阴）》："涩缘血少或伤精，反胃亡阳汗雨淋，寒湿入营为血痹。"

《张氏医通·卷六·痿痹门·痹》："血痹者，寒湿之邪，痹著于血分也。辛苦劳动之人，皮腠致密，筋骨坚强，虽有风、寒、湿邪，莫之能客。惟尊荣奉养之人，肌肉丰满，筋骨柔脆，素常不胜疲劳，行卧动摇，或遇微风，则能痹著为患。不必风、寒、湿之气杂至而为病也。上条言脉自微涩，而关寸小紧，为湿痹血分，所以阳气不能外行，故宜针引阳气以和阴血。下条言阴阳俱微，而尺中小紧，为营卫俱虚，所以身体不仁，故宜药通营卫，行散其痹，则紧去人安而愈矣。夫血痹者，即《内经》所谓在脉则血凝不流。仲景直发其所以不流之故，言血既痹，脉自微涩，然或寸或关或尺，其脉见小急之处，即风入之处也。故其针药所施，皆引风外出之法也。"

《血证论·卷六·痹痛》："身体不仁，四肢疼痛，今名痛风，古曰痹证。虚人感受外风，客于脉分，则为血痹。"

三、按症状特征命名

历代文献中，痹病按症状特征分类的命名有很多，如行痹、痛痹、着痹、周痹、众痹、偏痹、软痹、鹤膝风、历节、历节风、白虎历节风、历节风痹、痛风等。

1. 行痹、痛痹、着痹

"行痹、痛痹、着痹"以症状特征命名，其本质仍是风痹、寒痹和湿痹。

《黄帝内经素问·痹论》："黄帝问曰：痹之安生？岐伯对曰：风寒湿三气杂至，合而为痹也。其风气胜者为行痹，寒气胜者为痛痹，湿气胜者为著痹也。"

《医学纲目·卷之十二肝胆部·诸痹》："行痹者，行而不定也，称为走注，疼痛及历节之类是也。痛痹者，疼痛苦楚，世称为痛风及白虎飞尸之类是也。着痹者，着而不移，世称为麻木不仁之类是也。"

《张氏医通·卷六·痿痹门·痹》："行痹者，病处行而不定，走注历节疼痛之类，当散风为主。御寒利气，仍不可废，更须参以补血之剂。盖治风先治血，血行风自灭也。痛痹者，寒气凝结，阳气不行。故痛有定处，俗名痛风是也，治当散寒为主。疏风燥湿，仍不可缺，更须参以补火之剂，非大辛大温，不能释其凝寒之害也。著痹者，肢体重著不移，疼痛麻木是也。盖气虚则麻，血虚则木。治当利湿为主。祛风解寒。亦不可缺，更须参以理脾补气之剂。盖土强自能胜湿，而气旺自无顽麻也。"

（1）行痹

《圣济总录·卷第一十九·诸痹门·行痹》：

"论曰：《内经》谓风寒湿三气杂至，合而为痹，其风气胜者为行痹。夫气之在人，本自流通，所以痹者，风寒湿三气合而为病也。然三气之中，各有阴阳，风为阳气，善行数变，故风气胜则为行痹。其证上下左右，无所留止，随其所至，气血不通是也。"

(2) 着痹

《圣济总录·卷第一十九·诸痹门·着痹》："论曰：《内经》谓湿气胜者为着痹。地之湿气感则害人皮肉筋脉。盖湿土也，土性缓，营卫之气，与湿俱留，所以湿胜则着而不移也。其证多汗而濡者，以阴气盛也。治宜除寒湿，通行经络则瘥。"

(3) 痛痹

《圣济总录·卷第一十九·诸痹门·痛痹》："论曰：《内经》谓寒气胜者为痛痹。夫宜通，而塞则为痛。痹之有痛，以寒气入经而稽迟，泣而不行也。痛本于寒气偏胜，寒气偏胜，则阳气少阴气多，与病相益。治宜通引营卫，温润经络。血气得温则宣流，自无壅阏也。"

2. 周痹、众痹

《黄帝内经灵枢·周痹》："黄帝问于岐伯曰：周痹之在身也，上下移徙随脉，其上下左右相应，间不容空，愿闻此痛在血脉之中邪？将在分肉之间乎？何以致是？其痛之移也，间不及下针；其慉痛之时，不及定治，而痛已止矣。何道使然？愿闻其故。岐伯答曰：此众痹也，非周痹也。

黄帝曰：愿闻众痹。岐伯对曰：此各在其处，更发更止，更居更起，以右应左，以左应右，非能周也，更发更休。黄帝曰：善。刺之奈何？岐伯对曰：刺此者，痛虽已止，必刺其处，勿令复起。帝曰：善。愿闻周痹何如？岐伯对曰：周痹者，在于血脉之中，随脉以上，随脉以下，不能左右，各当其所。黄帝曰：刺之奈何？岐伯对曰：痛从上下者，先刺其下以过之，后刺其上以脱之；痛从下上者，先刺其上以过之，后刺其下以脱之。

黄帝曰：善。此痛安生？何因而有名？岐伯对曰：风寒湿气，客于外分肉之间，迫切而为沫，沫得寒则聚，聚则排分肉而分裂也，分裂则痛，痛则神归，神归之则热，热则痛解，痛解则厥，厥则他痹发，发则如是。帝曰：善。余已得其意矣。此内不在藏，而外未发于皮，独居分肉之间，真气不能周，故名曰周痹。故刺痹者，必先切循其下之六经，视其虚实，及大络之血结而不通，及虚而脉陷空者而调之，熨而通之。其瘈坚，转引而行之。黄帝曰：善。余已得其意矣，亦得其事也。九者经巽之理，十二经脉阴阳之病也。"

《杂病心法要诀·卷一·周痹》："周痹患定无歇止，左右不移上下行，似风偏废只足手，口眼无斜有痛疼。"

《续名医类案·卷十三·痛痹》："族孙壮年患遍身筋骨疼痛，肢节肿痛，痛处如虎啮，如火燎，非三五人不能起居，呻吟不食，医投疏风之剂不应。又以乳香、没药活血止痛亦不应。诊之，六脉浮紧而数，曰：此也，俗名，乃湿热所致。"

《友渔斋医话·第五种·证治指要一卷·痹》："痹者，疲也。有周痹，周身及四肢麻木或痛。盖因气血不充，兼受风湿而成，治宜补气血，佐散风利湿之药，须带温而行之，方有效也。有行痹，麻木与痛无定所也，其治法与周痹相同。"

3. 偏痹

《黄帝内经素问·本病论》："民病卒中偏痹，手足不仁。"

《备急千金要方·卷八·治诸风方·论杂风状第一》："诸痹由风寒湿三气并客于分肉之间，迫切而为沫，得寒则聚，则排分肉，肉裂则痛，痛则神归之，神归之则热，热则痛解，痛解则厥，厥则他痹发，发则如是。此内不在脏而外未发于皮肤，居分肉之间，真气不能周，故为痹也。其风最多者，不仁则肿，为行痹，走无常处。其寒多者，则为痛痹。其湿多者，则为着痹。冷汗濡，但随血脉上下不能左右去者，则为周痹也。在肌中更发更止，左以应左，右以应右者，为偏痹也。"

4. 软痹

《症因脉治·卷二·痰症论·丹溪杂治》："痰饮在胃，每多攻注，四肢肩背，或为麻木，软痹肿痛，指迷丸主之。"

《类证治裁·卷之六·肩背手臂痛论治》："痰饮流入四肢，肩背手臂酸痛软痹者，导痰汤加姜、炒白术、姜黄、木香。"

5. 历节、历节风、白虎历节风、历节风痹、痛风

此条概念多有混称，仅列历节和痛风两类，以示其意。

(1) 历节

《金匮要略方论·卷上·中风历节病脉证并

治第五》：" 寸口脉沉而弱，沉即主骨，弱即主筋，沉即为肾，弱即为肝，汗出入水中，如水伤心，历节黄汗出，故曰……盛人脉涩小，短气，自汗出，历节疼，不可屈伸，此皆饮酒汗出当风所致。诸肢节疼痛，身体尪羸，脚肿如脱，头眩短气，温温欲吐，桂枝芍药知母汤主之……味酸则伤筋，筋伤则缓，名曰泄；咸则伤骨，骨伤则痿，名曰枯。枯泄相搏，名曰断泄。荣气不通，卫不独行，荣卫俱微，三焦无所御，四属断绝，身体羸瘦，独足肿大，黄汗出，胫冷。假令发热，便为历节也。病历节，不可屈伸，疼痛，乌头汤主之。"

《丹溪心法·卷四·痛风六十三》："遍身骨节疼痛，昼静夜剧，如虎啮之状，名曰白虎历节风。"

《疡科心得集·卷中·辨漏肩风论》："《经》云：风胜则动，热胜则肿。想因寒湿阻络，化火蒸热，营卫失和，遍体节骱酸楚掣痛而为历节风痹。漏肩风，肩骱酸楚，或疼痛漫肿，亦因风寒湿阻络而发。用药与前证同。"

（2）痛风

《医学纲目·卷之十二肝胆部·诸痹·痛痹》："（丹）痛风论，彼痛风者，大率因血受热，已自沸腾，其后涉于冷水，或立湿地，或扇风取凉，或坐卧当风，寒凉外搏，热血得寒，污浊凝涩，所以作痛，夜则痛甚，行于阴也。治法以辛热之剂，流散寒湿，发腠理。其血得行，与气相和，其病自安。然亦有数种，治法各异，谨书一二，以证予言。"

《景岳全书·卷之十二从集·杂证谟·风痹》："风痹一证，即今人所谓痛风也。"

《医门法律·卷三·中风门·风门杂法七条》："痛风一名白虎历节风，实即痛痹也。《经》既言以寒气胜者为痛痹矣，又言凡伤于寒者，皆为热病，则用药自有一定之权衡。"

《张氏医通·卷六·痿痹门·痛风》："《中藏经》曰：历节疼痛者，因醉犯房而得之。此其概也，大都痛痹之证。""历节，《景岳全书》曰：历节风痛，以其痛无定所，即行痹之属也。《病源》云：历节风痛是气血本虚，或因饮酒腠理开，汗出当风所致。或因劳倦，调护不谨，以致三气之邪，遍历关节，与气血相搏。而疼痛非常，或如虎之咬，故又有白虎历节之名。"

《续名医类案·卷十三·痛痹》："夫痛痹止有五痹，皮痹、脉痹、肌痹、骨痹、筋痹，未闻有脏腑痹也。"

《杂病心法要诀·卷一·痹病总括》："近世曰痛风，曰流火，曰历节风，皆行痹之俗名也。"

6. 鹤膝风

《张氏医通·卷六·痿痹门·鹤膝风》："鹤膝风者，胫细而膝肿是也……喻嘉言曰：鹤膝风者，即风、寒、湿之痹于膝者也。如膝骨日大，上下肌肉日枯，且未可治其膝，先养血气使肌肉渐荣，后治其膝可也。"

《医学心悟·卷三·痹》："复有患痹日久，腿足枯细，膝头壅大，名曰鹤膝风。此三阴本亏，寒邪袭于经络，遂成斯症，宜服虎骨胶丸，外贴普救万全膏，则渐次可愈。失此不治，则成痼疾，而为废人矣。"

《时方妙用·卷四·鹤膝风》："胫细而膝肿是也，为风寒湿三气，合痹于膝而成。"

《疡科心得集·卷中·辨鹤膝风人面疮论》："鹤膝风者，以膝肿而胻腿枯细，如鹤膝之形而名之也。此证有二：有发之暴者为水鹤膝，有发之缓者为旱鹤膝……又小儿鹤膝风，如色红焮肿，朝轻暮重，寒热交作者，先以羚羊角散加黄柏、苍术，或独活寄生汤，先去其湿火，然后温补。"

《类证治裁·卷之五·论治》："膝者筋之府，屈伸不利，两膝壅肿，内外皆痛，腿细膝粗，如鹤之膝，是名鹤膝风。多由足三阴经亏损，风邪乘之使然。治在活血荣筋，兼理风湿……由脚软渐成鹤膝，独活寄生汤。"

《医学正传·卷之三·痢》："二防饮，治痢后不谨，感冒寒湿，或涉水履霜，以致两足痛痹，如刀剜虎咬之状，膝膑肿大，不能行动，名鹤膝风，此药神效。"

7. 脚气

《古今医统大全·卷之五十九·脚气门·病机叙论》："东垣云：《千金秘录》总谓南方皆系卑湿雾露所聚之地，其实腠理疏，阳气不能外固，因而履之，则清湿袭虚，病起于下，此由气血衰弱，受清湿之邪，气与血并行肤腠，邪气盛，正气少，故血气涩，涩则痹，虚则弱，故令痹弱也，后人名曰脚气。"

《医学纲目·卷之十二肝胆部·诸痹·风痹杂合病》："风痹，风与痹杂合病也。盖风痹痿厥四者多杂合。如风痹、风痿、痿厥、痹厥、风厥之类是也。风痿、风痱病，今集中风门。痿厥、痹厥，即脚气病，今集入厥门。风厥、痿痹，散见各门。风痹，今入痹门焉。"

《医方考·卷五·脚气门第六十·防己饮》："脚气者，湿热在足，而作气痛也。湿热分争，湿胜则令人憎寒，热胜则令人壮热。此其为证，亦有兼头疼者，颇类伤寒，惟其得病之始，本于脚气为异耳。又不可以脚肿为拘，亦有痛而不肿者，名曰干脚气；亦有缓纵不随者，名曰缓风；亦有疼痛不仁者，名曰湿痹；亦有转筋挛急者，名曰风毒，此在医者体会而辨证尔，各有治法不同。大抵脚气之疾，壅疾也，喜通而恶塞，故孙真人曰：脚气之疾，皆由气实而死，终无一人以服药致虚而殂。故脚气之人，皆不得大补，亦不得大泻。"

《医方考·卷五·脚气门第六十·六物附子汤》："寒湿脚气，疼痛不仁，两尺脉来沉细者，此方主之。此痹证也。《内经》曰：寒气胜者为痛痹，湿气胜者为着痹。今疼痛不仁，是寒而且着也。两尺主两足，脉来沉者为里，迟者为寒。"

《张氏医通·卷六·痿痹门·痛风》："病历节不可屈伸疼痛，乌头汤主之，并治脚气疼痛不可屈伸。乌头汤治历节不可屈伸疼痛，复治脚气疼痛不可屈伸。二者之病，皆是风寒伤于筋。"

《张氏医通·卷六·痿痹门·脚气》："凡脚气病皆由感风毒所致。得此病，多不令人即觉，会因他病一度，乃始发动。或奄然大闷，经三两日不起，方乃觉之。诸小庸医，皆不识此疾，漫作余病治之，莫不尽毙。故此病多不令人识也。始起甚微，食饮嬉戏，气力如故，惟卒起脚屈弱不能动，有此为异耳。黄帝云：缓风湿痹是也……即是脚气之候，顽弱名缓风，疼痛为湿痹。"

四、按季节命名

按季节命名有十二经筋痹、八风十二痹、十二痹。

早在《黄帝内经》中就将十二经筋对应一年中十二个月，分四个季节，每季分为孟、仲、季三个月，将十二经筋气血痹阻而痛者分别命名为仲春痹、季春痹、孟春痹、仲夏痹、季夏痹、孟夏痹、仲秋痹、季秋痹、孟秋痹、仲冬痹、季冬痹、孟冬痹。值得注意的是，虽然"十二经筋痹"首次出现在《类经》，且其总述时以"筋痹"称之，但以季节命名反映的正是十二经筋之病由三气而得的特点。所以痹按季节分类，实则包含了十二经筋痹的内容（包括八风十二痹、十二痹所指），故列于此。

《备急千金要方·卷八·治诸风方·诸风第二》："（大续命散）治八风十二痹，偏枯不仁，手足拘急疼痛，不得伸屈；头眩不能自举，起止颠倒；或卧苦惊如堕地状，盗汗、临事不起，妇人带下无子。"

《类经·十七卷·疾病类·十二经筋痹刺》："经筋之病，寒则反折筋急，热则筋弛纵不收，阴痿不用。阳急则反折，阴急则俯不伸（此以下皆结上文经筋为病而总言之也。阳急、阴急，指足太阳、太阴为言，皆为背病，阳急在外，则反张而折，阴急在内，则俯不能伸也）。焠刺者刺寒急也。热则筋纵不收，无用燔针（筋痹之病属寒者多，故以上皆言治在燔针劫刺；然有因于热者，治当远热，无用燔针，验在筋之急与纵耳）。足之阳明，手之太阳，筋急则口目为僻，眦急不能卒视，治皆如上方也（此申言口眼歪僻之证，必系足阳明、手太阳之筋病也。僻，僻同）。"

《杂病源流犀烛·卷十三·诸痹源流》："《经》又言：十二经筋之病，支转筋痛，皆曰痹，何也？以其经筋在外，其病不及经隧之荣气，故于脏腑无涉，惟三气得以病之，故按四季之痹，以见其所感之由。然手足三阴之筋，皆内结胸腹肓膜间，其为病自有异。如足以少阴筋主痫瘛及痉，足厥阴筋主阴器不用与不起不收，手少阴筋主舌卷，手太阴筋主息贲胁急吐血，手少阴筋主伏梁唾脓血，虽筋痹而脏腑气矣（总宜蠲痹汤）。"

1. 仲春痹、孟春痹、季春痹

《黄帝内经灵枢·经筋》："足太阳之筋，起于足小趾，上结于踝，邪上结于膝，其下循足外踝，结于踵，上循跟，结于腘；其别者，结于踹外，上腘中内廉，与腘中并上结于臀，上挟脊上项；其支者，别入结于舌本；其直者，结于枕骨，上头，下颜，结于鼻；其支者，为目上网，下结于頄；其支者，从腋后外廉，结于肩髃；其支者，入腋下，上出缺盆，上结于完骨；其支者，出缺盆，邪上出于頄。其病小趾支跟肿痛，腘挛，脊反折，项筋急，肩不举，腋支缺盆中纽痛，不可左右摇。治在燔针劫刺，以知为数，以痛为输。名曰仲春痹也。

足少阳之筋，起于小指次指，上结外踝，上循胫外廉,结于膝外廉;其支者,别起外辅骨,上走髀,前者结于伏兔之上,后者结于尻;其直者,上乘䏚季胁,上走腋前廉,系于膺乳,结于缺盆;直者,上出腋,贯缺盆,出太阳之前,循耳后,上额角,交巅上,下走颌,上结于頄;支者,结于目眦为外维。其病小指次指支转筋,引膝外转筋,膝不可屈伸,腘筋急,前引髀,后引尻,即上乘䏚季胁痛,上引缺盆、膺乳、颈维筋急,从左之右,右目不开,上过右角,并跻脉而行,左络于右,故伤左角,右足不用,命曰维筋相交。治在燔针劫刺,以知为数,以痛为输。名曰孟春痹也。

足阳明之筋,起于中三指,结于跗上,邪外上加于辅骨,上结于膝外廉,直上结于髀枢,上循胁,属脊;其直者,上循骭,结于膝;其支者,结于外辅骨,合少阳;其直者,上循伏兔,上结于髀,聚于阴器,上腹而布,至缺盆而结,上颈,上挟口,合于頄,下结于鼻,上合于太阳,太阳为目上网,阳明为目下网;其支者,从颊结于耳前。其病足中指支胫转筋,脚跳坚,伏兔转筋,髀前踵,㿉疝,腹筋急,引缺盆及颊,卒口僻,急者目不合,热则筋纵,目不开。颊筋有寒,则急引颊移口,有热则筋弛纵缓不胜收,故僻。治之以马膏,膏其急者,以白酒和桂,以涂其缓者,以桑钩钩之,即以生桑炭置之坎中,高下以坐等,以膏熨急颊,且饮美酒,啖美炙肉,不饮酒者,自强也,为之三拊而已。治在燔针劫刺,以知为数,以痛为输。名曰季春痹。"

2. 孟秋痹、仲秋痹、季秋痹

《黄帝内经灵枢·经筋》:"足太阴之筋,起于大指之端内侧,上结于内踝;其直者,络于膝内辅骨,上循阴股,结于髀,聚于阴器,上腹结于脐,循腹里,结于肋,散于胸中;其内者,着于脊。其病足大指支内踝痛,转筋痛,膝内辅骨痛,阴股引髀而痛,阴器纽痛,上引脐两胁痛,引膺中脊内痛。治在燔针劫刺,以知为数,以痛为输。命曰孟秋痹也。

足少阴之筋,起于小指之下,并足太阴之筋,邪走内踝之下,结于踵,与太阳之筋合而上结于内辅之下,并太阴之筋而上循阴股,结于阴器,循脊内,挟膂,上至项,结于枕骨,与足太阳之筋合。其病足下转筋,及所过而结者皆痛及转筋。病在此者,主痫瘈及痉,在外者不能俯,在内者不能仰。故阳病者,腰反折不能俯,阴病者不能仰。治在燔针劫刺,以知为数,以痛为输,在内者,熨引饮药。此筋折纽,纽发数甚者,死不治。名曰仲秋痹也。

足厥阴之筋,起于大指之上,上结于内踝之前,上循胫,上结内辅之下,上循阴股,结于阴器,络诸筋。其病足大指支内踝之前痛,内辅痛,阴股痛转筋,阴器不用,伤于内则不起,伤于寒则阴缩入,伤于热则纵挺不收。治在行水清阴气。其病转筋者,治在燔针劫刺,以知为数,以痛为输。命曰季秋痹也。"

3. 仲夏痹、季夏痹、孟夏痹

《黄帝内经灵枢·经筋》:"手太阳之筋,起于小指之上,结于腕,上循臂内廉,结于肘内锐骨之后,弹之应小指之上,入结于腋下;其支者,后走腋后廉,上绕肩胛,循颈,出走太阳之前,结于耳后完骨;其支者,入耳中;直者,出耳上,下结于颔,上属目外眦。其病小指支肘内锐骨后廉痛,循臂阴入腋下,腋下痛,腋后廉痛,绕肩胛引颈而痛,应耳中鸣痛引颔,目瞑良久乃得视,颈筋急则为筋痿颈肿。寒热在颈者,治在燔针劫刺之,以知为数,以痛为输。其为肿者,复而锐之。本支者,上曲牙,循耳前,属目外眦上颔,结于角。其痛当所过者支转筋。治在燔针劫刺,以知为数,以痛为输。名曰仲夏痹也。

手少阳之筋,起于小指次指之端,结于腕,中循臂,结于肘,上绕臑外廉、上肩,走颈,合手太阳;其支者,当曲颊入系舌本;其支者,上曲牙,循耳前,属目外眦,上乘颔,结于角。其病当所过者即支转筋,舌卷。治在燔针劫刺,以知为数,以痛为输。名曰季夏痹也。

手阳明之筋,起于大指次指之端,结于腕,上循臂,上结于肘外,上臑,结于髃;其支者,绕肩胛,挟脊;直者,从肩髃上颈;其支者,上颊,结于頄;直者,上出手太阳之前,上左角,络头,下右颔。其病当所过者支痛及转筋,肩不举,颈不可左右视。治在燔针劫刺,以知为数,以痛为输。名曰孟夏痹也。"

4. 仲冬痹、孟冬痹、季冬痹

《黄帝内经灵枢·经筋》:"手太阴之筋,起于大指之上,循指上行,结于鱼后,行寸口外侧,上循臂,结肘中,上臑内廉,入腋下,出缺盆,结肩前髃,上结缺盆,下结胸里,散贯贲,合贲下,抵季胁。其病当所过者支转筋,痛甚成息贲,胁急吐血。治在燔针劫刺,以知为数,以痛为输。名曰仲冬痹也。

手心主之筋,起于中指,与太阴之筋并行,结于肘内廉,上臂阴,结腋下,下散前后挟胁;其支者,入腋,散胸中,结于贲。其病当所过者支转筋,前及胸痛息贲。治在燔针劫刺,以知为数,以痛为输。名曰孟冬痹也。

手少阴之筋,起于小指之内侧,结于锐骨,上结肘内廉,上入腋,交太阴,挟乳里,结于胸中,循臂,下系于脐。其病内急心承伏梁,下为肘网。其病当所过者支转筋,筋痛。治在燔针劫刺,以知为数,以痛为输。其成伏梁唾血脓者,死不治。经筋之病,寒则反折筋急,热则筋弛纵不收,阴痿不用。阳急则反折,阴急则俯不伸。焠刺者,刺寒急也,热则筋纵不收,无用燔针。名曰季冬痹也。"

五、按发病和病程特点命名

按发病和病程特点可分为久痹、暴痹、顽痹、留痹、瘤痹等。

1. 久痹

《黄帝内经灵枢·论疾诊尺》:"诊血脉者,多赤多热,多青多痛,多黑为久痹,多赤、多黑、多青皆见者,寒热。"

《备急千金要方·卷八·治诸风方·论杂风状第一》:"诸痹风胜者则易愈,在皮间亦易愈,在筋骨则难痊也。久痹入深,令营卫涩,经络时疏则不知痛。"

2. 暴痹

《黄帝内经灵枢·九针论》:"六者,律也。律者,调阴阳四时而合十二经脉。虚邪客于经络而为暴痹者也。故为之治针,必令尖如氂,且员其锐,中身微大,以取暴气。"

3. 顽痹

《诸病源候论·风病诸候下·诸癫候》:"夫病之生,多从风起,当时微发,不将为害。初入皮肤里,不能自觉,或流通四肢,潜于经脉,或在五脏,乍寒乍热,纵横脾肾,蔽诸毛腠理,壅塞难通,因兹气血精髓乖离,久而不治,令人顽痹。"

4. 留痹

《黄帝内经灵枢·官针》:"中寒厥,足踝后少阴也。十一曰傍针刺,傍针刺者,直刺傍刺各一,以治留痹久居者也。"

《黄帝内经灵枢·五变》:"黄帝问于少俞曰:余闻百疾之始期也,必生于风雨寒暑,循毫毛而入腠理,或复还,或留止,或为风肿汗出,或为消瘅,或为寒热,或为留痹,或为积聚。奇邪淫溢,不可胜数,愿闻其故。"

5. 瘤痹

《黄帝内经灵枢·官针》:"病在经络瘤痹者,取以锋针;病在脉,气少,当补之者,取以鍉针于井荥分输。"

六、按兼证命名

痹厥

《黄帝内经素问·五藏生成》:"诸脉者,皆属于目;诸髓者,皆属于脑;诸筋者,皆属于节;诸血者,皆属于心;诸气者,皆属于肺。此四肢八溪之朝夕也。故人卧血归于肝,肝受血而能视,足受血而能步,掌受血而能握,指受血而能摄。卧出而风吹之,血凝于肤者为痹,凝于脉者为泣,凝于足者为厥,此三者,血行而不得反其空,故为痹厥也。"

《杂病源流犀烛·卷九·诸厥源流》:"更有痹厥,即脚气顽麻肿痛是也,初发时,必身痛,肢节肿痛(宜羌活导滞汤,后用当归拈痛汤)。"

七、按人群命名

《类证治裁·卷之五·论治》:"《医通》曰:妇人鹤膝风,因郁怒致损肝脾,而为风邪所袭,或先肢体筋挛,膝渐大,腿渐细,如鹤膝状。其肿高赤痛者易治,漫肿不红痛者难治……小儿鹤膝风,多因先天肾气衰薄,阴寒凝聚于腰膝。古方以六味丸补肾水,以鹿茸引至骨节而壮里,此治本良法也。"

【辨病因】

痹证致病多因外感邪气所起,纵有内因引起,亦多兼并外邪,其中风邪致痹最为常见,风、寒、湿三邪相兼亦可造成痹证的发生,与此同时不同的运气、身体的虚弱、医家的误治均能成为痹证的起因。

一、外邪

1. 风邪

《黄帝内经灵枢·贼风》:"其开而遇风寒,则血气凝结,与故邪相袭,则为寒痹。"

《黄帝内经灵枢·九针论》:"八者,风也。风者,人之股肱八节也。八正之虚风,八风伤人,内舍于骨解腰脊节腠理之间,为深痹也。"

《诸病源候论·风病诸候·风四肢拘挛不得屈伸候》:"此由体虚腠理开,风邪在于筋故也。"

《诸病源候论·风病诸候下·诸癞候》:"夫病之生,多从风起,当时微发,不将为害。初入皮肤里,不能自觉,或流通四肢,潜于经脉,或在五脏,乍寒乍热,纵横脾肾,蔽诸毛腠理,壅塞难通,因兹气血精髓乖离,久而不治,令人顽痹。"

《备急千金要方·卷七·风毒脚气方·论风毒状第一》:"若当风取凉得之者,病发则皮肉顽痹,诸处䐜动,渐渐向头。"

《妇人大全良方·卷之十九·产后中风筋脉四肢挛急方论第十》:"夫产后中风、筋脉挛急者,是气血不足,脏腑俱虚,日月未满而早劳役,动伤腑脏;虚损未复,为风邪冷气初客于皮肤经络,则令人顽痹不仁,羸乏少气,起风气入于筋脉,挟寒则挛急也。"

《症因脉治·卷三·痹证论·外感痹症》:"或元气不充,或病后体虚,或饥饿劳役,风邪乘之,则风痹之症作矣。"

2. 寒邪

《症因脉治·卷三·痹证论·外感痹症》:"营气不足,卫外之阳不固,皮毛空疏,腠理不充;或冲寒冒雨,露卧当风,则寒邪袭之,而寒痹作矣。"

3. 湿邪

《备急千金要方·卷七·风毒脚气方·论风毒状第一》:"脾受阳毒即热顽,肾受阴湿即寒痹。"

《症因脉治·卷三·痹证论·外感痹症》:"或身居卑湿,湿气袭人;或冲风冒雨,湿留肌肉,内传经脉;或雨湿之年,起居不慎,而湿痹之症作矣。"

《医学纲目·卷之十二肝胆部·诸痹·痛痹》:"运气痹有二:一曰湿。《经》云:太阴司天,湿淫所胜,病胕肿骨痛阴痹。阴痹者,按之不得,治以苦热是也。"

《医方集解·勿药元诠第二十三·湿伤》:"坐卧湿地,则病痹厥、疠风。"

4. 燥邪

《医学纲目·卷之十二肝胆部·诸痹·痛痹》:"运气痹有二:二曰燥。《经》曰:阳明所至,为尻阴股膝髀腨胻足痛。又云:岁金太过,燥气流行,甚则尻阴股膝髀腨胻足皆痛是也。"

5. 火邪

《症因脉治·卷三·痹证论·外感痹症》:"阴血不足,阳气偏旺,偶因热极见寒,风寒外束,《内经》云:灵气相薄,则脉满而痛。此热痹所由生也。"

6. 六淫相兼

《黄帝内经素问·痹论》:"黄帝问曰:痹之安生?岐伯对曰:风寒湿三气杂至,合而为痹也。其风气胜者为行痹,寒气胜者为痛痹,湿气胜者为著痹也。"

《诸病源候论·风病诸候·风湿痹身体手足不随候》:"风寒湿三气合而为痹。其三气时来,亦有偏多偏少。而风湿之气偏多者,名风湿痹也。"

《诸病源候论·脚气病诸候·脚气痹挛候》:"脚气之病,有挟风毒,风毒则搏于筋,筋为挛。风湿乘于血,则痹,故令痹挛也。"

《太平圣惠方·卷第十九·治风湿痹不仁诸方》:"夫风湿痹病之状,或皮肤顽厚,或肌肉酸痛,风寒湿三气杂至,聚合而成痹。其风湿气多而寒气少者,为风湿痹也,由血气虚受于风湿,而成此病也。"

《太平圣惠方·卷第二十一·治风腰脚疼痛冷痹诸方》:"夫腰脚湿痹者,是风湿冷三气相攻而成也。气胜则通行流转,不为留滞,风湿冷气,胜则住于腰脚,是为湿痹。"

《太平圣惠方·卷第四十四·治腰脚冷痹诸方》:"夫腰脚冷痹者,由风、寒、湿三毒之气,共伤于人,合而成痹也。此皆肾弱髓虚,为风冷所搏故。肾居下焦,而主腰脚,其气荣润骨髓,今肾虚受于风寒,湿气留滞于经络,故令腰脚冷痹疼痛也。"

《太平圣惠方·卷第四十五·治脚气痹挛诸方》:"夫脚气痹挛者,皆由风寒湿三气并客于分肉之间,真气不周,故为痹也。其风气最多则肿,为行痹。走无常处,其寒多者,则为痛痹。其湿多者,则为着痹。冷而无汗,濡痹也。但随血脉上下,不能左右去者,为周痹。痹在肌中,或发上下,左以应右,右以应左者,偏痹也。"

二、体虚

《诸病源候论·风病诸候·血痹候》:"血痹

者，由体虚，邪入于阴经故也。血为阴，邪入于血而痹，故为血痹也。"

《诸病源候论·脚气病诸候·脚气痹弱候》："此由血气虚弱，若受风寒湿毒，与血并行肤腠，邪气盛，正气少，故血气涩，涩则痹，虚则弱，故令痹弱也。"

《察病指南·卷中·辨七表八里九道七死脉·八里脉》："右手寸口脉缓，主气促不安，皮肤顽痹不仁，为气不足。"

三、误治

《伤寒论·辨太阳病脉证并治中》："微数之脉，慎不可灸。因火为邪，则为烦逆；追虚逐实，血散脉中；火气虽微，内攻有力，焦骨伤筋，血难复也。脉浮，宜以汗解，用火灸之，邪无从出，因火而盛，病从腰以下，必重而痹，名火逆也。"

四、内外因相兼

《金匮要略方论·卷上·血痹虚劳病脉证并治第六》："夫尊荣人，骨弱肌肤盛，重因疲劳，汗出，卧不时动摇，加被微风，遂得之（血痹）。"

《症因脉治·卷三·痹证论·内伤痹症》："或形寒饮冷，或形热饮热，肺为华盖，恶热恶寒，或悲哀动中，肺气受损，而肺痹之症作矣。"

"逆春气则肝气怫郁，恼怒伤肝则肝气逆乱，惊动魂魄，则肝气不宁，皆成肝痹之症也。"

"《内经》云：或远行劳倦，逢大热而渴，水不胜火，则骨枯而髓虚；或不慎房劳，精竭血燥，则筋骨失养，腰痛不举，而肾痹之症作矣。"

"脾为胃行津液，权主磨化，若饮食过多，饥饱失节，则脾气受损，失其健运，而脾痹之症作矣。"

【辨病机】

痹证的发生主要因禀赋不足、外邪侵袭、饮食不节、年老久病等，以致素体亏虚，卫外不固；或风寒湿热，阻滞经络；或痰热内生，痰瘀互结；或肝肾不足，筋脉失养；或精气亏损，外邪乘袭，导致经络痹阻，气血不畅，发为痹证。体虚卫外不固，或脾虚运化失常，气血生化乏源，易感外邪，邪气乘虚侵袭人体，留注经络而成痹证。过食肥甘厚味，伤及脾胃，酿生痰热，痰瘀互阻，导致经络瘀滞，气血运行不畅，可发为痹证。年老体虚，肝肾不足，肢体筋脉失养；或病后气血不足，腠理空疏，外邪乘虚而入；劳欲过度，精气亏损，卫外不固；或激烈活动，耗损正气，汗出肌疏，外邪乘袭。此外，跌仆损及肢体筋脉，气血经脉痹阻，亦与痹证发生有关。

本病的病机主要为本虚标实。初起因风、寒、湿、热等邪相互作用所致，故属实。日久耗伤气血，损及肝肾，虚实相兼，病机演变，或为风寒湿痹或风湿热痹日久不愈，气血运行不畅，痰浊瘀血痹阻经络；或病久正气耗伤，出现不同程度的气血亏虚或肝肾不足；或痹证日久不愈，病邪由经络累及脏腑，出现脏腑痹的证候。

一、六淫侵袭论

风、寒、湿、热等病邪在一定条件下可相互影响、转化，引起经络痹阻，气血运行不畅，从而导致痹证的发生。风、寒、湿、热病邪为患，各有侧重，风邪甚者，病邪流窜，病变部位游走不定为行痹；寒邪甚者，耗散阳气，疼痛剧烈为痛痹；湿邪甚者，病邪重着、黏滞，病变部位固定不移为着痹；热邪甚者，煎灼阴液，病变部位热痛而红肿为热痹。且风、寒、湿、热病邪又可相互作用，入血入经，加重了痹证的症状表现。

1. 风寒湿合侵

《黄帝内经素问·痹论》："黄帝问曰：痹之安生？岐伯对曰：风寒湿三气杂至，合而为痹也。其风气胜者为行痹，寒气胜者为痛痹，湿气胜者为著痹也。帝曰：其有五者何也？岐伯曰：以冬遇此者为骨痹；以春遇此者为筋痹；以夏遇此者为脉痹；以至阴遇此者为肌痹；以秋遇此者为皮痹。帝曰：内舍五藏六府，何气使然？岐伯曰：五藏皆有合，病久而不去者，内舍于其合也。"

《诸病源候论·风病诸候·风痹手足不随候》："风寒湿三气合而为痹。风多者为风痹。风痹之状，肌肤尽痛。诸阳之经，尽起于手足，而循行于身体。风寒之客肌肤，初始为痹，后伤阳经，随其虚处而停滞，与血气相搏，血气行则迟缓，使机关弛纵，故风痹而复手足不随也。"

《诸病源候论·风病诸候·风痹候》："痹者，风寒湿三气杂至，合而成痹。其状肌肉顽厚，或疼痛。由人体虚，腠理开，故受风邪也。病在阳曰风，在阴曰痹，阴阳俱病曰风痹。"

《备急千金要方·卷八·治诸风方·论杂风

状第一》:"诸痹由风寒湿三气并客于分肉之间,迫切而为沫,得寒则聚,则排分肉,肉裂则痛,痛则神归之,神归之则热,热则痛解,痛解则厥,厥则他痹发,发则如是。此内不在脏而外未发于皮肤,居分肉之间,真气不能周,故为痹也。其风最多者,不仁则肿,为行痹,走无常处。其寒多者,则为痛痹。其湿多者,则为着痹。冷汗濡,但随血脉上下不能左右去者,则为周痹也。在肌中更发更止,左以应左,右以应右者,为偏痹也。"

《太平圣惠方·卷第十九·治风寒湿痹身体手足不遂诸方》:"夫风寒湿三气合而成痹,其气时来,亦有偏多偏少,而风湿之气偏多者,名为风湿痹也。凡人腠理虚者,则风湿气伤之,搏于血气,血气不行,则不得宣通,真邪相击,在于肌肉之间,故其肌肤疼痛。然诸阳之经,宣行阳气,通于身体,风湿客之于肌肤,合而为痹。若伤其诸阳之经,则阳气行迟缓,而机关弛纵,筋脉不收。若风湿痹而复于身体,故手足不得遂也。"

《太平圣惠方·卷第二十一·治风腰脚疼痛冷痹诸方》:"夫腰脚湿痹者,是风湿冷三气相攻而成也。气胜则通行流转,不为留滞,风湿冷气胜则住于腰脚,是为湿痹。风湿痹亦如虫行,觉则以手扪之,复不痛。春多入人筋肉间,夏入人气脉中,秋中人皮肤内,搔之湿痒生疮,风湿痹冬多中人血脉腠理,则为诸风矣。本由外风邪,入于经络气俞也。"

《太平圣惠方·卷第三十·治虚劳痿痹不遂诸方》:"夫风寒湿三气合为痹病也,在于阴则其人筋骨痿枯,身体急痛,此为痿痹之病。皆愁思所致,忧虑之为。诊其脉,尺中虚小者,是膝寒痿痹也。"

《太平圣惠方·卷第四十五·治脚气痹挛诸方》:"夫脚气痹挛者,皆由风寒湿三气并客于分肉之间,真气不周,故为痹也。其风气最多则肿,为行痹。走无常处,其寒多者,则为痛痹。其湿多者,则为着痹。冷而无汗,濡痹也。但随血脉上下,不能左右去者,为周痹。痹在肌中,或发上下,左以应右,右以应左者,偏痹也。夫痹甚,阳气少而阴气多者,令人身寒。阳气多而阴气少者,则痹但热。诸痹风胜者易愈,在皮肤间亦易愈,在筋骨挛痛者,则难痊也。冬痹入深,令营卫涩,经络滞,则不知痛痒。风痹不可已者,足履冷时如入汤,腹中股胫烦疼,或呕吐心悬,时时汗出,目眩悲恐,短气不乐者,是其候也。"

《太平圣惠方·卷第六十九·治妇人风痹手足不随诸方》:"夫妇人风痹者,由风寒湿三气合而为痹,风多者为风痹。其状肌肤尽痛,诸阳之经皆起于手足,而循行于身体,风寒之气客于肌肤,初始为痹,复伤阳经,随其虚处而停滞,与血气相搏,血气行则迟缓,使机关弛纵,故风痹而复手足不随也。"

《圣济总录·卷第一十九·诸痹门·肝痹》:"论曰:《内经》谓风寒湿三气杂至合而为痹。又曰:以春遇此者为筋痹。又曰:筋痹不已,复感于邪,内舍于肝。盖五脏皆有合,病久而不去者,内舍于其合。肝之合筋也,故筋痹不已,复感于邪,则舍于肝也。其证夜卧则惊,多饮小便数,上为引如怀者是也。"

《圣济总录·卷第一十九·诸痹门·皮痹》:"论曰:风寒湿三气杂至,合而为痹,以秋遇此者为皮痹。盖肺主皮毛,于五行为金,于四时为秋。当秋之时,感于三气则为皮痹,盖正言其时之所感者尔。固有非秋时而得之者,皮肤不营而为不仁,则其证然也。"

《圣济总录·卷第一十九·诸痹门·行痹》:"论曰:《内经》谓风寒湿三气杂至,合而为痹,其风气胜者为行痹。夫气之在人,本自流通,所以痹者,风寒湿三气合而为病也。然三气之中,各有阴阳,风为阳气,善行数变,故风气胜则为行痹。其证上下左右,无所留止,随其所至,气血不通是也。"

《圣济总录·卷第一十九·诸痹门·诸痹统论》:"论曰:饮天和,食地德,皆阴阳也。然阳为气,阴为血;气为卫,血为营。气卫血营,通贯一身,周而复会,如环无端。岂郁闭而不流哉!夫惟动静居处,失其常,邪气乘间,曾不知觉。此风寒湿三气,所以杂至合而为痹。浅则客于肌肤,深则留于骨髓。阳多者,行流散徙而靡常;阴多者,凝泣滞碍而有着。虽异状殊态,然即三气以求之,则所谓痹者,可得而察矣。且痹害于身,其为疾也,初若无足治,至其蔓而难图,则偏废弗举,四体不随,皆自诒伊戚者也。可不慎哉!"

《圣济总录·卷第二十·风湿痹》:"论曰:风湿痹者,以风湿之气,伤人经络而为痹也。其状皮肤瘠厚，肌肉酸痛，盖由真气虚弱，为风湿所袭。久不瘥，入于经络，搏于阳经，致机关纵缓，不能维持，故令身体手足不随也。"

《圣济总录·卷第二十·热痹》："论曰：《内经》云，其热者，阳气多，阴气少，阳遭阴，故为痹热。盖腑脏壅热，复遇风寒湿三气至，客搏经络，留而不行，阳遭其阴，故痛痹燸然而热闷也。"

《圣济总录·卷第二十·筋痹》："论曰：《内经》曰风寒湿三气杂至，合而为痹。又曰：以春遇此者为筋痹。其状拘急，屈而不伸是也。筋痹不已，复感于邪，内舍于肝，是为肝痹。其状夜卧则惊，饮多数小便，上为引如怀。盖淫气乏竭，痹聚在肝。"

《圣济总录·卷第二十·周痹》："《黄帝针经》曰：周痹者，在于血脉之中，随脉以上，随脉以下，不能左右，各当其所。夫风、寒、湿之为痹，本痹而不通，今乃能周身上下者，以其邪中于血脉之间，与脉流通，随气上下升降无碍也。"

《圣济总录·卷第八十五·腰痛门·腰脚冷痹》："论曰：痹之为病，在骨则重，在皮则寒，在肉则不仁，在筋则屈而不伸，在脉则血凝而不流。腰脚得之，谓之冷痹者，亦由风寒湿杂合而成也。盖肾主腰脚，其经为寒邪冷气所客，注于腰脚，则膝胫髀腨腰脊冷痛，肌肉不仁，故以名焉。"

《三因极一病证方论·卷之三·叙痹论》："夫风、湿、寒三气杂至，合而为痹。虽曰合痹，其用自殊。风胜则为行痹，寒胜则为痛痹，湿胜则为着痹。"

《儒门事亲·卷十一·风论》："大凡头风眩晕，手足麻痹，胃脘发痛，心酸满闷，按之有声，皆因风。风寒湿三气杂至，合而为痹也。""凡男子妇人小儿，手足麻痹，肌肉不仁者，风寒湿三气相杂至，合为痹。"

《仁斋直指方论·卷之三·诸风·风论》："风寒湿三气合而为痹，其人肉厚，身顽不知痛痒。风多则走注，寒多则疼痛，湿多则重着，在筋则筋屈而不伸，在脉则血凝而不流，在肉则不仁，在骨则痠重，夫是之谓风痹。"

《类经·十七卷·疾病类·痹证》："黄帝问曰：痹之安生？岐伯对曰：风寒湿三气杂至，合而为痹也（痹者，闭也。观'阴阳别论'曰：一阴一阳结，谓之喉痹。'至真要大论'曰：食痹而吐。是

皆闭塞之义可知也。故风寒湿三气杂至，则壅闭经络，血气不行而病为痹，即痛风不仁之属。痹音秘）。其风气胜者为行痹（风者善行数变，故为行痹，凡走注历节疼痛之类皆是也），寒气胜者为痛痹（阴寒之气，客于肌肉筋骨之间，则凝结不散，阳气不行，故痛不可当，即痛风也），湿气胜者为着痹也（着痹者，肢体重着不移，或为疼痛，或为顽木不仁，湿从土化，病多发于肌肉）。"

《医学心悟·卷三·痹（鹤膝风）》："痹者，痛也。风寒湿三气杂至，合而为痹也。其风气胜者为行痹，游走不定也。寒气胜者为痛痹，筋骨挛痛也。湿气胜者为着痹，浮肿重坠也。然即曰胜，则受病有偏重矣。"

《杂病心法要诀·卷一·痹病总括》："三痹之因风寒湿，五痹筋骨脉肌皮，风胜行痹寒痹痛，湿胜着痹重难支。皮麻肌木脉色变，筋挛骨重遇邪时，复感于邪入脏腑，周同脉痹不相移。［注］三痹之因，风寒湿三气杂合而为病也。其风邪胜者，其痛流走，故曰行痹。寒邪胜者，其痛甚苦，故曰痛痹。湿邪胜者，其痛重着，故曰着痹。此为病之因而得名，曰三痹也。"

《时方妙用·卷二·痹》："痹者，闭也。风、寒、湿杂至合而为痹，与痛风相似。但风则阳受之，痹则阴受之。虽《内经·痹论》，风气胜者为行痹，寒气胜者为痛痹，湿气胜者为着痹之分。而深究其源，自当以寒与湿为主。盖以风为阳邪，寒与湿为阴邪。阴主闭，闭则郁滞而为痛。是痹不外寒与湿，而寒与湿亦必假风以为之帅。寒曰风寒，湿曰风湿，此三气杂合之说也。《内经·寿夭刚柔》篇曰：在阳者命曰风，在阴者命曰痹，以此分别，则两症自不混治矣。若胸痹及脏腑诸痹，又当别论。"

《类证治裁·卷之五·痹症论治》："诸痹，风寒湿三气杂合，而犯其经络之阴。风多则引注，寒多则掣痛，湿多则重著，良由营卫先虚，腠理不密，风寒湿乘虚内袭，正气为邪气所阻，不能宣行，因而留滞，气血凝涩，久而成痹。或肌肉麻顽，或肢节挛急，或半体偏枯，或偏身走注疼痛，其不痛者，病久入深也。故在骨则重而不举，在血则凝而不流，在筋则屈而不伸，在肉则麻木不仁，在皮则皱揭不荣，皆痹而不痛。盖痹者，闭而不通，邪在阴分也。故经以病在阳为风，在阴为痹，阴阳俱病

为风痹。《经》言三气杂合，专言痹病所因也。在阴为痹，分言表里有殊也。阴阳俱病，表症更兼里症也。《经·痹论》曰：风寒湿三气杂至，合而为痹。痹非偏受一气。其风胜者为行痹，风行而不定，如走注之类。寒胜者为痛痹，寒凝则阳气不行，痛有定处即痛风。湿胜者为着痹，重著不移，或肿痛，或不仁，湿从土化，病发肌肉，即麻木也。以冬遇此为骨痹，冬气在骨。以春遇此为筋痹，春气在筋。以夏遇此气为脉痹，夏气在脉。以至阴遇此为肌痹，长夏气在肌肉。以秋遇此为皮痹，秋气在皮。行痹、痛痹、著痹痹症大纲，又以所遇之时而命名，非此外别有骨筋脉等痹也。"

《类证治裁·卷之五·痹症论治》："诸痹，风寒湿三气杂合，而犯其经络之阴也。风多则引注，寒多则掣痛，湿多则重著，良由营卫先虚，腠理不密，风、寒、湿乘虚内袭，正气为邪气所阻，不能宣行，因而留滞，气血凝涩，久而成痹。或肌肉麻顽，或肢节挛急，或半体偏枯，或偏身走注疼痛。其不痛者，病久入深也。故在骨则重而不举，在血则凝而不流，在筋则屈而不伸，在肉则麻木不仁，在皮则皱揭不荣，皆痹而不痛。盖痹者，闭而不通，邪在阴分也。故《经》以病在阳为风，在阴为痹，阴阳俱病为风痹。《经》言三气杂合，专言痹病所因也。在阴为痹，分言表里有殊也。阴阳俱病，表症更兼里症也。《经·痹论》曰：风寒湿三气杂至，合而为痹。痹非偏受一气，其风胜者为行痹，风行而不定，如走注之类。寒胜者为痛痹，寒凝则阳气不行，痛有定处即痛风。湿胜者为着痹，重著不移，或肿痛，或不仁，湿从土化，病发肌肉，即麻木也。以冬遇此为骨痹，冬气在骨。以春遇此为筋痹，春气在筋。以夏遇此气为脉痹，夏气在脉。以至阴遇此为肌痹，长夏气在肌肉。以秋遇此为皮痹，秋气在皮。行痹、痛痹、著痹痹症大纲。"

2. 风湿乘血

《诸病源候论·脚气病诸候·脚气痹挛候》："脚气之病，有挟风毒，风毒则搏于筋，筋为挛。风湿乘于血则痹，故令痹挛也。"

3. 风邪入血

《黄帝内经素问·五脏生成》："诸脉者皆属于目，诸髓者皆属于脑，诸筋者皆属于节，诸血者皆属于心，诸气者皆属于肺，此四肢八溪之朝夕也。故人卧血归于肝，肝受血而能视，足受血而能步，掌受血而能握，指受血而能摄。卧出而风吹之，血凝于肤者为痹，凝于脉者为泣，凝于足者为厥，此三者，血行而不得反其空，故为痹厥也。"

《太平圣惠方·卷第十九·治风血痹诸方》："夫风血痹者，由体虚之人，阴邪入于血经故也。若阴邪入于血经而为痹，故为风血痹也。其状形体如被微风所吹，皆由优乐之人，骨弱肌肤充盛，因疲劳汗出，肤腠易开，为风邪所侵故也。诊其脉自微而涩，在寸口关上小紧者，为风血痹也。"

《金匮要略心典·卷上·血痹虚劳病脉证并治第六》："问曰：血痹之病，从何得之？师曰：夫尊荣人，骨弱肌肤盛，重因疲劳汗出，卧不时动摇，加被微风，遂得之。但以脉自微，涩在寸口，关上小紧。宜针引阳气，令脉和紧去则愈。

阳气者，卫外而为固也。乃因疲劳汗出，而阳气一伤，卧不时动摇。而阳气再伤，于是风气虽微，得以直入血中而为痹。《经》云：邪入于阴则痹也。脉微为阳微，涩为血滞，紧则邪之征也。血中之邪，始以阳气伤而得入，终必得阳气通而后出。而痹之为病，血既以风入而痹于外，阳亦以血痹而止于中。故必针以引阳使出，阳出而邪去，邪去而脉紧乃和，血痹乃通。以是知血分受痹，不当独治其血矣。"

《金匮翼·卷六·痹症统论·臂痹》："臂痹者，臂痛连及筋骨，上支肩胛，举动难支，由血弱而风中之也。"

4. 寒湿入营

《濒湖脉学·涩（阴）》："涩缘血少或伤精，反胃亡阳汗雨淋。寒湿入营为血痹。"

5. 寒邪入经

《圣济总录·卷第一十九·诸痹门·痛痹》："论曰：《内经》谓寒气胜者为痛痹。夫宜通，而塞则为痛。痹之有痛，以寒气入经而稽迟，泣而不行也。痛本于寒气偏胜，寒气偏胜，则阳气少阴气多，与病相益。"

6. 热蓄寒客

《金匮翼·卷六·痹症统论·热痹》："热痹者，闭热于内也。《内经》论痹有云：其热者，阳气多，阴气少，病气胜，阳遭阴，故为痹热，所谓阳遭阴者，腑脏经络，先有蓄热，而复遇风寒湿气客之，热为寒郁，气不得通，久之寒亦化热，则痛痹燔然而闷也。"

7. 湿热蕴蒸

《温病条辨·卷二·中焦篇·湿温》："湿聚热蒸，蕴于经络，寒战热炽，骨骱烦疼，舌色灰滞，面目萎黄，病名湿痹。"

8. 湿邪内袭

《圣济总录·卷第一·运气·丁丑岁图》："岁半之前，天气太阴主之，太阴所至，其令湿，若湿淫所胜，则沉阴且布，雨变枯槁，民病胕肿骨痛阴痹。阴痹者，按之不得，腰脊头项痛，时眩大便难，阴气不用，饥不欲食，咳唾则有血，心如悬。病本于肾，诊在足太溪之脉，法宜平以苦温，佐以甘辛，以汗为故而止，所谓丁丑岁其化上苦温也。"

《圣济总录·卷第一·运气·癸未岁图》："岁半之前，太阴主之，湿淫所胜，则沉阴且布，雨变枯槁，民病胕肿骨痛阴痹。阴痹者按之不得，腰脊头项痛时眩，大便难，阴气不用，饥不欲食，咳唾则有血，心如悬。病本于肾，诊在足太溪之脉，法当平以苦热，其湿上甚而热，治以苦温，佐以甘辛，以汗为故而止。"

《圣济总录·卷第一·运气·乙丑岁图》："当其时雨以时至者，天政之和而为雨化，若湿淫所胜，即沉阴且布，雨变枯槁，民病胕肿骨痛阴痹。阴痹者，按之不得，腰脊头项痛时眩，大便难，阴气不用，饥不欲食，咳唾则有血，心如悬。病本于肾，诊其足太溪脉绝者，死不治，其法平以苦热，佐以酸辛，以苦燥之，以淡泄之，岁半之后，地气太阳主之，其化从本从标，当是之时，寒温适中者，本标之化皆应也。"

《圣济总录·卷第二·运气·丁未岁图》："岁半以前，天气太阴主之，太阴所至，其令湿，若湿淫所胜，则沉阴且布，雨变枯槁，胕肿骨痛阴痹。阴痹者，按之不得，腰脊头项痛大便难，阴气不用，饥不欲食，咳唾则有血，心如悬。病本于肾，诊在足太豁之脉，法宜平以苦热，佐以酸辛，以苦燥之，以淡泄之。"

《圣济总录·卷第二·运气·癸丑岁图》："岁半之前，太阴主之，湿淫所胜，沉阴且布，雨变枯槁，民病胕肿骨痛阴痹。阴痹者，按之不得，腰脊头项痛，时眩大便难，阴气不用，饥不欲食，咳唾则有血，心如悬。病本于肾，诊在足太溪，当平以苦热，佐以酸辛，以苦燥之，以淡泄之。"

《圣济总录·卷第二·运气·乙未岁图》："岁半以前，太阴主之，若湿淫所胜，则沉阴且布，雨变枯槁，胕肿骨痛阴痹，阴痹者按之不得，腰脊头项痛，时眩，大便难，阴气不用，饥不欲食，咳唾则有血，心如悬。病本于肾，诊在足太溪之脉，其法平以苦热，佐以酸辛，以苦燥之，以淡泄之。"

《圣济总录·卷第一十九·诸痹门·着痹》："论曰：《内经》谓湿气胜者为着痹。地之湿气感则害人皮肉筋脉。盖湿土也，土性缓，营卫之气，与湿俱留，所以湿胜则着而不移也。其证多汗而濡者，以阴气盛也。治宜除寒湿，通行经络则瘥。"

《三因极一病证方论·卷之五·伤湿证治》："病者身重脚弱，关节重疼，发热恶寒，小便秘涩，大便飧泄，自汗，腰脚冷痹，腿膝浮肿，小便或自利，不渴。皆久坐卑湿，或为雨露所袭，或汗出衣里，受湿渐渍得之，名曰湿痹。"

《伤寒论条辨·卷之七·辨痉湿暍病证第十二》："太阳病，关节疼痛而烦，脉沉而细者，此名湿痹之候，其人小便不利，大便反快，但当利其小便。此以湿之入里者言，关节疼痛者，寒湿之气，走注内渗，所以脉沉而细也。痹以疼痛言，小便不利，大便反快者，湿即水，甚则横流，不遵故道，妄逆而暴乱也。利其小便者，导其遵故道而行，禹之治功也。"

《症因脉治·卷三·痹证论·外感痹症》："或身居卑湿，湿气袭人，或冲风冒雨，湿留肌肉，内传经脉，或雨湿之年，起居不慎，而湿痹之症作矣。"

9. 体虚邪凑

《诸病源候论·风病诸候·血痹候》："血痹者，由体虚，邪入于阴经故也，血为阴，邪入于血而痹，故为血痹也。"

《太平圣惠方·卷第十九·治风湿痹不仁诸方》："夫风湿痹病之状，或皮肤顽厚，或肌肉酸痛，风寒湿三气杂至，聚合而成痹。其风湿气多而寒气少者，为风湿痹也，由血气虚受于风湿，而成此病也。"

《鸡峰普济方·卷第一·诸论·风痹》："夫痹者，为风寒湿三气共合，而成痹也。其状肌肉顽厚，或则疼痛，此由人体虚，腠理开，则受于风邪也。其邪先中经络，后入于五脏。"

《严氏济生方·诸痹门·五痹论治》："风寒湿三气杂至，合而为痹。皆因体虚腠理空疏，受风寒湿气而成痹也。痹之为病，寒多则痛，风多则行，湿多则著。在骨则重而不举；在脉则血凝而不流；在筋则屈而不伸；在肉则不仁；在脾则逢寒急，逢热则纵，此皆随所受邪气而生证也。大率痹病，总而言之，凡有五种，筋痹、脉痹、皮痹、骨痹、肌痹是也。筋痹之为病，应乎肝，其状夜卧则惊，饮食多，小便数；脉痹之为病，应乎心，其状血脉不流，令人萎黄，心下鼓气，卒然逆喘不通，嗌干善噫；肌痹之为病，应乎脾，其状四肢懈怠，发咳呕吐；皮痹之为病，应乎肺，其状皮肤无所知觉，气奔喘满；骨痹之为病，应乎肾，其状骨重不可举，不遂而痛且胀。诊其脉大而涩为痹，脉来急者亦为痹，脉涩而紧者亦为痹。又有风血痹，阴邪入于血经故也。外有支饮亦令人痹，当随证施治。"

《类经·十七卷·疾病类·痹证》："五脏者，所以藏精神魂魄志意者也。人能安静，则邪不能干，故精神完固而内藏。若躁扰妄动，则精气耗散，神志消亡，故外邪得以乘之，五脏之痹因而生矣。"

《女科经纶·卷六·产后证下·产后拘挛属气血不足》："《大全》曰：产后中风，筋脉四肢挛急者，气血不足，脏腑俱虚。月内未满，起早劳动，动伤脏腑，虚损未复，为风所乘，风邪冷气，客于皮肤经络，令人顽痹不仁，羸乏少气，风气入于筋脉，挟寒则挛急也。"

《证治汇补·卷之三·外体门·痹症》："风寒湿三气杂至，合而为痹，其风气胜者为行痹，寒气胜者为痛痹，湿气胜者为着痹。（《内经》）行痹者，痛无定处，俗名流火，亦曰走注，今呼为鬼箭也。痛痹者，痛有定处，即今之痛风也。着痹者，即今之麻木不仁也。闭塞不通谓之痹，或痛痒麻痹，或手足缓弱，与痿相类。但痿症不痛，痹症多痛，四肢肌肉不为我用，为异耳。（《汇补》）由元精内虚，而三气所袭，不能随时祛散，流注经络，久而成痹。（《医鉴》）"

《症因脉治·卷三·痹证论·外感痹症风痹》："或元气不充，或病后体虚，或饥饿劳役，风邪乘之，则风痹之症作矣。"

10. 血虚寒束

《症因脉治·卷三·痹证论·外感痹症》："阴血不足，阳气偏旺，偶因热极见寒，风寒外束，《内经》云：灵气相薄，则脉满而痛。此热痹所由生也。"

二、脏腑失调论

机体脏腑功能失调可导致痹证发生。酒色不节，精血日竭，水火俱衰，肝脾肾俱虚可为痹；肝阳化风，逆行脾胃之分，液聚成痰，流走肝胆之络可为痹；六经有余或不足，均可导致相应的脏腑产生病变，发为痹证。此外，脾失健运、肾虚髓亏、食伤肠胃均可导致痹证。

1. 肝脾肾虚

《理虚元鉴·卷上·肾痹论》："此即遗精痿症也。其初起于酒色不节，精血日竭，水火俱衰，肝风、脾湿、肾虚生寒，三气合聚而为肾痹。宗筋不能束骨节利机关，足难步履，腰背难以俯仰，坐卧难支。总因倾尽真元，而筋骨日瘁也。"

《理虚元鉴·卷上·阳虚三夺统于脾》："夫气之重于精与火也如此，而脾气又为诸火之原，安得不以脾为统哉？余尝见阳虚者，汗出无度，或盛夏裹绵，或腰酸足软而成痿症；或肾虚生寒，木实生风，脾弱滞湿，腰背难于俯仰，胻股不可屈伸，而成痹症；或面色皎白，语音轻微。种种不一，然皆以胃口不进饮食，及脾气不化为最危。若脾胃稍调，形肉不脱，则神气精血可以次第而相生，又何有亡阳之虞哉？此阳虚之治，所当悉统于脾也。"

2. 肝阳化风

《续名医类案·卷二·中风》："肝阳化风，逆行脾胃之分，液聚成痰，流走肝胆之络，左体麻痹，心膈痞闷，所由来也。"

3. 六经失调

《类经·十七卷·疾病类·六经痹疝》："（厥阴）不足病生热痹，厥阴之气不足，则阳邪胜之，故病生热痹。""厥阴有余病阴痹，厥阴者风木之气也，风木有余则邪并于肝，肝经之脉结于诸阴之分，故病为阴痹。痹义如前。"

"（少阳）不足病肝痹，少阳不足则肝脏气虚，故病为肝痹。""少阳有余病筋痹胁满，少阳者相火之气也，其合肝胆，其主筋，其脉行于胁肋，故少阳之邪有余者，当病筋痹胁满。"

"（少阴）不足病肺痹，火不足则金无所畏，燥邪独胜，故病为肺痹。""少阴有余病皮痹隐轸，少阴者君火之气也，火盛则克金，皮者肺之合，故为皮痹。隐轸，即瘾疹也。"

"（太阳）不足病肾痹，不足则肾气弱，故病为肾痹。""太阳有余病骨痹身重,太阳者寒水之气也,其合肾,其主骨,故太阳寒邪有余者,主为骨痹、为身重。"

"(太阴)不足病脾痹,土弱则脾气不行也。""太阴有余病肉痹寒中,太阴者湿土之气也,湿邪有余,故为肉痹。寒湿在脾,故为寒中。"

"(阳明)不足病心痹,燥气不足则火胜为邪,故病为心痹。""阳明有余病脉痹、身时热,阳明者燥金之气也,其合大肠与胃,燥气有余,则血脉虚而阴水弱,故病脉痹及身为时热。"

4. 脾失健运

《症因脉治·卷三·痹证论·内伤痹症》:"脾为胃行津液,权主磨化,若饮食过多,饥饱失节,则脾气受损,失其健运,而脾痹之症作矣。"

5. 肾弱髓虚

《太平圣惠方·卷第四十四·治腰脚冷痹诸方》:"夫腰脚冷痹者,由风寒湿三毒之气,共伤于人,合而成痹也。此皆肾弱髓虚,为风冷所搏故。肾居下焦,而主腰脚,其气荣润骨髓,今肾虚受于风寒,湿气留滞于经络,故令腰脚冷痹疼痛也。"

《圣济总录·卷第二十·骨痹》:"论曰:《内经》谓人有身寒,汤火不能热,厚衣不能温,然不冻栗。是人者,素肾气胜,以水为事,太阳气衰,肾脂枯不长,一水不能胜两火。肾者水也,而生于骨,肾不荣则髓不能满,故寒甚至骨也。所以不能冻栗者,肝,一阳也;心,二阳也;肾,孤脏也,一水不能胜二火,故不能冻栗。病名曰骨痹,是人当挛节也。夫骨者肾之余,髓者精之所充也。肾水流行,则髓满而骨强。迨夫天癸亏而凝涩,则肾脂不长;肾脂不长,则髓涸而气不行,骨乃痹而其证内寒也。虽寒不为冻栗,以肝心二气为阳火,一水不能胜之,特为骨寒而已,外证当挛节,则以髓少而筋燥,故挛缩而急也。"

《张氏医通·卷六·痿痹门·痹》:"寒从中生者,是人多痹气也。阳气少,阴气多,故身寒如从水中出。人有身寒,汤火不能热,厚衣不能温,然不能冻栗。是人素肾气胜,以水为事,太阳气衰,肾脂枯不长。一水不能胜两火,肾者水也,而生于骨。肾不生,则髓不能满,故寒甚至骨也。所以不能冻栗者。肝,一阳也;心,二阳也;肾,孤脏也。一水不能胜二火,故不能冻栗。病名骨痹,是人当挛节。素肾气胜,言禀气本充也,以水为事。言

嗜欲无节,伤其真阳,无阳则阴无以生,故肾脂枯不长。无阴则阳无以化,故寒甚至骨也。病在阳者,命曰风;病在阴者,命曰痹;阴阳俱病,命曰风痹。阳受风气,故在阳者命曰风。阴受湿气,故入阴则命曰痹。"

《症因脉治·卷三·痹证论·内伤痹症》:"《内经》云:或远行劳倦,逢大热而渴,水不胜火,则骨枯而髓虚;或不慎房劳,精竭血燥,则筋骨失养,腰痛不举,而肾痹之症作矣。"

6. 食伤肠胃

《类经·十七卷·疾病类·痹证》:"饮食自倍,肠胃乃伤。六腑者,所以受水谷而化物者也。若过用不节,致伤肠胃,则六腑之痹因而生矣。"

三、气血津液失调论

气血虚滞、痰饮内停、营卫不和、营卫不通等气血津液失调,均可导致痹证发生。且痹证日久不愈,又会加重气血津液运行不畅的状况,以致血脉瘀阻,津液凝聚,痰瘀互结,闭阻经络,病邪入骨,出现关节肿胀、僵硬、畸形等症。

1. 气血不运

《圣济总录·卷第二十·风湿痹身体手足不随》:"风寒湿气搏于气血,不得宣通,则真邪相击,肌内尽痛。或皮肤瘙痹,甚则邪气深入于诸阳之经。阳气行迟,不能荣养于筋,故机关弛纵,筋脉不能收摄,而令身体手足不随也。"

《景岳全书·卷之十二从集·杂证谟·风痹》:"风痹一证,即今人所谓痛风也。盖痹者,闭也。以血气为邪所闭,不得通行而病也。如'痹论'曰:风气胜者为行痹。盖风者善行数变,故其为痹,则走注历节,无有定所,是为行痹,此阳邪也。曰:寒气胜者为痛痹。以血气受寒则凝而留聚,聚则为痛,是为痛痹,此阴邪也。曰:湿气胜者为著痹。以血气受湿则濡滞,濡滞则肢体沉重而疼痛顽木,留著不移,是为著痹,亦阴邪也。凡此三者,即痹之大则也。此外如五脏六腑之痹,则虽以饮食居处皆能致之,然必重感于邪而内连脏气,则合而为痹矣。若欲辨其轻重,则在皮肤者轻,在筋骨者甚,在脏腑者更甚。若欲辨其寒热,则多热者方是阳证,无热者便是阴证。然痹本阴邪,故惟寒者多而热者少,此则不可不察。

观'痹论'曰:风寒湿三气杂至,合而为痹,而

'寿夭刚柔'篇又曰：在阳者命曰风，在阴者命曰痹，何也？盖三气之合，乃专言痹证之所因也。曰：在阳为风，在阴为痹。又分言表里之有殊也。如风之与痹，本皆由感邪所致，但外有表证之见，而见发热头疼等证，或得汗即解者，是皆有形之谓，此以阳邪在阳分，是即伤寒中风之属也，故病在阳者命曰风。若既受寒邪，而初无发热头疼，又无变证，或有汗，或无汗，而筋骨之痛如故，及延绵久不能愈，而外无表证之见者，是皆无形之谓，此以阴邪直走阴分，即诸痹之属也。故病在阴者命曰痹。其或既有表证，而疼痛又不能愈，此即半表半里，阴阳俱病之证，故阴阳俱病者命曰风痹。此所以风病在阳，而痹病在阴也。然则诸痹者，皆在阴分，亦总由真阴衰弱，精血亏损，故三气得以乘之而为此诸证。《经》曰：邪入于阴则痹，正谓此也。"

《医宗必读·卷之十·痹》："《内经》曰：风寒湿三气杂至，合而为痹也。痹者，闭也。风寒湿三气杂合，则壅闭经络、血气不行，则为痹也。其风气胜者为行痹。风者，善行而数变，故为行痹，行而不定，凡走注历节疼痛之类，俗名流火是也。寒气胜者为痛痹。寒气凝结，阳气不行，故痛楚甚异，俗名痛风是也。湿气胜者为着痹。肢体重着不移，或为疼痛，成为不仁。湿从土化，病多发于肌肉，俗名麻木是也。以冬遇此者为骨痹，以春遇此者为筋痹，以夏遇此者为脉痹，以至阴遇此者为肌痹，以秋遇此者为皮痹。凡风、寒、湿所为行痹、痛痹、着痹，又以所遇之时，所客之处，而命其名。非行痹、痛痹、着痹之外，别有骨痹、筋痹、脉痹、肌痹、皮痹也。"

《内经知要·卷下·病能》："'痹论'曰，风寒湿三气杂至。合而为痹也痹者，闭也，不仁也。六气之中，风寒湿为阴邪。阴气合病，则闭塞成冬之象。故血气不流。经络壅闭而痹斯作矣。其风气胜者为行痹。风属阴中之阳，善行而数变，故为行痹。凡走注历节疼痛之类，俗名流火是也。寒气胜者为痛痹。阴寒之气乘于肌肉筋骨，则凝泣稽留，闭而不通，故为痛痹，即痛风也。湿气胜者为著痹也。著痹者，重着不移，湿从土化，故病在肌肉，不在筋骨也。

肺痹者，烦满喘而呕。肺在上焦，脉循胃口，故为烦满，喘而且呕。心痹者，脉不通，烦则心下鼓，暴上气而喘，嗌干善噫，厥气上则恐。脉者，心之合也，心受病则脉不通，心脉支者上挟咽，直者却上肺，故其病如此，厥逆则水邪侮火，故神伤而恐。恐者，肾志也。肝痹者，夜卧则惊，多饮数小便，上为引如怀。肝受邪则魂不安宁，故夜卧多惊，闭而为热，故多饮数小便也。上为引者，引饮也。如怀者，腹大如怀物也。木邪侮土，故为病如此。肾痹者，善胀，尻以代踵，脊以代头。肾者胃之关，肾痹则邪并及胃，故腹善胀，尻以代踵者，足不能伸也。脊以代头者，身偻不能直也。脾痹者，四肢解惰，发咳呕汁，上为大塞。脾主四肢，又主困倦，故为解惰，土伤则金亦伤，故咳，妻病故夫亦病，故呕。坤已不升，乾金不降，大塞之象也。肠痹者，数饮而出不得，中气喘争，时发飧泄。肠痹则下焦之气闭而不行，故数饮而溺不得出，气化不及州都，返而上逆，故喘争也。小便不利，则水液混于大肠，故飧泄也。胞痹者，少腹膀胱按之内痛，若沃以汤，涩于小便，上为清涕。胞，溺之脬也。膀胱气闭则水液壅满，故按之内痛也，气闭则热如汤之沃也。膀胱之脉从巅络脑，故小便下涩，清涕上出也。"

《金匮翼·卷六·痹症统论·行痹》："行痹者，风气胜也。风之气善行而数变，故其症上下左右，无所留止，随期所至，血气不通而为痹也。治虽通行血气，宜多以治风之剂。又'寿夭刚柔篇'云：病在阳者名曰风，病在阴者名曰痹，阴阳俱病名曰风痹。风痹云者，以阳邪而入于阴之谓也。故虽驱散风邪，又必兼以行血之剂。又有血痹者，以血虚而风中之，亦阳邪入阴所致也。盖即风痹之症，而自风言之，则为风痹；就血言之，则为血痹耳。若其他风病而未入于阴者，则固不得谓之痹症矣。"

2. 气血亏虚

《诸病源候论·风病诸候·风湿痹候》："风湿痹病之状，或皮肤顽厚，或肌肉酸痛。风寒湿三气杂至，合而成痹。其风湿气多而寒气少者，为风湿痹也。由血气虚，则受风湿，而成此病。久不瘥，入于经络，搏于阳经，亦变令身体手足不随。"

《友渔斋医话·第五种·证治指要一卷·痹》："痹者，疲也。有周痹，周身及四肢麻木或痛。盖因气血不充，兼受风湿而成。"

3. 气血虚滞

《黄帝内经灵枢·贼风》:"黄帝曰:夫子言贼风邪气伤人也,令人病焉,今有其不离屏蔽,不出室穴之中,卒然病者,非不离贼风邪气,其故何也?岐伯曰:此皆尝有所伤于湿气,藏于血脉之中,分肉之间,久留而不去;若有所堕坠,恶血在内而不去;卒然喜怒不节,饮食不适,寒温不时,腠理闭而不通。其开而遇风寒,则血气凝结,与故邪相袭,则为寒痹;其有热则汗出,汗出则受风。虽不遇贼风邪气,必有因加而发焉。"

《诸病源候论·脚气病诸候·脚气痹弱候》:"此由血气虚弱,若受风寒湿毒,与血并行肤腠,邪气盛,正气少,故血气涩,涩则痹,虚则弱,故令痹弱也。"

《妇人大全良方·卷之三·妇人风痹手足不随方论第五》:"夫妇人风痹者,由风寒湿三气合而为痹。风多者为风痹,其状肌肤尽痛。诸阳之经皆起于手足而循行于身体,风寒之气客于肌肤,始为痹。复伤阳经,随其虚处而停滞,与血气相搏,血气行则迟缓,使机关弛纵,故风痹而复手足不随也。"

4. 六气为病

《儒门事亲·卷十·大寒子上初之气》:"初之气为病,多发咳嗽、风痰、风厥、涎潮痹塞、口呙、半身不遂、失音、风癫、风中、妇人胸中留饮、两脐腹微痛、呕逆恶心、旋运惊悸、狂惕、心风、搐搦、颤掉。初之气病,宜以瓜蒂散吐之,在下泄之。"

《儒门事亲·卷十·秋分酉上五之气》:"五之气为病,多发喘息、呕逆、咳嗽及妇人寒热往来、疮疟、瘰痔、消渴、中满、小儿斑瘾疮疱。五之气病,宜以大、小柴胡汤,宜解治表里之类。"

《儒门事亲·卷十·小雪亥上终之气》:"终之气为病,多发风痰、风寒湿痹四肢。秋收多,冬水复旺,水湿相搏,肺气又衰。冬寒甚,故发则收,则痿厥弱,无以运用,水液澄清冷,大寒之疾。积滞、痃块、寒疝、血瘕,凡气之疾。终之气病,宜破积发汗之类。"

5. 痰饮内停

《张氏医通·卷四·诸气门下·痰饮(唾)》:"丹溪曰:痰之源不一。有因痰而生热者,有因热而生痰者,有因气而生者,有因风而生者,有因惊而生者,有积饮而生者,有多食而成者,有因暑而生者,有伤冷物而成者,有脾虚而成者,有嗜酒而成者。其为病也,惊痰则成心包痛、颠疾;热痰则成烦躁、惊悸;风痰成瘫痪,大风眩晕;饮痰成呕吐胁痛、四肢不举;食痰成疟痢口臭,痞块满闷;暑痰成呕逆眩冒;冷痰成骨痹气刺痛,四肢不举;酒痰多成胁痛臂痛,饮酒不消,但得酒次日又吐;脾虚生痰,食不美,反胃呕吐;湿痰多倦怠软弱;气痰攻注走刺不定;妇人于惊痰最多,结成块者为惊痰,必有一块在腹,发则如身孕,转动跳跃,痛不可忍;又有老痰凝结胶固,非借温药引导,必有拒格之患。庞安常有言:人身无倒上之痰,天下无逆流之水。故善治痰者,不治痰而治气,气顺则一身之津液,亦随气而顺矣。痰属湿热,乃津液所化,因风寒湿热之感;或七情饮食所伤,以致气逆液浊,变为痰饮。或吐咯上出,或凝滞胸膈,或留聚肠胃,或客于经络四肢,随气升降,遍身上下无处不到。其为病也,为喘为咳,为恶心呕吐,为痞膈壅塞、关格异病,为泄为眩晕,为嘈杂、怔忡惊悸,为颠狂,为寒热,为痛肿。或胸间漉漉有声,或背心一点常如冰冷,或四肢麻痹不仁。皆痰所致。"

《厘正按摩要术·卷四·列证·痰迷》:"[按]痰由肾阳虚,火不制水,水泛为痰,为饮逆上攻,故痰清而澈,治宜通阳泄湿,忌用腻品助阴。痰由肾阴虚,火必烁金,火结为痰,为痰火上升,故痰稠而浊,治宜滋阴清润,忌用温燥之品。庞氏云:天下无逆流之水,因乎风也。人身无倒上之痰,因乎气也。痰能随气升降,周身无处不到,在肺则咳,在胃则呕,在心则悸,在头则眩,在背则冷,在胸则痞,在胁则胀,在肠则泻,在经络则肿,在四肢则痹,甚至痰入心窍则迷,癫痫抽制,则各有治法在,不徒按摩已也。"

6. 营卫不和

《症因脉治·卷三·痹证论·外感痹症》:"营气不足,卫外之阳不固,皮毛空疏,腠理不充,或冲寒冒雨,露卧当风,则寒邪袭之,而寒痹作矣。"

7. 营卫不通

《赤水玄珠·第十二卷·痹门·著痹治剂》:"《经》谓:湿气胜者为著痹。河间曰:著者,留著其处而不去,或四肢麻木拘挛也。《经》又曰:其不痛不仁者,病久入深,营卫之行涩,经络时疏,故不痛。皮肤不荣,故为不仁。夫所谓不仁者,或周身,或四肢,淫淫然麻木不知痛痒,如绳扎缚初解之状,古方名为麻痹者是也。"

《内经知要·卷下·病能》:"痛者,寒气多也,有寒故痛也。寒则血气凝泣,故痛。'终始篇'曰:病痛者,阴也……病久入深,营卫之行涩,经络时疏,故不痛。此言病则营卫涩而必痛,其不痛者经络有疏散之时,则不涩,故不痛也。皮肤不营,故为不仁,皮肤之间无血以和之,故不仁也……阳气少,阴气多,与病相益,故寒也。痹病本属阴寒,若阳气不足之人,则寒从内起,与外病相助益,故寒也……阳气多,阴气少,病气胜,阳遭阴,故为痹热(其人阳气素盛,而遭阴寒之气,病气反为阳气胜矣,故为热痹)。其多汗而濡者,此其逢湿甚也,阳气少,阴气盛,两气相感,故汗出而濡也两气者,身中之气与外客之气。两气皆阴,互相感召,故汗出。'脉要精微论'曰阴气有余为多汗身寒是也。凡痹之类,逢寒则急,逢热则纵。寒则筋挛,故急。热则筋弛,故纵。"

《医门法律·卷二·中寒门》:"寸口以候荣卫,趺阳以候脾胃。脾胃虚寒,则手足不得禀水谷气,日以益衰,故逆冷也。逆冷之气,入积于中而不泻,则内之温气去,寒独留,故腹满也。脾之募在季肋章门,寒气入于募,正当少阳经脉之所过。少阳之府三焦也,既不能行升发之气于上焦,必反引其在腹与入募之寒,相逐入于膀胱,留积不去,荣卫愈益不通,腹满胡由而散耶?有时阳虽前通,然孤阳独至,卫气终不充于腠理,故恶寒;阴虽前通,然孤阴独至,终不温分肉,故痹而不仁。必阴阳二气两相协和,荣卫通行无碍,而膻中之宗气始转。宗气一转,则离照当空,浊阴之气,自从下焦二阴之窍而散。第其散分虚实两途,气实则从后阴喧吹而出,气虚则从前阴淋滴而出。是则寒气之聚散,总关于温气之去存,故名之曰气分也。此等竿头进步之言,读其书者,明饮上池而不知其味,岂非腥秽汩之耶?"

《四诊抉微·管窥附余·六纲领对待主治·代脉生死之辨》:"若少年新病,而气血暴损,以致神用不续,而见代脉者,治之得宜,气血复而代脉退,亦有得生者,如心腹诸痛,并痹风痹症,俱因痛伤,营卫结滞不通。而脉代者,痛止则脉续,故一切痛脉见代,皆非真代,不可准也。"

《金匮翼·卷六·痹症统论·著痹》:"著痹者,湿气胜也。夫湿,土气也,土性重缓,营卫之气与湿俱留,则著而不移,其症多汗而濡,其病多著于下,有挟寒、挟热、在气、在血之异,须审而治之。"

《校注医醇賸义·卷四·痹》:"《经》曰:风寒湿三气杂至,合而为痹也。夫六淫之邪,暑燥火为阳,风寒湿为阴,阴气迭乘,营卫不通,经脉阻滞,筋骨肉三部俱病,而三痹之症作矣。其风气胜者为行痹。风为阴中之阳,中人最速其性善走,窜入经络,故历节作痛而为行痹。寒气胜者为痛痹。寒为阴中之阴,乘于肌肉筋骨之间,营卫闭塞,筋骨拘挛,不通则痛故为痛痹。湿气胜者为著痹。著者重著难移。湿从土化,病在肌肉不在筋骨,所谓腰间如带五千钱者是也。"

8. 营卫虚滞

《类经·十七卷·疾病类·痹证》:"荣者,水谷之精气也,和调于五脏,洒陈于六腑,乃能入于脉也,故循脉上下,贯五脏,络六腑也。荣气者,阴气也,由水谷精微之所化,故为水谷之精气。'卫气篇'曰:精气之行于经者为营气。《正理论》曰:谷入于胃,脉道乃行;水入于经,其血乃成。夫谷入于胃,以传于肺,五脏六腑皆以受气,其清者为营,浊者为卫,营在脉中,卫在脉外,故于脏腑脉络则无所不至。卫者,水谷之悍气也,其气慓疾滑利,不能入于脉也,故循皮肤之中,分肉之间,熏于肓膜,散于胸腹。卫气者,阳气也,阳气之至,浮盛而疾,故曰悍气。慓,急也。皮肤之中、分肉之间,脉之外也。肓者,凡腔腹肉理之间,上下空隙之处,皆谓之肓。如'刺禁论'曰:膈肓之上,中有父母。《左传》曰膏之上、肓之下者,是皆言膈上也。又'腹中论'曰:其气溢于大肠而着于肓,肓之原在齐下。'九针十二原篇'曰:肓之原,出于脖胦。'胀论'曰:陷于肉、肓而中气穴。则肓之为义,不独以胸膈为言,又可知也。膜,筋膜也。义详后七十一。卫气不入于脉,无所不至,故其行如此。如'卫气篇'曰:其浮气之不循经者为卫气。'邪客篇'曰:卫气者,出其悍气之慓疾,而先行于四末分肉皮肤之间而不休者也。'本藏篇'曰:卫气者,所以温分肉,充皮肤,肥腠理,司开阖者也。皆与此节互有发明。悍音旱;慓音飘;肓音荒;膜音莫,又莫胡切。逆其气则病,从其气则愈,不与风寒湿气合,故不为痹。营卫之气,但不可逆,故逆之则病,从之则愈。然非若皮肉筋骨血脉脏腑之有形者也,无迹可著,故不与三气为合,盖无形亦无痹也。帝曰:善。痹或痛或不痛,或不仁,或寒或热,或燥或湿,其故何也?不仁者,不知痛痒,肌肤顽木之谓。岐伯曰:痛者,寒气多也,有寒故痛也。寒多则血脉凝滞,故必为痛,如'终始篇'曰:病痛者阴也。其不痛不仁者,病久入深,荣卫之行涩,经络时疏,故不通。通当作痛,《甲乙经》亦然。疏,空虚也。荣卫之行涩而经络时疏,则血气衰少,血气衰少则滞逆亦少,故为不痛。'逆调论'曰:荣气虚则不仁,卫气虚则不用。皮肤不营,故为不仁。不营者,血气不至也。其寒者,阳气少,阴气多,与病相益,故寒也。凡病寒者,不必尽由于外寒,但阳气不足,阴气有余,则寒从中生,与病相益,故为寒证。其热者,阳气多,阴气少,病气胜,阳遭阴,故为痹热。遭,逢也。阳盛遭阴,则阴气不能胜之,故为痹热。其多汗而濡者,此其逢湿甚也。阳气少,阴气盛,两气相感,故汗出而濡也。两气者,寒湿两气也。'脉要精微论'曰:阴气有余为多汗身寒。其义即此。帝曰:夫痹之为病,不痛何也?岐伯曰:痹在于骨则重,在于脉则血凝而不流,在于筋则屈不伸,在于肉则不仁,在于皮则寒,故具此五者,则不痛也。具此五者,则筋骨皮肉血脉之间,气无不痹,故不得为痛也。凡痹之类,逢寒则虫,逢热则纵。帝曰:善。虫,《甲乙经》作急,于义为得。盖逢寒则筋挛,故急。逢热则筋弛,故纵也。"

四、失治误治论

外邪袭人经络,入于筋脉、皮肉、肌肤,久而不已,则入五脏,从而引发痹证;四季遭受不同的邪气,发为筋痹、脉痹、肌痹、皮痹、骨痹,若失于调摄,则病情加重,转移至对应脏腑而为五脏之痹。此皆属失治误治的范畴。

1. 久病传变

《三因极一病证方论·卷之三·叙痹论》:"三气袭人经络,入于筋脉、皮肉、肌肤,久而不已,则入五脏。凡使人烦满,喘而吐者,是痹客于肺;烦心上气,嗌干恐噫,厥胀满者,是痹客于心;多饮,数小便,小腹痛如怀妊,夜卧则惊者,是痹客于肝;善胀,尻以代踵,脊以代头者,是痹客于肾;四肢解惰,发咳呕沫,上为大塞者,是痹客于脾。又有肠痹者,数饮而小便不利,中气喘急,时发飧泄。又胞痹者,小腹按之内痛,若沃以汤,涩于小便,上为清涕。又六腑各有俞,风寒湿中其俞,而食饮应之,故循俞而入,各舍其腑。"

2. 他病传变

《太平圣惠方·卷第十九·治风痹诸方》:"其以春遇痹者,为筋痹。筋痹不已,又遇邪者,则移入于肝也。其状夜卧则惊,饮食多,小便数。夏遇痹者为脉痹,则血脉不流,令人萎黄。脉痹不已,又遇邪者,则移入于心。其状心下鼓气,卒然逆喘不通,咽干喜噫。仲夏遇痹为肌痹,肌痹不已,复遇邪者,则入于脾,其状四肢懈惰,发咳呕吐。秋遇痹者为皮痹,则皮肤无所知觉,皮痹不已,则入于肺,其状气奔喘痛。冬遇痹者为骨痹,骨重不可举,不遂而痛,骨痹不已,又遇邪者,则移入于肾,其状喜胀,诊其脉大涩者为痹,脉来急者为痹,脉涩而紧者为痹也。"

《明医指掌·卷七·痹证六》:"《内经》云:风湿寒三气杂至而为痹。其风气胜者为行痹,寒气胜者为痛痹,湿气胜者为着痹。又云:以冬遇此为骨痹,以春遇此为筋痹,以夏遇此为脉痹,以至阴遇此为肌痹,以秋遇此为皮痹。久而不已,内舍于合,故骨痹不已,复感于邪,内舍于肾。筋痹不已,复感于邪,内舍于肝。脉痹不已,复感于邪,内舍于心。肌痹不已,复感于邪,内舍于脾。皮痹不已,复感于邪,内舍于肺。所谓痹者,各以其时,重感于风、寒、湿之邪气也。又云:淫气喘息,痹聚在肺。淫气忧思,痹聚在心。淫气遗溺,痹聚在肾。淫气乏渴,痹聚在肝。淫气肌绝,痹聚在脾。故风气胜者易已,留连于筋骨间者病久,其留皮肤间易已,入脏者死。若此者,可以见其浅深之受证也。然五脏痹各有形状之不同,浅深之各异,善治者,审其所因,辨其所形,真知其在皮肤、血脉、筋骨、脏腑浅深之分而调之,斯无危瘠之患矣。若一概混作风治而用风燥热药,谬矣!"

《医宗必读·卷之十·痹》:"骨痹不已,复感于邪,内舍于肾。筋痹不已,复感于邪,内舍于肝。脉痹不已,复感于邪,内舍于心;肌痹不已,复感于邪,内舍于脾;皮痹不已,复感于邪,内舍于肺,各以其时重感于风寒湿也。舍者,邪入而居之也。时者,气主之时,五脏各有所应也。病久不去,而后感于邪气必更深,故内舍其合而入于脏。

肺痹者,烦满喘而呕;肺在上焦,其脉循胃口,故为烦满喘而呕也。心痹者,脉不通,烦则心下鼓暴,上气而喘,嗌干善噫,厥气上则恐。心合脉而痹气居之,故脉不通。心脉起于心中,其支者上挟咽,其直者却上肺,故其病如此。厥气,阴气也。心火衰则邪乘之,故神怯而恐。肝痹者,夜卧则惊,多饮,数小便,上为引如怀。肝藏魂,肝气痹则魂不安,故夜卧则惊。肝脉下者过阴器,抵少腹,上者循喉咙之后,上入颃颡,故为病如此。肾痹者,善胀,尻以代踵,脊以代头。肾者胃之关,肾气痹则阴邪乘胃,故善胀。尻以代踵,足挛不能伸也,脊以代头,身偻不能直也,肾脉入跟中,上腨内,出腘内廉,贯脊属肾,故为是病。脾痹者,四肢解堕,发咳,呕汁,上为大塞。脾主四支,故为懈惰。其脉属脾络胃,上膈挟咽,气痹不行,故发咳呕汁,甚则上焦痞隔,为大塞不通也。肠痹者,数饮而出不得,中气喘争,时发飧泄。肠者兼大小肠而言,肠间病痹,则下焦之气不化,故虽数饮,而小便不得出。小便不出,则本末俱病,故与中气喘争,盖其清浊不分,故时发飧泄。胞痹者,少腹膀胱按之内痛,若沃以汤,涩于小便,上为清涕。胞者,膀胱之脬也,膀胱气闭,故按之内痛,水闭则畜而为热,故若沃以汤,涩于小便也。膀胱之脉,从巅入络脑,故上为清涕。

[愚按]《内经》论痹,四时之令,皆能为邪,五脏之气,各能受病,六气之中,风寒湿居其半,即其曰杂至、曰合,则知非偏受一气可以致痹。又曰:风胜为行痹,寒胜为痛痹,湿胜为着痹。即其下一胜字,则知但分邪有轻重,未尝非三气杂合为病也。皮肉筋骨脉各有五脏之合,初病在外,久而不去,则各因其合而内舍于藏。"

《杂病心法要诀·卷一·痹病总括》:"又有曰五痹者,谓皮、脉、肌、筋、骨之痹也。以秋时遇此邪为皮痹,则皮虽麻尚微觉痛痒也。以夏时遇此邪为脉痹,则脉中血不流行而色变也。以长夏时遇此邪为肌痹,则肌顽木不知痛痒也。以春时遇此邪为筋痹,则筋挛节痛屈而不伸也,以冬时遇此邪为骨痹,则骨重酸疼不能举也。曰入脏腑者,谓内舍五脏之痹也。以皮痹不已,复感于邪,内舍于肺,成肺痹也。脉痹不已,复感于邪,内舍于心,成心痹也。肌痹不已,复感于邪,内舍于脾,成脾痹也。筋痹不已,复感于邪,内舍于肝,成肝痹也。骨痹不已,复感于邪,内舍于肾,成肾痹也。此皆以病遇邪之时,及受病之处而得名,曰五痹也。所谓邪者,重感于风寒湿之气也。周痹亦在血脉之中,随脉上下为病,故同脉痹,但患有定处,不似脉痹左右相移也。近世曰痛风、曰流火、曰历节风,皆行痹之俗名也。"

《续名医类案·卷八·痢》:"痢病兜涩太早,湿热流注,多成痛痹。"

《杂病源流犀烛·卷十三·诸痹源流(白虎历节风)》:"诸痹,风寒湿三气,犯其经络之阴而成病也。故《经》曰:病在阳曰风,病在阴曰痹。痹者,闭也。三气杂至,壅蔽经络,血气不行,不能随时祛散,故久而为痹,或遍身或四肢挛急而痛,或有不痛者,病久入深也。入于骨,则重而不举为骨痹;入于血,则凝而不流为脉痹;入于筋,则屈而不伸为筋痹;入于肉,则肌肉不仁为肉痹;入于皮,则寒在皮毛为皮痹。盖筋骨皮脉肉间,得邪则气缓,故虽痹而不痛。然痹之为病,每各以时遇。如冬气在骨,遇三气故成骨痹;春气在筋,遇三气故成筋痹;夏气在脉,遇三气故成脉痹;季夏气在肉,遇三气成肉痹;秋气在皮,遇三气故成皮痹。皆各以主时受之也。而筋骨皮肉脉又各有五脏之合,苟五者受而不去,则必内舍于合,而五脏之痹起。何言之?骨痹久,复感三气内舍于肾,则善胀,尻以代踵,脊以代头。盖胃气下行,而肾为胃关,肾既痹,则肾气不行,是阳明逆也,故善胀。肾为作强之官,痹则足挛而不能伸,故尻代踵,身偻而不能直,故脊代头也。筋痹久,复感三气内舍于肝,则多饮溲数,夜卧易惊,上为引如怀。盖肝内热,脾不淫精于肝,故渴而多饮。肝热下乘膀胱,故溲数。肝藏魂,肝痹则气血两衰,故魂不归而易惊。经络有气无血,故上下相引而血不得赴,若结于中而如怀也。脉痹久,复感三气内舍于心,则脉不通,烦则心下鼓暴,上气,咽干善噫,厥气上而恐。盖心合脉而痹入之,故脉不通,不通则心气郁,故鼓暴。鼓暴则气逆而喘,故上气。心脉起心中,上挟胃挟咽,故咽干善噫。厥为阴气,心火衰而邪乘之,故神怯而恐也。肉痹久,复感三气内舍于脾,则四肢怠惰,发咳呕汁,上为大塞。盖肢惰者肉痹之验,脾痹则本脏不足,不能散精,反上壅肺,故发咳。上焦不通,故呕汁,甚则否塞也。皮痹久,复感三气内舍于肺,则烦满喘而呕。盖痹既入肺,则脏气闭而不通,本气不能升举。肺职行治节,痹则上焦不通，而胃气逆，故烦满喘而呕也。此五脏之痹，各以其症显者，脏症显，便不易治（宜五痹汤各加本经药）。以复感云者，既已成痹，又各以其主时，重受风、寒、湿之邪气，为病而深也。《经》又曰：淫气喘息痹聚肺，淫气忧思痹聚心，淫气溺涩痹聚肾，淫气乏竭痹聚肝，淫气饥饱痹聚脾，则不特三气入舍于其合而后成痹，即七情过用，亦能伤脏气而为病，以气淫则燥能消阴故也。由五脏而推六腑，亦以饮食居处为病本，而后邪中其腧而内应之，是以循其腧，各舍于其腑也。即如肠痹，《经》言数饮而出不得，中气喘争，时发喘息者，以肠兼大小而言。二肠患痹，则下焦之气热郁不行，故饮虽多而水不得出。水不出则本末俱病，故与中气喘争，且清浊不分而飱泄也。又如胞痹，《经》言少腹膀胱，按之内痛，若沃以汤，涩于小便，上为清涕者，以胞者膀胱也，气闭故按之痛。水闭不行，故蓄热若沃汤，且溲涩。太阳之脉，从巅络脑，故上为清涕也（肠痹宜五苓散加木通、桑皮、麦冬，胞痹宜肾沥汤）。即《经》言二痹，凡六腑可推矣。《经》又言十二经筋之病，支转筋痛，皆曰痹，何也？以其经筋在外，其病不及经隧之荣气，故于脏腑无涉，惟三气得以病之，故按四季之痹，以见其所感之由。然手足三阴之筋，皆内结胸腹肓膜间，其为病自有异。如足以少阴筋主痫瘛及痉，足厥阴筋主阴器不用与不起不收，手少阴筋主舌卷，手太阴筋主息贲胁急吐血，手少阴筋主伏梁唾脓血，虽筋痹而脏腑气矣（总宜蠲气汤）。"

《类证治裁·卷之五·痹症论治》："五脏皆有合病，久而不去者，内舍于其合。《经》云：诸痹不已，亦溢内也。风胜者易已，留皮肤者易已，留筋骨者痛久，其入脏者死。凡痹逢寒则急，逢热则纵。故骨痹不已，复感于邪，内舍于肾；筋痹不已，复感于邪，内舍于肝；脉痹不已，复感于邪，内舍于心；血痹不已，复感于邪，内舍于脾；皮痹不已，复感于邪，内舍于肺。此经病入脏也。《经》论五痹之入脏者，曰肺痹烦满，喘而呕；心痹脉不通，烦则心下鼓，暴上气而喘，嗌干善噫，厥气上则恐；肝痹夜卧则惊，多饮，数小便，上为引如怀；肾痹善胀，尻以代踵，脊以代头；脾痹四肢懈惰，发咳呕汁，上为大塞。其入腑者，别有肠痹胞痹，另详本门。此五脏之痹，各以其时，重感于风寒湿之气也。风胜脉必浮，寒胜脉必涩，湿胜脉必缓。"

【辨病证】

辨病证是痹证辨证论治的核心内容之一，包括辨症候、辨色脉、辨吉凶等方面。

一、辨症候

痹症首先结合部位辨其部位，再辨寒、热、虚、实，以及外感内伤之不同，其治法有别，亦当辨析。

《黄帝内经素问·长刺节论》："病在筋，筋挛节痛，不可以行，名曰筋痹，刺筋上为故，刺分肉间，不可中骨也，病起筋炅病已止。病在肌肤，肌肤尽痛，名曰肌痹，伤于寒湿，刺大分小分，多发针而深之，以热为故，无伤筋骨，伤筋骨，痛发若变，诸分尽热病已止。病在骨，骨重不可举，骨髓酸痛，寒气至，名曰骨痹，深者刺无伤脉肉为故，其道大分小分，骨热病已止。"

《黄帝内经灵枢·周痹》："黄帝问于岐伯曰：周痹之在身也，上下移徙随脉，其上下左右相应，间不容空，愿闻此痛在血脉之中邪？将在分肉之间乎？何以致是？其痛之移也，间不及下针；其慉痛之时，不及定治，而痛已止矣。何道使然？愿闻其故。岐伯答曰：此众痹也，非周痹也。

黄帝曰：愿闻众痹。岐伯对曰：此各在其处，更发更止，更居更起，以右应左，以左应右，非能周也，更发更休也。"

《金匮要略方论·卷上·中风历节病脉证并治第五》："夫风之为病，当半身不遂；或但臂不遂者，此为痹。脉微而数，中风使然。"

《金匮要略方论·卷上·血痹虚劳病脉证并治第六》："血痹，阴阳俱微，寸口关上微，尺中小紧，外证身体不仁，如风痹状。"

《诸病源候论·风病诸候·风痹手足不随候》："风寒湿三气合而为痹。风多者为风痹。风痹之状，肌肤尽痛。诸阳之经，尽起于手足，而循行于身体。风寒之客肌肤，初始为痹，后伤阳经，随其虚处而停滞，与血气相搏，血气行则迟缓，使机关驰纵，故风痹而复手足不随也。"

《备急千金要方·卷八·治诸风方·论杂风状第一》："诸痹由风寒湿三气并客于分肉之间。迫切而为沫，得寒则聚，则排分肉；肉裂则痛，痛则神之；神归之则热，热则痛解；痛解则厥；厥则他痹发，发则如是。此内不在脏而外未发于皮肤，居分肉之间,真气不能周,故为痹也。其风最多者,不仁则肿,为行痹,走无常处。其寒多者,则为痛痹。其湿多者,则为着痹。冷汗濡,但随血脉上下不能左右去者,则为周痹。在肌中更发更止,左以应左,右以应右者,为偏痹也。

夫痹,其阳气少而阴气多者,故令身寒从中出。其阳气多而阴气少者,则痹且热也。诸痹风胜者则易愈,在皮间亦易愈,在筋骨则难痊也。久痹入深,令营卫涩,经络时疏则不知痛。

风痹病不可已者,足如履冰,时如入汤,腹中股胫淫泺,烦心头痛。伤脾肾时呕眩,时自汗出。伤心目眩。伤肝悲恐,短气不乐。伤肺不出三年死。(一云三日。)"

《太平圣惠方·卷第十九·治风痹诸方》:"夫痹者,为风寒湿三气,共合而成痹也。其状肌肉顽厚,或则疼痛。此由人体虚,腠理开,则受于风邪也。病在阳曰风,在阴曰痹,阴阳俱病曰风痹。其以春遇痹者,为筋痹。筋痹不已,又遇邪者,则移入于肝也。其状夜卧则惊,饮食多,小便数。夏遇痹者为脉痹,则血脉不流,令人萎黄。脉痹不已,又遇邪者,则移入于心。其状心下鼓气,卒然逆喘不通,咽干喜噫。仲夏遇痹为肌痹,肌痹不已,复遇邪者,则入于脾,其状四肢懈惰,发咳呕吐。秋遇痹者为皮痹,则皮肤无所知觉,皮痹不已,则入于肺,其状气奔喘痛。冬遇痹者为骨痹,骨重不可举,不遂而痛,骨痹不已,又遇邪者,则移入于肾,其状喜胀,诊其脉大涩者为痹,脉来急者为痹,脉涩而紧者为痹也。"

《太平圣惠方·卷第四十五·治脚气痹挛诸方》:"夫脚气痹挛者,皆由风寒湿三气并客于分肉之间,真气不周,故为痹也。其风气最多则肿,为行痹。走无常处,其寒多者,则为痛痹。其湿多者,则为着痹。冷而无汗,濡痹也。但随血脉上下,不能左右去者,为周痹。痹在肌中,或发上下,左以应右,右以应左者,偏痹也。夫痹甚,阳气少而阴气多者,令人身寒。阳气多而阴气少者,则痹但热。诸痹风胜者易愈,在皮肉间亦易愈,在筋骨挛痛者,则难痊也。冬痹入深,令营卫涩,经络滞,则不知痛痒。风痹不可已者,足履冷时如入汤,腹中股胫烦疼,或呕吐心悬,时时汗出,目眩悲恐,短气不乐者,是其候也。又风湿着人四肢,并使不收不随,入脏便喑哑,四肢缓纵,口舌不收摄也。其病偏从脚上者,盖地土卑湿,冬月少霜雪,山水蒸气常猥退,暖令人腠理开。受风湿气,其地春月常如细雨,或便冷,或小寒,使风湿深搏,不能得泄,故多脚弱也。亦有端然振寒便发黄者,此是风湿气内搏,或是先遇热,后遇寒,搏于热,热入脏,寒在外。然如此者,喜使人干呕吐逆,冬大暖,少霜雪,名为时行湿气,夫风毒藏人肌肉中,至春夏得暴风,令湿折之,使四肢缓弱,体盛多热者,其人则或壮热而不随,其脉当浮大紧者是也。虚而有冷者,脉当缓弱迟微为证。"

《太平圣惠方·卷第六十九·治妇人风痹手足不随诸方》:"夫妇人风痹者,由风寒湿三气合而为痹,风多者为风痹。其状肌肤尽痛,诸阳之经皆起于手足,而循行于身体,风寒之气客于肌肤,初始为痹,复伤阳经,随其虚处而停滞,与血气相搏,血气行则迟缓,使机关弛纵,故风痹而复手足不随也。"

《圣济总录·卷第一十九·诸痹门·皮痹》:"论曰:风寒湿三气杂至,合而为痹,以秋遇此者为皮痹。盖肺主皮毛,于五行为金,于四时为秋。当秋之时,感于三气则为皮痹,盖正言其时之所感者尔。固有非秋时而得之者,皮肤不营而为不仁,则其证然也。"

《三因极一病证方论·卷之三·叙痹论》:"夫风湿、三气杂至,合而为痹。虽曰合痹,其用自殊。风胜则为行痹,寒胜则为痛痹,湿胜则为着痹。三气袭人经络,入于筋脉、皮肉、肌肤,久而不已,则入五脏。凡使人烦满,喘而吐者,是痹客于肺;烦心上气,嗌干恐噫,厥胀满者,是痹客于心;多饮,数小便,小腹痛如怀妊,夜卧则惊者,是痹客于肝;善胀,尻以代踵,脊以代头者,是痹客于肾;四肢解惰,发咳呕沫,上为大塞者,是痹客于脾。又有肠痹者,数饮而小便不利,中气喘急,时发飧泄。又胞痹者,小腹按之内痛,若沃以汤,涩于小便,上为清涕。又六腑各有俞,风寒湿中其俞,而食饮应之,故循俞而入,各舍其腑。治之,随其腑俞,以施针灸之法,仍服逐风湿寒发散等药,则病自愈。大抵痹之为病,寒多则痛,风多则行,湿多则着;在骨则重而不举,在脉则血凝不流,在筋则屈而不伸,在肉则不仁,在皮则寒,逢寒则急,逢热则纵。"

《儒门事亲·卷一·指风痹痿厥近世差玄说二》:"风、痹、痿、厥四论,《内经》言之详矣。今余又为之说,不亦赘乎!曰:'非赘也。'为近世不读《内经》者,指其差玄也。夫风、痹、痿、厥四证,本自不同,而近世不能辨,一概作风冷治之。下虚补之,此所以旷日弥年而不愈者也。夫四末之疾,动而或劲者为风,不仁或痛者为痹,弱而不用者为痿,逆而寒热者为厥,此其状未尝同也。故其本源又复大异。风者,必风热相兼;痹者,必风湿寒相合;痿者,必火乘金;厥者,或寒或热,皆从下起。今之治者,不察其源,见其手足掉曳,便谓之风。然《左传》谓风淫末疾。岂不知风、暑、燥、湿、火、寒六气,皆能为四末之疾也哉!敢详条于下,有意于救物者,试择焉可也。

夫风之为状,善行而数变。《内经》曰:诸风掉眩,皆属肝木。掉摇眩运,非风木之象乎?纡曲劲直,非风木之象乎?手足掣颤,斜目㖞口,筋急挛搐,瘛疭惊痫,发作无时,角弓反张,甚则吐沫,或泣或歌,喜怒失常,顿僵暴仆,昏不知人,兹又非风木之象乎?故善行而数变者,皆是厥阴肝之用也。夫肝木所以自甚而至此者,非独风为然。盖肺金为心火所制,不能胜木故也。此病之作,多发于每年十二月,大寒中气之后,及三月、四月之交,九月、十月之交。何以言之?大寒中气之后,厥阴为主气,已亥之月,亦属厥阴用事之月,皆风主之时也。故三月、四月之交,多疾风暴雨,振拉摧拔,其化为冰雹。九月、十月之交,多落木发屋之变。故风木郁极甚者,必待此三时而作。凡风病之人,其脉状如弓弦而有力,岂敢以热药投之,更增其势哉……

夫痹之为状,麻木不仁,以风湿寒三气合而成之。故《内经》曰:风气胜者为行痹。风则阳受之,故其痹行,且剧而夜静,世俗莫知,反呼为走注疼痛虎咬之疾。寒气胜者为痛痹。寒则阴受之,故其痹痛,且静而夜剧,世俗不知,反呼为鬼忤。湿气胜者为著痹。湿胜则筋脉皮肉受之,故其痹著而不去,肌肉削而著骨,世俗不知,反呼为偏枯。此疾之作,多在四时阴雨之时,及三月九月,太阳寒水用事之月。故草枯水寒为甚,或濒水之地,劳力之人,辛苦失度,触冒风雨,寝处津湿,痹从外入。况五方七地,寒暑殊气,刚柔异禀,饮食起居,莫不相戾。故所受之邪,各有浅深。或痛或不痛,或仁或不仁,或筋屈而不能伸,或引而不缩。寒则虫行,热则纵缓,不相乱也。皮痹不已,而成肉痹;肉痹不已,而成脉痹;脉痹不已,而成筋痹;筋痹不已,而成骨痹,久而不已,内舍其合。若脏腑俱病,虽有智者,不能善图也。凡病痹之人,其脉沉涩……

痿之为状,两足痿弱,不能行用。由肾水不能胜心火,心火上烁肺金。肺金受火制,六叶皆焦,皮毛虚弱,急而薄著,则生痿躄。躄者,足不能伸而行也。肾水者,乃肺金之子。令肾水衰少,随火上炎。肾主两足,故骨髓衰竭,由使内太过而致。然'至真要大论'云诸痿喘呕皆属于上者,上焦也。三焦者,手少阳相火也。痿、喘、呕三病,皆在膈上,属肺金之部分也。故肌痹传为脉痿;湿痹不仁,传为肉痿;髓竭足躄,传为骨痿;房室太过为筋痿,传为白淫。大抵痿之为病,皆因客热而成,好以贪色,强力过极,渐成痿疾。故痿躄属肺,脉痿属心,筋痿属肝,肉痿属脾,骨痿属肾。总因肺受火热,叶焦之故,相传于四脏,痿病成矣。直断曰痿病无寒,故痿之作也,五月、六月、七月,皆其时也。午者,少阴君火之位;未者,湿土庚金伏火之地;申者,少阳相火之分。故痿发此三月之内,以为热也。故病痿之人,其脉浮而大。"

《严氏济生方·诸痹门·五痹论治》:"风寒湿三气杂至,合而为痹。皆因体虚腠理空疏,受风寒湿气而成痹也。痹之为病,寒多则痛;风多则行;湿多则著。在骨则重而不举;在脉则血凝而不流;在筋则屈而不伸;在肉则不仁;在脾则逢寒急,逢热则纵,此皆随所受邪气而生证也。大率痹病,总而言之,凡有五种:筋痹、脉痹、皮痹、骨痹、肌痹是也。筋痹之为病,应乎肝,其状夜卧则惊,饮食多,小便数;脉痹之为病,应乎心,其状血脉不流,令人萎黄,心下鼓气,卒然逆喘不通,嗌干善噫;肌痹之为病,应乎脾,其状四肢懈惰,发咳呕吐;皮痹之为病,应乎肺,其状皮肤无所知觉,气奔喘满;骨痹之为病,应乎肾,其状骨重不可举,不遂而痛且胀。诊其脉大而涩为痹,脉来急者亦为痹,脉涩而紧者亦为痹。又有风血痹,阴邪入于血经故也。外有支饮亦令人痹,当随证施治。"

《症因脉治·卷三·痹证论》:"秦子曰:痹者闭也,经络闭塞,麻痹不仁,或攻注作疼,或凝结关节,或重着难移,手足偏废,故名曰痹。"

《古今医统大全·卷之十一·痹证门·治法》:"痹之为证,有筋挛不伸、肌肉不仁,与风证相似。""痹为风寒湿所感,则阴受之,为病多重著沉痛。"

《医贯·卷之二·主客辨疑·中风论》:"四曰风痹,谓诸痹,类风状也。《经》曰:风寒湿三气,合而成痹。曰痛痹,筋骨掣痛;曰著痹,著而不行;曰行痹,走注疼痛;曰周痹,身疼痛。又曰行痹属风,痛痹属寒,著痹属湿。"

《类经·十七卷·疾病类·痹证》:"凡痹之客五脏者,肺痹者,烦满喘而呕(肺在上焦,其脉循胃口,故为烦满喘而呕。又五脉五脏之痹,见脉色类三十四);心痹者,脉不通,烦则心下鼓,暴上气而喘,嗌干善噫,厥气上则恐(心合脉而痹气居之,故脉不通。心脉起于心中,其支者上挟咽,其直者却上肺,故病此诸证。厥气,阴气也。心火衰则邪乘之,故神怯而恐。嗌音益;噫,伊、隘二音);肝痹者,夜卧则惊,多饮数小便,上为引如怀(肝藏魂,肝气痹则魂不安,故主夜卧惊骇。肝脉下者过阴器抵少腹,上者循喉咙之后上入颃颡,故为病如此);肾痹者,善胀,尻以代踵,脊以代头(肾者胃之关,肾气痹则阴邪乘胃,故腹善胀。尻以代踵者,足挛不能伸也。脊以代头者,身偻不能直也。以肾脉入跟中,上腨内,出腘内廉贯脊属肾,故为是病。尻,开高切);脾痹者,四肢解堕,发咳呕汁,上为大塞(脾主四肢,故令解堕。其脉属脾络胃,上膈挟咽,今其气痹不行,故发咳呕汁,甚则上焦痞隔,为大塞不通也);肠痹者,数饮而出不得,中气喘争,时发飧泄(肠痹者,兼大小肠而言。肠间病痹,则下焦之气不化,故虽数饮而水不得出。水不出则本末俱病,故与中气喘争。盖其清浊不分,故时发飧泄。飧音孙);胞痹者,少腹膀胱按之内痛,若沃以汤,涩于小便,上为清涕(胞,膀胱之胞也。义详气味类三。膀胱气闭,故按之则内痛。水闭不行,则蓄而为热,故若沃以汤,且涩于小便也。膀胱之脉从巅入络脑,故上为清涕。胞、脬俱音抛;沃音屋)。"

《辨证录·卷之二·痹证门》:"人有呕吐不宁,胸膈饱闷,吞酸作痛,因而两足亦痛者,人以为胃口之寒也,谁知是风、寒、湿结于胃而成痹乎。

有脚膝疼痛,行步艰难,自按其皮肉直凉至骨,人以为是冷痹也。夫痹而曰冷,正合风、寒、湿三者之旨也。此等之病,虽三邪相合,而寒为甚。盖挟北方寒水之势,侵入骨髓,乃至阴之寒,非至阳之热不能胜之也。然而至阳之热,又虑过于暴虐,恐至寒之邪未及祛,而至阴之水先已熬干。真水涸而邪水必然泛滥,邪水盛而寒风助之,何以愈痹哉。

人有肝气常逆,胸膈引痛,睡卧多惊,饮食不思,吞酸作呕,筋脉挛急,人以为此肝痹之症也。夫肝痹是矣,而肝之所以成痹者,人知之乎?虽风、寒、湿三者成之,然亦气血之不足而成之也。肝之血不足而湿邪乘之,肝之气不足而风邪乘之,肝之气血不足而寒邪乘之。有此三邪,直入于肝经,而后肝之血益亏,肝之气益耗,于是肝之魂不能藏于肝之中,乃越出而作惊也。肝经既病,何能生心,心无血养,安能生胃气哉。胃气不生,自难消化饮食,不能消化饮食,而强饮强食焉,必至吞酸作呕矣。夫饮食所以养脏腑者也,饮食既不消化,不能变精以分布于筋脉,则筋脉无所养,安得而不拘挛哉。

人有下元虚寒,复感寒湿,腰肾重痛,两足无力,人以为此肾痹也。而肾痹之成,非尽由于风、寒、湿也。夫肾虽寒脏,而其中原自有火,有火则水不寒,而风、寒、湿无从而入。无奈人过于作强,将先天之水,日日奔泄,水去而火亦随流而去,使生气之原,竟成为藏冰之窟,火不能敌寒,而寒邪侵之矣。寒气直入于肾宫,以邪招邪,而风湿又相因而至,则痹症生矣。"

《证治汇补·卷之一·提纲门·中风》:"曰风痹,遍身疼痛也……遍身疼痛,即风痹症也。(《汇补》)外症,一臂不遂时,复转移一臂。(《灵枢》)四肢肌肉,不为我用,似偏枯而多痛者是也。(三锡)因风、寒、湿气错合而成,寒胜则血凝而不流,故筋骨掣痛,为痛痹。湿胜则血濡而不和,故重着不行,为着痹。风胜则气纵而不收,故走注疼痛,为行痹。三气兼并,血滞而气不通,故周身疼痛,为周痹。久风入中,腠理不营,故肌肉不仁,为顽痹。腰项不能俯仰,手足不能屈伸。(《医贯》)其邪在经隧而痛者,易治。若举动即痛者,是无血以养筋,名曰筋枯,不治。(丹溪)"

《证治汇补·卷之三·外体门·痹症》:"大意:风寒湿三气杂至,合而为痹,其风气胜者为行痹,寒气胜者为痛痹,湿气胜者为着痹。(《内经》)行痹者,痛无定处,俗名流火,亦曰走注,今呼为鬼箭也。痛痹者,痛有定处,即今之痛风也。着痹者,即今之麻木不仁也。闭塞不通谓之痹,或痛痒麻痹,或手足缓弱,与痿相类,但痿症不痛,痹症多痛,四肢肌肉不为我用,为异耳。(《汇补》)

外候:大抵痹之为病,在骨则重而不举,在脉则血凝不流,在筋则屈而不伸,在肉则四肢不仁,在皮则顽不自觉,遇寒则急,遇热则纵。烦满喘呕者,是痹客于肺;烦心上气,嗌干善噫,厥胀满者,是痹客于心;多饮数小便,小腹满如怀妊,夜卧则惊者,是痹客于肝;善胀,尻以代踵,脊以代头者,是痹客于肾;四肢懈惰,发咳呕沫,上为大塞者,是痹客于脾。(《入门》)

痹分上下:风湿多侵于上,肩背麻木,手腕硬痛;寒湿多侵于下,脚腿木重,足膝疼酸,上下俱得,身如板夹,脚如石坠。(《汇补》)

痹久成痿:虚之所在,邪必凑之,邪入皮肤血脉,轻者易治;留连筋骨,久而不痛不仁者难治。(《汇补》)其不痛不仁者,病久入深,荣卫之行涩,经络时疏,故不痛,皮肤不荣,故不仁。(《内经》)

脉法:脉涩而紧为痹,脉大而涩为痹,脉来急为痹。(严氏)

故筋痹,即风痹也,游行不定,上下左右,随其虚邪,与血气相搏于关节,或赤或肿,筋脉弛纵者……脉痹,即热痹也,脏腑移热,复遇外邪,客于经络,留而不行,故为瘀痹,肌肉热极,唇口反裂,皮肤色变……肌痹,即湿痹着痹也,留而不移,汗多四肢缓弱,皮肤不仁,精神昏塞,俗名麻木……皮痹者,邪在皮毛,瘾疹风疮,搔之不痛,宜疏风养血;骨痹,即寒痹痛痹也,痛苦切心,四肢挛急,关节浮肿……周痹者,周身俱痛……血痹者,邪入阴分,若被风吹,骨弱劳疲汗出,卧则摇动……支饮者,手足麻痹,臂痛不举,多睡眩冒,忍尿不便,膝冷成痹。"

《张氏医通·卷六·痿痹门·痹》:"《经》云:风寒湿三气杂至,合而为痹。风气胜者为行痹,寒气胜者为痛痹,湿气胜者为著痹,以冬遇此者为骨痹,以春遇此者为筋痹,以夏遇此者为脉痹,以至阴遇此者为肌痹,以秋遇此者为皮痹。

行痹者,病处行而不定,走注历节疼痛之类,当散风为主,御寒利气,仍不可废,更须参以补血之剂,盖治风先治血,血行风自灭也。痛痹者,寒气凝结,阳气不行,故痛有定处,俗名痛风是也,治当散寒为主,疏风燥湿,仍不可缺,更须参以补火之剂,非大辛大温,不能释其凝寒之害也。著痹者,肢体重著不移,疼痛麻木是也,盖气虚则麻,血虚则木,治当利湿为主,祛风解寒,亦不可缺,更须参以理脾补气之剂,盖土强自能胜湿,而气旺自无顽麻也。骨痹者,即寒痹痛痹也,其证痛苦攻心,四肢挛急,关节浮肿。筋痹者,即风痹行痹也,其证游行不定,与血气相搏,聚于关节,筋脉弛纵,或赤或肿。脉痹者,即热痹也,脏腑移热,复遇外邪客搏经络,留而不行,其证肌肉热极,皮肤如鼠走,唇口反裂,皮肤色变。肌痹者,即著痹湿痹也,留而不移,汗出四肢痿弱,皮肤麻木不仁,精神昏塞。皮痹者,即寒痹也,邪在皮毛,瘾疹风疮,搔之不痛,初起皮中如虫行状。以上诸证,又以所遇之时而命名。非行痹、痛痹、著痹外,又有皮、脉、筋、肌、骨之痹也。

病在阳者,命曰风。病在阴者,命曰痹。阴阳俱病,命曰风痹。阳受风气,故在阳者命曰风。阴受湿气,故入阴则命曰痹。

风痹淫泺,病不可已者。足如履冰,时如入汤中,股胫淫泺,烦心,头痛,时呕时悗,(闷同)眩已汗出,久则目眩,悲以喜恐,短气不乐,不出三年死也……

诊:脉大而涩为痹,脉急亦为痹,肺脉微为肺痹,心脉微为心痹,右寸沉而迟涩为皮痹,左寸结而不流利为血痹,右关脉举按皆无力而涩为肉痹,左关弦紧而浮沉有力为筋痹。"

《张氏医通·卷六·痿痹门·脚气》:"论得已便令人觉否:凡脚气病皆由感风毒所致。得此病,多不令人即觉,会因他病一度,乃始发动;或奄然大闷,经三两日不起,方乃觉之。诸小庸医,皆不识此疾,漫作余病治之,莫不尽毙,故此病多不令人识也。始起甚微,食饮嬉戏,气力如故,惟卒起脚屈弱不能动,有此为异耳。黄帝云:缓风湿痹是也。

论风毒相貌:夫有脚未觉异,而头项臂膊已有所苦。有诸处皆悉未知,而心腹五内已有所困。又风毒之中人也,或见食呕吐,憎闻食臭;或腹痛下痢,或大小便秘涩不通;或胸中冲悸,不欲见光明;或精神昏愦,或喜迷妄,语言错乱;或壮热头痛,或身体酷冷疼烦;或觉转筋,或肿不肿;或胜腿顽痹,或时缓纵不随,或复百节挛急,或小腹不仁,此皆脚气状貌也。亦云风毒脚气之候也,其候难知,当须细意察之。不尔必失其机要,一朝病成,难可以理,妇人亦尔。又有妇人产后,春夏取凉,多中此毒,深宜慎之。其热闷掣疭,惊悸心烦,呕吐气上,皆其候也。又但觉脐下冷痞,悒悒然不快,兼小便淋沥,不同生平,即是脚气之候,顽弱名缓风,疼痛为湿痹。

论脉候法:凡脚气虽殊,诊候不异,而三部之脉,要须不违四时者为吉,其逆四时者勿治。余如脉经所说,此中不复具载。其人本黑瘦者易治,肥大肉厚赤白者难愈。黑人耐风湿,赤白不耐风冷,瘦人肉硬,肥人肉软,肉软则受疾至深。难愈也。

论肿不肿:凡人久患脚气,不自知别,于后因有他疾发动,治之得瘥。后直患呕吐而复脚弱,余为诊之,乃告为脚气。病者曰某平生不患脚肿,何因名为脚气,不肯服汤,余医以为石发,孤疑之间,不过一旬而死。故脚气不得一向以肿为候。亦有肿者,有不肿者,其以小腹顽痹不仁者,脚多不肿;小腹顽后,不过三五日,即令人呕吐者,名脚气入心。如此者死在旦夕。凡患脚气到心难治,以其肾水克心火故也。

诊:脉浮弦起于风;濡弱起于湿;洪数起于热;迟涩起于寒;沉而伏,毒在筋骨也;指下涩涩不调,毒在血分也;夏暑脚膝冷痛,其脉阳濡阴弱,湿温也。脚气多从暑湿得之。"

《医学心悟·卷三·痹(鹤膝风)》:"痹者,痛也。风寒湿三气杂至,合而为痹也。其风气胜者为行痹,游走不定也。寒气胜者为痛痹,筋骨挛痛也。湿气胜者为着痹,浮肿重坠也……复有患痹日久,腿足枯细,膝头瘇大,名曰鹤膝风。"

《杂病心法要诀·卷一·周痹》:"周痹患定无歇止,左右不移上下行,似风偏废只足手,口眼无斜有痛疼。

[注]周痹,或痛或肿,或手或足,患有定处,痛无歇止。或从上病及于下,或从下病及于上,而不似众痹痛有歇止,左右相移流走也。周痹,或两手,或两足,或只手足,或偏废不仁不用,而似中风,但不口眼㖞斜,身有痛疼也。"

《金匮翼·卷六·痹症统论》:"《内经》谓风寒湿三气杂至合为痹,其风气胜者为行痹,寒气胜者为痛痹,湿气胜者为著痹。行痹者,行而不定,世称谓走注疼痛是也。痛痹者,疼痛苦楚,世称谓痛风是也。著痹者,著而不移,世称谓麻木不仁是也。夫痹者闭也,五脏六腑之正气,为邪所闭,则痹而不仁也。

《内经》论痹,又有骨、筋、脉、肌、皮五痹。大率风寒湿所谓三痹之病,又以所遇之时,所客之处而命其名,非此行痹、痛痹、著痹之外,又别有骨痹、筋痹、脉痹、肌痹、皮痹也。风寒湿三气袭人经络,入于骨则重而不举,入于脉则血凝不流,入于筋则屈而不伸,入于肉则不仁,入于皮则寒。久不已则入五脏,烦满喘呕者肺也,上气嗌干厥胀者心也,多饮数溲、夜卧则惊者肝也,尻以代踵、脊以代头者肾也,四肢懈惰、发咳呕沫者脾也。大抵显脏症则难治矣。"

《杂病源流犀烛·卷十二 六淫门·风病源流(毒风论)》:"如人初感风,毫毛直,皮肤闭而为热,是时当汗,发之即已;即或痹不仁,肿痛,可汤熨火灸之。惟弗治,病遂入舍于肺,以自表入里,必先于肺,风寒闭于此而不行,故为肺痹,发咳而喘急也,然此犹在可发之时。又弗治,即从所克而传于肝,为肝痹,胁痛而出食也,犹可治也。又弗治,再从所克而传于脾,风热相乘而为脾痹,内则中热烦心,外则肌体出黄,然此犹可药之浴之,以解表里之风热也。又弗治,再从所克而传于肾,为疝瘕,疝瘕者,聚气而痛之名,少腹冤热而痛,出白而烦热也。邪聚下焦,溲出白浊,以热结不散,亏蚀真阴,如蛊之吸血,故名曰蛊(此浊病名,非蛊胀病名,非蛊胀病名),然此犹可治也。又弗治,再从所克而传于心,筋脉相引而急,病名曰瘛,以心主血脉,心病则血燥,筋脉相引,则手足挛掣,是以名瘛也。"

《杂病源流犀烛·卷十三·诸痹源流(白虎历节风)》:"诸痹,风寒湿三气犯其经络之阴而成病也。故《经》曰:病在阳曰风,病在阴曰痹。痹者,闭也。三气杂至,壅蔽经络,血气不行,不能随时祛散,故久而为痹,或遍身或四肢挛急而痛,或有不痛者,病久入深也。入于骨,则重而不举为骨痹;入于血,则凝而不流为脉痹;入于筋,则屈而不伸为筋痹;入于肉,则肌肉不仁为肉痹;入于皮,则寒在皮毛为皮痹。盖筋骨皮脉肉间,得邪则气缓,故虽痹而不痛。然痹之为病,每各以时遇,如冬气在骨,遇三气故成骨痹;春气在筋,遇三气故成筋痹;夏气在脉,遇三气故成脉痹;季夏气在肉,遇三气成肉痹;秋气在皮,遇三气故成皮痹,皆各以主时受之也。而筋骨皮肉脉又各有五脏之合，苟五者受而不去，则必内舍于合，而五脏之痹起。何言之？骨痹久，复感三气内舍于肾，则善胀，尻以代踵，脊以代头。盖胃气下行，而肾为胃关，肾既痹，则肾气不行，是阳明逆也，故善胀。肾为作强之官，痹则足挛而不能伸，故尻代踵；身偻而不能直，故脊代头也。筋痹久，复感三气内舍于肝，则多饮溲数，夜卧易惊，上为引如怀。盖肝内热，脾不淫精于肝，故渴而多饮。肝热下乘膀胱，故溲数。肝藏魂，肝痹则气血两衰，故魂不归而易惊。经络有气无血，故上下相引而血不得赴，若结于中而如怀也。脉痹久，复感三气内舍于心，则脉不通，烦则心下鼓暴，上气，咽干善噫，厥气上而恐。盖心合脉而痹入之，故脉不通，不通则心气郁，故鼓暴。鼓暴则气逆而喘，故上气。心脉起心中，上挟胃挟咽，故咽干善噫。厥为阴气，心火衰而邪乘之，故神怯而恐也。肉痹久，复感三气内舍于脾，则四肢急惰，发咳呕汁，上为大塞。盖肢惰者肉痹之验，脾痹则本脏不足，不能散精，反上壅肺，故发咳。上焦不通，故呕汁，甚则否塞也。皮痹久，复感三气内舍于肺，则烦满喘而呕。盖痹既入肺，则脏气闭而不通，本气不能升举。肺职行治节，痹则上焦不通，而胃气逆，故烦满喘而呕也。此五脏之痹，各以其症显者，脏症显，便不易治（宜五痹汤各加本经药）。以复感云者，既已成痹，又各以其主时，重受风、寒、湿之邪气，为病而深也。《经》又曰：淫气喘息痹聚肺，淫气忧思痹聚心，淫气溺涩痹聚肾，淫气乏竭痹聚肝，淫气饥饱痹聚脾，则不特三气入舍于其合而后成痹，即七情过用，亦能伤脏气而为病，以气淫则燥能消阴故也。由五脏而推六腑，亦以饮食居处为病本，而后邪中其腧而内应之，是以循其腧，各舍于其腑也。即如肠痹，《经》言数饮而出不得，中气喘争，时发喘息者，以肠兼大小而言。二肠患痹，则下焦之气热郁不行，故饮虽多而水不得出。水不出则本末俱病，故与中气喘争，且清浊不分而飨泄也。又如胞痹，《经》言少腹膀胱，按之内痛，若沃以汤，涩于小便，上为清涕者，以胞者膀胱也，气闭故按之痛。水闭不行，故蓄热若沃汤，且溲涩；太阳之脉，从巅络脑，故上为清涕也（肠痹宜五苓散加木通、桑皮、麦冬，胞痹宜肾沥汤）。即《经》言二痹，凡六腑可推矣。《经》又言十二经筋之病，支转筋痛，皆曰痹，何也？以

其经筋在外，其病不及经隧之荣气，故于脏腑无涉，惟三气得以病之，故按四季之痹，以见其所感之由。然手足三阴之筋，皆内结胸腹肓膜间，其为病自有异。如足以少阴筋主痫瘛及痉，足厥阴筋主阴器不用与不起不收，手少阴筋主舌卷，手太阴筋主息贲胁急吐血，手少阴筋主伏梁唾脓血，虽筋痹而脏腑气矣（总宜蠲痹汤）。

总之，诸痹不已，益入内而伤脏气，然有六经应之而为有余不足者。《经》曰：厥阴有余病阴痹，不足病热痹，滑则病狐风疝，涩则病少腹积气（滑与涩者，其脉之见于其部而知其有余不足也）。盖厥阴位下焦，总诸筋，有余则木壅不升，邪郁阴分，故病阴痹。不足则虚而生热，故病热痹。若其脉见滑，是邪有余。狐风疝者，其疝如狐，而数变如风也。疝在前阴少腹间，当肝部，肝郁于此，即阴痹也。脉见涩，是气血虚滞，邪留则为积，即热痹也。

《经》又曰：少阴有余病皮痹、瘾疹，不足病肺痹，滑则病肺风疝，涩则病积、溲血。盖少阴君火之气，有余则克金，肺合皮，故瘾疹；不足则不能温金，故肺痹。若脉见滑，心火不胜水邪，便郁而实于肺，风则肺动，疝则肺聚也。脉见涩，仍为心血不足，火收于内而入小肠包络，故积与溲血也。

《经》又曰：太阴有余病肉痹、寒中，不足病脾痹，滑病脾风疝，涩病积、心腹时痛。盖脾主肉，邪有余则湿郁而不运，故为肉痹。中气湿，则阳明之火不能扬，故寒中。不足则脾自受而成痹，本气不行也。若脉见滑，水湿壅土，亦病在湿。脉见涩，积而不流，故中州满也。

《经》又曰：阳明有余病脉痹，身时热，不足病心痹，滑病心风疝，涩病积，时善惊。盖阳明燥金之气，应脉燥，有余则伤血脉，故脉痹。燥侮阴，故肉痹。脉为心行血脉者也，肺不足心脉反窒，故心痹。若脉见滑，则风燥合邪，伤肺伤血，将心气抽掣而不得散，故成心风疝。脉见涩，则金敛不舒，脉为不行而积，善惊，木侮金也。

《经》又曰：太阳有余病骨痹、身重，不足病肾痹，滑病肾风疝，涩病积、癫疾。盖肾气应太阳，太阳时气有余，则浸淫及骨而痹。水邪盛而作强之官弛，故身重；不足则本脏先受而痹，将足缓脉酸，精不坚固。若脉见滑，太阳之风寒合邪，而为肾风疝；涩则邪痹。太阳经脉，而有积癫疾者，阳气不

通巅顶,故常风痛也。

《经》又曰:少阳有余病筋痹、胁满,不足病肝痹,滑病肝风疝,涩病积、时筋急目痛。盖相火之气犯阴,则肝受之,若邪有余则火伤筋而痹。胁满,肝部在胁也。不足是肝木虚而痹,肝痹者,邪郁而血不荣筋之症也。若脉见滑,风热合邪,淫气聚筋,而寒热往来,抽掣相引,而为肝风疝。脉见涩,则血滞而积,筋急目痛,皆肝病也。

以上皆六气犯阴、犯阳之痹症也。人身阴阳,天地之六气应,故六气亦有时而内淫。且因脏腑阴阳之有余不足,而外邪得以留之,此于气运之外,又有所留,为阴阳之痹也。脉滑为邪有余,故留滞为风疝,风谓其动,疝谓其聚也。涩为本气不足,故不能胜邪而成积,疝与积,概指其聚而积者,非特前阴少腹之病也。

虽然,《内经》之言痹,固可阐而明之矣,而仲景书又有所谓血痹者,曰尊荣人骨弱,肌肤盛重,因劳疲汗出,卧不时动摇,加被微风,遂得之,大抵此症原于质虚劳倦之故。盖以尊荣者,素安闲,故骨弱;素膏粱,故肌肤盛。一旦疲劳汗出,则气竭表虚,因而卧则神不敛,或时动摇而微风乘之。此时本气弱疲,劳又耗气,汗则阳气泄,卧则阳气伏,则外之阳气不能固闭,荣气又复动摇,风虽微而易入,故风与血相搏而成痹也。然风搏于中、上二焦,寸口关上,脉必微涩。而邪之前锋,早及下焦,尺中必见小紧,得如此脉,而又身体不仁,如风痹状,故知为血痹症也。

然而风寒湿三气之相胜,其为病亦在可枚举者。风胜为行痹,游行上下,随其虚处,风邪与正气相搏,聚于关节,筋弛脉缓,痛无定处,古名走注,今名流火,俗有鬼箭风之说,亦此类也(宜防风汤)。而其所统之病,有湿伤肾,肾不生肝,肝风挟湿,走注四肢肩髃者(宜苡仁散)。有肢节肿痛,日夜无已时者(宜没药散、虎骨丸,控涎丹亦可)。寒胜为痛痹,四肢挛痛,关节浮肿,痛有定处,是名痛风,又名白虎历节风(宜加减五积散)。而其所统之病,有兼风者(宜加减乌药顺气散);有兼湿而天阴即发,身体沉重者(宜除湿捐痹汤,在上加桂枝、桔梗、威灵仙,在下加防己、木通、牛膝);有兼痰者(宜豁痰汤);有兼火者(宜四物汤多加酒柏、竹沥、姜汁);有兼湿热者(宜二妙散);有兼血瘀者(宜桃红饮子);有昼静夜发痛如虎咬,此正名白虎历节风。大约掣因多寒,肿因多湿,汗因多风,特以其原由症状之繁,另详条款于后。湿胜为着痹,病而不移,汗多,四肢缓弱,精神昏塞,皮肤不仁(宜茯苓川芎汤)。而其所统之症,不外麻木,另详麻木条中。大约风胜之脉必浮,寒胜之脉必涩,湿胜之脉必缓,三痹各有所胜,治药则以胜者为主,然亦不可举一废二,以三气本杂合成病也。三痹之外,更有热痹,由脏腑移热,复遇外邪,故身热,唇口反裂,皮肤色变也(宜升麻汤)。更有周痹,由犯三气遍及于身,故周身俱痛也(宜蠲痹汤)。更有支饮,夫支饮本痰饮中症,此则兼有痹病,故复详于此,仍列其名为支饮,其原由受三气兼挟痰涎宿饮,故手足麻痹,臂痛不举,多睡眩冒,忍尿不便,膝冷成痹也(宜茯苓汤)。以上三症皆痹之属,而痹症多兼麻木,盖麻犹痹也,虽不知痛痒,尚觉气微流行,非若木之痛痒不知,即气亦不流行者,而麻木原委,另详本篇。痹又与风与痿相类,《灵枢》曰:病在阳曰风,病在阴曰痹,阴阳俱病曰风痹。阳者,表与上;阴者,里与下也。总之,痹本气闭不通,或痛或痒,或顽麻,或手足缓弱,与痿病相似。但痿因血虚火盛,肺焦而成。痹因风、寒、湿气侵入而成也。痹又为中风之一,然虽一例,而受病各异,痹兼三气,因阴受之。中风则阳受之也。学医者能神而明之,类而推之,切而治之,可以司人之命矣。

脉法:《脉经》曰:脉涩而紧为痹痛。《脉诀》曰:风寒湿气合而为痹,浮涩而紧,三脉乃备。《玉机》曰:脉大而涩为痹,脉来急亦为痹也。"

（一）辨外感内伤

1. 六淫

辨外感六淫当辨风、寒、暑、湿、燥、火之不同,随证治之。

《黄帝内经素问·玉机真藏论》:"是故风者,百病之长也。今风寒客于人,使人毫毛毕直,皮肤闭而为热,当是之时,可汗而发也;或痹不仁肿痛,当是之时,可汤熨及火灸刺而去之。"

《诸病源候论·风病诸候·风湿痹身体手足不随候》:"风寒湿三气合而为痹。其三气时来,亦有偏多偏少。而风湿之气偏多者,名风湿痹也。人腠理虚者,则由风湿气伤之,搏于血气,血气不行,则不宣,真邪相击,在于肌肉之间,故其肌肤尽痛。然诸阳之经,宣行阳气,通于身体,风湿之气客在肌肤，初始为痹。若伤诸阳之经，阳气行则迟缓，而机关弛纵，筋脉不收摄，故风湿痹而复身体手足不随也。"

《诸病源候论·注病诸候·湿痹注候》："注者，住也，言其病连滞停住，死又注易傍人也。凡有人风寒湿三气合至，而为痹也。湿痹者，是湿气多也，名为湿痹。湿痹之状，四肢或缓或急，骨节疼痛。邪气往来，连注不瘥，休作无度，故为湿痹注。"

《太平圣惠方·卷第二十一·治风腰脚疼痛冷痹诸方》："夫腰脚湿痹者，是风湿冷三气相攻而成也。气胜则通行流转，不为留滞，风湿冷气，胜则住于腰脚，是为湿痹。风湿痹亦如虫行，觉则以手扪之，复不痛。春多入人筋肉间，夏入人气脉中，秋中人皮肤内，搔之湿痒，生疮，风湿痹。冬多中人血脉腠理，则为诸风矣。本由外风邪，入于经络气俞也。"

《圣济总录·卷第一十九·诸痹门·着痹》："论曰：《内经》谓湿气胜者为着痹。地之湿气感则害人皮肉筋脉。盖湿土也，土性缓，营卫之气，与湿俱留，所以湿胜则着而不移也。其证多汗而濡者，以阴气盛也。治宜除寒湿，通行经络则瘥。"

《圣济总录·卷第一十九·诸痹门·行痹》："论曰：《内经》谓风寒湿三气杂至，合而为痹，其风气胜者为行痹。夫气之在人，本自流通，所以痹者，风寒湿三气合而为病也。然三气之中，各有阴阳，风为阳气，善行数变，故风气胜则为行痹。其证上下左右，无所留止，随其所至，气血不通是也。治法虽通行血气，宜多以治风之剂。"

《圣济总录·卷第二十·风冷痹》："论曰：痹虽异状，然皆本于三气。寒气多者，谓之冷痹。其证令人脚膝酸疼，行履艰难，四肢疼麻，身体俱痛，甚则有一身不随者。"

《圣济总录·卷第二十·风湿痹》："论曰：风湿痹者，以风湿之气，伤人经络而为痹也。其状皮肤瘴厚，肌肉酸痛，盖由真气虚弱，为风湿所袭。久不瘥，入于经络，搏于阳经，致机关纵缓，不能维持，故令身体手足不随也。"

《圣济总录·卷第二十·风湿痹身体手足不随》："论曰：风寒湿气搏于气血，不得宣通，则真邪相击，肌内尽痛，或皮肤瘴痹，甚则邪气深入于诸阳之经。阳气行迟，不能荣养于筋，故机关弛纵，筋脉不能收摄，而令身体手足不随也。"

《仁斋直指方论·卷之三·诸风·风论》："风寒湿三气合而为痹，其人肉厚，身顽不知痛痒。风多则走注，寒多则疼痛，湿多则重着，在筋则筋屈而不伸，在脉则血凝而不流，在肉则不仁，在骨则瘫重，夫是之谓风痹。"

《症因脉治·卷三·痹证论·外感痹症》："风痹之症：走注疼痛，上下左右，行而不定，故名行痹，此风邪为痹之症也。

风痹之脉：或见浮缓，外受风邪；或见浮数，乃是风热；或见浮紧，风寒之别；浮濡而涩，乃是风湿。"

《古今医统大全·卷之十一·痹证门·病机》："帝曰：痹证或痛或不痛，或不仁，或寒或热，或燥或湿，其故何也？岐伯曰：痛者，寒气多也，有寒故痛也。其不痛不仁者，病久入深，荣卫之行涩，经络时疏，故不痛。皮肤不营，故不仁。其寒者，阳气少，阴气多，与病相益，故寒也。热者，阳气多，阴气少，病气胜，阳遭阴，为痹热。多汗濡者，此逢湿甚也。阳气少，阴气胜，两气相感，故汗出而濡也。痹之为病，寒多则痛，风多则行，湿多则著。在骨则重而不举，在筋则屈而不伸，在肉则不仁，在脉则血凝而不流，在皮则寒。此五者则不痛也。凡痹逢寒则急，逢热则纵。"

《景岳全书·卷之十二从集·杂证谟·风痹》："风痹一证，即今人所谓痛风也。盖痹者，闭也。以血气为邪所闭，不得通行而病也。如'痹论'曰：风气胜者为行痹。盖风者善行数变，故其为痹，则走注历节，无有定所，是为行痹，此阳邪也。曰：寒气胜者为痛痹。以血气受寒则凝而留聚，聚则为痛，是为痛痹，此阴邪也。曰：湿气胜者为著痹。以血气受湿则濡滞，濡滞则肢体沉重而疼痛顽木，留著不移，是为著痹，亦阴邪也。凡此三者，即痹之大则也。此外如五脏六腑之痹，则虽以饮食居处皆能致之，然必重感于邪而内连脏气，则合而为痹矣。若欲辨其轻重，则在皮肤者轻，在筋骨者甚，在脏腑者更甚。若欲辨其寒热，则多热者方是阳证，无热者便是阴证。然痹本阴邪，故惟寒者多而热者少，此则不可不察。

观'痹论'曰：风寒湿三气杂至，合而为痹，而'寿夭刚柔篇'又曰：在阳者命曰风，在阴者命曰痹，何也？盖三气之合，乃专言痹证之所因也。

曰：在阳为风，在阴为痹。又分言表里之有殊也。如风之与痹，本皆由感邪所致，但外有表证之见，而见发热头疼等证，或得汗即解者，是皆有形之谓，此以阳邪在阳分，是即伤寒中风之属也，故病在阳者命曰风。若既受寒邪，而初无发热头疼，又无变证，或有汗，或无汗，而筋骨之痛如故，及延绵久不能愈，而外无表证之见者，是皆无形之谓，此以阴邪直走阴分，即诸痹之属也。故病在阴者命曰痹。其或既有表证，而疼痛又不能愈，此即半表半里，阴阳俱病之证，故阴阳俱病者命曰风痹。此所以风病在阳，而痹病在阴也。然则诸痹者，皆在阴分，亦总由真阴衰弱，精血亏损，故三气得以乘之而为此诸证。《经》曰：邪入于阴则痹，正谓此也。"

"历节风痛，以其痛无定所，即行痹之属也。《病源》云：历节风痛是气血本虚，或因饮酒腠理开，汗出当风所致，或因劳倦调护不谨，以致三气之邪遍历关节，与气血相搏，而疼痛非常，或如虎之咬，故又有白虎历节之名。《中藏经》曰：历节疼痛者，因醉犯房而得之，此其概也。大都痛痹之证，多有昼轻而夜重者，正阴邪之在阴分也。其有遇风雨阴晦而甚者，此正阴邪侮阳之证也。或得暖遇热而甚者，此湿热伤阴之火证也。"

《医宗必读·卷之十·痹》："筋痹，即风痹也。游行不定，上下左右，随其虚邪，与血气相搏，聚于关节，或赤或肿，筋脉弛纵，古称走注，今名流火。"

《张氏医通·卷一·中风门·中风》："风痹者，风寒湿诸痹类风状，风胜则周身走注疼痛，寒胜则骨节掣痛，湿胜则麻木不仁。"

《伤寒贯珠集·卷二·太阳篇下·太阳类病法第五·湿病五条》："太阳病，关节疼痛而烦，脉沉而细者，此名湿痹。其候小便不利，大便反快，但当利其小便。

湿为六淫之一，故其感人。亦如风寒之先在太阳，但风寒伤于肌腠，而湿则流入关节，风脉浮，寒脉紧，而湿脉则沉而细，湿性濡滞而气重着，故名湿痹。痹者，闭也。"

《医学心悟·卷三·脚气》："脚气者，脚下肿痛，即痹症之类也。因其痛专在脚，故以脚气名之。其肿者，名湿脚气；不肿者，名干脚气。湿脚气，水气胜也……干脚气，风气胜也。"

《金匮翼·卷二·诸血统论》："湿滞于血，则发为痛痹。瘾疹皮肤，则为冷痹。"

《金匮翼·卷六·痹症统论·行痹》："行痹者，风气胜也。风之气善行而数变，故其症上下左右，无所留止，随期所至，血气不通而为痹也。治虽通行血气，宜多以治风之剂。又'寿夭刚柔篇'云：病在阳者名曰风，病在阴者名曰痹，阴阳俱病名曰风痹。风痹云者，以阳邪而入于阴之谓也。故虽驱散风邪，又必兼以行血之剂。又有血痹者，以血虚而风中之，亦阳邪入阴所致也。盖即风痹之症，而自风言之，则为风痹；就血言之，则为血痹耳。若其他风病而未入于阴者，则固不得谓之痹症矣。"

《金匮翼·卷六·痹症统论·痛痹》："痛痹者，寒气偏胜，阳气少，阴气多也。夫宜通而塞，则为痛。痹之有痛，以寒气入经而稽迟，泣而不行也。治宜通引阳气，温润经络，血气得温而宣流，则无壅闭矣。河间云：痹气身寒，如从水中出者，气血不行，不必寒伤而作，故治痛痹者，虽宜温散寒邪，尤要宣流壅闭也。"

《金匮翼·卷六·痹症统论·著痹》："著痹者，湿气胜也。夫湿，土气也，土性重缓，营卫之气与湿俱留，则著而不移，其症多汗而濡，其病多著于下，有挟寒、挟热、在气、在血之异，须审而治之。"

《时方妙用·卷四·鹤膝风》："胫细而膝肿是也。为风寒湿三气合痹于膝而成。初起发热头痛。"

2. 内伤

辨内伤当辨喜、怒、忧、思、悲、恐、惊之不同。

《黄帝内经素问·痿论》："悲哀太甚，则胞络绝，胞络绝，则阳气内动，发则心下崩，数溲血也。故《本病》曰：大经空虚，发为肌痹，传为脉痿。思想无穷，所愿不得，意淫于外，入房太甚，宗筋弛纵，发为筋痿，及为白淫。故《下经》曰：筋痿者，生于肝，使内也。有渐于湿，以水为事，若有所留，居处相湿，肌肉濡渍，痹而不仁，发为肉痿。"

《太平圣惠方·卷第三十·治虚劳痿痹不遂诸方》："夫风寒湿三气合为痹病也，在于阴则其人筋骨痿枯，身体急痛，此为痿痹之病。皆愁思所致，忧虑之为。诊其脉，尺中虚小者，是膝寒痿痹也。"

《圣济总录·卷第二十·筋痹》："论曰：《内

经》曰，风寒湿三气杂至，合而为痹。又曰：以春遇此者为筋痹，其状拘急，屈而不伸是也。筋痹不已，复感于邪，内舍于肝，是为肝痹。其状夜卧则惊，饮多数小便，上为引如怀。盖淫气乏竭，痹聚在肝。治法以筋痹为先，筋痹既平，则邪弗入于肝矣。"

《圣济总录·卷第二十·骨痹》："论曰：《内经》谓人有身寒，汤火不能热，厚衣不能温，然不冻栗。是人者，素肾气胜，以水为事，太阳气衰，肾脂枯不长，一水不能胜两火。肾者水也，而生于骨，肾不荣则髓不能满，故寒甚至骨也。所以不能冻栗者，肝，一阳也；心，二阳也；肾，孤脏也，一水不能胜二火，故不能冻栗。病名曰骨痹，是人当挛节也。夫骨者肾之余，髓者精之所充也。肾水流行，则髓满而骨强。迨夫天癸亏而凝涩，则肾脂不长；肾脂不长，则髓涸而气不行，骨乃痹而其证内寒也。虽寒不为冻栗，则以肝心二气为阳火，一水不能胜之，特为骨寒而已，外证当挛节，则以髓少而筋燥，故挛缩而急也。"

《圣济总录·卷第二十·周痹》："论曰：《黄帝针经》曰：周痹者，在于血脉之中，随脉以上，随脉以下，不能左右，各当其所。夫风寒湿之为痹，本痹而不通，今乃能周身上下者，以其邪中于血脉之间，与脉流通，随气上下升降无碍也。故痛从上下者，先刺其下以遏之，后刺其上以脱之；痛从下上者，先刺其上以遏之，后刺其下以脱之。刺法附于针灸门外，以药治之。"

（二）辨经络

《仁斋直指方论·卷之一·总论·诸阴诸阳论》："邪入阴脉之内，则六经凝涩而为痹。"

《金匮翼·卷六·痹症统论·臂痹》："臂痹者，臂痛连及筋骨，上支肩胛，举动难支，由血弱而风中之也。"

（三）辨脏腑

辨脏腑包括辨肝、心、肺、脾、肾、胃、胞等脏腑。五脏六腑各有其痹状，学者辨之。

《黄帝内经素问·痹论》："所谓痹者，各以其时重感于风寒湿之气也。凡痹之客五藏者：肺痹者，烦满喘而呕。心痹者，脉不通，烦则心下鼓，暴上气而喘，嗌干善噫，厥气上则恐。肝痹者，夜卧则惊，多饮数小便，上为引如怀。肾痹者，善胀，尻以代踵，脊以代头。脾痹者，四肢解惰，发咳呕汁，上为大塞。肠痹者，数饮而出不得，中气喘争，时发飧泄。胞痹者，少腹膀胱按之内痛，若沃以汤，涩于小便，上为清涕。

阴气者，静则神藏，躁则消亡。饮食自倍，肠胃乃伤。淫气喘息，痹聚在肺；淫气忧思，痹聚在心；淫气遗溺，痹聚在肾；淫气乏竭，痹聚在肝；淫气肌绝，痹聚在脾。诸痹不已，亦益内也。其风气胜者，其人易已也。

帝曰：痹，其时有死者，或疼久者，或易已者，其故何也？岐伯曰：其入藏者死；其留连筋骨间者，疼久；其留皮肤间者，易已。

帝曰：其客于六府者，何也？岐伯曰：此亦其食饮居处，为其病本也。六府亦各有俞，风寒湿气中其俞，而食饮应之，循俞而入，各舍其府也。"

《古今医统大全·卷之十一·痹证门·病机》："五痹之外有肠痹、胞痹、血痹、热痹证候之异。肠痹者，其病数饮，中气喘满，时作飧泄，小便不通；胞痹者，少腹膀胱按之内痛，若沃以汤，涩于小便；血痹者，邪入于阴血之分，其状体常如被风吹，骨弱劳瘦，汗出，卧则不时摇动；热痹者，盖脏腑积热，复遇风寒湿三气而客于经络，留而不行，阳遇其阴，故为热痹，翕然而闷也，肌肉极热，体上如鼠走之状，皮肤色变。"

《类经·六卷·脉色类·能合脉色可以万全》："积为病气积聚，痹为脏气不行。外疾，外邪也。思虑心虚，故外邪从而居之矣。白脉之至也，喘而浮，上虚不实，惊有积，气在胸中，喘而虚，名曰肺痹，寒热，得之醉而使内也。（白者，肺色见也。脉喘而浮者，火乘金而病在肺也。喘为气不足，浮为肺阴虚。肺虚于上，则气不行而积于下，故上虚则为惊，下实则为积。气在胸中，喘而且虚，病为肺痹者，肺气不行而失其治节也。寒热者，金火相争，金胜则寒，火胜则热也。其因醉以入房，则火必更炽，水必更亏，肾虚盗及母气，故肺病若是矣。）青脉之至也，长而左右弹，有积气在心下支胠，名曰肝痹，得之寒湿，与疝同法，腰痛足清头痛。（青者，肝色见也。长而左右弹，言两手俱长而弦强也。弹，搏击之义。此以肝邪有余，故气积心下，及于支胠，因成肝痹。然得之寒湿而积于心下支胠者，则为肝痹；积于小腹前阴者，则为疝气。总属厥阴之寒邪，故云与疝同法。肝脉起于足大趾，与督脉会于巅，故病必腰痛足冷头痛也。

胠音区,腋下胁也。)黄脉之至也,大而虚,有积气在腹中,有厥气,名曰厥疝,女子同法,得之疾使四肢,汗出当风。(黄者,脾色见也。脉大为邪气盛,虚为中气虚。中虚则脾不能运,故有积气在腹中。脾虚则木乘其弱,水无所畏,而肝肾之气上逆,是为厥气。且脾肝肾三经皆结于阴器,故名曰厥疝,而男女无异也。四肢皆禀气于脾,疾使之则劳伤脾气而汗易泄,汗泄则表虚而风邪客之,故为是病。)黑脉之至也,上坚而大,有积气在小腹与阴,名曰肾痹,得之沐浴清水而卧。(黑者,肾色见也。上言尺之上,即尺外以候肾也。肾主下焦,脉坚而且大者,肾邪有余,故主积气在小腹与阴处,因成肾痹。其得于沐浴清水而卧者,以寒湿内侵而气归同类,故病在下焦而邪居于肾。)"

《证治汇补·卷之七·腰膝门·痿躄》："外候:皮痿者,色枯毛落,喘呼不已,肺受热也。脉痿者,色赤脉溢,胫纵不任地,心受热也。筋痿者,色苍口苦,爪枯筋挛,肝受热也。肉痿者,色黄肉睏,肌痹不仁,脾受热也。骨痿者,色黑耳焦,腰膝难举,肾受热也。

湿痰痿:湿痰痿者,肥盛之人,血气不能运动其痰,致湿痰内停,客于经脉,使腰膝麻痹,四肢痿弱,脉来沉滑,此膏粱酒湿之故。所谓土太过,令人四肢不举是也。宜燥脾行痰。"

1. 肝痹

《症因脉治·卷三·痹证论·内伤痹症》："肝痹之症:即筋痹也。夜卧则惊,多饮数小便,腹大如怀物,左胁凝结作痛,此肝痹之症也。肝痹之脉:左关弦数,肝家有热;或见沉滞,肝家郁结;或见虚弦,肝家少血。"

2. 心痹

《症因脉治·卷三·痹证论·内伤痹症》："心痹之症:即脉痹也。脉闭不通,心下鼓暴,嗌干善噫,厥气上则恐,心下痛,夜卧不安,此心痹之症也。"

3. 肺痹

《症因脉治·卷三·痹证论·内伤痹症》："肺痹之症:即皮痹也。烦满喘呕,逆气上冲,右胁刺痛,牵引缺盆,右臂不举,痛引腋下,此肺痹之症也。肺痹之脉:寸口脉涩,责之在肺;或见迟弦,寒饮所伤;或见洪数,乃是伤热;浮迟肺寒,沉数里热。"

4. 脾痹

《备急千金要方·卷十五·脾脏方·肉极第四》："论曰:凡肉极者,主脾也。脾应肉,肉与合,若脾病则肉变色。又曰:至阴遇病为肌痹,肌痹不已,复感于邪,内舍于脾,体痒淫淫如鼠走,其人身上津液脱,腠理开,汗大泄,鼻端色黄是其相也。"

《症因脉治·卷三·痹证论·内伤痹症·脾痹》："脾痹之症:即肌痹也。四肢怠惰,中州痞塞,隐隐而痛,大便时泻,面黄足肿,不能饮食,肌肉痹而不仁,此脾痹之症也。脾痹之脉:脉见弦滑,脾虚停滞。若见空大,脾胃损伤;若见虚细,脾弱多痢。"

5. 肾痹

《黄帝内经灵枢·五邪》："邪在肾,则病骨痛,阴痹。阴痹者,按之而不得,腹胀,腰痛,大便难,肩背颈项痛,时眩。"

《备急千金要方·卷十九·肾脏方·骨极第五》："论曰:骨极者,主肾也。肾应骨,骨与肾合。又曰:以冬遇病为骨痹,骨痹不已,复感于邪,内舍于肾,耳鸣见黑色,是其候也。若肾病则骨极,牙齿苦痛,手足痠疼,不能久立,屈伸不利,身痹脑髓酸。"

《症因脉治·卷三·痹证论·内伤痹症》："肾痹之症:即骨痹也。善胀,腰痛,遗精,小便时时变色,足挛不能伸,骨痿不能起,此肾痹之症也。肾痹之脉:两尺细数,或见浮大。肾脉本沉,今反躁疾,水衰火动,肾痹之脉。"

6. 胃痹

《症因脉治·卷三·痹证论·内伤痹症》:"胸痹之症:"即胃痹也。胸前满闷,凝结不行,食入即痛,不得下咽,或时作呕,此胸痹之症也。"

(四) 辨阴阳

阴阳为辨证之总纲,学者须明。

《圣济总录·卷第十九·诸痹门·诸痹统论》："论曰:饮天和,食地德,皆阴阳也。然阳为气,阴为血;气为卫,血为营。气卫血营,通贯一身,周而复会,如环无端。岂郁闭而不流哉!夫惟动静居处,失其常,邪气乘间,曾不知觉。此风寒湿三气,所以杂至合而为痹。浅则客于肌肤,深则留于骨髓。阳多者,行流散徙而靡常;阴多者,凝泣滞碍而有着。虽异状殊态,然即三气以求之,则所谓痹者，可得而察矣。且痹害于身，其为疾也，初若无足治，至其蔓而难图，则偏废弗举，四体不随，皆自诒伊戚者也。可不慎哉！"

（五）辨寒热

辨寒热包括辨寒湿、辨湿热之不同。寒热不同，治法亦异，学者须明。

1. 寒湿痹症

《黄帝内经素问·逆调论》："黄帝问曰：人身非常温也，非常热也，为之热而烦满者，何也？岐伯对曰：阴气少而阳气胜，故热而烦满也。帝曰：人身非衣寒也，中非有寒气也，寒从中生者何？岐伯曰：是人多痹气也，阳气少，阴气多，故身寒如从水中出……

帝曰：人有身寒，汤火不能热，厚衣不能温，然不冻栗，是为何病？岐伯曰：是人者，素肾气胜，以水为事，太阳气衰，肾脂枯不长，一水不能胜两火。肾者水也，而生于骨，肾不生，则髓不能满，故寒甚至骨也。所以不能冻栗者，肝一阳也，心二阳也，肾孤藏也，一水不能胜二火，故不能冻栗，病名曰骨痹，是人当挛节也。"

《圣济总录·卷第一十九·诸痹门·痛痹》："论曰：《内经》谓寒气胜者为痛痹。夫宜通，而塞则为痛。痹之有痛，以寒气入经而稽迟，泣而不行也。痛本于寒气偏胜，寒气偏胜，则阳气少阴气多，与病相益。治宜通引营卫，温润经络。血气得温则宣流，自无壅阏也。"

《圣济总录·卷第八十五·腰痛门·腰脚冷痹》："论曰痹之为病，在骨则重，在皮则寒，在肉则不仁，在筋则屈而不伸，在脉则血凝而不流，腰脚得之，谓之冷痹者，亦由风寒湿杂合而成也，盖肾主腰脚，其经为寒邪冷气所客，注于腰脚，则膝胫髀腨腰脊冷痛，肌肉不仁，故以名焉。"

《金匮要略》曰："雾伤皮腠，湿流关节，疼痛而烦者，湿气内流也。湿同水也，脉沉而细者，水性趣下也。痹，痛也。因其关节烦疼，而名曰湿痹，非脚气之痹也。"

《症因脉治·卷三·痹证论·外感痹症》："寒痹之症：疼痛苦楚，手足拘紧，得热稍减，得寒愈甚，名曰痛痹。此寒邪成痹之症也。寒痹之脉：多浮紧，或见浮弦，或见沉迟。脉若见数，寒郁成热。"

"湿痹之症：或一处麻痹不仁，或四肢手足不举，或半身不能转侧，或湿变为热，热变为燥，收引拘挛作痛，蜷缩难伸，名曰着痹，此湿痹之症也。湿痹之脉：脉见浮濡，乃是风湿；脉见浮紧，乃是寒湿；脉洪而数，湿热之诊。"

2. 湿热痹症

《圣济总录·卷第二十·热痹》："论曰：《内经》云，其热者，阳气多，阴气少，阳遭阴，故为痹热。盖腑脏壅热，复遇风寒湿三气至，客搏经络，留而不行，阳遭其阴，故痹熻然而热闷也。"

《症因脉治·卷三·痹证论·外感痹症》："热痹之症：肌肉热极，唇口干燥，筋骨痛不可按，体上如鼠走状，此《内经》所云阳气多，阴气少，阳独盛，故为热痹之症。热痹之脉：浮大而数，热在经络；沉大而数，热已深入。大数属气，细数者血。寸脉数大，热在于上；尺热数大，热在于下。"

《伤寒贯珠集·卷二·太阳篇下·太阳救逆法第四》："颈项强者，湿痹于上也；胁下满痛者，湿聚于中也；小便难者，湿不下走也，皆与热相得之故也。"

（六）辨虚实

虚证包括气血阴阳之不同，实证有风寒湿邪之异，学者辨之。

《诸病源候论·风病诸候·血痹候》："血痹者，由体虚邪入于阴经故也，血为阴，邪入于血而痹，故为血痹也。其状形体如被微风所吹，此由忧乐之人，骨弱肌肤盛，因疲劳汗出，卧不时动摇，肤腠开，为风邪所侵也。诊其脉自微涩，在寸口、关上小紧，血痹也。"

《太平圣惠方·卷第十九·治风湿痹不仁诸方》："夫风湿痹病之状，或皮肤顽厚，或肌肉酸痛，风寒湿三气杂至，聚合而成痹。其风湿气多而寒气少者，为风湿痹也，由血气虚受于风湿，而成此病也。"

《太平圣惠方·卷第十九·治风血痹诸方》："夫风血痹者，由体虚之人，阴邪入于血经故也。若阴邪入于血经而为痹，故为风血痹也。其状形体如被微风所吹，皆由忧乐之人，骨弱肌肤充盛，因疲劳汗出，肤腠易开，为风邪所侵故也。诊其脉自微而涩，在寸口关上小紧者，为风血痹也。"

《太平圣惠方·卷第四十四·治腰脚冷痹诸方》："夫腰脚冷痹者，由风寒湿三毒之气，共伤于人，合而成痹。此皆肾弱髓虚，为风冷所搏故．

肾居下焦,而主腰脚,其气荣润骨髓,今肾虚受于风寒,湿气留滞于经络,故令腰脚冷痹疼痛也。"

《注解伤寒论·卷一·平脉法第二》:"人养三焦者血也,护三焦者气也。荣卫俱损,不能相将而行,三焦无所依仰,身体为之顽痹而不仁。《内经》曰:荣气虚而(《医统》本作'则')不仁。《针经》曰:卫气不行,则为不仁。荣为血,血不足则烦疼;荣属心,荣弱心虚,则口难言。卫为阳,阳微则恶寒;卫为气,气虚则数欠。三焦因荣卫不足,无所依仰,其气不能归其部。《金匮要略》曰:上焦竭,善噫;上焦受中焦气,中焦未和,不能消谷,故令噫耳;下焦竭,即遗溺失便。以上焦在膈上,物未化之分也,不归者不至也,上焦之气不至其部,则物未能传化,故噫而酢吞。中焦在胃之中,主腐熟水谷,水谷化则思食,中焦之食不归其部,则水谷不化,故云不能消谷引食。下焦在膀胱上口,主分别清浊,溲,小便也,下焦不归其部,不能约制溲便,故遗溲。"

二、辨色脉

辨色脉包括辨形色、辨寸口以及痹证的主脉。辨色脉对于做出正确的诊断具有重要意义,学者当予以重视。

《黄帝内经素问·五藏生成》:"诊病之始,五决为纪,欲知其始,先建其母。所谓五决者,五脉也。

是以头痛巅疾,下虚上实,过在足少阴、巨阳,甚则入肾。徇蒙招尤,目冥耳聋,下实上虚,过在足少阳、厥阴,甚则入肝。腹满䐜胀,支膈胠胁,下厥上冒,过在足太阴、阳明。咳嗽上气,厥在胸中,过在手阳明、太阴。心烦头痛,病在膈中,过在手巨阳、少阴。

夫脉之小、大、滑、涩、浮、沉,可以指别;五藏之象,可以类推;五藏相音,可以意识;五色微诊,可以目察。能合脉色,可以万全。

赤,脉之至也,喘而坚,诊曰有积气在中,时害于食,名曰心痹,得之外疾,思虑而心虚,故邪从之。白,脉之至也,喘而浮,上虚下实,惊,有积气在胸中,喘而虚,名曰肺痹,寒热,得之醉而使内也。青,脉之至也,长而左右弹,有积气在心下,支胠,名曰肝痹,得之寒湿,与疝同法,腰痛足清头痛。黄,脉之至也,大而虚,有积气在腹中,有厥气,名曰厥疝,女子同法,得之疾使四肢,汗出当风。黑,脉之至也,上坚而大,有积气在小腹与阴,名曰肾痹,得之沐浴清水而卧。

凡相五色之奇脉,面黄目青,面黄目赤,面黄目白,面黄目黑者,皆不死也。面青目赤,面赤目白,面青目黑,面黑目白,面赤目青,皆死也。"

《黄帝内经素问·诊要经终论》:"黄帝问曰:诊要何如?岐伯对曰:正月、二月,天气始方,地气始发,人气在肝;三月、四月,天气正方,地气定发,人气在脾;五月、六月,天气盛,地气高,人气在头;七月、八月,阴气始杀,人气在肺;九月、十月,阴气始冰,地气始闭,人气在心;十一月、十二月,冰复,地气合,人气在肾。故春刺散俞及与分理,血出而止,甚者传气,间者环也。夏刺络俞,见血而止,尽气闭环,痛病必下。秋刺皮肤,循理,上下同法,神变而止。冬刺俞窍于分理,甚者直下,间者散下。

春夏秋冬,各有所刺,法其所在。春刺夏分,脉乱气微,入淫骨髓,病不能愈,令人不嗜食,又且少气;春刺秋分,筋挛,逆气环为咳嗽,病不愈,令人时惊,又且哭;春刺冬分,邪气著藏,令人胀,病不愈,又且欲言语。

夏刺春分,病不愈,令人解堕;夏刺秋分,病不愈,令人心中欲无言,惕惕如人将捕之;夏刺冬分,病不愈,令人少气,时欲怒。

秋刺春分,病不已,令人惕然欲有所为,起而忘之;秋刺夏分,病不已,令人益嗜卧,又且善梦;秋刺冬分,病不已,令人洒洒时寒。

冬刺春分,病不已,令人欲卧不能眠,眠而有见;冬刺夏分,病不愈,气上,发为诸痹;冬刺秋分,病不已,令人善渴。"

《备急千金要方·卷十五·脾脏方·脾脏脉论第一》:"脾脉沉之而濡,浮之而虚,苦腹胀烦满,胃中有热,不嗜食,食而不化,大便难,四肢苦痹时不仁,得之房内,月使不来,来而频并。"

1. 形色辨证

形色辨证即通过人的神、色、形、态、舌象、络脉、皮肤、五官九窍等情况来辨别痹证的虚实寒热情况。

《黄帝内经素问·皮部论》:"黄帝问曰:余闻皮有分部,脉有经纪,筋有结络,骨有度量,其所生病各异,别其分部,左右上下,阴阳所在,病之始终,愿闻其道。岐伯对曰:欲知皮部,以经脉为纪者,诸经皆然。

阳明之阳,名曰害蜚,上下同法。视其部中有浮络者,皆阳明之络也。其色多青则痛;多黑则痹;黄赤则热;多白则寒。五色皆见,则寒热也。"

《黄帝内经素问·气穴论》:"岐伯曰:肉之大会为谷,肉之小会为溪。肉分之间,溪谷之会,以行荣卫,以会大气。邪溢气壅,脉热肉败,荣卫不行,必将为脓,内销骨髓,外破大䐃,留于节凑,必将为败。积寒留舍,荣卫不居,卷肉缩筋,肋肘不得伸,内为骨痹,外为不仁,命曰不足,大寒留于溪谷也。溪谷三百六十五穴会,亦应一岁。其小痹淫溢,循脉往来,微针所及,与法相同。"

《黄帝内经灵枢·五色》:"雷公曰:小子闻风者百病之始也;厥逆者寒湿之起也,别之奈何？黄帝曰:常候阙中,薄泽为风,冲浊为痹,在地为厥。此其常也,各以其色言其病。"

《黄帝内经灵枢·论疾诊尺》:"尺肤滑,其淖泽者,风也。尺肉弱者,解㑊,安卧脱肉者,寒热不治。尺肤滑而泽脂者,风也。尺肤涩者,风痹也……

诊血脉者,多赤多热,多青多痛,多黑为久痹,多赤、多黑、多青皆见者,寒热身痛。"

《儒门事亲·卷十四·扁鹊华佗察声色定死生诀要》:"诊血者,脉多赤多热,多青多痛,多黑多黄,多痹多赤,多黑多青,皆见者,寒热身痛,面色微,齿垢,黄爪甲上,黄疸也。安卧少黄赤,脉小而涩者,不嗜食。"

《内经知要·卷上·色诊》:"常候阙中,薄泽为风,冲浊为痹,在地为厥,此其常也,各以其色言其病(阙中,眉间也,肺之部也。风病在阳,皮毛受之,故色薄而泽。痹病在阴,肉骨受之,故色冲而浊。厥逆为寒湿之变,病起于下,故色之先于地。地者,相家所谓地阁,即巨分巨屈之处也)。"

《四诊抉微·卷之一·望诊·察目部》:"《汇辨》云……眼黑颊赤,乃系热痰,眼胞上下,有如烟煤,亦为痰病;眼黑步艰,呻吟不已,痰已入骨,遍体痠疼;眼黑而黄,四肢痿痹,聚沫风痰,随在皆有。"

《四诊抉微·卷之二·望诊·诊血脉》:"诊血脉者,多赤多热,多青多痛,多黑久痹,赤黑青色,多见寒热。(血脉,即络脉,肌皮嫩薄者,视之可见)"

《四诊抉微·卷之三·经证考·足太阴脾经》:"水肿面白,脾虚。体重,脾痹。"

《四诊抉微·卷之三·问诊十问篇·三问头身》:"凡身痛之甚者,亦当察其表里,以分寒热。其若感寒作痛者,或上或下,原无定所,随散而愈,此表邪也。若有定处,而别无表症,乃痛痹之属,邪气虽亦在经,此当以里症视之,但有寒热之异耳。"

《四诊抉微·卷之四·切诊·推求上下内外察病法》:"张云:凡推求于下部,然脉止见于下,而上部则亏,此以有降无升,清扬不能上达,故为头项痛也。或以阳虚而阴凑之,亦为头项痛。按之至骨,脉气少者,腰脊痛而身有痹也。"

《血证论·卷六·痹痛》:"身体不仁,四肢疼痛,今名痛风,古曰痹证。"

2. 寸口脉诊

寸口脉诊为王叔和所倡,并确立了脏腑和脉位的分配原则。即左手寸部主心与小肠,关部主肝与胆,尺部主肾与膀胱;右手寸部主肺与大肠,关部主脾与胃,尺部主肾与三焦,痹证亦主之。

《黄帝内经素问·玉版论要》:"搏脉痹躄,寒热之交。"

《黄帝内经灵枢·邪气藏府病形》:"黄帝曰:请问脉之缓、急,小、大,滑、涩之病形何如？岐伯曰:臣请言五藏之病变也。心脉急甚者为瘛疭;微急为心痛引背,食不下。缓甚为狂笑;微缓为伏梁,在心下,上下行,时唾血。大甚为喉吤;微大为心痹引背,善泪出。小甚为善哕;微小为消瘅。滑甚为善渴;微滑为心疝引脐,小腹鸣。涩甚为瘖;微涩为血溢,维厥,耳鸣,颠疾。

肺脉急甚为癫疾;微急为肺寒热,怠惰,咳唾血,引腰背胸,若鼻息肉不通。缓甚为多汗;微缓为痿瘘,偏风,头以下汗出不可止。大甚为胫肿;微大为肺痹引胸背,起恶日光。小甚为泄;微小为消瘅。滑甚为息贲上气;微滑为上下出血。涩甚为呕血;微涩为鼠瘘,在颈支腋之间,下不胜其上,其应善痠矣。

肝脉急甚者为恶言;微急为肥气在胁下,若覆杯。缓甚为善呕,微缓为水瘕痹也。大甚为内痈,善呕衄;微大为肝痹,阴缩,咳引小腹。小甚为多饮;微小为消瘅。滑甚为㿉疝;微滑为遗溺。涩甚为溢饮;微涩为瘛挛筋痹。"

《金匮要略方论·卷上·痉湿暍病脉证第二》:"太阳病,关节疼痛而烦,脉沉而细(一作缓)者,此名湿痹。"

《金匮要略方论·卷中·黄疸病脉证并治第十五》:"寸口脉浮而缓,浮则为风,缓则为痹,痹非中风,四肢苦烦,脾色必黄,瘀热以行。"

《太平圣惠方·卷第一·平寸口脉法》:"寸口脉缓,皮肤顽痹不仁,风寒入肌肉。"

《史载之方·卷上·诊室女妇人诸脉》:"妇人之脉,皆沉而洪大,重手取之,其深至骨,隐隐然应指,有骨力,来疾去迟,至数与常人无异,但胃脉亦洪大,上隔有伏涎,此为血涩生积,当经候不快忽不行,腰痹,口干而渴,背逆,眼睛逆,两臂重手,缺盆逆,大府秘,心憎,夜不得眠。"

《史载之方·卷上·半产正产论》:"产后尺泽虚软而代,至数不及,加之胃脉濡湿而散,即水土俱寒,多下白涕;产后六脉浮而虚,肾脉微而小,至数迟,来处无力,绵绵若代,中风,肌肉麻痹,肢节牵抽,非时憎寒,大府虚冷。"

"产后血气微弱,六脉沉细,重手取之,细细乃得脉气,别无阳脉,唯肺脉差浮而弱。主头冷重,项颈蕤,非时间头面上肌肉麻痹,大肠虚冷,频出后又多虚往,或时泄泻,两足沉重,少精神,行步无力,面黄瘦;或未经百日,经候通行,或误吃凉药,有此疾候,忽自怀孕时间通身寒冷,至产后却有此疾,但极以补肾补肝药,补益其血气,而祛风邪药助之。"

《注解伤寒论·卷一·平脉法第二》:"寸口脉微而涩,微者卫气不行,涩者荣气不逮。荣卫不能相将,三焦无所仰,身体痹不仁。荣气不足,则烦疼,口难言;卫气虚,则恶寒数欠。三焦不归其部,上焦不归者,噫而酢吞;中焦不归者,不能消谷引食;下焦不归者,则遗溲。"

《三因极一病证方论·卷之一·六经中伤病脉》:"左手关前一分为人迎者,以候寒暑燥湿风热中伤于人,其邪咸自脉络而入,以迎纳之,故曰人迎。前哲方论,谓太阳为诸阳主气,凡感外邪,例自太阳始,此考寻经意,似若不然。风喜伤肝,寒喜伤肾,暑喜伤心包,湿喜伤脾,热伤心,燥伤肺,以暑热一气,燥湿同源,故不别论。以类推之,风当自少阳入,湿当自阳明入,暑当自三焦入,寒却自太阳入。故《经》曰:阴为之主,阳与之正,别于阳者,知病从来,此之谓也。诸太阳伤寒,主左手尺中与人迎皆浮紧而盛。浮者,足太阳脉也;紧者,伤寒脉也;盛者,病进也。其证头项强,腰脊痛,无汗恶寒,不恶风。阳明伤湿,右手关上与人迎皆涩细而长。涩者,足阳明脉也;细者,伤湿脉也;长者,病袭也。其证关节疼痛,重痹而弱,小便涩秘,大便飧泄。少阳伤风,左手关上与人迎皆弦浮而散。弦者,足少阳脉也;浮者,伤风脉也;散者,病至也。其证身热恶风,自汗项强,筋满。手少阳伤暑,右手尺中与人迎皆洪虚而数。洪者,手少阳脉也;虚者,伤暑也;数者,病增也。其证身热恶寒,头痛,状如伤寒,烦渴。足太阴伤湿,右手关上与人迎皆濡细而沉。濡者,足太阴脉也;细者,湿脉也;沉者,病着也。其证身重脚弱,关节烦疼,冷痹胀满。足少阴伤寒,左尺中与人迎皆沉紧而数。沉者,足少阴脉也;紧者,寒脉也;数者,病传也。其证口燥舌干而渴,背恶寒,反发热倦怠。足厥阴伤风,左关上与人迎皆弦弱而急。弦者,厥阴脉也;弱者,风脉也;急者,病变也。其证自汗恶风而倦,小腹急痛。手厥阴心包伤暑,在右尺中与人迎皆沉弱而缓。沉者,心包脉也;弱者,伤暑也;缓者,病倦也。其证往来寒热,状如痎疟,烦渴眩晕,背寒面垢。"

《察病指南·卷中·辨七表八里九道七死脉·八里脉》:"右手寸口脉缓,主气促不安,皮肤顽痹不仁,为气不足。涩脉,细而迟,往来难,时一止,轻手乃得,重手不得,按之数浮,如轻刀刮竹皮,或云三五不调,如雨沾沙,故名曰涩也。(即黄帝涩脉,王冰云,阳气有余则血少,故脉涩,主身热无汗,此言未足信,其实阴虚之脉也,主血气不足而痹)涩细而紧者。为寒湿痹。"

《仁斋直指方论·卷之二·证治提纲·病人尺脉洪大》:"脉洪大主热,多是大小便不通,或小腹结急,脐下蓄血;或肾气攻刺,发作奔豚;或下焦停水,外肾虚肿;或风邪攻肾,脚痹腰疼;或肾脏风毒,身下疮痒。"

《仁斋直指方论·卷之二十六·妇人·妇人论》:"然经脉不行,其候有三:一则血气盛实,经络遏闭,其脉滑实见之。(当通经疏利)一则形体憔悴,经络涸竭,其脉虚弱见之。(当滋养血气)一则风冷内伤,七情内贼,以致经络痹滞,其脉浮涩见之。(解散风冷,去淤生热)经脉不行,此诸病之所由生也。"

《卫生宝鉴·卷十四·腹中积聚·黄疸论》："寸口脉浮而缓,浮则为风,缓则为痹。"

《诊家枢要·脉阴阳类成》："弦,按之不移,举之应手端直如弓弦,为血气收敛,为阳中伏阴,或经络间为寒所滞为痛,为疟,为拘急,为寒热,为血虚,为盗汗,为寒凝气结,为冷痹,为疝,为饮,为劳倦。

缓,不紧也,往来纡缓,呼吸徐徐,以气血向衰,故脉体为之徐缓尔,为风,为虚,为痹,为弱,为疼,在上为项强,在下为脚弱。

涩,不滑也,虚细而迟,往来难,三五不调,如雨沾沙,如轻刀刮竹然,为气多血少之候,为少血,为无汗,为血痹痛,为伤精,女人有孕为胎痛,无孕为败血病。

濡,无力也,虚软无力,应手散细,如绵絮之浮水中,轻手乍来,重手即去,为血气俱不足之候,为少血,为无血,为疲损,为自汗,为下冷,为痹。"

《医学正传·卷之五·麻木》："脉浮而缓,属湿,为麻痹。脉紧而浮,属寒,为痛痹。"

《古今医统大全·卷之四·内经脉候·统属诊法候病》："弦为气敛,痨疟拘急,积饮寒热,阴虚冷痹。"

《古今医统大全·卷之四·内经脉候·脉法部位表里虚实主病提纲》:"左尺脉候:里实主病,沉而有力里实证。为肾气盛,阴旺,腰痛膝痹,疝痛,左睾丸偏大。""右尺脉候:里虚主病,沉而无力。主肾虚,腰重如带五千钱,肾水不足,腰痹不能转摇。"

《濒湖脉学·涩(阴)》:"涩缘血少或伤精,反胃亡阳汗雨淋。寒湿入营为血痹。"

《赤水玄珠·第十二卷·痹门·著痹治剂》:"脉法:脉沉而濡属气虚,关前得之,麻在上体;关后得之,麻在下体也。脉浮而缓者属湿,麻痹。脉紧而缓属寒,为痛痹。脉涩而芤属死血,为木不知痛痒。"

《证治汇补·卷之七·腰膝门·脚气》:"脉症总辨:自汗走注,脉浮弦为风胜。无汗挛急,脉沉涩为寒胜。肿满重着,脉濡细为湿胜。烦渴便赤,脉洪数为暑胜。膏粱之火下乘者,顽痹不仁,脉沉有力。肾肝之阴不充者,软缓少力,脉亦空虚。"

《四诊抉微·卷之六·切诊二十九道脉析脉体象主病·涩(阴)》:"主病诗:涩缘血少或伤精,反胃亡阳汗雨淋。寒湿入营为血痹,女人非孕即无经。"

《四诊抉微·卷之六·切诊二十九道脉析脉体象主病·虚(阴)》:"分部诗:血不荣心寸口虚,关中腹胀食难舒,骨蒸痿痹伤精血,却在神门(尺部也)两部居。《经》曰:血虚脉虚,曰气来虚微为不及。病在内,曰久病脉虚者死。

分部主病:左寸虚者,心亏惊悸。虚在左关,血不营筋;左尺得虚,腰膝痿痹。"

《四诊抉微·卷之七·切诊·缓(阴)》:"主病:缓脉营衰卫有余,或风或湿或脾虚。上为项强下痿痹,分别浮沉大小区⋯⋯

兼脉主病:缓为胃气,不主于病。取其兼见,方可断证。浮缓伤风,沉缓寒湿;缓大风虚,缓细湿痹;缓涩脾薄,缓弱气虚。"

《杂病源流犀烛·卷首上 脉象统类》:"凡脉弦,为痛,为疟,为疝,为饮,为冷痹。""尺骨蒸、痿痹、精血亏损。""凡脉濡,为疲损,为自汗,为痹。""凡脉缓,为风,为虚,为痹。"

《类证治裁·卷之五·痹症论治·痹症脉候》:"脉涩又紧,为痹痛。(《脉经》)脉大而涩,为痹,脉急亦为痹。(《玉机》)浮涩而紧,风寒湿三气皆备。(《脉诀》)肺脉微为肺痹,心脉微为心痹,右寸沉而迟涩为皮痹,左寸结而不流利为血痹,右关脉举按皆无力而涩为肉痹,左关脉弦紧、浮沉有力为筋痹。(《医通》)"

3. 痹证主脉

痹者,不通之意也。不通则痛,故痹证之脉多有弦、涩、紧等。若兼见湿热之邪,亦可见到滑、数等脉。

《黄帝内经素问·平人气象论》:"人一呼脉三动,一吸脉三动而躁,尺热曰病温;尺不热脉滑曰病风;脉涩曰痹。"

《黄帝内经灵枢·邪客》:"黄帝曰:持针纵舍奈何?岐伯曰:必先明知十二经脉之本末,皮肤之寒热,脉之盛衰滑涩。其脉滑而盛者,病日进;虚而细者,久以持;大以涩者,为痛痹;阴阳如一者,病难治。其本末尚热者,病尚在;其热以衰者,其病亦去矣。持其尺,察其肉之坚脆、大小、滑涩、寒温、燥湿。因视目之五色,以知五藏而决死生;视其血脉,察其色,以知其寒热痛痹。"

《备急千金要方·卷二十八·脉法·分别病形状第五》:"弦为痛痹,涩而紧痹病。"

《备急千金要方·卷二十八·脉法·五脏积聚第七》:"夫寒痹癥瘕积聚之脉状,皆弦紧。弦紧,亦为积,为寒痹,为疝痛。"

《太平圣惠方·卷第一·分别脉病形状》:"脉涩细而紧者,痹病。"

《太平圣惠方·卷第一·平尺脉法》:"尺脉牢小者,足胫寒痿痹。尺脉细而急者,筋挛痹不能行。尺脉软,脚弱风痹,小便难。"

《三因极一病证方论·卷之一·脉偶名状》:"涩者,参伍不调,如雨沾沙。与人迎相应,则风湿寒痹;与气口相应,则津汗血枯。"

《三因极一病证方论·卷之一·八里病脉》:"缓为在下,为风,为寒,为弱,为痹,为疼,为不仁,为气不足,为眩晕。缓而滑为热中,缓而迟为虚寒相搏,食冷则咽痛。涩为少血,为亡汗,为气不足,为逆冷,为下痢,为心痛。涩而紧为痹,为寒湿。濡为虚,为痹,为自汗,为气弱,为下重。濡而弱为内热外冷自汗,为小便难。"

《诊家枢要·附录·持脉总论》:"尺肤涩者,风痹也。"

《医方集宜·卷之一·中痹门·脉法》:"浮涩而紧,痹之脉也。"

《古今医统大全·卷之三·翼医通考(上)·望闻问切订》:"脉涩曰痹。""按之至骨,脉气少者,腰脊痛而身有痹也。"

《古今医统大全·卷之四·内经脉候·二十六脉主病》:"尺涩为脚痹,腰膝沉困无力以行。"

《古今医统大全·卷之十一·痹证门·脉候》:"《脉经》曰:肺涩而紧者为痹痛。严氏曰:其脉大而涩为痹,脉来急亦为痹。寸口关上脉紧宜针,引阳气,令脉和,紧去则愈。"

《古今医统大全·卷之十三·伤寒门(上)·脉候》:"病太阳关节疼痛而烦,脉沉细,名曰湿痹。"

《古今医统大全·卷之四十·麻木证·脉候》:"脉浮而紧,属寒为痛痹。"

《明医指掌·卷七·痹证六》:"脉:风、湿、寒气合而为痹,浮涩而紧,三脉乃备。

五痹名状:肺痹者,烦满喘呕。心痹者,脉不通,烦则心下鼓暴,上气嗌干而呕,善噫,厥气上则恐。肝痹,夜卧则惊,多饮,数小便,上为引如怀。肾痹,善胀,尻以代踵,脊以当头。脾痹,四肢急惰,发咳呕汁,上为大塞,五痹汤主之。

风痹:脉尺、寸俱浮微,身体不仁,血气凝聚,手足拘挛者,风痹也,防风汤。风、寒、湿气客留于脾,手足缓弱,顽痹不仁,三痹汤、五痹汤。"

《濒湖脉学·缓(阴)》:"缓细湿痹。"

《医学纲目·卷之二·阴阳脏腑部·诸脉诊病杂法》:"考之诸家,则曰弦者虚也,为反胃,为痛痹。""弦而小主寒痹。""濡为虚,为痹。""动为痛,为惊,为痹。""按之至骨,脉气少者,腰脊痛而身有痹也。"

《医宗必读·卷之十·痹·脉候》:"大而涩为痹,脉急亦为痹。肺脉微为肺痹,心脉微为心痹,右寸沉而迟涩为皮痹,左寸急不流利为血痹,右关脉举按皆无力而涩为肉痹,左关弦紧而数,浮沉有力为筋痹。"

《理虚元鉴·卷上·治虚脉法分类》:"肾痹,寸虚弱而涩,尺沉细而数。"

《四诊抉微·卷之一·望诊·察形气》:"行迟者,痹也。或表强,或腰脚痛,或麻木风疾。里实护腹如怀卵物者,心痛也。"

《素问悬解·卷二·脉法·脉要精微论》:"脉滑曰风,脉涩曰痹。风病脉滑,卫气闭敛而营血郁动也。痹病脉涩,营血凝瘀而卫气阻滞也。"

《杂病源流犀烛·卷九·诸厥源流》:"浮涩而紧是痹。"

三、辨吉凶

痹证之转归在于正邪相争的结果。通过色脉以及病位的深浅、疾病的转归辨别痹证的吉凶,对于辨别痹证的预后具有重要意义。

《古今医统大全·卷之十一·痹证门·治法》:"痹因虚而感风寒湿之邪气,有在肌肤血脉浅深之异。入脏者,多死。"

《杂病心法要诀·卷一·痹病生死证》:"痹在筋骨痛难已,留连皮脉易为功,痹久入脏中虚死,脏实不受复还生。

[注]痹在筋骨则受邪深,故痛久难已。痹在皮脉则受邪浅,故易治也。凡痹病日久内传,所合之脏,则为五脏之痹。若其人中虚受邪,则难治多死;其人脏实而不受邪,复还于外,则易治多生。

假如久病皮痹，复感于邪，当内传肺而为肺痹，若无胸满而烦喘咳之证，则是脏实不受邪。余脏仿此。"

《金匮翼·卷六·腰痛·风虚腰痛》："风虚腰痛者，肾虚而风冷乘之也，其尺脉虚浮而痛多抽掣，或拘急且酸，而上连脊背，不时速治，喜流入脚膝，为偏枯冷痹缓弱之疾。"

【论治法】

一、概论

痹证的治疗，以祛邪通络、宣痹止痛为基本原则，根据邪气的偏盛，分别予以祛风、温散、除湿、清热、化痰、行瘀，兼以舒筋通络。久痹正虚者，应重视扶正，以益气血、补肝肾为法。虚实夹杂者，宜标本兼顾。

治疗之法，需辨证施治而非偏用一法。明代李中梓《医宗必读·痹》："治风先治血，血行风自灭"，除了介绍祛风、散寒、除湿等基本治法外，还提出"行痹则补血、痛痹则补火、着痹则补脾益气"的观点。

《黄帝内经素问·移精变气论》："中古之治病，至而治之，汤液十日，以去八风五痹之病，十日不已，治以草苏草荄之枝，本末为助，标本已得，邪气乃服。"

《黄帝内经素问·玉机真藏论》："是故风者，百病之长也。今风寒客于人，使人毫毛毕直，皮肤闭而为热，当是之时，可汗而发也；或痹不仁肿痛，当是之时，可汤熨及火灸刺而去之。"

《三因极一病证方论·卷之三·叙痹论》："治之，随其腑俞，以施针灸之法，仍服逐风湿寒发散等药，则病自愈。"

《儒门事亲·卷一·指风痹痿厥近世差玄说二》："若用金石草木补之者，必久而增气，物化之常，气增而久，夭之由也。所以久服黄连、苦参者，而反化为热，久服热药之人，可不为寒心哉？余尝用汗、下、吐三法，治风痹痿厥，以其得效者众，其敢诬于后人乎！"

《儒门事亲·卷一·七方十剂绳墨订一》："凡痹麻蔚滞，经隧不淌，非通剂莫能愈也。"

《明医杂著·卷之四·风症》："[愚按]《经》云：风寒湿三气杂至，合而为痹。风气胜者为行痹，寒气胜者为痛痹，湿气胜者为著痹。丹溪先生云：大率因血虚受热，其血已自沸腾，或加之以涉水寒湿，热血得寒，污浊凝滞，不得运行，所以作痛。治以辛温，佐以辛凉，流散寒湿，开通郁结，血行气顺，无有不安。若因足三阴亏损，当补元气为主。"

《医学正传·卷之一·医学或问》："《经》谓风寒湿三气合而成痹，故曰痛痹（筋骨掣痛），曰著痹（著而不行），曰行痹（走痛不定），曰周痹（周身疼痛），皆邪气有余之候也。其瘫痪者，或血虚，或气虚，皆正气不足之证，其治法故不同也。惟痿痹属血虚，麻痹属气虚，与瘫痪治法大同而小异焉。"

《本草纲目·序例上·十剂》："从正曰：通者，流通也。前后不得溲便，宜木通、海金沙、琥珀、大黄之属通之。痹痛郁滞，经隧不利，亦宜通之。

时珍曰：滞，留滞也。湿热之邪留于气分，而为痛痹痈闭者，宜淡味之药，上助肺气下降，通其小便，而泄气中之滞，木通、猪苓之类是也。湿热之邪留于血分，而为痹痛肿注、二便不通者，宜苦寒之药下引，通其前后，而泄血中之滞，防己之类是也。《经》曰：味薄者通，故淡味之药谓之通剂。"

《医贯·卷之二·主客辨疑·中风论》："如正气不足之证，只补正气，不必祛邪。如邪气有余，若痹证之类，虽以扶正气为主，不可不少用祛邪之法，如易老天麻丸之类。"

《景岳全书·卷之十二从集·杂证谟·风痹》："历节风痛，以其痛无定所，即行痹之属也。《病源》云：历节风痛是气血本虚，或因饮酒腠理开，汗出当风所致，或因劳倦调护不谨，以致三气之邪遍历关节，与气血相搏，而疼痛非常，或如虎之咬，故又有白虎历节之名。《中藏经》曰：历节疼痛者，因醉犯房而得之，此其概也。大都痛痹之证，多有昼轻而夜重者，正阴邪之在阴分也。其有遇风雨阴晦而甚者，此正阴邪侮阳之证也。或得暖遇热而甚者，此湿热伤阴之火证也。有火者宜从清凉，有寒者宜从温热。若筋脉拘滞，伸缩不利者，此血虚血燥证也，非养血养气不可。凡诸治法，总宜如前。"

"然则诸痹者，皆在阴分，亦总由真阴衰弱，精血亏损，故三气得以乘之而为此诸证。《经》曰：

邪入于阴则痹,正谓此也。是以治痹之法,最宜峻补真阴,使血气流行,则寒邪随去。若过用风湿痰滞等药而再伤阴气,必反增其病矣。"

《医宗必读·卷之十·痹》:"[愚按]《内经》论痹,四时之令,皆能为邪,五脏之气,各能受病,六气之中,风寒湿居其半,即其曰杂至、曰合,则知非偏受一气可以致痹。又曰:风胜为行痹,寒胜为痛痹,湿胜为着痹。即其下一胜字,则知但分邪有轻重,未尝非三气杂合为病也。皮肉筋骨脉各有五脏之合,初病在外,久而不去,则各因其合而内舍于藏。在外者祛之犹易,入脏者攻之实难;治外者散邪为亟,治脏者养正为先。治行痹者微风为主,御寒利湿,仍不可废,大抵参以补血之剂,盖治风先治血,血行风自灭也。治痛痹者,散寒为主,疏风燥湿,仍不可缺,大抵参以补火之剂,非大辛大温,不能释其凝寒之害也。治着痹者,利湿为主,祛风解寒,亦不可缺,大抵参以补脾补气之剂,盖土强可能胜湿,而气足自无顽麻也。"

《临证指南医案·卷七·痹》:"可知痹病之症,非偏受一气足以致之也。然而病症多端,治法亦异,余亦不能尽述。兹以先生治痹之法,为申明一二。有卫阳疏,风邪入络而成痹者,以宣通经脉,甘寒去热为主。有经脉受伤,阳气不为护持而为痹者,以温养通补,扶持生气为主。有暑伤气湿热入络而为痹者,用舒通脉络之剂,使清阳流行为主。有风湿肿痛而为痹者,用参术益气,佐以风药壮气为主。有湿热伤气,及温热入血络而成痹者,用固卫阳以却邪,及宣通营络,兼治奇经为主。有肝阴虚,疟邪入络而为痹者,以咸苦滋阴,兼以通逐缓攻为主。有寒湿入络而成痹者,以微通其阳,兼以通补为主。有气滞热郁而成痹者,从气分宣通为主。有肝胃虚滞而成痹者,以两补厥阴阳明为治。有风寒湿入下焦经隧而为痹者,用辛温以宣通经气为主。有肝肾风热而成痹者,用甘寒和阳,宣通脉络为主。有血虚络涩,及营虚而成痹者,以养营养血为主。又有周痹、行痹、肢痹、筋痹,及风寒湿三气杂合之痹,亦不外乎流畅气血,祛邪养正,宣通脉络诸法。故张景岳云,治痹之法,只宜峻补真阴,宣通脉络,使气血得以流行,不得过用风燥等药,以再伤阴气,亦见道之言也。(邹滋九)"

《金匮翼·卷六·痹症统论·行痹》:"行痹者,风气胜也。风之气善行而数变,故其症上下左右,无所留止,随期所至,血气不通而为痹也。治虽通行血气,宜多以治风之剂。又'寿夭刚柔篇'云:病在阳者名曰风,病在阴者名曰痹,阴阳俱病名曰风痹。风痹云者,以阳邪而入于阴之谓也。故虽驱散风邪,又必兼以行血之剂。又有血痹者,以血虚而风中之,亦阳邪入阴所致也。盖即风痹之症,而自风言之,则为风痹;就血言之,则为血痹耳。若其他风病而未入于阴者,则固不得谓之痹症矣。"

《张氏医通·卷六·痿痹门·痹》:"血痹者,寒湿之邪,痹著于血分也。辛苦劳动之人,皮腠致密,筋骨坚强,虽有风寒湿邪,莫之能客。惟尊荣奉养之人,肌肉丰满,筋骨柔脆,素常不胜疲劳,行卧动摇,或遇微风,则能痹著为患。不必风、寒、湿之气杂至而为病也。上条言脉自微涩,而关寸小紧,为湿痹血分,所以阳气不能外行,故宜针引阳气以和阴血。下条言阴阳俱微,而尺中小紧,为营卫俱虚,所以身体不仁,故宜药通营卫,行散其痹,则紧去人安而愈矣。夫血痹者,即《内经》所谓在脉则血凝不流。仲景直发其所以不流之故,言血既痹。脉自微涩,然或寸或关或尺,其脉见小急之处,即风入之处也。故其针药所施,皆引风外出之法也。"

《杂病源流犀烛·卷十三·诸痹源流(白虎历节风)》:"白虎历节风……如由血虚、血热、血瘀,则必调血行血(宜趁痛散);或由风湿相搏,肢节肿痛,不可屈伸,则必疏风理湿(宜大羌活汤);或由风湿麻痹,走注疼痛,为偏枯,为暴喑,则必散郁开结(宜防风天麻丸);或由风湿与痰与死血,致走注刺痛,其痛处或肿或红,则必宣邪通气(宜疏风活血汤);或由血虚阴火而痛,及腰以下湿热注痛,则必养阴清热(宜潜行散);或由风冷侵入气血,气滞血凝,周身麻痛,则必祛寒散邪(宜五灵丸);或由风毒攻注皮肤骨髓之间,痛无定所,午静夜剧,筋脉拘挛,屈伸不得,则必解结疏坚(宜定痛散);或由痰注百节,痛无一定,久乃变成风毒,沦骨入髓,反致不移其处,则必搜邪去毒(宜虎骨散、加减虎骨散);或由风气游行,痛无常处,如虫行遍体,日静夜剧,则必宣风利气(宜麝香元);或由火甚而肢节痛,湿甚而肌肉肿,并受风寒而发动于经络之中,湿热流注于节膝之际,则必排解内外(宜灵仙除痛饮);或由湿痰流注,痛及肩背,则必豁痰开结(宜半夏苓术汤)。其余三气所伤,或犹轻浅,总必以疏风、驱寒、除湿为主(宜龙虎丹、活络丹、捉虎丹、乳香定痛丸)。盖以其痛如掣者为寒多,其肿如脱者为湿多,其肢节间或黄汗出者为风多,而三气之为患,固变幻若斯之甚也。"

《校注医醇賸义·卷四·痹》:"风痹者,血不营筋,风入节络,当以养血为第一,通络次之,去风又次之。若不补血而先事搜风,营愈燥而筋益拘挛,殊非治法。先用大剂补血去风,后即加入参、苓白术以补气分,营卫平调,方无偏胜之患。温经养营汤主之。"

二、内服法

1. 祛风

《圣济总录·卷第一十九·诸痹门·行痹》:"论曰:《内经》谓风寒湿三气杂至,合而为痹,其风气胜者为行痹。夫气之在人,本自流通,所以痹者,风寒湿三气合而为病也。然三气之中,各有阴阳,风为阳气,善行数变,故风气胜则为行痹。其证上下左右,无所留止,随其所至,气血不通是也。治法虽通行血气,宜多以治风之剂。"

《症因脉治·卷三·痹证论·外感痹症》:"风寒攻痛,防风汤。表里有邪者,防风通圣散、和血散痛汤、大秦艽汤。风热痛者,四物二妙丸。风湿之邪,苍防二妙汤。"

《景岳全书·卷之十二从集·杂证谟·风痹》:"痹证之风胜者,治当从散,宜败毒散、乌药顺气散之类主之。若以风胜而兼微火者,宜大秦艽汤,或九味羌活汤之类主之。"

2. 温散

《圣济总录·卷第一十九·诸痹门·痛痹》:"论曰:《内经》谓寒气胜者为痛痹。夫宜通,而塞则为痛。痹之有痛,以寒气入经而稽迟,泣而不行也。痛本于寒气偏胜,寒气偏胜,则阳气少阴气多,与病相益。治宜通引营卫,温润经络。血气得温则宣流,自无壅阏也。"

《景岳全书·卷之十二从集·杂证谟·风痹》:"痹证之寒胜者,但察其表里俱无热证,即当从温治之,宜五积散,或小续命汤、甘草附子汤之类主之。若寒甚气虚者,宜《三因》附子汤之类主之。"

《症因脉治·卷三·痹证论·外感痹症》:"寒伤太阳,在营分无汗,麻黄续命汤。伤卫有汗,桂枝续命汤。寒伤阳明,干葛续命汤。在少阳,柴胡续命汤。今家秘立十味羌活汤通治之。"

《医学心悟·卷一·医门八法·论温法》:"天地杀厉之气,莫甚于伤寒,其自表而入者,初时即行温散,则病自除。若不由表入,而直中阴经者,名曰中寒。其症恶寒厥逆,口鼻气冷,或冷汗自出,呕吐泻利,或腹中急痛,厥逆无脉,下利清谷,种种寒证并见,法当温之。又或寒湿侵淫,四肢拘急,发为痛痹,亦宜温散。此当温而温者也。"

《金匮翼·卷六·痹症统论·痛痹》:"痛痹者,寒气偏胜,阳气少,阴气多也。夫宜通而塞则为痛。痹之有痛,以寒气入经而稽迟,泣而不行也。治宜通引阳气,温润经络,血气得温而宣流,则无壅闭矣。河间云:痹气身寒,如从水中出者,气血不行,不必寒伤而作,故治痛痹者,虽宜温散寒邪,尤要宣流壅闭也。"

3. 除湿

《金匮要略方论·卷上·痉湿暍病脉证第二》:"太阳病,关节疼痛而烦,脉沉而细(一作缓)者,此名湿痹(《玉函》云,中湿)。湿痹之候,小便不利,大便反快,但当利其小便。"

《圣济总录·卷第一十九·诸痹门·着痹》:"论曰:《内经》谓湿气胜者为着痹。地之湿气感则害人皮肉筋脉。盖湿土也,土性缓,营卫之气,与湿俱留,所以湿胜则着而不移也。其证多汗而濡者,以阴气盛也。治宜除寒湿,通行经络则瘥。"

《症因脉治·卷三·痹证论·外感痹症》:"(湿痹)发汗,羌活除湿汤。胸满闷,茯苓汤。风湿,苍防二妙汤。寒湿,术附汤。湿热,苍柏二妙丸。"

《医学纲目·卷之十二肝胆部·诸痹·一身尽痛》:"一身尽痛,其病暴似伤寒,属湿痹,并见伤寒太阳症门。其留连难已者,于此求之。寒而一身痛苦,甘草附子汤。热者,拈痛汤。"

《景岳全书·卷之十二从集·杂证谟·风痹》:"痹证之湿胜者,其体必重,或多寒,或多痰,或多汗,皆脾弱阴寒证也。若羌活胜湿汤,乃兼风散湿之剂也。五积散,乃温经散湿之剂也。真武汤,乃温中除湿之剂也。《三因》附子汤,乃补脾燥湿之剂也。调气平胃散,乃行气行湿之剂也。五苓散,乃利水导湿之剂也。二陈汤、六君子汤,乃化痰去湿之剂也。大抵治湿者欲其燥,欲燥者宜从暖。盖脾土喜燥而恶湿,喜暖而恶寒,故温脾即所以治湿也。"

《类证治裁·卷之六·身痛论治》:"凡肢节痹痛属火,身体沉重属湿,拘急属寒,肿属湿,游走不定属风,痛在一处,如冰冷属痰,下体痛而溺少,宜分利,五苓散。"

《疡科心得集·卷中·辨历节风漏肩风论》:"用药以透表燥湿解肌,俟热减甫退,再以和营通络。有数月不愈者,以邪去营亏,当用补益。漏肩风,肩骱酸楚或疼痛漫肿,亦因风寒湿阻络而发,用药与前证同。"

《校注医醇賸义·卷四·痹》:"著痹者,病在肌肉当补土燥湿,立极汤主之。"

4. 清热

《景岳全书·卷之十二从集·杂证谟·风痹》:"然又有湿热之为病者,必见内热之证,滑数之脉,方可治以清凉,宜二妙散及加味二妙丸、当归拈痛汤之类主之。其有热甚者,如抽薪饮之类亦可暂用,先清其火而后调其气血。"

《症因脉治·卷三·痹证论·外感痹症》:"(热痹)热在经络者,四味舒筋汤。热已深入,潜行散。气分有热者,苍柏二妙丸。热在血分者,虎潜丸。"

5. 化痰瘀

《证治汇补·卷之三·外体门·痹症》:"初起强硬作痛,宜祛风化痰。沉重者,宜流湿行气,久则须分气血虚实,痰瘀多少治之。"

《医学心悟·卷一·医门八法·论吐法》:"又有停痰蓄饮,阻塞清道,日久生变,或妨碍饮食,或头眩心悸,或吞酸嗳腐,手足麻痹,种种不齐,宜用吐法导祛其痰,诸症如失。"

6. 补肝肾

《症因脉治·卷三·痹证论·内伤痹症》:"(肾痹)远行劳倦者,坎离丸。房劳精竭者,河车封髓丹。肾火上炎者,家秘滋肾丸。真阳不足者,八味丸料,溶鹿龟二胶为丸。真阴不足者,家秘天地煎。"

《医门法律·卷三·中风门·风门杂法七条》:"古方治小儿鹤膝风,用六味地黄丸、加鹿茸、牛膝共八味。不治其风,其意最善。盖小儿非必为风、寒、湿所痹,多因先天所禀,肾气衰薄,随寒凝聚于腰膝而不解,从外可知其内也。故以六味丸补肾中之水,以鹿茸补肾中之火,以牛膝引至骨节,而壮其里撷之筋,此治本不治标之良法也,举此为例而推之。"

7. 益气血

《金匮要略方论·卷上·血痹虚劳病脉证并治第六》:"血痹,阴阳俱微,寸口关上微,尺中小紧,外证身体不仁,如风痹状,黄芪桂枝五物汤主之。"

《景岳全书·卷之十二从集·杂证谟·风痹》:"风痹之证,大抵因虚者多,因寒者多。惟血气不充,故风寒得以入之,惟阴邪留滞,故经脉为之不利,此痛痹之大端也。惟三气饮及大防风汤之类,方能奏效。凡治痹之法,惟此为最。其有宜酒者,即以三气饮浸酒服之亦妙,法见本方,或用易老天麻丸亦可。"

《医门法律·卷三·中风门·风门杂法七条》:"鹤膝风者,即风、寒、湿之痹于膝者也。如膝骨日大,上下肌肉日枯细者,且未可治其膝,先养血气,俾肌肉渐荣,后治其膝可也,此与治左右半身偏枯之证大同。夫既偏枯矣,急溉其未枯者,然后既枯者,得以通气而复荣。倘不知从气引血,从血引气之法,但用麻黄、防风等散风之套药,鲜有不全枯而速死者。故治鹤膝风而亟攻其痹,必并其足痿而不用矣。比而论之,其治法不益明乎。"

《友渔斋医话·第五种·证治指要一卷·痹》:"痹者,疲也。有周痹,周身及四肢麻木或痛盖因气血不充,兼受风湿而成,治宜补气血,佐散风利湿之药,须带温而行之,方有效也。有行痹,麻木与痛无定所也,其治法与周痹相同。其胸痹乃胸中阳气窒滞,治用薤白、白酒、栝蒌皮之类,通其阳气即愈矣。"

《校注医醇賸义·卷四·痹》:"痛痹者,营卫受寒,不通而痛,宜调养气血,温通经络,龙火汤主之。"

三、针灸法

"治痿独取阳明",痹证的治疗,采用针灸疗法同样见效。

1. 选穴

《黄帝内经素问·气穴论》:"岐伯曰:肉之大

会为谷,肉之小会为溪。肉分之间,溪谷之会,以行荣卫,以会大气。邪溢气壅,脉热肉败,荣卫不行,必将为脓,内销骨髓,外破大腘,留于节凑,必将为败。积寒留舍,荣卫不居,卷肉缩筋,肋肘不得伸,内为骨痹,外为不仁,命曰不足,大寒留于溪谷也。溪谷三百六十五穴会,亦应一岁。其小痹淫溢,循脉往来,微针所及,与法相同。"

《黄帝内经灵枢·五邪》:"邪在肾,则病骨痛,阴痹。阴痹者,按之而不得,腹胀,腰痛,大便难,肩、背、颈、项痛,时眩。取之涌泉、昆仑,视有血者,尽取之。"

《黄帝内经灵枢·寒热病》:"骨寒热者,病无所安,汗注不休。齿未槁,取其少阴于阴股之络;齿已槁,死不治。骨厥亦然。骨痹,举节不用而痛,汗注烦心,取三阴之经,补之。身有所伤,血出多,及中风寒,若有所堕坠,四支懈惰不收,名曰体惰,取其小腹脐下三结交。三结交者,阳明、太阴也,脐下三寸关元也。厥痹者,厥气上及腹,取阴阳之络,视主病也,泻阳补阴经也。"

《黄帝内经灵枢·厥病》:"头痛不可取于腧者,有所击堕,恶血在于内,若肉伤,痛未已,可则刺,不可远取也。头痛不可刺者,大痹为恶,日作者,可令少愈,不可已。头半寒痛,先取手少阳、阳明,后取足少阳、阳明。"

《备急千金要方·卷三十·针灸下·四肢第三》:"天井,主肩痛瘘痹不仁,不可屈伸,肉麻木。曲垣,主肩胛周痹。""阴陵泉,主足痹痛。中都,主足下热,胫寒,不能久立,湿痹不能行。地仓、大泉,主足痿痹不能行。光明,主痿痹坐不能起。阳辅、阳交、阳陵泉,主髀枢膝骨痹不仁。至阴,主风寒从足小趾起,脉痹上下。阳间、环跳、承筋,主胫痹不仁。""髀关,主膝寒不仁,痿痹不得屈伸。"

"曲池、列缺,主身浸淫时时寒。风市,主缓纵痿痹,腨肠疼冷不仁。中渎,主寒气在分肉间痛苦痹不仁。阳关,主膝外廉痛不可屈伸,胫痹不仁。悬钟,主湿痹流肿,髀筋急瘾,胫痛。曲泉,主卒痹病引膑下节。丰隆,主身湿。阳陵泉,主髀痹引膝股外廉痛不仁,筋急。绝骨,主髀枢痛,膝胫骨摇,酸痹不仁,筋缩诸节酸折。漏谷,主久湿痹不能行。商丘,主骨痹烦满。临泣,主身痹洗淅振寒。中封,主瘾厥身体不仁,少气身湿重。"

《备急千金要方·卷三十·针灸下·热病第五》:"解溪,主膝重脚转筋,湿痹。"

《备急千金要方·卷三十·针灸下·妇人病第八》:"乳痈,惊,痹,胫重,足跗不收,跟痛,刺下廉,入三分,灸三壮,在上廉下三寸。女子不下月水,痹惊善悲不乐,如堕坠,汗不出,刺照海,入四分,灸二壮,在内踝下四分。"

《太平圣惠方·卷第九十九·具列一十二人形共计二百九十六穴》:"紫宫一穴,在华盖下一寸六分陷中,仰而取之。是穴任脉气所发,主胸胁支满也,痹痛骨疼,饮食不下,呕逆上气烦心也。灸三壮,针入三分。"

"伏兔二穴,在膝上六寸,起肉正跪坐取之。是穴,足阳明脉气所发,治气劳,痹逆,狂邪,膝冷,手节挛缩,身瘾疹,腹胀少气,妇人八部诸病。通针,针入三分,禁灸。"

"犊鼻二穴,在膝膑下骭侠解大筋中。是穴,足阳明脉气所发也。主犊鼻肿。洗熨去之,其久坚勿攻,攻者死。膝中痛不仁,难跪起,诸肿节溃者死,不溃可疗。针入三分,灸三壮。委中二穴者,土也,在腘中央约文中动脉。甄权云:在曲瞅内,两筋两骨宛宛。是穴,足太阳脉气之所入为合也。令人面挺腹地而取之,主脚弱无力,风湿痹,筋急,半身不遂。灸亦得,然不及针,针入八分,留三呼,泻五吸。《甲乙经》云:针入五分,留七呼,灸三壮。"

"少海二穴者,水也,一名曲节,手少阴脉之所入为合也。在肘内横文头,屈手向头取之,陷者宛宛中,是穴也。《甲乙经》云:穴在肘内廉节后陷者中,动应手,主疗腹中瘰疬,臂疼,屈伸不得,风痹,疼痔病。针入三分,留三呼,泻五吸,不宜灸。"

"条口二穴,在上廉下一寸。是穴,阳明脉气所发,主胫寒,不得卧,疼痛足缓失履,湿痹,足下热不能久立。针入八分,灸三壮。"

"巨虚下廉二穴,足阳明与小肠合,在上廉下三寸,两筋两骨罅陷者宛宛中。是穴,蹲地坐而取之,针入六分,得气即泻。《甲乙经》云:针入三分,灸三壮,主小肠气不足,面无颜色,偏风热风,冷痹不遂,风湿痹,灸亦良,不及针。日灸三七壮,至七七止,疮若冷痹即已。忌生冷猪鱼酒面。"

"下昆仑二穴,一名内昆仑,在外踝下一寸,大筋后内陷者宛宛中。是穴,主刺风,脑风,热风,冷痹,腰疼,偏风,半身不遂,脚重,痛不得履地。针入四分，留三呼，得气即泻，速出针。出后灸之良，日灸七壮，其穴蹲地傍引取之，灸百壮止。"

"劳宫二穴者，火也，一名五里，在掌中央，横文动脉中，以屈无名指头着处即是穴，手心主脉之所流为营也。主手掌厚瘅痹，手皮白屑起。针入二分，留三呼，得气即泻，针之只一度，针过两度，令人虚。不得灸，灸即令息肉日加。慎酒面热食、生冷冷水等。"

"髀关二穴，在膝上伏兔后交分中。是穴，主膝寒不仁，痹委不屈伸也。灸三壮，针入六分。"

"梁丘二穴，是足阳明郄，在膝上三寸两筋间。是穴，治大惊胫痛，冷痹膝痛，不能屈伸，针入五分。"

"消泺二穴，在肩下外关腋斜肘分下行。是穴，主寒热风痹，头痛头眩急，针入六分，灸三壮。"

"曲垣二穴，在肩中央曲胛陷者中，按之应手痛。是穴，主肩痛周痹，灸三壮，针入九分。二间二穴者，水也，一名间谷，在手大指次指本节前，内侧陷者中。是穴，手阳明脉之所流为营也，主喉痹，多卧喜睡，肩髃喉痹，咽如眴物伤忽振寒。针入三分，留六呼，灸三壮。"

"三间二穴者，木也，一名少谷，在手大指次指本节之后，内侧陷中。是穴，手阳明脉之所注为俞也，主喉痹，咽如其鲠，齿龋痛，多卧喜睡，胸满腹鸣，疟寒热，唇口干，身热气喘目眴急痛。针入三分，留三呼。"

《太平圣惠方·卷第一百·具列四十五人形》："悬钟二穴，在外踝上三寸宛宛中。灸五壮。主腹满，中焦客热，不嗜食，兼腿胯连膝胫痹麻，屈伸难也。"

"肘聊二穴，在肘大骨外廉陷者中。灸五壮。主肘臂酸重，不可屈伸，痹麻不仁也。"

"地机二穴，在膝内侧转骨下陷者中，伸足取之。灸三壮。主腰痛不可俯仰，足痹痛，屈伸难也。"

"风市二穴，在膝外两筋间，平立舒下两手着腿，当中指头陷者宛宛中，是也。灸三壮。主冷痹，脚胫痛，腿膝酸痛，腰尻重，起坐难。"

"光明二穴，在外踝上五寸陷者中。灸七壮。主膝胫酸痹不仁，手足偏，小坐不能也。"

"环跳二穴，在砚子骨宛宛中。灸三壮。主冷痹，风湿，偏风，半身不遂，腰胯疼痛。岐伯云：主睡卧伸缩，回转不得也。"

"漏谷二穴，在足内踝上六寸陷者中。灸三壮。主足热痛，腿冷疼，不能久立，麻痹不仁也。"

《圣济总录·卷第一百九十一·针灸门·手太阴肺经》："尺泽二穴，水也，在肘中约纹上动脉中，手太阴脉之所入也，为合。治风痹肘挛，手臂不得举，喉痹上气，舌干咳嗽唾浊，四肢暴肿，臂寒短气。针入三分，可灸五壮。"

《圣济总录·卷第一百九十一·针灸门·手阳明大肠经》："肘髎二穴，在肘大骨外廉陷中。治肘节风痹，臂痛不可举，屈伸挛急。可灸三壮，针入三分。"

"肩髃二穴，在肩端两骨间陷者宛宛中，举臂取之，手阳明跷脉之会。疗偏风半身不遂，热风瘾疹，手臂挛急，捉物不得，挽弓不开，臂细无力，筋骨酸疼。可灸七壮至二七壮，以瘥为度。若灸偏风不遂，可七七壮止，不宜多灸，恐手臂细；若风病筋骨无力久不瘥，当灸不畏细也。刺即泄肩臂热气，若患风痹，手臂不得伸引，刺之，可使挽强习射如故。"

《圣济总录·卷第一百九十一·针灸门·足阳明胃经》："梁丘二穴，在膝上二寸两筋间。治大惊乳痛，寒痹膝不能屈伸。可灸三壮，针入三分。"

"条口二穴，在下廉上一寸，举足取之。治膝胻寒酸痛，足缓履不收，湿痹足下热。针入五分，可灸三壮。"

《圣济总录·卷第一百九十一·针灸门·足太阴脾经》："漏谷二穴，亦名太阴络，在内踝上六寸骨下陷中。治痃癖冷气，心腹胀满，食饮不为肌肤，湿痹不能久立。针入三分。"

《圣济总录·卷第一百九十一·针灸门·手太阳小肠经》："肩贞二穴，在肩曲胛下两骨解间，肩髃后陷中。治风痹，手臂不举，肩中热痛。针入五分。"

"曲垣二穴，在肩中央曲胛陷中按之应手痛。治肩痛周痹气注，肩髆拘急疼闷。可灸三壮，针入五分。"

《圣济总录·卷第一百九十一·针灸门·足太阳膀胱经》："委中二穴，土也，在腘中央约纹中动脉，足太阳脉之所入也，为合。治腰挟脊沉沉然，遗溺，腰重不能举体，风痹髀枢痛，宜出血痼疹皆愈。委中者，血郄也，热病汗不出，足热厥逆满，膝不得屈伸，取其经血立愈。"

"承筋二穴，一名腨肠，一名直肠，在腨肠中央陷中。治寒痹转筋，肢肿大便难，脚腨酸重，引少腹痛，鼻衄衂，腰背拘急，霍乱。可灸三壮，禁针。"

"付阳二穴，在足外踝上三寸，阳蹻郄，太阳前少阳后筋骨间。治痿厥风痹，头重颔痛，髀枢股䯒痛，瘈疭风痹不仁，时有寒热，四肢不举。可灸三壮，针入五分，留七呼。"

《圣济总录·卷第一百九十一·针灸门·手厥阴心主经》："劳宫二穴，火也，在掌中央动脉中，屈无名指取之，手厥阴脉之所流也，为荥。治中风善怒，悲笑不休，手痹，热病三日汗不出，怵惕，胸胁痛不可转侧，大小便血。衄血不止，气逆呕哕烦渴，食饮不下，口中腥臭，胸胁支满，黄疸目黄。可灸三壮。"

《圣济总录·卷第一百九十一·针灸门·手少阳三焦经》："天井二穴，土也，在肘外大骨后，肘后上一寸两筋间陷中，屈肘得之，手少阳脉之所入也，为合。甄权云：曲肘后一寸，叉手按膝头取之，两筋骨罅。治心胸痛，咳嗽上气，唾脓不嗜食，惊悸瘈疭，风痹臂肘痛，捉物不得。可灸三壮，针入三分。"

"消泺二穴，在肩下臂外，开腋斜肘分下行。治寒热风痹，项痛肩背急。针入六分，可灸三壮。"

《圣济总录·卷第一百九十一·针灸门·足少阳胆经》："环跳二穴，在髀枢中，侧卧伸下足屈上足取之。治冷风湿痹风疹，偏风半身不遂，腰胯痛不得转侧。可灸五十壮，针入一寸，留十呼。中渎二穴，在髀骨外膝上五寸，分肉间陷中，足少阳络。治寒气客于分肉之间，痛攻上下，筋痹不仁。可灸五壮，针入五分，留七呼。"

"阳关二穴，在阳陵泉上三寸，犊鼻外陷中。治膝外痛不可屈伸，风痹不仁。针入五分，不可灸。"

"阳陵泉二穴，土也，在膝下一寸，外廉陷中，足少阳脉之所入也，为合。针入六分，得气即泻，又宜灸留针。治膝伸不得屈，冷痹脚不仁，偏风半身不遂，脚冷无血色。又以蹲坐取之，日可灸七壮，至七七壮即止。"

"光明二穴，在足外踝上五寸，别走厥阴，足少阳络也。治身解寒，淫泺胻疫，不能久立，与阳辅疗病法同，热病汗不出猝狂，虚则痿痹，坐不能起，实则足胻热，膝痛，身体不仁，善啮颊。可灸五壮，针入六分，留七呼。"

"外丘二穴，在足外踝上七寸，少阳所生。治肤痛痿痹，胸胁胀满，颈项痛恶风寒，癫疾。针入三分，可灸三壮。兼治猘犬所伤，毒不出发寒热，速以三壮，又灸所啮之处立愈。"

"阳辅二穴，火也，在足外踝上四寸，辅骨前绝骨端如前三分，去丘墟七寸，足少阳脉之所行也，为经。治腰溶溶如坐水中，膝下肤肿，筋挛诸节尽痛，痛无常处，腋下肿瘘马刀喉痹，膝胻疫，风痹不仁。可灸三壮，针入五分，留七呼。"

"足临泣二穴，木也，在足小趾次趾本节后间陷中，去侠溪一寸五分，足少阳脉之所注也，为腧。治胸中满，缺盆中及腋下肿，马刀疡瘘，善啮颊，天牖中肿，淫泺胻疫目眩，枕骨合颅痛，洒淅振寒，妇人月事不利，季胁支满，乳痈心痛，周痹痛无常处，厥逆气喘不能行，痎疟日发。可灸三壮，针入二分。"

《圣济总录·卷第一百九十一·针灸门·足厥阴肝经》："膝关二穴，在犊鼻下二寸陷中。治风痹，膝内痛引膑不可屈伸，喉咽中痛。针入四分，可灸五壮。"

《圣济总录·卷第一百九十二·治痹灸刺法》："骨痹举节不用而痛，汗注烦心，取三阴之经补之。风痹者，厥气上攻腹，取阳之络，视主病者，泻阳补阴经也。痹，会阴及太渊、消泺、照海主之。骨痹烦满，商丘主之。足下热，胫疼不能久立，湿痹不能行，三阴交主之。足大趾搏伤，下车挃地，通臂指痛伤为筋痹，解溪主之。痹胻重，足跗不收跟痛，巨虚下廉主之。胫疼足缓失履，湿痹足下热，不能久立，条口主之。膝寒痹不仁，痿不屈伸，髀关主之。肤痛痿痹，外丘主之。膝外廉痛，不可屈伸，胫痹不仁，阳关主之。髀痹引膝股外廉痛，不仁筋急，阳陵泉主之。寒气在分肉间痛，上下痹不仁，中渎主之。腰胁相引痛急，髀筋瘈，胫痛不可屈伸，痹不仁，环跳主之。风痹从足小趾起，脉痹上下，带胸胁痛无常处，至阴主之。"

《针灸资生经·针灸资生经第一·足少阳胆经左右二十八穴》："风市二穴，在膝外两筋间，立舒下两手著腿，当中指头陷中。疗冷痹脚胫麻，腿膝酸痛，腰重起坐难。（《明下》）

予冬月当风市处多冷痹，急擦热手温之，略

止，日或两三瘥，偶谬刺以温针，遂愈。信乎能治冷痹也。（亦屡灸此）不特治冷痹，亦治风之要穴（见《明堂》）。《铜人》乃不载，岂名或不同，将其本不全耶。"

《针灸资生经·针灸资生经第一·足阳明胃经左右三十穴》："下廉二穴，一名下巨虚，在上廉下三寸，当举足取穴，针八分，灸三壮。《明》云：上廉下三寸，两筋两骨罅陷宛宛中，蹲地坐取之，针六分，得气即泻。《甲乙》云：针三分，灸三壮，主小肠气不足，面无颜色，偏风热风，冷痹不遂，风湿痹，灸亦良，日七七壮。《素注》：足阳明与小肠合，在上廉下三寸，针三分。"

《针灸资生经·针灸资生经第四·中风》："劳宫，治中风善怒，悲笑不休，手痹，灸脑后项大椎平处两箱量二寸三分，须取病人指寸量两箱各灸百壮，得瘥。治风耳鸣，从耳后量八分半里许有孔，灸一切风，得瘥，狂者亦瘥，两耳门前后各百壮。治卒病恶风欲死，不能语，及肉痹不知人。"

《针灸资生经·针灸资生经第四·风痹》："天井，治惊悸瘛疭，风痹臂肘痛，捉物不得。（《铜》）肩贞，治风痹手臂不举，肩中热痛。尺泽，治风痹肘挛，手臂不举。消泺，治寒热风痹，项痛肩背急。（《明》云头痛项背急）膝关，治风痹，膝内痛引膑，不可屈伸，喉咽痛。付阳，治痿厥风痹，头重顑痛，髀枢股䯒痛，瘛疭，风痹不仁，时有寒热，四肢不举。阳辅、阳关，治风痹不仁。委中，治风痹。少海，疗风痹。（《明》）委中、下廉，疗风湿痹。环跳，治冷风湿痹。

岐伯曰：中风大法有四，四曰风痹。巢氏曰：风寒湿三气合而为痹，风多者为风痹，风痹之状，肌肤尽痛，而复手足不随也。医者当以此求之，速与续命汤，依俞穴灸之云。"

《针灸资生经·针灸资生经第五·肩痹痛》："天井，主肩痛，痿痹不仁，不可屈伸，肩肉麻木。曲垣，主肩甲周痹。肩贞、肩髃、关冲，主肩中热，头不可顾。曲池、天髎，主肩重痛不举。清冷泉、阳谷，主肩不举，不得带衣。天井，疗肘痛引肩，不屈伸。肩外俞，治肩痹。曲垣，治肩痛周痹。

两肩头冷疼，尤不可忽，予屡见将中风人臂骨脱臼，不与肩相连接，多有治不愈者，要之，才觉肩上冷疼，必先灸肩髃等穴，毋使至于此极可也。予中年每遇寒月，肩上多冷，常以手掌心抚摩之，夜卧则多以被拥之，仅能不冷，后灸肩髃，方免此患，盖肩髃系两手之安否，环跳系两足之安否，不可不灸也。"

《针灸资生经·针灸资生经第五·足麻痹不仁》："至阴，主风寒从足小指起，脉痹上下。（《千》）阴陵泉，主足痹痛。中都，主足湿痹不能行。阳辅、阳交、阳陵泉，主髀枢膝骨痹不仁。阳关、环跳、承筋，主胫痹不仁。腰俞、风府，主足不仁。膀胱俞、大溪、次髎，主足清不仁。阳关，胫痹不仁。浮郄，治髀枢不仁。膀胱俞，治脚足不仁。白环俞，疗手足不仁。上廉，治手足不仁。犊鼻、髀关、阳陵泉，主膝不仁。列子载偃师造偈云：废其肾则足不能行，是足之不能行，盖肾有病也，当灸肾俞，或一再灸而不效，宜灸环跳、风市、犊鼻、膝关、阳陵泉、阴陵泉、三里、绝骨等穴。但按略酸疼，即是受病处，灸之无不效也。"

《针灸资生经·针灸资生经第五·脚弱（脚痹）》："委中，疗脚弱无力，风湿痹，筋急，半身不遂。（《明》）三里，疗脚弱。承山，疗脚弱无力，脚重，偏风不遂。委中，疗脚弱无力，腰尻重，曲瞅中筋急，半身不遂。"

《针灸资生经·针灸资生经第五·肩背酸痛》："曲垣，治肩痛周痹。""肩外俞，治肩痹热痛，而寒至肘。"

《针灸资生经·针灸资生经第五·臂痛（臂无力）》："尺泽、肩贞，治风痹手臂不举。"

《针灸资生经·针灸资生经第五·肘痛》："曲池、腕骨、臑会、支沟、肘髎，主肘节痹，臂酸重，腋急痛，肘难屈伸；中冲等，主肘痛。""肘髎，治肘节风痹，臂痛不可举，屈伸挛急。《明下》云：肘臂酸重，麻痹不仁。"

《针灸资生经·针灸资生经第五·足不能行》："三里、冲阳、仆参、飞扬、复留、完骨，主足痿失履不收。下廉，主惊痹跗不收。"

《针灸资生经·针灸资生经第五·足杂病》："梁丘，疗大惊胫痛，冷痹膝痛，不屈伸。阳关，主胫痹不仁。"

《针灸资生经·针灸资生经第五·四肢厥》："丰隆，疗厥逆，胸痛气刺不可忍，腹中如刀疗，大小便难，四肢不收，身体怠惰，腿膝酸痹，屈伸难。"

《针灸资生经·针灸资生经第五·脚膝痛》："髀关，疗膝寒不仁，痹痿，不屈伸。梁丘，疗胫痛冷,痹膝痛,不能屈伸。悬钟,疗腿膝连膝胫麻痹,屈伸难。"

《针灸资生经·针灸资生经第五·骨疼(骨髓)》:"商丘,主骨痹烦满。膈俞,主皮肉骨痛。"

《针灸资生经·针灸资生经第五·手麻痹不仁(不举)》:"中封,治身体不仁。少商,主手不仁。肩贞,主手臑小不举。内庭,主四厥手足闷。列缺,主四肢厥,喜笑。曲池、支沟、臑会、腕骨、肘髎,主节痹。曲池、天井、外关,主臂痿不仁。白环俞,疗手足不仁。曲池,主手不举,又主手不可举重,腕急,肘中痛,难屈伸。间使,主手痛。阳溪,主臂腕外侧痛不举。中冲、少冲、劳宫、太泉、经渠、列缺,主手掌热,肘中痛。劳宫,疗手掌厚疮痹、手皮白屑起。劳宫,治手痹。附分,治肘臂不仁。上廉,治手足不仁。肘髎、天井,疗肘臂不仁。有贵人手中指挛,已而无名指小指亦挛,医为灸肩髃曲池支沟而愈,支沟在腕后三寸,或灸风疾,多有不灸支沟,只灸合谷云。"

《针灸资生经·针灸资生经第七·身寒痹》:"湿痹不仁又见手足痹不仁。膈俞,治身常湿。丰隆,主身湿。(《千》)曲池、列缺,主身湿摇,时时寒。中封,主痿厥,身体不仁,少气湿重。合阳,主膝股重。漏谷,主久湿痹不能行。《铜》云:不能久立。悬钟,主湿痹不肿,髀筋急瘈胫痛。绝骨,主髀躯痛,膝胫骨摇,酸痹不仁,筋缩,诸节酸折。临泣,主身痹,洗淅振寒。商丘,主骨痹烦满。凡身体不仁,先取京骨,后取中封、绝骨,皆泻之。中封,主痿厥,身体不仁,少气湿重,膝肿。风市,主缓纵痿痹,腨肠疼冷不仁。中渎,主寒气在分肉间痛,苦痹不仁。阳关,主膝外廉痛,不可屈伸,胫痹不仁。绝骨,主酸痹不仁,又主身重。环跳,治冷风湿痹。条口,治湿痹。下髎,治寒湿内伤。委中,疗风湿痹。下廉,疗偏风热风冷痹不遂,风湿痹,灸疮瘥,冷痹即已。鱼际,疗痹走胸背。

治冷痹胫膝疼,腰脚挛急,足冷气上,不能久立,有时厌厌嗜卧,手足沉重,日觉羸瘦,此名复连病,令人极无情地,常愁不乐,健忘嗔喜。有如此候,即当灸悬钟、绝骨随年,一灸即愈,不得再灸也。若年月久更发,依法更灸。若意便欲多者,七日外更七壮。(《千翼》)"

《针灸资生经·针灸资生经第七·寒热》:"鱼际,治洒淅恶风寒,虚热,舌黄身热,头痛咳嗽,汗不出,痹走胸背痛,不得息。"

《古今医统大全·卷之七·针灸直指·通玄指要赋》:"冷痹肾败,取足阳明之土。"

《古今医统大全·卷之十一·痹证门·脉候》:"《脉经》曰:肺涩而紧者为痹痛。严氏曰:其脉大而涩为痹,脉来急亦为痹。寸口关上脉紧宜针,引阳气,令脉和,紧去则愈。"

《医学纲目·卷之十二·肝胆部·诸痹》:"冬感风寒湿者,为骨痹。久不已,则内入于肾,病肾胀,足挛,尻以代踵,身蜷,脊以代头,取太溪、委中。春感风寒湿者,为筋痹。久而不已,则内入于肝,病卧则惊,多饮,数小便,取太冲、阳陵泉。夏感风寒湿者,为脉痹;久而不已,则内入于心,病心下满,暴喘嗌干,善噫恐惧,取大陵、小海。长夏感风寒湿者,为肉痹;久而不已,则内入于脾,病四肢解堕,发咳呕汁,取太白、三里。秋感风寒湿者,为皮痹;久而不已,则内入于肺,病烦满喘呕,取太渊、合谷。"

"(东)髀筋急胫痛,纵缓痿痹,腨疼膝冷,外廉不可屈伸,湿痹流肿:风市、中渎、阳关、悬钟。腿痛:阳陵泉、三里、伏兔、阴市。腿膝拘挛,痛引胁,或青或焦,或黧,或枯如腐木状:风市(灸)、阳陵泉、曲泉、昆仑。腿膝外廉痛,股肿胻酸,转痿痹,或膝胫热,不能行动:侠溪(五分)、髀关、光明(各一寸)。髀痹引膝股外廉急痛,胫酸,摇动有声,诸节酸不能行:阴陵泉、绝骨、中封。

(东)腿膝内廉痛引髌,不可屈伸,连腹,引咽喉痛:太冲(五分)、中封、膝关。胫酸寒,足下热,不能久立,湿痹不仁:中都、冲阳、承山、承筋。寒四肢重,少气难言,不得卧:至阳、三阴交。"

2. 针刺法

《黄帝内经素问·长刺节论》:"病在筋,筋挛节痛,不可以行,名曰筋痹。刺筋上为故,刺分肉间,不可中骨也。病起筋炅,病已止。

病在肌肤,肌肤尽痛,名曰肌痹,伤于寒湿。刺大分小分,多发针而深之,以热为故。无伤筋骨,伤筋骨,痛发若变。诸分尽热,病已止。

病在骨,骨重不可举,骨髓酸痛,寒气至,名曰骨痹。深者,刺无伤脉肉为故。其道大分、小分,骨热病已止。"

《黄帝内经素问·缪刺论》:"凡痹往来行无常处者,在分肉间痛而刺之,以月死生为数。用针者随气盛衰，以为痏数，针过其日数则脱气，不及日数则气不写。左刺右，右刺左。病已，止；不已，复刺之如法。月生一日一痏，二日二痏，渐多之，十五日十五痏，十六日十四痏，渐少之。"

《黄帝内经灵枢·官针》："病在皮肤无常处者，取以镵针于病所，肤白勿取；病在分肉间，取以圆针于病所；病在经络痼痹者，取以锋针；病在脉，气少，当补之者，取以鍉针于井荥分俞；病为大脓者，取以铍针；病痹气暴发者，取以圆利针；病痹气痛而不去者，取以毫针；病在中者，取以长针；病水肿不能通关节者，取以大针；病在五藏固居者，取以锋针，泻于井荥分腧，取以四时。

凡刺有九，以应九变。一曰腧刺，腧刺者，刺诸经荥腧藏腧也。二曰远道刺，远道刺者，病在上，取之下，刺腑腧也。三曰经刺，经刺者，刺大经之结络经分也。四曰络刺，络刺者，刺小络之血脉也。五曰分刺，分刺者，刺分肉之间也。六曰大泻刺，大泻刺者，刺大脓以铍针也。七曰毛刺，毛刺者，刺浮痹皮肤也。八曰巨刺，巨刺者，左取右，右取左。九曰焠刺，焠刺者，刺燔针则取痹也。

凡刺有十二节，以应十二经。一曰偶刺，偶刺者，以手直心若背，直痛所，一刺前，一刺后，以治心痹。刺此者，傍针之也。二曰报刺，报刺者，刺痛无常处也。上下行者，直内无拔针，以左手随病所按之，乃出针复刺之也。三曰恢刺，恢刺者，直刺傍之，举之前后，恢筋急，以治筋痹也。四曰齐刺，齐刺者，直入一，傍入二，以治寒气小深者；或曰三刺，三刺者，治痹气小深者也。五曰扬刺，扬刺者，正内一，傍内四，而浮之，以治寒气之博大者也。六曰直针刺，直针刺者，引皮乃刺之，以治寒气之浅者也。七曰输刺，输刺者，直入直出，稀发针而深之，以治气盛而热者也。八曰短刺，短刺者，刺骨痹，稍摇而深之，致针骨所，以上下摩骨也。九曰浮刺，浮刺者，傍入而浮之，以治肌急而寒者也。十曰阴刺，阴刺者，左右率刺之，以治寒厥；中寒厥，足踝后少阴也。十一曰傍针刺，傍针刺者，直刺傍刺各一，以治留痹久居者也。十二曰赞刺，赞刺者，直入直出，数发针而浅之出血，是谓治痈肿也……

三曰关刺，关刺者，直刺左右尽筋上，以取筋痹，慎无出血，此肝之应也。或曰渊刺，一曰岂刺。四曰合谷刺，合谷刺者，左右鸡足，针于分肉之间，以取肌痹，此脾之应也。五曰输刺，输刺者，直入直出，深内之至骨，以取骨痹，此肾之应也。"

《黄帝内经灵枢·四时气》："著痹不去，久寒不已，卒取其三里骨为干。肠中不便，取三里，盛泻之，虚补之。疠风者，素刺其肿上，已刺，以锐针针其处，按出其恶气，肿尽乃止，常食方食，无食他食。"

《黄帝内经灵枢·周痹》："黄帝问于岐伯曰：周痹之在身也，上下移徙随脉，其上下左右相应，间不容空，愿闻此痛在血脉之中邪？将在分肉之间乎？何以致是？其痛之移也，间不及下针；其慉痛之时，不及定治，而痛已止矣。何道使然？愿闻其故。岐伯答曰：此众痹也，非周痹也。

黄帝曰：愿闻众痹。岐伯对曰：此各在其处，更发更止，更居更起，以右应左，以左应右，非能周也，更发更休也。黄帝曰：善。刺之奈何？岐伯对曰：刺此者，痛虽已止，必刺其处，勿令复起。

帝曰：善。愿闻周痹何如？岐伯对曰：周痹者，在于血脉之中，随脉以上，随脉以下，不能左右，各当其所。黄帝曰：刺之奈何？岐伯对曰：痛从上下者，先刺其下以过之，后刺其上以脱之；痛从下上者，先刺其上以过之，后刺其下以脱之。

黄帝曰：善。此痛安生？何因而有名？岐伯对曰：风寒湿气，客于外分肉之间，迫切而为沫，沫得寒则聚，聚则排分肉而分裂也，分裂则痛，痛则神归，神归之则热，热则痛解，痛解则厥，厥则他痹发，发则如是。帝曰：善。余已得其意矣。此内不在藏，而外未发于皮，独居分肉之间，真气不能周，故名曰周痹。故刺痹者，必先切循其下之六经，视其虚实，及大络之血结而不通，及虚而脉陷空者而调之，熨而通之，其瘈坚，转引而行之。

黄帝曰：善。余已得其意矣，亦得其事也。九者，经巽之理，十二经脉阴阳之病也。"

《黄帝内经灵枢·九针论》："六者，律也。律者，调阴阳四时而合十二经脉。虚邪客于经络而为暴痹者也。故为之治针，必令尖如氂，且员其锐，中身微大，以取暴气。

七者，星也。星者，人之七窍。邪之所客于经，舍于络而为痛痹者也。故为之治针，令尖如蚊虻喙，静以徐往，微以久留，正气因之，真邪俱往，出针而养者也。

八者，风也。风者，人之股肱八节也。八正之虚风,八风伤人,内舍于骨解腰脊节腠理之间,为深痹也。故为之治针,必长其身,锋其末,可以取深邪远痹。

九者,野也。野者,人之节解、皮肤之间也。淫邪流溢于身,如风水之状,而溜不能过于机关大节者也。故为之治针,令尖如挺,其锋微员,以取大气之不能过于关节者也。

黄帝曰:针之长短有数乎？岐伯曰:一曰镵针者,取法于巾针,去末寸半,卒锐之,长一寸六分,主热在头身也。二曰员针,取法于絮针,筒其身而卵其锋,长一寸六分,主治分间气。三曰锃针,取法于黍粟之锐,长三寸半,主按脉取气,令邪出。四曰锋针,取法于絮针,筒其身,锋其末,长一寸六分,主痈热出血。五曰铍针,取法于剑锋,广二分半,长四寸,主大痈脓,两热争者也。六曰员利针,取法于氂针,微大其末,反小其身,令可深内也,长一寸六分,主取痈痹者也。七曰毫针,取法于毫毛,长一寸六分,主寒热痛痹在络者也。八曰长针,取法于綦针,长七寸,主取深邪远痹者也。九曰大针,取法于锋针,其锋微员,长四寸,主取大气不出关节者也。针形毕矣。此九针大小长短法也。"

《金匮要略方论·卷上·血痹虚劳病脉证并治第六》:"问曰:血痹病从何得之？师曰:夫尊荣人,骨弱肌肤盛,重因疲劳,汗出,卧不时动摇,加被微风,遂得之。但以脉自微涩,在寸口、关上小紧。宜针引阳气,令脉和紧去则愈。"

《圣济总录·卷第四·治法·刺》:"其病挛痹,其治宜微刺;形乐志苦,病主于脉,治以灸刺;明九针之用,经络补泻之法也。故营卫异刺,以分血气之虚实;井荥异刺,以分五行之子母;募俞异刺,以分背腹之阴阳;春夏异刺,以分人气之浅深。大抵虚补实泻,无过不及之伤,以辅其平者,刺法之大要也。然有病势未深,可刺而即愈者。所谓病之始起,可刺而已;或痹不仁肿痛,可灸刺而去之是也。有病传诸经,必上下俱刺者。所谓刺热刺疟,病甚为五十九刺是也。然刺之为言,同于击刺之刺,以为利也害在其中。黄帝谓徐而安静,手巧而心审谛者,可使行针艾。张机谓针能杀生人,不能起死人,凡以用之不可不慎也。况九针异体,取病有殊,十二节异法,用有轻重,必明日月星辰、四时八正之在天,寒暑燥湿经水盈虚之地,肥瘦壮弱虚实盛衰之在人,然后呼吸补泻,出入迎随,惟意之从。岂特知募腧部分、皮肉筋骸、饥饱劳逸而已哉。故曰见微得过,用之不殆。"

《圣济总录·卷第二十·周痹》:"论曰:《黄帝针经》曰,周痹者,在于血脉之中,随脉以上,随脉以下,不能左右,各当其所。夫风寒湿之为痹,本痹而不通,今乃能周身上下者,以其邪中于血脉之间,与脉流通,随气上下升降无碍也。故痛从上下者,先刺其下以遏之,后刺其上以脱之;痛从下上者,先刺其上以遏之,后刺其下以脱之。"

《圣济总录·卷第一百九十二·九针统论》:"《经》曰:病在经络为痼痹者,取以锋针。五曰铍针法音。谓冬夏之分,分于子午,阴与阳别,寒与热争,两气相合为痈脓者也。为之治针,必令其末如剑锋,可以取大脓,故铍针者,取法于剑锋,广二分半,长四寸。治大脓两热争者,《经》曰:病有大脓者,取以铍针。六曰员利针法律。谓调阴阳四时而合十二经脉,虚邪客于经脉而为暴痹者也。故员利针者,取法于氂针,微大其末,反小其身,令可深内,长一寸六分,以取痈痹,《经》曰:病痹气暴发者,取以员利针。七曰毫针法星。谓人之七窍邪客于经,而为痛痹舍于经络者也。为之治针,令尖如蚊虻喙,静以徐往,微以久留,正气因之,真邪俱往,出针而养,故毫针者,取法于毫毛,长一寸六分。治寒热痛痹在经络,《经》曰:病痹气痛而不去者,取以毫针。八曰长针法风。谓人之股肱八节也,八正之虚风伤人,内舍于骨解腰脊节腠理之间,而为深痹者也。故长针者,取法于綦针,长七寸,以取深邪远痹,《经》曰:病在中者,取以长针。九曰大针法野。谓人之节解皮肤间淫邪流溢于身,如风水之状,而溜不能过于机关大节者。为之治针,令尖如挺,其锋微员,以取大气之不能过于关节者。故大针者,取法于锋针,其锋微员,长四寸,以取大气不出关节者,《经》曰:病为水肿不能过关节者,取以大针;诸病在五脏固居者,取锋针;泻于井荥分输,取以四时,此九针之数也。"

《圣济总录·卷第一百九十二·刺节统论》:"论曰:刺有九变十二节。九变者,一曰输刺,谓刺诸经荥输脏俞也。二曰远道刺,谓病在上取之下,刺腑俞也。三曰经刺,谓刺大经之结络经分也。四曰络刺,谓刺小络之血脉也。五曰分刺,谓刺分肉之间也。六曰大泻刺,谓刺大脓以铍针也。

七曰毛刺,谓刺浮痹皮肤也。八曰巨刺,谓左取右右取左也。九曰淬刺,谓燔针取痹也,十二节者,一曰偶刺,以手直心若背,直痛所,一刺前,一刺后,以治心痹,刺此者旁针之也。二曰报刺,刺痛无常处也,上下行者,直内,无拔针,以左手随病所按之,乃出针复刺之也。三曰恢刺,直刺傍之举之,前后恢筋急,以治筋痹。四曰齐刺,直入一、傍入二,以治寒气小深者;或曰三刺,治痹气小深者也。五曰扬刺,正内一,傍内四而浮之,以治寒气之博大者也。六曰直针刺,引皮乃刺之,以治寒气之浅者也。七曰输刺,直入直出,稀发针而深之,以治气盛而热者也。八曰短刺,以刺骨痹,稍摇而深之,致针骨所,以上下摩骨也。九曰浮刺,傍入而浮之,以治肌急而寒者也。十曰阴刺,左右率刺之,以治寒厥,取足踝后少阴也。十一曰傍针刺,直刺傍刺各一,以治留痹久居者也。十二曰赞刺,直入直出,数发针而浅之出血,是谓治痈肿也;脉所居深不见者,刺之微内针而久留之,以致其空脉气;脉浅者勿刺,按绝其脉乃刺之,无令精出,独出其邪气尔。所谓三刺则谷气出者,先浅刺绝皮,以出阳邪;再刺则阴邪出者;少益深绝皮,至肌肉未入分肉间,已入分肉间,则谷气出。故刺法曰,始刺浅之,以逐邪气而来血气;复刺深之,以致阴气之邪;最后刺极深之,以下谷气也。三刺之外,又有五刺之法,以应五脏。一曰半刺,浅内而疾发针,无针伤肉如拔毛状,以取皮气,此肺之应也。二曰豹纹刺,左右前后针之,中脉为故,以取经络之血,此心之应也。三曰关刺,直刺左右尽筋上,以取筋痹,慎无出血,此肝之应也。或曰渊刺,一曰岂刺。四曰合谷刺,左右鸡足,针于分肉之间,以取肌痹,此脾之应也。五曰输刺,直入直出,深内之至骨,以取骨痹,此肾之应也。既别刺法,当顺四时,春夏秋冬,各有所刺。春气在经脉,宜取络脉分肉,所谓春刺散俞,及与分理血出而止是也。夏气在孙络,宜取盛经分腠,所谓夏刺络俞见血而止是也。秋气在皮肤,宜取经俞,所谓秋刺皮肤,循理神变而止是也。冬气在骨髓,宜取井荥,所谓冬刺俞窍于分理是也。至于长夏气在肌肉,刺亦有分,是乃浅深之分也。又有春刺井、夏刺荥、长夏刺俞、秋刺经、冬刺合者,是亦四时之分在穴腧也。阴井木,阳井金,播五行于四时,以此为宜。苟非其部分而刺,皆病之招也。审此数者,然后用刺,庶乎适当,无或失矣。"

《伤寒贯珠集·卷一·太阳篇上·太阳斡旋法第三》:"太阳病与桂枝汤,于法为当矣。乃初服之,反加烦热而不解者,阳邪痹于阳而不去也。风池、风府、阳维之会,阳维者,诸阳之所维,刺之所以通阳痹,痹通,然后与桂枝取汗则愈。此仲景法中之法也。"

《素问悬解·卷六·治论·异法方宜论》:"南方者,天地所长养,阳之所盛处也。其地下,水土弱,雾露之所聚也。其民嗜酸而食胕,致理而赤色。其病挛痹,其治宜微针,故九针者,亦从南方来。湿热熏蒸,多病骸足挛痹之证,故宜微针通其经络,以泄湿热。"

3. 灸法

《备急千金要方·卷十一·肝脏·筋极第四》:"劳冷气逆,腰髋冷痹,脚屈伸难,灸阳蹻一百壮,在外踝下容爪。腰背不便,转筋急痹筋挛,灸第二十一椎,随年壮。"

《太平圣惠方·卷第一百·具列四十五人形》:"张文仲传神仙灸法,疗腰重痛,不可转侧,起坐难,及冷痹,脚筋挛急不可屈伸。灸曲䐐两文头,左右脚四处各三壮。每灸一脚,二火齐下,艾炷才烧到肉,初觉痛,便用二人两边齐吹至火灭,午时着灸至人定以来,自行动脏腑一两回,或脏腑转动如雷声,其疾立愈。此法神效,卒不可量也。"

《圣济总录·卷第一百九十二·治五脏中风并一切风疾灸刺法》:"大风恶疾,灸两足虎口中,各三壮。又法,灸膈俞二穴,在第七椎下两旁,各一寸五分,灸五壮,主周身痹大风。"

"风毒脚弱,痹满上气,先灸大椎,穴在项上大节高起者,灸其上面一穴;若上气,可先灸百会五十壮,穴在头顶凹中。"

《普济本事方·卷第一·中风肝胆筋骨诸风·灸中风十二穴》:"风市即中渎,二穴,在髀骨外膝上五寸分肉间陷中。治寒气客于分肉之间,痛攻上下,筋痹不仁,可灸五壮。"

"绝骨,一穴,在足外踝上四寸。治风痹不仁,膝骭酸,可灸三壮。"

《扁鹊心书·卷中·痹病》:"风寒湿三气合而为痹,走注疼痛,或腎腰足膝拘挛,两肘牵急,乃寒邪凑于分肉之间也,方书谓之白虎历节风。治法于痛处灸五十壮,自愈,汤药不效,惟此法最速。

若轻者不必灸,用草乌末二两、白面二钱,醋调熬成稀糊,摊白布上,乘热贴患处,一宿而愈。痹者,气血凝闭而不行,留滞于五脏之外,合而为病。又邪入于阴则为痹,故凡治痹,非温不可,方书皆作实治,然属虚者亦颇不少。"

四、推拿按摩法

推拿按摩法,对于痹证的治疗亦有积极作用。

《圣济总录·卷第四·治法·按摩》:"可按可摩,时兼而用,通谓之按摩。按之弗摩,摩之弗按;按止以手,摩或兼以药,曰按曰摩,适所用也。'血气形志论'曰:形数惊恐,经络不通,病生于不仁,治之以按摩,此按摩之通谓也。'阴阳应象论'曰:其剽悍者,按而收之。'通评虚实论'曰:痛不知所,按之不应,乍来乍已,此按不兼于摩也。华佗曰:伤寒始得一日在皮肤,当摩膏火灸即愈,此摩不兼于按必资之药也。世之论按摩,不知析而治之,乃合导引而解之。夫不知析而治之,固已疏矣;又合以导引,益见其不思也。大抵按摩法,每以开达抑遏为义,开达则壅蔽者以之发散,抑遏则剽悍者有所归宿,是故按一也。有施于病之相传者,有施于痛而痛止者,有施于痛而无益者,有按之而痛甚者,有按之而快然者,概得陈之。风寒客于人,毫毛毕直,皮肤闭而为热,或痹不仁而肿痛,既传于肝,胁痛出食,斯可按也。"

《小儿推拿广意·卷上·足部十三穴疗病诀》:"三里,揉之治麻木顽痹。行涧穴同功。"

《小儿推拿广意·卷中·杂症门》:"一截曲池,通肺腑气血。治麻痹半身不遂。"1676

五、熨法

《圣济总录·卷第四·治法·熨引》:"因药之性,资火之神,由皮肤而行血脉,使郁者散,屈者伸,则熨引为力多矣。引取舒伸之义,以熨能然。'血气形志论'曰:病生于筋,治以熨引。'玉机真藏论'曰:痹不仁肿痛,可汤熨及火灸刺之。盖病生于筋,则拘急挛缩,痹而不仁,则经血凝泣。二者皆由外有所感,熨能温之,血性得温则宣流,能引凝泣也。"

《明医杂著·卷之四·风症》:"脚底硬木处,可将牛皮胶熔化,入生姜真汁调和,仍入南星末五钱和匀,用厚纸摊贴二三分,乘半热裹贴脚底上,用温火烘之,此外治法也。胶和姜汁,方出《内经》,用治痹病,谓风寒湿三气合而成病,客于皮肤肌肉之间,不知痛痒,但不仁如木耳!后人治腰硬作痛及手足痹木而兼痛者,加入乳香、没药,或加羌活、南星末,用之多效。煎调要得法,则如膏药。在手足腰者,用热鞋底熨之。"

六、针灸药熨法

针灸药熨法并用治疗痹证,早在《黄帝内经灵枢》中就有相应记载。

《黄帝内经灵枢·寿夭刚柔》:"黄帝曰:刺寒痹内热奈何?伯高答曰:刺布衣者,以火焠之;刺大人者,以药熨之。黄帝曰:药熨奈何?伯高答曰:用淳酒二十升,蜀椒一升,干姜一斤,桂心一斤,凡四种,皆咬咀,渍酒中。用绵絮一斤,细白布四丈,并内酒中。置酒马矢煴中,盖涂封,勿使泄。五日五夜,出布绵絮,曝干之,干复渍,以尽其汁。每渍必晬其日,乃出干。干,并用滓与绵絮,复布为复巾,长六七尺,为六七巾。则用之生桑炭炙巾,以熨寒痹所刺之处,令热入至于病所。寒,复炙巾以熨之,三十遍而止。汗出,以巾拭身,亦三十遍而止。起步内中,无见风。每刺必熨,如此,病已矣。"

《古今医统大全·卷之三·翼医通考(下)·病证》:"若其人自虚羸,从后而来,名曰虚风,中人烦闷,肢体挛痹不仁,便可服续命汤、八风汤,成剂顿服,更加灸法。三五日间势必减退,渐渐调和,以求生路。如从前来,名曰实风,亦主人瞀闷,脉紧浮大,宜以茯神汤、西州续命汤求效,不用大劫,自使势慢,须缓治之。"

《成方切用·卷首·方制总义·内经方》:"黄帝曰:刺寒痹内热奈何?伯高答曰:刺布衣者,以火焠之。则用之生桑炭,炙巾以熨寒痹所刺之处,令热入至于病所。炙布以生桑炭者,桑能利关节,除风寒湿痹诸痛也。大人血气清滑,故当于未刺之先,及既刺之后,但以药熨,则经通汗出,而寒痹可除矣。以桑钩钩之,治季春痹。寒者急而热者缓也,急者皮肤顽痹,营卫凝滞,治法急者缓之,缓者急之。故用马膏之甘平柔缓,以摩其急,以润其痹,以通其血脉。桑能治风痹,通节窍,以桑钩钩之者,钩正其口也。以知为数,以痛为轻输,名曰季春痹也。"

七、导引法

导引法也不失为治疗痹证的有效手段,这在《诸病源候论》中早有大量记载。

《诸病源候论·风病诸候·风痹手足不随候》:"风寒湿三气合而为痹。风多者为风痹,风痹之状,肌肤尽痛。诸阳之经,尽起于手足,而循行于身体。风寒之客肌肤,初始为痹,后伤阳经,随其虚处而停滞,与血气相搏,血气行则迟缓,使机关弛纵,故风痹而复手足不随也。其汤熨针石,别有正方,补养宣导,今附于后。《养生方·导引法》云:左右拱两臂,不息九通。治臂足痛,劳倦风痹不随。"

《诸病源候论·风病诸候·风湿痹候》:"风湿痹病之状,或皮肤顽厚,或肌肉酸痛。风寒湿三气杂至,合而成痹。其风湿气多而寒气少者,为风湿痹也。由血气虚,则受风湿,而成此病。久不瘥,入于经络,搏于阳经,亦变令身体手足不随。其汤熨针石,别有正方,补养宣导,今附于后。《养生方·导引法》云:任臂,不息十二通。愈足湿痹不任行,腰脊痹痛。又正卧,叠两手著背下,伸两脚,不息十二通,愈足湿痹,不任行,腰脊痛痹。有偏患者,患左压右足,患右压左足。久行,手亦如足用行,满十方止。又云:以手摩腹,从足至头,正卧,蜷臂导引,以手持引足住,任臂,闭气不息十二通,以治痹湿不可任,腰脊痛。"

《诸病源候论·风病诸候·风痹候》:"《养生方·导引法》云:一曰以右踵拘左足拇趾,除风痹;二曰以左踵拘右足拇趾,除厥痹;三曰两手更引足趺,置膝上,除体痹。

又云:偃卧,合两膝头,翻两足,伸腰,口纳气,胀腹自极七息。除痹痛热痛、两胫不随。

又云:踞坐,伸腰,以两手引两踵,以鼻纳气,自极七息,引两手布两膝。除痹呕。

又云:偃卧,端展两手足臂,以鼻纳气,自极七息,摇足三十而止。除胸足寒、周身痹、厥逆。

又云:正倚壁,不息行气,从头至足止。愈大风、偏枯、诸痹。

又云:左右手夹据地,以仰引腰五息止。去痿痹,利九窍。

又云:仰两足指,五息止。引腰背痹、偏枯;令人耳闻声;久行,眼耳诸根,无有挂碍。

又云:踞坐,伸右脚,两手抱左膝头,伸腰,以鼻纳气,自极七息,展右足著外。除难屈伸拜起、胫中疼痛痹。

又云:左右拱两臂,不息九通。治臂足痛、劳倦、风痹不随。

又云:凡人常觉脊背皆倔强而闷,不问时节,缩咽膊内,仰面努膊井向上,头左右两向挪之,左右三七,一住,待血行气动定,然始更用。初缓后急,不得先急后缓。若无病人,常欲得日起、午时、日没三辰如用,辰别二七。除寒热病、脊腰颈项痛、风痹、口内生疮、牙齿风、头眩尽除。"

《诸病源候论·风病诸候·风偏枯候》:"《养生方·导引法》云:正倚壁,不息行气,从头至足止。愈疽、疝、大风、偏枯、诸风痹。

又云:仰两足指,五息止。引腰背痹、偏枯,令人耳闻声。常行,眼耳诸根,无有挂碍。

又云:以背正倚,展两足及指,暝心,从头上引气,想以达足之十趾及足掌心,可三七引,候掌心似受气止。盖谓上引泥丸,下达涌泉是也。

又云:正住倚壁,不息行气,从口趣令气至头始止。治疽、痹、大风偏枯。"

《诸病源候论·风病诸候·风四肢拘挛不得屈伸候》:"此由体虚腠理开,风邪在于筋故也。春遇痹,为筋痹,则筋屈,邪客关机,则使筋挛。邪客于足太阳之络,令人肩背拘急也。足厥阴,肝之经也。肝通主诸筋,王在春。其经络虚,遇风邪则伤于筋,使四肢拘挛,不得屈伸。

又云:踞坐,伸右脚,两手抱左膝头,伸腰,以鼻纳气,自极七息,展右足著外。除难屈伸拜起,胫中疼痹。

又云:踞坐,伸左脚,两手抱右膝,伸腰,以鼻纳气,自极七息,展左足著外。除难屈伸拜起,胫中疼痹。"

《诸病源候论·风病诸候下·风冷候》:"又云:坐,两足长舒,自纵身,纳气向下,使心内柔和适散,然始屈一足,安膝下,长舒一足,仰足趾向上使急,仰眠,头不至席,两手急努前,头向上努挽,一时各各取势,来去二七,迭互亦然。去脚疼、腰膊冷、血冷、风痹,日日渐损。"

《诸病源候论·风病诸候下·风头眩候》:"又云:凡人常觉脊背倔强,不问时节,缩咽膊内,仰面,努膊井向上,头左右两向挪之,左右三七,一住,待血行气动住,然始更用,初缓后急,不得先急后缓。若无病人,常欲得旦起、午时、日没三辰,如用,辰别二七。除寒热病,脊腰颈项痛、风痹、口内生疮、牙齿风、头眩,众病尽除。"

《诸病源候论·脚气病诸候·脚气缓弱候》:"《养生方·导引法》云:坐,两足长舒,自纵身,纳气向下,使心内柔和适散;然后屈一足,安膝下,长舒一足,仰足指向上使急;仰眠,头不至席,两手急努向前,头向上努挽;一时各各取势,来去二七,递互亦然。去脚疼、腰膊冷、血冷、风痹,日日渐损。

又云:覆卧,傍视,立两踵,伸腰,以鼻纳气,自极七息。除脚中弦痛、转筋、脚酸疼,脚痹弱。"

八、依运气施治法

在《圣济总录》中,有专篇论述依运气施治痹症之法。

《圣济总录·卷第一·运气·乙丑岁图》:"当其时雨以时至者,天政之和而为雨化,若湿淫所胜,即沉阴且布,雨变枯槁,民病胕肿骨痛阴痹。阴痹者,按之不得,腰脊头项痛时眩,大便难,阴气不用,饥不欲食,咳唾则有血,心如悬。病本于肾,诊其足太溪脉绝者,死不治。其法平以苦热,佐以酸辛,以苦燥之,以淡泄之。岁半之后,地气太阳主之,其化从本从标,当是之时,寒温适中者,本标之化皆应也。"

《圣济总录·卷第一·运气·丁丑岁图》:"岁半之前,天气太阴主之,太阴所至,其令湿,若湿淫所胜,则沉阴且布,雨变枯槁,民病胕肿骨痛阴痹。阴痹者,按之不得,腰脊头项痛时眩,大便难,阴气不用,饥不欲食,咳唾则有血,心如悬。病本于肾,诊在足太溪之脉。法宜平以苦温,佐以甘辛,以汗为故而止,所谓丁丑岁其化上苦温也。"

《圣济总录·卷第一·运气·癸未岁图》:"岁半之前,太阴主之,湿淫所胜,则沉阴且布,雨变枯槁,民病胕肿骨痛阴痹。阴痹者,按之不得,腰脊头项痛时眩,大便难,阴气不用,饥不欲食,咳唾则有血,心如悬。病本于肾,诊在足太溪之脉。法当平以苦热,其湿上甚而热,治以苦温,佐以甘辛,以汗为故而止。"

《圣济总录·卷第二·运气·乙未岁图》:"岁半之前,太阴主之,若湿淫所胜,则沉阴且布,雨变枯槁,胕肿骨痛阴痹。阴痹者,按之不得,腰脊头项痛时眩,大便难,阴气不用,饥不欲食,咳唾则有血,心如悬。病本于肾,诊在足太溪之脉。其法平以苦热,佐以酸辛,以苦燥之,以淡泄之。"

《圣济总录·卷第二·运气·丁未岁图》:"岁半以前,天气太阴主之,太阴所至,其令湿,若湿淫所胜,则沉阴且布,雨变枯槁,胕肿骨痛阴痹。阴痹者,按之不得,腰脊头项痛时眩,大便难,阴气不用,饥不欲食,咳唾则有血,心如悬。病本于肾,诊在足太溪之脉。法宜平以苦热,佐以酸辛,以苦燥之,以淡泄之。"

《圣济总录·卷第二·运气·癸丑岁图》:"岁半之前,太阴主之,湿淫所胜,沉阴且布,雨变枯槁,民病胕肿骨痛阴痹。阴痹者,按之不得,腰脊头项痛时眩,大便难,阴气不用,饥不欲食,咳唾则有血,心如悬。病本于肾,诊在足太溪。当平以苦热,佐以酸辛,以苦燥之,以淡泄之。"

九、治法禁忌

痹证在治疗上,"善治者,审其所因,辨其所形,真知其在皮肤、血脉、筋骨、脏腑浅深之分而调之",否则后果不堪设想。

《诸病源候论·面体病诸候·面䵟𪒟候》:"《养生方》云:饱食而坐,不行步,有所作务,不但无益,乃使人得积聚不消之病,及手足痹,面目梨䵟。"

《圣济总录·卷第一百九十二·灸刺统论》:"论曰:《内经》谓形乐志苦,病生于血脉,其治宜灸刺,特用针灸之大略。然九针本从南方来,灸焫本从北方来。谓南北者,盛寒盛暑之域也。人之血气寒则脉凝泣,热则血淖泽,皆为血脉之病,故其治以灸刺为宜。用刺之节,已具在前;用灸之理,凡以温之而已。若病有因寒而得,或阴证多寒,或是风寒湿痹脚气之病,或是上实下虚厥逆之疾,与夫劳伤痈疽,及妇人血气,婴孺疳疾之属,并可用灸。亦有不可灸者,近髓之穴,阳证之病,不可灸也。凡用灸焫,自有补泻,以火补者,无吹其火,须其自灭;以火泻者,急吹其火,而令其灭。此灸之补泻也,在用灸者,以意消息。"

《明医指掌·卷七·痹证六》:"然五脏痹各有形状之不同,浅深之各异,善治者,审其所因,辨其所形,真知其在皮肤、血脉、筋骨、脏腑浅深之分而调之,斯无危瘤之患矣。若一概混作风治而用风燥热药,谬矣!"

《医学纲目·卷之十二·肝胆部·诸痹》:"刘宗厚曰:人之感三气而为痹者,以其形虚、血虚耳。但有肌、皮、血、脉浅深之异,故人脏者死,缘痹之为证,有筋挛不伸,肌肉不仁者,与风证绝相似,故世俗类于风痿,痹证通治,此千古之弊也。大抵固当分其所因,风则阳受之;痹感风寒湿之气,则阴受之,为病多重痛、沉著,患者难易得去。如钱仲阳为宋之一代明医,自患周痹,止能移于手,足为之偏废,不能尽去,可见其为难治也。况今世俗多类于风证通治,宜乎不能得其病情也。"

《景岳全书·卷之十二从集·杂证谟·风痹》:"然则诸痹者,皆在阴分,亦总由真阴衰弱,精血亏损,故三气得以乘之而为此诸证。《经》曰:邪入于阴则痹,正谓此也。是以治痹之法,最宜峻补真阴,使血气流行,则寒邪随去。若过用风湿痰滞等药而再伤阴气,必反增其病矣。"

《医门法律·卷三·中风门·中风论》:"凡治痹症,不明其理,以风门诸通套药施之者,医之罪也。痹症非不有风,然风入在阴分,与寒湿互结,扰乱其血脉,致身中之阳,不通于阴,故致痹也。古方多有用麻黄、白芷者,以麻黄能通阳气,白芷能行荣卫,然已入在四物、四君等药之内,非颛发表明矣。至于攻里之法,则从无有用之者。以攻里之药,皆属苦寒,用之则阳愈不通,其痹转入诸府,而成死症者多矣,可无明辨而深戒欤?"

《杂病源流犀烛·卷十三·诸痹源流(白虎历节风)》:"《入门》曰:痹之初起,骤用参芪归地,则气郁滞而邪不散,只以行湿流气药主之。《玉机》曰:三气袭入经络,久而不已,则入五脏,或入六腑,随其脏腑之俞、合,以施针灸,仍服逐三气发散等药,自愈。又曰:痹症因虚而感,三邪既着体不去,则须制对症之药,日夜饮之,虽留连不去,能守病禁,不令入脏,亦可扶持也。《入门》曰:痹病虽守禁忌,凡味酸伤筋则缓,味咸伤骨则痿,令人发热,变为痛痹、麻木等证,慎疾者,须戒鱼腥、面酱、酒醋。肉属阳大能助火,亦宜量吃,痛风诸痹皆然。[鳌按]痹症有手足缓弱者,有筋挛不伸者,有偏枯不遂者,有肌肉不仁者,其形症往往与风痿相似,而后世医治之法,亦往往与风痿相混,此千古之大误也。总之风则阳受,痹则阴受,此二语实为风痹病之炯鉴,亦见治法不当混施。且痹病多重痛沉著,一时未易得去,其不可轻视也明矣。"

【论用方】

一、常用治痹证方论

1. 论乌药顺气散

《医方考·卷一·中风门第一·乌药顺气散》:"遍身麻痹,表气不顺也,故治以麻黄、川芎;语言謇涩,里气不顺也,故治以乌药、陈、枳;口眼㖞斜,面部之气不顺也,故治以白芷、僵蚕;喉中气急,甘草可缓;肺气上逆,桔梗可下;痰之为物,塞则结滞,热则流行,佐以干姜,行其滞也。此治标之剂也,然必邪实初病之人,方可用之;若气虚病久者,则勿之与也,宜以补剂兼之。"

2. 论史国公药酒方

《医方考·卷一·中风门第一·史国公药酒方》:"语言謇涩,风在舌本也;半身不遂,邪并于虚也;手足拘挛,风燥其筋也;不堪行步,风燥而血不濡也;痿痹不仁,风而湿也。是方也,干茄根、苍耳子、羌活、秦艽、防风、松节、萆薢、蚕砂,可以去风,亦可以去湿,风去则謇涩、拘挛之证除,湿去则不遂、不仁之患愈;当归、牛膝、杜仲、枸杞,所以养血,亦所以润燥,养血则手得血而能摄,足得血而能步,润燥则筋得血而能舒矣。若虎骨者,用之以驱入骨之风;白术者,用之以致冲和之气;风痹之久,血必留居,鳖甲之用,所以治风邪之固血也。"

《成方切用·卷六上·祛风门·史国公药酒方》:"防风、羌活、苍耳、秦艽、松节、茄根、蚕砂、萆薢,既以祛风,兼以燥湿(松节能除骨节间之风,茄根散血消肿,能疗冻疮,亦散寒之品);当归、枸杞、杜仲、牛膝,补阴润燥,养血荣筋;白术补气而健脾(脾主四肢);虎胫驱风而壮骨(风从虎,故虎骨治风。虎虽死犹立不仆,其气力皆在前胫,且胫骨能入手足,若腰脊痛,又当用脊骨);鳖甲亦厥阴血分之药,能益阴血而去积风。风湿去,气血旺,则病除矣。(治风、治痹,药酒方亦不为少,此方平中之奇,功效颇著。后有增入白花蛇一条者,此又以肠胃漫试其毒,所不取也)"

3. 论控涎丹

《医方考·卷二·痰门第十五·控涎丹》:"痰涎在心膈上下,使人胸背、手足、颈项、腰膝引痛,手足冷痹,气脉不通者,此方主之。甘遂直达涎结之处,大戟能攻胸胁之涎,芥子能散支痛之饮,此攻痰之厉剂也。又曰:惊痰加朱砂;痛者加全蝎;酒痰加雄黄、全蝎;惊气成块者,加穿山甲、鳖甲、玄胡索、蓬茋术;臂痛,加木鳖霜、桂心;痰热加盆硝;寒痰加丁香、胡椒、肉桂。因其病证而药加焉,兵政之便宜也。"

《医门法律·卷三·中风门·附痹证诸方》:"痹在遍身,走痛无定,用控涎丹。原治人忽患胸、背、手、脚、腰、胯痛不可忍,牵连筋骨,坐卧不宁,走移无定。乃痰涎伏在胸膈上下,变为此疾。或令人头重不可举;或神意昏倦多睡;或饮食无味,痰唾稠黏,口角流涎,卧则喉中有声,手脚肿痹,气脉不通,疑似瘫痪,但服此药数服,其病如失。甘遂、大戟、白芥子,上等分为末,曲丸桐子大。食后临卧姜汤下五七丸或十丸,量人服。[按]风寒湿三痹之邪,每借人胸中之痰为相援。故治痹方中,多兼用治痰之药。昌于中风第四十一方,取用三因白散子之用半夏,已见大意。但彼治浊气上干,此治浊痰四注,以浊痰不除,则三痹漫无宁宇也。凡遇痰积极盛之症,此方亦不可少,实非谓子和之法,足胜治痹之用也。学者辨诸。"

《医方集解·除痰之剂第十五·控涎丹》:"此手足太阳、太阴药也(十枣汤加减,行水例药,亦厉剂)。李时珍曰:痰涎为物,随气升降,无处不到,入心则迷成癫痫,入肺则塞窍为喘咳背冷,入肝则膈痛干呕、寒热往来;入经络则麻痹疼痛;入筋骨则牵引灼痛;入皮肉则瘰疬痈疽。陈无择《三因方》并以控涎丹主之,殊有奇效。此乃治痰之本,痰之本,水也、湿也,得气与火,则结为痰。大戟能泄脏腑水湿,甘遂能行经隧水湿(直达水气所结之处),以攻决为用,白芥子能散皮里膜外痰气,唯善用者能收奇功也。"

4. 论三花神祐丸

《医方考·卷二·痰门第十五·三花神祐丸》:"痰饮变生诸病,风热郁燥,肢体麻痹,走注疼痛,痰嗽,气血壅滞,不得宣通,人壮气实者,此方主之。甘遂能达痰涎窠匿之处;大戟、芫花能下十二经之饮;黑丑亦逐饮之物;大黄乃推荡之剂;佐以轻粉者,取其无窍不入,且逐风痰积热,而解诸药之辛烈耳。此大毒类聚为丸,善用之,则能定祸乱于升平;不善用之,则虚人真气。慎之。"

5. 论韭子一物丸

《医方考·卷四·小便不禁门第三十九·韭子一物丸》:"大人遗浊,小儿遗尿,以韭子一物作丸,服之神良。《经》曰:淫气遗溺,痹聚在肾。痹聚者,湿气聚而为痹也。韭子润而辛热,辛热则能散湿,润则能就下,故孙真人每用之,令其就下而疗痹气尔!"

6. 论蠲痹汤

《医方考·卷五·痿痹门第四十五·蠲痹汤》:"有渐于湿,以水为事,痹而不仁,发为肉痹者,此方主之。湿气着于肌肉,则营卫之气不荣,令人痹而不仁,即为肉痿。肉痿即肉痹也。是方也,防风、羌活,风药也,用之所以胜湿。《经》曰:营血虚则不仁,故用当归以养营。又曰:卫气虚则不用,故用黄芪以益卫。用夫赤芍、姜黄者,活其湿伤之血也。用夫甘草者,益其湿伤之气也。"

《医方集解·祛风之剂第九·蠲痹汤》:"此足太阳、厥阴药也。辛能散寒,风能胜湿,防风、羌活除湿而疏风;气通则血活,血活则风散,黄芪、炙草补气而实卫(黄芪畏防风,合用而其功益大);当归、赤芍活血而和营;姜黄理血中之气,能入手足而祛寒湿也。(《准绳》曰:凡风痹偏枯,未有不因真气不周而病者也。治之不用黄芪为君,人参、归、芍为臣,防风、桂枝、钩藤、荆沥、竹沥、姜汁、韭汁、葛汁、梨汁、乳汁之属为佐,而徒杂沓乎乌、附、羌、独以涸营而耗卫,如此死者,实医杀之也)"

《绛雪园古方选注·中卷·内科·蠲痹汤》:"蠲,去之疾速也。痹,湿病也,又言痛也。痹分三气杂至,风胜为行痹,寒胜为痛痹,湿胜为着痹。余谓三者兼内外因而言,非独言外因也。盖有肝虚生风,肾虚生寒,脾虚生湿,抑或有诸内因而兼外邪为痹,即《经》言:邪之所凑,其气必虚耳。蠲痹汤为治痹祖方,黄芪实卫,防风祛风,当归和营,羌活散寒,赤芍通脉络之痹,片子姜黄通经隧之痹,甘草和药性,姜、枣和营卫,其义从营虚则不仁、卫虚则不用立法,岂非痹属内外因也乎?"

7. 论独活寄生汤

《医方考·卷五·腰痛门第五十八·独活寄生汤》:"肾气虚弱,肝脾之气袭之,令人腰膝作痛,屈伸不便,冷痹无力者,此方主之。肾,水脏也,虚则肝脾之气凑之,故令腰膝实而作痛;屈伸不便者,筋骨俱病也。《灵枢经》曰:能屈而不能伸者,病在筋；能伸而不能屈者，病在骨；故知屈伸不便，为筋骨俱病也。冷痹者，阴邪实也；无力者，气血虚也。是方也，独活、寄生、细辛、秦艽、防风、桂心，辛温之品也，可以升举肝脾之气，肝脾之气升，则腰膝弗痛矣；当归、熟地、白芍、川芎、杜仲、牛膝者，养阴之品也，可以滋补肝肾之阴，肝肾之阴补，则足得血而能步矣；人参、茯苓、甘草者，益气之品也，可以长养诸脏之阳，诸脏之阳生，则冷痹去而有力矣。"

《医方集解·祛风之剂第九·独活寄生汤》："此足少阴、厥阴药也。独活、细辛入少阴，通血脉，借秦艽、防风疏经升阳以祛风；桑寄生益气血，祛风湿，借杜仲、牛膝健骨强筋而固下；芎、归、芍、地所以活血而补阴；参、桂、苓、草所以益气而补阳。辛温以散之，甘温以补之，使血气足而风湿除，则肝肾强而痹痛愈矣。（朱丹溪曰：久腰痛必用官、桂以开之方止，腹、胁痛亦然）"

8. 论六物附子汤

《医方考·卷五·脚气门第六十·六物附子汤》："寒湿脚气，疼痛不仁，两尺脉来沉细者，此方主之。此痹证也。《内经》曰：寒气胜者为痛痹，湿气胜者为着痹。今疼痛不仁，是寒而且着也。两尺主两足，脉来沉者为里，迟者为寒。是方也，用桂心、附子温其寒；防己、白术制其湿；甘草、茯苓，脾家药也，扶土气之不足，制湿气之有余。然必冷服者，欲附、桂之性行于下，而不欲其横于上也。"

9. 论防己饮

《医方考·卷五·脚气门第六十·防己饮》："脚气者，湿热在足，而作气痛也。湿热分争，湿胜则令人憎寒，热胜则令人壮热。此其为证，亦有兼头疼者，颇类伤寒，惟其得病之始，本于脚气为异耳。又不可以脚肿为拘，亦有痛而不肿者，名曰干脚气。亦有缓纵不随者，名曰缓风。亦有疼痛不仁者，名曰湿痹。亦有转筋挛急者，名曰风毒。此在医者体会而辨证尔，各有治法不同。大抵脚气之疾，壅疾也，喜通而恶塞，故孙真人曰：脚气之疾，皆由气实而死，终无一人以服药致虚而殂。故脚气之人，皆不得大补，亦不得大泻。是方也，木通、防己、槟榔，通剂也，可以去塞；犀角、黄柏、生地黄、甘草梢，寒剂也，可以去热；苍、白二术，燥剂也，可以去湿；然川芎能散血中之气；犀角能利气中之血；先痛而后肿者，气伤血也，重用川芎；先肿而后痛者，血伤气也，重用犀角。若大便实者，加桃仁；小便涩者，加牛膝；内热加芩、连；时热加石膏；有痰加竹沥，全在活法，初勿拘也。凡脚气临心，喘急不止，呕吐不休者，皆死，水犯火故也。"

10. 论真人明目丸

《医方考·卷五·眼疾门第六十一·真人明目丸》："江陵傅氏，目昏多泪，家贫鬻纸为业，性喜云水，见必邀迎。一日，有客方巾布袍过之，授以此方治目。如方修服，不一月目明，夜能视物。昆谓肾主目之瞳子，肾水虚竭，故令目昏。肝之液为泪，肝有风热，故令泪出。是方也，生地所以凉肝，熟地所以补肾，乃川椒者，味辛而热，可以疗肝肾之痹气。痹气者，湿热着而不散之气也。又于空心之时，以盐饮吞之，宜其直达肝肾之区矣。病在标而治其本，可谓神于病情者，此其所以为真人之与欤！"

11. 论补肾丸

《医方考·卷五·耳疾门第六十二·〈千金〉补肾丸》："劳聋者，劳火鼓其听户也。气聋者，经气滞塞于听户也。风聋者，风热闭其听户也。虚聋者，气血虚耗而神不用也。毒聋者，脓血障碍，妨于听户也。久聋者，病非一日，邪气痹聚也。凡是聋者，势必耳鸣，故总系其耳鸣也。味之甘者，可以补虚，亦可以却劳，人参、黄芪、羊肾、山萸、干地、菟丝、巴戟、苁蓉、泽泻、芍药、当归、茯苓、甘草，均味甘之品也，能疗虚聋、劳聋；味之辛者，可以驱风，亦可以顺气，防风、细辛、菖蒲、远志、丹皮、石斛，均味辛之品也，能疗气聋、风聋；性之毒者，可以开结毒，亦可以疗久痹，蛇床、桂心、附子、干姜，均辛温微毒之品也，能疗毒聋、久聋。"

12. 论巴戟天汤

《医门法律·卷三·中风门·附痹证诸方》："原治冷痹，脚膝疼痛，行步艰难。巴戟天（去心）一钱，附子（制）、五加皮各七分，川牛膝（酒炒）一钱，石斛、甘草（炙）、萆薢、白茯苓、防风、防己各五分。上水二盏，姜三片，煎八分，空心服。［按］冷痹之证，其风寒湿三痹之气，皆挟北方寒水之势，直有温之而不易热者。方中之用巴戟天为君，韪矣。其附子、茄皮、牛膝、石斛、茯苓、甘草，亦大小臣工之意。然不用当归、肉桂，温其血分，辅君之药，尚有未切。萆薢反佐，防风、防己为使，则俱

13. 论桂枝五物汤

《医门法律·卷三·中风门·附痹证诸方》："痹在臂，用十味锉散。原治中风血弱臂痛，连及筋骨，举动难支。附子（炮）、黄芪、当归、白芍药各一钱，川芎、防风、白术各七分，茯苓、肉桂各五分，熟地黄（酒洗，焙干）二钱。上水二盏，姜三片，枣二枚，食后临卧服。[按] 臂痛乃筋脉不舒。体盛者，可去其筋脉中之风，然既已血痹，所受风燥之累不浅，故取此方。养血之中，加附子之力，通其阳气；而用防风，反佐黄芪，出其分肉腠理之风也。"

14. 论羚羊角散

《医门法律·卷三·中风门·附痹证诸方》："痹在筋，用羚羊角散。原治筋痹，肢节酸痛。羚羊角、薄荷、附子、独活、白芍药、防风、川芎各等分。上水盏半，姜三片，煎五分服。[按] 此方治筋痹之义，美则美矣，未尽善也。以七味各用等分，漫无君臣佐使之法耳。盖筋痹必以舒筋为主，宜倍用羚羊角为君。筋痹必因血不荣养，宜以白芍、川芎，更加当归为臣。然恐羚角性寒，但能舒筋，不能开痹，必少用附子之辛热为反佐，更少用薄荷、独活、防风，入风寒湿队中，而为之使可也。用方者必须识此。"

15. 论羌活汤

《医门法律·卷三·中风门·附痹证诸方》："痹在皮，用羌活汤 原治皮痹，皮中状如虫走，腹胁胀满，大肠不利，语不出声。羌活、细辛、附子（炮，去皮脐）、沙参、羚羊角（镑）、白术、五加皮、生地黄、官桂、枳壳（麸炒）、麻黄（去节）、白蒺藜、杏仁、丹参、萆薢、五味子、石菖蒲、木通、槟榔、郁李仁（泡去皮）、赤茯苓各等分。上水盏半，姜五片，煎七分，不拘时温服。[按] 皮痹不已，传入于肺，则制方当以清肺气为主。此方杂沓，不适于用。今取沙参、羚羊角、麻黄、杏仁、白蒺藜、丹参、五味子、石菖蒲八味，去羌活、细辛、附子、白术、五加皮、生地黄、官桂、枳壳、萆薢、木通、槟榔、郁李仁、赤茯苓九味，而加石膏以清肺热，甘草以和肺气，更加干姜少许为反佐，以干姜得五味子，能收肺气之逆也。"

16. 论三痹汤

《医门法律·卷三·中风门·附痹证诸方》："此用参芪四物，一派补药内，加防风、秦艽以胜风湿，桂心以胜寒，细辛、独活以通肾气。凡治三气袭虚而成痹患者，宜准诸此。"

《医方集解·祛风之剂第九·三痹汤》："此足三阴药也。喻嘉言曰：此方用参、芪、四物一派补药，内加防风、秦艽以胜风湿，桂心以胜寒，细辛、独活以通肾气，凡治三气袭虚而成痹患者，宜准诸此。[昂按] 风痹诸方，大约祛风、胜湿、泻热之药多，而养血补气固本之药少，惟此方专以补养为主，而以治三气之药从之，散药得补药以行其势，辅正驱邪，尤易于见功，故喻氏取之。"

《张氏医通卷十四·腰痛门》："此方合保元、四君、内补建中、防己黄芪、防己茯苓汤、千金防己汤等方。但加防风以搜气分之风，川芎以搜血分之风，细辛以搜骨髓之风。于原方中削去生地、牛膝、杜仲、续断、秦艽、独活，增入防己、白术、乌头以祛除风湿。则参附、芪附、术附、桂附、真武等法，俱在其中。彼用附子之雄以播真阳，此藉乌头之烈以祛痹著。盖杂合之气，须杂合之方，方为合剂。第恐地黄、牛膝辈阴柔之药，难振迅扫之威，是不得不稍为裁酌。用力者，毋以擅改成方为妄也。"

《成方切用·卷六上·祛风门·三痹汤》："喻嘉言曰：此方用参芪四物，一派补药内，加防风、秦艽以胜风湿，桂心以胜寒，细辛、独活以通肾气。凡治三气袭虚而成痹患者，宜准诸此。"

17. 论升麻汤

《医门法律·卷三·中风门·附痹证诸方》："热痹，用升麻汤。原治热痹，肌肉极热，体上如鼠走，唇口反缩，皮毛变红黑。升麻三钱，茯神、人参、防风、犀角（镑）、羚羊角（镑）、羌活各一钱，官桂三分。上水二钟，姜三片，入竹沥半酒盏，不拘时服。[按] 此方乃刘河间所制，后人治热病，遵用河间，诚足法矣。方中以升麻为君，除阳明肌肉之热；然热甚必乱其神识，故以人参、茯神、犀角、羚羊角为臣而协理之；以官桂三分为反佐；以羌防为使。如秋月寒潭，碧清可爱。鄙意羌、防使药，更少减其半，匪故饶舌，无非欲为引掖后来之助耳。"

18. 论通痹散

《医门法律·卷三·中风门·附痹证诸方》："痹在身半以下，用通痹散。原治腰以下至足，风寒湿三气合而成痹。两足至脐冷如冰,不能自举,或因酒热立冷水中,久成此疾。天麻、独活、当归、川芎、白术、藁本各等分。上为细末,每服二钱,热酒调下。[按]此方因风寒湿三气,混合入于阴股。其邪已过于荣卫,故变桂枝五物之制,而用此散,缓缓分出其邪也。"

19. 论乌头粥

《医门法律·卷三·中风门·附痹证诸方》:"痹在手足、风淫末疾,则用乌头粥。原治风寒湿,麻木不仁。乌头(生研为末)。每用香熟白晚米二合,入药末四钱,同米以砂罐煮作稀粥,不可太稠。下生姜汁一匙、白蜜三匙,搅匀,空心温啜之为佳。如中湿多,更加薏苡仁末三钱。服此粥,大治手足不随及肿痛不能举者,服此预防之。[按]四肢为诸阳之本。本根之地,阳气先已不用,况周身经络之末乎?故用乌头合谷味,先从荣卫所生之地注力,俾四末之阳,以渐而充也,用方者知之。"

20. 论薏苡仁汤

《医门法律·卷三·中风门·附痹证诸方》:"痹在手足、湿流关节,则用薏苡汤。原治手足流注,疼痛麻木不仁,难以屈伸。薏苡仁、当归、芍药、桂心、麻黄各一钱,甘草五分,苍术(米泔浸炒)二钱。上水二钟,姜五片,煎八分,食前服。有汗去麻黄,有热去桂心。[按]此方以薏苡仁为君,舒筋除湿,其力和缓,当三倍加之。至于麻黄,虽能通其阳气,然在湿胜方中,即无汗不可多用,减其大半可也。"

《成方切用·卷六上·祛风门·薏苡仁汤》:"此治风湿相搏,关节不利之证。故以薏苡仁为君,舒筋除湿,其力和缓当倍之,又倍加之。至于麻黄虽难能通阳气,然在湿胜方中,即无汗不可多用,减之又减可也。"

21. 论续命汤

《医门法律·卷三·中风门·中风门方》:"《古今录验》续命汤,治中风痱,身体不能自收,口不能言,冒昧不知痛处,或拘急不得转侧。麻黄、桂枝、当归、人参、石膏、干姜、甘草各三两,芎䓖、杏仁四十枚。上九味,以水一斗,煮取四升,温服一升。当小汗,薄复脊,凭几坐,汗出则愈。不汗更服,无所禁,勿当风。并治但伏不得卧,咳逆上气,面目浮肿。[按]此合后三方,《金匮》取用之意,已发之于本条下。今细玩此方,细详其证,乃

知痹即痱之别名也。风入而痹其荣卫,即身体不能自收,口不能言,冒昧不知痛处,或拘急不能转侧也。然荣卫有虚有实,虚者自内伤得之,实者自外感得之。此方则治外感之痹其荣卫者,故以得小汗为贵。然已变越婢之制,而加芎、归养血,人参益气矣。其内伤而致荣卫之痹者,于补气血药中,略加散风药为制,更可知矣。"

22. 论血痹汤

《成方切用·卷六上·祛风门·血痹汤》:"厥阴肝脏,所主者血也,所藏者魂也。血痹不行,其魂自乱。今不通其血,而但治其惊,此不得之数也。故用人参以开血为君;黄芪、肉桂、当归、川芎为臣,以代赭石之专通肝血者,佐参芪之不逮,少加羌活为使。盖气者,血之天也,气壮则血行。然必以肉桂、当归大温其血,预解其凝泣之势。乃以代赭之重坠,直入厥阴血分者,开通其瘀壅。而用羌活引入风痹之所,缘厥阴主风,风去则寒湿自不存尔。"

23. 论白茯苓丸

《医方集解·润燥之剂第十三·白茯苓丸》:"此足少阴药也。茯苓降心火而交肾,黄连清脾而泻心,石斛平胃热而涩肾(能壮筋骨,疗风痹脚弱),熟地、玄参生肾水,覆盆、蛇床固肾精,人参补气,花粉生津,萆薢清热利湿,肫胵,鸡之脾也,能消水谷,通小肠、膀胱而止便数,善治膈消;磁石色黑入肾,补肾益精,故假之为使也(喻嘉言曰:友人病消渴,后渴少止,反加躁急,足膝痿弱,余主是丸加犀角。有医曰:肾病以黄连、犀角治心,毋乃倒乎。余曰:肾者胃之关也,胃热下传于肾,则关门大开,心之阳火得以直降于肾,心火灼肾,躁不能濡,余用犀角、黄连对治其下降之阳光,宁为倒乎,服之果效。再服六味地黄丸加犀角,而肌泽病起矣。)"

24. 论补正逐邪汤

《辨证录·卷之二·痹证门》:"人有胸背、手足、腰脊牵连疼痛不定,或来或去,至头重不可举,痰唾稠黏,口角流涎,卧则喉中有声,人以为此痹症也,宜用控涎丹治之,而不知非也。夫痹虽合风寒湿三气之邪以成,然而人之气血不虚,则风寒湿何从而入?风寒湿之入,乃乘气血之虚而侵之也。乌可徒治其邪而不补其正乎。控涎丹用甘遂、大戟以祛邪,而无补气补血之药,往往用之以治痹而

不能收功，反致败绩者坐此弊也。法宜补正而助以祛邪，则百战而百胜矣。方名补正逐邪汤：白术五钱，薏仁五钱，人参一钱，桂枝三分，茯苓一两，白芥子三钱。水煎服。二剂轻，十剂愈。

白术、薏仁、人参、茯苓皆健脾补气之药，又利水去湿之剂也。虽曰风寒湿合而成痹，其内最多者湿。湿在经络、肠胃之间，最难分化，逐其湿而风寒正不必治而自散，所以止佐桂枝数分而已足也。惟是既用参、术、薏、苓以健土而利湿，尚何虑痰哉。然而风寒湿之邪，每藉痰为奥援，故治痹者必治痰。今用白芥子，膜膈之中痰且尽消，其余各处之痰有不尽消者乎？痰消而风寒湿无可藏之薮，欲聚而作乱，已不可得，况正气日旺哉。或曰痹成于气血之虚，治法自宜气血双补矣，何以方中止用气分之药以益气，绝不用血分之药以益血也？不知气旺自能生血，且血有形之物，补之艰于速生，且恐因循等待，有碍生气之速，不若专补其气，而去风、去湿、去寒之更捷也。"

25. 论两利汤

《辨证录·卷之二·中风门》："方中补多于攻，用防风以散风，而不用泽泻、猪苓以利水。盖因虚而成风湿，既祛其风，何可复泻其水。况方中白术、薏仁未尝非利水之药也，于补水之中以行其利水之法，则水易流，而无阻滞之虞。水湿既去，而风难独留，故少用防风以表邪，而孤子之风邪，无水艰于作浪，不必多用风药，而风无不除也。"

26. 论七宝美髯丹

《成方切用·卷二上·补养门·七宝美髯丹》："何首乌涩精固气，补肝坚肾为君；茯苓交心肾而渗脾湿；牛膝强筋骨而益下焦；当归辛温以养血；枸杞甘润而补水；菟丝子益三阴而强卫气；补骨脂助命火而暖丹田。此皆固本之药，使营卫调适，水火相交，则气血太和，而诸疾自已也。（何首乌流传虽久，服者尚寡。明嘉靖间方士邵应节进此方，世宗服之，连生皇子，遂盛行于世）"

27. 论桂枝芍药知母汤

《成方切用·卷六上·祛风门·桂枝芍药知母汤》："此类历节病，由风湿外邪，而兼脾肾俱虚之方也。谓诸肢节疼痛，湿留关节也。因而身体为邪所痹，则尪羸。湿从下受，亦或自上注之，总是湿喜归下，故脚肿如脱。肾虚挟风，故头眩。卫气起于下焦，肾元既亏，三焦无主，致太阳与阳明相牵制为病，故胃气欲下行。而太阳制其气在上，太阳欲上行，而胃湿相搏不利，故短气，温温欲吐。用桂枝汤，去枣加麻黄，以助其通阳。加白术、防风，以伸脾气。加知母、附子，以调其阴阳。谓欲制其寒，则上之郁热已甚，欲治其热，则下之肾阳已痹，故并加之尔。"

28. 论侯氏黑散

《成方切用·卷六上·祛风门·侯氏黑散》："此为中风家挟寒而未变热者，治法之准则也。谓风从外入，挟寒作热，此为大风。证见四肢烦重，岂非四肢为诸阳之本，为邪所痹，而阳气不运乎。然但见于四肢，不犹愈体重不胜乎。证又见心中恶寒不足，岂非渐欲凌心乎。然燥热犹未乘心，不犹愈于不识人乎。故用参、苓、归、芎，补其气血为君；菊花、白术、牡蛎，养肝脾肾为臣（菊花入肝养阴，病因风，必伤肝，故独多，又恐风邪乘虚并入心脏故也）；而加防风、桂枝，以行痹着之气；细辛、干姜，以驱内伏之邪；兼桔梗、黄芩，以开提肺热为佐；矾石所至，却湿解毒，收涩心气；酒力运行周身为使。且必为散，酒服至六十日止。又常冷食，使药积腹中不下，填塞胸中之空窍，而邪可不复入。《内经》所谓塞其空窍，是为良工之理也。（嘉言曰：仲景制方，皆匠心独创，乃于中风证首引此散，岂非深服其长乎。夫立方而但驱风补虚，谁不能之。至于驱之补之之中，行其堵截之法，则非思议可到。方中取用矾石，以固涩诸药，使之留积不散，以渐填其空窍。服之日久，风自渐而熄，所以初服二十日，不得不用温酒调下，以开其痹者。以后则禁诸热食，惟宜冷食。如此再四十日，则药积腹中不下，而空窍填矣。空窍填，则旧风尽出，新风不受矣。盖矾性得冷即止，得热即行，故嘱云热食即下矣，冷食自能助药力，抑何用意之微耶）"

29. 论加味羚角散

《成方切用·卷六上·祛风门·加味羚角散》："此方治筋痹之义甚善。盖筋痹必以舒筋为主，宜倍用羚羊角为君。筋痹必因血不荣养，宜以白芍、川芎，更加当归为臣。然恐羚角性寒，但能舒筋，不能开痹，必少用附子之辛热为反佐。更少用薄荷、独活、防风，入风寒湿队中，而为之使也。"

30. 论解风散

《成方切用·卷六上·祛风门·解风散》："[按]风成为寒热，乃风入胃中，而酿营卫之偏胜。前胃风汤，正驱胃风使从外解之药。此因风入既久，胃气致虚，故以人参为君，臣以麻黄、川芎，佐以独活、细辛，使以甘草。而和其营卫，乃可收其外解之功。若夫久风成为飧泄，则风已入于里，又当用人参为君，桂枝白术为臣，茯苓、甘草为佐使，而驱其风于内。此表里之权衡，《内经》之旨要也。本方虽用风成寒热四字，漫无着落，今并及之。"

31. 论乌头汤

《成方切用·卷六上·祛风门·乌头汤》："历节病，即行痹之属也。乃湿从下受，挟风流注，故或足肿而必发热，且更不可屈伸而疼痛。故以甘芍和阴，麻黄、黄芪通肌肉之阳气，而借川乌之迅发，以行其痹着。"

32. 论如意通圣散

《金匮翼·卷六·痹症统论·行痹》："麻黄之猛而得粟壳之涩，则内行经络，不复外发皮毛，故得治痹痛之疾；芎、归所以行血；陈皮、丁香所以行气，气血以行，邪气以去；炙草则和药缓急之用耳。慢火同炒者，欲令气味和合，使不相鹜而相就也。"

33. 论立极汤

《校注医醇賸义·卷四·痹》："湿气胜者为著痹，去湿必先崇土。湿胜必先阳微，附子、茅术、故纸是本方之主药；以参、苓、白术助主药以回阳而扶土；病虽在肌肉，亦不能置筋骨而不问，仲、断、独活、苡仁健筋骨，而未尝无益于肌肉；以当归、牛膝、姜、枣利血脉而和营卫，着重在扶阳气以胜湿。三痹多起于营卫不通，故俱用姜、枣，而当归、川断、独活，亦为必不可少之要药。祖怡注。"

34. 论龙火汤

《校注医醇賸义·卷四·痹》："寒气胜者为痛痹，止痛必先去寒。角霜、苁蓉、肉桂，是本方之主药；参、术、苓以补气；归、芍以养血；川断、独活、蚕砂以去风寒湿；姜、枣、木香调营卫之气。着重在龙火，而寒无立足之地矣。祖怡注。"

35. 论温经养营汤

《校注医醇賸义·卷四·痹》："风气胜者为行痹，去风必先养血。本方以鹿筋、枸杞为主药；以归、芍、二地大养阴血；以桂枝、姜、枣调和营卫；以川断、独活、秦艽、桑枝、木瓜、甜瓜子搜风通络；再加一味木香以调气。立方已极周匝，而先生尚有风去血活之后，减轻风药，再加补气药之叮咛，可

见良医之用心无微不至矣。祖怡注。"

二、治痹证通用方

1. 天门冬大煎（《备急千金要方·卷十二·胆腑方·风虚杂补酒煎第五》）

治男子五劳七伤、八风十二痹、伤中六极。

天门冬　生地黄（切，各三斗半　捣压尽取汁）　白蜜（三升，炼）　酥（三升，炼）　枸杞根（切，三斗，洗净，以水一石五斗煮取一斗三升澄清）　獐骨（一具，捣碎，以水一石煮取五斗澄清）

上六味并大斗铜器中，微火先煎门冬、地黄减半乃合，煎取大斗二升，下件散药，煎取一斗，纳铜器，重釜煎令隐掌，可丸如梧子大。平旦空腹酒服二十丸，日二，加至五十丸。慎生冷醋滑、猪鸡鱼、蒜油面等。

2. 附子酒

1)《备急千金要方·卷八·治诸风方·风痹第八》

治大风冷痰癖、胀满，诸痹方。

大附子（一枚，重二两者，亦云二枚）

酒五升渍，春五日。每服一合，日再，以瘥为度。

2)《圣济总录·卷第一十九·诸痹门·行痹》

治诸风痹。

附子（三枚，重二两者，炮裂，去皮脐）

上一味，锉如麻豆大，以醇酒五升，浸三五日。每温服一合，去滓，以唇口麻痹为度，日再。

3)《三因极一病证方论·卷之二·中风治法》

治中风，风冷痰癖，胀满，诸痹。

大附子（一枚，去皮脐，切作四片）

上用醇酒一升，春浸五日，夏三日，秋冬七日。每服一合，日二三服，以痹住为效；未知再作。

3. 肾沥散（《备急千金要方·卷十九·肾脏方·补肾第八》）

治男子五劳七伤、八风十二痹，无有冬夏，悲忧憔悴，凡是病皆须服之方。

羊肾（一具，阴干）　厚朴　茯苓　五味子　巴戟　桂心　石龙芮　山茱肉　细辛　人参　石斛　女萎　牡荆子　芍药　白蔹　干漆　矾石　龙胆　川芎　苁蓉　续断　白术　菊花　川椒

远志　黄芪　泽泻　萆薢　黄芩(各一两)　干姜　附子　防风　菖蒲　牛膝(各一两半)　桔梗(二两半)　山药　秦艽(各二两)

上三十七味,治下筛,酒服方寸匕,日三。忌房室。

4. 天麻散(《圣济总录·卷第二十·风湿痹身体手足不随》)

治诸痹身体瘴麻,或多瘙痒,筋脉拘急,言语謇涩,手足不随。

天麻　白附子(炮)　羌活(去芦头)　防风(去叉)　芎䓖　独活(去芦头)　当归(切,焙)　桂(去粗皮,各半两)　白僵蚕(炒)　牛膝(去苗,酒浸切,焙)　萆薢(各三分)　干蝎(去土,炒)　麻黄(去根节,各一两)

上一十三味,捣罗为散。每服二钱匕,暖竹沥半盏、酒半盏调下,不计时。

5. 人参白术散(《儒门事亲·卷十三·刘河间先生三消论》)

凡多饮数溲为消渴,多食数溲为消中,肌肉消瘦,小便有脂液者为消肾。此世之所传三消病也。虽无所不载,以《内经》考之,但燥热之微甚者也。此药兼疗一切阳实阴虚,风热燥郁,头目昏眩,风中偏枯,酒过积毒,一切肠胃涩滞壅塞,疮癣痿痹,并伤寒杂病烦渴,气液不得宣通,并宜服之。

人参　白术　当归　芍药　大黄　山栀子　泽泻(以上各半两)　连翘　栝蒌根　干葛　茯苓(以上各一两)　官桂　木香　藿香(各一分)　寒水石(二两)　甘草(二两)　石膏(四两)　滑石　盆硝(各半两)

上为粗末。每服五钱,水一盏,生姜三片,同煎至半盏,绞汁,入蜜少许,温服。

6. 胜金丸(《妇人大全良方·卷之二·众疾门·通用方序论第五》)

治妇人久虚无子,产前产后一切病患;兼疗男子下虚无力。此药能安胎催生,妊娠、临月服五七丸,产时减痛。妇人无子,是子宫冷,如服二十丸,男女自至。又治积年血风,脚手麻痹,半身不遂,赤白带下,血如山崩,及治产后腹中结痛,吐逆心痛,子死腹中,绕脐痛,气满烦闷,失盖汗不出,月水不通,四肢浮肿无力,血劳、虚劳,小便不禁,中风不语,口噤,产后痢疾,消渴,眼前见鬼,迷运,败血上冲,寒热头痛,面色萎黄,淋涩诸疾,血下无度,血痢不止,饮食无味,产后伤寒,虚烦劳闷,产后血癖,产后羸瘦。凡妇人众疾,不论年月日深,并皆治之。

白芍药　薰本　石脂(赤、白皆可)　川芎(不见火)　牡丹皮　当归　白茯苓　人参　白薇　白芷　桂心　延胡索　白术　没药　甘草(炙,江西安抚司没药、甘草减半)

上十五味,等分为细末,炼蜜为丸如弹子大。每服一丸,温酒化下。初产了并用热醋汤下,空心、食前。

7. 仙桃丸(《世医得效方·卷第十三·风科·热症》)

治丈夫妇人手足麻痹,时发疼痛,腰膝气闭,作痛不止;或冷地冰身,血气不运,打扑闪朒不可忍,及瘫痪等疾。

生川乌(三两)　五灵脂(四两)　威灵仙(五两)

上各烧焙,同研为末,醋糊丸梧桐子大。每服七粒加至九粒,盐汤吞下。妇人当归、醋汤下,空心服。病甚者,加至十五粒。忌茶,立效如神。

8. 胜金丹(《世医得效方·卷第十五·产科兼妇人杂病科·通治》)

治月水过期不通,久无嗣息,血癖气痛,四肢浮肿,呕逆心疼,虚烦郁闷,面色萎黄,崩漏带下,寒热蒸劳,头疼齿痛,血下无度,淋沥诸疾。产前安胎,临产催生。产后胎结疼痛,伤寒烦渴,泻痢,血晕血劳,筋挛,痰盛头疼,败血上冲,血刺,泄泻,咳嗽喘急,咯血,血块起伏,气痞、气膈,血滞腰痛,小便不禁,子死腹中,伤寒汗不出,血风,脚手瘴顽。凡产后诸疾,并皆治之。

牡丹皮(去骨)　川薰本　人参(去芦)　川当归(去尾)　白茯苓　赤石脂　香白芷　交趾桂(去粗皮)　白薇(去土)　川芎　延胡索　白芍药　白术(米泔浸一宿,各一两)　甘草(炙)　沉香(不见火)

上件并用温水洗净,药干,捣罗为末,炼蜜丸如弹子大。每服一丸,空心温酒下。凡妊娠临月,服此五六丸即易产。如久无子息,服二十丸当月有子。并治积年血风,半身不遂,种种血疾,不问年深日久,皆疗,神效。

9. 五痹汤(《明医指掌·卷七·痹证六》)

治五脏痹。

羌活(一两,去芦)　白术(一两)　片子姜黄(去土,一两)　防己(一两)　甘草(炙,半两)

每服四钱,姜三片,水煎服。

10. 万病无忧酒(《古今医统大全·卷之十一·痹证门·药方》)

除百病,理风湿,乌须发,健腰膝,快脾胃,进饮食,治伤损,补虚怯,消积滞,滋血养气,明目清心。

防风　白芷　五灵脂　川牛膝　台芎　荆芥穗　甘草　天台乌药　八角茴香　木瓜　地骨皮(各一两)　乳香　没药　南木香　羌活(各五钱)　赤芍药(二两)　五加皮(两半)　故纸(炒)　自然铜(制)　威灵仙(各二两)　当归(二两)　紫荆皮　杜仲(制,各半两)　黑小豆(二两,炒,去皮)

上咬咀,生绢袋盛之,以无灰酒一大坛,入药在内,密封坛口。春秋浸五日,夏三日,冬十日后开坛取酒,温饮之;或晨昏午后随量常饮不绝。去风活血和气,大有神效。

11. 通气防风汤(《古今医统大全·卷之十一·痹证门·药方》)

治诸痹,肩背痛,不可回顾,脊痛项强。

羌活　独活(各一钱)　防风　甘草(炙)　藁本(各五分)　川芎　蔓荆子(各一钱)

上水钟半,煎七分,热服出汗。

12. 薏苡仁汤(《古今医统大全·卷之十一·痹证门·药方》)

治手足流注,疼痛,麻木不仁,难以屈伸。

薏苡仁　当归　芍药　桂心　麻黄(各一钱)　甘草(五分)　苍术(米泔浸一宿炒,二钱)

上水二钟,姜五片,煎八分,食前服。有汗去麻黄,有热去桂。

13. 附子汤(《古今医统大全·卷之十一·痹证门·药方》)

治骨节疼痛,皮肤不仁,肌肉重著,四肢纵缓,遍体酸疼。

附子(生,二钱)　官桂　人参　白芍药(各一钱)　白术　茯苓　甘草(炙,各八分)

上水二盏、姜三片,煎八分,食远温服。

14. 千金大三五七散(《张氏医通·卷十四·头痛门》)

治头风眩晕,口㖞目斜耳聋,及八风五痹,瘫痪脚气缓弱。

天雄(三枚,炮,去皮脐)　细辛(三两)　山茱萸肉　干姜(炮,各五两)　防风　茯苓(各七两)

上为散。每服二钱,食前温酒调服。

三、治风痹方

1. 大鳖甲汤(《备急千金要方·卷七·风毒脚气方·汤液第二》)

治脚弱风毒,挛痹气上,及伤寒恶风,温毒,山水瘴气热毒,四肢痹弱方。

鳖甲(二两)　防风　麻黄　白术　石膏　知母　升麻　茯苓　橘皮　川芎　杏仁　人参　半夏　当归　芍药　葳蕤　甘草　麦门冬(各一两)　羚羊角(六铢)　大黄(一两半)　犀角　青木香　雄黄(各半两)　大枣(二十枚)　贝齿　乌头(各七枚)　生姜(三两)　薤白(十四枚)　麝香(三铢)　赤小豆(三合)　吴茱萸(五合)

上三十一味咬咀,以水二斗煮取四升,分六服,相去十里久,得下止。一方用大黄半两,畏下可只用六铢。一方用羚羊角半两,毒盛可用十八铢。《胡洽》有山茱萸半升,为三十二味。《千金翼》无知母、升麻、橘皮、川芎、人参、当归、玉竹。

2. 小黄芪酒(《备急千金要方·卷七·风毒脚气方·酒醴第四》)

治风虚痰癖,四肢偏枯,两脚弱,手不能上头;或小腹缩痛,胁下挛急,心下有伏水,胁下有积饮,夜喜梦,悲愁不乐,恍惚善忘,此由风虚五脏受邪所致;或久坐腰痛,耳聋猝痒,眼眩头重,或举体流肿疼痹,饮食恶冷,涩涩恶寒,胸中痰满,心下寒疝,药皆主之;及妇人产后余疾,风虚积冷不除者方。

黄芪　附子　川椒　防风　牛膝　细辛　桂心　独活　白术　川芎　甘草(各三两)　秦艽　乌头(《集验》用山药三两)　大黄　葛根　干姜　山茱肉(各二两)　当归(二两半)

上十八味,咬咀,少壮人无所熬炼,虚老人微熬之,以绢袋盛,清酒二斗渍之,春夏五日,秋冬七日。可先食服一合,不知可至四五合,日三服。

3. 内补石斛秦艽散(《备急千金要方·卷七·风毒脚气方·诸散第三》)

治风虚脚弱,手足拘挛,疼痹不能行。脚趺肿上膝,小腹坚如绳约,气息常如忧患,不能食饮,皆由五劳七伤,肾气不足,受风湿故也,此方悉主之。

石斛 附子 天雄 桂心 独活 天冬(各一两) 秦艽 乌头 人参 干姜 当归 防风 杜仲(各三十铢) 山萸 菵草 桔梗 细辛 麻黄 前胡 五味子(各十八铢) 川椒 白芷 白术(各半两)

上二十三味治下筛,酒服方寸匕,日再服,不知,稍增至二匕。虚人三建皆炮,实人亦可生用。

4. 风引汤

1)《备急千金要方·卷七·风毒脚气方·汤液第二》

治两脚疼痹肿,或不仁拘急,屈不得行方。

麻黄 石膏 独活 茯苓(各二两) 吴茱萸 附子 秦艽 细辛 桂心 人参 防风 川芎 防己 甘草(各一两) 干姜(一两半) 白术(三两) 杏仁(六十枚)

上十七味㕮咀,以水一斗六升煮取三升,分三服,取汗。

2)《鸡峰普济方·卷第二·脚气》

治两脚疼痹,脉微而弱肿或不仁,拘急屈不得行。

麻黄 石膏 羌活 白茯苓 白术(各二两) 附子 吴茱萸 秦艽 细辛 人参 川芎 防风 防己 干姜 甘草 桂(各一两) 杏仁(三两)

上为细末。每服三钱,水一盏煎至六分,去滓温服,食前。

5. 风缓汤(《备急千金要方·卷七·风毒脚气方·汤液第二》)

1)治脚弱,举体痹不仁,热毒气入脏,胸中满塞不通,食即呕吐方。

独活 麻黄 犀角(各三两,一方用羚羊角) 半夏(一升) 大枣 乌梅(各二十枚) 桂心 鳖甲 升麻 橘皮 枳实 甘草 吴茱萸 大黄(各一两) 生姜 石膏(各六两) 贝齿(七枚)

上十七味㕮咀,以水一斗四升,煮取四升,分五服,日三夜二,不瘥,至三剂必瘥。

2)治脚弱体痹不仁,毒气上入脏,胸中满塞不通,食辄吐失味方。

独活 甘草 石膏(各三两) 羚羊角 犀角(各半两) 麻黄 防风 当归 升麻 橘皮 吴茱萸 桂心 半夏 鳖甲(各二两) 枳实(一两) 生姜(六两) 大枣(二十枚) 贝齿(七枚) 乌头(二两,一作乌梅十枚)

上十九味㕮咀,以水一斗四升煮取四升,一服一升。若有少虚热者,加干地黄二两。

6. 石斛酒(《备急千金要方·卷七·风毒脚气方·酒醴第四》)

治风虚气满,脚痛痹挛,弱不能行方。

石斛 丹参 五加皮(各五两) 侧子 秦艽 杜仲 山萸 牛膝(各四两) 桂心 干姜 羌活 川椒 橘皮 黄芪 白前 川芎 茵芋 当归(各三两) 苡仁(一升) 防风(二两) 钟乳(八两,捣碎,别绢袋盛,系大药袋内)

上二十一味,㕮咀,以酒四斗渍三日。初服三合,日再,稍加,以知为度。

7. 石膏汤(《备急千金要方·卷七·风毒脚气方·汤液第二》)

治脚气风毒,热气上冲头面,面赤矜急,鼻塞去来,来时令人昏愦,心胸恍惚;或苦惊悸,身体战掉,手足缓纵;或酸痹头目眩重,眼反鼻辛,热气出口中;或患味甜,诸恶不可名状者方。

石膏 龙胆 升麻 芍药 贝齿 甘草 鳖甲 黄芩 羚羊角(各一两) 橘皮 当归(各二两)

上十一味㕮咀,以水八升,煮取三升,分三服。

8. 四物附子汤(《备急千金要方·卷七·风毒脚气方·汤液第二》)

治脚弱风毒实及岭南瘴气面肿,乍寒乍热似疟状,脚肿气上心闷,咳嗽瘫缓顽痹方。

麻仁 升麻 麻黄 射干 菖蒲 芒硝 甘草 大黄(各半两) 豉(三合)

上九味㕮咀,以水六升煮取二升半,纳芒硝,又煎三沸,分三服。微利一二行解毒热,有肿渍敷之,凡觉气满辄服一剂佳。

9. 肾沥汤(《备急千金要方·卷七·风毒脚气方·汤液第二》)

治风虚劳损挟毒,脚弱痛痹或不随,下焦虚冷,胸中微有客热,心虚惊悸不得眠,食少失气味,日夜数过心烦迫不得卧,小便不利,又时复下。

黄芪 甘草 芍药 麦冬 人参 肉苁蓉 干地黄 赤石脂 茯神 地骨皮 当归 远

志　磁石　枳实　防风　龙骨（各一两）　桂心　川芎（各二两）　生姜（四两）　五味子（三合）　大枣（三十枚）　白羊肾（一具）　半夏（一升）

上二十三味㕮咀，以水二斗煮羊肾，取汁一斗二升，纳诸药，煮取四升，分五服。不利下者除龙骨、赤石脂，小便涩以赤茯苓代茯神，加白术三两，多热加黄芩一两，遗溺加桑螵蛸二十枚。

10. 麻黄汤（《备急千金要方·卷七·风毒脚气方·汤液第二》）

治恶风毒气，脚弱无力，顽痹，四肢不仁，失音不能言，毒气冲心。

麻黄（一两）　大枣（二十枚）　茯苓（三两）　杏仁（三十枚）　防风　白术　当归　升麻　川芎　芍药　黄芩　桂心　麦冬　甘草（各二两）

上十四味，㕮咀，以水九升、清酒二升合，煮取二升半，分四服，日三夜一。覆令小汗，粉之，莫令见风。

11. 越婢汤

1）《备急千金要方·卷七·风毒脚气方·汤液第二》

治风痹脚弱方。

麻黄（六两）　石膏（八两）　白术（四两）　大附子（一枚）　生姜（三两）　甘草（二两）　大枣（十五枚）

上七味㕮咀，以水七升先煮麻黄，再沸掠去沫，入诸药煮取三升，分三服，覆取汗。《胡洽方》只五味，若恶风者加附子一枚，多痰水者加白术四两。

2）《太平圣惠方·卷第四十五·治脚气痹挛诸方》

治风毒脚气痹挛，行步不遂。

麻黄（三两，去根节）　石膏（四两）　白术（二两）　附子（一两，炮裂，去皮脐）　甘草（一两，炙微赤，锉）

上件药，捣粗罗为散。每服四钱，以水一中盏，入生姜半分，煎至六分，去滓，不计时候，温服。

3）《类证活人书·卷第十八》

治风痹脚弱。

石膏（四两）　附子（一两，炮，去皮脐）　白术（一两）　甘草（一两，炙微赤）　麻黄（三两，去节，汤泡，焙干）

上件锉如麻豆大，服四钱，以水一盏半，生姜三片，枣子一枚，煎至八分，去滓温服。

4）一名**麻黄白术汤**（《鸡峰普济方·卷第二·脚气》）

治素风盛疼痹脚弱。

麻黄（六两）　白术（四两）　甘草（二两）　附子（一两）

上为细末。每服四钱。水一盏半，生姜七片，枣三个，同煎至一盏，去滓温服，取汗出为佳，食前服。

12. 茵芋酒（《备急千金要方·卷七·风毒脚气方·酒醴第四》）

治大风头眩重，目眚无所见，或仆地气绝，半日乃苏，口噤噤不开，半身偏死，拘急痹痛，不能动摇，历节肿痛，骨中酸疼，手不能上头，足不得屈伸，不能蹑履，行欲倾跛，皮中动，淫淫如有虫啄，疹痒，搔之生疮，甚者狂走，有此诸病，药皆主之方。

茵芋　乌头　石南　附子　细辛　独活　防风　川椒　女萎　卷柏　桂心　天雄　秦艽　防己（各一两）　踯躅（二两）

上十五味㕮咀，少壮人无所熬炼，虚老人薄熬之，清酒二斗渍之，冬七日，夏三日，春秋五日。初服一合，不知加至二合，宁从少起，日再，以微痹为度。《胡洽》无川椒、独活、卷柏，为十二味。

13. 秦艽酒（《备急千金要方·卷七·风毒脚气方·酒醴第四》）

治四肢风，手臂不收，髀脚疼弱，或有拘急挛缩屈指，偏枯痿躄，痛小不仁顽痹者，悉主之方。

秦艽　天冬　五加皮　牛膝　附子　桂心（各三两）　巴戟肉　杜仲　石南　细辛（各二两）　独活（五两）　薏苡仁（一两）

上十二味㕮咀，以酒二斗渍之，得气味，可服三合，渐加至五六合，日三夜一。

14. 野葛膏（《备急千金要方·卷七·风毒脚气方·诸膏第五》）

治恶风毒肿，疼痹不仁，瘰疬恶疮，痈疽肿胫，脚弱偏枯百病方。

野葛　犀角　蛇衔　莽草（《外台》作茵芋）　乌头　桔梗　升麻　防风　川椒　干姜　鳖甲　雄黄　巴豆（各一两）　丹参（三两）　踯躅花（一升）

上十五味㕮咀,以苦酒四升渍之一宿以成,煎猪膏五斤,微火煎三上三下,药色小黄去滓,以摩病上。

15. 八风散(《备急千金要方·卷八·治诸风方·诸风第二》)

治八风十二痹。猥退半身不遂,历节疼痛,肌肉枯燥,皮肤瞤动,或筋缓急痛不在一处。猝起目眩,失心恍惚,妄言倒错,身上瘩瘰,面上起疱或黄汗出,更相染渍,或燥或湿,颜色乍赤乍白,或青或黑,角弓反张,乍寒乍热方。

麻黄 白术(各一斤) 羌活(三斤) 黄芩(一斤五两) 大黄(半斤) 栝蒌根 甘草 栾荆 天雄 白芷 防风 芍药 天冬 石膏(各十两) 山萸 食茱萸 踯躅(各五升) 茵芋(十四两) 附子(三十枚) 细辛 干姜 桂心(各五两) 雄黄 朱砂 丹参(各六两)

上二十五味治下筛,酒服方寸匕,初每日一服,三十日后,日再,五十日知,百日瘥,一年平复,长服不已佳,先食服。

16. 大八风汤

1)《备急千金要方·卷八·治诸风方·诸风第二》

治毒风顽痹弹曳,手脚不遂,身体偏枯,或毒弱不任;或风入五脏,恍恍惚惚,多语善忘,有时恐怖;或肢节疼痛,头眩烦闷;或腰脊强直不得俯仰,腹满不食,咳嗽,或始遇病时猝倒闷绝,即不能语,便失音,半身不随,不仁沉重,皆由体虚腠少,不避风冷所致方。

当归(一两半) 五味子 升麻(各一两半) 乌头 黄芩 芍药 远志 独活 防风 川芎 麻黄 秦艽 石斛 人参 茯苓(各一两) 杏仁(四十枚) 黄芪 紫菀(各一两) 石膏(一两) 甘草 桂心 干姜(各二两) 大豆(一升,《翼方》云二合)

上二十三味㕮咀,以水一斗三升、酒二升合煮取四升,强人分四服,羸人分六服。

17. 大续命散(《备急千金要方·卷八·治诸风方·诸风第二》)

治八风十二痹,偏枯不仁;手足拘急疼痛,不得伸屈;头眩不能自举,起止颠倒;或卧苦惊如堕地状,盗汗,临事不起,妇人带下无子;风入五脏,甚者恐怖,见鬼来收摄;或与鬼神交通,悲愁哭泣,忽忽欲走方。

麻黄 乌头 防风 桂心 甘草 蜀椒 杏仁 石膏 人参 芍药 当归 茵芋(《翼方》作川芎) 黄芩 茯苓 干姜(各一两)

上十五味治下筛,以酒服方寸匕,日再后加,以知为度。

18. 独活酒(《备急千金要方·卷八·治诸风方·诸风第二》)

治八风十二痹方。

独活 石南(各四两) 防风(三两) 附子 乌头 天雄 茵芋(各二两)

上七味㕮咀,以酒二斗渍七日。每服半合,日三,以知为度。

19. 鲁王酒(一名鲁公酒)(《备急千金要方·卷八·治诸风方·诸风第二》)

治风眩心乱,耳聋,目暗泪出,鼻不闻香臭,口烂生疮,风齿瘰疬,喉下生疮,烦热厥逆上气,胸胁肩胛痛,手不能上头,不能带衣,腰脊不能俯仰,脚痹不仁,难以久立;八风十二痹,五缓六急,半身不遂,四肢偏枯,筋挛不可屈伸;贼风咽喉闭塞,哽哽不利或如锥刀所刺,行人皮肤中无有常处。久久不治,入人五脏,或在心下,或在膏肓,游走四肢,偏有冷处如风所吹,久寒积聚风湿,五劳七伤,虚损,百病悉主之方。

茵芋 乌头 踯躅(各三十铢) 天雄 防己 石斛(各二十四铢) 细辛 牛膝 甘草 柏子仁 通草 桂心 秦艽 茵陈 山茱萸 黄芩 附子 瞿麦 干地黄 王不留行(《胡洽》作天冬,《翼方》作王荪) 杜仲 泽泻 石南 防风 远志(各十八铢)

上二十五味㕮咀,以酒四斗渍十日,每服一合加至四五合,以知为度。

20. 依源麻黄续命汤(《备急千金要方·卷八·治诸风方·贼风第三》)

治肺虚寒疠风所中,嘘吸战掉,声嘶塞而散下,气息短备,四肢痹弱,面色青黄,遗矢便利,冷汗出。

麻黄(六两) 大枣(五十枚) 杏仁 白术 石膏(各四两) 桂心 人参 干姜 茯苓(各三两) 当归 川芎 甘草(各一两)

上十二味㕮咀,以水一斗二升煮麻黄,去沫,次下诸药,煎取三升,去滓,分三服。旧方无白术、茯苓,今方无黄芩,转以依经逐病增损。

21. 白蔹散(《备急千金要方·卷八·治诸风方·风痹第八》)

治风痹肿、筋急展转,易常处方。

白蔹(半两) 附子(六铢)

上二味治下筛,酒服半刀圭,日三。不知,增至一刀圭,身中热行为候,十日便觉。

22. 血痹大易方(《备急千金要方·卷八·治诸风方·风痹第八》)

治风痹游走无定处,名曰血痹大易方。

草薢 薯蓣 牛膝 泽泻(各二两) 白术 地肤子(各半两) 干漆 蛴螬 车前子 狗脊 天雄(各十铢) 茵芋(六铢) 山茱萸(三十铢) 干地黄(二两半)

上十四味,为末,蜜和丸如梧桐子大。酒下十丸,日三,后稍加。

23. 铁精汤(《备急千金要方·卷八·治诸风方·风痹第八》)

治诸风痹方。

防风 甘草 黄芩 桂心 当归 茯苓(各一两) 秦艽 葛根(各二两) 生姜(五两) 大枣(三十枚) 杏仁(五十枚)

上十一味㕮咀,以酒水各四升煮取三升,分三服,取汗。

24. 麻子酒(《备急千金要方·卷八·治诸风方·风痹第八》)

治虚劳百病,伤寒风湿,及妇人带下,月水往来不调,手足疼痹着床,服之令人肥健方。

麻子(一石) 法曲(一斗)

上二味,先捣麻子成末,以水二石著釜中,蒸麻子极熟,炊一石米顷出滓,随汁多少,如家酝法,候熟,取清酒,随性饮之。

25. 增损肾沥汤

1)《备急千金要方·卷十九·肾脏方·补肾第八·增损肾沥汤》

治左胁气冲膈上满,头上有风如虫行,手中顽痹,鼻塞,脚转筋不能伸缩,两目时肿痛方。

猪肾(一具) 防风 川芎 橘皮 泽泻 桂心 石斛(各一两) 半夏 茯苓 丹参 通草 生姜(各二两) 干地黄(三两)

上十三味㕮咀,以水一斗半,煮肾,减三升,去肾下药,煮取二升七合,去滓,分三服。

2)《普济本事方·卷第二·肺肾经病》

治风虚劳损挟毒,脚弱疼痹或不随;下焦虚冷,胸中微有客热,心虚惊悸不得眠;食少失气味,日夜数过,心烦迫不得卧,小便不利,又时复下。病似此者,服无不瘥,随宜增损之方。

黄芪(蜜炙) 肉苁蓉(洗,酒浸焙干,秤) 赤石脂 地骨白皮(去心) 磁石(久煅,醋淬八九次) 枳实(去穰麸炒,锉) 防风(去钗股) 龙骨(粘舌者) 芍药 麦门冬(水浸去心,焙秤) 人参(去芦) 熟干地黄(九蒸九曝干,秤) 茯神(去木) 当归(水洗,酒浸一宿,切,焙) 甘草(炙) 远志(去心,洗,锉,炒黄色,各一两) 桂心(去皮,不见火) 芎䓖(各二两) 生姜(四两) 五味子(拣,三两) 半夏(一升,汤洗七次去滑) 白羊肾(一具) 大枣(三十个,去核,《胡洽方》无黄芪以下八味并半夏,有黄芩为十五味)

上二十三味,㕮咀。以水二斛煮羊肾,取汁一斛二升,纳诸药煮取四升,分为五服。不利下者,除龙骨、赤石脂;小便涩,以赤茯苓代茯神,加白术三两;多热,加黄芩一两;遗溺,加桑螵蛸二十枚。

26. 蛮夷酒(《千金翼方·卷第十六·中风上·诸酒第一》)

主八风十二痹,偏枯不随,宿食虚冷,五劳七伤,及女人产后余疾,月水不调。

远志(去心) 矾石(烧汁尽,各二两) 石膏(二两半) 蜈蚣(二枚,炙) 狼毒 礜石(烧) 白术 附子(去皮) 半夏(洗) 桂心 石楠 白石脂 续断 龙胆 芫花 玄参 白石英 代赭 茵芋 石苇(去毛) 天雄(去皮) 寒水石 防风 桔梗 藜芦 卷柏 山茱萸 细辛 乌头(去皮) 踯躅 蜀椒(去目闭口者,汗) 秦艽 菖蒲 白芷(各一两)

上三十四味,切,以酒二斗渍四日,一服一合,日再。十日后沥去滓,曝干,捣筛为散,酒服方寸匕,日再,以知为度。

27. 丹参酒(《千金翼方·卷第十六·中风上·诸酒第一》)

主恶风疼痹不仁,恶疮不瘥,无痂,须眉秃落方。

丹参 前参 细辛 卷柏 天雄(去皮) 秦艽 茵芋 干姜 牛膝 芫花 白术 附子(去皮) 代赭 续断 防风 桔梗 茵芋 矾石(烧

汁尽） 半夏（洗） 白石脂 石楠 狼毒 桂心 菟丝子 芍药 龙胆 石苇 恒山 黄连 黄芩 玄参 礜石（烧） 远志（去心） 紫菀 山茱萸 干地黄 苏 甘草（炙，各一两） 石膏（二两） 杏仁（二十枚，去皮尖、双仁） 麻黄（去节） 大黄（各五分） 菖蒲（一两半） 白芷（一两） 蜈蚣（二枚，赤头者，炙）

上四十五味，切，以酒四斗。渍五宿，一服半合，增至一二合，日二，以瘥为度。

28. 大八风散（《千金翼方·卷第十六·中风上·诸散第二》）

主诸风五缓六急，或浮肿，嘘吸微痹，风虚不足；并补益脏气最良，其说甚多，略取其要。

秦艽（三两，主风不仁） 防风（二两，去风疼，除湿痹） 附子（二两，炮，去皮，主风湿，坚肌骨，止痛） 菖蒲（二两，主风湿，痹拘急） 茯苓（二两，主安中下气，消水） 牛膝（二两，去胫虚损烦疼，填骨髓） 桔梗（二两，主惊悸，和肠胃） 细辛（一两，主留饮，逐风邪） 乌头（三两，炮去皮，主逐风，上气除邪） 薯蓣（一两，主益气，补五脏） 芎䓖（一两，主风寒，温中） 远志（二两半，去心，主益气力，定心志） 天雄（一两，炮，主留饮，逐风邪） 石龙芮（一两，主风，补气除满） 蜀椒（一两，去目及闭口者，汗，主温中，逐风邪） 石斛（二两，主风益气，嗜食） 白芷（一两，主风邪，除虚满） 龙胆（一两，主风肿，除风热） 白术（一两，主风肿，消水气） 山茱萸（一两，主风邪湿气） 桂心（一两，主温筋，利血脉，除邪气） 菊花（一两，主风湿，补脏益气） 女萎（一两，主温中，逐风邪） 厚朴（一两，炙，主温中除冷，益气除满） 巴戟天（一两，主下气，坚肌肤） 草薢（一两，主风湿，止痉痛） 牡荆子（一两，主风益气，无用柏子仁） 干漆（一两熬，主坚体，和少腹） 肉苁蓉（一两，主虚续伤腰背痛） 五味子（一两半，主益气，除寒热） 芍药（一两，止痛，散血气） 黄芩（一两，主除虚热，止痛） 白矾（一两，烧汁尽，主除寒热，破积下气） 续断（一两，主风虚伤绝） 白蔹（一两，主风，益气力） 黄芪（一两半，主虚羸，风邪目黄）

上三十六味，皆新好，以破除日，合捣，筛为散。温清酒和服方寸匕，日三服，不知，稍增之，可至二三匕，以知为度。

29. 防风散

1）《千金翼方·卷第十六·中风上·诸散第二》

八风十二痹散。主五劳七伤，风入五脏手脚身体沉重，或如邪气，时闷汗出，又蛊尸遁注相染易；或少气腹满，或皮肤筋痛，项骨相牵引无常处；或咽中有气吞之不入，吐之不出，皆主之方。

细辛 巴戟 黄芪 礜石（烧） 厚朴（炙） 白蔹 桂心 黄芩 牡荆 山茱萸 白术 女萎 菊花 人参 天雄（炮，去皮） 防风 草薢 石斛 蜀椒（各一两，汗，去目闭口者） 芎䓖 龙胆 芍药 苁蓉（各半两） 紫菀 附子（炮，去皮） 薯蓣 五味子（各一两） 桔梗 远志（各二两半，去心）

上三十四味，捣筛为散。酒服方寸匕，日二，稍增至二匕。

2）《太平圣惠方·卷第二十一·治偏风诸方》

治偏风顽痹，心神冒闷，身体疼痛。

防风（三分，去芦头） 当归（一两，锉，微炒） 羌活（半两） 川椒（半两，去目及闭口者，微炒去汗） 天雄（半两，炮裂，去皮脐） 附子（半两，炮裂，去皮脐） 赤箭（半两） 白术（三分） 干姜（半两，炮裂，锉） 细辛（半两） 川乌头（半两，炮裂，去皮脐） 前胡（一两，去芦头） 白芷（半两） 莽草（三分） 麻黄（一两，去根节） 山茱萸（半两） 丹参（三分） 人参（三分，去芦头）

上件药，捣细罗为散。每服不计时候，以温酒调下一钱。

3）《太平圣惠方·卷第六十九·治妇人风痹手足不随诸方》

治妇人风痹，手足不随，言语謇涩。

防风（一两，去芦头） 五加皮（一两） 羌活（一两） 赤芍药（一两） 薏苡仁（三两） 羚羊角屑（一两） 附子（一两，炮裂，去皮脐） 牛膝（一两，去苗） 甘草（半两，炙微赤，锉）

上件药，捣粗罗为散。每服四钱，以水一中盏，入生姜半分，煎至六分，去滓，不计时候温服。

30. 防己汤（《千金翼方·卷第十七·中风下·中风第一》）

主风历节，四肢痛如锤锻，不可忍者。

防己　茯苓　生姜(切)　桂心(各四两)
乌头(七枚,去皮)　人参(三两)　白术(六两)
甘草(三两,炙)

上八味㕮咀,以水一斗,煮取二升半,服八合,日三。当熠熠微热,痹,勿怪;若不觉,复更合之,以觉乃止。凡用乌头皆去皮,熬令黑,乃堪用,无毒。

31. 黄芪汤

1)《千金翼方·卷第十七·中风下·中风第一》

主八风十二痹,手脚疼痛,脏气不和,不能食饮。

黄芪　当归　桂心　甘草(炙,各三两)　白术　乌头(炮,去皮)　芎䓖　防风　干地黄(各二两)　生姜(四两,切)　前胡(一两半)

上一十一味,㕮咀,以水一斗一升,煮取三升半,分四服。此汤和而补,有气者,加半夏四两。

2)《圣济总录·卷第八·风腰脚不随》

治风腰脚不随,腿胫瘫痹,疼痛不可忍。

黄芪(炙,锉)　独活(去芦头)　防风(去叉)　酸枣仁(炒)　茯神(去木,各一两)　白藓皮(三分)　羚羊角(镑)　桂(去粗皮,各半两)

上八味,粗捣筛。每服五钱匕,水一盏半煎至八分,去滓温服,空心、晚食前各一。

32. 独活汤

1)《千金翼方·卷第十七·中风下·脚气第二》

主脚气风,疼痹不仁,脚中沉重,行止不遂,气上方。

独活　桂心　半夏(洗,各四两)　麻黄(去节)　芎䓖　人参　茯苓(各二两)　八角附子(一枚,炮,去皮)　大枣(十三枚,擘)　防风　芍药　当归　黄芪　干姜　甘草(炙,各三两)

上一十五味,㕮咀,以水一斗五升,酒二升,煮取三升半,分为五服。

2)《圣济总录·卷第五·诸风门·中风》

治风中五脏,奄忽不能言,四肢垂曳,皮肉瘫痹,痛痒不知。

独活(去芦头,三两)　防风(去叉)　芎䓖　白茯苓(去黑皮)　当归(切,焙)　葛根　桂(去粗皮,各二两)　麻黄(去根节,先洗,煎,掠去沫,焙,三两)　附子(炮裂,去皮脐)　细辛(去苗叶)　甘草(炙,各一两)

上一十一味,锉如麻豆。每服五钱匕,水一盏半,生姜五片,煎至八分,去滓,空心、日午、夜卧温服。

3)《圣济总录·卷第十·风腰脚疼痛》

治风腰脚疼痛,不可忍,足胫瘫痹。

独活(去芦头,一分)　黄芪(锉,半两)　防风(去叉)　茯神(去木)　桂(去粗皮)　白藓皮　羚羊角(镑,各一分)　酸枣仁(炒,半两)　桃仁(去皮尖、双仁,炒,一两)

上九味,粗捣筛。每服五钱匕,水一盏半煎至一盏,去滓温服,空心、日午、夜卧各一。

33. 石楠汤(《千金翼方·卷第十七·中风下·瘾疹第三》)

治风痹瘾疹。

大豆(三升)　酒(六升)

上二味,煮四五沸,服一杯,日三。

34. 大附著散(《千金翼方·卷第二十·杂病下·备急第一》)

主一切蛊尸鬼注,风痹,百处痛,如针刀刺痛,呕逆澼饮,五劳七伤万病。

附子(七分,炮,去皮)　乌头(七枚,炮,去皮)　蜈蚣(二枚,炙)　芫菁(八分)　雄黄(七分)　朱砂(七分)　干姜(七分)　细辛(七分)　蜥蜴(二枚)　人参(七分)　莽草(七分)　鬼臼(七分)

上一十二味,捣散,酒服半钱匕,日再。

35. 五石乌丸(《千金翼方·卷第二十二·飞炼·飞炼研煮五石及和草药服疗第二》)

治男子五劳七伤诸积冷,十二风痹,骨节沉重,四肢不举,食饮减少,羸瘦骨立,面目焦黑,时时或腹内雷鸣,膀胱当满,或下青黄,经时不止,妇人产后恶血不尽,腹内坚强,诸劳少气,百病间发,或时阴肿,或即脱肛及下出疼痛。

钟乳(研炼)　紫石英(研炼)　白石英(研炼)　石硫黄(研,各二两半)　黄芩　白薇　白术(各三分)　矾石(二两,烧)　干地黄(七分)　芍药　附子(炮,各一两,去皮)　乌头(十五枚,炮,去皮)　吴茱萸(二两半)　蜀椒(去目闭口者,汗)　人参　细辛　白石脂　赤石脂　山茱萸　天雄(炮,去皮)　芎䓖　麦门冬(去心)　前胡　半夏(洗)　龙骨　桂心(各五分)　远志(十五枚,去心)　茯苓　黄连　当归　紫菀　禹余粮

云母粉　甘草(炙,各一两半)

上三十四味,捣筛为末,炼蜜和丸如梧子大。酒服十丸,日三,不知,增之,可至二十丸,以心热为知力也。

36. 大主之方(《外台秘要·卷第十九·风湿痹方四首》)

疗风痹游走无定处,名曰血痹。

草薢(四分)　薯蓣(四分)　牛膝(四分)　泽泻(四分)　蛴螬(三分,熬)　天雄(三分,炮)　车前子(三分)　干漆(熬,三分)　白术(三分)　地肤子(三分)　山茱萸(五分)　狗脊(三分)　茵芋(一分)　干地黄(十分)

上十四味捣筛,蜜和丸。酒服如梧子十丸,日三服,稍稍加之。忌桃李、雀肉、猪肉、冷水、芜荑等物。

37. 六生散(《外台秘要·卷第十九·风湿痹方四首》)

疗急风痹,身躯拘痛方。

生菖蒲(一斤,切)　生地黄(一斤)　枸杞根(一斤)　生商陆根(一斤)　生乌头(半斤)　生姜(二斤)

上六味,以淳酒渍之一宿,出曝干,复纳酒中,令酒尽,曝令燥,捣下筛,以清酒一升,服一钱匕,日再服之。忌猪羊肉、冷水、芜荑饧。

38. 天雄散(《太平圣惠方·卷第七·治肾脏中风诸方》)

治肾脏风邪所伤,语音謇急,腰脊不可转侧,脚膝缓弱疼痹,头旋耳鸣,身体沉重无力。

天雄(一两,炮裂,去皮脐)　石龙芮(三分)　独活(三分)　防风(三分,去芦头)　麻黄(一两,去根节)　茯神(三分)　杜仲(三分,去粗皮,炙微黄,锉)　草薢(三分,锉)　丹参(三分)　桂心(一两)　羌活(三分)　五味子(三分)　细辛(三分)　牛膝(三分,去苗)　当归(三分,锉,微炒)　人参(三分,去芦头)　枳壳(半两,麸炒微黄去瓤)

上件药,捣筛为散。每服四钱,以水一中盏,入生姜半分,煎至六分,去滓,不计时候温服。忌生冷、毒滑、鱼肉。

39. 麻黄散

1)《太平圣惠方·卷第十九·治风痹诸方》
治风痹,四肢懈惰,不能自举。

麻黄(一两,去根节)　防风(一两,去芦头)　附子(一两,炮裂,去皮脐)　芎䓖(一两)　桂心(一两)　黄芩(一两)　赤芍药(一两)　人参(一两,去芦头)　秦艽(一两,去苗)　茵芋(一两)　甘草(一两,炙微赤,锉)

上件药,捣粗罗为散。每服四钱,以水一中盏,入生姜半分,煎至六分,去滓,不计时候,温服。

2)《太平圣惠方·卷第十九·治风血痹诸方》

治风血痹,肌肤不仁,四肢缓弱。

麻黄(三分,去根节)　乌蛇(二两,酒浸炙令黄,去皮骨)　白术(三分)　茵芋(三分)　防风(三分,去芦头)　蚱蟬〔一(二)分,微炒去足〕　桂心(三分)　附子(一两,炮裂,去皮脐)　当归(三分,锉,微炒)

上件药,捣细罗为散。每服不计时候,以豆淋酒调下一钱。

40. 乌蛇丸

1)《太平圣惠方·卷第十九·治风痹诸方》
治风痹,手足缓弱,不能伸举。

乌蛇(三两,酒浸炙微黄,去皮骨)　天南星(一两,炮裂)　干蝎(一两,微炒)　白附子(一两,炮裂)　羌活〔一(二)两〕　白僵蚕(一两,微炒)　麻黄(二两,去根节)　防风(三分,去芦头)　桂心(一两)

上件药,捣细罗为末,炼蜜和捣三二百杵,丸如梧桐子大。每服不计时候,以热豆淋酒下十丸。

41.《圣济总录·卷第九·偏风》

治体有偏虚,风客半体,不自收持,瘙麻痹痛。

乌蛇尾(酒浸去皮,焙干,和骨用)　天南星(炮)　天麻　羌活(去芦头)　独活(去芦头)　白附子(炮)　白僵蚕(炒)　乌头(炮裂,去皮脐)　乳香(研,各一两)　丹砂(研,半两)　龙脑(研)　麝香(研)　牛黄(研,各一分)

上一十三味,八味各捣罗为细末,五味各研,先将乌蛇、丹砂研末,与蜜同熬成膏,和诸药为丸梧桐子大。每服七丸至十丸,薄荷酒下,日三。

42. 天麻丸

1)《太平圣惠方·卷第十九·治风痹诸方》
治虚损伤风,手足无力,肢体干燥,风痹不仁。

天麻(一两)　木香(半两)　人参(半两,去芦头)　赤茯苓(半两)　羌活(半两)　白芷(半两） 天蓼木（半两） 芎䓖（半两） 当归（半两，锉，微炒） 麻黄（一两，去根节） 乌蛇（二两，酒浸炙微黄，去皮骨） 白附子（半两，炮裂） 龙脑（骨）〔一两（分）〕 鹿角胶（半两，捣碎，炒令黄燥） 甘菊花（半两） 生干地黄（半两） 细辛（半两） 牛黄（一分，细研） 麝香（一分，细研）

上件药，捣罗为末，炼蜜和捣五百杵，丸如梧桐子大。每服不计时候，以温酒下十丸。

2)《太平圣惠方·卷第二十二·治刺风诸方》

治刺风，皮肤如针刺，或顽痹不仁。

天麻（一两） 踯躅花（一两） 独活（一两） 麻黄（二两，去根节） 附子（一两，炮裂，去皮脐） 白附子（一两，炮裂） 晚蚕蛾（一两） 乌蛇肉（二两，酒浸，炙令黄） 防风（一两，去芦头） 道人头（一两） 白蒺藜（一两，微炒去刺） 麝香（半两，细研） 桂心（一两） 当归（一两） 川乌头（一两，炮裂，去皮脐）

上件药，捣罗为末，入麝香，都研令匀，炼蜜和捣三二百杵，丸如梧桐子大。每服不计时候，以温酒下二十丸，如有汗出，切宜避风。

3)《圣济总录·卷第一十二·肌肉眴动》

治风循经络，肌肉眴动，头目昏眩，手足麻痹。

天麻 芎䓖（各一两） 荆芥穗 鸡苏叶（各二两） 白附子（炮） 甘草（炙，各半两）

上六味，捣罗为细末，炼蜜丸如樱桃大。每服一丸，嚼破茶酒任下。

43. 白花蛇散（《太平圣惠方·卷第十九·治风痹诸方》）

治风痹，关节不利，手足顽麻。

白花蛇〔二两，汤（酒）浸炙微黄，去皮骨〕 白附子（一两，炮裂） 磁石（一两，烧酒淬七遍，细研） 天麻（半两） 狗脊（半两，去毛） 侧子（半两，炮裂，去皮脐） 萆薢（半两，锉） 白僵蚕（半两微炒） 细辛（半两） 防风（半两，去芦头） 白术（芷）（半两） 芎䓖（半两） 白藓皮（半两） 羌活（半两） 蔓荆子（半两）

上件药，捣细罗为散，入磁石，同研令匀。每服不计时候，以温酒调下一钱。

44. 羌活丸

1)《太平圣惠方·卷第十九·治风痹诸方》

治风痹，营卫不行，四肢疼痛。

羌活（一两） 天麻（一两） 附子（一两半，炮裂，去皮脐） 麻黄（一两，去根节） 蝼蛄（三分，微炒） 桂心（一两） 乌蛇（二两，酒浸炙令黄，去皮骨）

上件药，捣罗为末，炼蜜和捣三二百杵，丸如梧桐子大。每服不计时候，以温酒下十丸。

2)《圣济总录·卷第八·风腰脚不遂》

治风冷下注，腰脚不遂，五劳七伤六极，并诸风痹。

羌活（去芦头） 鹿茸（去毛，酒炙） 牛膝（酒浸，切，焙） 熟干地黄（切，焙） 菟丝子（酒浸，别捣） 酸枣仁（炒） 山茱萸 巴戟天（去心） 茯神（去木） 五加皮（锉） 防风（去叉） 桂（去粗皮） 五味子 蛇床子（炒，各半两） 生干地黄（焙，一两） 黄芩（去黑心） 白藓皮 羚羊角（镑，各一分）

上一十八味，捣罗为末，炼蜜丸如梧桐子大。每服二十九至三十丸，空心温酒下，日再。

45. 独活散

1)《太平圣惠方·卷第十九·治风痹诸方》

治风痹，身体不举，常多无力。

独活（三分） 萆薢（一两） 防风（一两，去芦头） 细辛（一两） 人参（一两，去芦头） 干姜（一两，炮裂，锉） 天雄（一两，炮裂，去皮脐） 丹参〔一两（三分）〕 牛膝（一两，去苗）

上件药，捣细罗为散。每服不计时候，以温酒调下二钱。

2)《太平圣惠方·卷第二十一·治偏风诸方》

治偏风手足不遂，肌肉顽痹。

独活（二两） 赤茯苓（一两） 汉防己（一两） 芎䓖（一两） 赤芍药（一两） 麻黄（一两半，去根节） 牛膝（一两，去苗） 当归（一两，锉，微炒） 附子（二两，炮裂，去皮脐） 甘草（半两，炙微赤，锉） 萆薢（一两，锉） 桂心（二两） 茵芋（一两） 防风（一两，去芦头） 羚羊角屑（一两）

上件药，捣粗罗为散。每服四钱，以水一中盏，入生姜半分，煎至六分，去滓，不计时候，温服。忌生冷、油腻、猪鱼鸡狗肉。

3)《太平圣惠方·卷第六十九·治妇人风痹手足不随诸方》

治妇人风痹,手足不随,身体疼痛,言语謇涩,筋脉挛急。

独活(一两) 桑寄生(一两) 杜仲(三分,去粗皮,炙微黄,锉) 牛膝(一两,去苗) 细辛(三分) 秦艽(一两,去苗) 赤茯苓(一两) 桂心(一两) 防风(一两,去芦头) 芎䓖(三分) 附子(一两,炮裂,去皮脐) 当归(一两,锉,微炒) 甘草(半两,炙微赤,锉) 赤芍药(三分) 生干地黄(一两)

上件药,捣粗罗为散。每服四钱,以水一中盏煎至六分,去滓,不计时候温服。

46. 羌活散

1)《太平圣惠方·卷第十九·治风痹诸方》

治风痹,手脚不仁。

羌活(一两) 汉防己(一两) 荆芥(一握) 薏苡仁(二两) 防风(一两,去芦头) 麻黄(一两半,去根节) 酸枣仁(一两) 黄松节〔一(二)两〕 附子(一两半,炮裂,去皮脐) 芎䓖(一两) 天麻(一两半) 道人头(一两)

上件药,捣细罗为散,每服,不计时候,以温酒调下二钱。

2)《太平圣惠方·卷第二十二·治刺风诸方》

治刺风,皮肤顽痹。

羌活(一两) 白蒺藜(一两,微炒去刺) 白鲜皮(一两) 枫香(三分) 乌蛇肉(一两,酒浸炙令黄) 当归(一两) 防风(一两,去芦头) 肉桂(一两,去皱皮) 茵芋(一两) 附子(一两,炮裂,去皮脐) 芎䓖(一两) 酸枣仁(一两,微炒) 海桐皮(一两,锉) 麻黄(二两,去根节) 麝香(一分,细研)

上件药,捣细罗为散。每服食前,以温酒调下二钱。忌生冷油腻、湿面毒滑、鱼肉。

3)《太平圣惠方·卷第六十九·治妇人风痹手足不随诸方》

治妇人风痹,手足不随,筋脉拘急,不能行动。

羌活(一两半) 牛膝(一两半,去苗) 当归(一两半,锉,微炒) 防风(一两半,去芦头) 赤芍药(一两半) 附子(一两,炮裂,去皮脐) 五加皮(一两) 桂心(一两) 甘草(一两,炙微赤,锉) 薏苡仁(三两)

上件药,捣筛为散。每服四钱,以水一中盏入生姜半分,煎至五分,去滓,不计时候温服。

47. 茵芋散(《太平圣惠方·卷第十九·治风血痹诸方》)

治风血痹,体虚,风邪入血,肌肤顽痹。

茵芋(一两) 川乌头(半两,炮裂,去皮脐) 天雄(一两,炮裂,去皮脐) 石南(一两) 附子(一两,炮裂,去皮脐) 桂心(一两) 秦艽(一两,去苗) 防风(一两,去芦头) 踯躅花(半两,醋拌匀炒干)

上件药,捣细罗为散。每服不计时候,以温酒调下一钱。

48. 地黄丸(《太平圣惠方·卷第十九·治风血痹诸方》)

治血风痹,走无定处,及诸风痹。

生干地黄(一两) 泽泻(一两) 山茱萸(一两) 萆薢(一两,锉) 薯蓣(一两) 牛膝(一两,去苗) 白术(三分) 天雄(三分,炮裂,去皮脐) 蛴螬(三分,炙令微黄) 干漆(三分,捣碎,炒令烟出) 狗脊(三分,去毛) 车前子(三分) 茵芋(三分)

上件药,捣罗为末,炼蜜和捣三五百杵,丸如梧桐子大。每服不计时候,以温酒下二十丸。

49. 蛅螂丸(《太平圣惠方·卷第十九·治风痹诸方》)

治风寒入于肌肉,气血不宣,肢体不仁,牵引腰背,风痹疼痛。

蛅螂(一两,炒去足) 虎胫骨(三分,酒浸,炙黄) 川乌头(三分,炮裂,去皮脐) 白蒺藜(一两,微炒去刺) 安息香(三分) 槟榔(三分) 芎䓖(三分) 狗脊(三分) 赤茯苓(三分) 白花蛇(二两,酒浸炙令黄,去皮骨) 肉桂(三分,去皱皮) 赤箭(三分) 枳实(三分,麸炒微黄) 防风(三分,去芦头)

上件药,捣罗为末,炼蜜和捣三二百杵,丸如梧桐子大。每服不计时候,以薄荷汤(酒)下十丸。

50. 秦艽散(《太平圣惠方·卷第二十·治瘫痪风诸方》)

治瘫风手足不遂,肌肉顽痹,筋脉拘急,心神不安,言语謇涩,胸膈痰涎不利。

秦艽(一两,去苗) 赤箭(一两) 独活(一两) 桂心(一两) 五加皮(一两) 磁石(三两,捣碎,水淘去赤汁) 甘菊花(一两) 汉防己(一两) 羚羊角屑(一两) 葛根(一两,锉) 赤芍药(一两) 麻黄(二两,去根节) 薏苡仁(二两) 防风(一两,去芦头) 芎䓖(一两) 侧子(一两,炮裂,去皮脐) 杏仁(二两,汤浸,去皮尖、双仁,麸炒微黄) 甘草(一两,炙微赤,锉)

上件药,捣筛为散。每服四钱,以水一中盏,入生姜半分,煎至六分,去滓,不计时候,温服。

51. 侧子丸(《太平圣惠方·卷第二十二·治柔风诸方》)

治毒风瘫曳,四肢不收,或挛急顽痹。

侧子(一两,炮裂,去皮脐) 白附子(半两,炮裂) 天南星(半两,炮裂) 白僵蚕(半两,微炒) 汉防己(半两) 草薢(半两,锉) 踯躅花(半两,酒拌,炒干) 牛膝(半两去苗) 芎䓖(半两) 乌蛇肉(一两,酒浸炙微黄) 天麻(一两) 羚羊角屑(半两) 牛黄(一分,细研) 麝香(一分,细研) 硫黄(半两,细研) 干蝎(半两,微炒) 桂心(半两)

上件药,捣罗为末,研入牛黄、麝香等,以水煮槐胶三两,更入少熟蜜同和,捣五七百杵,丸如梧桐子大。每服食前,以热酒研下七(十)丸。忌生冷、油腻、毒滑、鱼肉。

52. 犀角丸(《太平圣惠方·卷第二十二·治柔风诸方》)

治风瘫曳,手脚不能收摄,肌肤顽痹,筋脉不利,心神恍惚,骨节疼痛。

犀角屑(半两) 羚羊角屑(半两) 牛黄(一分,细研) 麝香(一分,细研) 天麻(一两) 白附子(一两,炮裂) 蝉壳(半两) 牛膝(半两,去苗) 防风(半两,去芦头) 附子(一两,炮裂,去皮脐) 桂心(半两) 当归(半两) 芎䓖(半两) 羌活(半两) 白僵蚕(半两,微炒) 五加皮(半两) 乌蛇肉〔一(二)两,酒浸炙微黄〕 薏苡仁(半两) 麻黄(一两,去根节) 朱砂(一两,细研,水飞过) 远志(半两,去心) 金箔(五十片,细研) 银箔(五十片,细研) 仙灵脾(一两) 道人头(一两) 地骨皮(半两)

上件药,捣罗为末,入研了药令匀,炼蜜和捣五七百杵,丸如梧桐子大。每服食前,以温酒下二十丸,渐至三十丸。忌生冷、羊血。

53. 仙灵脾丸(《太平圣惠方·卷第二十二·治柔风诸方》)

治风瘫曳,手足麻痹,屈伸不得。

仙灵脾(一两) 牛膝(一两,去苗) 芎䓖(一两) 牛黄(一分,细研) 麻黄(一两,去根节) 乌蛇肉(二两,酒浸炙微黄) 天麻(一两) 白附子(一两,炮裂) 天雄(半两,炮裂,去皮脐) 防风(一两) 独活(一两) 当归(一两,锉,微炒) 桂心(一两) 细辛(半两) 白僵蚕(一两,微炒) 莽草(一两,微炒) 朱砂(半两,细研) 麝香(一分,细研)

上件药,捣罗为末,都研令匀,炼蜜和捣三五百杵,丸如梧桐子大。每服食前,以豆淋酒下十丸。忌毒滑、鱼肉、羊肉等。

54. 天雄丸(《太平圣惠方·卷第二十二·治柔风诸方》)

治柔风,皮肤虚缓,四肢不收,或时顽痹,腰脚无力。

天雄(三分,炮裂,去皮脐) 人参(半两,去芦头) 丹参(半两) 沙参(半两,去芦头) 白花蛇(一两,酒浸去皮骨,炙令微黄) 羚羊角屑(半两) 芎䓖(半两) 白僵蚕(三分,微炒) 独活(半两) 防风(三分,去芦头) 牛膝(三分,去苗) 草薢(半两,锉) 麻黄(三分,去根节) 甘菊花(半两) 天麻(一两) 桂心(三分) 当归(半两) 枳壳(半两,麸炒微黄,去瓤) 干蝎(半两,微炒) 蝉壳(半两,微炒) 细辛(半两) 白蒺藜(半两,微炒,去刺) 仙灵脾(三分) 白附子(三分,炮裂) 蔓荆子(半两) 阿胶(三分,捣碎,炒令黄燥) 麝香〔三(一)分,细研〕

上件药,捣罗为末,炼蜜和捣五七百杵,丸如梧桐子大。每服食前,以温酒下二十丸。

55. 商陆酿酒(《太平圣惠方·卷第二十四·治大风鬓眉堕落诸方》)

治大风,眉鬓堕落,皮肉顽痹,筋脉不利。

商陆(二十五斤,切) 曲(十五斤,捣碎)

上件药,以水二斗,拌渍炊黍米一硕,酿如常法。三酘讫,封七日,开看,酒熟澄清,随性温服之,病重者服至三斗,轻者二斗,药发得吐下佳,宜吃鹿肉羹臛。

56. 青盐散(《太平圣惠方·卷第二十四·治大风鬓眉堕落诸方》)

治大风疾,眉鬓堕落,遍身结肿,皮肉顽痹。

青盐(一斤) 禹余粮(二斤) 白矾(一斤)

上件药,捣细罗为散,更研令匀,入瓷罐子内盛,瓦子盖头,固济;初用炭火二斤烧,渐渐添火,至一秤已来,从早晨烧至夜,常须添炭,至一秤火尽为度,隔宿候冷,取之细研如粉,用夹熟帛包裹,取一生净土,水拌令泡泡,中心培药,两日出火毒;又别取胡麻子六斤,拣簸净洁,秤之,九蒸九曝毕,炒令香熟,捣罗为末。每三两胡麻末,管一两烧者药末相和令匀,每服用荆芥茶调下二钱,空心及晚食前服,其效不可具述。

57. 独活浸酒(《太平圣惠方·卷第二十五·治一切风通用浸酒药诸方》)

治八风十二痹。

独活(四两) 石楠(四两) 防风(三两,去芦头) 茵芋 附子(炮裂,去皮脐) 川乌头(炮裂,去皮脐) 天雄(炮裂,去皮脐) 桂心(一两半) 牛膝(去苗,以上各一两)

上件药,细锉,以生绢袋盛,用好酒二斗渍,经七日。每日随性温饮一小盏,勿令大醉,以效为度。

58. 茵芋浸酒(《太平圣惠方·卷第二十五·治一切风通用浸酒药诸方》)

治八风十二痹,五缓,六急,半身不遂,四肢偏枯,筋脉拘挛,肩髀疼痛,腰脊不能俯仰,胸胁膜胀,心烦,目眩耳聋,咽喉不利,或贼风所中,痛如锥刺,行人皮中,无有常处,或四肢肌体,遍有冷痹,状如风吹。

茵芋(一两半) 细辛(半两) 天雄(一两,炮裂,去皮脐) 汉防己(一两) 川乌头(一两半,炮裂,去皮脐) 石斛(一两,去根) 踯躅(一两,微炒) 山茱萸 柏子仁 甘草(炙微赤) 木通 桂心 秦艽(去苗) 黄芪 干姜(炮裂) 熟干地黄 莽草(微炙) 附子(炮裂,去皮脐) 杜仲(去粗皮) 芎䓖 王荪 泽泻 石楠 防风(去芦头) 远志(去心) 牛膝(去苗,以上各三分)

上件药,细锉和匀,用生绢袋盛,以酒三斗,浸十日。空心温服一小盏,晚食前再服,以瘥为度。忌生冷、油腻、动风物。

59. 五石护命散(《太平圣惠方·卷第三十八·五石寒食散更生散及钟乳丸散诸方》)

治虚劳百病,羸瘦,咳逆短气,骨间有热,四肢烦痛,或腹鸣疼痛,大小便不利,尿多赤黄,头眩冒闷,恶寒风痹,食饮不消。

炼成钟乳(一两) 紫石英(二两,细研水飞过) 白石英(二两,细研,水飞过) 硫黄〔一(二)两〕 赤石脂(二两) 海蛤(二两,细研) 防风(三分,去芦头) 黄芪(一两,锉) 麦门冬(二两,去心,焙) 生干地黄(一两) 桂心(三分) 桔梗(一两,去芦头) 栝蒌根〔一(二)两〕 白术(一两) 干姜(一两,炮裂,锉) 细辛(一两) 人参(一两,去芦头) 附子〔三两(分),炮裂,去皮脐〕

上件药,捣细罗为散,入研了药和令匀。每服空心及晚食前,以温酒调下二钱,服药后,稍有力者,宜行百余步,所贵药势归下。

60. 乌蛇散(《太平圣惠方·卷第六十九·治妇人风痹手足不随诸方》)

治妇人风痹,手足顽麻,筋脉抽搐,口眼不正,言语謇涩。

乌蛇肉(一两,酒拌炒令黄) 天南星(一两,炮裂) 天雄(一两,炮裂,去皮脐) 土蜂儿(一两,微炒) 干蝎(半两,微炒) 桑螵蛸(半两,微炒) 赤箭(一两) 麻黄(一两,去根节) 羚羊角屑(半两) 薏苡仁(一两) 酸枣仁(三分) 柏子仁〔半(三)分〕 芎䓖(一两) 桂心(半两) 当归(三分,锉,微炒) 朱砂(半两,细研水飞过) 麝香(一分,细研)

上件药,捣细罗为散,入研了药令匀。每服食前,以温酒调下一钱。

61. 川乌头散(《太平圣惠方·卷第六十九·治妇人风痹手足不随诸方》)

治妇人风痹疼痛,四肢不随。

川乌头(半两,炮裂,去皮脐) 甘草(半两,炙微赤,锉) 细辛(半两) 川椒(半两,去目及闭口者,微炒去汗) 干姜(一两,炮裂,锉) 赤茯苓〔二(一)两〕 防风〔二(一)两,去芦头〕 当归(一两,锉,微炒) 秦艽(一两半,去苗) 附子(一两半,炮裂,去皮脐) 桂心(一两半) 赤芍药(一两半) 独活(二两) 牛膝(一两半,去苗)

上件药,捣筛为散。每服三钱,以水一中盏,入枣三枚,煎至六分,去滓,不计时候温服。

62. 五加皮散(《太平圣惠方·卷第六十九·治妇人风痹手足不随诸方》)

治妇人风痹,手足不随,行立无力。

五加皮(一两)　萆薢(一两)　海桐皮(一两)　虎胫骨(一两半,涂酥炙令黄)　牛膝(一两,去苗)　防风(一两,去芦头)　薏苡仁(一两)　鼠粘子(一两)　仙灵脾(一两)　当归(一两,锉,微炒)　续断(一两)　附子(一两,炮裂,去皮脐)　杜仲(一两,去粗皮,微炙,锉)　熟干地黄(一两)

上件药,捣细罗为散。每服食前,以温酒调下二钱。

63. 乌头丸(《太平圣惠方·卷第六十九·治妇人风痹手足不随诸方》)

治妇人风痹,手足不随,关节沉重,行立无力。

川乌头(一两,炮裂,去皮脐)　防风(一两,去芦头)　天南星(一两,炮裂)　天雄(一两,炮裂,去皮脐)　白僵蚕(一两,微炒)　赤箭(一两)　牛膝(一两,去苗)　萆薢(三分)　乌蛇肉(一两半,酒拌炒令黄)　丹参(三分)　仙灵脾(一两)　石南叶(三分)　柏子仁(三分)　茵芋(三分)　海桐皮(一两)

上件药,捣细罗为末,炼蜜和捣三二百杵,丸如梧桐子大。每服食前,以豆淋酒下二十丸。

64. 狗脊浸酒(《太平圣惠方·卷第六十九·治妇人风痹手足不随诸方》)

治妇人风痹,手足不随,肢节急强。

狗脊(二两,去毛)　牛膝(五两,去苗)　丹参(三两)　当归〔一(二)两,锉,微炒〕　芎䓖〔一(二)两〕　桂心〔二(一)两〕　防风(二两,去芦头)　萆薢(二两)　仙灵脾(二两)　天蓼木(半斤)　川椒(一两,去目及闭口者,微炒去汗)

上件药,细锉,以生绢袋盛,用好酒二斗五升浸,经七日。每服温饮一小盏,常令有酒气,每取一升,即添酒一升,至五斗即住。

65. 仙灵脾浸酒(《太平圣惠方·卷第六十九·治妇人风痹手足不随诸方》)

治妇人风痹,手足不随。

仙灵脾(二两)　牛膝(二两,去苗)　附子(二两,炮裂,去皮脐)　石南叶〔一(二)两〕　杜仲(二两,去粗皮,微炙)

上件药,细锉,以生绢袋盛,用好酒一斗五升浸,经七日。每服温饮一小盏。

66. 何首乌散

1)《太平圣惠方·卷第六十九·治妇人血风身体骨节疼痛诸方》

治妇人血风,身体骨节疼痛,或手足麻痹,腹胯沉重,牵拽不随者。

何首乌(三分)　羌活(三分)　威灵仙(一两)　当归(三分,锉,微炒)　羚羊角屑(三分)　防风(半两,去芦头)　赤箭(三分)　附子(三分,炮裂,去皮脐)　桂心(三分)　赤芍药(三分)　芎䓖(三分)　牛膝〔二(一)两,去苗〕

上件药,捣细罗为散。每服不计时候,以豆淋酒下二钱。

2)《太平惠民和剂局方·卷之八·治疮肿伤折》

治脾肺风毒攻冲,遍身癣疥瘙痒,或生瘾疹,搔之成疮,肩背拘倦,肌肉顽痹,手足皴裂,风气上攻,头面生疮,及治紫癜、白癜、顽麻等风。

荆芥穗　蔓荆子(去白皮)　蚵蚾草(去土)　威灵仙(净洗)　何首乌　防风(去芦、叉)　甘草(炙)

上件各五斤,捣罗为末。每服一钱,食后温酒调下,沸汤亦得。

67. 附子丸(《太平圣惠方·卷第六十九·治妇人风痹手足不随诸方》)

治妇人风痹,手足不随。

附子(一两,炮裂,去皮脐)　天麻(一两)　牛膝(一两,去苗)　仙灵脾(一两)　川乌头(一两,炮裂,去皮脐)　防风(一两,去芦头)　虎胫骨(一两,涂酥炙令黄)

上件药,捣细罗为末,以酒煮面糊和丸如梧桐子大。每服食前,以温酒下十丸。

68. 萆薢散

1)《太平圣惠方·卷第六十九·治妇人风痹手足不随诸方》

治妇人风痹,手足不仁,腰膝疼痛,筋脉挛急。

萆薢(一两)　天麻(一两)　防风(三分,去芦头)　乌蛇肉(一两,酒拌炒令黄)　五加皮(半两)　当归(三分,锉,微炒)　独活(三分)　芎䓖(三分)　麻黄(三分,去根节)　天雄(三分,炮裂,去皮脐)　牛膝(三分,去苗)　苍耳子(三分)　虎胫骨(一两,涂酥炙令黄)　杜仲(三分,去粗皮,微炙,锉)　仙灵脾(三分)　薏苡仁(三分)　酸枣仁(三分)　川乌头(半两,炮裂,去皮脐)

上件药,捣细罗为散。每服食前,以豆淋酒调下一钱。

2)《太平圣惠方·卷第二十二·治柔风诸方》

治柔风,体虚里急,四肢缓痹不仁。

草薢(一两,锉) 防风(一两,去芦头) 人参(三分,去芦头) 桂心(三分) 山茱萸(半两) 干姜(三分,炮裂,锉) 川椒(三分,去目及闭口者,微炒去汗) 细辛(三分) 附子(三分,炮裂,去皮脐) 天雄(半两,炮裂,去皮脐) 牛膝(一两,去苗) 白术(三分)

上件药,捣细罗为散。每服食前,以温酒调下二钱。

69. 松叶酒(《太平圣惠方·卷第九十五·药酒序》)

除一切风,挛跛躄,疼闷,手不上头,腰背强直,两脚酸疼,顽痹,不能久立,半身不随,头风,耳聋目暗,见风泪出,鼻不闻香臭,唇口生疮,恶疰流转,如锥刀所刺,皆悉主之。

松叶(十斤) 独活(十两) 麻黄(十两,去节)

上都细锉,入生绢袋盛,以酒五斗,入瓮密封渍之,春秋七日,冬十日,夏五日,候日足。每温饮一小盏,日三。

70. 五加皮酒(《太平圣惠方·卷第九十五·药酒序》)

治风痹不仁,四肢挛急疼痛方。

五加皮(细锉,一升)

以清酒一斗,渍十日,温服一中盏,日三服。亦可与术地黄各二十斤,细锉,以水一硕五斗,煮取一硕,以清细曲十斤,黍米一硕,净淘炊熟,都拌和入瓮,盖覆如法,候熟,任性饮之,不令至醉。

71. 松脂松节酒(《太平圣惠方·卷第九十五·药酒序》)

治百节风虚,脚痹疼痛方。

松节(十斤,捶碎,以水一硕煮取汁五斗,去滓) 糯米(五斗,炊熟) 细曲(五斤,捣碎)

上三味,拌和,入瓮密封。三七日开,取酒,可温饮一盏,日三。

72. 菖蒲酒(《太平圣惠方·卷第九十五·药酒序》)

主大风十二痹,通血脉,调荣卫。治骨立萎黄,医所不治者,服一剂,服经百日,颜色丰足,气力倍常,耳目聪明,行及奔马,发白更黑,齿落再生,昼夜有光,延年益寿,久服得与神通。

菖蒲(削治薄切曝干,一斗,以生绢袋盛之)

上以好酒一硕,入不津瓮中,安药囊在酒中,密封泥之,百日发视之。如绿叶色,复炊一斗秫米纳酒中,复封四十日,便漉去滓。温饮一盏,日三。其药滓曝干,捣细罗为散,酒调一钱,服之尤妙。

73. 菊花酒(《太平圣惠方·卷第九十五·药酒序》)

治八风十二痹,补虚损不足方。

菊花(八两) 五加皮(八两) 甘草(四两) 生地黄(一斤,切) 秦艽(四两,去苗) 枸杞根(八两) 白术(八两)

上都捣令碎,以水三硕煮至一硕,以槽床压取汁,用糯米一硕炊熟,细曲一(十)斤捣碎,拌和令匀,入于瓮中,密封三七日,取饮任性,不得过醉。

74. 天南星丸

1)《圣济总录·卷第七·风亸曳》

治一切风,手足麻痹亸曳,或即肿痒疼痛。

天南星(腊月牛胆匮者,三分) 白芷(一两半) 麻黄(去根节,一两) 防风(去叉,一两半) 羌活(去芦头) 独活(去芦头) 芎䓖 天麻 白芍药 桔梗(锉,炒) 细辛(去苗叶) 白僵蚕(炒,各半两) 甘草(炙,一分半) 干姜(炮,一分) 龙脑(研,一钱) 麝香(研,一分)

上一十六味,除研外为细末,和令匀,炼蜜丸如杏核大,丹砂为衣。每服一丸,细嚼,以薄荷温酒下,不计时候。伤寒头目昏痛,肢节疼者,薄荷茶下,并吃三两服,尤妙。

2)《圣济总录·卷第一十六·风头痛》

治风头痛,痰逆烦满,筋脉拘急,手足麻痹。

天南星(浆水煮切,焙) 半夏(浆水煮,焙) 天麻(酒浸切,焙) 石膏(各半两) 白附子(生,一两) 滑石(二两)

上六味,捣研为细末,面糊和丸如梧桐子大。每服十丸,食后荆芥汤下。

75. 生犀天麻丸(《圣济总录·卷第七·风亸曳》)

治一切风手足亸曳,肢体麻痹不仁,及骨节疼痛,口面偏斜,痰涎语涩,心忪惊悸,并宜服之。

犀角(镑,一两) 天麻(酒炙,二两) 地榆(去苗) 玄参 丁香 乌头(炮裂,去皮脐) 乌

药　木香　丹砂(研,各一两)　乳香(研)　龙脑(研)　麝香(研)　牛黄(研)　真珠(研)　琥珀(研)　自然铜(火煅,醋淬,各半两)　安息香(酒浸一宿,去皮骨,炙熟,绵滤去沙石,再熬成膏)　麻黄(去根节,一两)　白花蛇(酒浸一宿,去皮骨,炙,一两)　蝎梢(炒,一分)　天南星(用牛胆内匮者,半两)　防风(去叉,半两)

上二十二味,除别研膏外,为细末,再合研令匀,将安息香膏,更别炼蜜,和为丸如樱桃大,每服一丸,以温酒或荆芥薄荷汤嚼下;丸如梧桐子大,二十丸,温酒下亦得。

76. 白藓皮汤(《圣济总录·卷第八·风腰脚不遂》)

治风腰脚不遂,四肢瘈痹,口噤不语,手臂脚膝痿弱颤掉。

白藓皮　女葳　防风(去叉)　细辛(去苗叶)　升麻　苍耳(炒)　桂(去粗皮)　附子(炮裂,去皮脐)　五味子　菖蒲(九节者,去须节,米泔浸,切,焙)　蒺藜子(炒去角,各一两半)　黄芪(炙,锉,三两)

上一十二味,锉如麻豆。每服五钱匕,水一盏半,煎至八分,去滓,食前温服,日再。

77. 茯神丸(《圣济总录·卷第八·风腰脚不遂》)

治风腰脚不遂,行履不得,丈夫五劳七伤六极,并治诸风痹。

茯神(去木)　五加皮(锉)　防风(去叉)　桂(去粗皮)　五味子　蛇床子(炒,各一两)　羌活(去芦头)　鹿茸(去毛,酒炙)　牛膝(酒浸,切,焙)　菟丝子(酒浸,别捣)　酸枣仁(炒)　山茱萸　巴戟天(去心,各一两半)　熟干地黄(切,焙,三两)

上一十四味,捣罗为末,炼蜜丸如梧桐子大。每服二十丸至三十丸,温酒下,早晚食前各一。

78. 凝水石酒(《圣济总录·卷第九·风偏枯》)

治八风十二痹,偏枯不遂,宿食虚冷,五劳七伤。

凝水石　白石英　白石脂　代赭石　矾石　礜石　石膏　芒硝　石南　石苇　天雄(炮裂,去皮脐)　附子(炮裂,去皮脐)　常山　续断　芫花　白术　防风(去叉)　黄芩(去黑心)　黄连(去须)　大黄(炒)　麻黄(去根节)　熟干地黄　山茱萸　杏仁(汤去皮尖、双仁)　玄参　菌茹　狼毒　半夏(汤洗七遍,焙)　藜芦　菖蒲　前胡(去芦头)　蜈蚣(炒)　甘草(炙)　龙胆　桔梗(锉,炒)　菟丝子(酒浸一宿,焙)　秦艽(去苗、土)　芍药　紫菀(去苗)　白芷　远志(去心)　卷柏

上四十二味各一两,锉如麻豆,盛以绢袋,用水三斗,七月七日曲三斤,黍米三升作饭,依和酒法,以药袋著酿中,春秋七日,冬十日,夏三日。酒成,服半鸡子壳,日三,并曝囊中药滓,更捣筛,酒服方寸匕,以体暖为度。

79. 羌活汤

1)《圣济总录·卷第九·偏风》

治偏风一边,手足觯曳,行履不得,肌肉瘈痹,百日内能起。

羌活(去芦头,一两半)　桂(去粗皮,一两)　葛根(一两)　附子(一枚及半两者,炮裂,去皮脐)

上四味,锉如麻豆。每用五钱匕,以水一盏半煮取一盏,去滓,分温二服,空心、临卧各一。

2)《圣济总录·卷第十·风腰脚疼痛》

治下焦风虚,腰脚瘈痹不仁,骨髓酸疼,不能久立,渐觉消瘦。

羌活(去芦头)　防风(去叉)　黄芪(锉)　五加皮(锉)　牛膝(酒浸,切,各一两半)　酸枣仁(炒,一合)　丹参(锉)　桂(去粗皮)　芍药　麻黄(去根节,煎掠去沫,焙,各一两一分)　槟榔(四颗,锉)　当归(切,焙)　玄参　木通(锉,各二两)

上一十四味,粗捣筛。每服五钱匕,水一盏半煎取一盏,去滓,空腹食前温服,良久以热生姜稀米粥投,衣覆微出汗,慎外风。

3)《圣济总录·卷第三十一·伤寒后骨节烦疼》

治伤寒后下焦风虚,骨髓酸痛,腰脚顽痹,不能久立,日渐消瘦。

羌活(去芦头)　防风(去叉)　五加皮(锉)　牛膝(去苗,酒浸,切,焙)　酸枣仁(微炒)　丹参　麻黄(去根节,汤煮,掠去沫,焙)　芍药　当归(切,焙)　独活(去芦头)　槟榔(锉)　玄参(坚者)　木通(锉,各半两)　桂(去粗皮)

黄芪(锉,各三分)

上一十五味,粗捣筛。每服五钱匕,水一盏半煎至七分,去滓。空心温服,日晚再服。

4)《仁斋直指方论·卷之四·附痹证·痹证方论》

治白虎历节,风毒攻注,骨节疼痛,发作不定。

羌活(去芦,二两) 附子(炮,去皮脐) 秦艽(去芦) 桂心 木香(不见火) 川芎 当归(去芦) 牛膝(川者,去芦,洗) 桃仁(去皮尖,麸炒) 骨碎补 防风(去芦,各一两) 甘草(炙,半两)

上㕮咀,每服四钱,水一盏半,姜五片,煎七分,温服。

80. 地龙散(《圣济总录·卷第十·风腰脚疼痛》)

治风攻腰脚疼及痛痹。

地龙(白颈者,于瓦上炒,五两) 附子(炮裂,去皮脐,二两) 蒺藜子(炒去角) 赤小豆(炒,各二两半)

上四味,捣罗为散。每服二钱匕,生姜酒调下,空心晚食前服。

81. 虎骨散(《圣济总录·卷第十·风身体疼痛》)

治风身体疼痛,或手足痛痹,腰股沉重,牵曳不随。

虎骨(涂酥炙黄) 败龟(涂酥炙黄) 生干地黄(焙,各二两) 何首乌(去黑皮) 芍药 蚕砂(醋炒,各一两一分) 羌活(去芦头) 附子(炮裂,去皮脐) 延胡索(各一两) 当归(锉,焙) 芎䓖 牛膝(酒浸切,焙) 白芷 秦艽(去苗、土) 威灵仙(去土) 槟榔(锉,各一两半) 皂荚子(炒,二两)

上一十七味,为细散。每服空心温酒调下三钱匕,日三服,如不饮酒,用童子小便一盏半,薄荷一握,生姜少许,同煎至一盏,去滓温服。

82. 麝香丸(《圣济总录·卷第十·风身体疼痛》)

治风身体疼痛,头目不利,肩背拘急,肌肉痛痹,痰涎壅滞,胸膈满闷。

麝香(研,半两) 秦艽(去土,四两) 独活(去芦头) 白术 槟榔(各二两)

上五味,除麝香外,为细末,入麝香研匀,炼蜜和杵千百下,丸如龙眼大。每服一丸细嚼,温酒或腊茶清下,不拘时。

83. 生犀丸(《圣济总录·卷第一十二·肌肉瞤动》)

治风虚肉瞤,头目昏眩,四肢拘急,或时麻痹,旋晕多痰,牙关紧痛,欠伸倦怠。

犀角(镑屑) 芎䓖 羌活(去芦头,各一两) 白僵蚕(炒) 防风(去叉) 荆芥穗(各半两) 干蝎(炒) 白芷 藁本(去土) 龙脑(研) 麝香(研) 牛黄(研,各一分) 鸡苏叶(二两) 天麻(酒浸一宿,切,焙,二两,别捣为细末)

上一十四味,除天麻别捣外,先以十味,捣罗为细末,再入三味研者药,炼蜜半斤,入天麻末,更入河水,并真酥各少许,置于重汤内,煎炼成膏,候冷和搜成剂,入臼内,杵数百下,丸如鸡头实大。每服一丸细嚼,腊茶清下,不拘时。

84. 除风荆芥汤(《圣济总录·卷第一十五·首风》)

治首风头目昏眩,肢体疼痛,手足麻痹,上膈烦闷,或发寒热。

荆芥穗 芎䓖 防风(去叉) 独活(去芦头) 甘草(炙,锉) 麻黄(去根节,各一两) 人参(二两)

上七味,粗捣筛。每服三钱匕,水一盏,入生姜三片,薄荷三叶,同煎至七分,去滓温服,食后、临卧再服。

85. 雄黄防风丸(《圣济总录·卷第一十七·风痰》)

治风痰头目昏痛,及风气痹滞经络,上攻面部,头旋目暗,不欲饮食。

雄黄(研,一两半) 防风(去叉,二两) 芎䓖 石膏(碎研,各一两) 白附子(炮) 丹砂(研) 独活(去芦头) 人参 细辛(去苗叶,各半两) 麝香(研,一分)

上一十味为细末,煮面糊和丸如梧桐子大。每服二十丸,槐胶汤下,食后服。

86. 山栀子散(《圣济总录·卷第一十八·大风眉须堕落》)

治大风癞疾,眉须堕落,遍身痛痹,手足挛缩。

山栀子(去皮,二两半) 芎䓖(一两半) 藁本(去苗、土,三分) 当归(切,焙) 蔓荆实(各一两）　桔梗（锉，炒，一两三分）　羌活（去芦头）　白蒺藜（炒）　白茯苓（去黑皮）　防风（去叉，各一两一分）　侧子（炮裂，去皮脐）　天麻（各半两）

上一十二味，捣罗为散。每日空腹，温酒调下二钱匕，加至三钱匕，夜卧时再服，服至一料，须眉再生。

87. 商陆酒（《圣济总录·卷第一十八·白癜》）

治白癜大风，眉须堕落，八风十二痹，筋脉拘急，肢节缓弱，手足瘰痹。

商陆根（削去皮锉，二十五斤）

上一味，用水一石五斗煮取八斗，去滓，浸细曲十五斤，炊黍米一石，酝如常法。酒熟每温饮三合至五合，日二夜一，重者服至三斗，稍轻者至二斗。若得药发吐下为佳，唯宜食鹿肉羹。

88. 干地黄丸（《圣济总录·卷第一十九·诸痹门·行痹》）

治诸风痹，走移无定。

生干地黄（焙）　泽泻　山茱萸（炒，各一两）　山芋　牛膝（去苗，酒浸，切，焙）　白术（锉，各一两）　天雄（炮裂，去皮脐，一分）　蛴螬（炒微）　干漆（炒烟出）　狗脊（去毛）　车前子　茵芋（各三钱）　萆薢（炒，半两）

上一十三味，为细末，炼蜜丸如梧桐子大。每空腹用温酒下二十丸，日二夜一。

89. 山茱萸丸（《圣济总录·卷第一十九·诸痹门·行痹》）

治风痹游走无常处，亦治血痹。

山茱萸（炒，一两一分）　生干地黄（焙，二两半）　山芋　牛膝（去苗，酒浸，焙）　泽泻　萆薢（各一两）　天雄（炮裂，去皮脐）　蛴螬（微炒）　车前子　干漆（炒烟出）　狗脊（去毛）　白术　地肤子（各三分）　茵芋（去粗茎，半两）

上一十四味，为细末，炼蜜丸如梧桐子大。每服温酒下二十丸，加至三十丸，日三。

90. 石南丸（《圣济总录·卷第五十二·肾脏风毒流注腰脚》）

治肾脏风毒，脚弱少力，脚重疼痹，脚肿生疮，脚下隐痛，不能蹈地，脚膝筋挛，不能屈伸，腰膝拘急，风毒流注等疾。

石南叶　薏苡仁　杏仁（去皮尖、双仁，炒）　牵牛子（炒）　大腹（连皮锉）　芎䓖　芍药　赤小豆　陈橘皮（去白，焙）　当归（切，焙）　麻黄（去根节，各二两）　五加皮（锉）　牛膝（酒浸，切，焙，各三两）　木瓜（去瓤切，焙）　独活（去芦头）　杜仲（去粗皮，锉，炒）　萆薢（各四两）

上一十七味，捣罗为末，酒浸蒸饼，丸如梧桐子大。每服十九至十五丸，木瓜汤下，早晨、日午、夜卧服。

91. 内补石斛散（《圣济总录·卷第八十一·脚气门·脚气痹弱》）

风痹脚弱，手足拘挛痹弱，小腹紧急，不能食，五劳七伤，肾气不足。

石斛　附子（炮裂，去皮脐）　独活（去芦头）　天门冬（去心，焙）　桂（去粗皮，各四两）　秦艽（去苗、土）　乌头（炮裂，去皮脐）　人参　天雄（炮裂，去皮脐）　干姜（炮）　防风（去叉）　细辛（去苗叶）　杜仲（去粗皮，锉，炒）　莽草（炙，各二两）　当归（锉，焙，四两）

上一十五味，捣罗为散。每服二钱匕，温酒调下，日三夜一。

92. 附子散（《圣济总录·卷第一百·诸尸门·飞尸》）

治一切飞尸鬼注，风痹身体皆痛，如针刀刺，呕逆痰癖，除五劳七伤万病。

附子（炮裂，去皮脐）　乌头（炮裂，去皮脐）　芫青（去足翅微，炒）　雄黄（研）　丹砂（研）　干姜（炮裂）　细辛（去苗叶）　人参　莽草（微炙）　鬼臼（去毛，微炒）　蜀椒（去闭口并目，微炒出汗，各一两）　蜈蚣（去头足，微炙，一枚）　蜥蜴（去头足，微炙，一枚）

上一十三味，捣研为散，再罗令匀。每服空心温酒调下半钱匕，日再服。

93. 大泽兰丸（《圣济总录·卷第一百五十·妇人血风门·妇人血风劳气》）

治妇人血风劳气，血海虚冷，经候不调，肌肤黄瘦，八风十二痹，带下三十六疾；妊娠胎动不安，或子死腹中，产后诸疾。

泽兰（去梗）　当归（切，焙，各二两）　细辛（去苗叶）　白术（炒）　人参　桔梗（锉，炒）　防风（去叉）　蜀椒（去目并合口者，炒出汗）　厚朴（去粗皮，生姜汁炙）　白芷　藁本（去苗、土）　石膏（碎，各一两半）　桂（去粗皮）　干姜（炮）

乌头（炮裂，去皮脐） 芍药 芎䓖 白薇 芫荑（炒） 甘草（炙，锉） 柏子仁（研） 吴茱萸（汤浸焙干，炒，各一两）

上二十二味，捣罗为末，炼蜜和丸如弹子大。每服半丸，早晚食前，温酒嚼下。死胎不出，儿衣未下，并服一丸至二丸，用瞿麦煎汤下；腹中疗痛，血冷气刺，经脉不利，用当归煎酒下；产后中风，伤寒汗不出，用麻黄一分去节煎汤，并三服，厚衣盖覆取微汗即愈；血脏久冷无子，及数堕胎，胎漏血下，以熟干地黄煎酒下。

94. 油煎散（《圣济总录·卷第一百五十·妇人血风门·妇人血风走注》）

治妇人血风攻注，四肢腰背疼痛，呕逆醋心，不思饮食，日渐羸瘦，面色萎黄，手脚麻痹，血海冷败。

五加皮 乌头（炮裂，去皮脐） 芍药 牡丹皮 海桐皮（各一两） 桂（去粗皮） 干姜（炮） 芎䓖（各三分）

上八味，捣罗为散。每服二钱匕，水一盏，入油浸钱一文，同煎至七分，去滓温服。

95. 黄芪丸

1）《圣济总录·卷第一百七·目风眼寒》

治风攻头目，多泪昏涩，身体瘖，皮肤风痒。

黄芪（锉） 蒺藜子（炒去刺） 防风（去叉） 柴胡（去苗、土） 白术 山芋 甘菊花 茯神（去木） 甘草（炙，锉） 秦艽（去苗、土，各三分） 山栀子仁 枳壳（去瓤，麸炒） 羌活 黄连（去须，各半两）

上一十四味，捣罗为末，炼蜜和丸如梧桐子大。每服三十丸，茶下。

2）《太平惠民和剂局方·卷之五·治诸虚》

治丈夫肾脏风毒，上攻头面虚浮，耳内蝉声，头目昏眩，项目拘急；下注腰脚，脚膝生疮，行步艰难，脚下隐疼，不能踏地；筋脉拘挛，不得屈伸，四肢少力，百节酸痛，腰腿冷痛，小便滑数，及瘫缓风痹，遍身顽麻；又疗妇人血风，肢体痒痛，脚膝缓弱，起坐艰难，并宜服之。

黄芪 杜蒺藜（去圆） 川楝子 茴香（炒） 川乌（炮，去皮脐） 赤小豆 地龙（去土，炒） 防风（去芦叉，各一两） 乌药（二两）

上为细末，酒煮，面糊为丸如梧桐子大。每服十五丸，温酒、盐汤亦得，妇人醋汤下，空心服。

96. 酸枣仁汤（《圣济总录·卷第八十三·脚气风经五脏惊悸》）

治风毒散攻，下焦冷注，四肢疼痛，脚膝麻痹，及风邪干脏，心神恍惚，筋脉拘急。

酸枣仁（炒，二两） 薏苡仁（炒，一两半） 人参（三分） 茯神（去木，一两） 麦门冬（去心，焙，半两）

上五味，粗捣筛。每服四钱匕，水一盏煎至七分，去滓热服，不拘时，日三。

97. 虎骨酒

1）《圣济总录·卷第一百八十六·补虚理腰膝》

温养肝肾，调顺气血，补虚排邪。理腰膝风痹，皮肤不仁，或下注步履艰难。久服无健忘，益心气，清头目，定神魂。

虎胫骨（一两，酥炙） 黄芪（锉） 桔梗（炒） 酸枣仁（炒） 茯神（去木） 羌活（去芦头） 石菖蒲（米泔浸一宿切，焙） 远志（去心） 芎䓖 牛膝（酒浸一宿切，焙） 肉苁蓉（酒浸一宿切，焙） 熟干地黄（焙） 附子（生，去皮脐，以新汲水浸半日，又破作两片，换水浸一日，焙干） 萆薢 石斛（去根，各一两） 防风（去叉） 羚羊角（镑，各半两）

上一十七味，锉细，以生绢袋盛，入醇酒一斗浸之，密封瓶口，春夏三日，秋冬七日。每服温饮一盏，日二；如服尽，添酒五升浸之；又服尽，取滓焙干为末，每服一钱匕，酒调下；或以蜜丸如梧桐子大，每服三十丸，空心温酒下。

2）《世医得效方·卷第十三·风科·虚证》

治诸般风痹，手足疼痛，步履艰难，腿膝缓弱。久服身轻体健，行动快捷。大和气血，通行荣卫，补虚排邪，有益真气。

虎胫骨（酥炙，三两半） 川当归（酒洗，焙） 川附子（炮，去皮脐） 大川乌（炮，去皮尖，各一两半） 川羌活 川芎 独活 赤芍药 白术 杜仲（去粗皮，姜炒去丝） 萆薢 防风（去芦） 肉桂（去粗皮） 肉苁蓉（酒洗焙） 川牛膝（酒洗焙） 黄芪（去芦） 金毛狗脊（烧去毛） 白茯苓（去皮） 白蒺藜（炒去刺） 人参（去芦） 天麻（以上各一两） 川续断（一两）

上锉散，以生绢袋盛了，用无灰酒一斗浸之，密封瓶口，春浸三日，夏二日，秋七日，冬十日。每服一杯,温过,空心服,神效;留滓日干或焙干,为末,酒糊丸,温酒下。

98. 天门冬丸(《鸡峰普济方·卷第二·脚气》)

治风毒四肢顽痹,手足浮肿,脚弱,医所不治,此悉主之。

天门冬(切二斗半,杵绞取汁) 生地黄(如上) 枸杞子(切三斗,净洗,以水二石五斗煮取一斗三升) 獐骨(一具,碎之,以水一石,煮取五斗) 酥(三升,炼) 白蜜(三升,炼)

以上六味,并大斗铜器中,微火先煎地黄、门冬汁减半,仍合煎取二大斗,下后药煎取一斗,内铜器重釜煎。今隐掌可丸梧桐子大,二十丸日,二服加至五十丸。慎生冷、醋滑、鸡猪、鱼蒜、油面等,择四时。

99. 芎辛散(《鸡峰普济方·卷第三·伤寒中暑附》)

治风客阳经,头痛晕眩,项背拘急,肢体疼痛,倦鼻塞声重,发热恶寒,及诸语涩麻痹而筋挛。

川芎(四分) 苍术(八钱) 甘草(三钱) 细辛(一钱)

上为末。每服一钱,茶清调下,不以时。

100. 大五石泽兰丸(《鸡峰普济方·卷第十一·妇人崩漏》)

治妇人风虚,腹内雷鸣,缓急风头痛,寒热,月经不调,绕脐侧侧痛,或心腹痞坚,逆食,手足冷,多梦纷纭,身体痹痛,荣卫不和,虚弱不能动摇,及产后虚损,并宜服此。

钟乳粉 禹余粮(各一两半) 石膏 白石英(各二两) 紫石英(二两半) 泽兰叶(二两一分) 蜀椒 干姜(二两) 当归 桂 芎䓖 厚朴 柏子仁 熟干地黄 细辛 茯苓 五味子 龙骨 甘草 黄芪(各二两半) 石斛 远志 人参 续断 白术 防风 乌头(各一两一分) 山茱萸 紫菀(各一两) 白芷 藁本 芫荑(各三分)

上为末,蜜丸如梧桐子大。空心温酒服二三十丸。《千金翼》有阳起石一两。

101. 熟干地黄丸(《鸡峰普济方·卷第十五·消渴水》)

疗五劳七伤,六极八风,十二痹,消渴,心下积聚。常服身体润泽,补养精血。

熟干地黄(十二分) 天门冬(十分) 干姜(六分) 菟丝子(十分) 石斛(八分) 当归 白术 白芍药 牛膝 紫菀 防风 地骨皮(各六分) 甘草(八分) 肉苁蓉 麦门冬 玄参(各七分) 人参 茯苓 杏仁 麻子仁(各八分) 椒目(三分)

上为细末,炼蜜和丸梧桐子大。空心酒下二十丸,再服渐加至三十丸。忌鲤鱼、海藻、菘菜、桃李、雀肉、鱼鲊、芜荑。

102. 防风丸(《太平惠民和剂局方·卷之一·治诸风》)

治一切风,及痰热上攻,头痛恶心,项背拘急,目眩旋晕,心怔烦闷,手足无力,骨节疼痹,言语謇涩,口眼㖞动,神思恍惚,痰涎壅滞,昏愦健忘,虚烦少睡。

防风(洗) 川芎 天麻(去苗,酒浸一宿) 甘草(炙,各二两) 朱砂(研,为衣,半两)

上为末,炼蜜为丸,每两作十丸,以朱砂为衣。每服一丸,荆芥汤化服,茶、酒嚼下亦得,不拘时候。

103. 大通圣白花蛇散(《太平惠民和剂局方·卷之一·治诸风》)

大治诸风,无问新久,手足弹曳,腰脚缓弱,行步不正,精神昏冒,口面㖞斜,语言謇涩,痰涎壅盛,或筋脉挛急,肌肉顽痹,皮肤瘙痒,骨节烦疼,或痛无常处,游走不定;及风气上攻,面浮耳鸣,头痛目眩;下注腰脚,腰疼腿重,肿痒生疮,并宜服之。

海桐皮(去粗皮) 杜仲(锉,炒) 天麻(去苗) 干蝎(炒) 郁李仁 赤箭当归(去芦头,酒浸) 厚朴(生姜汁制) 蔓荆子(去白皮) 木香 防风(去苗) 藁本(去土) 白附子(炮) 肉桂(去粗皮) 羌活(去芦头) 萆薢(酒浸一宿) 虎骨(醋炙) 白芷 山药 白花蛇(酒浸炙,去皮骨,用肉) 菊花(去枝梗) 牛膝(去苗) 甘草(炙) 威灵仙(去土,各一两)

上等分,为末。每服一钱至二钱,温酒调下,荆芥汤亦得,空心服之。常服祛逐风气,通行荣卫,久病风人,尤宜常服,轻可中风,不过二十服,平复如故。

104. 牛黄小乌犀丸(《太平惠民和剂局方·卷之一·治诸风》)

治诸风筋脉拘急,手足麻痹,语言謇涩,口面㖞斜,心忪恍惚,痰涎壅滞,头目昏眩,肢节烦疼;及中风瘫缓,暗风痫病;肾风上攻,面肿耳鸣;下注腰脚,沉重疼痛;妇人血风,头旋吐逆,皮肤肿痒,遍身疼痛。

天麻(去苗,二十两) 川乌(炮,去皮脐) 地榆(去苗,洗,焙) 玄参(洗,焙,各十两)

以上四味,为细末,以水少许化蜜,同于石锅内,慢火熬搅成稠膏,放冷,次入后药。

浮萍草(净洗,焙) 龙脑薄荷叶(去土) 甜瓜子(各十两) 生犀 朱砂(研,飞,各五两) 龙脑(研) 牛黄(研) 麝香(研,各一两)

上为细末,与前膏子一处搜和,丸如鸡头大,每服一丸,细嚼,荆芥茶下,温酒亦得,不计时候。

105. 辰砂天麻丸(《太平惠民和剂局方·卷之一·治诸风》)

治诸风痰盛,头痛目眩,旋晕欲倒,呕哕恶心,恍惚健忘,神思昏愦,肢体疼倦,颈项拘急,头面肿痒,手足麻痹。常服除风化痰,清神思,利头目。

川芎(二两半) 麝香(研) 白芷(各一两一分) 辰砂(研飞,一半入药,一半为衣) 白附子(炮,各五两) 天麻(去苗,十两) 天南星(斋汁浸切,焙干,二十两)

上末,面糊丸如梧桐子大。每服二十丸,温荆芥汤下,不拘时。

106. 皂角丸(《太平惠民和剂局方·卷之一·治诸风》)

治风气攻注,头面肿痒,遍身拘急,痰涎壅滞,胸膈烦闷,头痛目眩,鼻塞口干,皮肤瘙痒,腰脚重痛,大便风秘,小便赤涩,及咳嗽喘满,痰唾稠浊,语涩涎多,手足麻痹,暗风痫病,偏正头痛,夹脑风;妇人血风攻注,遍身疼痛,心忪烦躁,瘾疹瘙痒,并宜服之。

皂角(捶碎,以水一十八两六钱揉汁,用蜜一斤,同熬成膏) 干薄荷叶 槐角(煼,各五两) 青橘皮(去瓤) 知母 贝母(去心,炒黄) 半夏(汤洗七次) 威灵仙(洗) 白矾(枯过) 甘菊(去枝,各一两) 牵牛子(煼,二两)

上为末,以皂角膏搜和为丸如梧桐子大。每服二十丸,食后,生姜汤下;痰实咳嗽,用蛤粉齑汁下;手足麻痹,用生姜薄荷汤下;语涩涎盛,用荆芥汤下;偏正头疼、夹脑风,用薄荷汤下。

107. 麝香天麻丸(《太平惠民和剂局方·卷之一·治诸风》)

治风痹手足不随,或少力颤掉,血脉凝涩,肌肉顽痹,遍身疼痛,转侧不利,筋脉拘挛,不得屈伸。

紫背干浮萍草(去土,四两) 麻黄(去根节,二两) 防风(去芦叉) 天麻(去芦,郓州者佳,各一两)

以上四味,依法事持了,碾为细末。

没药(别研,极细) 朱砂(研,飞,各二两) 安息香(别研细) 乳香(研) 麝香(研,各一两) 血竭(别研极细,三两) 槐胶(别研细,一两半)

上件药,除研药外,将碾出药同研拌匀,炼滤白沙蜜与安息香同熬过,搜成剂,入臼捣杵熟,为丸如弹子大。每服一丸,以温酒或荆芥汤化下,空心服,患处微汗为效。如不欲化服,即丸如梧桐子大,每服三十丸,依前汤使下。

108. 润体丸(《太平惠民和剂局方·卷之一·治诸风》)

治诸风手足不遂,神志昏愦,语言謇涩,口眼㖞僻,筋脉挛急,骨节烦疼,头旋眩运,恍惚不宁,健忘怔忪,痰涎壅滞,及皮肤顽厚,麻痹不仁。

防风(去芦及叉,一两半) 白龙脑(别研) 乳香(别研如麻) 羚羊角末(别研如粉) 附子(炮,去皮脐) 白僵蚕(微炒) 槟榔 肉豆蔻仁 沉香 蒺藜子(微炒) 丁香 蔓荆子(去白皮) 牛黄(别研如粉) 藿香叶 麻黄(去节根) 生犀角末(别研) 雄黄(研飞) 麝香(研如粉) 木香 辰砂(研飞,各一两) 茯苓(去皮) 白附子(炮) 羌活(去芦) 原蚕蛾(微炒) 人参(去芦) 肉桂(去粗皮) 芎䓖(各一两半) 真珠末(别研如粉) 独活(去芦,各三分) 干蝎(微炒) 半夏(水煮三十沸,薄切焙干,生姜汁炒) 川乌头(炮,去皮脐,捣碎炒黄,各二两) 白花蛇(酒浸,炙,去皮骨,取肉) 天麻(去苗,各三两) 琥珀(别研如粉) 腻粉(研) 白豆蔻仁(各半两) 金箔(六十片,为衣)

上为细末,入研药令匀,炼蜜搜和,丸如鸡头大。每服一丸,细嚼,温酒下,荆芥茶下亦得,加至二丸;如破伤中风,脊强手搐,口噤发痫,即以热豆淋酒化破三丸,斡口开灌下,少时再服,汗出乃愈;若小儿惊风诸痫,每服半丸,薄荷汤化下,不拘时。

109. 乌荆丸(《太平惠民和剂局方·卷之一·绍兴续添方》)

治诸风缓纵,手足不遂,口眼㖞斜,言语謇涩,眉目瞤动,头昏脑闷,筋脉拘挛,不得屈伸,遍身麻痹,百节疼痛,皮肤瘙痒,抓成疮疡;又治妇人血风,浑身痛痒,头疼眼晕;又肠风脏毒,下血不止,服之尤效。久服令人颜色和悦,力强轻健,须发不白。

川乌(炮,去皮脐,一两) 荆芥穗(二两)

上为细末,醋、面糊丸如梧桐子大。每服二十粒,酒或热水下,有疾食空时,日三四服,无疾早晨一服。

110. 加减三五七散(一名大三五七散)(《太平惠民和剂局方·卷之一·绍兴续添方》)

治八风、五痹,瘫痪嚲曳,口眼㖞斜,眉角牵引,项背拘强,牙关紧急,心中愦闷,神色如醉,遍身发热,骨节烦痛,肌肉麻木,腰膝不仁,皮肤瞤动或如虫行;又治阳虚头痛,风寒入脑,目旋晕转,有似舟船之上,耳内蝉鸣或如风雨之声;应风寒湿痹,脚气缓弱等疾,并能治之。

山茱萸 干姜(炮) 茯苓(去皮,各三斤) 附子(炮,去皮脐,三十五个) 细辛(一斤八两) 防风(去芦,四斤)

上为细末。每服二钱,温酒调下,食前。

111. 乳香没药丸(《太平惠民和剂局方·卷之一·绍兴续添方》)

治男子妇人一切风气,通经络,活血脉。治筋骨疼痛,手足麻痹,半身不遂,暗风头旋,偏正头风,小中急风,手足疼痛,牙关紧急,四肢软弱;肾脏风毒,上攻头面,下注腰脚,生疮,遍体疼酸,并宜服之。

抚芎(一百八两) 踯躅花(炒) 木鳖仁 白胶香(拣净) 藿香(拣,炒) 白僵蚕(洗,焙) 五灵脂(拣) 白芷(拣) 当归(各七十二两) 地龙(一百四十四两) 何首乌(二百四十四两) 威灵仙(洗,二百二十二两) 草乌头(炒,六百四十八两)

上为末,醋糊丸如梧桐子大。每服五丸,不可多服,食后,用薄荷茶吞下,温酒亦得。有孕妇人不可服。

112. 乳香应痛丸(《太平惠民和剂局方·卷之一·宝庆新增方》)

治一切风气,左瘫右痪,口眼㖞斜,半身不遂,语言謇涩,精神恍惚,痰涎壅塞,筋脉拘挛,或遍身顽痹,走注疼痛,脚膝缓弱,行步艰难;又治打扑伤损,瘀血不散,痛不可忍,或行路劳伤,脚膝浮肿疼痛,或肾脏风毒,上攻、面肿耳鸣;下注,脚膝沉重;及治偏正头痛。

龙骨(酒浸一宿,焙干,研粉水飞三度,晒干,四两半) 蜈蚣(六条,去尾针,以薄荷叶裹煨熟) 赤小豆(生用) 虎骨(酥炙焦,各六两) 白僵蚕(炒,去丝嘴) 草乌头(炮,去皮尖,各十二两) 白胶香(拣净,炼过) 天麻(去芦,洗) 川牛膝(酒浸,去芦) 川当归(去芦,酒浸,各三两) 全蝎(去尾针,微炙,七十个) 乳香(研,六钱) 木鳖仁(七十二只,别研)

上为细末,用醋糊丸如梧桐子大。每服五丸至七丸,冷酒吞下,或冷茶清下亦得,不计时候,忌诸热物一时辰久,此药但临睡服尤妙。忌湿面、炙爆、鲊脯、发热、动风等物。

113. 乳香丸(《太平惠民和剂局方·卷之一·宝庆新增方》)

治一切风疾,左瘫右痪,口眼㖞斜,半身不遂,语言謇涩,精神恍惚,痰涎壅塞,手足嚲曳,筋脉拘挛;或遍身顽痹,走注疼痛,脚膝缓弱,行步艰辛;又治打扑损伤,瘀血不散,痛不可忍;或行路劳伤,脚膝浮肿疼痛;或肾脏风毒,上攻面肿耳鸣;下注,脚膝沉重,并皆治之。

糯米(炒) 川乌头(炮,去皮尖) 五灵脂(去砂土,各二两) 乳香(研) 白芷(锉) 藿香叶(洗) 天南星(炮) 没药(研) 荆芥(去枝梗) 赤小豆(生) 骨碎补(去毛) 白附子(炮,各一两) 松脂(研,半两) 香墨(煅) 草乌头(炮,去皮脐,各五两)

上为细末,酒煮面糊丸如梧桐子大。每服十丸至一十五丸,冷酒吞下,茶清亦得,不拘时。忌热物一时辰。

114. 黑神丸(《太平惠民和剂局方·卷之一·续添诸局经验秘方》)

治一切风疾,及瘫痪风,手足颤掉,浑身麻痹,肩背拘急,骨节疼痛;兼治妇人血风,头旋眼晕,精神困倦。

牡丹皮 白芍药 川芎 麻黄(去根节,各四两) 赤芍药 甘草(各十两) 荆芥 草乌(炮,

各六两）　乌豆（八两）　何首乌（米泔浸，切，焙，十二两）

上为细末，水糊为丸如鸡头大。每服一丸，细嚼，茶酒任下，不计时候；妇人血风流注，用黑豆淋酒下；小儿惊风，煎金银汤下；伤风咳嗽，酒煎麻黄下；头痛，葱茶下。

115. 追风应痛丸（《太平惠民和剂局方·卷之一·续添诸局经验秘方》）

一切风疾，左瘫右痪，半身不遂，口眼㖞斜，牙关紧急，语言謇涩，筋脉挛急，百骨节痛，上攻下注，游走不定，腰腿沉重，耳鸣重听，脚膝缓弱，不得屈伸，步履艰难，遍身麻痹，皮肤顽厚；又妇人血风攻注，身体疼痛，面浮肌瘦，口苦舌干，头旋目眩，昏困多睡；或皮肤瘙痒，瘾疹生疮；暗风夹脑，偏正头疼，并治之。常服轻身体，壮筋骨，通经活络，除湿去风。

威灵仙　狗脊（去毛，各四两）　何首乌　川乌（炮，去皮脐，各六两）　乳香（研，一两）　五灵脂（酒浸淘去沙石，五两半）

上为末，酒糊为丸。每服十五丸，加至二十丸，麝香温酒吞下，只温酒亦得，食稍空服。孕妇不可服。

116. 磁石丸（《太平惠民和剂局方·卷之一·续添诸局经验秘方》）

治肾脏风毒上攻，头面浮肿，耳鸣眼暗，头皮肿痒，太阳穴痛，鼻塞脑闷，牙齿摇动，项背拘急，浑身瘙痒，瘾疹生疮，百节疼痛，皮肤麻痹，下注脚膝，筋脉拘挛，不能屈伸，脚下隐痛，步履艰难，并宜服之。常服能补益，去风明目，活血驻颜。

磁石（烧醋淬二十遍，捣罗如粉，一十两）　牛膝（酒浸焙，六两）　黄踯躅（炒，八两）　川芎　肉桂（去粗皮）　赤芍药　黑牵牛（炒，各四两）　草乌（炮，去皮脐，十四两）

上为细末，酒糊为丸。每服三十丸，煨葱盐酒吞下，煨葱茶下亦得；偏正头疼，生葱茶下；妇人血风，浑身疼痛，头目眩晕，面浮体瘦，淡醋汤下，日进三服，大有神效。

117. 温白丸（《太平惠民和剂局方·卷之三·治一切气》）

治心腹积聚，久癥癖块，大如杯碗，黄疸宿食，朝起呕吐，支满上气，时时腹胀，心下坚结，上来抢心，傍攻两胁；十种水病，八种痞塞，翻胃吐逆，饮食噎塞，五种淋疾，九种心痛，积年食不消化，或疟疾连年不瘥；及疗一切诸风，身体顽痹，不知痛痒，或半身不遂，或眉发堕落；及疗七十二种风，三十六种遁尸疰忤，及癫痫；或妇人诸疾，断续不生，带下淋沥，五邪失心，愁忧思虑，意思不乐，饮食无味，月水不调；及腹中一切诸疾，有似怀孕，连年累月，羸瘦困弊，或歌或哭，如鬼所使。但服此药，无不除愈。

川乌（炮，去皮脐，二两半）　柴胡（去芦）　桔梗　吴茱萸（汤洗七次，焙干，炒）　菖蒲　紫菀（去苗叶及土）　黄连（去须）　干姜（炮）　肉桂（去粗皮）　茯苓（去皮）　蜀椒（去目及闭口，炒出汗）　人参　厚朴（去粗皮，姜汁制）　皂荚（去皮子，炙）　巴豆（去皮心膜，出油炒，研，各半两）

上为细末，入巴豆匀，炼蜜为丸如梧桐子大。每服三丸，生姜汤下，食后或临卧服，渐加至五七丸。

118. 琥珀丸（《太平惠民和剂局方·卷之九·续添诸局经验秘方》）

治妇人或老或少、产前产后百病，及疗三十六种血冷，七疝八瘕，心腹刺痛，卒中瘫痪，半身不遂，八风、十二痹等，手足酸疼，乳中毒结瘀血，怀胎惊动，伤犯不安，死胎不出并衣不下，并宜服之。

琥珀（研）　辰砂（别研）　沉香　阿胶（碎，炒）　肉桂（去粗皮）　石斛（去根）　附子（炮，去皮脐）　五味子（拣净）　川芎（各半两）　牛膝（去苗，酒浸一宿）　当归（去苗，炒）　肉苁蓉（切，酒浸一宿，焙）　人参　续断　没药（研，各三分）　熟干地黄　木香（各一分）

上为细末，炼蜜和丸如弹子大。每服一丸，空心暖酒调下，午、晚食前再服。能生精血，去恶血。

119. 乌药顺气散（《三因极一病证方论·卷之二·中风治法》）

治风气不顺，手脚偏枯，流注经络；并湿毒进袭，腿膝挛痹，筋骨疼痛。

乌药（去木）　麻黄（去根节）　橘皮（各二两）　甘草（炙）　川芎　枳壳（麸炒，去瓤）　桔梗　白僵蚕（炒，去丝嘴）　白芷（各一两）　白姜（炮，半两）

上为末。每服二钱匕，水一盏，姜三片，薄荷七叶，煎七分，空心服。治气，去薄荷，用枣子二枚同煎。

120. 起死神应丹(《儒门事亲·卷十五·诸风疾症第十四》)

治瘫痪,四肢不举,风痹等疾。

麻黄(去根节,河水五升熬,去滓,可成膏子,五斤)　白芷(二两)　桑白皮(二两)　苍术(二两,去皮)　甘松(二两,去土)　川芎(三两)　苦参(三两半)　加浮萍(二两)

以上各为细末,用膏子和丸如弹子大。每服一丸,温酒一盏化下,临卧服之。微汗出,勿虑;如未安,隔三二日再服,手足即时软快;及治卒中风邪,涎潮不利,小儿惊风,服之立效。

121. 三痹汤(《妇人大全良方·卷之三·妇人风痹手足不随方论第五》)

治血气凝滞,手足拘挛、风痹、气痹等疾皆疗。

川续断　杜仲(去皮切,姜汁炒)　防风　桂心　华阴细辛　人参　白茯苓　当归　白芍药　甘草(各一两)　秦艽　生地黄　川芎　川独活(各半两)　黄芪　川牛膝(各一两)

上㕮咀为末。每服五钱,水二盏,姜三片,枣一枚,煎至一盏,去滓热服,无时候,但腹稍空服。有人病左臂不随,后已痊平,而手指不便,无力,试诸药不验,服此药才半即安。

122. 四生丸(《妇人大全良方·卷之四·妇人血风白虎历节走痒方论第二》)

治血风骨节疼痛,抬举臂不起,行履不得,并浑身麻痹。

白僵蚕(炒去丝)　地龙(去土)　白附子(生)　五灵脂　草乌(去皮尖,各等分)

上为末,以米糊丸如梧桐子大。每服二十丸,茶酒任下;或作末,酒调半钱亦可。

123. 马鞭草散(《妇人大全良方·卷之五·妇人血风劳气方论第三》)

治血风攻透,肢体疼痛;或觉搔痒,或觉痹麻,作寒作热,饮食减味,并皆治之。

马鞭草(去粗梗)　荆芥穗　北柴胡　乌梅肉(各二两)　枳壳　白术　羌活　白芍药(各一两)　秦艽　天台乌药　麻黄(各两半)　木香(半两)　当归　川乌(炮)　甘草(各一两)

上为细末。每服二钱,水一盏,生姜二片,枣一枚,葱白二寸,煎至七分,日午、临卧温服。常服无忌,有孕莫服。

124. 安胃汤(《脾胃论·卷下》)

治因饮食汗出,日久心中虚,风虚邪令人半身不遂,见偏风痿痹之证,当先除其汗,慓悍之气,按而收之。

黄连(拣净,去须)　五味子(去子)　乌梅(去核)　生甘草(以上各五分)　熟甘草(三分)　升麻梢(二分)

上㕮咀。分作二服,每服水二盏,煎至一盏,去渣,温服,食远。忌湿面、酒、五辛、大料物之类。

125. 神圣复气汤(《兰室秘藏·卷上·胃脘痛门》)

治复气乘冬,足太阳寒水,足少阴肾水之旺,子能令母实。手太阴肺实,反来克土,火木受邪,腰背胸膈闭塞疼痛,善嚏,口中涎,目中泣,鼻中流浊涕不止,或如瘾肉,不闻香臭,咳嗽痰沫,上热如火,下寒如冰,头作阵痛,目中溜火,视物䀮䀮,耳聋,耳鸣,头并口鼻大恶风寒,喜日晴暖,夜卧不安,常觉痰塞咽膈不通,口不知味,两胁缩急而痛,牙齿动摇不能嚼物,脐腹之间及尻臀足膝不时寒冷,前阴冷而多汗,行步欹,侧起居艰难,麻木风痹,小便数,气短,喘喝,少气不足以息,遗失无度,及妇人白带,阴户中大痛牵心,面色黧黑,男子控睾痛牵心腹,或面色如赭,食少,大小便不调,烦心,霍乱逆气,里急腹不能努或肠鸣,膝下筋急,肩胛大痛,此皆寒水来复火土之仇也。

干姜(炮)　黑附子(炮,各三分)　防风　人参　郁李仁(另研,各五分)　半夏(汤洗研)　升麻(各七分)　藁本　甘草(各八分)　当归身(六分,酒洗)　柴胡　羌活(各一钱)　白葵花(五朵,去心,剪碎)

上件都作一服,水五大盏煎至二盏,入黄芪一钱、橘红五分、草豆蔻仁一钱,面裹煨熟,去皮一钱,同煎至一盏,再入下项药:黄柏三分、酒浸黄连三分、酒浸枳壳三分、生地黄三分,酒洗此四味,预一日另用新水浸;又以华细辛二分、川芎细末三分、蔓荆子三分,作一处,浸此三味,并黄柏等煎正药,作一大盏,不去渣,入此所浸之药,再上火同煎至一大盏,去渣热服,空心。

126. 良方人参顺气散(《仁斋直指方论·卷之三·诸风·诸风证治》)

治诸风战掉,拳挛眩晕,㖞邪麻痹疼痛。

川芎　桔梗　白术　白芷　陈皮　枳壳

（炒） 甘草（各一两，炒） 麻黄（去节） 天台乌药（去心，各一两半） 人参 白姜（炮，各半两）

上为末。每二钱，姜枣煎服。

127. 小续命汤（《卫生宝鉴·卷七·中风门·中风论》引《洁古家珍》）

通治八风、五痹、痿厥等疾，以一岁为总，六经为别，春夏加石膏、知母、黄芩，秋冬加官桂、附子、芍药。又于六经别药内，随证细分加减，自古名医，不能越此。

麻黄（去节） 人参（去芦） 黄芩（去腐） 芍药 甘草（炙） 川芎 杏仁（去皮尖，炒） 防己 官桂（各一两） 防风（一两半） 附子（炮，去皮脐，半两）

上十一味，除附子、杏仁外，为粗末，后入二味和匀。每服五钱，水一盏半，生姜五片，煎至一盏，去滓，稍热服，食前。

128. 轻骨丹（《卫生宝鉴·卷八·治风杂方》）

主中风瘫痪，四肢不遂，风痹等疾。

苦参（三两半） 桑白皮（土下者） 白芷 苍术 甘松（另用栀子挺者） 川芎 麻黄（锉去节，往返用河水三升煎至一升，去渣，熬成膏）

上七味为末，入前麻黄膏，和丸弹子大。每服一丸，温酒一盏，研化温服，卧取汗。五七日间再服，手足当即轻快，猝中涎潮分利涎后用之。

129. 异方油煎散（《卫生宝鉴·卷十八·妇人门·调经顺气》）

治妇人血风劳气攻疰，四肢腰背疼痛，呕吐恶心，不思饮食，日渐瘦弱，面色萎黄，手脚麻痹，血海冷败。

川乌头（炮，去皮） 白芍药 五加皮 牡丹皮 海桐皮（等分）

上五味为末。每服二钱，水一盏，油浸开通钱一文，煎至六分，去渣，温服，日三服，不拘时。如常服，用油浸五七文钱，煎药用。

130. 一粒金丹（《世医得效方·卷第十三·风科·虚证》）

治一切风疾，气血俱虚，阴阳偏废，卒暴中风，僵卧昏塞，涎潮搐搦，不省人事，失音舌强，手足瘛曳，口眼㖞斜；或瘫痪偏枯，半身不遂，语言謇涩，举止错乱，四肢麻痹；及治癫痫倒卧，目瞑不开，涎盛作声；或角弓反张，目睛直视，口禁闷绝，牙关紧急；并治风搏于阳经，目眩头晕，牙齿疼痛，耳作蝉鸣，皮肤瞤搐，频久喜睡，项强拘急，不能回顾；及肾脏风虚，脚膝疼痛，步履艰难；偏风流注一边，屈伸不得。无问新久，并能治之。

川乌头（炮，去皮脐） 大附子（炮，去脐） 白附子（炮，各一两） 白僵蚕（炒去丝净） 白蒺藜（炒去刺） 五灵脂（去石） 白矾（枯） 没药（研，各半两） 朱砂（研） 细墨（磨汁） 麝香（研，各二钱半）

上为末，用墨汁和药，每两作六丸，窨干，金箔为衣。每服一丸，生姜半两，和皮擦取自然汁，化尽为度。

131. 大秦艽散（《世医得效方·卷第十三·风科·热症》）

治风壅痰盛，四体重着，或软痪疼痛，或拘挛，麻痹颤掉，口干目赤，烦热，睡卧不宁。

条参（去芦） 川羌活（去芦） 枳壳（去穰） 秦艽（去芦） 赤芍药 苦梗（去芦） 前胡（去芦） 川芎 白芷 黄芩 薄荷 桑白皮（去赤） 天麻 防己 防风 粉草 荆芥穗 赤茯苓 木瓜 川牛膝（去苗，各等分）

上锉散。每服四钱，水一盏半，姜三片煎，温服，不以时候。

132. 小黑神丸（《世医得效方·卷第十五·产科兼妇人杂病科·血风》）

治血风走注攻刺，半身不遂，麻痹瘙痒；急风口眼㖞斜，言语謇涩，手足拘挛。

乌头（一个） 芫花 干姜（各五钱）

上为末，醋煮令干，更杵为末，再入桂心、天麻、海桐皮、黑豆为末，入前药和匀，别用黑豆煮极烂，研如泥，以豆汁调和前末，研合为丸。每服七丸至十丸，以黑豆淋酒下。忌一切毒物。

133. 家宝丹（《丹溪心法·中风一》）

治一切风疾瘫痪，痿痹不仁，口眼㖞僻者，邪入骨髓，可服。

川乌 轻粉（各一两） 五灵脂（姜汁制，另研） 草乌（各六两） 南星 全蝎 没药 辰砂（各二两） 白附子 乳香 僵蚕（炒，三两） 片脑（五钱） 羌活 麝香 地龙（四两） 雄黄 天麻（三两）

上为末，作散。调三分，不觉，半钱；或蜜丸如弹子大，含化茶调皆可。

134. 防风汤(《明医指掌·卷七·痹证六》)

治风痹、血痹。

防风(一钱半) 当归(一钱) 赤茯苓(八分) 秦艽(八分) 赤芍药(八分) 黄芩(八分) 独活(八分) 桂心(五分) 杏仁(十四粒) 甘草(五分)

姜水煎服。

135. 防风天麻散(《古今医统大全·卷之八·中风门·药方》)

治风麻痹,走注,肢节疼痛。中风偏枯,或暴喑不语;内外风热壅滞,解昏眩。

防风 天麻 川芎 白芷 草乌 羌活 白附子 荆芥穗 当归 甘草(各半两) 滑石(一两)

上为末,酒化蜜少许,调半钱加至一钱,觉药力运行微麻为度;或炼蜜为丸,如弹子大,热酒化下一丸或半丸。

136. 五加皮浸酒方(《古今医统大全·卷之十一·痹证门·药方》)

治一切风湿相搏,腰腿疼痛,并风痹,四肢挛急,皮肤瘙痒。大补五劳七伤,和气生血,久服神效。

五加皮(五两) 南木香(二两)

上为粗末,用生绢袋盛之,以好酒一坛浸,用箬裹封口,入锅内煮一时,取出浸二七日,开坛。空心、临卧随意饮二杯。

137. 解风散(《张氏医通·卷十三·专方·中风门》)

治风成为寒热,头目昏眩,支体疼痛,手足麻痹,上膈壅滞。

人参(二两半) 麻黄(去节,一两半) 芎䓖 独活 细辛 甘草(炙,各一两)

为散。每服四五钱,入生姜五片,薄荷七叶,水煎服。

138. 温经养营汤(《校注医醇賸义·卷四·痹》)

风痹者,血不营筋,风入节络,当以养血为第一,通络次之,去风又次之。若不补血而先事搜风,营愈燥而筋益拘挛,殊非治法。先用大剂补血去风,后即加入参、苓白术以补气分,营卫平调,方无偏胜之患。

生地(三钱,切片,红花炒) 熟地(三钱,切片,砂仁炒) 白芍(一钱五分,酒炒) 当归(二钱) 枸杞(三钱) 鹿筋(五钱,切片) 木瓜(一钱,酒炒) 川断(二钱) 独活(一钱,酒炒) 桂枝(五分) 秦艽(一钱) 甜瓜子(三钱,炒研) 木香(五分) 红枣(十枚) 姜(三片) 桑枝(一尺)

139. 治风痹验方

1)《外台秘要·卷第十九·杂疗脚气方一十五首》

疗风痹,手足疼弱,鼠漏恶疮毒,所有腹内绞痛,百病摩之皆愈方。

荭草(三分) 牡丹皮(二两) 蜀椒(四分) 藜芦(三分) 芫花(二两) 大黄(四分) 皂荚(二分) 附子(三两)

上八味捣筛,以苦酒三升渍一宿,以不中水猪脂三斤,微火上煎之,三上三下,令药色黄,膏成去滓,以摩肿敷疮。有毒不可服,及近孔要处。合药勿令妇人、孝子、鸡犬见之。

2)《外台秘要·卷第二十七·劳淋方三首》

疗五劳七伤、八风十二痹以为淋,劳结为血淋,热结为肉淋,小便不通,茎中痛,及少腹急痛,不可忍者方。

滑石(三分) 王不留行 冬葵子 车前子 桂心 甘遂 通草(各二分) 石苇(四分,去毛)

上八味捣筛为散,以麻子粥五合和服方寸匕,日三服,尿清瘥。

四、治冷痹方

1. 独活寄生汤

1)《备急千金要方·卷八·治诸风方·偏风第四》

夫腰背痛者,皆由肾气虚弱,卧冷湿地当风得之,不时速治,喜流入脚膝为偏枯冷痹,缓弱疼重,或腰痛挛脚重痹,宜急服此方。

独活(三两) 寄生(《古今录验》用续断) 杜仲 牛膝 细辛 秦艽 茯苓 桂心 防风 川芎 干地黄 人参 甘草 当归 芍药(各二两)

上十五味㕮咀,以水一斗煮取三升,分三服,温身勿冷。

2)《太平惠民和剂局方·卷之五·宝庆新增方》

治肾气虚弱,腰背疼痛,此病因卧冷湿地当风所得,不时速治,流入脚膝,为偏枯冷痹,缓弱疼重,或腰痛脚重,挛痹,宜急服此。

独活(三两) 桑寄生(《古今录验》用续断,即寄生亦名,非正续断) 当归(酒浸,焙干) 白芍药 熟地黄(酒浸,蒸) 牛膝(去芦,酒浸) 细辛(去苗) 白茯苓(去皮) 防风(去芦) 秦艽(去土) 人参 桂心(不见火) 芎䓖 杜仲(制炒断丝) 甘草(炙,各二两)

上为锉散。每服四大钱,水一盏半煎七分,去滓,空心服。气虚下痢,除地黄。并治新产腹痛,不得转动,及腰脚挛痛痹弱,不得屈伸。此汤最能除风消血。《肘后方》有附子一枚,无寄生、人参、甘草、当归。近人将治历节风并脚气流注,甚有效。

3)《严氏济生方·脚气门·脚气论治》

治肝肾虚弱,或久履湿冷之地,或足汗脱履,或洗足当风,为湿毒内攻,两胫缓纵,挛痛痹弱,或皮肉紫破有疮,足膝挛重。

川独活(三两) 桑寄生(如无以续断代) 杜仲(炒,去丝) 川牛膝(去芦,酒浸) 细辛(洗,去叶、土) 官桂(不见火) 白茯苓(去皮) 防风(去芦) 川芎 川当归(去芦) 人参 熟地黄 芍药 秦艽(去土,以上各二两) 甘草(炙,半两)

上㕮咀。每服四钱,水一盏半,姜五片,煎七分,去滓,温服,不拘时候。

4)《世医得效方·卷第三·大方脉杂医科·诸疝》

治风伤肾经,腰痛如掣,久不治,流入脚膝,为偏枯、冷痹、缓弱之患,及新产腰脚挛疼。除风活血。

独活(二两半) 真桑寄生(无则用川续断代) 杜仲(切,炒断丝) 北细辛 白芍药 桂心 芎䓖 防风(去芦) 甘草 人参 熟地黄(洗) 大当归(各二两)

上锉散。每服四钱,水二盏煎,空心服;或小续命汤加桃仁煎。气虚不和、不食,除地黄。

5)《医宗必读·卷之六·类中风·湿中》

治肾虚卧湿,腰背拘急,筋挛骨痛,脚膝冷痹,缓弱偏枯,肿重艰步。

独活 桑寄生 牛膝 杜仲(炒) 秦艽 细辛 白芍药(炒) 茯苓 人参 当归 熟地黄 防风(各等分) 甘草(减半)

水二钟,生姜三片,煎一钟,空心温服。

2. 前胡汤(《备急千金要方·卷十六·胃腑方·呕吐哕逆第五》)

治呕吐,四肢痹冷,上气腹热,三焦不调方。

前胡 川芎 甘草 当归 石膏 人参 桂心 橘皮(各二两) 芍药(三两) 半夏(四两) 生姜(五两) 大枣(三十枚)

上十二味㕮咀,以水一斗三升,下黄芩三两合煮,取三升,分三服。一方不用黄芩。

3. 丹参丸

1)《备急千金要方·卷十九·肾脏方·腰痛第七》

治腰痛并冷痹方。

丹参 杜仲 牛膝 续断(各三两) 桂心 干姜(各二两)

上六味为末,蜜丸如梧子大。每服二十丸,日再夜一,禁如药法。

2)《圣济总录·卷第五十一·肾脏门·肾著》

治肾著,腹重痛,腰冷痹。

丹参(洗) 杜仲(去粗皮,切,炒) 牛膝(去苗,酒浸,切,焙) 续断(各三两) 桂(去粗皮) 干姜(炮,各二两)

上六味,捣罗为细末,炼蜜丸如梧桐子大。每服三十丸,温酒下,不拘时。

3)《古今医统大全·卷之八十七·老老余编(下)》

治腰痛及四肢冷痹疼痛。

丹参 杜仲(炒) 牛膝(酒浸) 续断(各二两) 桂心 干姜(各二两)

上为末,炼蜜圆梧桐子大。各服三十丸,紫苏汤下,日二夜一次。

4. 大草乌头丸(《千金翼方·卷第十五·补益·大补养第二》)

主寒冷虚损,五十年心腹积聚百病,邪气往来,厥逆抢心;痹顽羸瘦骨立,不能食,破积聚方。

乌头(十五分,炮,去皮) 人参(五分) 生姜(二两) 前胡 蜀椒(去目闭口者,汗) 黄芩 白术 半夏(洗) 黄连 吴茱萸 龙骨 白头翁 干姜 细辛 桔梗 紫菀 芎䓖 厚朴

（炙）　女菱　矾石（烧）　桂心　甘草（炙，各一两）

上二十二味，捣筛为末，炼蜜和丸如梧子大。酒服十丸，日三夜一，以知为度。

5. 千金石斛酒（《外台秘要·卷第十九·脚气痹挛方二首》）

疗风虚气满，脚疼冷痹，挛弱不能行方。

石斛（五两）　丹参（五两）　防风（二两）　侧子（四两）　桂心（三两）　干姜（三两）　羌活（三两）　秦艽（四两）　芎䓖（三两）　杜仲（四两）　薏苡仁（一升，碎）　五加根皮（五两）　山茱萸（四两）　橘皮（三两）　椒（三两）　黄芪（三两）　白前（三两）　茵芋（三两）　当归（三两）　牛膝（四两）　钟乳（八两）

上二十一味切，将钟乳捣碎，别绢袋盛，系于大药袋内，以清酒四斗渍三日。初服三合，日再，稍稍加之，以知为度。忌猪肉、冷水、生葱。

6. 牛膝丸

1）《太平圣惠方·卷第二十一·治风腰脚疼痛冷痹诸方》

治风脾脚疼痛冷痹，筋骨无力。

牛膝（一两，去苗）　萆薢（一两，锉）　酸枣仁（三分，微炒）　防风（三分，去芦头）　杜仲（一两，去粗皮，炙微黄，锉）　丹参（三分）　附子（一两，炮裂，去皮脐）　芎䓖（三分）　当归（三分，锉，微炒）　桂心（三分）　羌活（三分）　白茯苓（三分）　乳香（一两）　安息香（一两）　石斛（一两，去根，锉）

上件药，捣罗为末，炼蜜和捣三二百杵，丸如梧桐子大。每服空腹，以温酒下二十丸，晚食前再服。忌生冷、油腻、猪、鱼、鸡犬肉。

2）《圣济总录·卷第五十二·肾脏积冷气攻心腹疼痛》

治肾藏虚冷，气攻心腹疼痛，及腰膝冷痹；眼花耳鸣，四肢沉重，食减色昏。

牛膝（去苗，切，酒浸，焙）　附子（炮裂，去皮脐）　补骨脂（炒）　桂（去粗皮）　萆薢　当归（切，焙）　芎䓖　山茱萸　石斛（去根）　续断　细辛（去苗叶）　木香（炮，各半两）

上一十二味，捣罗为末，炼蜜为丸如梧桐子大。空心盐酒下三十丸。

3）《圣济总录·卷第八十五·腰痛门·腰脚冷痹》

治腰脚痹痛，膝以下冷，不得屈伸。

牛膝（去苗，酒浸切，焙，三两）　石斛（去根）　狗脊（酥炙，去毛）　桂（去黑皮）　蜀椒（去目及闭口者，炒出汗）　干姜（炮，各一两半）　附子（炮裂，去皮脐，二两）

上七味，捣罗为细末，炼蜜和丸梧桐子大。每服三十丸，食前以温酒下。

7. 乌头散（《太平圣惠方·卷第二十一·治风腰脚疼痛冷痹诸方》）

治风腰脚冷痹疼痛，宜用贴熁。

川乌头（三分，去皮脐，生用）

上捣细罗为散，以酽醋调涂，于故帛上敷之，须臾痛止。

8. 仙灵脾散

1）《太平圣惠方·卷第二十一·治风腰脚疼痛冷痹诸方》

治风腰脚疼痛冷痹，及四肢缓弱。

仙灵脾（一两）　附子（一两，炮裂，去皮脐）　当归（一两，锉，微炒）　萆薢（一两，锉）　杜仲（一两，去粗皮，炙令黄）　木香（一两）

上件药，捣细罗为散。每服食前，以温酒调下二钱。

2）《太平圣惠方·卷第二十三·治中风手脚不遂诸方》

治中风，手足不遂，肌肉冷痹，骨节疼痛，缓弱不随。

仙灵脾（一两）　天雄（一两，炮裂，去皮脐）　天麻（一两）　独活（三分）　牛膝（一两，去苗）　芎䓖（三分）　石斛（一两，去根）　肉桂（一两半，去粗皮）　茵芋（三分）　麻黄（一两半，去根节）　当归（三分）　侧子（三分，炮裂，去皮脐）　乌蛇肉（一两，酥拌炒令黄）　虎胫骨（一两，涂酥炙令黄）　桑螵蛸（三分，微炒）　丹参（三分）　五加皮（三分）　海桐皮（三分）　防风（三分，去芦头）　薏苡仁（三分）　干蝎（三分，生用）　牛黄（一分，细研）　麝香（一分，细研）

上件药，捣细罗为散，入研了药令匀。每于食前，以温酒调下二钱。

3）《太平圣惠方·卷第四十四·治腰脚冷痹诸方》

治腰脚冷痹，筋脉挛急，时有疼痛，行立不得。

仙灵脾（一两）　牛膝（一两，去苗）　羌活（半两）　虎胫骨（一两，涂酥炙微黄）　独活（半两）　羚羊角屑（半两）　防风（半两，去芦头）　桂心（一两）　酸枣仁（半两，微炒）　当归（半两，锉，微炒）　薏苡仁（半两）　侧子（一两，炮裂，去皮脐）

上件药，捣细罗为散。每于食前，以温酒调下二钱。

9. 安息香散（《太平圣惠方·卷第二十一·治风腰脚疼痛冷痹诸方》）

治风腰脚疼痛冷痹，及四肢无力。

安息香（二两）　附子（二两，炮裂，去皮脐）　虎胫骨（二两，涂酥炙令黄）

上件药，捣细罗为散。每服食前，以温酒调下一钱。

10. 羌活散

1）《太平圣惠方·卷第二十一·治风腰脚疼痛冷痹诸方》

治下焦风虚，腰脚疼痛，冷痹，不任行李。

羌活（一两）　防风（三分，去芦头）　五加皮（三分）　牛膝（一两，去苗）　桂心（三两）　木香（三分）　附子（一两，炮裂，去皮脐）　酸枣仁（一两，微炒）　威灵仙（三分）　丹参（三分）　虎胫骨（一两，涂酥炙令黄）　草薢（一两，锉）　当归（一两，锉，微炒）　松节（一两，锉）

上件药，捣细罗为散。每服食前，以豆淋酒调下二钱。

2）《太平圣惠方·卷第四十四·治腰脚冷痹诸方》

治腰脚冷痹，及风麻不仁，骨髓疼痛，不欲饮食，渐加瘦。

羌活（三分）　防风（半两，去芦头）　茵芋〔二（三）分〕　五加皮（三分）　牛膝（一两，去苗）　丹参（半两）　酸枣仁（三分，微炒）　桂心（三分）　附子（一两，炮裂，去皮脐）　赤芍药（半两）　当归（半两，锉，微炒）　漏芦（一两）

上件药，捣粗罗为散。每服三钱，以水一中盏，入生姜半分，煎至六分，去滓，每于食前温服。

11. 虎骨丸（《太平圣惠方·卷第二十一·治风腰脚疼痛冷痹诸方》）

治肝肾藏风毒流注，腰脚疼痛冷痹，及筋骨拘急，行李不得。

虎胫骨（一两，涂酥炙令黄）　沉香（半两）　白花蛇（二两，酒浸去皮骨，炙令微黄）　干蝎（半两，微炒）　天麻（三分）　防风（三分，去芦头）　羌活（三分）　天南星（半两，炮裂）　海桐皮（一两）　桂心（三分）　芎䓖（半两）　白附子（半两，炮裂）　麻黄（一两，去根节）　赤芍药（半两）　羚羊角屑（三分）　硫黄（半两，细研）　川乌头（半两，炮裂，去皮脐）　牛膝（一两，去苗）　白僵蚕（半两，微炒）

上件药，捣罗为末，炼蜜和捣三二百杵，丸如梧桐子大。每服食前，以温酒下二十丸。

12. 萆薢散（《太平圣惠方·卷第二十一·治风腰脚疼痛冷痹诸方》）

治风腰脚疼痛，及冷痹不任行李。

萆薢（二两，锉）　防风（一两，去芦头）　羌活（一两）　附子（一两，炮裂，去皮脐）　桂心（三分）　当归（三分）　薏苡仁（一两）　石斛（一两，去根节，锉）　牛膝（一两，去苗）　赤芍药（一两）　杜仲（一两，去粗皮，炙微黄，锉）　酸枣仁（三分，微炒）

上件药，捣粗罗为散。每服四钱，以水、酒各半中盏煎至六分，去滓，食前温服。忌生冷、油腻、毒鱼、滑物。

13. 茄子根浸酒（《太平圣惠方·卷第二十五·治风腰脚疼痛通用浸酒药诸方》）

治风毒攻注，腰脚骨髓疼痛，皮肤冷痹，筋脉拘挛，屈伸不得。

茄子根〔三（二）斤，洗令净，晒干〕　苍耳子（一升，微炒捣碎）　鼠粘子（一升，微炒捣碎）　牛膝（一斤，去苗）　牛蒡根（一斤）　防风（三两，去芦头）　萆薢〔一（二）两〕　桂心（二两）　羌活〔三（二）两〕　秦艽（二两，去苗）　附子（一两，炮裂，去皮脐）　晚蚕砂〔半斤（升）〕　败龟（二两）　大麻子（一升）　虎胫骨（涂酥炙微黄）　枸杞子（一升半，蒸半升，微炒）

上件药，细锉，用生绢袋盛，以无灰酒五斗浸之，封闭勿令透气，经十日后开取，开时不得面向瓶口。每日空腹午时近夜，各温饮一盏，常令醺醺为妙。忌毒滑、鱼肉、动风物。

14. 天雄丸（《太平圣惠方·卷第四十四·治风湿腰痛诸方》）

治肾脏气衰虚腰痛，或当风湿冷所中，腿膝冷痹缓弱。

天雄(一两,炮裂,去皮脐) 独活(三分) 杜仲(一两半,去皱皮,炙微黄,锉) 附子(一两,炮裂,去皮脐) 牛膝(一两半,去苗) 干漆(三分,捣碎,炒令烟出) 桂心(一两) 没药(三分) 巴戟(一分) 鹿茸(一两,去毛,涂酥炙微黄) 蝉壳(一两,酒浸,晒干) 虎胫骨(三分,酒浸炙微黄) 萆薢(一两,锉) 乳香(三分) 蛜𧌠(三分,微炒) 天麻(一两) 白花蛇(一两,酒浸去皮骨,炙微黄) 狗脊(三分) 川乌头(三分,炮裂,去皮脐) 当归(三分,锉,微炒) 芎䓖(三分) 地龙(一两,微炒) 朱砂(三分,细研水飞过) 败龟(一两,涂醋炙令黄) 麝香(半两,细研)

上件药,捣罗为末,入研了药令匀,炼蜜和捣五七百杵,丸如梧桐子大。每于食前,以温酒下三十丸。

15. 牛膝散

1)《太平圣惠方·卷第四十四·治腰脚冷痹诸方》

治腰脚冷痹,或时疼痛不可忍。

牛膝(一两,去苗) 独活(一两) 防风(一两,去芦头) 当归(一两,锉,微炒) 白茯苓(一两) 羚羊角屑(一两) 桂心(一两) 酸枣仁(一两,微炒) 附子(二两,炮裂,去皮脐)

上件药,捣粗罗为散。每服四钱,以水一中盏,入生姜半分,煎至六分,去滓,每于食前温服。

2)《圣济总录·卷第十·风腰脚疼痛》

治冷痹下焦风冷,脚膝疼痛,痹瘁无力。

牛膝(切,酒浸,焙) 山茱萸(汤洗,焙干,炒,各一两) 桂(去粗皮,半两)

上三味,捣罗为散。每空腹,暖酒调二钱匕,日二。

16. 独活散

1)《太平圣惠方·卷第七·治肾脏中风诸方》

治肾脏中风,腰脊疼痛,不得俯仰,两脚冷痹,缓弱不遂,头昏耳聋,语音浑浊,四肢沉重。

独活(一两) 附子(一两,炮裂,去皮脐) 防风(半两,去芦头) 芎䓖(半两) 丹参(半两) 萆薢(一两,锉) 菖蒲(一两) 天麻(一两) 桂心(一两) 黄芪(半两,锉) 当归(一两,锉,微炒) 细辛(半两) 山茱萸(半两) 白术(半两) 甘菊花(半两) 牛膝(半两,去苗) 枳壳(半两,麸炒微黄,去瓤) 甘草(半两,炙微赤,锉)

上件药,捣筛为散。每服四钱,以水一中盏,入生姜半分,煎至六分,去滓,不计时候温服

2)《太平圣惠方·卷第四十四·治腰脚冷痹诸方》

治肾气虚衰,腰脚冷痹,风麻不仁。

独活(三分) 附子(一两,炮裂,去皮脐) 杜仲(一两,去粗皮,炙微黄,锉) 细辛(半两) 熟干地黄(三分) 当归(半两,锉,微炒) 白茯苓(半两) 桂心(一两) 牛膝(一两,去苗) 侧子(一两,炮裂,去皮脐) 防风(半两,去芦头) 白芍药(半两)

上件药,捣粗罗为散。每服三钱,以水一中盏,入生姜半分,煎至六分,去滓,每于食前温服。

17. 桂心丸

1)《太平圣惠方·卷第四十四·治腰脚冷痹诸方》

治虚损,腰脚冷痹不仁。

桂心(三分) 干姜(半两,炮裂,锉) 丹参(一两) 杜仲(一两,去粗皮,炙微黄,锉) 牛膝(一两,去苗) 附子(三分,炮裂,去皮脐) 续断〔二(一)两〕

上件药,捣罗为末,炼蜜和捣三二百杵,丸如梧桐子大。每于食前,以温酒下三十丸。

2)《太平圣惠方·卷第四十四·治五种腰痛诸方》

治五种腰痛,并冷痹。

桂心(二两) 干姜(二两,炮裂,锉) 丹参(三两) 杜仲(三两,去粗皮,炙微黄,锉) 牛膝(三两,去苗) 续断(三两)

上件药,捣罗为末,炼蜜和捣三五百杵,丸如梧桐子大。每于食前,以温酒下三十丸。

3)《圣济总录·卷第八十五·腰痛门·腰脚冷痹》

治腰脚冷痹,瘁麻不仁。

桂(去粗皮,三分) 干姜(炮,半两) 丹参 杜仲(去粗皮,切,炒) 牛膝(酒浸切,焙) 附子(炮裂,去皮脐) 续断(各一两)

上七味,捣罗为末,炼蜜为丸如梧桐子大。每

服三十丸,温酒下,不拘时候。

18. 草薢丸(《太平圣惠方·卷第四十四·治腰脚冷痹诸方》)

治腰脚冷痹,沉重无力。

草薢(一两,锉) 熟干地黄(三分) 牛膝(二两,去苗) 桂心(半两) 五加皮(半两) 酸枣仁(半两,微炒) 羌活(半两) 附子(一两,炮裂,去皮脐) 石斛(三分,去根,锉) 白芍药(三分)

上件药,捣罗为末,炼蜜和捣三二百杵,丸如梧桐子大。每于食前,以温酒下三十丸。

19. 补益大泽兰丸(《太平圣惠方·卷第七十·治妇人虚损补益诸方》)

治妇人虚损,及中风余病痕瘕,阴中冷痛,或头风入脑,寒痹,筋挛缓急,血闭无子,面上游风去来,目泪出多,涕唾忽忽如醉;或胃中冷,呕逆不止,泄痢淋沥,或五脏六腑寒热不调,心下痞急,邪气咳逆,或漏下赤白,阴中肿痛,胸胁支满;或身体皮肤中,涩如麻豆若痒,痰癖结气,或四肢拘挛,风行周身,骨节疼痛,目眩无所见;或上气恶寒,洒淅如疟;或喉痹鼻衄,风痫癫疾,或月水不通,魂魄不定,饮食无味。无所不治,服之令有子。

泽兰(二两) 芎䓖(一两半) 白芷(一两) 川椒(三分,去目及闭口者,微炒去汗) 石斛(一两,去根,锉) 肉苁蓉(一两,酒浸一宿,刮去皱皮,炙干) 藁本(一两半) 当归(一两半,锉碎,微炒) 细辛(一两) 卷柏(一两) 赤石脂(二两,细研) 厚朴(一两,去粗皮,涂生姜汁,炙令香) 防风(一两,去芦头) 紫石英(三两,细研水飞过) 薯蓣(一两) 白茯苓(一两) 熟干地黄(一两半) 柏子仁(一两半) 白术(一两) 甘草(一两,炙微赤,锉) 桂心(一两) 芜荑(二两) 人参(三分,去芦头) 禹余粮(二两,烧醋淬七遍,细研) 杜仲(三分,去皱皮,炙微黄,锉) 牛膝(一两半,去苗) 蛇床子(二分) 石膏(二两,细研,水飞过) 续断(三分) 五味子(一两半) 艾叶(三分,微炒) 干姜(一两,炮裂,锉)

上件药,捣罗为末,炼蜜和捣五七百杵,丸如梧桐子大。每服空心及晚食前,以温酒下三十丸。

20. 天门冬饼子(《太平圣惠方·卷第九十四·神仙服天门冬法》)

治虚劳绝伤,年老衰损,羸瘦,偏枯不起,风湿不仁,冷痹,心腹积聚,恶疮痈肿,癞疾,重者遍身脓坏,鼻柱败烂,服之皮脱虫出,肌肉如故;此无所不治,亦治阴痿,耳聋目暗。久服白发变黑,齿落重生,延年,入水不濡,一年心腹痼疾并皆去矣,令人长生气力百倍。

天门冬(一石,捣取汁三斗) 白蜜(二升) 胡麻末(四升微炒)

上件药,于锅内先煎天门冬汁至一斗,便入白蜜,并胡麻末,搅令得所,更入黑豆黄末,和捏为饼子,径三寸,厚半寸。每一枚,嚼烂,温酒下,日三服。忌食鲤鱼。

21. 楮实丸(《太平圣惠方·卷第九十八·补益方序》)

治积冷,气冲胸背,及心痛,有蛔虫,痔瘘痃癖,气块积聚,心腹胀满,两胁气急,食不消化,急行气奔心胁,并疝气下坠,饮食不下,吐水呕逆,上气咳嗽,眼花少力,心虚健忘,冷风等,坐则思睡,起则头旋,男子冷气,腰疼膝痛,冷痹风顽,阴汗盗汗,夜多小便,泄痢,阳道衰弱,妇人月水不通,小腹冷痛,赤白带下。一切冷气,无问大小服之,能明目益力,轻身补暖。

楮实(一升,水淘去浮者,微炒,捣如泥) 桂心(四两) 牛膝(半斤,去苗) 干姜(三两,炮裂,锉)

上件药,捣罗为末,煮枣肉和捣五七百杵,丸如梧桐子大。每日空心,以温酒下三十丸,渐加至五十丸。

22. 天麻煎丸(《苏沈良方·卷第二》)

治风气不顺,骨痛,或生赤点隐疹,日久不治,则加冷痹,筋骨缓弱。

五灵脂 附子 白术 赤小豆(各一两) 天麻(半两) 干蝎(炒) 羌活 防风(各一两)

上先以沉香二两,酒一升,煎为膏,无犯铁器,入药捣千下,为丸梧桐子大。空腹,荆芥汤或荆芥酒下二十丸,过五日加至三十丸。秋夏宜荆芥汤,春冬宜荆芥酒。春末夏初喜生赤根白头疮,服之瘥。

23. 续断汤(《圣济总录·卷第十·风腰脚疼痛》)

治肾气虚弱,卧冷湿地,气邪乘之,流入腰脚,冷痹疼痛。

续断　杜仲（去粗皮，锉，炒）　桂（去粗皮）　防风（去叉）　牛膝（酒浸，切，焙）　细辛（去苗叶）　白茯苓（去黑皮）　人参　当归（切，焙）　白芍药（各二两）　独活（去芦头）　芎䓖　秦艽（去苗土）　生干地黄（焙）　甘草（炙，各三两）

上一十五味，粗捣筛，每服五钱匕，水一盏半，煎至一盏，去滓温服，宜用蒴藋叶火燎，厚安床上，及热卧上，冷即易之，冬月取根捣用。

24. 虎骨散（《圣济总录·卷第二十·风冷痹》）

治中诸风毒，冷痹偏枯不随，骨节疼痛，手足挛踠。

虎骨（酥炙黄）　败龟（酥炙黄，各一两）　何首乌（酒蘸，去黑皮）　羌活（去芦头，各半两）　当归（细切，焙干）　芎䓖　牛膝（去苗，酒浸，切，焙）　秦艽（去苗、土，各三分）　附子（炮裂，去皮脐，半两）　威灵仙（洗，焙）　原蚕砂（炒，各三分）　延胡索（与糯米同炒，米赤为度，半两）　皂荚（去黑皮并子，炙黄，一两）　槟榔（煨，三分）　生干地黄（焙，一两）

上一十五味，捣罗为散。每服温酒调下三钱匕，不拘时。

25. 巴戟天汤（《圣济总录·卷第二十·风冷痹》）

治冷痹脚膝疼痛，行履艰难。

巴戟天（去心，三两）　五加皮（二两）　草薢　牛膝（酒浸切，焙）　石斛（去根）　甘草（炙，各一两半）　防风（去叉）　白茯苓（去黑皮，各一两三分）　附子（炮裂，去皮脐，二两）

上九味，㕮咀如麻豆。每服五钱匕，生姜三片，水一盏半，煎至一盏，去滓，空心温服。

26. 七胜丸（《圣济总录·卷第五十一·肾脏门·肾著》）

治肾著腰冷痹，腹急痛，脚膝疼不可行，脚气等疾。

威灵仙（去土）　当归（酒浸，切，焙）　附子（炮裂，去皮脐）　天麻（各一斤）　桂（去粗皮）　牛膝（去苗，酒浸，焙）　干姜（炮，各半斤）

上七味捣罗为细末，酒煮面糊，丸梧桐子大。每服二十九，温酒下，日二夜一。

27. 防己汤（《圣济总录·卷第八十三·脚气门·脚气风毒，冷痹肿满，胸膈噎塞，呕逆》）

治脚气风毒，冷痹肿满，胸膈噎塞，呕逆不下食，兼去湿毒。

防己（一两半）　白术　枳壳（去瓤，麸炒，各二两）　独活（去芦头）　防风（去叉）　桂（去粗皮，各一两）　芍药（一两半）　葛根（锉）　半夏（汤洗去滑，炒，各二两半）

上九味，粗捣筛。每服五钱匕，水一盏半，入生姜一分拍碎，同煎至八分，去滓，空心食前温服，服讫良久吃粥，日三。

28. 独活汤（《圣济总录·卷第八十五·腰痛门·腰脚冷痹》）

治腰脚冷痹不仁，无力。

独活（去芦头）　附子（炮裂，去皮脐，各一两）　麻黄（去根节）　杏仁（去皮尖、双仁，麸炒，各半两）　桂（去粗皮）　甘草（炙，锉）　葛根　芍药　栝蒌根　防风（去叉，各三分）　杜仲（去粗皮，切，炒，一两）　熟干地黄（焙，二两）

上一十二味，锉如麻豆大。每服三钱匕，水七分，酒五分，同煎八分，去滓，温服不拘时。

29. 独活酒（《圣济总录·卷第八十五·腰痛门·腰脚冷痹》）

治腰脚冷痹，不仁疼痛。

独活（去芦头，半两）　杜仲（去粗皮，切，炒，一两）　当归（切，焙，半两）　芎䓖（半两）　熟干地黄（焙，半两）　丹参（一两一分）

上六味，细锉，用酒五升，瓷瓶内浸密封，以重汤煮一二时辰，取出候冷开封。每温一盏服，不拘时，常令如醉，不能饮酒者，量多少饮之。

30. 牛膝汤（《圣济总录·卷第八十五·腰痛门·腰脚冷痹》）

治风寒湿伤著，腰脚冷痹不仁，或疼痛。

牛膝（酒浸切，焙）　独活（去芦头）　防风（去叉）　当归（切，炒）　白茯苓（去黑皮）　羚羊角屑　桂（去粗皮）　酸枣仁（微炒，各一两）　附子（炮裂，去皮脐，二两）

上九味，锉如麻豆。每服三钱匕，水一盏煎至七分，去滓，温服不拘时。

31. 巴戟酒（《圣济总录·卷第八十五·腰痛门·腰脚冷痹》）

治风冷或寒湿伤著，腰脚冷痹，或疼痛。

巴戟天（去心，二两）　羌活（去芦头，二

两) 当归(切,焙,三两) 牛膝(二两) 蜀椒(去目及闭口者,炒出汗,半两) 石斛(去根,二两) 生姜(洗,三两)

上七味,各细锉,用酒五升,瓷瓶内浸密封,以重汤煮一二时辰,取出候冷开封。每温一盏服,常令如醉。

32. 石斛浸酒(《圣济总录·卷第八十五·腰痛门·腰脚冷痹》)

治风湿寒冷伤著,腰脚冷痹,痛麻不仁。

石斛(去根,五两) 牛膝(酒浸切,焙,一两) 杜仲(去粗皮,炙,半斤) 丹参(六两) 熟干地黄(焙,十两) 桂(去粗皮,四两)

上六味,各细锉,用酒一斗,瓷瓶内浸密封,以重汤煮二三时辰,取出候冷开封。每温一盏服,不拘时,常令如醉。

33. 杜仲酒(《圣济总录·卷第八十五·腰痛门·腰脚冷痹》)

治肾虚冷或感寒湿,腰脚冷痹,或为疼痛。

杜仲(去粗皮,切,炒) 干姜(炮) 草薢 羌活(去芦头) 天雄(炮裂,去皮脐) 蜀椒(去目及闭口者,炒出汗) 桂(去粗皮) 芎䓖 防风(去叉) 秦艽(去苗、土) 甘草(炙,各一两) 细辛(去苗叶) 五加皮 石斛(去根) 续断 地骨皮(洗,各三分) 桔梗(一两半)

上一十七味,各细锉,用酒一斗,瓷瓶内浸密封,以重汤煮二时辰,取出候冷开封。每温一盏服,不拘时,常令如醉。

34. 羌活饮(《圣济总录·卷第八十五·腰痛门·腰脚冷痹》)

治腰脚痹痛,行步艰难。

羌活(去芦头) 桂(去粗皮,各一两) 附子(炮裂,去皮脐) 当归(焙) 牛膝(酒浸去苗,焙) 防风(去叉,各一两半)

上六味,锉如麻豆。每服三钱匕,水一盏半,入生姜五片,煎至一盏,去滓,食前温服,如人行五里再服。

35. 苁蓉散(《圣济总录·卷第一百九·目见黑花飞蝇》)

治肾脏虚风上攻,头旋脑痛眼生翳,或有黄黑花,起如飞蝇,及腰膝酸疼,脚膝冷痹。

肉苁蓉(汤浸,去皱皮,焙,一两) 巴戟天(去心) 槟榔(煨,锉) 草薢 麦门冬(去心,焙) 犀角(镑) 羚羊角(镑) 䗪虫(炒,各半两) 黄芩(去黑心) 茺蔚子 枸杞子 人参 玄参 木香 菟丝子(酒浸一宿) 槐子 决明子(微炒) 丹参(各三分)

上一十八味,捣罗为散。每服二钱匕,空心温酒调下,临卧又用栀子汤调下二钱匕。

36. 龙沙丸(《圣济总录·卷第一百三十六·风肿》)

治一切风毒,头面虚肿痛麻,遍身风瘙生疮,风气走注,骨肉疼痛,攻刺胸膊头项,热疼冷痹,白虎风,脚手干小,肾脏风拘急四肢转动不得,流灌脚膝,上冲眼目昏暗涩泪赤肿,女人血风钻刺四肢䐃麻,发落头疼,男子肾脏风,下注变为脚气疮,紫黑胀烂等疾。

天麻 芎䓖 附子(炮裂,去皮脐) 狗脊(去毛) 踯躅花 藿香叶 紫葳(凌霄花是也) 干蝎(去土,炒) 地龙(去土,炒) 藁本(去苗、土) 白芷 乳香(研) 枫香脂(研) 白僵蚕(炒) 蒺藜子(炒去角) 独活(去芦头,各半两) 白花蛇(酒浸去皮骨,炙) 麻黄(去根节) 草薢 败龟(醋炙,各一两) 乌头(炮裂,去皮脐,二两)

上二十一味,捣罗一十九味为末,与二味研者和匀,炼蜜丸如弹子大,别以丹砂一分,龙脑、麝香各二钱,同研为衣。每服一丸,空心薄荷温酒嚼下。

37. 羌活汤(《圣济总录·卷第一百五十·妇人血风门·妇人中风偏枯》)

治妇人中风偏枯,冷痹无力,不任支持。

羌活(去芦头) 麻黄(去根节,煎掠去沫,焙) 杏仁(去皮尖、双仁,炒,别研如膏入) 人参 桂(去粗皮) 薏苡仁 当归(切,焙) 干姜(炮) 附子(炮裂,去皮脐) 芎䓖(各一两)

上一十味,锉如麻豆。每服三钱匕,水一盏,生姜三片,枣二枚擘破,同煎七分,去滓,温服日三。

38. 羚羊角散(《圣济总录·卷第一百五十·妇人血风门·妇人中风偏枯》)

治妇人中风偏枯,手足无力,皮肤冷痹。

羚羊角屑 麻黄(去根节) 桂(去粗皮) 赤芍药 附子(炮裂,去皮脐) 白僵蚕(炒,各一两) 干蝎(去土,炒) 丹砂(研,各半两)

上八味,捣罗为散。每服二钱匕,生姜薄荷汁化开,温酒调下,日二。

39. 菟丝子丸(《圣济总录·卷第五十二·肾脏虚损骨痿羸瘦》)

治肾脏虚损,精髓枯竭,形体瘦瘁,骨痿弱,昼夜掣痛,腰膝冷痹,耳内虚声,强直不任转侧。

菟丝子(酒浸三日,湿捣,焙干) 肉苁蓉(净洗,酒浸一宿,切,焙) 天雄(炮裂,水浸少时,去皮脐,各二两) 骨碎补(去毛,一两,锉,以盐半两同炒令黄,去盐不用) 薏苡仁(炒) 地龙(去土,焙干,各一两) 石硫黄(研,半两)

上七味,捣罗为末,酒煮面糊丸如梧桐子大。空心温酒或盐汤下二十丸,加至三十丸。

40. 无比山药丸(《圣济总录·卷第一百八十五·补益门·平补》)

平补诸虚百损,五劳七伤,头痛目眩,手足逆冷,或烦热有时,或冷痹骨痛,腰髓不随,饮食虽多,不生肌肉,或少食而胀满,体无光泽,阳气衰绝,阴气不行。此药能补经脉,起阴阳,安魂魄,开三焦,破积聚,厚肠胃,强筋练骨,轻身明目,除风去冷,无所不治。

干山药(二两半) 杜仲(去皮锉,炒,三两) 五味子(拣净,二两半) 菟丝子(酒浸,三两) 苁蓉(锉,酒浸,四两) 牛膝(锉,酒浸,一两) 泽泻(一两) 熟干地黄(一两) 山茱萸(一两) 茯神(去皮并心木,一两) 巴戟(去心,一两) 赤石脂(一两)

上一十二味,捣筛为末,炼蜜和搜为丸如梧桐子大。每服二十丸至三十丸,食前温酒下,温米饮亦得。服之七日后,令人身轻健,四体润泽,唇口赤,手足暖,面有光悦,消食,身体安和,音声清响,是其验也。十日后,长肌肉,此药通中入脑,鼻必酸疼,勿怪。

41. 牛蒡子酒(《鸡峰普济方·卷第二·脚气》)

陶隐居江左之时,世患脚膝寒痹,皮肤不仁,骨中疼痛,行履不得。

牛蒡子 茵芋(各十两) 白茯苓 杜若 干姜(各四两) 枸杞子 石斛 牛膝 侧子(各七两) 川椒(五两) 大豆(二合) 麻子(一合)

上为粗末,以夹绢袋盛,安瓷瓶子中,以好酒二十升,浸二七日,空心饮之。量人气熏二饮了,于夹幕及不见风处坐。

42. 熟干地黄煎(《鸡峰普济方·卷第十一·妇人崩漏》)

治妇人虚损,或头风入胫,及寒痹,筋脉缓急,血闭无子,游风往来,或漏下赤白,或月水不通,无所不治。

白芷 石斛 苁蓉 细辛 防风 卷柏 厚朴 白茯苓 白术 甘草 桂 干姜 山药 禹余粮 石膏 赤石脂 泽兰叶 芜荑(各一两) 川椒 人参(各七两半) 杜仲 蛇床子 续断 艾叶(各三两三分) 当归 熟地黄 牛膝 五味子 川芎(各七两半) 藁本(七两) 紫石英(十五两) 柏子仁(七两)

上为细末,炼蜜和丸如梧桐子大。每服空心米饮下三十丸。

43. 大泽兰丸(《鸡峰普济方·卷第十三·妇人》)

疗妇人虚损,及中风余病,癥瘕,阴中冷痛,或头风入脑,寒痹,筋挛缓急,血闷,无子,面上游风去来,目泪多出,忽忽如醉,或胃中冷,呕逆不止,泄利,淋沥,或五脏六腑寒热不调,心下痞急,邪气咳逆,或漏下赤白,阴中肿痛,胸胁支满,或身体皮肤中涩如麻豆,苦痒,痰癖结气,或四肢拘挛,风行周身,骨节疼痛,目眩无所见,或上气恶寒,洒淅如疟,或喉中鼻齆,风痫癫疾,或月水不通,魂魄不定,饮食无味,无所不治。服之令人有子,补益下元。

泽兰叶 赤石脂 芜荑 禹余粮 石膏(各十两) 芎藭 当归 五味子 熟干地黄 牛膝(各七两半) 白芷 石斛 肉苁蓉 细辛 卷柏 防风 厚朴 山药 白茯苓 白术 甘草 桂心 干姜(各五两) 川椒 人参 杜仲 蛇床子 续断 艾叶(各三两) 藁本 柏子仁(各七两) 紫石英(十五两)

上为细末,炼蜜和丸如梧桐子大。每服空心及晚食前,温酒下二十丸至三十丸亦得。

44. 麻黄散(《太平惠民和剂局方·卷之四·宝庆新增方》)

治丈夫、妇人久、近肺气咳嗽,喘急上冲,坐卧不安,痰涎壅塞,咳唾稠黏,脚手冷痹,心胁疼胀;兼治伤风咳喘,膈上不快。

诃子皮(去核) 款冬花(去芦枝梗) 甘草

(煅,各五两）　麻黄（去根节,一十两）　肉桂（六两,去皮,不见火）　杏仁（去皮尖,麸炒,三两）

上为细末。每服二钱,水一盏,入好茶一钱,同煎八分,食后,夜卧,通口服。如半夜不能煎,但以药末入茶和匀,沸汤点或干咽亦得。忌鱼、酒、炙煿、猪肉、腥臊物。

45. 人参养血丸（《太平惠民和剂局方·卷之九·续添诸局经验秘方》）

治女人禀受怯弱,血气虚损。常服补冲任,调血脉,宣壅破积,退邪热,除寒痹,缓中、下坚胀,安神润颜色,通气散闷；兼治妇人怀身,腹中绞痛,口干不食,崩伤眩晕,及产出月,羸瘦不复常者。

乌梅肉（三两）　熟干地黄（五两）　当归（去苗,二两）　人参　川芎　赤芍药　菖蒲（微炒,各一两）

上为细末,蜜搜,杵数千下,丸如梧桐子大。每服五十丸至百丸,温酒、米汤下,食前服。

46. 大料神秘左经汤（《三因极一病证方论·卷之三·三阳并合脚气证治法》）

治风寒暑湿流注足三阳经,手足拘挛疼痛,行步艰难,憎寒发热,自汗恶风,头眩腰重,关节掣痛；或卒中昏塞,大小便秘涩；或腹痛,呕吐下利,恶闻食臭,髀腿顽痹,缓纵不随,热闷惊悸,心烦气上,脐下冷痹,喘满肩息。

麻黄（去节）　干葛　细辛　厚朴（姜制炒）　茯苓　防己　枳壳（麸炒,去瓤）　桂心　羌活　防风（去叉）　柴胡　黄芩　小草（即远志苗）　白姜（炮）　半夏（汤洗去滑）　甘草　麦门冬（去心,各等分）

上锉散。每服四大钱,水盏半,姜三片,枣一个,煎七分,去滓,空腹服。

47. 肾著汤（《三因极一病证方论·卷之五·伤湿证治》）

治身重,腰冷痹,如坐水中,形如水状,反不渴,小便自利,食饮如故,病属下焦,以身劳汗出,衣里冷湿,久而得之,腰以下冷痛,腰重如带五贯钱。

甘草（炙）　白术（各二两）　干姜（炮）　茯苓（各四两）

上为锉散。每服四大钱,水一盏半,煎七分,去滓,食前服。

48. 大养胃汤（《三因极一病证方论·卷之十一·食呕证治》）

治饮食伤脾,宿谷不化,朝食暮吐,暮食朝吐,上气复热,四肢冷痹,三焦不调；及胃虚寒气在上,忧气在下,二气并争,但出不入,呕不得食。

厚朴（去皮）　生姜（各二两）　肥枣（三两,锉,同上三味炒）　白术　山药（炒）　人参　川芎　橘皮　当归　五味子　藿香　甘草（炙）　枇杷叶（刷毛,姜炙）　黄芪（各一两）

上为锉散。每服四钱,水一盏半,姜三片,枣一个,煎七分,去滓,空腹服；或为细末,米汤调下亦快。

49. 豨莶丸（《严氏济生方·诸风门·中风论治》）

治风湿虚冷,邪气入脏,狂言妄语,精神错乱；肝风发则面青心闷,吐逆呕沫,胁痛头眩,不闻人声,偏枯筋急,曲蜷而卧；心风发则面赤翕然而热,悲伤嗔怒,目张呼唤；脾风发则面黄身体不仁,不能行步,饮食失味,梦寐颠倒,与亡人相随；肺风发则面白咳逆,唾脓血,上气奄然而极；肾风发则面黑,手足不遂,腰痛难以俯仰,冷痹骨疼。诸有此证,令人心惊,志意不定,恍惚多忘,服此汤安心志,聪耳明目,逐脏腑诸风痰,悉主之。

白术　白藓皮　芎䓖　白芍药　当归（去芦）　桂心（不见火）　防风（去芦）　杏仁（去皮尖）　甘草（炙,各一两）　独活（去芦）　麻黄（去根节）　茯苓（去皮,各三两）

上㕮咀。每服四钱,水一盏半,生姜七片,枣二枚,煎七分,去滓,温服,不拘时候。

50. 蠲痹汤

1)《严氏济生方·诸痹门·五痹论治》

治身体烦疼,项背拘急,或痛或重,举动艰难,及手足冷痹,腰腿沉重,筋脉无力。

当归（去芦,酒浸）　赤茯苓　黄芪（去芦）　片子姜黄　羌活（各一两半）　甘草（炙,半两）

上㕮咀。每服四钱,水一盏半,生姜五片,枣子一枚,煎至八分,去滓,温服,不拘时候。

2)《仁斋直指方论·卷之四·附痹证·痹证方论》

治手足冷痹,腰腿沉重及身体烦疼,背项拘急。

当归（去芦,酒洗）　赤芍药　黄芪（去芦）　防风（去芦）　片子姜黄　羌活（各一两半）　甘

草(炙,半两)

上咬咀。每服四钱,水一盏半,姜五片,枣一枚,煎八分,去渣温服。

3)《仁斋直指方论·卷之十五·痼冷·痼冷证治》

治肾气上攻,项背不能转侧,亦治冷痹不仁。

熟附子(末)　正川椒

上每服附子末二大钱匕,川椒二十一粒,用白面塞满,水盏半,姜七片,煎半去椒,入盐少许,通口空心服。

4)《明医指掌·卷七·痹证六》

治寒痹。

当归(一钱半)　芍药(一钱半)　黄芪(一钱半)　羌活(一钱半)　甘草(一钱)　片子姜黄(一钱半)

姜、枣煎服。

51. 附子汤(《明医指掌·卷七·痹证六》)

治寒痹。

生附子(四钱)　白芍药(二钱)　肉桂(二钱)　白茯苓(二钱)　人参(二钱)　白术(一钱二分)　甘草(一钱)

上锉,作二帖,姜三片,枣二枚,水煎服。

五、治湿痹方

1. 五石汤(《备急千金要方·卷三·妇人方中·中风第十二》)

治产后卒中风,发疾口噤,倒闷吐沫,瘾疹眩冒不知人,及湿痹缓弱,身体痉,妊娠百病方。

紫石英(三两)　钟乳　赤石脂　石膏　白石英　牡蛎　人参　黄芩　白术　甘草　栝蒌根　芎䓖　桂心　防己　当归　干姜(各二两)　独活(三两)　葛根(四两)

上十八味末五石,咬咀诸药,以水一斗四升煮取三升半,分五服,日三夜二。一方有滑石、寒水石各二两,枣二十枚。

2. 附子汤(《备急千金要方·卷七·风毒脚气方·汤液第二》)

治湿痹缓风,身体疼痛如欲折,肉如锥刺刀割方。

附子(三枚)　茯苓　人参　甘草　桂心　芍药(各三两)　白术(四两)

上七味咬咀,以水八升煮取三升,分三服。

3. 万金散(《千金翼方·卷第十六·中风上·诸散第二》)

主头痛眩乱耳聋,两目泪出,鼻不闻香臭,口烂恶疮,鼠漏瘰疬,喉咽生疮,烦热咳嗽胸满,脚肿,半身偏枯不遂,手足筋急缓,不能屈伸,贼风猥退,蛊尸蛊注;江南恶气,在人心下,或在膏肓,游走四肢,针灸不及,积聚癖疰,五缓六急,湿痹,女人带下积聚,生产中风,男女五劳七伤皆主之方。

石斛　防风　巴戟天　天雄(炮,去皮)　干地黄　石楠　远志(去心)　踯躅　乌头(炮,去皮)　干姜　桂心(各一两半)　蜀椒(半升,汗,去目闭口者)　瞿麦　茵陈　秦艽　菵芋　黄芪　蔷薇　独活　细辛　牛膝(各一两)　柏子　泽泻　杜仲(各半两,炙)　山茱萸　通草　甘草(各三分)

上二十七,捣筛为散。鸡未鸣时冷酒服五分匕,日三,加至一匕。

4. 丹参膏(《千金翼方·卷第十六·中风上·诸膏第三》)

主伤寒时行,贼风恶气在外,肢节痛挛不得屈伸,项颈咽喉痹塞嚏闭;入腹则心急腹胀,胸中呕逆药悉主之。病在腹内服之,在外摩之,缓风不遂,湿痹不仁,偏枯拘屈,口面㖞斜,耳聋齿痛,风颈肿痹,脑中风痛,石痈结核瘰疬,坚肿未溃,敷之取消;及赤白瘾疹,诸肿无头作痛疽者,摩之令消;风结核在耳后,风水游肿疼痛瘤瘤。

丹参　莽草根(各四两)　秦艽(三两)　羌活　蜀椒(汗,去目闭口者)　牛膝　乌头(去皮)　连翘　白术(各二两)　踯躅　菊花　莽草(各一两)

上一十二味,切,以苦酒五升,麻油七升,合煎苦酒尽,去滓,用猪脂煎成膏。凡风冷者用酒服,热毒单服,齿痛绵沾嚼之。

5. 茱萸汤(《千金翼方·卷第十九·杂病中·寒冷第六》)

主男子虚热,寒冷,妇人寒劳气逆,及胸腹苦满而急,绕脐痛,寒心,吞酸,手足逆冷,脐四边坚,悸气踊起,胃中虚冷,口中多唾,或自口干,手足烦,苦渴湿痹,风气动作,顽痹不仁,骨节尽痛,腰背如折,恶寒大呼即惊,多梦,梦见鬼神,此皆五脏虚方。

吴茱萸(二升)　半夏(一升,洗)　生姜(一

斤,切) 芍药 桂心(各三两) 大枣(十二枚,擘) 人参 黄芩 甘草(炙,各二两)

上九味㕮咀。以水一斗二升,先煮枣极沸,乃纳诸药煮取四升,服八合,日三。

6. 大金牙散(《千金翼方·卷第二十·杂病下·备急第一》)

主南方百毒,瘴气疫毒,脚弱肿痛,湿痹风邪鬼疰方。

金牙(烧) 雄黄 丹砂 龙胆 防风 玉支 大黄 曾青 茯苓 桂心 松脂 干姜 乌头(炮,去皮) 斑蝥(去翅足,熬) 亭长 细辛 硝石 野葛 大戟 商陆 蛇蜕(熬) 芫青 鹳骨 芫花 附子(炮,去皮) 寒水石 人参 贯众 龙骨 蜀椒(汗,去目闭口者) 露蜂房(熬) 巴豆(去皮心) 蜥蜴 蜈蚣(炙) 礜石(烧) 天雄 狸骨(炙) 石胆 莽草

上三十九味,各等分为散,以绛囊佩带之,男左女右;未食以浆水或酒随意服一刀圭,以知为度。

7. 芎䓖饮子(《太平圣惠方·卷第二十三·治腲腿风诸方》)

治腲腿风,肌肤虚弱,四肢缓弱,湿痹不仁,心胸满闷。

芎䓖(一两) 白术(一两) 薏苡仁(一两) 桂心(一两) 附子(一两,炮裂,去皮脐) 羚羊角屑(一两) 前胡(一两,去芦头) 赤茯苓(一两) 麻黄(一两,去根节) 汉防己(一两) 羌活(一两) 赤芍药(一两) 人参(一两,去芦头) 丹参(一两) 甘草(半两,炙微赤,锉)

上件药,细锉和匀。每服半两,以水一大盏煎至五分,去滓,食前温服。忌生冷、油腻、毒滑物。

8. 侧子散(《太平圣惠方·卷第二十三·治腲腿风诸方》)

治腲腿风,肢节缓弱,腰脚无力,皮肤湿痹。

侧子(一两,炮裂,去皮脐) 五加皮〔一(二)两〕 磁石(四两,捣碎,水淘,去赤汁) 甘菊花〔一(二)两〕 汉防己(一两) 草薢(一两,锉) 羚羊角屑(一两半) 防风(一两,去芦头) 薏苡仁(二两) 杏仁(一两半,汤浸,去皮尖、双仁,麸炒微黄) 赤芍药(一两) 芎䓖(一两) 秦艽(一两,去苗) 麻黄(二两,去根节) 甘草(一两,炙微赤,锉)

上件药,捣筛为散。每服四钱,以水一中盏煎至六分,去滓,食前稍热服。

9. 薏苡仁丸(《太平圣惠方·卷第二十三·治腲腿风诸方》)

治腲腿风,体虚,风邪所攻,肌肉肿满,腰脚无力,骨节缓弱,四肢湿痹。

薏苡仁(二两) 天雄(一两,炮裂,去皮脐) 威灵仙(一两) 汉防己(一两) 槟榔(一两) 防风(半两,去芦头) 羌活(半两) 石斛(半两,去根节) 枳壳(半两,麸炒微黄,去瓤) 五加皮(半两) 桂心(半两) 赤芍药(半两) 牛膝(一分,去苗) 当归(三分) 赤茯苓(半两)

上件药,捣罗为末,炼蜜和捣三二百杵,丸如梧桐子大。每于食前,以温酒下三十丸。

10. 柏子仁散(《太平圣惠方·卷第二十七·治风劳诸方》)

治风劳,益气血,利四肢,强腰脚,除湿痹。

柏子仁 巴戟 天雄(炮裂,去皮脐) 牛膝(去苗) 天门冬(去心,焙) 川椒(去目及闭口者,微炒去汗) 菟丝子(酒浸三宿,曝干别捣,以上各一两) 肉桂(二两,去皴皮) 石南(三分) 续断(三分) 当归(三分)

上件药,捣细罗为散。每服空心及晚食前,以温酒调下二钱。

11. 草薢酒(《圣济总录·卷第八十五·腰痛门·风湿腰痛》)

治风湿腰痛,久湿痹不散。

草薢 杜仲(去粗皮,炙,各三两) 枸杞根皮(洗,五两)

上三味,细锉,用好酒五升,于净瓶内浸密封,重汤煮两时许,取出候冷,旋暖不拘时饮之,常令微醉。

12. 海桐煎(《鸡峰普济方·卷第二·脚气》)

治久患脚膝湿痹,行履不得。

海桐皮(十两) 牛膝(九两) 楮实(七两) 枳实(六两) 木香 白芍药(各四两) 桂(八两)

上为细末,蜜和丸如梧桐子大。食前空心服四十丸。

13. 楮实煎(《鸡峰普济方·卷第八·肝肾》)

治久患脚膝湿痹,行步不得。

海桐(十两) 牛膝(九两) 楮实(七两)

枳壳（六两） 木香（五两） 芍药（四两） 桂心（八两）

上件为细末，炼蜜和丸如梧子大。每服四十丸，酒下。

14. 茯苓川芎汤（《明医指掌·卷七·痹证六》）

治湿痹，湿胜，脉沉缓，留住不去，四肢麻木拘急，浮肿。

赤茯苓（一两） 桑白皮（一两） 防风（半两） 肉桂（半两） 麻黄（去节，半两） 川芎（半两） 芍药（半两） 当归（半两） 甘草（半两）

每用五钱，姜、枣煎服。

15. 加味三妙丸（《医学正传·卷之四·痛风》）

治两足湿痹疼痛，或如火燎，从足跗热起，渐至腰胯，或麻痹痿软，皆是湿为病，此药主之。

苍术（四两，米泔浸） 黄柏（二两，酒浸日干） 川牛膝（一两，去芦） 当归尾（一两，酒洗） 川萆薢（一两） 防己（一两） 龟板（酥炙，一两）

上为细末，酒煮面糊为丸如梧桐子大。每服一百丸，空心姜盐汤下。

16. 附子丸（《张氏医通·卷十四·膝痛门》）

治湿痹，一身如从水中出。

附子（炮） 川乌头（炮） 官桂 川椒 菖蒲 甘草（炙，各四两） 骨碎补（切，姜汁拌炒） 天麻（煨） 白术（生，各二两）

炼白蜜丸梧子大。每服三五十丸，温酒下，侵晨、食前、临卧各一服。

17. 除湿汤（《金匮翼·卷一·诸湿统论·上下分消之剂》）

治伤湿，发热恶寒，身重自汗，骨节疼痛，小便闭，大便溏，腰脚痹冷。皆因坐卧卑湿，或冒雨露，或著湿衣所致。

生白术 藿香叶 橘红 白茯苓（各一两） 炙甘草（七钱） 半夏曲（炒） 厚朴（姜制） 苍术（米泔浸炒，各二两）

上㕮咀。每服四钱，姜七片，枣一枚，水煎，食前温服。

六、治热痹方

1. 石南散（《圣济总录·卷第二十·热痹》）

治热痹，肌肉热极，体上如鼠走，唇口反坏，皮肤色变。兼治诸风。

石南叶（酒醋微炒） 山芋（各一两） 黄芪（锉，三分） 天雄（炮裂，去皮脐，一两） 山茱萸（一两半） 桃花（生用） 菊花（未开者，炒，各三分） 真珠（别研，一分） 石膏（别研） 升麻（各一两） 甘草（炙，锉，三分） 葳蕤（锉，一两） 丹砂（一分，别研，仍与真珠、石膏末一处同研极细）

上一十三味，除别研外，将十味捣罗为末，次入所研者药拌匀。每服一钱匕，空心温酒调下，日二夜一，渐加至二钱匕。

2. 升麻汤（《圣济总录·卷第二十·热痹》）

治热痹。

升麻 射干 甘草（炙，锉） 芎藭 人参（各二两） 赤小豆（炒，三合） 生姜（薄切，焙） 麦门冬（去心，焙） 葳蕤（各三两）

上九味，粗捣筛。每服四钱匕，以水二盏，生地黄汁半合，青竹叶十五片，同煎至一盏半，去滓温服，不拘时候。

3. 生地黄汤（《圣济总录·卷第二十·热痹》）

治热痹。

生地黄（研取汁） 竹沥 荆沥（各一升） 羌活（去芦头） 防风（去叉，各三两） 附子（一枚重者，炮，去皮脐，别破之）

上六味，除前三味外，余三味锉如麻豆。每服三钱匕，水一盏半，地黄汁、竹沥、荆沥各少许，同煎数沸，去滓取一盏，温服，不计时候。

4. 防风丸（《圣济总录·卷第二十·热痹》）

治热痹。

防风（去叉） 羌活（去芦头） 茯神（去木） 牛膝（酒浸切，焙） 桂（去粗皮） 人参 枳壳（去瓤麸炒） 五加皮（锉） 芍药 丹参 薏苡仁 玄参 麦门冬（去心，焙） 生干地黄（焙，以上各一两） 磁石（煅醋淬，四两） 槟榔（锉，二两） 松子仁 大黄（锉，炒） 木香（各半两）

上一十九味，捣罗为末，炼蜜和丸如梧桐子大。每服温酒下三十丸，加至四十丸，空心食前。

5. 荷叶藁本汤（《三因极一病证方论·卷之三·阳明经脚气治法》）

治脚胫生疮,浸淫腿膝,脓汁淋漓,热痹痛痒。

干荷叶(四张) 藁本(一分)

上为锉散。以水二斗,煎减五升,去滓,温暖得所,淋渫。

七、治风湿痹方

1. 大八风散(《备急千金要方·卷七·风毒脚气方·诸散第三》)

治诸缓风湿痹脚弱方。

巴戟肉 黄芪 桂心 细辛 天雄 萆薢 肉苁蓉 牡荆子 山药 菊花 葳蕤 山萸 秦艽 黄芩 石斛 白术 矾石 厚朴 龙胆 人参 蜀椒(各半两) 附子 五味子(各十八铢) 菖蒲 茯苓 牛膝(《千金翼》作干姜) 乌喙 远志(各一两) 桔梗(三十铢) 川芎 白蔹 芍药(各六铢)

上三十二味治下筛,酒服半寸匕,日三,未验,稍增令微觉。

2. 侧子酒(《备急千金要方·卷七·风毒脚气方·酒醴第四》)

治风湿痹不仁,脚弱不能行方。

侧子 牛膝 丹参 山萸 萆薢根 杜仲 石斛(各四两) 防风 干姜 川椒 细辛 独活 秦艽 桂心 川芎 当归 白术 茵芋(各三两) 五加皮(五两) 薏苡仁(一升)

上二十味㕮咀,绢袋盛,清酒四斗渍六宿。初服三合,稍加以知为度,患目昏头眩者弥精。

3. 排风汤(《备急千金要方·卷八·治诸风方·诸风第二》)

治男子妇人风虚湿冷,邪气入脏,狂言妄语,精神错乱。其肝风发则面青,心闷乱,吐逆呕沫,胁满头眩重,耳不闻人声,偏枯筋急,曲踡而卧;其心风发则面赤,翕然而热,悲伤嗔怒,张目呼唤;其脾风发则面黄,身体不仁,不能行步,饮食失味,梦寐倒错,与亡人相随;其肺风发则面白,咳逆唾脓血,上气奄然而极;其肾风发则面黑,手足不遂,腰痛难以俯仰,痹冷骨疼。诸有此候,令人心惊,志意不定,恍惚多忘。服此安心定志,聪耳明目,通脏腑,诸风疾悉主之。

白藓皮 白术 芍药 桂心 川芎 当归 杏仁 防风 甘草(各二两) 独活 麻黄 茯苓(各三两) 生姜(四两)

上十三味㕮咀,以水一斗,煮取三升。每服一升,覆取微汗,可服三。

4. 菴蔄散(《千金翼方·卷第十五·补益·补虚丸散第六》)

主风劳湿痹,痿厥少气,筋挛关节疼痛,难以屈伸,或不能行履,精衰目瞑,阴阳不起,腹中不调,乍寒乍热,大小便或涩,此是肾虚所致主之方。

菴蔄子 酸枣仁 大豆卷 薏苡仁 车前子 蔓荆子 蒺藜子 冬瓜子 菊花 秦椒(汗去子并闭目者,各一升) 阿胶(一斤,炒)

上一十一味,各捣绢下为散,合和捣令相得,食后服三合,日再。若苦筋挛骨节痛,难以屈伸,倍酸枣仁、菴蔄、蒺藜、瓜子各三升,久服不老,益气轻身,耳目聪明。

5. 淮南八公石斛散(《千金翼方·卷第十五·补益·补虚丸散第六》)

主风湿痹疼,腰脚不遂方。

石斛 防风 茯苓 干姜 细辛 云母 杜仲(炙) 远志(去心) 菟丝子 天雄(炮,去皮) 人参 苁蓉 萆薢 桂心 干地黄 牛膝 蛇床 薯蓣 巴戟天 续断 山茱萸 白术(各一两) 菊花 附子(炮,去皮) 蜀椒(去目闭口者,汗) 五味子(各二两)

上二十六味,捣筛为散。酒服方寸匕,日再。

6. 风痹散(《千金翼方·卷第十六·中风上·风眩第六》)

主三十年恶风湿痹,发秃落,瘾疹生疮,气脉不通,抓搔不觉痛痒方。

附子(炮,去皮) 干姜 白术(各四两) 石斛(半两) 蜀椒(一分,去目及闭口者,汗) 天雄(炮,去皮) 细辛 踯躅 白蔹 乌头(炮,去皮) 石楠 桂心(各三分)

上一十二味,捣筛为散。酒服五分匕,以少羊脯下药,日再。勿大饱食,饥即更服,常令有酒热,先服吐下药,后乃服之。以韦袋贮药勿泄,忌冷水、房室百日。

7. 防己汤

1)《千金翼方·卷第十七·中风下·中风第一》

主风湿,四肢疼痹,挛急浮肿。

木防己(三两) 茯苓(一两) 桑白皮(切,二升) 桂心(三两) 芎䓖(三两) 甘草(一两

半,炙) 大枣(二十枚,擘) 芍药(二两) 麻黄(二两,去节)

上九味㕮咀,以水一斗二升,煮麻黄减一升,纳药煮取三升。分三服,渐汗出,令遍身以粉粉之,慎风冷。一方茯苓四两,麻黄三两。

2)《圣济总录·卷第二十·风湿痹》

治风湿痹,肌肤不仁,体常汗出恶风。

防己(二两) 白术(一两半) 桂(去粗皮) 茵芋 丹参 五加皮(锉,各一两) 牛膝(酒浸切,焙) 细辛(去苗叶) 甘草(炙,各半两)

上九味,粗捣筛。每服五钱匕,水一盏半,入生姜五片,煎至八分,去滓温服,不拘时候,日二。

3)《圣济总录·卷第二十·风湿痹》

治风湿痹,脉浮身重,汗出恶风。

防己(二两) 甘草(炙) 黄芪(薄切) 麻黄(去根节,先煎掠去沫,焙,各一两) 白术(一两半)

上五味,粗捣筛。每服五钱匕,水一盏半,入枣二枚(劈破),生姜三片,煎至一盏,去滓温服,空心一服,夜卧并二服,服讫用椒葱汤小浴,继以生姜酒粥没之。汗出慎外风,皮肤中当如虫行。

8. 汉防己散(《太平圣惠方·卷第三·治肝风筋脉拘挛诸方》)

治肝风湿痹,四肢拘挛,急痛,心胸壅,气喘促。

汉防己(一两) 芎䓖(一两) 桂心(一两) 麻黄(一两,去根节) 附子(一两,炮裂,去皮脐) 赤茯苓(一两) 桑根白皮(一两,锉) 赤芍药(一两) 甘草(半两,炙微赤,锉)

上为末。每服三钱,以水一中盏,入生姜半分,煎至六分,去滓,不计时候温服。

9. 天麻散(《太平圣惠方·卷第十九·治风寒湿痹身体手足不遂诸方》)

治风湿痹,身体顽麻,皮肤瘙痒,筋脉急,言语謇涩,手足不遂。

天麻(半两) 白附子(半两,炮裂) 羌活(半两) 防风(半两,去芦头) 牛膝(三分,去苗) 麻黄(一两,去根节) 芎䓖(半两) 萆薢(三分,锉) 独活(半两) 当归(半两,锉,微炒) 桂心(半两) 干蝎(一分,微炒) 白僵蚕(半两,微炒)

上件药,捣细罗为散。每服不计时候,暖竹沥酒调下二钱。

10. 仙灵脾丸(《太平圣惠方·卷第十九·治风寒湿痹身体手足不遂诸方》)

治风湿痹,肢节疼痛,身体手足不遂。

仙灵脾(三分) 防风(半两,去芦头) 羌活(三分) 白附子(三分,炮裂) 天麻(一两) 天南星(半两,炮裂) 犀角屑(三分) 木香(半两) 槟榔(半两) 羚羊角屑(三分) 乳香(三分,细研) 虎胫骨(三分,涂酥,炙令黄) 桂心(半两) 附子(三分,炮裂,去皮脐) 当归(三分,锉,微炒) 牛膝(三分,去苗) 白僵蚕(半两,微炒) 鹿茸(三分,涂酥,炙令黄,去毛) 石斛(三分,去根节) 麝香(一分,细研) 海桐皮(三分,锉) 干蝎(半两,微炒) 乌蛇〔三(二)两,酒浸,炙令黄,去皮骨〕

上件药,捣罗为末,入研了药令匀,炼蜜和捣五七百杵,丸如梧桐子大。每服于食前以温酒下三十丸。

11. 当归散(《太平圣惠方·卷第十九·治风寒湿痹身体手足不遂诸方》)

治风湿痹踸曳,或手脚不遂,或风入五脏,恍恍惚惚,多语喜忘,又时恐怖,或肢节疼痛,头眩烦闷,或腰脊强直,腹满不食。

当归(一两,锉,微炒) 川升麻(半两) 川乌头(半两,炮裂,去皮脐) 天门冬(一两,去心,焙) 五味子(半两) 赤芍药(半两) 远志(半两,去心) 独活(半两) 麻黄(一两,去根节) 防风(半两,去芦头) 芎䓖(半两) 干姜(半两,炮裂,锉) 秦艽(一两,去苗) 桂心(半两) 大豆(一合,炒熟) 石斛(半两,去根节) 甘草〔一(三)分,炙微赤,锉〕 人参(半两,去芦头) 白茯苓(二两) 紫菀(半两,洗去苗、土) 石膏(一两) 黄芪(半两,锉) 杏仁(半两,汤浸,去皮尖、双仁,麸炒微黄)

上件药,捣粗罗为散。每服四钱,以水一中盏煎至五分,去滓,入酒一合,更煎一两沸,不计时候,温服。

12. 白花蛇丸

1)《太平圣惠方·卷第十九·治风湿痹不仁诸方》

治风湿痹,皮肤不仁,肢节疼痛。

白花蛇(一两,酒浸,炙微黄,去皮骨) 干蝎(一两,微炒) 仙灵脾(一两) 茵芋(半两) 川乌头(半两,炮裂,去皮脐) 天南星(半两,炮裂) 天雄(一两,炮裂,去皮脐) 天麻(一两) 桂心(一两) 麻黄(一两,去根节) 鹿角胶(一两,捣碎,炒令黄燥) 草薢(一两,锉) 桑螵蛸(半两,微炒) 雄黄(一分,细研) 麝香(一分,研入)

上件药,捣罗为散,都研令匀,用天麻三两,捣罗为末,以无灰酒一大盏,慢火熬成膏,用和药末,更捣五七百杵,丸如梧桐子大。每服不计时候,用薄荷酒下二十丸。

2)《圣济总录·卷第二十·风湿痹》

治风湿痹,四肢缓弱,皮肤不仁,精神昏愦。

白花蛇(酒浸,去皮骨,炙,二两) 薏苡仁 附子(炮裂,去皮脐) 草薢 仙灵脾(各一两) 羌活(去芦头) 天南星(炮) 天麻 桂(去粗皮) 芎䓖(各三分) 荠苨(微炙) 干蝎(去土,炒) 乌头(炮裂,去皮脐) 防风(去叉) 枫香脂(各半两)

上一十五味,为细末,糯米粥和捣三百杵,丸如小豆大。每服十丸,荆芥汤或温酒下。

13. 天雄丸

1)《太平圣惠方·卷第十九·治风湿痹不仁诸方》

治风湿痹,手足挛急,皮肤不仁。

天雄(一两,炮裂,去皮脐) 麻黄(一两,去根节) 天麻(一两) 桂心(一两) 天南星(三分,炮裂) 羌活(一两) 雄黄(半两,细研,水飞过) 腻粉(半两) 干蝎(一两,微炒) 麝香(一分,细研) 朱砂(一两,细研,水飞过) 牛黄〔一两(分),细研〕 乌蛇(二两,酒浸,炙令黄,去皮骨)

上件药,捣罗为末,入研了药令匀,炼蜜和捣三二百杵,丸如梧桐子大。每服不计时候,以豆淋酒下十丸。

2)《圣济总录·卷第一十九·诸痹门·痛痹》

治风湿痹,皮肉不仁,骨髓疼痛不可忍者。

天雄(炮裂,去皮脐) 附子(炮裂,去皮脐,各一两) 桂(去粗皮,一两半) 干姜(炮,三两) 防风(去叉,三两)

上五味,为细末,炼蜜丸如梧桐子大。每服二十丸,温酒下,日三夜一。

14. 天蓼木丸(《太平圣惠方·卷第十九·治风湿痹不仁诸方》)

治风湿痹,脚膝缓弱。

天蓼木(一两) 天麻(半两) 芎䓖(半两) 独活(半两) 细辛(半两) 防风(半两,去芦头) 藁本(半两) 白附子(半两,炮裂) 乌蛇〔一(二)两,酒浸炙令黄,去皮骨〕 巴戟(半两) 石斛(半两,去根) 附子(半两,炮裂,去皮脐) 蛇床仁(半两) 麝香(一分,细研) 晚蚕蛾(半两,微炒)

上件药,捣罗为末,炼蜜和捣三二百杵,丸如梧桐子大。每服不计时候,以温酒下二十丸。

15. 附子丸(《太平圣惠方·卷第十九·治风湿痹不仁诸方》)

治风湿痹,精神昏沉,四肢缓弱,皮肤不仁。

附子(一两,炮裂,去皮脐) 荠苨〔半两,微炒(炙)〕 白花蛇(二两,酒浸,炙令黄,去皮骨) 天南星(三分,炮裂) 川乌头(半两,炮裂,去皮脐) 天麻(三分) 干蝎(半两,微炒) 桂心(三分) 防风(半两,去芦头) 薏苡仁(一两) 枫香(一两) 芎䓖(三分) 草薢(一两) 羌活(三分) 仙灵脾(一两)

上件药,捣罗为末,以糯米粥和捣三二百杵,丸如绿豆大。每服不计时候,以荆芥汤下十丸,暖酒下亦得。

16. 侧子散(《太平圣惠方·卷第十九·治风湿痹不仁诸方》)

1)治风湿痹,皮肤不仁,手足无力。

侧子(一两,炮裂,去皮脐) 五加皮(一两) 磁石(二两,烧醋淬七遍,细研) 甘菊花(半两) 汉防己(半两) 葛根(半两,锉) 羚羊角屑(一两) 防风(一两,去芦头) 杏仁(一两,汤浸去皮尖、双仁,麸炒微黄) 薏苡仁(一两) 赤芍药(半两) 芎䓖(半两) 秦艽(半两,去苗) 麻黄(一两,去根节) 甘草(半两,炙微赤,锉)

上件药,捣粗罗为散。每服四钱,以水一中盏煎至六分,去滓,不计时候,温服。

2)治气血虚,风邪湿痹,皮肤不仁。

侧子(一两,以酒浸过,炮裂,去皮脐) 牛膝

（一两，去苗） 白僵蚕（一两，生用） 天南星（一两，生用） 海桐皮（一两，锉） 狼毒（半两，以醋煮半日，细切，曝干） 麝香（一分，细研）

上件药，捣细罗为散，入麝香，都研令匀。每服不计时候，以热豆淋酒调下二钱。

17. 狗脊散（《太平圣惠方·卷第十九·治风湿痹不仁诸方》）

治风湿痹，四肢不仁，肌肉拆动，举体无力。

狗脊（半两，去毛） 附子（三分，炮裂，去皮脐） 薯蓣（三分） 熟干地黄（三分） 天雄（三分，炮裂，去皮脐） 王荪（三分） 桂心（三分） 山茱萸（三分） 秦艽（三分，去苗） 白蔹（三分）

上件药，捣粗罗为散。每服四钱，以水、酒各一中盏煎至一盏，去滓，不计时候，分温二服。

18. 麻黄散（《太平圣惠方·卷第十九·治风湿痹不仁诸方》）

治风湿痹，面如针刺，身体不仁，汗出短气，不能饮食。

麻黄（三两，去根节） 芎䓖（一两） 荠草（一两，微炒） 当归（一两，锉，微炒） 天雄（一两，炮裂，去皮脐） 桂心（一两） 五加皮（一两） 白术（一两） 杏仁（一两，汤浸去皮尖、双仁，麸炒微黄）

上件药，捣粗罗为散。每服四钱，以水一中盏，入生姜半分，煎至六分，去滓，不计时候温服。

19. 蛜螂散（《太平圣惠方·卷第十九·治风湿痹不仁诸方》）

治风湿痹，身体四肢不仁。

蛜螂（一两，微炒） 侧子（一两，炮裂，去皮脐） 独活（一两） 桑螵蛸（一两，微炒） 踯躅花（半两，醋拌炒，令干） 天南星（半两，炮裂） 萆薢（一两，锉） 天麻（一两） 桂心（一两）

上件药，捣细罗为散。每服不计时候，以温酒调下一钱。

20. 天雄浸酒（《太平圣惠方·卷第二十五·治一切风通用浸酒药诸方》）

治风，及充壮血脉，益精气，明耳目，黑髭发，悦颜色，除久风湿痹，祛筋脉挛急，强腰膝，倍气力。

天雄（三两，炮裂，去皮脐） 川椒（三两，去目） 干姜（二两，炮裂） 茵芋〔二（三）两〕 附子（二两，炮裂，去皮脐） 肉桂（三两，去皱皮） 牛膝（三两，去苗） 川乌头（二两，炮裂，去皮脐） 白蔹〔半（二）两〕 踯躅花（三两，微炒）

上件药，细锉，用生绢袋盛，以好酒二斗渍之，春夏五日，秋冬七日，每服一小盏，后渐渐增之。夏月恐酒酸，以油单裹瓶，悬于井中，近水即不酸也。其药滓曝干，捣细罗为散，每服以酒调下二钱，空心及晚食前服。忌生冷、猪鸡肉、豆豉。

21. 牛膝散

1）《太平圣惠方·卷第四十四·治久腰痛诸方》

治风虚湿痹，腰间久痛不任行立。

牛膝（一两，去苗） 五加皮（半两） 丹参（半两） 木香（三分） 桂心（三分） 羌活（半两） 当归（半两，锉，微炒） 防风（半两，去芦头） 补骨脂（三分，微炒） 附子（一两，炮裂，去皮脐） 安息香（三分，入胡桃仁同捣熟） 白芍药（半两） 石斛（三分，去根，锉） 枳实（半两，麸炒微黄） 鹿茸（四两，去毛，涂酥炙微黄） 虎胫骨（一两，涂酥炙微黄）

上件药，捣细罗为散。每于食前，以热酒调下二钱。

2）《圣济总录·卷第十一·风不仁》

治风不仁，皮肤瘙痹，气血虚，风邪湿痹。

牛膝（酒浸，切，焙） 白僵蚕（生用） 天南星（生用） 海桐皮（锉） 附子（炮裂，去皮脐，各一两） 麝香（研） 丹砂（研，各一分） 狼毒（醋煮锉，焙，半两）

上八味，各捣研为散，和匀再研。每服二钱匕，热豆淋酒调下，不拘时。

22. 独活散（《太平圣惠方·卷第四十四·治风湿腰痛诸方》）

治肾脏风湿腰痛，连腿膝，顽痹不能运动。

独活（一两） 黄芪（半两，锉） 防风（三分，去芦头） 白藓皮（半两） 茯神（一两） 芎䓖（半两） 羚羊角屑（半两） 桂心（三分） 酸枣仁（一两，微炒） 当归（一两，锉，微炒） 附子（一两，炮裂，去皮脐）

上件药，捣粗罗为散。每服四钱，以水一中盏煎至六分，去滓，每于食前稍热服。

23. 去毒丸（《圣济总录·卷第十九·诸痹门·痛痹》）

治风湿痹，腰脚疼痛不可忍，久不瘥者。

天雄(炮裂,去皮脐)　附子(炮裂,去皮脐)　桂(去粗皮,各一两)　白僵蚕(直者,炒,三两)　防风(去叉,三分)

上五味,为细末,炼蜜丸如梧桐子大。每服二十丸,温酒下,日三夜一。

24. 大黄丸(《圣济总录·卷第二十·风湿痹》)

治男女恶风湿痹,周身不仁;小腹拘急,绕脐疠痛;头目昏眩,时吐涎沫;咳嗽背强,难以俯仰;心下懊侬,而目脱色;喉咽不利,耳聋恶寒;饮食失味,膀胱忽满,大小便不利;两胫酸痛,手足厥逆;吸吸短气,时复失精,白汗自出;梦寐不安,心神恍惚;肌肤瘾疹。

五味子(炒)　䗪虫(熬)　芎䓖　肉苁蓉(酒浸,切,焙)　白薇　黄连(去须)　牡丹皮(各三分)　阿胶(炒燥)　麦门冬(去心,焙)　续断　石斛(去根)　甘草(炙,锉)　吴茱萸(汤洗,焙,炒)　商陆根(切)　芒硝　细辛(去苗叶)　厚朴(去粗皮,生姜汁炙,锉)　黄芩(去黑心,各半两)　桂(去粗皮)　蜀椒(去目并闭口,炒出汗)　干姜(炮裂)　当归(切,焙,各一两)　乌头(炮裂,去皮脐)　生干地黄(焙,各一两一分)　大黄(二两半)　附子(炮裂,去皮脐,一分)

上二十六味,捣罗为末,炼蜜和丸如梧桐子大。每服五丸,日三夜再,温水下,渐加至十丸,以知为度。

25. 巨胜浸酒(《圣济总录·卷第二十·风湿痹》)

治风湿痹,脚膝无力,筋挛急痛。

巨胜(炒,一升半)　薏苡仁(炒,半升)　生干地黄(二两)

上三味,锉令匀细,生绢囊贮,以酒二斗浸,春夏三五日,秋冬六七日。每服五合,空心、临卧温服。

26. 牛膝大豆浸酒(《圣济总录·卷第二十·风湿痹》)

治久患风湿痹,筋挛膝痛;兼理胃气结聚,止毒热,去黑痣面䵟,润皮毛。

牛膝(酒浸,切,焙,一斤)　大豆(紧小者,炒熟,一斤)　生地黄(洗切,一斤)

上三味,拌匀,同蒸一馈倾出,绢囊贮,以酒三斗浸经宿。每服三合至五合,空心、日午、夜卧温服。

27. 芍药饮

1)《圣济总录·卷第二十·风湿痹》

治风湿痹,身体疼痛,恶风微肿。

赤芍药　麻黄(去根节,先煮,掠去沫,焙)　天门冬(去心,焙,各三两)　杏仁(去皮尖、双仁,炒,各五十枚)

上四味,粗捣筛。每服五钱匕,水一盏半,入生姜、一枣大(切),煎至八分,去滓,温服。

2)《圣济总录·卷第二十·风湿痹》

治风湿痹,皮肤瘖厚,肌肉酸痛,不可屈伸。

赤芍药　芎䓖(各四两)　附子(炮裂,去皮脐,二两)　甘草(炙,三两)

上四味,锉如麻豆。每服五钱匕,水一盏半煎至八分,去滓,温服。

28. 陈元膏(《圣济总录·卷第二十·风湿痹》)

治风湿痹。

当归(生)　附子(生,去皮脐)　天雄(生,去皮脐)　乌头(生,去皮脐,各一两半)　生地黄(一斤,捣取汁)　细辛(去苗叶)　干姜(生)　芎䓖(各一两)　桂(去粗皮)　白芷(生用,留一块不锉)　丹砂(别研,各半两)　雄黄(别研,一两一分)　醋(一斤半)　松脂(四两)　猪肪(不中水者,去筋膜,别炼五斤)

上一十五味,除二味研者,并地黄汁、猪肪、松脂、醋等相次入外,余锉切如豆粒,先将地黄汁与醋拌匀,浸一宿,取猪肪、松脂同于净器中煎,常令小沸,候白芷色黄停温,用厚绵滤去滓,瓷合盛,入雄黄、丹砂末,熟搅至凝止。每用涂摩病处。凡修合无令小儿、妇人及鸡犬见。

29. 海桐皮汤(《圣济总录·卷第二十·风湿痹》)

治风湿痹不仁,肢体疼痛。

海桐皮　丹参　桂(去粗皮)　防己(各一两)　甘草(炙)　麻黄(去根节)　天门冬(去心,焙,各二两)　侧子(炮裂,去皮脐,半两)

上八味,锉如麻豆。每服四钱匕,水一盏,入生姜五片,煎至七分,去滓温服,不拘时。

30. 涂摩膏(《圣济总录·卷第二十·风湿痹》)

治风湿痹,肌肉瘖痹,四肢挛急、疼痛,日久不痉,令机关纵缓,不能维持身体,手足不随。

牛膝(去苗) 芍药 芎䓖 当归 白术 白芷 蜀椒(去目并合口) 厚朴(去粗皮) 雷丸 半夏(汤浸七遍,去滑) 桔梗(炒) 细辛(去苗叶) 吴茱萸 桂(去粗皮) 附子(炮裂,去皮脐) 木香 大腹槟榔(各一两) 酥(二两) 驼脂(三两) 腊月猪脂(三斤)

上二十一味,除后三味外,并细切,量药多少,以酒渍一宿,先炼猪脂成膏去滓,后尽入众药,以慢火从旦煎至晚,其膏成,以绵裹滤去滓,再入铛中,投酥并驼脂,候稍搅匀,以瓷器盛。每不拘多少,以药摩之,摩经七日,即歇三日再摩之。

31. 菖蒲散(《圣济总录·卷第二十·风湿痹身体手足不随》)

治风湿痹,身体手足不随。

菖蒲(九节者,去须节,米泔浸细切,焙干) 生干地黄(焙) 枸杞根(各一两半,锉) 乌头(炮裂,去皮脐,一两) 商陆(一两半,锉) 生姜(切,焙,四两)

上六味,㕮咀如麻豆,清酒二升,浸一宿曝干,复纳酒中,以酒尽为度,曝干,捣罗为散。空心温酒调下一钱匕,日再。

32. 羌活汤(《圣济总录·卷第二十·风湿痹身体手足不随》)

治风湿痹,身体手足不随,冷疼痛痹。

羌活(去芦头,三分) 防风(去叉,一两) 五加皮(锉,半两) 赤芍药(一两) 薏苡仁(炒,半两) 羚羊角(镑,半两) 槟榔(二枚,煨,锉) 磁石(煅,醋淬,二两半)

上八味,粗捣筛。每服六钱匕,水二盏,入生姜五片,煎取一盏,去滓,空心食前温服,日二夜一。

33. 独活酒(《圣济总录·卷第八十五·腰痛门·风湿腰痛》)

治风湿腰痛痛痹。

独活(去芦头,半两) 杜仲(去粗皮,一两) 当归(切,焙) 芎䓖 熟干地黄(焙,各一两半) 丹参(一两)

上六味,细锉,用好酒五升,于净瓶内浸密封,重汤煮两时许,取出候冷,旋暖不拘时饮之,常令微醉。

34. 菴䕡子汤(《圣济总录·卷第八十七·风劳》)

治风劳湿痹,痿厥,筋脉拘挛,关节疼痛,难以屈伸,不能行履,精衰目瞑,腹中不调,乍寒乍热,大小便或涩,此由肾虚所致。

菴䕡子(炒) 酸枣仁(炒) 薏苡仁 菊花 蜀椒(去目并闭口,炒出汗) 车前子 蔓荆实 蒺藜子 冬瓜子(炒) 阿胶(炙,令燥,各一两) 大豆(炒,去皮,一两净)

上一十一味,粗捣筛。每服三钱匕,水一盏煎至七分,去滓,空心、夜卧温服。若筋挛关节难以屈伸,倍加酸枣仁、菴䕡子、蒺藜子、冬瓜子各一两。

35. 天门冬煎(《圣济总录·卷第九十九·九虫门·三虫》)

治三虫,保定肺气,去寒热,养肌肤,益气力,利小便,及诸暴中、偏风湿痹,强骨髓。

天门冬(去心,生用,十斤) 白蜜(七两)

上二味,先取天门冬,细切烂研如泥,用酒一斗,如绞取汁,并蜜搅令匀,铜器中重汤上煎,仍用竹篦搅候如饧。每服如弹丸大,空腹温汤服之,或用生地黄汁一盏同煎妙。

36. 黄芪酒

1)《严氏济生方·诸痹门·五痹论治》

治风湿痹,身体顽麻,皮肤燥痒,筋脉挛急,言语謇涩,手足不遂,时觉不仁。

黄芪(去芦) 防风(去芦) 官桂(不见火) 天麻 草薢 石斛(去根) 虎骨(酥炙) 白芍药 当归(去芦) 云母粉 白术 茵芋叶 木香(不见火) 仙灵脾 甘草 川续断(各一两)

上锉如麻豆大,以生绢袋盛,以好酒一斗浸之,春五日,夏三日,秋七日,冬十日。每服一盏,温服之,不拘时候,常令酒气相续为佳。

2)《仁斋直指方论·卷之四·附痹证·痹证方论》

治风湿痒痛,筋脉挛急,或身体顽痹。

当归(去芦) 云母粉 茵芋叶 白术 虎骨 草薢 木香(不见火) 仙灵脾 川续断 甘草(炙) 白芍药 黄芪(去芦) 防风(去芦) 官桂(不见火) 天麻 石斛(去根,各一两)

上㕮咀,用绢袋盛,以好酒一斗浸之,春五、夏三、秋七、冬十日。每服一盏,温暖服之,常令酒气相续为佳。

37. 续断丸(《仁斋直指方论·卷之四·附痹证·痹证方论》)

治风湿流注,四肢浮肿,肌肉麻痹。

当归(炒) 川续断 萆薢(各一两) 川芎(七钱半) 乳香(半两) 天麻 防风 附子(各一两) 没药(半两)

上为末,炼蜜丸如梧桐子大。每服四十丸,温酒或饮任下。

38. 独活汤(《活幼心书·卷下·信效方·汤散门》)

治惊瘫鹤膝,及中风湿,日久致腰背手足疼痛,昼轻夜重,及四肢痿痹不仁。

川独活(黄色如兔眼者佳,半两) 当归(酒洗) 白术 黄芪(蜜水涂,炙) 薄桂(去粗皮) 川牛膝(酒洗,五味各二钱半) 甘草(炙,三钱)

上件㕮咀,每服二钱,水一盏,姜二片,薤白一根,煎七分,空心热服,或无时。

39. 如神救苦散(《丹溪心法·一·中风一》)

治瘫痪,风湿痹走注,疼痛不止。此劫剂也,非痛不可服,痛止则已。

米壳(一两,去顶膜,蜜炒) 陈皮(五钱) 虎骨(酥炙) 乳香(研) 没药(研) 甘草(各二钱半)

上为末。每服三钱,水一盏煎,连渣服,病在上食后,在下食前,煎时须顺搅之。

40. 防风天麻散(《医学正传·卷之四·痛风》)

治风湿麻痹,肢节走注疼痛,中风偏枯,或暴喑不语,内外风热壅滞昏眩。

防风 天麻 川芎 羌活 白芷 草乌头 白附子 荆芥穗 当归 甘草(炙,各五钱) 白滑石(二两)

上为细末,每服五分,加至一钱,热酒化蜜少许调下,觉药力运行微麻为度;或炼蜜为丸,如弹子大,每服半丸至一丸,热酒化下,白汤亦可。此药散郁干结、宣风通气之妙剂也。

41. 如意通圣散(《古今医统大全·卷之十一·痹证门·药方》)

治风湿注痹走痛。

麻黄 防风 川芎(各一钱) 罂粟壳 当归 丁香 甘草(各五分)

水二盏煎八分,去渣,入乳没少许,再煎一沸,热服出汗。

42. 蠲痹汤(《张氏医通·卷十四·臂痛手痛门》)

治风湿相搏,身体烦疼,手足冷,四肢沉重。

当归 赤芍药 黄芪 片子姜黄 羌活(各钱半) 甘草(半钱) 生姜(三片) 红枣(二枚,擘)

水煎。热服无时。

八、治寒湿痹方

1. 桂枝附子汤

1)《伤寒论·辨太阳病脉证并治下》

伤寒八九日,风湿相搏,身体疼烦,不能自转侧,不呕、不渴、脉浮虚而涩者,桂枝附子汤主之。

桂枝(去皮,四两) 附子(炮,去皮,破,三枚) 生姜(切,三两) 大枣(擘,十二枚) 甘草(炙,二两)

上五味,以水六升煮取二升,去滓,分温三服。

2)《三因极一病证方论·卷之五·风湿证治》

治风湿相搏,身体烦疼掣痛,不得屈伸,汗出短气,小便不利,恶风不欲去衣,或身微肿。

桂枝(去皮,四两) 白术 附子(炮,去皮脐,各三两) 甘草(炙,三两)

上为锉散。每服四大钱,水盏半,姜五片,枣两个,煎七分,去滓,空心温服。或大便秘,则去桂;小便不利,悸气,加茯苓三两;痹,加防己四两;腹痛,加芍药四两。

2. 萆薢丸(《太平圣惠方·卷第十九·治风寒湿痹身体手足不遂诸方》)

治风湿痹,身体手足,收摄不遂,肢节疼痛,言语謇涩。

萆薢(一两锉) 薏苡仁(一两) 芎䓖(半两) 海桐皮(三分) 羌活(三分) 天雄(一两,炮裂,去皮脐) 茜草(半两,微炒) 天麻(半两) 干蝎(一分,微炒) 蝉壳(一分) 天南星(半两,炮裂) 白附子(半两,炮裂) 踯躅花(三分,醋拌炒令干) 当归(半两,锉,微炒) 牛膝(一两,去苗) 川乌头(半两,炮裂,去皮脐)

上件药,捣罗为末,炼蜜和捣三五百杵,丸如梧桐子大。每服食前以温豆淋酒下二十丸。

3. 附子丸(《圣济总录·卷第一十九·诸痹

治寒湿痹留着不去，四肢缓弱，皮肤不仁，精神昏塞。

附子（炮裂，去皮脐，一两） 莽草（微炙，半两） 白花蛇（酒浸，去皮骨，炙，二两） 天南星（炮，三分） 乌头（炮裂，去皮脐，半两） 天麻（三分） 干蝎（炒，半两） 桂（去粗皮，三分） 防风（去叉，半两） 薏苡仁 枫香脂（各一两） 芎䓖（三分） 草薢（一两） 羌活（去芦头，三分） 仙灵脾（一两）

上一十五味，捣罗为末，以糯米粥和捣数百杵，丸绿豆大。每服十丸，荆芥汤或温酒吞下，不拘时。

4. 干蝎散（《圣济总录·卷第一十九·诸痹门·着痹》）

治寒湿痹留着不去，四肢不仁。

干蝎（炒） 侧子（炮裂，去皮脐） 独活（去芦头） 桑螵蛸（炒，各一两） 踯躅花（醋拌炒） 天南星（炮，各半两） 草薢（锉） 天麻 桂（去粗皮，一两）

上九味，捣罗为散。每服一钱匕，温酒调下，不拘时。

5. 乌头汤（《普济本事方·卷第一·中风肝胆筋骨诸风》）

治寒冷湿痹，留于筋脉，挛缩不得转侧。冬服之。

大乌头（炮，去皮脐） 细辛（去叶） 川椒（去目并合口，微炒，地上出汗） 甘草（炙） 秦艽（洗，去芦） 附子（炮，去皮脐） 官桂（不见火） 白芍药（各等分） 干姜（炮） 白茯苓（去皮） 防风（去钗股，炙） 当归（去芦，薄切，焙干，各一两） 川独活（黄色如鬼眼者，去芦，洗焙秤，一两三钱半）

上为粗末。每服三钱，水一盏半，枣二个，同煎至八分，去滓，空心食前服。

6. 增损续断丸

1）《普济本事方·卷第三·风寒湿痹白虎历节走注诸病》

治荣卫涩少，寒湿从之痹滞，关节不利而痛者。

川续断（洗挫去节，焙，锉） 薏苡仁 牡丹皮 山芋 桂心（不见火） 白茯苓（去皮） 黄芪（蜜炙） 山茱萸（连核） 石斛（去根，净洗，细锉，酒炒） 麦门冬（用水泡去心，各一两） 干地黄（九蒸九曝，焙干秤，三两） 人参（去芦） 防风（去钗股，炙） 白术（炮） 鹿角胶（各七钱）

上为细末，炼蜜丸如梧子大。每服三四十丸，温酒下，空心食前。

2）《仁斋直指方论·卷之四·附痹证·痹证方论》）

治寒湿之气痹滞关节，麻木疼痛。

人参 防风 鹿角胶 白术（炮，各七两） 麦门冬 干地黄 黄芪 续断 薏苡仁 山芋 牡丹皮 桂心 山茱萸 白茯苓 石斛（各二两）

上为末，炼蜜丸如梧桐子大。每服五十丸，温酒空心下。

7. 肉桂膏（《疡科心得集·家用膏丹丸散方》）

治一切寒湿痹痛，乳痰，乳癖，瘰疬等证。

川乌 草乌 海藻 当归 甘草 白芨 甘遂 白芷 细辛 芫花 半夏 肉桂 红花 大戟 虎骨（各七钱五分） 麻黄（一两） 五倍子（一两）

用麻油二斤、青油一斤五两，入药煎枯，去渣；下净东丹炒一斤，收成膏；再下乳香（去油，研）、没药（去油，研）各一两，寸香（研）五钱，百草霜一两，搅匀，用红布摊贴。

九、治风寒痹方

1. 大五石泽兰丸（《备急千金要方·卷四·妇人方下·补益第十八》）

治妇人风虚寒中，腹内雷鸣，缓急风头痛寒热，月经不调，绕脐侧侧痛，或心腹痞坚，逆害饮食，手足常冷，多梦纷纭，身体痹痛，荣卫不和，虚弱不能动摇，及产后虚损，并宜服方。

钟乳 禹余粮 紫石英 甘草 黄芪（各二两半） 石膏 白石英 川椒 干姜（各二两） 泽兰（二两六铢） 当归 桂心 川芎 厚朴 柏子仁 干地黄 细辛 茯苓 五味子 龙骨（各一两半） 石斛 远志 人参 续断 白术 防风 乌头（各三十铢） 山茱萸 紫菀（各一两） 白芷 藁本 芜荑（各十八铢）

上三十二味为末，蜜丸梧子大。酒服二十丸加至三十丸。《千金翼》有阳起石二两。

2. 乌头汤(《备急千金要方·卷七·风毒脚气方·汤液第二》)

治风冷脚痹疼痛,挛弱不可屈伸方。

乌头　细辛　川椒(各一两)　甘草　秦艽　附子　桂心　芍药(各二两)　干姜　茯苓　防风　当归(各三两)　独活(四两)　大枣(二十枚)

上十四味㕮咀,以水一斗二升煮取四升,分五服。若热毒多服益佳。

3. 钟乳酒(《备急千金要方·卷七·风毒脚气方·酒醴第四》)

治风虚劳损,脚疼冷痹羸瘦挛弱不能行方。

钟乳(八两)　丹参(六两)　石斛　杜仲　天冬(各五两)　牛膝　防风　黄芪　川芎　当归(各四两)　附子　桂心　秦艽　干姜(各三两)　山茱肉　苡仁(各一升)

上十六味㕮咀,以清酒三斗渍之三日,初服三合,日再,后稍加之,以知为度。

4. 沉香丸

1)《太平圣惠方·卷第七·治肾脏风冷气诸方》

治肾脏风冷气,腰脊相引痛,脚膝疼痹,体虚无力。

沉香(一两)　白术(三分)　防风(三分,去芦头)　石龙芮(三分)　细辛(三分)　天雄(三分,炮裂,去皮脐)　牛膝(三分,去苗)　草薢(三分,锉)　黄芪(一两,锉)　当归(三分,锉,微炒)　石斛(一两,去根,锉)　桂心(一两半)　杜仲(三分,去粗皮,炙微黄,锉)　木香(三分)　五味子(半两)　人参(一两,去芦头)

上件药,捣筛为散。每服四钱,以水一中盏,入生姜半分,枣三枚,煎至六分,去滓,食前稍热服。

2)《太平圣惠方·卷第四十四·治久腰痛诸方》

治肾脏风虚冷滞,腰间久痛,连腿膝痹麻,或时疼,乏力羸瘦。

沉香(三分)　补骨脂(一两,微炒)　石斛(三分,去根,锉)　桂心(三分)　木香(半两)　牛膝(三分,去苗)　草薢(三分,锉)　附子(一两,炮裂,去皮脐)　羌活(三分)　芎䓖(半两)　杜仲(三分,去粗皮,炙微黄,锉)　白术(半两)　熟干地黄(三分)　防风(半两,去芦头)　漏芦(三分)　白茯苓(三分)　槟榔(三分)　当归(半两,锉,微炒)　海桐皮(三分,锉)

上件药,捣罗为末,炼蜜和捣三五百杵,丸如梧桐子大。每于空心,以温酒下三十丸,晚食前再服。

5. 附子丸(《圣济总录·卷第八·风脚软》)

治风冷腰脚痿弱,痛痹不仁。

附子(炮裂,去皮脐,二两)　干姜(炮)　黄芪(锉,各一两)

上三味,捣罗为末,先以牛乳一升二合,慢火煎至六合,入药末慢火再煎,可丸即丸如梧桐子大。每服空心食前,温酒下二十丸,加至三十丸,日三服,十日后知痛。

6. 萆薢丸(《圣济总录·卷第二十·风湿痹》)

治风湿痹,肢体疼痛,不能行步。

萆薢(四两)　牛膝(酒浸切,焙,三两)　丹参　附子(炮裂,去皮脐)　白术　枳壳(去瓤麸炒,各二两)

上六味,为细末,炼蜜丸如梧桐子大。每服三十丸,温酒下,不拘时。

7. 防风汤(《圣济总录·卷第二十·风冷痹》)

治风冷痹,身体不随。四肢疼麻,不觉痛痒,不能言语。

防风(去叉)　麻黄(去节,先煎掠去沫,焙,各三两)　石膏　黄芩(去黑心)　芎䓖　当归(切,焙,各一两)　杏仁(去双仁、皮尖,熬,四十枚)　桂(去粗皮)　熟干地黄(焙)　甘草(炙,锉,各一两)

上一十味,粗捣筛。每服五钱匕,水一盏半煎至一盏,去滓,空心温服,日再。

8. 楮实丸(《圣济总录·卷第二十·风冷痹》)

治风冷痹,下焦虚寒,腰脚不随。

楮实(微炒,三两)　桂(去粗皮,二分)　枳壳(去瓤麸炒,三分)　牛膝(去苗,酒浸切,焙)　槟榔(煨,锉)　干姜(炮,各一两半)

上六味,捣罗为末,炼蜜丸如梧桐子大。空心晚食前温酒下三十丸。

9. 羌活饮(《圣济总录·卷第二十·风

冷痹》)

治风冷痹,膝冷疼,颇觉无力。

羌活(去芦头,一两半) 防风(去叉,二两) 五加皮(锉,一两) 赤芍药(二两) 薏苡仁(一两) 羚羊角(镑,三分) 槟榔一枚(鸡心者,焙)磁石(火煅,醋淬,五两)

上八味,粗捣筛。每服五钱匕,水一盏半,入生姜五片,煎至一盏,去滓,空心温服。

10. 虎骨散(《圣济总录·卷第二十·风冷痹》)

治中诸风毒,冷痹偏枯不随,骨节疼痛,手足挛跛。

虎骨(酥炙黄) 败龟(酥炙黄,各一两) 何首乌(酒蘸,去黑皮) 羌活(去芦头,各半两) 当归(细切,焙干) 芎䓖 牛膝(去苗,酒浸切,焙) 秦艽(去苗、土,各三分) 附子(炮裂,去皮脐,半两) 威灵仙(洗,焙) 原蚕砂(炒,各三分) 延胡索(与糯米同炒米赤为度,半两) 皂荚(去黑皮并子,炙黄,一两) 槟榔(煨,三分) 生干地黄(焙,一两)

上一十五味,捣罗为散。每服温酒调下三钱匕,不拘时。

11. 菖蒲散(《圣济总录·卷第二十·风冷痹》)

治风冷痹,身体俱痛。

菖蒲(锉) 生地黄(去土,切) 枸杞根(去心,各四两) 乌头(炮裂,去皮脐,二两,锉) 生商陆根(去土,切,四两) 生姜(薄片切,八两)

上六味,以清酒三升,渍一宿曝干,复纳酒中,以酒尽干为度,曝干,捣筛为细散。每服空心温酒调一钱匕,日再服。

12. 乌沉汤(《太平惠民和剂局方·卷之三·治一切气》)

和一切气,除一切冷,调中补五脏,益精壮阳道,暖腰膝,去邪气。治吐泻转筋,癥癖疼痛,风水毒肿,冷风麻痹;又主中恶心腹痛,蛊毒疰忤鬼气,宿食不消,天行瘴疫,膀胱、肾间冷气攻冲,背膂俯仰不利,及妇人血气攻击,心腹撮痛,并宜服之。

天台乌(一百两) 沉香(五十两) 人参(三两) 甘草(燂,四两半)

上为末。每服半钱,入生姜三片,盐少许,沸汤点服,空心、食前。

十、治湿热痹方

苍术散(《明医指掌·卷七·痹证六》)

治湿热成痹。

苍术(四两,泔浸) 黄柏(四两,酒炒) 虎胫骨(酥炙,二两) 防风(一两)

末之。每服二钱,白汤调下。

十一、治风寒湿痹方

1. 大金牙酒(《备急千金要方·卷七·风毒脚气方·酒醴第四》)

治瘴疠毒气中人,风冷湿痹,口㖞面戾,半身不遂,手足拘挛,历节肿痛,甚者小腹不仁,名曰脚气,无所不治方。

金牙(一斤) 侧子 附子 天雄 人参 茯苓 茯苓 当归 防风 黄芪 山药 细辛 桂心 萆薢 蒴藋 白芷 桔梗 黄芩 远志 牡荆子 川芎 地骨皮 五加皮 杜仲 厚朴 枳实 白术 牛膝 丹参(各三两) 独活(半斤) 茵芋 石南 狗脊(各二两) 磁石(十两) 薏苡仁 麦冬(各一升) 生石斛(八两) 萆薢(四两) 生地黄(切,二升)

上三十九味咬咀,以酒八斗渍七日,温服一合,日四五夜一。石药细研,别绢袋盛,共药同渍。药力和善,主治极多,凡是风虚四体小觉有风痾者,皆须将服之,无所不治也。服者一依方修合,不得辄信人言,浪有加减。

2. 萆薢丸(《太平圣惠方·卷第十九·治风湿痹不仁诸方》)

治风冷湿痹,五缓六急,宜服坚骨益筋,养血固发。

萆薢(八两,锉) 牛膝(三两,去苗) 丹参(二两) 附子(二两,炮裂,去皮脐) 白术(二两) 枳壳(二两,麸炒微黄,去瓤)

上件药,捣罗为末,炼蜜和捣五七百杵,丸如梧桐子大。不计时候,以温酒下三十丸。

3. 茵芋浸酒(《圣济总录·卷第一十九·诸痹门·痛痹》)

治风寒湿痹,皮肉不仁,骨髓疼痛不可忍。

茵芋(去粗茎) 萆薢 蜀椒(去目并闭口,炒出汗) 狗脊(去毛) 桂(去粗皮) 附子(炮裂,去皮脐,各一两) 牛膝(去苗,酒浸切,焙) 石斛

(去根) 生姜(各一两半)

上九味㕮咀,以生绢袋贮,以酒一斗,浸经三两宿。每服一盏或二盏,温服。服尽酒一半,更可添新酒浸之,觉药味淡,即再合。

4. 牛膝散(《圣济总录·卷第二十·风湿痹身体手足不随》)

治风寒湿痹,肢体腰膝,冷痛瘙痹,动不相随。

牛膝(去苗,酒浸,切,焙,半两) 桂(去粗皮,一分) 山茱萸(半两)

上三味,捣罗为散。每服二钱匕,温酒调下,空心、食前,日再。

5. 防风汤(《圣济总录·卷第二十·风湿痹身体手足不随》)

治风寒湿痹,筋脉挛急,身体手足不随。

防风(去叉) 薏苡仁(各二两) 麻黄(去根节,汤煮掠去沫,焙干,四两) 白术 芎䓖 细辛(去苗叶) 羌活(去芦头) 茵芋(去粗茎) 牛膝(去苗,酒浸,切,焙) 狗脊(去毛) 萆薢 侧子(炮裂,去皮脐) 杏仁(去皮尖、双仁,炒微黄) 赤箭 桂(去粗皮,各一两)

上一十五味,锉如麻豆。每服四钱匕,水一盏,生姜三片,同煎至七分,去滓温服,不计时候。

6. 巴戟汤(《圣济总录·卷第二十·风湿痹身体手足不随》)

治风寒湿痹,脚膝疼痛,行履不得。

巴戟天(去心,一两半) 五加皮(一两) 萆薢(微炒) 牛膝(去苗,酒浸,切,焙) 石斛(去根,各三分) 防风(去叉) 白茯苓(去黑皮,各九钱) 附子(炮裂,去皮脐,一两) 甘草(微炙,三分)

上九味,锉如麻豆。每服五钱匕,水二盏煎取一盏,去滓,空心食前温服,日二夜一。

7. 防风饮(《圣济总录·卷第二十·风湿痹身体手足不随》)

治风寒湿痹,半身不遂,不能语言,四肢麻木,或不知痛痒。

防风(去叉,一两) 麻黄(去节,汤煮掠去沫,焙,一两半) 石膏 黄芩(去黑心) 芎䓖 当归(切,焙,各半两) 杏仁(去皮尖、双仁,炒,二十枚) 桂(去粗皮,一两) 熟干地黄(焙) 甘草(炙,各半两)

上一十味,粗捣筛。每服五钱匕,以水二盏煎取一盏,去滓,空心食前温服,日二夜一。

8. 防己饮(《圣济总录·卷第二十·风湿痹》)

治风寒湿痹,四肢挛急,或身体浮肿。

防己 桑根白皮(锉) 桂(去粗皮) 麻黄(去根节,各三两) 白茯苓(去黑皮,四两)

上五味,粗捣筛。每服五钱匕,水一盏半煎至八分,去滓,温服不拘时。

9. 乳香丸(《圣济总录·卷第二十·风湿痹》)

治风寒湿气留于血脉,瘙痹不仁。

乳香(研) 没药(研) 五灵脂(研,各一分) 乌头(炮裂,去皮脐) 草乌头(炮) 白僵蚕(炒) 附子(炮裂,去皮脐) 自然铜(醋炒,各半两) 黑牵牛(瓦上炒) 天麻(酒浸切,焙,各一两)

上一十味,捣罗为末,酒煮面糊和丸,如梧桐子大。每服十九至十五丸,薄荷酒下。

10. 苍耳饮(《圣济总录·卷第二十·风湿痹》)

治风寒湿痹,四肢拘挛。

苍耳(微炒,三两)

上一味,为末。每服二钱匕,水一盏煎至七分,去滓温服。

11. 乌头丸(《圣济总录·卷第一百八十六·补虚壮筋骨》)

补元脏,壮筋骨,益气力。疗风寒湿痹,身体手足不随。

乌头(一斤,河水浸三日,竹刀刮去皮脐,四破之,更浸七日,逐日两次换水,切片,焙干,半斤) 青盐(四两,捣碎,与乌头同于银石器内,炒乌头赤色为度,并盐皆用) 茴香子(微炒,二两) 蜀椒(去目并闭口者,炒过捣筛,取末四两) 牛膝(去苗细切,醇酒二升浸七日,烂研,慢火熬成膏,四两)

上五味,捣罗四味为细末,以牛膝膏和剂,杵千百下,如硬更入少酒,丸梧桐子大。每服三十丸,空心温酒或米饮下,渐加至五十丸。

12. 芎附散(《普济本事方·卷第三·风寒湿痹白虎历节走注诸病》)

治五种痹,腿并臂间发作不定,此脾胃虚,卫气不温分肉,为风寒湿所着。

小川芎　附子(炮,去皮脐)　黄芪(蜜炙)　白术　防风(去钗股)　当归(洗去芦,薄切,焙干)　熟干地黄(酒洒九蒸九曝,焙秤)　桂心(不见火)　柴胡(去苗,净洗)　甘草(炙,各等分)

上为粗末。每服四钱,水一盏半,生姜三片,枣一个,同煎至七分,去滓,食前日三服。常服不生壅热,兼消积冷。

13. 续断丸(《普济本事方·卷第三·风寒湿痹白虎历节走注诸病》)

治风湿四肢浮肿,肌肉麻痹,甚则手足无力,筋脉缓急。

川续断(洗锉去节,锉,焙)　萆薢　当归(洗,去芦,薄切,微炒)　附子(焙,去皮脐)　防风(去钗股)　天麻(各一两)　乳香(乳钵坐水盆中,研)　没药(各半两)　川芎(三分)

上为细末,炼蜜丸如梧桐子大。每服三四十丸,酒或饮下,空心食前。

14. 侧子酒(《鸡峰普济方·卷第二·脚气》)

治虚风,冷湿顽痹不仁,脚弱不能行。

侧子　牛膝　丹参　山茱萸　蒴藋根　杜仲　石斛(各一两)　防风　干姜　蜀椒　细辛　羌活　秦艽　川芎　当归　白术　茵芋　桂(各三两)　五加皮(五两)　薏苡仁(六两)

上为细末,绢袋盛,清酒四斗,渍六宿。初服三合,稍加以知为度。

15. 金牙酒(《鸡峰普济方·卷第二·脚气》)

治瘴疠毒气中人,风冷湿痹,口㖞面㖞,半身不遂,手足拘挛,历节肿痛甚者不仁,名曰脚气,无所不治。

金牙石(一斤)　侧子　附子　天雄　当归　人参　苁蓉　白茯苓　黄芪　防风　薯蓣　细辛　桂心　萆薢　蒺藜　白芷　桔梗　远志　牡荆子　川芎　地骨皮　五加皮　杜仲　厚朴　枳实　白术　黄芪(各三两)　磁石　薏苡仁　麦门冬(各十两)　石斛(八两)　蒴藋(四两)　生地黄(六升,切)

上锉碎,以酒八斗渍七日,温服一合,日四五夜。一石药细研,别绢袋盛,去药同渍,药力和善,主治极多,凡是风虚,四体小觉有风者,皆须时服,一依方合之不得辄住。

16. 中金丹(一名中金丸)(《鸡峰普济方·卷第八·脾胃肝肾》)

主胃气久虚,宿食不消,心下急满,腹胁胀痛,泄泻吐利,恶闻食气;又疗风寒湿痹,风水肿满,风眩头痛,目中冷泪,自汗亡阳;或五劳七伤,筋骨软弱,腰膝疼痛;或温疟寒热,山岚瘴气,经久未愈。常服益津暖胃,去痰消谷嗜食。

人参(三分)　白术(三两)　枣肉(四两)

上为细末,枣肉和丸如梧子大。每服三十丸,米饮下,不以时。

17. 五痹汤(《太平惠民和剂局方·卷之一·淳祐新添方》)

治风寒湿邪,客留肌体,手足缓弱,麻痹不仁;或气血失顺,痹滞不仁,并皆治之。

片子姜黄(洗去灰土)　羌活　白术　防己(各一两)　甘草(微炙,半两)

上㕮咀。每服四钱重,水一盏半,生姜十片,煎至八分,去滓,病在上,食后服;病在下,食前服。

18. 换腿丸(《太平惠民和剂局方·卷之一·吴直阁增诸家名方》)

治足三阴经虚,为风寒暑湿进袭,挛痹缓弱,上攻胸胁肩背,下注脚膝疼痛,渐成风湿脚气,行步艰辛,足心如火,上气喘急,食不思食。

薏苡仁(炒)　石南叶　石斛(去苗,酒浸)　萆薢(微炙)　川牛膝(去苗,酒浸)　天南星(炮)　羌活(去芦)　防风(去芦叉)　黄芪(去芦头,蜜炙)　当归(去苗,酒浸)　天麻(去苗)　续断(各一两半)　槟榔(二两半)　木瓜(四两)

上为末,酒煮面糊丸如梧桐子大。每服五十丸,温酒、盐汤任服。

19. 十神汤(《太平惠民和剂局方·卷之二·续添诸局经验秘方》)

治时令不正,瘟疫妄行,人多疾病。此药不问阴阳两感,或风寒湿痹,皆可服之。

川芎　甘草(炙)　麻黄(去根、节)　升麻(各四两)　干葛(十四两)　赤芍药　白芷　陈皮(去瓤)　紫苏(去粗梗)　香附子(杵去毛,各四两)

上为细末。每服三大钱,水一盏半,生姜五片,煎至七分,去滓,热服,不以时候。如发热头痛,加连须葱白三茎;如中满气实,加枳壳数片同煎服。虽产妇、婴儿、老人皆可服饵。如伤寒,不分表、里证,以此导引经络,不致变动,其功效非浅。

20. 附子汤

1)《三因极一病证方论·卷之三·合痹治法》

治风湿寒痹,骨节疼痛,皮肤不仁,肌肉重着,四肢缓纵。

附子(生,去皮脐)　白芍药　桂心　甘草　白茯苓　人参(各三分)　白术(一两)

上为锉散。每服四钱,水三盏煎七分,去滓,食前服。

2)《世医得效方·卷第三·大方脉杂医科·诸痹》

治合痹,骨节疼痛,皮肤不仁,肌肉重着,四肢缓纵,腰脚酸疼。

生附子(一两)　白芍药　官桂　甘草　白茯苓　人参(半两)　白术(三钱)

上锉散。每服四钱,水二盏,生姜七片,煎至六分,去滓,食前服。恶甜者,减甘草一半。兼治瘦极筋脉,气虚倦息,遍体酸疼。

21. 大黄左经汤(《三因极一病证方论·卷三·阳明经脚气治法》)

治风寒暑湿流注足阳明经,使腰脚痹痛,行步艰难,涎潮昏塞,大小便秘涩,腹痛呕吐,或复下利,恶闻食气,喘满肩息,或自汗谵妄。

大黄(蒸)　细辛(去苗)　茯苓　防己　羌活　黄芩　前胡　枳壳(麸炒,去瓤)　厚朴(去皮锉,姜制炒)　甘草(炙)　杏仁(麸炒去皮尖,别研,各等分)

上锉散。每服四大钱,水盏半,姜三片,枣一个,煎七分,去滓,空腹热服。

22. 三五七散(《严氏济生方·眩晕门·眩晕论治》)

治阳虚,风寒入脑,头痛,目眩晕转,如在舟车之上,耳内蝉鸣或如风雨之声,应风寒湿痹,脚气缓弱等疾,并皆治之。

天雄(炮,去皮)　细辛(洗去叶、土,各三两)　干姜(炮)　山茱萸(取肉,各五两)　防风(去芦)　山药(锉,炒,各七两)

上为细末。每服二钱,用温酒调服,食前。

23. 增味五痹汤(《仁斋直指方论·卷之三·诸风·诸风证治》)

治风寒湿合而为痹,肌体麻痹不仁。

羌活　防己　片子姜黄　白术　海桐皮　当归　白芍药(各一两)　甘草(炒,七钱半)

上锉。每服三钱,姜十厚片,煎服。病在上,食后;病在下,食前。

24. 木瓜虎骨丸(《卫生宝鉴·卷十五·诸腰痛筋骨冷疼》)

治风寒湿合而成痹,脚重不仁,疼痛少力,足下隐痛,不能踏地,脚膝筋挛,不能屈伸;及项背拘急,手背无力,耳内蝉鸣,头眩目晕诸证;脚气,行步艰难,并皆服之。

木瓜　骐驎竭(研)　虎胫骨(酒炙)　没药(研)　自然铜(醋淬七次)　枫香脂　败龟(醋炙去襕)　骨碎补(去毛)　甜瓜子　当归(切,焙)　桂(以上各一两)　乳香(研,半两)　木香(一两)　安息香(重汤酒煮入药)　地龙(去土,各二两)

上为末,入研药和匀,酒糊丸如桐子大。每服三十丸,温酒送下,煎木瓜汤送下亦得,渐加至五十丸,空心食前。

25. 陈氏异功散(《活幼心书·卷下·信效方·汤散门》)

除风寒湿痹,调和阴阳,滋养血气,使豆疮易出易敛,不致痒塌泻痢。

南木香　当归(酒洗)　人参(去芦)　肉豆蔻　陈皮(去白)　丁香　白茯苓(去皮)　厚桂(去粗皮)　白术　厚朴(如前制)　半夏(如前制)　附子(如前制,二味各二钱)

上件咬咀。每服二钱,水一盏,姜二片,枣一枚,煎七分,空心温服,或不拘时。

26. 黄芪酒(《医学正传·卷之四·痛风》)

治风寒湿痹,身体顽麻,皮肤燥痒,筋脉挛急,语言謇涩,手足不遂等证。

黄芪　防风　桂枝　天麻　草薢　石斛　虎胫骨(酥炙)　白芍药　当归　云母粉　白术　茵芋叶　木香　仙灵脾　甘草　川续断(各一两)

上细切,以生绢袋盛,用无灰好酒一斗,以瓷罐浸之,包封罐口,勿令泄气,春五、夏三、秋七、冬十日。每服一盏,温饮之,不拘时候。

27. 乳香宣经丸(《古今医统大全·卷之十一·痹证门·药方》)

治风寒湿痹,四肢拘挛,筋骨疼痛,行步艰难。

乳香(另细研,八钱)　草薢(四两)　木香(八钱)　五灵脂(一两)　黑豆(三合,生用,二

两） 附子（制，八钱） 川楝子 小茴香（炒，各二两） 防风 草乌（炒） 黑牵牛（生） 威灵仙 乌药 陈皮（各四钱）

上为细末，酒糊丸梧桐子大。空心温酒下三十丸，渐加五十丸。

28. 茯苓汤（《古今医统大全·卷之十一·痹证门·药方》）

治风寒湿痹，留著不去，四肢麻痹，拘挛急痛。

茯苓 防己 川芎 桑白皮（各一钱） 官桂（五分） 芍药 麻黄（去根节，先煎，掠去沫，方入众药） 当归 甘草（炙，各八分）

水二钟，枣三枚，煎一钟，空心、睡时各一服，食姜粥取汗出。

29. 乌头汤（《古今医统大全·卷之十一·痹证门·药方》）

治风寒湿痹，流注经络，筋脉拘挛，不能转侧，亦治脚气。

乌头 附子 细辛 桂枝 秦艽 官桂 甘草 白芍药（各七分） 防风 干姜 当归 白茯苓 独活（各一钱）

上水盏半，枣二枚，煎八分，空心服。凡中风及风痹等疾，皆积宿之久，非一日所能攻，可大剂，久而服之，取效，加以灸法，无不愈者。

30. 三痹汤（《张氏医通·卷十四·腰痛门》）

治风寒湿气合病，气血凝滞，手足拘挛。

人参 黄芪（酒炒） 白术 当归 川芎 白芍 茯苓（各一钱） 甘草（炙） 桂心 防己 防风 乌头（炮，各五分） 细辛 生姜（三片） 红枣（二枚）

水煎。不拘时，热服。

31. 通痹散（《张氏医通·卷十四·痹门》）

治风寒湿三气袭于足三阴经，腰以下至足冷如冰，不能自举。

天麻（三两） 独活 藁本 当归 川芎 白术（各二两）

为散。每服二三钱，热酒调，晨昏各一服。

十二、治中风痹方

1. 大竹沥汤（《备急千金要方·卷七·风毒脚气方·汤液第二》）

治猝中风，口噤不能言，四肢缓纵，偏痹挛急，风经五脏，恍惚恚怒无常，手足不随方。

竹沥（一斗四升） 独活 芍药 防风 茵芋 甘草 白术 葛根 细辛 黄芩 川芎（各二两） 桂心 防己 人参 石膏 麻黄（各一两） 生姜 茯苓（各三两） 乌头（一枚）

上十九味㕮咀，以竹沥煮取四升，分六服，先未汗者取汗，一状相当即服。

2. 天麻丸

1)《太平圣惠方·卷第五·治脾脏中风诸方》

治脾脏中风，身体怠惰，四肢缓弱，恶风头痛，舌本强直，言语謇涩，皮肤顽痹。

天麻（一两） 独活（一两） 人参（三分，去芦头） 防风（三分，去芦头） 附子（一两，炮裂，去皮脐） 桂心（一两） 麻黄（一两，去根节） 细辛（二分） 当归（三分，锉，微炒） 白术（三分） 羚羊角屑（三分） 薏苡仁（三分） 干蝎（三分，微炒） 牛膝（三分，去苗） 芎䓖（二分） 茯神（三分） 牛黄（一分，研） 天南星（三分，锉，醋拌炒，令黄） 朱砂（半两，细研） 龙脑（一分，细研） 乌蛇肉（一两，酥拌炒，令黄） 麝香（一分，细研） 白僵蚕（三分，微炒）

上件药，捣细罗为末，入研了药，更同研令匀，炼蜜和捣三五百杵，丸如梧桐子大。每服，以温酒下十丸，加至十五丸，不计时候服。

2)《圣济总录·卷第五·诸风门·肝中风》

治肝脏中风，筋脉不利，四肢挛痹。

天麻（二两） 苦参（三分） 细辛（去苗叶，二两） 菖蒲（二两） 牛膝（酒浸去苗，焙，二两半） 赤箭（二两） 附子（炮裂，去皮脐，一两） 地榆（锉，二两） 人参（一两） 芎䓖（一两） 桂（去粗皮，一两半） 木香（一两） 陈橘皮（汤浸去白，焙干，一两半） 防风（去叉，二两） 当归（切，焙，二两） 赤芍药（二两） 酸枣仁（二两） 独活（去芦头，一两） 威灵仙（去土，二两） 藁本（去土，二两）

上二十味，捣罗为细末，炼蜜和丸如梧桐子大。每服二十丸，温酒下，日二服，不计时候。

3)《圣济总录·卷第六·卒中风》

治丈夫妇人卒中恶风，热涎潮壅，手足麻痹，齿噤不开，语言不得，或暴风搏于腠理，浑身壮热，头目昏眩，心躁烦热，及小儿急慢惊风等疾。

天麻 地榆 木香 防风（去叉） 乌头（去

皮,生用） 丁香(各半两） 丹砂(二钱,研） 麝香(研） 龙脑(研） 牛黄(各一钱半,研） 自然铜(半两,火煅红,以米醋浸,又煅,凡十余次,水洗去灰研）

上一十一味,除丹砂、自然铜、麝香、龙脑、牛黄别研外,六味焙干,捣罗为细末,同前药拌匀,炼蜜和丸,捣治得所,新瓦合盛贮,旋丸。大人如樱桃大,小儿如豆大,加减每服一丸,日午晚后,用薄荷熟水嚼下。

3. 白蒺藜散(《太平圣惠方·卷第六·治肺脏中风诸方》）

治肺脏中风,项强头旋,中如虫行,腹胁胀满,语声不出,四肢顽痹,大肠不利。

白蒺藜(三分,微炒去刺） 羌活(三分） 沙参(三分,去芦头） 丹参(三分） 麻黄(三分,去根节） 白术(三分） 羚羊角屑(三分） 细辛(三分） 萆薢(三分,锉） 五加皮(三分） 五味子(三分） 生干地黄(三分） 赤茯苓(三分） 杏仁(三分,汤浸去皮尖、双仁,麸炒微黄） 菖蒲(三分） 枳壳(三分,麸炒微黄去瓤） 郁李仁(三分,汤浸去皮尖,微炒） 附子(三分,炮裂,去皮脐） 桂心(三分） 木通(三分,锉） 槟榔(三分）

上件药,捣筛为散。每服四钱,以水一中盏,入生姜半分,煎至六分,去滓,不计时候温服。忌生冷、毒滑、鱼肉。

4. 侧子散(《太平圣惠方·卷第七·治肾脏中风诸方》）

治肾虚中风,腰脚缓弱,顽痹不仁,颜色苍黑,语音浑浊,志意不定,头目昏疼,腰背强痛,四肢拘急,体重无力。

侧子(一两,炮裂,去皮脐） 麻黄(一两,去根节） 汉防己(三分） 当归(三分,锉,微炒） 海桐皮(三分,锉） 牛膝(三分,去苗） 羌活(一两） 防风(三分,去芦头） 白术(三分） 桂心(一两） 甘菊花(三分） 羚羊角屑(三分） 附子(一两,炮裂,去皮脐） 茵芋(三分） 五加皮(三分） 甘草(半两,炙微赤,锉）

上件药,捣筛为散。每服四钱,以水一中盏,入生姜半分,煎至六分,去滓,不计时候温服。

5. 萆薢散(《太平圣惠方·卷第七·治肾脏中风诸方》）

治肾脏中风,卧踞而腰痛,脚膝偏枯,皮肤顽痹,语声謇涩,两耳虚鸣,举体乏力,面无颜色,志意不乐,骨节酸疼。

萆薢(一两,锉） 茵芋(半两） 杜仲(半两,去粗皮,炙微黄,锉） 天雄(三分,炮裂,去皮脐） 石南(半两） 石龙芮(半两） 踯躅(半两,微炒） 独活〔二两(分)〕 附子(三分,炮裂,去皮脐） 狗脊(半两） 当归(半两,锉,微炒） 麻黄(三分,去根节） 干蝎(半两,微炒） 桑螵蛸(半两,微炒） 菖蒲(半两） 赤箭(二分） 甘菊花(三分） 牛膝(三分,去苗） 木香(三分） 芎䓖(二分） 麝香(半两,细研）

上件药,捣细罗为散。每服食前,以温酒调下二钱。

6. 蚱蜢丸(《太平圣惠方·卷第七·治肾脏中风诸方》）

治肾脏中风,脚膝麻痹无力,腰背强直疼痛,言语不利,面色萎黑,肌体羸瘦。

蚱蜢(三分,微炒） 白附子(三分,炮裂） 防风(三分,去芦头） 天麻(三分） 天雄(三分,炮裂,去皮脐） 白花蛇(一两,酒浸去皮骨,炙微黄） 黄芪(三分,锉） 萆薢(三分） 桂心(一两） 独活(三分） 丹参(三分） 当归(三分,锉,微炒） 安息香(一两） 海桐皮(一两,锉） 补骨脂(三分,微炒） 仙灵脾(三分） 牛膝(一两,去苗） 雄黄(半两,细研,水飞过） 麝香(半两,细研） 肉苁蓉(三分,酒浸一宿,刮去皱皮,炙令干）

上件药,捣罗为末,炼蜜和捣三五百杵,丸如梧桐子大。每服以温酒下三十丸,日二服。

7. 细辛散(《太平圣惠方·卷第十九·治风痹诸方》）

治中风痹,头目昏闷,肢节疼痛。

细辛(一两） 赤茯苓(一两） 白术(一两） 芎䓖(一两） 柴胡(一两,去苗） 当归(一两,锉,微炒） 麻黄(二两,去根节） 干姜(一两半,炮裂,锉） 附子(一两,炮裂,去皮脐） 防风(一两半,去芦头） 独活(一两半） 石膏(二两） 甘草(一两,炙微赤,锉） 桂心(一两） 杏仁(一两,汤浸去皮尖、双仁,麸炒微黄）

上件药,捣粗罗为散。每服四钱,以水一中盏,入生姜半分,煎至六分,去滓,不计时候,温服。

8. 乌头丸(《太平圣惠方·卷第二十·治卒中风诸方》)

治卒中风,四肢麻痹,缓弱不能行。

川乌头(一两,炮裂,去皮脐) 天麻(三分) 干姜(三分,炮裂,锉) 乳香(三分,细研) 天竹黄(三分,细研) 防风(三分,去芦头) 蝎尾(三分,微炒) 麻黄(一两,去根节) 白藓皮(三分) 地龙(三分,微晒干) 独活(三分) 海桐皮(三分,锉) 自然铜(一两作一块者,大火中煅令赤,投醋中,此如二七遍,细研)

上件药,捣罗为末,入研了药,都研令匀,炼蜜和捣三五百杵,丸如梧桐子大。每服不计时候,以温酒下三十丸。

9. 天雄丸(《太平圣惠方·卷第二十三·治中风半身不遂诸方》)

治中风半身不遂,言语謇涩,肌肤顽痹,筋脉不利,骨节疼痛。

天雄(一两,炮裂,去皮脐) 羚羊角屑(半两) 牛黄(一分,细研) 麝香(一分,细研) 天麻(一两) 桑螵蛸(半两,微炒) 蝉壳(半两) 牛膝(半两,去苗) 附子(一两,炮裂,去皮脐) 桂心(半两) 当归(半两) 芎䓖(半两) 羌活(半两) 白僵蚕(半两,微炒) 五加皮(半两) 乌蛇肉(二两,酒浸,炙微黄) 薏苡仁(半两) 麻黄(一两,去根节) 防风(半两,去芦头) 干蝎(半两,微炒) 乳香(一两) 仙灵脾(一两) 道人头(一两) 朱砂

上件药,捣罗为末,炼蜜和捣五七百杵,丸如梧桐子大。每服以温酒下二十丸,渐加至三十丸,日三四服。

10. 五加皮散(《太平圣惠方·卷第二十三·治中风手脚不遂诸方》)

治中风,手足不遂,肌肉顽痹,骨节疼痛。

五加皮(一两) 桂心(一两) 芎䓖(一两半) 羌活(一两) 秦艽(一两半,去苗) 防风(一两半,去芦头) 杏仁(一两,汤浸去皮尖、双仁,麸炒微黄) 草薢(一两,锉) 枳壳(一两,麸炒微黄去瓤) 当归(一两半,锉,微炒) 附子(一两,炮裂,去皮脐) 牛膝(一两,去苗) 薏苡仁(一两) 丹参(一两)

上件药,捣粗罗为散。每服五钱,以水一大盏,入生姜半分,煎至五分,去滓,空心温服,良久再服,衣覆得微汗佳。忌生冷、油腻、毒滑、动风物。

11. 牛黄丸(《太平圣惠方·卷第二十三·治中风半身不遂诸方》)

治中风半身不遂,或举体瘫麻。

牛黄〔一两(分),细研〕 麝香(一分,细研) 赤箭(一两半) 白僵蚕(一两,微炒) 白附子(一两,炮裂) 白花蛇肉(二两,涂酥炙微黄) 羌活(三分) 桂心(三分) 干蝎(三分,微炒)

上件药,捣罗为末,研入牛黄麝香令匀,炼蜜和捣三二百杵,丸如梧桐子大。每于食前,以温酒下十五丸。

12. 牛膝丸(《太平圣惠方·卷第六十九·治妇人风痹手足不随诸方》)

治妇人中风,手足顽痹不随,骨节酸疼,筋脉拘急,行立稍难。

牛膝(一两半,去苗) 当归(一两,锉,微炒) 防风(一两,去芦头) 赤箭(一两) 天雄(一两,炮裂,去皮脐) 丹参(一两) 五加皮(一两) 杜仲(一两) 桂心(一两) 石斛(一两,去根) 威灵仙(一两半) 仙灵脾(一两) 道人头(一两) 川乌头(一两,炮裂,去皮脐) 虎胫骨(一两半,涂酥炙令黄)

上件药,细罗为末,炼蜜和捣三二百杵,丸如梧桐子大。每服食前,以温酒下十五丸,渐加至二十丸。

13. 仙灵脾丸(《太平圣惠方·卷第六十九·治妇人中风偏枯诸方》)

治妇人中风偏枯,手足一边不遂,肌骨瘦,皮肤顽痹。

仙灵脾(一两) 羚羊角屑(三分) 独活(一两) 防风(一两,去芦头) 当归(一两) 桂心(一两) 牛膝(一两,去苗) 薏苡仁(一两) 附子(一两,炮裂,去皮脐) 五加皮(三分) 草薢(一两) 虎胫骨(一两,涂酥炙令黄)

上件药,捣细罗为末,炼蜜和捣三二百杵,丸如梧桐子大。每服食前,温酒下三十丸。

14. 晚蚕砂浸酒(《太平圣惠方·卷第六十九·治妇人中风偏枯诸方》)

治妇人中风偏枯,手足挛急,顽痹不遂。

晚蚕砂(一升) 茄子根(二两) 牛膝(二

两,去苗) 天(大)麻子(半升) 牛蒡子(二两,微炒) 防风〔二(一)两,去芦头〕 羌活(一两) 秦艽(一两) 枸杞子(一两) 当归(一两,锉,微炒) 桂心(一两) 虎胫骨(一两,涂酥炙令黄) 海桐皮(一两) 鼠粘子(一两)

上件药,细锉,以生绢袋盛,用好酒二斗,浸经七日。每日不计时候,温饮一小盏,常令酒气相接为佳。

15. 熟干地黄散(《太平圣惠方·卷第六十九·治妇人中风偏枯诸方》)

治妇人中风偏枯,手足瘦细,顽痹无力。

熟干地黄(一两) 萆薢(一两) 当归(一两,锉,微炒) 防风(一两,去芦头) 桂心(一两) 干漆(一两,捣碎,炒令烟出) 附子(一两,炮裂,去皮脐) 川椒(半两,去目及闭口者,炒去汗) 川乌头(半两,炮裂,去皮脐)

上件药,捣细罗为末,炼蜜和捣三二百杵,丸如梧桐子大。每服食前,以温酒下十丸。

16. 木防己散(《太平圣惠方·卷第七十四·治妊娠中风诸方》)

治妊娠中风,口眼不正,手足顽痹。

木防己(一两) 羌活(一两) 防风(一两,去芦头) 羚羊角屑(一两) 桂心(半两) 荆芥穗(半两) 薏苡仁〔一(半)两〕 麻黄(一两,去根节) 桑寄生(半两) 黄松木郎(一两) 甘草(半两,炙微赤,锉)

上件药,捣筛为散。每服三钱,水一中盏,入生姜半分,煎至六分,去滓,不计时候温服。

17. 防风汤(《圣济总录·卷第五·诸风门·肾中风》)

治肾中风腰脚瘫痹不仁,骨髓酸疼,不能久立,渐觉消瘦。

防风(去叉,一两半) 羌活(去芦头,一两) 黄芪(炙,锉,二两半) 五加皮(锉,一两半) 牛膝(去苗,酒浸切,焙,一两半) 丹参(一两一分) 酸枣仁(炒一合) 桂(去粗皮,一两) 赤芍药(一两半) 麻黄(去节,煎掠去沫,焙,一两一分) 槟榔(煨,锉,一两半) 当归(切,焙,一两) 木通(锉,一两半)

上一十三味,粗捣筛。每服三钱匕,以水一盏煎至七分,去滓空心温服,及晚食前再服。

18. 大排风天麻散(《圣济总录·卷第五·诸风门·肺中风》)

治肺中风瘫痪麻木不仁,手足牵急。

天麻(二两) 乌蛇(酒炙用肉,一两一分) 羌活(去芦头,一两) 独活(去芦头,一两) 秦艽(去苗、土,二两半) 当归(切,焙,一两一分) 桂(去粗皮,三分) 白芷(炒,一两一分) 麻黄(去根节,先煎掠去沫,焙干,二两一分) 细辛(去苗叶,二两) 青葙子(微炒,二两) 枳壳(去瓤麸炒,二两半) 附子(炮裂,去皮脐,一分) 白蒺藜(炒,二两) 羚羊角(镑,半两) 芍药(一两一分)

上一十六味,捣罗为散。每日空心及晚食前,温酒调下二钱匕。

19. 牛膝酒(《圣济总录·卷第五·诸风门·脾中风》)

治脾中风,手臂不收,行步脚弱,屈伸挛急,痿躄疼痛,瘫痪不仁。

牛膝(去苗,二两半) 秦艽(去土,二两半) 天门冬(去心,二两半) 薏苡仁(炒,三分) 独活(去芦头,三两三分) 细辛(去苗叶,炒,一两三分) 附子(炮裂,去皮脐,一两三分) 巴戟天(去心,一两三分) 五加皮(去粗皮,二两半) 桂(去粗皮,二两) 杜仲(去粗皮,炙,锉,一两三分) 石南叶(酒醋微炙,一两三分)

上一十二味,锉如麻豆,生绢囊贮,以酒三斗浸之,冬十日,春七日,秋五日,夏三日。每服二合,渐加至三四合,日三夜一服。

20. 丹砂丸(《圣济总录·卷第五·诸风门·肝中风》)

治肝脏中风手足麻痹,筋脉拘挛。

丹砂(别研) 芎䓖 羌活(去芦头) 荆芥 半夏(汤洗去滑,生姜汁制,捣作饼子,焙干再为末,各一两) 白附子(炮) 天南星(炮裂) 干蝎(去土炒,各半两)

上八味,捣罗为细末,炼蜜和丸如梧桐子大。空心食前温酒下十丸,日三服。

21. 至圣太一散(《圣济总录·卷第五·诸风门·中风》)

治中风瘫痪半身不遂,口眼㖞斜,语言謇涩,形神如醉,惊悸狂言,夜卧不安,或周身麻痹皮肤不知痛痒,四肢不举,身重如石,腰膝强硬,或筋脉拘挛瘾疹,不能行步,百关壅阂,痰涎痞滞,或卒急中恶、客忤、尸注、鬼气、邪魔、尸厥、暴亡不省人事等疾。

犀角(镑) 仙灵脾 真珠末 滑石(研) 胡黄连 恶实(炒) 人参 地丁草(去根) 白茯苓(去皮) 蚕砂(炒) 甜硝(研) 板蓝根 郁金(各一两) 大黄(锉) 牛黄(研) 血竭(研) 木通(锉) 栀子仁 马牙硝(研) 苍术(削去黑皮) 荆芥穗 芍药 延胡索 玳瑁(镑) 琥珀(研,各半两) 甘草(炙,二两半)

上二十六味,并捣研为末。如中风不语,用新水调下一钱匕,如口噤即灌下,若能咳嗽,夜半当省人事,灌药四服后不咳嗽者,必不可救。卒中恶风涎不止,用白矾末半钱匕,太一散一钱匕和匀,以新水调下,慢慢灌之即活。

22. 圣饼子(《圣济总录·卷第五·诸风门·中风》)

治卒中风涎潮昏塞,口眼㖞斜,手足麻痹,言语謇涩大治风痫。

丹砂 铁粉(各一分) 牛黄 甜硝 麝香 龙脑 硼砂(七味并研) 天麻 白芷 犀角(镑) 白僵蚕(炒) 芎䓖 雌黄(别用水银、石脑油各一钱同研如泥) 天雄 乌头 附子 天南星(各一钱,四味同锉) 狐肝(一具,以甘草水洗三遍细切,与天雄、乌头、附子、天南星四味锉了拌匀入罐子内,黄泥固济,勿令透气,候干以炭火五斤烧存性,放冷取出细研)

上一十八味,捣研为末,炼蜜为剂,分作六十饼。每服一饼,薄荷酒化下;小儿惊痫,一饼分作五服,薄荷汤化下。

23. 羚羊角丸(《圣济总录·卷第五·诸风门·中风》)

治中风手足瘙痹,行履艰难。

羚羊角(屑) 桂(去粗皮) 白槟榔(煨,锉) 五加皮(锉) 人参 丹参 柏子仁 枳壳(去瓤,麸炒) 附子(炮裂,去皮脐) 杏仁(去皮尖、双仁,炒黄,各一两半) 茯神(去木) 防风(去叉) 熟干地黄(焙) 麦门冬(去心焙,各二两) 南木香 牛膝(酒浸,切,焙,各一两) 薏苡仁(二两半)

上一十七味,捣罗极细,炼蜜和丸梧桐子大。服空心温酒下三十丸,日二。

24. 透关丸(《圣济总录·卷第六·急风》)

治中急风,营卫痹滞,头目昏晕,额角偏痛,手足无力,举动战掉,言语謇涩,心神不宁。

乳香(研,一两) 麝香(研,半两) 天麻(半两) 没药(一两,研) 地榆(一两) 玄参(一两) 乌头(生,去皮脐,一两) 甜瓜子(一两) 麻黄(去根节,二两)

上九味,同为末,以酒一升,慢火熬为膏,更量入炼熟蜜,同和为丸如梧桐子大。每服三十丸,温荆芥汤下,不计时候。

25. 救急稀涎散(《圣济总录·卷第六·卒中风》)

治卒中风,昏昏若醉,心神瞀闷,四肢不收,或倒仆不省,或口角似斜,微有涎出,斯须不治,便致殒绝,此由风涎潮于上膈,痹气不通。

皂荚(如猪牙肥实不蛀者,削去黑皮,四挺) 白矾(一两,通莹者)

上二味,为细末,再研极细为散。如有患者,可服半钱,重者三字匕,温水调灌下,不大呕吐,只有微涎稀冷而出,或一升二升,当时省觉,次缓而调治,不可便大攻之,过则伤人。

26. 生地黄煎(《圣济总录·卷第八·中风身体不遂》)

治中风手足不遂,或拘挛屈伸不得,口眼㖞斜,偏风疼痛,或瘫痪沉重,病在筋骨。

生地黄(五斤,捣研绞取汁令尽) 黑豆(一升,以水三升煎至一升绞,去豆) 大甜石榴(三颗,去蒂萼,和子皮同捣研取汁) 晚蚕砂(炒,二两) 海桐皮(炙,锉,三两) 桂(去粗皮) 山芋(各二两)

上七味,先㕮咀四味,如大麻粒。于银石锅中,先煎地黄汁三二十沸,次下石榴、黑豆汁,又煎三二十沸,即下㕮咀四味,勿停手搅,慢火煎至浓,用生帛绞去滓;次下好酥二两,再煎匀,搅如稠膏,即收于不津器中。每日空腹以无灰酒一盏调煎半匙头,搅和服之,如疾甚者,加至一匙头,每日三服。切慎房室。此方兼治妇人产后风血恶疾。

27. 人参汤(《圣济总录·卷第九·中风半身不遂》)

治中风半身不遂,手脚拘急,不得屈伸,身体痹冷,或时瘈疭,或身背强直不语,或狂言妄语,或角弓反张,或欲得食,或不能食,或大小便不利,悉皆治之。

人参(一两半) 麻黄(去根节,先煎掠去沫,焙干用,一两) 桂(去粗皮) 当归(切,焙干) 独活(去芦头) 甘草(炙,锉,各一两半) 石膏(碎,三分) 黄芩(去黑心) 干姜(炮裂,切,各半两) 杏仁(汤退,去皮尖、双仁,炒,四十枚)

上一十味,粗捣筛。每用药十二钱匕,以水三盏煎取一盏半,去滓分温二服,空心并服,服可相去如人行五里,衣覆令汗出,汗解即食白粥,慎外风。未汗复煎服之,唯汗出得瘥,服药后如人行七八里,用热生姜稀粥投,乃汗出。

28. 安息香丸(《圣济总录·卷第九·偏风》)

治偏风半体不仁,纵缓不收,或即痹痛。

安息香(研,一两) 乳香(研,一两) 麻黄(去根节,二两) 胡桃仁(汤浸去皮,研,一两半) 干浮萍草(去土,一两半)

上五味,先捣麻黄、浮萍草为末,与研药拌匀,炼蜜和丸如弹丸大。每服一丸,温酒化下,以汗出为效。

29. 羚羊角汤(《圣济总录·卷第九·偏风》)

治偏风手足不遂,四肢瘅痹。

羚羊角(镑,一两) 独活(去芦头,二两) 乌头(炮裂,去皮脐,三分) 防风(去叉,一分)

上四味,锉如麻豆。每服五钱匕,以水二盏煎取一盏,去滓分温二服,空腹、夜卧各一。

30. 没药丸(《圣济总录·卷第九·风偏枯》)

治中风偏枯气痹,手足不能举动。

没药(研,一两) 乳香(研,一两) 麻黄(去根节,三两) 草乌头(锉,炒黑存性,一两) 自然铜(醋淬七遍,研,一两) 木鳖子(去壳,一两) 干蝎(去土,炒,二两) 虎骨(醋炙黄,一两) 白附子(炮,一两)

上九味,除别研外,捣罗为细末,再入研者拌匀,以酒磨浓墨汁和,先分作十块,每块更分作二十丸。每服一丸,温酒磨下,日三五服,不拘时候。

31. 解风汤(《圣济总录·卷第一十三·风成寒热》)

治中风寒热,头目昏眩,肢体疼痛,手足痹,上膈壅滞。

人参 芎䓖 石膏(碎研,各二两) 防风(去叉) 独活(去芦头) 甘草(炙,锉) 麻黄(去根节,汤煮掠去沫,焙,各一两) 细辛(去苗叶,半两)

上八味,粗捣筛。每服三钱匕,水一盏,生姜三片,薄荷五叶,煎至七分,去滓温服,不拘时。

32. 桂附汤(《圣济总录·卷第一百五十·妇人血风门·妇人中风偏枯》)

治妇人中风偏枯,手足不随,或冷或痹。

桂(去粗皮) 附子(炮裂,去皮脐) 当归(切,焙) 人参 茯神(去木) 防风(去叉) 细辛(去苗叶) 草薢 牛膝(酒浸,切,焙) 赤芍药 麻黄(去根节,煎掠去沫,焙) 羌活(去芦头,各一两)

上一十二味,锉如麻豆。每服三钱匕,水一盏,入生姜三片,大枣二枚擘破,同煎七分,去滓温服,空腹、食前各一。

33. 小续命汤

1)《太平惠民和剂局方·卷之一·治诸风》

治猝暴中风,不省人事,渐觉半身不遂,口眼㖞斜,手足战掉,语言謇涩,肢体麻痹,神情气乱,头目眩重,痰涎并多,筋脉拘挛,不能屈伸,骨节烦疼,不得转侧,及治诸风,服之皆验。若治脚气缓弱,久服得瘥。久病风人,每遇天色阴晦,节候变更,宜预服之,以防喑哑。

防己 肉桂(去粗皮) 黄芩 杏仁(去皮尖,炒黄) 芍药(白者) 甘草(燻) 芎䓖 麻黄(去根节) 人参(去芦,各一两) 防风(去芦,一两半) 附子(炮,去皮脐,半两)

上除附子、杏仁外,捣为粗末,后入二味令匀。每服三钱,水一盏半,生姜五片,煎取一盏,去滓,稍热服,食前。加枣一枚尤好。

2)《妇人大全良方·卷之十九·产后汗出多而变痉方论第八》

治中风及刚柔二痉,及脚气痹弱,不能转侧,兼治小儿惊风。

麻黄(制,可去,加葛根) 桂心 甘草(各半两) 防风(三钱三字) 芍药 白术 人参 川芎 附子 防己 黄芩(各一分)

上㕮咀。每服五钱,水一盏半煎至一盏,去滓,取八分清汁,入生姜汁再煎一二沸,温服,日三服,夜二服。

34. 省风汤(《太平惠民和剂局方·卷之一·宝庆新增方》)

治猝急中风,口噤全不能言,口眼㖞斜,筋脉挛急,抽搐疼痛,风盛痰实,旋晕僵仆,头目眩重,胸膈烦满,左瘫右痪,手足麻痹,骨节烦疼,步履艰辛,恍惚不定,神志昏愦。应一切风证可预服之。

防风(去芦) 南星(生用,各四两) 半夏(白好者,水浸洗,生用) 黄芩(去粗皮) 甘草(生用,各二两)

上咬咀。每服四大钱,用水二大盏,生姜十片,煎至一中盏,去滓,温服,不拘时候。

35. 摩挲丸(《太平惠民和剂局方·卷之一·治诸风》)

治中风瘫痪,半身不遂,口眼㖞斜,言语謇涩,精神昏塞,步履艰难。或肌肉偏枯,手足嚲曳;或筋脉拘挛,不得屈伸及气痹;并诸风身体疼痛。

黑参(拣润者洗,焙干) 地榆(去苗) 川乌(炮,去皮脐) 木香 丁香(各八两) 天台乌药 薰陆香(用滴乳香别研) 雄黄(研飞) 乌犀(镑,别研细) 龙脑(别研) 辰砂(研飞) 自然铜(烧赤醋淬) 麝香(别研,各四两) 天麻(去苗,一斤) 真珠末(细研,二两,缺以龙齿代)

上一十五味,为末研匀,炼蜜和丸如楮实大。每服一丸,温酒咽下,不拘时候。服讫,避风处,衣被盖覆令汗出。患重者服一月全安,轻者半月瘥,初患五七服可安。

36. 金钗煎(《妇人大全良方·卷之二·众疾门·通用方序论第五》)

专治妇人诸疾。产前产后风虚痼冷,手足僵痹,豆淋酒化下。常服活血驻颜,大暖血海,升降阴阳,滋养荣卫。

当归 白芍药 川芎 石斛(酒炒) 香附子(炒) 糯米(各二两,炒) 降真香(细锉) 熟地黄(各四两) 秦艽 贝母(去心) 羌活 桂心 粉草 干姜(炮) 北细辛 牡丹皮 大豆卷(炒) 茴香(炒) 枳壳(去穰,麸炒) 延胡索 白芷(各一两) 人参 木香 石膏(煅) 沉香 黄芩(各半两) 川椒(三分) 交加(修制,八两)

上为细末,炼蜜为丸,每两作七丸。依前服饵,常服,温酒化下。忌生冷、油腻、地黄、鱼腥、猪母、白猪、一切毒物。

37. 白僵蚕散(《妇人大全良方·卷之三·妇人中风角弓反张口噤方论第二》)

治妇人中风,角弓反张,口噤不能言,皮肤顽痹,筋脉抽掣。

僵蚕(一两) 乌蛇肉(炙) 天麻 独活 南星(炮) 川乌(炮,去皮尖) 防风 蝉蜕(洗) 白附子(炮) 犀角屑 朱砂(研) 桑螵蛸(各半两) 麝香(一分,研)

上为细末。每服一钱,温酒调下,无时候。

38. 加减小续命汤(《妇人大全良方·卷之三·妇人中风方论第一》)

治卒暴中风,不省人事,渐觉半身不遂,口眼㖞斜,手足战掉,语言謇涩,肢体麻痹,神情昏乱,头目眩重,痰涎并多,筋脉拘挛,不能屈伸,骨节烦疼,不得转侧;及治诸风,服之皆验。若治脚气缓弱,久服得瘥。久病风人,每遇天色阴晦,节候变更,宜预服之,以防暗哑。

麻黄(去根节) 防己 人参(去芦) 黄芩 桂心 甘草 白芍药 川芎 杏仁(各一两) 附子(炮,半两) 防风(一两半)

上咬咀。每服五钱,水一盏半,姜七片,枣两个,煎至七分,去滓,不以时候服。取汗随人虚实与所中轻重。有人脚弱,服此六七剂得瘥。

39. 白术散(《妇人大全良方·卷之三·妇人飞尸血厥方论第十三》)

治中风,身体麻痹不仁。

白术(炒) 芍药 藁本(去苗、土,各一两) 续断(去枯者) 当归(酒洗,焙,各二两) 虎骨(酥炙) 乌蛇肉(各半两)

上为细末。每服二钱匕,温酒调下。脏寒多利者,加附子半两;骨中烦热者,加生地黄一两。

40. 白术酒(《妇人大全良方·卷之十四·妊娠中风方论第一》)

治妊娠中风,口眼不正,手足顽痹。

防风 羌活 防己(各一两) 麻黄(去节,半两) 黄松木节(一两) 桂心 荆芥穗 羚羊角屑 桑寄生 甘草 薏苡仁(各半两)

上咬咀。每服三钱,水一盏,生姜半分,煎至六分,去滓温服。

41. 羌活酒(《妇人大全良方·卷之十九·中风口噤角弓反张方论附》)

治产后中风口噤,四肢顽痹不仁,身体如角弓反张。

羌活 防风(各三两) 黑豆(一升,炒令烟出)

上细锉,以好酒一斗于瓶中搅动、密封,经半日许,又于锅中重汤煮瓶至半日,候瓶冷取出。每服暖一中盏饮之,日可三四服,度之当汗出即瘥。

42. 大圣一粒金丹(《仁斋直指方论·卷之四·风缓·风缓证治》)

治中风昏仆,舌强涎潮,瘫痪偏枯,顽痹麻痹,癫痫倒地,闭目作声,项强反张,口噤直视。

大川乌(炮) 大附子(炮,去皮脐) 新罗白附子(炮,各二两) 川五灵脂 白僵蚕(炒,去丝嘴) 白蒺藜(炒去刺,各一两) 白矾(枯) 朱砂 没药 麝香(另研,各半两)

上细末,合和,用松烟墨半两,新汲水磨汁搜丸,每两作六丸,金箔二百片为衣,令自干。每服一丸,以生姜半两,取自然汁磨开,温酒半盏调服,盖取微汗为效。

43. 御风丹(《仁斋直指方论·卷之三·诸风·诸风证治》)

治一切中风,半身不遂,神昏语謇,口眼㖞斜;妇人头风、血风,暗风倒仆,呕哕涎痰,手足麻痹。

川芎 白芍药 桔梗 细辛 白僵蚕 川羌活 天南星(姜制,各半两) 麻黄(去根节) 防风(去芦) 白芷(各一两半) 干生姜 甘草(炒,各七钱半) 朱砂(二钱半,为衣)

上为细末,炼蜜为丸如弹子大。每服一丸,熟酒化下,食前,日三服。神昏有涎者,加朱砂二钱半。

44. 犀角升麻汤(《卫生宝鉴·卷八·风中血脉治验》)

治中风麻痹不仁,鼻颊间痛,唇口、颊车、发际皆痛,口不可开,虽语言饮食亦相妨,左额颊上如糊急,手触之则痛,此足阳明经受风毒,血凝滞而不行故也。

犀角(一两二钱半) 升麻(一两) 防风 羌活(各七钱) 川芎 白附子 白芷 黄芩(各半两) 甘草(二钱半)

上为末。每服五钱,水二盏煎至一盏,去渣温服,食后,日三服。

45. 乳香寻痛丸(《世医得效方·卷第十三·风科·热症》)

治中风瘫痪不遂,手足䐴曳,口眼㖞斜,或旋连僵卧,涎潮搐搦,卒中急风,不省人事。每服二十丸,黑豆淋酒下。风虚眩冒,项筋拘急,太阳穴疼痛,亦用生地黄汁调酒下。腰脚疼重,行步艰辛,筋脉挛促,俯仰不利,贼风所中,痛如锥刺,皮肤顽厚,麻痹不仁,或血脉不行,肌拘干瘦,生葱酒下,或生葱、茶亦可。风湿脚气,腿膝无力,或肿或疼,不能举步,两脚生疮,脓血浸渍,痒痛无时,愈而又发,温盐酒下。打扑闪肭,筋骨内损,已经多年,每遇天寒,时发疼痛,没药酒下。

乳香 川乌 没药 五灵脂 白胶香 地龙 白姜 半夏 五加皮 赤小豆(各等分)

上为末,糊丸。随证汤引如前,并空心服。

46. 蠲风饮子(《医学正传·卷之一·医学或问·中风》)

治中风瘫痪,口眼歪斜,及一切手足走注疼痛,肢节挛急,麻痹不仁等证。

防风(去芦) 杜仲(去粗皮,姜汁炒) 羌活 白芷 川归(去芦头,酒浸洗) 川芎 生地黄(酒浸洗) 白芍药 川牛膝(去芦,酒洗) 秦艽(去芦) 何首乌 草薢 苍术(米泔浸一二宿) 白术 木通(去皮) 大枫子肉 威灵仙 血藤(即过山龙也) 防己 丁公藤(各一两) 荆芥穗 海桐皮(去粗皮) 五茄皮 天南星(煨制) 半夏(汤泡七次) 橘红(去白) 赤茯苓(去皮) 桑寄生 天麻 僵蚕(炒) 钓钩藤(各五钱) 薄桂(去粗皮) 草乌头(去皮尖) 甘草节 川乌(去皮脐,炮) 猪牙皂角(各二钱半) 两头尖 阴地蕨(一名地茶) 大蓟 小蓟 理省藤 桑络藤(各一两五钱) 生姜(一两,另研细)

上各切细,用无灰好酒二斗五升,以瓷罐一个盛酒浸药,以皮纸十数重包封罐口,冬半月,夏七日,秋春十日。每日清晨、午前、午后、临卧各服一大白盏。忌鸡、猪、鱼、羊、驴、马、飞禽、虾、蟹等肉味,及煎煿、油腻、水果、生冷、荞麦、热面一切动气发风之物,其效如神,万举万全之药也。

47. 活络丹(《明医指掌·卷二·真中风一》)

治中风口眼㖞斜,半身不遂及诸风痹手足拳挛,筋脉不舒,皆风邪湿毒流滞经络,浑身走注疼痛,脚心钓痛,腿、臂间忽一两点痛。

南星(炮) 川乌(炮) 草乌(炮) 地龙(各六两) 乳香 没药(另研,各三两三钱)

上为末,酒糊丸如梧子大。每服二十丸,空心酒下,荆芥汤亦可。

48. 疏风汤(《古今医统大全·卷之八·中风

门·药方》）

治半身不遂，或肢体麻痹。

麻黄（三两，去节）　益智仁　杏仁（炒去皮尖，各一两）　甘草（炙）　升麻（各五钱）

上㕮咀。每服一两，水二盏煎至一盏，热服，脚蹬热水一壶，棉被重覆，大汗出为度。

49. 薏苡仁汤（《古今医统大全·卷之八·中风门·药方》）

治中风，手足流注疼痛，麻痹不仁，难以屈伸。

薏苡仁　当归　芍药　麻黄　官桂　苍术（米泔浸，锉，炒）　甘草

上水二盏，生姜七片，煎八分，去滓温服，食前下。

50. 活命金丹（《医学纲目·卷之十·肝胆部·中深半身不收舌难言》）

治中风不语，半身不遂，肢节痹疼，痰涎潮上，咽嗌不利，胸膈痞满，上实下虚，气闭面赤，汗后余热不退，劳病诸药不治，无问男女老幼，皆可服。

板蓝根　贯众　甘草　干葛根（各一钱）　桂心　芒硝（一两）　大黄（一两半）　珠子粉　牛黄（研）　青黛　生犀屑　薄荷（各五钱）　辰砂（四钱，研一钱，为衣）　麝香（研）　龙脑（二钱）

上为末，和匀，蜜水浸蒸饼为剂，每两作十丸，就湿用朱砂，再用金箔四十片为衣。腊月修合，瓷器收贮，多年不坏。如疗风毒，茶清化下；解毒药，新汲水化下；汗后余热劳病，及小儿惊风热病，用薄荷汤化下。

51. 乌药顺气散

1)《医方考·卷一·中风门第一》

治中风，遍身麻痹，语言謇涩，口眼喎斜，喉中气急有痰者。

麻黄（去节）　陈皮（去白）　乌药（各一钱）　枳壳（去穰麸炒，二两）　炙甘草　白芷　桔梗（各一两）　川芎（洗去土）　白僵蚕（炒，去嘴）　干姜（炒黑，半两）

2)《证治汇补·卷之一·提纲门·中风》

治男妇一切风气，攻注四肢，骨节疼痛，遍身顽痹，卒中瘫痪，言语蹇涩。先服此药，以疏气道。

乌药　橘红　麻黄（各二钱）　川芎（一钱）　枳壳（炒）　白芷　桔梗　僵蚕（炒，各一钱）　干姜（五分）　甘草（三分）

加姜枣。

52. 防己散（《济阴纲目·卷之九·胎前门下·中风》）

治妊娠中风，口眼喎斜，手足顽痹。

防己（去皮）　羌活　防风（各去芦）　麻黄（去节）　黄松木节　羚羊角（屑）　桂心　荆芥穗　薏苡仁　桑寄生　炙甘草（各一两）

上㕮咀。每服五钱，生姜五片，水煎温服，不拘时。

53. 防己膏（《济阴纲目·卷之十二·产后门中·拘挛》）

治产后中风，四肢筋脉挛急，身体麻痹。

汉防己（去皮，半斤）　茵芋（五两）

上㕮咀，用酒五升浸药一宿，取猪肪脂一斤，文武火熬，三上三下成膏，摊在纸花上。贴病人患处，以热手不住下摩膏上千遍。

十三、治行痹方

1. 防风汤（《圣济总录·卷第一十九·诸痹门·行痹》）

治行痹，行走无定。

防风（去叉）　甘草（炙，锉，各一两）　黄芩（去黑心，三分）　当归（切，焙）　赤茯苓（去黑皮，各一两）　秦艽（去苗、土）　葛根（锉，各三分）　桂（去粗皮）　杏仁（汤去皮尖、双仁，炒，各一两）　麻黄（去根节，煎掠去沫，焙，半两）

上一十味，粗捣筛。每服五钱匕，酒一盏，水一盏，枣三枚（劈破），生姜五片，同煎至一盏，去滓温服，日二夜一。

2. 草薢丸（《圣济总录·卷第一十九·诸痹门·行痹》）

治风痹行走无定处，亦治血痹。

草薢　山芋　牛膝（去苗，酒浸焙干）　泽泻（各一两）　生干地黄（焙，二两半）　白术（半两）　茵芋　蛴螬（微炒）　干漆（炒烟出）　狗脊（去毛）　车前子　天雄（炮裂，去皮脐，各一分）

上一十二味，为细末，炼蜜丸如梧桐子大。每服温酒下二十丸，加至三十丸，日三。

3. 羚羊角丸（《圣济总录·卷第一十九·诸痹门·行痹》）

治行痹头面四肢袭着，筋脉挛急，手足不随，痰涎胶黏，语涩昏浊，口眼偏喎。

羚羊角（镑，一两）　木香　青橘皮（汤浸去

白,焙) 半夏(汤洗,同生姜捣曲,焙干) 羌活(去芦头) 独活(去芦头) 芎䓖 藿香叶 干蝎(去土,炒) 白花蛇(酒炙,去皮骨) 白附子(炮) 天麻(酒浸切,焙,各半两) 槟榔(锉) 丹砂(研,各一两) 麝香(研) 牛黄(研) 龙脑(研,各一两)

上一十七味,除研药外,为细末,再和匀,用皂荚、薄荷、鹅梨汁各一碗,同熬成膏,和丸如绿豆大。每服七丸,温酒或薄荷汤下,不计时候。

4. 麻黄汤(《医学纲目·卷之十二肝胆部·诸痹·行痹》)

治历节。

麻黄(一两) 羌活(一两) 黄芩(三分) 细辛 黄芪(各五钱)

上为粗末。每服五钱,水二盏煎至八分,去渣,温服,接续三四日。有汗慎风。

5. 犀角汤(《医学纲目·卷之十二肝胆部·诸痹·行痹》)

治热毒流入四肢,历节肿痛。

犀角(二两) 羚羊角(一两) 前胡 黄芩 栀子仁 射干 大黄 升麻(各四两) 豉(一升)

上九味,咬咀。每服五钱,水二盏,煎服。

6. 麝香丸(《医学纲目·卷之十二肝胆部·诸痹·行痹》)

治白虎历节诸风疼痛,游走无定,状如虫啮,昼静夜剧,及一切手足疼痛。

川乌(大八角者,三个,用生) 全蝎(二十一个,生用) 黑豆(二十一个,生用) 地龙(半两)

上为细末,入麝香半字同研匀,糯米糊为丸如绿豆大。每服七丸,甚者十九,夜卧令膈空,温酒下,微出冷汗一身,便瘥。予得此方,凡得历节及不测疼痛,一二服便瘥。

7. 薏苡仁散(《医学纲目·卷之十二肝胆部·诸痹·行痹》)

治湿伤肾,肾不养肝,肝自生风,遂成风湿,流注四肢筋骨,或入左肩髃,肌肉疼痛,渐入左指中,薏苡仁散。

薏苡仁(一两) 当归 小川芎 干姜 茵芋 甘草 官桂 川乌 防风 人参 羌活 白术 麻黄 独活(各半两)

上为细末。每服二钱,空心、临卧酒调下,日三服。

8. 龙虎丹(《医学纲目·卷之十二肝胆部·诸痹·行痹》)

治走注疼痛,或麻木不遂,或半身疼痛。

草乌 苍术 白芷(各一两)

上研为末,水拌发热过,再入乳香二钱、当归、牛膝各半两,酒糊丸如弹子大。酒化下。

9. 附子八物汤(《医学纲目·卷之十二肝胆部·诸痹·行痹》)

治历节风,四肢疼痛,如锤锻不可忍。

附子(炮,去皮脐) 干姜(炮) 芍药 茯苓 半夏 桂心(各三两) 白术(四两) 人参(三两)

上锉散。每服四钱,水二盏煎至七分,去渣,食前服。

10. 和血散痛汤(《医学纲目·卷之十二肝胆部·诸痹·行痹》)

治两手十指,一指疼了一指疼,疼后又肿,骨头里痛,膝痛,左膝痛了右膝痛,发时多则五日,少则三日,昼轻夜重,痛时觉热,行则痛轻,肿却重。

羌活身 升麻 麻黄(去节,各钱半) 桃仁(十个) 柴胡(二钱) 红花(一分) 归身(一分) 防风(一钱) 甘草(炙,二分) 独活(五分) 猪苓(五分) 黄柏(一钱) 防己(六分) 知母(酒,一钱) 黄连(酒炒)

上咬咀。分作四服,每服水一大盏煎至一半,去渣,空心热服。

11. 茵芋丸(《医学纲目·卷之十二肝胆部·诸痹·行痹》)

治历节肿满疼痛。

茵芋 朱砂 薏苡仁(各一两) 牵牛(一两半) 郁李仁(半两)

上细末,炼蜜杵丸如桐子大,轻粉滚为衣。每服十九至十五丸,或二十九,五更温水下,到晚未利,可二三服,快利为度,白粥将息。

12. 桂枝芍药知母汤(《医学纲目·卷之十二肝胆部·诸痹·行痹》)

治诸肢节疼痛,身体尪羸,脚肿如脱,头眩短气,兀兀欲吐。

桂枝(四两) 芍药(三两) 甘草(二两) 麻黄(二两) 生姜(五两) 白术(五两) 知母(四两) 防风(四两) 附子(二两,炮)

上以水七升煮取二升,温服七合,日三服。

13. 牛蒡子散(《医学纲目·卷之十二肝胆部·诸痹·行痹》)

治风热成历节,攻手指,作赤肿麻木,其则攻肩背两膝,遇暑热或大便秘即作。

牛蒡子　新豆豉(炒)　羌活(各三两)　生地(二两半)　黄芪(一两半)

上为细末。汤调二钱服,空心食前,日三服。

14. 乌头汤(《赤水玄珠·第十二卷·痹门·行痹治剂》)

历节风不可屈伸,疼痛。

麻黄　芍药　黄芪(各三两)　甘草(炙)　川乌(五枚,㕮咀,以蜜二升煎取一升,即去乌头)

水三升煎一升,去渣,纳蜜,再煎七合,不时尽服之。

15. 羌活汤(《赤水玄珠·第十二卷·痹门·行痹治剂》)

治白虎历节,风毒攻注,骨节疼痛,发作不安。

羌活(二两)　附子(炮,去皮脐)　秦艽　桂心　甘草(炙)　木香　牛膝(酒浸)　桃仁　骨碎补　川芎　当归　防风(各一两)

姜五片,每服五六钱,水煎。

16. 八珍丸(《赤水玄珠·第十二卷·痹门·行痹治剂》)

治痛风走注,脚气头风。

乳香　没药　代赭石　穿山甲(生用,各三钱)　羌活　草乌(生用,各五钱)　全蝎(各二十一个,炒)　川乌(生用,不去皮尖,一两)

上末,醋糊丸梧桐子大。每服十一丸。

17. 大豆蘖散(《赤水玄珠·第十二卷·痹门·行痹治剂》)

治周痹走注五脏留滞,胃中结聚。益气出毒,润泽皮毛,补肾。

大豆蘖(一升,炒香熟,为末)

每服五分,温酒调下,空心服,加至一钱,日三服。

18. 牛蒡子汤(《赤水玄珠·第十二卷·痹门·行痹治剂》)

治风热成历节,手指赤肿麻木,甚则攻肩背两膝,遇暑热或大便闭。

牛蒡子　新豆豉(炒)　羌活(各三两)　生地(二两半)　黄芪(一两半)

为末,汤调二钱,空心、食前日三服。

19. 四妙散

1)《赤水玄珠·第十二卷·痹门·行痹治剂》

治痛风走注。

威灵仙(酒浸,五钱)　白芥子(一钱)　苍耳子(一钱五分,又云是苍术)　羊角灰(二钱)

上末。每服一钱,姜一大片,捣汁入汤调服。二妙散同调尤妙。

2)《金匮翼·卷六·痹症统论·行痹》

治行痹,走注疼痛。

威灵仙(酒浸,焙干,五钱)　羖羊角灰(三钱)　苍耳子(一钱半)　白芥子(一钱,炒)

细末。每服一钱匕,姜汤下。

20. 加味二妙散(《赤水玄珠·第十二卷·痹门·行痹治剂》)

痛风走注疼痛。

黄柏(酒炒)　苍术(酒炒,各二钱)

水煎,调酒洗威灵仙末、羚羊角灰(臣),苍术(佐),白芥子(使),生姜一片,入药末一钱,擂碎,以煎药再温服。

21. 定痛方(《赤水玄珠·第十二卷·痹门·行痹治剂》)

治一切风湿痹痛。

乳香　没药　地龙　木鳖子肉　金星石　五灵脂(等分)

蜜丸弹子大。每服一丸,临卧酒下。

22. 仙灵脾散(《证治准绳·类方第四册·行痹》)

治风走注,往来不定。

仙灵脾　威灵仙　芎䓖　苍耳子(炒)　桂心(各一两)

上细末。每服一钱,温酒调,不拘时服。

23. 虎骨丸(《证治准绳·类方第四册·行痹》)

治男子妇人走注疼痛,麻木困弱。

虎骨(四两,醋炙)　五灵脂(炒)　白僵蚕(炒)　地龙(去土,炒)　白胶香(另研)　威灵仙(各一两)　川乌头(二两,炮,去皮脐)　胡桃肉(二两半,去内皮,捣研如泥)

为细末,同研令匀,以酒煮面糊和丸如梧桐子大。每服十九至十五丸,空心温酒送下,日进二服。妇人当归酒送下；打扑损伤,豆淋酒送下。老幼加减服之。

24. 虎骨散（《证治准绳·类方第四册·行痹》）

治风毒走注,疼痛不定,少得睡卧。

虎胫骨（醋炙） 败龟（醋炙,各二两） 麒麟竭（另研） 没药（另研） 自然铜（醋淬） 赤芍药 当归（去芦） 苍耳子（炒） 骨碎补（去毛） 防风（各七钱半,去芦） 牛膝（酒浸） 天麻 槟榔 五加皮 羌活（去芦,各一两） 白附子（炮） 桂心 白芷（各半两）

上为细末。每服二钱,温酒调下,不拘时候。

25. 没药丸（《证治准绳·类方第四册·行痹》）

治风毒走注疼痛,四肢麻痹。

没药（另研） 五加皮 干山药 桂心 防风（去芦） 羌活（去芦） 白附子（炮） 香白芷 骨碎补（去毛） 苍耳（炒） 自然铜（各半两,醋淬） 血竭（二钱半,另研） 虎胫骨（醋炙） 败龟（各一两,醋炙）

上为细末,同研令匀,以酒煮面糊为丸如梧子大。每服二十丸,空心温酒送下,日进二服。

26. 如意通圣散（《证治准绳·类方第四册·行痹》）

治风走注疼痛。

当归（去芦） 陈皮（去白） 麻黄（去节） 甘草（炙） 川芎 御米壳（去顶膈） 丁香（各等分）

上用慢火炒令黄色。每服五钱,水二盏煎至一盏,去渣温服。如腰脚走注疼痛,加虎骨、没药、乳香同煎；如心痛,加乳香、良姜同煎；如赤眼,加草龙胆、黄连同煎。此药治诸痛之仙药也。

27. 十生丹（《证治准绳·类方第四册·行痹》）

治风走注疼痛。

天麻 防风（去芦） 羌活（去芦） 独活（去芦） 川乌 草乌头（去芦） 何首乌 当归（去芦） 川芎 海桐皮（各等分,并生用）

上为细末,以炼蜜为丸,每丸重一钱。每服一丸,细嚼,冷茶清送下,病在上食后服,病在下空心服。忌食热物一日。

28. 八神丹（《证治准绳·类方第四册·行痹》）

治风虚走注疼痛,昏迷无力,四肢麻木。

地龙（去土,炒） 五灵脂（炒） 威灵仙 防风（去芦） 木鳖子（去壳） 草乌头（各一两,炒） 白胶香（另研） 乳香（另研,各三钱）

上为细末,酒煮面糊丸如桐子大。每服五七丸至十丸,温酒送下,不拘时。若汗出,其麻自散,是其效也,老幼加减服之。

29. 小乌犀丸（《证治准绳·类方第四册·行痹》）

治一切风走注,肢节疼痛不可忍者。

乌犀角屑 干蝎（炒） 白僵蚕（炒） 地龙（去土） 朱砂（水飞） 天麻 羌活（去芦） 芎藭 防风（去芦） 甘菊花 蔓荆子（各一两） 干姜（炮） 麝香（另研） 牛黄（各半两,研） 虎胫骨（醋炙） 败龟（醋炙） 白花蛇（酒浸） 天南星（姜制） 肉桂（去粗皮） 附子（炮,去皮脐） 海桐皮 木香 人参（去芦） 当归（各七钱半,去芦）

上为细末,入研令匀,以炼蜜和丸如弹子大。每服一丸,用温酒或薄荷汤嚼下。

30. 没药散（《证治准绳·类方第四册·行痹》）

治遍身百节风虚劳冷,麻痹困弱,走注疼痛,日夜不止。

没药（二两,另研） 虎骨（四两,醋炙）

上为细末。每服五钱,温酒调下,不拘时候,日进二服。

31. 定痛丸（《证治准绳·类方第四册·行痹》）

治风虚走注疼痛。

威灵仙 木鳖子（去壳） 川乌（炮,去皮脐） 防风（去芦） 香白芷 五灵脂 地龙（各半两,去土,炒） 水蛭（糯米炒熟） 朱砂（各三钱,水飞）

上捣,研为细末,酒煮面糊和丸如梧子大,以朱砂为衣。每服十丸,空心温酒送下；妇人红花酒下。常服轻身壮骨。

32. 骨碎补丸（《证治准绳·类方第四册·行痹》）

治走注疼痛。

骨碎补（一两,半） 威灵仙 草乌头（各一两,炒） 天南星（姜制） 木鳖子（去壳） 枫香脂（另研） 自然铜（醋淬） 地龙（各一两,去土,炒） 没药（另研） 乳香（另研,各半两）

上为细末,同研令匀,醋煮面糊为丸如梧子大。每服五丸,加至十丸,用温酒下,不拘时候,日进二服。

33. 桂心散（《证治准绳·类方第四册·行痹》）

治风走注疼痛。

桂心 漏芦 威灵仙 芎䓖 白芷 当归（去芦） 木香 白僵蚕（炒） 地龙（炒,去土,各半两）

上为细末。每服二钱,温酒调下,不拘时候。

34. 透骨丹（《证治准绳·类方第四册·行痹》）

治男妇一切走注疼痛不可忍。

地骨皮 甜瓜子（炒） 芸苔子（葱捣为饼,各三两） 乳香（另研） 没药（另研） 草乌头（各一两,锉,炒） 苍术 牛膝（酒浸） 赤芍药 当归（去芦） 川乌头（炮,去皮脐） 自然铜（醋煅） 五灵脂（各二两）

上为细末,醋糊丸梧子大。每服十丸,加至十五丸,以温酒送下,不拘时候。

十四、治痛痹方

1. 茯苓汤（《圣济总录·卷第一十九·诸痹门·痛痹》）

治风湿痹,四肢疼痹,拘挛浮肿。

赤茯苓（去黑皮） 桑根白皮（各二两） 防己 桂（去粗皮） 芎䓖 芍药 麻黄（去根节,各一两半）

上七味,粗捣筛。每服五钱匕,水一盏半,枣一枚去核,煎取一盏,去滓温服,连三服后,以热姜粥投之,汗出为度。

2. 乌药顺气散（《证治准绳·类方·第四册·痛痹》）

治风气攻注四肢,骨节疼痛,遍身顽麻；及疗瘫痪,步履艰难,脚膝痿弱。

麻黄（去根节） 陈皮 乌药（各二钱） 白僵蚕（去丝嘴,炒） 干姜（炮,各五分） 川芎 枳壳 桔梗 白芷 甘草（炒,各一钱）

水二盅,姜三片,枣一枚,煎八分,食远服。

3. 乌灵丸（《医学纲目·卷之十二肝胆部·诸痹·痛痹》）

治久患风寒,麻木痛,行步艰难。

五灵脂（二两） 川乌（一两,炮,去皮脐）

上为细末,酒煮面糊为丸如桐子大。每服十丸,加至五十丸,空心温酒下。忌一切冷物。

4. 苍术复煎散（《医学纲目·卷之十二肝胆部·诸痹·痛痹》）

治寒湿相合,脑户痛,恶寒,项筋脊强,肩背胛卵痛,膝膑痛,无力行步,能食,身沉重,其脉沉缓洪上急。

苍术（四两,水二碗煎至二大盏,去渣,入下药） 羌活（一钱） 升麻 柴胡 藁本 泽泻 白术（各五分） 黄柏（三分） 红花（少许）

上为粗末。用苍术汤二盏,煎至一大盏,去渣温服,空心,微汗为效。忌酒面。

5. 拈痛散（《医学纲目·卷之十二肝胆部·诸痹·痛痹》）

治肢节疼痛,熨烙药。

羌活 独活 细辛 肉桂 防风 白术 良姜 麻黄（不去节） 天麻（去苗） 川乌（生,去皮） 吴茱萸 乳香（研） 小椒（去目） 全蝎（生） 当归（各一两） 川姜（五钱） 葛根（一两）

上为粗末,入乳香研匀。每抄药一十钱,甚者十五钱,同细盐一升,炒令极热,绢袋盛熨烙痛处,不拘早晚频用,药冷再炒一次,用毕甚妙。

6. 活血应痛丸（《医学纲目·卷之十二肝胆部·诸痹·痛痹》）

治风湿客于肾经,血脉凝滞,腰背肿疼,不能转侧,皮肤不仁,遍身麻木,上攻头目虚肿,耳内常鸣,下注脚膝重痛少力,行履艰难,项背拘急,不得舒畅。常服和血脉,壮筋骨,使气脉宣通。

狗脊（去毛,六两） 苍术（泔浸一宿,十两） 香附（炒,十二两） 陈皮（九两） 没药（一两二钱） 草乌（二两半,炮） 威灵仙（三两）

上为细末,酒煮面糊为丸如桐子大。每服十五丸,温酒或热汤送下,不拘时候,久服。忌桃李、雀鸽、诸血物。

7. 缓筋汤（《医学纲目·卷之十二肝胆部·诸痹·痛痹》）

治目如火肿痛,两足及伏兔骨筋痛,膝少力,身重腰痛,夜恶寒痰嗽,项颈筋骨皆急痛,目多眵泪,食不下。

羌活(二钱) 独活(二钱) 藁本(三分) 麻黄(三分) 苏木(一分) 升麻(三分) 甘草(炙,二分) 草蔻(三分) 生地 黄芩 黄柏(各三分) 苍术(五分) 归身(三分) 柴胡(三分) 熟地(二分) 生甘草根(二分)

上为粗末。都作一服,水二盏煎至一盏,去渣热服,食远。

8. 虎骨丸(《赤水玄珠·第十二卷·痹门·痛痹》)

治经络凝滞,骨节疼痛,筋脉挛急,遇阴寒愈痛。

乳香 没药(各另研) 赤芍药 熟地 当归 虎胫骨(酥炙黄) 血竭(各五钱)

上末,用木瓜一枚,切破去核,入乳香末在内,以麻线缠定,勿令透气,好酒六升,煮酒尽,取木瓜去皮,研如泥,更入熟蜜少许,杵和为丸桐子大。每服五十丸,看病上下服。

9. 二妙散(《赤水玄珠·第十二卷·痹门·痛痹》)

治筋骨疼痛,因湿热者。有气加气药,血虚加血药,痛甚者加生姜汁,热辣服之。

黄柏(炒) 苍术(米泔浸,炒)

上为末,沸汤入姜汁,调服。

10. 潜行散(《赤水玄珠·第十二卷·痹门·痛痹》)

治酒湿痰痛风。

黄柏(酒炒) 威灵仙(酒炒,各五钱) 苍术 羌活 甘草(各三钱) 陈皮 芍药(各一钱)

上为末。每服一钱或二钱,沸汤入姜汁调服。

11. 麒麟散(《赤水玄珠·第十二卷·痹门·痛痹》)

治寒湿传于经络,疼痛不可忍。

血竭 乳香 没药 白芍 当归(各六钱) 水蛭(杵碎,炒令烟尽) 麝香(各三钱) 虎胫骨(酥炙黄,五钱)

上为末,和匀。每服二三钱,食前温酒调下。

12. 龙火汤(《校注医醇賸义·卷四·痹》)

痛痹者,营卫受寒,不通而痛,宜调养气血,温通经络,龙火汤主之。

苁蓉(三钱) 肉桂(五分) 党参(四钱) 茯苓(二钱) 白术(一钱) 当归(二钱,酒炒) 白芍(一钱,酒炒) 木香(五分) 川断(二钱) 独活(一钱,酒炒) 角霜(四钱) 蚕砂(三钱) 红枣(十枚) 姜(三片)

十五、治着痹方

1. 天雄浸酒(《圣济总录·卷第一十九·诸痹门·着痹》)

治寒湿着痹,皮肉不仁,甚至骨髓疼痛者。

天雄(炮裂,去皮脐) 附子(炮裂,去皮脐,各一两) 防风(去叉) 独活(去芦头) 当归(切,焙) 白术(各二两) 五加皮 芎䓖 桂(去粗皮) 干姜(炮,各一两半)

上一十味,锉如麻豆,以夹绢囊盛,用无灰清酒一斗浸,春夏五日,秋冬七日。每温饮一盏,任性加减,以知为度。

2. 石斛散(《圣济总录·卷第一十九·诸痹门·着痹》)

治寒湿痹,着而不散,四肢不仁,脚弱拘挛,或疼痛不能行,跌肿上膝,少腹坚不欲食。

石斛(去根,二两) 天门冬(去心,一两半,焙,锉) 附子(炮裂,去皮脐,三分) 独活(去芦头,三分) 桂(去粗皮,半两) 桔梗(炒) 蜀椒(去目及闭口,炒出汗) 细辛(去苗叶,各半两) 麻黄(去根节,三分) 山茱萸 五味子 白芷(各半两) 前胡(去芦头) 秦艽(去土,各三分) 乌头(炮裂,去皮脐) 人参 天雄(炮裂,去皮脐,各半两) 当归(切,焙) 防风(去叉) 荠苨(微炙,各三分) 白术(半两) 杜仲(去粗皮,炙,锉,三分) 干姜(炮,半两)

上二十三味,捣罗为散。每服二钱匕,温酒调下,未知稍稍加之,不拘时。

3. 白花蛇丸(《圣济总录·卷第一十九·诸痹门·着痹》)

治寒湿着痹,皮肤不仁,或肢节疼痛。

白花蛇(酒浸去皮骨,炙) 仙灵脾 干蝎(炒,各一两) 茵芋 乌头(炮裂,去皮脐) 天南星(炮,各半两) 天雄(炮裂,去皮脐) 天麻 桂(去粗皮) 麻黄(去根节) 鹿角(镑) 草薢(各一两) 桑螵蛸(炒,半两) 雄黄(研) 麝香(研,各一分)

上一十五味，捣研为末，拌和令匀，别用天麻末三两，以无灰酒一大碗，慢火熬成膏，和前药末，更捣五七百杵，丸梧桐子大。每服薄荷酒下二十丸，不拘时。

4. 侧子汤（《圣济总录·卷第一十九·诸痹门·着痹》）

治寒湿痹留着不去，皮肤不仁，手足无力。

侧子（炮裂，去皮脐）　五加皮（各一两）　磁石（煅，醋淬七遍）　羚羊角（镑）　防风（去叉）　薏苡仁　麻黄（去根节）　杏仁（汤浸，去皮尖、双仁，麸炒，各一两）　甘菊花　防己　葛根　赤芍药　芎䓖　秦艽（去苗、土）　甘草（炙，各半两）

上一十五味，锉如麻豆。每服三钱匕，水一盏煎七分，去滓温服，不拘时。

5. 侧子浸酒（《圣济总录·卷第一十九·诸痹门·着痹》）

治寒湿着痹，四肢皮肤不仁，以至脚弱不能行。

侧子（炮裂，去皮脐）　牛膝（去苗）　丹参（去苗、土）　山茱萸　杜仲（去粗皮）　石斛（去根）　蒴藋根（各二两）　防风（去叉）　蜀椒（去合口并目，炒出汗）　细辛（去苗叶）　独活（去芦头）　秦艽（去苗、土）　桂（去粗皮）　芎䓖　当归（切，焙）　白术　茵芋（去粗茎，各一两半）　干姜（炮，一两）　五加皮（二两半）　薏苡仁（炒，半升）

上二十味，细锉如麻豆，以夹生绢囊盛贮，清酒二斗，春夏浸三日，秋冬五日。初服温半盏，日再。未知稍加服。

6. 茯苓汤（《圣济总录·卷第一十九·诸痹门·着痹》）

治风湿痹留着不去，四肢痛麻，拘挛浮肿。

赤茯苓（去黑皮）　桑根白皮（各二两）　防己　桂（去粗皮）　芎䓖（各一两半）　甘草（炙，三两）　芍药　当归（切，焙）　麻黄（去根节，先煮，掠去沫，焙干，各一两半）

上九味，粗捣筛。每服六钱匕，以水二盏，枣三枚劈破，同煎去滓，取一盏温服，空心临卧时。如欲出汗，服药了以生姜热粥投之，汗出慎外风。

7. 茯苓川芎汤（《仁斋直指方论·卷之四·附痹证·痹证方论》）

治着痹，湿地水气甚，重着而不去，多汗而濡者；着痹留注不去，四肢麻木，拘挛浮肿。

赤茯苓　桑白皮　防风　官桂　川芎　麻黄　芍药　当归　甘草（炙，各五分）

上为末。每服四钱半，水二盏，枣三枚，同煎至一盏，去滓，空心温服。如欲出汗，以粥投之。

8. 羌活汤（《医学纲目·卷之十二肝胆部·诸痹·着痹》）

治湿气风症不退，眩晕麻木不已。除风湿。

羌活（一两）　防风（一两）　柴胡（五分）　藁本（三分）　独活（五分）　苍术（米泔制，一钱）　茯苓（二钱）　泽泻（二分）　猪苓（去皮，二分）　甘草（炙，五分）　黄芪（一钱）　陈皮（三分）　黄柏（三分）　黄连（去须，一分）　升麻（七分）　川芎（三分，去头痛）

上㕮咀。每服三钱或五钱，水二盏煎至一盏，去渣，稍热服，量虚实施用。如不尽证候，依加减法用之。

9. 芍药补气汤（《医学纲目·卷之十二肝胆部·诸痹·着痹》）

治皮肤间有麻木，此肺气不行也。

黄芪（一两）　白芍药（两半）　橘皮（一两）　泽泻（半两）　甘草（一两，炙）

上㕮咀。每服一两，水二大盏煎至一盏，去渣温服。如肌肉麻，必待泻营气而愈；如湿热相合，四肢沉痛，当泻湿热。

10. 前胡散（《医学纲目·卷之十二肝胆部·诸痹·着痹》）

治荣虚卫实，肌肉不仁，致令重，名曰肉苛。

前胡　白芷　细辛　官桂　白术　川芎（各三两）　附子（炮）　吴茱萸（汤炮炒）　当归（各二两）　川椒（去目并闭目者，生用，二两）

上锉，以苦酒三升，拌匀，同窨一宿，以炼成猪脂膏五斤，入药煎，候白芷黄紫色，漉去渣成膏，病在处摩之。凡大癥瘕疮痍皆治，并去诸风疮痒，痛伤折坠损。

11. 除湿补气汤（《医学纲目·卷之十二肝胆部·诸痹·着痹》）

治左腿麻木沉重。

黄芪（八钱）　甘草梢（六钱）　五味（一百二十粒）　升麻梢　当归　柴胡梢　泽泻（各二钱）　红花（二钱半）　陈皮（一钱）　青皮（四钱）

上㕮咀。分作四服，水三大盏煎至一盏，去

渣,稍热,食前服。

12. 活络丹(《赤水玄珠·第十二卷·痹门·著痹治剂》)

治手足挛拳,筋脉不舒,皆风邪湿毒留滞经络,浑身走注疼痛。

南星　川芎　草乌　地龙(各六两)　乳香　没药(各二两)

为末,酒糊丸桐子大。每服五七十丸,空心酒下。

13. 人参益气汤(《赤水玄珠·第十二卷·痹门·著痹治剂》)

治五六月间两手麻木,四肢倦怠惰嗜卧,乃湿热伤元气也。

黄芪(八钱)　人参　甘草(生,各五钱)　芍药　升麻(各三钱)　柴胡(二钱半)　五味子(一百二十粒)　甘草(炙,二钱)

每六七钱水煎,空心服;服后令少睡,于麻痹处按摩,屈伸少时;午饭前一服,日二。

14. 止麻清痰饮(《赤水玄珠·第十二卷·痹门·著痹治剂》)

治口舌麻木,延及口角头面者。

连(一钱二分)　贝母　瓜蒌仁　黄芩　茯苓　桔梗　枳壳　橘红　南星(用白矾、皂角、生姜同煮透,各一钱)　天麻　甘草　细辛(各五分)

水煎,入姜汁一匙、竹沥三四匙,食远服。血虚加当归一钱。

15. 神效黄芪汤(《赤水玄珠·第十二卷·痹门·著痹治剂》)

治浑身麻木不仁,或左或右,半身麻木,或面或头,或后臂,或脚腿麻木不仁,并皆治之;又治两目紧急缩小,羞明畏日,隐涩难开,或视物无力,睛痛昏花,手不得近;或目少睛光,或目热如火,服五六贴神效。

黄芪　蔓荆子(各二两)　人参　甘草(炙)　白芍药(各一两)　陈皮(五钱)

每服五六钱。

16. 清凉润燥汤(《赤水玄珠·第十二卷·痹门·著痹治剂》)

治风热血燥麻木。

当归　生地(各一钱半)　黄连　黄芩　芍药　川芎(各一钱)　天麻　防风　羌活　荆芥(各八分)　细辛(六分)　甘草(五分)

水煎服,麻甚者加川乌(炮过)三分,以行经络。

17. 温经除湿汤(《证治准绳·类方·第四册·着痹》)

治肢节沉重,疼痛无力之圣药也。

羌活(七分)　独活　黄柏　麻黄(去节)　当归(各三分)　柴胡　黄芪　黄连　木香　草豆蔻　神曲(各二分)　人参　甘草(炙)　泽泻　猪苓　白术(各一钱)　陈皮　苍术(各二钱)　白芍药(三钱)　升麻(五分)

上作二服,用水二大盏煎至一盏,去渣,稍热服,食远。

18. 立极汤(《校注医醇賸义·卷四·痹》)

治著痹者,病在肌肉。补土燥湿。

党参(四钱)　附子(六分)　当归(二钱)　茯苓(三钱)　白术(一钱)　茅术(一钱)　破故纸(一钱五分)　杜仲(二钱)　川断(二钱)　独活(一钱)　牛膝(二钱)　红枣(五枚)　姜(三片)　苡仁(一两,煎汤代水)

十六、治血痹方

1. 黄芪桂枝五物汤(《金匮要略方论·卷上·血痹虚劳病脉证并治第六》)

血痹,阴阳俱微,寸口关上微,尺中小紧,外证身体不仁,如风痹状,黄芪桂枝五物汤主之。

黄芪(三两)　芍药(三两)　桂枝(三两)　生姜(六两)　大枣(十二枚)

上五味,以水六升煮取二升,温服七合,日三服。

2. 防风汤

1)《太平圣惠方·卷第十九·治风血痹诸方》

治风血痹,皮肤不仁。

防风(二两,去芦头)　甘草〔三(半)两,炙微赤,锉〕　独活(三分)　当归(一两)　赤茯苓(一两)　秦艽(一两,去苗)　茵芋(半两)　桂心(三分)　杏仁(半两,汤浸,去皮尖、双仁,麸炒微黄)

上件药,捣筛为散。每服四钱,以酒一中盏,入生姜半分,煎至六分,去滓,不计时候,温服。

2)《严氏济生方·诸痹门·五痹论治》

治血痹,皮肤不仁。

防风(去芦,二两)　川独活(去芦,洗)　川当归(去芦,洗) 赤茯苓(去皮) 秦艽(去芦,洗) 赤芍药 黄芩(各一两) 桂心(不见火) 杏仁(去皮尖) 甘草(炙,各半两)

上㕮咀。每服四钱,水一盏半,姜五片,煎至七分,去滓,温服,不拘时候。

3. 侧子散(《太平圣惠方·卷第十九·治风血痹诸方》)

治风血痹,身体不仁。

侧子(一两,炮裂,去皮脐) 赤芍药(一两) 桂心(一两) 麻黄(一两,去根节) 萆薢(一两) 当归(一两) 丹参(一两) 细辛(半两) 甘草(半两,炙微赤,锉)

上件药,捣筛为散。每服四钱,以水一中盏,入生姜半分,煎至六分,去滓,不计时候,温服。

4. 萆薢丸

1)《圣济总录·卷第二十·风湿痹》

治风湿痹,肢体疼痛,不能行步。

萆薢(四两) 牛膝(酒浸,切,焙三两) 丹参 附子(炮裂,去皮脐) 白术 枳壳(去瓤,麸炒,各二两)

上六味,为细末,炼蜜丸如梧桐子大。每服三十丸,温酒下,不拘时。

2)《证治准绳·类方·第四册·着痹》

治血痹,手足瘫麻不仁,游走无定,及风痹等证。

萆薢(炒) 山芋 牛膝(酒浸) 山茱萸(去核,炒) 熟地黄(焙) 泽泻(各一两) 狗脊(去毛) 地肤子(炒) 白术(各半两) 干漆(炒令烟尽) 天雄(炮,去皮脐) 车前子(炒) 蛴螬(研,各七钱五分) 茵芋(去皮茎,两钱五分)

上除蛴螬生研外,捣为细末,和令匀,炼蜜为丸如梧桐子大。每服十丸至十五丸,空心用温酒送下,日二夜一。

十七、治皮痹方

1. 大露宿丸(《备急千金要方·卷十七·肺脏方·气极第四》)

治气极虚寒皮痹不已,内舍于肺,寒气入客于六腑,腹胀虚满,寒冷积聚百病方。

礜石(《肘后》作矾石) 干姜 桂心 皂荚 桔梗 附子(各三两)

上六味为末,蜜丸如梧子大。酒服十丸,日三,渐加之。慎热及火等。

2. 预备一物柏枝散(《备急千金要方·卷九·伤寒方上·辟温第二》)

治脾腑脏温病阴阳毒,头重颈直,皮肉痹,结核隐起方。

大青 羚羊角 升麻 射干 芒硝(各三两) 栀子(四两) 寒水石(五两) 元参(八两)

上八味㕮咀,以水七升煮取三升,分三服。

3. 牛黄丸(《太平圣惠方·卷第二十·治瘫痪风诸方》)

治瘫痪风,手足不遂,皮肤顽痹,口面㖞斜,言语謇涩。

牛黄(半两) 赤箭(一两) 独活(一两) 乌犀角屑(一两) 防风(三分,去芦头) 天南星(一两,炮裂) 牛膝(三分,去苗) 萆薢(三分) 茵芋(三分) 汉防己(三分) 麻黄(一两半,去根节) 仙灵脾(一两) 桂心(三分) 蝉壳(半两) 乌蛇肉(一两,酒浸,炒,令黄) 川乌头(半两,炮裂,去皮脐) 天雄(三分,炮裂,去皮脐) 桑螵蛸(半两,微炒) 晚蚕蛾(半两,微炒) 干蝎(半两,微炒) 铅霜(半两,研入) 腻粉(一分,研入) 朱砂(半两,细研) 麝香(一分,研入)

上件药,捣罗为末,入研了药令匀,炼蜜和捣三二百杵,丸如梧桐子大。每服不计时候,以温酒下十丸。

4. 甘菊花丸(《太平圣惠方·卷第二十二·治头面风诸方》)

治头面风,皮肤痹痒,肢节疼痛,头目不利,项强耳聋。

甘菊花(三分) 人参(三分,去芦头) 当归(三分) 防风(半两,去芦头) 秦艽(半两,去苗) 山茱萸(半两) 白藓皮(半两) 黄芪(半两,锉) 汉防己(半两) 桂心(半两) 白术(半两) 白蒺藜(半两,微炒去刺) 生干地黄(半两) 独活(半两) 薯蓣(半两) 芎䓖(半两) 细辛(半两) 苍耳子(半两)

上件药,捣罗为末,炼蜜和捣三五百杵,丸如梧桐子大。每服不计时候,以温酒下二十丸。

5. 防风汤(《圣济总录·卷第一十九·诸痹门·皮痹》)

治肺中风寒湿,项强头昏,胸满短气,嘘吸颤掉,言语声嘶,四肢缓弱,皮肤瘙痒。

防风(去叉)　芎䓖　麻黄(去根节,各一两)　独活(去芦头)　桂(去粗皮)　前胡(去芦头)　五味子　附子(炮裂,去皮脐)　杏仁(汤浸去皮尖、双仁,麸炒)　人参　茯神(去木,炙,三分)　细辛(去苗叶)　甘菊花　黄芪　山茱萸　甘草(炙,锉,各半两)

上一十六味,锉如麻豆。每服四钱匕,水一盏半,生姜五片,煎至八分,去滓,稍热服,不拘时。

6. 麻黄汤(《圣济总录·卷第一十九·诸痹门·皮痹》)

治风寒湿之气,感于肺经,皮肤瘙痒不仁。

麻黄(去根节)　桂(去粗皮)　人参　芎䓖　附子(炮裂,去皮脐)　防风(去叉)　芍药　黄芩(去黑心)　白术　甘草(炙,锉,各一两)　赤茯苓(去黑皮,三分)

上一十一味,锉如麻豆。每服五钱匕,水一盏半,入生姜五片,煎至一盏,去滓稍热服,盖覆出汗愈。

7. 羌活汤(《圣济总录·卷第一十九·诸痹门·皮痹》)

治皮痹皮中如虫行,腹胁胀满,大肠不利,语声不出。

羌活(去芦头)　蒺藜子(炒去角)　沙参　丹参　麻黄(去根节)　白术　羚羊角(镑)　细辛(去苗叶)　萆薢　五加皮　五味子　生干地黄(焙)　赤茯苓(去黑皮)　杏仁(汤浸,去皮尖、双仁,炒)　菖蒲(去毛)　枳壳(去瓤,麸炒)　郁李仁(汤浸去皮尖,炒)　附子(炮裂,去皮脐)　桂(去粗皮,各三分)　木通　槟榔(各半两)

上二十一味,锉如麻豆。每服四钱匕,水一盏半,生姜五片,煎至七分,去滓温服,不拘时。

8. 天麻丸(《圣济总录·卷第一十九·诸痹门·皮痹》)

治皮肤瘙痒。

天麻(酒浸切,焙三两)　玄参　没药(研)　地榆　乌头(炮裂,去皮脐,各一两)　麝香(研,一分)

上六味,捣罗四味为末,与二味研者和匀,炼蜜丸如梧桐子大。每服二十丸,空心食前温酒下。

9. 天麻散(《圣济总录·卷第一十九·诸痹门·皮痹》)

治皮痹肌肉不仁,心胸气促,项背硬强。

天麻　附子(炮裂,去皮脐)　麻黄(去根节)　白花蛇肉(酥拌炒)　防风(去叉)　细辛(去苗叶)　芎䓖　菖蒲　荆芥穗　黄芪(锉)　桑根白皮(锉)　蒺藜子(炒去角)　杏仁(汤浸去皮尖、双仁,炒,研,各三分)　牛黄(研)　麝香(研,各一分)

上一十五味,捣罗十二味为散,与研者三味,拌匀再罗。每服一钱匕,薄荷酒调下,不拘时。

10. 赤箭丸(《圣济总录·卷第一十九·诸痹门·皮痹》)

治肺感外邪,皮肤瘙痒,项强背痛,四肢缓弱,冒昧昏塞,心胸短气。

赤箭　羌活(去芦头)　细辛(去苗叶)　桂(去粗皮)　当归(锉,炒)　甘菊花　防风(去叉)　天雄(炮裂,去皮脐)　麻黄(去根节)　蔓荆实　白术　杏仁(汤浸,去皮尖、双仁,炒,研)　萆薢(锉)　茯神(去木)　山茱萸　羚羊角(镑)　芎䓖　犀角(镑)　五加皮(锉)　五味子　阿胶(炙令燥)　人参　枫香脂(研)　天南星(炮)　白附子(炮,各半两)　龙脑(研)　麝香(研)　牛黄(研,各一钱)

上二十八味,捣罗二十三味极细,与研者五味拌匀,炼蜜和捣三二百杵,丸如梧桐子大。每服十五丸,荆芥汤下,不拘时。

11. 萹蓄蒸汤(《圣济总录·卷第一十九·诸痹门·皮痹》)

治皮痹。

萹蓄根(并叶)　桃皮(并叶)　菖蒲叶(各锉,三升)　细糠(一斗)　秫米(五升)

上五味,以水一石五斗,煮取米熟为度,以大盆盛,作小竹床子罩盆,人坐床上,四面将席荐障风,别以被衣盖覆身上,觉气急,即旋开孔取气,如两食久,通身汗出,凡经三蒸。非惟治风寒湿痹,但是皮肤中一切冷气,皆能治之。

12. 蔓荆实丸(《圣济总录·卷第一十九·诸痹门·皮痹》)

治皮痹不仁。

蔓荆实(去浮皮,三分)　防风(去叉)　羌活(去芦头)　桔梗(炒)　白附子(炮)　枳壳(去瓤麸炒)　蒺藜子(炒去角,各半两)　皂荚(半斤不蛀者,新水浸一宿,揉熟,绢滤去滓,入面少许,同

煎成膏)

上八味,捣罗七味为末,入膏中和捣,丸如梧桐子大。每服二十丸,食后熟水下。

十八、治筋痹方

1. 五加酒(《备急千金要方·卷十一·肝脏·筋极第四》)

治筋虚极、筋痹,好悲思,颜色苍白,四肢嘘吸,脚手拘挛,伸动缩急,腹中转痛。

五加皮(一斤) 枳刺(二升) 大麻仁(三升) 猪椒根皮 丹参(各八两) 桂心 当归 甘草(各三两) 天雄 秦椒 白藓 通草(各四两) 干姜(五两) 薏苡仁(半升) 川芎(五两)

上十五味㕮咀,以绢袋盛,清酒四斗渍,春夏四日,秋冬六七日。初服六七合,稍稍加,以知为度。

2. 五加皮散(《太平圣惠方·卷第二十六·治筋极诸方》)

治筋极,肢节拘急,挛缩疼痹。

五加皮(一两) 茵芋(一两) 防风(一两,去芦头) 天南星(半两,炮裂) 白花蛇(三两,酒浸炙微黄,取肉) 天雄(一两,炮裂,去皮脐) 白僵蚕(一两,微炒) 干蝎(一两,微炒) 蜂儿(半两,微炒) 桂心(三分) 酸枣仁(一两,微炒) 当归(三分) 麻黄(一两,去根节) 甘草(半两,炙微赤,锉) 干姜(半两,炮裂,锉)

上件药,捣细罗为散。每于食前,以暖酒调下一钱。

3. 羌活散(《太平圣惠方·卷第二十六·治筋极诸方》)

治筋极,风冷所伤,挛痹不仁。

羌活(一两) 天麻(一两) 芎䓖(三分) 酸枣仁(一两,微炒) 鹿角胶(一两,捣碎,炒令黄燥) 五加皮(三分) 薏苡仁(一两) 麻黄(一两,去根节) 萆薢(三分,锉) 羚羊角屑(三分) 人参(三分,去芦头) 白附子(三分,炮裂) 牛膝(一两,去苗) 秦艽(三分,去苗) 乌蛇肉(一两,酒浸炙令黄) 肉桂(一两,去皱皮) 犀角屑(三分) 茵芋(三分) 侧子(一两,炮裂,去皮脐) 地骨皮(三分) 柏子仁(三分) 防风(一两,去芦头)

上件药,捣细罗为散。每日空腹及晚食前,以豆淋酒调下一钱。

4. 天麻丸(《圣济总录·卷第二十·筋痹》)

治筋风,四肢挛痹。

天麻(二两) 苦参(三两) 细辛(去苗叶,二两) 菖蒲(二两) 牛膝(去苗,酒浸焙,二两) 赤箭(二两) 附子(炮裂,去皮脐,一两) 地榆(二两) 人参(二两) 芎䓖(一两) 桂(去粗皮,一两半) 木香(一两) 陈橘皮(汤浸去白,焙干,一两半) 当归(切,焙) 赤芍药 酸枣仁(微炒) 威灵仙(去土) 藁本(去苗土) 防风(去叉,锉) 独活(去芦头,各二两)

上二十味,捣罗为细末,炼蜜和杵为丸如梧桐子大。每服温酒下二十丸,日二服,加至三十丸。

5. 五加皮酒(《圣济总录·卷第二十·筋痹》)

治筋痹多悲思,颜色苍白,四肢不荣,诸筋拘挛,伸动缩急,腹中转痛。

五加皮 枳刺(炒) 猪椒根皮(各八两) 丹参(八两) 桂(去粗皮,三两) 当归(切,焙,三两) 甘草(炙) 天雄(炮裂,去皮脐) 秦椒(去闭口及目,炒出汗) 白藓皮 木通(锉,各四两) 芎䓖 干姜(炮,各五两) 薏苡仁(半升) 大麻仁(三升)

上一十五味,锉如麻豆大,以夹绢囊盛贮,清酒三斗渍之,春夏三四宿,秋冬六七宿。初服二三合,稍加,以知为度。

6. 独活散(《圣济总录·卷第二十·筋痹》)

治筋痹肢体拘急,不得伸展。

独活(去芦头,三两) 附子(炮裂,去皮脐) 薏苡仁 苍耳 防风(去叉) 蔓荆实 芎䓖 细辛(去苗叶) 秦艽(去苗、土) 菖蒲(各二两)

上一十味,捣罗为细散。每服一钱匕,空腹以温酒调下,日二。

7. 牛膝汤(《圣济总录·卷第二十·筋痹》)

治筋痹,以筋虚为风所伤,故筋挛缩,腰背不伸,强直时痛。

牛膝(去苗,酒浸锉,焙) 防风(去叉) 丹参 前胡(去芦头,各二两) 石斛(去根,二两半) 杜仲(去粗皮,涂酥炙,锉) 秦艽(去苗、土) 续断(各一两半) 陈橘皮(汤浸去白,各一两) 大麻仁(研,一合)

上一十味,除大麻仁外,粗捣筛。每服五钱匕,水一盏半,煎五七沸,别下麻仁末一钱匕,煎至一盏,去滓,空腹服,日二。

8. 羚羊角汤(《普济本事方·卷第一·中风肝胆筋骨诸风》)

治筋痹肢节束痛,秋服之。

羚羊角(镑)　肉桂(不见火)　附子(炮,去皮脐)　独活(黄色如鬼眼者,去芦洗,焙秤,各一两三钱半)　白芍药　防风(去钗股,炙)　芎䓖(各一两)

上为粗末。每服三大钱,水一盏半,生姜三片,同煎至八分,取清汁服,日可二三服。

9. 升阳散火汤(《脾胃论·卷下》)

治男子妇人四肢发热,肌热,筋痹热,骨髓中热,发困,热如燎,扪之烙手,此病多因血虚而得之;或胃虚过食冷物,抑遏阳气于脾土,火郁则发之。

生甘草(二钱)　防风(二钱五分)　炙甘草(三钱)　升麻　葛根　独活　白芍药　羌活　人参(以上各五钱)　柴胡(八钱)

上件㕮咀。每服秤半两,水三大盏煎至一盏,去渣,稍热服。忌寒凉之物及冷水月余。

10. 羚羊角散(《古今医统大全·卷之十一·痹证门·药方》)

治筋痹,肢节束痛。

羚羊角　薄荷　附子　独活　白芍药　防风　川芎(各等分)

上水盏半,姜三片,煎七分服。

11. 舒筋丸(《古今医统大全·卷之十一·痹证门·药方痹》)

治筋骨不能屈伸。

海桐皮　没药　血竭　木香(各二钱)　肉桂　牛膝　虎骨　防风　木瓜　天麻(各二钱半)　乳香(三钱)　甜瓜仁(五钱)　沉香　楮实子(各一钱半)　当归　自然铜(各一钱)

上为细末,炼蜜丸如弹子大。每服一丸,细嚼,用温酒下;未服药,先饮酒半盏,后服药。

12. 羚羊汤(《医学纲目·卷之十二肝胆部·诸痹·挛》)

治筋痹肢节束痛。

羚羊角　肉桂　附子　独活(各一两三钱半)　白芍　防风　芎䓖(各一两)

上为粗末。每服五大钱,水一盏半,生姜三片,同煎至八分,取清汁服,日可二三服。

13. 柴胡升阳汤(《慎柔五书·卷三·虚损第三·损病主治汤方门》)

治男妇四肢发热,筋痹热,骨髓中阳郁,因热如火燎,扪之烙手,四肢热者。属脾土,热伏地中,此病多因血虚而得也;亦有胃虚,过食冷物冰水,郁遏阳气于脾土之中。

升麻　葛根　独活(各三两)　防风(二钱五分)　生甘草(二钱)　柴胡(二钱)　炙甘草(二钱)　人参(五钱)　白芍(五钱)

上㕮咀。每服半两,水两大盏煎至一盏,去渣温服。忌食寒冷。

十九、治肌痹方

1. 西州续命汤

1)《备急千金要方·卷十五·脾脏方·肉极第四》

治肉极虚热肌痹淫淫如鼠走,身上津液开泄,或痹不仁,四肢急痛方。

麻黄　生姜(各三两)　当归　石膏(各二两)　芎䓖　桂心　甘草　黄芩　防风　芍药(各一两)　杏仁(四十枚)

上十一味㕮咀,以水九升先煮麻黄去沫,下诸药煮取三升,去滓,分四服,日再。

2)《圣济总录·卷第一十九·诸痹门·肌痹》

治肌痹津液开泄,时复不仁,或四肢急痛。

麻黄(去根节,煎掠去沫,焙干)　当归(切,焙)　石膏(碎,各二两)　芎䓖　桂(去粗皮)　甘草(炙)　黄芩(去黑心)　防风(去叉)　芍药(各一两)　杏仁(汤浸,去皮尖,双仁,炒,四十枚)

上一十味,粗捣筛。每服四钱匕,水一盏,入生姜一枣大(切),煎至六分,去滓温服,不计时候。

2. 解风痹汤(《备急千金要方·卷十五·脾脏方·肉极第四》)

治肉热极肌痹,淫淫如鼠走,身上津液脱,腠理开,汗大泄,为脾风。风气藏于皮肤,肉色败,鼻见黄色,麻黄止汗通肉方。

麻黄　防己(一作防风)　枳实　细辛　白术(各三两)　生姜　附子(各四两)　甘草　桂心

（各二两） 石膏（八两）

上十味咬咀，以水九升煮麻黄去沫，下诸药，煎取三升，分三服。

3. 麻黄汤（《圣济总录·卷第一十九·诸痹门·肌痹》）

治肌痹淫淫，如鼠走四体，津液脱，腠理开，汗大泄，为脾风。风气藏于皮肤，肉色败，鼻见黄色，止汗通肉解痹。

麻黄（去根节，煎掠去沫，焙干） 枳实（去瓤，麸炒微黄） 细辛（去苗叶） 白术 防风（去叉，各三两） 附子（炮裂，去皮脐，四两） 甘草（炙，锉，二两） 桂（去粗皮，二两） 石膏（碎八两） 当归（切，焙） 芍药（各二两）

上一十一味，锉如麻豆。每服五钱匕，水一盏半，入生姜半分（切），煎至一盏，去滓温服，不计时候。

4. 天麻丸（《圣济总录·卷第一十九·诸痹门·肌痹》）

治肌肉瘠痹，肢体怠堕缓弱，恶风头疼，舌本强，言语謇涩。

天麻 独活（去芦头，各一两） 人参 防风（去叉，各三分） 附子（炮裂，去皮脐） 桂（去粗皮） 麻黄（去根节，各一两） 细辛（去苗叶） 当归（切，焙） 白术 羚羊角（镑屑） 芎䓖 薏苡仁 干蝎（去土，微炒） 牛膝（去苗，酒浸焙） 茯神（去木） 天南星（别醋拌炒令黄） 白僵蚕（微炒，各三分） 牛黄（研） 麝香（研，各一分） 乌蛇肉（酒浸，去皮骨，酥炙令黄，一两） 丹砂（别研，半两） 龙脑（别研，一分）

上二十三味，除四味别研外，捣罗为末，入所研药拌匀，再罗，炼蜜和杵三五百下，丸如梧桐子大。每服温酒下十丸至十五丸，不计时服。

5. 细辛汤（《圣济总录·卷第一十九·诸痹门·肌痹》）

治肌痹淫淫如虫行，或腠理开疏，汗出，皮肤肉色不泽，唇鼻黄。

细辛（去苗叶） 防风（去叉） 白术 附子（炮裂，去皮脐） 桂（去粗皮，各一两） 石膏（碎） 麻黄（去根节，煎掠去沫，焙干，各二两） 枳实（去瓤，麸炒微黄） 甘草（炙，锉，各半两） 黄芪 当归（切，焙各一两）

上一十一味，锉如麻豆。每服四钱匕，水一盏，入生姜五片，煎至七分，去滓温服，不计时候。

二十、治脉痹方

1. 防风汤（《圣济总录·卷第一十九·诸痹门·豚痹》）

治风湿脉痹，皮肤不仁。

防风（去叉） 当归（切，焙） 秦艽（去苗、土） 赤茯苓（去黑皮） 茵芋（去粗茎） 甘草（炙） 杏仁（去皮尖、双仁，麸炒） 桂（去粗皮） 独活（去芦头，各一两）

上九味，粗捣筛。每服五钱匕，以酒水各半盏，入生姜半分（切），煎取八分，去滓温服，不拘时候。

2. 黄芪汤（《圣济总录·卷第一十九·诸痹门·豚痹》）

治脉痹，身体不仁。

黄芪（锉） 芍药 桂（去粗皮，各三两） 当归（切，焙） 白茯苓（去黑皮） 菖蒲 人参（各二两）

上七味，粗捣筛。每服五钱匕，水一盏半，生姜五片，大枣二枚劈破，同煎，去滓，取一盏温服，不计时。

3. 人参丸（《圣济总录·卷第一十九·诸痹门·豚痹》）

治脉痹，通行血脉。

人参 麦门冬（去心，焙） 茯神（去木） 龙齿 远志（去心） 黄芪（锉） 菖蒲 赤石脂（各一两） 熟干地黄（焙，二两）

上九味，捣罗为末，炼蜜和捣三二百杵，丸如梧桐子大。每服食后良久，以清粥饮下三十丸。

4. 升麻汤（《圣济总录·卷第一十九·诸痹门·豚痹》）

治脉痹面颜脱色，脉空虚，口唇色赤干燥。消痹蠲热，润悦颜色。

升麻 射干 芎䓖 人参（各三两） 赤小豆（五合） 生姜（二两半） 麦门冬（去心，焙） 葳蕤（各四两） 生地黄（二两半） 甘草（炙，二两） 竹叶（切，一升）

上一十一味，锉如麻豆。每服五钱匕，水一盏半煎至一盏，去滓温服，不计时，日三。

5. 芍药汤（《圣济总录·卷第一十九·诸痹门·豚痹》）

治脉痹营卫不通,四肢疼痹。

芍药　熟干地黄(焙)　当归(切,焙,各二两)　防风(去叉)　秦艽(去苗、土)　羌活(去芦头)　防己　芎䓖　白术(各一两)　桂(去粗皮)　甘草(炙,各三分)

上一十一味,粗捣筛。每服五钱匕,以水一盏半煎至八分,去滓温服,日二服。

6. 导痹汤(《圣济总录·卷第一十九·诸痹门·豚痹》)

治脉痹,血道壅涩。

黄芪(锉,四两)　当归(切,焙)　人参　白茯苓(去黑皮)　龙齿　远志(去心)　甘草(炙,各三两)　桂(去粗皮)　半夏(汤浸洗七遍,焙,各五两)　枳实(去瓤,麸炒)　桔梗(去芦头,锉,炒)　茯神(去木,各二两)

上一十二味,粗捣筛。每服先以水二盏,煮粳米半合,米熟去米,即入药五钱匕,生姜五片,大枣二枚(劈破),同煎数沸,去滓,取一盏温服,不计时候。

二十一、治骨痹方

1. 石斛丸(《圣济总录·卷第二十·骨痹》)

治肾虚骨痹,肌体羸瘦,腰脚酸痛,饮食无味,小便滑数。

石斛(去根)　牛膝(酒浸切,焙)　续断(各三分)　菟丝子(酒浸别捣)　石龙芮(炒)　桂(去粗皮,各一两)　肉苁蓉(酒浸切,焙三分)　鹿茸(去毛,酥炙,一两)　杜仲(去粗皮,炙,锉)　白茯苓(去黑皮)　熟干地黄(切,焙,各三分)　附子(炮裂,去皮脐,一两)　巴戟天(去心,半两)　防风(去叉,三分)　桑螵蛸(炙)　芎䓖(各半两)　山茱萸(三分)　覆盆子(半两)　补骨脂(微炒)　荜澄茄(各三分)　五味子(半两)　泽泻(一两)　沉香　蘹香子(微炒,各三分)　薏苡仁(炒,一两)

上二十五味,捣罗为末,炼蜜和杵数百下,丸如梧桐子大。每服空心以温酒下三十丸,日二服。

2. 补肾熟干地黄丸(《圣济总录·卷第二十·骨痹》)

治肾虚骨痹,面色萎黑,足冷耳鸣,四肢羸瘦,脚膝缓弱,小便滑数。

熟干地黄(切,焙)　肉苁蓉(酒浸,切,焙)　磁石(煅醋淬,各二两)　山茱萸(三分)　桂(去粗皮)　附子(炮裂,去皮脐,各一两)　山芋(三分)　牛膝(酒浸切,焙,一两)　石南　白茯苓(去黑皮)　泽泻　黄芪(锉,各三分)　鹿茸(去毛,酥炙,二两)　五味子(三分)　石斛(去根,锉,一两)　覆盆子　远志(去心,各三分)　补骨脂(微炒,一两)　萆薢(锉)　巴戟天(去心,各三分)　杜仲(去粗皮,炙,锉,一两)　菟丝子(二两,酒浸别捣)　白龙骨(一两)

上二十三味,捣罗为末,炼蜜和杵数百下,丸如梧桐子大。每服空心以温酒下三十丸,日三服。

3. 附子独活汤(《圣济总录·卷第二十·骨痹》)

治肾脏中风寒湿成骨痹,腰脊疼痛,不得俯仰,两脚冷痛,缓弱不遂,头昏耳聋,语音浑浊,四肢沉重。

附子(炮裂,去皮脐)　独活(去芦头,各一两)　防风(去叉)　芎䓖　丹参　萆薢　菖蒲(各半两)　天麻　桂(去粗皮,各一两)　黄芪(半两)　当归(切,焙,一两)　细辛(去苗叶)　山茱萸　白术　甘菊花　牛膝(酒浸切,焙)　枳壳(去瓤,麸炒)　甘草(炙,锉,各半两)

上一十八味,锉如麻豆。每服三钱匕,以水一盏,生姜三片,煎至七分,去滓,不计时候温服。

4. 鹿茸天麻丸(《圣济总录·卷第二十·骨痹》)

治肾脏气虚,骨痹缓弱,腰脊酸痛,脐腹虚冷,颜色不泽,志意昏愦。

鹿茸(去毛,酥炙,二两)　天麻(一两半)　附子(炮裂,去皮脐)　巴戟天(去心)　菖蒲(各一两)　石斛(去根,锉,一两半)　干蝎(去土,炒)　萆薢(锉)　桂(去粗皮)　牛膝(酒浸切,焙)　天雄(炮裂,去皮脐)　独活(去芦头)　丹参　当归(切,焙)　杜仲(去粗皮,炙,锉)(各一两)　肉苁蓉(酒浸,切,焙一两半)　磁石(煅醋淬,细研,水飞过,一两)

上一十七味,捣罗为末,炼蜜和匀,捣三五百下,丸如梧桐子大。每服二十丸,加至三十丸,空心及晚食前以温酒下。

5. 当归丸(《圣济总录·卷第一百五十·妇人血风门·妇人血风走注》)

治妇人血风血气,腹胁刺痛,不思饮食,筋挛骨痹,手足麻木,皮肤瘙痒。

当归(切,焙,一两) 没药(研,半两) 五灵脂(锉,一两)

上三味,捣罗为末,醋煮面糊丸如梧桐子大。每服十丸至二十丸,温酒或生姜汤下,空心食前服。

6. 当归没药丸(《妇人大全良方·卷之四·妇人血风身体骨节疼痛方论第一》)

疗妇人血风、血气,腹胁刺痛,筋挛骨痹,手足麻木,皮肤瘙痒。

当归 五灵脂(各一两,炒) 没药(半两)

上为末,醋糊丸如梧桐子大。每服三十丸,生姜汤空心下。

二十二、治周痹方

1. 六生散(《圣济总录·卷第二十·周痹》)

治周痹身体拘痛,腰膝痹瘝。

生菖蒲(九节者,去毛节,切,焙) 生干地黄(焙) 生枸杞根 生商陆根(净洗,切,焙,各一斤) 生乌头(锉,去皮脐,四两) 生姜(去皮切,焙,二斤)

上六味,先焙了各秤及本方分两,复以醇酒一斗五升,淹浸一宿,漉出曝干,复纳酒中,令酒尽再曝干,捣罗为散。每服半钱匕,以清酒一盏调下,渐加至一钱匕,空心、临卧各一。

2. 巴戟天散(《圣济总录·卷第二十·周痹》)

治周痹身体痿弱,不能行履。

巴戟天(去心,半两) 芎䓖(一分) 附子(炮裂,去皮脐,三分) 白薇(一分) 黄芪(炙,锉) 桂(去粗皮) 细辛(去苗叶,炒,各半两) 桔梗(炒,一两) 人参(半两) 芍药(一分) 牡丹实 天雄(炮裂,去皮脐,各半两) 肉苁蓉(酒浸,切,焙,一分) 草薢(炒,半两) 赤茯苓(去黑皮) 牛膝(去苗,酒浸切,焙,各一两) 山芋 菊花(未开者,微炒) 秦艽(去苗、土,各半两) 乌喙(炮裂,去皮脐) 远志(去心,各一两) 山茱萸 黄芩(去黑心) 白术(微炒) 石斛(去根,锉) 白矾(研如粉,各半两) 五味子(三分) 龙胆(去苗、土) 蜀椒(去目并闭口,炒汗出,各一分) 厚朴(去粗皮,生姜汁炙,锉,半两) 菖蒲(九节者,去须节,先用米泔浸后切,焙,用一两)

上三十一味,除白矾别研外,将三十味捣罗为末,次入白矾末拌匀重罗。每服半钱匕,渐加至一钱匕,温酒调下,日二夜一。未觉身唇口痹热,即渐加至一钱半匕。如觉大痹心烦,以少许豉汤解之。

3. 白术散(《圣济总录·卷第二十·周痹》)

治积年周痹,头发秃落,癃胗生疮,气脉不通,搔之不觉痛痒。

白术(微炒,三两) 附子(炮裂,去皮脐,二两) 石斛(去根,锉,半两) 蜀椒(去目并闭口,炒出汗) 干姜(炮) 天雄(炮裂,去皮脐) 细辛(去苗叶,轻炒,三分) 羊踯躅(微炒,半两) 乌头(炮裂,去皮脐,一两) 石南(用叶,酒醋微炒,三分) 桂(去粗皮,一两) 防风(去叉,二两半)

上一十二味,捣罗为散。每服半钱至一钱匕,渐加至一钱半,温豆淋酒三合调下,空心、临卧各一服。每服药后宜以少白羊脯嚼汁下药,续更用三合,温豆淋酒冲涤,更接药力,常令有酒气。其药以韦皮袋贮,勿泄其气。初服身与腿膝有汗。宜避外风。

4. 远志散(《圣济总录·卷第二十·周痹》)

治周痹不仁。

远志(去心) 黄芪(炙,锉,各半两) 芍药(一两) 五味子 黄芩(去黑心,各一分) 赤茯苓(去黑皮) 牡荆实(轻炒,三分) 秦艽(去苗、土,一两) 乌头(炮裂) 天雄(炮裂,去皮脐) 细辛(去苗叶,微炒) 山茱萸 菊花(未开者,炒,各半两) 防风(去叉,三分) 狗脊(去毛) 桂(去粗皮) 芎䓖 芫荑(微炒,各半两) 菖蒲(用米泔浸,去节皮,焙) 葳蕤(去土及须,焙,各三分) 白薇(生用) 山芋 附子(炮裂,去皮脐) 龙胆(去苗、土) 厚朴(去粗皮,生姜汁炙,锉,各半两) 蜀椒(去目并闭口,炒出汗) 巴戟天(去心,各一分)

上二十七味,捣罗为散。每服一钱匕,空心温酒调下,渐加至二钱匕,日二夜一。

5. 附子散(《圣济总录·卷第二十·周痹》)

治周痹肢体脚膝无力。

附子(炮裂,去皮脐) 狗脊(去毛,各一分) 山芋 熟干地黄(焙) 王孙(去土,生用）　桂（去粗皮）　天雄（炮裂,去皮脐）　山茱萸　秦艽（去苗、土）　干漆（酒炒,令烟出）　防风（去叉）　甘草（炙,各半两）　白蔹（一两）

上一十三味,捣罗为散。每服一钱匕,空心温酒调下,日二夜一,渐加至一钱半匕,服之一月愈。

6. 金牙散(《圣济总录·卷第二十·周痹》)

治周痹脚胫细瘦,痿弱不能行立。

金牙（别研细,一两）　防风（去叉）　侧子（炮裂,去皮脐）　当归（切,焙）　石膏（别研细）　桂（去粗皮,各二两）　芎䓖（一两半）　白术（微炒,三两）　泽泻　细辛（去苗叶,轻炒）　黄芩（去黑心）　赤茯苓（去黑皮,各一两半）　石南叶（酒洒炒）　人参（二两）

上一十四味,除金牙、石膏别研外,将十二味捣罗为散,方入金牙、石膏末,拌匀重罗。每服一钱半匕,渐加至二钱匕,空心温酒调下,日二夜一。未觉更增药至二钱半。

7. 黄芩汤(《圣济总录·卷第二十·周痹》)

治周痹身体不仁。

黄芩（去黑心）　甘草（炙,锉）　防风（去叉,各半两）　秦艽（去苗、土）　葛根（锉）　杏仁（去皮尖,双仁,麸炒,各一分）　桂（去粗皮）　当归（切,焙）　赤茯苓（去黑皮,各半两）

上九味,粗捣筛。每服六钱匕,以水酒各一盏,枣二枚（劈破）,生姜一枣大（切）,同煎至一盏,去滓温服,日二夜一。

8. 续命汤(《圣济总录·卷第二十·周痹》)

治八风十二痹。

羌活（去芦头,三两）　茯神（去木）　薏苡仁（炒,各一两）

上三味,粗捣筛。每服六钱匕,以水二盏煎取一盏,别入竹沥一匙许,更煎数沸,去滓温服,日二夜一。

9. 七宝美髯丹(《医方集解·补养之剂第一》)

治气血不足,羸弱周痹,肾虚无子,消渴,淋沥,遗精,崩带,痈疮,痔肿等证。

何首乌（大者,赤、白各一斤,去皮切片,黑豆拌,九蒸九晒）　白茯苓（乳拌）　牛膝（酒浸,同首乌第七次蒸至第九次）　当归（酒洗）　枸杞（酒浸）　菟丝子（酒浸,蒸,半斤）　破故纸（黑芝麻拌炒,四两,净）

蜜丸,盐汤或酒下。并忌铁器。

二十三、治虚劳痹方

1. 补益天雄丸(《太平圣惠方·卷第二十七·治风劳诸方》)

治风劳气,身体疼痹,手足无力,气血虚损,颜色萎黄,精神昏沉,饮食无味。

天雄（炮裂,去皮脐）　菟丝子（酒浸一宿,焙干别捣）　柏子仁　石斛（去根,锉）　巴戟　天门冬（去心,焙）　牛膝（去苗）　干漆（捣碎,炒令烟出,以上各一两）　肉苁蓉（二两,酒浸一宿,刮去皱皮,炙令干）　熟干地黄（二两）　肉桂（二两,去皱皮）

上件药,捣罗为末,炼蜜和捣三二百杵,丸如梧桐子大。每服空心及晚食前,以温酒下三十丸,渐加至四十丸。

2. 菟丝子散(《太平圣惠方·卷第二十七·治虚劳不足诸方》)

治虚劳不足,阴阳失度,伤筋损脉,嘘吸短气,漏泄不止,小便赤黄,阴下湿痹,腰脊如折,颜色不悦。

菟丝子（三两,捣）　甘草（二两,炙微赤,锉）　枣肉（三两）　桂心（三两,锉）　杜仲（五两,去皱皮,锉）　麦门冬（二两,去心）　生干地黄（五两）　肉苁蓉（三两,锉,去皱皮切）

上件药,以酒五升,渍三宿,出曝干,复浸更曝干,以酒尽为度,捣细罗为散。每服食前,以温酒调下二钱。

3. 牛膝丸(《太平圣惠方·卷第三十·治虚劳痿痹不遂诸方》)

治虚劳痿痹,四肢不举,头目昏重,不能饮食,身体乏力,疼痛。

牛膝（一两,去苗）　黄芪（三分,锉）　侧子（一两,炮裂,去皮脐）　羌活（一两）　人参（一两,去芦头）　白附子（一两,炮裂,去皮脐）　肉苁蓉（一两,酒浸一宿锉,去皱皮,炙）　防风（三分,去芦头）　芎䓖　桂心　巴戟（一两）　干蝎〔三（半）两,微炒〕　白茯苓（一两）　五加皮（一两）　甘菊花（三分）　天麻（一两）　补骨脂（一两,微炒）　熟干地黄（一两）　萆薢（一两,锉）　茵芋（一两）

上件药,捣罗为末,炼蜜和捣三五百杵,丸如梧桐子大。每于食前,以暖酒下三十丸。

4. 石斛丸(《太平圣惠方·卷第三十·治虚劳痿痹不遂诸方》)

治虚劳痿痹,四肢挛急,肌体枯瘦。

石斛(一两,去根,锉)　熟干地黄(三分)　麦门冬(一两半,去心,焙)　五味子(半两)　牛膝(一两,去苗)　泽泻(半两)　肉苁蓉(一两,酒浸一宿,刮去皱皮,炙干)　防风(半两,去芦头)　芎䓖(三分)　独活(半两)　秦艽(二分,去苗)　人参(半两,去芦头)　桂心(三分)　甘草(半两,炙微赤,锉)　细辛(半两)　附子(一两,炮裂,去皮脐)　黄芪(半两,锉)　石龙芮(半两)　白芍药(半两)　白茯苓(三分)

上件药,捣罗为末,炼蜜和捣三五百杵,丸如梧桐子大。每于食前,以温酒下三十丸。忌生冷、猪鸡、牛马肉。

5. 石斛散(《太平圣惠方·卷第三十·治虚劳痿痹不遂诸方》)

治虚劳痿痹,四肢不收,不能俯仰,两肩中疼痛,身重筋急,体如刀刺,身不能自任。此皆因饮酒当风,露卧湿地,寒从下入,血精皆虚,众脉寒,使人阴囊下湿,阳气消弱,令人不乐,恍惚忧悲。宜服除风轻身,益气明目,强阴令人有子,补诸不足。

石斛(一两半,去根)　草薢(一两,锉)　柏子仁(三分)　石龙芮(三分)　泽泻(三分)　附子(一两,炮裂,去皮脐)　杜仲(一两,去粗皮,炙微黄,锉)　牛膝(一两半,去苗)　赤芍药(三分)　云母粉(一两)　松脂(一两)　防风(三分,去芦头)　山茱萸(三分)　菟丝子(一两,酒浸三宿,曝干,别捣为末)　细辛(三分)　桂心(三分)　鹿茸(一两,去毛,涂酥炙令微黄)　巴戟(一两)

上件药,捣细罗为散。每于食前,以暖酒调下二钱。忌生冷、油腻、牛肉。

6. 羌活丸(《太平圣惠方·卷第三十·治虚劳痿痹不遂诸方》)

治虚劳痿痹,腰脚不遂,头昏目暗,心烦健忘,身体沉重。

羌活(一两)　茯神(一两)　五加皮(一两)　鹿茸(一两半,去毛,涂酥炙微黄)　防风(三分,去芦头)　牛膝(一两半,去苗)　人参(一两,去芦头)　远志(三分,去苗)　薯蓣(一两)　桂心(一两)　五味子(三分)　附子(一两,炮裂,去皮脐)　酸枣仁(一两,微炒)　枸杞子(三分)　山茱萸(一两)　黄芪(一两,锉)　熟干地黄(一两)　羚羊角屑(一两)

上件药,捣罗为末,炼蜜和捣三五百杵,丸如梧桐子大。每于食前,以暖酒下三十丸。

7. 羌活散(《太平圣惠方·卷第三十·治虚劳痿痹不遂诸方》)

治虚劳痿痹,肢节疼痛。

羌活(一两)　甘菊花(半两)　白茯苓(三分)　白蒺藜(半两,微炒去刺)　当归(三分)　牛膝(一两,去苗)　肉苁蓉(三分,酒浸一宿刮去皱皮,炙干)　沉香(半两)　防风(半两,去芦头)　枳壳(半两,麸炒微黄,去瓤)　桂心(三分)　草薢(一两,锉)　附子(一两,炮裂,去皮脐)

上件药,捣粗罗为散。每服三钱,以水一中盏煎至六分,去滓,每于食前温服。

8. 补肾丸(《太平圣惠方·卷第三十·治虚劳痿痹不遂诸方》)

治虚劳痿痹,百节沉重,四肢不举,食饮渐少,羸瘦乏力。

熟干地黄(一两)　巴戟(三分)　黄芪(三分,锉)　石斛(一两,去根,锉)　人参(三分,去芦头)　白茯苓(三分)　桂心(三分)　牛膝(一两,去苗)　山茱萸(三分)　防风(三分,去芦头)　菟丝子(一两,酒浸三日,曝干,别捣为末)　羌活(三分)　肉苁蓉(一两,酒浸一宿,刮去皱皮,炙干)　附子(一两,炮裂,去皮脐)　磁石(二两,烧醋淬七遍捣碎,细研,水飞过)　丹参(三分)　五味子(三分)　麦门冬(一两,去心,焙)　甘草(半两,炙微赤,锉)　远志(半两,去心)　柏子仁(一两)

上件药,捣罗为末,炼蜜和捣五七百杵,丸如梧桐子大。每于食前,以温酒下三十丸。忌生冷、毒滑、鱼肉。

9. 抽风独活散(《太平圣惠方·卷第三十·治虚劳痿痹不遂诸方》)

治虚劳痿痹不遂,筋脉急痛。

独活(一两)　人参(一两,去芦头)　附子〔二(一)两半,炮裂,去皮脐〕　薏苡仁(一两)

桂心〔二(一)两〕 防风(一两,去芦头) 赤芍药(三分) 当归(三分) 赤茯苓(三分) 山茱萸(三分) 汉防己(半两) 甘草(半两,炙微赤,锉) 狗脊(三分) 熟干地黄(一两) 牛膝(一两,去苗) 芎䓖(三分) 石斛(一两,去根) 枳壳(半两,麸炒微黄去瓤)

上件药,捣粗罗为散。每服三钱,以水一中盏,入生姜半分,煎至六分,去滓,不计时候,稍热服。忌生冷、油腻、毒滑、鱼肉。

10. 茯苓丸(《太平圣惠方·卷第三十·治虚劳痿痹不遂诸方》)

治虚劳痿痹,手足厥冷,精气虚乏,骨节疼痛,头眩,吐逆,腰脊强直。服之令人体骨丰盛,肌肤光泽。

白茯苓(一两) 牡荆子(半两) 天雄(一两,炮裂,去皮脐) 黄芪(一两,锉) 肉苁蓉(一两,酒浸一宿,刮去皱皮,炙干) 薯蓣(一两) 巴戟(一两) 石长生(三分) 桂心(一两) 菟丝子(一两,酒浸三日,曝干,别捣为末) 杜仲(一两,去粗皮,炙微黄,锉) 牡蛎(一两,烧为粉) 山茱萸(一两) 熟干地黄(一两) 泽泻(三分) 石斛(一两半,去根,锉) 附子(一两,炮裂,去皮脐) 天门冬(一两半,去心,焙) 人参(一两,去芦头) 防风(半两,去芦头) 羌活(三分) 当归(三分) 甘草(半两,炙微赤,锉)

上件药,捣罗为末,炼蜜和丸如梧桐子大。每于食前,以温酒下三十丸。

11. 桑寄生散(《太平圣惠方·卷第三十·治虚劳痿痹不遂诸方》)

治虚劳痿痹,肢节疼痛或偏枯,或腰痛,挛急。

桑寄生(一两) 白芍药(三分) 独活(三分) 熟干地黄(一两) 杜仲(一两,去粗皮,炙微黄,锉) 牛膝(一两,去苗) 附子(一两,炮裂,去皮脐) 细辛(半两) 秦艽(三分,去苗) 白茯苓(一两) 羚羊角屑(三分) 防风(三分,去芦头) 芎䓖(三分) 人参(三分,去芦头) 当归(三分) 桂心(一两) 甘草(一两,炙微赤,锉)

上件药,捣粗罗为散。每服四钱,以水、酒各半中盏煎至六分,去滓,每于食前温服。

12. 菴䕡子散(《太平圣惠方·卷第三十·治虚劳痿痹不遂诸方》)

治虚劳痿痹少气,筋挛,关节疼痛,难以屈伸,不能行,精寒目暗,阳气恒弱,腹中不调,此由肾虚所致。

菴䕡子(一两) 酸枣仁(一两,微炒) 大豆卷(一两,微炒) 薏苡仁(一两) 甘菊花(半两) 秦椒(一两,去目,炒去汗) 车前子(半两) 蔓荆子(半两) 䔧蓂子(半两) 冬瓜子(半两) 阿胶(一两,捣碎,炒令黄燥)

上件药,捣细罗为散。每服,食前以温酒调下二钱。

13. 草薢丸(《太平圣惠方·卷第三十·治虚劳痿痹不遂诸方》)

治虚劳痿痹,腰脚不遂,骨节酸疼,筋脉拘急。

草薢(一两,锉) 牛膝(一两,去苗) 杜仲(一两,去粗皮,炙微黄,锉) 酸枣仁(一两,微炒) 当归(一两) 防风(三分,去芦头) 附子(一两,炮裂,去皮脐) 茵芋(三分) 熟干地黄(一两) 丹参(一两) 赤芍药(三分) 桂心(一两) 黄芪(一两,锉) 羚羊角屑(三分) 羌活(一两) 石斛(一两,去根,锉) 薏苡仁(一两)

上件药,捣罗为末,炼蜜和捣三二百杵,丸如梧桐子大。每于食前,以暖酒下三十丸。

14. 膃肭脐丸(《太平圣惠方·卷第九十八·补益方序》)

治腑脏虚弱,肌体羸瘦,下元冷惫,腰膝疼痛,心腹胀满,脾气乏弱,不思饮食,面无颜色,虚损不足。

膃肭脐(一两,酒刷,炙微黄) 附子(三分,炮裂,去皮脐) 石斛(三分,去根,锉) 鹿茸(一两,去毛,涂酥炙微黄) 牛膝(三分,去苗) 肉豆蔻(三分,去壳) 山茱萸(三分) 桂心(半两) 人参(半两,去芦头) 白茯苓(半两) 沉香(三分) 蛇床子(三分) 覆盆子(三分) 黄芪(半两,锉) 熟干地黄(一两) 槟榔(三分) 木香(三分) 巴戟(一两) 泽泻(半两) 补骨脂(三分,微炒) 吴茱萸(半两,汤浸七遍,焙干,微炒) 肉苁蓉(一两,酒浸一宿,刮去皱皮,炙干) 菟丝子(一两,酒浸三日曝干,别捣为末)

上件药,捣罗为末,炼蜜和捣三五百杵,丸如梧桐子大。每日空心,以温酒下三十丸,晚食前再服。

15. 大通丸(《圣济总录·卷第九十一·虚劳

积聚》）

治虚劳心腹积聚，胁肋刺痛，肌体羸瘦，不欲饮食，及八风十二痹，气血不荣，久服身体润泽。

熟干地黄（焙，半斤）　天门冬（去心，焙）　白术（锉）　干姜（炮）　当归（切，焙）　石斛（去根）　甘草（炙，锉）　肉苁蓉（酒浸去皱皮，切，焙）　芍药　人参　大黄（锉，炒）　紫菀（洗，各一两半）　白茯苓（去黑皮）　杏仁（汤浸去皮尖、双仁，炒）　防风（去叉）　麻仁（生研，各三分）　白芷（半两）　蜀椒（去目及闭口，炒出汗，一两）

上一十八味，捣罗为末，炼蜜煮枣肉合和，丸如梧桐子大。每服二十丸，米饮下，日三。

16. 灵感丸（《圣济总录·卷第九十一·虚劳积聚》）

治虚劳积聚，腹胁坚满，男子妇人，一切风劳冷气，头旋眼疼，手脚瘖痹，血风劳气，攻击五脏四肢，筋脉掉动，面上习习似虫行，遍生疮癣，心膈烦闷，腹痛虚鸣，腰疼膝冷，手足或冷或热；诸气刺痛，呕逆醋心，肠胃秘涩，肺气发动，耳复虚鸣，脚膝无力；仍治妇人诸病，冷血劳气，发损面黄，气刺心腹，骨筋酸痛，经脉不调，经年逾月，或下过多，不定；兼治冷热诸痢，脚气水肿等。

柴胡（去苗）　防风（去叉）　紫菀（去苗、土）　当归（切焙）　人参　赤茯苓（去黑皮）　干姜（炮裂）　桔梗（炒）　菖蒲　乌头（炮裂，去皮脐）　厚朴（去粗皮，生姜汁炙，锉）　大黄　吴茱萸（汤洗，焙干）　皂荚（去皮子，酥炙）　蜀椒（去目并闭口，炒出汗）　陈橘皮（去白，炒）　郁李仁（别研）　黄连（去须炒）　巴豆（各半两，去油研）

上一十九味，捣研为末，炼蜜和丸，如梧桐子大。每服空心酒饮任下五丸，取微利为度。如风冷气人，长服此药最佳，又宜夜服。

17. 鹿角丸（《圣济总录·卷第九十一·虚劳里急》）

治虚劳里急，腰脚瘖痹，筋骨疼痛，或攻刺胁肋。久服润肌肉，填骨髓，去风气。

鹿角（一斤，洗净，酥炙令香）　巴戟天（去心，二两）　熟干地黄（焙，四两）　黄芪（锉）　牛膝（酒浸切，焙，各一两半）　独活（去芦头）　萆薢　白茯苓（去黑皮）　桂（去粗皮）　肉苁蓉（酒浸去皱皮，切，焙）　附子（炮裂，去皮脐）　泽泻（锉）　续断　芍药　槟榔（锉）　防风（去叉）　甘草（炙，锉）　秦艽（去苗、土）　细辛（去苗叶）　当归（切，焙）　芍药　白蒺藜（炒去角）　枳壳（去瓤麸炒）　人参　鹿角胶（炙令燥）　杏仁（汤浸去皮尖、双仁，炒，研，各半两）

上二十六味，除杏仁别研外，捣罗为末，同拌匀，炼蜜为丸如梧桐子大。每服空心温酒下二十丸。

18. 五加皮汤（《圣济总录·卷第一百五十·妇人血风门·妇人血风劳气》）

治妇人血风劳气，攻注四肢腰背疼痛，呕逆吞酸，不思饮食，日渐羸瘦，面色萎黄，手脚麻痹。

五加皮（锉）　乌头（炮裂，去皮脐）　芍药　牡丹皮　海桐皮（锉）　桂（去粗皮）　干姜（炮）　芎䓖（各一两）

上八味，锉如麻豆。每服三钱匕，水一盏，入油浸钱一文，同煎六分，去滓，温服日二。

19. 十华饮（《圣济总录·卷第一百八十六·补虚治风》）

治元气虚损，理脾胃风劳，解二毒伤寒，除腰膝疼痛，疗酒色伤惫，霍乱吐泻，偏风冷疼痛麻痹痛，脚气注肿，行履不得等疾。

附子（炮裂，去皮脐）　黄芪（锉，炒）　羌活（去芦头）　白术（炒）　青橘皮（汤浸去白，焙）　桔梗（锉，炒）　干姜（炮）　桂（去粗皮）　甘草（炙）　五加皮（用吴茱萸一两，以水一碗同煮水尽为度，去茱萸，取五加皮细切焙干）

上一十味，粗捣筛。每服三钱匕，水一盏，入生姜二片，大枣二枚擘破，煎至六分去滓，不拘时候温服。

20. 金液丹（《圣济总录·卷第一百八十六·补虚治瘤冷》）

治元脏冷，固真气，暖丹田，坚筋骨，壮阳道，除久寒瘤冷，补劳伤虚损。治男子腰肾久冷，心腹积聚，胁下冷癖，腹中诸虫，失精遗溺，形羸力劣，脚膝疼痛，冷风顽痹，上气衄血，咳逆寒热，霍乱转筋，虚滑下利；又治痔瘘，湿䘌生疮，下血不止。

硫黄（一十两，先飞拣去沙石，秤研为细末，用磁合子盛以水，和赤石脂封口，以盐泥固济，晒干，地内先埋罐子，盛水令满，安合子在上，用泥固济讫，慢火养七日七夜，候足加顶火一煅，候冷取出，研为细末）

上一味，药末一两，用蒸饼一两，汤浸握去水，搜和为丸梧桐子大。每服三十丸,多至百丸,温米饮下,空心服之。又治伤寒阴证,身冷脉微,手足厥逆,或吐或自汗不止,或小便不禁,不拘丸数宜并服之,得身热脉出为度。

21. 麝香鹿茸丸(《鸡峰普济方·卷第四·补虚·麝香鹿茸丸》)

益真气,补虚急。治下焦伤竭,脐腹绞痛,两胁胀满,饮食减少,肢节烦疼,手足麻痹,腰腿沉重,行步艰难,目视茫然,夜梦鬼交,遗泄失精,神不爽,阳事不举,小便滑数,气虚肠鸣,大便白痢,虚烦盗汗,津液内燥,并宜服之。

鹿茸(七两) 附子(四百枚) 苁蓉(三斤) 熟干地黄(十斤) 干山药(四斤) 五味子(三斤) 牛膝(一斤四两) 杜仲(三斤半)

上为细末,炼蜜为丸如梧桐子大,用麝香为衣。每服二十丸,温酒下,盐汤亦可,食前。

22. 琥珀丸(《妇人大全良方·卷之五·妇人血风劳气方论第三》)

治血风虚劳,上热下冷;或发动即心中烦躁,困乏无力,不美饮食,醋心,口疮,月水不调,肌肉黄瘁,腹痛肠鸣;或有气块攻冲,或时作寒热,头旋痰逆,手足麻痹,大宜常服。

琥珀 当归 木香 川芎 防风 槟榔(各四分) 三棱(炮) 干姜(炮) 桂心(各五分) 吴白术(洗) 柴胡 人参(各二分) 青皮 吴茱萸(洗,炮,炒黑) 全蝎(炒) 附子(炮) 草豆蔻 赤芍药 柏叶 白芷(各三分) 桃仁(去皮尖,炒) 败龟(醋炙) 鳖甲(各六分) 天麻(三分)

上为细末,炼蜜丸如梧桐子大。每日空心酒下二十丸,午前、近晚更进一服,如觉暖,近晚不须服。如腹内块积攻筑,于鳖甲、桃仁、槟榔、三棱各加一倍为妙。忌生冷、葱、苋菜、毒鱼等物。

23. 大效油煎散(《妇人大全良方·卷之五·妇人血风劳气方论第三》)

治血风劳气,攻疰四肢,腰背疼痛,呕逆醋心,不思饮食,日渐羸瘦,面色萎黄,手足麻痹,血海冷败,服此神效。

五加皮 川乌(炮) 芍药 海桐皮 牡丹皮(各一两) 桂心 干姜 川芎(各半两)

上为细末。每服二钱,水一盏,油浸钱一文,同煎至六分,温服。常服以油浸二钱,煎药时不可搅,吃药时不可吹。

二十四、治脚痹方

1. 丹参牛膝煮散(《备急千金要方·卷七·风毒脚气方·汤液第二》)

治脚痹弱,气满身微肿方。

丹参 牛膝 桑白皮 杏仁 升麻 茯苓 猪苓(各四两) 犀角 黄芩 橘皮 防己 白前 泽泻 桂心 秦艽(各三两) 生姜 李根白皮(各二两) 大麻仁(一升)

上十八味捣粗筛,以水一升半,纳散方寸匕,煮取七合轻绢滤去滓,顿服日再。夏月热不得服丸散,此煮散顷年常用,大验。

2. 防风汤(《备急千金要方·卷七·风毒脚气方·汤液第二》)

治脚痹,并治毒气上冲心胸,呕逆宿癖,积气疝气,一病相当即服此方。

防风 麻黄 川芎 人参 芍药 当归 茯苓 半夏 甘草 橘皮(各一两) 鳖甲 生姜 桂心(各二两) 杏仁(一两半) 赤小豆(一升) 贝子 乌梅(各五枚) 大枣(二十枚) 吴茱萸(五合) 犀角 羚羊角(各半两) 薤白(十四枚)

上二十二味㕮咀,以水一斗,煮取三升,分三服,一日令尽。一方用水一斗二升,间食糜。一方半夏三两,随时用。

3. 独活汤(《备急千金要方·卷七·风毒脚气方·汤液第二》)

治脚痹方。

独活(四两) 当归 防风 茯苓 芍药 黄芪 葛根 人参 甘草(各二两) 大豆(二升) 附子(一枚) 干姜(三两)

上十二味㕮咀,以水一斗清酒二升合,煮取三升,分三服。

4. 竹沥汤

1)《备急千金要方·卷七·风毒脚气方·汤液第二》

治两脚痹弱,或转筋皮肉不仁,腹胀起如肿,按之不陷,心中恶,不欲食,或患冷方。

竹沥(五升) 甘草 秦艽 葛根 黄芩 麻黄 防己 细辛 桂心 干姜(各一两) 茯苓(三两) 防风 升麻(各一两半) 附子(二

枚）杏仁（五十枚）

上十五味哎咀，以水七升合竹沥，煮取三升，分三服，取汗。《千金翼方》无茯苓、杏仁，有白术一两。

2）《圣济总录·卷第八·风腰脚不遂》）

治风腰脚痹弱或脚胫转筋，或皮肉胀起如肿，而按之不陷，心中烦懊，不欲饮食，或夙患风气者。

竹沥（汤成下）　甘草（炙，锉）　秦艽（去苗、土）　细辛（去苗叶）　黄芩（去黑心）　白术（炒）　桂（去粗皮）　防己　干姜（炮，各半两）　麻黄（去根节，煎掠去沫，焙，三两）　葛根　防风（去叉，各一两）　附子（炮裂，去皮脐，半枚）　升麻（三分）

上一十四味，除竹沥外，锉如麻豆。每服五钱匕，水一盏半煎至八分，去滓，入竹沥一合，更煎一沸，温服空心，日晚各一。

3）《鸡峰普济方·卷第二·脚气》

治两脚痹弱，脉浮大而紧，或转筋皮肉不仁，腹胀起如肿，按之不陷指，必中恶，或患冷。

升麻　防风（各一两半）　附子　白术（各一两）　甘草　秦艽　葛根　黄芩　麻黄　防己　细辛　干姜　桂（各一两）　茯苓（三两）　杏仁（半两）

上为粗末。每服三大钱匕，竹沥一合、水一盏，同煎至八分，去滓服，空心。

5. 肉苁蓉丸（《圣济总录·卷第四十三·心脏门·瘛病》）

治瘛病筋脉相引，及五劳七伤，小便数腰疼，久立不得，坐即脚痹，腹肚不安。

肉苁蓉（酒浸切，焙）　山芋　熟干地黄（焙，各三两）　菟丝子（酒浸别捣）　五味子　杜仲（去粗皮，炙，锉）　泽泻　覆盆子　山茱萸　远志（去心）　续断　桂（去粗皮）　附子（炮裂，去皮脐）　甘草（炙，锉）　白茯苓（去黑皮）　石斛（去根）　鹿茸（去毛，酥炙）　人参　蛇床子　巴戟天（去心，各一两半）

上二十味，为细末，炼蜜丸如梧桐子大。每服二十丸，空心日午夜卧，温酒下。

二十五、治肝痹方

1. 防风汤（《圣济总录·卷第一十九·诸痹门·肝痹》）

治肝痹头目昏塞，四肢不利，胸膈虚烦。

防风（去叉，一两）　芎䓖　黄芪（锉）　五味子　人参　茯神（去木）　独活（去芦头）　羚羊角（镑屑）　前胡（去芦头，各三分）　细辛（去苗叶）　酸枣仁（微炒）　甘草（炙，各半两）

上一十二味，粗捣筛。每服三钱匕，水一盏，大枣三枚（劈破），同煎取七分，去滓温服，不计时候。

2. 人参散（《圣济总录·卷第一十九·诸痹门·肝痹》）

治肝痹气逆，胸胁引痛，眠卧多惊，筋脉挛急。镇肝去邪。

人参（二两）　酸枣仁（微炒）　杜仲（去皮，锉，微炒）　黄芪（蜜炙，锉）　茯神（去木，各一两）　五味子　熟干地黄　芎䓖　细辛（去苗叶）　秦艽（去苗、土）　羌活（去芦头）　丹砂（飞研，各半两）

上一十二味，除丹砂外，同捣罗为散，入丹砂研匀。每服一钱匕，温酒调下，不拘时候，日三。

3. 萆薢丸（《圣济总录·卷第一十九·诸痹门·肝痹》）

治肝痹。缓筋脉，去邪毒，调营卫。

萆薢　羌活（去芦头）　天麻（酒浸一宿切，焙，各一两）　附子（炮裂，去皮脐，半两）　没药（研）　乳香（研，各一分）

上六味，将四味捣罗为末，入没药、乳香同研匀，炼蜜和丸如弹丸大。每服一丸，空心温酒化下，日再。

4. 牛膝汤（《圣济总录·卷第一十九·诸痹门·肝痹》）

治肝痹筋挛，肢体不随。

牛膝（锉，焙）　防风（去叉）　丹参　前胡（去芦头，各二两）　石斛（去根，二两半）　杜仲（去粗皮，涂酥炙，锉）　秦艽（去苗、土）　续断（各一两半）　陈橘皮（汤去白，焙，一两）　大麻仁（研，一合）

上一十味，除大麻仁外，粗捣筛。每服五钱匕，水一盏半煎五七沸，别下麻仁少许，煎至一盏，去滓，空腹服，日二。

5. 补肝汤（《圣济总录·卷第一十九·诸痹门·肝痹》）

治肝痹两胁下满，筋急不得太息，疝瘕四逆，抢心腹痛,目不明。

白茯苓(去黑皮,一两二钱) 乌头(四枚,炮裂,去皮脐) 薏苡仁 独活(各一两) 附子(二枚,炮裂,去皮脐) 柏子仁(研) 防风(去叉) 细辛(去苗叶,各二两) 山茱萸 桂(去粗皮,各三分) 甘草(炙,锉,半两)

上一十一味,锉如麻豆,入研药拌匀。每服五钱匕,水一盏半,大枣二枚(劈开),同煎数沸,去滓,取一盏服,不计时候。

6. 细辛汤(《圣济总录·卷第一十九·诸痹门·肝痹》)

治肝虚气痹,两胁胀满,筋脉拘急,不得喘息,四肢少力,眼目不明。

细辛(去苗叶) 防风(去叉) 白茯苓(去黑皮) 柏子仁(研) 桃仁(汤浸去皮尖、双仁,麸炒微黄) 山茱萸 甘草(炙,锉,各三分) 蔓荆实 枳壳(去瓤麸炒,各半两) 木瓜(去核) 萆薢 五加皮(各一两)

上一十二味,锉如麻豆。每服三钱匕,水一盏,大枣三枚劈破,同煎数沸,去滓,取七分温服,不计时候。

7. 茯神散(《圣济总录·卷第一十九·诸痹门·肝痹》)

治肝痹多惊悸,神思不安。

茯神(去木) 酸枣仁(微炒) 黄芪(锉) 人参各一两 熟干地黄(焙) 远志(去心) 五味子(各半两) 白茯苓(去黑皮,一两) 丹砂(别研,半两)

上九味,除丹砂外,捣罗为散,入丹砂末再研匀。每服一钱匕,以温酒调下,不计时候。

8. 薏苡仁汤(《圣济总录·卷第一十九·诸痹门·肝痹》)

治肝痹筋脉不利,拘挛急痛,夜卧多惊,上气烦满。

薏苡仁 羌活(去芦头) 蔓荆实 荆芥穗(各二两) 白术 木瓜(去核) 防风(去叉) 牛膝(酒浸,切,焙) 甘草(炙,各一两)

上九味,锉如麻豆。每服五钱匕,水一盏半,入生姜五片,煎至一盏,去滓,稍热服。

二十六、治肾虚痹方

1. 五补丸(《备急千金要方·卷十九·肾脏方·补肾第八》)

治肾气虚损,五劳七伤,腰脚酸疼,肢节苦痛,目暗眈眈,心中喜忘,恍惚不定,夜卧多梦,觉则口干,食不得味,心常不乐,多有恚怒,房室不举,心腹胀满,四体疼痹,口吐酸水,小腹冷气,尿有余沥,大便不利方悉主之,人服延年不老,四时勿绝,一年万病除愈方。

杜仲 巴戟(各六分) 人参 五加皮 五味子 天雄 牛膝 防风 远志 石斛 山药 狗脊(各四分) 地黄 苁蓉(各十二分) 鹿茸(十五分) 菟丝子 茯苓(各五分) 覆盆子 石龙芮(各八分) 萆薢 蛇床子 石南(各三分) 白术(三分) 天冬(七分)

上二十四味为末,蜜和丸如梧子。酒服十丸,日三。

2. 内补散(《备急千金要方·卷十九·肾脏方·补肾第八》)

治男子五劳六绝。其心伤者,令人善惊,妄怒无常。其脾伤者,令人腹满喜噫,食竟欲卧,面目萎黄。其肺伤者,令人少精,腰背痛,四肢厥逆。其肝伤者,令人少血,面黑。其肾伤者,有积聚,小腹腰背满痹,咳唾,小便难。六绝之为病,皆起于大劳脉虚,外受风邪,内受寒热,令人手足疼痛,膝以下冷,腹中雷鸣,时时泄痢,或闭或利,面目肿,心下愦愦,不欲语,憎闻人声方。

地黄 菟丝子 山萸肉 地麦(各五两) 远志 巴戟天(各半两) 麦冬 五味子 甘草 人参 苁蓉 石斛 茯苓 桂心 附子(各一两半)

上十五味治下筛。酒服方寸匕,日三,加至三七。

3. 石斛酒

1)《太平圣惠方·卷第九十五·药酒序·石斛酒方》

主补虚劳,益气力,除腰脚痹弱,利关节,坚筋骨,及头面游风方。

石斛(四两,去根) 黄芪(二两) 丹参(二两) 杜仲(去粗皮) 牛膝(去苗) 人参(去芦头) 五味子 白茯苓 山茱萸 薯蓣 萆薢 防风(去芦头) 生姜(以上各二两) 枸杞子(三两) 天门冬(三两,去心) 细辛 薏苡仁(三两)

上都细锉,以生绢袋盛,用酒五斗,于瓷瓮中浸之,七日开。初温服三合,日再服,渐加至一盏为度。

2)《圣济总录·卷第五·诸风门·肾中风》

治肾中风下注,腰脚痹弱,利关节,坚筋骨,除头面游风,补虚劳,益气力。

石斛(去根,二十四两)　黄芪(炙,一两半)　丹参(微炙,二两)　牛膝(去苗,二两)　人参(一两半)　杜仲(去粗皮,锉,炒,二两)　五味子(二两)　白茯苓(去黑皮,二两)　枸杞子(微炒,一升半)　山茱萸(二两)　山芋(二两)　萆薢(微炒,二两)　防风(去叉,一两半)　天门冬(去心,焙,三两)　细辛(去苗叶,轻炒,一两)　生姜(三两)　薏苡仁(炒,半升)

上一十七味,细锉如麻豆,用生绢囊盛,以酒五斗于净瓷器中浸七宿。初温服三合,日三夜一,渐加至六七合一升许,令常有酒气,不至大醉。

4. 养肾散(《太平惠民和剂局方·卷之五·淳祐新添方》)

治肾气虚损,腰脚节骨疼痛,膝胫不能屈伸,久病脚膝缓弱。

全蝎(半两)　天麻(三钱)　苍术(制,一两)　附子(炮,去皮、脐)　草乌头(生,去皮、脐,各二钱)

上为细末。每服用一字,空心豆淋酒下,服讫麻痹少时,须臾疾随药气顿愈。骨中痛,嚼胡桃肉,酒调下,甚者三五服。风寒湿悉治之。

二十七、治血瘀痹方

1. 舒筋汤(一名通气饮子、五痹汤)(《医学正传·卷之四·痛风》)

治臂痛不能举,盖是气血凝滞经络不行所致。其效如神。

片子姜黄(二钱)　甘草(炙)　羌活(各五分)　海桐皮(去外皮)　当归(去头)　赤芍药　白术(各一钱)

上细切,作一服,加生姜三片,水一盏半煎至一盏,去渣,磨沉香水少许入内温服,凡腰以上痛食后,腰以下痛食前服。

2. 活络丹(《古今医统大全·卷之十一·痹证门·药方》)

治气血凝滞,经络不行,臂痛不可忍。

羌活　白术　当归(各一钱)　片姜黄(二钱)　甘草　赤芍药(五分)　海桐皮(一钱)

上水煎服。

3. 身痛逐瘀汤(《医林改错·卷下·痹症有瘀血说》)

治凡肩痛、臂痛、腰疼、腿疼,或周身疼痛,总名曰痹症。

秦艽(一钱)　川芎(二钱)　桃仁(三钱)　红花(三钱)　甘草(二钱)　羌活(一钱)　没药(二钱)　当归(三钱)　灵脂(二钱,炒)　香附(一钱)　牛膝(三钱)　地龙(二钱,去土)

二十八、治痰饮痹方

1. 茯苓五味子汤(《三因极一病证方论·卷之十三·痰饮治法》)

治支饮,手足冷,多唾口燥,气从小腹上冲胸咽,手足痹,面热翕然如醉,因复下流阴股,小便难,时复眩冒,呕肿。

茯苓(四两)　桂心　甘草(炙,各三两)　五味子(二两半)

上为锉散。每服四大钱,水一盏半煎七分,去滓,空腹服。

2. 茯苓汤(《严氏济生方·诸痹门·五痹论治》)

治支饮,手足麻痹,多睡眩冒。

半夏(汤泡七次)　赤茯苓(去皮)　橘红(各一两)　枳实(去瓤,麸炒)　桔梗(去芦)　甘草(炙,各半两)

上㕮咀。每服四钱,水一盏半,姜七片,煎至七分,去滓,温服,不拘时候。

3. 导饮丸(《卫生宝鉴·卷四·饮伤脾胃方》)

治风痰气涩,膈脘痞满,停饮不消,头目昏眩,手足麻痹,声重鼻塞,神困多睡,志意不清,常服去痰。

三棱(炮)　蓬术(炮,各三两二钱)　白术　白茯苓(去皮)　青皮(去白)　陈皮(去白,各一两半)　木香　槟榔　枳实(麸炒)　半夏(各一两)

上十味为末,面糊丸如桐子大。每服五十丸,温生姜汤送下,食后,渐加至百丸。忌猪肉、荞面等物。

4. 天香散(《世医得效方·卷第十·大方脉

治远年日近头风，才发则顽痹麻痒，不胜爬搔，或块瘰停痰，呕吐，饮食莫入，两服可断根。

天南星（汤泡七次） 半夏（制同上） 川乌（生，去皮脐） 川香 白芷

上等分，为末。每服七钱或十钱，水一碗半煎至一碗，入生姜自然汁半碗，再煎至八分，热服。药汁稍黑难服，须要勉强吃二三服。

5. 茯苓丸（《古今医统大全·卷之十一·痹证门·药方》）

治痹痛，两臂不能举，左右时复转移，由伏痰饮在内，中脘停滞，脾气不行，上与气搏，四肢不用。

茯苓（二两） 半夏（四两） 枳壳（麸炒，一两） 风化朴硝（三钱）

上为末，姜汁糊丸梧桐子大。每服五十丸，姜汤下。

6. 贝母瓜蒌散（《医宗必读·卷之六·类中风·火中》）

治痰多口眼㖞斜，手足麻痹。

贝母（去心） 瓜蒌 南星（泡） 荆芥 防风 羌活 黄柏（炒） 黄芩（炒） 黄连（炒） 白术（土炒） 陈皮（去白） 半夏（汤泡七次） 薄荷 甘草（炙） 威灵仙 天花粉（各五分）

水二钟，姜三片，煎八分，至夜服。

二十九、治产后痹方

1. 四石汤（《备急千金要方·卷三·妇人方中·中风第十二》）

治产后卒中风，发疾口噤，瘨疯闷满不知人，并缓急诸风，毒痹，身体痉强，及挟胎中风，妇人百病方。

紫石英 白石英 石膏 赤石脂（各三两） 独活 生姜（各六两） 葛根（四两） 桂心 芎䓖 甘草 芍药 黄芩（各二两）

上十二味㕮咀，以水一斗二升煮取三升半，去滓，分五服，日三夜二。

2. 葛根汤（《备急千金要方·卷三·妇人方中·中风第十二》）

治产后中风，口噤痉痹，气息迫急，眩冒困顿，并产后诸疾方。

葛根 生姜（各六两） 独活（四两） 当归（三两） 甘草 桂心 茯苓 石膏 人参 白术 川芎 防风（各二两）

上十二味㕮咀，以水一斗二升煮取三升，去滓，分三服，日三。

3. 大五石泽兰丸（《千金翼方·卷第七·妇人三·虚乏第一》）

主妇人产后虚损，寒中，腹中雷鸣，缓急风，头痛寒热，月经不调，绕脐侧侧痛，或心下石坚，逆害饮食，手足常冷，多梦纷纭，身体痹痛，荣卫不和，虚弱不能动摇方。

泽兰（九分，取叶熬） 石膏 干姜 白石英 阳起石（各二两） 芎䓖 当归（各七两） 人参 石斛 乌头（炮去皮） 白术 续断 远志（去心） 防风（各五分） 紫石英 禹余粮 厚朴（炙） 柏子仁 干地黄 五味子 细辛 蜀椒（去目闭口者，汗） 龙骨 桂心 茯苓（各一两半） 紫菀 山茱萸（各一两） 白芷 藁本 芜荑（各三两） 钟乳 黄芪 甘草（炙，各二两半）

上三十三味，捣筛为末，炼蜜和丸如梧桐子。酒服二十丸，渐加至三十丸。

4. 羌活汤（《千金翼方·卷第七·妇人三·中风第四》）

治产后中风，身体痹疼痛。

羌活 防风 乌头（炮去皮） 桂心 芍药 干地黄（各三两） 防己 女萎 麻黄（去节，各一两） 葛根（半斤） 生姜（各六两） 甘草（二两，炙）

上一十二味㕮咀，以水九升，清酒三升合煮，取三升，服五合，日三夜一服，极佳。

5. 乌蛇丸（《太平圣惠方·卷第七十八·治产后中风诸方》）

治产后中风，四肢顽痹不仁，心腹疼痛。

乌蛇（一两，酒浸去皮骨，炙微黄） 釜底墨（半两） 天麻（半两） 牛膝（半两，去苗） 独活（半两） 当归（半两，锉，微炒） 附子（一两，炮裂，去皮脐） 麻黄（一分，去根节） 桂心（半两） 干蝎（半两，微炒） 天南星（半两，炮裂） 柏子仁（半两） 干姜（半两，炮裂，锉） 芎䓖（半两） 龙脑（一分，细研） 麝香（一分，细研） 朱砂（半两，细研）

上件药，捣罗为末，入研了药令匀，炼蜜和捣三五百杵，丸如梧桐子大。每服不计时候，以温酒下一（十）五丸。

6. 白花蛇散(《太平圣惠方·卷第七十八·治产后中风筋脉四肢挛急诸方》)

治产后中风,四肢筋脉挛急,皮肤麻痹。

白花蛇肉(一两,酒拌炒令黄) 天南星(一两,炮裂) 土蜂儿(微炒) 干蝎(微炒) 桑螵蛸(微炒) 麻黄(去根节) 赤箭 薏苡仁(微炒) 酸枣仁(微炒) 柏子仁 当归(锉,微炒) 桂心 羚羊角屑 牛膝(去苗,以上各半两) 麝香(一分,研入)

上件药,捣细罗为散,入研了药令匀。每服不计时候,豆淋酒调下一钱。

7. 当归散(《太平圣惠方·卷第七十八·治产后中风诸方》)

治产后中风,手脚顽痹,缓弱无力。

当归(锉,微炒) 羌活 附子(炮裂,去皮脐) 防风(去芦头) 薏苡仁 麻黄(去根节,各二两) 茵芋 羚羊角屑 菖蒲 阿胶(捣碎,炒令黄燥) 干蝎(微炒) 木香 牛膝(去苗) 柏子仁(以上各一两) 芎䓖(一两半) 桂心(一两半) 麝香(一分,细研) 乌蛇(酒浸去皮骨,炙微黄)

上件药,捣细罗为散,入麝香相和令匀。每服不计时候,以豆淋酒调下二钱。

8. 羌活浸酒(《太平圣惠方·卷第七十八·治产后中风角弓反张诸方》)

治产后中风,口噤,四肢顽痹不仁,身体如角弓反张。

羌活(五两) 防风(五两,去芦头) 黑豆(二升)

上件药,细锉,以好酒一斗,于瓶中浸羌活防风一宿,即炒黑豆令熟,承热投于酒中,搅动,密封盖,经半日许,又于锅中著水,煮瓶至半日,候瓶冷取出。每服暖一中盏饮之,日可三四度服之,当汗出即瘥。

9. 羌活散(《太平圣惠方·卷第七十八·治产后中风诸方》)

治产后中风,身体麻痹疼痛。

羌活〔二(一)两〕 荠苨(微炙) 防风(去芦头) 川乌头(炮裂,去皮脐) 桂心 赤芍药 生干地黄 麻黄(去根节,锉) 萆薢(锉) 牛膝(去苗) 枳壳(麸炒微黄去瓤) 当归(锉,微炒,以上各一两)

上件药,捣粗罗为散。每服四钱,以水酒各半中盏,入生姜半分,煎至六分,去滓,不计时候温服。

10. 独活散(《太平圣惠方·卷第七十八·治产后中风角弓反张诸方》)

治产后中风,角弓反张,手足硬强,顽痹不仁。

独活(一两) 白术(三分) 防风(一两,去芦头) 葛根(三分,锉) 秦艽(去苗) 桂心 当归(锉,微炒) 附子(炮裂,去皮脐) 汉防己 甘草(炙微赤,锉,以上各半两)

上件药,捣粗罗为散。每服四钱,以水一中盏,入生姜半分,煎至六分,去滓,不计时候温服。

11. 紫石英散(《太平圣惠方·卷第七十八·治产后中风口噤诸方》)

治产后中风,口噤,手足蓄掣,晕闷不知人事,及缓急诸风毒痹,身体强硬。

紫石英(细研) 白石英(细研) 石膏 赤石脂 芎䓖 独活 葛根(锉) 桂心(以上各一两) 麻黄(二两,去根节) 赤芍药(三分) 甘草(三分,炙微赤,锉) 黄芩(三分)

上件药,捣粗罗为散,入研了药令匀。每服四钱,以水一中盏,入生姜半分,煎至六分,去滓,不计时候,拗开口灌之。

12. 独活饮(《圣济总录·卷第一百六十二·产后中风偏枯》)

治产后中风偏枯,半身不收,麻痹不仁。

独活(去芦头) 杜仲(去粗皮,切,炒) 牛膝(去苗,酒浸,焙) 桂(去粗皮) 细辛(去苗叶) 芎䓖 附子(炮裂,去皮脐) 芍药(切,焙) 秦艽(去苗、土) 麻黄(去根节,各一两) 当归

上一十一味,锉如麻豆。每服三钱匕,水一盏煎至七分,去滓温服,不拘时。

13. 紫石英饮(《圣济总录·卷第一百六十一·产后中风口㖞》)

治产后中风,口㖞舌强,牵掣反张,及风寒湿痹,身体强痛。

紫石英(碎) 白石英(碎) 赤石英(碎) 桂(去粗皮) 石膏(碎) 葛根 芎䓖 赤石脂(碎) 黄芩(去黑心) 甘草(炙,各一两) 独活(去芦头,三两)

上一十一味,粗捣筛。每服五钱匕,水一盏

半,生姜三片,煎至一盏,去滓不拘时温服。

三十、治瘴疟痹方

1. 陵鲤甲汤(《小品方·卷第六·治秋月中冷(疟病)诸方》)

治山瘴疟。南方山岭溪源,瘴气毒作,寒热发作无时,痿黄肿满,四肢痹弱,皆山毒所为也,并主之方。

陵鲤甲(十片,炙) 乌贼鱼骨(去甲) 鳖甲(炙,各一两) 常山(三两) 附子(一枚,炮)

上五味切,以酒三升,渍之一夕,先疟发前,稍稍服之,勿绝药味,兼以涂身体。断杂人,勿食饮,过时乃得通人、进饮食。忌苋菜、生葱、生菜、猪肉。

2. 金牙散(《圣济总录·卷第一百·诸注门·风注》)

治风邪注气,及南方百毒,瘴气疫毒,脚弱肿痛湿痹。

金牙(碎,一两) 芫青(去翅足,炒,二七枚) 斑蝥(去翅足炒) 亭长(去翅足炒,各七枚) 蜥蜴(去头足,炙,一枚) 蜈蚣(去头炙,一枚) 雄黄(研) 丹砂(研) 龙胆(去芦头) 防风(去叉) 茈枝(微炙) 大黄(锉,醋拌炒) 曾青(研) 白茯苓(去黑皮) 桂(去粗皮) 松脂(研) 干姜(炮) 乌头(炮裂,去皮脐) 细辛(去苗叶) 硝石 野葛(锉,炒) 大戟(煨) 商陆(炙) 蛇蜕皮(炒) 芫花(醋炒) 鹳骨(炙) 附子(炮裂,去皮脐) 寒水石(碎) 蜀椒(去目及合口者,炒出汗) 人参 贯众 龙骨(炒) 露蜂房(炒) 巴豆(去皮心,出油尽) 礜石(炼) 天雄(炮裂,去皮脐) 狸骨(微炙) 石胆(研) 荩草(炙,各一两)

上三十九味,捣研为细散,以绛囊盛半两带之,男左女右,食前以浆水或酒,随意调下一字,以知为度。

三十一、治脚气痹方

1. 八风散(《备急千金要方·卷七·风毒脚气方·诸散第三》)

治风虚面青黑土色、不见日月光。脚气痹弱。准经面青黑主肾,不见日月光主肝,宜补肾治肝方。

菊花(三两) 石斛 天雄(各一两半) 人参 附子 甘草(各一两六铢) 钟乳 山药 川断 黄芪 泽泻 麦冬 远志 细辛 龙胆 秦艽 石韦 菟丝子 牛膝 菖蒲 杜仲 茯苓 干地黄 柏子仁 蛇床子 防风 白术 干姜 萆薢 山茱萸(各一两) 五味子 乌头(各半两) 苁蓉(二两)

上三十三味治下筛,酒服方寸匕,日三,不效加至二匕。

2. 苏恭煮散(《外台秘要·卷第十九·脚气痹弱方七首》)

疗脚气,经春夏及秋脚弱或肿,气时上冲心,身体痹闷者方。

独活 茯苓 牛膝 汉防己 白术 黄芪 麻黄(去节) 柴胡(各六两) 当归 防风 橘皮 桂心 人参(各四两) 附子(三两,生用) 磁石(十六两,碎如豆) 羚羊角(三两,屑) 生姜 杏仁 半夏(洗) 吴茱萸 槟榔(碎) 丹参(八两)

上二十二味,不著分两自随时加减,余二十物切如豆,分作三十贴。贴着生姜一两合皮碎切,杏仁十四枚去皮尖碎,以水二升,煮取七合,去滓,顿服之,日一服,或二日一服。

3. 大竹沥汤(《太平圣惠方·卷第四十五·治脚气痹挛诸方》)

治脚气痹挛,风毒所攻,口噤不能语,四肢顽痹缓弱,挛急疼痛,风经五脏,恍惚恚怒。

竹沥(每服一合) 独活(一两) 赤芍药(一两) 桂心(半两) 防风(一两,去芦头) 麻黄(一两,去根节) 白术(一两) 葛根(一两,锉) 细辛(一两) 茯神(二两) 汉防己(一两) 川乌(一两,炮裂,去皮脐) 人参(一两,去芦头) 石膏(二两) 黄芩(一两) 芎䓖(一两) 甘草(一两,炙微赤,锉)

上件药,捣筛为散。每服四钱,以水一中盏,入生姜半分,煎至五分,去滓,入竹沥,更煎一两沸,不计时候,温服。

4. 大风引汤(《太平圣惠方·卷第四十五·治脚气痹挛诸方》)

治脚气痹挛肿疼,或不仁,拘屈不得。

麻黄(一两,去根节) 吴茱萸(半两,汤浸七遍,焙干,微炒) 独活(一两) 秦艽(半两,去苗) 杏仁(一两,汤浸去皮尖、双仁,麸炒微黄)

细辛(半两) 白术(一两) 赤茯苓(一两) 桂心(半两) 人参(半两,去芦头) 干姜(半两,炮裂,锉) 防风(半两,去芦头) 汉防己(半两) 芎䓖(半两) 甘草(半两,炙微赤,锉)

上件药,捣粗罗为散。每服四钱,以水一中盏煎至六分,去滓,不计时候,温服。

5. 大续命汤(《太平圣惠方·卷第四十五·治脚气痹挛诸方》)

治脚气痹挛不随,风毒攻四肢,壮热如火,头项挛急,气冲胸中。

当归(二两) 芎䓖(一两) 麻黄(一两,去根节) 赤芍药(一两) 桂心(一两) 石膏〔一(二)两〕 人参(一两,去芦头) 防风(二两,去芦头) 黄芩(一两) 甘草(一两,炙微赤,锉) 杏仁(一两,汤浸去皮尖、双仁,麸炒微黄)

上件药,捣筛为散。每服四钱,以水一中盏,入生姜半分,煎至六分,去滓,不计时候,温服。

6. 小风引汤(《太平圣惠方·卷第四十五·治脚气痹挛诸方》)

治脚气痹挛,风毒攻腰脚疼痛。

独活(一两) 防风(一两,去芦头) 当归(三分) 赤茯苓(一两) 大豆(二合,熟炒) 人参(一两,去芦头) 干姜(三分,炮裂锉) 附子(一两,炮裂,去皮脐) 石斛(一两,去芦头)

上件药,捣粗罗为散。每服四钱,以水、酒各半中盏,煎至六分,去滓,不计时候,温服。

7. 小竹沥汤(《太平圣惠方·卷第四十五·治脚气痹挛诸方》)

治脚气,两足痹挛,或转筋,皮肉胀起如肿,按之不陷,心中急,不欲饮食。

竹沥(每服一合) 秦艽(一两,去苗) 葛根(一两,锉) 附子(一两,炮裂,去皮脐) 麻黄(一两半,去根节) 汉防己(一两) 黄芩(一两) 杏仁(一两半,汤浸去皮尖、双仁,麸炒微黄) 防风(一两,去芦头) 赤茯苓(一两) 细辛(一两) 桂心(一两) 干姜(一两,炮裂,锉) 川升麻(一两) 甘草(一两,炙微赤,锉)

上件药,捣筛为散。每服四钱,以水一中盏煎至五分,去滓,入竹沥,更煎一两沸,不计时候,温服。

8. 小续命汤

1)《太平圣惠方·卷第四十五·治脚气痹挛诸方》

治脚气痹挛,风毒所攻,口不能语,咽中如塞,或缓或急,身体不自收持,冒昧不知痛处,拘急不能转侧。

麻黄(三两,去根节) 甘草(一两,炙微赤,锉) 桂心(一两) 石膏(二两) 芎䓖(半两) 干姜(半两,炮裂,锉) 黄芩(三分) 当归(半两)

上件药,捣筛为散。每服四钱,以水一中盏煎至六分,去滓,不计时候温服。

2)《类证活人书·卷第十七》

治中风及脚气痹弱,不能转侧者;又兼治小儿慢惊风。

附子(生,削去皮脐,五钱) 防风(一两半) 芍药 白术 人参 川芎 麻黄(去节,汤泡三次,焙干) 防己 黄芩 桂枝 甘草(各一两)

上锉如麻豆大。每服五钱匕,水一盏半煎至一盏,去滓,取八分清汁,入生姜汁再煎一二沸,温服,日三夜二。若柔痓自汗者,去麻黄;夏间及病有热者,减桂枝一半;冬及始春,去黄芩。

9. 天雄散(《太平圣惠方·卷第四十五·治脚气缓弱诸方》)

治脚气,缓弱顽痹,行立无力。

天雄(半两,炮裂,去皮脐) 羌活(半两) 木香(半两) 川大黄(三分,锉碎,微炒) 大麻仁(三分) 桂心(半两) 诃黎勒皮(三分) 枳壳(三分,麸炒微黄,去瓤) 青橘皮(半两,汤浸去白瓤,焙) 萆薢(三分,锉) 防风(三分,去芦头) 独活(三分) 芎䓖(三分) 山茱萸(三分) 桑根白皮(一两,锉) 大腹皮(一两,锉) 汉防己(半两) 槟榔(一两) 郁李仁(一两,汤浸去皮,微炒)

上件药,捣筛为散。每服四钱,以水一中盏,入生姜半分,煎至六分,去滓,不计时候,温服。

10. 牛膝丸(《太平圣惠方·卷第四十五·治脚气缓弱诸方》)

治脚气缓弱,皮肉顽痹,关节抽痛,骨热烦疼,头旋目眩,眼暗漠漠,肾连膀胱相应,时复气攻疼闷。

牛膝〔二(一)两,去苗〕 丹参(一两) 独活(一两) 白蒺藜(一两,微炒去刺) 萆薢(一两,锉）大麻仁（一两）　木香（二分）　桂心（三分）　附子（三分，炮裂，去皮脐）　玄参（三分）　羚羊角屑（三分）　车前子（三分）

上件药，捣罗为末，炼蜜和捣三二百杵，丸如梧桐子大。每于食前，以暖酒下三十丸。

11. 石斛浸酒（《太平圣惠方·卷第四十五·治脚气痹挛诸方》）

治脚气痹挛，及风虚肿满，不能行李。

石斛（二两半，去根）　丹参（二两半）　侧子（二两，炮裂，去皮脐）　桂心（一两半）　芎䓖（一两半）　干姜（一两，炮裂）　五加皮（二两半）　独活（一两半）　牛膝（二两，去苗）　杜仲（一两，削去皱皮，微炙令黄）　秦艽（二两，去苗）　薏苡仁（五合）　山茱萸（二两）　陈橘皮（一两，汤浸去白瓤，焙）　黄芪（一两半）　白前（一两半）　茵芋（二两半）　当归（一两半）　钟乳粉（四两）　川椒（一两半，去目及闭口者，微炒去汗）

上件药，都细锉，以生绢袋盛，用清酒三斗，于瓷瓶中渍三宿。每于食前，暖一小盏服。

12. 汉防己散

1）《太平圣惠方·卷第四十五·治脚气痹挛诸方》

治脚气风毒痹挛，肿痛烦闷。

汉防己（三分）　赤茯苓（一两）　酸枣仁（三分，微炒）　防风（半两，去芦头）　桑根白皮（一两，锉）　桂心（半两）　薏苡仁（三分）　羌活（三分）　赤芍药（三分）　麻黄（三分，去根节）　羚羊角屑（三分）

上件药，捣筛为散。每服四钱，以水一中盏，入生姜半分，煎至六分，去滓，不计时候，温服。

2）《太平圣惠方·卷第四十五·治脚气缓弱诸方》

治脚气，缓弱顽痹，心神烦闷，言语謇涩，不欲饮食。

汉防己（一两）　麻黄（一两，去根节）　赤茯苓（一两）　丹参（一两）　牛膝（一两，去苗）　独活（一两）　黄芪（一两，锉）　防风（一两，去芦头）　人参（半两，去芦头）　犀角屑（一两）　羚羊角屑（一两）　木香（半两）　桂心（一两）　石膏（一两）　半夏（半两，汤洗七遍，去滑）　槟榔（一两）　杏仁（一两，汤浸去皮尖、双仁，麸炒微黄）　川大黄（半两，锉碎，微炒）　桑根白皮（一两，锉）　附子（一两，炮裂，去皮脐）　枳壳（半两，麸炒微黄，去瓤）

上件药，捣筛为散。每服三钱，以水一中盏，入生姜半分，煎至六分，去滓，不计时候，温服。

13. 芎䓖丸（《太平圣惠方·卷第四十五·治脚气痹挛诸方》）

治脚气风毒，痹挛疼痛。

芎䓖（一两）　防风（一两，去芦头）　五加皮（一两，锉）　肉桂（半两，去皱皮）　犀角屑（三分）　赤茯苓（一两）　羌活（二分）　附子（一两，炮裂，去皮脐）　当归（半两）　牛膝（一两，去苗）　海桐皮（一两，锉）　石斛（一两，去根，锉）　麻黄（一两，去根，锉）

上件药，捣罗为末，炼蜜和捣三二百杵，丸如梧桐子大。每于食前，以豆淋酒下三十丸。

14. 松节浸酒（《太平圣惠方·卷第四十五·治脚气痹挛诸方》）

治风毒脚气，痹挛掣痛。

肥松节（一斤）　生干地黄（三两）　桂心（一两）　丹参（二两）　萆薢（二两）　大麻仁（一升，别捣）　牛膝（三两，去苗）　生牛蒡根（三两，锉，去皮、土）

上件药，都细锉，以生绢袋盛，用好酒二斗，于瓷瓶中渍，密封。候五日后，每于食前，暖中盏服。

15. 独活散（《太平圣惠方·卷第四十五·治脚气痹挛诸方》）

治风毒脚气痹挛，骨节酸疼。

独活（三分）　附子（三分，炮裂，去皮脐）　防风（半两，去芦头）　麻黄（三分，去根节）　肉桂（半两，去皱皮）　当归（半两）　薏苡仁（三分）　赤茯苓（二分）　牛膝（三分，去苗）　茵芋（半两）　天麻（半两）　海桐皮（半两，锉）　赤芍药（半两）　槟榔（半两）　萆薢（锉）　枳壳（半两，麸炒微黄去瓤）

上件药，捣筛为散。每服四钱，以水一中盏，入生姜半分，煎至六分，去滓，每于食前温服。

16. 秦艽散（《太平圣惠方·卷第四十五·治脚气痹挛诸方》）

治脚气痹挛，不能行步，时发疼痛，烦躁恍惚。

秦艽（一两，去苗）　枳壳（一两，麸炒微黄去瓤）　白术（一两）　丹参（一两）　羌活（一两）　人参（一两，去芦头）　柴胡（一两，去苗）　茯神

(一两) 紫苏茎叶(一两) 薏苡仁(一两半) 桑根白皮(一两,锉) 防风(一两,去芦头) 石斛(一两,去根,锉) 大麻仁(一两) 甘草(半两,炙微赤,锉)

上件药,捣筛为散。每服四钱,以水一中盏煎至六分,去滓,不计时候,温服。

17. 麻黄散(《太平圣惠方·卷第四十五·治脚气缓弱诸方》)

治脚气缓弱,顽痹少力,语涩心烦。

麻黄(三分,去根节) 防风(三分,去芦头) 桂心(半两) 当归(半两,锉碎,微炒) 槟榔(半两) 黄芩(三分) 独活(三分) 甘草(半两,炙微赤,锉) 川升麻(三分) 犀角屑(三分) 赤茯苓(三分)

上件药,捣筛为散。每服四钱,以水一中盏,入生姜半分,煎至六分,去滓,不计时候,温服。

18. 薏苡仁丸(《太平圣惠方·卷第四十五·治脚气痹挛诸方》)

治脚气,筋脉痹挛疼痛。

薏苡仁(一两) 天雄(一两,炮裂,去皮脐) 仙灵脾(一两) 生干地黄(一两) 槟榔(一两) 防风(半两,去芦头) 羌活(一两) 石斛(半两,去根,锉) 枳壳(半两,麸炒微黄去瓤) 五加皮(半两,锉) 桂心(半两) 赤芍药(半两) 牛膝(三分,去苗) 当归(三分)

上件药,捣罗为末,炼蜜和捣三二百杵,丸如梧桐子大。每于食前,用淡竹沥、生地黄汁各一合,酒一小盏和暖,下三十丸。

19. 薏苡仁散

1)《太平圣惠方·卷第四十五·治脚气痹挛诸方》

治脚气痹挛,烦疼掣痛,行李不得,气满心胸,咽塞壅闷,不得眠卧。

薏苡仁(二两) 地骨皮(一两) 五加皮(二两半,锉) 木通(二两,锉) 木香(三分) 羚羊角屑(一两) 牛膝(一两,去苗)

上件药,捣筛为散。每服四钱,以水一中盏煎至六分,去滓,不计时候,温服。

2)《太平圣惠方·卷第六十九·治妇人脚气诸方》

治妇人脚气缓弱及顽痹肿满,心下急,大便涩。

薏苡仁(一两) 防风(一两,去芦头) 猪苓(一两,去黑皮) 芎䓖(一两) 羚羊角屑(一两) 汉防己(一两) 桑根白皮(二两,锉) 大麻仁(一两) 槟榔(一两) 郁李仁(一两,汤浸去皮,微炒) 枳实(三分,麸炒微黄) 甘草(半两,炙微赤,锉)

上件药,捣粗罗为散。每服四钱,以水一中盏煎至六分,去滓,食前温服。

20. 何首乌散(《苏沈良方·第五》)

治脚气流疰,头目昏重,肢节痛,手足冷,重热拘挛,浮肿麻痹,目生黑花。

何首乌(水浸一日切,厚半寸,黑豆水拌匀,令湿何首乌重重相间,蒸豆烂,去豆阴干) 仙灵脾 牛膝(以上各酒浸一宿) 乌头(水浸七日,入盐二两半炒黄色各,半斤)

上每服二钱,酒下或粥饮调下,日三服,空心食前,久患者半月效。

21. 桂心汤(《圣济总录·卷第八十三·脚气语言謇涩》)

治风毒脚气,麻痹不仁,语言謇涩。

桂(去粗皮,三分) 麻黄(去根节) 当归(切,焙,各一两) 防风(去叉) 槟榔(各二两) 黄芩(去黑心) 升麻 生犀角(镑) 赤茯苓(去黑皮,各一两半)

上九味,咬咀如麻豆。每服三钱匕,枣二枚劈破,水一盏煎至七分,去滓温服不拘时。

22. 犀角汤(《圣济总录·卷第八十三·脚气呕逆》)

治脚气微觉疼痹,或两胫肿,或上入腹,皮肤不仁,满闷呕逆,不下食。

犀角(镑,一两) 旋覆花(一两半) 陈橘皮(汤浸去白,焙,一两) 紫苏茎叶(半握,干者) 白茯苓(去黑皮,一两半)

上五味,粗捣筛。每服三钱匕,水一盏半,入生姜一枣大拍碎,豉半合,大枣二枚劈破,同煎至八分,去滓,空心温服,日三。若小便涩者,加桑白皮炙锉二两。

23. 木香饮子(《鸡峰普济方·卷第二·脚气》)

治阴脚气冷积于脏腑,胀闷冲心,呕逆气促,膈寒不通,饮食不下,腹胁满痛,肢体顽痹,脚膝冷挛。

木香(八分) 吴茱萸 桔梗(各六分) 大腹子(五个,并皮) 大黄(四两) 厚朴(八分,姜汁浸炙)

上为细末。每服三钱,水一大盏,入生姜三片,同煎至七分,去滓温服,如人行十里,再服良久,气通乃瘥。

24. 石南煎(《鸡峰普济方·卷第二·脚气》)

治肾气虚弱,风湿脚气,筋脉拘急,挛痹缓弱,下气除筋骨间邪气,阴不仁,寒厥痿痹,腰脊痛,脚膝冷,转筋腿紧,不能久立,及如履物隐痛。

石南叶 附子 防风 桂(各六两) 牛膝 白茯苓(各八分) 熟地黄 菟丝子 薏苡仁(各十分) 五加皮(六分) 木瓜(一两)

上为细末,用大木瓜一个,去皮穰蒸熟,研成膏,和前药末为剂,如干,更入少熟蜜,和丸如梧桐子大。空心薏苡汤下,三十丸,日二服。

25. 十全丹(《三因极一病证方论·卷之三·三阴并合脚气治法》)

治脚气上攻,心肾相系,足心隐痛,小腹不仁,烦渴,小便或秘或利,关节挛痹疼痛,神效不可具述。

苁蓉(酒浸) 石斛(酒浸) 狗脊(火去毛) 萆薢 茯苓 牛膝(酒浸) 地仙子 远志(去心,炒,各一两) 熟地黄(三两) 杜仲(去皮,锉,炒,三两)

上为末,蜜丸梧子大。每服五十丸,温酒、盐汤任下。

26. 大犀角丸(《三因极一病证方论·卷之三·三阴并合脚气治法》)

治脾肾经,脚胫肿痹,小腹顽麻,上攻头面,通身洪肿,小便不利,上气喘满,闷绝欲死。

犀角(镑) 黄芩 旋覆花 白术 桂心(不焙) 防己(各二两) 香豉(略炒) 橘皮 茯苓(各三两) 前胡 桑白皮(炙,四两) 紫苏茎叶(四两)

上为锉散。每服四钱,水一盏半,姜五片,枣两枚,煎七分,去滓,食前。喘,加杏仁。

27. 四蒸木瓜丸(《三因极一病证方论·卷之三·三阴并合脚气治法》)

治肝肾脾三经气虚,为风寒湿搏着,流注经络,愒日旷岁,治疗不痊,凡遇六化更变,七情不宁,必至发动,或肿满,或顽痹,憎寒壮热,呕吐自汗。

威灵仙(苦葶苈同入) 黄芪(续断同入) 苍术(橘皮同入) 乌药(去木,与黄松节同入)

上各半两,以大木瓜四个,切盖去瓤,入前件药,仍用盖簪定,洒洒蒸熟,三蒸三晒,取药出,焙干为末,研瓜为膏,搜和捣千杵,丸如梧子大。每服五十丸,空心温酒、盐汤任下。世传木瓜丸最多,惟此方有效,当敬之。黄松节即茯苓中木。

28. 半夏左经汤

1)《三因极一病证方论·卷之三·少阳经脚气治法》

治足少阳经为风寒暑湿流注,发热,腰胁痛,头疼眩晕,呕吐宿汁,耳聋惊悸,热闷心烦,气上喘满,肩息腿痹,缓纵不随。

半夏(汤去滑) 干葛 细辛 白术 茯苓 桂心(不见火) 防风 干姜(炮) 黄芩 小草 甘草(炙) 柴胡 麦门冬(去心,各三分)

上锉散。每服四大钱,水一盏半,姜三片,枣一个,煎七分,去滓,空腹服。热闷,加竹沥,每服半合;喘满,加杏仁、桑白皮。

2)《立斋外科发挥·卷三·臀痈》

治足少阳经为四气所乘,以致发热腰胁疼痛,头目眩晕,呕吐不食,热闷烦心,腿痹纵缓。

半夏(姜制) 干葛 细辛 白术 麦门冬(去心) 茯苓 桂心(去皮) 防风 干姜(炮) 黄芩 柴胡 甘草(炙,各一钱)

作一剂,水二钟,姜三片,枣一枚,煎八分,食前服。

29. 麻黄左经汤(《三因极一病证方论·卷之三·太阳经脚气治法》)

治风寒暑湿流注足太阳经,手足挛痹,行步艰难,憎寒发热,无汗恶寒,或自汗恶风,头疼眩晕,腰重,关节痛。

麻黄(去节) 干葛 细辛 白术(切,米泔浸) 茯苓 防己 桂心(不见火) 羌活 防风 甘草(炙,各等分)

上为粗末。每服四钱,水二盏,姜三片,枣一个,煎七分,去滓,空腹服。

30. 乌蛇丸(《仁斋直指方论·卷之四·脚气·脚气证治》)

治风寒脚气,隐痛痒痹。

乌蛇(四两,酒浸,取肉,焙) 虎骨(醋浸,洗净,酒炙,二两) 石斛(令作末) 黄松柏节(酒浸研) 巴戟(去心) 苁蓉(酒浸,焙) 官桂 防风 独活 续断 五加皮 薏苡仁 当归 木香 川芎(各半两) 乳香(另研) 生干姜(各二分)

上末,酒面稀糊丸桐子大。每四十丸,木瓜、橘皮煎汤下。

31. 换腿丸(《仁斋直指方论·卷之四·脚气·脚气证治》)

治风湿脚气,缓弱,痹痛,上攻肩背。

石楠叶 南星(炮) 石斛(酒浸晒) 牛膝(酒浸晒) 羌活 薏苡仁(炒) 防风 萆薢 黄芪(蜜炙) 天麻 当归(酒浸晒) 续断(各一两半) 槟榔(二两半) 宣木瓜(四两) 加苍术(炒) 川芎(各一两半)

上末,酒面稀糊丸桐子大。每五十丸,食前橘皮煎汤下。

32. 加味独活寄生汤(《世医得效方·卷第九·大方脉杂医科·脚气》)

治肾经虚弱,坐卧当风着湿所得,腰痛。若不速治,流入腿膝,乃为偏枯冷痹,缓弱疼重;或腰挛痛,脚重痹,正宜服之!

独活(三两) 桑寄生(无真者,续断代) 杜仲(制炒去丝) 细辛(去苗) 牛膝(去苗,酒浸) 秦艽(去心) 茯苓(去皮) 白芍药 桂心(不见火) 芎䓖 防风(去芦) 甘草(炙) 人参 熟地黄(洗蒸) 当归(去芦,各二两)

上锉散。每服四大钱,水二盏煎,空心服。

33. 石南丸(《金匮翼·卷六·脚气之源·脚气痹挛》)

脚气挛痹,去风湿,活血络,益元气。

石南 白术 牛膝(同上,酒浸) 天麻 防风 枸杞 黄芪(二两) 鹿茸 桂枝(一两五钱)

共为末,用木瓜一枚,去皮瓤蒸烂,捣膏入糊丸梧子大。酒下三五十丸。

34. 肉苁蓉丸(《金匮翼·卷六·脚气之源·脚气痹挛》)

脚气痹挛者,寒气多也。寒则筋急,热则纵;寒则脉闭,热则流。寒搏于筋脉则挛痹不能转移,艰于步履,甚则不可屈伸也。

苁蓉 牛膝 天麻 黄芪 首乌 木瓜(各十两,酒五斤浸一日,晒入后药) 狗脊 续断 草薢(各三两)

共末,用木瓜三枚剜空,入青盐一两,闭口饭上蒸研成膏,入上件和丸,如干加酒,糊丸梧子大。盐汤酒任下三十丸。

三十二、治霍乱痹方

1. 人参散(《太平圣惠方·卷第四十七·治霍乱欲死诸方》)

治胃冷霍乱吐下,烦呕转筋,内冷汗出,手足指痹,气息欲绝,垂死者。

人参(半两,去芦头) 附子(半两,炮裂,去皮脐) 桂心(半两) 赤茯苓(半两) 甘草(半两,炙微赤,锉) 陈橘皮(半两,汤浸去白瓤,焙) 当归(半两,锉碎,微炒) 葛根(半两,锉) 干姜(半两,炮裂,锉) 桂心(半两)

上件药,捣粗罗为散。每服五钱,以水一大盏,入生姜半分,煎至五分,去滓,不计时候,温服,取瘥乃止。若吐却药,即续更服之。

2. 附子汤(《圣济总录·卷第三十八·霍乱门·霍乱四逆》)

治霍乱四逆吐下,烦呕转筋,肉冷汗出,体痹气急垂死,音声不出,脉不通者。

附子(炮裂,去皮脐) 人参 厚朴(去粗皮,生姜汁涂炙干) 白茯苓(去黑皮) 甘草(炙) 陈橘皮(去白,炒) 当归(切,焙) 葛根(锉) 桂(去粗皮) 干姜(炮,各一两)

上一十味,锉如麻豆。每服五钱匕,水一盏半煎至八分,去滓温服,随药吐者,更服勿止。

3. 白术汤(《圣济总录·卷第三十九·中恶霍乱》)

治中恶霍乱吐利,手足麻痹或转筋。

白术(锉) 木瓜(去瓤,切,焙) 人参(各一两) 甘草(炙) 干姜(炮,各半两)

上五味,粗捣筛。每服三钱匕,水一盏,生姜三片,枣一枚劈,同煎七分,去滓,温服不拘时。

三十三、治历节风痹方

1. 仙灵脾煎(《太平圣惠方·卷第二十三·治历节风诸方》)

治历节风疼痛,手足顽痹,行步艰难。

仙灵脾(二斤) 黑豆〔二斤(升)〕 茄子根

(二斤)

以上三味,细锉,都以水三斗,煮至一斗,去滓,更煎至五升即止。

2. 虎骨散(《太平圣惠方·卷第二十三·治历节风诸方》)

治历节风,手足抬举不起,顽痹不仁。

虎胫骨(二两,涂酥炙令黄)　海桐皮(一两,锉)　麻黄(一两,去根节)　羌活(一两)　天麻(一两)　白蒺藜(一两,微炒,去刺)　桂心(一两)　天雄(一两,炮裂,去皮脐)　道人头(一两)　牛蒡子(一两,微炒)　仙灵脾(二两)　牛膝(一两,去苗)

上件药,捣细罗为散。每于食前,以豆淋酒调下二钱。

3. 诸风应效酒(《仁斋直指方论·卷之四·历节风·附诸方》)

治一切诸般风气湿痹,遍身骨节疼痛,紫白癜风神效。

当归　川芎　何首乌(各三钱)　苍术(四钱)　白芷　苦参　防风　胡麻　石楠藤　石莲藤　僵蚕(各二钱)　细辛(一钱)　穿山甲　黄柏　知母　白芍药　生地黄　牛膝　白术　藁本　木瓜　大风子　威灵仙　羌活(各二钱)　川乌(一钱)　八角风　五加皮　紫荆皮(各二钱)　木香(一钱半)　薏苡仁(三钱)

上件共为粗末,用好酒一坛,将药用绢袋之,悬于坛口,下用文武火煮一二时辰,取出放于湿泥去火毒,住二三日再服。每服加后末药入内饮之,量力而用。

4. 雄麝丸(《仁斋直指方论·卷之四·历节风·历节风证治》)

治历节风,骨节疼痛,挛急痹顽。

安息香　五灵脂　天麻(各一两半)　地龙(净)　白僵蚕(微炒,各三分)　全蝎(微炒)　雄黄(各半两)　麝香(一分)　乌蛇(酒浸,取肉,炙)　天雄(炮,去皮脐)　当归　川乌(炮,去皮脐)　川芎　南星(炮)　官桂　虎胫骨(酒炙黄,各一两)　川独活(二两)

上末,炼蜜杵丸桐子大。每服十五丸,食前温酒下。

5. 神授丸(《世医得效方·卷第十三·风科·历节风》)

治白虎历节痛甚,肉理枯虚生虫,游走痒痛,兼治瘅疾,半身麻木,杀传尸瘵虫,效。

正川椒(色红大者,去子并合口,以黄秆纸二重托于炉上,炒出汗,取顿地上,用沙盆盖,以灰围盆弦约时许)

上为末,老酒浸白糕为糊丸梧桐子大。每服三四十丸,食前,盐汤下。治瘅,辣桂煎汤下;腰痛,茴香酒下;肾冷,盐汤下。

6. 金匮乌头汤(《张氏医通·卷十四·痹门》)

治病历节痛,不可屈伸,及脚气疼痛。

麻黄(去节,六钱)　黄芪(姜汁和蜜炙)　芍药(酒炒,各三钱)　甘草(炙,一钱)　川乌头(一枚,㕮咀,以蜜一升煎取五合,即出乌头)

上除乌头,㕮咀四味。以水三升煮取一升,去滓,纳蜜煎中更煎之,分二服。不知,尽服之。

三十四、治消渴痹方

人参白术汤(《仁斋直指方论·卷之十七·消渴·附诸方》)

治胃膈瘅热烦满,饥不欲食,瘅成为消中,善食而瘦,燥热郁甚,而成消渴,多饮而数小便;兼疗一切阳实阴虚,风热燥郁,头目昏眩,中风偏枯,酒过积毒,一切肠胃燥涩,倦闷壅塞,疮疥痿痹,并伤寒杂病,产后烦渴,气液不得宣通。

人参　白术　当归　芍药　大黄　山栀子　荆芥穗　薄荷　桔梗　知母　泽泻(各半两)　茯苓(去皮)　连翘　栝蒌根　干葛(各一两)　甘草(三两)　藿香叶　青木香　官桂(各一分,即二钱半是也)　石膏(四两)　寒水石(二两)　滑石(半斤)

上为细末。每服抄五钱,水一茶盏,入盆硝半两,生姜三片,煎至半盏,绞汁,入蜜少许,温服。渐加至十余钱,得脏腑流利取效。如常服,以意加减,兼服消痞丸散,以散肠胃结,治湿热内甚自利者,去了大黄、芒硝。

三十五、治妇人痹方

1. 当归没药丸(《圣济总录·卷第一百五十一·妇人血气门·妇人月水不通》)

治妇人血气不调,月水滞涩,身体麻痹瘙痒疼痛,饮食减少,面黄肌瘦,背脊拘急,骨间酸痛,多吐清水,脐腹胀闷。

没药(研) 丁香(各三分) 木香(一两) 丁香皮 桂(去粗皮) 麒麟竭(研) 延胡索 干漆(炒烟出) 牡丹皮 当归(锉,炒) 肉豆蔻(各半两) 槟榔(一两,锉) 安息香 乳香(各一两,二味同捣末,再用酒研滤去滓,银器内熬成膏)

上一十四味,捣罗十二味为末,以二香膏和丸,如膏少即少入炼蜜,丸如梧桐子大,以丹砂为衣。每服二十丸至三十丸,温酒或生姜汤下,食前早晚各一服。

2. 茯神汤(《圣济总录·卷第一百五十一·妇人血气门·妇人月水不调》)

治妇人月水不调,头目昏眩,心腹气痛,四肢麻痹,脐下胀闷。

茯神(去木) 赤芍药 地榆 熟干地黄(焙,各一两半) 地骨皮 白术 甘菊花 柴胡(去苗,各一两)

上八味,粗捣筛。每服三钱匕,水一盏煎至六分,去滓温服。

3. 骨碎补丸(《圣济总录·卷第一百五十·妇人血风门·妇人血风走注》)

治妇人血风攻身体疼痛,手足瘫痹,筋脉拘急,或时寒热,经脉不调。

骨碎补(一两) 木鳖子(去壳,一两半) 乳香(研,一两) 青橘皮(汤浸,去白,焙) 陈橘皮(汤浸,去白,焙,各一两半) 木香(一两) 没药(研,一两半) 甜瓜子(炒,一分) 自然铜(煅醋淬七遍,一两) 干漆(炒烟出) 苍术(米泔浸锉,炒,各一两半) 芫花(醋半升浸一日,炒令焦) 干姜(炮) 血竭(研,各一两)

上一十四味,捣罗为末,醋煮面糊,丸如梧桐子大。每服七丸至十丸,空心温酒下,醋汤亦得,日三。

4. 鳖甲汤(《圣济总录·卷第一百五十一·妇人血气门·妇人月水不调》)

治妇人月候不调,胸中烦躁,腰胯痹痛,不思饮食。

鳖甲(去裙襕,醋炙) 白茯苓(去黑皮) 枳实(去瓤麸炒) 赤芍药 五加皮(锉) 庵䕡子(微炒,各一两半) 黄芩(去黑心) 当归(切,焙) 羌活(去芦头,各一两)

上九味,粗捣筛。每服三钱匕,水一盏煎至六分,去滓,下地黄汁一合、好酒一合,更煎一两沸,空心服。

5. 牡丹煎丸(《太平惠民和剂局方·卷之九·治妇人诸疾》)

治妇人冲任本虚,少腹挟寒;或因产劳损,子脏风寒,搏于血气,结生瘕聚,块硬发歇,脐腹刺痛,胁肋紧张,腰膝疼重,拘挛肿满,背项强急,手足麻痹;或月水不调;或瘀滞涩闭;或崩漏带下,少腹冷疼,寒热盗汗,四肢酸痛,面色萎黄,多生黑䵟䵳,羸乏少力,心多惊悸,不欲饮食。

延胡索 缩砂仁(各半两) 赤芍药 牡丹皮(各一两) 山茱萸 干姜(炮,各半两) 龙骨(细研,水飞) 熟干地黄(酒浸) 槟榔 羌活(各二两) 藁本(去土) 五味子 人参 白芷 当归(去芦,酒浸) 干山药 泽泻 续断(细者) 肉桂(去粗皮) 白茯苓 白术 附子(去皮脐) 木香 牛膝(去苗,酒浸一宿,焙) 萆薢(炮,为末,炒熟,各一两) 石斛(去根,酒浸,三两)

上为细末,炼蜜和丸如梧桐子大。每服二十丸至三十丸,温酒或醋汤下,空心,食前,日二服。妊娠不宜服。

三十六、治其他痹证方

1. 茯苓桂枝五味甘草汤(一名桂苓五味甘草汤)(《金匮要略方论·卷中·痰饮咳嗽病脉证并治第十二》)

青龙汤下已,多唾口燥,寸脉沉,尺脉微,手足厥逆,气从小腹上冲胸咽,手足痹,其面翕热如醉状,因复下流阴股,小便难,时复冒者,与茯苓桂枝五味甘草汤,治其气冲。

茯苓(四两) 桂枝(去皮,四两) 甘草(炙,三两) 五味子(半升)

上四味,以水八升煮取三升,去滓,分温三服。

2. 鹿角胶煎(《外台秘要·卷第三十一·古今诸家煎方六首》)

疗五劳七伤,四肢沉重,百事不任,怯怯无力,昏昏欲睡,身无润泽,腰疼顽痹,脚弱不便,不能久立,胸胁胀满,腹中雷鸣,春夏手足烦热,秋冬腰膝冷疼,心悸健忘,肾气不理,五脏风虚,并悉疗之方。

鹿角胶（二斤，捣碎，作四分于铛中熬令色黄）　紫苏子（二升，以酒一升研滤取汁）　生地黄（一斤，取汁）　生姜（一斤，汁）　黄牛酥（一升）　白蜜（三斤）

3. 羌活散

1)《太平圣惠方·卷第十四·治伤寒后腰脚疼痛诸方》

治伤寒后，风虚，腰脚顽痹，骨髓疼痛，不能久立。

羌活　防风（去芦头）　黄芪　五加皮　牛膝（去苗）（以上各一两）　酸枣仁（微炒）　丹参　桂心　赤芍药　麻黄（去根节）　槟榔　当归（锉，微炒）　木通　玄参（以上九味各一两）　枳实（半两，麸炒微黄）

上件药，细锉，和匀。每服半两，水一大盏，入生姜半分，煎至五分，去滓，食前温服，服药讫，即以衣覆卧，良久即瘥。

2)《圣济总录·卷第三十一·伤寒后夹劳》

治伤寒后夹劳，肢体烦疼，早晚虚热，口苦嗌干，夜卧多汗，脚手麻痹，及风劳等疾。

羌活（去芦头）　白术　黄芪（锉）　青橘皮（汤浸，去白，炒）　桔梗（炒）　甘草（炙）　附子（炮裂，去皮脐）　五加皮（用茱萸半两，水一碗煎，水尽焙干，去茱萸，各一两）　桂（去粗皮）　干姜（炮，各半两）

上一十味，捣罗为散。每服二钱匕，温酒调下，或用水一盏，生姜三片，枣一枚劈，同煎至七分，温服不拘时。

4. 钟乳丸（《太平圣惠方·卷第三十八·五石寒食散更生散及钟乳丸散诸方》）

治丈夫衰老，阳气虚乏，手足常冷，心中少气，髓血虚耗，腰疼脚痹，体烦口干，不能饮食。宜服此安五脏，补肠胃，能息万病，下气消食，长肌肤，和中焦。

炼成钟乳（三两）　吴茱萸（半两，汤浸七遍，焙干微炒）　石斛（一两，去根，锉）　菟丝子〔三（二）两，酒浸一宿，焙干，别捣为末〕　雄蚕蛾（五十枚，微炒）　肉苁蓉〔三（二）两，酒浸一宿，刮去皱皮，炙干〕

上件药，捣罗为末，炼蜜和捣三二百杵，丸如梧桐子大。每服空心及晚食前，以温酒下三十丸，服讫，行数百步，更饮温酒三五合，饮讫复行百余步，以展药势；及吃干饭豆酱一日，不用闻见尸臭等气，及勿食粗臭陈恶物。

5. 薏苡仁散（《太平圣惠方·卷第二十六·治肉极诸方》）

治肉极，肌肤如鼠走，津液开泄，或痹不仁，四肢急痛。

薏苡仁（一两）　石膏（二两）　芎䓖（一两）　桂心（半两）　羚羊角（半两）　赤芍药（半两）　防风（一两，去芦头）　当归（一两）　甘草（半两，炙微赤，锉）　汉防己（一两）　杏仁（半两，汤浸去皮尖，双仁，麸炒微黄）

上件药，捣粗罗为散。每服四钱，以水一中盏，入生姜半分，煎至六分，去滓，不计时候温服。忌生冷、油腻、毒滑、鱼肉。

6. 小朱散（《苏沈良方·卷第九·小朱散》）

治瘾疹久不瘥，每发，先心腹痛，痰唾麻痹，筋脉不仁。

成块赤土（有砂石者不可用）　当归（各等分）

上冷酒调下二钱，日三服，兼用涂药。

7. 人参饮（《圣济总录·卷第四十一·肝脏门·肝虚》）

治肝虚筋急，或霍乱转筋，手足麻痹。

人参　厚朴（去粗皮，姜汁炙，各一两）　白术（二两）

上三味，粗捣筛。每服五钱匕，水一盏，葱白五寸切碎，同煎八分，去滓，不拘时温服。

8. 均气汤（《圣济总录·卷第二十一·伤寒门·伤寒可温》）

治伤寒表里未解，营卫气逆，手足厥冷，上喘阴证，或霍乱吐泻非时腹胀，及年高营卫虚弱，脏腑不和，膀胱紧急，腰髋痹疼，及妇人产后劳冷等疾。

白术（米泔浸，细锉，焙干，微炒）　天台乌药（细锉，微炒，各二两）　人参　青橘皮（去白，炒）　甘草（炙，锉）　白芷（各一两）　白茯苓（去黑皮，半两）

上七味，粗捣筛。每服三钱匕，水一盏，生姜三片，枣二枚，同煎至七分，去滓温服，如吐逆，入藿香少许。

9. 杜仲酒（《圣济总录·卷第五十一·肾脏门·肾著》）

治肾著,腰中疼痹,沉重,兼治五种腰疼。

杜仲(去粗皮,炙)　干姜(炮)　熟干地黄(焙)　萆薢　羌活(去芦头)　天雄(炮裂,去皮脐)　蜀椒(去目并闭口者,炒出汗)　桂(去粗皮)　芎䓖　秦艽(去苗、土)　乌头(炮裂,去皮脐)　细辛(去苗叶,各三两)　五加皮　石斛(去根,各五两)　续断　栝蒌根　地骨皮(去土)　桔梗(炒)　甘草(炙)　防风(去叉,各一两)

上二十味,㕮咀如麻豆大,用酒二斗,浸四宿。每服一盏,不拘时饮,常令酒力相续为效。

10. 威灵仙丸(《圣济总录·卷第七·瘫痪》)

治瘫痪风,脚膝无力,行履艰难,筋骨麻痹。

威灵仙(去苗、土,五两)　草乌头(炒,锉,七两)　骨碎补(去毛,二两半)　地龙(去土,炒)　天南星(炮,各三两)　自然铜(烧醋淬研,一两半)　苍耳　仙灵脾　附子(炮裂,去皮脐)　防风(去叉,各四两)　羌活(去芦头)　蔓荆实(揉去皮)　泽泻　藁本(去苗、土)　萆薢　独活(去芦头,各一两)

上一十六味,捣罗十五味为末,合自然铜末研令匀,用好酒煮面糊和丸如梧桐子大。每服五丸,渐加至十五丸,空心温酒下。才服后,忌便吃热物,觉唇口麻者,痹渐减也。

11. 牵牛子散(《圣济总录·卷第八十七·风劳》)

治风劳冷气,骨热羸瘦,及妇人产后诸疾,血气冲心,脚手麻痹。

牵牛子(半生半炒,三两)　白术　枳壳(去瓤麸炒)　桑根白皮(炙,锉)　陈橘皮(汤浸去白,焙)　木通(锉,炒)　独活(去芦头,各一两)　人参(半两)　赤茯苓(去黑皮,一两)

上九味,捣罗为细散。每服三钱匕,空腹温酒调下、日三。

12. 内补汤(《鸡峰普济方·卷第十三·妇人》)

治血虚气涩,风邪稽留,荣卫不调,手臂麻重,五痹挛急。

熟地黄　杜仲(各八分)　黄芪(六分)　枳壳　茯苓　陈橘皮　人参(各四分)　防风　川芎　白芍药(各三分)　薯蓣　甘草　山茱萸(各二分)

上为粗末。每服二钱,水一盏,生姜三片,枣一枚,煎至六分,去滓,食前温服。一方去枳壳用当归。

13. 薄荷煎丸(《太平惠民和剂局方·卷之一·治诸风丸》)

消风热,化痰涎,利咽膈,清头目。治遍身麻痹,百节酸痛,头昏目眩,鼻塞脑痛,语言声重,项背拘急,皮肤瘙痒,或生瘾疹;及治肺热喉腥,脾热口甜,胆热口苦;又治鼻衄、唾血,大小便出血;及脱着伤风,并沐浴后,并可服之。

龙脑薄荷(取叶,十斤)　防风(去苗)　川芎(各三十两)　缩砂仁(五两)　桔梗(五十两)　甘草(炙,四十两)

上为末,炼蜜为丸,每两作三十丸。每服一丸,细嚼,茶、酒任下。

14. 黄芪茯神汤(《三因极一病证方论·卷之五·五运时气民病证治》)

治心虚挟寒,胸心中痛,两胁连肩背支满噎塞,郁冒蒙昧,髋髀挛痛,不能屈伸;或下利溏泄,饮食不进,腹痛,手足痿痹,不能任身。

黄芪　茯神　远志(去心,姜汁淹炒)　紫河车　酸枣仁(炒,各等分)

上锉散。每服四大钱,水盏半,姜三片,枣一个,煎七分,去滓,食前服。

15. 三花神佑丸(《卫生宝鉴·卷十四·腹中积聚·诸湿肿满》)

治中满腹胀,喘嗽淋闭,一切水湿肿满,湿热肠垢沉积,变生疾病;久病不已,黄瘦困倦,血气壅滞不宣通,或风热燥郁,肢体麻痹,走注疼痛,风痰咳嗽,头目旋运;疟气不已,癥瘕积聚,坚满痞闷,酒积食积;一切痰饮呕逆,湿热腹满实痛,并宜服之。

轻粉(一钱)　大黄(一两,为末)　牵牛(二两)　芫花(醋拌炒)　甘遂　大戟(各半两)

上为末,滴水丸如小豆大。初服五,每服加五丸,温水送下,无时,日三服,加至快利后。却常服,病去为度。

16. 乌头丸(《世医得效方·卷第十九·疮肿科·诸疮》)

治宿患风癣,遍身黑色,肌体麻木,痹痛不常。

草乌头一斤,刮洗去皮,令极净,摊干,用清油四两、盐四两,同药入铫内,炒令深黄色,倾出剩油,只留盐并药,再炒令黑色,烟出为度。取一枚劈破，心内如米一点白者恰好，白多再炒，趁热罗为末，醋糊丸如梧桐子大。每服三十丸，空心，温酒下。然草乌性差热，难制，五七日间以乌豆煮粥解毒。

17. 二防饮（《医学正传·卷之三·痢》）

治痢后不谨，感冒寒湿，或涉水履霜，以致两足痛痹，如刀劙虎咬之状，膝膑肿大，不能行动，名鹤膝风，此药神效。

人参　白术　黄芪（各一钱）　甘草（炙，五分）　川归　川芎　芍药　熟地黄（各一钱）　防风　防己　羌活　牛膝（各七分）　杜仲（姜汁拌炒）　草薢（各一钱）　附子（童子尿浸三日，去皮脐，七分，冬月一钱）

上细切，作一服，加生姜三片，大枣二枚，水二盏，煎至一盏，去渣空心温服。

三十七、外用摩膏方

1. 莽草膏（《肘后备急方·卷八·治百病备急丸散膏诸要方第七十二》）

疗诸贼风，肿痹，风入五脏，恍惚方。

莽草（一斤）　乌头　附子　踯躅（各三两）

四物切，以水苦酒一升，渍一宿；猪脂四斤，煎三上三下，绞去滓。向火以手摩病上，三百度，应手即瘥。耳鼻病，可以绵裹塞之。疗诸疥、癣、杂疮。

2. 华佗虎骨膏（《肘后备急方·卷八·治百病备急丸散膏诸要方第七十二》）

主心腹积聚，四肢痹蹶，举体风残，百病效方。

虎骨　野葛（各三两）　附子（十五枚，重九两）　椒（三升）　杏仁　巴豆（去心皮）　芎䓖（切，各一升）　甘草　细辛（各一两）　雄黄（二两）

十物苦酒渍周时，猪脂六斤，微煎三上三下；完附子一枚，视黄为度，绞去滓；乃纳雄黄，搅使稠和，密器贮之。百病皆摩敷上，唯不得入眼，若服之，可如枣大，纳一合热酒中，须臾后，拔白发，以敷处，即生。乌猪疮毒风肿及马鞍疮等，洗即瘥，牛领亦然。

3. 太傅白膏（一名太一神膏）（《备急千金要方·卷七·风毒脚气方·诸膏第五》）

治百病。伤寒咽喉不利，头项强痛，腰脊两脚疼，有风痹湿肿难屈伸，不能行步，若风头眩鼻塞，有附息肉生疮，身体瘾疹风瘙，鼠漏瘰疬，诸疽恶疮，马鞍牛领肿疮，及久寒结坚在心，腹痛胸痹，烦满不得眠饮食，咳逆上气，往来寒热，妇人产后余疾，耳目鼻口诸疾悉主之。

川椒　升麻（切，各一升）　附子（三两）　巴豆　川芎（各三十铢）　杏仁（五合）　狸骨　细辛（各一两半）　白芷（半两）　甘草（二两）　白术（六两）

上十二味㕮咀，苦酒淹渍一宿，以猪脂四斤微火煎之，先削附子一枚，以绳系着膏中，候色黄膏成，去滓。

4. 野葛膏（《备急千金要方·卷七·风毒脚气方·诸膏第五》）

治恶风毒肿，疼痹不仁，瘰疬恶疮，痛疽肿胫，脚弱偏枯百病方。

野葛　犀角　蛇衔　莽草（《外台》作茵芋）　乌头　桔梗　升麻　防风　川椒　干姜　鳖甲　雄黄　巴豆（各一两）　丹参（三两）　踯躅花（一升）

上十五味㕮咀，以苦酒四升渍之一宿以成，煎猪膏五斤，微火煎三上三下，药色小黄去滓，以摩病上。

5. 苍梧道士陈元膏（《备急千金要方·卷七·风毒脚气方·诸膏第五》）

主一切风湿骨肉疼痛痹方。

当归　细辛　川芎（各一两）　桂心（五寸）　天雄（三十枚）　生地（三斤）　白芷（一两半）　丹砂（二两）　干姜（十累）　乌头（三两）　松脂（八两）　猪肪（十斤）

上十二味㕮咀，以地黄汁渍药一宿，煎猪肪去滓，纳药煎十五沸去滓，纳丹砂末熟搅，用火炙手摩病上，日千遍瘥。《胡洽》有人参、防风各三两，附子三十枚，雄黄二两，为十五味。

6. 曲鱼膏（《备急千金要方·卷七·风毒脚气方·诸膏第五》）

治风湿痛痹，四肢𬸚弱，偏跛不仁，并痛肿恶疮方。

大黄　黄芩　莽草　巴豆　野葛　牡丹　踯躅　芫花　川椒　皂荚　藜芦　附子（各一两）

上十二味㕮咀。以苦酒渍药一宿以成，煎猪膏三斤，微火煎三沸一下，另纳白芷一片，三上三下，白芷色黄，药成去滓，微火炙手摩病上，日三。

7. 广济神明膏(《外台秘要·卷第三十一·古今诸家膏方四首》)

主诸风顽痹,筋脉不利,疗癣诸疮痒方。

前胡　白术　白芷　芎䓖(并切)　椒(去目)　吴茱萸(各一升)　附子(三十枚,去皮,切)　当归　细辛　桂心(各二两,切)

上十味以苦酒渍一宿,令浥浥然,以成炼猪膏一斗,微火煎十沸以来,九上九下,候附子、白芷色黄,绞去滓,膏成。病在外摩之,在内以酒服枣核大。疥癣等疮皆疗之,并去诸风病,亦摩折伤被打等。

8. 神验摩风毒膏(《太平圣惠方·卷第二十五·治一切风通用摩风膏药诸方》)

治风毒,积年,四肢挛急,肌肉顽痹,气脉不宣通,腹中百病,不以老少。

牛膝(去苗)　赤芍药　当归　白术　白芷　川椒(去目)　厚朴(去粗皮)　雷丸　半夏　桔梗(去芦头)　细辛　吴茱萸　附子(生,去皮脐)　木香　大腹皮　槟榔(以上各一两)　酥(二两)　野驼脂　野猪脂(各五两)

上件药,细锉,以酒浸一宿,先煎猪脂,然后入诸药,从平旦至日入,以慢火煎之,其膏即成,以绵滤去滓,却入铛中,然后下酥,并驼脂,待稍冷,收于瓷器中。每取如枣大,于患处摩之,仍须避风,若腹中有痛,即以酒化如弹子大,空心服之。

9. 摩风神验膏(《太平圣惠方·卷第二十五·治一切风通用摩风膏药诸方》)

治风,身体痛痹,头风目眩,伤风项强,耳鼻俱塞。

硫黄(三两,细研)　雄黄(三两,细研)　朱砂(三两,细研)　附子(四两,生,去皮脐)　天雄(四两,生,去皮脐)　人参(三两,去芦头)　当归(三两)　细辛(三两)　防风(三两,去芦头)　白芷(二两)　桂心(三两)　干姜(三两)　芎䓖(三两)　川椒(三两,去目及闭口者)　独活(三两)　菖蒲(三两)　川大黄(三两)　藁本(三两)　白术(三两)　吴茱萸(三两)　松脂(半斤,后入)

上件药,细锉,以酒浸一复时,然后别取生地黄半斤,捣绞取汁,同入猪脂中,以慢火煎之,以药味尽为度,以绵滤去滓,后下松脂、雄黄、硫黄、朱砂等,以柳枝不住手搅,至膏凝,收于瓷合中。病在内,即以酒服弹子大;病在外,即取弹子大热炙手摩之。

10. 陈元膏(《圣济总录·卷第二十·风湿痹》)

治风湿痹。

当归(生)　附子(生,去皮脐)　天雄(生,去皮脐)　乌头(生,去皮脐,各一两半)　生地黄(一斤,捣取汁)　细辛(去苗叶)　干姜(生)　芎䓖(各一两)　桂(去粗皮)　白芷(生用,留一块不锉)　丹砂(别研,各半两)　雄黄(别研,一两一分)　醋(一斤半)　松脂(四两)　猪肪(不中水者,去筋膜,别炼五斤)

上一十五味,除二味研者,并地黄汁、猪肪、松脂、醋等相次入外,余锉切如豆粒,先将地黄汁与醋拌匀,浸一宿,取猪肪、松脂同于净器中煎,常令小沸,候白芷色黄停温,用厚绵滤去滓,瓷合盛,入雄黄、丹砂末,熟搅至凝止。每用涂摩病处。凡修合无令小儿、妇人及鸡犬见。

11. 涂摩膏(《圣济总录·卷第二十·风湿痹》)

治风湿痹,肌肉瘑痹,四肢挛急、疼痛,日久不瘥,令机关纵缓,不能维持身体,手足不随。

牛膝(去苗)　芍药　芎䓖　当归　白术　白芷　蜀椒(去目并合口)　厚朴(去粗皮)　雷丸　半夏(汤浸七遍,去滑)　桔梗(炒)　细辛(去苗叶)　吴茱萸　桂(去粗皮)　附子(炮裂,去皮脐)　木香　大腹　槟榔(各一两)　酥(二两)　驼脂(三两)　腊月猪脂(三斤)

上二十一味,除后三味外,并细切,量药多少,以酒渍一宿,先炼猪脂成膏去滓,后尽入众药,以慢火从旦煎至晚,其膏成,以绵裹滤去滓,再入铛中,投酥并驼脂,候稍搅匀,以瓷器盛。每不拘多少,以药摩之,摩经七日,即歇三两日再摩之。

12. 龙虎膏(《圣济总录·卷第一十九·诸痹门·着痹》)

治风湿着痹,肌肉瘑厚,不知痛痒。

龙骨(二两)　虎骨(三两,酥涂焙)　当归(切,焙)　桂(去粗皮,各一两)　皂荚(半斤,肥者,去子)

上五味,捣罗为末,先别用好肥皂荚十挺,以苦酒三升,挼取汁,去滓入铛中,煎减半,即入前药同煎如稀饧,入瓷合盛。每用少许,揩摩痹处。

13. 摩风膏(《圣济总录·卷第一十九·诸痹门·着痹》)

治风湿着痹,服药虽多,肌肉犹瘄痹。

防风(去叉)　羌活(去芦头)　芎䓖　细辛(去苗叶)　蜀椒(去目并闭口者,炒出汗)　当归　踯躅花(各半两)　白薇　白芷　丹参　苦参　黑参　桂(去粗皮)　附子(去皮脐)　乌头(去皮脐)　皂荚(去皮)　荞草(各一分)　杏仁(去皮尖并双仁,半两)

上一十八味,细锉如麻豆,以米醋二升拌匀,浸三宿,熬干,同腊月猪脂二斤,以文武火煎一日,绵滤去滓,瓷瓶贮。每用少许,点摩瘄痹处。兼治一切风毒。其膏年岁深久者尤佳。

14. 当归摩膏(《圣济总录·卷第一十九·诸痹门·痛痹》)

治诸风寒湿骨肉痹痛。

当归(切,焙)　细辛(去苗叶,各一两半)　桂(去粗皮,一两)　生地黄(一斤,切,研绞取汁)　天雄(十枚,去皮脐,生用)　白芷(三分,留一块不锉,全用)　芎䓖(半两)　丹砂(研,一两)　干姜(炮,三分)　乌头(去皮脐,生用,一两三分)　松脂(四两)　猪脂(五斤,别炼,去滓)

上一十二味,先将八味锉如大豆粒,以地黄汁浸一宿,与猪脂、松脂同慢火煎,候至留者一块白芷黄色,以厚绵滤去滓,瓷合盛,入丹砂末,不住搅,至凝即止。每用药用火炙手,摩病处千遍。

15. 润肤膏(《鸡峰普济方·卷第二十一·杂治》)

治皮肤风热生疮,麻痹赤色。

槐花末　松脂　黄蜡(各二分)　黄柏末(一分)　白矾(半分)　乳香(少许)　腻粉(三厘)

上以清油三两,先煎令沸,次入松脂,候消即入黄蜡,候熔消即入槐花、黄柏、白矾、乳香、腻粉,搅匀收入坩器内,涂疮上。

16. 防己膏(《济阴纲目·卷之十二·产后门中·拘挛》)

治产后中风,四肢筋脉挛急,身体麻痹。

汉防己(去皮,半斤)　茵芋(五两)

上咬咀,用酒五升浸药一宿,取猪肪脂一斤,文武火熬,三上三下成膏。摊在纸花上,贴病人患处,以热手不住下摩膏上千遍。

17. 内伤膏(《疡科心得集·家用膏丹丸散方》)

治内伤,腰疼足酸,寒湿流筋、流络、流注、鹤膝疯、痹等证。

毛鹿角(切,二两)　乌药(八两)　红花(二两)　全当归(切,一两二钱)　木瓜(一两)　上官桂(二两)　生姜(去毛,打,二两)　秦艽(二两)　老鹳草(二两)　离乡草(三两)　虎骨酥(炙,二两)　商陆(三两)

用麻油十斤,浸药二十一日,煎枯,滤去渣,离火,入淘净飞丹六斤,收成膏,再入肉桂(去皮研末)二两、乳香、没药末各二两、麝香二钱,搅匀,用红布或青皮摊贴。

18. 肉桂膏(《疡科心得集·家用膏丹丸散方》)

治一切寒湿痹痛,乳痰,乳癖,瘰疬等证。

川乌　草乌　海藻　当归　甘草　白芨　甘遂　白芷　细辛　芫花　半夏　肉桂　红花　大戟　虎骨(各七钱五分)　麻黄(一两)　五倍子(一两)

用麻油二斤、青油一斤五两,入药煎枯,去渣;下净东丹炒一斤,收成膏;再下乳香(去油,研)、没药(去油,研)各一两,寸香(研)五钱,百草霜一两,搅匀,用红布摊贴。

【论用药】

一、概论

痹证用药,审其寒热虚实以及痹之脏腑经络,查其致痹因素,对证用药。

《小品方·卷第一·述增损旧方用药犯禁决》:"寒食大散难将息者,由栝蒌恶干姜故也。夫服此药者,皆是虚冷之人也。虚冷为患,其疾多端,有患咳嗽上气积年者,宜除栝蒌用紫菀二两代之,积服两剂无不皆瘥也。若患脚弱冷痹缓弱者,以石斛二两代之栝蒌也,为治甚效,且无险迕,以为良决也。其余众病,但除去栝蒌而已。若虚热渴利痔血梦泄及妇人崩中,不宜服此药也。寒食方有美说甚多,其有不可尽从者也。大理宜知此决也。"

《太平圣惠方·卷第二·诸疾通用药·久风湿痹》:"菖蒲(温),茵芋(温微温),天雄(温大温),附子(温大热),乌头(温大热),细辛(温),蜀椒（温大热），牛膝（平），天门冬（平大热），术（温），丹参（微寒），石龙芮（平），茵陈（平寒），松叶（温），松节（温），侧子（大热），踯躅（温），柏子仁（平），薏苡仁（微寒），菜耳（实温、叶微寒），蔓荆子（微寒微温）。"

《明医杂著·卷之四·拟治诸方》："酸枣仁佐川芎、当归、羌活，入肝治筋骨酸疼湿痹。"

《古今医统大全·卷之九十四·本草集要（上）·治风药例》："防风：主大风，头眩痛，风邪目盲，风行周身，骨节疼痹，四肢挛急，治风通用，除上焦风邪之仙药，又风药中润剂。细辛：诸风痛用，头面风痛不可缺。治百节拘挛，风湿痹痛，消死肌，风痫癫疾。白花蛇：主中风湿痹不仁，筋脉拘急，口眼㖞斜，半身不遂，骨节疼痛，大风疥癞，暴风瘙痒，此蛇治风速于诸蛇。乌蛇：主诸风瘾疹，疥癣，皮肤不仁，顽痹。"

《古今医统大全·卷之九十四·本草集要（上）·寒药治例》："干姜：出汗，散寒邪，去风湿痹。苍耳：主风痛，头寒痛，风湿周痹，四肢拘挛。秦艽：主风湿风痹，肢节疼痛，身挛急，疗风无问新久。槐胶：主一切风，化痰，急风口噤，四肢不收，顽痹，或毒风周身如虫行，或破伤风。芥子：治风肿毒及麻痹。沉香：散风治麻痹，骨节不仁，风湿皮肤痒。仙茅：主心腹冷气，不能食，腰脚气冷挛痹。蜀椒：除寒湿痹痛，心腹冷，六腑沉寒固固冷，阴冷气渐入，阴囊肿满，日夜疼痛。补骨脂：主风虚冷痹，四肢酸疼，阳乘阴位，精流腰痛。"

《医学纲目·卷之十二肝胆部·诸痹·痛痹》："上丹溪治痛风法，主于血热、血虚、血污，或挟痰，皆不离四物、潜行、黄柏、牛膝、生甘草、桃仁、陈皮、苍术、生姜汁，而随症加减，发前人之所未发，医世俗之所不医，其有功于世也大矣。

（垣）：臂痛有六道经络，究其痛在何经络之间，以行本经药行其气血，血气通则愈矣。若表上诸疼痛，便下之则不可，当详细辨之。上东垣云：臂痛有六道经络，以行本经药行其气血者，盖以两手伸直，其臂贴身垂下，大指居前，小指居后而定之。而其臂臑之前廉痛者，属阳明经，以升麻、白芷、干葛行之。后廉痛者，属太阳经，以藁本、羌活行之。外廉痛者，属少阳，以柴胡行之。内廉痛者，属厥阴，以柴胡、青皮行之。内前廉痛者，属太阴，以升麻、白芷、葱白行之。内后廉痛者，属少阴，以细辛、独活行之。并用针灸法，视其何经而取之也。"

《赤水玄珠·第十二卷·痹门·痛痹》："诚以今之患痛痹者历之，每每如丹溪、无择所论。治验数条，犹其精工，故毕录之以为法。大法用苍术、南星、川芎、白芷、当归、黄芩。在上者加羌活、桂枝、桔梗、威灵仙；在下者加牛膝、防己、木通、黄柏。（治痛风取薄桂者，以其味淡，独此能横行手臂，领南星、术格等药至痛处）"

《本草纲目·序例上·十剂》："从正曰：通者，流通也。前后不得溲便，宜木通、海金沙、琥珀、大黄之属通之。痹痛郁滞，经隧不利，亦宜通之。时珍曰：滞，留滞也。湿热之邪留于气分，而为痛痹瘫闭者，宜淡味之药，上助肺气下降，通其小便，而泄气中之滞，木通、猪苓之类是也。湿热之邪留于血分，而为痹痛肿注、二便不通者，宜苦寒之药下引，通其前后，而泄血中之滞，防己之类是也。《经》曰：味薄者通，故淡味之药谓之通剂。"

《本草纲目·主治第三卷·百病主治药·诸风》："石菖蒲：浸酒服，治三十六风，一十二痹，主骨痿；丸服，治中风湿痹，不能屈伸。豨莶：治肝肾风气，麻痹瘫缓诸病。九蒸九晒丸服。枲耳：大风湿痹，毒在骨髓。为末水服，或丸服。百日病出，如丹如疥，如驳起皮。亦可酿酒。牛蒡根：风毒缓弱，浸酒服。老人中风，口目瞤动，风湿久痹，筋挛骨痛，一二十年风疾病。茵陈蒿：风湿挛缩，酿酒服；浴风痹。白术：逐风湿，舌本强，消痰益胃。苍术：大风顽痹，筋骨软弱，散风除湿解郁。汁酿酒，治一切风湿筋骨痛。车前子、水蓼、陆英、飞廉、忍冬、坐拿草、萹蓄、伏牛花、石南藤、百灵藤（酒）、青藤（酒）、钩吻：并主风邪湿痹，骨痛拘挛。防己：中风湿，不语拘挛，口目㖞斜，泻血中湿热。茵芋：年久风湿痹痛，拘急软弱。艾叶：灸诸风口噤。浴风湿麻痹。白附子：诸风冷气失音，头面游风，足弱无力。风喎，同僵蚕、全蝎研末，酒服。附子、乌头、天雄：并主风湿痰气麻痹，拘挛不遂。通经络，开气道，燥湿痰。草乌头：恶风冷痰瘫缓，年久麻痹。芫花：毒风冷痰，四肢拘挛。羊踯躅：贼风走皮中淫淫痛。风湿痹痛，不遂言蹇，酒蒸为末，牛乳酒服，亦效。蓖麻子油：酒煮日服，治偏风不遂；作膏，通关，拔风邪出外。[谷菜]大豆：炒焦，投酒中饮,主风痹瘫缓,口噤口㖞,破伤中风,产后风痉头风。煮食,治湿痹膝痛。醋蒸卧,治四肢挛缩。豆豉:浸酒,治膝挛不遂,骨痹。大豆黄卷、巨胜:酿酒,治风痹痛。麻仁:骨髓风毒,痛不能动,炒香浸酒饮。麻勃:一百二十种恶风,黑色遍身苦痒挛。麦麸:醋蒸,熨风湿痹痛。薏苡:久风湿痹,筋急拘挛,亦煮酒服。茄子:腰脚风血积冷,筋挛痛,煎汁熬膏,入粟粉、麝香、朱砂,丸服。[果木]秦椒:治风湿痹。蜀椒:大风肉枯,生虫游走,痹痛死肌,寒热,腰脚不遂。散寒除湿。为丸。吴茱萸:煎酒,治顽风痹痒。同姜、豉煎酒,冷服取汗,治贼风口㖞不语。柏叶(酿酒)、松节(酒)、秦皮:风寒湿痹。五加皮:名追风使。治一切风湿,痿痹挛急。宜酿酒。皂荚:通关节,搜肝风,泻肝气。蔓荆实:除贼风,搜肝气,筋骨间寒湿痹,头旋脑鸣。栾荆子:大风诸风不遂。[虫部]蚕砂:风缓顽痹不随,炒浸酒服,亦蒸熨。蝎:半身不遂,抽掣,口目㖞斜,研入麝香,酒服。竹虱:半身不遂,同麝香浸酒服,出汗。[鳞介]守宫:中风瘫缓,同诸药煎服。鲮鲤甲:中风瘫缓,寒热风痹,及风湿强直,痛不可忍。乌蛇(酒)、白花蛇(酒)、蚺蛇(酒):并主贼风,顽痹痛痒,大风,疮癣有虫。鳝鱼:逐十二风邪湿气。作臛取汗。水龟:酿酒,主大风缓急拘挛。煮食,除风痹痛。[禽部]鸡屎白:炒研,豆淋酒服。主风寒湿痹,口噤不省人事。五灵脂:散血活血引经有功。瘫缓,热酒服二钱。风冷痹痛,同乳、没、川乌,丸服。雁肪、鹅鹕油:主风痹,透经络,引药气入内。[兽部]羊脂:贼风痿痛肿痛,彻毒气,引药入内。熊脂:风痹。青羖羊角:炒研酒服,治风痰恍惚,闷绝复苏。驴毛:骨中一切风,炒黄浸酒服,取汗。狸骨:一切游风。羊胫骨(酒)、虎胫骨(酒):并主诸风注痛。[金石]雄黄:除百节中大风,搜肝气。金牙石:一切腰脚不遂,火煅酒淬饮。河砂:风湿顽痹,冷风瘫缓。晒热坐之,冷即易,取汗。鼠壤土:蒸熨中风冷痹,偏枯死肌。

柴胡:治湿痹拘挛,平肝胆三焦包络相火,少阳寒热必用之药。天门冬:风湿偏痹及热中风。地骨皮:肾家风湿痹。旋覆花:风气湿痹,胸上痰结留饮。中风壅滞,蜜丸服。苏子:治腰脚中湿风结气,治风顺气化痰,利膈宽肠。煮粥食,治风寒湿痹,四肢挛急,不能践地。

牛膝:寒湿痿痹,拘挛膝痛,强筋,补肝脏风虚。何首乌:并主风虚风湿,痹痛软弱,补肝肾,利关节。仙茅:一切风气,腰脚风冷,挛痹不能行,九蒸九晒,浸酒服。蛇床子:男女风虚,湿痹毒风,腰胯酸痛,浴大风身痒。补骨脂:风虚冷痹,骨髓伤败,一切风气痛,作丸服。石斛:脚膝软弱,久冷风痹。酥浸蒸,服至一镒,永不骨痛。松叶:风痛脚痹,浸酒服,出汗。松节:风虚久痹,骨节痛,能燥血中之湿。神木:治周痹偏,毒风不语。放杖木:为风痹肾弱要药。磁石:周痹风湿,肢节中痛,男女风虚,同白石英浸水,煮粥食。白石英:风虚冷痹,诸阳不足,烧淬酒饮。孔公蘖:风冷痹,同石斛浸酒饮。石脑、石钟乳、阳起石、代赭石、禹余粮、石硫黄:并主风冷湿痹。乌鸡:中风舌强,烦热麻痹,酒煮食。练鹊:浸酒饮,治风。麋角:风虚冷痹,暖腰膝,壮阳。"

《本草纲目·主治第三卷·百病主治药·脚气》:"丹参:风痹足软,渍酒饮。芸苔:并主风寒湿痹脚气。荭草:湿痹脚气尿少,同小豆煮食。胡麻:腰脚痛痹,炒末,日服至一年,永瘥。大麻仁:脚气腹痹,浸酒服。肿渴,研汁,煮小豆食。木瓜:湿痹,脚气冲心,煎服。枝、叶皆良。茯神木:脚气痹痛,为末酒服。"

《本草纲目·主治第三卷·百病主治药·痿》:"天雄:风痰冷痹,软脚毒风,为引经药。萆薢:腰脚痹软,同杜仲丸服。骨碎补:治痢后远行,或房劳,或外感,致足痿软,或痛或痹,汁和酒服。"

《类证治裁·卷之六·肩背手臂痛论治》:"《经》曰:背者胸中之腑,背曲肩随,腑将坏矣。又曰:肺病者、喘咳逆气,肩背痛汗出。又曰:肺盛有余,则肩背痛,风寒汗出,中风,小便数而欠,气虚则肩背寒,少气不足以息,溺色变。又曰:邪在肾,则肩背痛,是肾气上逆也。盖肩背为太阳经所循,又为肺脏分域,凡太阳经及肺俞为病,固足致痛,而肾气逆攻,亦足致痛焉。故肩背痛,不可回顾,此手太阳经气郁不行,宜风药散之,防风通气散。肩背痛、脊强,腰似折,项似拔,此足太阳经气郁不行,羌活胜湿汤。如肺受风热,而肩背痛,羌活散。肺气虚而肩背寒,补中益气汤加麦冬、五味。肾气逆冲,挟脊而上攻背痛者,系督脉主病,治在少阴,宜川椒、桂枝、茯苓、附子、牛膝、远志、沉香、小茴香。亦有肝浊逆冲，从腹而上攻背痛者，系冲任主病，治在厥阴，宜干姜、川椒、桂枝、乌梅、川连、白芍、细辛、川楝肉。伤湿而肩背重痛者，当归拈痛汤。寒饮伏结，肩背冷痛者，白术附子汤。素有痰饮，流注肩背手臂作痛者，导痰汤。因于气滞者，乌药顺气散。因于血虚者，四物汤加秦艽、姜黄。因营虚络脉失养，风动筋急者，舒筋汤。阳明脉衰，肩胛筋缓不举而痛，宜调补络脉，生芪、於术、当归、防风根、姜黄、桑枝、甘杞子、橘络。督脉虚，背痛脊高突，鹿角霜、杞子、归身、杜仲、茯苓、沙苑子。劳力或坐久而致脊背痛者，补中益气汤，或八珍汤加黄芪。凡背痛，通用姜黄散，更须加防风、羌活引经。肥人喜捶而痛减者，属痰，宜除湿运痰，兼补脾气，六君子汤加木香。瘦人多由营弱卫衰，宜调气养血，圣愈汤加桂枝、白芍。手臂为手六经交会，或为风寒湿所搏，或因饮液流入，或因提挈重物，皆能致痛。因风湿者，除湿蠲痛汤加姜黄、当归、桂枝。因风热者，秦艽地黄汤。因寒湿者，五积散加减。湿痹经络者，蠲痹汤。肢节痛，臂不能举者，舒筋汤加油松节、威灵仙。骨痛筋挛，血脉凝涩者，透经解挛汤。痰饮流入四肢，肩背手臂酸痛软痹者，导痰汤加姜、炒白术、姜黄、木香。中脘停痰伏饮，脾不能运，臂软不举，脉来沉细者，指迷茯苓丸。挈重伤筋臂痛，宜和气调血，十全大补汤。血不荣筋者，四物秦艽汤加玉竹。手屈而不能伸者，病在筋，薏苡仁汤。伸而不能屈者，病在骨，白术附子汤。手肿痛连臂，蠲痹汤加桑枝。凡用薄桂，能横行手臂；片子姜黄，能引至手臂；油松节，能透入骨节。丹溪治臂痛，以二陈汤加酒炒黄芩、苍术、羌活，是风痰湿热兼治也。"

二、治痹证专药

历代本草中关于行痹、逐痹的药品居多，部分为毒性药物，用药需要谨慎考虑病者体质，凡孕妇及年老体弱者要慎之又慎。

1. 干姜

《神农本草经·卷三·中品药·干姜》："味辛，温。主胸满咳逆上气，温中止血，出汗，逐风湿痹，肠澼，下利。生者，尤良。久服，去臭气、通神明。生川谷。"

《备急千金要方·卷二十六·食治方·菜蔬第三》："干姜，味辛热无毒，主胸中满，咳逆上气，温中，止漏血出汗，逐风湿痹，肠澼下利，寒冷腹痛，中恶霍乱，胀满，风邪诸毒，皮肤间结气，止唾血。生者尤良。"

2. 干漆

《神农本草经·卷一·上经·干漆》："味辛，温，无毒。主绝伤，补中，续筋骨，填髓脑，安五脏，五缓六急，风寒湿痹。"

3. 大戟

《本草备要·卷之二·草部·大戟》："治十二种水，腹满急痛，积聚癥瘕，颈腋痈肿，风毒脚肿，通经堕胎。误服损真气。（时珍曰：痰涎为物，随气升降，无处不到。入心则迷，成癫痫；入肺则塞窍，为咳喘背冷；入肝则胁痛干呕，寒热往来；入经络则麻痹疼痛；入筋骨则牵引隐痛；入皮肉则瘰疬痈肿。陈无择并以控涎丹主之，殊有奇效，此乃治痰之本）"

4. 山茱萸

《神农本草经·卷三·中品药·山茱萸》："味酸，平。主心下邪气，寒热，温中，逐寒湿痹，去三虫。久服，轻身。一名蜀枣。生山谷。"

《本草经集注·卷第四·草木中品·山茱萸》："味酸，平、微温，无毒。主治心下邪气，寒热，温中，逐寒湿痹，去三虫。肠胃风邪。寒热，疝瘕，头脑风，风气去来，鼻塞、目黄、耳聋、面疱，温中，下气，出汗，强阴，益精，安五脏，通九窍，止小便利。久服轻身，明目，强力，长年。"

《本草备要·卷之三·木部·山茱萸》："治风寒湿痹（温肝故能逐风），鼻塞目黄（肝虚邪客，则目黄），耳鸣耳聋。（肾虚则耳鸣耳聋，皆固精通窍之功。王好古曰：滑则气脱，涩剂所以收之，仲景八味丸用之为君，其性味可知矣）"

5. 千岁虆

《本草经集注·卷三·草木上品·千岁虆汁》："味甘，平，无毒。主补五脏，益气，续筋骨，长肌肉，去诸痹。久服轻身，不饥耐老，通神明。一名蘡薁。生太山川谷。"

6. 川乌

《神农本草经·卷四·下品药·乌头》："味辛，温。主中内、恶风洗洗，出汗，除寒湿痹，咳逆上气，破积聚、寒热。"

《本草经集注·卷五·草木下品·乌头》："味

辛、甘、温、大热，有大毒。主治中风，恶风洗洗，出汗，除寒湿痹，咳逆上气，破积聚，寒热。消胸上痰冷，食不下，心腹冷疾，脐间痛，肩胛痛不可俯仰，目中痛不可力视，又堕胎。其汁：煎之名射罔，杀禽兽。射罔，味苦，有大毒。治尸疰症坚，及头中风，痹痛。一名奚毒，一名即子，一名乌喙。乌喙，味辛，微温，有大毒。主风湿，丈夫肾湿，阴囊痒，寒热历节，掣引腰痛，不能步行，痈肿脓结；又堕胎。"

《卫生宝鉴·卷二十一·咬咀药类》："川乌头（气热，味大辛）疗风痹、血痹，半身不遂，行经药也。先以慢火炮裂，刮去皮脐，锉细用。"

7. 川芎

《神农本草经·卷二·上品药·芎䓖》："味辛，温。主中风入脑，头痛，寒痹，筋挛缓急，金创，妇人血闭无子。生川谷。"

《本草经集注·卷四·草木中品·芎䓖》："味辛，温，无毒。主治中风入脑头痛，寒痹，筋挛缓急，金疮，妇人血闭无子。除脑中冷动，面上游风去来，目泪出，多涕唾，忽忽如醉，诸寒冷气，心腹坚痛，中恶，猝急肿痛，胁风痛，温中内寒。一名胡䓖，一名香果。其叶名蘼芜。生武功川谷斜谷西岭。三月、四月采根，曝干。"

《本草备要·卷一·草部·芎䓖》："治风湿在头，血虚头痛（能引血下行，头痛必用之。加各引经药，太阳羌活，阳明白芷，少阳柴胡，太阴苍术，少阴细辛，厥阴吴茱萸。丹溪曰：诸经气郁，亦能头痛），腹痛胁痛，气郁血郁，湿泻血痢，寒痹筋挛，目泪多涕（肝热），风木为病（诸风掉眩，皆属肝木）。"

《得配本草·卷二·草部·芎䓖》："一名川芎。白芷为之使，畏黄连，伏雌黄。辛，温。入手足厥阴经气分，血中气药。上行头目，下行血海。散风寒，疗头痛，破瘀蓄，调经脉。治寒痹筋挛，目泪多涕，痘疮不发，血痢滞痛，心胁诸痛。"

8. 飞廉

《本草经集注·卷五·草木下品·蜚廉》："味苦，平，无毒。主治骨节热，胫重酸疼；头眩顶重，皮间邪风如蜂螫针刺，鱼子细起，热疮痈疽痔，湿痹，止风邪咳嗽，下乳汁。久服令人身轻，益气明目不老。可煮可干。一名漏芦，一名天荠，一名伏猪，一名飞轻，一名伏兔，一名飞雉，一名木禾。生河内川泽。正月采根，七月、八月采花，阴干。"

9. 马刀

《本草经集注·卷第六·虫兽三品·下品·马刀》："味辛，微寒，有毒。主漏下赤白，寒热，破石淋，杀禽兽贼鼠。除五脏间热，肌中鼠鼷，止烦满，补中，去厥痹，利机关。用之当炼，得水烂人肠。又云得水良。一名马蛤。生江湖池泽及东海，取无时。"

10. 马先蒿

《神农本草经·卷三·中品药·马先蒿》："味平。主寒热鬼注，中风，湿痹，女子带下病，无子。一名马尿蒿。生川泽。"

《本草经集注·卷第四·草木中品·马先蒿》："味苦，平，无毒。主治寒热鬼疰，中风，湿痹，女子带下病，无子。一名马尿蒿。生南阳川泽。方云一名烂石草，主恶疮，方药亦不复用。"

11. 王不留行

《神农本草经·卷二·上品药·王不留行》："味苦，平。主金创，止血逐痛，出刺，除风痹内寒。久服，轻身、耐老。"

《本草经集注·卷第三·草木上品·王不留行》："味苦、甘，平，无毒。主治金疮，止血，逐痛，出刺，除风痹内寒。止心烦，鼻衄，痈疽，恶疮，瘘乳，妇人难产。久服轻身，耐老增寿。生太山山谷。二月、八月采。"

《得配本草·卷三·草部·王不留行》："一名金盏银台。甘、苦，平。入手少阴、足厥阴经血分。通血脉，治诸淋，下乳汁，催生产，疗疮疡，除风痹。（血气不行，则风毒不去，营卫逆于肉里则生痈）"

《本草备要·卷之二·草部·王不留行》："除风去痹，止血定痛，通经利便，下乳（俗云：穿山甲、王不留行妇人服之乳长流）催生。治金疮（止血）痈疮（散血），出竹、木刺。孕妇忌之。"

12. 王瓜

《神农本草经·卷三·中品药·王瓜》："味苦，寒。主消渴、内痹瘀血，月闭，寒热，酸疼，益气，愈聋。一名土瓜。生平泽。"

《本草经集注·卷第四·草木中品·王瓜》："味苦，寒，无毒。主治消渴，内痹，瘀血，月闭，寒热，酸疼，益气，愈聋。治诸邪气，热结，鼠瘘，散痈肿留血，妇人带下不通，下乳汁，止小便数不禁，逐四肢骨节中水，治马骨刺人疮。一名土瓜。生鲁地平泽田野，及人家垣墙间。三月采根。阴干。"

13. 王孙

《神农本草经·卷三·中品药·王孙》："味苦，平。主五脏邪气，寒湿痹，四肢疼酸，膝冷痛。生川谷。"

《本草经集注·卷第四·草木中品·王孙》："味苦，平，无毒。主治五脏邪气，寒湿痹，四肢疼酸，膝冷痛。治百病，益气。吴名白功草，楚名王孙，齐名长孙，一名黄孙，一名黄昏，一名海孙，一名蔓延。生海西川谷及汝南城郭垣下。"

14. 天门冬

《神农本草经·卷二·上品药·天门冬》："味苦，平。主诸暴风湿偏痹，强骨髓，杀三虫，去伏尸。久服，轻身、益气、延年。一名颠勒（《尔雅》注引云：门冬，一名满冬，今无文）。生山谷。"

《本草经集注·卷三·草木上品·天门冬》："味苦、甘，平、大寒，无毒。主治诸暴风湿偏痹，强骨髓，杀三虫，去伏尸。保定肺气，去寒热，养肌肤，益气力，利小便，冷而能补。久服轻身，益气，延年，不饥。一名颠勒。生奉高山谷。二月、三月、七月、八月采根，曝干。"

15. 天名精

《本草经集注·卷三·草木上品·天名精》："味甘，寒，无毒。主治瘀血，血瘕欲死，下血，止血，利小便，除小虫，去痹，除胸中结热，止烦渴。逐水，大吐下。久服轻身，耐老。一名麦句姜，一名虾蟆蓝，一名豕首，一名天门精，一名玉门精，一名彘颅，一名蟾蜍兰，一名觐。生平原川泽。五月采。"

16. 天麻

《神农本草经疏·卷九·草部中品之下·天麻》："味辛，平，无毒。主诸风湿痹，四肢拘挛，小儿风痫惊气，利腰膝，强筋力。久服益气轻身。"

《本草备要·卷一·草部·天麻》："治诸风眩掉，头旋眼黑，语言不遂，风湿瘫痹，小儿惊痫（诸风掉眩，皆属肝木。肝病不能荣筋，故见前症。天麻入厥阴而治诸疾，肝气和平，诸疾自瘳）。血液衰少及类中风者忌用（风药能燥血故也。［昂按］风药中须兼养血药，制其燥也。养血药或兼搜风药，宣其滞也。古云：治风先治血，血行风自灭）。"

17. 天雄

《神农本草经·卷四·下品药·天雄》："味辛，温，主大风，寒湿痹，沥节痛，拘挛缓急，破积聚，邪气，金创，强筋骨，轻身健行。一名白幕（《御览》引云：长阴气，强志，令人武勇，力作不倦）。"

《本草经集注·卷第五·草木下品·天雄》："味辛、甘，温、大温，有大毒。主治大风，寒湿痹，历节痛，拘挛缓急，破积聚，邪气，金创，强筋骨，轻身，健行。治头面风去来疼痛，心腹结积，关节重，不能行步，除骨间痛，长阴气，强志，令人武勇，力作不倦。又堕胎。一名白幕。生少室山谷。二月采根，阴干。"

《得配本草·卷三·草部·天雄》："辛，热，有大毒。通九窍，利皮肤。治风痰冷痹，发汗，又能止阴汗，亦风家之要药。始种不生附子、侧子，经年独长大者，为天雄。制法与附子同。"

18. 天蓼

《本草经集注·卷第七·有名无实类药物·草木类·天蓼》："味辛，有毒。主治恶疮，去痹气。一名石龙。生水中。"

19. 木瓜实

《本草经集注·卷第七·果部药物·中品·木瓜实》："味酸，温，无毒。主治湿痹邪气，霍乱，大吐下，转筋不止。其枝亦可煮用。"

20. 五加皮

《本草经集注·卷第五·草木下品·五加皮》："味辛、苦，温、微寒，无毒。主治心腹疝气，腹痛，益气，治躄，小儿不能行，疽疮，阴蚀。男子阴痿，囊下湿，小便余沥，女人阴痒及腰脊痛，两脚疼痹风弱，五缓虚羸。补中益精，坚筋骨，强志意。久服轻身耐老。一名豺漆，一名豺节。五叶者良。生汉中及宛朐。五月、七月采茎。十月采根，阴干。"

《本草汇言·卷之十·木部·五加皮》："活血祛风，舒筋定疝，省四肢痹痿之药也（甄权）。故《大氏方》（方吉人稿）主四肢拘挛，腰脊疼痛，或痹风脚气，肿痛难履，或小腹疝气，睾丸挺胀，或男子阴痿囊湿，小便余沥，或女人血室不调，瘀留胀痛。盖此药辛香温散，专疏厥阴，凡下部一切风寒湿热，结聚不散，如阴痒、阴疽、阴肿、阴痛、阴脂、阴挺，有关肝肾二经，湿滞血伤诸病，咸宜用之。如下部无风寒湿邪而有火者，不宜用。肝肾阴虚，血少火炽者，亦须忌之。"

《得配本草·卷七·木部·五茄皮》："辛、苦、温。入足厥阴、少阴经气分。去风湿之在骨节，逐瘀血之在皮肤。除寒痛，止遗沥，杀阴虫，疗疝气。得牛膝、木瓜，治脚痹拘挛。"

21. 五母麻

《本草经集注·卷第七·有名无实类药物·草木类·五母麻》："味苦，有毒。主治痿痹不便，下痢。一名鹿麻，一名归泽麻，一名天麻，一名若一草，生田野。五月采。"

22. 五灵脂

《本草备要·卷之四·禽兽部·五灵脂》："甘温纯阴，气味俱厚。入肝经血分。通利血脉，散血和血，血闭能通（生用），经多能止（炒用）。治血痹血积，血眼血痢，肠风崩中，一切血病（《图经》云：血晕者，半炒半生，末服一钱），心腹血气，一切诸痛。又能除风化痰，杀虫消积（诸痛皆属于木，诸虫皆生于风），治惊、疳、疟、疝、蛇、蝎、蜈蚣伤。血虚无瘀者忌用。"

23. 车前子

《神农本草经·卷二·上经·车前子》："味甘，寒，无毒。主气癃，止痛，利水道小便，除湿痹。久服，轻身、耐老。一名当道。"

《本草经集注·卷第三·草木上品·车前子》："味甘、咸，寒，无毒。主治气癃，止痛，利水道小便，除湿痹；男子伤中，女子淋沥，不欲食，养肺，强阴，益精，令人有子，明目，治赤痛。久服轻身，耐老。"

《本草备要·卷之二·草部·车前草》："子，甘寒。清肺、肝风热，渗膀胱湿热，利小便而不走气，与茯苓同功，强阴益精，令人有子……治湿痹五淋，暑湿泻痢。"

24. 水萍

《得配本草·卷四·草部·水萍》："辛，寒。入手太阴经。发汗，祛风，利水。治一切风热肿毒，风湿麻痹，无名风疾，及脚气扑伤。"

25. 牛膝

《神农本草经·卷二·上品药·牛膝》："味苦，酸（《御览》作辛）。主寒（《御览》作伤寒）湿痿痹，四肢拘挛，膝痛不可屈伸，逐血气，伤热火烂，堕胎。久服，轻身、耐老（《御览》作能老）。一名百倍，生川谷。"

《本草经集注·卷第三·草木上品·牛膝》："味苦、酸，平，无毒。主治寒湿痿痹，四肢拘挛，膝痛不可屈伸，逐血气，伤热火烂，堕胎。治伤中少气，男子阴消，老人失溺，补中续绝，填骨髓，除脑中痛及腰脊痛，妇人月水不通，血结，益精，利阴气，止发白。久服轻身耐老。一名百倍。生河内川谷及临朐。二月、八月、十月采根，阴干。"

《得配本草·卷三·草部·怀牛膝》："苦、酸、平。入足厥阴、少阴经血分。益肝肾之精气，破瘀血之癥结。治筋骨痿痹，久疟下痢，淋痛尿血，并心腹诸痛。"

《得配本草·卷三·草部·川牛膝》："辛、酸、苦。入肝经。去风治痹。"

26. 丹参

《本草经集注·卷四·草木中品·丹参》："味苦，微寒，无毒。主治心腹邪气，肠鸣幽幽如走水，寒热积聚，破癥除瘕，止烦满，益气养血，去心腹痼疾结气，腰脊强脚痹，除风邪留热。久服利人。"

27. 乌药

《得配本草·卷七·木部·乌药》："苦、辛、温。入手太阴，兼足少阴经气分。治膀胱冲背之冷气，消风湿侵胃之寒痹。"

28. 甘菊花

《本草备要·卷之一·草部·甘菊花》："味兼甘苦，性禀平和，备受四气（冬苗、春叶、夏蕊、秋花），饱经霜露，得金、水之精居多。能益金、水二脏（肺肾），以制火而平木（心肝）。木平则风息，火降则热除。故能养目血，去翳膜（与枸杞相对蜜丸久服，永无目疾）。治头目眩晕（风热），散湿痹游风。"

29. 节花

《本草经集注·卷七·有名无实类药物·草木类·节花》："味苦，无毒。主治伤中，痿痹，溢肿。皮：主脾中客热气。一名山节，一名达节，一名通茱。十月采，曝干。"

30. 石龙芮

《神农本草经·卷三·中品药·石龙芮》："味苦，平。主风寒湿痹，心腹邪气，利关节，止烦满。久服，轻身、明目、不老。一名鲁果能（《御览》作食果），一名地椹。生川泽石边。"

《本草经集注·卷三·草木上品·石龙芮》："味苦，平，无毒。主治风寒湿痹，心腹邪气，利关节，止烦满。平肾胃气，补阴气不足，失精，茎冷。

久服轻身,明目,不老,令人皮肤光泽,有子。一名鲁果能,一名地椹,一名石熊,一名彭根,一名天豆。生太山川泽石边。五月五日采子,二月、八月采皮,阴干。"

31. 石南

《神农本草经·卷四·下品药·石南》:"味辛,苦。主养肾气、内伤、阴衰,利筋骨皮毛。实:杀蛊毒,破积聚,逐风痹。一名鬼目。生山谷。"

《本草备要·卷之三·木部·石南叶》:"辛散风,苦坚肾。补内伤阴衰,利筋骨皮毛,为治肾虚、脚弱、风痹要药。"

《本草经集注·卷第五·草木下品·石南草》:"味辛、苦,平,有毒。主养肾气,内伤阴衰,利筋骨皮毛。治脚弱,五脏邪气,除热。女子不可久服,令思男。实:杀蛊毒,破积聚,逐风痹。一名鬼目。生华阴山谷。二月、四月采叶,八月采实,阴干。"

32. 石脑

《本草经集注·卷第二·玉石三品·中品·石脑》:"味甘,温,无毒。主治风寒虚损,腰脚疼痹,安五脏,益气。一名石饴饼。生名山土石中,采无时。此石亦钟乳之类,形如曾青而白色黑斑,软脆易破,今茅山东及西平山并有,凿土堪取之。世方不见用,《仙经》有刘君导仙散用之。又《真诰》云:李整采服,治风痹虚损,而得长生也。"

33. 石菖蒲

《神农本草经·卷二·上品药·菖蒲》:"味辛,温。主风寒湿痹,咳逆上气,开心孔,补五脏,通九窍,明耳目,出声音。久服,轻身、不忘、不迷或、延年。"

《本草经集注·卷第三·草木上品·菖蒲》:"味辛,温,无毒。主治风寒湿痹,咳逆上气,开心孔,补五脏,通九窍,明耳目,出音声。主耳聋,痈疮,温肠胃,止小便利,四肢湿痹,不得屈伸,小儿温疟,身积热不解,可作浴汤。久服轻身,聪耳明目,不忘,不迷惑,延年,益心智,高志不老。一名菖阳。生上洛池泽及蜀郡严道。一寸九节者良。露根不可用。五月、十二月采根,阴干。"

《本草备要·卷之一·草部·石菖蒲》:"疗噤口毒痢……风痹惊痫,崩带胎漏,消肿止痛,解毒杀虫。"

《得配本草·卷四·草部·石菖蒲》:"辛、苦、温。入手少阴、足厥阴经气分。宣五脏,通九窍。温肠胃,治霍乱,疗湿痹,愈疮疥,止心痛,祛头风,除中恶,诸虫,皆其通气之力也。"

34. 石斛

《神农本草经·卷二·上品药·石斛》:"味甘,平。主伤中,除痹,下气,补五脏虚劳、羸瘦,强阴。久服,厚肠胃、轻身、延年。一名林兰。"

《本草经集注·卷第三·草木上品·石斛》:"味甘,平,无毒。主治伤中,除痹,下气,补五脏虚劳羸瘦,强阴。益精,补内绝不足,平胃气,长肌肉,逐皮肤邪热痱气,脚膝疼冷痹弱。久服厚肠胃,轻身,延年,定志除惊。一名林兰,一名禁生,一名杜兰,一名石蓫。生六安山谷水旁石上。七月、八月采茎,阴干。"

《本草备要·卷之一·草部·石斛》:"疗风痹脚弱,发热自汗,梦遗滑精,囊涩余沥。"

《神农本草经百种录·上品·石斛》:"味甘平。主伤中,培脾土。除痹,治肉痹。下气,使中气不失守。补五脏虚劳,后天得养,则五脏皆补也。羸瘦,长肌肉。强阴。补脾阴。久服,厚肠胃,肠胃为中脏之府。轻身延年,补益后天之效。"

35. 龙常草

《本草经集注·卷第七·有名无实类药物·草木类·龙常草》:"味咸,温,无毒。主轻身,益阴气,治痹寒湿。生河水傍,如龙蒭,冬、夏生。"

36. 占斯

《本草经集注·卷第五·草木下品·占斯》:"味苦,温,无毒。主治邪气湿痹,寒热疽疮,除水坚积血瘕,月闭无子,小儿躄不能行,诸恶疮痈肿,止腹痛,令女人有子。一名炭皮。生太山山谷,采无时。"

37. 代赭

《本草经集注·卷第二·玉石三品·代赭》:"味苦、甘,寒,无毒。主治鬼疰,贼风,蛊毒,杀精物恶鬼,腹中毒邪气,女子赤沃漏下。带下百病,产难,胞衣不出,堕胎,养血气,除五脏血脉中热、血痹、血瘀,大人小儿惊气入腹及阴痿不起。一名须丸。"

38. 仙茅

《本草备要·卷之二·草部·仙茅》:"治失溺无子,心腹冷气不能食(温胃),腰脚冷痹不能行

（暖筋骨）。相火盛者忌服。"

《得配本草·卷二·草部·仙茅》："辛，温。有毒。入足少阴，兼足厥阴经血分。助相火，除风冷，强筋骨，益肌肤。得杞子、茴香，治腰脚挛痹。配焦术、甘草，治冷气不食。"

39. 白术

《神农本草经·卷二·上品药·术》："味苦，温。主风寒湿痹、死肌、痉、疸。止汗，除热，消食，作煎饵。久服，轻身延年，不饥。一名山蓟。"

《本草经集注·卷第三·草木上品·术》："味苦、甘，温，无毒。主治风寒湿痹，死肌，痉，疸，止汗，除热，消食。主大风在身面，风眩头痛，目泪出，消痰水，逐皮间风水结肿，除心下急满，及霍乱、吐下不止，利腰脐间血，益津液，暖胃，消谷，嗜食。作煎饵。久服轻身延年，不饥。一名山蓟，一名山姜，一名山连。生郑山山谷、汉中、南郑。二月、三月、八月、九月采根，曝干。"

《得配本草·卷二·草部·冬白术》："甘、苦，性温。入足太阴、阳明经气分。补脾温胃，和中燥湿，益气生血。进饮食，治劳倦，化癥癖，除呕吐，消痰饮，疗黄疸，逐水肿，止泻痢，收自汗，长肌肉。理心下急满，利腰间血滞。去风寒湿痹，定痛安胎……入风痹药中宜生用，一云补中气生用。"

40. 白石英

《神农本草经·卷二·上品药·白石英》："味甘，微温。主消渴，阴痿不足，咳逆（《御览》引作呕），胸膈间久寒，益气，除风湿痹（《御览》引作阴淫痹）。久服，轻身（《御览》引作身轻健）、长年。生山谷。"

《本草经集注·卷第二·玉石三品·上品·白石英》："味甘、辛，微温，无毒。主治消渴，阴痿不足，咳逆，胸膈间久寒，益气，除风湿痹，治肺痿，下气，利小便，补五脏，通日月光。久服轻身长年，耐寒热。生华阴山谷，及太山，大如指，长二三寸，六面如削，白澈有光。"

41. 白花蛇

《景岳全书·卷之四十九大集·本草正（下）·虫鱼部》："（白花蛇二七九）即蕲蛇也。味甘咸，性温，有毒。诸蛇鼻俱向下，惟此蛇鼻向上，而龙头虎口，黑质白花，胁有方胜纹二十四个，口有四长牙，尾上有一佛指甲者是。用宜去头尾各三寸，以防其毒。春秋酒浸三宿，夏一宿，冬五宿，火炙，去尽皮骨，取肉焙干，密封藏之，久亦不坏。诸蛇之性皆窜，而此蛇尤速，故善于治风，能透骨髓，走脏腑，彻肌肤，无所不到。疗中风湿痹，骨节疼痛，手足拘挛，不能行立，暴风瘙痒，破伤风，大风癞癣，及小儿惊风搐搦，瘰疬杨梅，风毒恶疮，俱为要药。凡服蛇酒药者，切忌见风。"

42. 白芥子

《本草备要·卷之四·谷菜部·白芥子》："辛温入肺。通行经络，温中开胃，发汗散寒，利气豁痰，消肿止痛（痰行则肿消，气行则痛止。为末醋调敷，消痈肿）。治咳嗽反胃，痹木脚气，筋骨诸病（痰阻气滞）。久嗽肺虚人禁用。"

43. 白附子

《本草经集注·卷第五·草木下品·白附子》："主治心痛血痹，面上百病，行药势。生蜀郡。三月采。"

《本草备要·卷之二·草部·白附子》："辛甘有毒，大热纯阳。阳明经药，能引药势上行，治面上百病（阳明之脉萦于面，白附能去头面游风。作面脂，消斑疵）。补肝虚，祛风痰，治心痛血痹，诸风冷气，中风失音，阴下湿痒。"

44. 白蒿

《神农本草经·卷二·上品药·白蒿》："味甘，平。主五脏邪气，风寒湿痹，补中益气，长毛发令黑，疗心悬、少食、常饥。轻身、耳目聪明、不老。生川泽。"

45. 白藓皮

《神农本草经·卷三·中经·白藓》："味苦，寒。主头风，黄疸，咳逆，淋沥，女子阴中肿痛，湿痹死肌，不可屈伸、起止、行步。生川谷。"

《本草经集注·卷第四·草木中品·白藓》："味苦、咸，寒，无毒。主治头风，黄疸，咳逆，淋沥，女子阴中肿痛，湿痹死肌，不可屈伸起止行步。治四肢不安，时行腹中大热，饮水，欲走，大呼，小儿惊痫，妇人产后余痛。生上谷川谷及宛朐。四月、五月采根，阴干。"

《本草备要·卷之二·草部·白藓皮》："为诸黄、风痹之要药（一味白藓皮汤，治产后风。时珍曰：世医止施之疮科，浅矣）。"

《得配本草·卷二·草部·白藓皮》："苦、寒、性燥。入足太阴、阳明经。除湿热，治诸黄，利九窍，通关节，祛风痹，行水道，疗疥癣鼠瘘，退女人阴肿。酒拌炒。下部虚寒者禁用。"

46. 冬葵子
《神农本草经·卷二·上品药·姑活》："味甘，温。主大风邪气，湿痹寒痛。久服，轻身、益寿、耐老。一名冬葵子。"

47. 地芩
《本草经集注·卷第七·有名无实类药物·草木类·地芩》："味苦，无毒。主治小儿痫，除邪，养胎，风痹，洗浴寒热，目中青翳，女子带下。生腐木积草处，如朝生，天雨生盖，黄白色。四月采。"

48. 地黄
《神农本草经·卷二·上品药·干地黄》："味甘，寒。主折跌绝筋，伤中，逐血痹，填骨髓，长肌肉，作汤，除寒热积聚，除痹，生者尤良。久服，轻身、不老。一名地髓。生川泽。"

49. 芍药
《神农本草经·卷之一·中品药·芍药》："味苦，平。主邪气腹痛，除血痹，破坚积、寒热、疝瘕，止痛，利小便，益气（《艺文类聚》引云：一名白术。《大观本》作黑字）。生川谷及丘陵。"

《本草备要·卷之一·草部·白芍药》："赤芍药主治略同，尤能泻肝火，散恶血，治腹痛坚积，血痹疝瘕（邪聚外肾为疝，腹内为瘕），经闭肠风，痈肿目赤（皆散泻之功）。"

《得配本草·卷二·草部·赤芍药》："酸、苦，微寒。入足厥阴经血分。行血中之滞。通经闭，治血痹，利小肠，除疝瘕，泻血热，退目赤，消痈肿，疗痘毒。"

50. 百合
《本草经集注·卷第四·草木中品·百合》："味甘，平，无毒。主治邪气腹胀，心痛，利大小便，补中益气。除浮肿，胪胀，痞满，寒热，通身疼痛，及乳难喉痹肿，止涕泪。一名重箱，一名重迈，一名摩罗，一名中逢花，一名强瞿。生荆州川谷。二月、八月采根，曝干。"

51. 当归
《本草经集注·卷第四·草木中品·当归》："味甘、辛，温、大温，无毒。主治咳逆上气，温疟寒热洗洗在皮肤中，妇人漏下绝子，诸恶疮疡，金疮，煮饮之。温中止痛，除客血内塞，中风痉，汗不出，湿痹，中恶，客气虚冷，补五脏，生肌肉。一名干归。生陇西川谷。二月、八月采根，阴干。"

《本草备要·卷之一·草部·当归》："治虚劳寒热，咳逆上气（血和则气降），温疟（厥阴肝邪）澼痢（便血曰澼），头痛腰痛，心腹诸痛（散寒和气），风痉无汗（痉音擎上声。身强项直，角弓反张曰痉。无汗为刚痉，有汗为柔痉。当归辛散风，温和血。产后亦有发痉者，以脱血无以养筋也，宜十全大补汤），痿痹癥瘕（筋骨缓纵，足不任地曰痿；风寒湿客于肌肉、血脉曰痹；血凝气聚，按之坚硬曰癥；虽坚硬而聚散无常曰瘕，尚未至症也），痈疽疮疡，冲脉为病，气逆里急，带脉为病，腹痛腰溶溶如坐水中（冲脉起于肾下，出于气街，挟脐上行，至胸中，上颃颡，渗诸阳，灌诸经，下行入足，渗三阴，灌诸络，为十二经脉之海，主血。带脉横围于腰如束带，总约诸脉），及妇人诸不足，一切血证，阴虚而阳无所附者。"

52. 竹叶
《本草经集注·卷第四·草木中品·竹叶芹竹叶》："味苦，平、大寒，无毒。主治咳逆上气。溢筋急，恶疡，杀小虫。除烦热，风痉，喉痹，呕逆。根：作汤，益气，止渴，补虚，下气，消毒。汁：主治风痉，痹。实：通神明，轻身，益气。生益州。淡竹叶：味辛，平、大寒。主胸中痰热，咳逆上气。其沥：大寒。治暴中风，风痹，胸中大热，止烦闷。"

53. 延胡索
《本草备要·卷之二·草部·延胡索》："辛苦而温。入手足太阴（肺、脾）、厥阴（心包、肝）经。能行血中气滞，气中血滞，通小便，除风痹。"

54. 羊踯躅
《神农本草经·卷四·下品药·羊踯躅》："味辛，温。主贼风在皮肤中淫淫痛，温疟，恶毒，诸痹。生川谷。"

《本草经集注·卷第五·草木下品·羊踯躅》："味辛，温，有大毒。主治贼风在皮肤中淫淫痛，温疟、恶毒，诸痹。邪气，鬼疰，蛊毒，一名玉支。生太行山谷及淮南山。三月采花，阴干。"

55. 异草
《本草经集注·卷第七·有名无实类药物·草木类·异草》："叶甘，无毒。主治痿痹寒热，去黑子。生篱木上，叶如葵，茎旁有角，汁白。"

56. 防风
《神农本草经·卷二·上品药·防风》："味苦，温，无毒。主大风、头眩痛，恶风风邪，目盲无所见,风行周身,骨节疼痹(《御览》作痛),烦满。久服,轻身。一名铜芸(《御览》作芒)。生川泽。"

《本草经集注·卷第四·草木中品·防风》:"味甘、辛,温,无毒。主治大风,头眩痛,恶风,风邪,目盲无所见,风行周身,骨节疼痹,烦满。胁痛胁风,头面去来,四肢挛急,字乳金疮内痉。久服轻身。"

57. 芫花

《得配本草·卷三·草部·芫花》:"辛、苦,温。有毒。入手太阴经。逐水饮痰癖,从至高之分,而直达下焦。治五水在五脏,皮肤胀满,喘急咳嗽,胸胁腰痛。并疗风痹瘴疟,亦可毒鱼。"

58. 苍术

《本草汇言·卷之一·草部·苍术》:"健脾燥湿之药也。此禀初夏之气以生(张相如稿),其味苦,其气温,其性燥,辛烈纯阳从火化也。为除湿痹之上品,安脾胃之神方。盖脾喜燥而恶湿,喜利而恶滞,喜温而恶寒。《本草》主健脾胃,疗泄泻,消宿食,行滞气,利水湿,辟瘴气,散寒温中,用不可少。若风雨山蒸,瘴雾湿气,或头重目眩,胸腹胀满,或四肢困倦,腰疼重坠,或阴疝虚浮胀痛,或足膝痹肿不仁,是皆湿气之所致,惟苍术可以治之。又如瓜果鱼腥,有伤脾胃,或腹痛泄泻,胀满痞塞,或积聚不清,霍乱吐利,是皆积湿停寒之症,惟苍术可以理之。凡病属阴虚血少、津液不足,内热骨蒸,口干唇燥,咳嗽吐痰,吐血衄血,咽燥便塞,下痢大肠涩闭,欲通不通之证,法咸忌之。"

《得配本草·卷二·草部·苍术》:"甘、苦、辛,温。入足太阴、阳明经。燥胃强脾,发汗除湿。治风寒湿痹,山岚瘴气,霍乱吐泻,心腹急痛,水肿胀满,筋骨痿癖。"

59. 苍耳子

《神农本草经·卷三·中品药·枲耳实》:"味甘,温。主风头寒痛,风湿周痹,四肢拘挛痛,恶肉死肌。久服益气,耳目聪明,强志轻身。一名胡枲,一名地葵。生川谷。"

《本草经集注·卷第四·草木中品·枲耳实》:"味苦、甘,温。叶:味苦、辛,微寒,有小毒。主治风头寒痛,风湿周痹,四肢拘挛痛,恶肉死肌,膝痛,溪毒。久服益气,耳目聪明,强志,轻身。一名胡葈,一名地葵,一名葹,一名常思。生安陆川谷及六安田野,实熟时采。"

《备急千金要方·卷二十六·食治方·菜蔬第三》:"苍耳子,味苦、甘,温。叶:味苦、辛,微寒涩,有小毒,主风头寒痛,风湿周痹,四肢拘急挛痛,去恶肉死肌,膝痛溪毒,久服益气,耳目聪明,强志轻身。黄帝云:戴甲苍耳不可共猪肉食,害人。"

《苏沈良方·卷第一·苍耳说》:"药至贱而为世要用,未有如苍耳者。他药虽贱,或地有不产。惟此药不为间南北夷夏,山泽斥卤,泥土沙石,但有地则产。其花、叶、根、实皆可食。食之如菜,亦治病无毒。生熟丸散无适不可,多食愈善。久乃使人骨髓满,肌理如玉,长生药也。杂疗风痹瘫痪,癃疟疮痒,不可胜言,尤治瘰金疮。一名鼠粘子,一名羊负菜,《诗》谓之卷耳,《疏》谓之枲耳,俗谓之道人头,海南无药,惟此药生舍下,多于茨棘,迁客之幸也。"

《本草备要·卷之一·草部·苍耳子》:"治头痛目暗,齿痛鼻渊,肢挛痹痛,瘰疬疮疥(采根叶熬,名万应膏),遍身瘙痒(作浴汤佳)。"

《得配本草·卷三·草部·苍耳子》:"甘、苦,温,有小毒。治风湿周痹,四肢挛痛,能善通顶脑,疗头风目暗,鼻渊息肉,瘰疬疮疥。解溪毒,杀疳虫。"

60. 杜仲

《本草汇言·卷之九·木部·杜仲》:"达下焦,补肝肾(王好古),壮腰膝之药也(《本经》)。盖肝主筋(倪九阳稿),肾主骨,肝充则筋强,肾充则骨健,屈伸利用。故前古主坚筋骨,除痿痹,定腰膝痛,并肝脏风湿成虚,脊背强直,俯仰不利,屈伸不便,及小便余沥,阴汗湿痒者,宜加用之。故方氏《直指》云:凡下焦之虚,非杜仲不补;下焦之湿,非杜仲不利;腰膝之疼,非杜仲不除;足胫之酸,非杜仲不去。然色紫而燥,质绵而韧,气温而补,补肝益肾,诚为要剂。如肝肾阳虚,而有风湿病者,以盐酒浸炙,为效甚捷。如肝肾阴虚,而无风湿病,乃因精乏髓枯,血燥液干而成痿痹,成伛偻,以致俯仰屈伸不用者,又忌用之。"

61. 吴茱萸

《神农本草经·卷三·中品药·吴茱萸》:"味辛,温。主温中,下气,止痛,咳逆,寒热,除湿、血痹,逐风邪,开凑理。"

62. 别羁

《神农本草经·卷二·上品药·别羁》:"味

苦,微温。主风寒湿痹,身重,四肢疼酸,寒邪历节痛。生川谷。"

63. 皂荚

《神农本草经·卷四·下品药·皂荚》:"味辛、咸,温。主风痹、死肌、邪气、风头、泪出,利九窍,杀精物。生川谷。"

《本草经集注·卷第五·草木下品·皂荚》:"味辛、咸,温,有小毒。主治风痹,死肌,邪气,风头泪出,下水,利九窍,杀鬼、精物。治腹胀满,消谷,破咳嗽囊结,妇人胞不落,明目益精。可为沐药,不入汤。"

64. 龟甲

《神农本草经·卷二·上品药·龟甲》:"味咸,平。主漏下赤白,破癥瘕、痎疟,五痔、阴蚀、湿痹,四肢重弱,小儿囟不合。久服,轻身不饥。一名神屋。生池泽。"

《本草经集注·卷第六·虫兽三品·中品·龟甲》:"味咸、甘,平,有毒。主治漏下赤白,破癥瘕,痎疟,五痔,阴蚀,湿痹,四肢重弱,小儿囟不合。治头疮难燥,女子阴疮及惊恚气,心腹痛不可久立,骨中寒热,伤寒劳复,或肌体寒热欲死,以作汤良。久服轻身,不饥,益气资智,亦使人能食。一名神屋。生南海池泽及湖水中,采无时,勿令中湿,中湿即有毒。"

《景岳全书·卷之四十九大集·本草正(下)·虫鱼部》:"(龟板二八一)味微甘微咸,性微寒,阴也。能治痎疟,破癥坚,祛湿痹伤寒劳复,骨中寒热,消五痔阴蚀诸疮。下甲能补阴血,清阴火,续筋骨,退劳热,疗腰脚酸痛,去瘀血,止血痢漏下赤白,利产难,消痈毒。"

65. 羌活

《本草汇言·卷之一·草部·羌活》:"祛风逐湿,升阳发散之药也。如头痛目疼,发热恶寒,腰脊强痛,四肢拘急,乃风寒之证也;或头重目眩,四肢怠惰,腰膝拳挛,难以俯仰,乃风湿之证也。以此苦辛之剂,功能条达肢体,通畅血脉,攻彻邪气,发散风寒、风湿,故疡证以之能排脓托毒,发溃生肌;目证以之治羞明隐涩,肿痛难开;风证以之治痿痉癫痫,麻痹厥逆。盖其体轻而不重,气清而不浊,味辛而能散,性行而不止,故上行于头,下行于足,遍达肢体,以清气分之邪之神药也。"

《本草备要·卷之一·草部·羌活》:"治风湿相搏,本经头痛(同川芎,治太阳、少阴头痛。凡头痛多用风药者,以巅顶之上,唯风药可到也),督脉为病,脊强而厥(督脉并太阳经),刚痉柔痉(脊强而厥,即痉证也。伤寒无汗为刚痉;伤风有汗为柔痉。亦有血虚发痉者。大约风证宜二活,血虚忌用),中风不语([按]古人治中风,多主外感,率用续命、愈风等汤以发表,用三化汤、麻仁丸以攻里。至河间出,如云中风非外来之风,良由心火暴甚,肾水虚衰。东垣则以为本气自病。丹溪以为湿生痰、痰生热、热生风。世人复分北方风劲、质厚,为真中;南方地卑、质弱,为类中。不思岐伯云:中风大法有四。一偏枯,半身不遂也;二风痱,四肢不收也;三风懿,奄忽不知人也;四风痹,诸风类痹状也。风证尽矣,何尝有真中、类中之说乎?此证皆由气血亏虚,医者不知养血益气以固本,徒用乌、附、羌、独以驱风,命曰虚治,误人多矣。真中定重于类中。焉有类中既属内伤,真中单属外感乎!河间、东垣皆北人,安能尽舍北人而专治南病乎),头旋目赤(目赤要药)。散肌表八风之邪,利周身百节之痛,为却乱反正之主药。若血虚头痛,遍身痛者(此属内证),二活并禁用。"

66. 陆英

《神农本草经·卷四·下品药·陆英》:"味苦,寒。主骨间诸痹,四肢拘挛、疼酸,膝寒痛,阴痿,短气不足,脚肿。生川谷。"

67. 附子

《本草经集注·卷第五·草木下品·侧子》:"味辛,大热,有大毒。主治痈肿,风痹历节,腰脚疼冷,寒热鼠瘘。又堕胎。此即附子边角之大者,脱取之,昔时不用,比来医家以治脚气多验。"

《本草备要·卷之二·草部·附子》:"治三阴伤寒……拘挛风痹,癥瘕积聚,督脉为病,脊强而厥,小儿慢惊,痘疮灰白,痈疽不敛,一切沉寒痼冷之证……治风寒湿痹,为风家主药,发汗又能止阴汗……侧子散侧旁生,宜于发散四肢,充达皮毛,治手足风湿诸痹。"

68. 青蘘

《神农本草经·卷二·上品药·青蘘》:"味甘,寒。主五脏邪气,风寒湿痹,益气,补脑髓,坚筋骨。久服,耳目聪明,不饥不老,增寿。巨胜苗也。生川谷。"

69. 苗根

《本草经集注·卷第七·有名无实类药物·草木类·苗根》："味咸，平，无毒。主治痹及热中伤跌折。生山阴谷中蔓草木上。茎有刺，实如椒。"

70. 英草花

《本草经集注·卷第七·有名无实类药物·草木类·英草花》："味辛，平，无毒。主治痹气，强阴，治面劳疽，解烦，坚筋骨，治风头。可作沐药。生蔓木上。一名鹿英，九月采，阴干。"

71. 析蓂子

《神农本草经·卷二·上品药·析蓂子》："味辛，微温。主明目，目痛泪出，除痹，补五脏，益精光。久服，轻身，不老。一名蒫析，一名大蕺，一名马辛。生川泽及道旁。"

72. 松脂

《本草经集注·卷第三·草木上品·松脂》："味苦、甘，温，无毒。主治痈疽，恶疮，头疡，白秃，疥瘙，风气，安五脏，除热；胃中伏热，咽干，消渴，及风痹死肌。炼之令白。其赤者主恶风痹。久服轻身，不老延年。一名松膏，一名松肪。生大山山谷，六月采。松实：味苦，无毒，温。主风痹，寒气，虚羸、少气，补不足。九月采，阴干。松叶：味苦，温。主风湿痹疮气，生毛发，安五脏，守中，不饥，延年。松节：温。主百节久风、风虚、脚痹、疼痛。松根白皮：主辟谷不饥。采炼松脂法，并在服食方中，以桑灰汁若酒煮辄，纳寒水中数十过，白滑则可用。其有自流出者，乃胜于凿树及煮膏也。其实不可多得，唯叶止是断谷所宜尔。细切如粟，以水及面饮服之。亦有阴干捣为屑、丸服者。人患恶病，服此无不瘥。比来苦脚弱人，酿松节酒，亦皆愈。松柏皆有脂润，又凌冬不凋，理为佳物，但人多轻忽近易之耳。"

73. 奄茴子

《神农本草经·卷二·上品药·奄茴子》："味苦，微寒。主五脏瘀血，腹中水气，胪胀留热，风寒湿痹，身体诸痛。久服，轻身、延年、不老。生川谷。"

《本草经集注·卷第三·草木上品·奄茴子》："味苦，微寒、微温，无毒。主治五脏瘀血，腹中水气，胪胀留热，风寒湿痹，身体诸痛；治心下坚，膈中寒热，周痹，妇人月水不通，消食，明目。

久服轻身，延年不老，驱骐食之神仙。生雍州川谷，亦生上党及道边。十月采实，阴干。"

74. 虎骨

《本草备要·卷之四·禽兽部·虎骨》："味辛微热。虎属金而制木，故啸则风生。追风健骨，定痛辟邪。治风痹拘挛疼痛，惊悸颠痫，犬咬骨哽（为末，水服，犬咬敷患处）。以头骨、胫骨良（虎虽死，犹立不仆，其气力皆在前胫。时珍曰：凡辟邪疰，治惊痫，瘟疟、头风，当用头骨。治手足风，当用胫骨。治腰脊风，当用脊骨，各从其类也）。"

75. 败石

《本草经集注·卷第七·有名无实类药物·草木类·败石》："味苦，无毒。主治渴、痹。"

76. 败酱

《本草经集注·卷第四·草木中品·败酱》："味苦、咸，平、微寒，无毒。主治暴热，火疮赤气，疥瘙，疽痔，马鞍热气。除痈肿，浮肿，结热，风痹，不足，产后腹痛。一名鹿肠，一名鹿首，一名马草，一名泽败。生江夏川谷。八月采根，曝干。"

77. 侧柏叶

《本草备要·卷之三·木部·侧柏叶》："止吐衄崩淋，肠风尿（血）痢（血），一切血证，去冷风湿痹，历节风痛（肢节大痛，昼静夜剧，名白虎历节风，亦风寒湿所致）。涂汤火伤（捣烂水调涂），生肌杀虫，炙罨冻疮，汁乌髭发。"

78. 狗脊

《神农本草经·卷三·中品药·狗脊》："味苦，平。主腰背，强关机，缓急，周痹寒湿，膝痛。颇利老人。一名百枝。生川谷。"

《本草备要·卷之一·草部·狗脊》："平补肝肾。苦坚肾，甘益血（能强汗），温养气。治失溺不节（肾虚），脚弱，腰痛，寒湿，周痹（《经》曰：内不在脏腑，而外未发于皮，独居分肉之间，真气不能周，命曰周痹）。除风虚，强机关，利俯仰（滋肾益肝，则骨健而筋强）。有黄毛如狗形，故曰金毛狗脊。去毛，切，酒拌蒸。萆薢为使。熬膏良。"

《本草经集注·卷第四·草木中品·狗脊》："味苦、甘，平、微温，无毒。主治腰背强，关机缓急，周痹寒湿，膝痛，颇利老人。"

79. 泽泻

《神农本草经·卷二·上品药·泽泻》："味甘，寒。主风寒湿痹，乳难。消水，养五脏，益气力,肥健。久服,耳目聪明,不饥,延年,轻身,面生光,能行水上。一名水泻,一名芒芋,一名鹄泻。生池泽。"

《本草经集注·卷第三·草木上品·泽泻》:"味甘、咸,寒,无毒。主治风寒湿痹,乳难。消水,养五脏,益气力,肥健;补虚损五劳,除五脏痞满,起阴气,止泄精、消渴、淋沥,逐膀胱三焦停水。久服耳目聪明,不饥,延年,轻身,面生光,能行水上。扁鹊云:多服病人眼。一名水泻,一名及泻,一名芒芋,一名鹄泻。生汝南池泽。五月、六月、八月采根,阴干。畏海蛤、文蛤。叶:味咸,无毒。主大风,乳汁不出,产难,强阴气。久服轻身。五月采。实:味甘,无毒。主风痹,消渴,益肾气,强阴,补不足,除邪湿。久服面生光,令人无子。九月采。"

80. 屈草

《神农本草经·卷二·上品药·屈草》:"味苦。主胸胁下痛,邪气,腹间寒热阴痹。久服,轻身,益气,耐老(《御览》作补益、能老)。生川泽。"

81. 细辛

《神农本草经·卷二·上品药·细辛》:"味辛,温。主咳逆,头痛脑动,百节拘挛,风湿痹痛、死肌。久服,明目、利九窍,轻身、长年。一名小辛。生山谷。"

《本草经集注·卷第三·草木上品·细辛》:"味辛,温,无毒。主治咳逆,头痛,脑动,百节拘挛,风湿痹痛,死肌。温中,下气,破痰,利水道,开胸中,除喉痹,齆鼻,风痫、癫疾,下乳结,汗不出,血不行,安五脏,益肝胆,通精气。久服明目,利九窍,轻身,长年。一名小辛。生华阴山谷。二月、八月采根,阴干。"

《本草备要·卷之一·草部·细辛》:"辛温散风邪,故诸风痹痛、咳嗽上气、头痛脊强者宜之(专治少阴头痛,独活为使)。辛散浮热,故口疮喉痹(少阴火)、鼻渊齿䘌者(虫蚀脓烂)宜之。"

《神农本草经百种录·上品·细辛》:"味辛温。主咳逆,散肺经之风;头痛脑动,散头风;百节拘挛,风湿痹痛,死肌,散筋骨肌肉之风。久服,明目,利九窍,散诸窍之风;轻身长年,风气除,则身健而寿矣。此以气为治也,凡药香者,皆能疏散风邪。细辛气盛而味烈,其疏散之力更大。且风必挟寒以来,而又本热而标寒。细辛性温,又能驱逐寒气,其疏散上下之风邪,能无微不入,无处不到也。"

82. 城里赤柱

《本草经集注·卷第七·有名无实类药物·草木类·城里赤柱》:"味辛,平。主治妇人漏血,白沃,阴蚀,湿痹,邪气,补中益气。生晋平阳。"

83. 荆芥

《神农本草经·卷三·中品药·假苏》:"味辛,温。主寒热鼠瘘,瘰疬生创,破结聚气,下瘀血,除湿痹。一名鼠蓂。生川泽。"

《本草经集注·卷第四·草木中品·假苏》:"味辛,温,无毒。主治寒热鼠瘘,瘰疬生疮,结聚气破散之,下瘀血,除湿痹。一名鼠蓂,一名姜芥。生汉中川泽。"

84. 茜草

《神农本草经·卷二·上品药·茜根》:"味苦,寒。主寒湿,风痹,黄疸,补中。生川谷。"

《本草经集注·卷第三·草木上品·茜根》:"味苦,寒,无毒。主治寒湿风痹,黄疸,补中;止血,内崩下血,膀胱不足,踒跌,蛊毒。久服益精气,轻身。可以染绛。一名地血,一名茹藘,一名茅搜,一名蒨。生乔山川谷。二月、三月采根,曝干。"

85. 茈胡

《本草经集注·卷第三·草木上品·茈胡》:"味苦,平、微寒,无毒。主治心腹,去肠胃中结气,饮食积聚,寒热邪气,推陈致新。除伤寒心下烦热,诸痰热结实,胸中邪逆,五脏间游气,大肠停积水胀,及湿痹拘挛,亦可作浴汤。久服轻身,明目,益精。一名地薰,一名山菜,一名茹草叶,一名芸蒿,辛香可食。生洪农川谷及宛朐,二月、八月采根,曝干。"

86. 茵芋

《神农本草经·卷四·下品药·茵芋》:"味苦,温。主五脏邪气,心腹寒热,羸瘦如疟状,发作有时,诸关节风湿痹痛。生川谷。"

《本草经集注·卷第五·草木下品·茵芋》:"味苦,温、微温,有毒。主治五脏邪气,心腹寒热,羸瘦如疟状,发作有时,诸关节风湿痹痛。治久风湿走四肢,脚弱。一名莞草,一名卑共。生太山川谷。三月三日采叶,阴干。"

《本草备要·卷之一·草部·茵芋》:"治风湿

拘挛痹痛（时珍曰：古方治风痹，有茵芋丸；治风痹，有茵芋酒；治产后风，有茵芋膏。风湿诸证多用之。茵芋、石南、莽草，皆治风妙品，近世罕知。莽草辛温有毒，治头风、痈肿、乳痈、疝瘕。苏颂曰：古方风湿诸酒多用之，今人取叶煎汤热含，治牙虫喉痹甚效。甄权曰：不入汤）。"

87. 南星

《得配本草·卷三·草部·南星》："辛、苦、温。有毒。入手足太阴经。主风痰之流滞（半夏走肠胃，南星走经络），祛四肢之麻痹。"

88. 药实根

《神农本草经·卷四·下品药·药实根》："味辛，温。主邪气，诸痹疼酸，续绝伤，补骨髓。一名连木。生山谷。"

《本草经集注·卷第五·草木下品·药实根》："味辛，温，无毒。主治邪气，诸痹，疼酸，续绝伤，补骨髓。一名连木。生蜀郡山谷。采无时。"

89. 柏实

《神农本草经·卷二·上品药·柏实》："味甘，平。主惊悸，安五脏，益气，除湿痹。久服，令人悦泽美色，耳目聪明，不饥不老，轻身延年。生山谷。"

《本草经集注·卷第三·草木上品·柏实》："味甘，平，无毒。主治惊悸，安五脏，益气，除风湿痹。治恍惚、虚损，呼吸历节，腰中重痛，益血，止汗。久服令人润泽美色，耳目聪明，不饥不老，轻身延年。生太山山谷。柏叶尤良。柏叶，味苦，微温，无毒。主治吐血、衄血、痢血、崩中、赤白，轻身益气，令人耐风寒，去湿痹，止饥。四时各依方面采，阴干。"

《神农本草经百种录·上品·柏实》："味甘平。主惊悸，清火经之游火。安五脏，滋润之功。益气，壮火食气，火宁则气益也。除风湿痹。得秋金之令能燥湿平肝也。久服，令人润泽美色，耳目聪明，滋润皮肤及诸窍。不饥不老，轻身延年。柏之性不假，灌溉而能寿也。"

90. 枸杞

《神农本草经·卷二·上品药·枸杞》："味苦，寒。主五内邪气，热中消渴，周痹。久服，坚筋骨，轻身不老（《御览》作耐老）。一名杞根，一名地骨，一名枸杞，一名地辅。生平泽。"

《本草经集注·卷第三·草木上品·枸杞》："味苦，寒，根大寒，子微寒，无毒。主治五内邪气，热中，消渴，周痹；风湿，下胸胁气，客热，头痛，补内伤，大劳、嘘吸，坚筋骨，强阴，利大小肠。久服坚筋骨，轻身，耐老，耐寒暑。一名杞根，一名地骨，一名枸忌，一名地辅，一名羊乳，一名却暑，一名仙人杖，一名西王母杖。生常山平泽及诸丘陵阪岸上。冬采根，春、夏采叶，秋采茎、实，阴干。"

91. 柳枝

《得配本草·卷七·木部·柳枝》："苦，寒。入足阳明、厥阴经。去风热，除湿痹。"

92. 威灵仙

《本草汇言·卷之六·草部·威灵仙》："主风湿痰饮之疾，通行十二经之药也。（《开宝》）治中风不语（沈孔庭稿），手足顽痹，口眼㖞斜，及筋骨痛风，腰膝冷疼，脐腹酸痛，疠风酷毒，皮肤风痒，肾脏风壅，头风眩晕，脑漏流涕，（《日华》）伤寒瘴气，憎寒壮热，黄疸黑疸，冷热气胀，胃痛膈气。膀胱宿脓宿垢，恶水气利，脚气痔疾，（《开宝》）瘰疬疥癣，妇人月闭，气血冲心，产后恶露不行，及大人暗风痫风，癫狂心风，小儿胎风脐风等证，（东垣）并皆治之。大抵此剂宣行五脏，通利经络，其性好走，亦可横行直往，追逐风湿邪气，荡除痰涎冷积，神功特奏。"

《本草备要·卷之一·草部·威灵仙》："治中风痛风，头风顽痹（湿热流于肢节之间，肿属湿，痛属热，汗多属风，麻属气虚，木属湿痰死血。十指麻木，亦是胃中有湿痰死血，脾主四肢故也。痛风当分新久，新痛属寒，宜辛温药；久痛属热，宜清凉药。河间所谓暴病非热，久病非寒是也。大法宜顺气、清痰、搜风、散湿、养血、去瘀为要。'威灵仙传'曰：一人手足不遂数十年，遇新罗僧曰，得一药可治，入山求之，乃威灵仙也，服之而愈），癥瘕积聚，痰水宿脓，黄疸浮肿，大小肠秘，风湿痰气，一切冷痛。性极快利，积疴不痊者，服之有捷效。然疏泄真气，弱者慎用。"

93. 厚朴

《神农本草经·卷三·中品药·厚朴》："味苦，温。主中风，伤寒，头痛，寒热，惊悸气，血痹，死肌。去三虫。"

《本草经集注·卷第四·草木中品·厚朴》："味苦，温、大温，无毒。主治中风，伤寒，头痛，寒热，惊悸，气血痹，死肌。去三虫。温中，益气，消痰下气，治霍乱及腹痛，胀满，胃中冷逆，胸中呕逆不止，泄痢，淋露，除惊，去留热，止烦满，厚肠胃。一名厚皮，一名赤朴。"

94. 骨碎补

《得配本草·卷四·草部·骨碎补》："辛、苦、温。入足少阴经。坚肾固齿。治耳鸣久泻，痿痹折伤，去骨中毒风。"

95. 钩吻

《本草经集注·卷第五·草木下品·钩吻》："味辛，温，有大毒。主治金创乳痓，中恶风，咳逆上气，水肿，杀鬼疰蛊毒。破癥积，除脚膝痹痛，四肢拘挛，恶疮疥虫，杀鸟兽。一名野葛。折之青烟出者名固活。甚热，不入汤。生傅高山谷及会稽东野。"

96. 独活

《本草备要·卷之一·草部·独活》："治本经伤风头痛，头晕目眩（宜与细辛同用），风热齿痛（文潞公《药准》用独活、地黄等分为末，每服三钱），痓痛湿痹（项背强直，手足反张曰痓；湿流关节，痛而烦曰湿痹。风胜湿，故二活兼能去湿），奔豚疝瘕（肾积曰奔豚，风寒湿客于肾家所致。瘕疝亦然）。有风不动，无风反摇，又名独摇草（故治风）。"

《得配本草·卷二·草部·独活》："辛、苦，微温。入足少阴经气分。治本经伏风，头痛喘逆，目眩齿痛，下焦寒湿，两足痛痹，腰腹疼痛，奔豚疝瘕。"

《本草撮要·卷一·草部·独活》："味辛、苦，微温。入足厥阴经。功专通关逐痹，发表散寒。得细辛治少阴伏风头痛、头晕目眩，得地黄治风热齿痛。"

97. 疥柏

《本草经集注·卷第七·草木类·疥柏》："味辛，温，无毒。主轻身，治痹。五月采，阴干。"

98. 闾茹

《本草经集注·卷第五·草木下品·闾茹》："味辛、酸，寒、微寒，有小毒。主蚀恶肉，败疮，死肌，杀疥虫，排脓恶血，除大风热气，善忘，不乐。去热痹，破癥瘕，除息肉。一名屈据，一名离娄。生代郡川谷。五月采根，阴干。黑头者良。"

《得配本草·卷三·草部·闾茹》："辛，寒，有小毒。排脓杀虫。破癥瘕，除热痹，去死肌，退风热。"

99. 姜黄

《本草备要·卷之二·草部·姜黄》："治气胀血积，产后败血攻心，通月经，疗扑损。片子者能入手臂，治风寒湿痹（血虚臂痛者勿用。时珍曰：入臂治痛，其兼理血中之气可知）。"

《得配本草·卷二·草部·姜黄》："苦、辛，温。入足太阴兼足厥阴经血分。破血下气。除风热，消痈肿，功力烈于郁金。配肉桂，治心痛难忍，及产后血块痛。片子姜黄善理血中之气，治手臂风痹疼痛。以扁如干姜形者，为片子姜黄。血虚者禁用。"

100. 类鼻

《本草经集注·卷第七·草木类·类鼻》："味酸，温，无毒。主治痿痹。一名类重。生田中高地，叶如天名精，美根。五月采。"

101. 扁青

《本草经集注·卷第二·玉石三品·扁青》："味甘，平，无毒。主目痛，明目，折跌痈肿，金创不瘳，破积聚，解毒气，利精神，去寒热风痹，及丈夫茎中百病，益精。久服轻身，不老。生朱崖山谷武都、朱提，采无时。"

102. 秦艽

《神农本草经·卷三·中品药·秦艽》："味苦，平。主寒热邪气，寒湿，风痹，肢节痛，下水，利小便。生山谷。"

《本草经集注·卷第四·草木中品·秦艽》："味苦、辛，平、微温，无毒。主治寒热邪气，寒湿风痹，肢节痛，下水，利小便。治风无问久新，通身挛急。生飞乌山谷。二月、八月采根，曝干。"

《本草备要·卷之一·草部·秦艽》："治风寒湿痹（《经》曰：风寒湿三气杂至，合而为痹。风胜为行痹，寒胜为痛痹，湿胜为著痹。痹在于骨则体重，在脉则血涩，在筋则拘挛，在肉则不仁，在皮则寒），通身挛急（血不荣筋），虚劳骨蒸（时珍曰：手足阳阴经药，兼入肝胆。阳明有湿，则手足酸痛寒热，有热则日晡潮热骨蒸。《圣惠方》治急劳烦热，秦艽、柴胡各一两，甘草五钱，为末，每服三钱。治小儿骨蒸潮热食减瘦弱，秦艽、炙甘草各一两，每服一二钱，钱乙加薄荷五钱），疸黄酒毒，肠风泻血，口噤牙痛（齿下龈属手阳明大肠经。张洁古曰：秦艽能去下牙痛，及本经风湿），湿胜风淫之证,利大小便(牛乳点服,兼治黄疸,烦渴便赤)。"

《得配本草·卷二·草部·秦艽》:"辛、苦、温。入手足阳明经气分,去风湿寒痹,疗黄疸酒毒,舒筋养血。(皆祛湿之功)"

103. 秦皮

《神农本草经·卷三·中品药·秦皮》:"味苦,微寒。主风寒湿痹,洗洗寒气,除热,目中青翳、白膜。久服,头不白,轻身。生川谷。"

《本草经集注·卷第四·草木中品·秦皮》:"味苦,微寒、大寒,无毒。主治风寒湿痹,洗洗寒气,除热,目中青翳白膜。治男子少精,妇人带下,小儿痫,身热。可作洗目汤。久服头不白,轻身,皮肤光泽,肥大有子。一名岑皮,一名石檀。生庐江川谷及宛朐。二月、八月采皮,阴干。"

《得配本草·卷七·木部·秦皮》:"苦,寒、涩。入足厥阴、少阴经。治下痢崩带,疗风寒湿痹,祛肝热,点白膜。"

104. 秦龟

《本草经集注·卷第六·虫兽三品·上品·秦龟》:"味苦,无毒。主除湿痹气,身重,四肢关节不可动摇。生山之阴土中,二月、八月取。"

105. 秦菽

《神农本草经·卷三·中品药·秦菽》:"味辛,温。主风邪气,温中,除寒痹,坚齿发,明目。久服,轻身,好颜色,耐老增年,通神。生川谷。"

106. 秦椒

《本草经集注·卷第三·草木上品·秦椒》:"味辛,温、生温熟寒,有毒。主治风邪气,温中,除寒痹,坚齿长发,明目。治喉痹,吐逆,疝瘕,去老血,产后余疾,腹痛,出汗,利五脏。久服轻身,好颜色,耐老,增年,通神。生太山川谷及秦岭上,或琅琊。八月、九月采实。"

107. 荝草

《本草经集注·卷第七·有名无实类药物·草木类·荝草》:"味甘,无毒。主治盛伤痹肿。生山泽,如蒲黄,叶如芥。"

108. 莨菪子

《神农本草经·卷四·下品药·莨荡子》:"味苦,寒。主齿痛出虫,肉痹拘急,使人健行,见鬼。多食,令人狂走。久服,轻身,走及奔马,强志、益力,通神。一名横唐。生川谷。"

《本草经集注·卷第五·草木下品·莨菪子》:"味苦、甘,寒,有毒。主治齿痛,出虫,肉痹,拘急,使人健行,见鬼。治癫狂风痫,颠倒拘挛。多食令人狂走。久服轻身,走及奔马,强志,益力,通神。一名横唐,一名行唐。生海滨川谷及雍州。五月采子。"

109. 桂心

《本草备要·卷之三·木部·桂心》:"治风痹癥瘕,噎膈腹满,腹内冷痛,九种心痛。"

110. 桔梗

《本草经集注·卷第四·草木中品·桔梗》:"味辛、苦,微温,有小毒。主胸胁痛如刀刺,腹满,肠鸣幽幽,惊恐悸气。利五脏肠胃,补血气,除寒热风痹,温中消谷,治喉咽痛,下蛊毒。一名利如,一名房图,一名白药,一名梗草,一名荠苨。生嵩高山谷及冤句。二、八月采根,曝干。"

111. 桃仁

《本草备要·卷之三·果部·桃仁》:"桃叶能发汗。凡伤寒、风痹发汗不出,以火煅地,用水洒之,铺干桃叶厚二三寸,席卧,温复取大汗,敷粉极燥,即瘥。"

《得配本草·卷六·果部·桃》:"甘、苦、平。入手足厥阴经血分。去滞生新,缓肝润燥。治血结畜血,瘀血癥瘕,血滞风痹,血痢经闭,热入血室,产后血病,心腹诸痛。"

112. 夏枯草

《神农本草经·卷四·下品药·夏枯草》:"味苦,辛,主寒热、瘰疬、鼠瘘、头创,破癥,散瘿结气,脚肿湿痹。轻身。一名夕句,一名乃东。生川谷。"

《本草经集注·卷第五·草木下品·夏枯草》:"味苦、辛,寒,无毒。主治寒热瘰疬、鼠瘘头疮,破癥,散瘿结气,脚肿湿痹。轻身。一名夕句,一名乃东,一名燕面。生蜀郡川谷,四月采。"

113. 原蚕砂

《本草经集注·卷第六·虫兽三品·原蚕蛾》:"雄者有小毒。主益精气,强阴道,交接不倦,亦止精。屎:温,无毒。主肠鸣,热中,消渴,风痹,瘾疹。"

《本草备要·卷之四·鳞介鱼虫部·原蚕砂》:"蚕食而不饮,属火性燥,燥能去风胜湿(经曰:燥胜风,燥属金,风属木也)。其沙辛甘而温,炒黄浸酒,治风湿为病,支节不随,皮肤顽痹,腰脚冷痛,冷血瘀血(史国公药酒中用之)。炒热,熨患处亦良(寇宗奭曰:醇酒三升,拌蚕沙五升,蒸热铺暖室席上,令患冷风气痹人以患处就卧,厚复取汗。不愈,间日再作,须防昏闷)。"

114. 柴胡

《新修本草·卷第六·柴胡》:"为君,味苦,平、微寒,无毒。主心腹,去肠胃中结气,饮食积聚,寒热邪气,推陈致新。除伤寒心下烦热,诸痰热结实,胸中邪逆,五脏间游气,大肠停积水胀,及湿痹拘挛,亦可作浴汤。久服轻身,明目,益精。一名地薰,一名山菜,一名茹草,叶一名芸蒿,辛香可食。生洪农川谷及宛朐,二月、八月采根,曝干。"

115. 豹皮

《新修本草·卷第十五·兽下·豹皮》:"性热。主冷痹脚气,熟之,以缠病上,即瘥。"

116. 栾荆

《新修本草·卷第十四·栾荆》:"味辛、苦,温,有小毒。主大风,头面手足诸风,癫痫,狂痓,湿痹寒冷疼痛。"

117. 烟草

《本草备要·卷之二·草部·烟草》:"治风寒湿痹,滞气停痰,山岚瘴雾。其气入口,不循常度,顷刻而周一身,令人通体俱快,醒能使醉,醉能使醒,饥能使饱,饱能使饥。"

118. 海桐皮

《本草汇言·卷之九·木部·海桐皮》:"行经络,去血分风湿之药也(《别录》)。《开宝》方主赤白痢疾(桂谷山稿),延绵日久,或风眼肿赤,暴发流行;又主血脉顽痹,臂膊酸疼,腰脚攻痛,动履不遂,凡风蹶痿痹之疾,特需用之。如痢疾、赤眼、痹蹶诸证,非关风湿者不宜用。"

《本草备要·卷之三·木部·海桐皮》:"苦温(《经疏》云:应兼辛),入血分。祛风、去湿、杀虫,能行经络达病所。治风蹶顽痹,腰膝疼痛(《传信方》:海桐、薏苡各二两,芎䓖、羌活、地骨皮、五加皮各二两,甘草五钱,生地七两,酒二斗浸,此方不得增减。早、中、晚饮,常令醺醺)。"

119. 桑白皮

《本草备要·卷之三·木部·桑白皮》:"桑乃箕星之精。其木利关节,养津液,行水(《录验》方:枝皮细剉,酿酒服良)祛风(桑枝一升,细剉,炒香,水三升熬至二升,一日服尽,名桑枝煎,治风气、脚气、口渴)。其火拔引毒气,祛风寒湿痹(凡痈疽不起,瘀肉不腐,瘰疬、流注、臁顽、恶疮不愈,用桑木片扎成小把,燃火,吹息,灸患处。内服补托药良)。煎补药,熬诸膏,宜用桑柴,内亦宜桑枝搅……桑叶甘寒。手、足阳明(大肠、胃)之药,凉血(刀斧伤者,为末干贴之妙)燥湿,去风明目(采经霜者,煎汤洗眼,去风泪。洗手足,去风痹。桑叶、黑芝麻等分,蜜丸,名扶桑丸,除湿去风,乌须明目。以五月五日,六月六日,立冬日,采者佳)。"

120. 桑寄生

《本草经集注·卷第三·草木上品·桑上寄生》:"味苦、甘,平,无毒。主治腰痛,小儿背强,痈肿,安胎,充肌肤,坚发齿,长须眉。主金创,去痹,女子崩中,内伤不足,产后余疾,下乳汁。其实:明目,轻身,通神。一名寄屑,一名寓木,一名宛童,一名茑,生弘农川谷桑树上。三月三日采茎、叶,阴干。"

121. 理石

《本草经集注·卷第二·玉石三品·理石》:"味辛、甘,寒、大寒,无毒。主治身热,利胃,解烦,益精,明目,破积聚,去三虫。除荣卫中去来大热,结热,解烦毒,止消渴,及中风痿痹。一名立制石,一名肌石,如石膏,顺理而细。生汉中山谷及卢山,采无时。"

122. 菝葜

《本草经集注·卷第四·草木中品·菝葜》:"味甘,平、温,无毒。主治腰背寒痛,风痹,益血气,止小便利。生山野,二月、八月采根,曝干。"

123. 葸葆子

《本草经集注·卷第三·草木上品·葸葆子》:"味辛,微温,无毒。主明目,目痛,泪出,除痹,补五脏,益精光。治心腹腰痛。"

124. 黄护草

《本草经集注·卷第七·有名无实类药物·草木类·黄护草》:"无毒。主治痹,益气,令人嗜食。生陇西。"

125. 草薢

《神农本草经·卷三·中品药·萆薢》:"味苦,平。主腰背痛强,骨节风寒湿,周痹,恶创不瘳,热气。生山谷。"

《本草经集注·卷第四·草木中品·萆薢》："味苦、甘,平,无毒。主治腰背痛强,骨节风寒湿,周痹,恶疮不瘳,热气,伤中恚怒,阴痿失溺,关节老血,老人五缓。一名赤节。生真定山谷。二月、八月采根,曝干。"

《本草备要·卷之二·草部·萆薢》："治风寒湿痹,腰痛久冷,关节老血,膀胱宿水,阴痿失溺,茎痛遗浊,痔瘘恶疮(诸病皆阳明湿热流入下焦,萆薢能除浊分清,古方有萆薢分清饮。史国信云:若欲兴阳,先滋筋力;若欲便清,先分肝火)。"

126. 菊花

《本草经集注·卷第三·草木上品·菊花》："味苦、甘,平,无毒。主治风头,头眩肿痛,目欲脱,泪出,皮肤死肌,恶风,湿痹。治腰痛去来陶陶,除胸中烦热,安肠胃,利五脉,调四肢。久服利血气,轻身,耐老,延年。一名节花。一名日精,一名女节,一名女花,一名女茎,一名更生,一名周盈,一名傅延年,一名阴成。生雍州川泽及田野。正月采根,三月采叶,五月采茎,九月采花,十一月采实,皆阴干。"

《得配本草·卷三·草部·菊花》："甘,平。入手太阴,兼足少阳经血分。清金气,平木火。一切胸中烦热,血中郁热,四肢游风,肌肤湿痹,头目眩晕者,俱无不治。"

127. 蛇全

《本草经集注·卷第五·草木下品·蛇全》："味苦,微寒,无毒。主治惊痫,寒热,邪气,除热,金疮,疽痔,鼠瘘,恶疮,头疡。治心腹邪气,腹痛,湿痹。养胎,利小儿。一名蛇衔。八月采,阴干。即是蛇衔,蛇衔有两种,并生石上。当用细叶黄花者,处处有之。亦生黄土地,不必皆生石上也。"

128. 蛇床子

《神农本草经·卷二·上品药·蛇床子》："味苦,平。主妇人阴中肿痛,男子阳痿、湿痒,除痹气,利关节,癫痫恶创。久服,轻身。一名蛇米。生川谷及田野。"

《本草经集注·卷第三·草木上品·蛇床子》："味苦、辛、甘,平,无毒。主治妇人阴中肿痛,男子阴痿湿痒,除痹气,利关节,癫痫,恶疮。温中下气,令妇人子脏热,男子阴强。久服轻身,好颜色,令人有子。一名蛇粟,一名蛇米,一名虺床,一名思益,一名绳毒,一名枣棘,一名蘠蘼。生临淄川谷及田野,五月采实,阴干。"

《神农本草经百种录·上品·蛇床子》："味苦,平。主妇人阴中肿痛,男子阴痿、湿痒,皆下体湿毒之病。除痹气,利关节,除湿痰在筋骨之证;癫痫,除湿痰在心之证;恶疮,亦湿毒所生。久服轻身,湿去则身轻。蛇床生阴湿卑下之地,而芬芳燥烈,不受阴湿之气,故入于人身,亦能于下焦湿气所归之处,逐其邪而补其正也。"

129. 麻黄

《本草备要·卷之一·草部·麻黄》："治中风伤寒(中,犹伤也),头痛温疟,咳逆上气(风寒郁于肺经。《经》曰:诸气膹郁,皆属于肺),痰哮气喘(哮证宜泻肺气,虽用麻黄,而不出汗,本草未载),赤黑斑毒(胃热。一曰斑证,表虚不得再汗,非便闭亦不可下,只宜清解其热),毒风疹痹,皮肉不仁,目赤肿痛,水肿风肿。"

130. 麻蕡

《本草经集注·卷第七·米食部药物·上品·麻蕡》："味辛,平,有毒。主治五劳七伤,利五脏下血寒气,破积,止痹,散脓。多食令人见鬼狂走。久服通神明,轻身。一名马勃,此麻花上勃勃者。七月七日采,良。"

131. 商陆

《神农本草经·卷四·下品药·商陆》："味辛,平。主水胀、疝瘕、痹,熨除痈肿,杀鬼精物。一名葛根,一名夜呼。生川谷。"

《本草经集注·卷第五·草木下品·商陆》："味辛、酸,平,有毒。主治水胀、疝瘕痹,熨除痈肿,杀鬼精物。治胸中邪气,水肿,痿痹,腹满洪直,疏五脏,散水气。如人形者,有神。一名葛根,一名夜呼。生咸阳川谷。"

132. 旋覆花

《本草经集注·卷第五·草木下品·旋覆花》："味咸、甘,温、微温,冷利,有小毒。主治结气,胁下满,惊悸,除水,去五脏间寒热,补中下气。消胸上痰结,唾如胶漆,心胁痰水,膀胱留饮,风气湿痹,皮间死肉,目中眵䁾,利大肠,通血脉,益色泽。一名金沸草,一名盛椹,一名戴椹。其根:主风湿。生平泽川谷。五月采花,日干,二十日成。"

133. 葛根

《神农本草经·卷三·中品药·葛根》："味

甘,平。主消渴,身大热,呕吐,诸痹,起阴气,解诸毒,葛谷,主下利十岁以上。一名鸡齐根。生种谷。"

《本草经集注·卷第四·草木中品·葛根》:"味甘,平,无毒。主治消渴,身大热,呕吐,诸痹,起阴气,解诸毒。治伤寒中风头痛,解肌发表出汗,开腠理,治金疮,止痛,胁风痛。"

134. 紫加石

《本草经集注·卷第七·玉石类·紫加石》:"味酸。主治痹血气。一名赤英,一名石血。赤无理。生邯郸山,如爵茈。二月采。三十六水方呼为紫贺石。"

135. 紫苏

《得配本草·卷二·草部·紫苏》:"子:降气定喘,宽肠开郁,利大小便,温中祛寒,消痰止嗽。得川贝,降气止嗽。配萝卜子、桑白皮,治消渴变水(服此令水从小便出)。研末,入粳米煮粥,和葱、椒、姜、豉食,治风寒湿痹。"

136. 景天

《本草经集注·卷第三·草木上品·景天》:"味苦、酸,平,无毒。主治大热,火疮,身热烦,邪恶气。诸蛊毒、痂疕,寒热风痹,诸不足。花:主治女人漏下赤白,轻身,明目。久服通神不老。一名戒火,一名火母,一名救火,一名据火,一名慎火。生太山川谷。四月四日、七月七日采,阴干。"

137. 蛴螬

《神农本草经·卷三·中品药·蛴螬》:"味咸,微温。主恶血、血瘀(《御览》作血瘴),痹气,破折,血在胁下坚满痛,月闭,目中淫肤,青翳白膜。一名蟦蛴。生平泽。"

《本草汇言·卷之十七·虫部·蛴螬》:"治恶血瘀血,血闭不通之药也(《本经》)。汤济庵曰:前古治血瘀痹气,如仲景方之大黄䗪虫丸,用此取其去胁下坚满而痛;《本事方》之养血地黄丸,用此取其活血痹不通,如《药性论》之,取汁滴目中,血开翳障之复明,滴喉间而通喉痹之肿闭;又如鲁嗣伯之取蛴螬,捏其脊背,待口中吐出涎水,用抹诸溃疮成破伤风以致垂死者,觉身麻汗出无不生活。又同猪蹄作羹食之,通血道而下乳汁,盖此药能行血分,散结行滞,即活血瘀痹气之意。如已上诸证,非关血瘀血痹不通为病者,勿与也。"

138. 曾青

《神农本草经·卷二·上品药·曾青》:"味酸,小寒。主目痛,止泪,出风痹,利关节,通九窍,破癥坚积聚。久服轻身,不老。能化金、铜,生山谷。"

《本草经集注·卷第二·玉石三品·上品·曾青》:"味酸,小寒,无毒。主治目痛,止泪出,风痹,利关节,通九窍,破癥坚、积聚,养肝胆,除寒热,杀白虫,治头风、脑中寒,止烦渴,补不足,盛阴气。久服轻身不老。能化金、铜。生蜀中山谷及越西,采无时。"

139. 蒴藋

《本草经集注·卷第五·草木下品·蒴藋》:"味酸,温,有毒。主治风瘙瘾疹,身痒,湿痹,可作浴汤。一名堇草,一名芨,生田野。春夏采叶,秋冬采茎、根。田野墟村中甚多,绝治风痹痒痛,多用薄洗,不堪入服,亦有酒渍根,稍饮之者。"

140. 蜀格

《本草经集注·卷第七·有名无实类药物·草木类·蜀格》:"味苦,平,无毒。主治寒热,痿痹,女子带下,痈肿。生山阳,如藋菌,有刺。"

141. 蜀菽

《神农本草经·卷四·下品药·蜀菽》:"味辛,温。主邪气、咳逆,温中,逐骨节,皮肤死肌,寒湿痹痛,下气。久服之,头不白,轻身增年。生川谷。"

142. 蜀椒

《本草经集注·卷第五·草木下品·蜀椒》:"味辛,温、大热,有毒。主治邪气咳逆,温中,逐骨节皮肤死肌,寒湿痹痛,下气。"

143. 鼠耳

《本草经集注·卷第七·有名无实类药物·草木类·鼠耳》:"味酸,无毒。主治痹寒,寒热,止咳。一名无心。生田中下地,厚花,肥茎。"

144. 鼠壤土

《本草纲目·纲目第七卷(下)·土之一·鼠壤土》:"中风筋骨不随,冷痹骨节疼,手足拘急,风掣痛。"

145. 魁蛤

《本草经集注·卷第六·虫兽三品·上品·魁蛤》:"味甘,平,无毒。主治痿痹,泄痢,便脓血。一名魁陆,一名活东。生东海,正圆两头空,表有文,取无时。"

146. 蔓荆子

《神农本草经·卷二·上品药·蔓荆实》："味苦,微寒。主筋骨间寒热痹、拘挛,明目坚齿,利九窍,去白虫。久服,轻身耐老,小荆实亦等。生山谷。"

《本草经集注·卷第三·草木上品·蔓荆实》："味苦、辛,微寒、平、温,无毒。主治筋骨间寒热,湿痹拘挛,明目坚齿,利九窍。去白虫、长虫。主风头痛,脑鸣,目泪出。益气,久服轻身,耐老。令人光泽,脂致,长须发。小荆实亦等。生益州。"

《本草备要·卷之三·木部·蔓荆子》："辛苦微寒,轻浮升散。入足太阳、阳明、厥阴（膀胱、胃、肝）经。搜风凉血,通利九窍。治湿痹拘挛,头痛脑鸣（太阳脉络于脑）,目赤齿痛（齿虽属肾,为骨之余。而上龈属足阳明,下龈属手阳明。阳明风热上攻,则动摇肿痛）,头面风虚之证。明目固齿,长发泽肌。"

《得配本草·卷七·木部·蔓荆子》："辛、苦,微温。入足太阳、厥阴经气分。搜肝风,祛寒湿,除头痛,止睛疼,利九窍,杀白虫,治湿痹拘挛,疗脑鸣齿痛。"

147. 蔓椒

《神农本草经·卷四·下品药·蔓椒》："味苦,温。主风寒湿痹、历节疼,除四肢厥气、膝痛。一名家椒。生川谷及邱冢间。"

《本草经集注·卷第五·草木下品·蔓椒》："味苦,温,无毒。主治风寒湿痹,历节疼痛,除四肢厥气,膝痛。一名豕椒,一名猪椒,一名彘椒,一名狗椒。生云中山川谷及丘冢间。采茎、根,煮酿酒。"

148. 酸枣仁

《神农本草经·卷二·上品药·酸枣》："味酸,平。主心腹寒热,邪结气聚,四肢酸疼,湿痹。久服,安五脏,轻身延年。生川泽。"

《本草经集注·卷第三·草木上品·酸枣》："味酸,平,无毒。主治心腹寒热,邪结气,四肢酸疼湿痹;烦心不得眠,脐上下痛,血转、久泄,虚汗、烦渴。补中,益肝气,坚筋大骨,助阴气,令人肥健。久服安五脏,轻身延年。生河东川泽。八月采实。阴干卌日成。"

149. 磁石

《神农本草经·卷三·中品药·磁石》："味辛,寒。主周痹风湿,肢节中痛,不可持物,洗洗酸消,除大热烦满及耳聋。一名元石,生山谷。"

《本草经集注·卷第二·玉石三品·中品·磁石》："味辛、咸,寒,无毒。主治周痹风湿,肢节中痛,不可持物,洗洗酸消,除大热,烦满及耳聋。养肾脏,强骨气,益精,除烦,通关节,消痈肿鼠瘘,颈核喉痛,小儿惊痫,炼水饮之。亦令人有子。一名玄石,一名处石。生大山川谷及慈山山阴,有铁处则生其阳,采无时。"

150. 豨莶草

《本草备要·卷之一·草部·豨莶草》："治肝肾风气,四肢麻痹,筋骨冷痛,腰膝无力,风湿疮疡。若痹痛由脾肾两虚、阴血不足,不由风湿而得者,忌服（风药能燥血）。"

《得配本草·卷三·草部·豨莶草》："苦、辛,有小毒。生寒,熟温。入足厥阴经血分。专治风湿四肢麻痹,筋骨疼痛,腰膝软弱。"

151. 漏芦

《神农本草经·卷二·上品药·漏芦》："味甘,咸寒。主皮肤热、恶创、疽痔、湿痹,下乳汁。久服,轻身益气,耳目聪明,不老延年。一名野兰。生山谷。"

《本草经集注·卷第三·草木上品·漏芦》："味苦、咸,寒、大寒,无毒。主治皮肤热,恶疮,疽痔,湿痹,下乳汁。止遗溺,热气疮痒如麻豆,可作浴汤。久服轻身,益气,耳目聪明,不老延年。一名野兰。生乔山山谷。八月采根,阴干。"

152. 熊脂

《神农本草经·卷二·上品药·熊脂》："味甘,微寒。主风痹不仁,筋急,五脏腹中积聚,寒热羸瘦,头疡白秃,面皯疱。久服,强志,不饥轻身。生山谷。"

《本草经集注·卷第六·虫兽三品·上品·熊脂》："味甘,微寒、微温,无毒。主治风痹不仁,筋急,五脏腹中积聚,寒热,羸瘦。头疡白秃,面皯疱食饮呕吐。久服强志,不饥轻身,长年。生雍州山谷。十一月取。"

153. 蝎子

《医学衷中参西录·药物·蝎子解》："蝎子:色青,味咸（本无咸味,因皆腌以盐水,故咸）,性微温。善入肝经,搜风发汗,治痉痫抽掣,中风口眼歪斜,或周身麻痹,其性虽毒,转善解毒,消除一切疮疡，为蜈蚣之伍药，其力相得益彰也。"

154. 熟地黄

《本草备要·卷之一·草部·熟地黄》："甘而微温。入手足少阴、厥阴经。滋肾水，补真阴，填骨髓，生精血，聪耳明目（耳为肾窍，目为肝窍，目得血而能视，耳得血而能聪），黑发乌髭。治劳伤风痹，胎产百病，为补血之上剂。"

《得配本草·卷三·草部·熟地黄》："甘、微温，微苦。入手足少阴、厥阴经血分。补真阴，填骨髓。凡阴虚火炎，水泛为痰，津枯无汗，烦躁不宁，耳目聋瞆，神气散失，脂膏残薄，小水不利，大便不实，痿痹不仁，宿滞不化，真阳不回等症，非此不疗。"

155. 薇衔

《神农本草经·卷二·上品药·薇衔》："味苦，平。主风湿痹、历节痛，惊痫、吐舌、悸气，贼风，鼠瘘，痈肿。一名糜衔。生川泽。"

《本草经集注·卷第四·草木中品·薇衔》："味苦，平、微寒，无毒。主治风湿痹，历节痛，惊痫吐舌，悸气，贼风，鼠瘘，痈肿，暴症，逐水，治痿蹶。久服轻身明目。一名糜衔，一名承膏，一名承肌，一名无心，一名无颠。生汉中川泽及宛朐、邯郸。七月采茎、叶，阴干。"

《得配本草·卷三·草部·薇衔》："苦，微寒。入足阳明、厥阴、少阴经。治风湿痹痛痈肿。"

156. 薏苡仁

《神农本草经·卷二·上品药·薏苡仁》："味甘，微寒。主筋急，拘挛不可屈伸，风湿痹，下气。久服，轻身、益气。其根，下三虫。一名解蠡。生平泽及田野。"

《本草经集注·卷第三·草木上品·薏苡仁》："味甘，微寒，无毒。主治筋急拘挛、不可屈伸、风湿痹，下气。除筋骨邪气不仁，利肠胃，消水肿，令人能食。久服轻身益气。其根：下三虫。一名解蠡，一名屋菼，一名起实，一名籦。生真定平泽及田野。八月采实，采根无时。"

《本草汇言·卷之十四·谷部·薏苡仁》："养胃健脾，清肺导肾之药也。缪氏（仲淳）曰：此药得天地冲和沉厚之气以生，色白体重，质凝味甜，为脾、胃、肺、肾和水火之剂。寒而不泄，温而不燥，补而不滞，利而不克，至和至美之品也。前古谓久服益气轻身，去风湿痹气以致筋急拘挛不可

屈伸者（痹胀闭不行也）。作粥酿酒。或为汤散丸剂。如久病虚人，老羸幼弱之疾，咸宜用之。方氏（龙潭）曰：凡风湿之证，或麻或痛，而肢体枸挛；或胀或肿，而脚膝难履；或痿或痹，而腰脊酸疼；或胀或浮，而皮肤水肿；或嗽或唾，而痰涎壅盛；或泄或泻，而大便不实；或壅或痿，而咳唾脓血；或癃或闭，而淋沥带浊，是皆脾、肺、肾经蕴湿郁火之证。惟此剂可以治之。其味甘入脾，气平和肺，微寒入肾，为养正去邪之神药。"

《神农本草经百种录·上品·薏苡仁》："味甘微寒。主筋急拘挛，不可屈伸，风湿痹，专除阳明之湿热；下气，直达下焦；久服，轻身益气，阳明气利则体强而气充也；其根下三虫，除阳明湿热所生之虫。薏苡仁甘淡冲和，质类米谷，又体重力厚，故能补益胃气，舒筋除湿中虚，故又能通降湿热使下行。盖凡筋急痹痛等疾，皆痿证之类。《内经》治痿，独取阳明。薏苡为阳明之药，故能已诸疾也。"

157. 鞠华

《神农本草经·卷二·上品药·鞠华》："味苦，平。主风，头眩肿痛，目欲脱，泪出，皮肤死肌，恶风湿痹。久服，利血气，轻身、耐老、延年。一名节华，生川泽及田野。"

158. 麋脂

《神农本草经·卷四·下品药·麋脂》："味辛，温。主痈肿、恶创、死肌，寒风湿痹，四肢拘缓不收，风头，肿气，通腠理。一名官脂。生山谷。"

《本草经集注·卷第六·虫兽三品·下品·麋脂》："味辛，温，无毒。主治痈肿，恶疮，死肌，寒风湿痹，四肢拘缓不收，风头肿气，通腠理，柔皮肤，不可近阴，令痿。一名宫脂。畏大黄。角：味甘，无毒。主痹，止血，益气力。生南山山谷，生淮海边泽中，十月取。"

159. 礜石

《神农本草经·卷四·下品药·礜石》："味辛，大热。主寒热，鼠瘘蚀创，死肌，风痹，腹中坚。一名青分石，一名立制石，一名固羊石（《御览》引云：除热，杀百兽。《大观本》作黑字）。出山谷。"

《本草经集注·卷第三·玉石三品·礜石》："味辛，甘，大热，生温、熟寒，有毒。主治寒热，鼠

瘘,蚀疮,死肌,风痹,腹中坚癖,邪气,除热。明目,下气,除膈中热,止消渴,益肝气,破积聚,痼冷腹痛,去鼻中息肉。久服令人筋挛。火炼百日,服一刀圭。不炼服,则杀人及百兽。一名青分石,一名立制石,一名固羊石,一名白礜石,一名大白石,一名泽乳,一名食盐。生汉中山谷及少室,采无时。"

160. 蠡实

《神农本草经·卷三·中品药·蠡实》:"味甘,平。主皮肤寒热,胃中热气,寒湿痹,坚筋骨,令人嗜食。久服,轻身。花、叶:去白虫。一名剧草,一名三坚,一名豕首。生川谷。"

《本草经集注·卷第四·草木中品·蠡实》:"味甘,平、温,无毒。主治皮肤寒热,胃中热气,风寒湿痹,坚筋骨。令人嗜食。止心烦满,利大小便,长肌肉肥大。久服轻身。花、叶:去白虫,治喉痹,多服令人溏泄。一名荔实,一名剧草,一名三坚,一名豕首。生河东川谷。五月采实,阴干。"

三、治痹证药对

1. 麻黄+肉桂

《得配本草·卷三·草部·麻黄》:"得肉桂,治风痹冷痛。"

《本草撮要·卷一·草部·麻黄》:"味苦辛。入手太阴足太阳经。功专散邪通阳。得射干治肺痿上气,得桂心治风痹冷痛。"

2. 薏苡仁+附子

《得配本草·卷五·谷部·薏苡仁》:"配附子,治周痹。"

3. 桑枝+桂枝

《得配本草·卷七·木部·桑》:"桑枝:甘、苦,平。入手太阴经。治风湿,通关节,除肺咳,利小便,散寒消食。得桂枝,治肩背痹痛。"

《本草撮要·卷二·木部·桑枝》:"味甘苦。入手足太阴经。功专去风湿拘挛。得桂枝治肩臂痹痛,得槐枝、柳枝、桃枝洗遍身痒。"

4. 草乌+五灵脂

《本草撮要·卷一·草部·草乌头》:"味苦辛。入手厥阴少阳经。功专治诸风。得五灵脂治风湿痹水,得蛤粉、茴香治结阴下血,得川椒、鸡子白治腹中癥结。惟性至毒,不可轻投。姜汁炒或豆腐煮用。乌头三个去皮脐为末,醋调,贴治腰脚冷痛。"

5. 萆薢+杜仲

《本草撮要·卷一·草部·萆薢》:"味苦。入足阳明厥阴经。功专去风湿。得杜仲治腰脚痹软,得石菖蒲、益智仁治白浊频数茎痛。"

6. 白蔹+附子

《本草撮要·卷一·草部·白蔹》:"味苦。入足少阳厥阴经。功专清上逆之火,泄下郁之热,以及阴肿带下。得白芷治诸物哽咽,得附子治风痹筋急。"

四、治痹证食物

1. 大黄豆卷

《神农本草经·卷三·中品药·大黄豆卷》:"味甘,平。主湿痹,筋挛,膝痛。"

《本草经集注·卷第七·米食部药物·中品·大豆黄卷》:"味甘,平,无毒。主治湿痹,筋挛,膝痛。五脏胃气结积,益气,止毒。去黑皯,润泽皮毛。生大豆:味甘,平。涂痈肿,煮饮汁,杀鬼毒,止痛。逐水胀,除胃中热痹,伤中,淋露,下瘀血,散五脏结积、内寒,杀乌头毒。久服令人身重。熬屑:味甘。主胃中热,去肿,除痹,消谷,止腹胀。生太山平泽,九月采。"

《得配本草·卷五·谷部·大豆黄卷》:"甘,平。入足少阴经气分。除胃热,疗湿痹。"

2. 小麦

《本草备要·卷之四·谷菜部·小麦》:"麦麸醋拌蒸,能散血止痛,熨腰脚折伤,风湿痹痛,寒湿脚气,互易至汗出良。"

3. 丹雄鸡

《神农本草经·卷二·上品药·丹雄鸡》:"味甘,微温。主女人崩中漏下,赤白沃,补虚温中,止血,通神,杀毒,辟不祥。黑雌鸡:主风寒湿痹,五缓六急,安胎。"

《本草经集注·卷第六·虫兽三品·上品·丹雄鸡》:"味甘,微温、微寒,无毒。主治女人崩中漏下。赤白沃,补虚,温中,止血。不伤之疮,通神,杀毒,辟不祥。血:主踒折,骨痛及痿痹。黑雌鸡:主治风寒湿痹,五缓六急,安胎。其血:无毒,平。主治中恶腹痛,及踒折骨痛,乳难。"

4. 乌芋

《本草经集注·卷第七·果部药物·中品·

乌芋》："味苦、甘,微寒,无毒。主治消渴,痹热,热中,益气。一名藉姑,一名水萍。二月生叶,叶如芋。三月三日采根,曝干。"

5. 生大豆

《备急千金要方·卷二十六·食治方·菜蔬第三》："生大豆,味甘,平、冷,无毒,生捣醇酢和涂之,治一切毒肿,并止痛。煮汁冷服之,杀鬼毒,逐水胀,除胃中热,却风痹伤中,淋露下瘀血。散五脏结积内寒,杀乌头三建,解百药毒。不可久服,令人身重。"

6. 白马茎

《本草经集注·卷第六·虫兽三品·中品·白马茎》："脯：主治寒热痿痹。"

7. 芥

《本草经集注·卷第七·有名无实类药物·草木类·芥》："味苦,寒,无毒。主治消渴,止血,妇人疾,除痹。一名梨,叶如大青。"

8. 芥菜子

《得配本草·卷五·菜部·芥菜》："子：辛,热。入手太阴经。利九窍,通经络,温中散寒,下气豁痰。治呕吐咳嗽,麻痹痛肿,及妇人经闭。"

9. 芡实

《神农本草经·卷二·上品药·鸡头实》："味苦,平。主湿痹,腰脊膝痛,补中,除暴疾,益精气,强志,令耳目聪明。久服,轻身、不饥、耐老、神仙。一名雁啄实。生池泽。"

《本草经集注·卷第七·果部药物·上品·鸡头实》："味甘,平,无毒。主治湿痹,腰脊膝痛,补中,除暴疾,益精气,强志,令耳目聪明。久服轻身,不饥,耐老,神仙。一名雁啄实,一名芡。生雷泽池泽,八月采。"

10. 苦菜

《神农本草经·卷二·上品药·苦菜》："味苦,寒。主五脏邪气,厌谷,胃痹。久服,安心益气,聪察少卧,轻身、耐老。一名荼草,一名选。生川谷。"

11. 牦牛酥

《备急千金要方·卷二十六·食治方·鸟兽第五》："牦牛酥,味甘,平,无毒。去诸风湿痹,除热,利大便,去宿食。"

12. 莼

《本草经集注·卷第七·菜部药物·下品·莼》："味甘,寒,无毒。主消渴,热痹。莼性寒,又云冷,补,下气,杂鲤鱼作羹,亦逐水。而性滑。服食家不可多啖也。"

13. 蚖类

《本草经集注·卷第七·有名无实类药物·虫类·蚖类》："主治痹内漏。一名蚖短,土色而文。"

14. 梗鸡

《本草经集注·卷第七·有名无实类药物·虫类·梗鸡》："味甘,无毒。主治痹。"

15. 梅实

《新修本草·卷第十七·果中·梅实》："[谨案]《别录》云：梅根,疗风痹,出土者杀人。梅实,利筋脉,去痹。"

16. 葡萄

《神农本草经·卷二·上品药·葡萄》："味甘,平。主筋骨湿痹,益气、倍力、强志,令人肥健、耐饥、忍风寒。久食,轻身,不老,延年。可作酒。生山谷。"

《本草经集注·卷第七·果部药物·上品·葡萄》："味甘,平,无毒。主治筋骨湿痹,益气倍力,强志,令人肥健,耐饥,忍风寒。久食轻身,不老,延年。可作酒,逐水,利小便。生陇西五原敦煌山谷。"

《得配本草·卷六·果部·葡萄》："一名蒲桃。甘、平、酸、涩。入手太阳经。治胎上冲心,疗筋骨湿痹,除肠水,发痘疮。"

17. 蒜

《本草经集注·卷第七·菜部药物·下品·蒜》："味辛,温,无毒,归脾肾。主治霍乱,腹中不安,消谷,理胃,温中,除邪痹毒气。五月五日采。"

18. 槐枝

《新修本草·卷第十二·槐实》："[谨案]《别录》云：八月断槐大枝,使生嫩蘖,煮汁酿酒,疗大风痿痹甚效。"

19. 鲍鱼

《本草经集注·卷第六·虫兽三品·上品·鲍鱼》："味辛、臭,温,无毒。主治坠堕,骸蹶,跌折,瘀血、血痹在四肢不散者,女子崩中血不止。勿令中咸。"

20. 醍醐

《备急千金要方·卷二十六·食治方·鸟兽

第五》："醍醐：味甘,平,无毒。补虚,去诸风痹,百炼乃佳,甚去月蚀疮,添髓补中填骨,久服增年。"

21. 麋鱼

《本草经集注·卷第七·有名无实类药物·虫类·麋鱼》："味甘,无毒。主治痹,止血。"

22. 鳗鲡

《本草备要·卷之四·鳞介鱼虫部·鳗鲡》："甘平。去风杀虫（[按]虫由风生,故风字从虫）。治骨蒸劳瘵,湿痹风疮,阴户蚀痒（皆有虫）。张鼎云：其骨烧烟,蚊化为水,熏竹木,辟蛀虫；置衣箱,辟诸蠹）,补虚损。"

23. 蠡鱼

《神农本草经·卷二·上品药·蠡鱼》："味苦,寒。主湿痹,面目浮肿,下大水,一名鲖鱼。生池泽。"

《本草经集注·卷第六·虫兽三品·中品·蠡鱼》："味甘,寒,无毒。主治湿痹,面目浮肿,下大水,治五痔,有疮者,不可食,令人瘢白。一名鲖鱼。生九江池泽,取无时。"

【医论医案】

一、医论

1. 概论

《黄帝内经素问·痹论》

黄帝问曰：痹之安生？岐伯对曰：风寒湿三气杂至,合而为痹也。其风气胜者为行痹,寒气胜者为痛痹,湿气胜者为著痹也。帝曰：其有五者何也？岐伯曰：以冬遇此者为骨痹,以春遇此者为筋痹,以夏遇此者为脉痹,以至阴遇此者为肌痹,以秋遇此者为皮痹。帝曰：内舍五藏六府,何气使然？岐伯曰：五藏皆有合,病久而不去者,内舍于其合也。故骨痹不已,复感于邪,内舍于肾。筋痹不已,复感于邪,内舍于肝。脉痹不已,复感于邪,内舍于心。肌痹不已,复感于邪,内舍于脾。皮痹不已,复感于邪,内舍于肺。所谓痹者,各以其时重感于风寒湿之气也。凡痹之客五藏者,肺痹者,烦满喘而呕。心痹者,脉不通,烦则心下鼓,暴上气而喘,嗌干善噫,厥气上则恐。肝痹者,夜卧则惊,多饮数小便,上为引如怀。肾痹者,善胀,尻以代踵,脊以代头。脾痹者,四肢解惰,发咳呕汁,上为大塞。肠痹者,数饮而出不得,中气喘争,时发飧泄。胞痹者,少腹膀胱按之内痛,若沃以汤,涩于小便,上为清涕。阴气者,静则神藏,躁则消亡,饮食自倍,肠胃乃伤。淫气喘息,痹聚在肺；淫气忧思,痹聚在心；淫气遗溺,痹聚在肾；淫气乏竭,痹聚在肝；淫气肌绝,痹聚在脾。诸痹不已,亦益内也。其风气胜者,其人易已也。帝曰：痹,其时有死者,或疼久者,或易已者,其故何也？岐伯曰：其入藏者死,其留连筋骨间者疼久,其留皮肤间者易已。帝曰：其客于六府者何也？岐伯曰：此亦其食饮居处,为其病本也。六腑亦各有俞,风寒湿气中其俞,而食饮应之,循俞而入,各舍其府也。帝曰：以针治之奈何？岐伯曰：五藏有俞,六府有合,循脉之分,各有所发,各随其过,则病瘳也。帝曰：荣卫之气亦令人痹乎？岐伯曰：荣者,水谷之精气也,和调于五藏,洒陈于六府,乃能入于脉也,故循脉上下,贯五藏,络六府也。卫者,水谷之悍气也,其气慓疾滑利,不能入于脉也,故循皮肤之中,分肉之间,熏于肓膜,散于胸腹,逆其气则病,从其气则愈,不与风寒湿气合,故不为痹。帝曰：善。痹或痛,或不痛,或不仁,或寒,或热,或燥,或湿,其故何也？岐伯曰：痛者,寒气多也,有寒故痛也。其不痛不仁者,病久入深,荣卫之行涩,经络时疏,故不通,皮肤不营,故为不仁。其寒者,阳气少,阴气多,与病相益,故寒也。其热者,阳气多,阴气少,病气胜阳遭阴,故为痹热。其多汗而濡者,此其逢湿甚也,阳气少,阴气盛,两气相感,故汗出而濡也。帝曰：夫痹之为病,不痛何也？岐伯曰：痹在于骨则重,在于脉则血凝而不流,在于筋则屈不伸,在于肉则不仁,在于皮则寒,故具此五者,则不痛也。凡痹之类,逢寒则虫,逢热则纵。帝曰：善。

《黄帝内经灵枢·周痹》

黄帝问于岐伯曰：周痹之在身也,上下移徙随脉,其上下左右相应,间不容空,愿闻此痛,在血脉之中邪？将在分肉之间乎？何以致是？其痛之移也,间不及下针,其慉痛之时,不及定治,而痛已止矣。何道使然？愿闻其故？岐伯答曰：此众痹也,非周痹也。

黄帝曰：愿闻众痹。岐伯对曰：此各在其处,更发更止,更居更起,以右应左,以左应右,非能周也。更发更休也。黄帝曰：善。刺之奈何？岐伯对曰：刺此者，痛虽已止，必刺其处，勿令复起。

帝曰：善。愿闻周痹何如？岐伯对曰：周痹者，在于血脉之中，随脉以上，随脉以下，不能左右，各当其所。黄帝曰：刺之奈何？岐伯对曰：痛从上下者，先刺其下以过之，后刺其上以脱之。痛从下上者，先刺其上以过之，后刺其下以脱之。

黄帝曰：善。此痛安生？何因而有名？岐伯对曰：风寒湿气，客于外分肉之间，迫切而为沫，沫得寒则聚，聚则排分肉而分裂也，分裂则痛，痛则神归，神归之则热，热则痛解，痛解则厥，厥则他痹发，发则如是。帝曰：善。余已得其意矣。此内不在脏，而外未发于皮，独居分肉之间，真气不能周，故名曰周痹。故刺痹者，必先切循其下之六经，视其虚实，及大络之血结而不通，及虚而脉陷空者而调之，熨而通之。其瘈坚转引而行之。黄帝曰：善。余已得其意矣，亦得其事也。九者经巽之理，十二经脉阴阳之病也。

《严氏济生方·诸痹门·五痹论治》

风寒湿三气杂至，合而为痹。皆因体虚腠理空疏，受风寒湿气而成痹也。痹之为病，寒多则痛，风多则行，湿多则著。在骨则重而不举，在脉则血凝而不流，在筋则屈而不伸，在肉则不仁，在脾则逢寒急，逢热则纵，此皆随所受邪气而生证也。大率痹病，总而言之，凡有五种：筋痹、脉痹、皮痹、骨痹、肌痹是也。筋痹之为病，应乎肝，其状夜卧则惊，饮食多，小便数；脉痹之为病，应乎心，其状血脉不流，令人痿黄，心下鼓气，卒然逆喘不通，嗌干善噫；肌痹之为病，应乎脾，其状四肢懈怠，发咳呕吐；皮痹之为病，应乎肺，其状皮肤无所知觉，气奔喘满；骨痹之为病，应乎肾，其状骨重不可举，不遂而痛且胀。诊其脉大而涩为痹，脉来急者亦为痹，脉涩而紧者亦为痹。又有风血痹，阴邪入于血经故也。外有支饮亦令人痹，当随证施治。

《景岳全书·卷之十二从集·杂证谟·风痹义》

"痹论"曰：风寒湿三气杂至，合而为痹也。其风气胜者为行痹，寒气胜者为痛痹，湿气胜者为著痹。帝曰：其有五者，何也？岐伯曰：以冬遇此为骨痹，以春遇此为筋痹，以夏遇此为脉痹，以至阴遇此为肌痹，以秋遇此为皮痹。帝曰：内舍五藏六府，何气使然？岐伯曰：五藏皆有合，病久而不去者，内舍于其合也。故骨痹不已，复感于邪，内舍于肾。筋痹不已，复感于邪，内舍于肝。脉痹不已，复感于邪，内舍于心。肌痹不已，复感于邪，内舍于脾。皮痹不已，复感于邪，内舍于肺。所谓痹者，各以其时重感于风寒湿之气也。

"痹论"曰：凡痹之客五藏者，肺痹者，烦满喘而呕。心痹者，脉不通，烦则心下鼓，暴上气而喘，嗌干善噫，厥气上则恐。肝痹者，夜卧则惊，多饮数小便，上为引如怀。肾痹者，善胀，尻以代踵，脊以代头。脾痹者，四肢懈惰，发咳呕汁，上为大塞。肠痹者，数饮而出不得，中气喘争，时发飧泄。胞痹者，少腹膀胱按之内痛，若沃以汤，涩于小便，上为清涕。阴气者，静则神藏，躁则消亡，饮食自倍，肠胃乃伤。淫气喘息，痹聚在肺。淫气忧思，痹聚在心。淫气遗溺，痹聚在肾。淫气乏竭，痹聚在肝。淫气肌绝，痹聚在脾。诸痹不已，亦益内也。其风气胜者，其人易已也。

"痹论"帝曰：痹，其时有死者，或疼久者，或易已者，其故何也？岐伯曰：其入藏者死，其留连筋骨间者疼久。其留皮肤间者，易已。帝曰：其客于六府者何也？曰：此亦其食饮居处，为其病本也。六府亦各有俞，风寒湿气中其俞，而食饮应之，循俞而入，各舍其府也。帝曰：痹或痛，或不痛，或不仁，或寒或热，或燥或湿，其故何也？曰：痛者，寒气多也，有寒故痛也。其不痛不仁者，病久入深，营卫之行涩，经络时疏，故不痛。皮肤不营，故为不仁。其寒者，阳气少，阴气多，与病相益，故寒也。其热者，阳气多，阴气少，病气胜，阳遭阴，故为痹热。其多汗而濡者，以其逢湿甚也，阳气少，阴气盛，两气相感，故汗出而濡也。帝曰：夫痹之为病，不痛何也？曰：痹在于骨则重，在于脉则血凝而不流，在于筋则屈不伸，在于肉则不仁，在于皮则寒。故具此五者，则不痛也。凡痹之类，逢寒则急，逢热则纵。帝曰：善。

"周痹"篇帝曰：愿闻众痹。岐伯曰：此各在其处，更发更止，更居更起，以右应左，以左应右，非能周也，更发更休也。刺此者，痛虽已止，必刺其处，勿令复起。帝曰：愿闻周痹何如？曰：周痹者，在于血脉之中，随脉以上，随脉以下，不能左右，各当其所。帝曰：刺此奈何？曰：痛从上下者，先刺其下以过之，后刺其下以脱之。痛从下上者，先刺其上以过之，后刺其下以脱之。帝曰：此痛安生？何因而有名？曰：风寒湿气客于外分肉之间，迫切而为沫，沫得寒则聚，聚则排分肉而分裂也。分裂则痛，痛则神归之。神归之则热，热则痛解，痛解则厥，厥则他痹发。发则如是，此内不在藏，而外未发于皮，独居分肉之间，真气不能周，故命曰周痹。

"长刺节论"曰：病在筋，筋挛节痛，不可以行，名曰筋痹。病在肌肤，肌肤尽痛，名曰肌痹，伤于寒湿。病在骨，骨重不可举，骨髓酸痛，寒气至，名曰骨痹。

"寿夭刚柔"篇曰：病在阳者命曰风，病在阴者命曰痹，阴阳俱病命曰风痹。病有形而不痛者，阳之类也；无形而痛者，阴之类也。无形而痛者，其阳完而阴伤之也。急治其阴，无攻其阳；有形而不痛者，其阴完而阳伤之也，急治其阳，无攻其阴。阴阳俱动，乍有形，乍无形，加以烦心，命曰阴胜其阳，此谓不表不里，其形不久。

"五邪"篇曰：邪在肾，则病骨痛阴痹。阴痹者，按之而不得，腹胀腰痛，大便难，肩背颈项痛，时眩。取之涌泉、昆仑，视有血者尽取之。

"五脏生成"篇曰：卧出而风吹之，血凝于肤者为痹，凝于脉者为泣，凝于足者为厥。此三者，血行而不得反其空，故为痹厥也。

"脉要精微论"曰：按之至骨，脉气少者，腰脊痛而身有痹也。

"九针论"曰：八风伤人，内舍于骨解腰脊节腠理之间，为深痹也。故为治针，必长其身，锋其末，可以取深邪远痹。

"四时气"篇曰：著痹不去，久寒不已，卒取其三里。

"玉机真藏论"曰：风寒客于人，使人毫毛毕直，皮肤闭而为热。当是之时，可汗而发也。弗治，病人舍于肺，名曰肺痹，发咳上气。弗治，肺即传而行之肝，病名曰肝痹，一名曰厥，胁痛出食。当是之时，可按若刺耳。

"五脏生成论"曰：赤脉之至也，喘而坚。诊曰有积气在中，时害于食，名曰心痹。得之外疾，思虑而心虚，故邪从之。白脉之至也，喘而浮，上虚下实，惊有积气在胸中，喘而虚，名曰肺痹，寒热得之醉而使内也。青脉之至也，长而左右弹，有积气在心下支胠，名曰肝痹，得之寒湿，与疝同法，腰痛，足清头痛。黄脉之至也，大而虚，有积气在腹中，有厥气，名曰厥疝，女子同法，得之疾使四肢，汗出当风。黑脉之至也，上坚而大，有积气在小腹与阴，名曰肾痹，得之沐浴清水而卧。

"逆调论"帝曰：人身非衣寒也，中非有寒气也，寒从中生者何？岐伯曰：是人多痹气也，阳气少，阴气多，故身寒如从水中出。一水不能胜二火，故不能冻栗，病名曰骨痹。

《类经·十七卷·疾病类·痹证》

黄帝问曰：痹之安生？岐伯对曰：风寒湿三气杂至，合而为痹也（痹者，闭也。观"阴阳别论"曰：一阴一阳结，谓之喉痹。"至真要大论"曰：食痹而吐。是皆闭塞之义可知也。故风寒湿三气杂至，则壅闭经络，血气不行而病为痹，即痛风不仁之属。痹音秘）。其风气胜者为行痹（风者善行数变，故为行痹，凡走注历节疼痛之类皆是也），寒气胜者为痛痹（阴寒之气，客于肌肉筋骨之间，则凝结不散，阳气不行，故痛不可当，即痛风也），湿气胜者为着痹也（着痹者，肢体重着不移，或为疼痛，或为顽木不仁，湿从土化，病多发于肌肉）。帝曰：其有五者何也？岐伯曰：以冬遇此者为骨痹，以春遇此者为筋痹，以夏遇此者为脉痹，以至阴遇此者为肌痹，以秋遇此者为皮痹（遇此者，指上文之三气也。冬主骨，春主筋，夏主脉，土王之时主肌肉，秋主皮，故邪气之至，各有所应）。帝曰：内舍五藏六府，何气使然？岐伯曰：五藏皆有合，病久而不去者，内舍于其合也（皮肉筋骨脉，皆有五藏之合，病在外而久不去，则各因其合而内连于藏矣）。故骨痹不已，复感于邪，内舍于肾。筋痹不已，复感于邪，内舍于肝。脉痹不已，复感于邪，内舍于心。肌痹不已，复感于邪，内舍于脾。皮痹不已，复感于邪，内舍于肺。所谓痹者，各以其时，重感于风寒湿之气也（舍者，邪入而居之也。时，谓气王之时，五藏各有所应也。病久不去，而复感于邪，气必更深，故内舍其合而入于藏）。凡痹之客五脏者，肺痹者，烦满喘而呕（肺在上焦，其脉循胃口，故为烦满喘而呕。又五脉五藏之痹，见脉色类三十四）。心痹者，脉不通，烦则心下鼓，暴上气而喘，嗌干善噫，厥气上则恐（心合脉而痹气居之，故脉不通。心脉起于心中，其支者上挟咽，其直者却上肺，故病此诸证。厥气，阴气也。心火衰则邪乘之，故神怯而恐。嗌音益。噫，伊、隘二音）。肝痹者，夜卧则惊，多饮数小便，上为引如怀（肝藏魂，肝气痹则魂不安，故主夜卧惊骇。肝脉下者过阴器抵少腹，上者循喉咙之后上入颃颡，故为病如此）。肾痹者，善胀，尻以代踵，脊以代头（肾者胃之关，肾气痹则阴邪乘胃，故腹善胀。尻以代踵者，足挛不能伸也。脊以代头者，身偻不能直也。以肾脉入跟中，上腨内，出腘内廉贯脊属肾，故为是病。尻，开高切）。脾痹者，四肢解堕，发咳呕汁，上为大塞（脾主四肢，故令懈堕。其脉属脾络胃，上膈挟咽，今其气痹不行，故发咳呕汁，甚则上焦痞隔，为大塞不通也）。肠痹者，数饮而出不得，中气喘争，时发飧泄（肠痹者，兼大小肠而言。肠间病痹，则下焦之气不化，故虽数饮而水不得出。水不出则本末俱病，故与中气喘争。盖其清浊不分，故时发飧泄。飧音孙）。胞痹者，少腹膀胱按之内痛，若沃以汤，涩于小便，上为清涕（胞，膀胱之胞也。义详气味类三。膀胱气闭，故按之则内痛。水闭不行，则蓄而为热，故若沃以汤，且涩于小便也。膀胱之脉从巅入络脑，故上为清涕。胞、脬俱音抛。沃音屋）。阴气者，静则神藏，躁则消亡（阴气者，藏气也。五藏者，所以藏精神魂魄志意者也。人能安静，则邪不能干，故精神完固而内藏。若躁扰妄动，则精气耗散，神志消亡，故外邪得以乘之，五藏之痹因而生矣），饮食自倍，肠胃乃伤（六府者，所以受水谷而化物者也。若过用不节，致伤肠胃，则六府之痹因而生矣）。淫气喘息，痹聚在肺；淫气忧思，痹聚在心；淫气遗溺，痹聚在肾；淫气乏竭，痹聚在肝；淫气肌绝，痹聚在脾（淫气，邪乱之气也。五脏之痹，上文虽已详言，然犹有其辨者如此，又可因之以知其聚在何脏也）。诸痹不已，亦益内也（在表者不去，必日内而益深矣）。其风气胜者，其人易已也（风为阳邪，可以散之，故易已。然则寒湿二痹，愈之较难，以阴邪留滞，不易行也）。帝曰：痹，其时有死者，或疼久者，或易已者，其故何也？岐伯曰：其入脏者死，其留连筋骨间者疼久，其留皮肤间者易已（入脏者死，伤真阴也。留连筋骨者疼久，邪之深也。留皮肤者易已，邪之浅也）。帝曰：其客于六府者何也？岐伯曰：此亦其食饮居处，为其病本也（水谷之寒热，感则害及六腑，居处之邪气，感则伤在六阳，故食饮居处，为六腑致病之本）。六府亦各有俞，风寒湿气中其俞，而食饮应之，循俞而入，各舍其府也（俞言周身之穴，凡邪可入，皆谓之俞，非荣俞背俞之谓。食伤于内，邪中于外，表里相应，故得乘虚而入舍于府）。帝曰：以针治之奈何？岐伯曰：五藏有俞，六府有合，循脉之分，各有所发，各随其过，则病瘳也（五藏有俞，六府有合，乃兼藏府而互言也。各有所发，即所出为井也。各随其过，即所过为原也。五藏五俞，六府六俞，皆可随病所在而刺之也。五俞六俞义详经络类十四、十六）。帝曰：荣卫之气亦令人痹乎？岐伯曰：荣者，水谷之精气也，和调于五脏，洒陈于六府，乃能入于脉也，故循脉上下，贯五藏，络六府也（荣气者，阴气也，由水谷精微之所化，故为水谷之精气。"卫气篇"曰：精气之行于经者为营气。"正理论"曰：谷入于胃，脉道乃行，水入于经，其血乃成，夫谷入于胃，以传于肺，五藏六府皆以受气，其清者为营，浊者为卫，营在脉中，卫在脉外，故于藏府脉络则无所不至）。卫者，水谷之悍气也，其气慓疾滑利，不能入于脉也，故循皮肤之中，分肉之间，熏于肓膜，散于胸腹（卫气者，阳气也，阳气之至，浮盛而疾，故曰悍气。慓，急也。皮肤之中、分肉之间，脉之外也。肓者，凡腔腹肉理之间，上下空隙之处，皆谓之肓。如"刺禁论"曰：膈肓之上，中有父母。《左传》曰膏之上，肓之下者，是皆言膈上也。又"腹中论"曰：其气溢于大肠而着于肓，肓之原在齐下。"九针十二原"篇曰：肓之原，出于脖胦。"胀论"曰：陷于肉、肓而中气穴。则肓之为义，不独以胸膈为言，又可知也。膜，筋膜也。义详后七十一。卫气不入于脉，无所不至，故其行如此。如"卫气"篇曰：其浮气之不循经者为卫气。"邪客"篇曰：卫气者，出其悍气之慓疾，而先行于四末分肉皮肤之间而不休者也。"本藏"篇曰：卫气者，所以温分肉，充皮肤，肥腠理，司开阖者也。皆与此节互有发明。悍音旱。慓音飘。肓音荒。膜音莫，又莫胡切）。逆其气则病，从其气则愈，不与风寒湿气合，故不为痹（营卫之气，但不可逆，故逆之则病，从之则愈。然非若皮肉筋骨血脉脏腑之有形者也，无迹可著，故不与三气为合，盖无形亦无痹也）。帝曰：善。痹或痛或不痛，或不仁，或寒或热，或燥或湿，其故何也？（不仁者，不知痛痒，肌肤顽木之谓）岐伯曰：痛者，寒气多也，有寒故痛也（寒多则血脉凝滞，故必为痛，如"终始"篇曰：病痛者阴也）。其不痛不仁者，病久入深，荣卫之行涩，经络时疏，故不通。（通当作痛，《甲乙经》亦然。疏，空虚也。荣卫之行涩而经络时疏,则血气衰少,血气衰少则滞逆亦少,故为不痛。"逆调论"曰:荣气虚则不仁,卫气虚则不用)。皮肤不营,故为不仁(不营者,血气不至也)。其寒者,阳气少,阴气多,与病相益,故寒也(凡病寒者,不必尽由于外寒,但阳气不足,阴气有余,则寒从中生,与病相益,故为寒证)。其热者,阳气多,阴气少,病气胜,阳遭阴,故为痹热(遭,逢也。阳盛遭阴,则阴气不能胜之,故为痹热)。其多汗而濡者,此其逢湿甚也。阳气少,阴气盛,两气相感,故汗出而濡也(两气者,寒湿两气也。"脉要精微论"曰:阴气有余为多汗身寒。其义即此)。帝曰:夫痹之为病,不痛何也?岐伯曰:痹在于骨则重,在于脉则血凝而不流,在于筋则屈不伸,在于肉则不仁,在于皮则寒,故具此五者,则不痛也(具此五者,则筋骨皮肉血脉之间,气无不痹,故不得为痛也)。凡痹之类,逢寒则虫,逢热则纵。帝曰:善(虫,《甲乙经》作急,于义为得。盖逢寒则筋挛,故急。逢热则筋弛,故纵也)。

《类经·十七卷·疾病类·周痹众痹之刺》

黄帝问于岐伯曰:周痹之在身也,上下移徙随脉,其上下左右相应,间不容空,愿闻此痛,在血脉之中邪?将在分肉之间乎?何以致是?其痛之移也,间不及下针,其慉痛之时,不及定治,而痛已止矣,何道使然?愿闻其故(邪,耶同。肉有分理,故曰分肉。慉痛,动而痛也。间不及下针,即不及定治之谓,言移易之速也。慉音触)。岐伯答曰:此众痹也,非周痹也。黄帝曰:愿闻众痹。岐伯对曰:此各在其处,更发更止,更居更起,以右应左,以左应右,非能周也,更发更休也(各在其处,谓随聚而发也。不能周遍上下,但或左或右,更发更休,患无定所,故曰众痹)。黄帝曰:善。刺之奈何?岐伯对曰:刺此者,痛虽亦止,必刺其处,勿令复起(必刺其处,谓刺其原痛之处也。治从其本,故可勿令复起)。

帝曰:善。愿闻周痹何如?岐伯对曰:周痹者,在于血脉之中,随脉以上,随脉以下,不能左右,各当其所(能上能下,但随血脉而周遍于身,故曰周痹,非若众痹之左右移易也)。黄帝曰:刺之奈何?岐伯对曰:痛从上下者,先刺其下以过之,后刺其上以脱之;痛从下上者,先刺其上以过之,后刺其下以脱之(过者,去之之谓。脱者,拔绝之谓。先刺以过之,去其标也。后刺以脱之,拔其本

也)。黄帝曰:善。此痛安生?何因而有名?岐伯对曰:风寒湿气客于外,分肉之间,迫切而为沫,沫得寒则聚,聚则排分肉而分裂也,分裂则痛(邪气客于肌表,渐入分肉之间,则迫切津液而为汁沫,沫得寒则聚而不散,故排裂肉理为痛);痛则神归之,神归之则热,热则痛解,痛解则厥,厥则他痹发,发则如是(痛则心注其处,故神归之。神归即气归也,气归则热,热则寒散而痛暂解;然其逆气仍在,故痛虽解而厥未除,则别有所聚,故或自上而下,或自下而上,他痹发矣,是名周痹,发仍如此)。此内不在藏,而外未发于皮,独居分肉之间,真气不能周,故命曰周痹(真气不能周,即气闭不行也,故曰痹者闭也。此节上旧有帝曰善余已得其意矣九字,乃下文之误复于此者,今删去之)。故刺痹者,必先切循其下之六经,视其虚实,及大络之血结而不通,及虚而脉陷空者而调之,熨而通之,其瘛坚转,引而行之(下之六经,足六经也。大络之血结者,宜泻之;虚而脉陷空者,宜补之;寒凝而气不周者,宜熨而通之;其瘛坚转者,瘛急转筋之谓,当针引其气而行之也。瘛音炽)。黄帝曰:善。余已得其意矣,亦得其事也。九者,经巽之理,十二经脉阴阳之病也(意者,病之情也。事者,治之法也。九者,针也。巽者,具也。言其意其法,在乎九针,而经具其理,凡十二经脉阴阳之病,无不尽于是也)。

《医宗必读·卷之十·痹》

《内经》曰:风寒湿三气杂至,合而为痹也。痹者,闭也。风寒湿三气杂合,则壅闭经络、血气不行,则为痹也。其风气胜者为行痹;风者,善行而数变,故为行痹,行而不定,凡走注历节疼痛之类,俗名流火是也。寒气胜者为痛痹;寒气凝结,阳气不行,故痛楚甚异,俗名痛风是也。湿气胜者为着痹。肢体重着不移,或为疼痛,成为不仁。湿从土化,病多发于肌肉,俗名麻木是也。以冬遇此者为骨痹,以春遇此者为筋痹,以夏遇此者为脉痹,以至阴遇此者为肌痹,以秋遇此者为皮痹。凡风寒湿所为行痹、痛痹、着痹,又以所遇之时,所客之处,而命其名。非行痹、痛痹、着痹之外,别有骨痹、筋痹、脉痹、肌痹、皮痹也。骨痹不已,复感于邪,内舍于肾。筋痹不已,复感于邪,内舍于肝。脉痹不已,复感于邪,内舍于心;肌痹不已,复感于邪,内舍于脾;皮痹不已,复感于邪,内舍于肺;各

以其时重感于风寒湿也。舍者，邪入而居之也。时者，气主之时，五脏各有所应也。病久不去，而后感于邪气必更深，故内舍其合而入于脏。

筋痹，即风痹也，游行不定，上下左右，随其虚邪，与血气相搏，聚于关节，或赤或肿，筋脉弛纵，古称走注，今名流火，防风汤主之，如意通圣散、桂心散、没药散、虎骨丸、十生丹、一粒金丹、乳香应痛丸。脉痹，即热痹也，脏腑移热，复遇外邪，客搏经络，留而不行，故瘅痹；肌肉热极，唇口反裂，皮肤变色，升麻汤主之。肌痹，即着痹，湿痹也，留而不移，汗多，四肢缓弱，皮肤不仁，精神昏塞，今名麻木，神效黄芪汤主之。皮痹者，邪在皮毛，瘾疹风疮，搔之不痛，宜疏风养血。骨痹，即寒痹、痛痹也，痛苦切心，四肢挛急，关节浮肿，五积散主之。肠痹者，五苓散加桑皮、木通、麦门冬。胞痹者，肾着汤、肾沥汤。五脏痹，五痹汤。肝痹加枣仁、柴胡；心痹加远志、茯神、麦门冬、犀角；脾痹加厚朴、枳实、砂仁、神曲；肺痹加半夏、紫菀、杏仁、麻黄；肾痹加独活、官桂、杜仲、牛膝、黄芪、萆薢。

《张氏医通·卷六·痿痹门·痹》

行痹者，病处行而不定，走注历节疼痛之类，当散风为主，御寒利气，仍不可废，更须参以补血之剂。盖治风先治血，血行风自灭也。痛痹者，寒气凝结，阳气不行，故痛有定处，俗名痛风是也，治当散寒为主，疏风燥湿，仍不可缺，更须参以补火之剂，非大辛大温，不能释其凝寒之害也。着痹者，肢体重著不移，疼痛麻木是也。盖气虚则麻，血虚则木。治当利湿为主，祛风解寒，亦不可缺，更须参以理脾补气之剂。盖土强自能胜湿，而气旺自无顽麻也。骨痹者，即寒痹痛痹也，其证痛苦攻心，四肢挛急，关节浮肿。筋痹者，即风痹行痹也，其证游行不定，与血气相搏，聚于关节，筋脉弛纵，或赤或肿。脉痹者，即热痹也，脏腑移热，复遇外邪客搏经络，留而不行。其证肌肉热极，皮肤如鼠走，唇口反裂，皮肤色变。肌痹者，即着痹湿痹也，留而不移，汗出四肢痿弱，皮肤麻木不仁，精神昏塞。皮痹者，即寒痹也，邪在皮毛，瘾疹风疮，搔之不痛，初起皮中如虫行状。以上诸证，又以所遇之时而命名。非行痹痛痹着痹外，又有皮脉筋肌骨之痹也……

寒从中生者，是人多痹气也。阳气少，阴气多，故身寒如从水中出。

人有身寒，汤火不能热，厚衣不能温，然不能冻栗。是人素肾气胜，以水为事，太阳气衰，肾脂枯不长。一水不能胜两火，肾者水也，而生于骨。肾不生，则髓不能满。故寒甚至骨也，所以不能冻栗者：肝，一阳也。心，二阳也。肾，孤脏也。一水不能胜二火，故不能冻栗。病名骨痹，是人当挛节也。

素肾气胜，言禀气本充也，以水为事。言嗜欲无节，伤其真阳，无阳则阴无以生，故肾脂枯不长。无阴则阳无以化，故寒甚至骨也。

病在阳者，命曰风。病在阴者，命曰痹。阴阳俱病，命曰风痹。

阳受风气，故在阳者命曰风。阴受湿气，故入阴则命曰痹。

《杂病心法要诀·卷一·痹病总括》

三痹之因风寒湿，五痹筋骨脉肌皮，风胜行痹寒痹痛，湿胜着痹重难支。皮麻肌木脉色变，筋挛骨重遇邪时，复感于邪入脏腑，周同脉痹不相移。

[注] 三痹之因，风寒湿三气杂合而为病也。其风邪胜者，其痛流走，故曰行痹。寒邪胜者，其痛甚苦，故曰痛痹。湿邪胜者，其痛重着，故曰着痹。此为病之因而得名，曰三痹也。又有曰五痹者，谓皮、脉、肌、筋、骨之痹也。以秋时遇此邪为皮痹，则皮虽麻尚微觉痛痒也。以夏时遇此邪为脉痹，则脉中血不流行，而色变也。以长夏时遇此邪为肌痹，则肌顽木不知痛痒也。以春时遇此邪为筋痹，则筋挛节痛屈而不伸也。以冬时遇此邪为骨痹，则骨重酸疼不能举也。曰入脏腑者，谓内舍五脏之痹也。以皮痹不已，复感于邪，内舍于肺，成肺痹也。脉痹不已，复感于邪，内舍于心，成心痹也。肌痹不已，复感于邪，内舍于脾，成脾痹也。筋痹不已，复感于邪，内舍于肝，成肝痹也。骨痹不已，复感于邪，内舍于肾，成肾痹也。此皆以病遇邪之时，及受病之处而得名，曰五痹也。所谓邪者，重感于风寒湿之气也。周痹亦在血脉之中，随脉上下为病，故同脉痹，但患有定处，不似脉痹左右相移也。近世曰痛风，曰流火，曰历节风，皆行痹之俗名也。

《杂病心法要诀·卷一·周痹》

周痹患定无歇止，左右不移上下行，似风偏废只足手，口眼无斜有痛疼。

[注] 周痹，或痛，或肿，或手，或足，患有定

处,痛无歇止。或从上病及于下,或从下病及于上,而不似众痹痛有歇止,左右相移流走也。周痹,或两手,或两足,或只手足,或偏废不仁不用,而似中风,但不口眼㖞斜,身有痛疼也。

《类证治裁·卷之五·痹症论治》

诸痹,风寒湿三气杂合,而犯其经络之阴也。风多则引注,寒多则掣痛,湿多则重著,良由营卫先虚,腠理不密,风寒湿乘虚内袭,正气为邪气所阻,不能宣行,因而留滞,气血凝涩,久而成痹。或肌肉麻顽,或肢节挛急,或半体偏枯,或偏身走注疼痛,其不痛者,病久入深也。故在骨则重而不举,在血则凝而不流,在筋则屈而不伸,在肉则麻木不仁,在皮则皱揭不荣,皆痹而不痛。盖痹者,闭而不通,邪在阴分也。故经以病在阳为风,在阴为痹,阴阳俱病为风痹。《经》言三气杂合,专言痹病所因也。在阴为痹,分言表里有殊也。阴阳俱病,表症更兼里症也。《经·痹论》曰:风寒湿三气杂至,合而为痹。痹非偏受一气。其风胜者为行痹,风行而不定,如走注之类。寒胜者为痛痹,寒凝则阳气不行,痛有定处即痛风。湿胜者为着痹,重著不移,或肿痛,或不仁,湿从土化,病发肌肉,即麻木也。以冬遇此为骨痹,冬气在骨。以春遇此为筋痹,春气在筋。以夏遇此气为脉痹,夏气在脉。以至阴遇此为肌痹,长夏气在肌肉。以秋遇此为皮痹,秋气在皮。行痹、痛痹、著痹痹症大纲,又以所遇之时而命名,非此外别有骨、筋、脉等痹也。五脏皆有合病,久而不去者,内舍于其合。《经》云:诸痹不已,亦溢内也。风胜者易已,留皮肤者易已,留筋骨者痛久,其入脏者死。凡痹逢寒则急,逢热则纵。故骨痹不已,复感于邪,内舍于肾;筋痹不已,复感于邪,内舍于肝;脉痹不已,复感于邪,内舍于心;血痹不已,复感于邪,内舍于脾;皮痹不已,复感于邪,内舍于肺。此经病入脏也。《经》论五痹之入脏者曰:肺痹烦满,喘而呕;心痹脉不通,烦则心下鼓,暴上气而喘,嗌干善噫,厥气上则恐;肝痹夜卧则惊,多饮,数小便,上为引如怀;肾痹善胀,尻以代踵,脊以代头;脾痹四肢懈惰,发咳呕汁,上为大塞。其入腑者,别有肠痹胞痹,另详本门。此五脏之痹,各以其时,重感于风寒湿之气也。风胜脉必浮,寒胜脉必涩,湿胜脉必缓。三痹各有所胜,用药以胜者为主,而兼者佐之。治行痹散风为主,兼去寒利湿,参以补血,血行风自灭也。防风汤。治痛痹温寒为主,兼疏风渗湿,参以益火,辛温解凝散也,加减五积散。治著痹利湿为主,兼去风逐寒,参以补脾补气,土强可胜湿也,川芎茯苓汤加芪、术。其症有风湿,羌活胜湿汤、史公酒。有寒湿,苡仁汤、三痹汤。痹而身寒,如从水中出者,属寒湿,附子丸。有湿热,加味三妙散、苍术散。肩背沉重,肢节疼痛,下注足胫,属湿热,当归拈痛汤。有风热,肤麻瘾疹,消风散。有暑湿,清暑益气汤。有冷痹,风冷顽麻,巴戟天汤。有热痹,热毒流注骨节,千金犀角散。有营热,四物汤去川芎,加钩藤、丹皮。有营虚,当归建中汤。有卫虚,防己黄芪汤。有气痹,痹在气分,蠲痹汤。有血痹,痹在血分,因劳汗出,卧被风吹,血凝于肤,黄芪桂枝五物汤加当归。有瘀血,败血入络,桃红饮,煎成入麝香。有停痰,遍身走痛,二陈汤加羌活、白芥子、风化硝,姜汁泛丸。有支饮,臂痛不举,眩冒麻痹,指迷茯苓丸。有在经,木防己汤。有入络,活络饮加桑寄生、威灵仙、钩藤、牛膝,或活络丹。治法总以补助真元,宣通脉络,加活血丹合续断丹,或人参散之类。使气血流畅,则痹自已。

2. 论风寒湿痹

《诸病源候论·风病诸候·风湿痹身体手足不随候》

风寒湿三气合而为痹。其三气时来,亦有偏多偏少。而风湿之气偏多者,名风湿痹也。人腠理虚者,则由风湿气伤之,搏于血气,血气不行,则不宣,真邪相击,在于肌肉之间,故其肌肤尽痛。然诸阳之经,宣行阳气,通于身体,风湿之气客在肌肤,初始为痹。若伤诸阳之经,阳气行则迟缓,而机关弛纵,筋脉不收摄,故风湿痹而复身体手足不随也。

《诸病源候论·风病诸候·风痹手足不随候》

风寒湿三气合而为痹。风多者为风痹,风痹之状,肌肤尽痛。诸阳之经,尽起于手足,而循行于身体。风寒之客肌肤,初始为痹,后伤阳经,随其虚处而停滞,与血气相搏,血气行则迟缓,使机关弛纵,故风痹而复手足不随也。其汤熨针石,别有正方,补养宣导,今附于后。

《诸病源候论·风病诸候·风湿痹候》

风湿痹病之状,或皮肤顽厚,或肌肉酸痛。风寒湿三气杂至,合而成痹。其风湿气多而寒气少者，为风湿痹也。由血气虚，则受风湿，而成此病。久不瘥，入于经络，搏于阳经，亦变令身体手足不随。其汤熨针石，别有正方，补养宣导，今附于后。

《诸病源候论·风病诸候·风痹候》

痹者，风寒湿三气杂至，合而成痹。其状肌肉顽厚，或疼痛。由人体虚，腠理开，故受风邪也。病在阳曰风，在阴曰痹；阴阳俱病，曰风痹。其以春遇痹为筋痹，则筋屈。筋痹不已，又遇邪者，则移入肝。其状夜卧则惊，饮多，小便数。夏遇痹者为脉痹，则血凝不流，令人萎黄。脉痹不已，又遇邪者，则移入心。其状心下鼓，气暴上逆，喘不通，嗌干喜噫。长夏遇痹者为肌痹，在肉则不仁。肌痹不已，复遇邪者，则移入脾。其状四肢懈惰，发咳呕汁。秋遇痹者为皮痹，则皮肤无所知。皮痹不已，又遇邪者，则移入于肺，其状气奔痛。冬遇痹者为骨痹，则骨重不可举，不随而痛。骨痹不已，又遇邪者，则移入于肾，其状喜胀。

《诸病源候论·注病诸候·湿痹注候》

注者住也，言其病连滞停住，死又注易傍人也。凡有人风寒湿三气合至，而为痹也。湿痹者，是湿气多也，名为湿痹。湿痹之状，四肢或缓或急，骨节疼痛。邪气往来，连注不瘥，休作无度，故为湿痹注。

《备急千金要方·卷八·治诸风方·论杂风状第一》

诸痹由风寒湿三气并客于分肉之间。迫切而为沫，得寒则聚，则排分肉；肉裂则痛，痛则神归之；神归之则热，热则痛解；痛则厥，厥则他痹发，发则如是。此内不在脏而外未发于皮肤，居分肉之间，真气不能周，故为痹也。其风最多者，不仁则肿，为行痹，走无常处。其寒多者，则为痛痹。其湿多者，则为着痹。冷汗濡，但随血脉上下不能左右去者，为周痹也。在肌中更发更止，左以应左，右以应右者，为偏痹也。

夫痹，其阳气少而阴气多者，故令身寒从中出。其阳气多而阴气少者，则痹且热也。

诸痹风胜者则易愈，在皮间亦易愈，在筋骨则难痊。久痹入深，令营卫涩，经络时疏则不知痛。

风痹病不可已者，足如履冰，时如入汤，腹中股胫淫泺，烦心头痛，伤脾肾时呕眩，时自汗出；伤心目眩；伤肝悲恐，短气不乐；伤肺不出三年死。

《外台秘要·卷第十九·风湿方九首》

《病源》风湿者，是风气与湿气共伤于人也，风者八方之虚风，湿者水湿之蒸气。若地下湿，复少霜雪，其山水气蒸兼值暖，猥退人腠理开，便受风湿，其状令人懈惰，精神昏愦；若经久亦令四肢缓纵不随，入脏则喑哑，口舌不收，或脚痹弱，变为脚气，其汤熨针石，别有正方，补养宣导，今附于后，"养生方真诰"云：栉头理发，欲得多过，通流血脉，散风湿，数易更栉番用之。

又辨中风偏枯、风痱、风懿、风痹。偏枯者，半身偏不随，肌肉偏不用而痛，言不变，智不乱，病在分腠之间，温卧取汗，益其不足，损其有余，乃可复也。风痱者，身无痛，四肢不收，智乱不甚言，微知可疗甚则不能言，不可治也。风懿者，奄忽不知人，咽中塞窒窒然，舌强不能言，病在脏腑，先入阴，后入阳。治之先补于阴，后写于阳，发其汗身转软者生，汗不出身直者，七日死。风痹病，不可已者，足如履冰，时如入汤，腹中股胫淫泺烦心，头痛呕眩时时汗出，目眩悲恐，短气不乐，不出三年死。

《古今医统大全·卷之十一·痹证门·病机》

岐伯曰：凡痹之客于五脏者皆有合。病久而不去者，内舍于其合也。故骨痹不已，复感于邪，内舍于肾；筋痹不已，复感于邪，内舍于肝；脉痹不已，复感于邪，内舍于心；肌痹不已，复感于邪，内舍于脾；皮痹不已，复感于邪，内舍于肺。

所谓邪者，皆风寒湿之三气也。重感于肺者，则皮无所知，烦满喘而呕；感于心者，则血脉不通，心下鼓，暴上气逆，喘，嗌干善噫；感于肝者，则筋挛，夜卧惊恐，饮多而小便数；感于肾者，则骨重不可举，善胀，尻以代踵，脊以代头；感于脾者，则四肢倦怠，发咳呕汁，上为大塞。

《景岳全书·卷之十二从集·杂证谟·风痹》

风痹一证，即今人所谓痛风也。盖痹者，闭也。以血气为邪所闭，不得通行而病也。如"痹论"曰：风气胜者为行痹。盖风者善行数变，故其为痹，则走注历节，无有定所，是为行痹，此阳邪也。曰：寒气胜者为痛痹。以血气受寒则凝而留聚，聚则为痛，是为痛痹，此阴邪也。曰：湿气胜者为著痹。以血气受湿则濡滞，濡滞则肢体沉重而疼痛顽木，留著不移，是为著痹，亦阴邪也。凡此三者，即痹之大则也。此外如五脏六腑之痹，则虽以饮食居处皆能致之，然必重感于邪而内连脏气，则合而为痹矣。若欲辨其轻重，则在皮肤者轻，在筋骨者甚，在脏腑者更甚。若欲辨其寒热，则多热者方是阳证，无热者便是阴证。然痹本阴邪，故惟寒者多而热者少，此则不可不察。

观"痹论"曰：风寒湿三气杂至，合而为痹，而"寿夭刚柔"篇又曰：在阳者命曰风，在阴者命曰痹，何也？盖三气之合，乃专言痹证之所因也。曰：在阳为风，在阴为痹。又分言表里之有殊也。如风之与痹，本皆由感邪所致，但外有表证之见，而见发热头疼等证，或得汗即解者，是皆有形之谓，此以阳邪在阳分，是即伤寒中风之属也，故病在阳者命曰风。若既受寒邪，而初无发热头疼，又无变证，或有汗，或无汗，而筋骨之痛如故，及延绵久不能愈，而外无表证之见者，是皆无形之谓，此以阴邪直走阴分，即诸痹之属也，故病在阴者命曰痹。其或既有表证，而疼痛又不能愈，此即半表半里，阴阳俱病之证，故阴阳俱病者命曰风痹。此所以风病在阳，而痹病在阴也。然则诸痹者，皆在阴分，亦总由真阴衰弱，精血亏损，故三气得以乘之而为此诸证。《经》曰：邪入于阴则痹，正谓此也。是以治痹之法，最宜峻补真阴，使血气流行，则寒邪随去。若过用风湿痰滞等药而再伤阴气，必反增其病矣。

痹因外邪，病本在经，而深则连脏，故其在上则有喘呕，有吐食；在中则为胀满，为疼痛；在下则为飧泄，为秘结诸病，此皆风痹之兼证也。凡见此者，当于各门权其缓急先后而随证治之。

痹证之风胜者，治当从散，宜败毒散、乌药顺气散之类主之。若以风胜而兼微火者，宜大秦艽汤，或九味羌活汤之类主之。

痹证之寒胜者，但察其表里俱无热证，即当从温治之，宜五积散，或小续命汤、甘草附子汤之类主之。若寒甚气虚者，宜《三因》附子汤之类主之。

痹证之湿胜者，其体必重，或多寒，或多痰，或多汗，皆脾弱阴寒证也。羌活胜湿汤，乃兼风散湿之剂也。五积散，乃温经散湿之剂也。真武汤，乃温中除湿之剂也。《三因》附子汤，乃补脾燥湿之剂也。调气平胃散，乃行气行湿之剂也。五苓散，乃利水导湿之剂也。二陈汤、六君子汤，乃化痰去湿之剂也。大抵治湿者欲其燥，欲燥者宜从暖。盖脾土喜燥而恶湿，喜暖而恶寒，故温脾即所以治湿也。然又有湿热之为病者，必见内热之证，滑数之脉，方可治以清凉，宜二妙散及加味二妙丸、当归拈痛汤之类主之。其有热甚者，如抽薪饮之类亦可暂用，先清其火而后调其气血。

风痹之证，大抵因虚者多，因寒者多。惟血气不充，故风寒得以入之，惟阴邪留滞，故经脉为之不利，此痛痹之大端也。惟三气饮及大防风汤之类，方能奏效，凡治痹之法，惟此为最。其有宜酒者，即以三气饮浸酒服之亦妙，法见本方，或用易老天麻丸亦可。

历节风痛，以其痛无定所，即行痹之属也。《病源》云：历节风痛是气血本虚，或因饮酒，腠理开，汗出当风所致，或因劳倦调护不谨，以致三气之邪遍历关节，与气血相搏，而疼痛非常，或如虎之咬，故又有白虎历节之名。《中藏经》曰：历节疼痛者，因醉犯房而得之，此其概也。大都痛痹之证，多有昼轻而夜重者，正阴邪之在阴分也。其有遇风雨阴晦而甚者，此正阴邪侮阳之证也。或得暖遇热而甚者，此湿热伤阴之火证也。有火者宜从清凉，有寒者宜从温热。若筋脉拘滞，伸缩不利者，此血虚血燥证也，非养血养气不可。凡诸治法，总宜如前。

《医学心悟·卷三·痹（鹤膝风）》

痹者，痛也。风寒湿三气杂至，合而为痹也。其风气胜者为行痹，游走不定也。寒气胜者为痛痹，筋骨挛痛也。湿气胜者为着痹，浮肿重坠也。然即曰胜，则受病有偏重矣。治行痹者，散风为主，而以除寒祛湿佐之，大抵参以补血之剂，所谓治风先治血，血行风自灭也。治痛痹者，散寒为主，而以疏风燥湿佐之，大抵参以补火之剂，所谓热则流通，寒则凝塞，通则不痛，痛则不通也。治着痹者，燥湿为主，而以祛风散寒佐之，大抵参以补脾之剂，盖土旺则能胜湿，而气足自无顽麻也。通用蠲痹汤加减主之，痛甚者，佐以松枝酒。复有患痹日久，腿足枯细，膝头瘇大，名曰鹤膝风。此三阴本亏，寒邪袭于经络，遂成斯症，宜服虎骨胶丸，外贴普救万全膏，则渐次可愈。失此不治，则成痼疾，而为废人矣。

《金匮翼·卷六·痹症统论·行痹》

行痹者，风气胜也。风之气善行而数变，故其症上下左右，无所留止，随期所至，血气不通而为痹也。治虽通行血气，宜多以治风之剂。又"寿夭刚柔"篇云：病在阳者名曰风，病在阴者名曰痹，阴阳俱病，名曰风痹。风痹云者，以阳邪而入于阴之谓也。故虽驱散风邪，又必兼以行血之剂。又有血痹者，以血虚而风中之，亦阳邪入阴所致也。盖即风痹之症，而自风言之，则为风痹；就血言之，则为血痹耳。若其他风病而未入于阴者，则固不得谓之痹症矣。

《金匮翼·卷六·痹症统论·痛痹》

痛痹者，寒气偏胜，阳气少，阴气多也。夫宜通而塞，则为痛。痹之有痛，以寒气入经而稽迟，泣而不行也。治宜通引阳气，温润经络，血气得温而宣流，则无壅闭矣。河间云：痹气身寒，如从水中出者，气血不行，不必寒伤而作，故治痛痹者，虽宜温散寒邪，尤要宣流壅闭也。

《金匮翼·卷六·痹症统论·著痹》

著痹者，湿气胜也。夫湿，土气也，土性重缓，营卫之气与湿俱留，则著而不移，其症多汗而濡，其病多著于下，有挟寒、挟热、在气、在血之异，须审而治之。

《时方妙用·卷二·痹》

痹者，闭也。风寒湿杂至，合而为痹，与痛风相似。但风则阳受之，痹则阴受之。虽内经痹论，风气胜者为行痹，寒气胜者为痛痹，湿气胜者为著痹之分。而深究其源，自当以寒与湿为主。盖以风为阳邪，寒与湿为阴邪。阴主闭，闭则郁滞而为痛。是痹不外寒与湿，而寒与湿亦必假风以为之帅。寒曰风寒，湿曰风湿，此三气杂合之说也。《内经·寿夭刚柔》篇曰：在阳者命曰风，在阴者命曰痹。以此分别，则两症自不混治矣。若胸痹及脏腑诸痹，又当别论。

3. 论风湿热痹

《症因脉治·卷三·痹证论·外感痹症》

热痹之症：肌肉热极，唇口干燥，筋骨痛不可按，体上如鼠走状，此《内经》所云阳气多，阴气少，阳独盛，故为热痹之症也。《内经》原有热痹，方书止列三条，误也。

热痹之因：阴血不足，阳气偏旺，偶因热极见寒，风寒外束，《内经》云：灵气相薄，则脉满而痛。此热痹所由生也。

热痹之脉：浮大而数，热在经络。沉大而数，热已深入。大数属气，细数者血。寸脉数大，热在于上。尺热数大，热在于下。

热痹之治：热在经络者，四味舒筋汤。热已深入，潜行散。气分有热者，苍柏二妙丸。热在血分者，虎潜丸。

4. 论血虚痹

《诸病源候论·风病诸候·二十五、血痹候》

血痹者，由体虚，邪入于阴经故也。血为阴，邪入于血而痹，故为血痹也。其状形体如被微风所吹。此由忧乐之人，骨弱肌肤盛，因疲劳汗出，卧不时动摇，肤腠开，为风邪所侵也。诊其脉自微涩，在寸口、关上小紧，血痹也。宜可针引阳气，令脉和紧去则愈。

《诸病源候论·脚气病诸候·脚气痹弱候》

此由血气虚弱，若受风寒湿毒，与血并行肤腠，邪气盛，正气少，故血气涩，涩则痹，虚则弱，故令痹弱也。

《备急千金要方·卷八·治诸风方·风痹第八》

论曰：血痹病从何而得之？师曰：夫尊荣人骨弱肌肤盛，因疲劳汗出，卧不时动摇加被微风遂得之，形如风状（《巢源》云其状如被微风所吹）。但以脉自微涩，涩在寸口，关上紧，宜针引阳气，令脉和紧去则愈。

《严氏济生方·诸痹门·五痹论治》

凡有五种：筋痹、脉痹、皮痹、骨痹、肌痹是也。筋痹之为病，应乎肝，其状夜卧则惊，饮食多，小便数；脉痹之为病，应乎心，其状血脉不流，令人萎黄，心下鼓气，卒然逆喘不通，嗌干善噫；肌痹之为病，应乎脾，其状四肢懈怠，发咳呕吐；皮痹之为病，应乎肺，其状皮肤无所知觉，气奔喘满；骨痹之为病，应乎肾，其状骨重不可举，不遂而痛且胀。诊其脉大而涩为痹，脉来急者亦为痹，脉涩而紧者亦为痹。又有风血痹，阴邪入于血经故也。外有支饮亦令人痹，当随证施治。

5. 论脏腑痹

《症因脉治·卷三·痹证论·内伤痹症》

肺痹之症：即皮痹也。烦满喘呕，逆气上冲，右胁刺痛，牵引缺盆，右臂不举，痛引腋下，此肺痹之症也。

肺痹之因：或形寒饮冷，或形热饮热，肺为华盖，恶热恶寒，或悲哀动中，肺气受损，而肺痹之症作矣。

肺痹之脉：寸口脉涩，责之在肺；或见迟弦，寒饮所伤；或见洪数，乃是伤热；浮迟肺寒，沉数里热。

肺痹之治：火热伤肺者，家秘泻白散。肺气受损，肺虚液少，生脉散，加二冬二母。气虚上逆，参橘煎、人参平肺散。

肝痹之症：即筋痹也。夜卧则惊，多饮数小便，腹大如怀物，左胁凝结作痛，此肝痹之症也。

肝痹之因：逆春气则肝气怫郁，恼怒伤肝则肝气逆乱，惊动魂魄，则肝气不宁，皆成肝痹之症也。

肝痹之脉：左关弦数，肝家有热；或见沉滞，肝家郁结；或见虚弦，肝家少血。

肝痹之治：左关弦数者，泻青丸或泻肝汤。左关沉滞者，柴胡疏肝散。左关虚弦，逍遥散，或补肝散。

肾痹之症：即骨痹也。善胀，腰痛，遗精，小便时时变色，足挛不能伸，骨痿不能起，此肾痹之症也。

肾痹之因：《内经》云：或远行劳倦，逢大热而渴，水不胜火，则骨枯而髓虚；或不慎房劳，精竭血燥，则筋骨失养，腰痛不举，而肾痹之症作矣。

肾痹之脉：两尺细数，或见浮大。肾脉本沉，今反躁疾，水衰火动，肾痹之脉。

肾痹之治：远行劳倦者，坎离丸。房劳精竭者，河车封髓丹。肾火上炎者，家秘滋肾丸。真阳不足者，八味丸料，溶鹿龟二胶为丸。真阴不足者，家秘天地煎。

脾痹之症：即肌痹也。四肢怠惰，中州痞塞，隐隐而痛，大便时泻，面黄足肿，不能饮食，肌肉痹而不仁，此脾痹之症也。

脾痹之因：脾为胃行津液，权主磨化，若饮食过多，饥饱失节，则脾气受损，失其健运，而脾痹之症作矣。

脾痹之脉：脉见弦滑，脾虚停滞；若见空大，脾胃损伤；若见虚细，脾弱多痢。

脾痹之治：脾虚不能磨化，枳术消痞丸。脾有停滞者，保和丸。脾虚失健运之机，四君子汤。大便不实，异功散、参苓白术散。

《古今医统大全·卷之十一·痹证门·病机》

五痹之外有肠痹、胞痹、血痹、热痹证候之异。肠痹者，其病数饮，中气喘满，时作飧泄，小便不通；胞痹者，少腹膀胱按之内痛，若沃以汤，涩于小便；血痹者，邪入于阴血之分，其状体常如被风吹骨弱劳瘦，汗出，卧则不时摇动；热痹者，盖脏腑积热，复遇风寒湿三气而客于经络，留而不行，阳遇其阴，故为热痹，翕然而闷也，肌肉极热，体上如鼠走之状，皮肤色变。

《医宗必读·卷之十·痹》

肺痹者，烦满喘而呕。肺在上焦，其脉循胃口，故为烦满喘而呕也。心痹者，脉不通，烦则心下鼓暴，上气而喘，嗌干善噫，厥气上则恐。心合脉而痹气居之，故脉不通。心脉起于心中，其支者上挟咽，其直者却上肺，故其病如此。厥气，阴气也。心火衰则邪乘之，故神怯而恐。肝痹者，夜卧则惊，多饮，数小便，上为引如怀。肝藏魂，肝气痹则魂不安，故夜卧则惊。肝脉下者过阴器，抵少腹，上者循喉咙之后，上入颃颡，故为病如此。肾痹者，善胀，尻以代踵，脊以代头。肾者，胃之关，肾气痹则阴邪乘胃，故善胀。尻以代踵，足挛不能伸也，脊以代头，身偻不能直也，肾脉入跟中，上腨内，出腘内廉，贯脊属肾，故为是病。脾痹者，四肢解惰，发咳，呕汁，上为大塞。脾主四支，故为懈惰；其脉属脾络胃，上膈挟咽，气痹不行，故发咳呕汁，甚则上焦痞隔，为大塞不通也。肠痹者，数饮而出不得，中气喘争，时发飧泄。肠者兼大小肠而言，肠间病痹，则下焦之气不化，故虽数饮，而小便不得出。小便不出，则本末俱病，故与中气喘争，盖其清浊不分，故时发飧泄。胞痹者，少腹膀胱按之内痛，若沃以汤，涩于小便，上为清涕。胞者，膀胱之脬也，膀胱气闭，故按之内痛，水闭则畜而为热，故若沃以汤，涩于小便也。膀胱之脉，从巅入络脑，故上为清涕。

［愚按］《内经》论痹，四时之令，皆能为邪，五脏之气，各能受病，六气之中，风寒湿居其半，即其曰杂至，曰合，则知非偏受一气可以致痹。又曰：风胜为行痹，寒胜为痛痹，湿胜为着痹。即其下一胜字，则知但分邪有轻重，未尝非三气杂合为病也。皮肉筋骨脉各有五脏之合，初病在外，久而不去，则各因其合而内舍于藏。在外者祛之犹易，入脏者攻之实难；治外者散邪为亟，治脏者养正为先。治行痹者微风为主，御寒利湿，仍不可废，大抵参以补血之剂，盖治风先治血，血行风自灭也。治痛痹者，散寒为主，疏风燥湿，仍不可缺，大抵参以补火之剂，非大辛大温，不能释其凝寒之害也。治着痹者，利湿为主，祛风解寒，亦不可缺，大抵参

以补脾补气之剂,盖土强可能胜湿,而气足自无顽麻也。提其大纲,约略如此,分条治法,别列于下。

《理虚元鉴·卷上·肾痹论》

此即遗精痿症也。其初起于酒色不节,精血日竭,水火俱衰,肝风、脾湿、肾虚生寒,三气合聚而为肾痹。宗筋不能束骨节利机关,足难步履,腰背难以俯仰,坐卧难支。总因倾尽真元,而筋骨日痹也。法宜清气安神,以养心脾之血;润燥滋血,以归肝肾之阴。

6. 论六经痹

《类经·十七卷·疾病类·六经痹疝》

厥阴有余病阴痹(厥阴者风木之气也,风木有余则邪并于肝,肝经之脉结于诸阴之分,故病为阴痹。痹义如前),不足病生热痹(厥阴之气不足,则阳邪胜之,故病生热痹),滑则病狐疝风(滑为阳邪有余,而病风者,热则生风也。疝者前阴少腹之病,男女五脏皆有之。狐之昼伏夜出,阴兽也,疝在厥阴,其出入上下不常,与狐相类,故曰狐疝风。此非外入之风,乃以肝邪为言也。下准此),涩则病少腹积气(涩为气虚,为血滞,故邪气留止而病为积聚)。

少阴有余病皮痹隐轸(少阴者君火之气也,火盛则克金,皮者肺之合,故为皮痹。隐轸,即瘾疹也),不足病肺痹(火不足则金无所畏,燥邪独胜,故病为肺痹),滑则病肺风疝(滑实则君火为邪,故乘于肺,病在气也),涩则病积溲血(涩为心血不足,故经滞而为积聚,血乱而为溲血也)。

太阴有余病肉痹寒中(太阴者湿土之气也,湿邪有余,故为肉痹。寒湿在脾,故为寒中),不足病脾痹(土弱则脾气不行也),滑则病脾风疝(太阴脉滑,则土邪有余。脾风疝者,即㿗肿重坠之属,病在湿也),涩则病积、心腹时满(脾脉入腹,上注心中,涩因脾弱,故病脾积及心腹时满)。

阳明有余病脉痹、身时热(阳明者燥金之气也,其合大肠与胃,燥气有余,则血脉虚而阴水弱,故病脉痹及身为时热),不足病心痹(燥气不足则火胜为邪,故病为心痹),滑则病心风疝(滑则燥热生风,热则主于心也,故为心风疝),涩则病积,时善惊(涩则胃虚而滞,故病积。胃虚者风木乘之,故善惊)。

太阳有余病骨痹身重(太阳者寒水之气也,其合肾,其主骨,故太阳寒邪有余者,主为骨痹、为身重),不足病肾痹(不足则肾气弱,故病为肾痹),滑则病肾风疝(太阳滑实者风寒挟邪,故病肾风疝),涩则病积、善时巅疾(太阳之脉交巅上,络肾属膀胱,故其脉涩气滞,当为肾积及顶巅之病)。

少阳有余病筋痹胁满(少阳者相火之气也,其合肝胆,其主筋,其脉行于胁肋,故少阳之邪有余者,当病筋痹胁满),不足病肝痹(少阳不足则肝脏气虚,故病为肝痹),滑则病肝风疝(滑实则风热合邪而为肝风疝,病在筋也),涩则病积、时筋急目痛(涩以血滞,故病肝积。肝主筋,开窍于目,故为筋急目痛。[愚按]本经诸篇所言疝证不一,有云狐疝,以其出入不常也。有㿗疝者,以其顽肿不仁也。有冲疝者,以其自少腹上冲心而痛也。有厥疝者,以积气在腹中而气逆为疝也。有瘕者,以少腹冤热而痛出白,一名曰蛊也。有六经风疝者,如本篇之所云也。有小肠疝者,如"邪气脏腑病形篇"曰小肠病者,小腹痛,腰脊控睾而痛,时窘之后者,亦疝之属也。是皆诸疝之义。按"骨空论"曰:任脉为病,男子内结七疝,女子带下瘕聚。盖任脉者,起于中极之下,以上毛际,循腹里,上关元,总诸阴之会,故诸疝之在小腹者,无不由任脉为之原,而诸经为之派耳。云七疝者,乃总诸疝为言,如本篇所言者六也,"邪气脏腑病形"篇所言者一也,盖以诸经之疝所属有七,故云七疝。若狐㿗冲厥之类,亦不过为七疝之别名耳。后世如巢氏所叙七疝,则曰厥、㿗、寒、气、盘、胕、狼。至张子和非之曰:此俗工所立谬名也。盖环阴器上抵小腹者,乃属足厥阴肝经之部分,是受疝之处也。又曰:凡疝者,非肝木受邪,则肝木自甚,皆属肝经。于是亦立七疝之名,曰寒、水、筋、血、气、狐、㿗,治多用下。继自丹溪以来,皆宗其说。然以愚观之,亦未为得。夫前阴小腹之间,乃足三阴、阳明、任、冲、督脉之所聚,岂得独以厥阴经为言?但如本篇六疝皆兼风言者,本非外入之风,盖风属肝,肝主筋,故凡病各经之疝者,谓其病多在筋而皆挟肝邪则可;若谓必在厥阴,则不可也。后世议论徒多,又安能出《内经》之围范哉?学者当以经旨为正。至于治之之法,大都此证寒则多痛,热则多纵,湿则多肿坠,虚者亦然,若重在血分者不移,在气分者多动。分察六者于诸经,各因其多少虚实而兼治之,自无不效也)。

二、医案

1. 治风寒湿痹

《医学纲目·卷之十二肝胆部·诸痹·行痹》

真定府张大，素好嗜酒，五月间病手指节肿痛，屈伸不利，膝髌亦然，心下痞满，身体沉重，不欲饮食，食即欲吐，面色痿黄，精神减少。至六月间，求予治之。诊其脉沉而缓，缓者脾也。《难经》云：俞主体重节痛。俞者，脾之所主，四肢属脾。盖其人素饮酒，加之时助，湿气大胜，流于四肢，故为肿痛。《内经》云：诸湿肿满，皆属脾土。仲景云：湿流关节，肢体烦痛，此之谓也。宜以大羌活汤主之。《内经》云：湿淫于内，治以苦温，以苦发之，以淡渗之。又云：风胜湿。羌活、独活苦温，透关节而胜湿，故以为君。升麻苦平，威灵仙、苍术、防风苦辛温发之者也，故以为臣。血壅而不流则痛，当归辛温以散之。甘草甘温益气，泽泻咸平，茯苓甘平，导湿而利小便，以淡渗之。使气味相合，上下分散其湿也。羌活、升麻各一钱，独活七分，苍术、防风、甘草、威灵仙、茯苓、当归、泽泻各半。上锉作一服。水二盏煎至一盏，温服，食前一服，食后一服。忌酒、面、生冷、硬物。

治一税官，风寒湿痹，腰脚沉重浮肿，夜则痛甚，两足恶寒，经五六月间，犹绵胫，靴足膝，皮肤少有跣露，则冷风袭之，流入经络，其病转剧，走注上下，往来无定，其痛极处，便挛急而肿起，肉色不变，腠理如虫行。每遇风冷，病必转增，饮食减，肌体瘦乏，须人扶，稍能行立。所服者，乌、附、姜、桂种种燥热。燔针着灸，莫知其数，前后三年不愈。一日予脉之，其两手皆沉滑有力，先以导水丸、通经散各一服，是夜泻三十余行，痛减半，渐服赤茯苓汤、川芎汤、防风汤，此三方在《宣明论》中治痹方是也，日三服，煎七八钱溅然汗出。余又作玲珑灶法熏蒸，血热必增剧，诸汗法古方多有之，惟以吐发汗者，世罕知之。故予尝曰：吐法兼汗，良以此夫。

《医学纲目·卷之十二肝胆部·诸痹·痛痹》

一治东阳傅丈腿痛，一治朱宅阃内痛挛，一治邻鲍子痢后风，皆数十帖半年安（详见后丹溪先治内热条）。或问：比见邻人，用草药研酒饮之，不过数帖，亦有安者，如子之言，类皆经久取效，无乃太缓乎？予曰：此劫病草药，石上采丝为之君，过山龙等佐之，皆性热而燥者，不能养阴，却能燥湿。病之浅者，湿疾得燥则开，热血得热则行，亦可取效。彼病深而血少者，愈劫愈虚，愈劫愈深，若朱之病是也。子以我为迂缓乎！（朱之病，即朱阃挛痛医十月不应，而丹溪起之也）

《医学纲目·卷之十二肝胆部·诸痹·着痹》

温经除湿汤。李夫人，十月二十日，得立冬严霜作时病，四肢无力，乃痿厥，湿热在下焦也。醋心者，是浊气不降欲满也。合眼麻木者，阳道不行也。开目不麻木者，目手助阳道，故阴寒之气少退也。头旋眩运者，风气下陷于血分，不伸越而作也。羌活七分，独活三分，柴胡二分，黄芪二分，人参一钱，甘草（炙）一钱，白芍三钱，陈皮二钱，白术一钱，苍术二钱，泽泻一钱，猪苓一钱，黄柏三分，黄连、木香各二分，草豆蔻二分，神曲二分，麻黄（去节）三分，升麻五分，当归三分。上锉如麻豆大。作二服，水二大盏煎一盏，去渣，稍热服，食远。治肢节沉重疼痛无力之圣药也。

湿气风症不退，眩运麻木不已，除风湿，羌活汤主之。羌活一两，防风一两，柴胡五分，藁本三分，独活五分，苍术（米泔制）一钱，茯苓二钱，泽泻二分，猪苓（去皮）二分，甘草（炙）五分，黄芪一钱，陈皮三分，黄柏三分，黄连（去须）一分，升麻七分，川芎三分（去头痛）。上咬咀。每服三钱或五钱，水二盏煎至一盏，去渣，稍热服，量虚实施用。如不尽证候，依加减法用之。

《赤水玄珠·第十二卷·痹门·行痹治剂》

麝香丸，治白虎历节风疼痛，游走无定，状如虫啮，昼静夜剧，及一切足疼痛。川乌大者三个（生用），全蝎二十一个（生用），黑豆二十一个（生用），地龙五钱。上末，入麝香半字，同研匀，糯米糊为丸绿豆大。每服七丸，甚者十丸，夜卧令膈空，温酒下，微出冷汗一身便瘥。予得此方，凡是历节及不测痰痛，一二服便瘥。在歙州日，有一贵家妇人，遍身走注疼痛，至夜则发，如虫啮其肌，多作鬼邪治。予曰：此正历节风病也，三服愈。

《临证指南医案·卷七·痹》

鲍（四四）。风湿客邪，留于经络，上下四肢流走而痛，邪行触犯，不拘一处，古称周痹。且数十年之久，岂区区汤散可效。凡新邪宜急散。宿邪宜缓攻。蜣螂虫、全蝎、地龙、穿山甲、蜂房、川乌、麝香、乳香。上药制末，以无灰酒煮黑大豆汁泛丸。

杜(三三)。温暖开泄,骤冷外加。风寒湿三气交伤为痹,游走上下为楚。邪入经隧,虽汗不解,贵乎宣通。桂枝、杏仁、滑石、石膏、川萆薢、汉防己、苡仁、通草。

又,经脉通而痛痹减,络中虚则痿弱无力。周身汗出,阳泄已多,岂可再用苦辛以伤阳泄气乎?《内经》以筋缓为阳明脉虚,当宗此旨。黄芪、防风、白术、茯苓、炙草、桂枝、当归、白芍、苡仁。

又,大凡邪中于经为痹,邪中于络为痿。今痹痛全止,行走痿弱无力,经脉受伤,阳气不为护持,法当温养通补。经旨春夏养阳,重在扶培生气耳。黄芪四两,茯苓三两,生白术三两,炙草、淡苁蓉二两,当归三两,牛膝二两,仙灵脾二两,虎骨胶、金毛狗脊十二两(无灰酒浸半日蒸熬膏),胶膏为丸。

周。痛势流走而肿,后感外邪,参药不可与也,从行痹治。(行痹)羌活、木防己、石膏、生甘草、海桐皮、杏仁。

吴。寒入阴分,筋骨痛奕,此为痹症。遗泄内虚,忌用表散劫真。当归、沙苑、北细辛、桂枝木、生白术、茯苓。又,虎骨、当归、北细辛、生白术、茯苓。又,行痹入左足。生虎骨、防己、萆薢、苡仁、半夏、茯苓。

唐(妪)。右后胁痛连腰胯,发必恶寒逆冷,暖护良久乃温。此脉络中气血不行,遂至凝塞为痛。乃脉络之痹症,从阳维阴维论病。鹿角霜、小茴香、当归、川桂枝、沙苑、茯苓。

王。努力,经气受伤,客邪乘卫阳之疏而入,风湿阻遏经隧,为肿为痛。大汗连出,痛仍不止,而大便反滑。其湿邪无有不伤阳气者,固卫阳以却邪,古人正治。以湿家忌汗耳。(风湿)生於术三钱,防风根五分,生黄芪三钱,片姜黄一钱,桂枝木五分,海桐皮一钱,羌活五分,独活五分。又,人参一钱,生於术二钱,黄芪三钱,炒当归一钱半,川桂枝一钱,炙甘草五分,煨姜七分,南枣二枚。

又,风湿肿痹,举世皆以客邪宜散,愈治愈剧,不明先因劳倦内伤也。盖邪之所凑,其气必虚。参术益气,佐以风药,气壮托出其邪,痛斯止矣。病人自云,手足如堕如无,讵非阳微不及行乎四末乎?此皆误治,致参药过费耳。人参一钱,生於术二钱,黄芪二钱,归身一钱半,肉桂三分,炙甘草三分,煨姜一钱,南枣一枚。又,遗泄阴伤,兼以敛摄。人参一钱,生於术二钱,黄芪三钱,归身一钱,炙草五分,熟地三钱,茯神三钱,五味五分,白芍一钱。

丸方:人参二两,黄芪四两,茯神二两,杞子二两,鹿角霜二两,鹿茸二两,归身三两,炙草一两,菊花炭二两,炼蜜丸。

张。骨骱走注行痛,身体重著,不能转舒,此为湿痹。但阳虚之质,忌辛散苦寒药。桂枝木、木防己、苡仁、羚羊角、大豆黄卷、杏仁、橘红。

沈。从来痹症,每以风寒湿三气杂感主治,召恙之不同。由乎暑暍外加之湿热,水谷内蕴之湿热。外来之邪,著于经络,内受之邪,著于腑络。故辛解汗出,热痛不减,余以急清阳明而致小愈,病中复反者,口鼻复吸暑热也。是病后宜薄味,使阳明气爽。斯清阳流行不息,肢节脉络舒通,而痹痿之根尽拔。至若温补而图速效,又非壮盛所宜。(暑伤气湿热入络)人参、茯苓、半夏、广皮、生於术、枳实、川连、泽泻、竹沥姜汁法丸。暮服白蒺藜丸。

某。冬月温舒,阳气疏豁。风邪由风池风府,流及四末,古为痹症。忽上忽下,以风为阳,阳主动也。诊视鼻明,阳明中虚可见。却邪之剂,在乎宣通经脉。(卫阳疏风邪入络)桂枝、羚羊角、杏仁、花粉、防己、桑枝、海桐皮、片姜黄。

又,症已渐安,脉络有流通意。仲景云,经热则痹,络热则痿。知风淫于内,治以甘寒,寒可去热,甘味不伤胃也。甜杏仁、连翘、元参、花粉、绿豆皮、梨汁。又,余热尚留,下午足寒,晨餐颈汗,胃未调和,食不甘美。因大便微溏,不必过润。北沙参、麦冬、川贝、川斛、陈皮、谷芽。

某(四八)。脉弦劲右足踝臁肿痛,得暖得摩稍适,此风寒湿三气,混入经隧而为痹也。当用辛温,宣通经气为要。(风寒湿入下焦经隧)活络丹一丸,陈酒下。

某。痹痛在外踝筋骨,妨于行走,邪留经络,须以搜剔动药。川乌、全蝎、地龙、山甲、大黑豆皮。

某。脉沉小数,营中留热,骱骨尚有微疼,宜通经络,佐清营热。(营中热)钩藤、细生地、当归须、白蒺藜、丹皮、片姜黄。

《续名医类案·卷十三·痛痹》

一人遍体疼痛,尻体皆肿,足膝挛急。李曰:

此寒伤荣血，脉筋为之引急，《内经》所谓痛痹也。用乌药顺气散，七剂而减。更加白术、桂枝，一月而愈。

冯楚瞻治唐某，患左足左手骨节疼痛，势如刀割，旦夕呼号，既而移至右手右足皆遍矣。或用祛风活络之剂不效。见其口燥咽干，误作流火，投以凉剂，幸而吐出。神气疲困，六脉洪弦，此气血久虚，筋骨失养，将成瘫痪之候。惟宜大用熟地、当归、白芍，养血为君；银花、秦艽，少借风势以达药力于筋骨为臣；牛膝、续断、杜仲，以调筋骨为佐；更用桂枝、松节，以鼓舞药性，横行于两臂为引；再用参、术以固中培之。调理半月，渐瘥。后以生脉饮，送八味丸加牛膝、杜仲、鹿茸、五味子各四五钱，日中仍服前剂，始能步履。更以大补气血，强筋壮骨之药，以收全功。未几，其室人因日夜忧劳，亦患是症，六脉沉微，右手足疼痛，既而不流于左，而竟攻之于里，胸膈痞闷恶心，疼痛欲绝。知为内伤日久，寒邪不为外达，直中阴分，宜急温之。以人参、白术各五钱，肉桂、附子各二钱，浓煎，徐徐温服。次日脉少起，胸中痞痛闷大减，身有微热，左亦略疼，此阳气还表，寒邪欲外散之机也。照方再服，内症渐平。惟手足之痛尚在，然亦不甚，以参、术补中为君，归、芍养血为臣，杜仲、续断、牛膝、秦艽、桂枝，舒筋活络为佐，全愈。夫痛风止有五痹，皮痹、脉痹、肌痹、骨痹、筋痹，未闻有脏腑之痹也。然《经》曰：寒气胜者为痛痹。又曰：其留连筋骨间者疼久，其留皮肤间者易已，其入脏者死。可不慎欤！

《吴鞠通医案·卷四·痹》

赵氏，四十七岁，六月二十日，太阳寒痹，脉弦，背心板着而痛。桂枝五钱，云苓皮五钱，防己三钱，川椒炭三钱，川乌头三钱，白通草一钱，生苡仁五钱。

二十五日：服前药已效，而背痛难除，加附子二钱。

七月初二日：脉已回阳，痛未止，每日服半帖，六日三帖。加木通三钱、晚蚕砂四钱。

初九日：脉仍小，阳未回，背仍痛，再服三帖，分六帖。

钱，三十四岁。五月二十九日，寒痹，脉弦短涩而紧，由腿上连少腹，痛不可忍，甚至欲厥，兼有痰饮胃痛。桂枝六钱，广皮三钱，防己四钱，川乌头三钱，川椒炭三钱，小茴香三钱（炒），云苓皮五钱，片姜黄三钱，生苡仁五钱，海桐皮三钱。

六月初一日：左脉稍长，仍然紧甚，再服二帖。丸方，寒湿为病。萆薢四两，小茴香四两（炒），川椒炭三两，苡仁八两，苍术六两（炒），云苓皮八两，川楝子三两，熟附子二两，木通四两。共为细末，神曲糊丸小梧子大，每服三钱，姜汤下。

王，四十六岁。寒湿为痹，背痛不能转侧，昼夜不寐，二十余日。两腿拘挛，手不能握，口眼歪斜，烦躁不宁，畏风自汗，脉弦，舌苔白滑，面色昏暗且黄，睛黄，大便闭。先以桂枝、杏仁、苡仁、羌活、广皮、半夏、茯苓、防己、川椒、滑石令得寐；继以前方去川椒、羌活，加白通草、蚕砂、萆薢，得大便。一连七八日均如黑蛋子。服至二十余剂，身半以上稍轻，背足痛甚，于前方去半夏，加附子、片姜黄、地龙、海桐皮。又服十数帖，痛渐止；又去附子、地龙，又服十数帖，足渐伸。后用二妙丸，加云苓、苡仁、萆薢、白术等药收功。

周，四十二岁。两腿紫绛而肿，上起细疮如痱，已三年矣。两腿足酸痛不能立，六脉弦细而紧，窦氏《扁鹊心书》，谓之苏木腿，盖寒湿着痹也。附子八钱，乌头六钱，苡仁一两，桂枝一两，云苓皮一两。煮四杯，分四次服。服三十余帖则始策杖能行，后去乌、附，用通经活络渗湿而愈。

《类证治裁·卷之五·痹症论治·痹脉案》

李。左臂自肩以下骨节大痛，《经》所谓寒胜则痛也。来势甚骤，若游走上下骨骱，即俗谓白虎历节风。痛如虎咬，刻不可忍，此非厉剂不除，投以川乌头炮去脐皮、草乌头炮去皮，姜汁制、松节油，一剂，服后饮酒以助药势达病所。夜半身麻汗出，平旦而病若失矣。此仿活络丹法。

张，五旬外。左臂素患肿痛，因涉江受风，一夜，全身麻痹，脉虚濡，此真气虚而风湿为病，乃痱中根萌也。《经》曰：营虚则不仁，卫虚则不用。营卫失调，邪气乘虚袭入经络，蠲痹汤主之，数服而效。《准绳》云：凡风痹偏枯，未有不因真气不周而病者。治不用黄芪为君，人参、归、芍为臣，桂枝、钩藤、荆沥、竹沥、姜汁为佐。徒杂乌、附、羌活以涸营而耗卫，未之能愈也。严氏蠲痹汤用黄芪、炙草以实卫，当归、白芍活血以调营，羌、防除湿疏风，姜黄理血中滞气，入手足而驱寒湿，用酒和服，专借以行药力也。

王。伤酒涉水，湿袭阴络，右腿痹痛，由髀骨直至委中穴。参用三痹汤内服，桂心、茯苓、牛膝、杜仲、白术、苍术、当归、独活、桑枝煎汤。外用防风、桂枝、木瓜、当归、豨莶、葱白煎汤熏洗，汗出为度。夫湿痹重著，今腿痛已定，通移膝胫，仍以逐湿通痹法治。川乌、桂心、独活、牛膝、虎胫骨、归尾、没药，以溺少加茯苓、车前子。二服，兼用洗药，痛止能行。数十日内，戒酒肉风冷劳动。

王氏女。风寒湿合而成痹，蕴邪化热，蒸于经络，四肢痹痛，筋骨不舒。盖邪中于经为痹，中于络为痿。《金匮》云：经热则痹，络热则痿，倘经腑治失宣通，延为痿躄。杏仁、滑石、石膏、赤苓、威灵仙、蚕砂、薏仁，数服痛减，乃用白术、薏仁、茯苓、桂枝、片姜黄、钗斛、归身、玉竹、五加皮、桑枝煎汤，数十服肢体活动。又服丸剂平补肝肾，步履如常。

族妇。右臂痛手不能举，此为肢痹。用舒筋汤。片姜黄、当归、羌活、炙草、姜渣、海桐皮，加桂枝，四五服渐瘳。凡筋得寒则急，得热则纵，缓短为拘，弛长为痿。风寒湿三气杂至合而成痹。风胜为行痹，寒胜为痛痹，湿胜为著痹，宜宣风逐寒燥湿，兼通络。如臂痛，服舒筋汤，必腋下漐漐汗出，则邪不滞于筋节，而拘急舒矣。如气虚加参、芪，血虚加地、芍，肩背加羌活、狗脊、鹿胶，腰脊加杜仲、独活、沙苑子，臂指加姜黄、桂枝，骨节加油松节、虎膝，下部加牛膝、薏苡、五加皮、虎胫骨，经络加桑寄生、威灵仙、钩藤。久而不瘥，必有湿痰败血瘀滞经络，加桂心、胆星、川乌、地龙、红花、桃仁以搜逐之。

《洄溪医案·周痹》

乌程王姓。患周痹证，遍身疼痛，四肢瘫痪，日夕叫号，饮食大减，自问必死，欲就余一决。家人垂泪送至舟中，余视之曰：此历节也。病在筋节，非煎丸所能愈，须用外治。乃遵古法，敷之、拓之、蒸之、薰之，旬日而疼痛稍减，手足可动，乃遣归，月余而病愈。大凡营卫脏腑之病，服药可至病所，经络筋节，俱属有形。煎丸之力，如太轻则不能攻邪，太重则恐伤其正，必用气厚力重之药，敷、拓、薰、蒸之法，深入病所，提邪外出。古之所以独重针灸之法，医者不知，先服风药不验，即用温补，使邪气久留，即不死亦为废人，在在皆然，岂不冤哉。[雄按]风药耗营液，温补实隧络，皆能助邪

益痛。若轻淡清通之剂，正宜频服，不可徒恃外治也。

《张聿青医案·卷十二·风痹》

钱（左）。风湿痰阻络，营卫之气，滞而不行。右半不遂，遍身作痛。宜温通经络。川桂枝五分、左秦艽一钱五分、木防己一钱五分、炙绵芪二钱、酒炒桑寄生三钱、制半夏一钱五分、酒炒粉归身一钱五分、独活一钱、防风一钱、络石藤三钱、酒炒丝瓜络二钱。

二诊：遍身作痛渐平，而右腿骱仍然酸痛。脉象沉细。风寒湿三气内袭，遂致经络阻痹，营卫气不宣通，不通则痛，势必然也。酒炒桑寄生三钱、左秦艽一钱五分、川草薢二钱、川桂枝五分、酒炒淮牛膝三钱、炒仙灵脾二钱、厚杜仲三钱、川独活一钱、当归二钱、活络丸一粒（酒化服）。

李（左）。遍身络隧不舒，动辄作痛，脉形沉滑。感寒夹湿，阻痹络隧，宜为温通。川桂枝、木防己、茯苓、旋覆花（猩绛包扎）、左秦艽、蔓荆子、独活、酒炒丝瓜络、桑寄生、橘红络、青葱管、酒炒桑枝。

《柳选四家医案·评选继志堂医案两卷·上卷·痿痹门》

膝骨日大，上下渐形细小，是鹤膝风症，乃风寒湿三气，合而为痹，病之最重者也。三气即痹，又挟肺金之痰以痹肘，所谓肺有邪，其气留于两肘，肘之痹，偏于左，属血属阴，阴血久亏，无怪乎腰脊突出，接踵而来，至于咳嗽，鼻流清涕，小水色黄，肌肉暗削，行步无力，脉形细小，左关独见弦数，是日久正虚，风寒湿三气，渐见化热之象。拟用痹门羚羊角散加减。羚羊角、归身、白芍、杏仁、羌活、知母、桂枝、薏米、秦艽、制蚕、茯苓、竹沥、桑枝。[诒按]由膝而肘而脊，病情渐引渐深。方中于膝肘之邪，已能兼治。于脊突一层，似未能兼顾及之。拟再加鹿角霜、川怀牛膝、等味。

2. 治风湿热痹

《医学纲目·卷之十二肝胆部·诸痹·痛痹》

邻人鲍子，年二十余，因患血痢，用涩药取效。后患痛风，号叫撼邻里。予视之曰：此恶血入经络证，血受湿热，久为凝浊，所下未尽，留滞隧道，所以作痛，经久不治，恐成枯细。遂与四物汤、桃仁、红花、牛膝、黄芩、陈皮、甘草，煎生姜汁，研潜行散，入少酒饮之，数十帖。又与刺委中，出黑血近

三合而安。

王检正。患鼻额间痛,或麻痹不仁,如是数年。忽一日,连口唇颊车发际皆痛,不开口,虽言语饮食亦妨,在额与颊上常如糊,手触之则痛。予作足阳明经络受风毒,传入经络,血凝滞而不行,故有此症。或者以排风、小续命、透髓丹之类与之,皆不效。制此,犀角升麻汤,赠之,数日而愈。犀角一两一钱,升麻、防风、羌活各三两,川芎、白附、白芷、黄芩各半两,甘草一分。上粗末。每服四大钱,水一盏半煎至八分,去渣,通口食后服,临卧一服,日三四服。

足阳明,胃也。《经》云:肠胃为市。又云:阳明多血多气。胃之中,腥膻五味,无所不纳,如市廛无所不有也。六经之中,血气俱多,腐熟饮食,故饮食之毒,聚于胃。此方以犀角为主,解饮食之毒也。阳明经络环唇挟舌,起于鼻合颊中,循颊车上耳前,过客主人,循发际至额颅。王公所患,皆一经络也,故以升麻佐之。余药皆涤除风热,升麻、黄芩,专入胃经,稍通者自能晓。

《赤水玄珠·第十二卷·痹门·著痹治剂》

治赵节使,年七旬。病体热麻,股膝无力,饮食有汗,妄喜笑,善饥,痰涎不利,舌强难言,声哑不鸣,身重如山。诊得左脉洪大有力,是邪客于经络,两臂外有数瘰。遂问其故,对以燃香所致。予曰:君之病皆此也。夫人之十二经灌溉周身,终而复始。盖手之三阳,从手至表,上行至头。加之以火邪并于阳,势甚炽焉。故邪热毒行散于周身而热麻。《经》云:胃中有热则虫动,虫动则胃缓,胃缓则廉泉开,故涎下。热伤元气,而沉重无力。饮食入胃,剽悍之气不循常度,故多汗,心火盛则妄喜笑,脾胃热则消谷善饥,肺金衰则声哑不鸣。仲景云:微数之脉,慎不可灸。焦枯伤筋,血难复也。君奉养以膏粱之味,无故加以火毒,热伤于经络而为此病明矣。乃制清阳补气汤服之,不旬日而愈。清阳补气汤,苍术四钱,藁本、知母(酒浸)、当归、甘草(生)各二钱,柴胡、黄柏(酒浸)、黄芪各三钱,升麻六钱,陈皮二钱半,五味子一钱半。每七钱,水煎,空心服。

《临证指南医案·卷七·痹》

某(氏)。风湿发热,萃于经脉,肿痛游走,病名行痹,世俗呼为历节风是也。桂枝、羌活、石膏、甘草、杏仁、防风。又,行痹,腹中痛便难,不知饥。栝蒌皮、紫菀、杏仁、郁金、半夏、山栀、桑枝。

朱(三二)。肢痹痛频发。羚羊角、木防己、川桂枝尖、晚蚕砂、川萆薢、白通草、生苡仁、茯苓。

汪。冬月温暖,真气未得潜藏,邪乘内虚而伏。因惊蛰节,春阳内动,伏气乃发。初受风寒,已从热化,兼以夜坐不眠,身中阳气,亦为泄越。医者但执风寒湿三邪合成为痹,不晓病随时变之理。羌、防、葛根,再泄其阳,必致增剧矣,焉望痛缓?议用仲景木防己汤法。木防己、石膏、桂枝、片姜黄、杏仁、桑枝。又,气中伏邪得宣,右肢痹痛已缓。血分留热壅著,左肢痛势未衰。足微肿,体质阴虚,仍以宣通轻剂。羚羊角、桂枝木、片姜黄、花粉、木防己、杏仁、桑皮。

顾。湿热流著,四肢痹痛。川桂枝、木防己、蚕砂、石膏、杏仁、威灵仙。

某。左脉如刃,右脉缓涩,阴亏本质。暑热为疟,水谷湿气下坠,肢末遂成挛痹。今已便泻减食畏冷,阳明气衰极矣,当缓调,勿使成疾。(寒湿)生白术、狗脊、独活、茯苓、木防己、仙灵脾、防风、威灵仙。又,湿痹,脉络不通,用苦温渗湿小效。但汗出形寒泄泻,阳气大伤,难以湿甚生热例治。通阳宣行以通脉络,生气周流,亦却病之义也。生於术、附子、狗脊、苡仁、茯苓、萆薢。

徐(十九)。长夏湿胜气阻,不饥不食,四肢痹痛。痛甚于午后子前,乃阳气被阴湿之遏。色痿黄,脉小涩。以微通其阳,忌投劫汗。茯苓、萆薢、木防己、晚蚕砂、泽泻、金毛狗脊。

黎。肢膝麻痹,足膝为甚。当归、杞子、生虎骨、油松节各二两,川芎、狗脊、萆薢、淮牛膝、仙灵脾、檀香泥、白茄根、沙苑各一两。火酒、醇酒各半,浸七日。

某。劳力感湿,腰痹酸痛,四肢乏力。生杜仲、生苡仁、沙苑子、茯苓、粗桂枝木、金毛狗脊、晚蚕砂、木防己。

某。十五年中,痹痛三发。述痛久流及肢节骨骱,屈曲之所皆肿赤。此寒湿变热为欲解,病在躯壳筋骨,无害命之理,但病深沉下甚,已属阴邪,小腹胀,小溲全无。川独活八分,汉防己八分,川熟附八分,粗桂枝木一钱,茯苓五钱,川萆薢一钱,木猪苓一钱。又,生白术三钱,茯苓三钱,川熟附一钱,川独活五分,北细辛一分,汉防己五分,猪苓一钱半,泽泻一钱。

又，阳虚湿痹，痹愈，下焦无力，用斡旋其阳。茯苓四两，生白术二两，泡淡生干姜一两，肉桂五钱。以上四味，生研末，滚水泛丸。每早服三钱，开水下。

何（三六）。脉沉，目黄舌肿，周身四肢疹发，胃痛，肢末皆肿强，遇冷饮凉即病。此久伏湿邪，阳气伤损。议温气分以通周行之脉。川乌头、生白术、桂枝木、茯苓、半夏、姜汁。

金。风湿热走痛，二便不通，此痹症也。杏仁、木防己、寒水石、郁金、生石膏、木通。

李。风湿肌肿而痛，畏热。炒黄柏、茅术、制蒺藜、木防己、秦艽、钩藤。又，黄柏、防己、茯苓、苡仁、萆薢、虎骨。

王。身半以上属阳，风湿雨露从上而受，流入经络，与气血交混，遂为痹痛。经月来，外邪已变火化，攻散诸法，不能取效。急宜宣通清解，毋使布及流注。防己、姜黄、蚕砂、杏仁、石膏、滑石。

毛（氏）。风湿相搏，一身肿痛，周行之气血为邪阻蔽。仿仲景木防己汤法。木防己、石膏、杏仁、川桂枝、威灵仙、羌活。

洪（四三）。湿盛生热生痰，渐有痿痹之状。乃阳明经隧为壅，不可拘执左属血右属气也。《金匮》云：经热则痹，络热则痿。今有痛处，治在气分。（湿热）生於术三钱，生黄芪三钱，片姜黄一钱，川羌活一钱，半夏一钱，防风五分，加桑枝五钱。又，芪术固卫升阳。左肩胛痛未已，当治营中，以辛甘化风法。黄芪、当归、炙草、防风、桂枝、肉桂。

方。左脉弦大，面赤痰多，大便不爽，此劳怒动肝，令阳气不交于阴，阳维、阳跷二脉无血营养，内风烁筋，骱痠痹痛。暮夜为甚者，厥阴旺时也，病在脉络。金斛、晚蚕砂、汉防己、黄柏、半夏、萆薢、大槟榔汁。又，痛右缓，左痛，湿热未尽，液虚风动也。生地、阿胶、龟板、稆豆皮、茯苓、通草。

某（十九）。舌白目彩油光，腰痹痛。湿邪内蕴，尚未外达，必分利湿邪为主。杏仁、苏梗、防己、厚朴、茯苓皮、花粉、晚蚕砂、茵陈。

吴（氏）。风湿化热，蒸于经络，周身痹痛，舌干咽燥，津液不得升降，营卫不肯宣通，怕延中痿。生石膏、杏仁、川桂枝、苡仁、木防己。又，石膏、杏仁、木防己、炒半夏、橘红、黑山栀、姜汁、竹沥。

石。脉数右大，温渐化热，灼及经络，气血交阻，而为痹痛。阳邪主动，自为游走，阳动化风，肉腠浮肿，俗谚称为白虎历节之谓。川桂枝、木防己、杏仁、生石膏、花粉、郁金。又，照前方去郁金加寒水石、晚蚕砂、通草。又，脉大已减，右数象未平，痛缓什七。肌肤甲错，发痒，腹微满，大便不通。阳明之气未化，热未尽去，阴已先虚，不可过剂。麻仁、鲜生地、川斛、丹皮、寒水石、钩藤。

某。久痹酿成历节，舌黄痰多，由湿邪阻著经脉。汉防己、嫩滑石、晚蚕砂、寒水石、杏仁、苡仁、茯苓。

宋。病者长夏霉天奔走，内踝重坠发斑，下焦痛起，继而筋掣，及于腰窝左臂。《经》云：伤于湿者，下先受之。夫下焦奇脉不流行，内踝重著，阴维受邪，久必化热烁血。风动内舍乎肝胆，所谓少阳行身之侧也。诊得右脉缓，左脉实。湿热混处血络之中，搜逐甚难。此由湿热之症失治，延为痿废沉疴矣。三年病根，非仓猝迅攻，姑进先通营络，参之奇经为治。考古圣治痿痹，独取阳明，惟通则留邪可拔耳。（湿热入血络）鹿角霜、生白术、桂枝、茯苓、抚芎、归须、白蒺藜、黄菊花。

某。初病湿热在经，久则瘀热入络。脓疡日多未已，渐而筋骨疼痛。《金匮》云：经热则痹，络热则痿。数年宿病，勿事速攻。夜服蒺藜丸。（午服）犀角、元参、连翘心、野赤豆皮、细生地、丹参、姜黄、桑枝。

某。仲景以经热则痹，络热则痿。今痹痛多日，脉中筋急，热入阴分血中，致下焦为甚。所谓上焦属气，下焦属血耳。（热入下焦血分）柏子仁、当归、丹皮、钩藤、川斛、沙苑。又，痹痛，右膝甚。生虎骨、柏子仁、牛膝、萆薢、苡仁、茯苓。

某。病后过食肥腻，气滞热郁，口腻黏涎，指节常有痹痛，当从气分宣通方法。（气滞热郁）苏梗、杏仁、萎皮、郁金、半夏曲、橘红。

张（五三）。烦劳郁勃之阳，变现热气内风。《内经》以热淫风消，必用甘寒。前议谓酒客不喜甘味，且痰多食少，亦忌甘腻滋滞。用清少阳胆热者，酒气先入肝胆也。酒汁湿著，肠胃受之。理明以通胃，胃肠气机流行。食加，滑泄颇减。今者气热，当午上冒，经络痹痛亦减于平日。主以和阳甘寒，宣通经脉佐之。（肝胆风热）童桑、羚羊角、天门冬、枸杞子、白蒺藜、丹皮、茯苓、霍山石斛，共熬膏。

《续名医类案·卷二·中风》

罗谦甫曰：按察书史李仲宽，年逾五旬，至元己巳春患风症，半身不遂，四肢麻痹，言语謇涩，精神昏愦。一友处一法：用大黄半斤，黑豆三升，水一斗同煮，豆熟去大黄，新汲水淘净黑豆，每日服二三合，则风热自去。服之过半，又一友云：通圣散、四物汤、黄连解毒汤，相合服之，其效尤速。服月余，精神愈困，又增喑哑不能言，气冷手足寒。命予诊视，细询前由，尽得其说。诊之，六脉如蛛丝，谓之曰：夫病有表里虚实寒热不等，药有君臣佐使大小奇偶之制。君所服药，无考凭，故病愈甚，今为不救，君自取耳。未几而死。

《续名医类案·卷十三·痛痹》

边校白公，以隆暑时饮酒，觉极热，于凉水池中渍足，使其冷也，为湿所中，脐股沉痛。又因醉卧湿地，其痛转加，意欲以酒解痛，遂连朝而饮，反成赤痛，发间止，且六七年。往往断其寒湿脚气，以辛热治之，不效。或使服神芎丸，数服痛微减，他日复饮，疾作如前，睾囊痒湿肿硬，脐下似有物，难于行。张曰：予亦断为寒湿，但寒则阳火不行，故为痛，湿则经隧有滞，故肿。先以苦剂涌之，次以舟车丸百余粒，浚川散四五钱，微下一两行。张曰：如激剂尚不能攻，况于热药补之乎？异日，又用神祐丸百二十丸，通经散三四钱。又来日以神祐八十丸投之，续见一二行，又次日服益肾散四钱，舟车丸百余粒，约下七八行，已觉膝睾寒者暖，硬者软，重者轻也。肿者亦退，饮食加进。又以涌之，其病全瘳，疏疏风丸方与之。此不肯妄服辛热，故可治也。

孙文垣治姚画老夫人，年几七十，右手疼不能上头。医者皆以中风治不效，益加口渴烦躁。诊之，右脉浮滑左平，曰：此湿痰生热，热生风也。治宜化痰清热，兼流动经络，乃可瘳也。二陈汤，倍加威灵仙、酒芩、白僵蚕、秦艽，四剂病去如失。

吴少溪有酒积，常患胃脘痛，近又腰眼足跟肢节皆痛。孙曰：此由湿热伤筋，脾肺痰火所致，法宜清肃中宫，消痰去湿，俾经络流通，筋骨自不疼矣，切不可作风痛而用风剂。以二陈汤加威灵仙、苍术、黄柏、五加皮、枳实、葛根、山栀子进之，肢节痛减。改用清气化痰丸加瓦楞子、苍术、枳实、姜黄，用竹沥、神曲打糊为丸，调理而安。

李妓体素肥，患痛风，自二月起至仲冬，诸治不效。六脉大而无力，手足肢节肿痛，两胯亦痛，不能起止，肌肉消半，日仅进粥二碗，月汛两月一行，曰：此行痹也。以人参、白术、薏仁各三钱，当归、枸杞、杜仲、龟板、苍耳子各二钱，晚蚕砂、秦艽、防风各一钱，附子、甘草、桂枝、黄柏各五分，五帖痛止肿消。改用归芍六君子加薏仁、丹参、红花、石斛、紫荆皮，三十帖全愈。

崔百原，年四十余，为南勋部郎。患右胁痛，右手足筋骨俱痛，艰于举动者三月，医作偏风治之，不效。孙视其色苍神困，性多躁急，脉左弦数，右滑数。时当仲秋，曰：此湿痰风热为痹也。脉之滑为痰，弦为风，数为热。盖湿生痰，痰生热，热壅经络，伤其荣卫，变为风也，非假岁月不能愈。与二陈汤加钩藤、苍耳子、薏仁、红花、五加皮、秦艽、威灵仙、黄芩、竹沥、姜汁饮之，数日手足之痛渐减，胁痛如旧。再加郁金、川芎、白芥子，痛俱稍安，嘱其慎怒，内观以需药力，遂假归调养半年而愈。

夏益吾。肢节肿痛，手足弯肿痛尤甚，不能动止，凡肿处皆红热，先起于左手右足，五日后又传于左足右手，此行痹症也。且喘咳，气涌不能睡。脉之，左浮数，中按弦，右滑数，乃湿热风痰，壅遏经络而然。以苍术、姜黄、薏仁、威灵仙、秦艽、知母、桑皮、黄柏、酒芩、麻黄，服下右手肿消痛减。夜服七制化痰丸，而嗽止得睡。再两剂，两足消半。左手经渠、列缺穴边肿痛殊甚，用薏仁、苍术、秦艽、甘草、花粉、五加皮、石斛、前胡、枳壳、威灵仙、当归，旋服旋愈。

一妇人，年五十余，向来小水短少，今则右背盐匙骨边一点痛，夜尤甚，已半月，治不效。且右边手肢节皆胀痛，筋皆暴起，肌肉上生红点子。脉两手皆滑数，右尺软弱。乃湿热伤筋而起痛痹，以东垣舒筋汤为主，两帖而愈。

族孙。壮年患遍身筋骨疼痛，肢节肿痛，痛处如虎啮，如火燎，非三五人不能起居，呻吟不食，医投疏风之剂不应。又以乳香、没药活血止痛亦不应。诊之，六脉浮紧而数，曰：此周痹也，俗名白虎历节风，乃湿热所致。丹溪云：肿属湿，痛属火，火性速，故痛暴而猛。以生地、红花、酒芩、酒连、酒柏、秦艽、防风、羌活、独活、海桐皮、威灵仙、甘草，四帖痛减大半。再加赤芍、当归、苍耳、薏仁，去独活、秦艽，又八剂全愈。

马元仪治陈氏妇。患痛痹,手足瘛疭,周身尽痛,不能转侧,口干躁烦。脉之弦数兼涩,此阳明津液不足,则生热,热极则生风。手足瘛疭者,风淫末疾也;口干烦躁者,火邪内炽也。惟专滋阳明,不治风而风自息,不治痛而痛自除矣。用生首乌一两,生地五钱,黄连、黄芩、秦艽、半夏曲、枳壳、桔梗各一钱,四剂症减六七,又数剂而痊。

袁某。患痛痹,身及手足掣痛,彻夜不得安卧,发热口燥,胸满中痛,两脉弦,右关独大,此胃热壅闭,为阳明内实症也。阳明之气,不能充灌周身,十二经脉不得流利,故肢体不能自如。([琇按]此与上条一虚一实,恰是对面。此类观之,最足启发心思增识力)以调胃承气加黄连、秦艽,一剂大便得通,再剂症减六七。改用清胃和中之剂,调理而愈。

《续名医类案·卷十九·脚气》

一男子素有脚气,胁下作痛,发热,头晕呕吐,腿痹不仁,服消毒护心等药不应。左关脉紧,右关脉弦,此亦是脚气也,以半夏杜蠡汤治之而愈。

忠州太守陈逢厚传云:渠前知坊州回署中取凉食瓜,至秋忽然右腰腿痛,连及膝胫,曲折不能适,经月右脚艰于举动,凡治腰脚药服之无效。儿子云安刊曹偶在商然助教处,得养肾散方服之,才一服,移刻举身麻痹,不数刻间,脚遂屈伸,再一服即康宁。又坊州监酒某,年几四十,虚损,两脚不能行步,试与此药,初进二钱,大腿麻木,遂能起立。再服二钱,大小趾蹠皆麻,迤逦可能行,三服驰走如旧。太室居士得此方,干道己丑岁在鄂州都幕府曰:宋判院审言久病,脚膝缓弱,不能行步。传之数日来谢,此疾经年,无药不服,得方次日即合,二服见效,五服良愈,今有力能拜起矣。后数日又云:因浴遍身去薄皮如糊,肌骨遂莹,其效如神。其方用全蝎半两,天麻三钱,苍术一两(去黑皮),草乌头二钱(去皮、脚,生用),黑附子二钱(炮,去皮脐)。上为细末,拌匀。如肾气,豆淋酒调一大钱,豆用黑大豆,能除去脚筋骨疼痛,其效如神。药气所至,麻痹少时,须臾疾随药气顿愈。

《吴鞠通医案·卷四·痹》

昆氏,二十六岁,风湿相搏,一身尽痛,既以误汗伤表,又以误下伤里,渴思凉饮,面赤舌绛,得饮反停,胁胀胸痛,皆不知病因而妄治之累痹也。议木防己汤,两开表里之痹。桂枝六钱,防己四钱,生石膏一两,炙甘草三钱,杏仁四钱,苍术五钱,生香附三钱。四次服。

十二日:胁胀止而胸痛未愈,于前方加薤白、广皮,以通补胸上之清阳。薤白三钱,广皮三钱。

十四日:痹症愈后,胃不和,土恶湿也。半夏一两,茯苓五钱,广皮三钱,秫米二合,生姜三钱。水五碗煮两碗,渣再煮一碗,三次服。

十六日:痹后清阳不伸,右胁瘕痛。半夏六钱,广皮二钱,青皮钱半,乌药二钱,薤白三钱,桂枝二钱,吴萸一钱,郁金二钱。煮两杯,渣再煮一杯,三次服。

吴。十一岁,行痹。防己二钱,桂枝三钱,炙甘草一钱,杏泥三钱,茯苓皮二钱,生石膏五钱,片姜黄钱半,海桐皮钱半,牛膝钱半,生苡仁三钱。

张,二十岁。七月十九日,身热头痛,腰痛,肢痛,无汗,六脉弦细,两目不明,食少,寒湿痹也。熟附子三钱,川乌头二钱,羌活二钱,桂枝五钱,泽泻三钱,苡仁五钱,广皮三钱,防己三钱,云苓皮五钱,杏仁五钱。二帖。

五月初三日:服前方二帖,头痛止。旋即误服他人补阴之品,便溏腹胀。今日复诊,因头痛愈,用原方去羌活,治药逆,加厚朴三钱,已服三帖。

初八日:痹症已愈,颇能健步,便溏泄泻皆止,目已复明,胃口较前加餐。因服一帖,脉稍数,寒湿有化热之象,当与平药,逐其化热之余邪而已。云苓皮五钱,防己二钱,滑石六钱,桑枝五钱,泽泻三钱,晚蚕砂三钱,苡仁五钱,杏仁二钱。

六月十八日:又感受暑湿,泄泻,脉弦,腹胀,与五苓法。桂枝五钱,泽泻三钱,云苓皮五钱,苍术三钱(炒),大腹皮三钱,广木香二钱,猪苓四钱,广皮三钱,苡仁五钱。煮三杯,三次服。

赵,三十六岁。五月初六日,痹症夹伏湿胀痛,且有肥气,湿已化热,故六脉洪滑,本寒标热,先治其标,本当缓治。生石膏四两,防己四钱,半夏五钱,杏仁六钱,桂枝六钱,川朴五钱,广皮四钱。

初十日:尺脉洪数更甚,加黄柏三钱、木通三钱、云苓皮六钱。

十二日:尺脉仍洪,腹痛欲便,便后肛门热痛,原方再服二帖。

十六日:水停心下,漉漉有声,暂与逐水,无暇治痹。广皮五钱,半夏六钱,枳实六钱,生姜五钱。

甘澜水八茶杯煮成三水杯,三次服。

十九日:水响退,腹胀甚,仍服前方去黄柏,加大腹皮。

二十三日:痹少减,胃不开,其人本有肥气,肥气成于肝郁,暂与两和肝胃。半夏六钱,降香末三钱,广皮三钱,益智仁二钱,青皮二钱,川朴三钱,香附三钱,云苓块五钱。

六月初三日:右脉大而数,加黄芩二钱,去川朴。

初五日:诸症向安,脉亦调适,胃口亦开,以调理脾胃立法。云苓块五钱,白蔻仁钱半,苡仁五钱,黄芩炭二钱,广皮二钱,半夏五钱。

二十日:误服西瓜寒冷,未有不发停饮者。公丁香八分,半夏五钱,益智仁钱半,干姜三钱,白蔻仁一钱,广皮三钱,云苓五钱,小枳实三钱。

岳,四十六岁。暑湿痹症,误以熟地等柔药滑脾,致令泄泻,卧床不起,两足蜷曲不伸,饮食少进,兼之疝痛。先以五苓散,加川椒、广皮、木香止其泄;继以半夏、广皮、良姜、益智、白蔻开其胃;复以丁香、川椒、吴萸、云苓、苡仁、姜黄平其疝;又以防己、杏仁、桂枝、乌头、苓皮、川椒等伸其痹末。惟引痛风在筋也,重用地龙、桂枝,引痛亦止,后补脾胃而愈。

《类证治裁·卷之五·痹症论治·痹脉案》

王,有年。盛暑脉沉缓,身半以下酸痛,胫膝无汗,手足不温,便艰梦泄,皆湿热壅阻致痹,先通其壅。用蒸牛膝、当归、秦艽、川芎、玉竹、杏仁、陈皮、淡苁蓉。二服便润,去苁蓉、杏仁,专理经络湿邪,加桂枝、桑寄生、独活、薏苡、杜仲、熟地(炒)。十数服全瘳。

《张聿青医案·卷十二·风痹》

洪(左)。湿热淋浊之后,髀关不时作痛,遍身作痒。脉象滑数。湿热流入络隧,恐成痿痹。酒炒桑寄生三钱,白蒺藜(去刺炒)三钱,独活一钱,川草薢二钱,汉防己一钱五分,仙灵脾一钱五分,左秦艽一钱五分,生薏仁四钱,建泽泻一钱五分。

二诊:髀关仍然作痛,步履不健,肌肤作痒。肝肾虚而湿热阻络,不能欲速图功。酒炒汉防己一钱五分,川草薢二钱,酒炒淮牛膝二钱,川桂枝三分,防风一钱,当归三钱,白蒺藜(去刺炒)三钱,生薏仁三钱,羌活一钱,独活一钱,二妙丸二钱(开水先下)。

三诊:脉症相安,然屈伸行动,髀关仍痛。风寒湿阻络未宣。汉防己一钱五分,川草薢二钱,酒炒淮牛膝三钱,独活一钱,左秦艽一钱五分,生蒺藜三钱,酒炒全当归二钱,木瓜一钱,酒炒红花一钱,仙灵脾一钱五分,桑寄生三钱,生薏仁三钱,陈松节一两(劈)。

刘(右)。痛痹复发。拟祛风理湿宣络。仙灵脾三钱,川草薢三钱,左秦艽一钱五分,酒炒全当归二钱,川桂枝四分,白茄根三钱,汉防己一钱五分,炙地龙(去泥)六分,虎胫骨二钱(酥炙研细末,先调送下)。

二诊:痹痛稍减。再宣通脉络,理湿祛风。汉木防己各一钱,酒炒全当归各一钱,左秦艽一钱五分,羌独活各一钱,酒炒桑寄生三钱,陈松节三枚(劈),淮牛膝三钱,厚杜仲三钱,白茄根三钱,酥炙虎膝盖一对(研细末,分三帖调服)。

3. 治痰瘀阻痹

《医学纲目·卷之十二肝胆部·诸痹·痛痹》

朱宅阃内,年三十。食味甚厚,性亦躁急,患痛风挛缩数月,医不应。予视之曰:此挟痰与气症,当和血疏痰导气,病自安。遂以潜行散,入生甘草、牛膝、枳壳、通草、陈皮、桃仁、姜汁煎饮,半年而安。

陆郎。左腿骨旧痛,小便赤少,此积忧痰涎所为。白术,枳壳,赤芍一钱,条芩,连翘,通草,甘草梢三分。

六安人。脚骨痛。苍术,白术,陈皮,芍药三分,木通二钱,甘草五分。分四帖煎,下大补丸四十粒。

一男子六十余,病腰尻脊胯皆痛,数岁不愈,昼静夜躁,大痛往来,屡求自尽,天旦则定,夕则痛作,必令人手槌击,至五更鸡鸣则渐减,向曙则痛止。戴人诊其脉,两手皆沉滑坚劲有力,如张弓弦。谓之曰:病虽瘦,难任。然腰尻脊胯皆痛者,必大便坚燥。其左右曰:有五七日,或八九日,见燥屎一两块,如弹丸,结硬不可言,浑身燥痒,皮肤皱揭枯涩如麸片。戴人既得病之虚实,阴用大承气,以姜枣煎之,加牵牛头末二钱,不敢言是泻剂。盖病者闻暖则悦,闻寒则惧,说补则从,说泻则逆,此弊非一日也,而况一齐众楚。于是药煎成,使稍热咽之,从少至多,累至三日,天且晚,脏腑下泄四五行,约半盆,以灯视之,皆燥屎硬块,及瘀血杂脏腑，秽不可近，须臾痛减九分，昏睡，鼻息调如常人。睡至明日，始觉饥而索粥，温凉与之，又困睡一二日，其痛尽去。次令饮食调养，日服导饮丸、甘露散滑利便溺之药，四十余日及复。常仲明之妻，每遇冬寒两手热痛。戴人曰：四肢诸阳之本也，当时散越而不痛，及乎秋冬收敛则痛。以三花神祐丸大下之，热遂去。

《临证指南医案·卷七·痹》

张（二九）。四肢经隧之中，遇天令阴晦，疼痛拘挛，痹疽疡溃脓。其病不发，疡愈病复至，抑且时常衄衊。经以风寒湿三气合而为痹。然经年累月，外邪留著，气血皆伤，其化为败瘀凝痰，混处经络，盖有诸矣。倘失其治，年多气衰，延至废弃沉疴。（痰血壅塞经络）当归须四两，干地龙二两，穿山甲二两，白芥子一两，小抚芎一两，生白蒺二两。酒水各半法丸。

4. 治寒热错杂痹

《医学纲目·卷之十二肝胆部·诸痹·痛痹》

妇人脚疼，脚怕冷，夜剧日轻。生地、白芍、归尾各五钱，黄柏（炒）、黄芩、白术、陈皮各三钱，牛膝二钱，苍术三钱，甘草梢一钱。上分六帖，煎服，食前热饮之。

《医学纲目·卷之十二肝胆部·诸痹·着痹》

戊申春，节使赵君，年七旬。病体热麻，股膝无力，饮食有汗，妄喜笑，善饥，痰涎不利，舌强难言，声嗄不鸣，身重如山。求治于先师，诊得左手脉洪大而有力，是邪热客于经络中也。两臂外有数瘰，遂问其故。对以燃香所致。先师曰：君之病，皆此也，夫人之十二经，灌溉周身终而复始。盖手之三阳，从手表上行于头，加之以火邪，阳并于阳，势甚炽焉。故邪热毒行流散于周身而热麻。《针经》云：胃中有热则虫动，虫动则胃缓，胃缓则廉泉开，故涎下。热伤元气，而沉重无力。饮食入胃，慓悍之气，不循常度，故多汗。心火盛，则妄喜笑。脾胃热，则消谷善饥。肺金衰，则声嗄不鸣。仲景云：微数之脉，慎不可灸，焦枯伤筋，血难复也。君奉养以膏粱之味，无故加以火毒热伤于经络，而为此病明矣。《内经》曰：热淫所胜，治以苦寒，佐以苦甘，以甘泻之，以酸收之。当以黄柏、知母之苦寒为君，以泻火邪，壮筋骨。又肾欲坚，急食苦以坚之。黄芪、生甘草之甘寒，泻热补表。五味子酸止汗，补肺气之不足，以为臣。炙甘草、当归之甘辛，和血润燥，柴胡、升麻之苦平，行少阳阳明二经，自地升天，以苦发之者也，以为佐。咬咀。同煎取清汁服之。更缪刺四肢，以泻诸阳之本，使十二经络相接，而泄火邪。不旬日而良愈，遂名其方曰，清阳补气汤。苍术四钱，藁本二钱，升麻六钱，柴胡三钱，五味一钱半，黄柏（酒制）三钱，知母（酒）二钱，陈皮二钱半，甘草（生）二钱，当归二钱，黄芪三钱。上咬咀，每服五钱，水一盏半煎至一盏，去渣，空心服之。待少时，复以美膳压之。

《临证指南医案·卷七·痹》

吴。风湿相搏，一身尽痛，加以堕水，外寒里热，痛极发厥，此属周痹。（周痹）桂枝木、片姜黄、羚羊角、海桐皮、花粉、白蒺藜。又，照前方去姜黄、白蒺，加大豆黄卷、木防己。

《吴鞠通医案·卷四·痹》

杨氏，二十六岁。乙酉正月初七日，前曾崩带，后得痿痹，病者自疑虚损。询病情寒时轻热时重，正所谓经热则痹，络热则痿者也。再行经有紫有黑，经来时不惟腰腿大痛，少腹亦痛，经亦不调，或多或寡，日数亦然。此不但湿热，且有瘀血。治湿热用汤药，治瘀血用丸药，（左脉浮取弦，沉取宽泛；右脉浮取弦，沉取洪）汤药用诸痹汤取太阴法，丸药用化癥回生丹。生石膏二两，桂枝四钱，通草一钱，杏泥五钱，云苓皮五钱，片姜黄三钱，防己四钱，晚蚕砂三钱，海桐皮三钱，苡仁五钱。煮三杯，三次服。

5. 治气血虚痹

《医学纲目·卷之十二肝胆部·诸痹·痛痹》

一男子，家贫多劳，秋凉忽浑身发热，两臂膊及腕，两足及胯，皆疼痛如锻，昼轻夜剧。医与风药则愈痛，与血药则不效，惟待毙而已。予脉之，两手俱涩而数，右甚于左。问其饮食，则如平时。形瘦则如削尽，盖大痛而瘦，非病也。用苍术一钱半，酒黄柏一钱半，生附一片，生甘草三分，麻黄五分，研桃仁九个，作一帖煎，入姜汁些少令辣，热服。至四帖后，去附子，加牛膝一钱。至八帖后，来告急云：气上喘促不得睡，痛似微减。此时昏黑不能前去诊视，予意其血虚，因服麻黄过剂，阳虚被发动而上奔，当与补血镇坠带味酸之药以收之。遂以四物汤加川芎、芍药、人参二钱，五味子十二粒，作一帖。与二帖服之，喘促随定，是夜遂安。三日脉之，数减大半，涩脉如旧。问其痛，则曰不减,然呻吟之声却无。察其起居,则疲弱无力,病人却自谓不弱。遂以四物汤加牛膝、白术、人参、桃仁、陈皮、甘草、槟榔,入姜三片煎服。如此药与五十帖而安。一月后,因负重担,痛复作,饮食亦少,再与此药,每帖加黄芪三分,又二十帖方全愈。东阳傅丈,年逾六十,性急作劳,患两腿痛,动作则痛甚。予视之曰:此兼虚证,当补血虚,病自安。遂与四物汤加桃仁、陈皮、牛膝、生甘草,煎入生姜,研潜行散,热饮,三四十帖而安。

《医学纲目·卷之十二肝胆部·诸痹·着痹》

杜彦达。患左手右腿麻木,右手大指次指亦常麻木至腕,已三四年矣。诸医不效,求治明之,明之曰:麻者,气之虚也,真气弱,不能流通填塞经络,四肢俱虚,故生麻木不仁。与一药,决三日夜。遂制人参益气汤。服二日,便觉手心热,手指中间如气满胀。至三日后,又觉两手指中间皮肉如不敢触者,似痒痛满胀之意,指上瑟瑟,不敢用手擦傍触之。明之云:真气遍至矣。遂于两手指甲傍各以三棱针一刺之,微见血如黍粘许,则痹自息矣。又为处第二、第三服之。

中书左丞张仲谦,至元戊辰春正月,在大都患风证,半身麻木。一医欲下之,未决可否,命予决之。予曰:治风当通因通用,汗之可也。然此地此时,虽交春令,寒气犹存,汗之则虚,其表必有恶风、恶寒之证。仲谦欲速瘥,遂汗之,身体轻快。后数日,再来邀予视之。曰:果如君言,官事繁剧,不敢出行,当如之何? 予曰:仲景云,大法夏宜汗,阳气在外故也。今时阳气尚弱,初出于地,汗之则使卫气亟夺,卫气失守,不能肥实腠理,表上无阳,见风必大恶矣。《内经》曰:阳气者,卫外而为固也。又云:阳气者,若天与日,失其所,则折寿而不彰。当此之时,犹有过汗之戒。况不当汗而汗之者乎。遂与黄芪建中汤加白术服之,滋养脾胃,生发荣卫之气,又以温粉扑其皮肤,待春气盛,表气渐实,即愈矣。《内经》曰:化不可伐,时不可违。此之谓也。

补气升阳和中汤。李正臣夫人病,诊得六脉中俱弦洪缓相合,按之无力,弦在其上,是风热下陷入阴中,阳道不行。其症闭目则浑身麻木,昼减而夜甚。觉而目开,则麻木渐退,久则绝止。常开其目,此症不作。惧其麻木,不敢合眼,故不得眠。身体皆重,时有痰嗽,觉胸中常是有痰而不利,时烦躁,气短促而喘,肌肤充盛,饮食大小便如常,惟畏麻木,不敢合眼,为最苦。观其色脉形病相应而不逆,《内经》曰:阳盛瞋目而动轻,阴病闭目而静重。又云:诸脉皆属于目。《灵枢》曰:开目则阳道行,阳气遍布周身,闭目则阳道闭而不行,如昼夜之分,知其阳衰而阴旺也。且麻木为风,虽三尺之童,皆以为然。细校之则非,如久坐而起,亦有麻木,假为绳系缚之人释之,觉麻木作而不敢动,久则自已。以此验之,非有风邪,乃气不行也。不须治风,当补其肺中之气,则麻木自去矣。知其经脉,阴火乘其阳分,火动于中,为麻木也,当兼去阴火则愈矣。时痰嗽者,秋凉在外,湿在上作也,当实其皮毛,以温剂。身重脉缓者,湿气伏匿而作也。时见燥作,当升阳助气益血,微泻阴火去湿,通行经脉,调其阴阳则已。非五脏六腑之本有邪也,补气升阳和中汤主之。黄芪五钱,人参三钱,甘草(炙)四钱,陈皮二钱,当归身(二钱),生草根一钱(去肾热),佛耳草四钱,白芍三钱,草豆蔻钱半(益阳退寒),黄柏一钱(酒洗,除湿泻火),白术二钱,苍术钱半(除热调中),白茯苓一钱(除湿导火),泽泻一钱(用同上),升麻一钱(行阳明经),柴胡一钱。上咬咀。每服三钱,水二大盏煎至一盏,去渣,稍热服,早饭后午饭前服之,至八服而愈。

鄄城梁贾人,年六十余。忽晓梳发,觉左手指麻,斯须半臂麻,又一臂麻,斯须头一半麻,比及梳毕,从胁至足皆麻,大便二三日不通。往问他医,皆云风,或药,或针,皆不解,求治于戴人。戴人曰:左手三部脉皆伏,比右手小三倍,此枯涩痹也,不可纯归之风,亦有火燥相兼。乃命一涌一泄一汗,其麻立已。后以辛凉之剂调之,润燥之剂濡之,惟小指次指尚麻。戴人云:病根已去,此余烈也,可针溪谷。溪谷者,骨空也,一日晴和往针之,用《灵枢》中鸡足法,向上卧针,三进三引讫。复卓针起向下卧针,送入十指间皆然,手热如火,其麻全愈。

《赤水玄珠·第十二卷·痹门·行痹治剂》

罗太无治真定府张大。素好嗜酒,五月间病手指节肿痛,屈伸不利,膝膑亦然,心下痞满,身体沉重,不欲饮食,食即欲吐,面色萎黄,精神减少,至六月间,求予治之。诊其脉沉而缓,缓者脾也。《内经》云:诸湿肿满,皆属脾土。仲景云:湿流关节,肢体烦痛,此之谓也。宜以大羌活汤主之。羌活、升麻各一钱,独活七分,苍术、防风、甘草、威灵仙、茯苓、当归、泽泻各五分。分二帖,水煎,食前一服,食后一服。忌酒面、生冷、硬物。

《赤水玄珠·第十二卷·痹门·痛痹》

一人年逾六十,性急作劳,患两腿痛,动作则痛甚。视之曰:此兼虚证,当补血则病自安。遂与四物加桃仁、陈皮、牛膝、生甘草煎,入姜研潜行散,热饮,三四十帖而安。

《赤水玄珠·第十二卷·痹门·著痹治剂》

治李正夫人病,诊得六脉中俱弦洪缓相合,按之无力。弦在其上是风热,下陷入阴中,阳道不行,其症闭目则浑身麻木,昼减夜甚,觉而目开则麻渐退,久则绝止,常开其目,此病不作,惧其麻木,不敢合眼,故不得眠。身体皆重,时有痰嗽,觉胸中常是有痰而不利,时烦躁,短促而喘,肌肤充盛,饮食、大小便如常,惟畏麻木,不敢合眼为最苦。观其色脉,形病相应而不逆。《内经》曰:阳盛瞑目而动轻,阴病闭目而静重。阳衰而阴旺也。且麻木为风,虽三尺之童,皆以为然。细校之则非,如久坐而起亦有麻木,假如绳缚系之人,释之觉麻木作而不敢动,久则自已。以此验之,非有风邪,乃气不行也。不须治风,当补其肺中之气,则麻木自去矣。知其经络阴火乘其阳分,火动于中,为麻木也,当兼去阴火则愈矣。时痰嗽者,秋凉在外,湿在上作也,当实其皮毛,以温剂。身重脉缓者,湿气伏匿而作也,时见躁作,当升阳助气益血,微泻阴火。去湿通行经脉,调其阴阳,则非五脏六腑之本有邪也。补气升阳和中汤主之。补气升阳和中汤,黄芪五钱,人参、白芍各三钱,甘草(炙)、佛耳草各四钱,陈皮、白术、归身各二钱,甘草(生,去肾热)、黄柏(酒浸,除湿泻火)、白茯苓(除湿导火)、泽泻(同上)、升麻(行阳明经)、柴胡、草豆蔻(益阳退寒)各一钱。每服三五钱,水煎,稍热服,八帖愈。

《临证指南医案·卷七·痹》

刘(三一)。濒海飓风潮湿,著于经脉之中,此为周痹。痹则气血不通,阳明之阳不主司事,食腥腻遂不化为溏泻。病有六七年,正虚邪实,不可急攻,宜缓。生白术、生黄芪、海桐皮、川桂枝木、羌活、防风。

俞。肩胛连及臂指,走痛而肿,一年,乃肢痹也。络虚留邪,和正祛邪。(肢痹)黄芪、防风、海桐皮、生白术、归身、川羌活、片姜黄、白蒺藜。

李(三四)。脉小弱,当长夏四肢痹痛,一止之后筋骨不甚舒展,此卫阳单薄,三气易袭,先用阳明流畅气血方。黄芪、生白术、汉防己、川独活、苡仁、茯苓。

某(氏)。血虚风痹,骨骱肿痛。羚羊角、细生地、元参、当归、桂枝、桑枝、白蒺藜。

金(三二)。痹痛在下,重著不移。论理必系寒湿,但左脉搏数,经月遗泄三四,痛处无形,岂是六淫邪聚?然隧道深远,药饵未易奏功。佐以艾灸,冀得效灵。(精血虚)枸杞子、肉苁蓉、虎骨胶、麋角胶、杜仲、桑椹子、天冬、沙苑、茯苓,溶胶丸。

孙。脉右大,阳明空,气短闪烁欲痛。(气虚)人参、生黄芪、熟白术、炙草、广皮、当归、白芍、半夏、防风根、羌活。又,益气颇安,知身半以上痹痛,乃阳不足也。人参、黄芪、熟於术、炙草、桂枝、归身、白芍、川羌。

沈。痹痛在右,气弱有痰。生於术、川桂枝、川独活、片姜黄、白茯苓、陈防己。

王。辛香走窜,宣通经隧壅结气分之湿,有却病之能,无补虚之益。大凡药饵,先由中宫以布诸经。中焦为营气之本,营气失养,转旋目钝。然攻病必藉药气之偏,朝夕更改,岂是去疾务尽之道。另于暮夜进养营一贴。(营虚)人参、茯苓、桂枝木、炙草、当归、炒白芍、南枣。

吴(三六)。筋纵痛甚,邪留正痹。当此天暖,间用针刺以宣脉络。初补气血之中,必佐宣行通络之治。(筋痹)生黄芪、防风、桂枝、炒黑常山、归身、青菊叶汁。

某。痹痛偏左,入夜尤甚,血中之气不行。(血中气滞)归须、桑枝、苡仁、白蒺藜、姜黄、木防己。

刘(三八)。周礼采毒药以供医事。盖因顽钝沉痼,著于躯壳,非脏腑虚损,故必以有毒攻拔,使邪不留存,凝著气血,乃效。既效矣,《经》云:大毒治病,十去其五。当此只宜爱护身体,勿劳情志,便是全功道理。愚人必曰以药除根,不知天地之气,有胜有复,人身亦然。谷食养生,可御一生,药饵偏胜岂可久服。不观方士炼服金石丹药,疽发而死者比比。(血虚络涩)何首乌、黑芝麻,桑枝桂枝汤泛丸。

《续名医类案·卷十三·痛痹》

方勺云：一人遍体作痛，殆不可忍。都下医或云中风，或云中湿，或云脚气，药悉不效。周言亨言是血气凝滞所致，用元胡索、当归、桂心等分为末，温酒服三四钱，随量频进，以止为度，遂痛止。盖元胡索能活血化气，第一品药也。其后赵侍制霆，因导引失节，肢体俱挛，亦用此数服而愈。

钱乙本有羸疾，每自以意治之，愈而复甚。叹曰：此周痹也，入脏者死，吾其已夫。既而曰：吾能移之使在末。因自制药，日夜饮之，左手或挛不能用，喜曰可矣。所亲登东山，得茯苓大逾斗，以法啖之尽，由是虽偏废，而风骨得坚如全人。

李士材治陆文学，两足麻木。自服活血之剂不效，改服攻痰之剂又不效。半载后，手亦麻，左胁下有尺许不知痛痒。曰：此经所谓著痹也。六脉大而无力，气血皆损。用神效黄芪汤加茯苓、白术、当归、地黄，十剂后有小效。更用十全大补，五十余剂始安。

《医学衷中参西录·医方·治气血郁滞肢体疼痛方·振中汤》

治腿疼、腰疼，饮食减少者。於白术六钱（炒）、当归身二钱、陈皮二钱、厚朴钱半、生明乳香钱半、生明没药钱半。此方重用白术以健补脾胃，脾胃健则气化自能旁达。且白术主风寒湿痹，《神农本草经》原有明文，又辅以通活气血之药，不惟风寒湿痹开，而气血之痹而作疼者，亦自开也。

一室女腿疼，几不能步，治以拙拟健运汤而愈。次年旧病复发，又兼腰疼，再服前方不效。诊其脉，右关甚濡弱，询其饮食减少，为制此汤，数剂，饮食加多，二十剂后，腰疼腿疼皆愈。

一媪，年近七旬。陡然腿疼，不能行动，夜间疼不能寐。其家人迎愚调治，谓脉象有力，当是火郁作疼。及诊其脉，大而且弦，问其心中亦无热意。愚曰：此脉非有火之象，其大也，乃脾胃过虚，真气外泄也。其弦也，乃肝胆失和，木盛侮土也。治以振中汤，加人参、白芍、山萸肉（去净核）各数钱，补脾胃之虚，即以抑肝胆之盛，数剂而愈。

6. 治肝肾虚痹

《医学纲目·卷之十二肝胆部·诸痹·痛痹》

何县长，年四十余，形瘦性急，因作劳背疼，臂痛，骨节疼，足心发热，可与四物汤。带热，下大补丸，保和丸共六十粒，食前服。

《临证指南医案·卷七·痹》

沈（三七）。用养肝血熄风方，右指仍麻，行走则屈伸不舒，戌亥必心热烦蒸。想前法不效，杞归辛温，阳动风亦动矣。议去辛用咸。若疑虑途次疟邪未尽，致脉络留滞，兼以通逐缓攻亦妙。（肝阴虚疟邪入血络）熟地、龟胶、阿胶、秋石、天冬、麦冬、五味、茯神，蜜丸，晨服。桃仁、穿山甲、干地龙、抚芎、归须、丹皮、红花、沙苑、香附汁丸，夜服。

陈（五四）。劳动太过，阳气烦蒸，中年液衰风旋，周身痹痛，此非客邪。法宜两调阳明厥阴。（肝胃虚滞）黄芪、生白术、制首乌、当归、白蒺藜、黑稆豆皮。

《续名医类案·卷九·消》

魏玉横曰：胡天叙年五旬，素豪饮，而多思虑。自弱冠后即善病，近则两足及臂，常时痹痛，甚则肝肾之气上逆，或致晕厥，汗出不寐，齿痛龈露，夜卧阳事暴举，时时梦遗，面有油光，揩去复尔。脉之，两手俱豁大，关前搏指。据症脉，乃二阳之发心脾，今已传为风消矣。询其小便，云颇清白，令以器贮，逾时观之，果变稠浆，面结腐皮，遂恐甚。告以平昔洪饮，纵欲劳神，数十年所服桂、附纯阳之药，不可胜计，未知尚能愈否？曰：幸未至息贲，但能断欲绝欲，多服养荣之剂，尚可为也。今病但有春夏，而无秋冬，非兼清肃之治不可。乃与生熟地、杞子、麦冬、沙参、地骨、知母、黄柏、黄连、石膏，出入增减，十余剂，诸症渐平。惟齿痛转甚，自制玉带膏贴之而愈。次年，因诊其媳产病，告以前方出入常服，计用石膏不下四五斤矣。此则初为寒中，后为热中之变症也。然初之桂、附，未为痛疽，岂非天幸乎。

《续名医类案·卷十一·虚损》

顾宗伯。患发热困倦，目昏耳鸣，脚软不能行，大便燥结，手足麻痹，腰胯疼痛。李诊之曰：肾虚不能上交，心虚不能下济。用八味丸、十全大补汤，加龙眼肉三十枚。五十余日，精神渐旺，肌肉渐充。一日，多饮虎骨酒，大便乃结。医者皆云：八味丸非久服之药，十全大补宜去肉桂，反用知母、元参佐之。服之数月，遂至不起。

《续名医类案·卷十三·痛痹》

常仲明病湿痹，五七年矣。张令上涌之后，可泻五七次，其药则舟车、浚川、通经、神祐、益肾，自春及秋，必十余次方能愈。公之疾不必针灸，与令嗣皆宜涌,但腊月非其时也。欲俟春时,恐余东迈。今姑屏病之大势,至春和时,人气在上,可再涌之以去其根。卒如所论而愈。

施沛然治许户部赞勿患痛痹,不能步履者浃旬矣,遍治无效。诊之曰:病得之暮不收拒,数见风露,立而使内,扰其筋骨。许曰:然,然未有语其因者。畴昔之夏,祝融肆虐,竹筐几床,如焚如炙,移榻露处,凉飚拂拂,越女挥扇,齐姬荐席,行女坐卧,匪朝伊夕,岂以斯故,乃撄厥疾。曰:无难也,当为起之。乃饮以丹参虎骨酒、草薢蠲痹汤,不一月而病若失,步履如常矣。

《柳选四家医案·评选继志堂医案两卷·上卷·痿痹门》

人年四十,阴气自半,从古至今如是。惟尊体独异者,盖以湿热素多,阳事早痿耳。近又患臂痛之症,此非医书所载,之夜卧臂在被外,招风而痛,乃因久卧竹榻,寒凉之气,渐入筋骨,较之被外感寒,偶伤经络者,更进一层,所以阳气不宣,屈伸不利,痛无虚日,喜热恶寒。仲景云:一臂不举为痹,载在中风门中,实非真中,而为类中之机,岂容忽视,现在治法,首重补阳,兼养阴血,寓之以祛寒,加之以化痰,再通其经络,而一方中之制度,自有君臣佐使焉。熟地八两,当归四两,白芍二两,虎掌一对,阿胶三两,半夏四两,橘红二两,枳壳二两,沉香五钱,党参四两,於术四两,茯苓八两,熟附一两,炙草一两,风化硝一两,桂枝一两,羌活一两,绵芪二两,姜黄一两,海桐皮一两。共为末,用竹沥、姜汁和蜜水泛丸。

第二章 痿证

"痿"泛指因湿热浸淫、伤及筋脉，或情志所伤，或先天不足及年老肾衰，肝肾亏损，肺脾气虚等，致使筋骨、肌肉等失于濡养而引起的一类疾病。"痿"有广义和狭义之分，前者包括肢体痿、阳痿、肺痿等，后者即指肢体痿，我们在此仅讨论狭义痿的内容。痿证可见于神经系统和肌肉损害引起的肢体迟缓性瘫痪，如多发性神经炎、急性脊髓炎、进行性肌萎缩、重症肌无力、周期性麻痹、肌营养不良等，其他具有痿证特征者，均可参考本章辨证论治。

【辨病名】

历代文献中，"痿"有痿躄、痿痹、痿易、痿厥等相关名称，并常按受病脏腑和五体关系、病因与病机方式命名。

一、痿的概念

早在《黄帝内经》中，就提出了"痿"概念。一指状态，如《黄帝内经素问·生气通天论》："因于湿，首如裹，湿热不攘，大筋软短，小筋弛长，软短为拘，弛长为痿。"二指病名，指以肢体痿弱不用为主要表现的痿病，后世医家论痿也基本指第二种含义。

《黄帝内经素问·痿论》："黄帝问曰：五藏使人痿，何也？岐伯对曰：肺主身之皮毛，心主身之血脉，肝主身之筋膜，脾主身之肌肉，肾主身之骨髓。故肺热叶焦，则皮毛虚弱急薄，著则生痿躄也……帝曰：如夫子言可矣，论言治痿者独取阳明，何也？"

《医学纲目·卷之十七心小肠部·诸痿》："痿者，手足痿软而无力，百节缓纵而不收也。"

《周慎斋遗书·卷八·痿》："痿有风、痿之别。痛则为风，不痛则为痿。盖痛为实，不痛为虚。人之血气实，而风寒客于经络之间，则邪正交攻而痛作矣；虚弱则痰火起于手足之内，而正不胜邪，痿痹作矣。"

《医方考·卷五·痿痹门第四十五·肺热汤》："痿，犹萎也。痿躄者，手足不用之义。肺鸣者，火来乘金，不得其平而自鸣，今之喘急是也。叶焦者，火盛金衰，故叶焦也。色白者，肺病而色自见也。毛败者，肺主皮毛，病故折败也。发为痿躄者，肺主气，气者万物之父，肺者五脏之天，所以出纳天地冲和之气，而百骸资始者也。肺病则百骸失其天，而无以资始矣，故令人手足痿躄。"

《伤寒论条辨·卷之二·辨太阳病脉证并治中篇第二》："伤寒吐下后，发汗，虚烦，脉甚微。八九日，心下痞硬，胁下痛，气上冲咽喉，眩冒，经脉动惕者，久而成痿。此申上条而复言失于不治则致痿之意，上条脉沉紧，以未发汗言也；此条脉甚微，以已发汗言也。经脉动，即动经之变文。惕，即振振摇也，大抵两相更互发明之词。久，言既经八九日，若犹不得解而更失于不治，则津液内亡，湿淫外渍，必致痹而成痿。痿者，两足痿软而不相及也。"

《伤寒论条辨·卷之七·辨脉法上篇第十三》："缓，纵也，言荣不与卫和，而卫自和，则血不足以荣筋，病则四肢纵强而不能收，痿类是也。迟，滞也，言卫不与荣和，而荣自和，则气乏神昏，病则百体滞殢倦怠而嗜卧，瘵类是也。沉，溺也，言溺于所偏则病也。"

《景岳全书·卷之三十二贯集·杂证谟·痿证》："痿证之义，《内经》言之详矣，观所列五脏之证，皆言为热。而五脏之证，又总于肺热叶焦，以致金燥水亏，乃成痿证。如丹溪之论治，诚得之矣。然细察经文，又曰悲哀太甚则胞络绝，传为脉痿；思想无穷，所愿不得，发为筋痿；有渐于湿，以水为事，发为肉痿之类，则又非尽为火证，此其有余不尽之意，犹有可知。故因此而生火者有之；因此而败伤元气者亦有之。元气败伤，则精虚不能灌溉，血虚不能营养者，亦不少矣。若概从火论，则恐真阳亏败，及土衰水涸者，有不能堪，故当酌寒热之浅深，审虚实之缓急，以施治疗，庶得治痿之全矣。《经》曰：湿热不攘，则大筋软短，小筋弛长，软短为拘，弛长为痿。此《内经》言筋病之概，乃举隅之谈，以启人之自反耳，非谓大筋必无弛长，小筋必无软短也。即如痿弱必由于弛长，岂大筋果无涉乎？此《经》言之意，从可知矣。故于痿证之外，凡遇瘛疭等病，当知拘挛者必由软短，痿弱者必由弛长，斯得《内经》之意，而于寒热燥湿之辨，亦可得其据矣。"

《证治汇补·卷之七·腰膝门·痿躄》："痿与柔风脚气相似，但彼因邪实而痛，痿属内虚而不痛。（《三因方》）"

《症因脉治·卷三·痿症论》："痿者，痿弱纵缓而不能起立，《内经》所谓弛长为痿也。"

《医学心悟·卷三·痿》："痿，大症也。诸痿生于肺热。《经》云：五脏因肺热叶焦，发为痿躄。肺气热，则皮毛先痿而为肺鸣。心气热，则脉痿，胫纵不任地。肝气热，则筋痿，口苦而筋挛。脾气热，则肉痿，肌肤不仁。肾气热，则骨痿，腰脊不举。丹溪治法：泻南方，补北方。泻南方则肺金不受刑，补北方则心火自下降，俾西方清肃之令下行，庶肺气转清，筋脉骨肉之间，湿热渐消而痿可愈也。然《经》云：治痿独取阳明，何也？盖阳明为脏腑之海，主润宗筋，宗筋主束骨而利机关也。阳明虚，则宗筋纵，带脉不引，故足痿不用也。由前论之，则曰五脏有热；由后论之，则曰阳明之虚，二说似异而实同。盖阳明胃属湿土，土虚而感寒热之化，则母病传子，肺金受伤，而痿症作矣。是以治痿独取阳明也。取阳明者，所以祛其湿。泻南补北者，所以清其热。治痿之法，不外补中祛湿，养阴清热而已矣。"

《临证指南医案·卷七·痿》："夫痿症之旨，不外乎肝、肾、肺、胃四经之病。盖肝主筋，肝伤则四肢不为人用，而筋骨拘挛；肾藏精，精血相生，精虚则不能灌溉诸末，血虚则不能营养筋骨；肺主气，为高清之脏，肺虚则高源化绝，化绝则水涸，水涸则不能濡润筋骨；阳明为宗筋之长，阳明虚，则宗筋纵，宗筋纵则不能束筋骨以流利机关。此不能步履，痿弱筋缩之症作矣。"

《类证治裁·卷之五·痿症论治》："痿者，肢弱而无力，筋弛而不收，为热伤血脉之症……子和云：四末之疾，动而或劲，为风；不仁或痛，为痹；弱而不用，为痿；逆而寒热，为厥。风必兼热，痹必风寒湿合邪，痿必火乘金，厥则或寒或热，皆从下起。奈何不察其源，概谓风淫末疾，以风药例治耶！"

二、痿的相关命名

1. 痿躄

"痿"指痿弱无力，而"躄"特指足弱无力，不能行走。痿躄合用，也指足弱无力，不能行走。

《黄帝内经素问·痿论》："帝曰：何以得之？岐伯曰：肺者，藏之长也，为心之盖也。有所失亡，所求不得，则发肺鸣，鸣则肺热叶焦，故曰：五藏因肺热叶焦，发为痿躄，此之谓也。悲哀太甚，则胞络绝，胞络绝，则阳气内动，发则心下崩，数溲血也。"

《三因极一病证方论·卷之九·五痿叙论》："夫人身之有皮毛、血脉、筋膜、肌肉、骨髓以成形，内则有肝、心、脾、肺、肾以主之，若随情妄用，喜怒不节，劳佚兼并，致内脏精血虚耗，荣卫失度，发为寒热，使皮血、筋骨、肌肉痿弱，无力以运动，故致痿躄。状与柔风脚弱皆相类，以脉证并所因别之，不可混滥。柔风脚气，皆外所因；痿躄则属内脏气不足之所为也，审之。"

《医宗必读·卷之十·痿》："五脏因肺热叶焦，发为痿躄。肺主气以行营卫，为相傅以节制五脏，则一身皆治，故五脏之痿，皆因于肺气热，则五脏之阴皆不足，此痿躄所以生于肺也。五痿虽异，总名痿躄。"

《张氏医通·卷六·痿痹门·痿（痿厥）》："戴人云：痿之为状，两足痿弱不能行，皆由肾水不能胜心火。心火上烁肺金，肺受火制，六叶皆焦。皮毛虚弱，急而薄者，则生痿躄。躄者，足不能伸而行步厓然也。"

2. 痿易

"易"一说"变易"；一说读"痬"，意为痴，即迟钝，肌肉麻木不仁，甚或萎缩，无疼痛感；一说读"弛"，筋骨痿弱懈弛之证。

《丹溪心法·卷一·中风一》："《经》所谓三阳三阴发病，偏枯痿易，四肢不举。三阴不足，则发偏枯；三阳有余，则为痿易，易为变易，常用而痿弱无力也。"

《内经知要·卷下·病能》："三阳三阴发病，为偏枯，四肢不举（三阳，膀胱、小肠也；三阴，脾、肺也。膀胱之脉自头背下行两足，小肠之脉自两手上行肩胛，且脾主四肢，肺主气，四经俱病，当为偏枯等症。易，变易也。强者，变而为痿也）。"

《黄帝内经素问集注·卷二·阴阳别论篇第七》："三阳三阴发病，为偏枯痿易，四肢不举（三阳三阴者，太阳三阴之为病也。偏枯者，半身不遂。痿易者，委弃而不能如常之动作也。太阳为诸阳主气而主筋，阳气虚，则为偏枯。阳虚而不能养筋，则为痿，脾属四肢，故不举也。此水腑为病，而逆乘脾土也）。"

3. 痿厥

痿厥指四肢痿软无力而伴有寒冷（寒厥）或发热（热厥）。以"痿+厥"的命名原则，是指痿为主证，厥为从证，二者是主从关系。痿厥可释为痿兼厥，厥意为手足冷，阳气不达肢末的手足逆冷的症状。

《黄帝内经素问·四气调神大论》："冬三月，此谓闭藏，水冰地坼，无扰乎阳。早卧晚起，必待日光，使志若伏若匿，若有私意，若已有得，去寒就温，无泄皮肤，使气亟夺，此冬气之应，养藏之道也。逆之则伤肾，春为痿厥，奉生者少。"

《黄帝内经素问·异法方宜论》："中央者，其地平以湿，天地所以生万物也众。其民食杂而不劳，故其病多痿厥寒热，其治宜导引按蹻。故导引按蹻者，亦从中央出也。"

《黄帝内经灵枢·邪气藏府病形》："脾脉急甚为瘈瘲；微急为膈中，食饮入而还出，后沃沫。缓甚为痿厥；微缓为风痿，四肢不用，心慧然若无病。"

《脾胃论·卷中·黄芪人参汤》："头痛或头重，上热壅盛，口鼻气短气促，身心烦乱，有不乐生之意，情思惨凄，此阴胜阳之极也。病甚，则传肾肝为痿厥。厥者，四肢如在火中，为热厥；四肢寒冷者，为寒厥。寒厥则腹中有寒，热厥则腹中有热，为脾主四肢故也。若肌肉濡溃，痹而不仁，传为肉痿证。证中皆有肺疾，用药之人，当以此调之。气上冲胸，皆厥证也。痿者，四肢痿软而无力也，其心烦冤不止。厥者，气逆也，甚则大逆，故曰厥逆。其厥痿多相须也。"

《脾胃论·卷下·湿热成痿肺金受邪论》："六、七月之间，湿令大行，子能令母实而热旺，湿热相合，而刑庚大肠，故寒凉以救之。燥金受湿热之邪，绝寒水生化之源，源绝则肾亏，之病大作，腰以下痿软瘫，不能动，行走不正，两足欹侧，以清燥汤主之。"

《医学纲目·卷之二十八肾膀胱部·厥·足痿软不收为痿厥》："痿厥有二：一属肾膀胱。《经》云：恐惧不解则伤精，精伤则骨酸痿厥，精时自下，是肾伤精脱也。又云：三阳为病，发寒热，下为痈肿，及为痿厥腨㾓，是膀胱在下发病也。二属肾脾，湿伤肾。《经》云：凡治痿厥发逆，肥贵人则膏粱之疾。又云：秋伤于湿，上逆而咳，发为痿厥是也。"

4. 软风

《脉因证治·卷一·痿》："面黄，身热，肌瘦，往来寒热，涎嗽喘满，面浮弱而不用者，为痿。外有痿即软风也，柔风脚弱，病同而证各异。"

《寿世保元·卷五·痿躄》："痿者，手足不能举动是也，又名软风。下身痿弱，不能趋步，及手战摇，不能握物。此症属血虚，血虚属阴虚，阴虚生内热，热则筋弛，步履艰难。"

5. 瘫痿

《医林改错·卷下·瘫痿论》："或曰：元气归并左右，病半身不遂，有归并上下之症乎？余曰：元气亏五成，下剩五成，周流一身，必见气亏诸态。若忽然归并于上半身，不能行于下，则病两腿瘫痿。奈古人论痿症之源，因足阳明胃经湿热，上蒸于肺，肺热叶焦，皮毛憔悴，发为痿症，概用清凉攻下之方。余论以清凉攻下之药，治湿热腿疼痹症则可，治痿症则不相宜。岂知痹症疼痛日久，能令腿瘫，瘫后仍然腿疼。痿症是忽然两腿不动，始终无疼痛之苦。倘标本不清，虚实混淆，岂不遗祸后人。"

6. 痿挛

《黄帝内经素问·痿论》篇中，"痿"自有"胫纵而不任地"和"筋急而挛"两种类型的痿证，《症因脉治》特将"挛"从"痿"中分开，以深入对痿的认识，虽另立名目，但实则其一。

《黄帝内经素问·生气通天论》："因于湿，首如裹；湿热不攘，大筋緛短，小筋弛长，緛短为拘，弛长为痿。"

《黄帝内经素问·痿论》："心气热，则下脉厥而上，上则下脉虚，虚则生脉痿，枢折挈，胫纵而不任地也；肝气热，则胆泄口苦，筋膜干，筋膜干则筋急而挛，发为筋痿。"

《症因脉治·卷三·痿症论》："秦子曰：痿与挛，受病相同，症形有异。挛者，拘急不能屈伸，《内经》所谓𦠄短为拘也。痿者，痿弱纵缓而不能起立，《内经》所谓弛长为痿也。若时伸时纵，则曰瘛疭；强直反张，则曰痉痓，皆与痿挛各自一门者也。"

《症因脉治·卷三·痿症论·内伤筋挛》："再考'生气通天论'云：因于湿，湿热不攘，大筋软短，小筋弛张，此言痿挛之症，不独内伤，亦有外感于湿，若攘夺而去之，则湿久变热，热久变燥，燥伤血液，亦成痿挛。申明湿热未变燥热，可用祛湿清热之法；若已成痿挛，亦宜清热润燥，主润宗筋。若误投燥湿，则违悖主润宗筋之经旨。"

7. 风痿

《黄帝内经》中"风痿"取"风胜则动"之意，可有振颤、痉挛甚至惊厥等表现，且"心慧然若无病"，即神清肢痿。后多与"中风"混称，医家多有针砭。

《黄帝内经灵枢·邪气藏府病形》："脾脉急甚为瘛疭；微急为膈中，食饮入而还出，后沃沫。缓甚为痿厥；微缓为风痿，四肢不用，心慧然若无病。"

《诸病源候论·风病诸候·风身体手足不随候》："诊脾脉缓者，为风痿，四肢不用。又心脉、肾脉俱至，则难以言，九窍不通，四肢不举。肾脉来多，即死也。其汤熨针石，别有正方，补养宣导，今附于后。"

《仁斋直指方论·卷之四·附痿证·痿证方论》："风痿之别，痛则为风，不痛则为痿。《经》曰：痛则为实，不痛则为虚。曰风、曰痿，虚、实二者而已矣。东垣曰：气盛病盛，气衰病衰。何则？人之气血充实，而风寒客于经络之间，则邪正交攻而疼痛作矣。人之气血弱虚，而痰火起于手足之内，则正不能胜邪，而痿痹作矣。丹溪先生曰：痿症，切不可作风治而用风药。盖以风为实，而痿为虚也。曰散邪，曰补虚，岂可紊乱矣乎？"

《古今医统大全·卷之八·中风门·病机》："丹溪曰：今世所谓风病，大率与诸痿证混同论治。良由《局方》多以治风之药通治痿也。古圣论风痿各有条目，源流不同，治法亦异。夫风外感，善行数变，其病多实。发表行滞，有何不可。《局方》治风之外，又历述魂魄恍忽，起便须人，手足不随，神气昏愦，瘫痪㿏曳，手足筋衰，眩晕倒仆，半身不遂，脚膝软弱，四肢无力，颤掉拘挛，不语、语滞，诸痿等证，悉皆治之。不思诸痿皆起于肺热，传入五脏，散为诸证。其昏惑瘛疭、瞀闷、瞀昧、暴病、郁冒、蒙昧、暴暗、瘖昧，皆属于火；曰四肢不举、舌本强、足痿不收、痰涎有声，皆属于土，悉是湿热之病，当作诸痿论治。若以外感风邪治之，宁免实实虚虚之祸乎？若夫岐伯、仲景、孙思邈之言，大意以指外之感。刘河间之言风，明指内伤热证，实与痿证所言诸痿生于热相合。外感之邪，有寒热虚实，而挟寒者多。内热之伤皆是虚证，无寒可散，无热当作实可泻。中风之病，古方冠诸方首，以其为人之大病也。夫风乃六淫中之一，天之邪气自外而入者也。古人用药皆是发散表邪，通行经络之剂，以其自表而入，亦当自表而出也。至于东垣分在经、在腑、在脏，而有汗、下、调养之法，可谓详备精密，则又通表里中三法而治矣。若刘河间以为热甚制金，不能平木，或湿土过甚，反兼木化，皆非外中于风，乃因内热而生，迥出前古之论。丹溪谓数千年得经意者，河间一人耳。由是观之，若病从外邪而得，元气壮实者，当从古方发散之例，但用药不宜小续命汤。须分所挟有寒、热、温、凉之异，受邪有脏腑经络之殊。若病因内热而生者，当从刘河间之论，但有用药不宜，如子和专以汗吐下为法。盖病邪有虚有实，难一概论，又况痿证实与内热所生相同，医者须宜识此。或问外邪之感与内热之伤，何者为多也？丹溪曰：西北气寒，为风所中，诚有之矣。东南气温而地多湿，有风病者，非风也，皆湿土生痰，痰生热，热生风也。《经》曰：亢则害，承乃制是也。"

8. 痿废

《血证论·卷六·痿废》："痿者，足废不能行之谓……然痿废之原，虽在于胃，而其病之发见，则在于筋骨。凡虎骨、龟板、鹿筋、猪脊髓、牛骨髓、狗脊、骨碎补、牛膝、苡仁、枸杞子、菟丝子、续断，皆可加入，以为向导。"

《医学衷中参西录·医方·治大气下陷方·升陷汤》："人之大气虽在胸中，实能统摄全身，今因大气下陷，全身无所统摄，肢体遂有废而不举之处，此两腿之所以痿废也……然痿废既久，病在筋脉，非旦夕所能脱然。俾用舒筋通脉之品，制作丸药，久久服之，庶能全愈。"

《医学衷中参西录·医论·论脑贫血痿废治法》："肢体痿废，而其病因实由于脑贫血也。按生理之实验，人之全体运动皆脑髓神经司之，虽西人之说，而洵可确信。"

三、五痿（筋痿、脉痿、肉痿、痿躄、骨痿）

《黄帝内经》开专论痿证先河，按受病脏腑和五体关系命名为筋痿、脉痿、肉痿、骨痿、痿躄。其中"痿躄"，后世多认其为皮痿，合称五痿，多合而述之。

《黄帝内经素问·痿论》："黄帝问曰：五藏使人痿，何也？岐伯对曰：肺主身之皮毛，心主身之血脉，肝主身之筋膜，脾主身之肌肉，肾主身之骨髓。故肺热叶焦，则皮毛虚弱急薄，著则生痿躄也；心气热，则下脉厥而上，上则下脉虚，虚则生脉痿，枢折挈，胫纵而不任地也；肝气热，则胆泄口苦，筋膜干，筋膜干则筋急而挛，发为筋痿；脾气热，则胃干而渴，肌肉不仁，发为肉痿；肾气热，则腰脊不举，骨枯而髓减，发为骨痿。

帝曰：何以得之？岐伯曰：肺者，藏之长也，为心之盖也。有所失亡，所求不得，则发肺鸣，鸣则肺热叶焦，故曰：五藏因肺热叶焦，发为痿躄，此之谓也。悲哀太甚，则胞络绝，胞络绝则阳气内动，发则心下崩，数溲血也。故《本病》曰：大经空虚，发为肌痹，传为脉痿。思想无穷，所愿不得，意淫于外，入房太甚，宗筋弛纵，发为筋痿，及为白淫。故《下经》曰：筋痿者，生于肝，使内也。有渐于湿，以水为事，若有所留，居处相湿，肌肉濡渍，痹而不仁，发为肉痿。故《下经》曰：肉痿者，得之湿地也。有所远行劳倦，逢大热而渴，渴则阳气内伐，内伐则热舍于肾，肾者水藏也，今水不胜火，则骨枯而髓虚，故足不任身，发为骨痿。故《下经》曰：骨痿者，生于大热也。

帝曰：何以别之？岐伯曰：肺热者，色白而毛败；心热者，色赤而络脉溢；肝热者，色苍而爪枯；脾热者，色黄而肉蠕动；肾热者，色黑而齿槁。"

《三因极一病证方论·卷之九·五痿证例》："病者肺热，皮虚弱薄，著足痿躄，其色白而毛败，名曰皮痿，由肺热叶焦使然也。肺为五脏长，有所失亡，所求不得，则发肺鸣，肺鸣则肺叶焦。论曰：五脏因肺热焦，发为痿躄。病者心下热，膝腕枢纽如折去而不相提挈，胫筋纵缓，不能任其地，其色赤而络脉溢，名曰脉痿。由悲哀太甚，阳气内动，数溲血。故'本病论'曰：大经空虚，发为肌痹，传为脉痿。病者肝热，口苦，筋膜干，筋急而挛，其色苍而爪枯，名曰筋痿。由思想无穷，所愿不得，意淫于外，入房太甚，宗筋弛纵，及为白淫。故《下经》曰：筋痿者，生于肝，使内也。病者脾热，胃干而渴，肌肉不仁，其色黄而肉蠕动，名曰肉痿。由渐于湿地，以水为事，居处下泽，濡渍，痹而不仁。故《下经》曰：肉痿者，得之湿地也。病者肾热，腰脊不举，骨枯而髓减，其色黑而齿槁，名曰骨痿。因有所远行劳倦，遇大热而渴，阳气内乏，热舍于肾，致水不胜火，则骨枯而髓虚。故《下经》曰：骨痿者，生于大热也。"

《儒门事亲·卷一·指风痹痿厥近世差玄说二》："痿之为状，两足痿弱，不能行用。由肾水不能胜心火，心火上烁肺金。肺金受火制，六叶皆焦，皮毛虚弱，急而薄，著则生痿躄。躄者，足不能伸而行也。肾水者，乃肺金之子也。令肾水衰少，随火上炎。肾主两足，故骨髓衰竭，由使内太过而致。然'至真要大论'云诸痿喘呕皆属于上者，上焦也。三焦者，手少阳相火也。痿、喘、呕三病，皆在膈上，属肺金之部分也。故肌痹传为脉痿；湿痹不仁，传为肉痿；髓竭足躄，传为骨痿；房室太过为筋痿，传为白淫。大抵痿之为病，皆因客热而成，好以贪色，强力过极，渐成痿疾。故痿躄属肺，脉痿属心，筋痿属肝，肉痿属脾，骨痿属肾。总因肺受火热，叶焦之故，相传于四脏，痿病成矣。直断曰痿病无寒，故痿之作也，五月、六月、七月，皆其时也。午者，少阴君火之位；未者，湿土庚金伏火之地；申者，少阳相火之分。故痿发此三月之内，以为热也。故病痿之人，其脉浮而大。"

《证治汇补·卷之七·腰膝门·痿躄》："皮痿者，色枯毛落，喘呼不已，肺受热也。脉痿者，色赤脉溢，胫纵不任地，心受热也。筋痿者，色苍口苦，爪枯筋挛，肝受热也。肉痿者，色黄肉𥆧，肌痹不仁，脾受热也。骨痿者，色黑耳焦，腰膝难举，肾受热也。"

四、按病因病机命名

清代李用粹在《证治汇补》中发挥前人经验,认为痿因其兼夹标症不同,可有湿热痿、湿痰痿、气虚痿、血虚痿、阴虚痿、血瘀痿、食积痿和痢后痿之分。《症因脉治》中将痿分为外感、内伤两大类。其中,外感痿证包括风湿痿软、湿热痿软、燥热痿软;内伤痿症包括心热痿软、肝热痿软、脾热痿软、肾热痿软。

1. 湿热痿

《证治汇补·卷之七·腰膝门·痿躄》:"湿热痿者,雨湿浸淫,邪气蒸脾,流于四肢。自觉足胫逆气上腾,或四肢酸软肿痛,或足指麻木顽痒,小便赤涩,脉来沉濡而数,此皆湿热在下之故。所谓湿热不攘,大筋缑短,小筋弛长,缑短为拘,弛长为痿也。宜升阳燥湿,禁用填补之剂。"

《症因脉治·卷三·痿症论·外感痿症》:"湿热痿软之症:身体重着,走注疼痛,首如裹,面壅肿,小便黄赤,手足发热,小筋弛长,此湿热痿软之症也。"

2. 湿痰痿

《证治汇补·卷之七·腰膝门·痿躄》:"湿痰痿者,肥盛之人,血气不能运动其痰,致湿痰内停,客于经脉,使腰膝麻痹,四肢痿弱,脉来沉滑,此膏粱酒湿之故。所谓土太过,令人四肢不举是也。宜燥脾行痰。"

3. 气虚痿

《证治汇补·卷之七·腰膝门·痿躄》:"气虚痿者,因饥饿劳倦,胃气一虚,肺气先绝,百骸溪谷,皆失所养。故宗筋弛纵,骨节空虚。凡人病后手足痿弱者,皆属气虚。所谓脾既病,不能为胃行其津液,四肢不得禀水谷气而不用也。宜补中益气。"

4. 血虚痿

《证治汇补·卷之七·腰膝门·痿躄》:"血虚痿者,凡产后失血后,面色痿黄,手足无力,不能行动者也,宜滋养荣血。然血生于脾,往往用养血药,而痿如故者,脾虚不能生血也。能补其脾,则血自旺,而痿自愈矣。"

5. 阴虚痿

《证治汇补·卷之七·腰膝门·痿躄》:"阴虚痿者,酒色过度,下焦肝肾之火,燔灼筋骨,自觉两足极热,上冲腿膝,酸弱痿软,行步艰难,不能久立。脉来涩弱,或左脉虽大,按之无力。宜峻补精血,以扶肝肾。"

6. 血瘀痿

《证治汇补·卷之七·腰膝门·痿躄》:"血瘀痿者,产后恶露未尽,流于腰膝,或跌扑损伤,积血不消,四肢痛而不能运动,致脉涩而芤者。宜养血行瘀。"

7. 食积痿

《证治汇补·卷之七·腰膝门·痿躄》:"食积痿者,饮食太过,妨碍道路,升降失常,脾气不得运于四肢,手足软弱,或腹膨胀痛,或恶心嗳气,右手脉洪弦滑者,宜运脾消导,从食积治。俟食消积化,然后补脾。"

8. 痢后痿

《证治汇补·卷之七·腰膝门·痿躄》:"痢后痿:痢后脚软胫疼,或膝肿者,此下多亡阴所致,宜补脾兼升举之剂,若作风治,则反燥其阴而痿难愈。间有痢后兜涩太早,积瘀不清,下注隧道经络而成痿者,此又当行气逐瘀,与前症迥异矣。"

9. 风湿痿软

《症因脉治·卷三·痿症论·外感痿症》:"风湿痿软之症:小筋弛长,手足瘫痪,痿弱不能举动,皮肤不仁,关节重痛,此风湿痿软之症也。"

10. 燥热痿软

《症因脉治·卷三·痿症论·外感痿症》:"燥热痿软之症:口燥唇焦,皮毛干揭,手足痿软,不能行动,此燥热痿软之症也。"

11. 心热痿软

《症因脉治·卷三·痿症论·内伤痿症》:"心热痿软之症:四肢关节不能活动,足胫纵缓,不能收持,如枢纽之折,而不能提挈,面颊常赤,意乱心烦,此《内经》心热痿软之症也。"

12. 肝热痿软

《症因脉治·卷三·痿症论·内伤痿症》:"肝热痿软之症:汁溢口苦,两胁攻刺作痛,筋膜干急,筋缩而挛,此《内经》肝热痿弱之症也。"

13. 脾热痿软

《症因脉治·卷三·痿症论·内伤痿症》:"脾热痿软之症:唇焦齿燥,口干作渴,肌肉不仁,身重不能转侧,纵缓不能举动,此《内经》脾热痿弱之症也。"

14. 肾热痿软

《症因脉治·卷三·痿症论·内伤痿症》:"肾热痿软之症:腰骨不举,尻以代踵,脊以代头,足不任地,骨痿不能起于床,此《内经》肾热痿弱之症也。"

【辨病因】

痿证病因主要分为外因、内因以及不内外因。外因有外感邪气以及司天运气,其中外邪以风邪、湿邪、热邪为多,另有多种外邪相兼致痿;内因主要以身体正气虚弱以及脏腑病后导致痿证的发生;不内外因则有病家拖延或医家延误,抑或是病家情志不调所致。

一、外邪

1. 风邪

《千金翼方·卷第二十五·色脉·诊杂病脉第七》:"病风痹不仁,痿厥,脉虚数者,生;牢急者,死。"

2. 湿邪

《黄帝内经素问·生气通天论》:"因于湿,首如裹,湿热不攘,大筋缑短,小筋弛长,缑短为拘,弛长为痿。"

《仁斋直指方论·卷之一·总论·五脏病证虚实论》:"湿伤肌肉,肉伤则痿肿也。"

《医学纲目·卷之一阴阳脏腑部·阴阳》:"小筋弛张者,湿伤筋不能束骨,故为痿弱。"

《证治汇补·卷之七·腰膝门·痿躄》:"湿痰痿者,肥盛之人,血气不能运动其痰,致湿痰内停,客于经脉,使腰膝麻痹,四肢痿弱,脉来沉滑,此膏粱酒湿之故。"

3. 热邪

《证治汇补·卷之七·腰膝门·痿躄》:"皮痿者,色枯毛落,喘呼不已,肺受热也。脉痿者,色赤脉溢,胫纵不任地,心受热也。筋痿者,色苍口苦,爪枯筋挛,肝受热也。肉痿者,色黄肉䐃,肌痹不仁,脾受热也。骨痿者,色黑耳焦,腰膝难举,肾受热也。"

4. 外邪相兼

《仁斋直指方论·卷之三·诸风·风论》:"风之为病,善行数变,其中人也猝,其眩人也晕,激人之涎浮,昏人之神乱。挟热则痿惰缓弛,挟寒则急痛拘挛。"

《症因脉治·卷三·痿症论·外感痿症》:"或居处卑湿,或冒风雨,留着经络,则纵缓不收,痿软之症作矣。"

"时令之湿热加临,肥甘之湿热内积;或湿热中于皮肤,传合经络,湿热伤筋,则弛长为痿矣。"

"或赫曦之年,燥火行令;或秋燥之时,燥气烁人,阴血不能荣养宗筋,则痿软之症作矣。"

《古今医统大全·卷之十六·暑证门·药方》:"湿热乘肝肾则痿弱无力。"

《古今医统大全·卷之十九·燥证门·病机叙论》:"风、热、燥甚,而筋缓不收,为痿痹。"

《医学纲目·卷之二·阴阳脏腑部·诊一岁病证相同》:"两实一虚,病则为淋露寒热,犯其雨湿之地,则为痿。"

二、运气太过或不及

《黄帝内经素问·气交变大论》:"岁土太过,雨湿流行,肾水受邪。民病腹痛,清厥意不乐,体重烦冤。上应镇星。甚则肌肉萎,足痿不收,行善瘈,脚下痛,饮发中满,食减,四肢不举。"

《黄帝内经素问·五常政大论》:"阳明司天,燥气下临,肝气上从,苍起木用而立,土乃眚,凄沧数至,木伐草萎,胁痛,目赤,掉振鼓栗,筋痿不能久立。"

《黄帝内经素问·六元正纪大论》:"四之气,风湿交争,风化为雨,乃长乃化乃成。民病大热少气,肌肉萎足痿,注下赤白。"

《史载之方·卷上·脚痛》:"故《经》言,岁金太过,则股髀腨胻足皆病焉。胃热而足病者,抑以宗筋不行,而传为痿厥也。"

《圣济总录·卷第一·运气·乙丑岁图》:"初之气,始于甲子年大寒日巳初,终于乙丑年春分日卯初。凡六十日八十七刻半,主位太角木,客气厥阴木,中见金运。风清同化,上奉太阴而行春令。时令至此,地气迁,寒乃去,春气正,风乃来,生布万物以荣,民气条舒,风湿相薄,雨乃后,民病血溢筋络拘强,关节不利,身重筋痿,宜治厥阴之客。"

《圣济总录·卷第一·运气·丁卯岁图》:"四之气,自大暑日午正,至秋分日辰正。凡六十日有奇,主位少宫土,客气太阳水,中见木运。寒雨降,民病暴仆、振栗、谵妄、少气、嗌干引饮，及为心痛、痈肿、疮疡、疟寒之疾，骨痿血便，宜调太阳之客。"

"足痿不收，濡泻血溢，是岁水为天气，土为地气，土胜水，天气虚。"

三、气血阴亏

《古今医统大全·卷之十一·痹证门·治法》："痿因血少气虚，火盛克金，肺叶燥枯，宗筋不润，肝木乘胜，脾土受伤，饮食少，四肢倦，为精血虚耗，故筋骨痿而不用。"

《证治汇补·卷之七·腰膝门·痿躄》："气虚痿者，因饥饿劳倦，胃气一虚，肺气先绝，百骸溪谷，皆失所养。故宗筋弛纵，骨节空虚。凡人病后手足痿弱者，皆属气虚。"

"血虚痿者，凡产后失血后，面色痿黄，手足无力，不能行动者也，宜滋养荣血。然血生于脾，往往用养血药，而痿如故者，脾虚不能生血也。"

"阴虚痿者，酒色过度。下焦肝肾之火，燔灼筋骨，自觉两足极热，上冲腿膝，酸弱痿软，行步艰难，不能久立。"

四、脏腑之病

1. 肺病

《黄帝内经素问·痿论》："肺主身之皮毛，心主身之血脉，肝主身之筋膜，脾主身之肌肉，肾主身之骨髓。故肺热叶焦，则皮毛虚弱急薄，著则生痿躄也。"

《古今医统大全·卷之十九·燥证门·治法》："故诸贲郁病痿，皆属肺金燥气之化也。"

《古今医统大全·卷之四十·痿证门·病机》："五脏因肺热发为痿躄，此之谓也。"

"《原病式》曰：病痿，皆属肺金。大抵肺主气，病则气膹郁，至于手足痿弱，不能收持。由肺金本燥，燥则血液衰少，不能荣养百骸故也。"

2. 心病

《黄帝内经素问·痿论》："心气热，则下脉厥而上，上则下脉虚，虚则生脉痿，枢折挈，胫纵而不任地也。"

《症因脉治·卷三·痿症论·内伤痿症》："内而欲心妄动，外而起居如惊，则心火上炎，三阴在下之脉，亦厥逆而上，火盛水衰，则阴血日损，而心热脉痿作矣。"

3. 肝病

《黄帝内经素问·痿论》："肝气热，则胆泄口苦，筋膜干，筋膜干则筋急而挛，发为筋痿。"

《症因脉治·卷三·痿症论·内伤痿症》："恼怒伤肝，肝气怫郁，木燥火生，则筋膜干急，而肝热痿弱之症作矣。"

4. 脾胃病

《黄帝内经素问·痿论》："脾气热，则胃干而渴，肌肉不仁，发为肉痿。"

《脾胃论·卷中·脾胃虚弱随时为病随病制方》："夫脾胃虚弱，必上焦之气不足，遇夏天气热盛，损伤元气，怠惰嗜卧，四肢不收，精神不足，两脚痿软。遇早晚寒厥，日高之后，阳气将旺，复热如火，乃阴阳气血俱不足，故或热厥而阴虚，或寒厥而气虚。"

《症因脉治·卷三·痿症论·内伤痿症》："或因水饮不谨，水积热生，或因膏粱积热，湿热伤脾，脾主肌肉，故常不仁，脾主四肢，故常痿软。"

《古今医统大全·卷之二十三·脾胃门·病机》："'藏气法时论'曰：脾病者，身重善饥肉痿，足不收，行善瘛，脚下痛。"

《景岳全书·卷之十七理集·杂证谟·饮食门》："脾病则下流乘肾，土克水，则骨乏无力，是为骨痿，令人骨髓空虚，足不能履地，是阴气重叠，此阴盛阳虚之证。"

《类经·十四卷·疾病类·五脏虚实病刺》："脾病者，身重、善肌肉痿，足不收，行善瘛，脚下痛。"

《辨证录·卷之六·痿证门》："人有胃火熏蒸，日冲肺金，遂至痿弱不能起立，欲嗽不能，欲咳不敢，及至咳嗽又连声不止，肺中大痛，非肺痈之毒，乃肺痿之病也。"

《证治汇补·卷之七·腰膝门·痿躄》："食积痿者，饮食太过，妨碍道路，升降失常，脾气不得运于四肢，手足软弱，或腹膨胀痛，或恶心嗳气。"

5. 肾病

《黄帝内经素问·痿论》："肾气热，则腰脊不举，骨枯而髓减，发为骨痿。"

《症因脉治·卷三·痿症论·内伤痿症》："思想无穷，意淫于外，入房太甚，宗筋弛纵；又有远行劳倦，逢大热而渴，阳气内伐，水不胜火，水亏于下，则肾热而骨痿。"

五、误治或失治

《史载之方·卷下·为医总论》:"当此未治,而至于肺传之肝,筋骨痿痹,隐伏于床,治之亦徒劳功。"

《注解伤寒论·卷四·辨太阳病脉证并治法第七》:"伤寒吐下后发汗,虚烦,脉甚微。八九日,心下痞硬,胁下痛,气上冲咽喉,眩冒。经脉动惕者,久而成痿。"

伤寒吐下后发汗,则表里之气俱虚,虚烦,脉甚微,为正气内虚,邪气独在。至七八日,正气当复,邪气当罢,而心下痞、胁下痛、气上冲咽喉、眩冒者,正气内虚而不复,邪气留结而不去。经脉动惕者,经络之气虚极,久则热气还经,必成痿弱。"

《医学正传·卷之二·湿证》:"失而不治,湿郁为热,热留不去,热伤血,不能养筋,故为拘挛,湿伤筋,不能束骨,故为痿弱。"

《证治汇补·卷之七·腰膝门·痿躄》:"血瘀痿者,产后恶露未尽,流于腰膝,或跌扑损伤,积血不消,四肢痛而不能运动,致脉涩而芤者。宜养血行瘀。"

六、情志不调

《三因极一病证方论·卷之九·五痿叙论》:"夫人身之有皮毛、血脉、筋膜、肌肉、骨髓以成形,内则有肝、心、脾、肺、肾以主之,若随情妄用,喜怒不节,劳佚兼并,致内脏精血虚耗,荣卫失度,发为寒热,使皮血、筋骨、肌肉痿弱,无力以运动,故致痿躄。"

《周慎斋遗书·卷七·虚损》:"或从下而损上,如因情欲抑郁所致,则精伤而损肾,肾损则木枯而生火,此由下而上,故有足痿、口干、寒热等证。"

【辨病机】

痿证的发生主要因感受风寒湿热等邪、饮食所伤、跌仆瘀阻、久病房劳等,引起脏腑受损,气血亏耗,精津不足,肌肉筋脉失养,发为痿证。风热邪毒内侵,以致内热燔灼,伤津耗气,肺热叶焦,津液不布,五体失养而痿弱。湿热浸淫经脉,营卫运行受阻;或郁遏生热,或痰热内停,蕴湿积热,导致湿热相蒸,浸淫筋脉,气血运行不畅,致筋脉失于滋养而成痿。素体脾胃虚弱,或饮食不节,劳倦思虑过度,或久病致虚,脾胃功能失常,气血津液生化之源不足,无以濡养五脏,以致筋骨肌肉失养;脾胃虚弱,不能运化水湿,聚湿成痰,痰湿内停,客于经脉;或饮食不节,过食肥甘,嗜酒辛辣,损伤脾胃,运化失职,湿热内生,均可致痿。先天不足,或久病体虚,或房劳太过,伤及肝肾,精损难复;或劳役太过而伤肾,耗损阴精,肾水亏虚,筋脉失于灌溉濡养。跌打损伤,瘀血阻络,新血不生,经气运行不利,脑失神明之用,发为痿证;或产后恶露未尽,瘀血流注于腰膝,以致气血瘀阻不畅,脉道不利,四肢失其濡润滋养。

本病的病机为本虚标实。外感温邪、湿热所致者,病初阴津耗伤不甚,邪热偏重,属实证;日久肺胃津伤,肝肾阴血损耗,则由实转虚,或虚实夹杂。内伤致病,脾胃虚弱,肝肾亏损,病久不已,气血阴精亏耗,则以虚证为主,但可夹湿、夹热、夹痰、夹瘀,表现本虚标实之候。故临床常见因实致虚、因虚致实和虚实错杂的复杂病机。

一、六淫侵袭论

风热邪毒内侵,以致内热燔灼,伤津耗气,肺热叶焦,津液不布,五体失养而痿弱。湿热浸淫经脉,营卫运行受阻;或郁遏生热,或痰热内停,蕴湿积热,导致湿热相蒸,浸淫筋脉,气血运行不畅,致筋脉失于滋养而成痿。此外,风湿相搏、水湿相搏、火热乘金等均可导致痿证的发生。

1. 风热燥盛

《医学正传·卷之二·燥证》:"所谓中风筋缓者,因其风热胜湿而为燥之甚也。然筋缓不收而痿痹,故诸膹郁病痿皆属于肺金,乃燥之化也。如秋深燥甚,则草木萎落而不收,病之象也。是以掌得血而能握,足得血而能步。夫燥之为病者,血液衰少,不能荣养百骸,故若是也,学者不可不知。"

《古今医统大全·卷之十九·燥证门·病机叙论》:"风、热、燥甚,而筋缓不收,为痿痹。"

2. 风湿内着

《症因脉治·卷三·痿症论·外感痿症》:"或居处卑湿,或冒风雨,留着经络,则纵缓不收,痿软之症作矣。"

3. 风湿相搏

《圣济总录·卷第二·运气·丙辰岁图》:"四

之气,自大暑日酉正,至秋分日未正。凡六十日有奇,主位太宫土,客气厥阴木,中见水运。水生木,风湿交争,风化为雨,乃长乃化乃成。民病大热少气,肌肉萎足痿,注下赤白。"

《圣济总录·卷第二·运气·丁未岁图》:"初之气,自丙午年大寒日亥初,至是岁春分日酉初。凡六十日八十七刻半,主位少角木,客气厥阴木,中见木运。岁木当位,地气迁,寒乃去,春气正,风乃来,生布万物以荣,民气条舒,风湿相薄,雨乃后,民病血溢,筋络拘强,关节不利,身重筋痿。"

《圣济总录·卷第二·运气·庚戌岁图》:"四之气,自大暑日卯正,至秋分日丑正。凡六十日有奇,主位少宫土,客气厥阴木,中见金运。木胜土,金反制之,又遇太阴交司,风湿交争,风化为雨,乃长乃化乃成,民病大热少气,肌肉萎,足痿,注下赤白。"

《圣济总录·卷第二·运气·癸丑岁图》:"初之气,自壬子年大寒日巳初,至是岁春分日卯初。凡六十日八十七刻半,主位太角木,客气厥阴木,中见火运。风木得位,地气迁,寒乃去,春气正,风乃来,生布万物以荣,民气条舒,风湿相薄,雨乃后,民病血溢,筋络拘强,关节不利,身重筋痿。"

《圣济总录·卷第二·运气·己未岁图》:"初之气,自戊午年大寒日亥初,至是岁春分日酉初。凡六十日八十七刻半,主位少角木,客气厥阴木,中见土运。木当其位,地气迁,寒乃去,春气正,风乃来,生布万物以荣,民气条舒,风湿相薄,雨乃后,民病血溢,筋络拘强,关节不利,身重筋痿。"

《圣济总录·卷第二·运气·甲辰》:"四之气,自大暑日酉正,至秋分日未正。凡六十日有奇,主位太宫土,客气厥阴木,中见土运。岁土得位,风气居之,风湿交争,风化为雨,乃长乃化乃成,民病大热少气,肌肉萎足痿,注下赤白。"

《圣济总录·卷第二·运气·壬戌岁图》:"四之气,自大暑日卯正,至秋分日丑正。凡六十日有奇,主位太宫土,客气厥阴木,中见木运。气与运同,是谓司气,风湿交争,风化为雨,乃长乃化乃成,民病大热少气,肌肉萎足痿,注下赤白。"

《圣济总录·卷第二·运气·戊戌岁图》:"四之气,自大暑日卯正,至秋分日丑正。凡六十日有奇,主位少宫土,客气厥阴木,中见火运。土木相刑,风湿交争,风化为雨,乃长乃化乃成,民病大热少气,肌肉萎足痿,注下赤白。"

《圣济总录·卷第二·运气·辛丑岁图》:"初之气,自庚子岁大寒日初,至是年春分日卯初。凡六十日八十七刻半,主位少角木,客气厥阴木,中见水运。木当其位,水运统之,奉太阴之政而行春令,地气迁,寒乃去,春气正,风乃来,生布万物以荣,民气条舒,风湿相薄,雨乃后,民病血溢,筋络拘强,关节不利,身重筋痿。"

《圣济总录·卷第二·运气·乙未岁图》:"初之气,自甲午年大寒日亥初,至是岁春分日酉初。凡六十日八十七刻半,主位太角木,客气厥阴木,中见金运。木当其位,地气迁,寒乃去,春气正,风乃来,生布万物以荣,民气条舒,风湿相薄,雨乃后,民病血溢,筋络拘强,关节不利,身重筋痿。"

《圣济总录·卷第一·运气·丙戌岁图》:"四之气,自大暑日卯正,至秋分日丑正。凡六十日有奇,主位太宫土,客气厥阴木,中见水运。水生木,风湿交争,风化为雨,乃长乃化乃成,民病大热少气,肌肉萎足痿,注下赤白。"

《圣济总录·卷第一·运气·丁丑岁图》:"初之气,自丙子年大寒日巳初,至是岁春分日卯初。六十日八十七刻半,主位少角木,客气厥阴木,中见木运。岁木当位,地气迁,寒乃去,春气正,风乃来,生布万物以荣,民气条舒,风湿相薄,雨乃后,民病血溢,筋络拘强,关节不利,身重筋痿。"

《圣济总录·卷第一·运气·癸未岁图》:"初之气,自壬午年大寒日亥初,至是岁春分日酉初。凡六十日八十七刻半,主位太角木,客气厥阴木,中见火运。风木得位,地气迁,寒乃去,春气正,风乃来,生布万物以荣,民气条舒,风湿相薄,雨乃后,民病血溢,筋络拘强,关节不利,身重筋痿。"

《圣济总录·卷第一·运气·己丑岁图》:"初之气,自戊子年大寒日巳初,至是岁春分日卯初。凡六十日八十七刻半,主位少角木,客气厥阴土,中见土运。木当其位,地气迁,寒乃去,春气正,风乃来,生布万物以荣,民气条舒,风湿相薄,雨乃后,民病血溢,筋络拘强,关节不利,身重筋痿。"

《圣济总录·卷第一·运气·甲戌岁图》:"四之气,自大暑日卯正,至秋分日丑正。凡六十日有奇,主位太宫土,客气厥阴木,中见土运。岁土得位,风气居之,风湿交争,风化为雨,乃长乃化乃成,民病大热少气,肌肉萎足痿,注下赤白。"

《圣济总录·卷第一·运气·壬辰岁图》："四之气,自大暑日酉正,至秋分日未正。凡六十日有奇,主位太宫土,客气厥阴木,中见木运。气与运同,是谓司气,风湿交争,风化为雨,乃长乃化乃成,民病大热少气,肌肉萎足痿,注下赤白。"

《圣济总录·卷第一·运气·辛未岁图》："初之气,自庚午岁大寒日亥初,至是年春分日酉初。凡六十日八十七刻半,主位少角木,客气厥阴木,中见水运。木当其位,水运统之,奉太阴之政而行春令,地气迁,寒乃去,春气正,风乃来,生布万物以荣,民气条舒,风湿相薄,雨乃后,民病血溢,筋络拘强,关节不利,身重筋痿。"

4. 风邪挟热

《仁斋直指方论·卷之三·诸风·风论》："风之为病,善行数变,其中人也猝,其眩人也晕,激人之涎浮,昏人之神乱。挟热则痿惰缓弛,挟寒则急痛拘挛。"

5. 寒湿侵袭

《史载之方·卷上·脚痛》："脚气之病,盖由有寒湿之胜,故《经》于太阴之胜,言足胫腑肿,于太阳之胜,言至引阴股,筋肉拘苛;又言,岁土太过,甚则肌肉萎,足痿不收,行善瘈,脚下痛,饮发中满,四肢不举,此寒湿之气所成也。"

《圣济总录·卷第一·运气·庚辰岁图》："太阳寒水司天,太阴湿土在泉,中见太商金运……寒湿之气,持于气交,民病寒湿,发肌肉萎,足痿不收,濡泻血溢。"

《圣济总录·卷第一·运气·癸酉岁图》："四之气,自大暑日子正,至秋分日戌正。凡六十日有奇,主位太宫土,客气太阳水,中见火运。寒湿之气,下奉少阴之令,寒雨降,病暴仆振栗,谵妄少气,嗌干引饮,及为心痛、痈肿疮疡、疟寒之疾,骨痿血便。"

《圣济总录·卷第一·运气·己卯岁图》："四之气,自大暑日午正,至秋分日辰正。凡六十日有奇,主位少宫土,客气太阳水,中见土运。运土得位,太阳居之,寒雨降,病暴仆振栗,谵妄少气,嗌干引饮,及为心痛、痈肿疮疡、疟寒之疾,骨痿血便。"

《圣济总录·卷第一·运气·乙酉岁图》："四之气,自大暑日子正,至秋分日戌正。凡六十日有奇,主位太宫土,客气太阳水,中见金运。金水相生,寒雨降,病暴仆振栗,谵妄少气,嗌干引饮,及为心痛、痈肿、疮疡、疟寒之疾,骨痿血便。"

《圣济总录·卷第二·运气·癸卯岁图》："四之气,自大暑日午正,至秋分日辰正。凡六十日有奇,主位太宫土,客气太阳水,中见火运。寒湿之气,下奉少阴之令,寒雨降,病暴仆振栗,谵妄少气,嗌干引饮,及为心痛痈肿疮疡疟寒之疾,骨痿血便。"

6. 湿热不攘

《黄帝内经素问·生气通天论》："因于湿,首如裹,湿热不攘,大筋软短,小筋弛长,软短为拘,弛长为痿。"

《脾胃论·卷中·长夏湿热胃困尤甚用清暑益气汤论》："'刺志论'云:气虚身热,得之伤暑,热伤气故也。'痿论'云:有所远行劳倦,逢大热而渴,渴则阳气内伐,内伐则热舍于肾。肾者,水脏也,今水不能胜火,则骨枯而髓虚,足不任身,发为骨痿。故《下经》曰:骨痿者,生于大热也。此湿热成痿,令人骨乏无力,故治痿独取于阳明。"

《医学正传·卷之二·湿证》："《经》又曰:因于湿,首如裹,湿热不攘,大筋软短,小筋弛长,软短为拘,弛长为痿。因于气,为肿,四维相代,阳气乃竭。丹溪释曰:湿者,土之浊气。首为诸阳之会,其位高,其气清,其体虚,故聪明系焉。浊气熏蒸,清道不通,故沉重不利,似乎有物蒙之。失而不治,湿郁为热,热留不去,热伤血,不能养筋,故为拘挛;湿伤筋,不能束骨,故为痿弱。"

《证治汇补·卷之七·腰膝门·痿躄》："湿热痿者,雨湿浸淫,邪气蒸脾,流于四肢。自觉足胫逆气上腾,或四肢酸软肿痛,或足指麻木顽痒,小便赤涩,脉来沉濡而数,此皆湿热在下之故。所谓湿热不攘,大筋软短,小筋弛长,软短为拘,弛长为痿也。宜升阳燥湿,禁用填补之剂。"

《症因脉治·卷三·痿症论·外感痿症》："时令之湿热加临,肥甘之湿热内积;或湿热中于皮肤,传合经络,湿热伤筋,则弛长为痿矣。"

7. 湿邪内乘

《黄帝内经素问·痿论》："有渐于湿,以水为事,若有所留,居处相湿,肌肉濡渍,痹而不仁,发为肉痿。故《下经》曰:肉痿者,得之湿地也。"

《小品方·卷第一·述看方及逆合备急药决》："江东、岭南晚寒寒轻,令人阳气不伏,肾气弱,且冬月暖,熏于肌肤,腠理开疏而受邪湿,至春解阳气外泄,阴气倍盛于内,邪湿乘之,故多患上气、四肢痿弱及温疟、发黄,多诸毒螫也。"

8. 湿邪伤筋

《杂病源流犀烛·卷十六·湿病源流》:"湿伤筋不能束骨,故小筋为痿弱。"

9. 湿邪伤肾

《黄帝内经素问·气交变大论》:"岁土太过,雨湿流行,肾水受邪。民病腹痛,清厥意不乐,体重烦冤,上应镇星。甚则肌肉萎,足痿不收,行善瘈,脚下痛,饮发中满食减,四肢不举。"

《圣济总录·卷第一·运气·甲申岁图》:"岁运之化土太过,纪曰敦阜,是谓广化。厚德清静,顺长以盈,至阴内实,物化充成,烟埃朦郁,见于厚土,大雨时行,湿气乃用,燥政乃辟。其化圆,其气丰,其政静,其令周备,其动濡积并稸,其德柔润重淖,其变震惊飘骤崩溃,其化兼其所胜,其病腹满四支不举。故曰岁土太过,雨湿流行,肾水受邪,民病腹痛,清厥意不乐,体重烦冤,甚则肌肉萎,足痿不收,行善瘈脚下痛,饮发中满,食减四支不举;变生得位,风雨大至,其病腹满溏泄,肠鸣反下甚。诊在足太溪之脉,其法治以咸和。"

10. 火热乘金

《张氏医通·卷六·痿痹门·痿(痿厥)》:"子和云:风痹痿厥四证,本自不同,而近世不能为辨,一概作风冷治之,下虚补之,此所以旷日弥年而不愈者也。夫四末之疾,动而或劲者为风,不仁或痛者为痹,弱而不用者为痿,逆而寒热者为厥。其状未尝同也,故其本源又复大异。风者必风热相兼,痹者必风寒湿相合,痿者必火乘金,厥者或寒或热,皆从下起。今治之者,不察其源,见于手足弹曳,便谓之风。《左传》虽谓风淫末疾,不知风、暑、燥、湿、火、寒六气,皆能为四末之疾也。"

11. 暑热入肺

《医门法律·卷四·热湿暑三气门·风湿论》:"夏月卒倒,不省人事,名曰暑风。乃心火暴甚,暑热乘之,令人嘈闷,昏不知人。然亦有他藏素虚,暑得深中者,但不似心藏之笃耳。入肝则眩晕顽痹;入脾则昏睡不觉;入肺则喘满痿躄;入肾则消渴。虽当补益与清解兼行,然必审其属于何藏,用药乃得相当也。"

12. 水湿相搏

《儒门事亲·卷十·小雪亥上终之气》:"终之气为病,多发风痰、风寒湿痹四肢。秋收多,冬水复旺,水湿相搏,肺气又衰。冬寒甚,故发则收,则痿厥弱,无以运用,水液澄清冷,大寒之疾。积滞、癥块、寒疝、血瘕,凡气之疾。终之气病,宜破积发汗之类。"

13. 燥火内烁

《症因脉治·卷三·痿症论·外感痿症》:"或赫羲之年,燥火行令,或秋燥之时,燥气烁人,阴血不能荣养宗筋,则痿软之症作矣。"

二、脏腑失调论

痿证的诸多致病因素可在一定条件下相互影响、转化,引起五脏受损,肌肉筋脉失养,而发痿证。肺热叶焦,精津失其宣布,久则五脏失濡而致痿;热邪内盛,肾水下亏,水不制火,则火灼肺金,又可加重肺热津伤;脾虚不运与湿热蕴积也可互为因果;湿热亦能下注于肾,伤及肾阴;温热毒邪,灼伤阴津,或湿热久稽,化热伤津,易致阴津耗损;脾胃虚弱,运化无力,又可津停成痰,瘀阻经脉,也发本病。

1. 肺热胃伤

《明医指掌·卷七·痿证五》:"歌:诸痿多因肺热生,故云痿独取阳明。分明自是膏粱疾,勿认为风浪立名。

论:夫痿有五,脉、筋、骨、肉、痿躄是也。古方多以治风之药通治痿,何其谬也。至丹溪始辨之,以风、痿二证另立篇目,源流不同,治法迥别,此开千古之弊也。丹溪云:《内经》谓诸痿起于肺热;又谓治痿独取阳明。盖肺金体燥,居上而主气,畏火者。脾土主湿,居中央,主四肢,畏木者也。火性炎上,若嗜欲无节,则水失所养,火寡于畏而侮所胜,肺得火邪而热矣。木性则急,肺受热邪则金失所养,木寡于畏而侮所胜,脾得木邪而伤矣。肺热则不能管摄一身,脾伤则四肢不能为用,而诸痿作矣。故泻火则肺金清而木不实,何伤脾之有?补肾水则心火降而肺金不虚,何肺热之有?故阳明实则宗筋润而能束骨,关节利矣。治痿之法,莫出于此。然或有湿热,或痰,或血虚,或气虚,或死血,或食积,妨碍不得降者,比比皆然,当审而疗之,尤当淡薄滋味焉。"

《脉症治方·卷之二·燥门·痿症》："脉浮洪，缓滑，右寸浮大而涩，浮缓为虚，洪大为热，滑则多痰涩而少血。丹溪云：《内经》言诸痿生于肺热，又谓治痿独取阳明胃。盖肺金体燥，居上，而主气，畏火者也；脾土性湿居中，而主四肢，畏木者也，火性炎上。若嗜欲无节，则水失所养，火寡于畏，而侮所胜，金肺得火邪而热矣。火性刚急，肺受热，则金失所养，木寡于畏而侮所胜，土脾得木邪而伤矣，肺热则不能管摄一身，脾伤则四肢不能为用，而诸痿作矣。《经》虽有筋、脉、骨、肉之分，一皆主于肺热，临症宜详审之。"

《医宗必读·卷之十·痿》："手足痿软而无力，百节缓纵而不收，证名曰痿。

《经》曰：肺热叶焦，则皮毛虚弱急薄，著则生痿躄也。肺痿者，皮毛痿也。盖热乘肺金，在内则为叶焦，在外则为皮毛虚弱急薄。若热气留着不去，久而及于筋脉骨肉，则病生痿躄。躄者，足弱不能行也。心气热则下脉厥而上，上则下脉虚，虚则生脉痿，枢折挈，胫纵而不任地也。心痿者，脉痿也，心热则火炎，故三阴在下之脉，亦皆厥热而上，上逆则下虚乃生。脉痿者，四肢关节之处如枢纽之折而不能提挈，足胫纵缓而不能任地也。肝气热则胆泄口苦，筋膜干则筋急而挛，发为筋痿。肝痿者，筋痿也。胆附于肝，肝热则胆泄，故口苦，筋膜受热，则血液干，故拘挛而为筋痿也。脾气热则胃干而渴，肌肉不仁，发为肉痿。脾痿者，肉痿也。脾与胃以膜相连，而开窍于口，故脾热则胃干而渴。脾主肌肉，热蓄于内，则精气耗伤，故肌肉不仁，发为肉痿。肾气热则腰脊不举，骨枯而髓减，发为骨痿。肾痿者，骨痿也。腰者，肾之府，其脉贯脊，其主骨髓，故肾热其见证若此。肺者，脏之长也，为心之盖也，此言五脏之痿，皆因肺热最高，故为脏长覆于心上，故为心盖。有所失亡，所求不得，则发肺鸣，鸣则肺热叶焦，失亡，不得，则悲哀动中而伤肺。气郁生火，故呼吸有声。发为肺鸣。金脏病则失其清肃之化，故热而叶焦。五脏因肺热叶焦，发为痿躄。肺主气以行营卫，为相傅以节制五脏，则一身皆治，故五脏之痿，皆因于肺气热，则五脏之阴皆不足，此痿躄所以生于肺也。五痿虽异，总名痿躄。论痿者独取阳明何也？阳明者，五脏六腑之海，主润宗筋，宗筋主束骨而利机关也。阳明者，胃也，主纳水谷，化精微以资养表里，故为五脏六腑之海，而下润宗筋，宗筋者，前阴所聚之筋也，为诸筋之会，凡腰脊溪谷之筋，皆属于此，故主束骨而利机关也。冲脉，经脉之海也，主渗灌溪谷，与阳明合于宗筋；冲脉为十二经之海，故主渗灌溪谷。冲脉起于气街，并少阴之经，夹脐上行，阳明脉亦夹脐旁去中行二寸下行，故皆会于宗筋。阴阳总会宗筋之会，会于气街，而阳明为之长，皆属于带脉而络于督脉。宗筋聚于前阴，前阴者足之三阴、阳明、少阳、及冲、任、督、蹻九脉之所会也。九者之中，阳明为脏腑之海，冲为经脉之海，此一阴一阳，总乎其间，故曰阴阳总宗筋之会也。会于气街者，气街为阳明之正脉，故阳明独为之长。带脉者起于季胁，围身一周；督脉者起于会阴，分三歧为任冲，而上行腹背，故诸经者皆联属于带脉，支络于督脉也。故阳明虚则宗筋纵，带脉不引，故足痿不用也。阳明虚则血气少，不能润养宗筋，故弛纵，宗筋纵则带脉不能收引，故足痿不用，所以当治阳明也。

[愚按] 痿者，重疾也。故《内经》叠出诸篇，而前哲之集方论者，或附见于虚痨，或附见于风湿，大失经旨。赖丹溪特表而出之，惜乎言之未备也。《经》言病本虽五脏各有，而独重太阴肺经；《经》言治法虽诸经各调，而独重阳明胃经。此其说何居乎？肺金体燥，居上而主气化，以行令于一身，畏火者也。五脏之热火熏蒸则金被克，而肺热叶焦，故致疾有五脏之殊。而手太阴之地未有不伤者也。胃土体湿，居中而受水谷，以灌溉于四肢，畏木者也。肺金之受邪失正，则木无制而侮其所胜，故治法有五脏之分，而是阳明之地，未有或遗者也。夫既曰肺伤，则治之亦宜在肺矣，而岐伯独取阳明，又何也？《灵枢》所谓真气所受于天，与谷气并而充身，阳明虚则五脏无所禀，不能行气血，濡筋骨，利关节，故百体中随其不得受水谷处，不用而为痿，不独取阳明而何取哉？"

《校注医醇賸义·卷四·痿》："《经》言诸痿皆起于肺。说者谓肺气空虚，金不伐木，肝火郁结，大筋短缩，小筋弛长，故成痿症，此特可为筋痿言之耳。至于脉痿、肉痿、骨痿，岂得谓之金不伐火、金不伐土、金不伐水乎？是必不然矣。解经者不必过事高深，但求谛当。《经》又曰：治痿独取阳明。只此一节，便可知肺胃相关，诸痿起于肺，治痿重阳明之故。盖胃为水谷之腑，一身之精神气血，从此而生。其糟粕则下归小肠，其精华则上输于肺，肺受精气，然后泽及诸脏。兹以所求不得，躁急热中，肺受熏蒸，叶焦成痿，不能散精于他脏，故痿起于肺也。其独取阳明者，因胃为五脏六腑之海，所以滋养一身，又主润宗筋，宗筋主束骨而利关节也。从此悟彻，则五脏之痿，可以次第区别矣。"

2. 肺热叶焦

《黄帝内经素问·痿论》："黄帝问曰：五藏使人痿，何也？岐伯对曰：肺主身之皮毛，心主身之血脉，肝主身之筋膜，脾主身之肌肉，肾主身之骨髓。故肺热叶焦，则皮毛虚弱急薄，著则生痿躄也。"

"肺者，藏之长也，为心之盖也，有所失亡，所求不得，则发肺鸣，鸣则肺热叶焦。故曰：五藏因肺热叶焦，发为痿躄，此之谓也。"

《三因极一病证方论·卷之九·五痿证例》："病者肺热，皮虚弱薄，著足痿躄，其色白而毛败，名曰皮痿，由肺热叶焦使然也。肺为五脏长，有所失亡，所求不得，则发肺鸣，肺鸣则肺叶焦。论曰：五脏因肺热焦，发为痿躄。

病者心下热，膝腕枢纽如折去而不相提挈，胫筋纵缓，不能任其地，其色赤而络脉溢，名曰脉痿。由悲哀太甚，阳气内动，数溲血。故本病论曰：大经空虚，发为肌痹，传为脉痿。

病者肝热，口苦，筋膜干，筋急而挛，其色苍而爪枯，名曰筋痿。由思想无穷，所愿不得，意淫于外，入房太甚，宗筋弛纵，及为白淫。故《下经》曰：筋痿者，生于肝，使内也。

病者脾热，胃干而渴，肌肉不仁，其色黄而肉蠕动，名曰肉痿。由渐于湿地，以水为事，居处下泽，濡渍，痹而不仁。故《下经》曰：肉痿者，得之湿地也。

病者肾热，腰脊不举，骨枯而髓减，其色黑而齿槁，名曰骨痿。因有所远行劳倦，遇大热而渴，阳气内乏，热舍于肾，致水不胜火，则骨枯而髓虚。故《下经》曰：骨痿者，生于大热也。"

《明医指掌·卷二·类中风二》："殊不知痿因肺热叶焦，传入五脏，散为诸痿，如四肢不举，舌本强，足痿不收，痰涎有声，悉属于土，为湿热，以风治之非也，故主乎湿。"

《医方考·卷五·痿痹门第四十五·肺热汤》："痿，犹萎也。痿躄者，手足不用之义。肺鸣者，火来乘金，不得其平而自鸣，今之喘急是也。叶焦者，火盛金衰，故叶焦也。色白者，肺病而色自见也。毛败者，肺主皮毛，病故折败也。发为痿躄者，肺主气，气者万物之父，肺者五脏之天，所以出纳天地冲和之气，而百骸资始者也。肺病则百骸失其天，而无以资始矣，故令人手足痿躄。脉来短者，肺之真脏脉也。脉来数者，火来乘金也。斯证也，持于冬，死于夏，十有九危。"

《景岳全书·卷之三十二贯集·杂证谟·痿证》："痿证之义，《内经》言之详矣，观所列五脏之证，皆言为热。而五脏之证，又总于肺热叶焦，以致金燥水亏，乃成痿证。如丹溪之论治，诚得之矣。然细察经文，又曰悲哀太甚则胞络绝，传为脉痿；思想无穷，所愿不得，发为筋痿；有渐于湿，以水为事，发为肉痿之类，则又非尽为火证，此其有余不尽之意，犹有可知。故因此而生火者有之；因此而败伤元气者亦有之。元气败伤，则精虚不能灌溉，血虚不能营养者，亦不少矣。若概从火论，则恐真阳亏败，及土衰水涸者，有不能堪，故当酌寒热之浅深，审虚实之缓急，以施治疗，庶得治痿之全矣。"

3. 肺胃气虚

《证治汇补·卷之七·腰膝门·痿躄》："气虚痿者，因饥饿劳倦，胃气一虚，肺气先绝，百骸溪谷，皆失所养。故宗筋弛纵，骨节空虚。凡人病后手足痿弱者，皆属气虚。所谓脾既病，不能为胃行其津液，四肢不得禀水谷气而不用也。宜补中益气。"

4. 肝胆火热

《黄帝内经素问·痿论》："肝气热，则胆泄口苦，筋膜干，筋膜干则筋急而挛，发为筋痿。"

《脾胃论·卷上·脾胃胜衰论》："所胜妄行者，言心火旺能令母实，母者，肝木也，肝木旺则挟火势，无所畏惧而妄行也，故脾胃先受之。或身体沉重，走疰疼痛，盖湿热相搏，而风热郁而不得伸，附着于有形；或多怒者，风热下陷于地中也；或目病而生内障者，脾裹血，胃主血，心主脉，脉者，血之腑也，或云心主血，又云肝主血，肝之窍开于目也；或妄见妄闻，起妄心，夜梦亡人，四肢满闭，转筋，皆肝木火盛而为邪也；或生痿，或生痹，或厥，或中风，或生恶疮，或作肾痿，或为上热下寒，为邪不一，皆风热不得升长，而木火遏于有形中也。"

《立斋外科发挥·卷二·溃疡发热》："肝热者，重按之，肌肉之下，至骨之上，乃肝之热，寅卯间尤甚。其脉弦，四肢满闷，便难转筋，多怒多惊，四肢困热，筋痿不能起于床。"

《医方考·卷五·痿痹门第四十五·龙胆泻肝汤》："肝者，东方木也。色青者，肝病而色自见也。肝主筋，爪者筋之余，肝热故令爪枯。口苦者，胆为肝之腑，咽为之使，胆热则汁上溢于咽，故令口苦也。肝主筋膜，筋膜干则燥而挛，挛急则手足不用，故曰筋痿。"

《症因脉治·卷三·痿症论·内伤痿症》："恼怒伤肝，肝气怫郁，木燥火生，则筋膜干急，而肝热痿弱之症作矣。"

5. 肝肾火热

《证治汇补·卷之七·腰膝门·痿躄》："阴虚痿者，酒色过度。下焦肝肾之火，燔灼筋骨，自觉两足极热，上冲腿膝，酸弱痿软，行步艰难，不能久立。脉来涩弱，或左脉虽大，按之无力。宜峻补精血，以扶肝肾。"

6. 肝肾湿热

《医学纲目·卷之四·阴阳脏腑部·治虚实法》："如脚膝痿软，行步无力，或疼痛，乃肾肝中伏湿热也。"

7. 脾不生血

《证治汇补·卷之七·腰膝门·痿躄》："血虚痿者，凡产后失血后，面色痿黄，手足无力，不能行动者也，宜滋养荣血。然血生于脾，往往用养血药，而痿如故者，脾虚不能生血也。能补其脾，则血自旺，而痿自愈矣。"

8. 脾气内热

《黄帝内经素问·痿论》："脾气热，则胃干而渴，肌肉不仁，发为肉痿。"

9. 脾实致痿

《察病指南·卷下·五脏虚实外候》："脾实则腹胀，大便不利，足痿不收，行善瘈，脚下痛，身重苦饥，宜泻之。"

10. 热舍于肾

《黄帝内经素问·痿论》："有所远行劳倦，逢大热而渴，渴则阳气内伐，内伐则热舍于肾，肾者水脏也，今水不胜火，则骨枯而髓虚，故足不任身，发为骨痿。故下经曰：骨痿者，生于大热也。"

"肾气热，则腰脊不举，骨枯而髓减，发为骨痿。"

11. 肾水衰竭

《辨证录·卷之八·梦遗门》："人有朝朝纵欲，渔色不厌，遂至梦遗不能止。其症腰足痿弱，骨内酸疼，夜热自汗，终宵不干，人以为肾火之作祟也，谁知是肾水涸竭乎。夫肾中水火两得其平，久战尚不肯泄，梦中之遗，实水火之不得平耳。火衰而水旺者亦能遗，火盛而水衰者亦能遗也。二者相较，火衰而遗者轻，火盛而遗者重。轻者略补火而即痊，重者非大补水而不能愈。盖火易接续，而水难滋益也。"

《杂病源流犀烛·卷二十六·肩臑肘臂腕手病源流》："亦有肾水亏，筋骨失养，以致痿痹者。"

12. 肾虚不固

《圣济总录·卷第九十二·白淫》："《内经》曰：思想无穷，所愿不得，意淫于外，入房太甚，宗筋弛纵，发为筋痿，及为白淫，夫肾藏天一，以怪为事，志意内治，则精全而啬出，思想外淫，房室太甚，则固者摇矣，故淫洪不守，随溲而下也，然本于筋痿者，以宗筋弛纵故也。"

《儒门事亲·卷一·证妇人带下赤白错分寒热解六》："《内经》曰：思想无穷，所愿不得，意淫于外，入房太甚，发为筋痿。淫衍白物，如精之状，男子因溲而下，女子绵绵而下。《左传》曰：少男惑长女，风落山之象，是为惑蛊之疾。其文三虫同皿曰蛊。乃是思慕色欲，内生后蚀，甚不可便用燥热之药攻之。渐至形削羸瘦脉大者，必死而不救。"

《古今医统大全·卷之四十六·声音门·病机》："惟夫肾虚为病，不能纳诸气以归元。故气奔而上，咳嗽痰壅，或喘或胀，足冷骨痿。"

《古今医统大全·卷之八十六·老老余编（上）·服药例》："老人肾虚，膀胱气弱，夜多小水，此盖肾水虚而火不下，故足痿。"

《景岳全书·卷之二十五心集·杂证谟·腰痛》："徐东皋曰：腰者肾之外候，一身所恃以转移阖辟者也。盖诸脉皆贯于肾而络于腰脊，肾气一虚，腰必痛矣。除坠伤之外，不涉于虚。其于风寒湿热，虽有外邪，多有乘虚相犯，而驱邪之中，又当有以究其本也。举世之人，每每醉以入房，欲竭其精,耗散其真,务快其心,恬不知养,其不虚者几希。予见房室劳伤肾气,腰脊兼痛,久则髓减骨枯,发为骨痿者有矣,岂直腰痛已哉,养生君子不可以不慎于斯也。"

13. 肾虚火旺

《症因脉治·卷三·痿症论·内伤痿症》:"思想无穷,意淫于外,入房太甚,宗筋弛纵;又有远行劳倦,逢大热而渴,阳气内伐,水不胜火,水亏于下,则肾热而骨痿。"

《周慎斋遗书·卷七·虚损》:"或从下而损上,如因情欲抑郁所致,则精伤而损肾,肾损则木枯而生火,此由下而上,故有足痿、口干、寒热等证。"

14. 湿热伤脾

《症因脉治·卷三·痿症论·内伤痿症》:"或因水饮不谨,水积热生,或因膏粱积热,湿热伤脾,脾主肌肉,故常不仁,脾主四肢,故常痿软。"

《素问悬解·卷六·病论·奇病论》:"凡消瘅痿厥,仆击偏枯,气逆胸满,是肥腴贵人,高粱厚味,湿热郁生之疾也。胸腹隔塞闭绝,上下不通,是暴忧伤脾,湿旺土郁之病也。暴厥而聋,两耳偏有闭塞不通,是少阳甲木之气逆从内升,暴相薄迫也。"

15. 湿盛脾郁

《素问悬解·卷二·藏象·藏气法时论》:"脾主肌肉,其经自足走胸,病则湿盛脾郁,经脉下陷,故身重肉痿,足软不收。湿伤筋脉,软短拘缩,故行则善瘈,脚下作痛(足心)。虚则不能消磨水谷,故腹满肠鸣,飧泄,饮食不化。取太阴阳明之经,兼取少阴之血者,水泛则土湿,泻肾水以泻土湿也。"

16. 胃火灼肺

《验方新编·卷八·腿部·腿足不能起立能食易饥》:"凡人腿足无力,不能起立,而口又健饭,如少忍饥饿,即时头面皆热,有咳嗽不已者,此痿症也。乃阳明胃火上冲于肺金,而肺为火所逼,不能传清肃之气于下焦,而肾水烁干,骨中髓少,故不能起立。而胃火又焚烧,故能食善饥。久则水尽髓干而难治矣,可不急泻其胃中之火哉!然而泻火不补水,则胃火无以制,未易熄也。"

17. 心火上炎

《症因脉治·卷三·痿症论·内伤痿症·心热痿软》:"内而欲心妄动,外而起居如惊,则心火上炎,三阴在下之脉,亦厥逆而上,火盛水衰,则阴血日损,而心热脉痿作矣。"

18. 心火烁肺

《儒门事亲·卷一·指风痹痿厥近世差玄说二》:"痿之为状,两足痿弱,不能行用。由肾水不能胜心火,心火上烁肺金。肺金受火制,六叶皆焦,皮毛虚弱,急而薄,著则生痿躄。躄者,足不能伸而行也。肾水者,乃肺金之子也。令肾水衰少,随火上炎。肾主两足,故骨髓衰竭,由使内太过而致。然'至真要大论'云诸痿喘呕皆属于上者,上焦也。三焦者,手少阳相火也。痿、喘、呕三病,皆在膈上,属肺金之部分也。故肌痹传为脉痿;湿痹不仁,传为肉痿;髓竭足躄,传为骨痿;房室太过为筋痿,传为白淫。大抵痿之为病,皆因客热而成,好以贪色,强力过极,渐成痿疾。故痿躄属肺,脉痿属心,筋痿属肝,肉痿属脾,骨痿属肾。总因肺受火热,叶焦之故,相传于四脏,痿病成矣。"

19. 心气内热

《黄帝内经素问·痿论》:"心气热,则下脉厥而上,上则下脉虚,虚则生脉痿,枢折挈,胫纵而不任地也。"

20. 心肾不交

《理虚元鉴·卷上·心肾不交论》:"虚劳初起,多由于心肾不交,或一念之烦,其火欻然上逆,天精摇摇,精离深邃。浅者梦而遗,深者不梦而遗,深之极者漏而不止。其或症成骨痿,难于步履者,毕竟是少火衰微,则成阳虚一路,不为阴虚之症也。"

21. 阳明湿热

《张氏医通·卷六·痿痹门·痿(痿厥)》:"石顽曰:痿证脏腑病因,虽曰不一,大都起于阳明湿热,内蕴不清,则肺受热乘而日槁,脾受湿淫而日溢,遂成上枯下湿之候。举世靡不以肾虚为事,阳明湿热,从无齿及之者。或云:痿病既属湿热,何古方多用附子辛热而愈者,殊不知湿热沉滞既久,非借辛热之力,不能开通经隧。原非为肾脏虚寒而设,若真阳未衰,概行温补,而不知清热渗湿,宁无反助湿热之患耶。"

《症因脉治·卷三·酸软论·内伤酸软》:"酸软痿挛,病在筋脉。方书以为肝经所主,然细详病情,实阳明经主病者多。以阳明为宗筋之会,主束骨而利机关,且阳明为水谷之海,湿热本于此。湿热在经,未变燥热,湿主乎柔,则发酸软;湿热变燥,则燥主乎刚,燥伤血脉,筋劲脉强。"

22. 阳明虚耗

《黄帝内经素问·痿论》:"阳明者,五藏六府之海,主润宗筋,宗筋主束骨而利机关也。冲脉者,经脉之海也,主渗灌溪谷,与阳明合于宗筋,阴阳揔宗筋之会,会于气街,而阳明为之长,皆属于带脉,而络于督脉。故阳明虚则宗筋纵,带脉不引,故足痿不用也。"

《仁斋直指方论·卷之四·附痿证·痿证方论》:"《内经》曰:肺热叶焦,五脏因而受之,发为痿躄。心气热生脉痿,故胫纵不任地;肝气热为筋痿,故宗筋弛纵;脾气热生肉痿,故痹而不任;肾气热生骨痿,故足不任身。然治痿独取阳明。阳明者,五脏六腑之海,主润宗筋,宗筋主束骨而利机关也云云。故阳明虚则宗筋纵,带脉不引,故足痿不用也。"

《医学心悟·卷三·痿》:"痿,大症也。诸痿生于肺热。《经》云:五脏因肺热叶焦,发为痿躄。肺气热,则皮毛先痿而为肺鸣。心气热,则脉痿,胫纵不任地。肝气热,则筋痿,口苦而筋挛。脾气热,则肉痿,肌肤不仁。肾气热,则骨痿,腰脊不举。丹溪治法:泻南方,补北方。泻南方,则肺金不受刑,补北方则心火自下降,俾西方清肃之令下行,庶肺气转清,筋脉骨肉之间,湿热渐消而痿可愈也。然《经》云:治痿独取阳明,何也?盖阳明为脏腑之海,主润宗筋,宗筋主束骨而利机关也,阳明虚,则宗筋纵,带脉不引,故足痿不用也,由前论之,则曰五脏有热,由后论之,则曰阳明之虚,二说似异而实同,盖阳明胃属湿土,土虚而感寒热之化,则母病传子,肺金受伤,而痿症作矣。是以治痿独取阳明也。取阳明者,所以祛其湿。泻南补北者,所以清其热。治痿之法,不外补中祛湿,养阴清热而已矣。"

《杂病心法要诀·卷一·痿病总括》:"五痿皆因肺热生,阳明无病不能成,肺热叶焦皮毛瘁,发为痿躄不能行,心热脉痿胫节纵,肾骨腰脊不能兴,肝筋拘挛失所养,脾肉不仁燥渴频。[注]五痿,心、肝、脾、肺、肾之痿也。痿属燥病,故皆因肺热而生也,阳明者,五脏六腑之海,主润宗筋。阳明无病,则宗筋润,能束骨而利机关,虽有肺热不能成痿也。肺热叶焦,阳明虚弱,津液不化,筋骨失养,皮毛瘁痿,发为痿躄不能行也,因而心气热为脉痿,则胫节纵而不任地,肺兼心病也。因而肾气热为骨痿,则腰脊不能兴举,肺兼肾病也。因而肝气热为筋痿,则筋失所养,拘挛不伸,肺兼肝病也。因而脾气热为肉痿,则胃燥而渴,肌肉不仁,肺兼脾病也。"

《时方妙用·卷三·痿症》:"痿者,两足痿弱不能行也,痿而不痛。治宜独取阳明。阳明为五脏六腑之海,主润宗筋,宗筋主束骨而利机关。若阳明虚,不能受水谷之气而布化,则五脏无所禀,宗筋无所养,而痿躄作矣。"

《血证论·卷六·痿废》:"痿者,足废不能行之谓。分五痿治之,心气热则脉痿,筋纵而不任地,天王补心丹,加丹皮治之;肝气热为筋痿,则筋急而挛,四物汤加羚羊角、续断、山茱萸、黄柏、地骨皮治之;脾气热为肉痿,胃干而渴,肌肉不仁,四物汤加人参、山药、黄芩、黄柏、泽泻、云苓治之;肾气热则骨痿,腰脊不举,地黄汤,及大补阴丸治之;肺气热则津痿,不能灌溉于足,疲乏不行,清燥救肺汤治之。以上治法,虽分五脏,而总系阴虚热灼,筋骨不用之所致。欲热之退,莫如滋阴。欲阴之生,莫如独取阳明。阳明者,五脏六腑之海,主润宗筋,宗筋主束骨而利机关也,阳明虚则宗筋纵,带脉不引,故足痿不用也……然痿废之原,虽在于胃,而其病之发见,则在于筋骨。"

23. 脏气内损

《圣济总录·卷第八十九·虚劳羸瘦》:"虚劳羸瘦者,五脏之气伤损也,《经》所谓一损,损于皮毛,皮聚而毛落;二损,损于血脉,血脉虚少,不能荣于五脏六腑也;三损,损于肌肉,肌肉消瘦,饮食不为肌肤;四损,损于筋,筋缓不能自收持;五损,损于骨,骨痿不能起于床。"

三、气血津液失调论

痿证的诸多致病因素,在一定条件下相互影响、转化,还可导致机体精津不足,气血亏耗,肌肉筋脉失养,而发痿证。肺热气虚化燥,不能统摄一身之气而致痿;火热过极,气血失于濡养,血枯而燥可致痿;气机不畅,痰饮瘀血等病理产物停留于体内,积久则发为痿证;脾胃虚弱,运化无力,又可津停成痰,痹阻经脉,也发本病。

1. 肺热气虚

《杂病源流犀烛·卷十七·燥病源流》:"然气虚之燥,其症则为痿躄,以肺热不能管摄一身也。"

2. 火热血枯

《杂病源流犀烛·卷四·脾病源流(痞气)》:"热由火气,病则不濡,不濡则伤血,血枯而燥,必胃气厚,善饥,肉痿,足不能行,善瘛,脚下痛,口干,舌本强,食即吐,食不下,烦心,水闭,黄疸,脾约,皆脾经病也。"

3. 精伤失守

《黄帝内经灵枢·官针》:"恐惧而不解则伤精,精伤则骨酸痿厥,精时自下。是故五藏主藏精者也,不可伤,伤则失守而阴虚,阴虚则无气,无气则死矣。"

4. 精血虚耗

《三因极一病证方论·卷之九·五痿叙论》:"夫人身之有皮毛、血脉、筋膜、肌肉、骨髓以成形,内则有肝、心、脾、肺、肾以主之,若随情妄用,喜怒不节,劳佚兼并,致内脏精血虚耗,荣卫失度,发为寒热,使皮血、筋骨、肌肉痿弱,无力以运动,故致痿躄。状与柔风脚弱皆相类,以脉证并所因别之,不可混滥。柔风脚气,皆外所因;痿躄则属内脏气不足之所为也,审之。"

《景岳全书·卷之十一从集·杂证谟·非风》:"凡非风口眼歪斜,半身不遂,及四肢无力,掉摇拘挛之属,皆筋骨之病也。夫肝主筋,肾主骨,肝藏血,肾藏精。精血亏损,不能滋养百骸,故筋有缓急之病,骨有痿弱之病,总由精血败伤而然。即如树木之衰,一枝津液不到,即一枝枯槁,人之偏废亦犹是也。《经》曰:足得血而能步,掌得血而能握。今其偏废如此,岂非血气衰败之故乎?"

《景岳全书·卷之三十二贯集·杂证谟·痿证》:"有渐于湿,以水为事,发为肉痿之类,则又非尽为火证,此其有余不尽之意,犹有可知。故因此而生火者有之,因此而败伤元气者亦有之。元气败伤,则精虚不能灌溉,血虚不能营养者,亦不少矣。若概从火论,则恐真阳亏败,及土衰水涸者,有不能堪,故当酌寒热之浅深,审虚实之缓急,以施治疗,庶得治痿之全矣。"

《续名医类案·卷三十三(外科)·附骨疽》:"陈无择云:人身有皮毛、血脉、筋膜、肌肉、骨髓,以成其形,内则有心、肝、脾、肺、肾以主之。若随情妄用,喜怒劳逸,致内脏精血虚耗,使皮血筋骨肉痿弱,无力以运动,故致痿躄,状与柔风脚气相类。柔风脚气,皆外所因,痿则内脏不足所致也。"

《杂病源流犀烛·卷首上·脉象统类》:"尺骨蒸、痿痹,精血亏损。"

5. 气机不畅

《证治汇补·卷之七·腰膝门·痿躄》:"食积痿者,饮食太过,妨碍道路,升降失常,脾气不得运于四肢,手足软弱,或腹膨胀痛,或恶心嗳气,右手脉洪弦滑者,宜运脾消导,从食积治。俟食消积化,然后补脾。"

6. 气血不运

《医学纲目·卷之十四肝胆部·闭癃遗溺·遗溺》:"热甚客于肾部,手足厥阴之经,廷孔郁结极甚,而气血不能宣通,则痿痹。"

7. 气血亏虚

《圣济总录·卷第一百六十二·产后中风偏枯》:"论曰:人之气血,环周一身,无或偏废,产后中风偏枯者,由新产之后,气血俱耗,不能周荣于肌肉,致体或偏虚,风邪乘虚入客于半身,日加痿瘁而为偏枯也。"

《脾胃论·卷中·脾胃虚弱随时为病随病制方》:"夫脾胃虚弱,必上焦之气不足,遇夏天气热盛,损伤元气,怠惰嗜卧,四肢不收,精神不足,两脚痿软。遇早晚寒厥,日高之后,阳气将旺,复热如火,乃阴阳气血俱不足,故或热厥而阴虚,或寒厥而气虚。"

《医学正传·卷之一·医学或问》:"惟痿痹属血虚,麻痹属气虚,与瘫痪治法大同而小异焉。学者宜加详察,毋蹈乎实实虚虚之覆辙云。"

《古今医统大全·卷之十一·痹证门·治法》:"痿因血少气虚,火盛克金,肺叶燥枯,宗筋不润,肝木乘胜,脾土受伤,饮食少,四肢倦,为精血虚耗,故筋骨痿而不用。"

《寿世保元·卷五·痿躄》:"痿者,手足不能举动是也,又名软风,下身痿弱,不能趋步,及手战摇,不能握物。此症属血虚,血虚属阴虚,阴虚生内热,热则筋弛,步履艰难,而手足软弱,此乃血气两虚,风湿之症。"

8. 气滞湿停

《古今医统大全·卷之三·翼医通考(上)·四气所伤论》:"秋湿既胜,冬水复旺,水湿相得,肺气又衰,故乘肺而为咳嗽。其发为痿厥者,盖湿气内攻于脏腑则咳逆,外散于筋脉故痿弱也。夫肺为诸气之主,今既有病,则气不外运,又湿滞经络,故四肢痿弱无力,而或厥冷也。"

9. 痰湿内停

《证治汇补·卷之七·腰膝门·痿躄》:"湿痰痿者,肥盛之人,血气不能运动其痰,致湿痰内停,客于经脉,使腰膝麻痹,四肢痿弱,脉来沉滑,此膏粱酒湿之故。所谓土太过,令人四肢不举是也。宜燥脾行痰。"

10. 血冷气虚

《四诊抉微·卷之七·切诊·细(阴)》:"滑伯仁曰:细者,盖血冷气虚,不足以充故也,为内外俱冷,痿弱洞泄,为忧劳过度,为伤湿,为积,为痛,在内及下。"

11. 血虚风乘

《圣济总录·卷第一百五十·妇人血风门·妇人中风偏枯》:"论曰:人身血气不足,则所养不周,风邪乘虚,偏中一边,荣卫滞涩,久不已,真气去,邪气独留,遂致偏枯,其状或冷或痹或痿或不知痛,肌肉偏枯是也。治之以时,则真气可复,治之后时,则废而不用矣。《内经》曰汗出偏沮,使人偏枯者以此。"

《三因极一病证方论·卷之七·痉叙论》:"夫人之筋,各随经络结束于身,血气内虚,外为风寒湿热之所中则痉。故寒则紧缩,热则弛张,风则弦急,湿则胀缓,四气兼并,当如常说。以风散气,故有汗而不恶寒,曰柔痉;寒泣血,故无汗而恶寒,曰刚痉。热消气,故为瘛纵;湿溢血,故为缓弱。经中所谓大筋软短,小筋弛长,软短为拘,弛长为痿,皆湿热不攘之所为也。原其所因,多由亡血,筋无所营,故邪得以袭之。所以伤寒汗下过多,与夫病疮人,及产后致斯病者,概可见矣。诊其脉皆沉伏弦紧,但阳缓阴急,则几几拘挛;阴缓阳急,则反张强直,二证各异,不可不别。"

12. 营卫不畅

《古今医统大全·卷之六十一·眼科·病机》:"人之眼耳口鼻,一身神识能为用者,皆由升降出入之通利也。有所闭塞者,不能为用也。若目无所见,耳无所闻,鼻不闻臭,舌不知味,筋痿骨痹,齿腐毛堕,皮肤不仁,肠不能渗泄者,悉由热气怫郁,玄府闭密,而致气液血脉荣卫精神不能升降出入故也。"

《医方考·卷五·痿痹门第四十五·蠲痹汤》:"湿气着于肌肉,则营卫之气不荣,令人痹而不仁,即为肉痿。肉痿即肉痹也。"

《素问悬解·卷六·治论·异法方宜论》:"中央者,其地平以湿,天地所以生万物也众,其民食杂而不劳。其病多痿厥寒热,其治宜导引按跷,故导引按跷者,亦从中央出也。湿伤经络,营卫不运,易生痿厥寒热之证,故宜导引按摩,以通气血。"

13. 营卫不和

《伤寒论条辨·卷之七·辨脉法上篇第十三》:"缓,纵也,言荣不与卫和,而卫自和,则血不足以荣筋,病则四肢纵强而不能收,痿类是也。迟,滞也,言卫不与荣和,而荣自和,则气乏神昏,病则百体滞殢倦怠而嗜卧。瘵类是也。沉,溺也,言溺于所偏则病也。"

14. 营卫俱虚

《圣济总录·卷第九十一·虚劳脱营》:"脱营之病,虚劳之类也,非由外邪,病从内作,其人或尝贵后贱,心切恋慕。志怀忧惨,又富而遭贫,乐而暴苦,皆伤精神,外耗于卫,内耗于营,营泣卫除,气虚无精,形体日减,洒洒然时惊,甚则精气竭绝,形体毁沮,皮焦筋屈,痿躄拘挛,是其候也。"

《鸡峰普济方·卷第一·诸论·手足沉重状若风者》:"此证其源,起于脾胃虚,营卫不足。胃为水谷之海,脾气磨而消之,水谷之精化为营卫以养四肢。若起居失节,饮食不时,则致脾胃之气不足,既营卫之气润养不周,风邪虚而干之。盖脾胃主四肢,其脉连舌本而络于唇口,故四肢与唇口俱痹,语言蹇涩也。"

《证治汇补·卷之七·腰膝门·痿躄》:"诸痿有皮脉筋肉骨五痿之名,应乎五脏。肺主皮毛,脾主肌肉,心主血脉,肝主筋膜,肾主骨髓。惟喜怒劳色,内脏虚耗,使皮肤血脉肌肉筋膜骨髓,无以运养,故致痿躄。"

15. 瘀血阻滞

《古今医统大全·卷之二·内经要旨(上)·病能篇第三》:"怒则气上,血随积焉。阴阳相搏,气血奔并,因薄厥生。菀,陈积也。薄,迫也。怒气伤于筋则为痿,而不维持也,故曰纵,其若不容。"

《证治汇补·卷之七·腰膝门·痿躄》:"血瘀痿者,产后恶露未尽,流于腰膝,或跌扑损伤,积血不消,四肢痛而不能运动,致脉涩而芤者。宜养血行瘀。"

"痢后脚软胫疼,或膝肿者,此下多亡阴所致,宜补脾兼升举之剂。若作风治,则反燥其阴而痿难愈。间有痢后兜涩太早,积瘀不清,下注隧道经络而成痿者,此又当行气逐瘀,与前症迥异矣。"

16. 正气耗散

《证治汇补·卷之二·内因门·气症》:"喜怒惊恐,属心胆肾经,病则耗散正气,为怔忡失志,精伤痿厥,不足之病。"

四、失治误治论

痿之为病,可因肺病失治所致,可因肌痹传变为痿,可因伤寒失治成痿,可因跌扑伤折失治所成,可因肾积精伤失治所致。此皆属失治误治导致痿证的范畴。

1. 肺病失治

《史载之方·卷下·为医总论》:"火能胜金,故传之于肺,金能胜木,故传之于肝,木能胜土,故传之于脾,五脏相传,五气相灭,五神耗散,荣泣卫除。而精神荣卫,治之之法,其根在肾,而未传于心者,投之以肾邪之药,而其气自损也。当于肾之未治,而传之与心,先治于肾,攻其鬼而伐其根也。次治心,逐其邪,而保全其心气也。当于心之未治,而传之与肺,涕唾胶黏,喘嗽不安,先治于心,攻其鬼而断其相传之势。火邪扑灭,肺药未投,而喘嗽之消灭,十亦去八九矣。次治于肺,解其邪,而保安其金气也。后治于肾,清其脏,而还其真气也。当此未治,而至于肺传之肝,筋骨痿痹,隐伏于床,治之亦徒劳功。"

2. 肌痹传变

《黄帝内经素问·痿论》:"悲哀太甚,则胞络绝,胞络绝则阳气内动,发则心下崩数溲血也。故'本病'曰:大经空虚,发为肌痹,传为脉痿。"

3. 伤寒失治

《圣济总录·卷第二十五·伤寒痞满》:"论曰:伤寒病发于阴,而医误下之,邪气入里。胃中虚,客气上逆,心下满不痛,按之不坚,此为痞也。法宜泻心,唯表未解者,未可攻之,当先解表,然后攻痞,若表解而里未和,或泻心而痞不解,其人口燥烦渴,皆随证处治。其眩冒而经脉动惕者,久则成痿。"

《注解伤寒论·卷四·辨太阳病脉证并治法第七》:"伤寒吐、下后发汗,虚烦,脉甚微。八九日,心下痞硬,胁下痛,气上冲咽喉,眩冒。经脉动惕者,久而成痿。伤寒吐下后发汗,则表里之气俱虚,虚烦,脉甚微,为正气内虚,邪气独在。至七八日,正气当复,邪气当罢,而心下痞,胁下痛,气上冲咽喉,眩冒者,正气内虚而不复,邪气留结而不去。经脉动惕者,经络之气虚极,久则热气还经,必成痿弱。"

《辨证录·卷之一·伤寒门》:"冬月伤寒,吐、下、汗后虚烦脉微,八、九日心下痞硬,胁痛,气上冲咽喉,眩冒,经脉动惕者,必成痿症。人以为太阳之坏症也,然而不止太阳之坏也。伤寒经汗、吐、下之后,症现虚烦者,虚之至也。况脉又现微,非虚而何?夫痿症责在阳明,岂未成痿症之前,反置阳明于不治乎。"

4. 伤折失治

《圣济总录·卷第一百四十四·伤折门·伤折腹中瘀血》:"论曰:伤折腹中瘀血者,因高坠下,倒仆颠扑,气血离经,不得流散,瘀在腹中,速宜下之,迟即日渐瘀滞,使人枯燥,色不润泽,久则变痿痹血瘕之病。"

5. 肾积失治

《难经·五十六难》:"肾之积名曰贲豚,发于少腹,上至心下,若豚状,或上或下无时。久不已,令人喘逆,骨痿,少气。以夏丙丁日得之。何以言之?脾病传肾,肾当传心,心以夏适王,王者不受邪,肾复欲还脾,脾不肯受,故留结为积。故知贲豚以夏丙丁日得之。此五积之要法也。

扁鹊曰:脾有病则色萎黄,实则舌本强直,虚则多癖善吞注利,其实若阳气壮,则梦饮食之类。脾在声为歌,在变动为哕,在志为思,思伤脾。精气并于脾则饥。音主长夏,病变于音者,取之经。恐惧而不解则伤精,精伤则骨酸痿厥,精时自下则病精,是故五藏主藏精者也,不可伤,伤则守失而阴虚,虚则无气,无气则死。"

《备急千金要方·卷十九肾脏方·肾脏脉论第一》:"肾之积名曰奔豚,发于少腹上至心下,如豚奔走之状,上下无时,久久不愈,病喘逆骨痿少气。以夏丙丁日得之,何也?脾病传肾,肾当传心,心适以夏旺。旺者不受邪,肾复欲还脾,脾不肯受,因留结为积,故知奔豚以夏得之。肾病,手足逆冷,面赤目黄,小便不禁,骨节烦疼,少腹结痛,气冲于心,其脉当沉细而滑,今反浮大,其色当黑而反黄,此是土之克水,为大逆,十死不治。"

《圣济总录·卷第七十一·积聚门·贲豚》:"凡积气发于少腹,上至心下,若豚状,或上或下无时者,肾积也,肾水乘心。其状贲冲如豚,名曰贲豚,此本脾病传肾,肾当传心,心以夏适王而不受,邪气留于肾。故结为积,久不已,令人喘逆骨痿少气,所以然者,肾脏骨髓之气,若其气留积,不能荣养骨髓,故变为骨痿之病。"

【辨病证】

辨病证是痿证辨证论治的核心内容之一,亦是正确论治并取得理想疗效的前提。辨病证包括辨症候、辨色脉、辨吉凶等方面。

一、辨症候

痿证当先辨其病位,再辨其外感内伤、经络脏腑、虚实寒热。其治法有别,亦当辨析。

《症因脉治·卷三·痿症论》:"秦子曰:痿与挛,受病相同,症形有异。挛者,拘急不能屈伸,《内经》所谓缓短为拘也。痿者,痿弱纵缓而不能起立,《内经》所谓弛长为痿也。若时伸时纵,则曰瘛疭,强直反张,则曰痉痓,皆与痿挛各自一门者也。"

《古今医统大全·卷之十九·燥证门·病机叙论·燥因血少肾水不足》:"风、热、燥甚,而筋缓不收,为痿痹。"

《医学纲目·卷之十七心小肠部·诸痿》:"痿者,手足痿软而无力,百节缓纵而不收也。"

《脉症治方·卷之二·燥门·痿症》:"症:丹溪云:《内经》言诸痿生于肺热,又谓治痿独取阳明胃。盖肺金体燥,居上,而主气,畏火者也;脾土性湿居中,而主四肢,畏木者也,火性炎上。若嗜欲无节,则水失所养,火寡于畏,而侮所胜,金肺得火邪而热矣,火性刚急,肺受热,则金失所养,木寡于畏而侮所胜,土脾得木邪而伤矣,肺热则不能管摄一身,脾伤则四肢不能为用,而诸痿作矣,经虽有筋脉骨肉之分,一皆主于肺热,临症宜详审之。"

《伤寒论条辨·卷之七·辨脉法上篇第十三》:"缓,纵也,言荣不与卫和,而卫自和,则血不足以荣筋,病则四肢纵强而不能收,痿类是也。迟,滞也,言卫不与荣和,而荣自和,则气乏神昏,病则百体滞殢倦怠而嗜卧。瘵类是也,沉,溺也,言溺于所偏则病也。"

《景岳全书·卷之三十二贯集·杂证谟·痿证》:"《经》曰:湿热不攘,则大筋緛短,小筋弛长,緛短为拘,弛长为痿,此《内经》言筋病之概,乃举隅之谈,以启人之自反耳,非谓大筋必无弛长,小筋必无緛短也。即如痿弱必由于弛长,岂大筋果无涉乎?此经言之意,从可知矣。故于痿证之外,凡遇瘛疭等病,当知拘挛者必由緛短,痿弱者必由弛长,斯得《内经》之意,而于寒热燥湿之辨,亦可得其据矣。"

《类经·十七卷·疾病类·七十八、杂病所由》:"痿,痿弱无力也。"

《寿世保元·卷五·痿躄》:"痿者,手足不能举动是也,又名软风,下身痿弱,不能趋步,及手战摇,不能握物。"

《医门法律·卷一·一明络脉之法·络脉论》:"问逆冬气则伤肾,春为痿厥,同一病乎?曰:痿自痿,厥自厥,本是二病。然痿者必至于厥,厥者必至于痿,究竟是一病也。但肝气可持,则痿病先见;筋脉未损,则厥病先见耳。肝主筋,肝病则筋失所养,加之风有筋患,不觉忽然而痿矣。肝气以条达为顺,素多郁怒,其气不条达而横格,渐至下虚上盛,气高不返,眩晕不知人而厥矣,厥必气通始苏也。此皆冬时失养藏之道,正气不足之病,与治痰治风,绝不相干,治痰与风,虚者益虚矣。一味培补肾水,生津养血,听其筋自柔和,肝自条达可也。若精枯气削,亦难为矣。

问秋伤于湿,上逆而咳,发为痿厥,与逆冬气则伤肾,春为痿厥有别否?曰:此痿厥与春月之痿厥大异。秋伤于湿,吾已力辨其为伤燥矣,伤于燥则肺先病也。咳者肺之本病,其候不一,上逆而咳,燥之征也。至发而为痿,则肺金摧乎肝木,发而为厥,则肺气逆而不行,燥之极矣。此盖燥火内燔,金不寒,水不冷,秋冬不能收藏。与春月不能发生之故,相去不亦远乎?"

《证治汇补·卷之七·腰膝门·痿躄》:"大意:肺热叶焦,五脏因而受之,发为痿躄。《内经》肺主诸气,畏火者也,脾主四肢,畏木者也。嗜欲无节,则水失所养,火寡于畏,而侮所胜。肺得火邪则热矣,肺既受热,则金失所养,木寡于畏,而侮所胜,脾得木邪而伤矣。肺伤则不能管摄一身,脾伤则四肢不能为用,而诸痿作矣。(丹溪)

外候:皮痿者,色枯毛落,喘呼不已,肺受热也。脉痿者,色赤脉溢,胫纵不任地,心受热也。筋痿者,色苍口苦,爪枯筋挛,肝受热也。肉痿者,色黄肉睏,肌痹不仁,脾受热也。骨痿者,色黑耳焦,腰膝难举,肾受热也。(《汇补》)

脉法:痿属肺热,传于五脏,其脉多浮而大,或尺脉虚弱,或缓涩而紧。(《玄要》)

痿挟标症:内热成痿,此论病之本也。若有感发,必因所挟而致。有湿热者,有湿痰者,有气虚者,有血虚者,有阴虚者,有死血者,有食积妨碍升降道路者。当明辨之。"

《杂病源流犀烛·卷二十五身形门·筋骨皮肉毛发病源流》:"其或因骨热至四肢,缓弱不举,骎骎成骨痿之症矣。一曰痿,《内经》言:肾气热则腰脊不举,骨枯而髓减,发为骨痿。有所远行劳倦,逢大热而渴,渴则阳气内伐,内伐则热舍于肾。肾者水脏也,今水不胜火,则骨枯而髓虚,故足不任身,发为骨痿也。据经之言,骨痿之病,由于骨热,非但寻常疲弱之谓也(宜虎潜丸)。一曰痛,人身之痛,或由风淫湿滞,或由血刺痰攻,浅不过肌肉皮毛,深亦止经络脏腑。若入里彻骨,作酸作疼,虽因寒因热有不同,要其损伤劳极,为至甚而无加矣(宜虎骨散、二妙散)。他如久立伤骨,骨伤之病,或亦有痛者,或渐至成痿者,当受伤之初,不可不急救也(宜补骨脂、牛骨髓、鹿茸、骨碎补)。迨至骨绝,齿必黄落,虽有药饵,不可救矣,经故断之为十日死。"

《医述·卷十二·杂证汇参·痿》:"痿之为状,两足痿弱,不能行用。由于肾水不能胜心火,心火上灼肺金,金受火制,六叶皆焦,皮毛虚弱急薄,著则生痿躄。《经》曰:诸痿喘呕,皆属于上。上者,肺金之部分也。痿病无寒,治与痹异。痿病不死,死者,药之误也。(《儒门事亲》)

内热成痿,此论病之本也。若有感发,必因所挟而致。有湿热者,有湿痰者,有气虚者,有血虚者,有阴虚者,有死血者,有食积妨碍升降道路者,当明辨之。湿热痿者,因于雨湿浸淫,以致邪气蒸脾,流于四肢,自觉足热上腾,或四肢痿缓,或足指麻木,小便赤涩,脉来沉濡而数,此湿热在下之故。所谓湿热不攘,大筋软短,小筋弛长,软短为拘,弛长为痿者是也。湿痰痿者,因于肥盛之人,血气不能运动其痰,以致湿痰内停,客于经脉。腰膝麻痹,四肢痿弱,脉来沉滑,此膏粱酒湿之故。所谓土太过,令人四肢不举者是也。气虚痿者,因于饥饿劳倦,脾胃气虚,百骸溪谷,皆失所养,以致宗筋弛纵。凡人病后手足痿弱者,皆属气虚。所谓脾病不能为胃行其津液,四肢不得禀水谷气,故不用者是也。血虚痿者,凡产后及诸失血后,面色萎黄,手足无力,不能行动者是也。阴虚痿者,由于酒色过度,下焦阴火燔灼筋骨,以致腿膝痿缓,行步艰难,脉来涩弱,或左大无力。血瘀痿者,或产后恶露流于腰膝,或跌扑损伤,积血不消,四肢因而不运,脉涩而芤。食积痿者,因于饮食太过,妨碍道路,以致升降失常,脾气不得运于四肢,手足痿弱,或腹膨胀痛,恶心嗳气,右脉沉滑。(《证治汇补》)

痿证是肺热叶焦,足软而不任地,不酸痛,不红肿,与痹证异也。肺气热则通阳明,阳明主宗筋,束骨而利机关,阳明为热所灼,而筋脉弛长。"

(一) 辨外感内伤

辨外感内伤是辨邪之由来途径不同。外感者宜发之、汗之;内伤者宜和之、补之、攻之。辨别外感内伤,对于确定痿证的治法具有重要意义。

1. 六淫

六淫者,风、寒、暑、湿、燥、火是也。六淫伤人各有不同,须辨之。

《三因极一病证方论·卷之二·叙中暑论》:"中暑,其脉阳弱而阴虚,微迟似芤。夫暑,在天为热,在地为火,在人脏为心,故暑喜归心。中之,使人噎闷,昏不知人。入肝,则眩晕顽痹;入脾,则昏睡不觉;入肺,则喘满痿躄;入肾,则消渴利小便。"

《儒门事亲·卷一·指风痹痿厥近世差玄说二》:"夫四末之疾,动而或劲者为风,不仁或痛者为痹,弱而不用者为痿,逆而寒热者为厥,此其状未尝同也。故其本源又复大异。风者,必风热相兼;痹者,必风湿寒相合;痿者,必火乘金;厥者,或寒或热,皆从下起。"

《仁斋直指方论·卷之三·诸风·风论》:"风之为病,善行数变,其中人也猝,其眩人也晕,激人之涎浮,昏人之神乱。挟热则痿惰缓弛,挟寒则急痛拘挛。"

《医学纲目·卷之二阴阳脏腑部·诊一岁病证相同》:"两实一虚,病则为淋露寒热,犯其雨湿之地,则为痿。"

《医方考·卷五·痿痹门第四十五·蠲痹汤》:"湿气着于肌肉,则营卫之气不荣,令人痹而不仁,即为肉痿。肉痿即肉痹也。"

《医门法律·卷四·伤燥门·秋燥论》:"至于筋缓不收,痿痹不仁,因其风热胜湿,为燥日久,乃燥病之甚者也。至于诸气膹郁,诸痿喘呕,皆属于肺。金从燥化,金且自病,而肺气日见消亡,又何论痿痹乎?"

《证治汇补·卷之七·腰膝门·痿躄》:"湿热痿:湿热痿者,雨湿浸淫,邪气蒸脾,流于四肢。自觉足胫逆气上腾,或四肢酸软肿痛,或足指麻木顽痒,小便赤涩,脉来沉濡而数,此皆湿热在下之故。所谓湿热不攘,大筋缢短,小筋弛长,缢短为拘,弛长为痿也。宜升阳燥湿,禁用填补之剂。"

《症因脉治·卷三·痿症论·外感痿症》:"风湿痿软之症:小筋弛长,手足瘫痪,痿弱不能举动,皮肤不仁,关节重痛,此风湿痿软之症也。"

"湿热痿软之症:身体重着,走注疼痛,首如裹,面壅肿,小便黄赤,手足发热,小筋弛长,此湿热痿软之症也。"

"燥热痿软之症:口燥唇焦,皮毛干揭,手足痿软,不能行动,此燥热痿软之症也。"

《医学心悟·卷一·六气相杂须辩论》:"更有湿热相攻,发为五痿,其症四肢痿废,不能自收持。此皆五气相兼而互见者也。"

2. 内伤

内伤者,或因七情、或因食饮、或因浊瘀等内伤脏腑是也,须辨之。

《医学纲目·卷之四阴阳脏腑部·治虚实法》:"如脚膝痿软,行步无力,或疼痛,乃肾肝中伏湿热也。"

《医门法律·卷四·热湿暑三气门·痉脉论》:"又有脚膝痿弱,下尻臀皆冷,阴汗臊臭,精滑不固,脉沉数有力,为火郁于内,逼阴向外,即阳盛拒阴。当用苦寒药下之者,此水火征兆之微,脉证治例之妙,取之为法。"

《证治汇补·卷之七·腰膝门·痿躄》:"湿痰痿:湿痰痿者,肥盛之人,血气不能运其痰,致湿痰内停,客于经脉,使腰膝麻痹,四肢痿弱,脉来沉滑,此膏粱酒湿之故。所谓土太过,令人四肢不举是也。宜燥脾行痰。"

《症因脉治·卷三·痿症论·内伤痿症》:"心热痿软之症:四肢关节不能活动,足胫纵缓,不能收持,如枢纽之折,而不能提挈,面颊常赤,意乱心烦,此《内经》心热痿软之症也。"

"肝热痿软之症:汁溢口苦,两胁攻刺作痛,筋膜干急,筋缩而挛,此《内经》肝热痿弱之症也。"

"脾热痿软之症:唇焦齿燥,口干作渴,肌肉不仁,身重不能转侧,纵缓不能举动,此《内经》脾热痿弱之症也。"

"肾热痿软之症:腰骨不举,尻以代踵,脊以代头,足不任地,骨痿不能起于床,此《内经》肾热痿弱之症也。"

(二)辨经络

辨经络包括辨足太阴脾经、足阳明胃经、足太阳膀胱经、足少阴肾经等。

《太平圣惠方·卷第五·脾脏论》:"足太阴是其经,与胃足阳明合,胃为府主表,脾为脏主里。脾气盛为形有余,则病腹胀,小便不利,身重苦饥,足痿不收,喜瘈,脚下痛。是为脾气之实也。"

《丹溪心法·十二经见证·足太阳膀胱经见证》:"头苦痛,目似脱,头两边痛,泪出;脐反出,下肿、便脓血,肌肉痿,项似拔;小腹胀痛,按之欲小便不得。"

《丹溪心法·卷一·中风一》:"《经》所谓三阳三阴发病,偏枯痿易,四肢不举。三阴不足,则发偏枯;三阳有余,则为痿易,易为变易,常用而痿弱无力也。"

《四诊抉微·卷之三·经证考·足少阴肾经》:"四肢不能收举,肾痿。下肿足胻,寒而逆肾。"

《医学心悟·卷一·中风不语辨》:"若肾经不语,则腰足痿痹,或耳聋遗尿,以此为辨。"

(三)辨脏腑

辨脏腑分为辨肝、心、脾、肺、肾、脉等痿证之不同,须析之。

《黄帝内经素问·痿论》:"黄帝问曰:五藏使人痿,何也?岐伯对曰:肺主身之皮毛,心主身之血脉,肝主身之筋膜,脾主身之肌肉,肾主身之骨髓。故肺热叶焦,则皮毛虚弱急薄著,则生痿躄也;心气热,则下脉厥而上,上则下脉虚,虚则生脉痿,枢折挈,胫纵而不任地也;肝气热,则胆泄口苦,筋膜干,筋膜干则筋急而挛,发为筋痿;脾气热,则胃干而渴,肌肉不仁,发为肉痿;肾气热,则腰脊不举,骨枯而髓减,发为骨痿。

帝曰:何以得之?岐伯曰:肺者,藏之长也,为心之盖也。有所失亡,所求不得,则发肺鸣,鸣则肺热叶焦,故曰:五藏因肺热叶焦,发为痿躄,此之谓也。悲哀太甚,则胞络绝,胞络绝,则阳气内动,发则心下崩,数溲血也。故《本病》曰:大经空虚,发为肌痹,传为脉痿。思想无穷,所愿不得,意淫于外,入房太甚,宗筋弛纵,发为筋痿,及为白淫。故《下经》曰:筋痿者,生于肝,使内也。有渐于湿,以水为事,若有所留,居处相湿,肌肉濡渍,痹而不仁,发为肉痿。故《下经》曰:肉痿者,得之湿地也。有所远行劳倦,逢大热而渴,渴则阳气内伐,内伐则热舍于肾,肾者水脏也,今水不胜火,则骨枯而髓虚,故足不任身,发为骨痿。故《下经》曰:骨痿者,生于大热也。

帝曰:何以别之?岐伯曰:肺热者,色白而毛败;心热者,色赤而络脉溢;肝热者,色苍而爪枯;脾热者,色黄而肉蠕动;肾热者,色黑而齿槁。

帝曰:如夫子言可矣,论言治痿者独取阳明,何也?岐伯曰:阳明者,五藏六府之海,主闰宗筋,宗筋主束骨而利机关也。冲脉者,经脉之海也,主渗灌溪谷,与阳明合于宗筋,阴阳揔宗筋之会,会于气街,而阳明为之长,皆属于带脉,而络于督脉。故阳明虚,则宗筋纵,带脉不引,故足痿不用也。

帝曰:治之奈何?岐伯曰:各补其荣,而通其俞,调其虚实,和其逆顺;筋脉骨肉,各以其时受月,则病已矣。帝曰:善!"

《儒门事亲·卷一·指风痹痿厥近世差玄说二》:"痿之为状,两足痿弱,不能行用。由肾水不能胜心火,心火上烁肺金。肺金受火制,六叶皆焦,皮毛虚弱,急而薄著,则生痿躄。躄者,足不能伸而行也。肾水者,乃肺金之子也。令肾水衰少,随火上炎。肾主两足,故骨髓衰竭,由使内太过而致。然'至真要大论'云诸痿喘呕皆属于上者,上焦也。三焦者,手少阳相火也。痿、喘、呕三病,皆在膈上,属肺金之部分也。故肌痹传为脉痿;湿痹不仁,传为肉痿;髓竭足躄,传为骨痿;房室太过为筋痿,传为白淫。大抵痿之为病,皆因客热而成,好以贪色,强力过极,渐成痿疾。故痿躄属肺,脉痿属心,筋痿属肝,肉痿属脾,骨痿属肾。总因肺受火热,叶焦之故,相传于四脏,痿病成矣。直断曰痿病无寒,故痿之作也,五月、六月、七月,皆其时也。午者,少阴君火之位;未者,湿土庚金伏火之地;申者,少阳相火之分。故痿发此三月之内,以为热也。故病痿之人,其脉浮而大。"

《古今医统大全·卷之四十·痿证门·病机》:"《经》曰:肺热叶焦,五脏因而受之,发为痿躄。心气热,则生脉痿,枢折挈,胫纵而不任地也。肝气热,则胆泄口苦;筋脉干,则筋急而挛,发为筋痿。脾气热,则胃干而渴,肌肉不仁,发为肉痿。肾气热,则腰肾不举,骨枯而髓减,发为骨痿,故足不任身。治痿之法,独取阳明。阳明者,五脏六腑之海,主润宗筋,宗筋主束骨而利机关也,云云。故阳明热则宗筋纵,带脉不引,故足痿不用也。"

《医宗必读·卷之十·痿》:"手足痿软而无力,百节缓纵而不收,证名曰痿。《经》曰:肺热叶焦,则皮毛虚弱急薄,著则生痿躄也(肺痿者,皮毛痿也。盖热乘肺金,在内则为叶焦,在外则为皮毛虚弱急薄。若热气留着不去,久而及于筋脉骨肉,则病生痿躄。躄者,足弱不能行也)。心气热,则下脉厥而上,上则下脉虚,虚则生脉痿,枢折挈,胫纵而不任地也(心痿者,脉痿也,心热则火炎,故三阴在下之脉,亦皆厥热而上,上逆则下虚乃生。脉痿者,四肢关节之处如枢纽之折而不能提挈,足胫纵缓而不能任地也)。肝气热,则胆泄口苦,筋膜干则筋急而挛,发为筋痿(肝痿者,筋痿也。胆附于肝,肝热则胆泄,故口苦,筋膜受热,则血液干,故拘挛而为筋痿也)。脾气热则胃干而渴,肌肉不仁,发为肉痿(脾痿者,肉痿也。脾与胃以膜相连,而开窍于口,故脾热则胃干而渴。脾主肌肉,热蓄于内,则精气耗伤,故肌肉不仁,发为肉痿)。肾气热则腰脊不举,骨枯而髓减,发为骨痿(肾痿者,骨痿也。腰者,肾之府,其脉贯脊,其主骨髓,故肾热其见证若此)。肺者,脏之长也,为心之盖也(此言五脏之痿,皆因肺热最高,故为脏长覆于心上,故为心盖)。有所失亡,所求不得,则发肺鸣,鸣则肺热叶焦(失亡不得,则悲哀动中而伤肺。气郁生火,故呼吸有声,发为肺鸣。金脏病则失其清肃之化,故热而叶焦)。五脏因肺热叶焦,发为痿躄(肺主气以行营卫,为相傅以节制五脏,则一身皆治,故五脏之痿,皆因于肺气热,则五脏之阴皆不足,此痿躄所以生于肺也。五痿虽异,总名痿躄)。论痿者独取阳明,何也？阳明者,五脏六腑之海,主润宗筋,宗筋主束骨而利机关也(阳明者,胃也,主纳水谷,化精微以资养表里,故为五脏六腑之海,而下润宗筋,宗筋者,前阴所聚之筋也,为诸筋之会,凡腰脊溪谷之筋,皆属于此,故主束骨而利机关也)。冲脉,经脉之海也,主渗灌溪谷,与阳明合于宗筋(冲脉为十二经之海,故主渗灌溪谷。冲脉起于气街,并少阴之经,夹脐上行,阳明脉亦夹脐旁去中行二寸下行,故皆会于宗筋)。阴阳总会宗筋之会,会于气街,而阳明为之长,皆属于带脉而络于督脉(宗筋聚于前阴,前阴者足之三阴、阳明、少阳,及冲、任、督、蹻九脉之所会也。九者之中,阳明为脏腑之海,冲为经脉之海,此一阴一阳,总乎其间,故曰阴阳总宗筋之会也。会于气街者,气街为阳明之正脉,故阳明独为之长。带脉者起于季胁,围身一周；督脉者起于会阴,分三歧为任冲,而上行腹背,故诸经者皆联属于带脉,支络于督脉也)。故阳明虚则宗筋纵,带脉不引,故足痿不用也(阳明虚则血气少,不能润养宗筋,故弛纵,宗筋纵则带脉不能收引,故足痿不用,所以当治阳明也)。

[愚按]痿者,重疾也。故《内经》叠出诸篇,而前哲之集方论者,或附见于虚痨,或附见于风湿,大失经旨。赖丹溪特表而出之,惜乎言之未备也。《经》言病本虽五脏各有,而独重太阴肺经；《经》言治法虽诸经各调,而独重阳明胃经。此其说何居乎？肺金体燥,居上而主气化,以行令于一身,畏火者也。五脏之热火熏蒸则金被克,而肺热叶焦,故致疾有五脏之殊。而手太阴之地未有不伤者也。胃土体湿,居中而受水谷,以灌溉于四肢,畏木者也。肺金之受邪失正,则木无制而侮其所胜,故治法有五脏之分,而是阳明之地,未有或遗者也。夫既曰肺伤,则治之亦宜在肺矣,而岐伯独取阳明,又何也？《灵枢》所谓真气所受于天,与谷气并而充身,阳明虚则五脏无所禀,不能行气血,濡筋骨,利关节,故百体中随其不得受水谷处,不用而为痿,不独取阳明而何取哉？丹溪所以云：泻南方则肺金清而东方不实,何胃伤之有？补北方则心火降而西方不虚,何肺热之有？斯言当矣。若胃虚减食者,当以芳香辛温之剂治之；若拘于泻

南之说,则胃愈伤矣。藿香养胃汤,诚能本此施治,其于痿也思过半矣。至于七情六淫,挟有多端,临病制方,非笔舌所能罄耳。"

《冯氏锦囊秘录·杂症大小合参·内经纂要·痿论篇》："'痿论'篇曰：五脏使人痿,何也？(痿谓痿弱无力以运动)肺主身之皮毛,心主身之血脉,肝主身之筋膜(膜者,皮下肉上筋膜也),脾主身之肌肉,肾主身之骨髓(所主不同,痿生亦各归其后主)。故肺热叶焦,则皮毛虚弱急薄,著则生痿躄也(躄,谓挛躄,足不得伸以行也。肺热则肾受热气故尔)。心气热,则下脉厥而上,上则下脉虚,虚则生脉痿,枢折挈,胫纵而不任地也(心热盛,则火独先炎上,肾之脉常下行,令火盛上炎用事,故肾脉亦随火烁灼,而逆上行也。隐气厥逆,火复内燔,上膈阳,下不守位,心气还脉,故生脉痿。肾气主足,故膝腕枢纽如折,胫筋纵缓,而不能在地也)。肝气热,则胆泄口苦,筋膜干,筋膜干则筋急而挛,发为筋痿(胆约肝叶,而汁味至苦,肝热则胆液渗泄故口苦也。肝主筋膜,热则筋膜而向挛急,发为筋痿)。脾气热则胃干而渴,肌肉不仁,发为肉痿(脾与胃以膜相连,脾气热则胃液渗泄,故干而渴。脾主肌肉,热扰于肉,故肌肉不仁,发为肉痿)。肾气热则腰脊不举,骨枯而髓减,发为骨痿(腰为肾府。又肾脉上股内,贯脊属肾,故肾气热则腰脊不举。肾主骨髓,髓热则骨枯而髓减,发为骨痿)。治痿者,独取阳明何也？阳明者,五脏六腑之海(阳明胃脉也。为水谷之海),主润宗筋,宗筋主束骨而利机关也(宗筋为隐毛中横骨上下之坚筋也。上络胸腹,下贯髋尻,又经于背腹,上头项,故云宗筋主束骨而利机关。然腰者,身之大关节,所以司屈伸,故曰机关)。冲脉者,经脉之海也(《灵枢》曰：冲脉者,十二经之海)。主渗灌溪谷,与阳明合于宗筋(寻此则横骨上下,脐两旁坚筋,正宗筋也。冲脉循腹夹脐傍,各同身寸之五分而上,阳明脉,亦夹脐旁,各同身寸之一寸五分而上,宗筋脉于中,故曰与阳明合于宗筋也。以为十二以海,故主渗灌溪谷也。肉之大胑为骨,小会为)。阴阳总宗筋之会,会于气街,而阳明为之长,皆属于带脉,而络于督脉(宗筋聚会,会于横骨之中,从上而下故云阴阳总宗筋之会也。宗筋夹脐下,合于横骨,阳明辅其外,冲脉居其中,故云会于气街,而阳明为之长。气街,隐毛两旁脉动处

也。带脉者,起于季胁,回身一周,而络于督脉也。督脉者,起于关元,上下循腹。故云:皆属于带脉,而络于肾脉也。督脉、任脉、冲脉三者,同起而异行,故经文或参差引之)。故阳明虚则宗筋纵,带脉不引,故足痿不用也(阳明之脉从缺盆下乳内廉,下夹脐,至气街中;其支别者,起胃下口,循腹里,下至气街中而合,以下髀,抵伏兔,下入膝膑中,下循胻外廉,下足跗,入中指内间;其支别者,下膝三寸而别,以下入中指外间。故阳明虚则宗筋纵,带脉不引,而足痿不用也)。"

《张氏医通·卷六·痿痹门·痿(痿厥)》:"《素问》云:肺热叶焦,则皮毛虚弱急薄,著则生痿躄也。心气热,则下脉厥而上,上则下脉虚,虚则生脉痿,枢折挈胫纵而不任地也。肝气热,则胆泄口苦,筋膜干,筋膜干则筋急而挛,发为筋痿。脾气热,则胃干而渴,肌肉不仁,发为肉痿。肾气热,则腰脊不举,骨枯而髓减,发为骨痿。

戴人云:痿之为状,两足痿弱不能行,皆由肾水不能胜心火。心火上烁肺金,肺受火制,六叶皆焦。皮毛虚弱,急而薄者,则生痿躄。躄者,足不能伸而行步尫然也。肾乃肺金之子,今肾水衰少,随火上炎。肾水既衰,则骨髓衰竭,由使内太过所致。'直断'曰:痿病无寒,故痿之作也,五六七月,皆其时也。故病痿之人,其脉浮软。今之行药者,凡见脚膝痿弱难于行步,或一足不伸,便作寒湿脚气治之,骤用乌、附、乳、没、威灵仙之类,燔针艾火,汤蒸袋蒸,痿弱转加,如此而死,岂非夭乎。夫治痿与治痹颇异,风寒湿痹,犹可蒸汤灸燔,时或一效,惟痿用之转甚者,何也?盖痿以肺热叶焦而成,以此传于五藏,岂有寒者欤。若痿作寒治,是杀之也。夫痿病不死,死者皆药之误也。

凡人自觉两足热如火炙,自足踝下上冲膝腿,且痿弱软痛,能行而不能久立,脉濡而数,乃阴虚而挟湿热也……足痿弱不收为痿厥,有二。一属肾与膀胱。《经》云:恐惧不解则伤精,精伤则骨酸痿厥,精时自下,是肾伤精脱也……又云:三阳为病发寒热,下为痈肿,及为痿厥腨痟,是膀胱在下发病也……肾虚之人,六七月之间,湿令大行,湿热相合,痿厥之病大作。脉沉濡而数,小水赤涩,或作肿痛,腰以下痿软不能动,行走不正,两足欹侧……又有脚膝痿弱,下尻臀皆冷,阴汗臊臭,精滑不固,脉沉数有力,此为膏粱厚味所致。火郁于内,逼阳向外,即阳盛拒阴……肥盛苍黑人,足膝痿萎,皆属湿热。"

《医学心悟·卷三·痿》:"痿,大症也。诸痿生于肺热。《经》云:五脏因肺热叶焦,发为痿躄。肺气热,则皮毛先痿而为肺鸣。心气热,则脉痿,胫纵不任地。肝气热,则筋痿,口苦而筋挛。脾气热,则肉痿,肌肤不仁。肾气热,则骨痿,腰脊不举。"

《杂病心法要诀·卷一·痿病总括》:"五痿皆因肺热生,阳明无病不能成,肺热叶焦皮毛瘁,发为痿躄不能行,心热脉痿胫节纵,肾骨腰脊不能兴,肝筋拘挛失所养,脾肉不仁燥渴频。

[注]五痿,心、肝、脾、肺、肾之痿也。痿属燥病,故皆因肺热而生也,阳明者,五脏六腑之海,主润宗筋。阳明无病,则宗筋润、能束骨而利机关,虽有肺热不能成痿也。肺热叶焦,阳明虚弱,津液不化,筋骨失养,皮毛瘁痿,发为痿躄不能行也。因而心气热为脉痿,则胫节纵而不任地,肺兼心病也。因而肾气热为骨痿,则腰脊不能兴举,肺兼肾病也。因而肝气热为筋痿,则筋失所养,拘挛不伸,肺兼肝病也。因而脾气热为肉痿,则胃燥而渴,肌肉不仁,肺兼脾病也。"

《素问悬解·卷五·病论·痿论》:"黄帝问曰:五脏使人痿,何也?岐伯对曰:肺主身之皮毛,心主身之血脉,肝主身之筋膜,脾主身之肌肉,肾主身之骨髓,故肺热叶焦,则皮毛虚弱急薄,着则生痿躄也。

肺主气而化津,皮毛、血脉、筋膜、肌肉、骨髓分主于五脏,而皆肺气肺津之所充灌也。故肺热叶焦,不能滋润皮毛,则皮毛虚弱急薄,由皮毛而内,推之筋脉骨肉,皆失荣养,着于何处,则生痿躄之疾也。

心气热则下脉厥而上,上则下脉虚,虚则生脉痿,枢折,胫纵而不任地也。心气热则君火上炎,下脉厥逆而上,上则下脉阳虚,虚则生脉痿之疾。脉痿则枢纽断折,足胫纵缓,而不能任地也。

肝气热则胆泄口苦,筋膜干,筋膜干则筋急而挛,发为筋痿。肝胆表里,肝气热则相火上炎,胆泄口苦,筋膜枯干,干则筋膜急挛,发为筋痿也。

脾气热则胃干而渴,肌肉不仁,发为肉痿。脾胃表里,脾气热则金土枯燥,胃干而渴(胃从阳明燥金化气),肌肉不仁,发为肉痿也。

肾气热则腰脊不举，骨枯而髓减，发为骨痿。肾脉贯脊，腰者，肾之府也，肾气热则腰脊不举，骨枯而髓减，发为骨痿。

帝曰：何以得之？岐伯曰：肺者，脏之长也、心之盖也，有所失亡，所求不得，则发肺鸣，鸣则肺热叶焦，故曰五脏因肺热叶焦，发为痿躄，此之谓也。

五脏皆受气于肺，肺者，五脏之长，心之华盖也。有所失亡而不存，或有所营求而不得，则心急火炎，气喘而肺鸣，鸣则肺热叶焦，故曰五脏因肺热叶焦，发为痿躄，此之谓也。缘肺金枯燥，不能化气生津，灌溉五脏，是以成痿耳。

悲哀太甚则胞络绝，胞络绝则阳气内动，发则心下崩，数溲血也。故《本病》曰：大经空虚，发为肌痹，传为脉痿。

心为丁火，膀胱为壬水，本相合也，合则膀胱之胞爰有络脉，通于心中，是谓胞络。心主喜，悲哀太甚，伤其心神，丁壬不交，则胞络绝矣。心主脉，脉舍血，血藏于肝，火之热者，木之温气所化，故心火生于肝木。而肝木实生于壬水，水生而化木，是阴升而化阳也。阴升而化阳，故血随木升，行于脉中，而不下泄。胞络既绝，丁壬不交，则木郁而阳陷，故阳气内动。郁动不已，陷冲前窍，在女子则为血崩，在男子则为溺血，是以病发则心下崩决，数溲血也。盖肝者，血之堤防，木陷血积，泄于溺孔，是即河水冲决，堤防崩溃之义也。而崩溃之原，则在心下，以心主脉也，故谓之心下崩。《本病》（古书），营血陷亡，故大经空虚，血亡则肌肉失养，麻痹不仁，经络埋阻，传为脉痿也。

思想无穷，所愿不得，意淫于外，入房太甚，宗筋弛纵，发为筋痿，及为白淫。故《下经》曰：筋痿者，生于肝使内也。

思想无穷，而所愿不得，意思淫泆于外，则相火升泄，阳根不密，加以入房太甚，泄其肾气，水寒木萎，宗筋弛纵，发为筋痿，及为白淫。白淫者，白物淫衍，流溢而下，即男女带浊之疾也。《下经》（古书），肝使内者，色过而肝伤也。

有渐于湿，以水为事，若有所留，居处相湿，肌肉濡渍，痹而不仁，发为肉痿。故《下经》曰：肉痿者，得之湿地也。

渐，习染也，有渐于湿，以水为事，若水有所留，居处湿润，人感其气，传染于身，则肌肉濡渍，痹而不仁，发为肉痿。肉痿者，得之湿地之外淫也。

有所远行劳倦，逢大热而渴，渴则阳气内伐，内伐则热舍于肾，肾者水脏也，今水不胜火，则骨枯而髓虚，故足不任身，发为骨痿。故《下经》曰：骨痿者，生于大热也。

有所远行劳倦，逢大热而燥渴，渴则阳气燔蒸而内伐，内伐则热气舍于肾部，肾者水脏也，其主骨髓，今水不胜火，则骨枯而髓虚，故足软不能任身，发为骨痿。骨痿者，生于大热之内烁也。

帝曰：何以别之？岐伯曰：肺热者，色白而毛败；心热者，色赤而络脉溢；肝热者，色苍而爪枯；脾热者，色黄而肉蠕动；肾热者，色黑而齿槁。

肺主皮毛，其色白，肺热者，色白而毛败。心主脉，其色赤，心热者，色赤而络脉溢，络脉，经脉之浮者也。肝主筋，其色苍，肝热者，色苍而爪枯，爪者，筋之余也。脾主肉，其色黄，脾热者，色黄而肉蠕动，蠕动，虫动貌也。肾主骨，其色黑，肾热者，色黑而齿槁，齿者，骨之余也。"

《杂病源流犀烛·卷三·诸痿源流》："诸痿，热伤血脉病也。盖火热之邪伤及血脉，皆能发为经筋、骨髓、血脉、肌肉、皮毛之痿。然其病之源，则以肺为主，以肺燥居土，主气畏火，而行治节，必金清而后气行，充于一身之筋骨血肉皮毛间，何至于痿。若起居失度，嗜欲无端，饮食非宜，以致火动，热邪乘金，肺先受克，内则叶焦，外则皮毛虚弱，由是而着于筋脉骨肉，则病生痿躄。所以然者，肺为诸脏之长，又为心盖，一切起居嗜欲饮食，皆足伤气，气伤即肺受之而亦伤，且心火上乘肺气虚而受其乘，必金病为喘鸣，金失清肃，火留不去，故肺热叶焦，五脏因肺热自病，气不行，发为痿躄也。乃古人治痿独取阳明者，何也？《经》云：真气与谷气并而充身。又云：阳明为藏府之海，阳明虚，则五藏无所禀，不能行气血濡筋骨利关节，故肢体中随其不得受水谷气处而成痿。又云：冲为十二经之海，主渗灌溪谷，与阳明合于宗筋，而阳明为之长，皆属于带脉络于督脉，阳明虚则宗筋缓，故足痿不用。统观经旨，欲除肺热，必先除阳明之热，而养其阴，调其虚实，和其逆从，斯宗筋润，筋骨束，机关利，而病已也。试举五脏所生痿病言之，《经》曰：肺气热，叶焦，则皮毛虚弱急薄，而行痿躄。盖肺痿者，皮毛痿也；躄者，足弱不能行也（宜犀角桔梗汤）。《经》又曰：心气热则下脉厥而上，上则下脉虚，虚则生脉痿，枢折挈，胫纵而不任地，盖心痿者，脉痿也。下脉指三阴在下之脉。枢折挈者，四肢关节之处，如枢纽之折而不能提挈。胫纵者，纵缓也（宜铁粉丸）。《经》又曰：胆气热，则胆泄口苦，筋膜干，筋膜干则筋纵而挛，发为筋痿。盖肝痿者，筋痿也。胆附于肝，肝热则胆泄，故口苦；筋膜受热则血液于，故拘挛而为筋痿也（宜紫葳汤）。《经》又曰：脾气热，则胃干而渴，肌肉不仁，发为肉痿。盖脾痿者，肉痿也。脾与胃以膜相连，而开窍于口，故脾热则胃干而渴，且精耗而肌肉不仁也（宜二陈汤加人参、黄芪）。《经》又曰：肾气热，则腰脊不举，骨枯而髓减。盖肾痿者，骨痿也。腰者肾之府，腰贯脊主髓，故肾热而见症若此也（宜金刚丸）。此五痿者，必外征之色，肺热色白而毛败，心热色赤而络脉溢，肝热色苍而爪枯，脾热色黄而肉濡，肾热色黑而齿槁，必然之理也。而五痿之外，又有属湿热者（宜加味二妙丸），有属湿痰者（宜二陈汤加二术、黄柏、竹沥、姜法），有属血虚者（宜四物汤、二妙丸合用），有属气虚者（宜四君子汤、二妙丸合用，再加当归、地黄、龟板、虎骨），有属食积者（宜木香槟榔丸），有属死血者（宜归梢汤），有属脾气太过者必四肢不举（宜大承气汤下之），有属土气不及者亦四肢不举（宜四君子汤加当归），有热而痿厥者（宜虎潜丸），有痿发于夏者，即俗名疰夏，另详疰夏条（宜清暑益气汤）。以上十症，皆痿之属，非可混治也。昔东垣治痿，总以黄柏为君，黄芪为佐，而无一定之方，随其症之为痰、为湿、为热、为寒、为气、为血，各加增药味，活泼制方，其真善于治痿者乎。然必其人能休息精神，淡泊滋味，尤是顶门一针。"

1. 肝（筋痿）

《三因极一病证方论·卷之九·五痿证例》："病者肝热，口苦，筋膜干，筋急而挛，其色苍而爪枯，名曰筋痿。由思想无穷，所愿不得，意淫于外，入房太甚，宗筋弛纵，及为白淫。故《下经》曰：筋痿者，生于肝，使内也。"

《医方考·卷五·痿痹门第四十五·龙胆泻肝汤》："肝主筋膜，筋膜干则燥而挛，挛急则手足不用，故曰筋痿。"

《辨证录·卷之六·痿证门》："大怒之后，两胁胀满，胸间两旁时常作痛，遂至饮食不思，口渴索饮，久则两腿酸痛，后则遍身亦痛，或痛在两臂之间，或痛在十指之际，痛来时可卧而不可行，足软筋麻，不可行动，人以为痰火之作祟也，谁知是肝经之痿症乎。夫肝经之痿，阳明之火助之也。当其大怒时，损伤肝气，则肝木必燥，木中之火无以自存，必来克脾胃之土。脾阴不受，而胃独受之，胃初自强，不服其克，两相战克，而胸胁所以作痛。后则胃土不敌肝木之旺，乃畏之而不敢斗，亦归附于肝，久之而饮食少用，则不化津液以生肾水，肾无水以养肝，而肝气无非火气，胃亦出其火，以增肝火之焰，肝火之性动，遂往来于经络之内而作痛。倘更加色欲，则精泄之后，无水制火，自然足软筋麻，呻吟于卧榻之上，而不可行动也。"

2. 心（脉痿）

《三因极一病证方论·卷之九·五痿证例》："病者心下热，膝腕枢纽如折去而不相提挈，胫筋纵缓，不能任其地，其色赤而络脉溢，名曰脉痿。由悲哀太甚，阳气内动，数溲血。故'本病论'曰：大经空虚，发为肌痹，传为脉痿。"

《医方考·卷五·痿痹门第四十五·三补丸》："胫纵不任地者，脉溢于上则下脉空虚而痿弱，故胫纵而不任地也。脉空而痿，故曰脉痿。"

3. 脾（肉痿）

《三因极一病证方论·卷之九·五痿证例》："病者脾热，胃干而渴，肌肉不仁。其色黄而肉蠕动，名曰肉痿。由渐于湿地，以水为事，居处下泽，濡渍痹而不仁。故《下经》曰：肉痿者，得之湿地也。"

《察病指南·卷下·五脏虚实外候》："脾实则腹胀，大便不利，足痿不收，行善瘛，脚下痛，身重苦饥，宜泻之。"

4. 肺（皮痿、痿躄）

《三因极一病证方论·卷之九·五痿证例》："病者肺热，皮虚弱薄著，足痿躄，其色白而毛败，名曰皮痿，由肺热叶焦使然也。肺为五脏长，有所失亡，所求不得，则发肺鸣，肺鸣则肺叶焦。论曰：五脏因肺热焦，发为痿躄。"

《医方考·卷五·痿痹门第四十五·肺热汤》："痿，犹萎也。痿躄者，手足不用之义。肺鸣者，火来乘金，不得其平而自鸣，今之喘急是也。叶焦者，火盛金衰，故叶焦也。色白者，肺病而色自见也。毛败者，肺主皮毛，病故折败也。发为痿躄者,肺主气,气者万物之父,肺者五脏之天,所以出纳天地冲和之气,而百骸资始者也。肺病则百骸失其天,而无以资始矣,故令人手足痿躄。脉来短者,肺之真脏脉也。脉来数者,火来乘金也。斯证也,持于冬,死于夏,十有九危。"

5. 肾(骨痿)

《三因极一病证方论·卷之九·五痿证例》:"病者肾热,腰脊不举,骨枯而髓减,其色黑而齿槁,名曰骨痿。因有所远行劳倦,遇大热而渴,阳气内乏,热舍于肾,致水不胜火,则骨枯而髓虚。故《下经》曰:骨痿者,生于大热也。"

《医方考·卷五·痿痹门第四十五·六味地黄丸如黄柏知母方》:"肾者水脏,无水则火独治,故令肾热。肾主督脉,督脉者,行于脊里,肾坏则督脉虚,故令腰脊不举。骨枯髓减者,枯涸之极也。肾主骨,故曰骨痿。"

《辨证录·卷之六·痿证门》:"素常贪色,加之行役劳瘁,伤骨动火,复又行房鼓勇大战,遂至两足痿弱,立则腿颤,行则膝痛,卧床不起,然颇能健饭易消,人以为食消之症也,谁知是肾火之盛,引动胃火以成肾痿乎。盖胃为肾之关,胃之开阖肾司之也。肾火直冲于胃,而胃之关门曷敢阻之,且同群助势,以听肾火之上炎矣。况肾火乃龙雷之火也,胃中之火,其性亦喜炎上,二火相因而起,销铄肾水,有立尽之势。幸肾火盛,而胃火尚未大旺,故但助肾以消食,不至发汗以亡阳。且饮食易消,犹有水谷以养其阴,虽不能充满于骨中,亦可以少滋于肾内,故但成痿而不至于死亡也。"

(四)辨上下

痿证其病或在上,或在下,其病位当辨。

《史载之方·卷下·为医总论》:"脚膝痿软,行步无力,腰胯沉重,如此之类,病在下也。"

《察病指南·卷下·论病之本》:"诸痿喘呕,其本在上。"

(五)辨寒热

痿证其病或属寒或属热,其病性要辨。

《古今医统大全·卷之九十九·养生余录(上)·总论养生篇》:"蹶者,逆寒疾也,痿躄不能行,此阴阳不适之患也。"

(六)辨虚实

痿证其病或属虚或属实,其证须辨。

《周慎斋遗书·卷八·痿》:"痿有风、痿之别。痛则为风,不痛则为痿。盖痛为实,不痛为虚。人之血气实,而风寒客于经络之间,则邪正交攻而痛作矣;虚弱则痰火起于手足之内,而正不胜邪,痿痹作矣。一散邪,一补虚,治法不同,慎之慎之!"

《证治汇补·卷之七·腰膝门·痿躄》:"痿症总辨:痿与柔风脚气相似,但彼因邪实而痛,痿属内虚而不痛。(《三因方》)其痿症亦有作痛者,必挟火、挟痰、挟湿、挟瘀而起,切不可混同风治。"

1. 虚证

虚证可分为气、血、阴、阳之不同,须辨之。

《医学纲目·卷之五阴阳脏腑部·治发热》:"骨痿肉烁,筋缓血枯,皮聚毛落,阴不足而有热疾,是谓虚热。"

《证治汇补·卷之七·腰膝门·痿躄》:"气虚痿:气虚痿者,因饥饿劳倦,胃气一虚,肺气先绝,百骸溪谷,皆失所养。故宗筋弛纵,骨节空虚。凡人病后手足痿弱者,皆属气虚。所谓脾既病,不能为胃行其津液,四肢不得禀水谷气而不用也。宜补中益气。"

"血虚痿:血虚痿者,凡产后失血后,面色痿黄,手足无力,不能行动者也,宜滋养荣血。然血生于脾,往往用养血药,而痿如故者,脾虚不能生血也。能补其脾,则血自旺,而痿自愈矣。"

"阴虚痿:阴虚痿者,酒色过度。下焦肝肾之火,燔灼筋骨,自觉两足极热,上冲腿膝,酸弱痿软,行步艰难,不能久立。脉来涩弱,或左脉虽大,按之无力。宜峻补精血,以扶肝肾。"

"痢后痿:痢后脚软胫疼,或膝肿者,此下多亡阴所致,宜补脾兼升举之剂。若作风治,则反燥其阴而痿难愈。间有痢后兜涩太早,积瘀不清,下注隧道经络而成痿者,此又当行气逐瘀,与前症迥异矣。"

《杂病源流犀烛·卷二十九·腿股膝膑踝足病源流》:"痿者,手足痿弱,不能运动,足为尤甚,五脏虽各有痿,由于下焦虚冷,以致脚膝无力,阳事不行者实多。"

2. 实证

实证可分为血瘀、食积之不同,须析之。

《证治汇补·卷之七·腰膝门·痿躄》:"血瘀痿:血瘀痿者,产后恶露未尽,流于腰膝,或跌扑损伤,积血不消,四肢痛而不能运动,致脉涩而芤者。宜养血行瘀。"

"食积痿：食积痿者，饮食太过，妨碍道路，升降失常，脾气不得运于四肢，手足软弱，或腹膨胀痛，或恶心嗳气，右手脉洪弦滑者，宜运脾消导，从食积治。俟食消积化，然后补脾。"

二、辨色脉

辨色脉包括形色辨证、寸口辨证、痿证主脉等方面。辨色脉包括了望诊以及脉诊的内容，对于病证的诊断具有重要的意义。

1. 形色辨证

形色辨证即通过中医望诊收集人的神、色、形、态、舌象、络脉、皮肤、五官九窍等情况来辨别痿证的虚实寒热情况。

《备急千金要方·卷十二·胆腑方·吐血第六》："胸中瘀血楂满，胁膈痛不能久立，膝痿寒。"

《丹溪心法·十二经见证·足少阴肾经见证》："足痿厥，脐下气逆，小腹急痛，泄，下肿，足胻寒而逆，肠癖，阴下湿，四指正黑。"

《四诊抉微·卷之一·望诊·黄色主病吉凶诀》："张三锡曰：黄白无泽，脾肺气虚；淡黄脾胃伤，四肢痿弱腹胀。准头、印堂、年寿，有黄气明润者，病退；及目睑黄，皆为欲愈。若黄而白，黄而红，相生则吉；若黄而青，相克则凶。长夏见黄则吉，若黄青则凶也。"

《四诊抉微·卷之一·望诊·察目部》："《汇辨》云：目赤色者，其病在心，色淡红者，心经虚热；白，病在肺；青，病在肝；黄，病在脾；黑，病在肾。黄而难名，病在胸中；白睛黄淡，肺伤泄痢；黄而且浊，或如烟熏，湿甚黄疸；黄如橘明，则为热多；黄兼青紫，脉来必芤，血瘀胸中。眼黑颊赤，乃系热痰；眼胞上下，有如烟煤，亦为痰病；眼黑步艰，呻吟不已，痰已入骨，遍体痠疼；眼黑而黄，四肢痿痹，聚沫风痰，随在皆有。"

2. 寸口脉诊

《黄帝内经灵枢·邪气藏府病形》："肺脉急甚为癫疾；微急为肺寒热，怠惰，咳唾血，引腰背胸，若鼻息肉不通。缓甚为多汗；微缓为痿瘘，偏风，头以下汗出不可止……

脾脉急甚为瘛疭；微急为膈中，食饮入而还出，后沃沫。缓甚为痿厥；微缓为风痿，四肢不用，心慧然若无病。"

《诸病源候论·风病诸候·风身体手足不随候》："诊脾脉缓者，为风痿，四肢不用。又心脉、肾脉俱至，则难以言，九窍不通，四肢不举。肾脉来多，即死也。"

《备急千金要方·卷十五 脾脏方·脾脏脉论第一》："脾脉急甚为瘛疭，微急为膈中满，食饮入而还出，后沃沫，缓甚为痿厥，微缓为风痿。"

《三因极一病证方论·卷之一·脉偶名状》："弱者，按之欲绝，轻软无力。与人迎相应，则风湿缓纵；与气口相应，则筋绝痿弛。"

《察病指南·卷中·辨七表八里九道七死脉·八里脉》："弱脉，指下寻之如烂。轻手乃得，重手稍无，极软而弱细，按之欲绝指下，故名曰弱也。（主虚而筋痿及风气）左手关上脉弱，主筋痿弱；微而浮散，主目暗生花，妇人产后客风面肿，弱而虚，为风热。（此风虚而客热）"

《外科精义·卷上·论三部脉所主证候》："尺主下焦，腰肾膝胫足中事也。尺脉浮者，风热小便难也；沉者，腰背痛而肾气不足；数者，脐下热痛，小便赤色而恶寒也；迟者，下焦寒而阴虚也；紧者，脐下小腹急痛也；缓者，脚弱下肿而痿痹也。"

《医学正传·卷之四·痿证》："脉法：《脉经》曰：肺痿脉必浮而弱，其人欲咳不得咳，咳则出干沫，久久则小便不利。寸口脉不出，反为发汗，阳脉早索，阴脉不涩，三焦踟蹰，入而不出，阴脉不涩，身体反冷，其内反烦，多吐唇燥，小便反难，此为肺痿。伤于津液，便如烂瓜，亦如豚脑，但因误发汗故也。"

《古今医统大全·卷之二·内经要旨（下）·脉候篇第五》："躁，烦躁也。尺热，尺分皮肤热，是为病瘟。尺不热而滑为风，涩为血少，故病痿痹。是为数脉也。"

《古今医统大全·卷之四·内经脉候·二十六脉主病》："细脉为不足之证，为元气虚，为濡泻，为脱精，为骨痿寒湿。"

《古今医统大全·卷之四·内经脉候·统属诊法候病》："缓为风热，肤顽痿痹。""尺逢浮缓足痿。""左关弱兮筋痿。"

《古今医统大全·卷之四·内经脉候·脉证相反》："喘急细微，痿痹紧急。"

《濒湖脉学·虚（阴）》："脉虚身热为伤暑……骨蒸痿痹伤精血，却在神门两部居。"

《濒湖脉学·缓（阴）》："缓脉营衰卫有余，或风或湿或脾虚。上为项强下痿痹,分别浮沉大小区。"

《濒湖脉学·弱(阴)》:"弱脉阴虚阳气衰,恶寒发热骨筋痿。"

《类经·六卷·脉色类·脏脉六变病刺不同》:"脾脉急甚为瘈疭;微急为膈中,食饮入而还出,后沃沫。脾脉急甚,木乘土也,脾主支体而风气客之,故为瘈疭。若其微急,亦为肝邪侮脾,则脾不能运而膈食还出,土不制水而复多涎沫也。缓甚为痿厥;微缓为风痿,四肢不用,心慧然若无病(脾脉宜缓,而缓甚则热,脾主肌肉四肢,故脾热则为肉痿及为厥逆。若微缓而为风痿四肢不用者,以土弱则生风也。痿弱在经而脏无恙,故心慧然若无病)。"

《四诊抉微·卷之六·切诊二十九道脉析脉体象主病·虚(阴)》:"分部诗:血不荣心寸口虚,关中腹胀食难舒,骨蒸痿痹伤精血,却在神门(尺部也)两部居。《经》曰:血虚脉虚,曰气来虚微为不及。病在内,曰久病脉虚者死。

分部主病:左寸虚者,心亏惊悸。虚在左关,血不营筋;左尺得虚,腰膝痿痹。"

《四诊抉微·卷之七·切诊·细(阴)》:"滑伯仁曰:细者,盖血冷气虚,不足以充故也。为内外俱冷、痿弱洞泄,为忧劳过度,为伤湿,为积,为痛,在内及下。"

《四诊抉微·卷之七·切诊·濡(阴)》:"张路玉曰:濡为胃气不充之象。故内伤虚劳、泄泻少食、自汗喘乏、精伤痿弱之人,脉虽濡软乏力,犹堪峻补峻温,不似阴虚脱血,纯见细数弦强,欲求濡弱,绝不可得也。"

《四诊抉微·卷之七·切诊·弱(阴)》:"滑伯仁曰:精气不足,故脉痿弱而不振,为痼冷、为烘热、为虚汗。

方谷曰:为痿痹,为厥逆,为血虚,为气少及力乏,为伤精及损血,为耳闭,为眩晕。"

《四诊抉微·卷之七·切诊·缓(阴)》:"主病诗:缓脉营衰卫有余,或风或湿或脾虚。上为项强下痿痹,分别浮沉大小区。

分部主病:汪滑合曰……尺逢浮缓,足痿。"

《四诊抉微·卷之七·切诊·结(阴)》:"分部主病:左寸结者,心寒疼痛;结在左关,疝瘕必现;左尺得结,痿躄之疴。"

《杂病源流犀烛·卷首上·脉象统类》:"尺骨蒸、痿痹、精血亏损。""凡脉细,为元气不足,乏力,无精,内外俱冷,痿弱,洞泄,为积,为痛。""凡脉弱,为痼冷,为烘热,为泄精,为虚汗,为元气亏耗,为痿弱不前。"

《杂病源流犀烛·卷首下·诸脉主病诗》:"怔忡惊悸寸常虚,血不荣心奈若何,腹胀诊关(食不化)尺痹痿,损伤精血骨蒸俱。"

3. 痿症主脉

痿者,痿弱不用之意也。不用则痿,故痿证之脉多有缓、虚、沉等;若兼见湿热之邪,亦可见到滑、数等脉。

《华氏中藏经·卷上·论脾脏虚实寒热生死逆顺脉证之法第二十六》:"脉缓盛则痿厥,微缓则风痿。"

《诸病源候论·虚劳病诸候上·虚劳风痿》:"诊其脉,尺中虚小者,是胫寒痿痹也。"

《备急千金要方·卷十九·肾脏方·肾脏脉论第一》:"肾脉急甚,为骨痿癫疾……微滑为骨痿,坐不能起,目无所见,视见黑花。"

《备急千金要方·卷二十八·脉法·三关主对法第六》:"尺脉虚小,足胫寒,痿痹脚疼。"

《外台秘要·卷第十四·风身体手足不随方二首》:"脾脉缓者,为风痿,四肢不用。"

《太平圣惠方·卷第一·平尺脉法》:"尺脉牢小者,足胫寒痿痹。"

《明医指掌·卷七·痿证五》:"脉:痿因肺燥,脉多浮弱。寸口若沉,发汗则错。足痛或软,专审于尺,滑疾而缓,或沉而弱。"

《脉症治方·卷之二·燥门·痿症》:"脉:脉浮洪,缓滑,右寸浮大而涩,浮缓为虚,洪大为热,滑则多痰涩而少血。"

《症因脉治·卷三·痿症论·外感痿症》:"燥热痿软之脉:洪大数疾,燥火加临。右脉洪数,燥伤气分。左脉洪数,燥伤于血。"

"风湿痿软之脉:浮缓主风,浮濡主湿。浮缓而濡,乃是风湿。若见浮紧,乃是寒湿。若见浮数,风热而湿。洪数而浮,风湿在表;洪数而沉,风湿在里。"

"湿热痿软之脉:浮濡沉数,濡主乎湿,数主乎热,浮濡主表,沉数主里,浮沉皆数,表里皆热。"

《症因脉治·卷三·痿症论·内伤痿症》:"心

热痿软之脉：脉多洪数，左寸尤甚。肝脉上朝，木火通明。两尺躁疾，水衰火旺。"

"肝热痿软之脉：左关沉涩，肝胆郁结。或见沉数，肝胆里热。左寸洪数，木火通明。左尺洪数，木燥水竭。"

"脾热痿软之脉：六脉濡滞，湿气所伤，若见洪数，乃是湿热。右关主脾，脉弦乃病。弦而大数，脾胃有热。"

"肾热痿软之脉：尺脉大而虚，肾气不足。尺脉搏而急，肾经火发。尺脉细而疾，肾水干竭。"

《杂病源流犀烛·卷三·诸痿源流》："脉法：《内经》曰：脾脉缓甚为痿厥。《脉经》曰：诊人痿躄，其脉虚者生，紧急疾者死。《脉诀》曰：尺脉虚弱，缓涩而紧，病为足痛，或是痿病。子和曰：痿脉多浮而大。"

三、辨吉凶

痿证之吉凶转归在于通过色脉以及病位的深浅、疾病的转归辨别痹证的吉凶，对于辨别痿证的预后具有重要意义。

《华氏中藏经·卷上·生死要论第十三》："不病而暴痿缓者，死。"

《八十一难经·十四难》："损脉之为病奈何……五损损于骨，骨痿不能起于床。反此者，至于收病也。从上下者，骨痿不能起于床者，死；从下上者，皮聚而毛落者，死。"

《备急千金要方·卷二十八·脉法·诊百病死生要诀第十五》："诊人被风不仁痿蹶，其脉虚者，生（《巢氏病源》云：虚数者，生）；坚急疾者，死。"

《古今医统大全·卷之八·中风门·病机》："诸筋挛易愈，诸筋痿难复。此皆燥之微甚也。"

《医学纲目·卷之二阴阳脏腑部·诊生死》："足太阴气绝者，则脉不荣肌肉。唇舌者，肌肉之本也。脉不荣则肌肉软，肌肉软则舌痿，人中满，人中满则唇反，唇反者肉先死。"

《证治汇补·卷之七·腰膝门·痿躄》："死候：骨痿久卧，不能起于床者死。"

【论治法】

一、概论

痿证的治疗，虚证以扶正补虚为主：气血亏虚者，宜补气养血；脾胃虚弱者，宜益气健脾；阴虚挟火者，宜滋阴降火；肝肾亏虚者，宜补益肝肾。实证宜祛邪和络：瘀阻脉络者，宜活血行瘀；湿热浸淫者，宜清热燥湿，或清热利湿；燥热伤津者，宜清热润燥；脾湿挟痰者，宜燥脾行痰。虚实兼夹者，又当兼顾之。

《黄帝内经》提出"治痿独取阳明"的治则，重视调治脾胃。痿病不可妄用风药，这是另一治痿原则，因治风之剂，皆发散风邪、开通腠理之药，若误用之，阴血愈燥，酿成坏病。

《黄帝内经素问·痿论》："帝曰：如夫子言可矣，论言治痿者独取阳明，何也？岐伯曰：阳明者，五藏六府之海，主润宗筋，宗筋主束骨而利机关也。冲脉者，经脉之海也，主渗灌溪谷，与阳明合于宗筋，阴阳揔宗筋之会，会于气街，而阳明为之长，皆属于带脉，而络于督脉。故阳明虚，则宗筋纵，带脉不引，故足痿不用也。帝曰：治之奈何？岐伯曰：各补其荥，而通其俞，调其虚实，和其逆顺；筋脉骨肉，各以其时受月，则病已矣。帝曰：善。"

《儒门事亲·卷一·指风痹痿厥近世差玄说二》："余尝用汗、下、吐三法，治风痹痿厥，以其得效者众，其敢诬于后人乎！"

《仁斋直指方论·卷之四·附痿证·痿证方论》："泻南方，则肺经清而东方不实，何脾伤之有？补北方，则心火降而西方不虚，何肺热之有？故阳明实，则宗筋润，能束骨而利机关矣。治痿之法，无出于此。骆隆吉亦曰：风火既炽，当滋肾水。东垣先生取黄柏为君，黄芪等补药之辅佐，以治诸痿而无一定之方。有兼痰积者，有湿多者，有热多者，有湿热相半者，有挟气者，临病制方，其善于治痿者乎！虽然药中肯綮矣，若将理失宜，圣医不治也。天产作阳，厚味发热，先哲格言，但是患痿之人，若不淡薄食味，吾知其必不能安全也。"

《医学正传·卷之一·医学或问》："惟痿痹属血虚，麻痹属气虚，与瘫痪治法大同而小异焉。学者宜加详察，毋蹈乎实实虚虚之覆辙云。"

《丹溪心法·卷四·痿五十六》："痿证断不可作风治，而用风药。有湿热、湿痰、气虚、血虚、瘀血。湿热，东垣健步丸，加燥湿降阴火苍术、黄芩、黄柏、牛膝之类；湿痰，二陈汤加苍术、白术、黄芩、黄柏、竹沥、姜汁；气虚，四君子汤加黄芩、黄柏、苍术之类；血虚，四物汤加黄柏、苍术，煎送补阴丸；亦有食积死血妨碍不得下降者，大率属热，用参术四物汤、黄柏之类。"

《古今医统大全·卷之十一·痿证门·治法》："痿因血少气虚，火盛克金，肺叶燥枯，宗筋不润，肝木乘胜，脾土受伤，饮食少，四肢倦，为精血虚耗，故筋骨痿而不用。治宜润燥、养血、滋阴。"

《周慎斋遗书·卷八·痿》："痿有风、痿之别，痛则为风，不痛则为痿。盖痛为实，不痛为虚。人之血气实，而风寒客于经络之间，则邪正交攻而痛作矣；虚弱则痰火起于手足之内，而正不胜邪，痿痹作矣。一散邪，一补虚，治法不同，慎之慎之！腰以下脚膝酸软无力，多属湿热。若大便燥结，四物汤加苍术、黄柏、虎骨、龟板、汉防己之属；脾胃虚，四君子汤加上前药，腹胀用苍术煮白术入药内，或参苓白术散加减亦可；骨髓中热，加知母、杜仲、牛膝，知母、杜仲补脾阴之不足而走骨，得牛膝引退骨髓中邪热，助诸药成功。"

《简明医彀·卷之三·痿证》："《经》曰：肺主身之皮毛；心主身之血脉；肝主身之筋膜；脾主身之肌肉；肾主身之骨髓。故肺热叶焦，则皮毛虚弱急薄，著则生痿躄也。盖痿之始，必因纵欲伤精，肾水虚败，不能制火，火克肺金，致肺热叶焦也。又曰：治痿独取阳明。阳明者，五脏六腑之海，主润宗筋，宗筋能束骨而利机关。阳明热，宗筋失养，故足痿。水竭火盈，必兼唇燥，小便涩，虽遗如豚膏、浆糊之状，脉浮大洪数。宜壮水制火，补气血，健筋骨。足常热者，火起涌泉穴，防痿证。"

《证治汇补·卷之七·腰膝门·痿躄》："治痿独取阳明，因阳明经为水谷之海，主化津液，变气血，以渗灌溪谷，而润筋脉者也。况阳明之经，合于宗筋，会于气街，属于带脉，而络于督脉，故阳明虚则五脏无所禀，不能行血气，濡筋骨，利关节，则宗筋弛纵，带脉不引而为痿。故古人治痿，首重阳明，此为气虚者立法也，其专重肾肝，因肾主骨而藏精，肝主筋而藏血，故肾肝虚，则精血竭，精血竭，则内火消烁筋骨为痿，治当补养肾肝。此为阴虚者立法也。善治者辨其孰为气虚，孰为阴虚，合宜用之。至于七情六欲，所挟多端，或行痰瘀，或清湿热，泻实补虚，是在神而明之。"

"鹤膝风乃调摄失宜，亏损足三阴经，风邪乘虚而入，以致肌肉日瘦，内热食减，肢体挛痛，久则膝大而腿细。若伤于脾胃者，补中益气汤为主；伤于肝肾者，六味地黄汤为主；若欲作脓或溃后，十全大补汤为主，皆佐以大防风汤。初起须用葱熨，可以内消。若见症口干头晕，并用补中益气汤；饮食少，胸膨胀，大便泄，并用六君子汤；热来复去，有时而动，脓水清稀，肌肉不生，并用八珍十全大补汤；脐腹冷疼，脚膝无力，头晕吐痰，小便频数，并用八味丸。（立斋）"

《杂病心法要诀·卷一·痿病治法》："[注]痿属燥病，因何而用治湿热苦燥之药？盖遵《内经》之治法，独取于阳明胃也。故胃家无病，虽有肺热，惟病肺而不病痿也。是知病痿者，胃家必有故也，或湿热、或积热、或湿痰，不论新久，若胃壮能食，当先审证攻之。胃有湿痰，用控涎丹攻之；有湿热者，用小胃丹攻之；有积热者，用三承气汤攻之。此治胃壮能食之法也。若胃弱饮食减少，气血津液不足，当先以补养脾胃为主。其有久病留连，诸虚燥热，或攻下之后调理，当审证治之，始收全功也。"

《临证指南医案·卷七·痿》："故先生治痿，无一定之法，用方无独执之见。如冲任虚寒而成痿者，通阳摄阴，兼实奇脉为主；湿热沉着下焦而成痿者，用苦辛寒燥为主；肾阳奇脉兼虚者，用通纳八脉，收拾散越之阴阳为主；如下焦阴虚，及肝肾虚而成痿者，用河间饮子虎潜诸法，填纳下焦，和肝熄风为主；阳明脉空，厥阴风动而成痿者，用通摄为主；肝肾虚而兼湿热，及湿热蒸灼筋骨，而成痿者，益下佐以温通脉络，兼清热利湿为主；胃虚窒塞，筋骨不利而成痿者，用流通胃气，及通利小肠火腑为主；胃肾阳督皆虚者，两固中下为主；阳明虚，营络热及内风动而成痿者，以清营热熄内风为主；肺热叶焦而成痿者，用甘寒清上热为主；邪风入络而成痿者，以解毒宣行为主；精血内夺，奇脉少气而成痿者，以填补精髓为主。先生立法精详，真可垂诸不朽矣。（邹滋九）"

《王九峰医案（二）·中卷·痿躄》："痿躄大症，以《经》旨治痿躄独取阳明。盖阳明主润宗筋，束骨而利机关也。当先理脾胃，佐清痰气。"

《医述·卷十二·杂证汇参·痿》："痿证之义，《内经》言之详矣。观所列五脏之证，皆言为热。而五脏之证又总于肺热叶焦，以致金燥水亏，乃成痿证。如丹溪之论治，诚得之矣。然细察经文,又曰:悲哀太甚,则包络绝,传为脉痿;思想无穷,所顾不得,发为筋痿;有渐于湿,以水为事,发为肉痿之类,则又非尽为火证。此其有余不尽之意,犹有可知。故因此而生火者有之,因此而败伤元气者亦有之。元气败伤,则精虚不能灌溉,血虚不能荣养者,亦不少矣。若概从火论,则恐真阳亏败,及土衰水涸者,有不能堪。故当酌寒热之深浅,审虚实之缓急,以施治疗,庶得治痿之全矣。(《景岳全书》)"

"肺金体燥而居上主气,畏火者也;脾土性湿而居中主四肢,畏木者也。火性炎上,若嗜欲无节,则水失所养,火寡于畏而侮所胜,肺得火邪而热矣。木性刚急,肺受火热,则金失所养,木寡于畏而侮所胜,脾得木邪而伤矣。肺热则不能管摄一身,脾伤则四肢不能为用,而诸痿作矣。泻南方,则肺金清而东方不实,何脾伤之有?补北方,则心火降而西方不虚,何肺热之有?阳明实则宗筋润,能束骨而利机关矣。治痿之法,无出于此。痿证无寒,不可用热药,以灼其阴。痿属湿热,不可作风治,以风药多燥,而血更伤。当以清金、补精、养血为主。(朱丹溪)"

"林氏曰:《内经》皮、肉、筋、骨、脉五痿,既分属五脏,然则独取阳明,只可治脾、肺、皮、肉之痿。若肝之筋痿,心之脉痿,肾之骨痿,受病不同,岂可仅取阳明而已乎?故治筋痿宜养其肝,脉痿宜益其心,骨痿宜滋其肾,未可执一而论。《经》云:各补其营而通其俞,调其虚实云云。可见治痿之法,不专于阳明也。(《赤水玄珠》)"

"《经》云:肺热叶焦则生痿躄。又云:治痿独取阳明,以及脉痿、筋痿、肉痿、骨痿之论,可谓详审精密矣。夫痿之旨,不外肝、肾、肺、胃四经之证。盖肝主筋,肝伤则四肢不用,而筋骨拘挛。肾藏精,精血相生,精虚则不能灌溉诸末,血虚则不能荣养筋骨。肺主气,肺虚则高源化绝,水涸则不能濡润筋骨。阳明为宗筋之长,阳明虚则宗筋纵,不能束筋骨以利机关,此不能步履,痿弱攀缩之证作矣。治痿无一定之法,用方无独执之见。如冲、任虚寒而成痿者,用通阳摄阴兼实奇脉为主。湿热沉着下焦而成痿者,用苦辛寒燥为主。肾阳、奇脉兼虚而成痿者,用通纳八脉,收拾散越之阴阳。下焦阴虚及肝肾虚而成痿者,用河间饮子、虎潜诸法,填纳下焦,和肝熄风。阳明脉空,厥阴风动而成痿者,用通摄为主。肝肾虚,兼湿热蒸灼筋骨而成痿者,益下佐以流通脉络,兼清热利湿。胃虚窒塞,筋骨不利而成痿者,流通胃气,及通利小肠火腑。胃阳、肾督皆虚而成痿者,治以两固中、下。阳明虚,营络热,及内风动而成痿者,治以清营热、熄内风。肺热叶焦而成痿者,治以甘寒清上热。邪风入络而成痿者,治以解毒宣行。精血内夺,奇脉少气而成痿者,治以填补精髓。(《临证指南》)"

《血证论·卷六·痿废》:"痿者,足废不能行之谓。分五痿治之。心气热则脉痿,筋纵而不任地,天王补心丹加丹皮治之。肝气热为筋痿,则筋急而挛,四物汤加羚羊角、续断、山茱萸、黄柏、地骨皮治之。脾气热为肉痿,胃干而渴,肌肉不仁,四物汤加人参、山药、黄芩、黄柏、泽泻、云苓治之。肾气热则骨痿,腰脊不举,地黄汤及大补阴丸治之。肺气热则津痿,不能灌溉于足,疲乏不行,清燥救肺汤治之。以上治法,虽分五脏,而总系阴虚热灼,筋骨不用之所致。欲热之退,莫如滋阴。欲阴之生,莫如独取阳明。阳明者,五脏六腑之海,主润宗筋,宗筋主束骨而利机关,阳明虚则宗筋纵,带脉不引,故足痿不用也,宜琼玉膏加玉竹、煅石膏、石斛、花粉、珍珠竹茹治之,玉女煎加犀角亦治之。然痿废之原,虽主在于胃,而其病之发见,则在于筋骨,凡虎骨、龟板、鹿筋、猪脊髓、牛骨髓、狗脊、骨碎补、牛膝、苡仁、枸杞子、菟丝子、续断,皆可加入,以为向导。"

二、内服疗法

1. 补气养血

《古今医统大全·卷之四十·痿证门·治法》:"丹溪曰:痿证切不可用发散之剂。痿为气血虚,主于补养。补其气以实脾土,则四肢运用,而筋有所滋则肺清;养其血以润燥,则宗筋束骨而利机关,何痿病之有?"

《景岳全书·卷之十一从集·杂证谟·非风》:"凡非风口眼歪斜,半身不遂,及四肢无力,掉摇拘挛之属,皆筋骨之病也。夫肝主筋,肾主骨,肝藏血,肾藏精。精血亏损,不能滋养百骸,故筋有缓急之病,骨有痿弱之病,总由精血败伤而然。即如树木之衰,一枝津液不到,即一枝枯槁,人之偏废亦犹是也。《经》曰:足得血而能步,掌得血而能握。今其偏废如此，岂非血气衰败之故乎？临川陈先生曰：医风先医血，血行风自灭。盖谓肝邪之见，本由肝血之虚，肝血虚则燥气乘之，而木从金化，风必随之，故治此者，只当养血以除燥，则真阴复而假风自散矣。若用风药，则风能胜湿，血必愈燥，大非宜也。"

《医门法律·卷三·中风门·风门杂法七条》："鹤膝风者，即风寒湿之痹于膝者也。如膝骨日大，上下肌肉日枯细者，且未可治其膝，先养血气，俾肌肉渐荣，后治其膝可也，此与治左右半身偏枯之证大同。夫既偏枯矣，急溉其未枯者，然后既枯者，得以通气而复荣。倘不知从气引血，从血引气之法，但用麻黄、防风等散风之套药，鲜有不全枯而速死者。故治鹤膝风而亟攻其痹，必并其足痿而不用矣。比而论之，其治法不益明乎。"

《证治汇补·卷之七·腰膝门·痿躄》："血虚痿者，凡产后失血后，面色痿黄，手足无力，不能行动者也，宜滋养荣血。"

2. 益气健脾

《景岳全书·卷之十七理集·杂证谟·饮食门》："大抵脾胃虚弱，阳气不能生长，是春夏之令不行，五脏之气不生。脾病则下流乘肾，土克水，则骨乏无力，是为骨痿，令人骨髓空虚，足不能履地，是阴气重叠，此阴盛阳虚之证。'大法'云：汗之则愈，下之则死，若用辛甘之药滋胃，当升当浮，使生长之气旺。言其汗者，非正发汗也，为助阳也。"

《证治汇补·卷之七·腰膝门·痿躄》："气虚痿者，因饥饿劳倦，胃气一虚，肺气先绝，百骸溪谷，皆失所养，故宗筋弛纵，骨节空虚。凡人病后手足痿弱者，皆属气虚。所谓脾既病，不能为胃行其津液，四肢不得禀水谷气而不用也。宜补中益气。

血虚痿者，凡产后失血后，面色痿黄，手足无力，不能行动者也，宜滋养荣血。然血生于脾，往往用养血药，而痿如故者，脾虚不能生血也。能补其脾，则血自旺，而痿自愈矣。

食积痿者，饮食太过，妨碍道路，升降失常，脾气不得运于四肢，手足软弱，或腹膨胀痛，或恶心嗳气，右手脉洪弦滑者，宜运脾消导，从食积治。俟食消积化，然后补脾。"

3. 滋阴降火

《景岳全书·卷之三十二贯集·杂证谟·痿证》："凡痿由湿热，脉洪滑而证多烦热者，必当先去其火，宜二妙散随证加减用之。若阴虚兼热者，宜《正传》加味四物汤、虎胫骨丸，或丹溪补阴丹、滋阴八味丸之类主之。若绝无火证，而止因水亏于肾，血亏于肝者，则不宜兼用凉药，以伐生气，惟鹿角胶丸为最善，或加味四斤丸、八味地黄丸、金刚丸之类，俱可择用。若阴虚无湿，或多汗者，俱不宜轻用苍术。盖痿证最忌散表，亦恐伤阴也。"

《血证论·卷六·痿废》："痿者，足废不能行之谓。分五痿治之。心气热则脉痿，筋纵而不任地，天王补心丹加丹皮治之。肝气热为筋痿，则筋急而挛，四物汤加羚羊角、续断、山茱萸、黄柏、地骨皮治之。脾气热为肉痿，胃干而渴，肌肉不仁，四物汤加人参、山药、黄芩、黄柏、泽泻、云苓治之。肾气热则骨痿，腰脊不举，地黄汤及大补阴丸治之。肺气热则津痿，不能灌溉于足，疲乏不行，清燥救肺汤治之。以上治法，虽分五脏，而总系阴虚热灼，筋骨不用之所致。欲热之退，莫如滋阴。欲阴之生，莫如独取阳明。"

4. 补益肝肾

《证治汇补·卷之七·腰膝门·痿躄》："阴虚痿者，酒色过度，下焦肝肾之火，燔灼筋骨，自觉两足极热，上冲腿膝，酸弱痿软，行步艰难，不能久立。脉来涩弱，或左脉虽大，按之无力。宜峻补精血，以扶肝肾。"

《张氏医通·卷二·诸伤门·虚损》："肾虚风袭，下体痿弱，骨节疼痛，喘嗽失精，腰腹、腿膝、胫踝作痛不能起立者，安肾丸。"

《症因脉治·卷三·痿症论·内伤痿症》："尺脉大而虚，人参固本丸。尺脉搏而急，知柏天地煎。尺脉细而疾，坎离既济丸主之。"

5. 活血行瘀

《证治汇补·卷之七·腰膝门·痿躄》："血瘀痿者，产后恶露未尽，流于腰膝，或跌扑损伤，积血不消，四肢痛而不能运动，致脉涩而芤者，宜养血行瘀。"

"痢后脚软胫疼，或膝肿者，此下多亡阴所致，宜补脾兼升举之剂。若作风治，则反燥其阴而痿难愈。间有痢后兜涩太早，积瘀不清，下注隧道经络而成痿者，此又当行气逐瘀，与前症迥异矣。"

6. 清热燥湿

《医方集宜·卷之一·中湿门·治法》："六七

月间,湿令大行,子能令母实,湿热相合而刑庚金,金受湿热之邪,绝寒水生化之源,源绝,则肾亏痿厥之病大作,腰以下痿软瘫痪不能行,两足欹侧宜用清燥汤。"

《医学纲目·卷之十七心小肠部·诸痿》:"若湿气相搏,必加之以迟,迟,病虽互换少瘥,其天暑湿令则一也,宜以清燥之剂治之。"

《证治汇补·卷之七·腰膝门·痿躄》:"湿热痿者,雨湿浸淫,邪气蒸脾,流于四肢。自觉足胫逆气上腾,或四肢酸软肿痛,或足指麻木顽养,小便赤涩,脉来沉濡而数,此皆湿热在下之故。所谓湿热不攘,大筋缑短,小筋弛长,缑短为拘,弛长为痿也。宜升阳燥湿,禁用填补之剂。"

《症因脉治·卷三·痿症论·外感痿症》:"脉见浮数,湿热在表,败毒散、太阳二妙丸;脉沉而数,积热在里者,川连枳壳汤、阳明二妙丸;表里见症者,二方加荆芥、防风。"

《症因脉治·卷三·痿症论·内伤痿症》:"水湿生热者,栀连平胃散、栀连二陈汤;膏粱积热者,川连枳壳汤,或泻黄散。"

7. 清热利湿

《辨证录·卷之六·痿证门》:"《经》曰:治痿必取阳明。阳明者胃也,胃主四肢岂独脚耶。夫痿虽热病,而热中有湿,不可不察。痿病兼湿重者,必筋缓而软;痿病兼热多者,必筋急而痛,是痿症未尝无痛也。苟不祛湿以清火,而反助湿以动热,则痿症不能痊,转增添其痛矣。治法专治阳明以生胃气,佐之泻火利湿之品,则诸痛自消。"

《症因脉治·卷三·痿症论·内伤痿症》:"左寸洪数者,导赤各半汤;左关卜朝者,泻青丸合龙胆泻肝汤;尺脉躁疾,水中火发,六味丸合丹溪大补丸。"

8. 清热润燥

《症因脉治·卷三·痿症论·外感痿症》:"燥火伤气,右脉洪数者,知母石膏汤合凉膈散;燥伤阴血,左脉洪数,滋燥养荣汤。"

9. 燥脾行痰

《证治汇补·卷之七·腰膝门·痿躄》:"湿痰痿者,肥盛之人,血气不能运动其痰,致湿痰内停,客于经脉,使腰膝痹痹,四肢痿弱,脉来沉滑,此膏粱酒湿之故。所谓土太过,令人四肢不举是也,宜燥脾行痰。"

三、针灸疗法

痿证的治疗,采用针灸疗法同样见效。

1. 选穴

《黄帝内经灵枢·根结》:"阳明根于厉兑,结于颡大。颡大者,钳耳也……阳明为阖……阖折,则气无所止息而痿疾起矣,故痿疾者,取之阳明,视有余不足。无所止息者,真气稽留,邪气居之也……足阳明根于厉兑,溜于冲阳,注于下陵,入于人迎、丰隆也……手阳明根于商阳,溜于合谷,注于阳溪,入于扶突、偏历也。"

《针灸甲乙经·卷十·热在五脏发痿第四》:"痿不相知,太白主之(一云身重骨痿不相知)。足下缓失履,冲阳主之。足缓不收,痿不能行,不能言语,手足痿躄不能行,地仓主之。"

《备急千金要方·卷十二胆腑方·吐血第六·针灸法》:"胸中瘀血楂满,胁膈痛不能久立,膝痿寒,三里主之。呕血肩胁痛,口干心痛与背相引不可咳,咳引肾痛,不容主之。心膈下呕血,上脘主之。唾血振寒嗌干,太渊主之。"

《备急千金要方·卷三十针灸下·心腹第二·胀满病》:"阴市,主腹中满,痿厥少气。"

《备急千金要方·卷三十针灸下·四肢第三·臂肘病》:"天井、外关、曲池,主臂痿不仁。"

《备急千金要方·卷三十针灸下·四肢第三·肩背病》:"天井,主肩痛痿痹不仁,不可屈伸,肉麻木。"

《备急千金要方·卷三十针灸下·四肢第三·脚病》:"冲阳、三里、飞扬、复溜、完骨、仆参,主足痿失履不收。地仓、大泉,主足痿痹不能行。光明,主痿痹坐不能起。"

《备急千金要方·卷三十针灸下·四肢第三·膝病》:"髀关,主膝寒不仁,痿痹不得屈伸。"

《备急千金要方·卷三十针灸下·风痹第四·风病》:"付阳,主痿厥,风头重痛。"

《备急千金要方·卷三十针灸下·风痹第四·湿痹病》:"风市,主缓纵痿痹,腨肠疼冷不仁。"

《备急千金要方·卷三十针灸下·热病第五·热病》:"鱼际、阳谷,主热病振栗鼓颔,腹满阴痿色不变。"

《圣济总录·卷第一百九十一·针灸门·手

阳明大肠经》："合谷二穴，一名虎口，在手大指次指歧骨间陷中，手阳明脉之所过也，为原。疗寒热疟，鼻衄衄，热病汗不出，目视不明，头痛齿龋，喉痹，痿臂，面肿，唇吻不收，喑不能言，口噤不开。针入三分，留六呼，可灸三壮。若妇人妊娠不可刺，刺则损胎气。"

《圣济总录·卷第一百九十一·针灸门·足阳明胃经》："髀关二穴，在膝上伏兔后交分中。治膝寒不仁痿厥，股内筋络急。针入六分。"

《圣济总录·卷第一百九十一·针灸门·足太阴脾经》："脾病者，身重善肌肉痿，足不收行，善瘈脚下痛，虚则腹满肠鸣，飧泄食不化，取其经，太阴阳明少阴血者。"

《圣济总录·卷第一百九十一·针灸门·足太阳膀胱经》："委阳二穴，三焦下辅腧也，在足太阳之后，出于腘中外廉两筋间，屈伸取之，承扶下六寸，足太阳脉之中。治腋下肿痛，胸满膨膨，筋急身热，飞尸遁注，痿厥不仁，小便淋沥。可灸三壮，针入七分。"

《圣济总录·卷第一百九十一·针灸门·足太阳膀胱经》："付阳二穴，在足外踝上三寸，阳跷郄，太阳前少阳后筋骨间。治痿厥风痹，头重颔痛，髀枢股骺痛，瘈疭风痹不仁，时有寒热，四肢不举，可灸三壮，针入五分，留七呼。"

"仆参二穴，一名安邪，在跟骨下陷中，拱足得之。治足跟痛不得履地，脚痿转筋，尸厥如中恶状，霍乱吐逆，癫痫狂言见鬼。针入三分，可灸七壮。"

《圣济总录·卷第一百九十一·针灸门·足少阴肾经》："然谷二穴，火也，一名龙渊，在足内踝前起大骨下陷中，足少阴脉之所流也，为荥。治咽内肿，心恐惧如人将捕之，涎出喘呼少气，足跗肿不得履地，寒疝，少腹胀，上抢胸胁，咳唾血，喉痹淋沥，女子不孕，男子精溢，酸不能久立，足一寒一热，舌纵烦满消渴，初生小儿脐风口噤，痿厥洞泄。可灸三壮，针入三分，不宜见血。"

《圣济总录·卷第一百九十一·针灸门·足少阴肾经》："复溜二穴，金也，一名昌阳，一名伏白，在足内踝上二寸陷中，足少阴脉之所行也，为经。治腰脊内引痛，不得俯仰起坐，目䀮䀮，善怒多言，舌干涎自出，足痿不收履，骺寒不自温，腹中雷鸣，腹胀如鼓，四肢肿，十水病，溺青赤黄白黑，青取井，赤取荥，黄取俞，白取经，黑取合，血痔泄后肿，五淋小便如散火，骨寒热，汗注不止。可灸五壮，针入三分，留三呼。"

《圣济总录·卷第一百九十一·针灸门·足少阳胆经》："外丘二穴，在足外踝上七寸，少阳所生。治肤痛痿痹，胸胁胀满，颈项痛恶风寒，癫疾。针入三分，可灸三壮。"

"光明二穴，在足外踝上五寸，别走厥阴，足少阳络也。治身解寒，淫泺酸，不能久立，与阳辅疗病法同，热病汗不出猝狂，虚则痿痹，坐不能起，实则足热，膝痛，身体不仁，善啮颊。可灸五壮，针入六分，留七呼。"

"丘墟二穴，在足外踝下如前陷中，去临泣三寸，足少阳脉之所过也，为原。治胸胁满痛不得息，久疟振寒腋下肿，痿厥坐不能起，髀枢中痛，目生翳膜，腿胻酸转筋，猝疝少腹坚，寒热颈肿。可灸三壮，针入五分，留七呼。"

《圣济总录·卷第一百九十二·治痹灸刺法》："膝寒痹不仁，痿不屈伸，髀关主之。肤痛痿痹，外丘主之。"

《针灸资生经·针灸资生经第四·风痹》："付阳，治痿厥风痹，头重颔痛，髀枢股骺痛，瘈疭，风痹不仁，时有寒热，四肢不举。"

《针灸资生经·针灸资生经第四·腹满》："阴市，主腹中满，痿厥少气。"

《针灸资生经·针灸资生经第五·肩痹痛》："天井，主肩痛，痿痹不仁，不可屈伸，肩肉麻木。"

《针灸资生经·针灸资生经第五·臂痛》："合谷，治痿臂。"

《针灸资生经·针灸资生经第五·腋痛》："丘墟，治腋下肿，痿厥，坐不能起，髀枢中痛，目生翳膜。"

《针灸资生经·针灸资生经第五·肘痛》："天井，疗肘痛引肩，不可屈伸，颈项及肩背痛，臂痿不仁。"

《针灸资生经·针灸资生经第五·手麻痹不仁》："曲池、天井、外关，主臂痿不仁。"

《针灸资生经·针灸资生经第五·足不能行》："三里、冲阳、仆参、飞扬、复留、完骨，主足痿失履不收。"

《针灸资生经·针灸资生经第五·足杂病》："仆参，治足跟痛，不得履地，脚痿转筋。三阴交，疗足痿不能行。"

《针灸资生经·针灸资生经第五·尸厥》："委阳,治腋肿膨膨,失志身热,飞尸,遁注,痿厥不仁。"

《针灸资生经·针灸资生经第五·脚膝痛》："髀关,疗膝寒不仁,痹痿,不屈伸。京骨,疗腿膝胫痿,脚挛不得伸,癫病狂走,自啮,膝胫寒。三阴交,疗膝内廉痛,小便不利,身重,足痿不能行。髀关,主膝寒不仁,痿痹,不得屈伸。光明,主痿躄,坐不能起。"

《针灸资生经·针灸资生经第五·腰脚痛》："承山,下重脚痿。"

《针灸资生经·针灸资生经第六·齿噤》："然谷,治初生儿脐风口噤,痿厥洞泄。"

《针灸资生经·针灸资生经第六·头风》："付阳,主痿厥,风头重痛。"

《针灸资生经·针灸资生经第七·身寒痹》："中封,主痿厥,身体不仁,少气湿重,膝肿。风市,主缓纵痿痹,腨肠疼冷不仁。"

《医学纲目·卷之十七心小肠部·诸痿》："肺热叶焦,则肺喘鸣,生痿躄,色白而毛败者,补其荥鱼际,通其俞太渊,至秋病已。心热生脉痿,数溲血,枢折不相提挈,胫纵不能任用于地,色赤而络脉溢者,补其荥劳宫,通其俞大陵,至夏病已。肝热生筋痿,下白淫,口苦筋急挛,色苍而爪枯者,补其荥行间,通其俞太冲,至春病已。脾热生肉痿,干渴,肌肉不仁,色黄而蠕动者,补其荥大都,通其俞太白,至长夏病已。肾热生骨痿,足不任身,腰脊不举,骨枯髓减,色黑而齿槁者,补其荥然谷,通其俞太溪,至冬病已。又痿躄足不收,取之少阳阳明之别。《经》云:足少阳之别,名曰光明,去踝五寸,别走厥阴,虚则痿躄,坐不能起,取之所别也。又云:淫泺胫痿,不能久立,治少阳之维,在外踝上五寸。又云:足阳明之别,名曰丰隆,去踝八寸,别走太阴。其病虚,则足不收胫枯,取之所别者是也。骨酸懈惰,取足少阴髓海。《经》云:少气身漯漯也,言吸吸也,骨酸懈惰不能动,补足少阴。又云:脑为髓之海,其俞上在于其盖,下在风府。髓海不足,则脑转耳鸣,胫酸,懈怠安卧,审守其俞,而调其虚实者是也。百节弛纵,取脾手太阳之络。《经》云:脾之大络,名曰大包,出渊腋下胁三寸,布胸胁,虚则百节尽皆纵,此脉若罗络之血者,

取之脾之大络也。又云:手太阳之别,名曰支正,上腕五寸,实则节弛肘废,取之所别者是也。"

《医学纲目·卷之二十二脾胃部·呕吐膈气总论·咽喉噎塞口开目瞪》："针灸痿厥有五法:其一取肾。《经》云:肾足少阴之脉,所生病者,痿厥嗜卧,足下热而痛,视盛虚热寒陷下调之也。其二补膀胱与肝。《经》云:邪之所在,皆为不足。下气不足,则为之痿厥心悗,补足外踝下留之。又云:刺大指间上二寸留之,是神申脉、太冲二穴是也。其三补足阳明络。《经》云:足阳明之别,名曰丰隆,去踝八寸,别走太阴,其病虚则足不收,胫枯,取之所别也。其四补足少阳络。《经》云:足少阳之别,名曰光明,去踝五寸,别走厥阴,虚则痿躄,坐不能起,取之所别也。其五束缚四末。《经》云:痿厥为四末束悗,乃疾解之日,二不仁者,十日而知,无休病已是也。

两足瘫痪,两腿无力:鹤顶(在膝盖骨尖上,灸七次)。

(《撮》)脚弱无力,行步艰难:太冲、厉兑(补灸)、风市(灸)。

(《玉》)又法:太冲(五分,泻八吸,忌灸)、中封(五分,泻八吸)、三里(一寸,泻十吸)。

(《集》)又法:公孙(灸,半寸)、三里、绝骨、申脉(不已,取下穴)、昆仑、阳辅。"

《针灸大成·卷五·十二经病井荥俞经合补虚泻实》："足少阴肾经……是主肾所生病:口热,舌干,咽肿,上气,嗌干及痛,烦心,心痛,黄疸,肠澼、脊、股内后廉痛,痿厥嗜卧,足下热而痛。盛者,寸口大再倍于人迎。虚者,寸口反小于人迎也。"

《针灸大成·卷七·足少阳经穴主治·考正穴法》："完骨:耳后入发际四分。足少阳、太阳之会。《铜人》针三分,灸七壮。《素注》留七呼,灸三壮。《明堂》针二分,灸以年为壮。主足痿失履不收,牙车急,颊肿,头面肿,颈项痛,头风耳后痛,烦心,小便赤黄,喉痹齿龋,口眼㖞斜,癫疾。"

《针灸大成·卷七·足厥阴经穴主治·考正穴法》："中封一名悬泉,足内踝骨前一寸,筋里宛宛中。《素注》一寸半,仰足取陷中,伸足乃得之。足厥阴肝脉所行为经金。《铜人》针四分,留七呼,灸三壮。主瘖疟,色苍苍,发振寒,小腹肿痛,食快快绕脐痛,五淋不得小便,足厥冷,身黄有微热,不

嗜食，身体不仁，寒疝，腰中痛，或身微热，痿厥失精，筋挛，阴缩入腹相引痛。"

2. 针刺法

《类经·二十二卷·针刺类·刺四肢病》："转筋者，立而取之，可令遂已。痿厥者，张而刺之，可令立快也。"

3. 灸法

《太平圣惠方·卷第一百·具列四十五人形》："仆参二穴，在跟骨下陷者中，拱足得之。灸三壮。主腰痛不可举足，承山下重，脚痿，癫疾尸厥，霍乱惊痫也。"

"复留二穴，在足内踝上二寸，动脉中陷者是也。灸七壮。主腰疼痛引脊内，痛不可俯仰，善怒多言，足痿不收，履胫寒，不自温，腹中雷鸣；兼治腹鼓，四肢肿，十水病，女子赤白漏下，五淋，小便如散灰色。"

"天井二穴，在肘外大骨之后，肘后一寸两筋间，陷者中，屈肘得之。灸五壮。主肘痛引肩，不可屈伸，头项及肩臂痛，臂痿不仁，惊悸悲伤，痫痛羊鸣吐舌也。"

"三阴交二穴，在内踝上八寸陷中。灸三壮。主膝内廉痛，小便不利，身重，足痿不能行也。"

"京骨二穴，在足外侧大骨之下，白肉际陷者中。灸五壮。主疟寒热，善惊悸，不欲食，腿膝胫痿，脚挛不得伸，癫病狂走，善目䀮，及膝胫寒也。"

"阴市二穴，在膝上三寸伏兔穴下，陷者宛宛中。灸五壮。主卒疝，小腹痛，力痿气少，伏兔中寒，腰如冷水。"

《扁鹊心书·卷上·附窦材灸法》："一腰足不仁，行步少力，乃房劳损肾，以致骨痿，急灸关元五百壮。"

四、灸药并用法

《扁鹊心书》中治疗痿证，采取灸药并用，医案记载疗效佳。

《扁鹊心书·卷中·足痿病》："凡腰以下肾气主之，肾虚则下部无力，筋骨不用，可服金液丹，再灸关元穴，则肾气复长，自然能行动矣。若肾气虚脱，虽灸无益。此证《内经》皆言五脏虚热，故后人有补阴虎潜、金刚、地黄等丸。东垣又作湿热，而以潜行散为治痿妙药，然不可泥也。虚寒之证亦颇不少，临证审详，自有分晓。治验一老人腰脚痛，不能行步，令灸关元三百壮，更服金液丹强健如前。"

五、导引法

导引法也不失为治疗痿证的有效手段，在《诸病源候论》《圣济总录》等中早有记载。

《诸病源候论·风病诸候·风痹候》："左右手夹据地，以仰引腰五息止，去痿痹，利九窍。"

《圣济总录·卷第三·叙例·治法》："气滞痿厥寒热者，治以导引。"

《圣济总录·卷第四·治法·导引》："一气盈虚，与时消息。万物壮老，由气盛衰，人之有是形体也。因气而荣，因气而病，喜怒乱气，情性交争，则壅遏而为患，炼阳消阴，以正遣邪，则气行而患平。刿夫中央之地，阴阳所交，风雨所会，其地平以湿，其民食杂而不劳，其病多痿厥寒热，故导引按跷之术，本从中央来，盖斡旋气机，周流营卫，宣摇百关，疏通凝滞，然后气运而神和。内外调畅，升降无碍，耳目聪明，身体轻强，老者复壮，壮者益治。圣人谓呼吸精气，独立守神，然后能寿敝天地，调和阴阳，积精全神，然后能益其寿命。盖大而天地，小而人物，升降出入，无器不有。善摄生者，惟能审万物出入之道，适阴阳升降之理，安养神气，完固形体，使贼邪不得入，寒暑不能袭，此导引之大要也。"

《鸡峰普济方·卷第二·脚气·脚气道引法》："论曰：夫中央者，其地平以湿法土德之用而生物也众，故中国之人食杂而不劳，是以多痿厥。因遇有疾，当行道引按跷，不可专以汤药，故《素问》云：中央之人，道引，药不能独治也。又况脚气有风之人，尤要气血流通，四时之中独禁于冬，须在春夏。故歧伯所谓冬不按跷者，良以不欲扰动阳气故也。"

《丹溪心法·治病必求于本》："气滞痿厥寒热者，治以导引。"

《针灸大成·卷一·针灸直指·针灸方宜始论》："黄帝问曰……故九针者，亦从南方来。中央者，其地平以湿，天地所以生万物也众，其民食杂而不劳，故其病多痿厥寒热，其治宜导引按跷。故导引按跷者，亦从中央出也。故圣人杂合以治，各得其所宜，故治所以异，而病皆愈者，得病之情，知治之大体也。"

《素问悬解·卷六·治论·异法方宜论》:"湿伤经络,营卫不运,易生痿厥寒热之证,故宜导引按摩,以通气血。"

六、依运气施治法

在《圣济总录》中,有专篇论述依运气施治之法。

《圣济总录·卷第一·运气·乙丑岁图》:"初之气,始于甲子年大寒日巳初,终于乙丑年春分日卯初。凡六十日八十七刻半,主位太角木,客气厥阴木,中见金运。风清同化,上奉太阴而行春令,时令至此,地气迁,寒乃去,春气正,风乃来,生布万物以荣,民气条舒,风湿相薄,雨乃后,民病血溢筋络拘强,关节不利,身重筋痿,宜治厥阴之客。以辛补之,以酸泻之,以甘缓之,食黅谷以全真气,食稻以保其精,虽有风化,莫能为邪。"

《圣济总录·卷第一·运气·丁卯岁图》:"四之气,自大暑日午正,至秋分日辰正,凡六十日有奇,主位少宫土。客气太阳水,中见木运,寒雨降,民病暴仆、振栗、谵妄、少气、嗌干引饮,及为心痛、痈肿、疮疡、疟寒之疾,骨痿血便。宜调太阳之客,以苦补之,以咸泻之,以苦坚之,以辛润之,食丹谷以安其气,食稷以去其邪,虽有寒化,不能为邪。"

《圣济总录·卷第一·运气·戊辰岁图》:"四之气,自大暑日酉正,至秋分日未正。凡六十日有奇,主位少宫土,客气厥阴木,中见火运。风湿交争,风化为雨,乃长、乃化、乃成。民病大热少气,肌肉萎足痿,注下赤白。宜治厥阴之客,以辛补之,以酸泻之,以甘缓之,岁谷宜黅,间谷宜稻。"

《圣济总录·卷第一·运气·辛未岁图》:"初之气,自庚午岁大寒日亥初,至是年春分日酉初。凡六十日八十七刻半,主位少角木,客气厥阴木,中见水运。木当其位,水运统之,奉太阴之政而行春令,地气迁,寒乃去,春气正,风乃来,生布万物以荣,民气条舒,风湿相搏,雨乃后,民病血溢,筋络拘强,关节不利,身重筋痿。宜治厥阴之客,以辛补之,以酸泻之,以甘缓之,岁谷用黅,间谷用稻,乃无客风之害。"

《圣济总录·卷第一·运气·癸酉岁图》:"四之气,自大暑日子正,至秋分日戌正。凡六十日有奇,主位太宫土,客气太阳水,中见火运。寒湿之气,下奉少阴之令,寒雨降,病暴仆振栗谵妄少气、嗌干引饮,及为心痛、痈肿疮疡、疟寒之疾,骨痿血便。宜治太阳之客,以苦补之,以咸泻之,以苦坚之,以辛润之,岁谷用丹,间谷用稷,乃无寒邪之害。"

《圣济总录·卷第一·运气·甲戌岁图》:"四之气,自大暑日卯正,至秋分日丑正。凡六十日有奇,主位太宫土,客气厥阴木,中见土运。岁土得位,风气居之,风湿交争,风化为雨,乃长乃化乃成,民病大热少气,肌肉萎足痿,注下赤白。宜治厥阴之客,以辛补之,以酸泻之,以甘缓之,岁谷宜黅,间谷宜稻,则风不为邪。"

《圣济总录·卷第一·运气·丁丑岁图》:"初之气,自丙子年大寒日巳初,至是岁春分日卯初。六十日八十七刻半,主位少角木,客气厥阴木,中见木运。岁木当位,地气迁,寒乃去,春气正,风乃来,生布万物以荣,民气条舒,风湿相搏,雨乃后,民病血溢,筋络拘强,关节不利,身重筋痿。宜调厥阴之客,以辛补之,以酸泻之,以甘缓之,岁谷宜食黅,间谷宜食稻,则风不为邪,是气也。司气以温,用温无犯。"

《圣济总录·卷第一·运气·己卯岁图》:"四之气,自大暑日午正,至秋分日辰正。凡六十日有奇,主位少宫土,客气太阳水,中见土运。运土得位,太阳居之,寒雨降,病暴仆、振栗、谵妄、少气,嗌干引饮,及为心痛、痈肿疮疡、疟寒之疾,骨痿血便。宜治太阳之客,以苦补之,以咸泻之,以苦坚之,以辛润之,岁谷宜丹,间谷宜稷,虽有寒邪,不能为害。"

《圣济总录·卷第一·运气·庚辰岁图》:"民病寒湿,发肌肉萎,足痿不收,濡泻血溢。是岁水为天气,土为地气,中见金运,土能胜水,天化为虚,金运统之,土生金,金生水,以下生上,天化虽虚,气运相生,其邪乃微,宜先资化源,以助天气之虚,抑其运金,扶其木气,无使暴过而生其疾,食玄黅之谷,以全其真,避虚邪之气,以安其正,岁宜以苦热调上,以甘热调下,以辛温调中,运同寒湿,以燥热化,治之常也。"

《圣济总录·卷第一·运气·辛巳岁图》:"岁运之化,水不及,纪曰涸流,是谓反阳,藏令不举,化气乃昌,长气宣布,蛰虫不藏,土润,水泉减,草木条茂,荣秀满盛,其气滞,其用渗泄,其动坚止,其发燥槁,其主埃郁昏翳。其病痿厥坚下,其化兼所不胜，四维有渰润埃云之化，则不时有和风生发之应，四维发埃昏骤注之变，则不时有飘荡振拉之复，其眚北，其藏肾，其病内舍腰脊骨髓，外在溪谷踹膝，皆以苦而调中。"

《圣济总录·卷第一·运气·癸未岁图》："初之气，自壬午年大寒日亥初，至是岁春分日酉初。凡六十日八十七刻半，主位太角木，客气厥阴木，中见火运。风木得位，地气迁，寒乃去，春气正，风乃来，生布万物以荣，民气条舒，风湿相搏，雨乃后，民病血溢，筋络拘强，关节不利，身重筋痿。宜调厥阴之客，以辛补之，以酸泻之，以甘缓之，岁谷宜黅，间谷宜稻，虽有风化，不能为邪。"

《圣济总录·卷第一·运气·甲申岁图》："岁运之化土太过，纪曰敦阜，是谓广化，厚德清静，顺长以盈，至阴内实，物化充成，烟埃朦郁，见于厚土，大雨时行，湿气乃用，燥政乃辟，其化圆，其气丰，其政静，其令周备，其动濡积并稸，其德柔润重淖，其变震惊飘骤崩溃，其化兼其所胜，其病腹满四支不举，故曰岁土太过，雨湿流行，肾水受邪，民病腹痛清厥意不乐，体重烦冤，甚则肌肉萎，足痿不收，行善瘈脚下痛，饮发中满，食减四支不举，变生得位，风雨大至，其病腹满溏泄，肠鸣反下甚，诊在足太溪之脉，其法治以咸和。"

《圣济总录·卷第一·运气·乙酉岁图》："四之气，自大暑日子正，至秋分日戌正。凡六十日有奇，主位太宫土，客气太阳水。中见金运。金水相生，寒雨降，病暴仆振栗，谵妄少气，嗌干引饮，及为心痛、痈肿疮疡、疟寒之疾，骨痿血便。宜治太阳之客，以苦补之，以咸泻之，以苦坚之，以辛润之，岁谷宜丹，间谷宜稷，虽有寒化，不能为邪。"

《圣济总录·卷第一·运气·丙戌岁图》："四之气，自大暑日卯正，至秋分日丑正。凡六十日有奇，主位太宫土，客气厥阴木，中见水运。水生木，风湿交争，风化为雨，乃长乃化乃成，民病大热少气，肌肉萎足痿，注下赤白。宜调厥阴之客，以辛补之，以酸泻之，以甘缓之，岁谷宜黅，间谷宜稻，则风不为邪。"

《圣济总录·卷第一·运气·己丑岁图》："初之气，自戊子年大寒日巳初，至是岁春分日卯初。凡六十日八十七刻半，主位少角木，客气厥阴土，中见土运。木当其位，地气迁，寒乃去，春气正，风乃来，生布万物以荣，民气条舒，风湿相搏，雨乃后，民病血溢，筋络拘强，关节不利，身重筋痿。宜调厥阴之客，以辛补之，以酸泻之，以甘缓之，岁谷宜黅，间谷宜稻，则风不为邪。"

《圣济总录·卷第一·运气·辛卯岁图》："四之气，自大暑日午正，至秋分日辰正。凡六十日有奇，主位少宫土，客气太阳水，中见水运，气与运同，是谓司气，寒雨降，病暴仆振栗，谵妄少气，嗌干引饮，及为心痛、痈肿疮疡、疟寒之疾，骨痿血便。宜治太阳之客，以苦补之，以咸泻之，以苦坚之，以辛润之，岁食丹谷，间谷用稷，虽有寒邪，莫之能害，是气也。用寒远寒，无犯司气之寒。"

《圣济总录·卷第一·运气·壬辰岁图》："四之气，自大暑日酉正，至秋分日未正。凡六十日有奇，主位太宫土，客气厥阴木，中见木运。气与运同，是谓司气，风湿交争，风化为雨，乃长乃化乃成，民病大热少气，肌肉萎足痿，注下赤白。宜治厥阴之客，以辛补之，以酸泻之，以甘缓之，岁谷宜黅，间谷宜稻，虽有风邪，不能为害，是气也。用温远温，无犯司气之温。"

《圣济总录·卷第二·运气·乙未岁图》："初之气，自甲午年大寒日亥初，至是岁春分日酉初。凡六十日八十七刻半，主位太角木，客气厥阴木，中见金运。木当其位，地气迁，寒乃去，春气正，风乃来，生布万物以荣，民气条舒，风湿相搏，雨乃后，民病血溢，筋络拘强，关节不利，身重筋痿。宜调厥阴之客，以辛补之，以酸泻之，以甘缓之，岁谷宜黅，间谷宜稻，虽有风化，不能为邪。"

《圣济总录·卷第二·运气·丁酉岁图》："四之气，自大暑日子正，至秋分日戌正。凡六十日有奇，主位少宫土，客气太阳水，中见木运。寒雨降，民病暴仆振栗，谵妄少气，嗌干引饮，及为心痛、痈肿疮疡、疟寒之疾，骨痿血便。宜治太阳之客，以苦补之，以咸泻之，以苦坚之，以辛润之，岁谷宜丹，间谷宜稷，虽有寒邪，不能为害。"

《圣济总录·卷第二·运气·戊戌岁图》："四之气，自大暑日卯正，至秋分日丑正。凡六十日有奇，主位少宫土，客气厥阴木，中见火运。土木相刑，风湿交争，风化为雨，乃长乃化乃成，民病大热少气，肌肉萎足痿，注下赤白。宜治厥阴之客，以辛补之，以酸泻之，以甘缓之，岁谷宜黅，间谷宜稻，则风不为邪。"

《圣济总录·卷第二·运气·辛丑岁图》："初

之气,自庚子岁大寒日巳初,至是年春分日卯初。凡六十日八十七刻半,主位少角木,客气厥阴木,中见水运,木当其位,水运统之,奉太阴之政而行春令,地气迁,寒乃去,春气正,风乃来,生布万物以荣,民气条舒,风湿相搏,雨乃后,民病血溢筋络拘强,关节不利,身重筋痿。宜治厥阴之客,以辛补之,以酸泻之,以甘缓之,岁谷用龄,间谷用稻,乃无客风之害。"

《圣济总录·卷第二·运气·癸卯岁图》:"四之气,自大暑日午正,至秋分日辰正。凡六十日有奇,主位太宫土,客气太阳水,中见火运。寒湿之气,下奉少阴之令,寒雨降,病暴仆振栗,谵妄少气,嗌干引饮,及为心痛痈肿疮疡疟寒之疾,骨痿血便。宜治太阳之客,以苦补之,以咸泻之,以苦坚之,以辛润之,岁谷用丹,间谷用稷,乃无寒邪之害。"

《圣济总录·卷第二·运气·甲辰》:"四之气,自大暑日酉正,至秋分日未正。凡六十日有奇,主位太宫土,客气厥阴木,中见土运。岁土得位,风气居之,风湿交争,风化为雨,乃长乃化乃成,民病大热少气,肌肉萎足痿,注下赤白。宜治厥阴之客,以辛补之,以酸泻之,以甘缓之,岁谷宜龄,间谷宜稻,则风不为邪。"

《圣济总录·卷第二·运气·丁未岁图》:"初之气,自丙午年大寒日亥初,至是岁春分日酉初。凡六十日八十七刻半,主位少角木,客气厥阴木,中见木运。岁木当位,地气迁,寒乃去,春气正,风乃来,生布万物以荣,民气条舒,风湿相搏,雨乃后,民病血溢,筋络拘强,关节不利,身重筋痿。宜调厥阴之客,以辛补之,以酸泻之,以甘缓之,岁谷宜龄,间谷宜稻,则风不为邪,是气也。"

《圣济总录·卷第二·运气·己酉岁图》:"四之气,自大暑日子正,至秋分日戌正。凡六十日有奇,主位少宫土,客气太阳水,中见土运。运土得位,太阳居之,寒雨降,病暴仆振栗,谵妄少气,嗌干引饮,及为心痛、痈肿疮疡、疟寒之疾,骨痿血便。宜治太阳之客,以苦补之,以咸泻之,以苦坚之,以辛润之,岁谷宜丹,间谷宜稷,虽有寒邪,不能为害。"

《圣济总录·卷第二·运气·庚戌岁图》:"四之气,自大暑日卯正,至秋分日丑正。凡六十日有奇,主位少宫土,客气厥阴木,中见金运。木胜土,金反制之,又遇太阴交司,风湿交争,风化为雨,乃长乃化乃成,民病大热少气,肌肉萎足痿,注下赤白。宜治厥阴之客,以辛补之,以酸泻之,以甘缓之,岁谷宜龄,间谷宜稻,虽有风邪,不能为害。"

《圣济总录·卷第二·运气·癸丑岁图》:"初之气,自壬子年大寒日巳初,至是岁春分日卯初。凡六十日八十七刻半,主位太角木,客气厥阴木,中见火运。风木得位,地气迁,寒乃去,春气正,风乃来,生布万物以荣,民气条舒,风湿相搏,雨乃后,民病血溢,筋络拘强,关节不利,身重筋痿。宜调厥阴之客,以辛补之,以酸泻之,以甘缓之,岁谷宜龄,间谷宜稻,则风不为邪。"

《圣济总录·卷第二·运气·乙卯岁图》:"四之气,自大暑日午正,至秋分日辰正。凡六十日有奇,主位太宫土,客气太阳水,中见金运。金生水,寒雨降,病暴仆振栗,谵妄少气,嗌干引饮,及为心痛、痈肿疮疡、疟寒之疾,骨痿血便。宜调太阳之客,以苦补之,以咸泻之,以苦坚之,以辛润之,岁谷宜丹,间谷宜稷,则寒不为邪。"

《圣济总录·卷第二·运气·丙辰岁图》:"四之气,自大暑日酉正,至秋分日未正。凡六十日有奇,主位太宫土,客气厥阴木,中见水运。水生木,风湿交争,风化为雨,乃长乃化乃成。民病大热少气,肌肉萎足痿,注下赤白。宜调厥阴之客,以辛补之,以酸泻之,以甘缓之,岁谷宜龄,间谷宜稻,则风不为邪。"

《圣济总录·卷第二·运气·己未岁图》:"初之气,自戊午年大寒日亥初,至是岁春分日酉初。凡六十日八十七刻半,主位少角木,客气厥阴木,中见十运。木当其位,地气迁,寒乃去,春气正,风乃来,生布万物以荣,民气条舒,风湿相搏,雨乃后,民病血溢,筋络拘强,关节不利,身重筋痿。宜调厥阴之客,以辛补之,以酸泻之,以甘缓之,岁谷宜龄,间谷宜稻,则风不为邪。"

《圣济总录·卷第二·运气·辛酉岁图》:"四之气,自大暑日子正,至秋分日戌正。凡六十日有奇,主位少宫土,客气太阳水,中见水运。气与运同,是谓司气,寒雨降,病暴仆振栗,谵妄少气,嗌干引饮,及为心痛、痈肿疮疡、疟寒之疾,骨痿血便。宜治太阳之客,以苦补之,以咸泻之,以苦坚之,以辛润之,岁食丹谷,间谷用稷,虽有寒邪,莫之能害,是气也。用寒远寒,无犯司气之寒。"

《圣济总录·卷第二·运气·壬戌岁图》："四之气,自大暑日卯正,至秋分日丑正。凡六十日有奇,主位太宫土,客气厥阴木,中见木运。气与运同,是谓司气,风湿交争,风化为雨,乃长乃化乃成,民病大热少气,肌肉萎足痿,注下赤白。宜治厥阴之客,以辛补之,以酸泻之,以甘缓之,岁谷宜黅,间谷宜稻,虽有风邪,不能为害,是气也。用温远温,无犯司气之温。"

七、治法禁忌

痿证在治疗上,同时应审清虚实,辨证论治。"若误用之,阴血愈燥也""若误作风治则殆矣"。

《儒门事亲·卷一·指风痹痿厥近世差玄说二》："今之行药者,凡见脚膝痿弱,难于行步,或一足不伸,便作寒湿脚气治之,骤用乌、附、乳、没、自然铜、威灵仙之类,燔针、艾火、汤煮、袋蒸,痿弱转加,如此而死,岂亦天乎!夫治痿与治痹,其治颇异。风寒湿痹,犹可蒸汤灸燔,时或一效。惟痿用之转甚者,何也?盖以痿,肺热为本,叶焦而成痿,以此传于五脏,岂有寒者欤?若痿作寒治,是不刃而杀之也。夫痿病不死,死者用药之误也。"

《明医杂著·卷之四·风症》："瘫痪痿软之病,此是无血及兼痰火湿热耳。古人云不可作风治,而用风药,谓小续命汤、西州续命汤、排风汤等药,如羌活、防风、麻黄、桂枝、乌头、细辛等剂,皆发散风邪,开通腠理之药,若误用之,阴血愈燥也。"

《医门法律·卷一·一明络脉之法·络脉论》："问逆冬气则伤肾,春为痿厥,同一病乎?曰:痿自痿,厥自厥,本是二病。然痿者必至于厥,厥者必至于痿,究竟是一病也。但肝气可持,则痿病先见;筋脉未损,则厥病先见耳。肝主筋,肝病则筋失所养,加以夙有筋患,不觉忽然而痿矣。肝气以条达为顺,素多郁怒,其气不条达而横格,渐至下虚上盛,气高不返,眩晕不知人而厥矣,厥必气通始苏也。此皆冬时失养藏之道,正气不足之病,与治痰治风,绝不相干。治痰与风,虚者益虚矣。一味培补肾水,生津养血,听其筋自柔和,肝自条达可也。若精枯气削,亦难为矣。"

《证治汇补·卷之七·腰膝门·痿躄》："肺热禁温剂。若肺金壅塞,阳气不下达,两足畏冷,重绵裹蔽而外跗仍热,小便涩数者,宜清肺和胃。若认阳虚,妄投刚剂,其痿必甚。(《六要》)

胃虚禁寒剂。至于食少肌瘦,或泄泻者,虽有内热血虚之症,必以芳香甘温之品,先复胃气为主。盖胃为万物之母,资生气血之乡,饮食进而痿弱自健。若拘于泻南补北之说,久任寒凉,则谷气益衰,四末益枯矣。

痰热禁厚味。脾胃虚症,诚宜藉五味以养之。若湿痰湿热成痿者,必须严戒厚味,以免生痰。盖天产属阳,膏粱发热,若不淡泊,难以安全。可见虚症与实症不同,非但用药各别,即服食亦异也。"

《张氏医通·卷二·诸伤门·燥》："火热亢甚,津液耗竭,不能荣养百骸,手足痿弱,不能收持,反似痹湿之证。养阴药中,必加黄柏以坚之,如虎潜丸之类。若误作风治则殆矣。"

《张氏医通·卷二·诸伤门·虚损》："痿病既属湿热,何古方多用附子辛热而愈者,殊不知湿热沉滞既久,非借辛热之力,不能开通经隧。原非为肾脏虚寒而设,若真阳未衰,概行温补,而不知清热渗湿,宁无反助湿热之患耶。"

"今之行药者,凡见脚膝痿弱难于行步,或一足不伸,便作寒湿脚气治之,骤用乌、附、乳、没、威灵仙之类,燔针艾火,汤蒸袋蒸,痿弱转加,如此而死,岂非夭乎。夫治痿与治痹颇异,风寒湿痹,犹可蒸汤灸燔,时或一效,惟痿用之转甚者,何也?盖痿以肺热叶焦而成,以此传于五脏,岂有寒者欤。若痿作寒治,是杀之也。夫痿病不死,死者皆药之误也。"

《兰台轨范·卷二·痹历节·〈素问〉》："痿症总属热,而皆关于肺。后人治痿而用燥热之药,俱误。"

《医医病书·痿痹论》："近医之病,见痿痹皆云血虚,悉从丹溪之说,用六味等阴柔,恣意补阴。古人谓痿痹为躯壳病,有终身之累,无性命之忧。可见痿痹不死病也。若久用阴柔,与寒湿相搏,固结而不可解,其胃气必伤,土恶湿也,必溏泄而至于死。俗谓湿热归脾,若用汤药补气,固住湿热,必成湿痰流注而死。《金匮》水气门中久不愈必致痈脓,即此义也。吾见屡矣,悲夫!"

《时方妙用·卷三·痿症》："痿者,两足痿弱不能行也(痿而不痛),治宜独取阳明。阳明为五脏六腑之海,主润宗筋,宗筋主束骨而利机关。若阳明虚,不能受水谷之气而布化,则五脏无所禀,宗筋无所养,而痿躄作矣。若用辛热风药,及蒸灸等法,立危。脉浮数可治,虚弱难医。"

《医林改错·卷下·瘫痿论》:"或曰:元气归并左右,病半身不遂,有归并上下之症乎?余曰:元气亏五成,下剩五成,周流一身,必见气亏诸态。若忽然归并于上半身,不能行于下,则病两腿瘫痿。奈古人论痿症之源,因足阳明胃经湿热,上蒸于肺,肺热叶焦,皮毛憔悴,发为痿症,概用清凉攻下之方。余论以清凉攻下之药,治湿热腿疼痹症则可,治痿症则不相宜。岂知痹症疼痛日久,能令腿瘫,瘫后仍然腿疼。痿症是忽然两腿不动,始终无疼痛之苦。倘标本不清,虚实混淆,岂不遗祸后人。"

《血证论·卷六·痿废》:"痿证与脚气有异,切不可误用风药。"

【论用方】

一、常用治痿证方论

1. 论大防风汤

《医学正传·卷之一·医学或问·中风》:"此方用归、芎、芍药、熟地以补血,用参、芪、白术、甘草以补气,用羌活、防风散风湿以利关节,用牛膝、杜仲以补腰膝,用附子以行参、芪之气而走周身脉络,盖治气血两虚,挟风湿而成痿痹不能行者之圣药也,观其治痢后风可见矣。然可以治不足之痿弱,而不可以治有余之风痹也。"

《寿世保元·卷五·痿躄》:"按上四物汤以补血;参、芪、术、草以补气;羌、防以散风湿,以利关节;牛膝、杜仲以补腰肾;以附子行参、芪之气,而走周身脉络,盖治血气两虚,挟风湿而成痹痿不能行者之圣药也,观其治痢后风可见矣,然可以治不足之痿弱,而不可治有余之风痹也。"

2. 论上中下通用痛风丸

《医方集解·祛风之剂第九·上中下通用痛风丸》:"此治痛风之通剂也。黄柏清热,苍术燥湿(此二妙散也,治痿正药),龙胆泻火,防己行水,四者所以治湿与热也;南星燥痰散风,桃仁、红花活血去瘀,川芎为血中气药,四者所以治痰与血也;羌活祛百节之风,白芷祛头面之风,桂枝、威灵仙祛臂胫之风,四者所以治风也;加神曲者,所以消中州陈积之气也。疏风以宣于上,泻热利湿以泄于下,活血燥痰消滞以调于中,所以能兼治而通用也。证不兼者,以意消息可矣(丹溪曰:大法痛风用苍术、南星、川芎、当归、白芷、酒芩;在上者加羌活、桂枝、威灵仙;在下者加牛膝、防己、木通、黄柏;薄、桂能横行手臂,领南星、苍术诸药至痛处)。"

3. 论六味地黄丸

《医方集解·卷上·补养之剂第一·六味地黄丸》:"本方加黄柏、知母各二两,名知柏八味丸,治阴虚火动,骨痿髓枯,王冰所谓壮水之主以制阳光也,尺脉旺者宜之(此以补天一所生之水也。朱丹溪曰:君火者,心火也,人火也,可以水灭,可以直折,黄连之属可以制之;相火者,天火也,龙雷之火也,阴火也,不可以水湿折之,当从其类而伏之,惟黄柏之属可以降之。[按]知柏八味丸与桂附八味丸寒热相反,而服之者皆能有功,缘人之气禀不同,故补阴补阳,各有攸当,药者,原为补偏救弊而设也。《医贯》曰:左尺脉虚细数者,是肾之真阴不足,宜六味丸以补阴;右尺脉沉细数者,是命之相火不足,宜八味丸以补阳;至于两尺微弱,是阴阳俱虚,宜十补丸,此皆滋先天化源。自世之补阴者,率用知柏反戕脾胃,多致不起,不能无憾,故特表而出之。又曰:王节斋云,凡酒色过度,损伤肺肾真阴者,不可过服参芪,服多者死,盖恐阳旺而阴消也。自此说行而世之治阴虚咳嗽者,视参芪如砒鸩,以知柏为灵丹,使患此证者,百无一生,良可悲也。盖病起房劳,真阴亏损,阴虚火上故咳,当先以六味丸之类补其真阴,使水升火降,随以参芪救肺之品,补肾之母,使金水相生,则病易愈矣。世之用寒凉者,固不足齿,间有知用参芪者,不知先壮水以制火,而遽投参芪以补阳,反使阳火旺而金益受伤,此不知后先之著者也)。"

4. 论六味地黄丸加黄柏知母方

《医方考·卷五·痿痹门第四十五·六味地黄丸加黄柏知母方》:"肾者水脏,无水则火独治,故令肾热。肾主督脉,督脉者,行于脊里,肾坏则督脉虚,故令腰脊不举。骨枯髓减者,枯涸之极也。肾主骨,故曰骨痿。是方也,熟地黄、山茱萸,味厚而能生阴;黄柏、知母,苦寒而能泻火;泽泻、丹皮,能去坎中之热;茯苓、山药,能制肾间之邪。王冰曰:壮水之主,以制阳光。此方有之矣。"

5. 论龙胆泻肝汤

《医方考·卷五·痿痹门第四十五·龙胆泻肝汤》："肝者，东方木也。色青者，肝病而色自见也。肝主筋，爪者筋之余，肝热故令爪枯也。口苦者，胆为肝之腑，咽为之使，胆热则汁上溢于咽，故令口苦也。肝主筋膜，筋膜干则燥而挛，挛急则手足不用，故曰筋痿。是方也，黄芩、黄连、山栀、胆草，皆足以泻肝火；君之以柴胡，则能条达乎肝胆矣。木盛而兼燥金之化，故令挛急。天麦门冬、知母、五味，味厚而润者也，故足以养筋而润燥。若生甘草、人参者，所以养乎阳气也。《经》曰：阳气者，精则养神，柔则养筋，是故用之。"

6. 论东垣健步丸

《医学原理·卷之六·痿症门·治痿症方》："治湿热痿症，法当清热为君。《经》云：风能胜湿。是以用防己、羌活、川乌、防风等诸风药以散湿，滑石、泽泻利小便以渗湿，瓜蒌、苦参、柴胡等诸苦寒以清热，肉桂通血脉，甘草和药。"

7. 论史国公药酒方

《医方考·卷一·中风门第一·史国公药酒方》："语言謇涩，风在舌本也；半身不遂，邪并于虚也；手足拘挛，风燥其筋也；不堪行步，风燥而血不濡也；痿痹不仁，风而湿也。是方也，干茄根、苍耳子、羌活、秦艽、防风、松节、萆薢、蚕砂，可以去风，亦可以去湿，风去则謇涩、拘挛之证除，湿去则不遂、不仁之患愈；当归、牛膝、杜仲、枸杞，所以养血，亦所以润燥，养血则手得血而能摄，足得血而能步，润燥则筋得血而能舒矣。若虎骨者，用之以驱入骨之风；白术者，用之以致冲和之气，风痹之久，血必留居，鳖甲之用，所以治风邪之固血也。"

8. 论四君子汤

《医方考·卷五·痿痹门第四十五·四君子汤》："阳明者，胃也。胃为土，土者万物之母。《易》曰：至哉坤元，万物资生。若胃土一虚，则百骸失养，而绝其生气矣。故宗筋纵弛，不能束骨而利机关，令人手足痿弱。是方也，人参、甘草，甘温之品也，甘者土之味，温者土之气，故足以益阳明；白术、茯苓，燥渗之品也，燥之则土不濡，渗之则土不湿，故足以益脾胃。凡人大病之后，手足痿弱者，率是阳明虚也。能于胃而调养之，则继东垣之武矣。"

9. 论生津起痿汤

《辨证录·卷之六·痿证门》："盖阳明之火，本可用大寒之药。然而阳明初起之火，可用大寒；而阳明久旺之火，宜用微寒。因阳明之火，乃胃土中之火，初起可用大寒泻火，以救肾中之水，久旺用微寒散火，所以生胃中之土也。胃火之盛，胃土之衰也，扶其土，即所以泻其火。而胃土自健，自能升腾胃气，化水谷之精微，输津液于肺中也。又加之二冬、甘草、天、贝之类，原能益肺消痰，则肺中更加润泽。得金银花同入，以消除其败浊之毒，则肺金何至再燥乎？加熟地者，以填补肾水，水旺而肺不必去顾肾子之涸，则肺气更安，清肃下行于各府，水生火息，不必治痿而痿自愈也。"

10. 论白茯苓丸

《医方集解·润燥之剂第十三·白茯苓丸》："此足少阴药也。茯苓降心火而交肾，黄连清脾而泻心，石斛平胃热而涩肾（能壮筋骨，疗风痹脚弱），熟地、玄参生肾水，覆盆、蛇床固肾精，人参补气，花粉生津，萆薢清热利湿；肫胵，鸡之脾也，能消水谷，通小肠、膀胱而止便数，善治膈消；磁石色黑入肾，补肾益精，故假之为使也。（喻嘉言曰：友人病消渴，后渴少止，反加躁急，足膝痿弱，余主是丸加犀角。有医曰：肾病以黄连、犀角治心，毋乃倒乎。余曰：肾者胃之关也，胃热下传于肾，则关门大开，心之阳火得以直降于肾，心火灼肾，躁不能濡，余用犀角、黄连对治其下降之阳光，宁为倒乎，服之果效。再服六味地黄丸加犀角，而肌泽病起矣）"

11. 论加味四斤丸

《医学原理·卷之六·痿症门·治痿症方》："治肾元虚乏，风湿两淫以致筋骨痿弱。法当滋补肾元为主，驱散风湿为标。是以用肉苁蓉、菟丝子、五味子、鹿茸、熟地、牛膝等，以补肾元，益精髓，壮筋骨，为主；天麻散风，木瓜行滞气，二者为标。"

12. 论加减四物汤

《医学原理·卷之六·痿症门·治痿症方》："治四肢软弱，不能举动。盖手得血而能握，足得血而能步，若四肢不能举动者，由阴火炽盛，阴血亏败所致也。治法在乎抑火清金，滋阴补血为本。故用黄柏、知母等以退火热，五味、麦冬等以补肺金，归、芎、地、芍、人参等滋补阴血，牛膝、杜仲等补助精髓以壮筋骨,少佐苍术散郁燥湿。"

13. 论虎龟丸

《医学原理·卷之六·痿症门·治痿症方》:"治两足痿弱软痛,或如火焙,从足踝下上冲。尽由湿热怫郁,以致阴火上腾。法当清湿热,泄阴火为主。是以用防己、苍术以理湿,黄柏、龟板益阴以退火,归尾行血,虎胫骨、牛膝壮筋骨。"

14. 论肺热汤

《医方考·卷五·痿痹门第四十五·肺热汤》:"痿,犹萎也。痿躄者,手足不用之义。肺鸣者,火来乘金,不得其平而自鸣,今之喘急是也。叶焦者,火盛金衰,故叶焦也。色白者,肺病而色自见也。毛败者,肺主皮毛,病故折败也。发为痿躄者,肺主气,气者万物之父,肺者五脏之天,所以出纳天地冲和之气,而百骸资始者也。肺病则百骸失其天,而无以资始矣,故令人手足痿躄。脉来短者,肺之真脏脉也。脉来数者,火来乘金也。斯证也,持于冬,死于夏,十有九危。然而主是方者,冀其为十中之一尔。羚羊、玄参、射干、凉膈之品也,肺居膈上,故能清肺热。薄荷、升麻者,辛凉之品也,金郁则泄之,故用其辛凉以解肺中郁热。柏皮能益肾水,肾水益,则子可以救母。生地能凉心血,心君凉,则火不之乘金。栀子、竹茹,能泄肝肾中相火,相火熄,则肺金可清。芍药味酸,和肝之品也,肝和则不至于侮肺。侮肺者,谓金本以制木,今肺金自病,肝木乘其虚而轻侮之,臣强之象,势使然也。"

15. 论调脾汤

《辨证录·卷之六·痿证门》:"此方补脾胃之土,即所以补其火也。然而火之所以旺者,正坐于土之衰耳。土衰则不生水,而生火矣。今于补土之中,加入玄参、甘菊、石斛微寒之药,则脾胃之火自衰,而脾胃之土自旺;脾胃之土既旺,而脾胃之津自生。于是灌注于五脏之间,转输于两足之内。火下温而不上发,头面无红热之侵,何至胫趾之乏力哉。或曰:火盛易消,以至善饥,似宜用消导之剂,以损脾胃之气,乃不损其有余,而反增益其不足,恐未可为训也。不知脾胃之土,俱不可伤,伤土而火愈旺矣。补阴则阳伏,消食则伤阴。补阴可也,宁必用消导之药哉。"

16. 论鹿角胶丸

《医学原理·卷之六·痿症门·治痿症方》:"治气血不通,精元亏败,两足痿软,不能行步。法当补益气血,滋助精元。是以用参、苓、白术等以补气,川归、地黄以养血,鹿角胶、角霜、菟丝子、杜仲、龟板以益精,牛膝、虎胫骨以壮筋骨。"

17. 论清胃生髓丹

《辨证录·卷之六·痿证门》:"痿症无不成于阳明之火,然用大寒之药,如石膏、知母之类,虽泻胃火甚速,然而多用必至伤胃,胃伤而脾亦伤,脾伤而肾安得不伤乎。故不若用玄参、甘菊之类,既清其胃火,而又不损其胃土,则胃气自生,能生津液,下必注于肾,而上且灌于心矣。况麦冬、五味以益心,熟地、沙参以滋肾,上下相资,水火既济,痿病岂不愈乎。"

18. 论清燥汤

《医学原理·卷之六·痿症门·治痿症方》:"治湿热为害,肺金受伤,致绝寒水生化之源,以致肾经随惫,精血亏败所致。治法当燥湿热而清肺金,补元气而滋阴血。是以用白术、苍术、泽泻、茯苓、牛膝等燥湿、胜湿、渗湿,黄连、黄柏、升麻、柴胡、猪苓等清热泄火,五味、麦冬以清肺金,人参、黄芪以益元气,当归、生地益阴血,神曲、陈皮导滞气,佐甘草和药性。"

《医方集解·润燥之剂第十三·清燥汤》:"此手足太阴、阳明药也。肺属辛金而主气,大肠属庚金而主津,燥金受湿热之邪,则寒水膀胱生化之源绝,源绝则肾水亏(金不能生水),而痿躄诸症作矣。金者,水之母也;气者,水之源也。黄芪益元气而实皮毛,故以为君;二术、参、苓、甘、橘、神曲健脾燥湿,理气化滞,所以运动其土,土者金之母也;麦冬、五味保肺以生津,当归、生地滋阴而养血,黄柏、黄连燥湿而清热(黄柏合苍术,名二妙散,治痿正药,加牛膝名三妙散),升麻、柴胡所以升清,猪苓、泽泻所以降浊,使湿热从小便出,则燥金肃清肺为肃清之脏,水出高源,而诸证平矣。(喻嘉言曰:燥与湿相反者也,方名清燥,而以去湿为首务,非东垣具过人之识,不及此矣。朱丹溪曰:今世风病,大率与诸痿证混同论治;古圣论风痿,条目不同,治法亦异,夫风病外感,善行数变,其病多实,发表行滞,有何不可?诸痿起于肺热,传入五脏,散为诸证,其昏惑瘛疭瞀闷,暴病郁冒,蒙昧暴暗,皆属于火;其四肢不举,足痿舌强,痰涎有声,皆属于土,悉是湿热之病,当作诸痿论治。

大抵只宜用补养,若以外感风邪治之,宁免实实虚虚之祸乎。或曰:《内经》:治痿独取阳明,何也?曰:只诸痿生于肺热一语,已见大意,金体燥而居上,主气畏火者也;土性湿而居中,主四肢畏木者也;嗜欲不节,则水失所养,火寡于畏而侮所胜,肺得火邪而热矣。肺受热邪,则金失所养,木寡于畏而侮所不胜,脾得木邪而伤矣;肺热则不能管摄一身,脾虚则四肢不为人用,而诸痿之病作矣。泻南方则肺金清而东方不实,何脾伤之有;补北方则心火降而肺金不虚,何脾热之有。故阳明实则宗筋润,能束骨而利机关矣。治痿大法,无过于此)"

19. 论舒怒益阴汤

《辨证录·卷之二·中风门》:"此方即逍遥散加味者也。用参、熟、麦、丹于逍遥散中,实有妙义。盖逍遥散为解郁之圣药,郁散而得补,则补始有功,而方中全在用白芍至一两,以平肝气,肝平则木不克土,而土有生气,况又有健脾开胃之品,以辅佐而相成,所以能反败为功也。"

20. 论蠲痹汤

《医方考·卷五·痿痹门第四十五·蠲痹汤》:"湿气着于肌肉,则营卫之气不荣,令人痹而不仁,即为肉痿,肉痿即肉痹也。是方也,防风、羌活,风药也,用之所以胜湿。《经》曰:营血虚则不仁,故用当归以养营。又曰:卫气虚则不用,故用黄芪以益卫。用夫赤芍、姜黄者,活其湿伤之血也。用夫甘草者,益其湿伤之气也。"

二、治痿证通用方

1. 岐伯神圣散(《备急千金要方·卷二十三·痔漏方·恶疾大风第五》)

治万病,痈疽癫疹癣,风痿骨肉疽败,百节痛,眉毛发落,身体淫淫跃跃痛痒,目痛眦烂,耳聋齿龋,痔瘘方。

天雄　附子　茵芋(《外台》作茵草)　踯躅　细辛　乌头　石南　干姜(各一两)　蜀椒　防风　菖蒲(各二两)　白术　独活(各三两)

上十三味,治下筛,酒服方寸匕,日三,勿增之。

2. 麦门冬煎(《太平圣惠方·卷第九十五·药酒序》)

治结气,腹中伤饱,胃络脉绝,羸瘦短气,身重目黄,心下支满,虚劳客热,口干躁渴,心烦呕吐,愈痿蹶,强阴益精,消谷,调中保神定气,安五脏,令人肥健,美颜色,有子,久服轻身不老不饥方。

新麦门冬(五斤,去心)

上捣令熟,绞取汁,入白蜜半斤,于银锅中,以重汤煮,不住手搅,候如饴,即盛不津器中。每服以温酒调半匙服之。

3. 粳米粥(《圣济总录·卷第一百八十九·食治反胃呕吐》)

治反胃羸瘦,四肢痿弱。

粳米(淘,一合)　薤白(七茎,细切)　豉(二十五粒)　枳壳(去瓤麸炒为末,一分)　生姜(汁,半合)　大枣(擘破,二枚)　陈橘皮(去白,焙干为末,一分)

上七味,除薤白米外,以水三盏,先煎诸药至两盏,去滓下薤米再煮,以熟为度,空腹任意食之。

4. 麋角丸(《三因极一病证方论·卷之九·五痿治法》)

治五痿皮缓毛瘁,血脉枯槁,肌肉薄着,筋骨羸弱,饮食不滋,庶事不兴,四肢无力,爪枯发落,眼昏唇燥,疲惫不能支持。

麋角(镑,一斤,酒浸一宿)　熟地黄(四两)　大附子(生,去皮脐,一两半)

上用大麦米二升,以一半藉底,一半在上,以二布巾隔覆,炊一日,取出药与麦,别焙干为末,以浸药酒,添清酒煮麦粉为糊,搜和得所,杵三千下,丸如梧子大。每服五十丸,温酒、米汤任下,食前服。

5. 温肾汤(《兰室秘藏·卷下·阴痿阴汗门·阴痿阴汗及臊臭论》)

治面色痿黄,脚痿弱无力,阴汗。

柴胡　麻黄根(各六分)　白茯苓　白术　酒黄柏　猪苓　升麻(各一钱)　苍术　防风(各一分五钱)　泽泻(二钱)

上分作二服,每服水二大盏煎至一盏,去渣,食前稍热服,一时辰许方食。

6. 温卫汤(《兰室秘藏·卷上·眼耳鼻门·内障眼论》)

治鼻不闻香臭,目中流火,气寒血热,冷泪,多脐下冷,阴汗,足痿弱。

陈皮　青皮　黄连　木香(各三分)　人参　甘草(炙)　白芷　防风　黄柏　泽泻(各五分)　黄芪　苍术　升麻　知母　柴胡　羌活(各

一钱) 当归身(一钱五分)

上都作一服,水二盏煎至一盏,去渣,食远服之。

7. 健步丸(《仁斋直指方论·卷之四·附痿证·痿证方论》)

治膝中无力,伸而不得屈,屈而不得伸,腰背、腿脚沉重,行步艰难。

羌活 柴胡(各半两) 防风(三钱) 川乌头(一钱) 炒滑石 炙甘草(各半两) 防己(一两) 苦参(一钱,酒制) 肉桂(半钱) 瓜蒌根(半两,酒制) 泽泻(三钱)

上为末,酒糊丸如桐子大。每服七十丸,煎愈风汤,空心送下。

8. 虎潜丸(《仁斋直指方论·卷之九·虚劳·附诸方》)

治痿,与补肾丸同。

黄柏(半斤,酒炒) 龟板(四两,酒炙) 知母(二两,酒炒) 熟芐 陈皮 白芍药(各二两) 锁阳(一两半) 虎骨(一两,炙) 干姜(半两)

上为末,酒糊丸,或粥丸。

9. 芎桂散(《世医得效方·卷第八·大方脉杂医科·诸淋》)

治四肢疼痛、软弱,行履不便。

川乌头(二两,切作片,水浸一宿,切作筭子条,更以米泔浸一宿,不洗,日干,麸炒微赤为度,干了称) 川芎(两半) 桂心(一两) 甘草(炙) 干姜(炮,各一分)

上为末。每服二钱,温盐酒调下,日三服。

10. 家宝丹(《丹溪心法·卷一·中风一》)

治一切风疢瘫痪,痿痹不仁,口眼㖞僻者,邪入骨髓,可服。

川乌 轻粉(各一两) 五灵脂(姜汁制,另研) 草乌(各六两) 南星 全蝎 没药 辰砂(各二两) 白附子 乳香 僵蚕(炒,三两) 片脑(五钱) 羌活 麝香 地龙(四两) 雄黄 天麻(三两)

上为末,作散。调三分,不觉,半钱。或蜜丸如弹子大,含化茶调皆可。

11. 补肾丸(《丹溪心法·卷三·补损五十一》)

治痿厥之重者。此冬令之正药,春夏去干姜。

干姜(二钱) 黄柏(炒) 龟板(一两半,酒炙) 牛膝(一两) 陈皮(半两)

上为末,姜汁和丸,或酒糊丸。每服七十丸,白汤下。

12. 虎潜丸(《丹溪心法·卷三·补损五十一》)

治痿厥之重者。此冬令之正药,春夏去干姜。

黄柏(半斤,酒炒) 龟板(四两,酒炙) 知母(二两,酒炒) 熟地黄 陈皮 白芍(各二两) 锁阳(一两半) 虎骨(一两,炙) 干姜(半两)

上为末,酒糊丸,或粥丸。

13. 冲和补气汤(《医学正传·卷之五·麻木》)

治合眼则麻木,开则不麻,四肢无力,痿厥醋心,目昏头眩,神效。

羌活(七分) 独活 川归 黄柏(各三分) 柴胡 神曲 木香 草豆蔻(各二分) 人参 白术 泽泻 猪苓(各一钱) 甘草 升麻(各五分) 芍药(一钱) 黄芪(二钱) 苍术 陈皮(各一钱) 黄连(二分) 麻黄(不去节,二分)

上细切,分作二服。每服用水一盏半煎至一盏,温服。

14. 大防风汤(《医学正传·卷之一·医学或问·中风》)

去风顺气,活血壮筋。又治痢后脚弱缓痛,不能行履,名曰痢风;或两脚肿痛,足胫枯腊,名曰鹤膝风;一切麻痹痿软、风湿挟虚之候服之,其效如神。

熟地黄 防风(去芦) 当归(去芦,酒浸) 黄芪 白芍药(各一钱) 白术(一钱五分) 人参 羌活 川牛膝(去芦,酒浸) 甘草(炙,各五分) 川芎 附子(各七分半,炮去皮) 杜仲(去粗皮细切,姜汁拌炒、丝断,一钱)

上细切,作一服,水二盏,姜五片,枣一枚,煎至一盏,空心温服。

15. 加味四物汤(《医学正传·卷之四·痿证》)

治诸痿,四肢软弱,不能举动。

当归身(一钱) 熟地黄(三钱) 白芍药 川芎(各七分半) 五味子(九枚) 麦门冬(一钱) 人参(五分) 黄柏(一钱) 黄连(五分)

知母(三分)　杜仲(七分半)　牛膝(三分,足不软者不用)　苍术(一钱)

上细切,作一服,水二盏煎至一盏,空心温服。酒糊为丸服,亦可。

16. 秦艽半夏汤(《医方集宜·卷之一·中风·治方》)

治手足酸麻及指麻膊足无力举动不便,预防偏枯痿之患。

橘红　半夏　秦艽　白茯苓　枳壳　白术　当归　川芎　威灵仙　薏苡仁　甘草　黄芩(酒炒)

上部甚加防风、羌活;气虚加人参;下部甚加牛膝、木瓜。水二钟,姜三片,煎八分,不拘时服。

17. 白术黄芪散(《古今医统大全·卷之四十六·痨瘵门·药方》)

治五心烦热,自汗,四肢痿弱,饮食减少,肌瘦昏昧,并皆治之。

白术　黄芪　当归　芍药　人参　黄芩(各五分)　石膏　甘草(各一钱)　川芎　寒水石(各六分)　茯苓(五分)　官桂(三分)

上水二盏煎八分,食前一日三服。

18. 补益丸(《医学纲目·卷之十七心小肠部·诸痿》)

治痿。

龟板(酒炙,一两)　锁阳(酒浸,一两)　生地(酒浸,两半)　归身(酒浸,一两)　陈皮(一两)　杜牛膝(酒浸,一两)　白术(二两)　干姜(七钱半)　黄柏(炒,半两)　虎胫骨(酒炙,半两)　五味子(二钱)　茯苓(半两)　白芍药(酒浸,一两)　甘草(炙,一钱)　菟丝子(酒蒸熟研如糊,入余药末,晒干)

诸药为末,紫河车为丸,如无紫河车,猪脑骨髓亦得。

19. 龙虎丹(《医学纲目·卷之十七心小肠部·诸痿》)

治痿。

败龟板(酒炙)　虎骨(酒炙)　黄柏(酒炙)　干姜(二钱半)　锁阳(七钱半)　金箔(十片)　神曲

上为末,糯粉糊为丸,空心白汤服。如懒言语,加山药末七钱。

20. 神龟滋阴丸(《医学纲目·卷之十七心小肠部·舌》)

治足痿。

龟板(炙,四两)　知母(酒炒,二两)　锁阳(酒洗,一两)　黄柏(炒赤,二两)　枸杞子　五味子(各一两)　干姜(炮,半两)

上为末,清水丸如桐子大。每服七十丸,空心盐汤下。

21. 续骨丹(《医学纲目·卷之二十八肾膀胱部·厥》)

治两脚软弱,虚羸无力及小儿不能行。

天麻(明净者,酒浸)　白附子　牛膝　木鳖子(各半两)　乌头(一钱,炮)　川羌活(半两)　地龙(去土,一分)　乳香　没药(各二钱)　朱砂(一钱)

上以生南星末一两,无灰酒煮糊为丸如鸡头大,朱砂为衣。薄荷汤磨一丸,食前服。

22. 左经丸(《医学纲目·卷之二十八肾膀胱部·厥》)

治筋骨诸疾,手足不遂,行动不得,遍身风疮。

草乌(白大者,去皮脐)　木鳖(去壳)　白胶香　五灵脂(以上各二两半)　斑蝥(五个,去头足翅,醋炙)

上为末,用黑豆去皮生杵,取粉一升,醋糊共搜杵为丸如鸡头大。每服一丸,温酒磨下。

23. 草薢丸(《简明医彀·卷之三·痿证》)

治痿躄不起。

草薢　杜仲(姜汁炒)　肉苁蓉(酒洗)　菟丝子(煮饼)

上末,蜜丸桐子大,每服三钱,空心盐酒下。

24. 五痿汤(《医学心悟·卷三·痿》)

治五脏痿。

人参　白术　茯苓(各一钱)　甘草(炙,四分)　当归(一钱五分)　苡仁(三钱)　麦冬(二钱)　黄柏(炒褐色)　知母(各五分)

水煎服。

三、治骨痿方

1. 巴戟天丸(《圣济总录·卷第五十二·肾脏虚损骨痿羸瘦》)

治肾脏久虚,体瘦骨痿。腰脚酸疼,脐腹冷痛,饮食无味,行坐少力,夜多梦泄,耳内蝉鸣。

巴戟天(去心)　补骨脂(炒)　蘹香子(炒,各半两)　附子(去皮脐锉,盐炒,一两)

上四味,捣罗为末,用酒熬一半成膏,留一半拌和丸,如梧桐子大。每服二十丸,空心食前盐汤下。

2. 补骨脂丸(《圣济总录·卷第五十二·肾脏虚损骨痿羸瘦》)

治肾气虚损,骨痿肉瘦,耳鸣心烦,小腹里急,气引膀胱连腰膝痛。

补骨脂(微炒)　五味子(炒)　石斛(去根)　肉苁蓉(酒侵一宿切,焙,各二两)　白茯苓(去黑皮)　熟干地黄　人参　杜仲(锉,炒尽丝)　天雄(炮裂,去皮脐)　菟丝子(酒浸一宿,别捣为末,各一两)

上一十味,捣罗为末,炼蜜为丸梧桐子大。空心、日午、夜卧,温酒下二十丸至三十丸。

3. 鹿茸丸(《圣济总录·卷第五十二·肾脏虚损骨痿羸瘦》)

1) 治肾气虚损,骨痿羸瘦,心烦腹急,腰重耳鸣,行坐无力。

鹿茸(酒浸一宿,涂酥炙)　石斛(去根)　桂(去粗皮)　附子(炮裂,去皮脐)　牛膝(酒浸切,焙)　肉苁蓉(酒浸一宿切)　熟干地黄(焙)　草薢(炒)　人参　五味子(炒)　蛇床子(炒)　白茯苓(去黑皮)　覆盆子(去茎)　黄芪(锉)　木香　车前子　天门冬(去心,焙)　山芋(各一两)

上一十八味,捣罗为末,炼蜜为丸如梧桐子大。每日空心温酒下十五丸,渐加至三十丸。

2) 治肾脏伤惫,腰膝无力,形瘦骨痿,头目昏沉,时忽旋晕,项背疼痛,不得俯仰。

鹿茸(去毛,涂酥炙脆)　天雄(炮裂,冷水浸去皮脐)　白附子(大者,炮)　鹿髓(去膜,别研如膏后入,各一两)　腽肭脐(一对,薄切,涂盐炙香)

上五味,捣罗四味为末,与鹿髓同研和令匀,入炼蜜和丸如梧桐子大。温酒下三十丸,日三两服。

4. 木香槟榔散(《圣济总录·卷第七十一·积聚门·贲豚》)

治积气不散,结伏贲豚,发即上冲心胸,令人喘逆,骨痿少气。

木香　槟榔(煨锉)　沉香(锉)　磁石(煅醋淬)　诃黎勒(去核)　蘹香子(炒)　芎䓖(炒)　牡蛎(煅,各半两)　桂(去粗皮)　陈橘皮(汤浸去白焙,各三分)　白芷(炒)

上一十一味,捣罗为散。每服二钱匕,炒生姜盐汤调下。

5. 肉苁蓉丸(《圣济总录·卷第五十二·肾脏虚损骨痿羸瘦》)

1) 治肾气虚损羸瘦,饮食不为肌肤,骨痿无力,腰脚酸痛。

肉苁蓉(酒浸一宿切,焙)　石斛(去根)　磁石(火煅醋淬二七遍)　鹿茸(酥炙)　桂(去粗皮)　巴戟天(去心)　杜仲(锉,炒尽丝)　木香　覆盆子(去茎,各一两)

上九味,捣罗为末,炼蜜为丸梧桐子大。每服二十丸至三十丸,温酒上,盐汤亦得,空心、日午、临卧各一。

2) 治肾脏虚损,小便多,骸胫无力,日渐羸瘦,名曰消肾。

肉苁蓉(去皱皮酒炙)　附子(炮裂,去脐皮)　白蒺藜(炒去角)　桑螵蛸(炒,各二两)　五味子(炒)　龙骨(研,各一两)　黄芪(锉,炒)　菟丝粉　石斛(去根,各一两半)

上九味。捣罗为末,炼蜜和丸如梧桐子大。每服二十丸,空心盐汤下。

6. 石斛饮(《圣济总录·卷第五十二·肾脏虚损骨痿羸瘦》)

治肾气虚损,骨痿体瘦无力,两耳瞶瞶鸣,甚即成聋,短气不足。

石斛(去根)　当归(切,焙)　人参　肉苁蓉(酒浸一宿切,焙)　附子(炮裂,去皮脐)　芎䓖　桂(去粗皮,各半两)　白茯苓(去黑皮)　熟干地黄(焙)　白术(米泔浸一宿锉,炒令黄)　桑螵蛸(切破,炙黄)　磁石(火煅醋淬二七遍,各一两)　羊肾(一对,批去筋膜,炙令黄)

上一十三味,咬咀如麻豆。每服三钱匕,水一盏煎至七分,去滓温服,不拘时候。

7. 石钟乳丸(《圣济总录·卷第五十二·肾脏虚损骨痿羸瘦》)

治肾脏虚损,骨痿羸瘦,行坐无力,短气不足,腰背相引疼痛。

石钟乳(依法别研为粉)　菟丝子(酒浸别捣为末)　五味子(炒)　蛇床子(洗,焙)　黄芪

（锉） 续断 萆薢 乌蛇（炮裂，去皮脐，各一两）

上八味，捣罗为末，酒煮面糊为丸如梧桐子大。每服二十丸，温酒下，空心、日午、夜卧服。

8. 熟干地黄丸（《圣济总录·卷第五十二·肾脏虚损骨痿羸瘦》）

治肾脏虚损，肌体羸瘦，骨痿无力，腰脚酸疼，小便浓浊。

熟干地黄（焙，二两） 山茱萸 山芋 白茯苓（去黑皮） 石斛（去根） 桂（去粗皮） 附子（炮裂，去皮脐） 牛膝（去苗，酒浸焙） 巴戟天（去心） 五味子（炒） 泽泻 黄芪（锉） 天门冬（去心，焙） 柏子仁（别研为膏） 鹿角胶（炒） 菟丝子（酒浸别捣为末，各一两） 肉苁蓉（酒浸切，焙，二两）

上一十七味，捣研为末，炼蜜为丸如梧桐子大。每服三十丸，温酒下。

9. 菟丝子丸（《圣济总录·卷第五十二·肾脏虚损骨痿羸瘦》）

治肾脏虚损，精髓枯竭，形体瘦瘁，骨痿弱，昼夜掣痛，腰膝冷痹，耳内虚声，强直不任转侧。

菟丝子（酒浸三日，湿捣焙干） 肉苁蓉（净洗，酒浸一宿切焙） 天雄（炮裂，水浸少时去皮脐，各二两） 骨碎补（去毛，一两，锉，以盐半两同炒令黄，去盐不用） 薏苡仁（炒） 地龙（去土，焙干，各一两） 石硫黄（研，半两）

上七味，捣罗为末，酒煮面糊丸如梧桐之大。空心温酒或盐汤下二十丸，加至三十丸。

10. 奔豚汤（《三因极一病证方论·卷之八·五积证治》）

治肾之积，发于小腹，上至心，如豚奔走之状，上下无时，久久不已，病喘逆，骨痿少气，其脉沉而滑。

甘李根皮（焙干） 干葛（各一两一分） 当归 川芎 白芍药 甘草（炙） 黄芩（各二两） 半夏（汤洗七次，四两）

上为锉散。每服四钱，水半盏煎七分，去滓服。

11. 奔豚丸（《医学正传·卷之三·积聚》）

治肾之积，名曰奔豚，发于小腹，上至心下，若豚状，或上或下无时，久不愈，令人喘逆骨痿少气，及治男子内结七疝，女人瘕聚带下。

厚朴（姜制，七分） 黄连（五钱，炒） 白茯苓（去皮） 泽泻 菖蒲（各二钱） 川乌（炮） 丁香（各五分） 苦楝（酒煮，三钱） 玄胡索（一钱五分，炒） 全蝎（去毒尾） 附子（炮） 独活（各一钱） 肉桂（一分，去粗皮） 巴豆霜（五分）

上件，除巴豆霜、茯苓各另研为末旋入外，共为细末和匀，炼蜜为丸如梧桐子大。淡盐汤下，服如上法。

12. 牛膝丸

1)《医学纲目·卷之四阴阳脏腑部·治虚实法》

治肝肾损，骨痿不能起床，筋缓不能收持，宜益精缓中。

牛膝（酒浸） 萆薢 杜仲（炒） 苁蓉（酒浸） 防风 菟丝子（酒浸） 白蒺藜（等分） 桂（一分）

上细末，酒煮猪腰子丸桐子大。空心酒下五七十丸。

2)《医宗必读·卷之十·痿·医案》

治肾肝虚，骨痿筋弱。

牛膝（酒浸） 萆薢 杜仲（炒去丝） 白蒺藜 防风 菟丝子（酒浸） 肉苁蓉（酒浸，等分） 官桂（减半）

上为末，酒煮猪腰子和丸梧子大。每服五钱，空心温酒送下。

13. 六味地黄丸加黄柏知母方（《医方考·卷五·痿痹门第四十五》）

肾气热，则腰脊不举，骨枯而髓减，发为骨痿，宜此方主之。

熟地黄（八两） 山茱萸（去核） 山药（各四两） 牡丹皮 白茯苓 泽泻（各三两） 黄柏 知母（各二两）

14. 补阴丸（《医学心悟·卷三·腰痛》）

治肾气热，腰软无力，恐成骨痿。

熟地（三两） 丹皮 天冬 当归 枸杞子 牛膝 山药 女贞子 茯苓 龟板 杜仲 续断（各一两二钱） 人参 黄柏（各五钱） 石斛（四两）

熬膏，和炼蜜为丸。每早淡盐水下三钱。

15. 滋阴补髓汤（《校注医醇賸义·卷四·痿》）

治肾气热则腰脊不举，骨枯而髓减，发为

骨痿。

生地（五钱） 龟板（八钱） 黄柏（一钱，盐水炒） 知母（一钱，盐水炒） 虎胫骨（一钱五分，炙） 当归（二钱） 党参（四钱） 枸杞（三钱） 白术（一钱） 金毛脊（一钱五分） 茯苓（二钱） 牛膝（二钱） 川断（二钱） 猪脊髓（一条，同煎）

四、治肉痿方

1. 藘芜丸（《备急千金要方·卷十八·大肠腑方·九虫第七》）

治少小有蛔虫，结在腹中，数发腹痛，微下白汁，吐闷寒热，饮食不生肌皮，肉痿黄，四肢不相胜举。

藘芜 贯众 雷丸 山茱萸 天冬 狼牙（各八分） 藋芦 甘菊（各四分）

上八味为末，蜜丸如大豆。三岁饮服五丸，五岁以上以意加之，渐至十丸。加藋芦六分名藋芦丸，治老小及妇人等万病。腹内冷热不通，急满痛，胸膈坚满，手足烦热上气，不得饮食，身体气肿，腰脚不遂，腹内状如水鸡鸣，女人月经不调，无所不治。

2. 坤顺汤（《校注医醇賸义·卷四·痿》）

治脾气热则胃干而渴，肌肉不仁，发为肉痿。

党参（四钱） 茯苓（二钱） 白术（一钱） 甘草（四分） 山药（三钱） 花粉（三钱） 石斛（三钱） 料豆（三钱） 川断（二钱） 牛膝（二钱） 红枣（五枚） 莲子（十粒去心）

五、治筋痿方

1. 龙胆泻肝汤（《医方考·卷五·痿痹门第四十五·龙胆泻肝汤》）

治肝气热，色青爪枯口苦，筋膜干而挛急者，名曰筋痿。

柴胡（一钱） 人参 知母 麦门冬 天门冬 草龙胆 山栀子 生甘草 黄连（各五分） 黄芩（七分） 五味子（七粒）

2. 加味丹栀汤（《校注医醇賸义·卷二·火·肝胆火》）

治肝胆火盛，肋痛耳聋，口苦筋痿，阴痛，或淋浊溺血。

丹皮（二钱） 山栀（一钱五分） 赤芍（一钱） 龙胆草（一钱） 夏枯草（一钱五分） 当归（一钱五分） 生地（四钱） 柴胡（一钱） 木通（一钱） 车前（二钱） 灯芯（三尺）

3. 水木华滋汤（《校注医醇賸义·卷四·痿》）

治肝气热，则胆泄口苦，筋膜干，筋膜干则筋急而挛，发为筋痿。

生地（五钱） 当归（二钱） 白芍（一钱五分） 丹皮（二钱） 山栀（一钱五分） 羚羊角（一钱五分） 木瓜（一钱，酒炒） 党参（四钱） 茯苓（二钱） 白术（一钱） 川断（二钱） 牛膝（二钱） 人乳（一杯） 桑枝（一尺）

六、治肝痿方

煮肝散（《苏沈良方·卷第二》）

治肝痿脚弱，及伤寒，手足干小不随。

紫菀 桔梗 苍术 芍药（各等分）

上末。每服四钱，羊肝半具，大竹刀切，勿犯水，勿令血散，入盐醋葱姜酒同煮熟。空腹食前，日三服。

七、治肺痿方

玉华煎（《校注医醇賸义·卷四·痿》）

肺伤则元气薄弱而不能下行，故足膝无力而不能任地，是肺痿即气痿也，玉华煎主之。

玉竹（四钱） 五味子（一钱） 麦冬（三钱） 沙参（四钱） 党参（四钱） 茯苓（二钱） 白术（一钱） 山药（三钱） 川断（二钱） 牛膝（二钱） 元米（一撮）

煎汤代水。

八、治风痿方

1. 黄芪酒（《备急千金要方·卷七·风毒脚气方·酒醴第四》）

治风虚脚疼痿弱，气闷不自收摄兼补方。

黄芪 秦艽 川椒 干姜 独活 白术 川芎 苁蓉 细辛 牛膝（各三两） 葛根 当归（各三两半） 甘草（三两） 山萸 桂心（各二两） 菖蒲（二两半） 柏子仁 天雄 钟乳 防风（各二两） 大黄（一两） 乌头（三两） 石斛（二两） 石南（一两） 附子（三两）

上二十五味㕮咀，无所熬炼，清酒三斗渍之。

先食服一合，不知可至五合，日三。以攻痹为佳，大虚加苁蓉，下利加女萎，多忘加菖蒲，各三两。

2. 秦艽酒（《备急千金要方·卷七·风毒脚气方·酒醴第四》）

治四肢风，手臂不收，髀脚疼弱，或有拘急挛缩屈指，偏枯痿躄，痹小不仁顽痹者悉主之方。

秦艽　天冬　五加皮　牛膝　附子　桂心（各三两）　巴戟　肉杜仲　石南　细辛（各二两）　独活（五两）　薏苡仁（一两）

上十二味咬咀，以酒二斗渍之。得气味，可服三合，渐加至五六合，日三夜一。

3. 牛膝酒（《圣济总录·卷第五·诸风门·脾中风》）

治脾中风，手臂不收，行步脚弱，屈伸挛急，痿躄疼痛，瘾痹不仁。

牛膝（去苗，二两半）　秦艽（去土，二两半）　天门冬（去心，二两半）　薏苡仁（炒，三分）　独活（去芦头，三两三分）　细辛（去苗叶炒，一两三分）　附子（炮裂，去皮脐，一两三分）　巴戟天（去心，一两三分）　五加皮（去粗皮，二两半）　桂（去粗皮，二两）　杜仲（去粗皮炙，锉，一两三分）　石南叶（酒醋微炙，一两三分）

上一十二味，锉如麻豆，生绢囊贮，以酒三斗浸之，冬十日，春七日，秋五日，夏三日。每服二合，渐加至三四合，日三夜一服。

4. 仙人杖浸酒（《圣济总录·卷第七·柔风》）

治柔风脚膝痿弱，久积风毒，上冲肩膊胸背疼痛，妇人产后中风。

仙人杖根（一斤四两，刮洗去土、皮锉，枸杞根白皮是也）

上一味，用生绢囊贮，以酒二斗浸七日。每日温饮一盏至两盏，不拘时。酒欲尽，再入五升，依前浸服，兼治一切热毒风。

5. 萆薢丸（《圣济总录·卷第八·风脚软》）

治风冷下注，腰脚痿弱，步履无力。

萆薢（微炒，八两）　牛膝（去苗，酒浸切焙，四两）　菟丝子（酒浸别捣，二两）

上三味，捣罗为细末，炼蜜和丸梧桐子大。空腹温酒下二十丸，渐加至三十丸。

6. 白藓皮汤（《圣济总录·卷第八·风腰脚不遂》）

治风腰脚不遂，四肢瘾痹，口噤不语，手臂脚膝痿弱颤掉。

白藓皮　女萎　防风（去叉）　细辛（去苗叶）　升麻　苍耳（炒）　桂（去粗皮）　附子（炮裂，去皮脐）　五味子　菖蒲（九节者，去须节，米泔浸切焙）　蒺藜子（炒去角，各一两半）　黄芪（炙，锉，三两）

上一十二味，锉如麻豆。每服五钱匕，水一盏半煎至八分，去滓，食前温服，日再。

7. 附子丸（《圣济总录·卷第八·风脚软》）

治风冷腰脚痿弱，麻痹不仁。

附子（炮裂，去皮脐，二两）　干姜（炮）　黄芪（锉，各一两）

上三味，捣罗为末，先以牛乳一升二合慢火煎至六合，入药末慢火再煎，可丸即丸如梧桐子大。每服空心食前，温酒下二十丸，加至三十丸，日三服，十日后知痛。

8. 羌活汤（《圣济总录·卷第八·中风四肢拘挛不得屈伸》）

治中风四肢拘挛筋急，或缓纵不随，骨肉疼痛，羸瘦眩闷，或腰背强直，或心忪虚悸，怵惕不安，服诸汤汗出后，又觉虚困，病仍未瘥。

羌活（去芦头，三两）　防风（去叉，三分）　人参（三两）　白茯苓（去黑皮，四两）　芎䓖（二两）　远志（去心，二两半）　薏苡仁（炒，三两）　附子（炮裂，去脐皮）　麻黄（去节，先煎掠去沫焙干）　桂（去粗皮，各二两）　磁石（煅醋淬，五两）　秦艽（去苗、土，二两）　五加皮（二两半）　丹参（二两）　生干地黄（焙）　杏仁（汤退去皮尖、双仁炒，各半两）

上一十六味，锉如麻豆。每服五钱匕，水二盏，枣二枚劈破，生姜半枣大切，同煎至一盏，去滓温服，空心晚食前各一服。若病者有热，即去桂加葛根一两（锉）、白藓皮一两（炙，锉）；四肢疼痛痿弱挛急，加当归（切、焙）、细辛（去苗叶）各二两。

9. 茵芋酒（《圣济总录·卷第一十九·诸痹门·血痹》）

治风血痹，肌体手足痿弱，四肢拘挛。

茵芋（去粗茎）　附子（炮裂，去皮脐）　天雄（炮裂，去皮脐）　乌头（炮裂，去皮脐）　秦艽（去苗、土）　女萎　防风（去叉）　羊踯躅　防己　石南　细辛（去苗叶）　桂（去粗皮，各一两）

上一十二味,㕮咀如麻豆,夹绢囊盛贮,以清酒五升浸之,冬七日,夏三日,春秋五日。初服一合,日三,渐增之。

10. 菴䕡子汤(《圣济总录·卷第八十七·风劳》)

治风劳湿痹痿厥,筋脉拘挛,关节疼痛,难以屈伸,不能行履,精衰目瞑,腹中不调,乍寒乍热,大小便或涩,此由肾虚所致。

菴䕡子(炒) 酸枣仁(炒) 薏苡仁 菊花 蜀椒(去目并闭口,炒出汗) 车前子 蔓荆实 菥蓂子 冬瓜子(炒) 阿胶(炙令燥,各一两) 大豆(炒去皮,一两净)

上一十一味,粗捣筛。每服三钱匕,水一盏煎至七分,去滓,空心、夜卧温服。若筋挛关节难以屈伸,倍加酸枣仁、菴䕡子、菥蓂子、冬瓜子各一两。

11. 乌头汤(《圣济总录·卷第一百五十·妇人血风门·妇人中风偏枯》)

治妇人偏枯,半身不收,或瘾痹不仁,或痿弱无力。

乌头(炮裂,去皮脐) 细辛(去苗叶) 干姜(炮) 蜀椒(去目并闭口,炒出汗,各半两) 赤茯苓(去黑皮) 防风(去叉) 当归(切,炒) 附子(炮裂,去皮脐) 桂(去粗皮) 独活(去芦头) 牛膝(酒浸切焙) 赤芍药 秦艽(去苗、土) 生干地黄(焙,各一两)

上一十四味,锉如麻豆。每服三钱匕,水一盏煎至七分,去滓温服,日三。

12. 安胃汤(《脾胃论·卷下·安胃汤》)

治因饮食汗出,日久心中虚,风虚邪令人半身不遂,见偏风痿痹之证,当先除其汗,慓悍之气,按而收之。

黄连(拣净,去须) 五味子(去子) 乌梅(去核) 生甘草(以上各五分) 熟甘草(三分) 升麻梢(二分)

上㕮咀,分作二服。每服水二盏煎至一盏,去渣,温服,食远。忌湿面、酒、五辛、大料物之类。

13. 小续命汤

1)《仁斋直指方论·卷之三·诸风·诸风证治》

治中风诸风,迷仆涎潮,舌强语謇,或昏愦痿弛,或厥冷拘挛,不论表里浅深,服之皆验。

麻黄(去节) 人参 防己 官桂 黄芩 杏仁(去皮尖,焙) 白芍药 芎藭 甘草(炒,各一两) 防风(一两半) 附子(炮,去皮脐,只用半两)

上锉散。每服三钱,姜五厚片,枣二枚,水盏半,煎一盏,温服。

2)《卫生宝鉴·卷七·中风门·中风论》

通治八风五痹痿厥等疾,以一岁为总,六经为别,春夏加石膏、知母、黄芩,秋冬加官桂、附子、芍药,又于六经别药内,随证细分加减,自古名医,不能越此。

麻黄(去节) 人参(去芦) 黄芩(去腐) 芍药 甘草(炙) 川芎 杏仁(去皮尖,炒) 防己 官桂(各一两) 防风(一两半) 附子(炮,去皮脐,半两)

上十一味,除附子、杏仁外,为粗末,后入二味和匀。每服五钱,水一盏半,生姜五片,煎至一盏,去滓,稍热服,食前。

14. 加减续命汤(《世医得效方·卷第十三·风科·虚证》)

治中风不省人事,渐觉半身不遂,口眼㖞斜,手足颤掉,语言謇涩,肢体痿痹,神情昏乱,头目眩重,筋脉拘挛,不能伸屈,骨节烦疼,不得转侧。亦治脚气缓弱,久服之瘥。有病风人常服不可缺,以防喑哑。

麻黄(去根) 人参 黄芩 白芍药 川芎 甘草 杏仁(去皮,麸炒) 防己 桂(各二两) 防风(一两半) 附子(炮,去皮脐,有热者用白附子,以上系正方)

上锉散。每服四钱,水一盏半,生姜三片,枣二枚煎,不拘时候。

15. 史国公药酒方(《医方考·卷一·中风门第一》)

中风之久,语言謇涩,半身不遂,手足拘挛,不堪行步,痿痹不仁者,此方神良。

防风(去芦) 秦艽(去芦) 油松节 虎胫骨(酥炙) 鳖甲(醋炙) 白术(各二两,炒) 羌活 草薢 晚蚕砂(炒) 当归(酒洗去土) 川牛膝(去芦) 杜仲(去皮,姜炒,各三两) 苍耳子(四两) 枸杞子(五两) 干茄根(八两,去土)

16. 乌药顺气散(《证治准绳·类方第四册·痛痹》)

治风气攻注四肢,骨节疼痛,遍身顽麻;及疗瘫痪,步履艰难,脚膝痿弱。

麻黄(去根节) 陈皮 乌药(各二钱) 白僵蚕(去丝嘴,炒) 干姜(炮,各五分) 川芎 枳壳 桔梗 白芷 甘草(炒,各一钱)

水二盏,姜三片,枣一枚,煎八分,食远服。

17. 上中下通用痛风丸(《医方集解·祛风之剂第九》)

痛风有寒、有湿、有热、有痰,有血之不同,此为通治。

黄柏(酒炒) 苍术(泔洗) 南星(姜制,二两) 神曲(炒) 川芎 桃仁(去皮尖,捣) 龙胆草(下行) 防己(下行) 白芷(一两) 羌活 威灵仙(酒拌,上下行) 桂枝(三钱,横行) 红花(二钱)

面糊丸。

九、治虚寒痿方

1. 五补汤(《圣济总录·卷第四十二·胆门·胆虚不眠》)

治肝虚胆寒,夜间少睡,睡即惊觉,心悸神思不安,目昏心躁,肢节痿弱。补肝,去胆寒,和气。

黄芪(三分) 附子(炮裂,去皮脐) 人参 槟榔 白术 百合 酸枣仁(微炒,研) 白茯苓(去粗皮) 麦门冬(汤浸去心,焙干) 桂(去粗皮,各半两)

上一十味,除酸枣仁外,细锉分为十帖。每帖水两盏,入生姜五片,同煎至一盏,去滓空心温服,日二。

2. 远志汤(《圣济总录·卷第四十二·胆门·胆虚》)

治胆经虚冷,不能独卧,心下淡淡,如人将捕,头眩痿厥,目黄失精。

远志(去心) 熟干地黄(切,焙,各一两) 防风(去叉) 人参 甘菊花 白术 桂(去粗皮) 茯神(去木) 细辛(去苗叶) 前胡(去芦头,各三分) 枳壳(去瓤麸炒,半两)

上一十一味,粗捣筛。每服三钱匕,水一盏,入生姜三片,煎至七分,去滓温服,不拘时。

3. 补肝汤

1)《三因极一病证方论·卷之八·肝胆经虚实寒热证治》

治肝虚寒,两胁满,筋急,不得太息,寒热腹满,不欲饮食,悒悒不乐,四肢冷,发抢,心腹痛,目视䀮䀮;或左胁偏痛,筋痿脚弱;及治妇人心痛乳痈,膝热消渴,爪甲枯,口面青。

山茱萸 甘草(炙) 桂心(各一两) 细辛(去苗) 茯苓 桃仁(麸炒去皮尖) 柏子仁 防风(各二两) 川乌头(炮,去皮脐,半两)

上锉散。每服四大钱,水盏半,姜五片,枣三枚,煎至七分,去滓,空心服。

2)《兰室秘藏·卷下·阴痿阴汗门·阴痿阴汗及臊臭论》

治前阴冰冷,并阴汗,两脚痿弱无力。

黄芪(七分) 炙甘草(五分) 升麻 猪苓(各四分) 白茯苓 葛根 人参(各三分) 柴胡 羌活 陈皮 连翘 当归身 黄柏(炒) 泽泻 苍术 曲末 知母 防风(各二分)

上锉如麻豆大,都作一服,水二大盏煎至一盏,去,渣空心稍热服。忌酒、湿面。

4. 鹿茸四斤丸(《太平惠民和剂局方·卷之五·续添诸局经验秘方》)

治肝肾虚热淫于内,致筋骨痿弱,不自胜持,起居须人,足不任地,惊恐战掉,潮热时作,饮食无味,不生气力,诸虚不足。

肉苁蓉(酒浸) 天麻 鹿茸(燎去毛,酥炙) 菟丝子(酒浸通软,别研细) 熟地黄 牛膝(酒浸) 杜仲(酒浸) 木瓜干(各等分)

上为末,蜜丸如梧桐子大。每服五十丸,温酒、米汤,食前下。

十、治实热痿方

越婢汤(《圣济总录·卷第九十二·肉极》)

治肉极实热,津液脱,腠理开,汗大泄,下焦痿弱。

麻黄(去根节,三分) 石膏(碎,三两) 甘草(炙,锉,一两) 附子(炮裂,去皮脐,一两)

上四味,锉如麻豆。每服五钱匕,水一盏半,生姜半分拍碎,枣两枚劈破,煎至一盏,去滓,空腹、日午、夜卧温服。

十一、治湿热痿方

1. 清燥汤

1)《兰室秘藏·卷下·自汗门·自汗论》

治肾亏痿厥之病大作,腰以下痿软瘫痪不能

动,行步不正,两足歆侧。

黄芪(一钱五分) 橘皮 白术 泽泻(各五分) 人参 白茯苓 升麻(各三分) 炙甘草 麦门冬 当归身 生地黄 神曲末 猪苓(各二分) 柴胡 酒黄柏 黄连 苍术(各一分) 五味子(九个)

上锉如麻豆大。每服五钱,水二盏煎至一盏,去渣,空心热服。

2)《仁斋直指方论·卷之四·附痿证·痿证方论》

治温热成,痿以燥金受湿热之邪,是绝寒水生化之源,绝则肾亏,痿厥之病大作,腰以下痿软瘫痪不能动。

黄芪(一钱半) 苍术(一钱) 白术 橘皮 泽泻(各五分) 五味子(九个) 人参 白茯苓 升麻(各三分) 麦门冬 当归身 生地黄 曲末 猪苓 酒黄柏(各二分) 柴胡 黄连 甘草(炙,各一分)

上㕮咀。每半两,水煎,空心热服。

3)《正体类要·下卷·方药》

治跌扑疮疡,血气损伤,或溃后气血虚怯,湿热乘之,遍身酸软;或秋夏湿热太甚,肺金受伤,绝寒水生化之源,肾无所养,小便赤涩,大便不调;或腰腿痿软,口干作渴,体重麻木;或头目晕眩,饮食少思;或自汗体倦,胸满气促;或气高而喘,身热而烦。

黄芪(一钱五分) 苍术(一钱) 白术 陈皮 泽泻(各五分) 五味子(九粒) 白茯苓 人参 升麻(各五分) 麦门冬 当归身 生地黄 神曲(炒) 猪苓 酒柏(各五分) 柴胡 黄连 甘草(炙,各三分)

上姜水煎服。湿痰壅盛,参、芪、归、地之类,可暂减之。

2. 温经除湿汤(《兰室秘藏·卷中·妇人门·半产误用寒凉之药论》)

治十月霜冷后,四肢无力乃痿厥,湿热在下焦也。

黄连(一分) 柴胡 草豆蔻 神曲(炒) 木香(各二分) 麻黄(不去节) 独活 当归身 黄柏(各一分) 升麻(五分) 羌活(七分) 炙甘草 人参 白术 猪苓 泽泻(各一钱) 黄芪 橘皮 苍术(各二钱) 白芍药(三钱)

上锉如麻豆大,分作二服,水二盏煎至一盏,食远服。治支节沉重疼痛无力之胜药也。

3. 消痞丸(《卫生宝鉴·卷十四·腹中积聚·诸湿肿满》)

治积湿热毒,甚者身体面目黄肿,心胁腹满,呕吐不能饮食,痿弱难以运动,咽嗌不利,肢体焦,眩悸膈热,坐卧不宁,心火有余而妄行,上为咳血、衄血,下为大小便血、肠风、痔漏,三焦壅滞闷塞,热中消渴,传化失常,小儿疳积热。

木香 官桂(各一分) 青黛 牵牛 黄连 黄芩(各一两) 大黄 黄柏 葛根 栀子 薄荷 藿香 茴香(炒) 厚朴(各半两)

上为末,滴水丸如桐子大。每服二十丸,温水送下,食前。

4. 苍术散(《世医得效方·卷第八·大方脉杂医科·诸淋》)

治一切风寒湿热,令足膝痛,或赤肿,脚骨间作热痛,虽一点,能令步履艰苦,及腰膝臀髀大骨疼痛,令人痿躄,一切脚气,百用百效。

苍术(米泔浸一日夜,盐炒) 黄柏(去粗皮,酒浸一日夜,炙焦,各四两)

上锉散。每服四钱,水一盏煎七分,温服,日进三四服。

5. 加味三妙丸(一名加味二妙丸)(《医学正传·卷之四·痛风》)

治两足湿痹疼痛,或如火燎,从足跗热起,渐至腰胯,或麻痹痿软,皆是湿为病,此药主之。

苍术(四两,米泔浸) 黄柏(二两,酒浸日干) 川牛膝(一两,去芦) 当归尾(一两,酒洗) 川萆薢(一两) 防己(一两) 龟板(酥炙,一两)

上为细末,酒煮面糊为丸如梧桐子大。每服一百丸,空心姜盐汤下。

6. 生脉散(《正体类要·下卷·方药》)

治金疮、杖疮等症,发热体倦,气短;或汗多作渴,或溃后睡卧不宁,阳气下陷,发热烦躁。若六七月间,湿热大行,火土合病,令人脾胃虚弱,身重气短;或金为火制,绝寒水化源,肢体痿软,脚歆眼黑。

人参(五钱) 五味子(一钱) 麦门冬(一钱)

用水煎服。

7. 虎胫骨丸（《古今医统大全·卷之四十·痿证门·药方》）

治两足痿弱，软痛，或如火焙，从足踝下上冲腿胯等证，因湿热而成者。

苍术（制）　黄柏（制，各四两）　牛膝（制，二两）　龟板（酥炙）　虎骨（酥炙）　防己（各一两）　当归尾（二两）

上为细末，面糊为丸梧桐子大。每服七十丸或一百丸，空心盐汤送下，神效。

8. 三妙丸（《杂病源流犀烛·卷三·诸痿源流·治痿方二十一》）

治湿热下流两脚，麻木痿弱，或如火烙之热，皆湿热也。

制苍术（六两）　酒黄柏（四两）　牛膝（二两）

十二、治温热痿方

清燥汤（《古今医统大全·卷之四十·痿证门·药方》）

治温热成痿。以燥金受温热之邪，是绝寒水化生之源，则肾亏，痿厥之病作，身腰以下痿弱瘫痪，不能动履。

黄芪　人参（各一钱）　苍术　白术（各八分）　升麻　柴胡（各三分）　陈皮　白茯苓　猪苓　曲末（各五分）　五味子（九粒）　麦门冬（去心）　泽泻　黄柏末　黄连　甘草（各三分）　当归身　生地黄（一钱）

上水盏半煎，空心热服。

十三、治运气痿方

1. 静顺汤（《三因极一病证方论·卷之五·六气时行民病证治》）

治辰戌岁，太阳司天，太阴在泉，病身热头痛，呕吐气郁，中满瞀闷，少气足痿，注下赤白，肌腠疮疡，发为痈疽。

白茯苓　木瓜干（各一两）　附子（炮，去皮脐）　牛膝（酒浸，各三分）　防风（去叉）　诃子（炮，去核）　甘草（炙）　干姜（炮，各半两）

上为锉散。每服四大钱，水盏半煎七分，去滓，食前服。

2. 备化汤（《古今医统大全·卷之五·运气易览·五运六气平治汤》）

岁气太阴湿土司天，太阳寒水在泉，民病关节不利，筋急身重痿弱，或瘟疠盛行，胸腹满闷，甚则浮肿寒疟，血溢腰痛，宜用此以正土气，则燥湿之患而物自生生矣。故曰备化。

熟地黄　茯苓　附子　覆盆子　木瓜　甘草　生姜　牛膝（各等分）

上咬咀。每服四钱，水一盏煎七分，食前服。

十四、治胆虚痿方

1. 中正汤（《圣济总录·卷第四十二·胆门·胆虚》）

治胆气不足，常多恐惧，头眩痿厥，四肢不利，僵仆目黄。

茯神（去木）　酸枣仁（微炒）　黄芪（锉）　羌活（去芦头，各一两）　熟干地黄（切，焙）　甘菊花　柏子仁　防风（去叉，各三分）　人参　白芍药　当归（切，焙）　甘草（炙，锉，各半两）

上一十二味，粗捣筛。每服三钱匕，水一盏煎至七分，去滓，温服不拘时。

2. 温胆汤（《三因极一病证方论·卷之八·肝胆经虚实寒热证治》）

治胆虚寒，眩厥足痿，指不能摇，壁不能起，僵仆，目黄失精，虚劳烦扰，因惊胆慑，奔气在胸，喘满浮肿，不睡。

半夏（汤洗去滑）　麦门冬（去心，各一两半）　茯苓（二两）　酸枣仁（三两，炒）　甘草（炙）　桂心　远志（去心，姜汁合炒）　黄芩　草薢　人参（各一两）

上为锉散。每服四大钱，用长流水一斗，糯米煮，如泻胆汤法。

十五、治胃虚痿方

1. 藿香养胃汤（《三因极一病证方论·卷之九·五痿治法》）

治胃虚不食，四肢痿弱，行立不能，皆由阳明虚，宗筋无所养，遂成痿躄。

藿香　白术　白茯苓　神曲（炒）　乌药（去木）　缩砂仁　薏苡仁（炒）　半夏曲　人参（各半两）　荜澄茄　甘草（炙，各三钱半）

上为粗末。每服四钱，水一盏半，生姜五片，枣二枚，同煎七分，去滓，不以时服。

2. 四君子汤(《医方考·卷五·痿痹门第四十五》)

阳明虚,宗筋失养,不能束骨而利机关,令人手足痿弱者,此方主之。

人参 白术 茯苓 甘草

十六、治肝虚痿方

1. 加味四斤丸(《三因极一病证方论·卷之九·五痿治法》)

治肝肾脏虚,热淫于内,致筋骨痿弱,不自胜持,起居须人,足不任地,惊恐战掉,潮热时作,饮食无味,不生气力,诸虚不足。

苁蓉(酒浸) 牛膝(酒浸) 天麻 木瓜 干鹿茸(燎去毛,切,酥炙) 熟地黄 菟丝子(酒浸通软,别研细) 五味子(酒浸,各等分)

上为末,蜜丸如梧子大。每服五十丸,温酒、米汤食前下。一法,不用五味子,有杜仲。

2. 煨肾丸(《医宗必读·卷之十·痿·医案》)

治肝脾肾伤,宜缓中消谷、益精。

牛膝 萆薢 杜仲(炒去丝) 白蒺藜 防风 菟丝子(酒浸) 肉苁蓉(酒浸) 胡芦巴 补骨脂(酒炒,等分) 肉桂(减半)

上为末,将猪腰子制同食法,和蜜杵丸梧子大。每服五钱,空心酒送。治腰痛甚效。

3. 补血荣筋丸(《张氏医通·卷十四·痿门》)

治肝衰筋缓,不能自收持。

肉苁蓉(酒制) 菟丝子(酒煮捣,焙) 天麻(煨,各二两) 牛膝(酒煮,四两) 鹿茸(酒炙,一对) 熟地黄(六两) 木瓜(姜汁炒) 五味子(各一两)

为末,蜜丸梧子大。每服七十丸,空心参汤、米汤、临卧温酒送下。

十七、治肾虚痿方

1. 五味子汤(《三因极一病证方论·卷之五·五运时气民病证治》)

治肾虚坐卧湿地,腰膝重着疼痛,腹胀满,濡泄无度,步行艰难,足痿清厥;甚则浮肿,面色不常,或筋骨并辟,目视晾晾,膈中咽痛。

五味子 附子(炮,去皮脐) 巴戟(去心) 鹿茸(燎去毛,酥炙) 山茱萸 熟地黄 杜仲(制炒,各等分)

上锉散。每服四钱,水盏半,姜七片,盐少许,煎七分,去滓,食前服之。

2. 小菟丝子丸(《世医得效方·卷第七·大方脉杂医科·漩浊》)

治肾气虚损,五劳七伤,小腹拘急,四肢酸疼,面色黧黑,唇口干燥,目暗耳鸣,心忪短气,夜梦惊恐,精神困倦,喜怒无常,悲忧不乐,饮食无味,举动乏力,心腹胀满,脚膝痿缓,小便滑数,房室不举,股内湿痒,水道涩痛,小便出血,时有遗沥,并宜服之。久服,填骨髓,续绝伤,补五脏,去万病,明视听,益颜色,轻身延年,聪耳明目。

石莲肉(二两) 菟丝子(酒浸焙,研为末,五两) 白茯苓(焙,一两) 山药(二两七钱半,打糊)

上为末,山药糊搜和为丸如梧子大。每服五十丸,空心,温酒或盐汤下;如脚膝无力,木瓜汤下,晚食前再服。

3. 金刚丸(《古今医统大全·卷之四十·痿证门·药方》)

治肾损骨痿,不能起床,宜服此益精。

萆薢 杜仲(姜汁炒) 肉苁蓉(酒浸) 菟丝子(制)

上为细末,酒煮猪腰子,捣烂和丸梧桐子大。每服五七十丸,空心温酒送下。

4. 加味四斤丸(《古今医统大全·卷之四十·痿证门·药方》)

治肾虚肺热,热淫于内,致筋骨痿弱不能胜持。

肉苁蓉(酒洗) 牛膝(酒洗) 天麻 干木瓜 鹿茸(去毛,酥炙) 熟地黄 五味子(酒浸) 菟丝子(制)

上为末,炼蜜丸梧桐子大。每服五十丸,食前温酒或米饮送下。

5. 五精丸(《古今医统大全·卷之四十八·虚损门·药方》)

治肾虚痿弱,大补元气。

秋石(真正刚健者) 鹿角霜 茯苓 山药 阳起石(各等分)

上为末,酒糊丸梧桐子大。每服五十丸,空心饮汤下。须放近火边,勿使回润为妙。

6. 六味丸(《证治准绳·类方第一册·虚劳》)

治肾经不足,发热作渴,小便淋闭,气壅痰嗽,头目眩晕,眼花耳聋,咽燥舌痛,齿牙不固,腰腿痿软,自汗盗汗,便血诸血,失音,水泛为痰,血虚发热等证,其功不能尽述。

熟地黄(八两,杵膏)　山茱萸肉　干山药(各四两)　牡丹皮　白茯苓　泽泻(各三两)

上各另为末,和地黄膏加炼蜜丸桐子大。每服七八十丸,空心食前滚汤下。

十八、治肺热痿方

1. 肺热汤(《医方考·卷五·痿痹门第四十五·肺热汤》)

肺鸣叶焦,令人色白毛败,发为痿躄,脉来短数者,宜此方主之。

羚羊角　玄参　射干　薄荷　芍药　升麻　柏皮(各三钱)　生地黄(一合)　栀子仁(四钱)　竹茹(二钱)

2. 薏苡仁散(《症因脉治·卷三·痿症论·内伤筋挛》)

治肺热痿痹筋挛,兼治阳明湿气。

薏苡仁(一斤)

焙研末,水调服。

十九、治气血不足痿方

1. 杜仲散(《备急千金要方·卷二十·膀胱腑方·杂补第七》)

益气补虚,治男子羸瘦短气,五脏痿损、腰痛不能房室。

杜仲　蛇床子　五味子　干地黄(各六分)　苁蓉　远志(各八分)　木防己　巴戟(各七分)　菟丝子(十分)

上九味治下筛,食前酒服方寸匕,日三,常服不绝佳。

2. 龙骨丸(《备急千金要方·卷二十·膀胱腑方·膀胱虚实第二》)

治膀胱肾冷,坐起欲倒,目疏疏气不足,骨痿方。

龙骨　柏子仁　地黄　甘草　防风(各五分)　黄芪　禹余粮　白石英　桂心　茯苓(各七分)　五味子　羌活　人参　附子(各六分)　山茱萸肉　元参　川芎(各四分)　磁石　杜仲　干姜(各八分)

3. 附子丸(《圣济总录·卷第一百八十五·补益门·补虚益气》)

治元脏气衰,风虚劳冷,腰脚无力,筋骨疼痛,日加痿瘁,饮食不化,脾泄泻痢,面无颜色,及治伤寒头痛。

附子(炮裂,去皮脐,四两)　硇砂(半两,用浆水半升同附子慢火煎干)　沉香(一两)　蒺藜子(微炒去角,三两)

上四味,捣罗为末,炼蜜和丸梧桐子大。每服二十丸,空心温酒下;如不饮酒,即以盐汤,渐加丸数,久服。

4. 天真丸(《世医得效方·卷第八·大方脉杂医科·诸淋》)

治男子妇人,先曾损血及脱血,肌瘦,绝不入食,得步不得,手足痿弱,软遂,血气枯槁,形神不足。如滑肠不食,守死无法可治者。如咽喉窄,下食不得,只能五七粒渐渐服之,粒数多便可养起。久服,令人面色红润,无血者,使生血。并津液干大便燥者,服之自润。实中有虚,虚中有实,皆可治之。

羊肉(七斤,精者,去筋膜、脂皮,批开入药)　肉苁蓉(十两)　湿山药(去皮,十两)　当归(去芦,洗,十二两)　天门冬(泡去心切,焙,十两)

上四味,安在羊肉内,裹定,用麻缕扎缚,取上色糯酒四瓶,煮令尽,再入水二升又煮,直候肉如泥;再入黄芪末五两,人参末三两,白术末二两,熟糯米饭焙干为末一十两;前后药末,同剂为丸梧桐子大。一日约服三百粒,初服百粒,加至前数。服之觉有精神,美饮食,手足添力,血脉便行,轻健。如久喑不言者,服之半月,语言有声。血下、喘咳、步行不得,服之效。恐难丸,即入蒸饼五七枚,焙干为末,同搜和之。酒送下,空心食前,盐汤亦可。

5. 四斤丸(《正体类要·下卷·方药》)

治肝肾精血不足,筋无所养,挛缩不能步履,或邪淫于内,筋骨痿软。

肉苁蓉(酒浸)　牛膝(酒洗)　天麻　干木瓜　鹿茸(炙)　熟地黄(生者,自制)　菟丝子(酒浸煮杵)　五味子(各等分)

上为末,用地黄膏丸桐子大。每服五七十丸,空心温酒送下。

6. 鹿角胶丸(《古今医统大全·卷之四十·痿证门·药方》)

治血气弱,两足痿弱不能行动,久卧床褥。

鹿角胶(一斤)　鹿角霜　熟地黄(各半斤)　川牛膝　白茯苓　菟丝子　人参(各二两)　当归身(四两)　白术　杜仲(各二两)　虎胫骨(酥炙)　龟板(酥炙,各一两)

上为细末,另将鹿角胶用无灰酒二盏溶化,丸梧桐子大。每服百丸,空心盐姜汤下。

7. 大防风汤(《赤水玄珠·第十一卷·痿证门》)

气血两虚,风湿相挟,麻痹痿弱,或久病痢后,脚弱缓痛,不能行履,或两脚肿痛。

川归　熟地　白芍　杜仲(姜汁炒)　黄芪　白术(各一钱)　人参　防风　川芎　牛膝(各七分)　羌活　附子　甘草(炙,各四分)

姜三片,枣二枚,水煎服。

8. 七宝美髯丹(《医方集解·补养之剂第一》)

治气血不足,羸弱周痹,肾虚无子,消渴,淋沥,遗精,崩带,痈疮,痔肿等证。

何首乌(大者,赤、白各一斤,去皮切片,黑豆拌,九蒸九晒)　白茯苓(乳拌)　牛膝(酒浸,同首乌第七次蒸至第九次)　当归(酒洗)　枸杞(酒浸)　菟丝子(酒浸蒸,半斤)　破故纸(黑芝麻拌炒,四两,净)

蜜丸,盐汤或酒下。并忌铁器。

二十、治虚劳痿痹方

1. 萆薢丸(《太平圣惠方·卷第三十·治虚劳痿痹不遂诸方》)

治虚劳痿痹,腰脚不遂,骨节酸疼,筋脉拘急。

萆薢(一两,锉)　牛膝(一两,去苗)　杜仲(一两,去粗皮,炙微黄,锉)　酸枣仁(一两,微炒)　当归(一两)　防风(三分,去芦头)　附子(一两,炮裂,去皮脐)　茵芋(三分)　熟干地黄(一两)　丹参(一两)　赤芍药(三分)　桂心(一两)　黄芪(一两,锉)　羚羊角屑(三分)　羌活(一两)　石斛(一两,去根,锉)　薏苡仁(一两)

上件药,捣罗为末,炼蜜和捣三二百杵,丸如梧桐子大。每于食前,以暖酒下三十丸。

2. 补肾丸(《太平圣惠方·卷第三十·治虚劳痿痹不遂诸方》)

治虚劳痿痹,百节沉重,四肢不举,食饮渐少,羸瘦乏力。

熟干地黄(一两)　巴戟(三分)　黄芪(三分,锉)　石斛(一两,去根,锉)　人参(三分,去芦头)　白茯苓(三分)　桂心(三分)　牛膝(一两,去苗)　山茱萸(三分)　防风(三分,去芦头)　菟丝子(一两,酒浸三日曝干,别捣为末)　羌活(三分)　肉苁蓉(一两,酒浸一宿,刮去皱皮炙干)　附子(一两,炮裂,去皮脐)　磁石(二两,烧醋淬七遍,捣碎细研水飞过)　丹参(三分)　五味子(三分)　麦门冬(一两,去心,焙)　甘草(半两,炙微赤,锉)　远志(半两,去心)　柏子仁(一两)

上件药,捣罗为末,炼蜜和捣五七百杵,丸如梧桐子大。每于食前,以温酒下三十丸。忌生冷、毒滑、鱼肉。

3. 抽风独活散(《太平圣惠方·卷第三十·治虚劳痿痹不遂诸方》)

治虚劳痿痹不遂,筋脉急痛。

独活(一两)　人参(一两,去芦头)　附子〔二(一)两半,炮裂,去皮脐〕　薏苡仁(一两)　桂心〔二(一)两〕　防风(一两,去芦头)　赤芍药(三分)　当归(三分)　赤茯苓(三分)　山茱萸(三分)　汉防己(半两)　甘草(半两,炙微赤,锉)　狗脊(三分)　熟干地黄(一两)　牛膝(一两,去苗)　芎䓖(三分)　石斛(一两,去根)　枳壳(半两,麸炒微黄去瓤)

上件药,捣粗罗为散。每服三钱,以水一中盏,入生姜半分,煎至六分,去滓,不计时候,稍热服。忌生冷、油腻、毒滑、鱼肉。

4. 茯苓丸(《太平圣惠方·卷第三十·治虚劳痿痹不遂诸方》)

治虚劳痿痹,手足厥冷,精气虚乏,骨节疼痛,头眩,吐逆,腰脊强直。服之令人体骨丰盛,肌肤光泽。

白茯苓(一两)　牡荆子(半两)　天雄(一两,炮裂,去皮脐)　黄芪(一两,锉)　肉苁蓉(一两,酒浸一宿刮去皱皮,炙干)　薯蓣(一两)　巴戟(一两)　石长生(三分)　桂心(一两)　菟丝子(一两,酒浸三日,曝干别捣为末)　杜仲(一两,去粗皮,炙微黄,锉)　牡蛎(一两,烧为粉)　山茱蓂(一两) 熟干地黄(一两) 泽泻(三分) 石斛(一两半,去根,锉) 附子(一两,炮裂,去皮脐) 天门冬(一两半,去心,焙) 人参(一两,去芦头) 防风(半两,去芦头) 羌活(三分) 当归(三分) 甘草(半两,炙微赤,锉)

上件药,捣罗为末,炼蜜和丸如梧桐子大。每于食前,以温酒下三十丸。

5. 牛膝丸(《太平圣惠方·卷第三十·治虚劳痿痹不遂诸方》)

治虚劳痿痹,四肢不举,头目昏重,不能饮食,身体乏力,疼痛。

牛膝(一两,去苗) 黄芪(三分,锉) 侧子(一两,炮裂,去皮脐) 羌活(一两) 人参(一两,去芦头) 白附子(一两,炮裂,去皮脐) 肉苁蓉(一两,酒浸一宿锉,去皱皮炙) 防风(三分,去芦头) 芎䓖(一两) 桂心(一两) 巴戟(一两) 干蝎〔三(半)两,微炒〕 白茯苓(一两) 五加皮(一两) 甘菊花(三分) 天麻(一两) 补骨脂(一两,微炒) 熟干地黄(一两) 草薢(一两,锉) 茵芋(一两)

上件药,捣罗为末,炼蜜和捣三五百杵,丸如梧桐子大。每于食前,以暖酒下三十丸。

6. 羌活散(《太平圣惠方·卷第三十·治虚劳痿痹不遂诸方》)

治虚劳痿痹,肢节疼痛。

羌活(一两) 甘菊花(半两) 白茯苓(三分) 白蒺藜(半两,微炒去刺) 当归(三分) 牛膝(一两,去苗) 肉苁蓉(三分,酒浸一宿刮去皱皮,炙干) 沉香(半两) 防风(半两,去芦头) 枳壳(半两,麸炒微黄去瓤) 桂心(三分) 草薢(一两,锉) 附子(一两,炮裂,去皮脐)

上件药,捣粗罗为散。每服三钱,以水一中盏煎至六分,去滓,每于食前温服。

7. 羌活丸(《太平圣惠方·卷第三十·治虚劳痿痹不遂诸方》)

治虚劳痿痹,腰脚不遂,头昏目暗,心烦健忘,身体沉重。

羌活(一两) 茯神(一两) 五加皮(一两) 鹿茸(一两半,去毛,涂酥炙令微黄) 防风(三分,去芦头) 牛膝(一两半,去苗) 人参(一两,去芦头) 远志(三分,去苗) 薯蓣(一两) 桂心(一两) 五味子(三分) 附子(一两,炮裂,去皮脐) 酸枣仁(一两,微炒) 枸杞子(三分) 山茱萸(一两) 黄芪(一两,锉) 熟干地黄(一两) 羚羊角屑(一两)

上件药,捣罗为末,炼蜜和捣三五百杵,丸如梧桐子大。每于食前,以暖酒下三十丸。

8. 桑寄生散(《太平圣惠方·卷第三十·治虚劳痿痹不遂诸方》)

治虚劳痿痹,肢节疼痛或偏枯,或腰痛,挛急。

桑寄生(一两) 白芍药(三分) 独活(三分) 熟干地黄(一两) 杜仲(一两,去粗皮,炙微黄,锉) 牛膝(一两,去苗) 附子(一两,炮裂,去皮脐) 细辛(半两) 秦艽(三分,去苗) 白茯苓(一两) 羚羊角屑(一两) 防风(三分,去芦头) 芎䓖(三分) 人参(三分,去芦头) 当归(三分) 桂心(一两) 甘草(一两,炙微赤,锉)

上件药,捣粗罗为散。每服四钱,以水酒各半中盏,煎至六分,去滓,每于食前温服。

9. 石斛散(《太平圣惠方·卷第三十·治虚劳痿痹不遂诸方》)

治虚劳痿痹,四肢不收,不能俯仰,两肩中疼痛,身重筋急,体如刀刺,身不能自任,此皆因饮酒当风,露卧湿地,寒从下入,血精皆虚,众脉寒,使人阴囊下湿,阳气消弱,令人不乐,恍惚忧悲,宜服除风轻身,益气明目,强阴令人有子,补诸不足。

石斛(一两半,去根) 草薢(一两,锉) 柏子仁(三分) 石龙芮(三分) 泽泻(三分) 附子(一两,炮裂,去皮脐) 杜仲(一两,去粗皮,炙微黄,锉) 牛膝(一两半,去苗) 赤芍药(三分) 云母粉(一两) 松脂(一两) 防风(三分,去芦头) 山茱萸(三分) 菟丝子(一两,酒浸三宿曝干,别捣为末) 细辛(三分) 桂心(三分) 鹿茸(一两,去毛,涂酥炙令微黄) 巴戟(一两)

上件药,捣细罗为散。每于食前,以暖酒调下二钱。忌生冷、油腻、牛肉。

10. 石斛丸(《太平圣惠方·卷第三十·治虚劳痿痹不遂诸方》)

治虚劳痿痹,四肢挛急,肌体枯瘦。

石斛(一两,去根,锉) 熟干地黄(三分) 麦门冬(一两半,去心,焙) 五味子(半两) 牛膝(一两,去苗) 泽泻(半两) 肉苁蓉(一两,酒浸一宿刮去皱皮,炙干) 防风(半两,去芦头) 芎䓖(三分) 独活(半两) 秦艽(二分,去苗) 人参(半两,去芦头) 桂心(三分) 甘草(半两,炙微赤,锉) 细辛(半两) 附子(一两,炮裂,去皮脐) 黄芪(半两,锉) 石龙芮(半两) 白芍药(半两) 白茯苓(三分)

上件药,捣罗为末,炼蜜和捣三五百杵,丸如梧桐子大。每于食前,以温酒下三十丸。忌生冷、猪鸡、牛马肉。

11. 菴蔄子散(《太平圣惠方·卷第三十·治虚劳痿痹不遂诸方》)

治虚劳痿痹少气,筋挛,关节疼痛,难以屈伸,不能行,精寒目瞑,阳气恒弱,腹中不调,此由肾虚所致。

菴蔄子(一两) 酸枣仁(一两,微炒) 大豆卷(一两,微炒) 薏苡仁(一两) 甘菊花(半两) 秦椒(一两,去目,炒去汗) 车前子(半两) 蔓荆子(半两) 菥蓂子(半两) 冬瓜子(半两) 阿胶(一两,捣碎,炒令黄燥)

上件药,捣细罗为散。每服食前以温酒调下二钱。

12. 伏牛花丸(《圣济总录·卷第九十一·虚劳脱营》)

治虚劳脱营始富后贫,痿躄为挛。

伏牛花(五两) 女葳(三两) 细辛(去苗叶) 卷柏 威灵仙(去土,各一两) 附子(炮裂,去皮脐) 羖羊角(镑炒) 木虻(炒焦去翅足) 硇砂(醇酒研令稀,各一两)

上九味,先捣罗八味为细末,煮硇砂酒面糊丸梧桐子大。于平旦时及初更后,各用温酒下十五丸,稍增至三十丸,以知为度。

13. 黄芪汤

1)《圣济总录·卷第九十一·虚劳脱营》

治虚劳脱营,气血伤惫,四肢痿瘁,骹膝无力。

黄芪(细锉,一两) 山芋(一两) 白茯苓(去黑皮,一两) 人参(半两) 厚朴(去粗皮,生姜汁炙,三分) 白术(半两) 五味子(一分) 熟干地黄(焙,一两半) 桂(去粗皮,一分)

上九味,粗捣筛。每服三钱匕,以水一盏,入生姜半分拍碎,枣三枚去核,煎至七分,去滓,空腹温服,食后再服。

2)《圣济总录·卷第一百四十五·打扑损伤·伤堕致损吐唾出血》

治一切伤损,吐唾出血,日渐痿瘦。

黄芪(锉,焙) 芎䓖 甘草(炙) 当归(切,焙) 芍药(各一两)

上五味,粗捣筛。每服三钱匕,水一盏煎至七分,去滓温服,不拘时。

14. 玉霜丸(《圣济总录·卷第一百八十五·补益门·补虚益精髓》)

治脏腑虚惫,腰脚痿弱,续筋骨,秘精髓,安魂魄,辟疫气,换肌壮阳益寿。

龙骨(一斤,粘舌者,研如粉,水飞三度,晒干,黑豆一斗,内蒸一复时,熟绢夹袋盛,蒸了再晒干) 天雄(一十两,长大者,酒浸七日,地坑内炭火半秤烧,地坑赤速去炭火,净扫,以醋二升泼坑内,候干,乘热投天雄盆合,土拥经宿,去皮脐) 鹿茸(半斤,麻茸连顶骨者,炙去毛,取三寸截断,酒浸一复时,慢火炙) 菟丝子(五两,酒浸一复时,炊过焙,别捣) 紫梢花(如无以木贼代) 牡蛎(厚者,火煅如粉,各三两) 巴戟天(穿心者,炒) 肉苁蓉(酒浸一复时,批薄酒洗炙) 泽泻(洗净,酒浸一宿炙) 牛膝(酒浸炙) 石斛(去根,炙) 磁石(火煅醋淬七遍) 丹砂(别研,各二两) 韭子(微炒,五两) 桂(去粗皮) 蘹香子(炒,各一两)

上一十六味,捣罗为末,炼蜜酒相半,和捣千百下,丸如梧桐子大。每日空心晚食前,温酒下三十丸,临卧冷酒下三十丸,相次更饮冷酒一杯投之。

15. 鹿髓煎(《鸡峰普济方·卷第四·补虚·鹿髓煎》)

治虚劳伤中,脉绝筋急,脚痿咳嗽。

鹿髓(半升) 蜜酥(各二两) 生地黄汁(四合) 杏仁(三两,研取汁) 桃仁(一两,研取汁)

上以桃仁、杏仁、地黄等汁,于银锅内煎,令减半,次下鹿髓、酥蜜等,同煎如饧。每于食后,含咽一茶匕。

16. 养血百补丸(《鸡峰普济方·卷第四·补虚》)

治真元衰弱,营卫虚微,风劳气冷诸疾荏苒不愈,久病羸瘦,咳嗽,痰涎唾如胶黏,或如红物,手足心热,虽思饮食而吃不多,眠睡不安,或梦见先亡之人,或梦与鬼邪交。通肩背拘急,百节烦疼,足胫痿弱,行步无力,腹中如空,气短喘促,喜见人过,旦起惺惺,午后昏沉,精神烦扰,郁悒悲啼。此药补脏腑虚,消化为害诸虫。

人参　牡丹　槟榔　吴茱萸　肉豆蔻　白芍药　泽泻　木香　远志　缩砂　枳壳　柴胡　麻黄　麝香　盐(各半两)　乌梅(二两)　知母　升麻　甘草　鳖甲　苁蓉　白薇　葳蕤　虎骨　桃仁　羌活　防风　茯苓　附子　青蒿　秦艽　厚朴　牛膝　半夏　桂(各一两)

上为细末,炼蜜和丸如梧桐子大。每服三十丸,加至五十丸,空心温酒下。

17. 小建中汤(《鸡峰普济方·卷第五·黄疸》)

治疸面目黄,气力乏少,膝胫痿弱,由营卫虚弱,里急虚热与湿气相搏所致,治属虚劳。

芍药(六两)　桂(三两)　甘草(二两)

上为粗末。每服五钱,水二盏,姜三片,枣一个,饧如枣大,煎至一盏,去滓温服。

18. 菟丝子丸(《太平惠民和剂局方·卷之五·治诸虚》)

治肾气虚损,五劳七伤,少腹拘急,四肢酸疼,面色黧黑,唇口干燥,目暗耳鸣,心忪气短,夜梦惊恐,精神困倦,喜怒无常,悲忧不乐,饮食无味,举动乏力,心腹胀满,脚膝痿缓,小便滑数,房室不举,股内湿痒,水道涩痛,小便出血,时有余沥,并宜服之。久服填骨髓,续绝伤,补五脏,去万病,明视听,益颜色,轻身延年,聪耳明目。又方用龙齿三分,远志去苗、心,半两,黑豆煮,不用石龙芮、泽泻、肉苁蓉。

菟丝子(净洗,酒浸)　泽泻　鹿茸(去毛,酥炙)　石龙芮(去土)　肉桂(去粗皮)　附子(炮,去皮,各一两)　石斛(去根)　熟干地黄　白茯苓(去皮)　牛膝(酒浸一宿,焙干)　续断　山茱萸　肉苁蓉(酒浸切,三分)　五味子　桑螵蛸(酒浸炒)　芎䓖　覆盆子(去枝叶萼,各半两)

上为细末,以酒煮面糊为丸如梧桐子大。每服二十丸,温酒或盐汤下,空心服。如脚膝无力,木瓜汤下,晚食前再服。

19. 鹿白丸(《严氏济生方·诸虚门·虚损论治》)

治诸虚百损,精血俱耗,血少不能养筋,精虚不能实骨,筋骨痿弱,面色黧黑,耳鸣气短,目视昏花,腰背疼痛,足膝酸弱,步履艰难,小便白浊,或小便频数,但是一切虚弱之证,悉能治疗,妇人虚弱亦宜服之。

桑上寄生(二两)　川续断(锉,酒润)　鹿茸(去毛,酒蒸)　麋茸(去毛,酒蒸)　鹿角(镑)　麋角(镑)　附子(炮,去皮)　川乌(炮,去皮)　钟乳粉　阳起石(煅)　川巴戟(槌,去心)　沉香(不见火)　川牛膝(去芦,酒浸)　川萆薢(各一两)　菟丝子(淘,酒蒸擂,焙)　五味子(各二两)　宣木瓜(二枚,去皮瓤,蒸烂)　椒红(去目及闭口者,微炒出汗,取红,半两)

上为细末,刺鹿血,乘热搜和,杵千百下,丸如梧桐子大。每服百丸,空心食前,用盐酒盐汤任下,妇人用淡醋汤下。

20. 壮元丸(《赤水玄珠·第十一卷·痿证门·论治痿独取阳明之旨》)

治下元阳气大虚,及脾有寒湿,足膝痿弱,大便不实,湿动生痰,面色黄白,恶风,懒语,一切倦弱及阴痿不起,饮食不思,虚弱等症。

山茱萸　肉杜仲(盐水炒,各四两)　破故纸(盐水炒)　龟板(酒炙,各三两)　鹿茸(酒炙)　菟丝子(酒浸透,研炒)　远志(去芦,甘草煮)　头二蚕沙(炒)　人参(各二两)　茯苓(一两半)　大附子(童便煮,面煨,七钱)

俱制净药,以干山药粉四两,打糊为丸梧桐子大。空心淡盐汤或酒送下五六十丸,下午再服。

21. 益阴肾气丸(《济阴纲目·卷之四·虚劳门·治虚劳平补诸方》)

治诸脏亏损,发热晡热,潮热盗汗,或寒热往来,五心烦热,或口干作渴,月经不调,或筋骨酸倦,饮食少思,或头目不清,痰气上壅,咳嗽晡甚,胸膈痞闷,或小便赤数,两足热痛,或脚足痿软,肢体作痛等症。此壮水之主,以制阳光之剂。

熟地黄(八两,杵膏)　山茱萸肉　山药(各四两)　白茯苓　牡丹皮　泽泻(各三两)　当归　五味子(炒,各二两)　生地黄(酒浸杵膏)

上为末,入二膏,加炼蜜丸如桐子大,朱砂为衣。每服五十丸,空心淡盐汤下。

22. 虎潜丸(《医方集解·补养之剂第一》)

治精血不足,筋骨痿弱,足不任地,及骨蒸

劳热。

黄柏(盐、酒炒) 知母(盐、酒炒) 熟地黄(三两) 虎胫骨(酥炙,一两) 龟板(酥炙,四两) 琐阳(酒润) 当归(酒洗,两半) 牛膝(酒蒸) 白芍(酒炒) 陈皮(盐水润,二两)

羯羊肉酒煮烂,捣丸。盐汤下。冬加干姜一两。

二十一、治小儿痿证方

1. 紫双丸(《备急千金要方·卷五下·少小婴孺方下·癖结胀满第七》)

治小儿胎中宿热,乳母饮食粗恶辛苦,乳汁不起儿,乳哺不为肌肤,心腹痞满,萎黄瘦瘠,四肢痿躄缭戾,服之可令充悦方。

芍药 柴胡(各二两) 大黄 人参(各一两) 干姜(如热以枳实代) 甘草(各半两) 鳖甲 茯苓(各一两半)

上八味为末,蜜丸如大豆。服一丸,一岁以上乳服三丸,七岁儿服十丸,日二。

2. 丁香散(《幼幼新书·卷第二十九·冷痢第三》)

治小儿冷痢,腹痛,面无颜色,四肢痿悴,不欲饮食。

丁香 当归(锉,微炒,各一分) 人参(去芦头) 白术 厚朴(去粗皮,涂生姜汁炙令香熟) 草豆蔻(去皮,各半两) 白石脂(一两)

上件药捣细罗为散。以粥饮调下半钱,日三四服,量儿大小加减服之。

3. 芍药丸(《幼幼新书·卷第二十二·丁奚第九》引《婴孺方》)

治小儿百病,有寒热,大腹,食不消化,不生肌肉,痿痹方。

芍药 茯苓 大黄(各五分) 柴胡(四分) 鳖甲(三分,炙) 桂心(二分) 人参(一分,一方二分)

上为末,蜜丸。三岁以下服三小豆大,不知加之;七八岁三桐子大,不知加之。

4. 治小儿痿证验方(《小品方·卷第八·治少小疾病诸丸散众方》)

治四五岁儿,因食及在胎中宿热,乳母饮食粗恶辛苦,乳汁不起儿,哺不为肌肤,心腹痞满,萎黄瘦瘠,四肢痿躄缭戾,服之令充悦方。

芍药(十分,炙令黄) 黄芪 鳖甲(炙) 人参(各四分) 柴胡(八分) 茯苓(六分) 甘草(炙) 干姜(各二分,如热以枳实代)

上八味,捣筛,蜜和为丸如大豆。服五丸,日二服。忌如常法。

二十二、治产后痿证方

1. 独活汤(《圣济总录·卷第一百六十二·产后中风偏枯》)

治产后中风偏枯,手足不遂,痿弱无力,或痴或痛。

独活(去芦头,二两) 桑寄生(一两一分) 杜仲(去粗皮切,炒) 牛膝(酒浸切,焙) 细辛(去苗叶) 秦艽(去苗、土) 白茯苓(去黑皮) 桂(去粗皮) 防风(去叉) 甘草(炙,锉) 芎䓖 人参(各一两半) 当归(切,焙,一两三分) 芍药 熟干地黄(焙,各二两)

上一十五味,粗捣筛。每服三钱匕,水一盏,生姜三片枣一枚擘,同煎七分,去滓温服,不拘时。

2. 天雄散(《圣济总录·卷第一百六十二·产后中风偏枯》)

治产后中风偏枯,手足不遂,痿弱无力。

天雄(炮裂,去皮脐) 附子(炮裂,去皮脐) 五味子(炮) 白术 人参 白芷 细辛(去苗叶,各一两) 乌头(炮裂,去皮脐) 柴胡(去苗) 麦门冬(去心,焙) 干姜(炮,各三分) 麻黄(去根节) 山茱萸 蜀椒(去目并闭口,炒出汗) 桔梗(锉,炒,各半两) 当归(切,焙,一两半) 防风(去叉,二两)

上一十七味,捣罗为散。每服二钱匕,温酒调下,不拘时。

3. 血风汤(《明医指掌·卷九·妇人科·产后六》)

治产后诸风痿弱,筋挛无力,四肢不举。

秦艽(一钱,去芦) 羌活(一钱,去芦) 防风(七分,去芦) 白芍药(一钱半,酒炒) 白芷(八分) 川芎(一钱二分) 白术(炒,一钱) 当归身(酒洗,钱半) 熟地黄(二钱) 白茯苓(一钱) 半夏(制,八分) 黄芪(蜜炙,一钱五分)

上为一剂,水二盏煎一盏,温服,或丸或散俱可用。

4. 血气汤(《济阴纲目·卷之十二·产后

门·中风》)

治产后诸风挛急,或痿弱无力。

秦艽　羌活　防风　白芷　川芎　芍药　当归　熟地　白术　茯苓(各等分)

上为细末。每服三钱,温酒调服;一半炼蜜丸如桐子大,每服五七十丸,温酒下。

二十三、治鹤膝风致痿方

1. 独活汤(《活幼心书·卷下·信效方·汤散门》)

治惊瘫鹤膝,及中风湿,日久致腰背手足疼痛,昼轻夜重,及四肢痿痹不仁。

川独活(黄色如兔眼者佳,半两)　当归(酒洗)　白术　黄芪(蜜水涂炙)　薄桂(去粗皮)　川牛膝(酒洗,五味各二钱半)　甘草(炙,三钱)

上件咬咀,每服二钱,水一盏,姜二片,薤白一根,煎七分,空心热服,或无时。

2. 清燥汤(《寿世保元·卷五·痿躄》)

去风顺气,活血壮筋。又治痢后脚弱缓痛,不能行履,名曰痢风;或两膝肿痛,足胫枯细,名曰鹤膝风;兼治一切痹麻风湿,痿软挟虚之症。

黄芪(蜜水炒,一钱五分)　苍术(米泔浸,一钱)　白术(去芦,炒)　陈皮　泽泻(各五分)　人参　白茯苓　升麻(各三分)　麦门冬(去心)　当归身(酒洗)　生地黄　神曲(炒)　猪苓(各四分)　黄柏(酒炒)　柴胡　黄连(各二分)　五味子(九个)　甘草(炙,二分)

上锉一剂,水煎,空心,温服。

二十四、治历节风致痿方

防风汤(《圣济总录·卷第十·历节风》)

治历节风,周身百节疼痛,腰脚痿弱。

防风(去叉,二两)　白术(一两)　白藓皮(二两)　桂(去粗皮,一两三分)　黄芪(锉,二两)　薏苡仁(炒,三两)

上六味,粗捣筛。每服四钱匕,水一盏半,生姜三片,煎至一盏,去滓温服,日三夜一。

二十五、治周痹痿弱方

1. 金牙散(《圣济总录·卷第二十·周痹》)

治周痹脚胫细瘦,痿弱不能行立。

金牙(别研细,一两)　防风(去叉)　侧子(炮裂,去皮脐)　当归(切,焙)　石膏(别研细)　桂(去粗皮,各二两)　芎䓖(一两半)　白术(微炒,三两)　泽泻　细辛(去苗叶,轻炒)　黄芩(去黑心)　赤茯苓(去黑皮,各一两半)　石南叶(酒洒炒)　人参(二两)

上一十四味,除金牙、石膏别研外,将十二味捣罗为散,方入金牙、石膏末,拌匀重罗。每服一钱半匕,渐加至二钱匕,空心温酒调下,日二夜一。未觉更增药至二钱半。

2. 巴戟天散(《圣济总录·卷第二十·周痹》)

治周痹身体痿弱,不能行履。

巴戟天(去心,半两)　芎䓖(一分)　附子(炮裂,去皮脐,三分)　白蔹(一分)　黄芪(炙,锉)　桂(去粗皮)　细辛(去苗叶,炒,各半两)　桔梗(炒,一两)　人参(半两)　芍药(一分)　牡丹实　天雄(炮裂,去皮脐,各半两)　肉苁蓉(酒浸切,焙,一分)　萆薢(炒,半两)　赤茯苓(去黑皮)　牛膝(去苗,酒浸切,焙,各一两)　山芋　菊花(未开者,微炒)　秦艽(去苗、土,各半两)　乌喙(炮裂,去皮脐)　远志(去心,各一两)　山茱萸　黄芩(去黑心)　白术(微炒)　石斛(去根,锉)　白矾(研如粉,各半两)　五味子(三分)　龙胆(去苗、土)　蜀椒(去目并闭口,炒汗出,各一分)　厚朴(去粗皮,生姜汁炙,锉,半两)　菖蒲(九节者,去须节,先用米泔浸后切,焙用,一两)

上三十一味,除白矾别研外,将三十味捣罗为末,次入白矾末拌匀重罗。每服半钱匕,渐加至一钱匕,温酒调下,日二夜一。未觉身唇口痹热,即渐加至一钱半匕。如觉大痹心烦,以少许豉汤解之。

二十六、治脚气痿痹方

石南煎丸(《鸡峰普济方·卷第二·脚气》)

治肾气虚弱,风湿脚气,筋脉拘急,挛痹,缓弱,下气,除筋骨间邪气阴不仁,寒厥痿痹,腰脊痛,脚膝冷,转筋,腿紧不能久立,及如履物隐痛。

石南叶　附子　防风　桂(各六两)　牛膝　白茯苓(各八分)　熟地黄　菟丝子　薏苡仁(各十分)　五加皮(六分)　木瓜(一两)

上为细末,用大木瓜一个,去皮穰蒸熟,研成膏,和前药末为剂,如干更入少熟蜜,和丸如梧桐子大。空心薏苡汤下,三十丸日二服。

二十七、治消渴致痿方

1. 菟丝子丸(《圣济总录·卷第一十三·风消》)

治风消经久不瘥,渐成五劳七伤,小腹拘急,四肢酸疼,面色黧黑,唇口干燥,目暗耳鸣,心忪气短,夜梦惊恐,精神困倦,喜怒无常,悲忧不乐,饮食无味,举动乏力,心腹胀满,脚膝痿缓,小便滑数,房事不举,股内湿痒水道涩痛,小便出血,时有遗沥。

菟丝子(酒浸别捣) 桂(去粗皮) 鹿茸(去毛,酥炙) 附子(炮裂,去皮脐) 泽泻 石龙芮(各一两) 肉苁蓉(酒浸切,焙) 杜仲(去粗皮锉,炒) 白茯苓(去黑皮) 熟干地黄(洗,焙) 巴戟天(去心) 防风(去叉) 山茱萸 补骨脂(炒) 荜澄茄 沉香(锉) 睥香子(炒) 石斛(去根) 牛膝(酒浸切,焙) 续断(各三分) 桑螵蛸(酒浸炒) 芎䓖 覆盆子(择) 五味子(各半两)

上二十四味,捣罗为末,以酒煮面糊,丸如梧桐子大。每服二十丸,温酒或盐汤下,空心日午服;如脚膝无力,木瓜汤下。

2. 人参白术散(《儒门事亲·卷十三·刘河间先生三消论》)

治胃膈瘅热,烦满不欲食;或瘅成为消中,善食而瘦;或燥郁甚而消渴,多饮而数小便;或热病;或恣酒色,误服热药者,致脾胃真阴血液损虚。肝心相搏,风热燥甚,三焦肠胃燥热怫郁,而水液不能宣行,则周身不得润湿,故瘦瘁黄黑。而燥热消渴,虽多饮,而水液终不能浸润于肠胃之外,渴不止,而便注为小便多也。叔世俗流,不明乎此,妄为下焦虚冷,误死多矣。又如周身风热燥郁,或为目瘴、痛疽、疮疡,上为喘嗽,下为痿痹,或停积而湿热内甚,不能传化者,变水肿腹胀也。

凡多饮数溲为消渴,多食数溲为消中,肌肉消瘦,小便有脂液者为消肾。此世之所传三消病也。虽无所不载,以《内经》考之,但燥热之微甚者也。此药兼疗一切阳实阴虚,风热燥郁,头目昏眩,风中偏枯,酒过积毒,一切肠胃涩滞壅塞,疮癣痿痹,并伤寒杂病烦渴,气液不得宣通,并宜服之。

人参 白术 当归 芍药 大黄 山栀子 泽泻(以上各半两) 连翘 栝蒌根 干葛 茯苓(以上各一两) 官桂 木香 藿香(各一分) 寒水石(二两) 甘草(二两) 石膏(四两) 滑石 盆硝(各半两)

上为粗末。每服五钱,水一盏,生姜三片,同煎至半盏,绞汁,入蜜少许,温服。渐加十余钱,无时,日三服。或得脏腑疏利亦不妨,取效更妙;后却常服之,或兼服消痞丸。似觉肠胃结滞,或湿热内甚自利者,去大黄、芒硝。

3. 生津甘露饮子

1)《兰室秘藏·卷上·消渴门·消渴论》

治消渴,上下齿皆麻,舌根强硬,肿痛食不能下,时有腹胀,或泻黄如糜,名曰餐泄。浑身色黄,目睛黄甚,四肢痿弱,前阴如冰,尻臀腰背寒,面生黧色,胁下急痛,善嚏喜怒健忘。

藿香(二分) 柴胡 黄连 木香(各三分) 白葵花 麦门冬 当归身 兰香(各五分) 荜澄茄 生甘草 山栀子 白豆蔻仁 白芷 连翘 姜黄(各一钱) 石膏(一钱二分) 全蝎(二个,去毒) 炙甘草 酒知母 升麻 人参(各二钱) 桔梗(三钱) 杏仁(去皮) 酒黄柏(各一钱五分)

上为细末,汤浸蒸饼,和匀成剂捻作片子,日中晒半干,擦碎如黄米大。每服二钱,津唾下或白汤送下,食远服。

2)《仁斋直指方论·卷之十七·消渴·附诸方》

治膈消,大渴饮水无度,舌上赤涩,上下齿皆麻,舌根强硬肿痛,食不下,腹时胀痛,浑身色黄白,白睛黄,甚则四肢痿弱无为,面尘脱色,胁下急痛,善嚏善怒,臀腰背寒,两丸冷甚。

石膏(一钱二分) 人参 炙甘草(各二钱) 生甘草 山栀子 荜澄茄 白豆蔻 香白芷 连翘(各一钱) 杏仁(去皮尖) 黄柏(酒拌,各一钱半) 白葵 麦门冬(各半钱) 黄连 木香(各三分) 桔梗(三钱) 升麻 知母(酒制,各二钱) 姜黄(一钱) 当归身(半钱) 全蝎(二个) 藿香(二分) 柴胡(三分) 兰香(半钱)

上件为细末,如法汤浸蒸饼,和匀成剂,捻作饼子,晒半干,杵碎筛,如黄米大。食后每服二钱,抄于掌中,以舌舐之,随津唾下,或送以白汤少许亦可。此制之缓也,不惟不成中满,亦不传下消矣。

4. 白术散(《证治准绳·类方第五册·自汗》)

治虚风多汗,食则汗出如洗,少气痿劣,久不治,必为消渴证。

牡蛎(煅,三钱) 白术(一两二钱半) 防风(二两半)

上为末。每服一钱,温水调下,不拘时候。如恶风,倍防风、白术;如多汗面肿,倍牡蛎。

5. 白茯苓丸(《医方集解·润燥之剂第十三》)

治肾消两腿渐细,腰脚无力。此因中消之后,胃热入肾,消烁肾脂,令肾枯燥,故致此疾。

茯苓 黄连 花粉 萆薢 熟地黄 覆盆子 人参 玄参(一两) 石斛 蛇床子(七钱五分) 鸡肶胵(三十具,音皮鸱,即鸡肚皮,微炒)

蜜丸,磁石汤送下。

二十八、治其他痿证方

1. 削术豆蔻散(《史载之方·卷上·大府泄》)

脾湿而泄,经言腹满溏泄,余证,腹痛,体重,食减,甚则足痿,行善瘈,脚下痛。

草豆蔻 削术 诃子皮(各一两) 大芎 陈橘皮(各半两) 甘草 藁本(各八铢) 独活 藿香(各一分)

上为细末,水一盏,姜两片,枣两个,同煎三钱取八分,空心,和滓服。

2. 苁蓉牛膝汤(《三因极一病证方论·卷之五·五运时气民病证治》)

治肝虚为燥热所伤,肢胁并小腹痛,肠鸣溏泄,或发热,遍体疮疡,咳嗽胝满,鼻衄。

肉苁蓉(酒浸) 牛膝(酒浸) 木瓜干 白芍药 熟地黄 当归 甘草(炙,各等分)

上为锉散。每服四钱,水盏半,姜三片,乌梅半个,煎七分,去滓,食前服。筋痿脚弱,镑鹿角屑同煎。

3. 附子山茱萸汤(《三因极一病证方论·卷之五·五运时气民病证治》)

治肾经受湿,腹痛寒厥,足痿不收,腰胜痛,行步艰难;甚则中满,食不下,或肠鸣溏泄。

附子(炮,去皮脐) 山茱萸(各一两) 木瓜干 乌梅(各半两) 半夏(汤洗去滑) 肉豆蔻(各三分) 丁香 藿香(各一分)

上锉散。每服四钱,水盏半,姜钱七片,枣一枚,煎七分,去滓,食前服。

4. 黄芪茯神汤(《三因极一病证方论·卷之五·五运时气民病证治》)

治心虚挟寒,胸心中痛,两胁连肩背支满噎塞,郁冒蒙昧,髋髀挛痛,不能屈伸;或下利溏泄,饮食不进,腹痛,手足痿痹,不能任身。

黄芪 茯神 远志(去心,姜汁淹炒) 紫河车 酸枣仁(炒,各等分)

上锉散。每服四大钱,水盏半,姜三片,枣一个,煎七分,去滓,食前服。

5. 麻黄白术汤(《兰室秘藏·卷下·大便结燥门·大便结燥论》)

治大便不通,五日一遍,小便黄赤,浑身肿,面上及腹尤甚,其色黄麻木,身重如山,沉困无力,四肢痿软不能举,动喘促,唾清水,吐哕痰唾白沫如胶,时躁热发,欲去衣,须臾热过振寒,项额有时如冰,额寒尤甚,头旋眼黑,目中溜火,冷泪,鼻不闻香臭,少腹急痛,当脐中有动气,按之坚硬而痛。

青皮(去瓤) 酒黄连(各一分) 酒黄柏 橘红 甘草(炙半) 升麻(各二分) 黄芪 人参 桂枝 白术 厚朴 柴胡 苍术 猪苓(各三分) 吴茱萸 白茯苓 泽泻(各四分) 白豆蔻 炒曲(各五分) 麻黄(不去节,五钱) 杏仁(四个)

上㕮咀。分作二服,水二大盏半,先煎麻黄令沸,去沫,再入诸药,同煎至一盏,去渣稍热,食远服。

6. 当归龙胆丸(《卫生宝鉴·卷八·治风杂方》)

治肾水阴虚,风热蕴积,时发惊悸,筋惕搐搦,神志不宁,荣卫壅滞,头目昏眩,肌肉瞤瘛,胸膈痞满,咽嗌不利,肠胃燥涩,小便淋闭,筋脉拘急,肢体痿弱,暗风痫病。常服宣通血气,调顺阴阳,病无再作。

当归 龙胆草 大栀子 黄连 黄柏 黄芩(各一两) 大黄 芦荟 青黛(各五钱) 木香(二钱半) 麝香(五分,另研)

上十一味为末,蜜丸小豆大。每服二十丸,姜汤送下，食后。

7. 黄末药（《古今医统大全·卷之七十九·伤损门》）

治跌打损伤，皮肉破绽，筋肉寸断，败血壅滞，结痛烂坏，疼痛至甚，或劳役所损，四肢疼痛，损后中风，手足痿痹不仁，筋骨乖张，拳缩不伸，续筋接骨，卓有奇效。常服活血止痛。

川乌（炮）　草乌（醋煮）　枫香（另研，各三斤）　当归（酒浸）　赤芍药（各半斤）　川独活　川芎　细辛　白芷　山桂（去粗皮）　白姜（面包煨）　五加皮　姜黄　桔梗　骨碎补（去毛，炒）　苍术（醋煮七次）　何首乌（黑豆酒煮七次）　牛膝（酒浸透，各二斤）　知母　没药（各半斤）

上为细末。每服二钱盐酒调，病在上食后服，病在下空心服，遍身损痛临卧服。孕妇勿服。

8. 补益肾肝丸（《医学纲目·卷之二十八肾膀胱部·厥》）

治目中溜火，视物昏花，耳聋耳鸣，困倦乏力，寝汗憎风，行步不正，两脚欹侧，卧而多惊，脚膝无力，腰以下消瘦。

柴胡　羌活　生地　苦参（炒）　防己（炒，各五分）　附子（炮）　肉桂（各一钱）　当归（二钱）

上细末，熟水丸如鸡头大。每服五十丸，温水送下。此药如在冬天中寒，或心肺表寒，目中溜火，嚏喷，鼻流清涕，咳嗽痰涎者，止可服一丸，须与姜附御汗汤等药相兼服之，不可单服此表药也。

9. 败毒散（《景岳全书·卷之五十六宇集·古方八阵·散阵》）

治四时伤寒瘟疫，憎寒壮热，风湿风眩项强，身体疼痛，不问老少皆可服；或岭南烟瘴之地，疫疠时行，或处卑湿，脚气痿弱等证，此药不可缺，日三服，以效为度。

人参　茯苓　枳壳　甘草　川芎　羌活　独活　前胡　柴胡　桔梗（各等分）

水一钟半，姜三片，煎服；或为细末，沸汤点服。

10. 青蒿防痿汤（《辨证录·卷之一·伤寒门》）

治冬月伤寒，吐、下、汗后虚烦脉微，八九日心下痞硬，胁痛，气上冲咽喉，眩冒，经脉动惕者，必成痿症。

人参（一两）　青蒿（五钱）　半夏（一钱）　陈皮（五分）　干葛（一钱）

连服二剂，胃气无伤，而胃火自散，诸症渐愈，而痿症亦可免也。

11. 舒怒益阴汤（《辨证录·卷之二·中风门》）

人有怒后吐痰，胸满作痛，服四物、二陈之汤加芩、连、枳壳之类，杳无一应，更加祛风之味，反致半身不遂，筋渐拳缩，四肢痿软，日晡益甚，内热口干，形体倦怠，人以为风中于腑也，谁知是郁怒未解，肝气未舒所致。本无风症治风，而反为风药所损，损气伤血，以成似中风之病也。治法必须仍解其郁怒，而佐之补气补血之剂，益阴益精之味，庶几可救耳。

熟地（一两）　当归（五钱）　茯苓（二钱）　甘草（五分）　白芍（一两）　陈皮（五分）　麦冬（三钱）　丹皮（三钱）　柴胡（一钱）　白术（二钱）　人参（一钱）

水煎服。十剂而筋不拳缩矣，再十剂而四肢不痿软矣。后纯用六味汤大剂煎饮，二月而半身皆遂矣。

12. 调脾汤（《辨证录·卷之六·痿证门》）

治阳明之火，固结于脾，而不肯解，善用肥甘之物，食后即饥，少不饮食，便觉头红面热，两足乏力，不能行走。

人参（五钱）　玄参（一两）　麦冬（五钱）　甘菊花（五钱）　薏仁（五钱）　金钗石斛（三钱）　芡实（一两）　山药（五钱）

水煎服。

13. 伐木汤（《辨证录·卷之六·痿证门》）

治大怒之后，两胁胀满，胸间两旁时常作痛，遂至饭食不思，口渴索饮，久则两腿酸痛，后则遍身亦痛，或痛在两臂之间，或痛在十指之际，痛来时可卧而不可行，足软筋麻，不可行动，人以为痰火之作祟也，谁知是肝经之痿症乎。

炒栀子（三钱）　白芍（一两）　当归（五钱）　甘菊花（五钱）　女贞子（五钱）　地骨皮（三钱）　丹皮（三钱）　青黛（三钱）　金钗石斛（三钱）

水煎服。

14. 起痿降火汤（《辨证录·卷之六·痿证门》）

治素常贪色，加之行役劳瘁，伤骨动火，复又行房鼓勇大战，遂至两足痿弱，立则腿颤，行则膝痛，卧床不起，然颇能健饭易消，人以为食消之症也，谁知是肾火之盛，引动胃火以成肾痿乎。

熟地（三两） 山茱萸（一两） 薏仁（五钱） 金钗石斛（五钱） 牛膝（五钱）

水煎服。

15. 清胃生髓丹（《辨证录·卷之六·痿证门》）

治胃火上冲于心，心中烦闷，怔忡惊悸，久则成痿，两足无力，不能动履，此总属胃火之盛，非心火之旺也。

玄参（一两） 麦冬（五钱） 甘菊花（五钱） 熟地（二两） 北五味（二钱） 沙参（五钱）

水煎服。

16. 散余汤（《辨证录·卷之六·痿证门》）

治烦躁口渴，面红而热，时索饮食，饮后仍渴，食后仍饥，两足乏力，不能起立，吐痰甚多，人以为阳明之实火也，谁知是阳明之虚火乎。

生地（一两） 玄参（一两） 茯苓（三钱） 竹叶（一百片） 麦冬（一两） 人参（三钱） 麦芽（一钱） 天花粉（二钱） 神曲（一钱）

水煎服。

17. 生津起痿汤（《辨证录·卷之六·痿证门》）

治胃火熏蒸，日冲肺金，遂至痿弱不能起立，欲嗽不能，欲咳不敢，及至咳嗽又连声不止，肺中大痛，非肺痈之毒，乃肺痿之病也。治法宜泻其胃中之火，大补其肺经之气，然又不可徒补其肺中之气，更宜兼补其肾中之水。

麦冬（一两） 甘草（二钱） 玄参（一两） 甘菊花（五钱） 熟地（一两） 天门冬（三钱） 天花粉（一钱） 贝母（一钱） 金银花（五钱）

水煎服。

18. 释痛汤（《辨证录·卷之六·痿证门》）

治人有好酒，久坐腰痛，渐次痛及右腹，又及右脚，又延及右手，不能行动，已而齿痛，人以为贼风之侵体也，谁知是痿症乎。

人参（三钱） 黄芪（三钱） 白术（五钱） 茯苓（三钱） 生地（五钱） 麦冬（五钱） 当归（三钱） 玄参（一两） 甘草（三分）

水煎服。

19. 滋涸汤（《辨证录·卷之六·痿证门》）

治人有肥胖好饮，素性畏热，一旦得病，自汗如雨，四肢俱痿，且复恶寒，小便短赤，大便或溏或结，饮食亦减，人以为感中风邪也，谁知是痿病之已成乎。

玄参（一两） 麦冬（一两） 茯苓（三钱） 芡实（五钱） 人参（三钱） 甘菊花（三钱） 女贞子（三钱） 生地（二钱） 天门冬（三钱） 黄芩（一钱） 天花粉（一钱）

水煎服。

【论用药】

古人记载治疗痿证的专药不多，多以方论治。有药对者，如黄柏佐苍术等。

一、概论

痿证用药分虚实，有虚劳所致又有兼痰火湿热者，当审之以治。东垣治痿证多从滋肾补脾出发，丹溪谓痿证断不可作风治而用风药。

《脾胃论·卷上·〈内经〉仲景所说脾胃》："脾病者，日昳慧，日出甚，下晡静。脾欲缓，急食甘以缓之，用苦泻之，甘补之。又云：脾病者，身重，善饥，足痿，足不能行，行善瘛，脚下痛。虚则腹满肠鸣，飧泄食不化，取其经太阴、阳明、少阴。"

《仁斋直指方论·卷之四·附痿证·痿证方论》："骆隆吉亦曰：风火既炽，当滋肾水。东垣先生取黄柏为君，黄芪等补药之辅佐，以治诸痿而无一定之方。有兼痰积者，有湿多者，有热多者，有湿热相半者，有挟气者，临病制方，其善于治痿者乎！虽然药中肯綮矣，若将理失宜，圣医不治也。天产作阳，厚味发热，先哲格言，但是患痿之人，若不淡薄食味，吾知其必不能安全也。

丹溪云：痿证断不可作风治而用风药，有湿热、湿痰、气虚、血虚、瘀血。湿热，东垣健步丸加燥湿降阴火药，苍术、黄芩、黄柏、牛膝之类。湿痰，二陈汤加苍术、白术、黄芩、黄柏、竹沥、姜汁；气虚，四君子汤加黄芩、黄柏、苍术之类；血虚，四物汤加黄柏、苍术煎送补阴丸。亦有食积、死血妨碍，不得下降者，大率属热。用参术四物汤、黄柏之类。"

《明医杂著·卷之四·风症》："瘫痪痿软之病，此是无血及兼痰火湿热耳。古人云不可作风治，而用风药，谓小续命汤、西州续命汤、排风汤等药,如羌活、防风、麻黄、桂枝、乌头、细辛等剂,皆发散风邪,开通腠理之药,若误用之,阴血愈燥也。

[愚按]前症江南之人所致者,多属阴虚气虚、湿热相火。其瘫痪痿软,多属手足阳明等经阴虚湿热,治者审之。"

《周慎斋遗书·卷四·用药权衡》:"腰以下脚膝痿软无力,多属湿热,若大便结燥,四物加苍术、黄柏、虎骨、龟板、汉防己之类。脾胃虚,四君子加入前药。腹胀用苍术煮白术入药,参苓白术散亦可。骨髓中热,加知母、杜仲,补脾阴之不足,且能走肾。诸药得牛膝下引,能退骨髓中邪热,而助诸药成功,故曰牛膝下部药也。"

《周慎斋遗书·卷九·腰痛》:"肾经骨痿,不能起床,腰背腿皆痛:萆薢、杜仲、菟丝子、肉苁蓉,共末,酒煮腰子捣丸。空心温酒下五十丸。"

《济阴纲目·卷之二·经闭门·论室女经闭成劳因思虑伤心》:"寇宗奭曰:夫人之生,以气血为本。人之病,未有不先伤其血气者,若室女童男,积想在心,思虑过度,多致劳损,男子则神色消散,女子则月水先闭。盖忧愁思虑则伤心,而血逆竭,神色先散,月水先闭;且心病,则不能养脾,故不嗜食;脾虚则金亏,故发嗽,肾水绝,则木气不荣,而四肢干痿,故多怒,鬓发焦,筋骨痿,若五脏传遍则死。自能改易心志,用药扶持,庶可保生。切不可用青蒿(此用青蒿者亦不妨,以其清气中热也)、虻虫等凉血行血,宜用柏子仁丸、泽兰汤,益阴血,制虚火。"

《景岳全书·卷之三十二贯集·杂证谟·痿证》:"凡痿由湿热,脉洪滑而证多烦热者,必当先去其火,宜二妙散随证加减用之。若阴虚兼热者,宜《正传》加味四物汤、虎胫骨丸,或丹溪补阴丹、滋阴八味丸之类主之。若绝无火证,而止因水亏于肾,血亏于肝者,则不宜兼用凉药,以伐生气,惟鹿角胶丸为最善。或加味四斤丸、八味地黄丸、金刚丸之类,俱可择用。若阴虚无湿,或多汗者,俱不宜轻用苍术。盖痿证最忌散表,亦恐伤阴也。

东垣取黄柏为君,黄芪等补药辅佐,以治诸痿,无一定之方。有兼痰积者,有湿多热多者,有湿热相半者,有挟气者。临病制方,其亦治痿之良法也。"

《兰台轨范·卷二·痿·痿方》:"《内经》针痿之法独取阳明,以阳明为诸筋总会也。而用药则补肾为多,以肾为筋骨之总司也。养其精血而逐其风痰,则大略无误矣。"

二、治痿证专药

1. 丁香

《本草汇言·卷之八·木部·丁香》:"治腰膝寒冷,并痿弱无力者。用母丁香五钱,金毛狗脊、于白术、黄耆、当归身、牛膝、枸杞子、川萆薢、木瓜、大茴香各二两(俱酒洗,炒,研为末),怀熟地四两。酒浸蒸,捣膏,共为丸梧桐子大。每早晚各服三钱,白汤下。"

2. 人参

《证类本草·卷第六·人参》:"味甘,微寒、微温,无毒。主补五脏,安精神,定魂魄,止惊悸,除邪气,明目,开心,益智。疗肠胃中冷,心腹鼓痛,胸胁逆满,霍乱吐逆,调中,止消渴,通血脉,破坚积,令人不忘。久服轻身延年。一名人衔,一名鬼盖,一名神草,一名人微,一名土精,一名血参。如人形者有神。生上党山谷及辽东。二月、四月、八月上旬采根,竹刀刮,曝干,无令见风……[臣禹锡等谨按]《药性论》云:人参,恶卤咸。生上党郡,人形者上,次出海东新罗国,又出渤海。主五脏气不足,五劳七伤,虚损痿弱,吐逆不下食,止霍乱烦闷、呕哕,补五脏六腑,保中守神。"

《本草纲目·主治第三卷·百病主治药·暑》:"人参:暑伤元气,大汗痿躄,同麦门冬、五味子煎服,大泻阴火,补元气,助金水。"

3. 山茱萸

《本草汇言·卷之十·木部·山茱萸》:"山茱萸,固精暖肾之药也。盖滑则气脱,涩剂所以收之,本草止小便,秘精气,取其酸涩以收之也。甄氏又主妇人月水不定,老人小水不节,男子阳道不兴,妇人阴器不振,能壮精强志,养髓荣筋,故起腰膝,扶痿弱,每称捷剂,仲景八味丸用之为君,其作用可知矣。但性味酸敛而热,如命门火炽,强阳不痿者忌之;膀胱热结,小便不利者忌之;阴虚血热,烦热骨蒸,并暴吐衄血者忌之,即不得已,有当用者,须与知母同剂尤善。"

4. 川芎

《本草汇言·卷之二·草部·芎䓖》:"芎䓖,上行头目,下调经水,中开郁结,血中气药也。尝为当归所使,非第治血有功,而治气亦神验也。凡散寒湿,去风气,明目疾,解头风,除胁痛,养胎前,益产后,又癥瘕结聚,血闭不行,痛痒疮疡,痈疽寒热,脚弱痿瘅,肿痛却步,并能治之。味辛性阳,气善走窜而无阴凝黏滞之态,虽入血分,又能去一切风,调一切气。凡郁病在中焦者,须用川芎,开提其气以升之,气升,则郁自降也。凡血痢已通而痛不止者,乃血虚气滞,须加川芎,则使气行血调,其痛立止也。故同苏叶,可以散风寒于表分,同耆、术,可以温中气而通行肝脾;同归、芍,可以生血脉而贯通营隐。若产科、眼科、疮肿科,此为要药。凡病人上盛下虚,虚火炎上,咳嗽痰喘,自汗盗汗,咽干口燥,发热作渴,内热生烦,阴极发躁,中气短怯,并禁用之。"

5. 五加皮

《本草纲目·主治第三卷·百病主治药·诸风》:"五加皮:名追风使。治一切风湿,痿痹挛急。宜酿酒。"

《本草汇言·卷之十·木部·五加皮》:"五加皮 活血祛风,舒筋定疝,省四肢痹痿之药也。故《大氏方》主四肢拘挛,腰脊疼痛,或痹风脚气,肿痛难履,或小腹疝气,睾丸挺胀,或男子阴痿囊湿,小便余沥,或女人血室不调,瘀留胀痛。盖此药辛香温散,专疏厥阴,凡下部一切风寒湿热,结聚不散,如阴痒、阴疽、阴肿、阴痛、阴脂、阴挺,有关肝肾二经,湿滞血伤诸病,咸宜用之。如下部无风寒湿邪而有火者,不宜用。肝肾阴虚,血少火炽者,亦须忌之。"

6. 五母麻

《本草经集注·卷第七·有名无实类药物·草木类·五母麻》:"味苦,有毒。主治痿痹不便,下痢。一名鹿麻,一名归泽麻,一名天麻,一名若一草,生田野,五月采。"

7. 牛膝

《神农本草经·卷一·上经·牛膝》:"味苦、酸(《御览》作辛)。主寒(《御览》作伤寒)湿痿痹,四肢拘挛,膝痛不可屈伸,逐血气,伤热火烂,堕胎。久服,轻身、耐老(《御览》作能老)。一名百倍,生川谷。"

《本草经集注·卷第三·草木上品·牛膝》:"味苦、酸,平,无毒。主治寒湿痿痹,四肢拘挛,膝痛不可屈伸,逐血气,伤热火烂,堕胎。治伤中少气,男子阴消,老人失溺,补中续绝,填骨髓,除脑中痛及腰脊痛,妇人月水不通,血结,益精,利阴气,止发白。久服轻身耐老。一名百倍。生河内川谷及临朐。二月、八月、十月采根,阴干。"

《本草纲目·主治第三卷·百病主治药·诸风》:"牛膝:寒湿痿痹,拘挛膝痛,强筋,补肝脏风虚。"

《本草备要·卷之一·草部·牛膝》:"苦酸而平。足厥阴、少阴经药(肝肾),能引诸药下行。酒蒸则甘酸而温,益肝肾,强筋骨(肝主筋,肾主骨),治腰膝骨痛,足痿筋挛(下行故理足,补肝则筋舒,血行则痛止),阴痿失溺(筋衰则阴痿,肾虚则失溺),久疟下痢,伤中少气(以土皆补肝肾之功)。"

《得配本草·卷三·草部·怀牛膝》:"苦、酸,平。入足厥阴、少阴经血分。益肝肾之精气,破瘀血之癥结。治筋骨痿痹,久疟下痢,淋痛尿血,并心腹诸痛。"

《医学衷中参西录·药物·牛膝解》:"牛膝:味甘微酸,性微温。原为补益之品,而善引气血下注,是以用药欲其下行者,恒以之为引经。故善治肾虚腰疼、腿疼,或膝疼不能屈伸,或腿痿不能任地,兼治女子月闭血枯,催生下胎。又善治淋疼,通利小便,此皆其力善下行之效也。然《名医别录》又谓其除脑中痛,时珍又谓其治口疮齿痛者何也?盖此等证,皆因其气血随火热上升所致,重用牛膝引其气血下行,并能引其浮越之火下行,是以能愈也。愚因悟得此理,用以治脑充血证,伍以赭石、龙骨、牡蛎诸重坠收敛之品,莫不随手奏效,治愈者不胜纪矣。"

8. 丹参

《本草汇言·卷之一·草部·丹参》:"丹参,善治血分,去滞生新,调经顺脉之药也。主男妇吐衄,淋溺崩血之证,或冲任不和而胎动欠安,或产后失调而血室乖戾,或瘀血壅滞而百节攻疼,或经闭不通而小腹作痛,或肝脾郁结而寒热无时,或癥瘕积聚而胀闷痞塞,或疝气攻冲而止作无常,或脚膝痹痿而痛重难履,或心腹留气而肠鸣幽幽,或血脉外障而两目痛亦。故《明理论》以丹参一物,而有四物之功补血生血,功过归地;调血敛血,力堪芍药;逐瘀生新,性倍芎䓖。妇人诸病,不论胎前产后,皆可常用,而时医每用每效,此良方也。"

9. 巴戟天

《本草汇言·卷之一·草部·巴戟天》:"巴戟

天,强阳益精之药也,生血脉,去大风疮癞之虞,坚骨髓,起腰膝阳衰之证。病人肝肾虚者,舍此不治。有益寿延年之妙用也。观夫草枝木叶,至冬莫不随天地肃杀之气而零落,独此凌寒不凋,与天相戟,专得阳刚之气最厚也。《日华子》谓:扶男子阳绝不兴,而子嗣难成,启女人阴器不举,而胎孕少育,或肝失用,而血海早枯,或形失主,而手足痿痹,种种形神两疲之疾,用此靡不奏功。他如补中益智,健膝壮筋,又不待言矣。"

10. 节花

《本草经集注·卷第七·草木类·节花》:"味苦,无毒。主治伤中,痿痹,溢肿。皮:主脾中客热气。一名山节,一名达节,一名通柴。十月采,曝干。"

11. 石肺

《本草经集注·卷第七·玉石类·石肺》:"味辛,无毒。主治疠咳寒,久痿,益气,明目。生水中,状如肺,黑泽有赤文,出水即干。今浮石亦治咳,似肺而不黑泽,恐非是也。"

12. 石菖蒲

《本草纲目·主治第三卷·百病主治药·诸风》:"石菖蒲:浸酒服,治三十六风,一十二痹,主骨痿;丸服,治中风湿痹,不能屈伸。"

13. 龙骨

《本草经集注·卷之六·虫兽三品·龙骨》:"味甘,平、微寒,无毒。主治心腹鬼疰,精物老魅,咳逆,泄痢脓血,女子漏下,癥瘕坚结,小儿热气惊痫。治心腹烦满,四肢痿枯,汗出,夜卧自惊,恚怒,伏气在心下,不得喘息,肠痈内疽阴蚀,止汗,小便利,溺血,养精神,定魂魄,安五脏。"

14. 仙茅

《本草汇言·卷之一·草部·仙茅》:"仙茅,助阳气,暖脏腑,壮筋脉,强骨力之药也。《开宝》方统治一切风气冷痹,腰脊痿软,足膝挛瘫,不能行立,或阳道久虚,子嗣难成,或血室衰寒,胎娠罔育,或肾弱精寒,瞳人昏障,或脾虚气惫,水谷不消。此药培土益阳,凡属阴凝痼冷之疾,总能治之。然味辛气热,性毒而烈,凡一切阴虚发热,咳嗽吐血、衄血、齿血、溺血、淋血,遗精白浊,梦与鬼交,或虚火上炎,口干咽痛,或水涸血竭,夜热骨蒸,或肾虚有火,脚膝无力,或多欲精耗,不能种子,或血热经枯,不能受孕,或多食辛热炙煿之味,

或久服金石丹火之药,以致筋骨偏瘫,挛瘫不起,或胃火攻灼,邪热不能消谷,或胃热血耗,嘈杂易于作饥,或三消、十膈、五疸、八痢,或诸病外寒内热,阳极发厥,火极似水等证,法并禁用。"

15. 白术

《本草汇言·卷之一·草部·白术》:"治中风口噤四肢痿痹。用于白术一两,黄芪、人参、当归身、枸杞子、天麻、胆星、半夏各三钱,肉桂一钱。水煎服。"

16. 白石英

《得配本草·卷一·石部·白石英》:"甘、辛,微温。入手太阴、阳明经气分。除风湿痿痹,疗寒气咳逆,利小便,治肺痈。得朱砂,治惊悸。得磁石,治耳聋。煅研,水飞用。久服、多服,则元气下陷。"

17. 白芷

《本草汇言·卷之二·草部·白芷》:"白芷,上行头目,下抵肠胃,中达肢体,遍通肌肤,以至毛窍,而利泄邪气,如头风头痛,目眩目昏;如四肢麻痛,脚弱痿痹;如疮溃糜烂,排脓长肉;如两目作痒,痛痒赤涩;如女人血闭,阴肿漏带;如小儿痘疮,行浆作痒,白芷皆能治之。但色白味辛,其气芳香,能通九窍,入手足阳明、手太阴三经,专发阳明表邪为汗,不可缺。此其所主之病,皆三经之证也。如头目昏眩之证,三经之风寒也;眉面口齿之证,三经之风热也;漏带疮疡之证,三经之风湿也。白芷具春升发陈之令,洁齐生物,风可以散,寒可以祛,湿可以燥,热可以清,备治四邪,标本兼宜者也。"

18. 白蒿

《本草汇言·卷之三·草部·白蒿》:"刘氏禹锡曰:白蒿即蓬蒿,可以为蔬,生挼醋淹为菹,食之益人。曝干酿酒,治痿痹脚气,及恶疮癞疾遍体头面俱生者。为末,白汤调服一二钱,治湿热胀满。捣汁可退黄疸,并热厥心痛,赤白痢疾。熬膏炼蜜收,可治膈噎。"

19. 地黄

《本草纲目·主治第三卷·百病主治药·多眠》:"地黄:并主脾气痿躄、嗜卧。"

《本草备要·卷之一·草部·干地黄》:"丹溪曰:久病阴火上升,津液生痰不生血,宜补血以制相火,其痰自除,痿痹、惊悸。"

《得配本草·卷三·草部·生地》："甘凉，微苦。入手足少阴、厥阴，及手太阳经血分。其生血以清阴火，举世皆知。能生气以行阳分，人多不晓。（血足气得所归，所谓藉精生气）一切惊悸经枯，掌中热，劳劣痿厥，吐衄、崩漏、便秘等症，均此治之。"

20. 当归

《本草备要·卷之一·草部·当归》："治虚劳寒热，咳逆上气（血和则气降），温疟（厥阴肝邪）痢（便血曰痢），头痛腰痛，心腹诸痛（散寒和气），风痉无汗（痉音擎上声。身强项直，角弓反张曰痉。无汗为刚痉，有汗为柔痉。当归辛散风，温和血。产后亦有发痉者，以脱血无以养筋也，宜十全大补汤），痿痹癥瘕（筋骨缓纵，足不任地曰痿；风寒湿客于肌肉、血脉曰痹；血凝气聚，按之坚硬曰癥；虽坚硬而聚散无常曰瘕，尚未至癥也），痈疽疮疡，冲脉为病，气逆里急，带脉为病，腹痛腰溶溶如坐水中（冲脉起于肾下，出于气街，挟脐上行，至胸中，上颃颡，渗诸阳，灌诸经，下行入足，渗三阴，灌诸络，为十二经脉之海，主血。带脉横围于腰如束带，总约诸脉），及妇人诸不足，一切血证，阴虚而阳无所附者。"

21. 异草

《本草经集注·卷第七·草木类·异草》："叶甘，无毒。主治痿痹寒热，去黑子。生篱木上，叶如葵，茎旁有角，汁白。"

22. 麦门冬

《本草经集注·卷第三·草木上品·麦门冬》："味甘，平、微寒，无毒。主治心腹结气，伤中，伤饱，胃络脉绝，羸瘦，短气，身重，目黄，心下支满，虚劳客热，口干燥渴，止呕吐，愈痿蹶，强阴益精，消谷调中，保神，定肺气，安五脏，令人肥健，美颜色，有子。久服轻身，不老，不饥。秦名羊韭，齐名爱韭，楚名马韭，越名羊蓍，一名禹葭，一名禹余粮。叶如韭，冬夏长生。生函谷川谷及堤坂肥土石间久废处。二月、三月、八月、十月采，阴干。"

《本草备要·卷之一·草部·麦门冬》："治呕吐（胃火上冲则呕，宜麦冬。又有因寒、因食、因痰、因虚之不同），痿蹶（手足缓纵曰痿蹶。阳明湿热上蒸于肺，故肺热叶焦，发为痿蹶。《经疏》曰：麦冬实足阳明胃经之正药），客热虚劳，脉绝短气（同人参、五味，名生脉散）。盖心主脉，肺朝百脉，补肺清心，则气充而脉复。又有脉绝将死者，服此能复生之。夏月火旺灼金，服之尤宜。东垣曰：人参甘寒，泻火热而益元气；麦冬苦寒，滋燥金而清水源；五味酸温，泻丙火而补庚金，益五脏之气也。丙火小肠，庚金大肠，并主津液），肺痿吐脓，血热妄行，经枯乳闭。明目悦颜（益水清火）。但性寒而泄，气弱胃寒人禁用。"

《得配本草·卷三·草部·麦门冬》："甘平、微苦，凉。入手少阴、太阴经气分。生上焦之津液，清胸膈之渴烦。治呕吐止吐衄，消痰嗽，止泄精，疗痿厥，去支满，散结气。"

23. 苍术

《本草备要·卷之一·草部·苍术》："散风寒湿，为治痿要药（阳明虚则宗筋纵弛，带脉不引故痿蹶。苍术阳明经药。《经》曰：治痿独取阳明。合黄柏为二妙散，加牛膝名三妙散）。"

《得配本草·卷二·草部·苍术》："甘、苦、辛，温。入足太阴、阳明经。燥胃强脾，发汗除湿。治风寒湿痹，山岚瘴气，霍乱吐泻，心腹急痛，水肿胀满，筋骨痿躄。"

24. 苍耳子

《本草汇言·卷之三·草部·枲耳实》："枲耳实，通巅顶，祛风湿之药也。主风寒风湿三气为病，或颈项牵挛，四肢拘急，一切关节屈伸不利之证，故前人有久服益气脉，补虚弱之功。上而散头脑诸风，凡风寒头痛，鼻塞脑漏，或血风眩晕，痰火悬旋，或目痛、目肿、目障、目昏，或耳痒、耳疼、耳湿、耳聋诸疾；下而利腰膝之湿，凡痿痹不用，麻木不仁，或疹疥，或血痔，或黄水脓湿诸疮，或脚气疝肿诸疾，咸宜用之。但甘能和血，苦能燥湿，温能通畅，故上中下一身风湿众病，不可缺也。"

25. 附子

《神农本草经·卷三·下经·附子》："味辛，温。主风寒咳逆邪气，温中，金创，破癥坚积聚，血瘕，寒湿，踒（《御览》作痿）躄拘挛，脚痛不能行步。"

26. 虎掌

《神农本草经·卷三·下经·虎掌》："味苦，温。主心痛寒热，结气、积聚、伏梁、伤筋、痿、拘缓、利水道。生山谷。"

《本草经集注·卷第五·草木下品·虎掌》："味苦，温、微寒，有大毒。主治心痛，寒热，结气，积聚,伏梁,伤筋,痿、拘缓,利水道。除阴下湿,风眩。生汉中山谷及宛朐。二月、八月采,阴干。"

27. 狗脊

《本草汇言·卷之一·草部·狗脊》:"狗脊,补肝肾,活筋骨血脉,利机关经络之药也。滑氏方引前古利机关缓急,周痹寒湿诸证,故时医每治男妇伤中羸瘠,腰痛不能俯仰,痿痹强急,软瘫脚弱,筋骨坚掣,不能动摇诸疾;或瞳子昏蒙,或失溺不节,或淋露奔豚诸疾;凡属肝肾虚疲有风寒湿气者,咸需用之。"

28. 卷柏

《本草经集注·卷第三·草木上品·卷柏》:"味辛、甘,温、平、微寒,无毒。主治五脏邪气,女子阴中寒热痛,癥瘕,血闭,绝子。止咳逆,治脱肛,散淋结,头中风眩,痿蹶,强阴益精。久服轻身,和颜色,令人好容体。一名万岁,一名豹足,一名求股,一名交时。生常山山谷石间。五月、七月采,阴干。"

29. 枸骨刺

《本草汇言·卷之十·木部·枸骨刺》:"枸骨刺,去风湿,活血气,利筋骨,健腰脚之药也。缪氏曰:盖肝为风木之位,藏血之脏也,血虚则发热,热甚则生风,此剂苦寒能凉血清热,故宜主之。其活血气,利筋骨,健腰膝者,腰为肾之腑,肾乃作强之宫也,肾虚则湿热乘之,而筋骨不利,腰膝痿弱,味苦入肾,正遂其欲坚之性耳,风湿热去而血气利;筋骨强,腰膝自健矣。如脾胃虚寒作泄,及阳虚阴痿者忌之。"

30. 韭子

《本草备要·卷第四·谷菜部·韭》:"韭子辛甘而温,补肝肾,助命门,暖腰膝。治筋痿遗尿,泄精溺血,白带白淫(《经》曰:足厥阴病则遗尿,思想无穷,入房太甚,发为筋痿及白淫。韭子同龙骨、桑螵蛸,能治诸病,以其入厥阴补肝、肾、命门。命门者,藏精之府也)。蒸、曝、炒,研用。"

31. 骨碎补

《神农本草经疏·卷十一·草部下品之下·骨碎补》:"味苦,温,无毒。主破血,止血,补折伤。《疏》:骨碎补得金气,兼得石气,石者水之母也。味苦气温,亦应有辛。好生阴处,故得阴气为多。宜其入足少阴,而主骨、开耳、入血行伤也。开元命名,其义可思矣。甄权用以主骨中毒气,风血疼痛,五劳六极,手足不收,上热下冷。雷公用以治耳鸣。戴元礼用以治痫风,足痿软。皆入肾强骨之验也。"

《得配本草·卷四·草部·骨碎补》:"辛、苦,温。入足少阴经。坚肾固齿。治耳鸣久泻,痿痹折伤,去骨中毒风。"

32. 类鼻

《本草经集注·卷第七·有名无实类药物·草木类·类鼻》:"味酸,温,无毒。主治痿痹。一名类重。生田中高地,叶如天名精,美根。五月采。"

33. 秦艽

《本草汇言·卷之一·草部·秦艽》:"味苦、辛,气温,无毒。阴中微阳,可升可降,入手足阳明经。""秦艽,清热去湿,祛风利水,养血荣筋之药也。散风寒湿邪,疗五疸蒸热而发黄,通筋骨络脉,去痿痹挛急之疼痛,又止肠风脏毒,痔血,白带,寒热骨蒸等证。统属阳明一经之病也。盖阳明有湿,则身体烦疼;阳明有热,则日晡潮热,骨蒸;阳明有风,则肠澼痔血,寒热淋带。秦艽专入阳明,故尽能去之。"

34. 唐夷

《本草经集注·卷第七·有名无实类药物·草木类·唐夷》:"味苦,无毒。主治痿折。"

35. 海桐皮

《本草汇言·卷之九·木部·海桐皮》:"味苦、辛,气平,无毒,气薄味厚,阴中阳出,入足太阴、阳明经。海桐皮,行经络,去血分风湿之药也。《开宝》方主赤白痢疾,延绵日久,或风眼肿赤,暴发流行;又主血脉顽痹,臂膊酸疼,腰脚攻痛,动履不遂,凡风蹶痿痹之疾,特需用之。如痢疾、赤眼、痹蹶诸证,非关风湿者不宜用。"

36. 桑寄生

《本草汇言·卷之十一·木部·桑上寄生》:"桑上寄生益血脉、养筋骨、安胎娠、去痹痛之药也。此得桑木清英之气,附结而生,故功用比桑尤胜。桑能清气,而此药能养气之精;桑能益血,而此药能养血之精;桑能去风、润筋骨,而此药能苏风湿、健筋骨而利机关、补骨髓之精也。故《别录》主妇人崩中下血,胀满淋带,及产后一切腹内诸疾;治男子臂膊腰膝流注疼痛,及一切痿痹不用诸疾;又小儿背强,难以俯仰;娠妇腹痛,坐卧不宁,统能治之。而薛氏诠注曰：桑寄生，益血脉，润经络，安胎娠，去风湿。不寒不燥，不滞不利，有和营卫、安内外之功焉。如他书又云：消痈肿，坚齿牙，润皮肤，长须发等语，此又是益血脉、润筋骨之余力耳。合滋补血气药取效最神。"

37. 理石

《本草经集注·卷第二·玉石三品·理石》："味辛、甘，寒、大寒，无毒。主治身热，利胃，解烦，益精，明目，破积聚，去三虫。除荣卫中去来大热，结热，解烦毒，止消渴，及中风痿痹。一名立制石，一名肌石，如石膏，顺理而细。生汉中山谷及卢山，采无时。"

38. 黄芪

《医学衷中参西录·药物·黄芪解》："黄芪之性，又善治肢体痿废，然须细审其脉之强弱，其脉之甚弱而痿废者，西人所谓脑贫血证也。盖人之肢体运动虽脑髓神经司之，而其所以能司肢体运动者，实赖上注之血以涵养之。其脉弱者，胸中大气虚损，不能助血上升以养其脑髓神经，遂致脑髓神经失其所司，《内经》所谓'上气不足，脑为之不满'也。拙拟有加味补血汤、干颓汤，方中皆重用黄芪。凡脉弱无力而痿废者，多服皆能奏效。若其脉强有力而痿废者，西人所谓脑充血证，又因上升之血过多，排挤其脑髓神经，俾失所司，《内经》所谓'血菀（同郁）于上，为薄厥'也。如此等证，初起最忌黄芪，误用之即凶危立见。迨至用镇坠收敛之品，若拙拟之镇肝熄风汤、建瓴汤治之。其脉柔和而其痿废仍不愈者，亦可少用黄芪助活血之品以通经络，若服药后，其脉又见有力，又必须仍辅以镇坠之品，若拙拟之起痿汤，黄芪与赭石、䗪虫诸药并用也。"

39. 黄柏

《卫生宝鉴·卷二十一·叹咀药类》："黄柏（气寒，味苦）治肾下膀胱不足诸痿厥，腰脚无力，于黄芪汤中少加用之，使两足膝中气力涌出，痿软即时去也。"

《古今医统大全·卷之九十五·本草集要（下）·木部》："柏木（黄柏也）味苦、微辛，气寒。阴中之阳，降也，无毒。足少阴经药，足太阳引经药……补肾水膀胱不足，诸痿厥脚膝无力，瘫痪必用之药。"

《本草纲目·主治第三卷·百病主治药·暑》："黄柏：去湿热，泻阴火，滋肾水，去痿弱。"

《神农本草经疏·卷十二·木部上品·檗木》："乃足少阴肾经之要药，专治阴虚生内热诸证，功烈甚伟，非常药可比也。洁古用以泻膀胱相火，补肾水不足，坚肾壮骨髓，疗下焦虚，诸痿瘫痪，利下窍除热。东垣用以泻伏火，救肾水，治冲脉气逆，不渴而小便不通，诸疮痛不可忍。丹溪谓：得知母滋阴降火，得苍术除湿清热，为治痿要药。得细辛泻膀胱火，治口舌生疮。"

40. 萆薢

《本草汇言·卷之六·草部·萆薢》："萆薢，驱风湿，活血气，苏痹蹶之药也。善治足三阴经风寒湿热之气，以致腰背痛强，四肢痿痹，骨节拘挛，通身五缓五急诸证，及脚气肿痛重坠难行，或肠风脏毒，血色红黯，或白带白浊，精滑淋漓，或周身恶疮，延蔓不已，凡一切风湿秽毒留滞之疾。此药去浊分清，活利血气，并能治之。顾萆薢之名，宜于身之下部，更宜于痹闭不通之疾也。若下部无湿疾，阴虚火炽，溺有余沥，茎中作痛，并肾虚腰痛，此真阴不足之候也，并不宜服。"

41. 商陆

《本草经集注·卷第五·草木下品·商陆》："味辛、酸，平，有毒。主治水胀疝瘕痹，熨除痈肿，杀鬼精物。治胸中邪气，水肿，痿痹，腹满洪直，疏五脏，散水气。如人形者，有神。一名募根，一名夜呼。生咸阳川谷。"

42. 棘刺花

《本草经集注·卷第四·草木中品·棘刺花》："味苦，平，无毒。主治金疮、内漏，明目。冬至后百廿日采之。实，主明目，心腹痿痹，除热，利小便。生道旁。四月采。一名菥蓂，一名马朐，一名刺原。"

43. 紫菀

《神农本草经·卷二·中经·紫菀》："味苦，温。主咳逆上气，胸中寒热结气，去蛊毒痿蹶，安五脏。生山谷。"

《本草经集注·卷第四·草木中品·紫菀》："味苦、辛，温，无毒。主治咳逆上气，胸中寒热结气，去蛊毒、痿蹶，安五脏。治咳唾脓血，止喘悸，五劳体虚，补不足，小儿惊痫。一名紫蒨，一名青菀。生房陵山谷及真定、邯郸，二月、三月采根，阴干。"

《本草汇言·卷之四·草部·紫菀》:"紫菀,顺肺气,散郁结,止劳嗽之药也。其色紫,其性润,其味苦辛,故本草主咳逆上气,胸中寒热结气,咳逆,肺病也。胸中,肺部也,肺中有火,清气为热所结,内郁而为咳喘痰涎脓血之证,外发而为痿躄体软脊强之证,皆属火伤金郁之病也。如《别录》治小儿惊痫,大人虚损,老人血枯气燥,大便不通,悉能治之,总解金郁之用也。"

44. 紫葳

《本草经集注·卷第四·草木中品·紫葳》:"味酸,微寒,无毒。主治妇人产乳余疾,崩中,癥瘕,血闭,寒热,羸瘦,养胎。茎叶:味苦,无毒。主痿蹶,益气。一名陵苕,一名芰华。生西海川谷及山阳。"

45. 锁阳

《本草汇言·卷之一·草部·琐阳》:"味甘,气温,无毒。""集方《药性论》:治男妇阴阳衰陷,痿弱不振,腰膝无力,头眩足重,精髓空虚,血脉绝少,妇人崩带淋沥,或癥瘕疝内,男子遗精失溺,或茎中涩痛等证。用肉苁蓉八两,依前法修制,捣烂成膏,配入鹿角胶、龟甲胶、鳖甲胶、当归、白术、山药、杜仲、牡丹皮、山茱萸、茯苓、芡实各三两,草薢四两,牛膝五两(俱炒过)。共为末,炼蜜丸,梧桐子大,每早晚各服三钱,白汤下。"

《本草备要·卷第二·草部·锁阳》:"甘温补阴,益精兴阳,润燥养筋(强筋故能兴阳)。治痿弱,滑大便(便燥者啖之,可代苁蓉,煮粥弥佳)。"

46. 蜀格

《本草经集注·卷第七·草木类·蜀格》:"味苦,平,无毒。主治寒热,痿痹,女子带下,痈肿。生山阳,如藿菌,有刺。"

47. 蜀椒

《医宗必读·卷之四·本草徵要下·木部》:"蜀椒,味辛,性热,有毒。入肺、脾、肾三经。杏仁为使,畏款冬花、防风、附子、雄黄。闭口者害人。温脾土而击三焦之冷滞,补元阳而荡六腑之沉寒。饮癖气瘕和水肿,累建奇功;杀虫止呕及肠虚,恒收速效。通血脉则痿痹消除,行肢节则机关健运。椒目善消水肿,可塞耳聋。椒禀纯阳之气,乃除寒湿、散风邪、温脾胃、暖命门之圣药。[按]命门火衰,中气寒冷者宜之。若阴虚火旺之人,在所大忌。"

48. 魁蛤

《本草经集注·卷第六·虫兽三品·魁蛤》:"味甘,平,无毒。主治痿痹,泄痢,便脓血。一名魁陆,一名活东。生东海,正圆两头空,表有文,取无时。"

49. 熟地黄

《得配本草·卷三·草部·熟地黄》:"甘,微温,微苦。入手足少阴、厥阴经血分。补真阴,填骨髓。凡阴虚火炎,水泛为痰,津枯无汗,烦躁不宁,耳目聋瞶,神气散失,脂膏残薄,小水不利,大便不实,痿痹不仁,宿滞不化,真阳不回等症,非此不疗。"

50. 薇衔

《本草经集注·卷第四·草木中品·薇衔》:"味苦,平、微寒,无毒。主治风湿痹,历节痛,惊痫吐舌,悸气,贼风,鼠瘘,痈肿,暴症,逐水,治痿蹶。久服轻身明目。一名糜衔,一名承膏,一名承肌,一名无心,一名无颠。生汉中川泽及宛朐、邯郸。七月采茎、叶,阴干。"

51. 薏苡仁

《本草汇言·卷之十四·谷部·薏苡仁》:"薏苡仁,养胃健脾,清肺导肾之药也。缪氏曰:此药得天地冲和沉厚之气以生,色白体重,质凝味甜,为脾、胃、肺、肾调和水火之剂。寒而不泄,温而不燥,补而不滞,利而不克,至和至美之品也。前古谓久服益气轻身,去风湿痹气以致筋急拘挛不可屈伸者(痹胀闭不行也)。作粥酿酒,或为汤散丸剂。如久病虚人,老羸幼弱之疾,咸宜用之。方氏(龙潭)曰:凡风湿之证。或麻或痛,而肢体拘挛;或胀或肿,而脚膝难履;或痿或痹,而腰脊酸疼;或胀或浮,而皮肤水肿;或嗽或唾,而痰涎缠盛;或泄或泻,而大便不实;或壅或痿,而咳唾脓血;或癃或闭,而淋沥带浊,是皆脾、肺、肾经蕴湿郁火之证。惟此剂可以治之。其味甘入脾,气平和肺,微寒入肾,为养正去邪之神药。"

《本草备要·卷之四·谷菜部·薏苡仁》:"甘淡,微寒而属土,阳明(胃)药也。甘益胃,土胜水。淡渗湿。泻水所以益土,故健脾。治水肿湿痹,脚气疝气,泄痢热淋。益土所以生金,故补肺清热(色白入肺,微寒清热),治肺痿肺痈,咳吐脓血(以猪肺沾苡仁米服)。扶土所以抑木,故治风热筋急拘挛(厥阴风木主筋,然治筋骨之病,以阳明为末。

阳明主润宗筋,宗筋主束骨而利机关者也。阳明虚则宗筋纵弛,故《经》曰:治痿独取阳明,又曰:肺热叶焦,发为痿躄。盖肺者相传之官,治节出焉,阳明湿热上蒸于肺,则肺热叶焦,气无所主而失其治节,故痿躄。薏苡理脾,而兼清热补肺,筋寒则急,热则缩,湿则纵。然寒湿久留,亦变为热。又有热气熏蒸,水液不行,久而成湿者。薏苡去湿要药,因寒因热,皆可用也。《衍义》云:因寒筋急者不可用,恐不然)。但其力和缓,用之须倍于他药。"

52. 蘹香子

《千金翼方·卷第二本草上·草部中品之下·蘹香子》:"味辛,平,无毒。主诸痿,霍乱及蛇伤。"

三、治痿证药对

1. 苍术+黄柏

《本草备要·卷之三·木部·黄柏》:"疗下焦虚,骨蒸劳热(阴虚生内热),诸痿瘫痪(热胜则伤血,血不荣筋,则软短而为拘。湿胜则伤筋,筋不束骨,则弛长而为痿。合苍术名二妙散,清热利湿,为治痿要药)。"

《得配本草·卷七·木部·川黄柏》:"佐苍术,治湿痿。(柏可直入)"

《成方切用·卷六上·祛风门·上中下通用痛风方》:"黄柏清热,苍术燥湿。(此二妙散也,治痿正药)"

2. 锁阳+虎骨

《本草撮要·卷一·草部·琐阳》:"味甘,温。入足厥阴经。功专润燥养筋,得虎骨治痿弱,便燥者啖之。可代苁蓉,煮粥弥佳,酥炙。"

3. 胡桃仁+补骨脂

《医学衷中参西录·医论·论肾弱不能作强治法》:"肾主骨,胡桃仁最能补肾。人之食酸齼齿者,食胡桃仁即愈,因齿牙为骨之余,原肾主之,故有斯效,此其能补肾之明征也。古方以治肾经虚寒,与补骨脂并用,谓有木火相生之妙(胡桃属木补骨脂属火),若肾经虚寒,泄泻、骨痿、腿疼用之皆效,真佳方也。"

四、痿证主治药

《本草纲目·主治第三卷·百病主治药·痿》:"有湿热,湿痰,瘀血。血虚属肝肾;气虚属脾肺。"

1. 治湿热痿证

[草部]

黄芩:去脾肺湿热,养阴退阳。

秦艽:阳明湿热,养血荣筋。

知母:泻阴火,滋肾水。

生地黄、黄连、连翘、泽泻、威灵仙、防己、木通:并除湿热。

薇衔:治痿躄,去风湿。

卷柏:治痿躄,强阴。

陆英:足膝寒痛,阴痿短气。

升麻、柴胡:引经。

[木部]

黄柏:除湿热,滋肾水。益气药中加之,使膝中气力涌出,痿软即去,为痿病要药。

茯苓、猪苓:并泄湿热。

五加皮:主痿躄,贼风伤人,软脚。

2. 治痰湿痿证

[草部]

苍术:除湿,消痰,健脾。治筋骨软弱,为治痿要药。

白术、神曲、香附子、半夏:并除湿消痰。

天南星:筋痿拘缓。

白附子:诸风冷气,足弱无力。

附子、天雄:风痰冷痹,软脚毒风,为引经药。

豨莶、䕡茹:并风湿痿痹。

[果木]

橘皮:利气,除湿痰。

松节:酿酒,主脚弱,能燥血中之湿。

桂:引经。酒调,涂足躄筋急。

3. 治虚燥痿证

[草部]

黄芪:益元气,泻阴火,逐恶血,止自汗,壮筋骨,利阴气,补脾肺。

人参:益元气,泻阴火,益肺胃,生津液,除痿痹,消痰生血。

麦门冬:降心火,定肺气,主痿躄,强阴益精。

知母:泻阴火,滋肾水,润心肺。

甘草:泻火调元。

山药:补虚羸,强筋骨,助肺胃。

石斛:脚膝冷疼痹弱,逐皮肌风,壮筋骨,益气力。

牛膝：痿痹，腰膝软怯冷弱，不可屈伸，或酿酒服。

菟丝子：益精髓，坚筋骨，腰疼膝冷。同牛膝丸服。

何首乌：骨软，行步不得，腰膝痛，遍身瘙痒，同牛膝丸服。

草薢：腰脚痹软，同杜仲丸服。

菝葜：风毒脚弱，煮汁酿酒服。

土茯苓：除风湿，利关节，治拘挛，令人健行。

狗脊：男女脚弱腰痛，补肾。

骨碎补：治痢后远行，或房劳，或外感，致足痿软，或痛或痹，汁和酒服。

菖蒲：酿酒饮，主骨痿。

芎䓖、芍药、当归、地黄、天门冬、紫菀、紫葳：并主痿躄，养血润燥。

肉苁蓉、琐阳、列当、五味子、覆盆子、巴戟天、淫羊藿；[木部]山茱萸、枸杞子、杜仲；[兽部]白胶、鹿茸、鹿角、麋角、腽肭脐：并强阴气，益精血，补肝肾，润燥养筋，治痿弱。

五、治痿证食物

1. 人乳

《本草汇言·卷之十九·人部·人乳》："味甘咸，气寒，无毒，可升可降。通行十二经。人乳，主充和脏腑，荣华腠理，灌溉百骸，润泽枯燥。人身转运之神液，益寿延年之圣药也。江春野曰：此乃血气之精液转赤为白，亦内丹也。凡治元神不足，精神衰乏，咳嗽无痰，日晡潮热，或阴虚火动而骨蒸盗汗，或久患劳嗽而时有红痰，或面赤口燥而烦渴引饮，或肌瘦皮黄而毛发焦槁，或筋挛骨瘦而四体乏力，或血竭阴消而肠胃闭结，或三消渴燥而多食易饥，或目暗昏蒙而瞳仁干结，是皆元虚火胜之证。惟此濡润养荣之剂，统能治之。缪氏曰：但其性凉而滋润，血虚有热，燥渴枯涸者，宜之。若藏气虚寒，滑泄不禁，及胃弱不思食，脾虚不磨食者，并不宜服。"

2. 山羊血

《本草汇言·卷之十八·兽部·山羊血》："味甘，气温，性热，无毒。通行脏腑一十五经络，三百六十五关节诸处。其肉大补虚劳，脱力内伤，筋骨痹弱。又治男子精寒髓乏，阳事不振，或妇人积年淋带，腰脊痿软，血冷不言等证，用酒煮烂，和椒盐作脯食，甚佳。"

3. 丹雄鸡

《本草经集注·卷第六·虫兽三品·上品·丹雄鸡》："味甘，微温、微寒，无毒。主治女人崩中漏下。赤白沃，补虚，温中，止血。不伤之疮，通神，杀毒，辟不祥。血：主蹉折，骨痛及痿痹。"

4. 槐枝

《新修本草·卷第十二·槐实》："[谨案]《别录》云：八月断槐大枝，使生嫩蘖，煮汁酿酒，疗大风痿痹甚效。"

六、痿证禁药

1. 楮实

《本草备要·卷之三·木部·楮实》："甘，寒。助阳气，起阴痿，补虚劳，壮筋骨，明目充肌（时珍曰：《别录》《大明》皆云楮实大补益，而《修真秘书》又云久服令人骨痿）。"

《得配本草·卷七·木部·楮实子》："一名谷实。甘，平。入足太阴经气分。益颜色，充肌肤，利阴气，通九窍，逐水明目。得茯苓，治水臌。得大腹皮，除水肿。调井水，治喉痹。水浸，浮者去之，酒拌蒸，焙干用。久服、多服，成骨软痿症。脾胃阴虚，肾水不足，口舌干燥，俱禁用。"

2. 蔓荆实

《本草汇言·卷之十·木部·蔓荆实》："蔓荆子，主头面诸风疾之药也。前古主通利九窍，活利关节，明目、坚齿，祛除风寒风热之邪，其辛温轻散，浮而上行，故所主头面虚风诸证，推其通九窍，利关节而言，故后世治湿痹拘挛，寒疝脚气，入汤散中，屡用奏效。又不拘于头面上部也，凡头目风痛，不由风寒之邪，而由于血虚有火者，勿用也；痿痹拘挛，不由风湿之邪，而由于阳虚血涸筋衰者，勿用也；寒疝脚气，不由阴湿外感，而由于肝脾羸败者，亦勿用也。"

3. 麝脐香

《本草汇言·卷之十八·兽部·麝脐香》："方氏曰：虽为清气散邪之药，如中恶邪气，心腹暴病，痛胀痞急，痰闭气滞诸疾，一时暂以开通，开通之后，不可复用。凡气血两虚似中风证，小儿慢脾惊风，与夫阴阳虚竭，发热吐血，气虚眩晕，气虚痰结，血虚痿痹，血虚目翳，心虚惊悸，肝虚痫瘛，胎前气厥,产后血晕,中虚痞胀诸证,或痈疽脓血已泄新肉将长之时,麝香概勿轻用。"

【医论医案】

一、医论

1. 概论

《黄帝内经素问·痿论》

黄帝问曰:五藏使人痿,何也? 岐伯对曰:肺主身之皮毛,心主身之血脉,肝主身之筋膜,脾主身之肌肉,肾主身之骨髓,故肺热叶焦,则皮毛虚弱急薄,著则生痿躄也。心气热,则下脉厥而上,上则下脉虚,虚则生脉痿,枢折挈,胫纵而不任地也。肝气热,则胆泄口苦,筋膜干,筋膜干则筋急而挛,发为筋痿。脾气热,则胃干而渴,肌肉不仁,发为肉痿。肾气热,则腰脊不举,骨枯而髓减,发为骨痿。

帝曰:何以得之? 岐伯曰:肺者,藏之长也,为心之盖也,有所失亡,所求不得,则发肺鸣,鸣则肺热叶焦。故曰:五藏因肺热叶焦,发为痿躄。此之谓也。悲哀太甚,则胞络绝,胞络绝则阳气内动,发则心下崩数溲血也。故'本病'曰:大经空虚,发为肌痹,传为脉痿。思想无穷,所愿不得,意淫于外,入房太甚,宗筋弛纵,发为筋痿,及为白淫。故《下经》曰:筋痿者,生于肝使内也。有渐于湿,以水为事,若有所留,居处相湿,肌肉濡渍,痹而不仁,发为肉痿。故《下经》曰:肉痿者,得之湿地也。有所远行劳倦,逢大热而渴,渴则阳气内伐,内伐则热舍于肾,肾者水藏也,今水不胜火,则骨枯而髓虚,故足不任身,发为骨痿。故《下经》曰:骨痿者,生于大热也。

帝曰:何以别之? 岐伯曰:肺热者色白而毛败,心热者色赤而络脉溢,肝热者色苍而爪枯,脾热者色黄而肉蠕动,肾热者色黑而齿槁。

帝曰:如夫子言可矣,论言治痿者独取阳明,何也? 岐伯曰:阳明者,五藏六府之海,主润宗筋,宗筋主束骨而利机关也。冲脉者,经脉之海也,主渗灌溪谷,与阳明合于宗筋,阴阳揔宗筋之会,会于气街,而阳明为之长,皆属于带脉,而络于督脉。故阳明虚则宗筋纵,带脉不引,故足痿不用也。

帝曰:治之奈何? 岐伯曰:各补其荥而通其俞,调其虚实,和其逆顺,筋脉骨肉。各以其时受月,则病已矣。帝曰:善。

《丹溪心法·卷四·痿五十六》

痿证断不可作风治,而用风药。有湿热、湿痰、气虚、血虚、瘀血。湿热,东垣健步丸,加燥湿降阴火苍术、黄芩、黄柏、牛膝之类;湿痰,二陈汤加苍术、白术、黄芩、黄柏、竹沥、姜汁;气虚,四君子汤加黄芩、黄柏、苍术之类;血虚,四物汤加黄柏、苍术,煎送补阴丸;亦有食积死血妨碍不得下降者,大率属热,用参术四物汤、黄柏之类。

《医学纲目·卷之十·肝胆部·中深半身不收舌难言》

今世所谓风病,多与痿证滚同论治,良由《局方》多以治风之药通治诸痿也。古圣论风痿各有篇目,源流不同,治法亦异,不得不辨。按风论,风者百病之长,至其变化,乃为它病。又曰善行数变,曰因于露风,曰先受邪,曰在腠理,曰客,曰入,曰伤,曰中。历陈五脏与胃之伤,皆多汗而恶风,其发明风邪,系外感之病,有脏腑内外寒热虚实之不同,若是之明且尽也。别无瘫缓痿弱,卒中不省,僵仆喎斜,挛缩眩运,语涩不言之文也。或曰:吾子谓《内经·风论》主于外感,《局方》用麻黄桂附辈,将以解风寒也;用脑、麝、威灵仙、黑牵牛辈,将以行凝滞也,子之言过矣。曰:风病外感,善行数变,其病多实少虚,发表行滞,有何不可。治风之外,何为又历述神魂恍惚,起便须人,手足不随,神志昏愦,瘫缓弹曳,手足筋挛,眩运倒仆,半身不遂,膝脚缓弱,四肢无力,颤掉拘挛,不语,语涩等诸痿症兼治之。考诸痿论:肺热叶焦,五脏因而受之,发为痿躄。心气热生脉痿,故胫纵不任地。肝气热生筋痿,故宗筋弛纵。脾气热生肉痿,故痹而不仁。肾气热生骨痿,故足不任身。又曰:诸痿皆生于上。谓之上者,指病之本在肺也。又曰昏惑,曰瘛疭,曰瞀昧,曰暴病,曰郁冒,曰蒙昧暴喑,曰瞽瘛,皆属于火。又曰四肢不举,曰舌本强,曰足痿不收,曰痰涎有声,皆属于上。又《礼记》注曰:鱼肉天产也,以养阳作阳德。以为倦怠悉是湿热内伤之病,当作诸痿治之。何《局方》治风之方,兼治痿者十居八九? 不思诸痿皆起于肺热,传入五脏,散为诸症,大抵只宜补养。若以外感风寒治之,宁免实实虚虚之祸乎!风病外感之邪,有寒热虚实,而挟寒者多。痿病内热之伤,皆是虚证,无寒可散,无实可泻。《局方》本为外感立方,而以内伤热证,滚同一治,其为害也。似非细故。

上丹溪诸论,盖因《局方》治中风,孟浪用发表行湿之药,戕贼血气,诛伐根本,不知补养之法,故引痿病以救《局方》之失,而其言如此。然《局方》所述中风,手足不随、起便须人、神魂恍惚、不语、语涩等证,即《内经》热病相同。至于异处,不得不察。《针经·刺节真邪》云:真气去,邪独留,发为偏枯。'痿论'云:阳明虚则宗筋纵,带脉不引,而足痿不用。由是知手足不随者在偏枯,手足为邪气阻塞脉道而然。在痿病,则阳明虚,宗筋纵,带脉不引而然也。痹病有言变志乱之症,痿病则无之也。痹病又名风痹,而内伤外感兼备,痿病独得于内伤也。痹病发于击仆之暴,痿病发于怠惰之渐也。凡此皆明痹与痿,明是两疾也。

《医学纲目·卷之十七心小肠部·诸痿》

或问曰:治痿之法,取阳明之一经,此引而未发之言,愿明以告我。予曰:诸痿生于肺热,只此一句,便见治法大意。《经》曰:东方实则西方虚,泻南方,补北方。此固就生克言补泻,而大经大法,不外于此。东方木肝也,西方金肺也,南方火心也,北方水肾也。五方之中,惟火有二。肾虽有两,水居其一,阳常有余,阴常不足,故《经》曰一水不胜二火,理之必然。金体燥而居上,主气,畏火者也。土性温而居中,主四肢,畏火者也。火性炎上,若嗜欲无节,则水失所养,火寡于畏而侮所胜,肺得火邪则热矣。木性刚急,肺受热则失所养,木寡于畏而侮所胜,脾得木邪而伤矣。肺热则不能管摄一身,脾伤则四肢不能为用,而诸痿之病作。泻南方,则肺金清而东方不实,何脾伤之有。补北方,则心火降而西方不虚,何肺热之有。故阳明实则宗筋润,能束骨而利机关矣。治痿之法,无出于此。骆龙吉亦曰:风火既炽,当滋肾水。东垣先生取柏皮为君,黄芪等补药辅佐,以治诸痿,而无一定之方。有兼痰积者,有湿多者,有热多者,有湿热相半者,有挟气者,临病制方,其善于治痿者乎。虽然,药中肯綮矣,若将理失宜,医不治也。天产作阳,气厚发热,先哲格言。但是患痿之人,若不淡薄食味,吾知其必不能安也。

《周慎斋遗书·卷八·痿》

痿有风、痿之别。痛则为风,不痛则为痿。盖痛为实,不痛为虚。人之血气实,而风寒客于经络之间,则邪正交攻而痛作矣;虚弱则痰火起于手足之内,而正不胜邪,痿痹作矣。一散邪,一补虚,治法不同,慎之慎之! 腰以下脚膝酸软无力,多属湿热。若大便燥结,四物汤加苍术、黄柏、虎骨、龟板、汉防己之属;脾胃虚,四君子汤加上前药,腹胀用苍术煮白术入药内,或参苓白术散加减亦可;骨髓中热,加知母、杜仲、牛膝,知母、杜仲补脾阴之不足而走骨,得牛膝引退骨髓中邪热,助诸药成功。

五行之中,惟火有二。二肾虽水,而有一火。阳常有余,阴常不足,故曰一水不胜二火,肺金居上,畏火者也;脾土居中,侵水者也。人嗜欲无节,则水失所养,火寡于畏,火性炎上,肺因火热矣;金被火克,木寡于畏,肝木乘脾,脾受木伤矣。肺伤则不能管摄一身,脾伤则四肢不用。泻南方则肺金清,东方不实,何脾伤之有?补北方则心火降,西方不热,何肺热之有?阳明清润,则宗筋滋,束骨而利关节矣,何痿之有?

痿证四肢不举,气血不足,风湿注于四肢而成痰。用川乌不拘多少,生杵为末,每服二钱,好粳米半碗煮粥,加白糖二匙,啜之。中湿加薏苡仁末二钱,同煮粥吃甚效。

痿证四肢不用,浑身如绳束之状者,肝气急也,脾受木克,土不生金,肺为火邪所制,宜补脾清肺。肺清肝平,脾无贼邪自愈。丸用白术一斤,白蔻三两,共末,桑椹汁丸。每服五十丸,午前米饮下。忌食面、酒。

《医方考·卷五·痿痹门第四十五》

痿证大都主热,痹证大都主寒。然痿证亦有寒者,痹证亦有热者,此不可泥也。《内经》曰:淫气喘息,痹聚在肺。淫气忧思,痹聚在心。淫气遗溺,痹聚在肾。淫气之竭,痹聚在肝。淫气肌绝,痹聚在脾。此五证者,非温药不足以疗之也,宜于天雄、附子、川乌、硫黄、蜀椒、蛇床子、韭子、小茴香辈消息之。

《寿世保元·卷五·痿躄》

痿者,手足不能举动是也,又名软风,下身痿弱,不能趋步,及手战摇,不能握物。此症属血虚,血虚属阴虚,阴虚生内热,热则筋弛,步履艰难,而手足软弱,此乃血气两虚,风湿之症,古方通用风药治之,非也。独东垣、丹溪二先生治法,始合经意,而以清燥汤主之;丹溪又分血热湿痰,气虚血虚瘀血等法。湿热,用东垣健步丸,燥湿降阴火,加苍术、黄柏、黄芩、牛膝之类；湿痰，二陈汤加苍术、白术、黄芩、黄柏、竹沥、姜汁；气虚，四君子汤加苍术、黄芩之类；血虚，四物汤加黄柏、苍术，兼送补阴丸；亦有食积死，血妨碍不得下降者，宜从食积死血治之，他如潜行散、二妙散、虎潜丸，皆治痿妙药也。

一论六七月间，湿令大行，子能令母实而热旺，湿热相合，而刑庚金大肠，故寒凉以救之。燥金受湿热之邪，绝寒水生化之源，源绝则肾亏，痿躄之病大作，腰下痿软，瘫痪不能动履。

《景岳全书·卷之三十二贯集·杂证谟·痿证》

痿证之义，《内经》言之详矣，观所列五脏之证，皆言为热。而五脏之证，又总于肺热叶焦，以致金燥水亏，乃成痿证。如丹溪之论治，诚得之矣。然细察经文，又曰悲哀太甚则胞络绝，传为脉痿。思想无穷，所愿不得，发为筋痿。有渐于湿，以水为事，发为肉痿之类，则又非尽为火证，此其有余不尽之意，犹有可知。故因此而生火者有之。因此而败伤元气者，亦有之。元气败伤，则精虚不能灌溉，血虚不能营养者，亦不少矣。若概从火论，则恐真阳亏败，及土衰水涸者，有不能堪，故当酌寒热之浅深，审虚实之缓急，以施治疗，庶得治痿之全矣。

《经》曰：湿热不攘，则大筋缑短，小筋弛长，缑短为拘，弛长为痿，此《内经》言筋病之概，乃举隅之谈，以启人之自反耳，非谓大筋必无弛长，小筋必无缑短也。即如痿弱必由于弛长，岂大筋果无涉乎？此经言之意，从可知矣。故于痿证之外，凡遇瘛疭等病，当知拘挛者必由缑短，瘫弱者必由弛长，斯得《内经》之意，而于寒热燥湿之辨，亦可得其据矣。

《医宗必读·卷之十·痿》

手足痿软而无力，百节缓纵而不收，证名曰痿。

《经》曰：肺热叶焦，则皮毛虚弱急薄，著则生痿躄也。肺痿者，皮毛痿也。盖热乘肺金，在内则为叶焦，在外则为皮毛虚弱急薄。若热气留着不去，久而及于筋脉骨肉，则病生痿躄。躄者，足弱不能行也。心气热则下脉厥而上，上则下脉虚，虚则生脉痿，枢折挈，胫纵而不任地也。心痿者，脉痿也，心热则火炎，故三阴在下之脉，亦皆厥热而上，上逆则下虚乃生。脉痿者，四肢关节之处如枢纽之折而不能提挈，足胫纵缓而不能任地也。肝气热则胆泄口苦，筋膜干则筋急而挛，发为筋痿。肝痿者，筋痿也。胆附于肝，肝热则胆泄，故口苦，筋膜受热，则血液干，故拘挛而为筋痿也。脾气热则胃干而渴，肌肉不仁，发为肉痿。脾痿者，肉痿也。脾与胃以膜相连，而开窍于口，故脾热则胃干而渴。脾主肌肉，热蓄于内，则精气耗伤，故肌肉不仁，发为肉痿。肾气热则腰脊不举，骨枯而髓减，发为骨痿。肾痿者，骨痿也。腰者，肾之府，其脉贯脊，其主骨髓，故肾热其见证若此。肺者，脏之长也，为心之盖也，此言五脏之痿，皆因肺热最高，故为脏长覆于心上，故为心盖。有所失亡，所求不得，则发肺鸣，鸣则肺热叶焦，失亡、不得，则悲哀动中而伤肺。气郁生火，故呼吸有声。发为肺鸣。金脏病则失其清肃之化，故热而叶焦。五脏因肺热叶焦，发为痿躄。肺主气以行营卫，为相傅以节制五脏，则一身皆治，故五脏之痿，皆因于肺气热，则五脏之阴皆不足，此痿躄所以生于肺也。五痿虽异，总名痿躄。论痿者独取阳明何也？阳明者，五脏六腑之海，主润宗筋，宗筋主束骨而利机关也。阳明者，胃也，主纳水谷，化精微以资养表里，故为五脏六腑之海，而下润宗筋，宗筋者，前阴所聚之筋也，为诸筋之会，凡腰脊溪谷之筋，皆属于此，故主束骨而利机关也。冲脉，经脉之海也，主渗灌溪谷，与阳明合于宗筋；冲脉为十二经之海，故主渗灌溪谷。冲脉起于气街，并少阴之经，夹脐上行，阳明脉亦夹脐旁去中行二寸下行，故皆会于宗筋。阴阳总会宗筋之会，会于气街，而阳明为之长，皆属于带脉而络于督脉。宗筋聚于前阴，前阴者足之三阴、阳明、少阳、及冲、任、督、蹻九脉之所会也。九者之中，阳明为脏腑之海，冲为经脉之海，此一阴一阳，总乎其间，故曰阴阳总宗筋之会也。会于气街者，气街为阳明之正脉，故阳明独为之长。带脉者起于季胁，围身一周；督脉者起于会阴，分三歧为任冲，而上行腹背，故诸经者皆联属于带脉，支络于督脉也。故阳明虚则宗筋纵，带脉不引，故足痿不用也。阳明虚则血气少，不能润养宗筋，故弛纵，宗筋纵则带脉不能收引，故足痿不用，所以当治阳明也。

[愚按]：痿者，重疾也。故《内经》叠出诸篇，而前哲之集方论者，或附见于虚痨，或附见于风

湿，大失经旨。赖丹溪特表而出之，惜乎言之未备也。《经》言病本虽五脏各有，而独重太阴肺经；《经》言治法虽诸经各调，而独重阳明胃经，此其说何居乎？肺金体燥，居上而主气化，以行令于一身，畏火者也。五脏之热火熏蒸则金被克，而肺热叶焦，故致疾有五脏之殊。而手太阴之地未有不伤者也。胃土体湿，居中而受水谷，以灌溉于四肢，畏木者也。肺金之受邪失正，则木无制而侮其所胜，故治法有五脏之分，而是阳明之地，未有或遗者也。夫既曰肺伤，则治之亦宜在肺矣，而岐伯独取阳明，又何也？《灵枢》所谓真气所受于天，与谷气并而充身，阳明虚则五脏无所禀，不能行气血，濡筋骨，利关节，故百体中随其不得受水谷处，不用而为痿，不独取阳明而何取哉？丹溪所以云：泻南方则肺金清而东方不实，何胃伤之有？补北方则心火降而西方不虚，何肺热之有？斯言当矣。若胃虚减食者，当以芳香辛温之剂治之；若拘于泻南之说，则胃愈伤矣。藿香养胃汤，诚能本此施治，其于痿也思过半矣。至于七情六淫，挟有多端，临病制方，非笔舌所能罄耳。

《冯氏锦囊秘录·杂症大小合参卷首下·内经纂要·痿论篇》

"痿论"篇曰：五脏使人痿，何也？（痿谓痿弱无力以运动）肺主身之皮毛，心主身之血脉，肝主身之筋膜（膜者，皮下肉上筋膜也），脾主身之肌肉，肾主身之骨髓（所主不同，痿生亦各归其后主），故肺热叶焦，则皮毛虚弱急薄，著则生痿躄也（躄，谓挛躄，足不得伸以行也。肺热则肾受热气故尔）。心气热，则下脉厥而上，上则下脉虚，虚则生脉痿，枢折挈，胫纵而不任地也（心热盛，则火独先炎上，肾之脉常下行，令火盛上炎用事，故肾脉亦随火烁灼，而逆上行也。隐气厥逆，火复内燔，上膈阳，下不守位，心气还脉，故生脉痿。肾气主足，故膝腕枢纽如折，胫筋纵缓，而不能在地也）。肝气热，则胆泄口苦，筋膜干，筋膜干则筋急而挛，发为筋痿（胆约肝叶，而汁味至苦，肝热则胆液渗泄故口苦也。肝主筋膜，热则筋膜而向挛急，发为筋痿）。脾气热则胃干而渴，肌肉不仁，发为肉痿（脾与胃以膜相连，脾气热则胃液渗泄，故干而渴。脾主肌肉，热扰于肉，故肌肉不仁，发为肉痿）。肾气热则腰脊不举，骨枯而髓减，发为骨痿（腰为肾府，又肾脉上股内，贯脊属肾，故肾气热则腰脊不

举。肾主骨髓，髓热则骨枯而髓减，发为骨痿）。治痿者独取阳明，何也？阳明者，五脏六腑之海（阳明胃脉也，为水谷之海）。主润宗筋，宗筋主束骨而利机关也（宗筋为隐毛中横骨上下之坚筋也。上络胸腹，下贯髀尻，又经于背腹，上头项，故云宗筋主束骨而利机关。然腰者，身之大关节，所以司屈伸，故曰机关）。冲脉者，经脉之海也（《灵枢》曰：冲脉者，十二经之海）。主渗灌溪谷，与阳明合于宗筋（寻此则横骨上下，脐两旁坚筋，正宗筋也。冲脉循腹夹脐傍，各同身寸之五分而上；阳明脉，亦夹脐旁，各同身寸之一寸五分而上，宗筋脉于中，故曰与阳明合于宗筋。以为十二以海，故主渗灌溪谷也。肉之大肢为骨，小会为），阴阳总宗筋之会，会于气街，而阳明为之长，皆属于带脉，而络于督脉（宗筋聚会，会于横骨之中，从上而下故云阴阳总宗筋之会也。宗筋夹脐下，合于横骨，阳明辅其外，冲脉居其中，故云会于气街，而阳明为之长。气街，隐毛两旁脉动处也。带脉者，起于季胁，回身一周，而络于督脉也。督脉者，起于关元，上下循腹。故云皆属于带脉，而络于肾脉也。督脉、任脉、冲脉三者，同起而异行，故经文或参差引之）。故阳明虚则宗筋纵，带脉不引，故足痿不用也（阳明之脉从缺盆下乳内廉，下夹脐，至气街中；其支别者，起胃下口，循腹里，下至气街中而合，以下髀，抵伏兔，下入膝膑中，下循胻外廉，下足跗，入中指内间；其支别者，下膝三寸而别，以下入中指外间。故阳明虚则宗筋纵，带脉不引，而足痿不用也）。

《症因脉治·卷三·痿症论》

秦子曰：痿与挛，受病相同，症形有异。挛者，拘急不能屈伸，《内经》所谓绻短为拘也。痿者，痿弱纵缓而不能起立，《内经》所谓弛长为痿也。若时伸时纵，则曰瘛疭，强直反张，则曰痉痓，皆与痿挛各自一门者也。

2. 论湿热致痿

《脾胃论·卷下·湿热成痿肺金受邪论》

六七月之间，湿令大行，子能令母实而热旺，湿热相合，而刑庚大肠，故寒凉以救之。燥金受湿热之邪，绝寒水生化之源，源绝则肾亏，痿厥之病大作，腰以下痿软瘫，不能动。

《明医杂著·卷之四·风症》

瘫痪痿软之病，此是无血及兼痰火湿热耳。

古人云不可作风治，而用风药，谓小续命汤、西州续命汤、排风汤等药，如羌活、防风、麻黄、桂枝、乌头、细辛等剂，皆发散风邪，开通腠理之药，若误用之，阴血愈燥也。[愚按]前症江南之人所致者，多属阴虚气虚、湿热相火。其瘫痪痿软，多属手足阳明等经阴虚湿热，治者审之。

《医学正传·卷之四·痿证》

[论]《内经》曰：肺热叶焦，五脏因而受之，发为痿躄。心气热为脉痿，则胫纵而不任地。肝气热为筋痿，故筋急而挛。脾气热为肉痿，则胃干而渴，肌肉不仁。肾气热为骨痿，则腰膝不举，骨枯而髓减。又曰：治痿者独取阳明一经，阳明者五脏六腑之海，主润宗筋，能束骨而利机关也。冲脉者经脉之海也，主渗灌溪谷，与阳明合于宗筋、阴阳总宗筋之会，会于气冲，而阳明为之长，皆属于带脉，而络于督脉。故阳明虚则宗筋弛纵，带脉不引，故足痿不用也。治法各补其荥而通其腧，调其虚实，和其逆顺，筋脉骨肉。各以其时受月，则病已矣。言治诸痿宜调补各脏，以待其旺月而病安也。丹溪曰：《内经》谓诸痿起于肺热，又谓治痿独取阳明一经。盖肺金体燥居上而主气，畏火者也。脾土性湿居中而主四肢，畏木者也。火性炎上，若嗜欲无节，则水失所养，火寡于畏而侮所胜，肺得火邪而热矣。木性刚急，肺受热则金失所养，木寡于畏而侮所胜，脾得木邪而伤矣。肺热则不能管摄一身，脾伤则四肢不能为用而诸痿作矣。泻南方则肺金清而东方不实，何脾伤之有？补北方则心火降而西方不虚，何肺热之有？故阳明实则宗筋润，能束骨而利机关矣。治痿之法，无出于此。虽然天产作阳，厚味发热，凡病痿者，若不淡薄食味，吾知必不能保其安全也。又曰：《内经》论风、论痿，各有篇目，源流不同，治法迥异，《局方》乃以治风之药通治诸痿，何其谬也。按丹溪此论一出，扫尽千古之弊，叮咛告诫，极其明白，学者睨而不视，则为聩者之雷霆，瞽者之日月耳。夫医者为人之司命，其可不尽心于此乎。

脉法：《脉经》曰：肺痿脉必浮而弱，其人欲咳不得咳，咳则出干沫，久久则小便不利。寸口脉不出，反为发汗，阳脉早索，阴脉不涩，三焦踟蹰，入而不出，阴脉不涩，身体反冷，其内反烦，多吐唇燥，小便反难，此为肺痿，伤于津液，便如烂瓜，亦如豚脑，但因误发汗故也。

方法：丹溪曰：有湿热，有痰，有血虚，有气虚，亦有死血者，有食积妨碍升降者。卢氏曰：上文论痿起于肺热，实痿之本论，治法之大要也。而此云然者，盖以其发而为病，所因所挟或有不同，而主治亦当各著其重也。东垣取黄柏为君，黄芪等补药为辅佐，以治诸痿，无一定之方，有兼痰积者，有湿多者，有热多者，有湿热相半者，有挟气者，临病制方，其善于治痿者乎。

《古今医统大全·卷之二·内经要旨（下）·论治篇第四》

中央之地湿，故生物众，四方辐辏，故民食杂不劳，然湿气在下，民多病痿厥寒热。治宜导引，谓摇其筋骨，动其支节，按跷，谓抑皮肉捷举手足是也。脾病者，身重善饥肉痿，足不收行，善瘛脚下痛，虚则腹满肠鸣，飧泄食不化，取其经，太阴、阳明、少阴血者。

《脉症治方·卷之二·燥门·痿症》

脉：脉浮洪、缓滑，右寸浮大而涩，浮缓为虚，洪大为热，滑则多痰涩则少血。

症：丹溪云：《内经》言诸痿生于肺热，又谓治痿独取阳明胃。盖肺金体燥，居上，而主气，畏火者也，脾土性湿居中，而主四肢，畏木者也，火性炎上。若嗜欲无节，则水失所养，火寡于畏，而侮所胜，金肺得火邪而热矣，火性刚急，肺受热，则金失所养，木寡于畏而侮所胜，土脾得木邪而伤矣，肺热则不能管摄一身，脾伤则四肢不能为用，而诸痿作矣，《经》虽有筋脉骨肉之分，一皆主于肺热，临症宜详审之。

治：东垣取横柏、苍术为君，黄芪、当归为佐，以治诸痿，无一定之方，有温多者，有热多者，有温热相伴，有挟风者，临病制方，其善于治痿者欤。又云：泻南方，则肺金清，而东方不实，何脾伤之有，补北方，则心火降，而西方不虚，何肺热之有。故阳明实，则宗筋润，能束骨而利机关矣。治痿之法，无出于此，虽然，天产作阳，厚味发热，凡病痿者，若不淡薄食味，必不能保其全安也。

《景岳全书·卷之三十二贯集·杂证谟·痿证》

凡痿由湿热，脉洪滑而证多烦热者，必当先去其火，宜二妙散随证加减用之。若阴虚兼热者，宜《正传》加味四物汤、虎胫骨丸，或丹溪补阴丹、滋阴八味丸之类主之。若绝无火证，而止因水亏于肾,血亏于肝者,则不宜兼用凉药,以伐生气,惟鹿角胶丸为最善。或加味四斤丸、八味地黄丸、金刚丸之类,俱可择用。若阴虚无湿,或多汗者,俱不宜轻用苍术。盖痿证最忌散表,亦恐伤阴也。

东垣取黄柏为君,黄芪等补药辅佐,以治诸痿,无一定之方。有兼痰积者,有湿多热多者,有湿热相半者,有挟气者。临病制方,其亦治痿之良法也。

痿证之义,《内经》言之详矣,观所列五脏之证,皆言为热。而五脏之证,又总于肺热叶焦,以致金燥水亏,乃成痿证。如丹溪之论治,诚得之矣。然细察经文,又曰悲哀太甚则胞络绝,传为脉痿。思想无穷,所愿不得,发为筋痿。有渐于湿,以水为事,发为肉痿之类,则又非尽为火证,此其有余不尽之意,犹有可知。故因此而生火者有之。因此而败伤元气者,亦有之。元气败伤,则精虚不能灌溉,血虚不能营养者,亦不少矣。若概从火论,则恐真阳亏败,及土衰水涸者,有不能堪,故当酌寒热之浅深,审虚实之缓急,以施治疗,庶得治痿之全矣。

《经》曰:湿热不攘,则大筋緛短,小筋弛长,緛短为拘,弛长为痿,此《内经》言筋病之概,乃举隅之谈,以启人之自反耳,非谓大筋必无弛长,小筋必无緛短也。即如痿弱必由于弛长,岂大筋果无涉乎?此经言之意,从可知矣。故于痿证之外,凡遇瘈疭等病,当知拘挛者必由緛短,瘫弱者必由弛长,斯得《内经》之意,而于寒热燥湿之辨,亦可得其据矣。

《张氏医通·卷六·痿痹门·痿(痿厥)》

石顽曰:痿证脏腑病因,虽曰不一,大都起于阳明湿热,内蕴不清,则肺受热乘而日槁,脾受湿淫而日溢,遂成上枯下湿之候。举世靡不以肾虚为事,阳明湿热,从无齿及之者。或云:痿病既属湿热,何古方多用附子辛热而愈者,殊不知湿热沉滞既久,非借辛热之力,不能开通经隧。原非为肾脏虚寒而设,若真阳未衰,概行温补,而不知清热渗湿,宁无反助湿热之患耶。

凡人自觉两足热如火炙,自足踝下上冲膝腿,且痿弱软痛,能行而不能久立,脉濡而数,乃阴虚而挟湿热也,虎潜丸,不应,少加附子。骨痿不能起于床者,金刚丸。《经》言骨痿者,生于大热也,有所远行劳倦。逢大热而渴,渴则阳气内伐,内伐则热舍于肾。肾者水脏也,今水不胜火,则骨枯而水虚,足不任身,发为骨痿。此湿热成痿,多发于夏,令人骨乏无力,故治痿独取阳明。东垣独得其秘,而用清燥之剂,主以清暑益气汤。属湿痰者,手足软弱,脉沉滑,兼腰膝麻木,或肿,二陈汤加二术、羌活、黄柏、竹沥、姜汁。黑瘦人脉涩弱,或左脉大而无力,行步艰难,或兼盗汗阴虚等证者,是血虚有火,四物加牛膝、肉桂、黄柏、苍术。阴血衰弱,不能养筋,筋缓不能自收持,故痿弱无力,补血荣筋丸。气虚痿弱无力,四君子加苍术、黄柏、肉桂、黄芪。肥白人脉沉缓,或滑,恶心,胸膈不利,属气虚有痰,六君子加苍术、黄柏、竹沥、姜汁。兼食积,即气口弦滑,腹胀恶食,是食积妨碍,脾气不得运于四肢,导痰汤加楂、曲、木瓜、防己。挟死血者,脉沉涩或弦,而按之则芤,为恶血流于腰膝。或因产后,或跌扑伤损而得者,不可作虚治。

痿厥:足痿弱不收为痿厥,有二。一属肾与膀胱。《经》云:恐惧不解则伤精,精伤则骨酸痿厥,精时自下,是肾伤精脱也,都气丸。审系阳虚,用八味丸。又云:三阳为病发寒热,下为痈肿,及为痿厥腨痛,是膀胱在下发病也,五苓散。一属脾湿伤肾。《经》云:凡治痿厥发逆,肥贵人膏粱之疾也,肾著汤加萆薢。又云:秋伤于湿,上逆而咳,发为痿厥,小青龙汤去麻黄加羌活。肾虚之人,六七月之间,湿令大行,湿热相合,痿厥之病大作。脉沉濡而数,小水赤涩,或作肿痛,腰以下痿软不能动,行走不正,两足欹侧,清燥汤。伸不能屈,屈不能伸,腰膝腿脚肿痛,行步艰难,安肾丸。目中流火,视物昏花,耳鸣耳聋,困倦乏力,寝汗憎风,行步不正,两脚欹侧,卧而多惊,腰膝无力,腰以下消瘦,加味虎潜丸。凡老人痿厥,累用虎潜丸不愈,即于本方加附子立愈。盖附子有反佐之力也。又有脚膝痿弱,下尻臀皆冷,阴汗臊臭,精滑不固,脉沉数有力,此为膏粱厚味所致。火郁于内,逼阳向外,即阳盛拒阴,滋肾丸苦寒下之。肥盛苍黑人,足膝痿㾿,皆属湿热,潜行散、二妙散,误用温补必殆。

子和云:风、痹、痿、厥四证,本自不同,而近世不能为辨,一概作风冷治之,下虚补之,此所以旷日弥年而不愈者也。夫四末之疾,动而或劲者为风,不仁或痛者为痹。弱而不用者为痿。逆而寒热者为厥。其状未尝同也,故其本源又复大异。

风者必风热相兼,痹者必风寒湿相合,痿者必火乘金,厥者或寒或热,皆从下起。今治之者,不察其源,见于手足踹曳,便谓之风。《左传》虽谓风淫末疾,不知风暑燥湿火寒六气,皆能为四末之疾也。

《医学心悟·卷三·痿》

痿,大症也。诸痿生于肺热。《经》云:五脏因肺热叶焦,发为痿躄。肺气热,则皮毛先痿而为肺鸣。心气热,则脉痿,胫纵不任地。肝气热,则筋痿,口苦而筋挛。脾气热,则肉痿,肌肤不仁。肾气热,则骨痿,腰脊不举。丹溪治法:泻南方,补北方。泻南方则肺金不受刑,补北方则心火自下降,俾西方清肃之令下行,庶肺气转清,筋脉骨肉之间,湿热渐消而痿可愈也。然《经》云:治痿独取阳明,何也?盖阳明为脏腑之海,主润宗筋,宗筋主束骨而利机关也,阳明虚,则宗筋纵,带脉不引,故足痿不用也,由前论之,则曰五脏有热;由后论之,则曰阳明之虚,二说似异而实同,盖阳明胃属湿土,土虚而感寒热之化,则母病传子,肺金受伤,而痿症作矣。是以治痿独取阳明也。取阳明者,所以祛其湿;泻南补北者,所以清其热。治痿之法,不外补中祛湿,养阴清热而已矣。

《素问悬解·卷五·病论·痿论》

黄帝问曰:五脏使人痿,何也?岐伯对曰:肺主身之皮毛,心主身之血脉,肝主身之筋膜,脾主身之肌肉,肾主身之骨髓,故肺热叶焦,则皮毛虚弱急薄,着则生痿躄也。

肺主气而化津,皮毛、血脉、筋膜、肌肉、骨髓分主于五脏,而皆肺气肺津之所充灌也。故肺热叶焦,不能滋润皮毛,则皮毛虚弱急薄,由皮毛而内,推之筋脉骨肉,皆失荣养,着于何处,则生痿躄之疾也。心气热则下脉厥而上,上则下脉虚,虚则生脉痿,枢折,胫纵而不任地也。心气热则君火上炎,下脉厥逆而上,上则下脉阳虚,虚则生脉痿之疾。脉痿则枢纽断折,足胫纵缓,而不能任地也。肝气热则胆泄口苦,筋膜干,筋膜干则筋急而挛,发为筋痿。肝胆表里,肝气热则相火上炎,胆泄口苦,筋膜枯干,干则筋膜急挛,发为筋痿也。脾气热则胃干而渴,肌肉不仁,发为肉痿。脾胃表里,脾气热则金土枯燥,胃干而渴(胃从阳明燥金化气),肌肉不仁,发为肉痿也。肾气热则腰脊不举,骨枯而髓减,发为骨痿。肾脉贯脊,腰者,肾之府也,肾气热则腰脊不举,骨枯而髓减,发为骨痿。

《杂病源流犀烛·卷三·诸痿源流》

诸痿,热伤血脉病也。盖火热之邪伤及血脉,皆能发为经筋、骨髓、血脉、肌肉、皮毛之痿。然其病之源,则以肺为主,以肺燥居土,主气畏火,而行治节,必金清而后气行,充于一身之筋骨血肉皮毛间,何至于痿。若起居失度,嗜欲无端,饮食非宜,以致火动,热邪乘金,肺先受克,内则叶焦,外则皮毛虚弱,由是而着于筋脉骨肉,则病生痿躄。所以然者,肺为诸脏之长,又为心盖,一切起居嗜欲饮食,皆足伤气,气伤即肺受之而亦伤,且心火上乘肺气虚而受其乘,必金病为喘鸣,金失清肃,火留不去,故肺热叶焦,五脏因肺热自病,气不行,发为痿躄也。乃古人治痿独取阳明者,何也?《经》云:真气与谷气并而充身。又云:阳明为藏府之海,阳明虚,则五藏无所禀,不能行气血濡筋骨利关节,故肢体中随其不得受水谷气处而成痿。又云:冲为十二经之海,主渗灌溪谷,与阳明合于宗筋,而阳明为之长,皆属于带脉络于督脉,阳明虚则宗筋缓,故足痿不用。统观经旨,欲除肺热,必先除阳明之热,而养其阴,调其虚实,和其逆从,斯宗筋润,筋骨束,机关利,而病已也。试举五脏所生痿病言之,《经》曰:肺气热,叶焦,则皮毛虚弱急薄,而行痿躄。盖肺痿者,皮毛痿也;躄者,足弱不能行也(宜犀角桔梗汤)。《经》又曰:心气热则下脉厥而上,上则下脉虚,虚则生脉痿,枢折挈,胫纵而不任地。盖心痿者,脉痿也。下脉指三阴在下之脉;枢折挈者,四肢关节之处,如枢纽之折而不能提挈;胫纵者,纵缓也(宜铁粉丸)。《经》又曰:胆气热,则胆泄口苦,筋膜干,筋膜干则筋纵而挛,发为筋痿。盖肝痿者,筋痿也。胆附于肝,肝热则胆泄,故口苦;筋膜受热则血液于,故拘挛而为筋痿也(宜紫葳汤)。《经》又曰:脾气热,则胃干而渴,肌肉不仁,发为肉痿。盖脾痿者,肉痿也。脾与胃以膜相连,而开窍于口,故脾热则胃干而渴,且精耗而肌肉不仁也(宜二陈汤加人参、黄芪)。《经》又曰:肾气热,则腰脊不举,骨枯而髓减。盖肾痿者,骨痿也。腰者肾之府,腰贯脊主髓,故肾热而见症若此也(宜金刚丸)。此五痿者,必外征之色,肺热色白而毛败,心热色赤而络脉溢,肝热色苍而爪枯,脾热色黄而肉濡,肾热色黑而齿槁,必然之理也。而五痿之外,又有属湿热者(宜加味二妙丸），有属湿痰者（宜二陈汤加二术、黄柏、竹沥、姜法），有属血虚者（宜四物汤、二妙丸合用），有属气虚者（宜四君子汤、二妙丸合用，再加当归、地黄、龟板、虎骨），有属食积者（宜木香槟榔丸），有属死血者（宜归梢汤），有属脾气太过者必四肢不举（宜大承气汤下之），有属土气不及者亦四肢不举（宜四君子汤加当归），有热而痿厥者（宜虎潜丸），有痿发于夏者，即俗名疰夏，另详疰夏条（宜清暑益气汤）。以上十症，皆痿之属，非可混治也。昔东垣治痿，总以黄柏为君，黄芪为佐，而无一定之方，随其症之为痰、为湿、为热、为寒、为气、为血，各加增药味，活泼制方，其真善于治痿者乎。然必其人能休息精神，淡泊滋味，尤是顶门一针。另有阴痿，则由命门火衰，下焦虚寒之故，另详本条（宜鹿茸散）。

《医林改错·卷下·瘫痿论》

或曰：元气归并左右，病半身不遂，有归并上下之症乎？余曰：元气亏五成，下剩五成，周流一身，必见气亏诸态。若忽然归并于上半身，不能行于下，则病两腿瘫痿。奈古人论痿症之源，因足阳明胃经湿热，上蒸于肺，肺热叶焦，皮毛憔悴，发为痿症，概用清凉攻下之方。余论以清凉攻下之药，治湿热腿疼痹症则可，治痿症则不相宜。岂知痹症疼痛日久，能令腿瘫，瘫后仍然腿疼。痿症是忽然两腿不动，始终无疼痛之苦。倘标本不清，虚实混淆，岂不遗祸后人。

《类证治裁·卷之五·痿症论治》

痿者，肢弱而无力，筋弛而不收，为热伤血脉之症。《经》曰：五脏因肺热叶焦，发为痿躄。夫五脏皆有痿，如肺热为皮毛痿，宜犀角桔梗汤。心热为脉痿，宜铁粉丸。肝热为筋痿，宜紫葳汤。脾热为肉痿，宜二陈汤加参、芪。肾热为骨痿，宜金刚丸。而《经》论痿躄必原肺热者，以肺为脏之长，体燥居上，主气而畏火。若金受火烁，则气伤而不能营摄一身，乃发为痿躄矣。其治痿独取阳明，何也？《经》曰：阳明者脏腑之海，主润宗筋，宗筋主束筋骨而利机关也。阳明虚则宗筋纵，带脉不引，故足痿不用。此治痿必使胃纳水谷，化精微，五脏得所禀，以行血气，濡筋骨，利关节也。河间论痿，主血衰不能营养百骸。子和谓痿，必火乘金，病多作于五、六、七月。午为少阴君火之位，未者湿土，庚金伏火之地，申者少阳相火之分。故病痿者，脉浮大。戴人主肾水衰，则骨髓枯竭，直言痿病无寒。丹溪云：泻南方则肺金清，而东方有制，土不受戕，补北方则心火降，而西方有养，金不苦燥。凡痿症不可作风治，而用风药。东垣治痿，以黄柏为君，黄芪为佐。士材论胃虚食减成痿，宜藿香养胃汤。治脾下陷足痿，用补中益气汤。石顽主阳明湿热，各具确见。今参而酌之，通治湿热成痿，脉洪滑者，主清燥，二妙丸、加味二妙丸，随症加减。湿热伤肺成痿者，主清土，如沙参、麦冬、玉竹、杏仁、石斛、百合、花粉、通草、山栀。湿热壅胃成痿者，主通腑，大豆黄卷、茵陈、滑石、石膏、萆薢、茯苓、枳实、槟榔。湿热著筋骨成痿者，主理隧，金毛狗脊、地骨皮、知母、防己、牛膝、龟甲、五加皮，或三妙丸。阳明脉虚，宗筋不约者，主润肺，人参、茯苓、杞子、当归、桑葚、肉苁蓉、桑寄生、芝麻、山药。肝胃阴虚，风动肢痿者，主通摄，熟地、牛膝、远志、杞子、石斛、钩藤。肝肾阴虚，足热枯痿者，填精髓，牛骨髓、猪骨髓、鹿筋胶、羊肉胶、熟地、杞子、牛膝、青盐，或滋阴大补丸。肾督阳虚，脊软腿酸者，壮筋骨，鹿角胶丸、四斤丸。太阳督脉虚，形俯痿废者，理腰脊，香茸丸。衰年足软肌麻，蹻维不用者，以温行流畅奇络，橘络、木瓜、杞子、杜仲、狗脊、肉苁蓉、牛膝、当归须、鹿胶。病后阴伤骨痿，六味丸去丹、泽，加虎胫骨、龟甲、牛膝、当归。久病筋骨痿，不起于床，金刚丸、牛膝丸、煨肾丸、五兽三匮丹。阴虚挟湿热，脉滞而数，为痿厥，虎潜丸加减，不应，少加川附子。长夏暑湿成痿，清暑益气汤加减。肾伤暑暍痿厥，清燥汤加减。膏粱湿热伤精，胫膝痿弱，神龟滋阴丸、大补地黄丸。血衰筋缓不收，补血荣筋丸。气虚举动无力，四君子汤加肉桂、黄芪。半身偏痿，须分左右，审气血阴阳，十全大补汤加减。屈伸不利，行步艰难，安肾丸。肢软脉滑，腰膝麻木或肿，属湿痰，二术二陈汤加姜汁、竹沥。食滞脾气不得运于四肢成痿，脉必气口弦滑而恶食，木香槟榔丸加山楂、神曲、木瓜、防己。瘀血留于腰胯成痿，脉必沉涩而兼痛，四物汤加桃仁、莪术、穿山甲。心热亢，兼实积者，为脉痿，大承气汤。瘦人病痿，脉涩或大，多血虚有火，二妙四物汤。肥人病痿，脉滑或沉，多气虚有痰，二妙六君汤。

子和云：四末之疾，动而或劲，为风。不仁或痛，为痹。弱而不用，为痿。逆而寒热，为厥。风必兼热,痹必风寒湿合邪,痿必火乘金,厥则或寒或热,皆从下起。奈何不察其源,概谓风淫末疾,以风药例治耶!

《血证论·卷六·痿废》

痿者,足废不能行之谓。分五痿治之。心气热则脉痿,筋纵而不任地,天王补心丹,加丹皮治之。肝气热为筋痿,则筋急而挛,四物汤加羚羊角、续断、山茱萸、黄柏、地骨皮治之。脾气热为肉痿,胃干而渴,肌肉不仁,四物汤加人参、山药、黄芩、黄柏、泽泻、云苓治之。肾气热则骨痿,腰脊不举,地黄汤,及大补阴丸治之。肺气热则津痿,不能灌溉于足,疲乏不行,清燥救肺汤治之。以上治法,虽分五脏,而总系阴虚热灼,筋骨不用之所致。欲热之退,莫如滋阴。欲阴之生,莫如独取阳明。阳明者,五脏六腑之海,主润宗筋,宗筋主束骨而利机关,阳明虚则宗筋纵,带脉不引,故足痿不用也,宜琼玉膏,加玉竹、煅石膏、石斛、花粉、珍珠、竹茹治之,玉女煎加犀角亦治之。然痿废之原,虽在于胃,而其病之发见,则在于筋骨,凡虎骨、龟板、鹿筋、猪脊髓、牛骨髓、狗脊、骨碎补、牛膝、苡仁、枸杞子、菟丝子、续断,皆可加入。以为向导。

痿证与脚气有异,切不可误用风药。

《诊余举隅录·卷下·痿因湿热证》

痿由肺热,传入五藏,热蒸则湿郁,气机为之不利,与风病外感,善行数变者不同。乙未,余寓上海,刘君润甫之室,病起夏秋,缠绵数月,偃息在床,起坐无力,手足软弱,不任举持,来延余诊。切其脉,大而滑,知是夏令湿热,蕴久不化,气分受伤,致成痿症,与草木在暑日中,热气蒸灼,枝叶皆痿软下垂无异,非得夜来清气涵濡,则生气必不能勃然。遂用清燥汤法,加减治之,月余而症悉愈。丁酉,余客天津,夏初,潘黎阁观察,为其孙缙华病久不愈,来速余诊。据云:患已数月,延今,手足心热,盗汗不止,胸胁胀闷,抽搐作痛,两腿酸不任地,痿弱如废。余切其脉,寸关虚缓,尺部滑实,知是上盛下虚之假象,当舍证从脉,作上虚下盛治。用补中益气汤、郁芩五苓汤等方,出入加减治之,两旬余而愈。论二症治法,即前哲泻南方补北方之意也。然或以泻为补,或以补为泻,或补与泻两相需,用意时有不同。又况兼食积挟瘀血,痿症常有之。余尝佐以消食浚血诸法,始能奏效。随症论治,岂可以一法尽乎。

3. 论五脏虚损致痿

《脾胃论·卷中·脾胃虚弱随时为病随病制方》

夫脾胃虚弱,必上焦之气不足,遇夏天气热盛,损伤元气,怠惰嗜卧,四肢不收,精神不足,两脚痿软,遇早晚寒厥,日高之后,阳气将旺,复热如火,乃阴阳气血俱不足,故或热厥而阴虚,或寒厥而气虚。

《脾胃论·卷中·长夏湿热胃困尤甚用清暑益气汤论》

"刺志论"云:气虚身热,得之伤暑,热伤气故也。"痿论"云:有所远行劳倦,逢大热而渴,渴则阳气内伐,内伐则热舍于肾;肾者,水脏也。今水不能胜火,则骨枯而髓虚,足不任身,发为骨痿。故《下经》曰:骨痿者,生于大热也。此湿热成痿,令人骨乏无力,故治痿独取于阳明。

《脾胃论·卷下·胃虚元气不足诸病所生论》

夫饮食劳役皆自汗,乃足阳明化燥火,津液不能停,故汗出小便数也。邪之大者,莫若中风。风者,百病之长,善行而数变。虽然,无虚邪,则风雨寒不能独伤人,必先中虚邪,然后贼邪得入矣。至于痿、厥逆,皆由汗出而得之也。且冬阳气伏藏于水土之下,如非常泄精,阳气已竭,则春令从何而得,万化俱失所矣。在人则饮食劳役,汗下时出,诸病遂生。予所以谆谆如此者,盖亦欲人知所慎也。

《校注医醇賸义·卷四·痿》

《经》言诸痿皆起于肺。说者谓肺气空虚,金不伐木,肝火郁结,大筋短缩,小筋弛长,故成痿症,此特可为筋痿言之耳。至于脉痿、肉痿、骨痿,岂得谓之金不伐火、金不伐土、金不伐水乎?是必不然矣。解经者不必过事高深,但求谛当。《经》又曰:治痿独取阳明。只此一节,便可知肺胃相关,诸痿起于肺,治痿重阳明之故。盖胃为水谷之腑,一身之精神气血,从此而生。其糟粕则下归小肠;其精华则上输于肺,肺受精气,然后泽及诸脏。兹以所求不得,躁急热中,肺受熏蒸,叶焦成痿,不能散精于他脏,故痿起于肺也。其独取阳明者,因胃为五脏六腑之海,所以滋养一身,又主润宗筋,宗筋主束骨而利关节也。从此悟彻,则五脏之痿,可以次第区别矣。

4. 论七情内伤致痿

《妇人大全良方·卷之一·调经门·室女经闭成劳方论第九》

盖忧愁思虑则伤心，心伤则血逆竭，血逆竭则神色先散而月水先闭也。火既受病，不能荣养其子，故不嗜食；脾既虚，则金气亏，故发嗽；嗽既作，水气绝，故四肢干；木气不充，故多怒，鬓发焦，筋痿。俟五脏传遍，故卒不能死者，然终死矣。

《古今医统大全·卷之二·内经要旨（上）·病能篇第三》

悲哀太甚，则胞络绝，胞络绝则阳气内动，发则心下崩数溲血也。故本病曰：大经空虚，发为肌痹，传为脉痿。思想无穷，所愿不得，意淫于外，入房太甚，宗筋弛纵，发为筋痿，及为白淫。故《下经》曰：筋痿者，生于肝使内也。（使内谓劳役筋力，费竭精气）有渐于湿，以水为事，若有所留，居处相湿，肌肉濡渍，痹而不仁，发为肉痿。故《下经》曰：肉痿者，得之湿地也。有所远行劳倦，逢大热而渴，渴则阳气内伐，内伐则热舍于肾，肾者水藏也，今水不胜火，则骨枯而髓虚，故足不任身，发为骨痿。故《下经》曰：骨痿者，生于大热也。

湿气熏蒸，清道不利，故首如有物蒙之若裹也。热伤血，不能养筋，致为拘挛。湿伤筋，不能束骨，故为痿弱。

怒则气上，血随积焉。阴阳相搏，气血奔并，因薄厥生。菀，陈积也。薄，迫也。怒气伤于筋则为痿，而不维持也，故曰纵，其若不容。

阳气者，精则养神，柔则养筋。开阖不得，寒气从之，乃生大偻。陷脉为瘘，留连肉腠。内精微以养神，外柔和以养筋。开阖失宜，为寒所袭，则筋络拘挛，形容偻俯矣。寒气下陷于脉中，则为瘘。

春伤于风，邪气留连，乃为洞泄。夏伤于暑，秋为痎疟。秋伤于湿，上逆为咳，发为痿厥。

三阳为太阳，寒气郁而不散，则发寒热，久之为痛肿，如流注之疾。痿厥，足冷无力。

三阳三阴发病，为偏枯痿易，四肢不举。此寒湿二气合病。寒湿之邪滞于经络，则血气不周荫于肢体，故偏枯痿易，四肢不举之证作矣。

凡治消瘅仆击，偏枯痿厥，气满发逆，肥贵人则膏粱之疾也。

二、医案

1. 治肺热津伤痿证

《辨证录·卷之六·痿证门》

人有胃火熏蒸，日冲肺金，遂至痿弱不能起立，欲嗽不能，欲咳不敢，及至咳嗽又连声不止，肺中大痛，非肺痈之毒，乃肺痿之病也。夫肺之成痿也，由于阳明之火上冲于肺，而肺经津液衰少，不能灭阳明之焰，金从火化，累年积岁，肺叶之间酿成火宅，而清凉之药，不能直入于肺，非扞格清凉之故也。肺既大热，何能下生肾水，水干无以济火，则阳明之炎蒸更甚，自然求救于水谷；而水谷因肺金清肃之令不行，不能化成津液，以上输于肺，则肺之燥益甚；肺燥而肺中津液尽变为涎沫浊唾矣。肺液既干，肺气自怯，所成涎沫浊唾，若难推送而出，此欲嗽之所以不能也。然而涎沫浊唾，终非养肺之物，必须吐出为快，无奈其盘踞于火宅，倘一咳而火必沸腾，胸膈之间必至动痛，此欲咳之所以不敢也。迨忍之又忍至不可忍，而咳嗽涎沫浊唾虽出，而火无水养。上冲于咽喉，不肯遽下，此咳嗽所以又连声而不止也。咳嗽至连声不止，安得不伤损干燥之肺而作痛乎。人见其痿弱不能起立，或用治痿之药，愈伤肺气，奚能起痿。治法宜泻其胃中之火，大补其肺经之气，然又不可徒补其肺中之气，更宜兼补其肾中之水。方用生津起痿汤：麦冬一两，甘草二钱，玄参一两，甘菊花五钱，熟地一两，天门冬三钱，天花粉一钱，贝母一钱，金银花五钱，水煎服。连服四剂而咳嗽轻，再服四剂而咳嗽止，再服十剂而痿症除矣。

《临证指南医案·卷七·痿》

汤（六三）。有年偏痿，日瘦，色苍脉数，从《金匮》肺热叶焦，则生痿躄论。（肺热叶焦）玉竹、大沙参、地骨皮、麦冬、桑叶、苦百合、甜杏仁。

徐（三岁）。面瘯趼躄，此属肺热痿躄。连翘、花粉、黑山栀、赤小豆、桑叶、白通草。

《续名医类案·卷十九·脚气》

吴孚先治褚仁甫，病足肿，虚弱无力，颇能食。医与二妙散加米仁、木瓜、牛膝、防风之类，愈服愈甚。此脾虚湿热下陷，法当补脾升举，误用下行之剂，故愈下陷也。凡诊是症，须审右寸不数，并能食否？如数又不能食，则是痿症，宜清肺热，不可不知。

2. 治湿热浸淫痿证

《卫生宝鉴·卷十九·小儿门·小儿季夏身热痿黄治验》

一小儿身体蒸热，胸膈烦满，皮肤如渍橘之黄，眼中白睛亦黄，筋骨痿弱，不能行立。此由季夏之热，加以湿气而蒸热，搏于经络，入于骨髓，使脏气不平，故脾遂乘心，湿热相和而成此疾也。盖心火实则身体蒸热，胸膈烦满，脾湿胜则皮肤如渍橘之黄，有余之气，必乘己所胜而侮不胜是。肾肝受邪，而筋骨痿弱，不能行立，《内经》言，脾热者色黄而肉蠕动；又言湿热成痿，信哉斯言也。此所谓子能令母实，实则泻其子也，若脾土退其本位，肾水得复，心火自平矣，又《内经》曰，治痿独取于阳明，正谓此也。

《明医杂著·卷之四·风症》

一妇人，体肥胖，头目眩晕，肢体麻木，腿足痿软，自汗，声重，其脉滑数，按之沉缓。此湿热乘虚脾气下流于肾肝之部也。用清燥汤、羌活汤渐愈，更佐以加味逍遥散全愈。

《周慎斋遗书·卷八·痿》

一人六月遇考，湿浸于下身，遂致腰以下两足痿弱无力。此脾受湿而四肢不用耳。煎用四君子加薏苡仁、芡实；丸用白术八两，茯苓二两，元米半升，入猪肚内蒸熟捣丸，沉香末三钱为衣，白汤送下六七十丸。

一妇因火起惊吓，遂痰升，遍体疼痛，左半身手足俱软不能动，心中或痛或战，腰疼，口干，头眩，便泄，四肢无力。方用白术、白茯苓、牛膝、川草薢、杜仲（姜汁炒）各一钱，归身、甘草各五分，秦艽七分，姜、枣煎服愈。

《先醒斋医学广笔记·卷之三·杂证·脑漏》

施灵修有一里人善酒，卧床褥者三年。灵修怜而索方于仲淳。仲淳亲诊之，知其酒病也。夫酒湿热之物，多饮者湿热之邪贯于阳明，湿热胜则下客于肾而为骨痿。昔人治痿病取阳明，以五味子为君，黄连为臣，麦门冬、干葛、白扁豆为佐服之。

《医宗必读·卷之十·痿·医案》

太学朱修之，八年痿废，更医累百，毫末无功。一日读余《颐生微论》，千里相招。余诊之，六脉有力，饮食若常，此实热内蒸，心阳独亢，证名脉痿。用承气汤，下六七行，左足便能伸缩。再用大承气，又下十余行，手中可以持物。更用黄连、黄芩各一斤，酒蒸大黄八两，蜜丸，日服四钱，以人参汤送。一月之内，去积滞不可胜数，四肢皆能展舒。余曰：今积滞尽矣，煎三才膏十斤与之，服毕而应酬如故。修之家世金陵，嗣后遂如骨肉，岁时通问馈遗，越十载不懈。

《辨证录·卷之六·痿证门》

1）盖阳明之火，本可用大寒之药。然而阳明初起之火，可用大寒；而阳明久旺之火，宜用微寒。因阳明之火，乃胃土中之火，初起可用大寒泻火，以救肾中之水，久旺用微寒散火，所以生胃中之土也。胃火之盛，胃土之衰也，扶其土，即所以泻其火。而胃土自健，自能升腾胃气，化水谷之精微，输津液于肺中也。又加之二冬、甘草、天、贝之类，原能益肺消痰，则肺中更加润泽。得金银花同入，以消除其败浊之毒，则肺金何至再燥乎？加熟地者，以填补肾水，水旺而肺不必去顾肾子之涸，则肺气更安，清肃下行于各府，水生火息，不必治痿而痿自愈也。此症用紫花饮亦神：麦冬三两，桔梗、甘菊花、蒲公英各五钱，生甘草、贝母各二钱，生地一两，紫花地丁三钱，水煎服。

2）胃火上冲于心，心中烦闷，怔忡惊悸，久则成痿，两足无力，不能动履，此总属胃火之盛，非心火之旺也。夫胃属土，而心属火，心乃生胃，而胃不宜克心。然心火生胃，则心火不炎，胃火熏心，则心火大燥，此害生于恩也。倘徒泻心火，则胃子见心母之寒，益肆其炎氛，愈添心中之燥。必下取于肾水，而肾因胃火之盛，熬干肾水，不能上济于心，火益旺而水益枯，骨中无髓，安得两足之生力乎？治法宜大益其肾中之水，少清其胃中之火，则胃气安而肾水生，自然上交于心也。方用清胃生髓丹：玄参一两，麦冬五钱，甘菊花五钱，熟地二两，北五味二钱，沙参五钱，水煎服。十剂即可行步，二十剂怔忡惊悸之病除，又十剂烦闷痿弱之症去，再服十剂全愈。

《临证指南医案·卷七·痿》

张。湿中伏热，沉着下焦。用苦胜湿，辛通气分。然必循经入络，渐次达及阳明。（湿火）绵茵陈三钱，生茅术五分，黄柏一钱半，晚蚕砂一钱，寒水石三钱，茯苓皮三钱。

又，色苍脉实，体质强壮。虽年逾四旬，气元充旺。询知平日善啖酒醴甘肥，此酿成湿火，蕴结下焦。今少腹微肿硬，二便滞涩，自觉少腹气胀上冲，两足沉重，艰于步履，腿股皮中甚热。即《内经》所云，湿热不攘，大筋短，小筋弛长。短为拘，弛长为痿也。更述曾因熬炼膏药，中有䗪虫蜈蚣等物，吸受秽浊毒气，未始非与湿热纠蓄，沉伏下焦。前议苦辛寒燥，兹再佐以搜逐络隧。然此病从口而入，必茹素戒饮，一二年之久，病根可拔。当恪守勿懈为要。绵茵陈三钱，黄柏一钱半，川萆薢一钱，茯苓皮三钱，金铃子一钱半，穿山甲三钱，大槟榔汁一钱。

又，绵茵陈、萆薢、茯苓皮、黄柏、蚕砂、汉防己、龙胆草、山栀、青黛。

又，病去七八，常服二妙丸可也。黄柏八两（略炒），茅山术（米泔浸切片，同乌芝麻拌饭上蒸三五次，去芝麻焙干）三两。二味研末，水法丸，空心服三钱，开水下。

吴（二十）。雨湿泛潮外来，水谷聚湿内起。两因相凑，经脉为痹。始病继以疮痍，渐致痿短筋弛，气隧不用。湿虽阻气，而热蒸烁及筋骨，久延废弃有诸。（湿热蒸烁筋骨）大豆黄卷、飞滑石、杏仁、通草、木防己。

沈。长夏湿热，经脉流行气钝，兼以下元络脉已虚。痿弱不耐，步趋常似酸楚，大便或结或溏，都属肝肾为病。然益下必佐宣通脉络，乃正治之法。倘徒呆补，恐季夏后，湿热还扰，须为预理。（湿热肝肾虚）鹿角霜、当归、生茅术、熟地（姜汁制）、茯苓、桑椹子、苁蓉、巴戟、远志、小茴、金气狗脊三斤（酒蒸），水熬膏和丸，淡盐汤送下。

李（四九）。痿躄在下，肝肾病多。但素饮必有湿热，热瘀湿滞，气血不行，筋缩，肌肉不仁。体质重者难移，无非湿邪之深沉也。若论阳虚，不该大发疮痍。但久病非速攻，莫计效迟，方可愈疾。细生地、咸苁蓉、当归须、牛膝、黄柏、生刺蒺、萆薢。

《续名医类案·卷四·湿》
薛立斋治一妇，肥胖，头目眩晕，肢体麻木，腿足痿软，自汗身重，其脉滑数，按之沉缓。此湿热乘虚也，用清燥、羌活二汤，渐愈。更佐以加味逍遥散全安。

《续名医类案·卷十三·痿》
钱叔翁形体清瘦，平素多火少痰，迄年内蕴之热，蒸湿为痰，夏秋间湿热交胜时，忽患右足麻木，冷如冰石，盖热极似寒也。误以牛膝、木瓜、防己、五加皮、羌、独之属温之。甚者认为下元虚惫，误用桂、附、河车之属补之。以火济火，以热益热，由是肿溃出脓水，浸淫数月，足背趾踵，废而不用（实为痿之变症），总为误治使然。若果寒痰下坠，不过坚凝不散已耳，甚者不过痿痹不仁已耳，何至肿而且溃黄水淋漓，腐肉穿筋耶？盖此与伤寒坏症，热邪深入经络，而生流注同也。所用参膏，但可专理元气，而无清解湿热之药以佐之，是以元老之官，而理繁治剧也。若与竹沥同事，人参固其经，竹沥通其络，则甘寒气味，相得益彰矣。徐某服人参以治虚治风，误以附子佐之，迄今筋脉短缩，不便行持，亦由不识甘寒可通经络也。今用参膏后，脾亦大旺，日食而外，加以夜食，是以参力所生之脾气，不用之运痰运热，只用之运食，诚可惜也。近者食亦不易运，以助长而反得衰，乃至痰饮胶结胸中，为饱为闷，为频咳，而痰不应。（予常见肺热之人，虽产妇服参亦多此症）总为脾失其运，不为胃行津液，而饮食反以生痰，渐渍充满肺窍，咳不易出（皆由内热之故，与脾却无与）。虽以治痰为急，然治痰之药，大率耗气动虚，恐痰未出而风先入也。惟是确以甘寒之药，杜风清热，润燥补虚豁痰，乃为合法。至于辛热之药，断断不可再误矣。医者明明见此，辄用桂、附无算，想必因脓水易干，认为辛热之功，而极力以催之结局耳。可胜诛哉。[按]此症实为肝经燥火郁于脾土而成，世罕知者。即喻君亦以脓水浸淫，认为湿热。

一人两足沉重不能举，六脉沉数。询之，平居痛饮，遂作湿热治。乃以四苓、三妙，加牛膝、木通、防己，数服渐减。用健步丸调理而安。

冢宰刘紫岩因劳，下体软痛，发热痰盛，用清燥汤入竹沥、姜汁，服之热痛减半，再剂而全愈。

施灵修有一里人，善酒，卧床褥者三年，灵修怜而索方于仲淳。仲淳亲诊之，知其酒病也。夫酒，湿热之物，多饮者，湿热之邪贯于阳明。湿热胜则下客于肾而为骨痿，故昔人治痿独取阳明。以五味子为君，黄连为臣，麦冬、干葛、扁豆为佐，服之愈。（《广笔记》）

《续名医类案·卷二十五·产后·痛痹》
陆养愚治凌绎泉夫人，妊将七月，忽两足软痿，不能履地，分娩后顿愈，一月后仍作，且胸胁痛，夜分发热。或以四物入牛膝、木瓜、虎骨、鹿胶，或作或止。后以脾主四肢，与参、术，胀痛闷绝。仍用养血之品，无进退，经年。诊之，询其饮食如常，肌肉如故，足胫浮肿，胸胁揉按则微痛，否则痞闷，其脉沉缓而滑，此湿痰积于胸，流于四肢，故痛而缓，宜乎滋阴不减，补气增剧也。用二陈汤加苍术、威灵仙、黄柏、白芥子，数剂痛定热除。加苡仁，十剂步履如故。

《吴鞠通医案·卷四·痹》

成，五十四岁。腰间酸软，两腿无力，不能跪拜，间有腰痛，六脉洪大而滑。前医无非补阴，故日重一日。此湿热痿也，与诸痿独取阳明法。生石膏四钱，海桐皮二钱，晚蚕砂三钱，白通草二钱，生苡仁八钱，云苓皮五钱，防己四钱，杏仁四钱，桑枝五钱，萆薢五钱，飞滑石一两。前后共服九十余帖。病重时自加石膏一倍，后用二妙丸收功。

《张聿青医案·卷十二·痿》

邵（左）。大病之后，湿恋阳明。身热不退，腿足痿软，不能步履。有难复之虞。汉防己、大豆卷、泽泻、米仁、独活、桂枝、川萆薢、赤白苓、制半夏、杏仁泥、二妙丸。

二诊：身热口渴俱减，步履略能自如。再祛湿泄热。大豆卷、生薏仁、秦艽、木瓜、川桂枝、制半夏、光杏仁、独活、汉防己、萆薢、建泽泻、酒炒桑枝、二妙丸。

3. 治脾胃虚弱痿证

《儒门事亲·卷二·五虚五实攻补悬绝法二十》

又尝过鸣鹿邸中，闻有人呻吟声息，瘦削痿然无力。余视之，乃五虚也，余急以圣散子，二服作一服。此证非三钱、二钱可塞也。续以胃风汤、五苓散等药，各大作剂，使顿服，注泻方止，而浆粥入胃，不数日，而其人起矣。

《医学纲目·卷之二十八·肾膀胱部·厥》

东阳吴子万，年五十，形肥味厚，且多忧怒，脉常沉涩，自春来痰气病，医认为虚寒，率与燥热香窜之剂，至四月两足弱，气上冲，饮食减，召予治之。予曰：此热郁而脾虚，痿厥之证作矣。形肥而脉沉，未是死证，但药邪火盛，当此火旺，实难求生。且与竹沥下白术膏，尽二斤，气降食进。一月后，大汗而死。书此以为诸贤覆辙之戒云。

《济阴纲目·卷之十二·产后门·瘈疭》

一产妇因劳两臂不能屈，服苏合香丸，肢体痿软，汗出如水。余谓前药辛香，耗散真气，腠理虚而津液妄泄也，先用十全大补汤加五味子，补实腠理，收敛真气，汗顿止，又佐以四君子调补元气，渐愈，用逍遥散大补汤调理而痊。

《立斋外科发挥·卷三·臀痛》

一妇人患附骨疽，久不愈，脓水不绝，皮肤瘙痒，四肢痿软。余以为虚，欲补之。彼惑为风疾，遂服祛风药，竟致不起。陈无择云：人身有皮毛血脉筋膜肌肉骨髓，以成其形，内则有心肝脾肺肾以主之。若随情妄用，喜怒劳佚，致内脏精血虚耗，使皮血筋骨肉痿弱无力以运动，故致痿躄，状与柔风脚气相类。柔风脚气皆外所因，痿则内脏不足之所致也。

《理虚元鉴·卷上·阳虚三夺统于脾》

余尝见阳虚者，汗出无度；或盛夏裹绵；或腰酸足软而成痿症；或肾虚生寒，木实生风，脾弱滞湿，腰背难于俯仰，胻股不可屈伸，而成痹症；或面色皎白，语音轻微。种种不一，然皆以胃口不进饮食，及脾气不化为最危。若脾胃稍调，形肉不脱，则神气精血可以次第而相生，又何有亡阳之虞哉？此阳虚之治，所当悉统于脾也。

《辨证录·卷之六·痿证门》

阳明之火，固结于脾，而不肯解，善用肥甘之物，食后即饥，少不饮食，便觉头红面热，两足乏力，不能行走，人以为阳明胃火之旺，以致成痿，谁知是太阴脾火之盛，以烁干其阴乎。夫痿症皆责之阳明，何以太阴火旺，亦能成痿？盖太阴与阳明为表里，阳明火旺，而太阴之火亦旺矣。二火相合，而搏结于腑脏之间，所用饮食，仅足以供火之消磨，而不能佐水之漫渥。火旺水亏，则肾宫干涸，何能充足于骨中之髓耶。骨既无髓，则骨空无力，何能起立以步履哉。治法益太阴之阴水，以胜其阳明之阳火，则脾胃之中，水火无亢炎之害；而后筋骨之内，髓血有盈满之机也。方用调脾汤：人参五钱，玄参一两，麦冬五钱，甘菊花五钱，薏仁五钱，金钗石斛三钱，芡实一两，山药五钱，水煎服。连服四剂便觉腹不甚饥，再服四剂火觉少息，再服十剂全愈。

此方补脾胃之土，即所以补其火也。然而火之所以旺者，正坐于土之衰耳。土衰则不生水，而生火矣。今于补土之中，加入玄参、甘菊、石斛微寒之药，则脾胃之火自衰，而脾胃之土自旺；脾胃之士既旺，而脾胃之津自生。于是灌注于五脏之间，转输于两足之内。火下温而不上发，头面无红热之侵，何至胫趾之乏力哉。或曰：火盛易消，以至善饥，似宜用消导之剂，以损脾胃之气，乃不损其有余，而反增益其不足，恐未可为训也。不知脾胃之土，俱不可伤，伤土而火愈旺矣。补阴则阳伏，消食则伤阴。补阴可也，宁必用消导之药哉。此症用玄母菊英汤亦效：玄参二两，甘菊花一两，知母三钱，熟地二两，水煎服。

《临证指南医案·卷七·痿》

吴（三九）。下焦痿躄。先有遗泄湿疡，频进渗利。阴阳更伤虽有参芪术，养脾肺以益气，未能救下。即如畏冷阳微，几日饭后吐食，乃胃阳顿衰，应乎外卫失职。但下焦之病，多属精血受伤。两投柔剂温通之补，以肾脏恶燥。久病宜通任督，通摄兼施，亦与古贤四斤金刚健步诸法互参。至于胃药，必须另用。夫胃腑主乎气，气得下行为顺。东垣有升阳益胃之条，似乎相悖，然芩连非苦降之气味乎。凡吐后一二日，暂停下焦血分药，即用扶阳理胃二日，俾中下两固。经旨谓阳明之脉，束筋骨以利机关，谅本病必有合矣。（胃阳督肾皆虚）鹿茸、淡苁蓉、当归、杞子、补骨脂、巴戟天、牛膝、柏子仁、茯苓、川斛。吐后间服大半夏汤加淡干姜姜汁。

沈（四四）。眩晕怔忡，行走足肢无力，肌肉麻木，骨骱色变。早晨腹鸣瘕泄，此积劳久伤阳气。肝风内动，势欲痿厥，法当脾肾双补。中运下摄，固体治病。（脾肾阳虚）脾肾双补丸、山药粉丸（缪仲淳方）。

《续名医类案·卷二·中风》

一妇人，元气素虚，劳则体麻发热，痰气上攻。或用乌药顺气散、祛风化痰丸之类，肢体痿软，痰涎自出，面色痿黄，形体倦怠，而脾肺二脉虚甚。此气虚而类风，朝用补中益气汤，夕用十全大补汤，渐愈。又用加味归脾汤调理寻愈。

《续名医类案·卷十三·痿》

龚子才治一人，两足痿弱不能动，止以鹿茸、人参各五钱，又锉一剂，水煎空心温服，连进数服而愈。

孙文垣治徐氏子，年弱冠，肌肉瘦削，尻膝肿大，手肘肩颥皆肿，肿处痛热。或作风与湿痰及鹤膝鼓捶风治，病转甚。诊之，六部皆弦，其色青而白，饮食少，时当长至。曰：此筋痿也，诸痿皆不可作风治。病转甚者，以前药皆风剂耳。风能伤血，血枯则筋愈失养，况弦脉乃肝木所主，搀前而至，是肝有余而脾土受克，脾伤则饮食少而肌肉削也。《经》曰：治痿独取阳明。阳明者，肠与胃也。法当滋补肠胃，俾饮食日加，脏腑有所禀受，荣卫流行，气煦血濡。调养至春，君火主事之时，宗筋润而机关可利也。五加皮、薏仁、甘草、苍耳子、枸杞子、锁阳、人参、杜仲、黄柏、黄芪、防风，服二十剂而精神壮，腰臀健，饮食加。惟间有梦遗，去杜仲，加远志、当归，三十帖全愈。〔雄按〕议论极是，方未尽善。

易思兰治一妇人，年十九，禀赋怯弱，庚辰春因患痿疾，卧榻年余，首不能举，形瘦如柴，发结若毡，起便皆赖人扶，一粒不尝者五月，惟日啖甘蔗汁而已，服滋阴降火药百帖不效。有用人参一二钱者，辄喘胀不安。其脉六部俱软弱无力，知其脾困久矣。以补中益气汤加减治之，而人参更加倍焉，服二剂遂进粥二盏，鸡蛋二枚。后以强筋健体之药，调理数月，饮食步履如常，全愈。或问曰：诸人皆用滋阴降火，公独用补中益气，何也？易曰：痿因内脏不足，治在阳明。阳明者胃也，为五脏六腑之海，主润宗筋，宗筋主束骨而利机关，痿由阳明之虚，胃虚不能生金，则肺金热不能荣养一方，脾虚则四肢不能为用。兹以人参为君，芪、术为佐，皆健脾土之药也。土健则能生金，金坚而痿自愈矣。又问：向用人参一二钱，便作喘胀，今倍用之，又加诸补气药而不喘胀，何也？曰：五月不食，六脉弱甚，邪气太盛，元气太衰，用参少则杯水车薪，不惟不胜，而反为所制，其喘胀也宜矣。予倍用之，如以大军摧大敌，岂有不剿除之哉？加减补中益气汤方：人参一钱，黄芪八分，归身八分，陈皮六分，白术八分，炙甘草五分，泽泻六分，黄柏五分，丹皮六分。

陆养愚治王庚阳，中年后患足拘挛，屈伸不利，以风湿治不效。自制史国公药酒，服之亦不效。脉之左手细数，重按则驶，右手稍和，重按亦弱。询其病发之由，告曰：始偶不谨而冒寒，便发寒热口苦，筋骨疼痛。服发散药，寒热除而口苦疼痛不减。至月余，先左足拘挛，难以屈伸，渐至右足亦然，又渐至两手亦然，手更振掉不息。医数十人，不外疏风顺气及行气行血而已。数月前，少能移动,而振动疼痛不可忍。今虽不能移动,幸不振掉疼痛。曰:若不疼痛,大事去矣。曰:不移动则不疼痛,若移动极其酸痛。曰:幸尚可药,此筋痿症也。少年房帏间,曾有所思慕而不得遂愿否?曰:早年一婢,其色颇妍,因昵之。拙荆觉而私黜他方,后极想念。本年间欲事反纵,后患遗精、白浊,今阳事久不起矣。曰:《内经·痿论》中一条云,肝气热,则胆泄口苦,筋膜干,筋膜干则筋急而挛,发为筋痿。由思想无穷,所愿不得,意淫于外,入房太甚,宗筋弛纵,发为筋痿及为白淫。又曰:筋痿者,生于疾使内也。盖思愿不遂,遇阴必恣,风寒乘虚袭之而不觉。至中年后血气既衰,寒变为热,风变为火,消精烁髓而病作。医又以风热之药治之,重耗其血,筋无所养,不能束骨而利机关,宜其病转剧也。所幸饮食未减,大便犹实。盖痿症独取阳明,阳明盛则能生气生血,未为难治。用当归、地黄、参、芪、白术、丹皮、黄柏、青蒿、山萸、枸杞、牛膝,少加秦艽、桂枝、羌活、独活煎服。又以紫河车、鹿角、龟板、虎胫骨熬膏,酒服两许,调治一月而愈。

高兵尊患两足酸软,神气不足。向服安神壮骨之药不效。改服滋肾,牛膝、薏仁、二妙散之属,又不效。纯用血药,脾胃不实。诊之脉皆冲和,按之亦不甚虚,惟脾部重取之,涩而无力。此上虚下陷,不能制水,则湿气坠于下焦,故膝胫为患耳。进补中益气,倍用升麻,数日即愈。夫脾虚下陷之症,若误用牛膝等下行之剂,则下愈陷,此前药之所以无功也。

俞东扶曰:此三案精妙绝伦,以药对脉,确切不移。首案连用承气,继用参汤送寒下药,皆是独取阳明治法。末案补中益气,与大黄补泻不同,总归乎取阳明也。

卢不远治织造刘监,病痿一年,欲求速效,人亦以旦暮效药应之。二月诊之,六脉细弱,血气太虚,而其性则忌言虚,以己为内家也。然多手拥近侍之美者(此即《内经》所谓思想无穷,所愿不得,意淫于外,入房太甚,发为筋痿及白淫是也),乃直谓之曰:尊体极虚,非服人参百剂,不复能愈。若所云旦暮效者是欺也,不敢附和。遂用十全大补汤。四剂后,又惑人言,乃为阳不用参,而阴用之。至四月,参且及斤,药将百帖,而能起矣。次年七月疾作,欲再用前法加参。不信。因断其至冬仍痿,立春必死。果然。

冯楚瞻治李主政足病,疼痛不堪,步履久废。医用脚气祛风燥湿之剂,久服不效,饮食不甘,精神益惫。脉之两寸洪大而数,两关便弱,两尺更微,据脉乃上热中虚下寒也。再用祛风燥湿,则气血更受伤矣。夫治痿独取阳明,而脾主四肢,肝主筋,肾主骨,则足三阴宜并重焉。(羽翼轩岐,诚在此等,余子纷纷不足数也)乃与重剂熟地、麦冬、牛膝、五味、制附子、炒黄白术,加杜仲,另煎参汤冲服,十余剂渐愈。再用生脉饮,送八味丸加牛膝、杜仲、鹿茸丸及归脾汤全瘳。〔雄按〕议论虽精,药未尽善。而冯氏最为玉横之所心折,故不觉所许过当也。

邱大守侄,丁年患两手筋挛,掉不能伸屈,臂内肉削,体瘠面白,寝食大减。脉之六部俱弦,重按稍驶。询其病源,盖自去冬偶发寒热,筋骨疼痛,至仲春,寒热退而筋骨之疼不减。药无虚日,甚则三四进。金谓是风,而治不效。孙谓此筋痿症也,乃少年多欲,且受风湿,邪气乘虚而入,医者不察天时,不分经络,概行汗之。仲景治风湿之法,但使津津微汗,则风湿尽去。若汗大出,则风去而湿存,由是气血俱虚。《经》云:阳气者,精则养神,柔则养筋,虚则筋无所养,渐成痿弱,乃不足之病。古人皆谓诸痿不可作风治,误则成痼疾。曰:服风药已二百剂矣,顾今奈何?曰:幸青年,犹可图也,法当大补气血。《经》云:气主煦之,血主濡之。血气旺则筋柔软,筋柔软则可以束骨而利机关,又何挛掉之有?以五加皮、薏仁、红花、人参、鹿角胶、龟板、虎骨、当归、丹参、地黄、骨碎补、苍耳子之类,服两月,肌肉渐生,饮食大进,两手挛掉亦瘳。

一士夫因脚弱求诊,两手俱浮洪稍鼓,饮食如常,惟言问不答,肌上起白屑如麸片。时在冬月,作极虚处治。询其弟,乃知半年前,曾于背臂腿三处,自夏至秋冬节次生疳,率用五香连翘汤、十宣散与之,今结痂久矣。为作参芪白术当归膏,以二陈汤化饮之,三日后尽药一斤,白屑没者大半,病者自喜呼吸有力。补药应取效以渐,而病家反怨药不速应,自作风病论治。炼青礞石二钱半,以青州白丸作料,煎饮子顿服之。阻之不听,因致不救,书以为警云。(痿症作风治多死)

一妇人筋牵痹纵,两腿无力,不能步履,以《三因》胜骏丸,治之而瘥。河间云:脚气由肾虚而生,然妇人亦有脚气者,乃因血海虚,而七情所感,遂成斯疾。今妇人病此亦众,则知妇人以血海虚而得之,与男子肾虚类也。男女用药固无异,更当兼治七情,无不效也。(因虚而成,故以入痿)

《类证治裁·卷之一·暑症论治·暑脉案》

族某,禀赋素弱,中年暑热伤气,神倦嗜卧,食少肢麻,闻腥欲呕,脉右虚左促。按东垣论长夏湿热损伤元气,肢倦神少,足痿软,早晚发寒厥,日午热如火,乃阴阳气血俱不足也。此症虽未至甚,然热伤元气,久则水不胜火,发为骨痿。先服清暑益气汤,苍术改生白术,去泽泻、升麻、干葛,加归、芍、半夏、石斛、茯神。后服生脉散,又服大补元煎,加橘络、桑枝膏,丸服而安。

《类证治裁·卷之五·痿症论治·痿脉案》

族儿,脊骨手足痿纵,此督脉及宗筋病。《内经》治痿,独取阳明,以阳明为宗筋之会,阳明虚则宗筋失养,无以束筋骨利机关也。童年坐卧风湿,虚邪袭入,遂致筋脉失司,欲除风湿,须理督脉,兼养宗筋乃效。方用归、芍、参、术、牛膝、鹿胶、茯苓、木瓜、寄生、桑枝、姜黄、威灵仙,十服肢体运动已活。去鹿胶、姜黄、川芎、木瓜、威灵仙,加杜仲、玉竹、杞子、虎胫骨,数十服行立复常。

张氏。四肢痿弱,动履艰难,脉涩且弱,为营虚之候。《经》言天癸将绝,系太冲脉衰,乃阴吹带浊,宿恙频兴。因知冲为血海,隶于阳明,阳明虚则冲脉不荣,而宗筋弛纵,无以束筋骨,利机关。法当调补营血以实奇经。人参、杞子、茯苓、牛膝(酒蒸)、熟地、当归、杜仲(酒焙)、山药(炒)、木瓜、姜、枣,水煎。十数服渐愈。

《张聿青医案·卷十二·痿》

潘(左)。两足软弱,步履不便,肌肤作麻,中脘痞满,恶心欲呕。脉象糊滑,苔白微腻。湿郁胃中,胃为十二经之总司,胃病则不能束筋骨而利机关,所以足膝软弱,痿症之情形也。当取阳明。制半夏一钱五分,生熟薏仁各二钱,云茯苓三钱,川草薢二钱,汉防己一钱五分,台白术一钱五分,焦苍术一钱五分,上广皮一钱。

二诊:寒湿停阻胃中,呕吐恶心,频渴欲饮,咳嗽则少腹两旁牵痛,四肢脉络不舒。盖寒湿内阻,则清津不升,故口渴。阳明病则脉络不和。再温运湿邪,而降阳明。制半夏二钱,木猪苓二钱,台白术一钱五分,川桂枝五分,白茯苓四钱,建泽泻二钱,炒竹茹一钱,老生姜一钱(先切),王枢丹五分(研末,先调服)。

三诊:脉络稍和,略能安卧,恶心呕吐口渴俱觉减轻,胸中如有物阻。脉象沉弦。寒湿停饮,阻于阳明,大便不行,不得不暂为控逐也。制半夏二钱,台白术一钱五分,上官桂五分,泽泻一钱五分,云茯苓四钱,大腹皮一钱五分,陈皮一钱,老生姜一钱,木猪苓二钱,控涎丹八分(先服五分,不行再服三分,姜汤下)。

四诊:脉沉弦稍起,呕吐大减,施化得行,口渴较定。然胃病则土难御木,风木大动,机关脉络失和,四肢痿软。急为柔养脉络,而和营液。土炒杭白芍三钱,炒宣木瓜一钱五分,酒炒当归身二钱,鲜苁蓉酒洗淡(六钱),炙黑甘草五分,天冬三钱,肥玉竹三钱,阿胶珠三钱,火麻仁三钱。

左。呕吐痰涎,泄泻甚多,府中郁阻之湿,得以开通,水气一层,今可幸免。而两足仍然肿胀,足膝痿软诚恐在下之湿,延成痿症。再取阳明。生薏仁、赤白苓、陈皮、制半夏、猪苓、炒黄柏、汉防己、泽泻、川桂枝。

《医学衷中参西录·医方·治大气下陷方·升陷汤》

一妇人,年三十余。得下痿证,两腿痿废,不能屈伸,上半身常常自汗,胸中短气,少腹下坠,小便不利,寝不能寐。延医治疗数月,病势转增。诊其脉细如丝,右手尤甚。知其系胸中大气下陷,欲为疏方。病家疑而问曰:大气下陷之说,从前医者,皆未言及。然病之本源,既为大气下陷,何以有种种诸证乎?答曰:人之大气虽在胸中,实能统摄全身,今因大气下陷,全身无所统摄,肢体遂有废而不举之处,此两腿之所以痿废也。其自汗者,大气既陷,外卫之气亦虚也。其不寐者,大气既陷,神魂无所依附也。小便不利者,三焦之气化,不升则不降,上焦不能如雾,下焦即不能如渎也。至于胸中短气,少腹下坠,又为大气下陷之明征也。遂治以升陷汤,因其自汗,加龙骨、牡蛎(皆不用煅)各五钱,两剂汗止,腿稍能屈伸,诸病亦见愈。继服拙拟理郁升陷汤数剂,两腿渐能着力。然痿废既久,病在筋脉,非旦夕所能脱然。俾用舒筋通脉之品,制作丸药,久久服之,庶能全愈。

《医学衷中参西录·医论·论脑贫血痿废治法》

天津于××,年过四旬,自觉呼吸不顺,胸中满闷,言语动作皆渐觉不利,头目昏沉,时作眩晕。延医治疗,投以开胸理气之品,则四肢遽然痿废。再延他医,改用补剂而仍兼用开气之品,服后痿废加剧,言语竟不能发声。愚诊视其脉象沉微,右部尤不任循按,知其胸中大气及中焦脾胃之气皆虚陷也。于斯投以拙拟升陷汤加白术、当归各三钱。服两剂,诸病似皆稍愈,而脉象仍如旧。因将芪、术、当归、知母各加倍,升麻改用钱半,又加党参、天冬各六钱,连服三剂,口可出声而仍不能言,肢体稍能运动而不能步履,脉象较前有起色似堪循按。因但将黄芪加重至四两,又加天花粉八钱,先用水六大盅将黄芪煎透,去渣,再入他药,煎取清汤两大盅,分两次服下,又连服三剂,勉强可作言语,然恒不成句,人扶之可以移步。遂改用干颓汤,惟黄芪仍用四两,服过十剂,脉搏又较前有力;步履虽仍需人,而起卧可自如矣;言语亦稍能达意,其说不真之句,间可执笔写出,从前之头目昏沉眩晕者,至斯亦见轻。俾继服补脑振痿汤,嘱其若服之顺利,可多多服之,当有脱然全愈之一日也。

〔按〕此证其胸满闷之时,正因其呼吸不顺也。其呼吸之所以不顺,因胸中大气及中焦脾胃之气皆虚而下陷也。医者竟投以开破之药,是以病遽加重。至再延他医,所用之药补多开少,而加重者,因气分当虚极之时,补气之药难为功,破气之药易生弊也。愚向治大气下陷证,病人恒自觉满闷,其实非满闷,实短气也,临证者细细考究,庶无差误。

4. 治肝肾亏损痿证

《明医杂著·卷之四·风症》

举人于尚之。素肾虚积劳,足痿不能步履,后舌喑不能言,面色黧黑。余谓肾气虚寒,不能运及所发,用地黄饮子治之而愈。后不慎调摄而复作,或用牛黄清心丸之类,发热痰甚,诚似中风,用祛风化痰之类,小便秘涩,口舌干燥,仍用前饮及加减八味丸渐愈,又用补中益气汤而痊。

金宪高如斋。两腿逸则筋缓痿软而无力,劳则作痛如针刺,脉洪数而有力。余曰:此肾肝阴虚火之象也,用六味地黄丸而愈。

知州韩廷仪。先患风症,用疏风、化痰、养血之药而痊。其腿膝骨内发热作痛,服十味固本丸、天麻丸益甚,两尺脉数而无力。余以为肾水虚不能生肝木,虚火内动而作,非风邪所致也。不信,又服羌活愈风丹之类,四肢痿软,遍身麻木,痰涎上涌,神思不清。余曰:皆脾气亏损,不能营养周身,又不能摄涎归源。先用六君子加芎、归、木香数剂,壮其脾气以摄涎归源;又以八珍汤数剂,以助五脏生化之气,以荣养周身,而诸证渐愈。乃朝以补中益气汤培养脾肺,夕以六味地黄丸滋补肝肾,如此三月余而安。

陶天爵妾腰素多,时患头晕痰甚,劳则肢体痿软,筋骨作痛,殊类风症。余以为肾虚不能纳气归源,用加减八味丸而痊。后因房劳气恼,头晕项强,耳下作痛,此肝火之症。仍用前药滋肾水、生肝血、制风火而愈。

一妇人,元气素虚,劳则体麻、发热、痰气上攻。或用乌药顺气散、祛风化痰丸之类,肢体痿软,涎自出,面色痿黄,形体倦怠,而脾肺二脉虚甚,此虚而类风也。朝用补中益气汤,夕用十全大补汤,渐愈,又用加味归脾汤调理寻愈。

《明医杂著·卷之四·拟治诸方》

一妇人,因怒吐痰,胸满作痛,服二陈、四物、芩、连、枳壳之类,不应,更加祛风之剂,半身不遂,筋挛痿软,日晡益甚,内热,口干,形气殊倦,此足三阴亏损之症也。余用逍遥散、补中益气、六味地黄调治。喜其谨疾,年余诸症悉愈,形体康健。

《医学纲目·卷之二十八·肾膀胱部·厥》

中书贴合公,年三十二岁,病脚膝痿弱,脐下尻阴皆冷,阴汗臊臭,精滑不固。请医黄道宁,主以鹿茸丸,十旬不减,至戊申春,始求治于东垣。遂诊其脉,沉数而有力。乃曰:公饮醇酒,食以膏粱,滋火于内,逼阴于外。医见其症,盖不知阳强不能密致皮肤,冷而溢泄,以为内实有寒,投以热剂,反泻其阴而补阳,真所谓虚虚实实也。其不增虚者,犹为幸也,复何望获效耶?即处以滋肾大苦寒之剂,制之以急,寒因热用,饮入下焦,适其病所,泻命门相火之盛,再服而愈。公以厚礼送之,更求前药方。师固辞不收。或问之曰:物不受,义也。药既大验,不复与方,何为也?曰:大寒大热之药,非常服者,借以从权可也。今公之病,相火炽盛,以乘阴位,故用此大寒之剂以泻相火,而复真阴,阴既复其位,则皮里之寒自消矣。《内经》云:阴平阳秘,精神乃治。如过用之,则故病未已,新病复起矣,此予之意也。上龟板、黄柏例。尝治一老人痿厥,累用虎潜丸不愈,后于虎潜丸加附子,立愈如神,盖附反佐之功也。

《医宗必读·卷之十·痿·医案》

崇明文学倪君俦,四年不能起于床,延余航海治之,简其平日所服,寒凉者十六,补肝肾者十三,诊其脉大而无力,此营卫交虚。以十全大补加秦艽、熟附各一钱,朝服之;夕用八味丸加牛膝、杜仲、远志、萆薢、虎骨、龟板、黄柏,温酒送七钱,凡三月而机关利。

《医门法律·卷六·消渴门·消渴门方》

友人朱麟生病消渴,后渴少止,反加燥急,足膝痿弱,命予亟以杂霸之药投之,不能待矣。予主是丸加犀角,坐中一医曰:肾病而以犀角、黄连治其心,毋乃倒乎?予曰:肾者,胃之关也。胃之热下传于肾,则关门大开。关门大开,则心之阳火,得以直降于肾。《经》云:阳精所降,其人夭,非细故也。今病者心火烁肾,燥不能需,予用犀角、黄连入肾,对治其下降之阳光,宁为倒乎?医敬服,友人服之果效,再更六味地黄丸加犀角,而肌泽病起。

《辨证录·卷之六·痿证门》

1)痿症无不成于阳明之火,然用大寒之药,如石膏、知母之类,虽泻胃火甚速,然而多用必至伤胃,胃伤而脾亦伤,脾伤而肾安得不伤乎。故不若用玄参、甘菊之类,既清其胃火,而又不损其胃土,则胃气自生,能生津液,下必注于肾,而上且灌于心矣。况麦冬、五味以益心,熟地、沙参以滋肾,上下相资,水火既济,痿病岂不愈乎。此症用石斛玄参汤亦佳:金钗、石斛一两,玄参二钱,水煎服。

2)大怒之后,两胁胀满,胸间两旁时常作痛,遂至饮食不思,口渴索饮,久则两腿酸痛,后则遍身亦痛,或痛在两臂之间,或痛在十指之际,痛来时可卧而不可行,足软筋麻,不可行动,人以为痰火之作祟也,谁知是肝经之痿症乎。夫肝经之痿,阳明之火助之也。当其大怒时,损伤肝气,则肝木必燥,木中之火无以自存,必来克脾胃之土。脾阴不受,而胃独受之,胃初自强,不服其克,两相战克,而胸胁所以作痛。后则胃土不敌肝木之旺,乃畏之而不敢斗,亦归附于肝,久之而饮食少用,则不化津液以生肾水,肾无水以养肝,而肝气无非火气,胃亦出其火,以增肝火之焰,肝火之性动,遂往来于经络之内而作痛。倘更加色欲,则精泄之后,无水制火,自然足软筋麻,呻吟于卧榻之上,而不可行动也。治法必须平肝,而并泻阳明之火,惟是阳明久为肝木之克,则阳明之经必虚,若再加泻火,胃气乌能不伤。必须泻阳明之火,仍不损阳明之气为得也。方用伐木汤:炒栀子三钱,白芍一两,当归五钱,甘菊花五钱,女贞子五钱,地骨皮三钱,丹皮三钱,青黛三钱,金钗石斛三钱,水煎服。连服四剂而诸痛除,再服四剂口思饮食,再服十剂全愈。此方泻肝火以平肝气,然而阳明胃火,未尝不同治之。胃气不伤而胃火自息,饮食进而津液生,肾水足而骨髓裕,不须止痛而痛自失,毋须治痿而痿自起矣。此症用二石汤亦佳:白芍一两,熟地三两,金钗石斛、牛膝各五钱,石膏三钱,水煎服。

3)素常贪色,加之行役劳瘁,伤骨动火,复又行房鼓勇大战,遂至两足痿弱,立则腿颤,行则膝痛,卧床不起,然颇能健饭易消,人以为食消之症也,谁知是肾火之盛,引动胃火以成肾痿乎。盖胃为肾之关,胃之开阖肾司之也。肾火直冲于胃,而胃之关门曷敢阻之,且同群助势,以听肾火之上炎矣。况肾火乃龙雷之火也,胃中之火,其性亦喜炎上,二火相因而起,销铄肾水,有立尽之势。幸肾火盛,而胃火尚未大旺,故但助肾以消食,不至发汗以亡阳。且饮食易消,犹有水谷以养其阴,虽不能充满于骨中,亦可以少滋于肾内,故但成痿而不至于死亡也。治法急宜大补肾水以制阳光。方用起痿降火汤:熟地三两,山茱萸一两,薏仁五钱,金钗石斛五钱,牛膝五钱,水煎服。四剂腿颤足痛之病去,十剂可以步履、饮食不至易饥,二十剂全愈。此方大补肾阴,全不去泻胃中之火。譬如城内粮足,则士马饱腾,安敢有鼓噪之声,而兴攘夺争取之患乎!此症用充髓汤亦妙:熟地三两,玄参二两,金钗石斛、牛膝各五钱,女贞子五钱,水煎服。

《辨证录·卷之七·五瘅门》

女劳之疸,其症肾气虚损,四肢酸痛,夜梦惊恐,精神困倦,饮食无味,举动乏力,心腹胀满,脚膝痿缓,房室不举,股内湿痒,水道涩痛,时有余沥,小腹满身尽黄,额上黑,人以为黄疸之症,谁知因女色而成者乎。夫人室久战,相火充其力也,相火衰则不能久战矣。火衰而勉强入房,则泄精必多,火随水散,热变为寒矣。人身水火,不可少者也。水衰则不能制火,而火易动;火衰则不能利水,而水易留,顾水留宜可以制火矣。然而所留之水,乃外水而非内水也,内水可以制火而成液,外水不能消火而成瘅。故女劳之疸,仍是湿热而结于精窍之间,非血瘀而闭于骨髓之内也。倘用抵当汤水蛭之类,以峻攻其瘀血;或用矾石散硝石之品,以荡涤其微阴,则促之立亡矣。治法宜补肾中之气,而不可有助火之失。宜利膀胱之水,而不可有亡阴之愆。当缓以图功,不当责以近效也。方用减黄丹治之:白茯苓五钱,山药五钱,人参三分,白术一钱,芡实五钱,薏仁五钱,菟丝子三钱,车前子一钱,生枣仁一钱,水煎服。十剂黄疸减,又十剂黄疸更减,又十剂全愈。再服三十剂可无性命之忧。

《辨证录·卷之八·虚损门》

人有行役劳苦,动作不休,以至筋缩不伸,卧床呻吟,不能举步,遍身疼痛,手臂酸麻,人以为痿症之渐也,谁知是损筋之故乎。夫筋属肝,肝旺则筋旺,肝衰则筋衰,损筋是损肝也,补肝其可缓乎。然肝之所以衰旺者,乃肾之故也。肾水生肝木,肾水足而肝气旺,肾水虚而肝气衰,故筋衰者必补其肝,而肝衰者必补其肾。虽然补其肾,肝受益矣。但肝又去生心,吾恐补肾以生肝,尚不暇养筋也。更须补其心气之不足,则肝不必去生心,肝木得肾之滋,枝叶条达,筋有不润者乎。方用养筋汤:白芍一两,熟地一两,麦冬一两,炒枣仁三钱,巴戟天三钱,水煎服。二剂筋少舒,四剂筋大舒,十剂疼痛酸麻之症尽痊矣。此方心、肝、肾三经同治之药也。凡三经之病均可用之,非独治伤筋不足之症,在人通用之耳。此症用舒筋汤亦效:白芍、熟地各一两,甘菊、丹皮、牛膝、秦艽各二钱,白术五钱,枸杞二钱,葳蕤五钱,水煎服。

《辨证录·卷之八·梦遗门》

人有朝朝纵欲,渔色不厌,遂至梦遗不能止。其症腰足痿弱,骨内酸疼,夜热自汗,终宵不干,人以为肾火之作祟也,谁知是肾水涸竭乎。夫肾中水火两得其平,久战尚不肯泄,梦中之遗,实水火之不得平耳。火衰而水旺者亦能遗,火盛而水衰者亦能遗也。二者相较,火衰而遗者轻,火盛而遗者重。轻者略补火而即痊,重者非大补水而不能

愈。盖火易接续,而水难滋益也。治法不必泻火,补肾水以制火可耳。方用旺水汤:熟地一两,沙参五钱,北五味一钱,山药一两,芡实一两,茯苓五钱,地骨皮三钱,水煎服。连服四剂不遗矣。此方纯是补精,绝不入涩之药,以梦遗愈涩而愈遗也。补其精则水足以制火之动,火不动精能自止,何必涩之。今不特不涩,且用通利之药者,以梦遗之人精窍大开,由于尿窍之闭也,火闭其尿窍,则水走其精窍矣,通其尿窍,正所以闭其精窍也。倘用涩药,精窍未必闭,而尿窍反闭矣,何日是止精之时哉。此症用熟地添精丹亦佳:熟地二两,麦冬、山药、芡实各一两,北五味一钱,水煎服。

《张氏医通·卷九·杂门·消瘅》

又治薛廉夫子。强中下消,饮一溲二。因新娶继室,真阴灼烁,虚阳用事,阳强不倒,恣肆益甚。乃至气息不能相续,精滑不能自收,背曲肩随,腰胯疼软,足膝痿弱,寸步艰难,糜粥到口即厌,惟喜膏粱方物。其脉或时数大少力,或时弦细数疾,此阴阳离决,中空不能主持,而随虚火辄内辄外也。峻与八味、肾气、保元、独参,调补经年,更与六味地黄,久服而瘳。

《临证指南医案·卷七·痿》

夏(四四)。自稚壮失血遗精,两交夏月,四肢痿癫,不得转动,指节亦不能屈曲。凡天地间,冬主收藏,夏主发泄。内损多年不复元,阳明脉衰所致。(肝胃虚)当归、羊肉胶、杞子、锁阳、菊花炭、茯苓、青盐。

包(五三)。寝食如常,脉沉而缓,独两腿内外肌肉麻木。五旬又三,阳脉渐衰,跷维不为用事,非三气杂感也。温通以佐脉络之流畅,仿古贤四斤金刚之属。淡苁蓉、枸杞子、牛膝、茯苓、白蒺藜、木瓜、川斛、萆薢、金毛狗脊膏丸。

郭。两足痿弱,遇冷筋掣,三年久病,药力焉得速拔。况不明受病何因,徒见病而治,难期速功。据云精滑溺后,通纳下焦为宜。淡苁蓉、茯苓、川斛、生茅术、生杜仲、金毛狗脊。

沈(三六)。寝食如常,仪容日瘦,语言出声,舌络牵强,手足痿弱,不堪动作。是肝肾内损,渐及奇经诸脉,乃痿痹之症。未能骤期速功,(肝肾虚)地黄饮子去萸味桂。

许。金疮去血,乃经脉营络之伤。若损及脏腑,倏忽莫救。后此嗔怒动肝,属五志中阳气逆

进,与客邪化火两途。苦辛泄气,频服既多,阳遂发泄,形虽若丰盈,而收藏固摄失职。少腹约束,阳道不举,背脊喜靠,步履无力,皆是痿弱症端,渐至痿废。议以通纳之法,专事涵养生真,冀下元之阳。八脉之气,收者收,通者通,庶乎近理。(肾阳奇脉兼虚)鹿角霜、淡苁蓉干、生菟丝粉、生杜仲粉、归身、五味、大茴香、远志、家韭子、覆盆子、云茯苓,蒜汁泛丸。

唐(三四)。脉左沉小,右弦。两足腰膝酸奭无力,舌本肿胀,剂颈轰然蒸热,痰涎涌出味咸,此肾虚收纳少权。督脉不司约束,阴火上泛,内风齐煽,久延痿厥沉疴。病根在下,通奇脉以收拾散越之阴阳为法。虎潜去知、柏、归,加枸杞、青盐,羊肉胶丸。

万。脉濡弱,右大。心热、烦渴,两足膝腰骻伸缩不得自如。此乃下焦阴虚,热烁筋骨而为痿躄。(下焦阴虚)生虎潜去龟、广、锁,加元参。

黄(二四)。冬藏精气既少,当春夏发泄,失血、遗精,筋弛骨痿,不堪行走。精血内怯,奇脉中少气。三年久损,若不绝欲安闲,有偻废难状之疾。(骨痿)鹿筋胶、羯羊肉胶、牛骨髓、猪脊髓、线鱼胶、苁蓉干、紫巴戟、枸杞子、茯苓、沙苑子、牛膝、青盐。

某。病后,阴伤骨痿。生杜仲、熟地、龟甲、黄柏、虎骨、牛膝、当归、巴戟。

某。症如历节,但汗出筋纵而痛,冬月为甚,腰脊伛偻形俯。据述未病前,梦遗已久。是精血内损,无以营养筋骨,难与攻迫。议香茸丸,温通太阳督脉。(督脉虚)鹿茸三两,生当归二两,麝香一钱,生川乌五钱。雄羊肾三对,酒煮烂,捣丸。

《经》云:肺热叶焦,则生痿躄。又云:治痿独取阳明,以及脉痿、筋痿、肉痿、骨痿之论。《内经》于痿症一门,可谓详审精密矣,奈后贤不解病情,以诸痿一症,或附录于虚劳,或散见于风湿,大失经旨。赖丹溪先生,特表而出之,惜乎其言之未备也。夫痿症之旨,不外乎肝、肾、肺、胃四经之病。盖肝主筋,肝伤则四肢不为人用,而筋骨拘挛。肾藏精,精血相生,精虚则不能灌溉诸末,血虚则不能营养筋骨。肺主气,为高清之脏。肺虚则高源化绝,化绝则水涸,水涸则不能濡润筋骨。阳明为宗筋之长,阳明虚,则宗筋纵,宗筋纵则不能束筋骨以流利机关。此不能步履,痿弱筋缩之症作矣。

故先生治痿,无一定之法,用方无独执之见。如冲任虚寒而成痿者,通阳摄阴,兼实奇脉为主。湿热沉着下焦而成痿者,用苦辛寒燥为主。肾阳奇脉兼虚者,用通纳八脉,收拾散越之阴阳为主。如下焦阴虚,及肝肾虚而成痿者,用河间饮子虎潜诸法,填纳下焦,和肝熄风为主。阳明脉空,厥阴风动而成痿者,用通摄为主。肝肾虚而兼湿热,及湿热蒸灼筋骨,而成痿者,益下佐以温通脉络,兼清热利湿为主。胃虚窒塞,筋骨不利而成痿者,用流通胃气,及通利小肠火腑为主。胃阳肾督皆虚者,两固中下为主。阳明虚,营络热及内风动而成痿者,以清营热熄内风为主。肺热叶焦而成痿者,用甘寒清上热为主。邪风入络而成痿者,以解毒宣行为主。精血内夺,奇脉少气而成痿者,以填补精髓为主。先生立法精详,真可垂诸不朽矣。(邹滋九)

[徐评]下体痿弱,确是属虚者多,案中多温补肝肾,亦不为过。但其中必兼有风痰寒湿,一味蛮补,亦有未到之处。此等方起于宋而盛于明,古人不如是也。

《续名医类案·卷三·头晕》

陶天爵,妾媵素多,时患头晕疼甚,劳则肢体痿软,筋骨作痛,殊类风症。以为肾虚,不能纳气归源,用加减八味丸而痊。后因房劳气恼,头晕项强,耳下作痛。此肝火之症,仍用前药滋肾水,生肝血,制风火而愈。

《续名医类案·卷九·消》

薛廉夫子,强中下消,饮一溲二。因新娶继室,真阴灼烁,虚阳用事,强阳不倒,恣肆益甚,乃至气急不续,精滑不收,背曲肩垂,腰膀疼软,足膝痿弱,寸步艰难,糜粥到口即厌,惟喜膏粱方物。其脉或数大少力,或弦细数疾,此阴阳离决,中空不能主持,而随虚火辄内辄外也。与八味肾气、保元、独参,调补经年,更与六味地黄久服而痊。

喻嘉言曰:友人病消渴后,渴少止,反加躁急,足膝痿弱。予主白茯苓丸方,用白茯苓、覆盆子、黄连、栝蒌根、萆薢、人参、熟地、元参各一两,石斛、蛇床子各七钱五分,鸡肶胵三十具,微炒为末,蜜丸梧桐子大,食前磁石汤下三十丸,内加犀角。有医曰:肾病而以黄连、犀角治心,毋乃倒乎?予曰:肾者,胃之关也,胃热下传于肾,则关门大开,心之阳火,得以直降于肾,心火灼肾,燥不能濡。

予用犀角、黄连，对治其下降之阳光，宁为倒乎？服之果效。再服六味地黄丸加犀角，而肌泽病起矣。

《续名医类案·卷十一·虚损》

一男子年逾二十，早于斫丧，梦遗精滑，睡中盗汗，唾痰见血，足热痿软，服黄柏、知母之类。曰：此阳虚而阴弱也，当滋其化源。不信，恪服之，前症益甚，其头渐大，囟门渐开，视物皆大，吐痰喊叫。乃如法调补，诸症渐退，头囟渐敛而安。

杜劳方，专治骨蒸劳热，羸弱神疲，腰脊酸痛，四肢痿软，遗精吐血，咳嗽吐痰，一切阴虚火动之症。轻者，二三料全愈；重者，四五料除根。若先天不足之人，不论男女，未病先服，渐可强壮。以其性味中和，久任亦无偏胜之弊，勿以平淡而忽之。枇杷叶五十六片，刷去毛，鲜者尤良，去皮切片；大枣八两，熟后去皮；炼白蜜一两，便燥多加，溏泻勿用。先将枇杷叶放砂锅内，煎透去渣，绢取清汁，后将果蜜同拌入锅铺平，取枇杷叶汁浸之，煮半炷香，翻转再煮半炷香，收器内，每日随意温热连汁食。咳嗽多痰，加川贝母末一两，起时加入，一二滚即收。吐血加藕汁同煮。

《续名医类案·卷十三·痿》

倪文学四年不能起于床，李治之。简其平日所服，寒凉者十六，补肝肾者十三。诊其脉大而无力。此荣卫交虚，以十全大补加秦艽、熟附各一钱，朝服之，夕用八味丸加牛膝、杜仲、远志、萆薢、虎骨、龟板、黄柏，温酒送下七钱，凡三月而愈。

孙文垣治一文学，两足不酸不痛，每行动或扭于左而又坠于右，或扭于右而又坠于左，持杖而行不能正步，此由筋软不能束骨所致。夫筋者，肝之所主，肝属木，木纵不收，宜益金以制之，用人参、黄芪、白芍以补肺金，薏仁、虎骨、龟板、杜仲以壮筋骨，以铁华粉专制肝木，蜜丸早晚服之，竟愈。（然则此亦筋痿病也。）

张路玉治劳俊卿，年高挛废。或用木瓜、独活、防己、威灵仙、豨莶之类半年余，致跬步不能移动。或令服八味丸亦不应。脉之，尺中微浮而细。时当九夏，自膝至足，皆寒冷如从水中出，知为肾虚，风雨所犯而成是疾，遂与安肾丸方，终剂能步履，连服二料，绝无痿弱之患矣。

陆养愚治施凤冈母，年及五旬，患四肢削而微肿，腕膝指节间肿更甚，筋外露而青。向来月事后必烦躁一二日，因而吐血或便血一二日，服凉血药丹皮、生地、芩、连之类，三剂方止。若不服药则去血必多。近来天癸既绝，血症亦减，而肢节之症作矣，史国公药酒服之无效。数年间，苍术、乌、附、羌、防、豨莶，及活络诸汤，驱寒胜湿之剂皆遍服。今且饮食，便溺，动辄须人，挛痛尤不可忍。脉之，六部微涩，两尺缓弱尤甚。曰：始因过用寒凉，损其肝气，继则多用风燥，耗其肝血。肝主筋，今气血俱虚，筋失其养，故肿露而持行俱废。用人参、川芎、当归、首乌，少佐肉桂、秦艽为煎剂，以虎潜丸料，倍鹿角胶为丸，服月余而减，三月而持行如故，半年全瘳。[雄按]用药未善。

钱国宾治龙泉沈士彦，平生无病，肝气不平，过五八腿无故而软，由软至瘫，由瘫至挛，卧不起矣。遍写病状与知识求医。答之曰：能直不能屈者，其病在骨，能屈不能直者，其病在筋，筋舒则无病矣。《内经》云：心生血，肝藏血。公平生肝薄多怨，血不能养筋，筋不能束骨耳，久则冷痹而挛。彼闻此论，遣使求方。用脐带、紫河车为君，人乳、枸杞、何首乌为臣，芎、归、地黄、牛膝、红花为佐使。血旺则养筋，筋和则束骨，此药作丸服矣。外取童便数升，盛大钵内，以腿于钵上，钵放腿下，另置炭火一炉，用新瓦三四片，每片打二三块，烧红淬童便内，更易不论次数，口取热气，熏灼约一时（[琇按]外治法精妙），止之。次日再如此，半月筋舒，一月能步，二月能走矣。童便味咸寒，咸能软坚，久能走血散瘀。《经》云：血不足者，补之以气，谓阴生于阳也。又经火气热散筋骨冷痹，藉瓦引导入筋骨之分。治法深奥，得窍者知之。

吴太宜人，年六旬外，病筋络抽掣，上连巅顶肩项，下至腰腹胸胁，莫不牵痛，背胀头昏，口燥心忡，便数食减，两手极热，常欲冷水浸之。诊得脉弦急而疾，曰：症即多端，均由肝火盛而血液亏，筋燥失养，久之则成痿矣。但濡以润之，可立愈也。与养荣汤加米仁、菱仁、当归、女贞等十剂而瘥。

《类证治裁·卷之五·痿症论治·痿脉案》

萧。中年后肾亏火动，足膝酸软，脉虚駃而促。初用六味汤加怀牛膝，继用虎潜丸去锁阳，服后甚适。但坐久腰府热腾，小腹收引气升，脘膈不舒。症因冲督经虚，龙焰不伏，非理脏真所得效。拟龟鹿二仙膏加猪脊髓，同熬酒和服，得效。

李。疟邪失汗误药，湿邪入络，四肢痿废，用除湿理络,手足能运。然值冬寒气血敛涩,少腹逼窄,背脊拘急,胫膝麻顽,步履歪倒,知其阴阳维不司约束,侵及任督俱病也。用杜仲、狗脊强筋骨而利俯仰,五加皮、牛膝益肝肾而治拘挛,当归、白芍以和营,茯苓、萆薢以逐湿,秦艽、独活以治痹,玉竹、桑枝以润风燥,理肢节,加桑寄生通经络,煎服十数剂,诸症渐减。又将前方参入鹿胶、沙苑子、小茴香以通治奇脉,丸服酒下,获痊。

《张聿青医案·卷十二·痿》

某。腿股烙热不能步履,手指作麻。此肝火陷下,阳乘阴位,痿症情形也。全当归、黑豆衣、泽泻、生薏仁、虎潜丸、汉防己、女贞子、白芍、粉丹皮。

5. 治脉络瘀阻痿证

《儒门事亲·卷六·热形·痿四十七》

宛丘营军校三人,皆病痿,积年不瘥。腰以下,肿痛不举,遍身疮赤,两目昏暗,唇干舌燥,求疗于戴人。戴人欲投泻剂,二人不从,为他医温补之药所惑,皆死。其同病有宋子玉者,俄省曰:彼已热死,我其改之?敬邀戴人。戴人曰:公之疾,服热药久矣。先去其药邪,然后及病邪,可下三百行。子玉曰:敬从教。先以舟车丸、浚川散,大下一盆许。明日减三分,两足旧不仁,是日觉痛痒。累至三百行始安。戴人曰:诸痿独取阳明。阳明者,胃与大肠也。此言不止谓针也,针与药同也。

6. 治胃火炽盛痿证

《辨证录·卷之六·痿证门》

1)烦躁口渴,面红而热,时索饮食,饮后仍渴,食后仍饥,两足乏力,不能起立,吐痰甚多,人以为阳明之实火也,谁知是阳明之虚火乎。夫阳明属阳火,亦宜实,何以虚名之?不知胃火初起为实,而久旺为虚。当胃火之初起也,口必大渴,身必大汗,甚则发狂,登高而呼,弃衣而走,其势甚急,所谓燎原之火也,非实而何。至于旺极必衰,时起时灭,口渴不甚,汗出不多,虽谵语而无骂詈之声,虽烦闷而无躁扰之动,得水而渴除,得食而饥止,此乃零星之余火也,非虚而何。实火不泻,必至熬干肾水,有亡阳之变;虚火不清,则销铄骨髓,有亡阴之祸。阴既亡矣,安得不成痿乎?故治痿之法,必须清胃火而加之生津、生液之味,自然阴长而阳消也。方用散余汤:生地一两,玄参一两,茯苓三钱,竹叶一百片,麦冬一两,人参三钱,麦芽一钱,天花粉二钱,神曲一钱,水煎服。二剂阳明之余火息,再服二剂烦躁、饥渴之病除,更用十剂痿症全愈。

此方散胃火之余氛,不去损胃土之生气。胃气一生,而津液自润,自能灌注肾经,分养骨髓矣。倘用大寒之药,直泻其胃火,则胃土势不能支,必致生意索然,元气之复,反需岁月矣。譬如大乱之后,巨魁大盗,已罄掠城中所有而去,所存者不过余党未散耳。用一文臣招抚之有余,若仍用大兵搜索剿除,则鸡犬不留,玉石俱焚,惟空城独存,招徕生聚,有数十年而不可复者矣。何若剿抚兼施之为得哉?此症用润胃汤亦效:人参五钱,麦冬二两,天花粉三钱,玄参一两,丹参一两,甘草一钱,山楂二十粒,神曲二钱,水煎服。

2)人有好酒,久坐腰痛,渐次痛及右腹,又及右脚,又延及右手,不能行动,已而齿痛,人以为贼风之侵体也,谁知是痿症乎。或谓:痿不宜痛,今腹、脚、手、齿俱痛,恐非痿也。嗟乎!诸痿皆起于肺热,人善饮,则肺必热矣。《经》曰:治痿必取阳明。阳明者胃也。胃主四肢岂独脚耶。夫痿虽热病,而热中有湿,不可不察。痿病兼湿重者,必筋缓而软;痿病兼热多者,必筋急而痛,是痿症未尝无痛也。苟不祛湿以清火,而反助湿以动热,则痿症不能痊,转增添其痛矣。治法专治阳明以生胃气,佐之泻火利湿之品,则诸痛自消。方用释痛汤:人参三钱,黄芪三钱,白术五钱,茯苓三钱,生地五钱,麦冬五钱,当归三钱,玄参一两,甘草三分,水煎服。连服四剂而病除。此方皆入阳明之药也。入阳明以平胃气,即入阳明以平胃火,宜痿症之顿起矣。况茯苓、白术善能去湿,复是生胃之品,是治湿又治阳明也。药投病之所喜,安得而不速愈哉。此症用解醒饮亦佳:干葛、白术、人参、石膏各三钱,麦冬三两,茯苓五钱,半夏一钱,水煎服。

3)人有肥胖好饮,素性畏热,一旦得病,自汗如雨,四肢俱痿,且复恶寒,小便短赤,大便或溏或结,饮食亦减,人以为感中风邪也,谁知是痿病之已成乎。夫痿有五,皆起于肺热,好饮之人,未有不热伤肺者也。肺之母为胃,欲救热伤之肺,必须速救胃土。《经》曰:治痿独取阳明,正言其救胃也。胃土不足,而肺金受伤,则金失所养,而不能下生肾水,水干则火盛,而肺金益伤矣。况胃主四肢，肺主皮毛。今病四肢不举，非胃土之衰乎；自汗如雨，非肺金之匮乎。明是子母两病，不急救胃，何能生肺以生肾水哉。方用滋涸汤：玄参一两，麦冬一两，茯苓三钱，芡实五钱，人参三钱，甘菊花三钱，女贞子三钱，生地二钱，天门冬三钱，黄芩一钱，天花粉一钱，水煎服。十剂胃气生，二十剂肺热解，三十剂痿废起，四十剂全愈。此方独取阳明以补胃土，兼清肺经之热也。不必去补肾，而肾水自润矣。李东垣立有清燥汤，亦可治痿，不若此方之更神耳。此症用柞木化醍汤亦效：玄参、麦冬各二两，柞木枝三钱，甘草五分，人参一两，天冬三钱，黄芩、贝母各二钱，水煎服。

7. 治风动痿证

《临证指南医案·卷七·痿》

某（五岁）。头目口鼻㖞斜，继而足痿。此邪风入络所致。（邪风入络）羚羊角、犀角、元参、细生地、黄柏、川斛、川萆薢。

俞，五旬又四。阳气日薄。阳明脉络空乏，不司束筋骨以流利机关。肩痛肢麻头目如蒙，行动痿弱无力。此下虚上实，络热，内风沸起，当入夏阳升为甚。燥湿利痰，必不应病。议清营热以熄内风。（阳明虚营络热内风动）犀角、鲜生地、元参心、连翘心、冬桑叶、丹皮、钩藤、明天麻。

陈。阳明脉空，厥阴风动，自右肩臂渐及足跗痿躄。长夏气泄，秋半不主收肃，显然虚症，先用通摄方法。（肝胃虚内风动）淡苁蓉、熟地、杞子、川牛膝、川斛、茯苓、远志（炒黑）、石菖蒲。

席。雨水后，诊得右脉颇和，左关尺大，坚搏不附骨。春阳初萌，里真漏泄，有风动枯痿之虑，议乙癸同涵意。熟地、淡苁蓉、杞子、五味、萸肉、牛膝、川斛、茯神、菊花、山药粉丸。

《类证治裁·卷之一·中风论治·中风脉案》

族某。左体麻木，胫骨刺痛，腰膝痿软，能饮多痰，脉左大右濡，此阴虚生热而挟湿痰也。用薛氏六味地黄丸作汤剂，君茯苓，加生术、薏仁、牛膝、黄柏（俱酒炒）。十数服诸症悉退，步履如初。丹溪以麻为气虚，木为湿痰败血，其胫骨刺痛者，肾虚挟火也，腰膝痿软，肾将惫矣。法当戒饮，以六味汤滋化源，而君茯苓，佐术、薏，引用牛膝、黄柏以泄湿热，利腰膝，不犯先哲类中禁用风燥之例。

《医学衷中参西录·医方·治内外中风方·加味补血汤》

治身形软弱，肢体渐觉不遂，或头重目眩，或神昏健忘，或觉脑际紧缩作疼。甚或昏仆移时苏醒致成偏枯，或全身痿废，脉象迟弱，内中风证之偏虚寒者（肝过盛生风，肝虚极亦可生风），此即西人所谓脑贫血病也。久服此汤当愈：生箭芪一两，当归五钱，龙眼肉五钱，真鹿角胶三钱（另炖同服），丹参三钱，明乳香三钱，明没药三钱，甘松二钱。服之觉热者，酌加天花粉、天冬各数钱。觉发闷者，加生鸡内金钱半或二钱。服数剂后，若不甚见效，可用所煎药汤送服麝香二厘或真冰片半分亦可。若服后仍无甚效，可用药汤，送制好马钱子二分。

门人张某曾治一人，年三十余。于季冬负重贸易，日行百余里，歇息时，又屡坐寒地。后觉腿疼，不能行步，浸至卧床不能动转，周身筋骨似皆痿废，服诸药皆不效。张××治以加味补血汤，将方中乳香、没药皆改用六钱，又加净萸肉一两。数剂后，腿即不疼。又服十余剂，遂全愈。[按]加味补血汤，原治内中风之气血两亏者，而略为变通，即治腿疼如此效验，可谓善用成方者矣。

第三章 颤证

颤证是指以肢体或头部摇动、颤抖为主要临床表现的病症。颤证既可以是中医的独立疾病，也可以是多种疾病的伴随症状。如内科疾病虚劳、中风、伤寒等疾病可伴随颤证的症状，外科疾病如破伤风、瘰疬等亦可出现颤振的症状，皆可以参考颤证的理法方药进行辨证。根据本病的临床表现，西医学中震颤麻痹、小脑病变的姿位性振颤等以颤证为主要特征的疾病，均可参考颤证辨证论治。

【辨病名】

颤证是以肢体或头部颤抖为主症的病症。《黄帝内经》中无颤证之名，但《黄帝内经素问·至真要大论》所言"诸风掉眩，皆属于肝"，其中"掉"即颤意。颤证既可以是一种单纯性的颤抖性疾患，亦可以是虚劳、瘰疬等疾病的伴随症状。颤证有颤振、颤掉、振掉、振颤、振栗、振摇等不同名称。

1. 颤振

《医学纲目·卷之十一肝胆部·破伤风·颤振》："《内经》云：诸风掉眩，皆属于肝。掉即颤振之谓也。"

《古今医统大全·卷之三十九·颤振候》："颤振与瘛疭相类，但瘛疭则手足牵引而或屈或伸；颤振则但战栗瞤动而不屈伸是也。"

《张氏医通·卷六·诸风门·颤振》："颤振与瘛疭相类，瘛疭则手足牵引，而或伸或屈。颤振则但振动而不屈也，亦有头动而手不动者。"

《金匮翼·卷六·颤振》："颤振，手足动摇，不能自主，乃肝之病，风之象，而脾受之也。"

《医述·卷十·杂证汇参·惊恐怔忡》："颤振乃兼木气而言，惟手足肘前战动，外无凛栗之状。（孙一奎）"

《杂病广要·卷十六·脏腑类·癫狂·癫》："颤振，颤，摇也；振，动也。风火相乘动摇之象，比之瘛疭，其势为缓。《内经》云：诸风掉眩，皆属于肝。掉即颤振之谓也。""颤振者，人病手足摇动，如抖擞之状，筋脉约束不住而莫能任持，风之象也。"

2. 颤掉

《普济方·卷八十七·诸风门·总论》："风颤者，以风入肝藏，经络之气不守正位，故使头招摇而手足颤掉也。"

《类经·七卷·经络类·十五别络病刺》："头重高摇之，谓力弱不胜而颤掉也。"

3. 振掉

《黄帝内经素问·脉要精微论》："骨者髓之府，不能久立，行则振掉，骨将惫矣。得强则生，失强则死。"

《类经·二卷·阴阳类·阴阳应象》："风胜者，为振掉摇动之病，即医和云风淫末疾之类。"

4. 振颤

《静香楼医案·上卷·内风门》："四肢禀气于脾胃，脾胃虚衰，无气以禀，则为振颤，土虚木必摇，故头运也。"

5. 振栗

《伤寒直指·卷十二·类证三·振战栗》："振者，身微动，正气虚寒也。战者，身大动，邪正相争也。栗者，心战动，邪气胜也。振为轻，战为重，战在外，而栗在内，战重于振，而栗重于战也。"

《类经·二十六卷·运气类·六十年运气病治之纪》："四之气，寒雨降（太阳用事于湿土王时，故寒雨降也），病暴仆振栗，谵妄少气，嗌干引饮，及为心痛、痈肿疮疡、疟寒之疾，骨萎血便。"

6. 振摇

《伤寒论纲目·卷三·身摇》："有身为振摇之患，盖人身经脉，赖津液以滋养，吐下而津液一伤，发汗而津液再伤，令经脉失养而身摇，故遇此等症。"

《叶氏医效秘传·卷二·伤寒诸证论·振》："振者,耸然动摇者是也。盖汗吐下太过,使气血虚而作。伤寒振者,责其虚寒,至于欲汗之时,其人素虚,必蒸蒸而振,却发热汗出而解。振,近战者也,而轻者为振矣。战则正与邪争,争则鼓栗而战。振则虚而不至争,故止耸动而振也。下后复发汗者振寒,谓其表里俱虚也。血家发汗,寒栗而振者,谓其气血俱虚也。诸如此者,都是振耸耳。兹若振振欲擗地有声为振摇,二者皆发汗过多之阳经虚,不能主持,身为振摇也,非振栗之比,皆用温经助阳滋血益气之剂。一说:气血俱虚,不能营养筋骨,身不能主持,故为振摇也。"

【辨病因】

颤证之病因涉及外感与内伤。外感包括风、寒、暑、火之邪,其中以风邪最为多见,五运六气之变化亦可引起颤证。内伤则包括产后失血、房事不节等因素。他如痰饮等病理性产物,以及疟邪、失治误治等,都有导致颤证的可能。

《医学纲目·卷之十一肝胆部·破伤风·颤振》："颤,摇也;振,动也。风火相乘,动摇之象,比之瘛疭,其势为缓。"《内经》云:"诸风掉眩,皆属于肝。掉即颤振之谓也。"又曰:"诸禁鼓栗,如丧神守,皆属于热。鼓栗亦动摇之意也。此症多由风热相合,亦有风寒所中者,亦有风挟湿痰者,治各不同也。常见此症多于伤寒,热病痢疾中兼见者,多是热甚而然,虚亦有之。"

一、外感六淫

外感风、寒、暑、火之邪皆可导致颤证,其中以风邪最为常见。

1. 风邪

《太平圣惠方·卷第六·治肺脏中风诸方》："夫肺中风,由腠理开疏,气血虚弱,风邪所侵,攻于脏腑也。肺主于气,气为卫,卫为阳,阳气行于表,荣华于皮肤。若卫气虚少,风邪相搏,则胸满短气,冒闷汗出,嘘吸颤掉,语声嘶塞,身体沉重,四肢萎弱,其脉浮数者,是肺脏中风之候也。"

《太平圣惠方·卷第二十一·治破伤风诸方》："夫刀箭所伤,针疮灸烙,蹉折筋骨,痈肿疮痍,或新有损伤,或久患疮口未合,不能畏慎,触冒风寒,毒气风邪从外所中。始则伤于血脉,又则攻于脏腑,致身体强直,口噤不开,筋脉拘挛,四肢颤掉,骨髓疼痛……中于风邪,故名破伤风也。"

《圣济总录·卷第一十三·劳风》："《内经》曰:劳风法在肺下,其为病也,使人强上冥视,唾出若涕,恶风而振寒。夫劳风之病,肾劳则根虚于下。《经》所谓根弱则茎叶枯矣,故目视不明,而背反强也,然肾之脉入肺中,故因皮毛感风而振栗也。肾主唾,故津液凝结,唾如涎,治之以救其俯仰者,戒其劳动也。所以谓之劳风者如此。"

《圣济总录·卷第一十五·风痫》："论曰:风痫病者,由心气不足,胸中蓄热,而又风邪乘之病间作也。其候多惊,目瞳子大,手足颤掉,梦中叫呼,身热瘛疭,摇头口噤,多吐涎沫,无所觉知是也。"

《圣济总录·卷第一百八十六·补虚治风》："论曰:风者百病之始,清净则肉腠闭拒,虽有大风苛毒,弗之能害。体虚之人,本脏亏耗,风邪易乘,其证或心神惊悸,手足颤掉,筋脉拘急。凡此之类,皆因虚挟风所致,法宜于补药中,加以治风之剂。"

《三因极一病证方论·卷之二·料简类例》："风颤者,以风入于肝脏经络,上气不守正位,故使头招摇,而手足颤掉也。"

《校注妇人良方·卷三·妇人颤振方论第八》："愚谓颤振者,掉眩也。《易》曰:鼓万物者,莫疾乎风。鼓之为言动也。大抵掉眩,乃风木之摇运也。诸风掉眩,皆属于肝。"

《普济方·卷八十七·诸风门·总论》："风颤者,以风入肝藏,经络之气不守正位,故使头招摇而手足颤掉也。"

《普济方·卷九十·诸风门·肺中风》："肺中风之状……风使然也,喘而肿胀,偃卧而胸满短气,以主气故也;又嘘吸颤掉,语声嘶塞,身体沉重,四肢痿弱,其脉浮数,皆肺中风之故也。"

《奇效良方·卷之一·风门·肺脏中风》："岐伯曰:以秋庚辛中于邪者为肺风。由腠理开疏,正气虚怯,风邪所侵,攻于腑脏也。肺主气,气为卫,卫为阳,阳气行于表,循于皮肤。若卫气虚少,风邪相搏,则胸满短气,谓金木相制,肝肺相克,冒闷汗出,嘘吸颤掉,语声嘶塞,身体沉重,四肢痿弱,其脉浮弦者,是肺脏中风也。"

《类经·二卷·阴阳类·阴阳应象》："风胜则

动(风胜者,为振掉摇动之病,即医和云风淫末疾之类)。"

《症因脉治·卷二·眩晕总论·外感眩晕》:"风主乎阳,风热为患,则令人掉眩。"

《医碥·卷之四·杂症》:"风淫末疾,故四肢颤掉。"

《医阶辨证·振栗五证辨》:"颤振动摇,风火乘虚也。"

2. 寒邪

《类经·十八卷·疾病类·口问十二邪之刺》:"黄帝曰:人之振寒者,何气使然?岐伯曰:寒气客于皮肤,阴气盛,阳气虚,故为振寒寒栗。补诸阳(振寒者,身怯寒而振栗也。补诸阳者,凡手足三阳之原合及阳跷等穴,皆可酌而用之)。"

《理虚元鉴·卷上·二护》:"寒从足起,风从肩俞、眉际而入。病者常护此二处,则风寒之乘于不意者少矣。其间有最紧要者,每当时气不佳之际,若肩背经络之间,觉有些少淅沥恶寒,肢节酸软拘束,周身振颤,立身不定光景。"

《张氏医通·卷六·诸风门·颤振》:"《经》云:寒气客于皮肤,阴气盛,阳气虚,故为振寒寒栗。《深师》曰:振乃阴气争胜,故为战。栗则阳气不复,故为颤。"

3. 暑邪

《六因条辨·卷中·伏暑条辨第九》:"伏暑舌焦,尖绛昏谵,妄笑脉促,斑紫,肢体振颤,此邪已入血,热动风生。"

4. 火邪

《六因条辨·卷上·春温条辨第九》:"春温舌黑神昏,烦躁咬牙,手足振颤,时或抽搐,此热极风生,已成痉厥。"

《六因条辨·卷中·冬温条辨第八》:"冬温烦热,舌绛而干,斑疹显透,神迷妄笑,寻衣摸床,手足振颤,此阴伤风动。"

二、内伤

劳倦过度、房事不节、产后失血皆可导致筋脉失养,发为颤证。

《黄帝内经素问·脉要精微论》:"骨者髓之府,不能久立,行则振掉,骨将惫矣。"

《太平圣惠方·卷第六·治肺脏中风诸方》:"夫肺中风,由腠理开疏,气血虚弱,风邪所侵,攻于脏腑也。肺主于气,气为卫,卫为阳,阳气行于表,荣华于皮肤。若卫气虚少,风邪相搏,则胸满短气,冒闷汗出,嘘吸颤掉,语声嘶塞,身体沉重,四肢萎弱,其脉浮数者,是肺脏中风之候也。"

《圣济总录·卷第一十三·劳风》:"《内经》曰:劳风法在肺下,其为病也,使人强上冥视,唾出若涕,恶风而振寒。夫劳风之病,肾劳则根虚于下。《经》所谓根弱则茎叶枯矣,故目视不明,而背反强也,然肾之脉入肺中,故因皮毛感风而振栗也。肾主唾,故津液凝结,唾如涎,治之以救其俯仰者,戒其劳动也。所以谓之劳风者如此。"

《圣济总录·卷第五十二·肾脏虚损骨痿羸瘦》:"论曰:肾脏虚损,骨痿羸瘦者,盖骨属于肾,肾若虚损,则髓竭骨枯,阳气既衰,身体无以滋养。所以骨痿、肌肤损削而形羸瘦也。《经》曰:骨者髓之府,不能久立,行则振掉,骨将惫矣,此之谓也。"

《圣济总录·卷第一百八十六·补虚治风》:"论曰:风者百病之始,清净则肉腠闭拒,虽有大风苛毒,弗之能害。体虚之人,本脏亏耗,风邪易乘,其证或心神惊悸,手足颤掉,筋脉拘急。凡此之类,皆因虚挟风所致,法宜于补药中,加以治风之剂。"

《校注妇人良方·卷三·妇人颤振方论第八》:"黄帝曰:人之颤者,何气使然?岐伯曰:胃气不实则诸脉虚,诸脉虚则筋脉懈堕,筋脉懈堕则行阴,用力不复故为颤,因其所在补分肉间。"

《普济方·卷二十六·肺脏门·肺虚》:"夫右手寸口气口以前脉阴虚者,手太阴经也,名曰肺虚冷,盖虚则生寒,寒则阴气盛,阴气盛则声嘶,语言用力,颤掉缓弱,少气不足,咽中干,无津液,寒虚乏气,恐怖不乐,咳嗽及喘,鼻有清涕,皮毛焦枯,诊其脉沉缓。此是肺虚之候,虚则宜补也。"

《医门法律·卷六·虚劳门·虚劳论》:"夫男子平人,但知纵欲劳精,抑孰知阴精日损,饮食无味,转劳转虚,转虚转劳,脉从内变,色不外华,津液衰而口渴小便少。甚则目瞑衄血,阴精不交自走,盗汗淋漓,身体振摇,心胆惊怯者比比然也。故血不化精,则血瘀矣。血瘀则新血不生,并素有之血,亦瘀积不行。"

《秘珍济阴·卷之三·产后门·产后中风》:"诸风振掉,皆属肝木。肝为血海,胞之主也。产后去血过多，肝气暴虚，内则不能养神，外则不能养筋，以致神昏气少，汗出肤冷，眩晕卒倒，手足瘈疭，此肝虚生风，风自内生者也。"

三、痰饮

《校注妇人良方·卷三·妇人颤振方论第八》："颤振，胃虚有痰，用参、术以补气，茯苓、半夏以行痰。"

《证治针经·卷一·痰饮》："他如脚气发黄，拘挛颤振，疟痢痛痹，一切奇病，并有属痰之因，当博求诸古训。"

四、运气盛衰

五运六气太过与不及常可导致脏腑之间的平衡发生变化，从而产生颤证等诸多病证。

1. 五运太过与不及

《黄帝内经素问·至真要大论》："少阴之复，燠热内作，烦躁，鼽嚏，少腹绞痛，火见燔焫，嗌燥，分注时止，气动于左，上行于右，咳，皮肤痛，暴暗，心痛，郁冒不知人，乃洒淅恶寒，振栗，谵妄……咳而鼻渊。"

2. 六气胜负

《黄帝内经素问·六元正纪大论》："凡此阳明司天之政，气化运行后天……三之气，天政布，凉乃行，燥热交合，燥极而泽，民病寒热。四之气，寒雨降，病暴仆，振栗，谵妄，少气，嗌干引饮，及为心痛，痈肿疮疡，疟寒之疾，骨痿，血便。五之气，春令反行，草乃生荣，民气和。"

《类经·二十五卷·运气类·天气地气制有所从》："阳明司天，燥气下临，肝气上从，苍起木用而立，土乃眚，凄沧数至，木伐草萎，胁痛目赤，掉振鼓栗，筋痿不能久立（阳明燥金司天，卯酉岁也。燥气下临，木之所畏，故肝气应而上从。木应则苍色起，而木为金用，故土必受伤。然金盛则凄沧数至，故木伐草萎而病在肝。肝经行于胁，故胁痛。肝窍在目，故目赤。肝主风，故掉振鼓栗。肝主筋，故筋痿不能久立。皆天气之所生也）。"

《类经·二十六卷·运气类·六十年运气病治之纪》："三之气，天政布，风乃时举（厥阴司天用事也），民病泣出、耳鸣、掉眩（风木之气见证也）。""四之气，寒雨降（太阳用事于湿土王时，故寒雨降也），病暴仆，振栗，谵妄，少气，嗌干引饮，及为心痛，痈肿疮疡，疟寒之疾，骨痿，血便（四气之后，在泉君火所主，而太阳寒水临之，水火相犯，故为暴仆振栗及心痛等病，皆心肾二经也）。"

《类经·二十七卷·运气·六气之复病治》："厥阴之复，少腹坚满，里急暴痛，偃木飞沙，倮虫不荣，厥心痛汗发，呕吐，饮食不入，入而复出，筋骨掉眩清厥，甚则入脾，食痹而吐（厥阴风木之复，内应肝气。少腹坚满，肝邪实也。里急暴痛，肝主筋膜，其气急也。偃木飞沙，风之甚也。倮虫不荣，木制土也。厥心痛汗发，肝邪乘胃，上凌于心而阳气泄也。饮食不入，入而复出，脾受肝伤也。掉为颤掉，眩为眩运，风淫所致也。风之甚者，必兼承制之化，故手足清冷而厥也。食痹者，食入不化，入则闷痛呕汁，必吐出乃已也）。"

《类经·二十七卷·运气·客主胜而无复病治各有正味》："帝曰：其生病何如？岐伯曰：厥阴司天，客胜则耳鸣掉眩，甚则咳；主胜则胸胁痛，舌难以言（初气终三气，天气主之也。巳亥年厥阴司天，以风木之客，而加于厥阴少阴少阳之主。若客胜则木气上动而风邪盛，故耳鸣掉眩，甚则为咳。若主胜则火挟木邪，在相火则胸胁痛，心包所居也；在君火则舌难言，心开窍于舌也）。"

《类经·二十八卷·运气类·升降不前气变民病之异》："是故巳亥之岁，阳明降地，主室地彤，胜而不入（巳亥年，少阳当迁正在泉，而阳明燥金，以上年司天之右间，当降为今岁在泉之左间，故畏地彤，火气胜之也）。又或遇太阳未退位，即阳明未得降（如上年辰戌，岁气有余，司天太阳不退位，则右间阳明亦不能降下）；或火运以至（癸巳癸亥年也）。火运承之不下，即天清而肃，赤气乃彰，暄热反作，民皆昏倦，夜卧不安，咽干引饮，燠热内烦；大清朝暮，喧还复作（金欲降而火承之，故清肃行而热反作也。热伤肺气，故民为昏倦咽干等病）。"

《类经·二十八卷·运气类·不迁正退位气变民病之异》："阳明不退位，即春生清冷，草木晚荣，寒热间作（金气清肃，阳和不舒，故寒热间作）；民病呕吐暴注，食饮不下，大便干燥，四肢不举，目瞑掉眩（呕吐暴注，食饮不下，清寒犯胃也，大便干燥，金之气也，木受金邪，肝筋为病，故四肢不举，目瞑掉眩）。"

五、其他

鬼疟之邪及失治误治皆可导致颤证。

1. 疟邪

《太平圣惠方·卷第五十二·治鬼疟诸方》："夫鬼疟者，由邪气所为也，其发作无时节。或一日三两度寒热，或两日一度发动。心神恍惚，喜怒无恒，寒则颤掉不休，热则燥渴不止，或瘥而复作，或减而更增，经久不瘥，连绵岁月，令羸瘦也。"

《普济方·卷一百九十八·诸疟门·足厥阴肝疟》："夫《经》谓足厥阴肝疟，在经则令人腰疼小腹满，小便不利，如癃状，非癃也，数便，意欲恐惧，气不足，腹中悒悒，在藏则令人色苍苍然，太息，其状若死者。俱刺足厥阴，盖足厥阴之脉循阴器，客之则小腹满小便不利也；肝为将军之官，谋虑出焉，故病则恐惧不足也；苍苍者肝之色也，宜察其经络脏腑而治之。治肝疟，颜色苍苍，颤掉，气喘，积年不瘥，鳖甲丸等方主之。"

《普济方·卷二百·诸疟门·鬼疟》："夫鬼疟者，外邪之所乘也，人真气内虚，神守不固，则鬼邪投间而入，故恍惚喜怒，其发作无时，或一日三两度，或两日一度；寒则颤掉不停，热则躁渴不止，或瘥而复作，或减而更增，经久不瘥，连绵岁月，若有所持也。法宜禳而去之，而兼以祛邪安神之剂。"

2. 失治误治

《类证活人书·卷第九》："太阳病发汗不解，发热心悸，头眩，身䀮动，欲擗地者，属真武汤。大凡发汗过多，即身䀮动振摇，虚羸之人，微发汗，便有此证。"

《证类本草·卷第一·新添本草衍义序·序例下》："有人苦风痰，头痛、颤掉、吐逆、饮食减，医以为伤冷物，遂以药温之，不愈。又以丸药下之，遂厥。复与金液丹后，谵言、吐逆、颤掉，不省人，狂若见鬼，循衣摸床，手足冷，脉伏。此胃中有结热，故昏瞀不省人；以阳气不能布于外，阴气不持于内，即颤掉而厥。"

《古今医统大全·卷之十三·伤寒门（上）·证候·振》："伤寒振者，森然欲寒，耸然欲动是也，近乎战也，皆责其虚寒，下后复发汗，必振寒，表里俱虚也。亡血家发汗，寒栗而振者，血气俱虚也，其振欲仆地。有身为之振摇者，皆发汗过多亡阳，经虚不能自持，故身振摇也。"

【辨病机】

六淫外袭，劳倦内伤等因素均可导致脏腑功能失调，筋脉为风邪所扰，或失于荣养，而作颤证。肝为风木之脏，肝风内动则筋脉不能自持，随风而动，发为颤证。其中又有外风侵袭、肝阳化风、热极生风、血虚生风的不同。此外，瘀血阻滞经脉，影响气血运行，致筋脉肌肉失养而颤；或气血亏虚，筋脉不得荣养，失于自持，而生颤证。颤证多与肝木相关，但其他脏腑功能失调亦可导致颤证。如肺虚生寒，易受风邪，而发颤证；肾精亏虚，水不涵木，下虚则高摇；脾主四肢，脾土虚而风木盛，故生振颤。

《金匮启钥（妇科）·卷二·瘕疭论》："若胃虚有痰，用参、术以补气，茯苓、法夏以行痰。如湿热积滞，用张子和三法。诸风掉眩皆属于肝，若肝实热泻青丸，如肝虚热六味丸，系金克木泻白散，肝虚弱逍遥散加参、术，脾弱加六君子汤加芎、归、钩藤钩，胃弱补中益气汤加钩藤钩。若产后颤振，气血亏损，虚火生风，不可以风论，当大补无误。"

一、风论

早在《黄帝内经素问·至真要大论》中即有"诸风掉眩，皆属于肝"的论述。肝为风木之脏，肝风内动则筋脉不能自持，随风而动，发为颤证。其中又有外风侵袭、肝阳化风、热极生风、血虚生风的不同。

1. 外风侵袭论

《三因极一病证方论·卷之二·料简类例》："风颤者，以风入于肝脏经络，上气不守正位，故使头招摇，而手足颤掉也。"

《校注妇人良方·卷三·妇人颤振方论第八》："愚谓颤振者，掉眩也。《易》曰：鼓万物者，莫疾乎风。鼓之为言动也。大抵掉眩，乃风木之摇运也。诸风掉眩，皆属于肝。"

《普济方·卷八十七·诸风门·总论》："风颤者，以风入肝藏，经络之气不守正位，故使头招摇而手足颤掉也。"

《普济方·卷二百二十·诸虚门·补虚治风》："夫风者，百病之始也，清净则肉腠闭拒，虽有大风奇毒弗之能害，体虚之人本脏亏耗，风邪易乘，其症或心神惊悸，手足颤掉，筋脉拘急。凡此之类,皆因虚挟风所致,法宜补药中加以治风之剂。"

2. 肝阳化风论

《医学纲目·卷之十一肝胆部·破伤风·颤振》:"颤,摇也;振,动也。风火相乘,动摇之象。"

《普济方·卷四·方脉总论·病机论》:"诸风掉眩,皆属于肝。少虑无怒,风胜则动,肝者。罢极之本,魂之藏也。其华在爪,其充在筋。以生血气,其味酸,其色苍,为将军之官,谋虑出焉。此为阴中之少阳,通于春气,其脉弦。王注曰:肝有六大叶、一小叶。如木甲坼之状,《经》所谓其用为动,火乃木之为动,火太过之政亦为动。盖火木之主暴速,所以掉眩也。掉,摇也;眩,昏乱也,旋运皆生风故也。是以风火皆属阳,阳主动,其为病也。胃脘当心痛,上支两胁,膈咽不通,食饮不下。甚则耳鸣眩转,目不识人,善暴僵仆,里急缓戾,胁痛呕泄,甚则掉眩癫疾。"

《赤水玄珠·第十四卷·颤振门》:"生生子曰:颤振者非寒禁鼓栗,乃木火上盛,肾阴不充,下虚上实,实为痰火,虚则肾亏,法则清上补下。"

《医旨绪余·上卷·颤振》:"有谓作诸禁鼓栗者,非也。诸禁鼓栗,乃斗牙战摇,似寒而实热也。夫颤振,乃兼木气而言,惟手足肘前战动,外无凛栗之状。生生子曰:颤振者,人病手足摇动,如抖擞之状,筋脉约束不住,而莫能任持,风之象也。《内经》云:诸风掉眩,皆属肝木。木主风,风为阳气,阳主动,此木气太过,而克脾土。脾主四肢,四肢者,诸阳之末,木气鼓之故动,《经》谓'风淫末疾'者此也。亦有头动而手足不动者,盖头乃诸阳之首,木气上冲,故头独动而手足不动,散于四末,则手足动而头不动也。皆木气太过,而兼火之化也。木之畏在金,金者土之子,土为木克,何暇生金。《素问》曰:肝,一阳也;心,二阳也;肾,孤脏也。一水不能胜二火。由是木挟火势而寡于畏,反侮所不胜,直犯无惮,《难经》谓木横乘金者是也。此病壮年鲜有,中年以后乃有之,老年尤多。夫老年阴血不足,少水不能灭盛火,极为难治,前哲略不及之,惟张戴人治新寨马叟,作木火兼痰而治,得效。遇此症者,当参酌厥旨,而运其精思云。"

《证治准绳·幼科集之六·心脏部四·痘疮》:"寒战而振振摇动,风之众也,火气冲物亦然。"

《寿世保元·卷一·五运主病》:"诸风掉眩,皆属肝木。掉,摇也。眩,昏乱旋运也,风主动故也。所以风气盛而头目眩晕者,由风木旺。必是金衰不能制木,而木复生火。风火皆属阳,多为兼化,阳主乎动,两动相搏,则为之旋转。故火本动也,焰得风自然旋转。"

《类经·二卷·阴阳类·阴阳应象》:"风胜则动(风胜者,为振掉摇动之病,即医和云风淫末疾之类)。"

《类经·十三卷·疾病类·病机》:"诸风掉眩皆属于肝矣,若木胜则四肢强直而为掉,风动于上而为眩,脾土受邪,肝之实也;木衰则血不养筋而为掉,气虚于上而为眩,金邪乘木,肝之虚也。""岐伯曰:诸风掉眩,皆属于肝。(风类不一,故曰诸风。掉,摇也。眩,运也。风主动摇,木之化也,故属于肝。其虚其实,皆能致此。如发生之纪,其动掉眩巅疾,厥阴之复,筋骨掉眩之类者,肝之实也。又如阳明司天,掉振鼓栗,筋痿不能久立者,燥金之盛,肝受邪也;太阴之复,头顶痛重而掉瘛尤甚者,木不制土,湿气反胜,皆肝之虚也。故'卫气'篇曰:下虚则厥,上虚则眩。亦此之谓)"

《类经·十五卷·疾病类·肾风风水》:"然既非外感,而《经》曰诸暴强直皆属于风,诸风掉眩皆属于肝,何也?盖肝为东方之脏,其藏藏血,其主风,血病则无以养筋,筋病则掉眩强直之类,诸变百出,此皆肝木之化,故云皆属于风。谓之属者,以五气各有所主,如诸湿肿满皆属于脾之类,其义同也。"

《内经知要·卷下·病能》:"'至真要大论'曰:诸风掉眩,皆属于肝(诸风者,风病不一也。掉,摇动也。眩,昏花也。风木善动,肝家之症也,掉眩虽同,而虚实有别,不可不察焉)。"

《素问经注节解·外篇·卷之五·至真要大论》:"帝曰:愿闻病机何如?岐伯曰:诸风掉眩,皆属于肝。([按]张景岳曰:风类不一,故曰诸风。掉,摇也。眩,运也。风主动摇,木之化也,故属于肝。其虚其实,皆能致此。如发生之纪,其动掉眩巅疾,厥阴之复,筋骨掉眩之类者,肝之实也。又如阳明司天,掉振鼓栗,筋痿不能久立者,燥金之盛,肝受邪也。太阴之复,头顶痛重而掉瘛尤甚者,木不制土,湿气反胜,皆肝之虚也。故'卫气'

篇曰：下虚则厥，上虚则眩。亦此之谓。）"

《证治汇补·卷之一·提纲门·火症》："掉眩瘛疭，胁痛目赤，肝火动也。"

《张氏医通·卷六·诸风门·颤振》："盖木盛则生风生火，上冲于头，故头为颤振。若散于四末，则手足动而头不动也。"

《张氏医通·卷十一·婴儿门上·摇头便血》："《经》曰：诸风掉眩，皆属于肝。肝属木，木得风则摇动，乃肝经火盛而生虚风也。"

《黄帝素问直解·卷之八·至真要大论第七十四篇》："岐伯曰：诸风掉眩，皆属于肝。诸风而头目掉眩，病皆属于肝，风气通于肝也。"

《顾松园医镜·卷四·乐集·病机》："诸风掉眩，皆属于肝；诸风者，风病不一也。掉，摇动也；眩，昏花也。风木善动，肝家之症也。掉眩虽同，而虚实有别，不可不察也。"

《金匮翼·卷六·颤振》："颤振，手足动摇，不能自主，乃肝之病，风之象，而脾受之也。肝应木，木主风，风为阳，阳主动；脾应土，土主四肢，四肢受气于脾者也。土气不足，而木气鼓之，故振之动摇，所谓风淫末疾者是也。［按］手足为诸阳之本，阳气不足，则四肢不能自主，而肝风得以侮之。肝应木，热生风，阴血衰则热而风生焉。故犯此症者，高年气血两虚之人，往往有之，治之极难奏功。"

《松峰说疫·卷之二·论治·瘟症杂症治略》："头为诸阳之会，阳脉有乘，则头为之动摇。《经》曰：诸风掉眩，皆属肝木。多因风火上乘所致，风木动摇之象也。"

3. 热极生风论

《医碥·卷之一·杂症·恶寒》："热盛于里，火能生风，冲突元气，气从火散，故凛凛而寒，甚则振颤，鼓颔咬牙，战栗如伤神守。"

《医述·卷十·杂证汇参·肝风》："《经》云：诸风掉眩，皆属于肝。肝主风，风主动。脾主四肢，四肢者，诸阳之本，木气鼓之，故动，所谓风淫末疾也。此证在壮年，属热极生风。"

《六因条辨·卷上·春温条辨第九》："春温舌黑神昏，烦躁咬牙，手足振颤，时或抽搐，此热极风生，已成痉厥。"

《六因条辨·卷中·冬温条辨第八》："冬温烦热，舌绛而干，斑疹显透，神迷妄笑，寻衣摸床，手足振颤，此阴伤风动。"

《六因条辨·卷中·伏暑条辨第九》："伏暑舌焦，尖绛昏谵，妄笑脉促，斑紫，肢体振颤，此邪已入血，热动风生。"

《六因条辨·卷下·斑疹条辨第七》："斑疹舌黑昏谵，斑紫或黑，手足振颤，此血热已极，内闭外脱。"

4. 血虚生风论

《张氏医通·卷十一·妇人门下·产后》："产后颤振，乃气血亏损，虚火益盛而生风也。"

《类证普济本事方释义·卷第十·治妇人诸疾》："妇人患头风者，十居其半，每发必掉眩，如在舟车上。盖因血虚，肝有风邪袭之耳。《素问》云：徇蒙招摇，目眩耳聋，上虚下实，过在足少阳、厥阴，甚则归肝，盖谓此也。"

《医述·卷十·杂证汇参·肝风》："《经》云：诸风掉眩，皆属于肝。肝主风，风主动。脾主四肢，四肢者，诸阳之本，木气鼓之，故动，所谓风淫末疾也……病后、老年，属血液衰少，不能营养故也。（《张氏医通》）"

《秘珍济阴·卷之三·产后门·产后中风》："诸风振掉，皆属肝木。肝为血海，胞之主也。产后去血过多，肝气暴虚，内则不能养神，外则不能养筋，以致神昏气少，汗出肤冷，眩晕卒倒，手足瘛疭，此肝虚生风，风自内生者也。"

二、气血失调论

瘀血阻滞经脉，影响气血运行，致筋脉肌肉失养而颤；或气血亏虚，筋脉不得荣养，失于自持，而生颤证。

1. 血行失调

《医门法律·卷六·虚劳门·虚劳论》："夫男子平人，但知纵欲劳精，抑孰知阴精日损，饮食无味，转劳转虚，转虚转劳，脉从内变，色不外华，津液衰而口渴小便少。甚则目瞑衄血，阴精不交自走，盗汗淋漓，身体振摇，心胆惊怯者比比然也。故血不化精，则血痹矣。血痹则新血不生，并素有之血，亦瘀积不行。"

《类证治裁·卷之六·腰脊腿足痛论治》："血虚者足不任地，行则振掉，脉细弱。"

2. 气血失调

《古今医统大全·卷之十三·伤寒门（上）·

证候》:"伤寒振者,森然欲寒,耸然欲动是也,近乎战也,皆责其虚寒,下后复发汗,必振寒,表里俱虚也。亡血家发汗,寒栗而振者,血气俱虚也,其振欲仆地。有身为之振摇者,皆发汗过多亡阳,经虚不能自主持,故身振摇也。"

《伤寒论纲目·卷二·振战栗》:"凡战者,大抵气血俱虚,不能荣养筋骨,故为之振摇而不能主持也。"

《新订痘疹济世真诠·二集·发热求情合论》:"发热之际,时时恶寒,身振振摇动,如疟状者,其人卫气必虚,荣血亦弱,不能逼毒快出,致毒气与正相争,主温中益气加减升发。"

《望诊遵经·卷下·诊足望法提纲》:"振掉者,血气俱虚。"

三、脏腑失调论

颤证多与肝木相关,但其他脏腑功能失调亦可导致颤证。如肺虚生寒,易受风邪,而发颤证;肾精亏虚,水不涵木,下虚则高摇;脾主四肢,脾土虚而风木盛,故生振颤。

1. 肺气不足

《太平圣惠方·卷第六·治肺虚补肺诸方》:"夫肺为华盖,覆于诸脏,生寒,寒则阴气盛。阴气盛则声嘶,语言用力,颤掉缓弱,少气不足,咽中干,无津液,虚寒之气,恐怖不乐,咳嗽及喘,鼻有清涕,皮毛焦枯,诊其脉沉缓者,此是肺虚之候也。"

《太平圣惠方·卷第六·治肺脏中风诸方》:"夫肺中风,由腠理开疏,气血虚弱,风邪所侵,攻于脏腑也。肺主于气,气为卫,卫为阳,阳气行于表,荣华于皮肤。若卫气虚少,风邪相搏,则胸满短气,冒闷汗出,嘘吸颤掉,语声嘶塞,身体沉重,四肢萎弱,其脉浮数者,是肺脏中风之候也。"

《圣济总录·卷第一十三·劳风》:"《内经》曰:劳风法在肺下,其为病也,使人强上冥视,唾出若涕,恶风而振栗。夫劳风之病,肾劳则根虚于下,《经》所谓根弱则茎叶枯矣。故目视不明,而背反强也;然肾之脉入肺中,故因皮毛感风而振栗也;肾主唾,故津液凝结,唾如涎。治之以救其俯仰者,戒其劳动也。所以谓之劳风者如此。"

《严氏济生方·卷七·五脏门·肺大肠虚实论治》:"方其虚也,虚则生寒,寒则声嘶,语言用力,颤掉缓弱,少气不足,咽中干无津液,虚寒乏气,恐怖不乐,咳嗽及喘,鼻有清涕,皮毛焦枯,诊其脉沉缓者,是肺虚之候也。"

《普济方·卷二十六·肺脏门·肺虚》:"夫右手寸口气口以前脉阴虚者,手太阴经也,名曰肺虚冷。盖虚则生寒,寒则阴气盛,阴气盛则声嘶,语言用力,颤掉缓弱,少气不足,咽中干,无津液,寒虚乏气,恐怖不乐,咳嗽及喘,鼻有清涕,皮毛焦枯,诊其脉沉缓。此是肺虚之候,虚则宜补也。"

《奇效良方·卷之一·风门·肺脏中风》:"岐伯曰:以秋庚辛中于邪者为肺风。由腠理开疏,正气虚怯,风邪所侵,攻于腑脏也。肺主气,气为卫,卫为阳,阳气行于表,循于皮肤。若卫气虚少,风邪相搏,则胸满短气,谓金木相制,肝肺相克,冒闷汗出,嘘吸颤掉,语声嘶塞,身体沉重,四肢痿弱,其脉浮弦者,是肺脏中风也。"

2. 肾精亏虚

《圣济总录·卷第五十二·肾脏虚损骨痿羸瘦》:"论曰:肾脏虚损,骨痿羸瘦者,盖骨属于肾,肾若虚损,则髓竭骨枯,阳气既衰,身体无以滋养。所以骨痿、肌肤损削而形羸瘦也。《经》曰:骨者髓之府,不能久立,行则振掉,骨将惫矣,此之谓也。"

《赤水玄珠·第十四卷·颤振门》:"生生子曰:颤振者非寒禁鼓栗,乃木火上盛,肾阴不充,下虚上实,实为痰火,虚则肾亏,法则清上补下。"

《类经·十八卷·疾病类·失守失强者死》:"骨者髓之府,不能久立,行则振掉,骨将惫矣。(髓充于骨,故骨为髓之府。髓空则骨弱无力,此肾脏之失强也)。"

《医碥·卷之四·杂症·颤振》:"颤,摇也;振,战动也。亦风火摇撼之象,由水虚而然(水主静,虚则风火内生而动摇矣)。"

3. 脾胃不足

《校注妇人良方·卷三·妇人颤振方论第八》:"黄帝曰:人之颤者,何气使然?岐伯曰:胃气不实则诸脉虚,诸脉虚则筋脉懈堕,筋脉懈堕则行阴,用力不复故为颤,因其所在补分肉间。"

《静香楼医案·上卷·内风门》:"四肢禀气于脾胃,脾胃虚衰,无气以禀,则为振颤。土虚木必摇,故头运也。"

《医碥·卷之四·杂症·颤振》:"风木盛则脾

土虚,脾为四肢之本,四肢乃脾之末,故曰风淫末疾(有头摇动而手足不动者,木气上冲也)。"

《金匮翼·卷六·颤振》:"颤振,手足动摇,不能自主,乃肝之病,风之象,而脾受之也。肝应木,木主风,风为阳,阳主动;脾应土,土主四肢,四肢受气于脾者也。土气不足,而木气鼓之,故振之动摇,所谓风淫末疾者是也。[按]手足为诸阳之本,阳气不足,则四肢不能自主,而肝风得以侮之。肝应木,热生风,阴血衰则热而风生焉。故犯此症者,高年气血两虚之人,往往有之,治之极难奏功。"

【辨病证】

颤证的辨证首先应辨别其症状,明确颤证与瘛疭等病的区别。其次辨别其外感、内伤、经络脏腑等。

一、辨症状

颤证与瘛疭等病症状相似,应作以区分。颤证动摇之象较缓,颤动而不伸屈,无凛栗之状。

《医学纲目·卷之十一肝胆部·破伤风·颤振》:"颤,摇也;振,动也。风火相乘,动摇之象,比之瘛疭,其势为缓。""背战摇振动轻利而不痿弱,比之中风弹曳牵动重迟者,微有不同。"

《保婴撮要·卷十六·颤振》:"颤振与瘛疭相类,瘛疭则手足牵引,或伸或屈,颤振则但颤动而不伸屈也。"

《古今医统大全·卷之三十九·颤振候》:"颤振与瘛疭相类,但瘛疭则手足牵引而或屈或伸;颤振则但战栗瞤动而不屈伸是也。"

《医述·卷十·杂证汇参·惊恐怔忡》:"颤振,有谓作诸禁鼓栗者,非也。诸禁鼓栗,乃斗牙战摇,似寒而实热也。颤振乃兼木气而言,惟手足肘前战动,外无凛栗之状。(孙一奎)"

二、辨症候

(一)辨外感内伤

颤证有外感内伤之别,外感有风、寒、暑、热之不同,以风邪为主,内伤则有失血、劳倦之异。

《太平圣惠方·卷第六·治肺脏中风诸方》:"夫肺中风,由腠理开疏,气血虚弱,风邪所侵,攻于脏腑也。肺主于气,气为卫,卫为阳,阳气行于表,荣华于皮肤。若卫气虚少,风邪相搏,则胸满短气,冒闷汗出,嘘吸颤掉,语声嘶塞,身体沉重,四肢萎弱,其脉浮数者,是肺脏中风之候也。"

《圣济总录·卷第一十三·劳风》:"《内经》曰:劳风法在肺下,其为病也,使人强上冥视,唾出若涕,恶风而振寒。夫劳风之病,肾劳则根虚于下。《经》所谓'根弱则茎叶枯'矣,故目视不明,而背反强也,然肾之脉入肺中,故因皮毛感风而振栗也。肾主唾,故津液凝结,唾如涎,治之以救其俯仰者,戒其劳动也。所以谓之劳风者如此。"

《圣济总录·卷第五十二·肾脏虚损骨痿羸瘦》:"论曰:肾脏虚损,骨痿羸瘦者,盖骨属于肾,肾若虚损,则髓竭骨枯,阳气既衰,身体无以滋养。所以骨痿、肌肤损削而形羸瘦也。《经》曰:骨者髓之府。不能久立,行则振掉,骨将惫矣,此之谓也。"

《圣济总录·卷第一百八十六·补虚治风》:"论曰:风者百病之始,清净则肉腠闭拒,虽有大风苛毒,弗之能害,体虚之人,本脏亏耗,风邪易乘,其证或心神惊悸,手足颤掉,筋脉拘急。凡此之类,皆因虚挟风所致,法宜于补药中,加以治风之剂。"

《校注妇人良方·卷三·妇人颤振方论第八》:"黄帝曰:人之颤者,何气使然?岐伯曰:胃气不实则诸脉虚,诸脉虚则筋脉懈堕,筋脉懈堕则行阴,用力不复故为颤,因其所在补分肉间。"

《普济方·卷二百二十·诸虚门·补虚治风》:"夫风者,百病之始也,清净则肉腠闭拒,虽有大风奇毒弗之能害,体虚之人本脏亏耗,风邪易乘,其症或心神惊悸,手足颤掉,筋脉拘急。凡此之类,皆因虚挟风所致,法宜补药中加以治风之剂。"

《医门法律·卷六·虚劳门·虚劳论》:"夫男子平人,但知纵欲劳精,抑孰知阴精日损,饮食无味,转劳转虚,转虚转劳,脉从内变,色不外华,津液衰而口渴小便少。甚则目瞑衄血,阴精不交自走,盗汗淋漓,身体振摇,心胆惊怯者比比然也。故血不化精,则血瘀矣。血瘀则新血不生,并素有之血,亦瘀积不行。"

《秘珍济阴·卷之三·产后门·产后中风》:"诸风振掉,皆属肝木。肝为血海,胞之主也。产后去血过多,肝气暴虚,内则不能养神,外则不能养筋，以致神昏气少，汗出肤冷，眩晕卒倒，手足瘛疭，此肝虚生风，风自内生者也。"

《验方新编·卷九·妇人科产后门·产后肝虚风从内生》："诸风振掉，皆属肝木。肝为血海，胞中之主也。产后去血过多，肝气暴虚，内则不能养神，外则不能养筋，以致神昏气少，汗出身冷，眩晕卒倒，手足扯动，此肝虚风自内生者也。"

（二）辨虚实

颤证多属本虚标实，本为脏腑亏虚，气血不足，筋脉失养，标为风火等外邪为患。

《太平圣惠方·卷第六·治肺虚补肺诸方》："夫肺为华盖，覆于诸脏，生寒，寒则阴气盛。阴气盛则声嘶，语言用力，颤掉缓弱，少气不足，咽中干，无津液，虚寒之气，恐怖不乐，咳嗽及喘，鼻有清涕，皮毛焦枯，诊其脉沉缓者，此是肺虚之候也。"

《圣济总录·卷第一十三·劳风》："《内经》曰：劳风法在肺下，其为病也，使人强上冥视，唾出若涕，恶风而振寒。夫劳风之病，肾劳则根虚于下。《经》所谓根弱则茎叶枯矣，故目视不明，而背反强也，然肾之脉入肺中，故因皮毛感风而振栗也。肾主唾，故津液凝结，唾如涎，治之以救其俯仰者，戒其劳动也。所以谓之劳风者如此。"

《圣济总录·卷第五十二·肾脏虚损骨痿羸瘦》："论曰：肾脏虚损，骨痿羸瘦者，盖骨属于肾，肾若虚损，则髓竭骨枯，阳气既衰，身体无以滋养。所以骨痿、肌肤损削而形羸瘦也。《经》曰：骨者髓之府。不能久立，行则振掉，骨将惫矣，此之谓也。"

《圣济总录·卷第一百八十六·补虚治风》："论曰：风者百病之始，清净则肉腠闭拒，虽有大风苛毒，弗之能害，体虚之人，本脏亏耗，风邪易乘，其证或心神惊悸，手足颤掉，筋脉拘急。凡此之类，皆因虚挟风所致，法宜于补药中，加以治风之剂。"

《严氏济生方·卷七·五脏门·肺大肠虚实论治》："肺者，手太阳之经，位居西方，属乎庚辛金，为五脏之华盖，其气象天，其候胸中之气，布清气于皮肤，其政凉，其令肃，其主魄，是肺之司化也，与手阳明大肠之经相为表里。贵无偏胜之患，或因叫呼，或过食煎爆，或饮酒过度，或饥饱失宜，因其虚实，由是寒热见焉。方其虚也，虚则生寒，寒则声嘶，语言用力，颤掉缓弱，少气不足，咽中干无津液，虚寒乏气，恐怖不乐，咳嗽及喘，鼻有清涕，皮毛焦枯，诊其脉沉缓者，是肺虚之候也。"

《普济方·卷二十六·肺脏门·肺虚》："夫右手寸口气口以前脉阴虚者。手太阴经也，名曰肺虚冷，盖虚则生寒，寒则阴气盛，阴气盛则声嘶，语言用力，颤掉缓弱，少气不足，咽中干，无津液，寒虚乏气，恐怖不乐，咳嗽及喘，鼻有清涕，皮毛焦枯，诊其脉沉缓。此是肺虚之候也，虚则宜补也。"

《医灯续焰·卷十六·小儿脉证第七十八》："肝病，主诸风颤掉。实则目直叫呼，胁痛项急，呵欠顿闷，二便闭塞。虚则咬牙多欠，目闭羞明。"

（三）辨经络

在传统的经络辨证中，颤证常与足厥阴肝经、足太阴脾经及督脉相关。

《普济方·卷一百九十八·诸疟门·足厥阴肝疟》："夫《经》谓足厥阴肝疟，在经则令人腰疼小腹满，小便不利，如癃状，非癃也，数便，意欲恐惧，气不足，腹中悒悒；在藏则令人色苍苍然，太息，其状若死者，俱刺足厥阴。盖足厥阴之脉循阴器，客之则小腹满小便不利，肝为将军之官，谋虑出焉，故病则恐惧不足也；苍苍者肝之色也，宜察其经络脏腑而治之。治肝疟，颜色苍苍，颤掉气喘，积年不瘥，鳖甲丸等方主之。"

《类经·七卷·经络类·十五别络病刺》："督脉之别，名曰长强，挟膂上项，散头上，下当肩胛左右，别走太阳，入贯膂。实则脊强，虚则头重高摇之，挟脊之有过者，取之所别也。（督脉之络名长强，在尾骶骨端，别走任脉足少阴者也。此经上头项走肩背，故其所病如此。头重高摇之，谓力弱不胜而颤掉也。治此者，当取所别之长强。膂音吕）"

《类证普济本事方释义·卷第十·治妇人诸疾》："妇人患头风者，十居其半，每发必掉眩，如在舟车上。盖因血虚，肝有风邪袭之耳。《素问》云：徇蒙招摇，目眩耳聋，上虚下实，过在足少阳、厥阴，甚则归肝，盖谓此也。"

（四）辨脏腑

"诸风掉眩，皆属于肝"。颤证主要与肝相关，但其他脏腑失常亦可引起颤证，如脾胃虚弱，肺气不足，肾精亏虚等。

1. 肝风动

《普济方·卷四·方脉总论·病机论》："诸风

掉眩,皆属于肝。少虑无怒,风胜则动,肝者。罢极之本,魂之藏也。其华在爪,其充在筋。以生血气,其味酸,其色苍,为将军之官,谋虑出焉。此为阴中之少阳,通于春气,其脉弦。王注曰:肝有六大叶、一小叶。如木甲坼之状,《经》所谓其用为动,火乃木之为动,火太过之政亦为动。盖火木之主暴速,所以掉眩也。掉,摇也;眩,昏乱也,旋运皆生风故也。是以风火皆属阳,阳主动,其为病也。胃脘当心痛,上支两胁,膈咽不通,食饮不下。甚则耳鸣眩转,目不识人,善暴僵仆,里急缩戾,胁痛呕泄,甚则掉眩癫疾。"

《赤水玄珠·第十四卷·颤振门》:"生生子曰:颤振者非寒禁鼓栗,乃木火上盛,肾阴不充,下虚上实,实为痰火,虚则肾亏,法则清上补下。"

《医旨绪余·上卷·颤振》:"有谓作诸禁鼓栗者,非也。诸禁鼓栗,乃斗牙战摇,似寒而实热也。夫颤振,乃兼木气而言,惟手足肘前战动,外无凛栗之状。生生子曰:颤振者,人病手足摇动,如抖擞之状,筋脉约束不住,而莫能任持,风之象也。《内经》云:诸风掉眩,皆属肝木。木主风,风为阳气,阳主动,此木气太过,而克脾土。脾主四肢,四肢者,诸阳之末,木气鼓之故动,《经》谓'风淫末疾'者此也。亦有头动而手足不动者,盖头乃诸阳之首,木气上冲,故头独动而手足不动,散于四末,则手足动而头不动也。皆木气太过,而兼火之化也。木之畏在金,金者土之子,土为木克,何暇生金。《素问》曰:肝,一阳也,心,二阳也,肾,孤脏也。一水不能胜二火。由是木挟火势而寡于畏,反侮所不胜,直犯无惮,《难经》谓木横乘金者是也。此病壮年鲜有,中年以后乃有之,老年尤多。夫老年阴血不足,少水不能灭盛火,极为难治,前哲略不及之,惟张戴人治新寨马叟,作木火兼痰而治,得效。遇此症者,当参酌厥旨,而运其精思云。"

《寿世保元·卷一·五运主病》:"诸风掉眩,皆属肝木。掉,摇也;眩,昏乱旋运也,风主动故也。所以风气盛而头目眩晕者,由风木旺。必是金衰不能制木,而木复生火。风火皆属阳,多为兼化,阳主乎动,两动相搏,则为之旋转。故火本动,焰得风自然旋转。"

《类经·十三卷·疾病类·病机》:"诸风掉眩皆属于肝矣,若木胜则四肢强直而为掉,风动于上而为眩,脾土受邪,肝之实也;木衰则血不养筋而为掉,气虚于上而为眩,金邪乘木,肝之虚也。"

《素问经注节解·外篇卷之五·至真要大论》:"帝曰:愿闻病机何如?岐伯曰:诸风掉眩,皆属于肝。([按]张景岳曰:风类不一,故曰诸风。掉,摇也;眩,运也。风主动摇,木之化也,故属于肝。其虚其实,皆能致此。如发生之纪,其动掉眩巅疾,厥阴之复,筋骨掉眩之类者,肝之实也。又如阳明司天,掉振鼓栗,筋痿不能久立者,燥金之盛,肝受邪也。太阴之复,头顶痛重而掉瘛尤甚者,木不制土,湿气反胜,皆肝之虚也。故'卫气'篇曰:下虚则厥,上虚则眩。亦此之谓。)"

《证治汇补·卷之一·提纲门·火症》:"掉眩瘛疭,胁痛目赤,肝火动也。"

《张氏医通·卷六·诸风门·颤振》:"盖木盛则生风生火,上冲于头,故头为颤振。若散于四末,则手足动而头不动也。"

《金匮翼·卷六·颤振》:"颤振,手足动摇,不能自主,乃肝之病,风之象,而脾受之也。肝应木,木主风,风为阳,阳主动;脾应土,土主四肢,四肢受气于脾者也。土气不足,而木气鼓之,故振之动摇,所谓风淫末疾者是也。[按]手足为诸阳之本,阳气不足,则四肢不能自主,而肝风得以侮之。肝应木,热生风,阴血衰则热而风生焉。故犯此症者,高年气血两虚之人,往往有之,治之极难奏功。"

《松峰说疫·卷之二·论治·瘟症杂症治略·摇头》:"头为诸阳之会,阳脉有乘,则头为之动摇。《经》曰:诸风掉眩,皆属肝木。多因风火上乘所致,风木动摇之象也。"

2. 脾胃虚衰

《校注妇人良方·卷三·妇人颤振方论第八》:"黄帝曰:人之颤者,何气使然?岐伯曰:胃气不实则诸脉虚,诸脉虚则筋脉懈堕,筋脉懈堕则行阴,用力不复故为颤,因其所在补分肉间。"

《静香楼医案·上卷·内风门》:"四肢禀气于脾胃,脾胃虚衰,无气以禀,则为振颤。土虚木必摇,故头运也。"

《医碥·卷之四·杂症·颤振》:"风木盛则脾土虚,脾为四肢之本,四肢乃脾之末,故曰风淫末疾。(有头摇动而手足不动者,木气上冲也)。"

3. 肺气虚

《太平圣惠方·卷第六·治肺虚补肺诸方》："夫肺为华盖,覆于诸脏,生寒,寒则阴气盛。阴气盛则声嘶,语言用力,颤掉缓弱,少气不足,咽中干,无津液,虚寒之气,恐怖不乐,咳嗽及喘,鼻有清涕,皮毛焦枯,诊其脉沉缓者,此是肺虚之候也。"

《太平圣惠方·卷第六·治肺脏中风诸方》："夫肺中风,由腠理开疏,气血虚弱,风邪所侵,攻于脏腑也。肺主于气,气为卫,卫为阳,阳气行于表,荣华于皮肤。若卫气虚少,风邪相搏,则胸满短气,冒闷汗出,嘘吸颤掉,语声嘶塞,身体沉重,四肢萎弱,其脉浮数者,是肺脏中风之候也。"

《严氏济生方·卷七·五脏门·肺大肠虚实论治》："肺者,手太阳之经,位居西方,属乎庚辛金,为五脏之华盖,其气象天,其候胸中之气,布清气于皮肤,其政凉,其令肃,其主魄,是肺之司化也,与手阳明大肠之经相为表里。贵无偏胜之患,或因叫呼,或过食煎爆,或饮酒过度,或饥饱失宜,因其虚实,由是寒热见焉。方其虚也,虚则生寒,寒则声嘶,语言用力,颤掉缓弱,少气不足,咽中干无津液,虚寒乏气,恐怖不乐,咳嗽及喘,鼻有清涕,皮毛焦枯,诊其脉沉缓者,是肺虚之候也。"

《普济方·卷二十六·肺脏门·肺虚》："夫右手寸口气口以前脉阴虚者,手太阴经也,名曰肺虚冷,盖虚则生寒,寒则阴气盛,阴气盛则声嘶,语言用力,颤掉缓弱,少气不足,咽中干,无津液,寒虚乏气,恐怖不乐,咳嗽及喘,鼻有清涕,皮毛焦枯,诊其脉沉缓。此是肺虚之候,虚则宜补也。"

4. 肾虚损

《圣济总录·卷第一十三·劳风》："《内经》曰:劳风法在肺下,其为病也,使人强上冥视,唾出若涕,恶风而振寒。夫劳风之病,肾劳则根虚于下,《经》所谓根弱则茎叶枯矣。故目视不明,而背反强也,然肾之脉入肺中,故因皮毛感风而振栗也。肾主唾,故津液凝结,唾如涎,治之以救其俯仰者,戒其劳动也。所以谓之劳风者如此。"

《圣济总录·卷第五十二·肾脏虚损骨痿羸瘦》："论曰:肾脏虚损,骨痿羸瘦者,盖骨属于肾,肾若虚损,则髓竭骨枯,阳气既衰,身体无以滋养。所以骨痿、肌肤损削而形羸瘦也。《经》曰:骨者髓之府,不能久立,行则振掉,骨将惫矣,此之谓也。"

三、辨色脉

通过望诊和切诊收集患者的色、脉,对于颤证的辨证具有重要意义。

《普济方·卷二十六·肺脏门·肺虚》："夫右手寸口气口以前脉阴虚者,手太阴经也,名曰肺虚冷,盖虚则生寒,寒则阴气盛,阴气盛则声嘶,语言用力,颤掉缓弱,少气不足,咽中干,无津液,寒虚乏气,恐怖不乐,咳嗽及喘,鼻有清涕,皮毛焦枯,诊其脉沉缓。"

《张氏医通·卷六·诸风门·颤振》："颤振之脉,小弱缓滑者可治,虚大急疾者不治。间有沉伏涩难者,必痰湿结滞于中之象。凡久病脉虚,宜于温补。暴病脉实,宜于峻攻。若久病而脉反实大,暴病而脉反虚弱,决无收功之理也。"

《金匮启钥(妇科)·卷二·癥瘕论》："颤振系胃虚有痰,其脉必细弱而滑。因湿热积滞而生,其脉必浮数而滑。肝实热者脉洪数,肝虚热者脉细数,金克木者脉微弱。血风之脉,十九虚微浮数。烦闷之诊不实,多沉细带滑。血风攻脾,大抵虚弱中见浮紧,而或沉细,血虚不食,大抵微细,中带弦滑,而或空浮。"

《类证治裁·卷之六·腰脊腿足痛论治》："血虚者足不任地,行则振掉,脉细弱。"

四、辨吉凶

《张氏医通·卷六·诸风门·颤振》："颤振之脉,小弱缓滑者可治,虚大急疾者不治。"

【论治法】

一、概论

颤证多分虚实寒热之不同。实则多见肝木实热,实热积滞,痰涎壅滞等;虚则多见脏腑虚损,气血亏损等。其病变过程较为复杂,临床常见虚实错杂,寒热互见,因此在辨证时,应全面分析。

《校注妇人良方·卷三·妇人颤振方论第八》："治法若肝木实热,用泻青丸。肝木虚热,用六味丸。肺金克肝木,用泻白散。肝木虚弱,用逍遥散加参、术、钩藤钩。脾血虚弱,用六君子加芎、归、钩藤钩。胃气虚弱,用补中益气汤加钩藤钩。

若产后颤振,乃气血亏损,虚火益盛而生风也,切不可以风为论,必当大补,斯无误矣。"

《古今医统大全·卷之三十九·颤振候·治法》:"治颤振以参、术补虚,茯苓、半夏行痰饮。肾虚者,青盐丸;如实热积滞而颤振者,子和之法治之,及仲景藜芦甘草之类。仲景云:病人常以手指臂动身体瞤瞤者,藜芦甘草汤主之。《纲目》:人常抽掣而战掉,至于盏物不举,以治痰茯苓丸服之立愈,又治臂痛如神。"

《证治准绳·女科卷之二·杂症门上·颤振》:"《医学纲目》云:颤振与瘛疭相类,瘛疭则手足牵引而或伸或屈,颤振则但颤动而不伸屈也。胃虚有痰,用参、术以补气,茯苓、半夏以行痰;如实热积滞,用张子和三法。"

《张氏医通·卷六·诸风门·颤振》:"《经》曰:诸风掉眩,皆属于肝。若肝木实热,泻青丸;肝木虚热,六味丸;肝木虚弱,逍遥散加参、术、钩藤;挟痰,导痰汤加竹沥;脾胃虚弱,六君子汤加芎、归、钩藤;卫虚多汗恶寒,加黄芪二钱、附子五分;脾虚,补中益气加钩藤;心血虚少而振,平补正心丹;心气虚热而振,本方去肉桂、山药、麦冬、五味,加琥珀、牛黄、黄连,名琥珀养心丹;心虚挟痰而振,本方去龙齿、肉桂、山药、麦冬、五味,加琥珀、川芎、胆星、麝香、甘草,为秘方补心丹;心虚挟血而振,龙齿清魂散;肾虚而行步振掉者,八味丸、十补丸选用;实热积滞,可用汗吐下法。"

《医碥·卷之四·杂症·颤振》:"颤,摇也;振,战动也。亦风火摇撼之象,由水虚而然(水主静,虚则风火内生而动摇矣)。风木盛则脾土虚,脾为四肢之本,四肢乃脾之末,故曰风淫末疾。(有头摇动而手足不动者,木气上冲也)风火盛而脾虚,则不能行其津液,而痰湿亦停聚,当兼去痰。子和治马叟,风搐三年,掉颤抖搜之甚,如线引傀儡,以防风通圣散汗之,继服涌剂吐痰一二升,又下行五七次,数日又再涌去痰三四升,又下数行乃愈。但觉极寒,盖卫气未复也,以散风导气药调之。不用温热,恐又动火故也。风火交盛者,摧肝丸。气虚者,参术汤。(气虚不能周,四肢为虚风所鼓故动)。心血虚者,补心丸。挟痰,导痰汤加竹沥。老人战振,定振丸。"

《杂病广要·卷十六·脏腑类·癫狂》:"有气虚而振,用参术汤补之(系异功散加黄芪,甚者加附子)。心虚而振,用补心丸养之(用归、甘、参、生地、远志、酸枣、柏仁、朱砂、金箔、麝、琥、茯、芎、菖、胆南星)。挟痰,用导痰汤加竹沥。有实热积滞而振,宜吐下之可也。若老人战动,宜定振丸。(《统旨》)(定振丸用四物汤及天麻、秦艽、全蝎、细辛、荆、防、术、芪、威灵仙)"

《医辨·卷之下·颤振》:"颤,摇也;振,动也。筋脉约束不佳,而莫能任持,风之象也。气虚而振,参术汤补之。心虚而振,补心丸养之。挟痰,导痰汤加竹沥。老人战振,宜定振丸。"

二、产后颤证论治

产后颤证有气血亏损,血虚风热,血虚兼寒,血虚兼滞的不同,应分别论治。产后颤证不可以风为论,而当以"补"为首要治法。

《校注妇人良方·卷三·妇人颤振方论第八》:"若产后颤振,乃气血亏损,虚火益盛而生风也。切不可以风为论,必当大补,斯无误矣。"

《张氏医通·卷十一·妇人门下·产后》:"产后颤振,乃气血亏损,虚火益盛而生风也,切不可以风为治,急用十全大补,温补气血为主。如小产后半身肉颤,半身汗出,亦宜上法。若产后不省人事,口吐涎沫而颤振或瘛疭者,当归补血汤加荆芥穗,豆淋酒煎服。妇人胎前产后颤振瘛疭,逍遥、归脾、小柴胡、补中皆可选用。"

《类证治裁·卷之八·产后论治》:"产后颤振,气血虚而生风也,急用十全大补汤。"

三、熄风平肝

颤证的发生以肝风内动最为常见,对于肝风内动导致的颤证,则应以熄风定惊为主要的治疗方法。

《幼科发挥·卷之二·慢惊有三因》:"肝主风,急惊风,搐搦振掉,肝之本经气动所生也,当急治之。得心热则发,宜泻青丸,用导赤散煎汤送下而愈。初发搐昏睡不醒,或掐人中,或掐大陵,或灸中冲,待其醒而药之。"

《症因脉治·卷二·眩晕总论·外感眩晕》:"左脉躁疾,厥阳掉眩者,柴胡清肝饮。"

《医碥·卷之三·杂症·头痛》:"头摇掉眩属风热,风火主动也,羌活、川芎、白芷、藁本、苍术、细辛、甘草、天麻。若因肝肾二经血亏,致火炎生风,须养血。"

《六因条辨·卷上·春温条辨第九》:"春温舌黑神昏,烦躁咬牙,手足振颤,时或抽搐,此热极风生,已成痉厥。宜用东洋参、鲜生地、元参心、连翘心、鲜石斛、羚角、钩藤、石决明、白芍、鲜菖蒲等味,扶正熄风也。"

四、补虚

颤证除实证所致外,余皆为虚损证,当行补益治法。根据其具体特点,又可分为温补法、补气养血法、补脾法和清补法。

1. 温补

《丹溪手镜·卷之上·振》:"发汗过多亡阳,经虚不能自主持,故身为振摇也,宜茯苓桂枝甘草白术汤;有振振欲擗地者,真武汤主之,二者皆温经益阳滋血助气。"

《新订痘疹济世真诠·二集·发热求情合论》:"发热之际,时时恶寒,身振振摇动,如疟状者,其人卫气必虚,荣血亦弱,不能逼毒快出,致毒气与正相争,主温中益气加减升发。[按]素质阳虚阴盛之人,常多此候,即宜重用温补。亦有邪火外射,化而为寒,虽本来气血虚弱,亦不可遽投辛热,须凭脉证分别之。"

2. 补气养血

《西塘感症·感症变病·战振栗》:"振者,责其虚寒。虚则不至于争,故振耸耳。战者,为正与邪争,争则股栗而战矣。战虽重于振,而栗重于战也。战者正气胜,栗者邪气胜也。皆邪正之相争也,大抵气血俱虚,不有荣养筋骨,故为之振摇,而不能主持也。须大补气血,人参养荣汤,或加味人参养荣汤。若身摇不得眠者,十味温胆汤,倍加人参,或加味温胆汤。"

《医碥·卷之三·杂症·头痛》:"头摇掉眩属风热,风火主动也,羌活、川芎、白芷、藁本、苍术、细辛、甘草、天麻。若因肝肾二经血亏,致火炎生风,须养血。"

《奉时旨要·卷七水属·腿痛大股痛膝痛》:"腿痛之症,有由于血虚,足不任地,行则振掉,宜六味丸加巴戟、续断、杜仲、鹿茸。"

3. 补脾

《不居集·上集卷之二·秦越人〈难经〉治虚损法·脾虚治法》:"脾虚者,面黄肌瘦,吐利清冷,腹胀肠鸣,四肢无力,饮食少进……手足颤振,筋惕肉𥆧似风,十全大补汤。"

4. 清补

《续名医类案·卷三十四(外科)·结核》:"一妇人项间结核,不时寒热,左目紧小,头项振掉,四肢抽搐,此肝火血虚风热也。用加味逍遥加钩藤,数剂,诸症渐愈。又用八珍汤,调理而痊。"

五、清热养阴

温病诸如冬温、伏暑,皆可见热极生风而致颤证,应以清热养阴为主要治疗方法。

《六因条辨·卷下·斑疹条辨第七》:"斑疹舌黑昏谵,斑紫或黑,手足振颤,此血热已极,内闭外脱。宜用固本汤,加犀角、元参、紫草、人中黄、至宝丹等味,养阴化斑也。"

《六因条辨·卷中·冬温条辨第八》:"冬温烦热,舌绛而干,斑疹显透,神迷妄笑,寻衣摸床,手足振颤,此阴伤风动,宜用炙甘草汤,去姜桂,加牡蛎、鲜石斛、鲜菖蒲等味,养阴却热也。"

《六因条辨·卷中·伏暑条辨第九》:"伏暑舌焦,尖绛昏谵,妄笑脉促,斑紫,肢体振颤,此邪已入血,热动风生。宜用犀角地黄汤,加元参心、连翘心、鲜石斛、鲜菖蒲、紫草、竹叶、至宝丹等味,凉血化邪也。"

【论用方】

一、常用治颤证方论

1. 论羚羊角散

《成方切用·卷十下·胎产门·羚羊角散》:"羚羊角之辛凉,以平肝火;防风独活之辛温,以散风邪;茯神、酸枣以宁神;当归、川芎以活血;杏仁、木香以利气;薏仁、甘草以调脾也。扶土所以抑木,故薏仁亦治筋急拘挛之证。"

2. 论茯苓桂枝白术甘草汤

《证治准绳·伤寒卷五·合病并病汗下吐后等病·振战栗》:"太阳伤寒,若吐若下后,心下逆满,气上冲胸,起则头眩,脉沉紧。发汗则动经,身为振振摇者,茯苓桂枝白术甘草汤主之。吐下后,里虚气上逆者,心下逆满,气上冲胸,表虚阳不足,起则头眩,脉浮紧,为邪在表。当发汗,脉沉紧,为邪在里,则不可发汗,则外动经络,损伤阳气,阳气外虚,则不能主持诸脉身,为振振摇也,与此汤以发汗和经益阳。阳不足者,补之以甘,茯苓、白术生津液,而益阳也。里气逆者,散之以辛,桂枝、甘草行阳散气。"

《绛雪园古方选注·上卷·和剂·苓桂术甘汤》:"此太阳、太阴方也,膀胱气钝则水蓄,脾不行津液则饮聚。白术、甘草和脾以运津液,茯苓、桂枝利膀胱以布气化,崇土之法,非但治水寒上逆,并治饮邪留结,头身振摇。"

《退思集类方歌注·五苓散类·苓桂术甘汤》:"苓桂术甘(汤)蠲饮剂,崇脾以利膀胱气(膀胱气钝则水蓄,脾不行津液则饮聚。白术、甘草崇脾土以运津液,茯苓、桂枝利膀胱以布气化,则痰饮悉蠲矣)。饮邪上逆气冲胸,胸胁支满眩晕既(胸胁支满,头目眩晕,是痰饮之证)。病痰饮者药当温(病痰饮者,当以温药和之,此治痰饮要诀),水饮旋从小便去。(《金匮·痰饮篇》云:夫短气有微饮,当从小便去之,苓桂术甘汤主之,肾气丸亦主之。尤在泾《金匮要略心典》曰:气为饮抑则短,欲引其气,必蠲其饮。饮,水类也。治水必自小便去之。赵以德《金匮玉函经二注》曰:苓桂术甘汤主饮在阳,呼气之短;肾气丸主饮在阴,吸气之短。盖呼者出心肺,吸者出肾肝。茯苓入手太阴,桂枝入手少阴,皆轻清之剂,治其阳也;地黄入足少阴,山茱入足厥阴,皆重浊之剂,治其阴也。一证二方,岂无故哉)误汗动经身振摇,阳虚轻者斯能御(误汗动经,身振振摇,此亦阳虚而挟水饮之证,即真武证之轻者,故此法亦仿真武之意)。"

3. 论真武汤

《伤寒悬解·卷四·太太阳经中篇·真武汤证五》:"生姜降浊而止呕,苓术泄水而燥土,芍药清风而安振摇,附子温肾水以培阳根也。"

4. 论回阳救急汤

《医方集解·祛寒之剂第十·回阳救急汤》:"治三阴中寒,初病身不热,头不痛,恶寒战栗,四肢厥冷,引衣自盖,蜷卧沉重,腹痛吐泻,口中不渴,或指甲唇青,口吐涎沫,或无脉,或脉沉迟无力(初病无身热头痛,是无表证,邪不在阳也;恶寒厥逆,是寒中于里,阳气不宣于四肢,引衣自盖,蜷卧沉重,是寒中少阴也;腹痛吐泻,不渴,是寒中太阴也;指甲唇青,口吐涎沫,是寒中厥阴也。至于沉迟无脉,阴寒为已甚矣。战栗,有属阴者,阳微阴胜,邪气内争,而正不胜,故心寒足蜷,鼓颔厥冷,而一身战摇也;有属阳者,真阳来复,正气鼓动,外争而胜,故身为振摇,遂大汗以解也)。此足三阴药也。寒中三阴,阴盛则阳微,故以附子、姜、桂辛热之药祛其阴寒,而以六君温补之药助其阳气,五味合人参可以生脉,加麝香者,通其窍也。"

二、治颤证通用方

1. 金箔散(《太平圣惠方·卷第二十·治风惊诸方》)

治风惊,手足颤掉,精神错乱。

金箔(五十片,细研) 银箔(五十片,细研) 铁粉(二两,细研) 人参(一两,去芦头) 龙齿(一两半) 琥珀(一两,细研) 犀角屑(一两) 茯神(一两半) 酸枣仁(一两,微炒) 防风(三分,去芦头) 葳蕤(三分) 麦门冬(一两半,去心,焙) 玄参(三分) 露蜂房(三分,炙微黄) 牛黄(半两,细研)

上件药,捣细罗为散。入牛黄金箔银箔,更研令匀。每服不计时候,以薄荷酒调下一钱。

2. 败龟丸(《圣济总录·卷第七·风軃曳》)

治中风手脚颤掉軃曳。

败龟(涂酥炙,五两)

上一味,为细末,研饭为丸如梧桐子大。每服二十丸,温酒下不拘时。

3. 白藓皮汤(《圣济总录·卷第八·风腰脚不遂》)

治风腰脚不遂,四肢痛痹,口噤不语,手臂、脚膝痿弱颤掉。

白藓皮 女葳 防风(去叉) 细辛(去苗叶) 升麻 苍耳(炒) 桂(去粗皮) 附子(炮裂,去皮脐) 五味子 菖蒲(九节者,去须节,米泔浸切焙) 蒺藜子(炒去角,各一两半) 黄芪(炙,锉,三两)

上一十二味,锉如麻豆。每服五钱匕,水一盏半煎至八分,去滓,食前温服,日再。

4. 虎骨丸(《圣济总录·卷第一十二·肌肉瞤动》)

治风虚肌肉瞤动,手足颤掉。

虎胫骨(酥炙) 松节(锉,酒炒) 天麻 牛膝(酒浸切,焙) 赤箭 海桐皮(炒) 独活(去芦头） 石斛（去根） 防风（去叉） 乌蛇（酒浸去皮骨，炙） 酸枣仁 当归（切，焙） 仙灵脾 甜瓜子（洗，焙） 乳香（研） 五加皮（各一两）

上一十六味，先以十五味，捣罗为细末，入研者乳香，再同研匀，酒煮面糊丸如梧桐子大。每服十五丸至二十丸，荆芥汤或茶酒任下，不拘时。

5. 五味子散（《圣济总录·卷第六十五·咳嗽门·咳嗽》）

治咳嗽鼻塞清涕，颤掉缓弱，少气不足，时时欲呕。

五味子 黄芪（细锉，各三分） 甘草（炙，锉，一分） 人参 桂（去粗皮） 羌活（去芦头） 干姜（炮） 细辛（去苗叶） 附子（炮裂，去皮脐） 白术（各半两）

上一十味，捣罗为散。每服二钱匕，生姜乌梅汤调下。

6. 射干饮（《圣济总录·卷第一百三十五·毒肿》）

治毒肿无定处，或振栗恶寒，或心腹刺痛。

射干 附子（炮裂，去皮脐，各三两） 商陆根（薄切，二两） 赤小豆（炒，三合） 麻子（一升半）

上五味咬咀，以水五升，先煮麻子取三升，去滓研麻子令破，以麻子汁煮药，以豆熟为度，去滓取二升，分温空腹四服，日夜令尽，小便利，即毒肿消。

7. 交加散（《校注妇人良方·卷三·妇人颤振方论第八》）

治瘈疭，或颤振，或产后不省人事，口吐痰涎。

当归 荆芥穗（等分）

上为细末。每服三钱，水一盏，酒少许，煎至七分，灌下咽，即有生理。

8. 钩藤散（《赤水玄珠·第十四卷·颤振门》引《本事》）

治肝厥头摇眩运，能清头目。

钩藤 陈皮 半夏 麦冬 茯苓（各七分） 人参 甘菊（勿误用野菊花） 防风（各五分） 石膏（一钱） 甘草（三分）

姜二片，水煎服。

9. 摧肝丸（《赤水玄珠·第十四卷·颤振门》）

镇火平肝，消痰定颤。

胆星 钩藤 黄连（酒炒） 滑石（飞） 铁华粉（各一两） 青黛（三钱） 僵蚕（炒，五钱） 天麻（酒洗，二两） 辰砂（飞，五钱） 大甘草（二钱）

上末，以竹沥一碗，姜汁少许打糊丸绿豆大。食后及夜，茶下一钱五分。忌鸡羊。

10. 世传茯苓丸（《证治准绳·女科卷之二·杂症门上·颤振》）

治手臂抽掣，或战掉不能举物，服此药立愈；又治脾气虚弱，痰邪搏，停伏中脘，以致臂内筋脉挛急而痛。

茯苓 半夏（姜制，各二两） 枳壳（麸炒，半两） 风化朴硝（一两）

上为末，姜汁糊丸桐子大。每服二十丸，食后姜汤下。

11. 紫金锭（一名玉枢丹）（《婴童类萃·上卷·急慢惊风论》）

治小儿一切惊风痫症，痰涎壅盛，手足颤掉。治痰之功过于牛黄等剂，男妇诸症，并皆服之。解诸毒，疗诸疮，通关利窍，百病如神。

山茨菰（三两，去皮，焙） 文蛤（即五倍子，捶碎洗净，二两） 麝香（三钱） 千金子（一两五钱，去壳、去油） 红芽大戟（一两五钱，如苦参段坚实紫色者佳） 大朱砂（六钱，透明者） 大雄黄（六钱，透明者）

各取净末，糯米打稀糊和匀为锭。

12. 独活散（《济阳纲目·卷四十五·痫证·治瘛疭方》）

消风化痰，治瘛疭颤振。

独活 防风 川芎 旋覆花 藁本 蔓荆子（各一两） 细辛 石膏（研） 甘草（炙，各半两）

上为细末。每服三钱，加生姜三片，水煎食后服。

13. 茯苓丸（《济阳纲目·卷四十五·痫证·治颤振方》）

治手臂抽掣，或战掉不能举物，服此药立愈。又治臂痛如神。

茯苓 半夏（姜制，二两） 枳壳（麸炒，半两） 风化硝（一两）

上为末，姜汁糊丸如桐子大。每服二十丸，食后姜汤下。

14. 葛花解醒汤（《医灯续焰·卷四·饮食劳

倦第三十九》）

治饮酒太过，呕吐痰逆，心神烦乱，胸膈痞塞，手足颤摇，饮食减少，小便不利。

青皮（去瓤，三钱）　木香（五分）　橘红　人参　猪苓（去皮）　白茯苓（各一钱半）　神曲（炒）　泽泻　干姜　白术（各二钱）　白豆蔻　葛花　砂仁（各五钱）

上为极细末。每服三钱，白汤调服。但得微汗，则酒病去矣。

15. 逍遥散（《张氏医通·卷十四·颤振门》）

治肝气抑郁，寒热咳嗽，月事不调。

柴胡（七分，炒）　白术（蜜水拌蒸，一钱）　茯苓（一钱）　甘草（炙，八分）　当归（一钱）　白芍（酒炒，一钱五分）　陈皮（略去白，八分，干咳用蜜制）　薄荷叶（五分）　煨姜（三片）

上九味，水煎，半饥时服。

三、治诸风颤方

1. 黑神丸（《太平惠民和剂局方·卷之一·续添诸局经验秘方》）

治一切风疾，及瘫痪风，手足颤掉，浑身麻痹，肩背拘急，骨节疼痛。兼治妇人血风，头旋眼晕，精神困倦。

牡丹皮　白芍药　川芎　麻黄（去根节，各四两）　赤芍药　甘草（各十两）　荆芥　草乌（炮，各六两）　乌豆（八两）　何首乌（米泔浸切，焙，十二两）

上为细末，水糊为丸如鸡头大。每服一丸，细嚼，茶酒任下，不计时候。妇人血风流注，用黑豆淋酒下；小儿惊风，煎金银汤下；伤风咳嗽，酒煎麻黄下；头痛，葱茶下。

2. 龙脑天麻煎（《太平惠民和剂局方·卷之一·治诸风》）

治一切风及瘫缓风，半身不遂，口眼㖞斜，语涩涎盛，精神昏聩；或筋脉拘挛，遍身麻痹，百节疼痛，手足颤掉；及肾脏风毒上攻，头面虚肿，耳鸣重听，鼻塞口干，痰涎不利，下注腰腿，脚膝缓弱，肿痛生疮。又治妇人血风攻注，身体疼痛，面浮肌瘦，口苦舌干，头旋目眩，昏困多睡；或皮肤瘙痒，瘾疹生疮；暗风夹脑风，偏正头痛，并皆治之。

甜瓜子（汤洗令净）　浮萍草（拣，洗净）　川乌（炮，去皮脐）　地榆（去苗，刮削令净）　黑参（洗净，焙，各五十两）　天麻（去苗，一百两）

以上六味，为细末，用雪水、白沙蜜各一十五斤零一十两同化开，用绢袋子滤过，银石器内慢火熬成稠膏。

3. 麝香天麻丸（《太平惠民和剂局方·卷之一·治诸风》）

治风痹手足不随，或少力颤掉，血脉凝涩，肌肉顽痹，遍身疼痛，转侧不利，筋脉拘挛，不得屈伸。

紫背干浮萍草（去土，四两）　麻黄（去根节，二两）　防风（去芦叉）　天麻（去芦，郓州者佳，各一两）

以上四味，依法事持了，碾为细末。

4. 独活散（《三因极一病证方论·卷之二·中风治法》）

治男子妇人气虚感风，或惊恐相乘，肝胆受邪，使上气不守正位，致头招摇，手足颤掉，渐成目昏。

独活　地骨皮　细辛　芎䓖　菊花　防风（去叉）　甘草（炙）

上等分为末。每服三钱，水盏半煎一盏，去滓，取六分清汁，入少竹沥，再煎，食后温服，日两服。又法，不用独活，有旋覆花。

5. 香芎饼子（《叶氏录验方·上卷·治诸风》）

治诸风。头痛，憎寒，拘急，脑昏掉眩，旋运欲倒，肢体疼痛，鼻塞声重，呵欠多嚏。又治目昏冷泪，赤脉胬肉，及面黑䵟疵，头痒多白屑。

天麻（一两，去须）　芎䓖（五两，净刷去尖）　吴白芷（二两）

上捣罗为细末，炼蜜为丸，每一两分作二十饼子。每服一饼，茶汤任下，不拘时候。

6. 芎枳丸（《黄帝素问宣明论方·卷一·诸证门·劳风证》）

治劳风，强上冥视，肺热上壅，唾稠，喉中不利，头目昏眩。

川芎　枳壳（麸炒去穰，各等分）

上炼蜜为丸，如桐子大。每服十丸，温水送下，食后，日三服。

7. 星附散（《校注妇人良方·卷三·妇人颤振方论第八》引《本事》）

治中风能言，而手足軃曳，脉虚浮而数。

天南星　半夏(二味薄切片,姜汁浸透)　黑附子　白附子(炮)　川乌(炮)　白僵蚕(炒)　没药　人参　白茯苓(各等分)

上为粗末。每服二钱,酒水各一盏同煎至八分,去滓,热进三二服,汗出即瘥。

8. 辟风丹(《御药院方·卷一·治风药门》)

治诸风疾无问新久者,半身不遂,口眼㖞斜,语言謇涩,精神昏聩,痰涎并多,咽嗌不利,及风虚头痛目眩,旋晕欲倒,或心忪健忘,恍惚不宁,手足麻痹,颤掉无力,筋脉拘急,骨节烦疼,行步艰难,并宜服之。

独活(洗去土,焙干)　防风(去芦头)　吴白芷　桂　薰本(去土)　麻黄(去节,微炒)　白芍药(去皮)　天麻(以上各一两)　川乌头(炮制,去皮捶碎,炒黄,半两)　藿香叶(去土,半两)　川芎(七钱)　羌活(去苗,三钱)　甘草(锉,炒,半两)　白花蛇(酒浸去皮骨,半两)　白僵蚕(炒黄,三钱)　全蝎(去毒,炒黄色,半两)　朱砂(为衣,二两)　白附子(炮制,捣碎炒微黄,四钱)　天南星(牛胆酿,炒黄,四钱)　远志(汤浸去心,焙,三钱)

上件捣罗为细末,炼蜜和丸,每两作十丸,朱砂为衣。每服一丸,细嚼或化服,用生姜汤送下,麝香汤亦得。如破伤风,豆淋酒下;急风痫病,人参汤下,不拘时候。此药功效不可具述。

9. 生犀丸(《御药院方·卷一·治风药门》)

主心虚喜忘,烦悸,风涎不利,聪明耳目。治诸风颤掉及治三十六种风。益精神,壮心气,或多健忘,寝寐之惊心,常似忧,或忪,或动,往往欲倒状,类暗风,四肢颤掉,多生怯怕,每起烦躁,悲涕愁煎,并皆属心脏气亏,宜服此以镇心神。

生犀(镑,一两)　天麻(炙黄,半两)　败龟(酥炙,半两)　牛黄(研,一分)　茯神(去皮,一分)　远志(去心,一分)　人参(去芦头,一分)　肉桂(去粗皮,一分)　龙齿(酥炙黄,一分)　朱砂(另研,一分)　麝香(另研,半两)　龙脑(研,一分)　石菖蒲(锉,半两)　金箔(五十片)　银箔(五十片)　羚羊角屑(半两)

上件捣研极细,炼蜜为丸如梧桐子大。食后临卧,温水化下二丸,或加四丸至七丸。

10. 透空丸(《御药院方·卷一·治风药门》)

治男子妇人一切诸风,顽麻疼痛,上攻头目,下注腰脚,手背颤动。

香附子　薰本　藿香叶　地龙(去土)　川芎　白僵蚕(炒)　干姜(炮)　甘草(炙)　干蝎　天麻(去苗)　天南星(生姜制,各一两)　白芷(各七分)　神曲(碎炒)　茴香(炒)　麦蘖(净炒,各二两半)　胡椒(一两)　川乌头(炮裂,一两二分)

上一十七味杵为细末。每药末三两,白面六两,水和就,丸小弹子大,相连排放自空,夏月新瓦上发。每服一丸,细嚼,茶酒任下,食前。

11. 大秦艽散(《世医得效方·卷第十三·风科·热症》)

治风壅痰盛,四体重着,或软瘫疼痛,或拘挛,麻痹颤掉,口干目赤,烦热,睡卧不宁。

条参(去芦)　川羌活(去芦)　枳壳(去穰)　秦艽(去芦)　赤芍药　苦梗(去芦)　前胡(去芦)　川芎　白芷　黄芩　薄荷　桑白皮(去赤)　天麻　防己　防风　粉草　荆芥穗　赤茯苓　木瓜　川牛膝(去苗,各等分)

上锉散。每服四钱,水一盏半,姜三片煎,温服,不以时候。

12. 通气驱风汤(《世医得效方·卷第十三·风科·虚证》)

治男子妇人血气虚弱,虚风攻注,肌体颤掉,肩背刺痛,手足拳挛,口眼㖞斜,半身不遂,头目旋晕,痰涎壅盛,语言謇涩,行步艰难,心忪气短;客风所凑,四肢拘急,鼻塞声重,头疼;脾胃不和,心腹刺痛,胸膈不快,少力多困,精神不爽,不思饮食,呕吐恶心,霍乱吐泻;胎前产后,但是气虚百病,皆可服之。

天台乌药(五两)　桔梗(去芦)　川白芷　川芎　甘草(炙)　陈皮(去白)　白术(各三两半)　麻黄(去根)　枳壳(麸炒去穰,各两半)　人参(去芦,半两)

上为末。每服三钱,紫苏、木瓜煎汤调下。

13. 追风独活散(《世医得效方·卷第十三·风科·热症》)

治气虚感风,或惊恐相乘,肝胆受邪,使上气不守正位,致头招摇,手足颤掉,渐成目昏。

独活　正地骨皮　北细辛　大川芎　菊花　防风(去叉)　甘草(各等分)

上锉散。每服三钱,水一盏半,煎取六分清

汁,入少竹沥再煎,食后服。

14. 金牙酒(《医学纲目·卷之十一肝胆部·破伤风·颤振》)

疗积年八风五疰,举身嚲曳,行步跛蹩,不能收持。

金牙(碎如米粒,用小绢袋盛) 地肤子(无子,用茎叶;一方用蛇床子) 熟地 萹蓄根 附子 防风 细辛 莽草(各四两) 川椒(四合) 羌活(一斤,一方用独活)

上十味,㕮咀,盛以绢袋,用酒四斗,于瓷器中渍,封固勿令泄气,春夏三四宿,秋冬六七宿,酒成,去滓。日服一合,常令酒气相接,不尽一剂,病无不愈。

15. 十珍丸(《普济方·卷四十七·头门·膈痰风厥头痛》引《杨氏家藏方》)

治诸风掉眩,痰厥头旋,项背拘急,肢体疼痛,麻木不仁。

草乌头(八两,一半生,去皮脐尖,一半炮) 天南星(五两三钱,河水浸三日,炮) 缩砂仁(二两) 肉桂(去粗皮) 川芎 防风(去芦头) 香白芷 桔梗(去芦头,炒,以上五味各二两七钱) 麻黄(去根节,七两) 细松烟墨(二两,烧醋研)

上件为细末,炼蜜为丸,每一两作三十丸。每服一丸嚼细,茶酒下,食后。

16. 八风防风散(《普济方·卷九十·诸风门·肺中风》引《千金方》)

治肺寒虚伤,语音嘶下拖气,用力颤掉,缓弱羸瘠,厉风入肺。

防风 芎䓖 独活 秦椒 干姜 黄芪(各四十二铢) 附子(四十二铢) 天雄 麻黄 五味子 石膏 山茱萸(各三十六铢) 秦艽 桂心 细辛 当归 防己 薯蓣 人参 杜仲(各三十铢) 甘草(十二铢) 贯众(二枚) 紫菀(二十铢) 甘菊(二十铢)

上治下筛。每服方寸匕,酒调进,至两匕,日再。

17. 小八风散(《普济方·卷一百一·诸风门·风邪》引《千金方》)

治迷惑如醉,狂言妄语,惊悸恐怖,恍惚见鬼,喜怒悲忧,烦满颠倒,悒悒短气不得语,语则失忘,或心痛彻背,不嗜饮食;恶风不得去帷帐,时腹疼热,恶闻人声,不知痛痒,身悉振摇,汗出委顿,头重浮肿;爪不能荣颈痛强直,口面㖞戾;四肢不随不仁,偏枯拏掣不能屈伸。

天雄 当归 人参(各五分) 附子 天门冬 防风 蜀椒 独活(各四分) 乌头 秦艽 细辛 白术 干姜(各三分) 麻黄 山茱萸 五味子 桔梗 白芷 柴胡 莽草(各三分)

上治下筛,合相得,酒服半方寸匕,渐至一匕,日三服,以身中觉如针刺状,则是药行也。

18. 治破伤风验方(《本草纲目·人部第五十二卷·人之一·爪甲》)

治破伤风,手足颤掉,搐摇不已。

人手足指甲(烧存性,六钱) 姜制南星 独活 丹砂(各二钱)

为末,分作二服,酒下,立效。

四、治虚损颤证方

1. 草豆蔻散(《太平圣惠方·卷第五·治脾胃气虚弱肌体羸瘦诸方》)

治脾胃气久虚,四肢无力,腑脏虚损,不欲饮食,日加羸瘦,体虚颤掉。

草豆蔻(半两,去皮) 青橘皮(半两,汤浸去白瓤,焙) 人参(一两,去芦头) 桂心(半两) 附子(三分,炮裂,去皮脐) 白茯苓(三分) 白术(半两) 当归(半两,锉,微炒) 枳实(半两,麸炒微黄) 厚朴(一两半,去粗皮,涂生姜汁炙令香熟) 芎䓖(半两) 柴胡(半两,去苗) 桔梗(一两,去芦头) 白芍药(半两) 黄芪(半两,锉)

上件药,捣筛为散。每服二钱,以水一中盏,入生姜半分,枣三枚,煎至六分,去滓,不计时候稍热服。忌生冷、油腻、湿面、猪犬肉。

2. 补肺黄芪散(《太平圣惠方·卷第六·治肺虚补肺诸方》)

治肺脏气虚无力,手脚颤掉,吃食减少。

黄芪(一两,锉) 人参(一两,去芦头) 茯神(一两) 麦门冬(一两,去心) 白术(三分) 五味子(一两) 桂心(一两) 熟干地黄(一两) 陈橘皮(一两,汤浸去白瓤,焙) 当归(三分,锉微炒) 甘草(半两,炙微赤,锉) 白芍药(三分) 牛膝(三分,去苗)

上件药,捣筛为散。每服三钱,以水一中盏,入生姜半分,枣三枚,煎至六分,去滓,不计时候温服。

3. 补虚饮(《圣济总录·卷第八十六·虚劳门·肺劳》)

治肺脏因吐血后,四肢虚劣,气乏无力,手脚振掉,饮食不得。

黄芪(锉,炒,二两) 人参 茯神(去木) 麦门冬(去心,焙) 桂(去粗皮) 陈橘皮(去白,焙) 当归(炙,锉) 天门冬(去心,焙) 甘草(炙,锉) 熟干地黄(焙) 五味子(炒,各一两)

上一十一味,粗捣筛,分作十剂。每剂以水三盏,入生姜半两切,大枣七枚劈,同煎取一盏,去滓,空心顿服。

4. 门冬山药汤(《鸡峰普济方·卷第七·心》)

补心虚惊悸,治虚风颤掉,风中有热,眩冒风气百疾。

麦门冬 山药(各二两) 人参 甘草 生地黄 神曲(各三分) 桔梗 紫菀 犀角 白茯苓 柴胡 黄芩 大豆卷 芍药(白者) 白术 防风 阿胶 茯神 芎䓖 当归(各半两) 朱砂(三分) 干姜(一分)

上为细末。每服二钱,煎枣汤,调下食后。

5. 人参散(《鸡峰普济方·卷第十一·妇人崩漏》)

治妇人产前产后,虚风上攻,头旋目晕,四肢少力,手足颤掉,肌肉瘦瘁,胸膈痞满,脏腑不调,状若虚劳;春秋发歇,寒热作时,口苦舌干,心忪短气,咳嗽上喘,多惊爱睡,昏沉困倦,呕逆痰涎,不思饮食,腹胁胀满,皆可治。不限老少,尽可服食,常服生肌肉活血脉,除百病进饮食。

人参 麦门冬(各三分) 沉香 桔梗 鳖甲 当归 白术 生干地黄 芎䓖(各半两) 赤茯苓 阿胶 甘草(各一分) 青木香 陈橘皮 黄芪 菊花(各一两)

上为细末。每服二钱,水一盏煎至七分,去滓,食前温服。

6. 大圣保命丹(《太平惠民和剂局方·卷之一·续添诸局经验秘方》)

治丈夫、女人一切风疾,气血俱虚,阴阳偏发,猝暴中风,僵卧昏塞,涎潮搐搦,脚手颤掉,不省人事,舌强失音,手足弹曳,口眼㖞斜,或瘫痪偏枯,半身不遂,语言謇涩,举止错乱,四肢麻木;又治癫痫倒卧,目瞑不开,涎盛作声,或角弓反张,目睛直视,口禁闷绝,牙关紧急。又治风搏于阳经,目眩头痛,耳作蝉声,皮肤瞤瘛,频欠好睡,项强拘急,不能回顾,及肾脏风虚,脚膝疼痛,步履艰辛,偏风流注一边,屈伸不得,无问久新,并皆治之。

大黑附子(炮,去皮尖) 大川乌头(炮,去皮尖) 新罗白附子(炮,各二两) 白蒺藜(炒,去尖刺) 白僵蚕(洗去丝,微炒) 五灵脂(研,各一两) 没药(另研) 白矾(枯,别研) 麝香(净肉,研) 细香墨(磨汁) 朱砂(研,各半两) 金箔(二百箔,为衣)

上为细末,拌匀,用上件墨汁和药,每一两分作六丸,窨干,用金箔为衣。每服一丸,用生姜半两和皮擦取自然汁,将药丸于姜汁内化尽为度,用无灰酒半盏暖热,同浸化,温服,量病人酒性多少,更吃温酒一一升,投之以助药力。次用衣被盖覆便卧,汗出为度。势轻者,每服半丸,不拘时。如有风疾,常服尤佳,补五脏,固真元,通流关节,祛逐风邪,壮筋骨,活血驻颜。

7. 应效远志丸(《叶氏录验方·中卷·补益》)

治心气虚弱,神志不足,事多健忘,怔忪颤掉,气短耳鸣,梦遗泄精,盗汗无力,心脾不调,口苦舌干。

远志肉(姜) 石菖蒲(去毛) 白茯苓 熟干地黄(洗,焙,各三两) 人参 柏子仁(炒) 杜仲(炙去丝) 麦门冬(去心) 黄芪(蜜炙) 五味子(拣净,各二两) 泽泻 山药 酸枣仁(炒去壳) 桂(去粗皮,各一两)

上为细末,炼蜜丸如梧桐子大,以朱砂一两半,别研细为衣。每服五十丸,枣汤或温酒下,空心、临睡服。

8. 海藏愈风汤(《校注妇人良方·卷三·妇人颤振方论第八·附方》)

治产后一切失血过多,及汗后中风搐搦。

荆芥(为末)

上先以炒大豆黄卷,以酒沃之,去黄卷取清汁,调前末三五钱,和滓饮之。轻者一服,重者二三服,中病即止,其效如神。气虚者忌服。

9. 鳖甲饮(《普济方·卷二百三十·虚劳门·急劳》)

治急劳,肌瘦壮热,心忪颤掉。

鳖甲(去裙襕,醋炙,半两)　豉(去皮,一分)　甘草(量病人中指长)　青蒿(干者,一握)　葱(并须二茎,切)　桃仁(七枚,浸去皮尖、双仁者,土研)

上细锉。每服五钱,以童子小便二盏煎至一盏,空心温服,避风取汗。

10. 青盐丸(《校注妇人良方·卷三·妇人颤振方论第八·附方》引《本事》)

治肝肾虚损,腰膝无力,颤振𮪃曳。

茴香(末,三两)　菟丝子(末,四两)　干山药(末,二两)　青盐(一两)

上先将菟丝子洗净,无灰酒浸,晒七日,冬天近火煨炙干,另为细末,和匀,酒糊丸梧子大。每服五七十丸,温酒或盐汤下。常服壮筋力,进饮食。

11. 参术汤(《赤水玄珠·第十四卷·颤振门》)

治气虚颤掉。

人参　白术　黄芪(各二钱)　茯苓　甘草　陈皮(各一钱)

水煎服。甚者加附子。

12. 秘方补心丸(《赤水玄珠·第十四卷·颤振门》引《统旨》)

治心虚手振。

当归　生地(各一两半)　川芎　甘草　人参(各一两)　柏子仁　酸枣仁(各三两)　远志(去心,二两半)　辰砂(飞)　胆星(各五钱)　金箔(二十斤)　麝香(一钱)　琥珀(三钱)　石菖蒲(六钱)　茯神(去皮心,七钱)

为末,炊饼糊丸绿豆大,辰砂为衣。每七八十丸,津唾咽下,或姜汤下。

13. 补血祛风汤(《古今医鉴·卷之九·头痛》)

治妇人头风,十居其半,每发必掉眩,如舟车之上。盖因肝血虚损,风邪乘虚而袭之耳。

当归　川芎　生地黄　防风　荆芥　细辛　藁本　蔓荆子　半夏　石膏　甘草　旋覆花

上锉,姜、枣煎,食后服。一方加羌活。

14. 秘方定振丸(《证治准绳·类方第五册·颤振》)

治老人战动,皆因风气所致,及血虚而振。

天麻(蒸熟)　秦艽(去芦)　全蝎(去头尾)　细辛(各一两)　熟地黄　生地黄　当归(酒洗)　川芎　芍药(煨,各二两)　防风(去芦)　荆芥(各七钱)　白术　黄芪(各一两五钱)　威灵仙(酒洗,五钱)

上为末,酒煮丸如梧桐子大。每服七八十丸,食远,用白汤或温酒送下。

15. 加味人参养荣汤(《证治准绳·伤寒卷五·振战栗》)

治发汗过多,气血俱虚,而筋惕肉𥆧或身振摇者。

人参(二钱半)　茯苓　甘草　川芎(各一钱)　白术　麦门冬(去心)　当归身(各一钱半)　五味子(十五粒)　肉桂(一钱,有热者减半)　生地黄(一钱半,有热者用此,无汗用熟地黄)　黄芪(二钱半,有自汗者用二钱)　生姜(三片)　枣子(二枚,擘)

水二钟煎至一钟,去滓温服。如阴虚相火动者,加知母、黄柏各一钱,酒炒用。若阳虚下寒脉微者,加熟附子一钱,肉桂倍之,不得眠加远志酸枣仁各一钱。

16. 加味补中益气汤(《济阳纲目·卷四十五·痫证·治颤振方》)

治胃气虚弱颤振。

黄芪　人参　白术　甘草(炙)　当归　陈皮　柴胡　升麻　钩藤钩

上锉,水煎服。

17. 补心丸(《济阳纲目·卷四十五·痫证·治颤振方》)

治心虚手振。

当归(酒洗)　生地黄(各一两半)　川芎　粉甘草　人参(各一两)　远志(去心,二两半)　酸枣仁(炒)　柏子仁(炒去油,各三两)　茯神(去木,七钱)　石菖蒲(六钱)　朱砂(另研)　牛胆南星(各五钱)　麝香(一钱)　金箔(二十片)　琥珀(三钱)

上为细末,蒸饼糊为丸如绿豆大,朱砂为衣。每服七八十丸,津唾咽下,或姜汤送下。

18. 东垣参术汤(《医灯续焰·卷十·痿病脉证第六十七》)

治气虚颤掉。

人参　白术　黄芪(各二钱)　白茯苓　炙甘草　陈皮(各一钱)　附子(甚者加,童便制,

一钱)

水二钟煎八分,食前服。

19. 人参养荣汤(《医方集解·理血之剂第八》)

治脾肺气虚,荣血不足,惊悸健忘,寝汗发热,食少无味,身倦肌瘦,色枯气短,毛发脱落,小便赤涩;亦治发汗过多,身振脉摇,筋惕肉瞤(汗为心液,汗即血也,发汗过多,则血液枯涸,筋肉无以荣养,故有振摇瞤惕之证)。

人参 白术 黄芪(蜜炙) 甘草(炙) 陈皮 桂心 当归(酒拌,一钱) 熟地黄 五味子(炒,杵) 茯苓(七分) 远志(五分) 白芍(钱半)

加姜、枣煎。

20. 龙齿清魂散(《张氏医通·卷十四·颤振门》)

治心虚挟血,振悸不宁,产后败血冲心,笑哭如狂。

龙齿(醋煅) 远志(甘草汤泡去骨) 人参 归身(各半两) 茯神 麦冬(去心) 桂心 甘草(炙,各三钱) 延胡索(一两) 细辛(钱半)

为散。每服四五钱,姜三片,红枣一枚,水煎,日再服。

21. 平补正心丹(《张氏医通·卷十四·颤振门》引《局方》)

治心血虚少,惊悸颤振,夜卧不宁。

龙齿(煅通红醋淬,水飞净,一两,形如笔架,处理如石,中白如粉,舔之粘舌者真) 远志(甘草汤泡去骨) 人参(各一两) 茯神 酸枣仁(炒,各两半) 柏子仁 归身 石菖蒲(各一两) 生地(二两,一作熟地) 肉桂(一两,不见火) 山药(两半) 五味子(半两) 麦门冬(去心,两半) 朱砂(另研水飞净,半两)

上十四味,为末,炼白蜜丸梧子大,朱砂为衣。每服三五十丸,米汤、参汤、龙眼汤、醇酒任下,空心、临卧各一服。

22. 鹿茸四斤丸(《张氏医通·卷十四·腿痛门》引《局方》)

肾肝俱虚,筋骨痿弱颤掉。

木瓜 天麻 肉苁蓉(酒洗,去腐) 牛膝(各一斤) 鹿茸(二具) 菟丝子 熟地黄 杜仲(各半斤)

蜜丸梧子大。每服六七十丸,空心淡盐汤,临卧温酒送下。

23. 鹿茸补精丸(《本草简要方·卷之八·兽部·鹿》)

治肝肾俱虚,筋骨痿弱颤掉。

鹿茸(酥炙) 桑螵蛸(焙) 苁蓉 巴戟 菟丝子(酒浸) 杜仲(姜汁炒去丝) 益智仁 禹余粮(火煅醋淬) 川楝子(焙) 当归(各三两) 韭子(微炒) 破故纸(炒) 山茱萸 赤石脂 龙骨(另研,各五钱) 滴乳香(二钱五分)

研末,酒煮糯米糊丸梧子大。每服七十丸,食前白茯苓汤下。

五、治肺中风颤证方

1. 牛黄丸(《太平圣惠方·卷第六·治肺脏中风诸方》)

治肺脏中风,项强背痛,四肢缓弱,言语不出,胸(冒)闷咽干,手足颤掉,心胸短气,目眩头旋,皮肤顽痹。

牛黄(半两,细研) 赤箭(半两) 羌活(半两) 细辛(半两) 桂心(半两) 当归(半两,锉,微炒) 甘菊花(半两) 防风(半两,去芦头) 天雄(半两,炮裂,去皮脐) 麻黄(半两,去根节) 蔓荆子(半两) 白术(半两) 杏仁(半两,汤浸去皮尖、双仁,麸炒微黄) 草薢(半两,锉) 茯神(半两) 山茱萸(半两) 羚羊角屑(半两) 芎藭(半两) 犀角屑(半两) 五加皮(半两) 五味子(半两) 阿胶(半两,捣碎炒令黄燥) 人参(半两,去芦头) 枫香(半两) 天南星(半两,炮裂) 白附子(半两,炮裂) 龙脑(一分,细研) 麝香(一分,细研)

上件药,捣罗为末,入研了药,更研令匀,炼蜜和捣三二百杵,丸如梧桐子大。每服不计时候,以荆芥汤下十五丸。

2. 芎藭散(《太平圣惠方·卷第六·治肺脏中风诸方》)

治肺脏中风,项强头旋,胸满短气,嗌干,嘘吸颤掉,语声嘶塞,四肢缓弱。

芎藭(一两) 防风(三分,去芦头) 独活(三分) 桂心(三分) 前胡(三分,去芦头) 甘菊花(半两) 附子(三分,炮裂,去皮脐) 麻黄

（一两，去根节）　细辛（半两）　五味子（三分）　黄芪（半两，锉）　杏仁（三分，汤浸去皮尖、双仁，麸炒微黄）　人参（三分，去芦头）　茯神（三分）　山茱萸（半两）　甘草（半两，炙微赤，锉）

上件药，捣筛为散。每服四钱，以水一中盏，入生姜半分，煎至六分，去滓，不计时候稍热服。忌生冷、毒滑、油腻。

3. 防风汤（《圣济总录·卷第一十九·诸痹门·皮痹》）

治肺中风寒湿，项强头昏，胸满短气，嘘吸颤掉，言语声嘶，四肢缓弱，皮肤痛痹。

防风（去叉）　芎䓖　麻黄（去根节，各一两）　独活（去芦头）　桂（去粗皮）　前胡（去芦头）　五味子　附子（炮裂，去皮脐）　杏仁（汤浸去皮尖、双仁，麸炒）　人参　茯神（去木，炙，三分）　细辛（去苗叶）　甘菊花　黄芪　山茱萸　甘草（炙，锉，各半两）

上一十六味，锉如麻豆。每服四钱匕，水一盏半，生姜五片，煎至八分，去滓，稍热服，不拘时。

4. 五味子汤（《校注妇人良方·卷三·妇人中风诸症方论第一·附方》）

治肺脏中风，胸满短气，冒闷汗出，嘘吸颤掉，声嘶体重，四肢痿弱，其脉浮，昼瘥夜甚，偃卧冒闷。

五味子（杵，炒）　杏仁（炒，去皮尖）　桂心（各一钱）　防风（去芦）　甘草（炙）　赤芍药　川芎（各二钱）　川乌（三分）

上水煎服。

5. 麻黄续命汤（《普济方·卷九十·诸风门·肺中风》引《千金方》）

治肺虚寒，厉风所中，嘘吸颤掉，声嘶塞而散下，气息短气，四肢痹弱，面色青葩，遗失便利，冷汗出。

麻黄（六两）　大枣（五十枚）　杏仁　白术　石膏（各四两）　桂心　人参　干姜　茯苓（各三两）　当归　芎䓖　甘草（各二两）

上㕮咀，以水一斗二升，煮麻黄去沫，次下诸药，煎取三升，去滓，分三服。旧方无白术、茯苓，今方无黄芩，转以依经逐病增损。

6. 独活细辛散（《济阳纲目·卷一中·中风·治五脏风邪方》）

治肺脏中风，胸满短气，冒闷汗出，嘘吸颤掉，声嘶体重；四肢痿弱，或头痛项强，背痛鼻干，心闷语謇。

独活　细辛　附子（炮，去皮脐）　甘菊花　麻黄（去芦）　白芷　五味子（炒）　紫菀　赤茯苓　肉桂　白术　川芎　桑白皮　防风　杏仁（麸炒去皮尖，各一钱）　甘草（炙，五分）

上锉，水煎服。

六、治热邪内壅颤证方

1. 蜀漆丸（《太平圣惠方·卷第五十二·治五脏疟诸方》）

治肝热，或为肝疟，颜色苍苍，颤掉气喘，变成劳疟，积年不瘥。

蜀漆（半两）　乌梅肉（半两，微炒）　石膏（一两，细研）　鳖甲（一两，涂醋炙令黄，去裙襕）　恒山（半两，锉）　香豉（一合，炒干）　甘草（半两，炙微赤，锉）　知母（半两）　苦参（半两，锉）　麝香（半两，细研）　桃仁（半两，汤浸去皮尖、双仁，麸炒微黄）

上件药，捣罗为末，入研了药，都研令匀，炼蜜和捣三二百杵，丸如梧桐子大。每服空心，以温酒下二十丸，晚食前再服，粥饮下亦得。

2. 玉螺丸（《圣济总录·卷第五十四·三焦门·上焦热结》）

治上焦热结，心气懊恼，振掉谵语。

井泉石（研，五两）　丹砂（研，三两）　铁精（研）　芒硝（研）　黄环（各二两）　大黄（锉，炒）　黄连（去须）　丹参　地龙（炒，各一两）

上九味，捣罗五味为末，与四味研者和匀，炼蜜丸如绿豆大。每服十丸，平旦时及初更后，浓煎麦门冬汤下，以知为度。

3. 清凉饮子（《冯氏锦囊秘录·杂症大小合参卷四·幼科发热证论》）

治小儿血气壅盛，脏腑生热，颊赤多涕，五心烦热，咽喉闭痛，乳哺不时，寒温无度，潮热往来，睡卧不安，手足振掉，欲生风候。

人参　川芎　防风　当归尾　赤芍药　大黄（裹煨）　甘草

入灯心七茎，麦门冬去心七粒，同煎，不拘时服。

4. 泻青丸（《张氏医通·卷十四·颤振门》）

治肝经实热，大便不通，肠风便血，阴汗燥臭。

当归　川芎　栀子（炒黑）　大黄　羌活　防风　草龙胆（等分）

滴水为丸，空心茶清下，七八十九至百丸。

5. 加味逍遥散（《医学心悟·卷三·类中风》）

治肝经郁火，胸胁胀痛，或作寒热，甚至肝木生风，眩晕振摇，或咬牙发痉，一目斜视，一手一足搐搦，此皆肝气不和之证。《经》云：木郁达之是已。

柴胡　甘草　茯苓　白术　当归　白芍　丹皮　黑山栀（各一钱）　薄荷（五分）

水煎服。

七、治血瘀颤证方

1. 二十六味牡丹煎丸（《博济方·卷四·经气杂证》）

治妇人血刺血痃上抢，血块走注，心胸疼痛，血海虚冷，脐下膨胀，小腹满闷，腿膝无力，血多血少，背膊闷倦，血皱裂，手足麻痹，身体振掉，腰脊伛偻，月经不调，或清或浊，赤白带下，血山崩漏，面色萎黄，身生瘾疹，腹内虚鸣；或治妇人冲任本虚，小腹挟寒，或因产劳损子脏，风寒搏于血气，结生瘕聚，块硬发歇，背项强急，手足麻痹，或疼，滞涩闷血，小腹疼痛，寒热盗汗，四体酸痛，羸乏少力，心多惊悸，不能饮食。

牡丹皮（一两）　黑附子（一两，包）　牛膝酒（浸一宿，一两）　龙骨（二两，细研水飞过）　五味子（一两，生）　官桂（去皮，一两）　人参（一两）　槟榔（二两）　白术（一两）　白茯苓（一两）　当归（一两）　续断（细者，一两）　木香（一两）　泽泻（一两）　延胡索（半两）　羌活（二两）　藁本（去土，用细梢，一两）　干熟地黄（二两）　赤芍药（一两）　干姜（半两）　山茱萸（半两）　干薯蓣（一两）　缩砂仁（一两）　石斛（三两）　草薢（一两，末同炒熟）　白芷（一两）

上二十六味，并各州土新好者，洗净，令焙干，杵为细末，炼蜜为丸如桐子大。

2. 生儿丹（《普济方·卷三百二十四·妇人诸疾门·血症》引《仁存方》）

治妇人冲任虚损，经脉不调，积滞留住，血闭、血块、血癥、血痕、血癖停阻，腰脚脐腹久痛，寒热有时，面赤口干，黄瘦困倦，四肢颤掉，起坐艰迤逦，劳疾，喘嗽盗汗，便溺频多，鬓发脱落，或室女经脉滞结，皆疗之。

牡丹皮头　红花　肉桂（去皮）　川当归（去苗，各一两）　丁香（拣，半两）　朱砂（半两，为末）　马鸣退灰（三钱）

上为细末，炼蜜为丸如梧桐子大。每服十丸，空心食前热酒下，日进三服，十日减病，二十日验，一月大效。如睡卧不宁，加人参更妙，视患者老少轻重加减。

八、治疟兼颤证方

1. 恒山丸（《太平圣惠方·卷第五十二·治寒疟诸方》）

治寒疟，阴盛，内外俱寒，四肢颤掉。

恒山（半两）　野狸头骨（一分）　虎头骨（一分）　獭猢头骨（一分）　天灵盖（一分）　绿豆末（三分）　臭黄（一分，细研）　安息香〔二（一）分〕　朱砂（一分，细研）　雌黄（一分，细研）　砒霜〔三（一）分〕　乳香（一分）　阿魏（一分）　白芥子（二分）

上件药，并生用，捣罗为末，用软饭和捣三二百杵，丸如梧桐子大。修合之时，勿令孝子女人知，五月五日午时合为妙。如缓急，即不择日辰合，未发时，以绛囊盛，于中指上系一丸，男左女右。三日如不住，以熟水服一丸立效。有娠妇人及小儿不得服，忌食热物。

2. 鳖甲丸（《圣济总录·卷第三十六·足厥阴肝疟》）

治肝疟颜色苍苍，颤掉气喘，积年不瘥。

鳖甲（去裙襕，醋浸炙）　蜀漆叶　乌梅（取肉炒）　常山（锉）　知母（焙，各一分）　甘草（微炙）　细辛（去苗叶）　苦参　葳蕤（各半分）　香豉（一合，微炒）　石膏（半两，研）

上一十一味，捣罗为末，炼蜜丸如梧桐子大。每服十丸，未发前米饮下，临发再服。

3. 常山丸（《幼幼新书·卷第十七·疟疾寒而不热第十四》引《圣惠》）

治大人、小儿寒疟，阳虚阴盛，内外俱寒，四肢颤掉。

常山（半两）　臭黄雌黄（各细研）　獭猢头骨　天灵盖　虎头骨　安息香　朱砂　野狸头

骨 砒霜 乳香 阿魏 白芥子（各一分） 绿豆

上件药并生用，捣罗为末，用软饭和捣三二百杵，丸如梧桐子大。修合之时，勿令孝子、女人知，五月五日午时合为妙。如缓急，即不择日辰合。未发时，以绛囊盛，于中指上系一丸，男左女右。三日如不住，以热水服一丸，立效。有娠妇人及小儿不得服，只得带。忌食热物。

4. 常山饮（《太平惠民和剂局方·卷之八·绍兴续添方》）

治疟疾。凡疟疾，盖因外邪客于风府，生冷之物内伤脾胃，或先寒后热，或先热后寒，或寒热独作，或连日并发，或间日一发。寒则肢体颤掉，热则举身如烧，头痛恶心，烦渴引饮，气息喘急，口苦舌干，脊膂酸疼，肠鸣腹痛，诸药不治，渐成劳疟者，此药治之。

知母 川常山 草果 甘草（炙，各二斤） 良姜（二十两） 乌梅（去仁，一斤）

上件为粗末。每服三钱，水一盏，生姜五片，枣子一枚，煎至七分，去渣温服。

5. 胜金丸（《太平惠民和剂局方·卷之八·宝庆新增方》）

治一切疟病，发作有时，盖因外邪客于脏腑，生冷之物内伤脾胃，或先寒后热，或先热后寒，或寒多热少，或热多寒少，或但热不寒，或但寒不热，或连日并发，或间日而发，或发后三五日再发，寒则肢体颤掉，热则举身如火，头痛恶心，烦渴引饮，气息喘急，口苦咽干，背膂酸疼，肠鸣腹痛，或痰聚胸中，烦满欲呕，并皆治之。

槟榔（四两） 常山（酒浸蒸焙，一斤）

上为末，水面糊为丸如梧桐子大。每服三十丸，于发前一日晚临卧，用冷酒吞下便睡。不得吃热物、茶、汤之类，至四更尽，再用冷酒吞下十五丸。忌食一切热羹汤、粥食，午间可食温粥，至晚方可食热。忌一切生冷、鱼腥等物。一方用川常山十六两为末，鸡卵十五只，取清为丸，治证、服饵一如前法。

6. 恒山饮（一名**截疟鬼哭恒山饮**，出《德生堂方》）（《普济方·卷一百九十七·诸疟门·诸疟》）

治疟疾，凡疟疾之疾，盖因外邪客于风府，生冷之物，内伤脾胃。或先寒后热，或先热后寒，或寒热独作，或连日并发，或间日一发，寒则肢体颤掉，热则举身如烧，头疼恶心，烦渴引饮，气息喘急，口苦咽干，脊骨酸，肠鸣腹痛，诸药不治，及发散不愈，渐成劳疟者，此药治之，五月五日修合者，极佳。

知母 恒山 草果 甘草（炙，各二斤） 良姜（二十两） 乌梅（去仁，一斤）

上为散。每服三钱，水一盏，姜五片，枣二枚煎至七分，去滓，温服，当发日隔夜煎，滤出滓，置空虚处，将药露天一宿，次早五更病者起向东冷服，此药煎时勿令妇人、鸡犬得见，病者宜暂离家，否则移房妙。

7. 生熟附子汤（《普济方·卷一百九十八·诸疟门·寒疟》）

分利阴阳，止发热寒。治疟疾欲作，胸痞痰呕，头眩颤掉。

附子（二枚，一生去皮，一盐汤浸去皮炮，各取二钱）

加沉香、木香少许，水一盏，姜七片、枣七枚煎一杯，当发日空心服，以此下黑锡丹，可回元气坠痰。

九、治中风颤证方

1. 左经丸（《太平惠民和剂局方·卷之一·续添诸局经验秘方》）

治左瘫右痪，手足颤掉，言语謇涩，浑身疼痛，筋脉拘挛，不得屈伸，项背强直，下注脚膝，行履艰难，骨节烦痛，不能转侧；跌扑闪肭，外伤内损，并皆治之。常服通经络，活血脉，疏风顺气，壮骨轻身。

生黑豆（一斤，以斑蝥二十一个，去头、足同煮，候豆胀为度，去斑蝥不用，取豆焙干） 川乌（炮，去皮脐，二两） 乳香（研，二两） 没药（一两半） 草乌（炮，四两）

上为末，醋糊为丸如梧桐子大。每服三十丸，温酒下，不拘时。

2. 加减续命汤（《世医得效方·卷第十三·风科·虚证》）

治中风不省人事，渐觉半身不遂，口眼㖞斜，手足颤掉，语言謇涩，肢体痿痹，神情昏乱，头目眩重，筋脉拘挛，不能伸屈，骨节烦疼，不得转侧；亦治脚气缓弱，久服之瘥。有病风人常服不可缺，以防喑哑。

麻黄(去根)　人参　黄芩　白芍药　川芎　甘草　杏仁(去皮,麸炒)　防己　桂(各二两)　防风(一两半)　附子(炮,去皮脐,有热者用白附子,以上系正方)

上锉散。每服四钱,水一盏半,生姜三片、枣二枚煎,不拘时候,温服取汗,随人虚实与所中轻重也。

3. 金永灵丹(《普济方·卷九十一·诸风门·卒中风》引《危氏方》)

治卒暴中风奄忽,手足瘫曳,口面㖞斜,舌强痰盛,搐搦颤掉,或角弓反张,目睛上视,口噤闭绝。每日三服,中风数年,不能步履,服至十丸复旧,新中风三服可无事,常服半丸,滋养五脏,补益真元,通流关节,驱逐风邪,强筋健骨,壮者不老。

金箔(二钱半,以火煨过,用法酒淬,五十次为度,细剪如丝)　水银(一两)　辰砂(半两)　好硫黄(一两)　生犀角(半两,别镑)　羚羊角(三分,别镑)　自然铜(四两,捣细末,用沙锅子一个盛之不封于地炉内,以炭火一斤煅之火尽,候冷取出,研细水飞候干却,同金箔、水银、辰砂、硫黄四味入钵内研细如面,不见水银星子为度)　干蝎(炒去毒)　白僵蚕(炒去毒)　南星(炮,去皮)　藿香叶(各半两)　官桂(一两)　乌蛇(三两,酒浸软去皮骨)　白花蛇(同上制焙干秤)　白术(炒)　白芷　破故纸(炒)　川芎　荜澄茄(去蒂)　羌活(去芦头,各一两)　牛膝(酒浸一宿,焙干,用三钱)　附子(炮,去皮脐)　川乌(炮,去皮尖,各一两三钱)　鹿茸(火燎去毛,酥炙,三钱)　沉香(半两,镑)　天麻(一两五钱)　木香(三钱三分)　安息香(研)　白附子(炒)　当归(清酒浸,一两)　防风(去芦,三钱)

上先将二十六味为末,却连前五味拌和,入安息香膏搜内,再入臼中杵五百下,每一两作十丸。每服一丸,空心细嚼,温酒送下。一方有葫芦巴。

4. 人参顺气散(一名**通气驱风汤**,出《直指方》)(《普济方·卷八十八·诸风门·中风》)

治男子妇人血气虚弱,虚风攻疰,肌体颤掉,肩背刺痛,手足拳挛,口眼㖞斜,半身不遂,头目旋晕;痰涎壅盛,语言謇涩,行步艰难,心怯气短,客风所凑,四肢拘急,鼻塞头痛,脾胃不和,心腹刺痛,胸膈不快,少力多困,精神不爽,不思饮食,呕吐恶心,霍乱吐泻,胎前产后。但是气虚百病,皆可治之服之。常服调营卫进食,去风通滞气。

天台乌药(五两)　桔梗(去芦)　川白芷　川芎　甘草(炙)　陈皮(去白)　白术(各二两半)　麻黄(去根节)　枳壳(去瓤麸炒,各一两半)　干姜(炮,七钱半)　人参(去芦,半两)

上细末,每三钱,水一盏,姜三片,枣一个,煎八分,食前服。

5. 小续命汤(《古今医鉴·卷之二·中风》)

治卒暴中风,不省人事,半身不遂,口眼歪邪,手足颤掉,语言謇涩,肢体麻痹,精神眩乱,头目昏花,痰涎壅盛,筋脉拘挛,及脚气缓弱,不能动履屈伸,治外有六经之形证,则此方加减以发其表。

防风(二钱)　麻黄(去节)　杏仁(泡去皮尖)　白芍药　肉桂　川芎　防己　黄芩　人参(去芦)　甘草(炙,各一钱四分)　附子(泡去皮脐,七分)

上咬咀,生姜五片、水二钟,煎至一钟,温服。

6. 羚羊角散(《成方切用·卷十下·胎产门》引《本事方》)

治妊娠中风,涎潮忽仆,目吊口噤,角弓反张,名子痫。

羚羊角屑(一钱)　独活　防风　芎䓖　当归　枣仁(炒)　茯神　杏仁　薏仁(五分)　木香　甘草(二分半)

加姜煎。一方有五加皮。

十、治产后颤证方

1. 增损柴胡汤(《校注妇人良方·卷三·妇人颤振论第八·附方》)

治产后或经适断,致手足牵搐,咬牙昏冒异症。

柴胡(八钱)　黄芩(炒,四钱)　半夏(泡,三钱)　石膏(四钱)　知母(二钱)　黄芪(炒,五钱)　甘草(炙,二钱)

上为粗末。每服半两,姜五片,枣四枚,水煎温服。

2. 愈风汤(《万氏女科·卷之三·产后章·产后中风》)

产后正气暴虚,百节开张,风邪易入,调理失宜,风即中之,不省人事,口自蠕动,手足挛曲,身如角弓,此风外中者也。

羌活　防风　当归(酒洗)　川芎　白芍(酒

炒) 桂 黄芪 天麻 秦艽(各二钱)

姜枣引,水煎,热服。

十一、治风痫颤证方

1. 灵乌散(《圣济总录·卷第一十五·风痫》)

治风痫多惊,手足颤掉,口吐涎沫。

乌鸦(一只,腊月取于藏瓶内,盛以盐泥,固济令干,用炭火煅存性,候冷取出,去肚肠研) 丹砂(研,一分) 细辛(去苗叶,二两) 干蝎(全者十四枚,炒)

上四味,将二味捣末,与别研二味同罗。每服半钱匕,午前温酒调下。

2. 五枝煎(《圣济总录·卷第一十五·风痫》)

治风痫多惊,手足颤掉,身热瘾疹。

桃枝 柳枝 桑枝 夜合枝 槐枝(并锉如豆大,各一斗) 大豆(一斗,淘过)

上六味,用水一石,慢火煎,候豆烂及嚼诸枝无味,即滤汁于银石器内,煎令得所,不可熬过,以瓷器盛。每服一匙头许,入芦荟末少许,温酒化破,空心徐徐服。

十二、治伤寒颤证方

1. 黄芪汤(《阴证略例·论雾露饮冷同为浊邪》)

治伤寒内感拘急,三焦气虚自汗,及手足自汗,或手背偏多,或肢体振摇,腰腿沉重,面赤目红,但欲眠睡,头面壮热,两胁热甚,手足自温,两手心热,自利不渴,大便或难,或如常度,或口干咽燥,或渴欲饮汤,不欲饮水,或少欲饮水,呕哕间作,或心下满闷,腹中疼痛,或时喜笑,或时悲哭,或时太息(去声,)或语言错乱失志。

人参 黄芪(味甘者) 白茯苓 白术 白芍药(以上各一两) 甘草(七钱半,炒)

上㕮咀,生姜水煎。

2. 苏木汤(《妇人大全良方·卷之十四·妊娠伤寒方论第四》)

妊妇伤寒,或中时行,洒淅作寒,振栗而悸,或加哕者。

赤芍药 橘红 黄芩 黄连 甘草 苏木(等分)

上㕮咀。每服五钱,水一盏煎至六分,去滓温服,汗出瘥。

十三、治运气颤证方

1. 敷和汤(《三因极一病证方论·卷之五·六气时行民病证治》)

治巳亥之岁,厥阴风木司天,少阳相火在泉,病者中热,而反右胁下寒,耳鸣,泪出掉眩,燥湿相搏,民病黄疸浮肿,时作瘟疠。

半夏(汤洗) 枣子 五味子 枳实(麸炒) 茯苓 诃子(炮,去核) 干姜(炮) 橘皮 甘草(炙,各半两)

上为锉散。每服四钱,水盏半煎七分,去滓,食前服。自大寒至春分,加鼠粘子一分。

2. 审平汤(《运气易览·卷之二·六气时行民病证治》)

治卯酉之岁,阳明司天,少阴在泉,病者中热,面浮,鼽衄,小便黄赤,甚则淋,或疡气行,善暴仆,振栗,谵妄,寒疟,痈肿,便血。

远志(去心,姜汁炒) 紫檀香(各一两) 天门冬(去心) 山茱萸(各二分) 白芍药 白术 甘草 生姜(各半两)

上㕮咀。每服四钱,水一盏煎七分,去滓,食前服。

【论用药】

古代本草文献记载有治疗颤证的药物,其可一味药独立成方,或与其他药物合用而成复方。

一、概论

颤证用药当分虚、实、寒、热之不同,当辨其兼夹,审其原因,分而论之。

《保婴撮要·卷十六·颤振》:"颤振与瘈疭相类。瘈疭则手足牵引,或伸或屈,颤振则但颤动而不伸屈也。《内经》云:因胃气不实,诸脉空虚。行阴用不复因其所在补肉分间。然小儿疮疡溃腐,或损伤,脓血出多,属脾胃虚血弱,用补中益气汤、五味异功散加白术、当归、升麻主之。肝经虚热,用六味丸。脾血虚弱,用四君子加芎、归。胃气虚弱,用补中益气汤。"

《世医得效方·卷第十三·风科·虚证》:"(加减续命汤)语言謇涩,手足颤掉,石菖蒲、竹沥。"

《金匮启钥（妇科）·卷二·癥痕论》："若胃虚有痰，用参、术以补气，茯苓、法夏以行痰。如湿热积滞，用张子和三法。诸风掉眩皆属于肝，若肝实热泻青丸，如肝虚热六味丸，系金克木泻白散，肝虚弱逍遥散加参、术，脾弱加六君子汤加芎、归、钩藤钩，胃弱补中益气汤加钩藤钩。若产后颤振，气血亏损，虚火生风，不可以风论，当大补无误。"

《奉时旨要·卷三木属·痓》："《经》云：诸风掉眩，皆属于肝。若寒气客于皮肤，阴气盛，阳气虚，则为颤振。有头动而手不动者，木盛则生风、生火，上冲于头也。若散于四末，则手足动而头不动矣。肝经实热者，泻青丸。虚热者，六味丸。肝木虚弱者，逍遥散，加参、术、钩藤。挟痰者，加竹沥。脾胃虚者，六君子加芎、归、钩藤。多汗加芪、附。心血虚者，平补镇心丹。心经虚热者，导赤散。"

二、治颤证专药

1. 天南星

《本草述钩元·卷十·毒草部·天南星》："气味苦温辛烈，有毒，阴中之阳，可升可降，乃肺经本药，并入足太阴经……方书治猝中暴厥，痰饮咳嗽，癫狂颠悸，痞噎呕吐，头痛心痛，胃脘腰背肩臂痛，行痹痛痹，脚气鹤膝风破伤风，颤振谵妄不能食，及耳目鼻舌等证。气温而泄，性紧而毒，故能攻坚去湿。"

2. 天麻

《本草汇言·卷之一·草部·天麻》："卢不远先生曰：苗名赤箭，挺直不屈，阳刚中正者也。力能独运，不为物移，故有风不动，无风自摇。见刚之体能立，用能行也。故能杀鬼邪，除恶毒，乃若因风动摇之病，如眩晕，如颤振，如惊痫挛癖，尽属阴邪之证，惟阳刚之象能胜之。"

《本经逢原·卷一·山草部·天麻》："天麻味辛浓厚，性升，属阳，为肝家气分药。故肝虚不足，风从内生者，天麻、芎䓖以补之。诸风掉眩，眼黑头旋，风虚内作，非天麻不治。"

《药性切用·卷之一上·草部·天麻》："味辛性温，入肝经气分。诸风掉眩，头旋眼黑，属风痰滞伏者，非此不除。"

《本草分经·原例·足厥阴肝·天麻》："辛温，入肝经气分，通血脉疏痰气，治诸风掉眩，煨用。"

3. 白附子

《本草述钩元·卷十·毒草部·白附子》："味苦而辛微甘，气大温，有小毒，纯阳，引药势上行。治心痛血痹……方书治中风痰饮头痛，行着痹，痿厥疠风，颤振眩晕，癇悸，疝，头面诸证，感阳气而生，风药中之阳草也。所治诸证，皆辛温善散，而性善升腾之故。"

4. 芎䓖

《本草述钩元·卷八·芳草部·芎䓖》："根味辛苦，性温，气厚味薄，浮而升，阳也……方书治目疾及耳鼻唇齿喉舌髭发，中风眩晕，中寒，伤湿伤劳倦郁，往来寒热疟，破伤风瘾疹，振颤痫痓，颈项强痛。"

5. 全蝎

《本草择要纲目·温性药品·全蝎》："治厥阴诸病，诸风掉眩，搐掣疟疾，寒热耳聋无闻，皆属厥阴风木。"

《本经逢原·卷四·虫部·蝎》："蝎产于东方，色青属木，治厥阴诸风掉眩，及小儿胎惊发搐，最为要药。"

《得配本草·卷八·虫部·全蝎》："一切风木致病，耳聋掉眩，痰疟惊痫，无乎不疗。"

《本草述钩元·卷二十七·虫部·蝎》："诸风掉眩搐掣，疟疾寒热，耳聋无闻，风客肝经，非辛温走散之性不能祛逐，兼引诸药达病所。"

6. 防风

《本草乘雅半偈·第二帙·防风》："（条）曰：动摇飘拉，风木之本性也。土失留碍，致风木变眚，亦有风木变眚，致土失留碍者。如风在头则掉眩，在目则瞽盲，在骨节则疼烦。而疼烦、瞽盲、掉眩，政风木动摇飘拉之性耳。"

7. 羌活

《删补颐生微论·卷之三·药性论第二十一·草部》："羌活味甘苦性平，无毒。入小肠、膀胱、肝、肾四经。主风寒湿痹，筋骨挛疼，头旋掉眩，头项难伸。别有独活，功用相同。中国为独活，可理伏风；西羌者为羌活，可理游风。"

8. 青黛

《本草述钩元·卷九·隰草部·青黛》："味咸甘，气寒。专治小儿疳蚀羸瘦，发热疳痢。杀疳虫,并小儿丹毒,解诸热惊痫……方书治中风头风胁痛,阳毒发斑,瘾疹,颤振,眩晕,咳血久嗽,呕吐舌衄,鼻口唇齿舌咽喉诸治甚多。"

9. 钩藤

《本草述钩元·卷十一·蔓草部·钩藤》:"味微甘微苦而平,气微寒,入手足厥阴经。平肝风,除心热,主瘾疹颤振,头旋目眩,舒筋。"

10. 独活

《本草约言·卷之一·草部·独活》:"味苦,甘,气平微温,阴中之阳,可升可降。盖其气不若羌活之雄,故亦可降。入足少阴经。去风寒湿气,两足拘挛,疗诸风掉眩,颈项难伸。"

《本草纲目·草部第十三卷·草之二·独活》:"治风寒湿痹,酸痛不仁,诸风掉眩,颈项难伸。(李杲)"

《珍珠囊补遗药性赋·卷二·主治指掌·独活》:"味苦、甘,平,性微温,无毒。升也,阴中之阳也。其用有二:诸风掉眩,颈项难伸;风寒湿痹,两足不用。乃为足少阴之引经。"

《医宗必读·卷之三·本草徵要上·草部》:"独活味苦、甘,平,无毒。入小肠、膀胱、肝、肾四经。风寒湿痹,筋骨挛疼,头旋掉眩,头项难伸。"

《本草通玄·卷上·草部·羌活独活》:"气味辛温,为手足太阳引经之药,又入足少阴厥阴。小无不入,大无不通,故能散肌表八风之邪,利周身骨节之痛,头旋掉眩,失音不语,手足不随,口眼歪斜,目赤,肤痒,理女子疝瘕,散痈疽恶血。"

11. 黄芪

《本草述钩元·卷七·山草部·黄芪》:"治消瘅,中风著痹挛痿,鹤膝风,脚气,吐血咳血,鼻衄溲血诸见血证……腹痛腰痛,身重颤振眩晕,惊悸痞厥恶寒,往来寒热,发热,破伤风不能食,滞下。"

12. 酸枣仁

《本草述钩元·卷二十四·枳·酸枣仁》:"味酸辛甘,气平,微热……方书更治中风虚劳,癫狂惊痫,振颤挛悸,虚烦健忘,消瘅,善太息,赤白浊,着痹胁痛,腰痛咽喉。"

三、治颤证药对

足爪甲+南星

《本草纲目·主治第三卷·百病主治药·痉风》:"手足颤掉,手足爪甲加南星。"

【医论医案】

一、医论

《普济方·卷一百二十二·伤寒门·振》

伤寒振者,森然若寒,耸然振动者是也。伤寒振者,皆责其虚也。至于欲汗之时,其人本虚,必蒸蒸而振,却发热汗出而解。振近于战,而轻者为振。战为正与邪争,争则为鼓栗而战,振但虚而不与争,故止耸动而振也。下后复发汗,必振寒者,为其表里俱虚也。亡血家发汗则寒栗而振者,为其血气俱虚也。诸如此,止于振耸耳。其振振欲擗地者,及身为振振摇者,二者皆发汗过多亡阳,经虚不能自主持,故身为振摇也,又非若振栗之比。《经》曰:若吐下后,心下逆,上冲胸,起则头眩,发汗则动经,身为振振摇,茯苓桂枝白术甘草汤主之。太阳病,发汗不解,其人仍发热,心下悸,头眩身睏动,振振欲擗地者,真武汤主之。二者皆用温经益阳滋血助气之剂,未有不获全济之功者。

《医旨绪余·上卷·颤振》

有谓作诸禁鼓栗者,非也。诸禁鼓栗,乃斗牙战摇,似寒而实热也。夫颤振,乃兼木气而言,惟手足肘前战动,外无凛栗之状。生生子曰:颤振者,人病手足摇动,如抖擞之状,筋脉约束不住,而莫能任持,风之象也。《内经》云:诸风掉眩,皆属肝木。木主风,风为阳气,阳主动,此木气太过,而克脾土,脾主四肢,四肢者,诸阳之末,木气鼓之故动,《经》谓"风淫末疾"者此也。亦有头动而手足不动者,盖头乃诸阳之首,木气上冲,故头独动而手足不动;散于四末,则手足动而头不动也。皆木气太过,而兼火之化也。木之畏在金,金者土之子,土为木克,何暇生金。《素问》曰:肝,一阳也;心,二阳也;肾,孤脏也。一水不能胜二火,由是木挟火势而寡于畏,反侮所不胜,直犯无惮,《难经》谓木横乘金者是也。此病壮年鲜有,中年以后乃有之,老年尤多。夫老年阴血不足,少水不能灭盛火,极为难治,前哲略不及之,惟张戴人治新寨马叟,作木火兼痰而治,得效。遇此症者,当参酌厥旨,而运其精思云。

《证治准绳·杂病第五册·诸风门·颤振》

颤、摇也;振、动也。筋脉约束不住,而莫能任持,风之象也。《内经》云:诸风掉眩,皆属肝木。

肝主风，风为阳气，阳主动，此木气太过而克脾土，脾主四肢，四肢者，诸阳之末，木气鼓之故动，《经》谓风淫末疾者此也。亦有头动而手足不动者，盖头乃诸阳之首，木气上冲，故头独动而手足不动。散于四末，则手足动而头不动也。皆木气太过而兼火之化也。木之畏在金，金者土之子，土为木克，何暇生金。《素问》曰：肝一阳也，心二阳也，肾孤脏也，一水不能胜二火。由是木挟火势而寡于畏，反侮所不胜，直犯无惮。《难经》谓木横乘金者是也。此病壮年鲜有，中年已后乃有之，老年尤多。夫老年阴血不足，少水不能制盛火，极为难治。前哲略不及之，唯张戴人治新寨马叟，作木火兼痰而治得效，遇此证者，当参酌厥旨而运其精思云。新寨马叟，年五十九，因秋欠税，官杖六十，得惊气成风搐已三年矣。病大发则手足颤掉不能持物，食则令人代哺，口目张㖞，唇舌嚼烂，抖擞之状，如线引傀儡，每发市人皆聚观，夜卧发热，衣被尽褰，遍身燥痒，中热而反外寒，久欲自尽，手不能绳，倾产求医，至破其家而病益坚。叟之子，邑中旧小吏也，以父母病讯戴人，戴人曰此病甚易治，若隆暑时，不过一涌再涌，夺则愈矣。今已秋寒可三之，如未更刺腧穴必愈，先以通圣散汗之，继服涌剂，涌痰一二升，至晚又下五七行，其疾小愈，待五日再一涌，出痰三四升，如鸡黄成块状，如汤热，叟以手颤不能自探，妻与代探，咽嗌肿伤，昏聩如醉，约一二时许稍稍省，又下数行，立觉足轻颤减，热亦不作，足亦能步，手能巾栉，自持匙箸，未至三涌，病去如濯。病后但觉极寒，戴人曰当以食补之，久则自退。盖大疾之去，卫气未复，故宜以散风导气之药，切不可以热剂温之，恐反成他病也。孙一奎曰：据戴人此治，非真知为痰火盛实，莫敢如此疗也。木之有余，由金之衰弱，病既久矣，恐亦有始同而终异者，况吐汗下之后，谓绝不必补养可乎！病之轻者，或可用补金平木清痰调气之法，在人自斟酌之。中风手足觯曳，星附散、独活散、金牙酒，无热者宜之。摧肝丸，镇火平肝，消痰定颤，有热者宜之。气虚而振，参术汤补之。心虚而振，补心丸养之。挟痰，导痰汤加竹沥。老人战振，宜定振丸。

《静香楼医案·上卷·内风门》

四肢禀气于脾胃，脾胃虚衰，无气以禀，则为振颤。土虚木必摇，故头运也。归芍六君子汤加黄芪天麻。[诒按]案语说理朴实，立方以扶正为主。似宜再加熄风之品。其所加之黄芪，恐非肝风升动者所宜。

《王九峰医案（一）·补遗》

酒湿伤阴，心脾肾三阴不足。手足振掉，莫能自主。巅眩目中生花，脉细数无力。非少壮所宜，有阴痱之患。宜壮水生阴，助土渗湿。七福饮去当归加枸杞、泽泻、茯苓、牛膝。

《叶氏医效秘传·卷二·伤寒诸证论·振》

振者，耸然动摇者是也。盖汗吐下太过，使气血虚而作。伤寒振者，责其虚寒，至于欲汗之时，其人素虚，必蒸蒸而振，却发热汗出而解。振，近战者也，而轻者为振矣。战则正与邪争，争则鼓栗而战。振则虚而不至争，故止耸动而振也。下后复发汗者振寒，谓其表里俱虚也。血家发汗，寒栗而振者，谓其气血俱虚也。诸如此者，都是振耸耳。兹若振振欲擗地有声为振摇，二者皆发汗过多之阳经虚，不能主持，身为振摇也，非振栗之比，皆用温经助阳滋血益气之剂。一说：气血俱虚，不能营养筋骨，身不能主持，故为振摇也。须大补气血，曾用人参养营汤数服甚效。有一人身摇不得眠，以十味温胆汤倍用人参得效。

《竹亭医案·卷之三》

徇蒙者，如以物蒙其首也。又，徇，疾也；蒙，目不明也；招，掉摇不定也；尤，甚也。《内经》曰：诸风掉眩，皆属于肝。而肝有虚实、上下、风火、内外之不同。仲景治眩以痰饮为先，丹溪亦以治痰、降火、补虚为法，总不外乎阴阳水火之道。其顺净清谧者水之化（班固《汉武帝内传》"内外寂谧"，音蜜，静语也，无声也，慎也，安也），动扰挠乱者火之用也。《左传》成二年，畏君之震，师徒挠败。十三年，挠乱我同盟。脑者地气之所主，故藏于阴；目之瞳子亦肾水至阴所主，故二者皆喜静谧而恶动扰。静谧则清明内持，动扰则掉摇散乱。是故脑转目眩者，皆由火也。然既因火而成眩，何《内经》谓"诸风掉眩，皆属于肝"者，是专言风邪矣。河间曰：风火皆属阳，多为兼化。阳主乎动，两动相搏，则头目为之眩运而旋转。火本动也，焰得风则自然旋转，于是乎掉眩。掉，摇也。此非风之因火所成者欤。然风有内外，外入者兼火化，内发者尤是，因火所生之风也，《经》所谓风自火出者是也。风火煽而头旋生，目中生花，有时昏黑而欲仆也,总缘内火动而生风。虽有滋阴降火之剂,而不能上达巅顶而引火下降也,终无济于事。当佐以引经上达之法始建奇绩,于是用知柏地黄汤加味而变动之,深有取意。方中大生地用鲜荷叶汁浸胖,捣烂绞汁,去生地渣留汁。候众药煎好去滓,投前汁再煎二三滚服之。是方之妙,妙在荷叶,取其色青入肝而属木,在卦为震,震仰盂。地黄非荷叶引之上升,则不能达巅顶而入厥阴肝经也。留汁后投二三滚即服者,更取轻清上升之意耳。

二、医案

1. 治肝风颤证

《校注妇人良方·卷三·妇人颤振方论第八》

一妇人性善怒,发热,经水非过期则不及,肢体倦怠,饮食少思而颤振。余以为脾气不足,肝经血少而火盛也。午前以调中益气汤加茯苓、贝母送六味丸,午后以逍遥散送六味丸,两月余而愈。

《校注妇人良方·卷二十四·妇人结核方论第四》

一妇人项间结核,不时寒热,左目紧小,头项振掉,四肢抽搐。此肝火血虚风热也,用加味逍遥加钩藤数剂,诸症渐愈,又用八珍汤调理而痊。

《保婴撮要·卷十六·颤振》

一女子患瘰疬,因怒两手颤振,面色或青或赤,此肝经血虚火盛而生风也,用四物加山栀、钩藤钩、龙胆草、甘草,而颤振渐愈,乃去胆草,与地黄丸间服而痊。后因劳心发热,两手复振,用补中益气汤、地黄丸而愈。

《王九峰医案(一)·副卷一·肝风》

暴怒伤阴,肝之变动为握,右手掉摇,膻中隐痛,容冬进补中益气而愈。现在复发,拟补阴益气煎。进补阴益气,掉摇已止,膻中隐痛。诸风掉眩,皆属于肝。战栗动摇,火之象也,良由水不涵木,肝火化风。壮水制火,乙癸同源主治。六味地黄加银柴胡、白芍、橘皮,蜜丸。

《曹仁伯医案论》

颤振不发于冬至,已责阳气不复。此在冬至以前发者,尤为阳气不复,不言而喻。至于阴气争胜似未明言,而知阴气之得争以胜者为阳气不充未经来复之故。阴气何能争胜然,阴之争胜固明,而其所争所胜之阴究系何物邪气?曰肝属阴,痰亦属阴,痰生于脾,脾经所生之痰,内因肝之阴火下动,动则生风,阴痰亦随之而逆,此颤振之所来也。岂独诸风掉眩皆属于肝而已哉?惟本有惊悸,此因颤振而更剧,无怪乎有寤多寐少等症也。人参、冬术、茯神、炙草、半夏、陈皮、大生地、麦冬、归身、白芍、枣仁、远志、秫米、石决明、竹茹、钩藤。先服磁朱丸三钱,陈皮汤下。

《沈俞医案合钞·肝病(俞案)》

颤振不止,脉细带弦,肝风为害也。虎胫骨、牡蛎、归身、白芍、生地、牛膝、钩藤。

《环溪草堂医案·卷二·肝气肝风肝火》

蒋酒客中虚嘈杂,木胜风动,头旋掉眩,兼以手振,此内风挟痰为患。须戒酒节欲为要。天麻、冬术、茯苓、杞子、沙苑子、钩钩、制首乌、当归、白芍、半夏、石决明、池菊。章经曰:上虚则眩。丹溪云:无痰不作眩。'病机论'曰:"诸风掉眩,皆属于肝。"是眩晕不出虚,风与痰三者为患。健忘筋惕,虚与肝之病也。吐痰干腻,津液所化也。从三者治之,虽不中,不远矣。生洋参、天麻、天竺黄、川贝、茯神、牡蛎、制南星、石决明、甘菊花、牛膝、女贞子、嫩钩钩。

《竹亭医案女科卷二·妇女经产杂症》

文学汪书蕉乃嫂,寡居,乙亥季秋。肝火内郁,旧恙也。身热烦躁,新病也。新病与旧恙相争,发为寒热,舌绛口干,胸闷兼呕。木火郁而心神扰乱,肝风动而手臂颤振,语言错乱,面容带笑,右寸浮小,左寸关弦数。势非轻候,深虑痉厥,拟逍遥散意。柴胡七分,薄荷一钱半、鲜竹茹一钱半、淡黄芩一钱半、赤苓二钱、青皮一钱、广藿香一钱半、天竹黄一钱半、丹皮一钱半(炒)、山栀一钱半(炒),加梨汁一小酒杯,投生姜汁一匙,冲服。服后,身仍乍凉乍热,左足小腿热肿色红,亦肝经气郁下注而成脚气,又恐挟肝火而上升见厥。惟心烦欲笑之势减,两手臂颤振之势亦缓。

2. 治虚损颤证

《保婴撮要·卷十六·颤振》

一女子患流注,发热而颤,此肝脾气血不足,经水过期,虚火生风之症也。先用补中益气汤加钩藤钩渐愈,又用加味地黄丸而痊愈。

《保婴撮要·卷十六·瘈疭》

一女子瘰疬将愈,因勤于女红,忽作瘈疭。此胃气未实,而劳伤筋脉耳,用补中益气汤及五味异功散,俱加钩藤钩而愈。后劳役怒气,经行颤振,用加味逍遥散及补中益气汤,俱加钩藤钩而愈。

《续名医类案·卷十三·痿》

陆养愚治王庚阳,中年后患足拘挛,屈伸不利,以风湿治不效。自制史国公药酒,服之亦不效。脉之左手细数,重按则驶,右手稍和,重按亦弱。询其病发之由,告曰:始偶不谨而冒寒,便发寒热口苦,筋骨疼痛。服发散药,寒热除而口苦疼痛不减。至月余,先左足拘挛,难以屈伸,渐至右足亦然,又渐至两手亦然,手更振掉不息。医数十人,不外疏风顺气及行气行血而已。数月前,少能移动,而振动疼痛不可忍。今虽不能移动,幸不振掉疼痛。曰:若不疼痛,大事去矣。曰:不移动则不疼痛,若移动极其酸痛。曰:幸尚可药,此筋痿症也。少年房帏间,曾有所思慕而不得遂愿否?曰:早年一婢,其色颇妍,因昵之。拙荆觉而私黜他方,后极想念。本年间欲事反纵,后患遗精、白浊,今阳事久不起矣。曰:《内经·痿论》中一条云,肝气热,则胆泄口苦,筋膜干,筋膜干则筋急而挛,发为筋痿。由思想无穷,所愿不得,意淫于外,入房太甚,宗筋弛纵,发为筋痿及为白淫。又曰:筋痿者,生于疾使内也。盖思愿不遂,遇阴必恣,风寒乘虚袭之而不觉。至中年后血气既衰,寒变为热,风变为火,消精烁髓而病作。医又以风热之药治之,重耗其血,筋无所养,不能束骨而利机关,宜其病转剧也。所幸饮食未减,大便犹实。盖痿症独取阳明,阳明盛则能生气生血,未为难治。用当归、地黄、参、芪、白术、丹皮、黄柏、青蒿、山萸、枸杞、牛膝,少加秦艽、桂枝、羌活、独活煎服。又以紫河车、鹿角、龟板、虎胫骨熬膏,酒服两许,调治一月而愈。

《王旭高临证医案·卷之二·虚劳门》

廉肾阴虚而气升喘逆,心阴虚而心跳少寐,胃气虚而痰饮留恋,肝风动而头眩震掉,肠液枯而大便坚干。《经》云:肾苦燥,急食辛以润之。心苦缓,急食酸以收之。肝苦急,急食甘以缓之。肠胃津枯,当滋气血,拟都气丸意。大生地(蛤粉炒)、茯神(辰砂拌)、半夏、炙甘草、五味子、沉香、柏子仁、石决明、怀山药、麦冬、西洋参。

《王乐亭指要·卷二·肝风》

陈右。经来血多,肝无所养,内风掀动,手足为之牵引振掉,有时麻木。血伤而气亦伤,治当营卫兼调,佐以熄风通络。《经》云:气虚则麻,血虚则木,麻木则气血两虚。当归(酒炒)六钱,黄芪(炒)三钱,钩钩五钱,石决明五钱,杞子二钱,杜仲三钱,木瓜一钱,桑枝尖三钱,茯苓中木一钱,青松毛顺治钱四个。

《王乐亭指要·卷二·虚证》

汤左。频见梦遗,因精损气,行即振掉,骨将备矣,非下虚乎?脑为不满,头为苦倾,非上虚乎?脉断无伦,如油尽灯残则火愈炽,非真阴告竭,阳不潜藏之确据乎?伤之至,损之极矣,且用大补元煎,取其甘温二字,不失为虚之正治。但恐马到临崖,收缰已晚。党参(炒)三钱,熟地一两二钱,萸肉(炒)八钱,杞子三钱,山药(炒)一两,当归三钱,杜仲三钱,炙草五分,白芍三钱,煅牡蛎四钱,建莲(炒)三钱。

3. 治郁怒颤证

《保婴撮要·卷十六·颤振》

一女子患瘰疬,因怒两手颤振,面色或青或赤。此肝经血虚火盛而生风也,用四物加山栀、钩藤钩、龙胆草、甘草,而颤振渐愈,乃去胆草,与地黄丸间服而痊。后因劳心发热,两手复振,用补中益气汤、地黄丸而愈。

一小儿患臂痛,面色或黄或赤,先用补中益气汤、地黄丸寻愈。后因怒气颤振,先用补中益气汤加钩藤钩、炒山栀;又用加味逍遥散加钩藤钩而愈。又因饮食停滞,吐泻酸臭,更加发搐,用五味异功散加钩藤钩而愈。

一女子不得继母之心,久而郁怒,遂患颤振,面赤发热,先用加味小柴胡汤,次用加味归脾汤及加味逍遥散,前后间服而寻愈。但面色时青,又用地黄丸、逍遥散而安。

4. 治虚实错杂颤证

《续名医类案·卷二十九·小儿科·慢惊》

陆肖愚治鞠氏子,年十一,向因水土不便,泄泻瘦弱,四月终旬,蒸热淫雨,忽患头面大肿,手足身体亦微肿。或谓风热,与苏叶、羌、防、升麻、柴、葛等,汗大泄,既而痰涌吐逆,语言不伦,身强直,手足振掉。又谓急惊风,用抱龙、镇心等丸不效。脉之,浮缓而弱,此因脾虚土不胜水,且湿气盛行,内湿与外湿相感而作肿,治而健脾渗湿,乃反发汗,致升动其脏腑之痰涎,漏泄其经络之津液,宜其变症若此也。因用六君子汤加归、芍投之,一剂而吐止,数剂而僵直振掉除。又数剂精神复,加泽泻,倍茯苓,数十剂,下肿消,泻止。

《缪松心医案·肝风》

袁。营亏络虚,气滞痛经,瘕聚脘胁作胀,风动振掉,眩晕发厥,皆见端也。宜熄风和阳,调奇经。阿胶、石决、当归、四制香附、茯神、白芍、柏仁、乌贼骨。

《王九峰医案(一)·正卷·伏邪》

始得病,不恶寒,发热而渴,溲赤不寐,服发表消导等剂,汗不出,热不退,延今四十余日。形容枯削,肢体振掉,苔色灰黑。前后大解共十三次,酱黑之色,逐次渐淡至于黄,溲亦浑黄不赤,昼夜进数十粒薄粥四五次,夜来忽寐忽醒,力不能转侧,言不足以听。脉微数,按之不鼓。年及中衰,体素羸弱,伏邪虽有欲解之势,元气渺无驱逐之权。邪热纵横,真阴枯涸,势必邪正俱败,危如朝露,急宜峻补,冀其五液三阴一振,正复不能容邪,从中击外,庶几一战于表,得战汗则解。

《王九峰医案(一)·正卷·湿症》

壮火食气,阴不潜阳,气不行水,蕴生湿热,伤阳明之阴,动少阳之火。阳明阴伤则宗筋纵,不能束筋骨而利机关。水流湿而注下,足胫绵弱,行则振掉,便泻肠鸣。少阴火旺则液耗金伤,不能藏精化气以行治节,痰嗽食减,梦泄频仍。所服之方,均法程王道,功迟难期速效。补阴当思湿热蕴结;利湿窃虑阴液愈亏。爰以六味加减,补阴渗湿,脾肾双培。然否,质诸明哲。大熟地八两,云茯苓三两,肥杜仲三两,川萆薢三两,山芋肉四两,五味子二两,淡苁蓉二两,玄武胶二两,淮山药四两,宣木瓜二两,上党参三两,桑螵蛸一两,将熟地水煮捣如泥溶胶,炼蜜为丸。

《三家医案合刻·卷二》

暑病槁热下利,昏狂谵语,至旬日而陡然口喑目闭,手足颤掉,是邪热内陷心胞,肝阴告绝矣。危险何辞。原翁芳香开络,亦背城借一计,佐以清滋熄风,以冀弋获。鲜莲子、羚羊角、川贝、麦冬、钩藤、稻叶。

《曹仁伯医案》

1)颤振一症,振乃阴气争胜,颤则阳气不复,其势之来,上冲则鼓颔,四散则肢动,至于肉筋瞤惕,不过来势之轻者。治此病者,平补镇心而已。惟肝不藏魂,寤寐失常,胆又内怯,惊悸时作,加之痰火串入其间,法须兼备,冀免厥塞。人参、龙齿、当归身、半夏(竹沥拌)、大生地、秋米、麦冬、茯神、石决明、胆南星、酸枣仁(川连三分拌炒)、远志肉、青竹茹、广橘红、钩藤钩。

2)病颤振振,乃阴气争胜,颤则阳气不复。其势之来,上冲则鼓颔,四散则肢动。至于肉瞤筋惕,不过来势之轻者。治此病者,平补镇心而已。惟肝不藏魂,寤寐失常,胆又内怯,惊悸时作,加以痰火串入,用法须兼备免厥塞拟方。候石盘竹香先生均政。龙齿、人参、归身、远志、茯神、橘红、枣仁(川连三分拌炒)、胆星、石决明、半夏(竹沥拌)、秋米、竹茹、钩藤。

3)惊悸起因,传为颤振,继以寤寐不宁,左脉细软,右关弦数,数则为火,弦则为痰,细软又主乎虚。虚在肝肾,兼以痰火,结合脾胃,所以肢体软弱,口燥身疼也。连日固本,既属安适,可无更张。惟痰火内胜,不以十味温胆法加减佐之,以为标本兼顾之计,俾得虚不再虚,未知是否?同石盘竹香先生议。人参、大熟地(浮石拌炒)、枣仁、归身、天冬、大生地、茯苓、橘红、竹茹、川贝、柏仁、龙齿、石决明。

《王仲奇医案·正文》

周,大东门。三月间寒热之后,留邪不清,内居营卫,精气暗夺,偏身颤振,如战栗之状,张口语言,面部筋脉亦掣动可见,脉濡弦,神疲,舌后半截黄积,苔中露有绛点。当养心脾,调营卫,但恐不易有效。夜交藤三钱,当归(全)二钱,白茯苓三钱,生苡仁三钱,川桂枝六分,甘菊花一钱五分,白蒺藜三钱,炒丹皮一钱五分,炒白芍一钱五分,橘红衣一钱,法半夏一钱五分,川石斛二钱。

5. 治产后颤证

《竹亭医案·竹亭医案女科卷三》

嘉兴郑惕庵室人,道光三年五月二十日诊。产后十九日,身热有汗,头疼胸闷,舌苔淡黄,口干少饮,耳鸣兼聋,不饥纳少,手指颤振。此产时去血过多,新冒风邪,六脉软大、小数。病已四日,防其发痉。《金匮》云"新产妇人有三病,一者病痉,二者病郁冒,三者大便难"是也。当明辨之。小生地三钱,粉丹皮一钱半(炒),炒荆芥一钱半,青皮六分,蔓荆子一钱半,地骨皮一钱半,川石斛三钱,当归一钱,生甘草六分。加黑穞豆皮三钱,陈酒拌焙。

6. 治风邪外袭颤证

《古今医统大全·卷之八十一·外科理例（下）·脑疽》

一妇脑疽，左肿痛，左鼻出脓，年余不愈，时或掉眩，如坐舟车。许叔微曰：肝虚，风邪袭之然也。以川芎一两，当归三钱，羌活、旋覆花、细辛、防风、蔓荆子、石膏、藁本、荆芥穗、半夏曲、干葛、生地黄、甘草各半两，每服一两，姜水煎服，一料而愈。

7. 治惊风颤证

《儒门事亲·卷六·风形·因惊风搐一》

新寨马叟，年五十九，因秋欠税，官杖六十，得惊气，成风搐已三年矣。病大发则手足颤掉，不能持物，食则令人代哺，口目张眱，唇舌嚼烂，抖擞之状，如线引傀儡。每发，市人皆聚观。夜卧发热，衣被尽去，遍身燥痒，中热而反外寒。久欲自尽，手不能绳，倾产求医，至破其家而病益坚。叟之子，邑中旧小吏也，以父母病讯戴人。戴人曰：此病甚易治。若隆暑时，不过一涌，再涌夺则愈矣。今已秋寒可三之；如未，更刺腧穴必愈。先以通圣散汗之，继服涌剂，则痰一二升，至晚又下五七行，其疾小愈。待五日，再一涌，出痰三四升，如鸡黄成块，状如汤热。叟以手颤不能自探，妻与代探，咽嗌肿伤，昏瞆如醉，约一二时许稍稍省。又下数行，立觉足轻，颤减，热亦不作，是亦能步，手能巾栉，自持匙箸。未至三涌，病去如濯。病后但觉极寒。戴人曰：当以食补之，久则自退。盖大疾之去，卫气未复，故宜以散风导气之药，切不可以热剂温之，恐反成它病也。

8. 治寒热错杂颤证

《遯园医案·卷下》

工人陈某妻，患病旬日，自以单方疗之，不应，更数医亦无效。一日两手拳曲而振掉，身大热，面赤口渴，无汗，大小便不通，举家惊扰。诊之，脉浮洪而弦数，舌红苔黄燥，即为刺少商穴，两手即伸，审系表有风寒而里有实热，法当表里两解，与河间防风通圣散，两帖，汗下兼行，诸症悉愈。继转疟疾，热多寒少，改用小柴胡去法夏、人参，加桂枝、花粉、知母、常山、青皮，三帖而安。

9. 治邪祟颤证

《寓意草·辨治杨季登二女奇证奇验》

杨季登二女，俱及笄将字。第二女亦病多汗，食减肌削，诊时手间筋掣肉颤，身倦气怯。余曰，此大惊大虚之候，宜从温补者也。遂于补剂中多加茯神、枣仁，投十余剂，全不对病。余为徘徊治法。因自讦曰，非外感也，非内伤也，非杂症也。虚汗振掉不宁，能受补药，而病无增减。且闺中处子，素无家难，其神情浑似丧败之余，此曷故耶。忽而悟曰，此必邪祟之病也，何为其父不言，甚有可疑。往诊问其面色，曰时赤时黄。余曰：此症确有邪祟，附入脏腑，吾有神药可以驱之。季登才曰，此女每晚睡去，口流白沫，战栗而绝，以姜汤灌至良久方苏。挑灯侍寝防，亦不能止，因见所用安神药甚当。兼恐婿家传闻，故不敢明告也。余曰，何不蚤言，吾一剂可愈。乃以犀角、羚羊角、龙齿、虎威骨、牡蛎、粉鹿角霜、人参、黄芪等药合末，令以羊肉半斤，煎取浓汁三盏，尽调其末。一次服之，果得安寝，竟不再发，相传以为神异。余盖以祟附于身，与人之神气支持，亦逼处不安，无隙可出，故用诸多灵物之遗形。引以羊肉之膻，俾邪祟转附骨角，移从大便而出，仿上古遗精变气祝繇遗事，充其义耳。

《续名医类案·卷二十一·惊悸》

长山徐妪遭惊痰，初发手足颤掉，褫去衣裳裸而奔，或歌或哭，或牵曳如舞木偶。粗工见之吐舌走，以为鬼魅所惑。周汉卿独刺其十指端出血，已而安。（《续文萃》）

第四章

痉 证

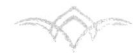

痉证是指以项背强急、口噤、四肢抽搐、角弓反张为主症的一类疾病。痉证既可以是中医一个独立的疾病，也可以是多种疾病的伴随症状。如破伤风等中医疾病、西医流行性脑脊髓膜炎、流行性乙型脑炎、脑脓肿等神经系统疾病均可出现类似痉证的症状，可参考本病进行辨证论治。

【辨病名】

痉证，称"痉"，是指以项背强急、口噤、四肢抽搐、角弓反张为主症的一类疾病。古人常根据痉证的病因病机，所属经络或人群的不同，对痉证有着不同的称谓。

一、概论

痉（痓）

《五十二病方·伤痉》："痉者，伤，风入伤，身信（伸）而不能诎（屈）。"

《金匮玉函经·卷第二·辨痉湿暍第一》："病者，身热足寒，颈项强恶寒，时头热面赤，目脉赤，独头动摇，卒口噤，背反张者，为痉。"

《诸病源候论·妇人妊娠诸候下·妊娠痉候》："体虚受风，而伤太阳之经，停滞经络，后复遇寒湿相搏，发则口噤背强，名之为痉。"

《太平圣惠方·卷第七十四·治妊娠中风痉诸方》："夫妊娠体虚受风，而伤太阳之经络，后复遇风寒相搏，发则口噤背强，名之为痉。其候，闷冒不识人，须臾，惺惺复发。此是风伤太阳之经作痉也，亦名子痫，亦名子冒也。"

《太平圣惠方·卷第八十三·治小儿中风痉诸方》："夫小儿中风痉病之状如痫，而背头项强直，是风伤于太阳之经也。凡小儿解脱，或脐疮未合，为风所伤，皆令发痉也。"

《三因极一病证方论·卷之七·痓叙论》："夫人之筋，各随经络结束于身，血气内虚，外为风寒湿热之所中则痉。"

《普济方·卷九十六·诸风门·风痉》："夫太阳中风，重感于寒湿，则变痉也。痉者，口噤不开，背强而直，如发痫之状，摇头马鸣，腰反折，须臾十发，气息如绝，汗出如雨，时有脱易。"

《明医指掌·卷一·病机赋》："背项反张曰痓。"

《校注妇人良方·卷三·妇人中风角弓反张方论第二》："论曰：妇人气虚，风入诸阳之经，或产后血虚，汗出中风，体强口噤，腰背反长，名为发痉。"

《赤水玄珠·第二十二卷·妊娠风痓子痫》："妊娠体虚受风，而伤足太阳经，遇风寒相搏，则口噤背强，甚则腰反张，名之曰痓。须臾自醒，良久复作。又名曰子冒，又类子痫。"

《伤寒论注·卷二·痉湿暑证》："独有头面动摇，卒然口噤，背反如张弓者，与伤寒不相似，故名之曰痉耳。"

《伤寒大白·卷四·痉病》："强直反张之病，名痉病。"

《医学心悟·卷二·伤寒兼症·痉》："痉者，项背强，头动摇，口噤，背反张是也。"

《订正仲景全书伤寒论注·卷十三·辨痉湿暍病脉证并治篇》："风寒客于二经，则有头摇、口噤、反张、拘强之证，故名痉病也。"

《一见能医·卷之六·病因赋中·痓痉有阳有阴》："痓者，劲也；痉者，翅也。其症颈项强直，腰背反张，如鸟之张翅，故名痓痉也。"

《感症宝筏·卷之一·类伤寒诸感证辨·痉》："身热足寒、头项强急、恶寒时头热面赤、目脉赤、独头摇、卒口噤、背反张者，痉也。"

《医学从众录·卷四·痉厥癫狂痫瘫痪》："痉者，强直反张之象也。"

《医述·卷十二·杂证汇参·痉》："痉者，强直之名,即秋时燥金之邪,入于经筋而为病也。""以病发之时,而经筋脉络僵劲,角弓反张,故曰痉。痉者,劲急也,是以其病发之状而名之也。"

《杂病广要·外因类·痉》:"病发身软时醒者,谓之痫;身强直反张如弓,不时醒者,谓之痉。(《病源论》)"

《医论拾遗·〈医学问对〉注》:"痉者,强直之谓。后人所谓角弓反张,古人所谓痉也。"

《伤寒论汇注精华·卷八·辨痉湿暍脉证》:"中风之病,入于经俞,则强急反张,动摇,口噤而为痉。(陈氏)太阳病,发热脉沉而细者,名曰痉。"

二、按病因命名

痉证按照不同病因进行命名,如金疮痉、风痉、暑痉、湿痉、湿热痉、燥痉、寒痉、风温痉、客忤痉、破伤风等。

1. 金疮痉

《诸病源候论·金疮病诸候·金疮中风痉候》:"夫金疮痉者,此由血脉虚竭,饮食未复,未满月日,荣卫伤穿,风气得入,五脏受寒,则痉。"

2. 风痉

《诸病源候论·风病诸候·风痉候》:"风痉者,口噤不开,背强而直,如发痫之状。"

《医心方·卷第三·治风痉方第五》:"《病源论》云:风痉(充至反)者,口噤不开,背强而直,如发痫之状。其重者耳中策策痛;卒然身体痉直者,死也。"

《太平圣惠方·卷第十九·治风痉诸方》:"夫风痉者,口噤不开,背强而直,如发痫之状。"

《圣济总录·卷第八·风痉》:"论曰:风痉者,以风伤太阳之经,复遇寒湿故也。"

《普济方·卷三百三十九·妊娠诸疾门·风》:"夫妊娠体虚受风,而伤太阳之经络,后复遇风寒相搏,发则口噤背强,名之曰痉,又云痓。其后昏闷不识人,须臾自醒,良久复作,谓之风痉,亦名子痫,亦名子冒。"

《女科指掌·卷之三·胎前门·子痫》:"若伤太阳之经,复遇寒湿相搏,口噤脊强,名曰风痉。"

《医阶辨证·太阳风痉二证辨》:"风痉,身强直,手足搐搦,而有汗或无汗。"

3. 暑痉

《温病条辨·卷六·解儿难·暑痉》:"暑兼湿热,后有湿痉一条,此则偏于热多湿少之病,去温热不远,《经》谓后夏至为病暑者是也。"

4. 湿痉

《温病条辨·卷六·解儿难·湿痉》:"按此一条,瘛痉兼有,其因于寒湿者,则兼太阳寒水气,其泄泻太甚,下多亡阴者,木气来乘,则瘛矣。"

5. 湿热痉

《温病条辨·卷六·解儿难·温热痉》:"即六淫之火气,消烁真阴者也,《内经》谓先夏至为病温者是也。"

《伤寒之研究·卷一·痉湿暍辨》:"温热痉,即六淫之火气,消烁真阴者也。"

6. 燥痉

《温病条辨·卷六·解儿难·燥痉》:"燥气化火,消烁津液,亦能致痉,其治略似风温,学者当于本论前三焦篇秋燥门中求之。"

7. 寒痉

《伤寒之研究·卷一·痉湿暍辨》:"无汗为刚痉,为寒痉。"

8. 风温痉

《温病条辨·卷六·解儿难·风温痉》:"按此即瘛证,少阳之气为之也,下温热、暑温、秋燥,皆同此例。"

《伤寒之研究·卷一·痉湿暍辨》:"风温痉,此即瘛症,少阳之气为之也。"

9. 客忤痉

《温病条辨·卷六·解儿难·客忤痉》:"俗称谓惊吓是也。"

10. 破伤风

《杂病源流犀烛·卷十三·破伤风源流(痉痓)》:"古人于痉痓,通称为破伤风。"

三、按病机命名

按照不同的病机将痉病进行分类,如刚痉、柔痉、阳痉、阴痉、风痰痉、痰火痉。

1. 刚痉

痉病症见发热无汗,恶寒,颈项强急,头摇口噤,手足挛急或抽搐,甚则角弓反张,脉弦紧者为刚痉。

《金匮玉函经·卷第二·辨痉湿暍第一》:"太阳病,发热无汗,而反恶寒,是为刚痉。"

《太平圣惠方·卷第十·治伤寒阴阳刚柔痉

病诸方》:"夫伤寒痉病之状,身热足寒,头项强直,恶寒头面热摇头,卒口噤,背脊反张是也。此由肺热移于肾,转而为痉,痉有刚柔。"

《三因极一病证方论·卷之七·痉叙论》:"夫人之筋,各随经络结束于身,血气内虚,外为风寒湿热之所中则痉。故寒则紧缩,热则弛张,风则弦急,湿则胀缓,四气兼并,当如常说。以风散气,故有汗而不恶寒,曰柔痉;寒泣血,故无汗而恶寒,曰刚痉。"

《普济方·卷一百二十二·伤寒门·无汗》:"及刚痉无汗,是数者皆寒邪在表而无汗者也。其邪气行于里无汗者,为邪气在表,熏发腠理则汗出;邪气内传,不外蒸发者则无汗。"

《保婴撮要·卷四·痉症》:"若面目赤色,无汗恶寒,牙关紧急,肢体反张,痰涎壅盛,昏愦烦渴,小便赤涩,先谵语而后发者,名刚痉,当发汗。"

《校注妇人良方·卷三·妇人中风角弓反张方论第二》:"论曰:妇人气虚,风入诸阳之经,或产后血虚,汗出中风,体强口噤,腰背反长,名为发痉。因太阳经先伤风,复感寒而致,如发痫状,但脉沉迟弦细。无汗恶寒,名刚痉。"

《本草纲目·主治第三卷·百病主治药·痉风》:"伤寒湿无汗者,为刚痉。"

《证治准绳·杂病第五册·诸风门·痉》:"其所谓刚痉者,为中风发热重感于寒而得之,与《内经》所谓赫羲之纪,上羽,其病痉,其义一也。风淫之热与火运之热无少异,其重感于寒亦与上羽之寒同是外郁者,热因郁则愈甚,甚则热兼燥化而无汗,血气不得宣通,大小筋俱受热害而僵直,故曰刚痉也。"

《冯氏锦囊秘录·杂症人小合参卷五·论痉痓(儿科)》:"痉痓者,虽似于痫,而实更重于痫也。其症有二:一曰刚痉。刚痉者,发时谵语,面红眼赤,摇头瘛疭,牙紧手张,项背强直,痰涎壅盛,卒为噤口,昏愦烦渴,小便赤涩,身热无汗,而反恶寒者是也。"

《医碥·卷之三·杂症·痉》:"内热因外寒所郁则愈甚,甚则津液干燥而无汗,大小筋俱受热灼而枯缩,故曰刚痉。"

《资生集·卷六·中风·产后痉属亡血过多筋无所养》:"产后发痉,因去血过多,元气亏损,或外邪相搏,致牙关紧闭,四肢痉强,或腰背反张,肢体抽搐。若有汗不恶寒,曰柔痉;无汗恶寒,曰刚痉。"

《伤寒指掌·卷三·伤寒变症·痉》:"太阳病发热无汗,反恶寒者,名曰刚痉;太阳病,发热汗出,而不恶寒,名曰柔痉。[邵评]无汗为表实,反恶寒者,风邪挟寒也,以其表实有寒,故曰刚痉;若汗出为表虚,不恶寒者,风变而外伤筋脉也,以其表虚自汗,故曰柔痉。"

《感症宝筏·卷之一·类伤寒诸感证辨·痉》:"身热足寒、头项强急、恶寒时头热面赤、目脉赤、独头摇、卒口噤、背反张者,痉也。太阳病,发热、无汗、恶寒者,为刚痉。"

《医阶辨证·痉外因内因辨》:"外因寒湿,刚痉。身强直,无汗而恶寒。"

《伤寒广要·卷七·兼变诸证(上)·发痉》:"若发热畏寒无汗,开目仰卧,口燥渴,脉浮紧而数,此属阳,名刚痉。"

《杂病广要·外因类·痉》:"若发热畏寒无汗,开目仰卧,口燥渴,脉浮紧而数,此属阳,名刚痉。"

《伤寒论浅注补正·卷七·辨痉湿暍脉证》:"太阳中风之病,入于经俞,则强急反张,动摇口噤而为痉。风伤标阳,故发热;阳邪伤阳,阴液不通,故无汗。标阴既已,外应即不当恶寒,今反恶寒者,标本俱病也,纯阳无阴,故名曰刚痉。此言刚痉,《金匮》有方。"

《伤寒论汇注精华·卷八·辨痉湿暍脉证》:"太阳病,发热无汗,反恶寒者,名曰刚痉。(原文)风伤太阳,标本皆病,不得津液以相滋,故名刚痉。(张氏)"

《伤寒之研究·卷一·痉湿暍辨》:"无汗为刚痉,为寒痉。"

2. 柔痉

痉病症见身热汗出,颈项强急,头摇口噤,手足抽搐,甚则角弓反张,脉沉迟等为柔痉。

《金匮玉函经·卷第二·辨痉湿暍第一》:"太阳病,发热汗出,而不恶寒,是为柔痉。"

《太平圣惠方·卷第十·治伤寒阴阳刚柔痉病诸方》:"夫伤寒痉病之状,身热足寒,头项强直,恶寒头面热摇头,卒口噤,背脊反张是也。此由肺热移于肾,转而为痉,痉有刚柔。太阳病,发热无汗而不恶寒,为刚痉。发热汗出而恶寒,为柔痉。"

《三因极一病证方论·卷之七·痉叙论》:"夫人之筋,各随经络结束于身,血气内虚,外为风寒湿热之所中则痉。故寒则紧缩,热则弛张,风则弦急,湿则胀缓,四气兼并,当如常说。以风散气,故有汗而不恶寒,曰柔痉。"

《普济方·卷一百二十二·伤寒门·自汗》:"柔痉自汗,太阳病,发热脉沉细,摇头口噤,背反张,汗出而不恶寒者,名柔痉,小续命汤主之也。"

《保婴撮要·卷四·痉症》:"若大便滑泄,不语不渴,有汗而不恶寒,先手足厥冷而发者,名柔痉,并以小续命汤加减主之。"

《校注妇人良方·卷三·妇人中风角弓反张方论第二》:"论曰:妇人气虚,风人诸阳之经,或产后血虚,汗出中风,体强口噤,腰背反长,名为发痉。因太阳经先伤风,复感寒而致,如发痫状,但脉沉迟弦细。无汗恶寒,名刚痉;有汗不恶寒,名柔痉。"

《证治准绳·杂病第五册·诸风门·痉》:"其所谓柔痉者,为太阳发热重感于湿而得之,即《内经》所谓诸痉项僵,皆属于湿。又谓因于湿,首如裹,湿热不攘,大筋软短,小筋弛长,软短为拘,弛长为痿。肺移热于肾,传为柔痉。"

《金匮玉函经二注·卷二·痉湿暍病脉证第二》:"所谓柔痉者,非不强也,但刚痉强而有力,柔痉强而无力为异尔。"

《冯氏锦囊秘录·杂症大小合参卷五·论痉痓(儿科)》:"痓痉者,虽似于痫,而实更重于痫也。其症有二:一曰刚痉……一曰柔痉。柔痉者,大便滑泻,不语不渴,必手足冷而后身热汗出,而不恶寒者是也。"

《金匮悬解·卷四·外感杂病·痉》:"太阳病,发热汗出,而不恶寒者,风伤卫也。风性柔和,故名柔痉。"

《资生集·卷六·中风》:"(产后痉属亡血过多筋无所养)产后发痉,因去血过多,元气亏损,或外邪相搏,致牙关紧闭,四肢痉强,或腰背反张,肢体抽搐。若有汗不恶寒,曰柔痉。"

《伤寒指掌·卷三·伤寒变症·痉》:"太阳病发热无汗,反恶寒者,名曰刚痉;太阳病,发热汗出,而不恶寒,名曰柔痉。[邵评]无汗为表实,反恶寒者,风邪挟寒也,以其表实有寒,故曰刚痉;若汗出为表虚,不恶寒者,风变而外伤筋脉也,以其表虚自汗,故曰柔痉。"

《感症宝筏·卷之一·类伤寒诸感证辨·痉》:"身热足寒、头项强急、恶寒时头热面赤、目脉赤、独头摇、卒口噤、背反张者,痉也。太阳病,发热、无汗、恶寒者,为刚痉;发热、汗出、不恶寒者,为柔痉。"

《医阶辨证·痉外因内因辨》:"外因风湿,柔痉。"

《伤寒广要·卷七·兼变诸证(上)·发痉》:"若自汗不恶寒,闭目合面,四肢不收,口中和,脉沉细而涩,此属阴,名柔痉。"

《伤寒论浅注补正·卷七·辨痉湿暍脉证》:"太阳病,同前证,惟发热汗出,风入经俞而表里虚也,不恶寒者病标阳,而无本寒之气也,阳之汗,以天地之雨名之,汗出则刚强之气稍折,而柔和,故名曰柔痉。"

《伤寒论汇注精华·卷八·辨痉湿暍脉证》:"太阳病,发热汗出,不恶寒者,名曰柔痉。(原文)病标阳而无本寒之气,汗出则刚强稍折,故名曰柔痉。(陈氏)风伤太阳之标阳,寒已化热,阴液外泄,而名柔痉。(张氏)"

3. 阳痉

阳痉常指刚痉或痉病仰目者。

《医阶辨证·痉外因内因辨》:"内因痰火,阳痉。"

《杂病广要·外因类·痉》:"刚柔太阳病,发热不恶寒无汗为阳痉,发热恶寒汗出为阴痉。(《神巧》)合面而卧者为阴痉,仰目者为阳痉。(《伤寒解惑论》)[按]此本于《圣惠》,《圣惠》又曰:阳痉即易瘥:阴痉即难瘥。"

4. 阴痉

阴痉常指柔痉或痉病合面而卧者。

《医阶辨证·痉外因内因辨》:"内因亡津液,阴痉。"

《杂病广要·外因类·痉》:"刚柔太阳病,发热不恶寒无汗为阳痉,发热恶寒汗出为阴痉。(《神巧》)合面而卧者为阴痉,仰目者为阳痉。(《伤寒解惑论》)[按]此本于《圣惠》,《圣惠》又曰:阳痉即易瘥:阴痉即难瘥。"

5. 风痰痉

《万病回春·卷之五·痉病》:"若身凉手足冷、脉沉细者,名阴痉;若是眼牵嘴扯,手足战摇伸缩者,是风痰痉。"

6. 痰火痉

《万病回春·卷之五·痉病》:"若发热喘嗽生痰,脉滑数者,名痰火痉。用栝蒌枳实汤加减,不可全用风药,以风药散气,死之速矣。"

四、按经络命名

根据痉证的临床表现,从经络出发,对其进行命名,如太阳痉、阳明痉、少阳痉、少阴痉、太阴痉、厥阴痉。

1. 太阳痉

《辨证录·卷之七·痉痓门》:"感湿热之气,忽又伤风,口噤不能言,项背几几,脚手挛急,角弓反张,人以为太阳之伤寒也,谁知是太阳之痉病乎。"

2. 少阳痉

《辨证录·卷之七·痉痓门》:"感湿热之气,又感风邪,颈项强直,一目或左右视,手足搐搦,人以为少阳之伤寒也,谁知是少阳之痉病乎。"

3. 阳明痉

《辨证录·卷之七·痉痓门》:"感湿热之气,复感风邪,手足牵引,肉瞤胸胀,低头视下,肘膝相构,人以为阳明之伤寒也,谁知是阳明之痉症乎。"

4. 少阴痉

《辨证录·卷之七·痉痓门》:"感湿热又且感风,遂成痫瘈,身蜷足弯,不能俯仰,人以为少阴之伤寒也,谁知是少阴之痉病乎。"

5. 厥阴痉

《辨证录·卷之七·痉痓门》:"感湿热又感风邪,厥逆下利,舌卷囊缩,背曲肩垂,项似拔,腰似折,手足俱冷,其腹胀大,人以为厥阴之伤寒也,谁知是厥阴之痉症乎。"

6. 太阴痉

《辨证录·卷之七·痉痓门》:"感湿热之气,复感风邪,发热腹痛,肌肉颤动,四肢坚急,人以为太阴之伤寒也,谁知是太阴之痉症乎。"

五、按人群命名

由于小儿、妇人等人群在体质上有所不同,在辨治时也有所不同,故又有婴儿索痉、产后痉等名称。

1. 索痉

《五十二病方·婴儿索痉》:"索痉者,如产时居湿地久,其育(肓)直而口扣,筋𤸷(挛)难以信(伸)。"

2. 产后痉

《诸病源候论·妇人产后病诸候上·产后中风痉候》:"产后中风痉者,因产伤动血脉,脏腑虚竭,饮食未复,未满日月。荣卫虚伤,风气得入五脏,伤太阳之经,复感寒湿,寒搏于筋则发痉。"

【辨病因】

痉证病因较为复杂,既涉及风、寒、暑、湿、燥、火六淫,五运六气之变等外因;又包含情志失调、饮食失宜、劳倦内伤等内因。其他如外伤、失治误治等不内外因,亦可导致痉证的发生。

《类证治裁·卷之五·痉症论治》:"有因寒因风而分刚痉柔痉者,有误汗误下而致痉者,有疮家发汗而痉者,有中风暴仆而痉者,有产后亡血而痉者,有小儿急慢惊而痉者,有破伤风湿变痉者,有暴病忽见口噤头摇戴眼反折者,皆痉病也。"

"张介宾曰:筋脉拘急,故反张,血液枯燥,故筋挛。观仲景云:太阳病发汗太多,则致痉。风病下之则成痉。疮家不可发汗,汗之则痉。可知误汗伤液,误下伤阴,阴液伤而筋失所滋也。如中风之痉,必年力衰残,阴之败也。产归之痉,必去血过多,冲任竭也。溃疡之痉,必血随脓化,营气涸也。小儿之痉,或风热伤阴,为急惊,或吐泻亡阴,为慢惊,此虽不因误治,而总属阴虚之症。"

《杂病广要·外因类·痉》:"原其所因,多由亡血,筋无所营,故邪得以袭之,所以伤寒汗下过多,与大病疮人,及产后致斯病者,概可见矣。(《三因》)"

《杂病广要·外因类·痉》:"盖筋脉无血荣养,则强直不能运动,痉病之症是也。但因有数者不同,是以有气血不能引导,津液无以养筋脉而致者;有因津血不足,无以荣养筋脉而致者;有因痰火塞窒经隧,以致津血不荣者;有因真元本虚,六淫之乘袭,致血不能荣养者。"

《伤寒法祖·卷上·痉湿异同第六》:"夫痉以状名,因血虚而筋急耳,六气为患,皆足以致痉。"

《伤寒捷诀·刚痉柔痉》:"痉者,太阳中风,重感寒湿而致也。凡太阳过汗,湿家发汗,产后血虚,以及破伤风,皆致发痉。"

《医论拾遗·〈医学问对〉注》:"六淫致痉,实证也。产妇亡血、病久致痉、风家误下、温病误汗、疮家发汗,皆虚痉也。风寒、风湿致痉者,寒痉也。风热、风暑燥火致痉者,热痉也。俗传慢惊风者,虚寒痉也;阴液虚而本脏自病者,虚热痉也,后人皆以痉名,其实寒为痉,而热为瘛。"

一、六淫外袭

外感风、寒、暑、湿、燥、热(火)六淫之邪,均可导致痉证,其中以风邪所致痉证最为常见。风邪亦常与寒、湿之邪夹杂致病。

《订正仲景全书伤寒论注·卷十三·辨痉湿暍病脉证并治篇》:"《经》云:诸痉项强,皆属于湿。又云:诸暴强直,皆属于风。论曰:太阳病,发汗太多,因成痉。夫六气皆足以致痉,不专在湿也。"

《温病条辨·卷六·解儿难·痉因质疑》:"余少读方中行先生《痉书》,一生治病,留心痉证,觉六气皆能致痉。风为百病之长,六气莫不由风而伤人,所有痉病现证,皆风木刚强屈拗之象。湿性下行而柔,木性上行而刚,单一湿字,似难包得诸痉。"

《针灸逢源·卷六·论治补遗·痉病》:"外感六淫之邪,由太阳而传六经,邪不尽传即不已,故三阳三阴皆足致痉。"

1. 风邪

《诸病源候论·风病诸候·风痉候》:"风痉者,口噤不开,背强而直,如发痫之状。其重者,耳中策策痛;卒然身体痉直者,死也。由风邪伤于太阳经,复遇寒湿,则发痉也。"

《诸病源候论·妇人产后病诸候上·产后中风痉候》:"产后中风痉者,因产伤动血脉,脏腑虚竭,饮食未复,未满日月。荣卫虚伤,风气得入五脏,伤太阳之经,复感寒湿,寒搏于筋则发痉。"

《太平圣惠方·卷第三十六·治耳疼痛诸方》:"夫患耳中策策痛者,皆是风入于肾之经也,不治,流入肾,则卒然变脊强背直痉也。若因痛而肿,即生痈也;痛节脓溃,邪气歇,则不成痉也。"

《太平圣惠方·卷第六十八·治金疮中风痉诸方》:"夫金疮风痉者,此由血脉虚竭,饮食未复,荣卫伤损,风邪乘虚入于五脏,五脏受寒,则令痉也。"

《太平圣惠方·卷第七十四·治妊娠中风痉诸方》:"夫妊娠体虚受风,而伤太阳之经络,后复遇风寒相搏,发则口噤背强,名之为痉。"

《太平圣惠方·卷第七十八·治产后虚汗不止诸方》:"凡产后血气皆虚,故多汗也,因之遇风则变为痉。"

《太平圣惠方·卷第八十三·治小儿中风痉诸方》:"夫小儿中风痉病之状如痫,而背头项强直,是风伤于太阳之经也。凡小儿解脱,或脐疮未合,为风所伤,皆令发痉也。"

《圣济总录·卷第八·风痉》:"论曰:风痉者,以风伤太阳之经,复遇寒湿故也。其状口噤不开,腰背强直如发痫。盖风邪内薄于经,则营卫凝泣,筋脉紧急,故令口噤不开,卒然倒仆,不知所以。凡发极则复苏,苏则复作,其或耳中策策而痛,身背直而不屈者,不可治也。"

《三因极一病证方论·卷之七·痉叙论》:"夫人之筋,各随经络结束于身,血气内虚,外为风寒湿热之所中则痉。故寒则紧缩,热则弛张,风则弦急,湿则胀缓,四气兼并,当如常说。"

《女科百问·卷下》:"(第九十九问产后汗出多而变痉风)答曰:产后血虚,内理不膜密,故多汗,因遇风邪,搏变痉风。痉者,口噤不开,背强而直,如风发痫状,摇头,马鸣,身反折,须臾十发,气息如绝,宜速斡口灌之小续命汤。"

《妇人大全良方·卷之十四·妊娠风痉方论第二》:"论曰:夫妊娠体虚,受风而伤太阳之经络,后复遇风寒相搏,发则口噤背强,名之曰痉。"

《妇人大全良方·卷之十九·产后汗出多而变痉方论第八》:"论曰:产后汗出多而变痉者何?答曰:产后血虚,肉理不密,故多汗,因遇风邪搏之则变痉。"

《严氏济生方·妇人门·校正郭稽中产后二十一论治·独活寄生汤》:"第二十论曰:产后汗出多而变痉者何?答曰:产后血虚,肉理不密,故多汗,因遇风邪搏之,则变痉也。"

《仁斋直指方论·卷之二·证治提纲·发痉详证》:"庐江刘宝云:《产宝》所载方药甚详,独无产后中风角弓反张一证。按产后中风,因怀胎时多啖生冷,脾胃受湿,复经乳卧之后,津液内竭,履地太早,脱着不时,以致风邪乘虚入于足太阳之经……《活人书》谓太阳发痉是尔。"

《医学纲目·卷之十一肝胆部·痉》:"运气痉有三:一曰风。《经》云:厥阴在泉,客胜则大关节不利,内为痉强拘急,外为不便。又云:诸暴强直,皆属于风是也。"

《医学纲目·卷之十一肝胆部·痉·胎前痉》:"此病多由风寒湿,乘虚而感,皆从太阳经治之。"

《普济方·卷九十六·诸风门·风痉》:"夫太阳中风,重感于寒湿,则变痉也。"

《普济方·卷九十六·诸风门·风痉》:"风寒痉也,脉沉细即为湿痉,疮伤未合,风入为破伤风,湿入为破伤湿,二者害人最急,仓卒不知其因,甚难认。"

《普济方·卷一百二十二·伤寒门·项强》:"阳伤寒项背强,其或太阳中风,加之寒湿而成痉者,亦项强也。"

《普济方·卷三百三·金疮门·金疮中风水及痉》:"夫金疮风痉者,此由血脉虚竭,饮食未复,荣卫伤损,风邪乘虚入于五脏,五脏受寒,则令痉也。"

《普济方·卷三百十六·妇人诸疾门·中风角弓反张》:"太阳经先因伤风,又感寒湿而致然也,古人谓之痉病。"

《普济方·卷三百五十·产后诸疾门·中风》:"产后血气未完,风邪中之,入于经络,则发为痉。"

《普济方·卷三百六十七·婴孩诸风门·中风痉病》:"夫小儿风痉之证,由风伤于太阳之经,或解脱,或脐疮未合而感伤湿致之。又虚极生热,热极生风之甚者也。伤风发热,头痛汗出,自呕吐,医者不明,汗之必发痉,湿家发汗稍多亦发痉,其状可谓病在足太阳经。"

《玉机微义·卷三十九·痉门·论痉证属内虚所致》:"《三因方》云:夫人之筋各随经络结束于身,血气内虚,外为风寒湿热之所中则痉。以风散气,故有汗而不恶寒,曰柔痉;寒泣血故无汗而恶寒,曰刚痉。原其所因多由亡血筋无所营,故邪得以袭之。所以伤寒汗下过多,与夫病疮人及产后致斯疾者,概可见矣。诊其脉皆沉伏弦紧,但阳缓阴急,则久久拘挛,阴缓阳急则反张强直,二证各异不可不别。"

《伤寒摘锦·卷之下·痉湿暍脉证治法》:"太阳病,发热汗出,不恶寒者,名曰柔痉。此太阳中风重感于湿也。太阳中风,重感寒湿,乃变为痉。""风寒湿邪客于太阳之经,则筋脉拘缩而成痉也。"

《赤水玄珠·第二十三卷·汗多变痉》:"产后汗多变痉,因气血亏损,肉理不密,风邪所乘,口噤背强如痫;或摇头马嘶,不时举发,气息如绝。"

《本草纲目·主治第三卷·百病主治药·痉风》:"伤风有汗者,为柔痉;伤寒湿无汗者,为刚痉。金疮折伤,痈疽产后,俱有破伤风湿发痉之症。"

《医方考·卷五·痉门第四十七》:"痉,风胜之病也,而寒湿每兼之。"

《伤寒论条辨·卷之七·辨痉湿暍病证第十二》:"《千金》曰:太阳中风,重感寒湿则变痉,然则发汗太多者,重感寒湿而变痉之原因也。"

《松崖医径·卷上·痉病》:"痉病,属太阳经,先曾中风,又感寒湿二气而然。大发湿家汗,亦致此焉。"

《证治准绳·杂病第五册·诸风门·痉》:"(妊娠痉)多由风寒湿乘虚而感,皆从太阳经治之。"

《简明医彀·卷之三·痉证》:"《经》曰:诸痉项强,皆属于湿。又曰:诸暴强直,皆属于风。刘河间曰:诸痉强直,乃筋劲而不柔和也。盖脾土主安静,湿胜过极则反兼风化。亢则害,承乃制,实非风也。身热足冷,颈项强急,恶寒口噤,头摇面赤,背反张如弓者,痉证也。""亦有气血内虚,风湿外袭;有破伤风,皆能致此。"

《丹台玉案·卷之二·痉门》:"《活人》云:太阳中风,因作刚、柔二痉,大抵痉之为病,因风湿二气袭于太阳之经,亦有轻重之分,其风胜气者为刚痉,风性刚急故也。湿气胜者为柔痉,湿性柔和故也。"

《医门法律·卷四·热湿暑三气门·痉病论》:"《素问》谓诸痉项强,皆属于湿,是病机颛主于湿矣。《千金》推广其义,谓太阳中风,重感寒湿则变痉,见太阳中风身必多汗,或衣被不更,寒湿内袭,或重感天时之寒,地气之湿,因而变痉,是合风寒湿三者以论痉矣。《金匮》以痉湿暍名篇,又合热暑湿三者言之,然所谓柔痉、刚痉,未尝不兼及风寒。"

《伤寒论纲目·卷五·痉》："惟先伤风而又感寒，先伤风而又感湿，过汗俱能发痉。重发太阳汗，大发湿家汗，皆能发痉。"

《证治汇补·卷之三·外体门·痉病》："人之筋，各随经络结束于身，血气内虚，筋无所养，故邪得以入之。(《三因》)然虽外因风寒湿气，内因六欲七情，皆必挟痰火而后发。(《入门》)"

《辨证录·卷之七·痓痉门》："但伤寒单伤于风，而痉病则合湿热而成之也。"

"感湿热之气，复感风邪，手足牵引，肉瞤胸胀，低头视下，肘膝相构，人以为阳明之伤寒也，谁知是阳明之痉症乎。"

"感湿热之气，复感风邪，发热腹痛，肌肉颤动，四肢坚急，人以为太阴之伤寒也，谁知是太阴之痉症乎。"

"感湿热又且感风，遂成痫瘖，身蜷足弯，不能俯仰，人以为少阴之伤寒也，谁知是少阴之痉病乎。"

"感湿热又感风邪，厥逆下利，舌卷囊缩，背曲肩垂，项似拔，腰似折，手足俱冷，其腹胀大，人以为厥阴之伤寒也，谁知是厥阴之痉症乎。"

"小儿头摇手劲，眼目上视，身体发颤，或吐而不泻，或泻而不吐，人以为惊风之抽掣也，谁知是风热湿三者合之以成痉乎。"

《张氏医通·卷六·诸风门·痉》："陈无择曰：夫人之筋，各随经络结束于身，血气内虚，外为风寒湿热之所中则痉。盖风散气，故有汗而不恶寒，曰柔痉，寒泣血，故无汗而恶寒，曰刚痉。原其所因，多由亡血，筋无所营，故邪得以袭之。所以伤寒汗下过多，与夫病疮人，及产后致斯疾者，概可见矣，诊其脉，皆沉伏弦紧，但阳缓阴急，则久久拘挛，阴缓阳急，则反张强直，二证各异，不可不别。"

《订正仲景全书金匮要略注·卷一·痉湿暍病脉证并治第二》："以上论痉，皆外感风、寒、湿而为病也。""太阳病当发汗，若发汗太过，腠理大开，表气不固，邪风乘虚而入，因成痉者，乃内虚所召入也，宜以桂枝加附子汤主之，固表温经也。由此推之，凡病出汗过多，新产、金疮破伤出血过多，而变生此证者，皆其类也。"

《四圣心源·卷七·杂病解下·痉病根原》："痉病者，汗亡津血而感风寒也。太阳之脉，自头下项，行身之背，发汗太多，伤其津血，筋脉失滋，复感风寒，筋脉挛缩，故颈项强急，头摇口噤，脊背反折也。"

《兰台轨范·卷二·风·〈病源〉》："由风邪伤于太阳经，复遇寒湿，则发痉也。"

《一见能医·卷之六·病因赋中·痓痉有阳有阴》："痓者，劲也；痉者，翅也。其症颈项强直，腰背反张，如鸟之张翅，故名痓痉也。一属外感，一属内伤。外感者，风寒湿气，客于太阳，伤其大筋，筋牵而急，攻令痓也。""外感者，风寒湿气，客于太阳，伤其大筋，筋牵而急，攻令痓也。"

《大方脉·杂病心法集解卷三·破伤风》："总系破伤皮肉，去血后筋失所养，经络空虚，风邪乘入成痉。"

《彤园医书(妇人科)·卷五·产后门·产后痉病》："产后血气不足，脏腑空虚，每多汗出。腠理不密，风邪乘虚袭入而成痉病。"

《伤寒指掌·卷三·伤寒变症·痉》："痉病风邪在表，则身热恶寒。痉为风强，筋脉受之，则口噤项强，反张强直也。头热足寒，面目赤，头动摇者，风为阳邪，挟湿上行，风湿化热而上淫也。此痉病之形症也。盖因风湿热邪，乘虚而入于筋之故也。""[愚按]痓症，即痉症也，其因有二，一属风湿之邪，合而为痉，即《内经》所云属风、属湿是也。"

《感症宝筏·卷之三·伤寒变证·痉》："痉病风邪在表，则身热恶寒。痉为风强，筋脉受之，则口噤项强，反张强直也。头热足寒、面目赤、头动摇者，风为阳邪，挟湿上行，风湿化热而上淫也。此痉病之形症也。盖因风湿热邪，乘虚而入于筋之故也。"

"一由火热内盛，热极化风而成痉。一由湿热挟风内灼，伤阴化燥而成痉。痉虽因于风湿外邪，其伤阴劫液之药，总当慎用。"

《医阶辨证·太阳风痉二证辨》："痉亦太阳伤风，寒证为因，湿胜故身强直。"

《医阶辨证·痉外因内因辨》："外因风湿，柔痉。身强直，自汗而恶风。"

《针灸逢源·卷五·证治参详·痉病》："痉者，强也。《千金》云：太阳中风，重感寒湿则变痉。盖太阳中风，身必多汗，或衣被不更，寒湿内袭，或重感天时之寒，地气之湿，因而变痉。风挟寒则血涩无汗为刚痉,风挟湿则液出有汗为柔痉。"

《医述·卷十二·杂证汇参·痉》:"痉病者,风湿合病也。风兼乎湿,则为柔痉,以风阳合湿阴而风多,为阳盛之柔病也。风兼乎湿,又感乎寒,则为刚痉,以风一阳合寒湿二阴,为阴盛之刚病也。""夫人之筋,各随经络结束于身。血气内虚,外为风、寒、湿、热之邪所中则痉。盖风散气,故有汗而不恶寒,曰柔痉;寒泣血,故无汗而恶寒,曰刚痉。"

《类证治裁·卷之五·痉症论治》:"其因多由血液虚燥,筋脉失荣,风寒湿热之邪,得以袭入经络而为病。""寒涩血,故无汗而恶寒,为刚痉。风散气,故有汗而不恶寒,为柔痉。原其所因,多由亡血,筋失所荣,故邪得袭之。"

《杂病广要·外因类·附破伤风》:"凡诸疮生之初,因风湿搏血气,发于皮肤,故生也。若久不瘥,多中风冷水气。若中风则噤痉,中冷则难瘥,中水则肿也。"

《校注医醇賸义·卷一·暑热湿·刚痉》:"刚痉者,头痛项强,手足搐逆;甚则角弓反张,发热无汗,此风热盛也。热伤营血,筋脉暴缩,风入经络,肢节拘挛,风热合而为病。"

《医学摘粹·杂证要法·表证类·痉证》:"痉病者,汗亡津血而感风寒也。其证身热足寒,颈项强急,恶寒时头热,面目俱赤,头摇口噤,背反张,总由风寒乘虚入太阳经而成此证也。"

《增订通俗伤寒论·伤寒坏证·伤寒转痉》:"徐灵胎云:诸痉项强,皆属于燥。诸暴强直,皆属于风。燥乃太阴燥金之气,风乃厥阴风木之气。大抵气血虚弱,有火有痰。""吴鞠通曰:痉症必兼风而后成。风为百病之长,六淫之邪,皆因风而入,其强直、背反、瘛疭之状,皆肝风内动为之也。"

2. 寒邪

《诸病源候论·风病诸候·风痉候》:"风痉者,口噤不开,背强而直,如发痫之状。其重者,耳中策策痛;卒然身体痉直者,死也。由风邪伤于太阳经,复遇寒湿,则发痉也。"

《诸病源候论·妇人产后病诸候上·产后中风痉候》:"产后中风痉者,因产伤动血脉,脏腑虚竭,饮食未复,未满日月。荣卫虚伤,风气得入五脏,伤太阳之经,复感寒湿,寒搏于筋则发痉。"

《太平圣惠方·卷第十·治伤寒阴阳刚柔痉病诸方》:"夫伤寒痉病之状,身热足寒,头项强直,恶寒头面热摇头,卒口噤,背脊反张是也。此由肺热移于肾,转而为痉。"

《太平圣惠方·卷第七十四·治妊娠中风痉诸方》:"夫妊娠体虚受风,而伤太阳之经络,后复遇风寒相搏,发则口噤背强,名之为痉。"

《三因极一病证方论·卷之七·痉叙论》:"夫人之筋,各随经络结束于身,血气内虚,外为风寒湿热之所中则痉。故寒则紧缩,热则弛张,风则弦急,湿则胀缓,四气兼并,当如常说。"

《妇人大全良方·卷之十四·妊娠风痉方论第二》:"论曰:夫妊娠体虚,受风而伤太阳之经络,后复遇风寒相搏。发则口噤背强,名之曰痉。"

《医学纲目·卷之十一肝胆部·痉·胎前痉》:"此病多由风寒湿,乘虚而感,皆从太阳经治之。"

《普济方·卷九十六·诸风门·风痉》:"夫太阳中风,重感于寒湿,则变痉也。"

《普济方·卷一百二十二·伤寒门·项强》:"阳伤寒项背强,其或太阳中风,加之寒湿而成痉者,亦项强也。"

《普济方·卷三百十六·妇人诸疾门·中风角弓反张》:"太阳经先因伤风,又感寒湿而致然也,古人谓之痉病。"

《玉机微义·卷三十九·痉门·论痉证属内虚所致》:"《三因方》云:夫人之筋各随经络结束于身,血气内虚,外为风寒湿热之所中则痉。以风散气,故有汗而不恶寒,曰柔痉。寒泣血故无汗而恶寒,曰刚痉。原其所因多由亡血筋无所营,故邪得以袭之。所以伤寒汗下过多,与大病疮人及产后致斯疾者,概可见矣。诊其脉皆沉伏弦紧,但阳缓阴急,则久久拘挛,阴缓阳急则反张强直,二证各异不可不别。"

《伤寒摘锦·卷之下·痉湿暍脉证治法》:"太阳病,发热汗出,不恶寒者,名曰柔痉。此太阳中风重感于湿也。太阳中风,重感寒湿,乃变为痉。""风寒湿邪客于太阳之经,则筋脉拘缩而成痉也。"

《本草纲目·主治第三卷·百病主治药·痉风》:"伤风有汗者,为柔痉;伤寒湿无汗者,为刚痉。金疮折伤,痈疽产后,俱有破伤风湿发痉之症。"

《医方考·卷五·痉门第四十七》："痉,风胜之病也,而寒湿每兼之。"

《伤寒论条辨·卷之七·辨痉湿暍病证第十二》："《千金》曰：太阳中风,重感寒湿则变痉,然则发汗太多者,重感寒湿而变痉之原因也。"

《松厓医径·卷上·痉病》："痉病,属太阳经,先曾中风,又感寒湿二气而然。大发湿家汗,亦致此焉。"

《证治准绳·杂病第五册·诸风门·痉》："其所谓刚痉者,为中风发热重感于寒而得之,与《内经》所谓赫曦之纪,上羽,其病痉,其义一也。风淫之热与火运之热无少异,其重感于寒亦与上羽之寒同是外郁者,热因郁则愈甚,甚则热兼燥化而无汗,血气不得宣通,大小筋俱受热害而僵直,故曰刚痉也。""(妊娠痉)多由风寒湿乘虚而感,皆从太阳经治之。"

《医门法律·卷四·热湿暑三气门·痉病论》："《素问》谓诸痉项强,皆属于湿,是病机颛主于湿矣。《千金》推广其义,谓太阳中风,重感寒湿则变痉,见太阳中风身必多汗,或衣被不更,寒湿内袭,或重感天时之寒,地气之湿,因而变痉,是合风寒湿三者以论痉矣。《金匮》以痉湿暍名篇,又合热暑湿三者言之,然所谓柔痉、刚痉,未尝不兼及风寒。"

《伤寒论纲目·卷五·痉》："惟先伤风而又感寒,先伤风而又感湿,过汗俱能发痉。重发太阳汗,大发湿家汗,皆能发痉。"

《金匮玉函经二注·卷二·痉湿暍病脉证第二》："痉亦为寒因,故寒郁而热,气闭皮毛,汗无由出,全是伤营本证。""因其人先伤于湿,后复感寒,两阴相合则寒,虽发热,终为湿气挟持,经络筋节之间,闭而不宣,一身之阳,郁抑而不外越,故身即热,而情则恶寒也。又湿在筋节,则寒为所持,遂流连而不得去,正气阻滞,邪气独留,又安望其屈伸如故,转运无碍乎,角弓反张,有由来也。"

《医学心悟·卷二·伤寒兼症·痉》："然痉病有三阳经络之殊,有胃腑实热所致,有三阴中寒所发,有内伤气血虚弱而发,不可不辨。"

《叶氏医效秘传·卷一·伤寒纲领·痉病》："痉病者,太阳经伤风,重感寒湿而致也。又曰：大发湿家汗,则成痉。"

《医碥·卷之三·杂症·痉》："痉,强直也,谓筋之收引紧急,而不舒纵也。其所以致此者有二：一曰寒,筋得寒则血冻而坚凝,故紧急,观物之寒凝者必强硬可见,所谓寒则收引也。湿亦寒之属,故《经》谓诸痉皆属于湿。一曰热,热甚则灼其血液干枯,干枯则短缩,观物之干者必缩可见也。又《经》谓诸强直皆属于风者,风有内外,内风则从乎热,外风则从乎寒也。《经》言痿属湿热,是湿与热合,故筋脉缓纵。"

"内热因外寒所郁则愈甚,甚则津液干燥而无汗,大小筋俱受热灼而枯缩,故曰刚痉。"

《四圣心源·卷七·杂病解下·痉病根原》："痉病者,汗亡津血而感风寒也。太阳之脉,自头下项,行身之背,发汗太多,伤其津血,筋脉失滋,复感风寒,筋脉挛缩,故颈项强急,头摇口噤,脊背反折也。"

《金匮悬解·卷四·外感杂病·痉》："太阳病,发热无汗,反恶寒者,寒伤营也。寒性刚急,故名刚痉。"

《兰台轨范·卷二·风·〈病源〉》："由风邪伤于太阳经,复遇寒湿,则发痉也。"

《一见能医·卷之六·病因赋中·痉痓有阳有阴》："痓者,劲也。痉者,翅也。其症颈项强直,腰背反张,如鸟之张翅,故名痉痓也。一属外感,一属内伤。外感者,风寒湿气,客于太阳,伤其大筋,筋牵而急,攻令痓也。然得之风湿者,令人有汗不恶寒,名曰柔痉,得之寒者,令人无汗恶寒,名曰刚痉。"

"外感者,风寒湿气,客于太阳,伤其大筋,筋牵而急,攻令痓也。"

《神仙济世良方·下卷·治痉痿二症方》："吕祖择论,痉病乃寒湿之气集双足之间,骨中寒痛不可止,亦终岁经年不能身离床褥,伛偻之状可掬,其故何也？盖诸痉尽皆水湿也。水气久不出,则一身关节无非水气之弥空,土无权矣,何以分消水势,而利道哉。"

《医阶辨证·太阳风痉二证辨》："痉亦太阳伤风,寒证为因,湿胜故身强直。"

《医阶辨证·痉外因内因辨》："外因寒湿,刚痉。"

《针灸逢源·卷五·证治参详·痉病》："痉者,强也。千金云,太阳,中风,重感寒湿则变痉。盖太阳中风,身必多汗,或衣被不更,寒湿内袭,或重感天时之寒，地气之湿，因而变痉。风挟寒则血涩无汗为刚痉，风挟湿则液出有汗为柔痉。亦有血虚筋脉无所荣养而成痉者，筋急而缩为瘛，筋弛而缓为纵，伸缩不已为瘛疭，俗谓之搐搦是也。"

《医述·卷十二·杂证汇参·痉》："痉病者，风湿合病也。风兼乎湿，则为柔痉，以风阳合湿阴而风多，为阳盛之柔病也。风兼乎湿，又感乎寒，则为刚痉，以风一阳合寒湿二阴，为阴盛之刚病也。""夫人之筋，各随经络结束于身。血气内虚，外为风、寒、湿、热之邪所中则痉。盖风散气，故有汗而不恶寒，曰柔痉；寒泣血，故无汗而恶寒，曰刚痉。"

《类证治裁·卷之五·痉症论治》："其因多由血液虚燥，筋脉失荣，风寒湿热之邪，得以袭入经络而为病。""寒涩血，故无汗而恶寒，为刚痉。风散气，故有汗而不恶寒，为柔痉。原其所因，多由亡血，筋失所荣，故邪得袭之。"

《医学摘粹·杂证要法·表证类·痉证》："痉病者，汗亡津血而感风寒也。其证身热足寒，颈项强急，恶寒时头热，面目俱赤，头摇口噤，背反张，总由风寒乘虚入太阳经而成此证也。"

3. 湿邪

《五十二病方·婴儿索痉》："索痉者，如产时居湿地久，其育（肓）直而口扣，筋囗（挛）难以信（伸）。"

《诸病源候论·风病诸候·风痉候》："风痉者，口噤不开，背强而直，如发痫之状。其重者，耳中策策痛；卒然身体痉直者，死也。由风邪伤于太阳经，复遇寒湿，则发痉也。"

《诸病源候论·妇人产后病诸候上·产后中风痉候》："产后中风痉者，因产伤动血脉，脏腑虚竭，饮食未复，未满日月。荣卫虚伤，风气得入五脏，伤太阳之经，复感寒湿，寒搏于筋则发痉。"

《三因极一病证方论·卷之七·痉叙论》："夫人之筋，各随经络结束于身，血气内虚，外为风寒湿热之所中则痉。故寒则紧缩，热则弛张，风则弦急，湿则胀缓，四气兼并，当如常说。"

《脉因证治·卷一·痉》："血气内虚，四气外袭。因湿，诸痉项强，皆属于湿。寒、湿同性，故湿可伤太阳。"

《医学纲目·卷之十一肝胆部·痉》："运气痉有三：二曰湿。《经》云：诸痉项强，皆属于湿。王注：谓阳内郁，而阴行于外是也。"

《医学纲目·卷之十一肝胆部·痉·胎前痉》："此病多由风寒湿，乘虚而感，皆从太阳经治之。"

《普济方·卷九十六·诸风门·风痉》："夫太阳中风，重感于湿，则变痉也。""风寒痉也，脉沉细即为湿痉，疮伤未合，风入为破伤风，湿入为破伤湿，二者害人最急，仓卒不知其因，甚难认。"

《普济方·卷一百二十二·伤寒门·项强》："阳伤寒项背强，其或太阳中风，加之寒湿而成痉者，亦项强也。"

《普济方·卷三百十六·妇人诸疾门·中风角弓反张》："太阳经先因伤风，又感寒湿而致然也，古人谓之痉病。"

《普济方·卷三百六十七·婴孩诸风门·中风痉病》："夫小儿风痉之证，由风伤于太阳之经，或解脱，或脐疮未合而感伤湿致之。"

《伤寒摘锦·卷之下·痉湿暍脉证治法》："太阳病，发热汗出，不恶寒者，名曰柔痉。此太阳中风重感于湿也。太阳中风，重感寒湿，乃变为痉。""风寒湿邪客于太阳之经，则筋脉拘缩而成痉也。"

《本草纲目·主治第三卷·百病主治药·痉风》："伤风有汗者，为柔痉；伤寒湿无汗者，为刚痉。金疮折伤，痛疽产后，俱有破伤风湿发痉之症。"

《医方考·卷五·痉门第四十七》："痉，风胜之病也，而寒湿每兼之。"

《伤寒论条辨·卷之七·辨痉湿暍病证第十二》："《千金》曰：太阳中风，重感寒湿则变痉，然则发汗太多者，重感寒湿而变痉之原因也。"

《松厓医径·卷上·痉病》："痉病，属太阳经，先曾中风，又感寒湿二气而然。大发湿家汗，亦致此焉。"

《简明医彀·卷之三·痉证》："《经》曰：诸痉项强，皆属于湿。又曰：诸暴强直，皆属于风。刘河间曰：诸痉强直，乃筋劲而不柔和也。盖脾土主安静，湿胜过极则反兼风化。亢则害，承乃制，实非风也。身热足冷，颈项强急，恶寒口噤，头摇面赤，背反张如弓者，痉证也。""有气血内虚，风湿外袭。"

《丹台玉案·卷之二·痉门》："《活人》云：太阳中风，因作刚柔二痉，大抵痉之为病。因风湿二气袭于太阳之经,亦有轻重之分。其风胜气者为刚痉,风性刚急故也。湿气胜者为柔痉,湿性柔和故也。"

《医门法律·卷四·热湿暑三气门·痉病论》:"《素问》谓诸痉项强,皆属于湿,是病机颛主于湿矣。《千金》推广其义,谓太阳中风,重感寒湿则变痉,见太阳中风身必多汗,或衣被不更,寒湿内袭,或重感天时之寒,地气之湿,因而变痉,是合风寒湿三者以论痉矣。《金匮》以痉湿暍名篇,又合热暑湿三者言之,然所谓柔痉、刚痉,未尝不兼及风寒。"

《伤寒论纲目·卷五·痉》:"惟先伤风而又感寒,先伤风而又感湿,过汗俱能发痉。重发太阳汗,大发湿家汗,皆能发痉。"

《伤寒论翼·卷上·痉湿异同第六》:"《内经》以风寒湿三气合而成痹,本论又合风寒湿热四气而名湿痹。当知痹与痉,皆由湿变。夫同一湿也,湿去燥极则为痉,久留而着则为痹。痹为实,痉为虚,痉痹异形,虚实亦殊。固不得妄以痉属风,亦不得因于湿而竟视痉为湿矣。"

《金匮玉函经二注·卷二·痉湿暍病脉证第二》:"因其人先伤于湿,后复感寒,两阴相合则寒,虽发热,终为湿气挟持,经络筋节之间,闭而不宣,一身之阳,郁抑而不外越,故身即热,而情则恶寒也。又湿在筋节,则寒为所持,遂流连而不得去,正气阻滞,邪气独留,又安望其屈伸如故,转运无碍乎,角弓反张,有由来也。"

《辨证录·卷之七·痓痉门》:"但伤寒单伤于风,而痉病则合湿热而成之也。"

"感湿热之气,忽又伤风,口噤不能言,项背几几,脚手挛急,角弓反张,人以为太阳之伤寒也,谁知是太阳之痉病乎。"

"感湿热之气,复感风邪,手足牵引,肉瞤胸胀,低头视下,肘膝相构,人以为阳明之伤寒也,谁知是阳明之痉症乎。"

"感湿热之气,复感风邪,发热腹痛,肌肉颤动,四肢坚急,人以为太阴之伤寒也,谁知是太阴之痉症乎。"

"感湿热又且感风,遂成痼痿,身蜷足弯,不能俯仰,人以为少阴之伤寒也,谁知是少阴之痉病乎。"

"感湿热又感风邪,厥逆下利,舌卷囊缩,背曲肩垂,项似拔,腰似折,手足俱冷,其腹胀大,人以为厥阴之伤寒也,谁知是厥阴之痉症乎。"

"小儿头摇手劲,眼目上视,身体发颤,或吐而不泻,或泻而不吐,人以为惊风之抽掣也,谁知是风热湿三者合之以成痉乎。"

《订正仲景全书伤寒论注·卷十三·辨痉湿暍病脉证并治篇》:"《经》云:诸痉项强,皆属于湿。又云:诸暴强直,皆属于风。论曰:太阳病,发汗太多,因成痉。夫六气皆足以致痉,不专在湿也。"

《叶氏医效秘传·卷一·伤寒纲领·痉病》:"痉病者,太阳经伤风,重感寒湿而致也。又曰:大发湿家汗,则成痉。"

《兰台轨范·卷二·风·〈病源〉》:"由风邪伤于太阳经,复遇寒湿,则发痉也。"

《伤寒指掌·卷三·伤寒变症·痉》:"痉病风邪在表,则身热恶寒。痉为风强,筋脉受之,则口噤项强,反张强直也。头热足寒,面目赤,头动摇者,风为阳邪,挟湿上行,风湿化热而上淫也。此痉病之形症也。盖因风湿热邪,乘虚而入于筋之故也。"

《感症宝筏·卷之三伤寒变证·痉》:"一由火热内盛,热极化风而成痉。一由湿热挟风内灼,伤阴化燥而成痉。痉虽因于风湿外邪,其伤阴劫液之药,总当慎用。"

《神仙济世良方·下卷·治痉痿二症方》:"吕祖择论,痉病乃寒湿之气集双足之间,骨中寒痛不可止,亦终岁经年不能身离床褥,伛偻之状可掬,其故何也?盖诸痉尽皆水湿。水气久不出,则一身关节无非水气之弥空,土无权矣,又何以分消水势,而利道哉。"

《金匮要略浅注·卷一·痉湿暍病脉证第二》:"其病皆由血枯津少,不能养筋所致,燥之为病也。然《内经》诸痉强直,皆属于湿,何其相反若是乎,而不知湿为六淫之一,若中于太阴,则从阴化为寒湿,其病流于关节而为痹。若中于阳明,则从阳化为湿热,热甚而阳明燥化之气愈烈,其病烁筋强直而为痉。是言湿者,言其未成痉之前;言燥者,言其将成痉之际也。《经》又云:赫曦之纪上羽,其病痉,言热为寒抑,无汗之痉也。又云:肺移热于肾,传为柔痉,言湿蒸为热,有汗之痉也。《千金》谓温病热入肾中则为痉,小儿痫热盛亦为痉,圣经贤训可据,其为亡阴筋燥无疑。"

《医阶辨证·太阳风痉二证辨》:"痉亦太阳伤风,寒证为因,湿胜故身强直。"

《针灸逢源·卷五·证治参详·痉病》:"痉者,强也。《千金》云:太阳中风,重感寒湿则变痉。盖太阳中风,身必多汗,或衣被不更,寒湿内袭,或重感天时之寒,地气之湿,因而变痉。风挟寒则血涩无汗为刚痉,风挟湿则液出有汗为柔痉。亦有血虚筋脉无所荣养而成痉者,筋急而缩为瘛,筋弛而缓为纵,伸缩不已为瘛疭,俗谓之搐搦是也。"

《医述·卷十二·杂证汇参·痉》:"痉病者,风湿合病也。风兼乎湿,则为柔痉,以风阳合湿阴而风多,为阳盛之柔病也。风兼乎湿,又感乎寒,则为刚痉,以风一阳合寒湿二阴,为阴盛之刚病也。"

《杂病广要·外因类·附破伤风》:"凡诸疮生之初,因风湿搏血气,发于皮肤,故生也。若久不瘥,多中风冷水气。若中风则喋痉,中冷则难瘥,中水则肿也。"

4. 暑邪

《校注医醇賸义·卷一·暑热湿·柔痉》:"柔痉者,身体重着,肢节拘挛,有汗而热。暑热为天之气,其来甚速,其去亦甚速。体重筋挛,乃热邪为湿所留,故有汗而热不退也。"

《重订广温热论·第一卷温热总论·论小儿温热·痉厥》:"暑热致痉症必面赤齿燥,四肢厥冷,手足抽搐,神昏若惊。"

5. 燥邪

《伤寒论翼·卷上·痉湿异同第六》:"若诸痉项强,皆属于湿,愚尝疑其属燥。今本论有痉、湿之分,又曰'太阳病发汗太多,因致痉',则痉之属燥无疑也。夫痉以状命名,因血虚而筋急耳。六气为患,皆足以致痉,然不热则不燥,不燥则不成痉矣。"

"《内经》以风寒湿三气合而成痹,本论又合风寒湿热四气而名湿痹。当知痹与痉,皆由湿变。夫同一湿也,湿去燥极则为痉,久留而着则为痹。痹为实,痉为虚,痉痹异形,虚实亦殊。固不得妄以痉属风,亦不得因于湿,而竟视痉为湿矣。"

《订正仲景全书伤寒论注·卷十三·辨痉湿暍病脉证并治篇》:"若夫因误汗亡阳,津竭无以养筋而致痉者,即'本论'所云:太阳病,发汗太多而成痉,又非因湿因风,而却因燥者也。盖痉之始,本非正病,多杂于他病之中,如妇人之脱血,跌扑之破伤,俱能致痉。"

《金匮要略浅注·卷一·痉湿暍病脉证第二》:"其病皆由血枯津少,不能养筋所致,燥之为病也。然《内经》谓诸痉强直,皆属于湿,何其相反若是乎,而不知湿为六淫之一,若中于太阴,则从阴化为寒湿,其病流于关节而为痹。若中于阳明,则从阳化为湿热,热甚而阳明燥化之气愈烈,其病烁筋强直而为痉。是言湿者,言其未成痉之前;言燥者,言其将成痉之际也。《经》又云:赫曦之纪上羽,其病痉,言热为寒抑,无汗之痉也。又云:肺移热于肾,传为柔痉,言湿蒸为热,有汗之痉也。《千金》谓温病热入肾中则为痉,小儿痫热盛亦为痉,圣经贤训可据,其为亡阴筋燥无疑。"

《医述·卷十二·杂证汇参·痉》:"长夏之时,湿热内淫,经筋受病,更遇秋金干燥肃杀之气乘之,则颈项强急矣。""今本论有痉湿之分,又曰:太阳病,发汗太多,因致痉,则痉之属燥无疑也。夫痉以状命名,因血虚而筋急耳。六气为患,皆足以致痉,然不热则不燥,不燥则不成痉矣。"

《增订通俗伤寒论·伤寒坏证·伤寒转痉》:"徐灵胎云:诸痉项强,皆属于燥。诸暴强直,皆属于风。燥乃太阴燥金之气,风乃厥阴风木之气。大抵气血虚弱,有火有痰。"

6. 热(火)邪

《三因极一病证方论·卷之七·痉叙论》:"夫人之筋,各随经络结束于身,血气内虚,外为风寒湿热之所中则痉。故寒则紧缩,热则弛张,风则弦急,湿则胀缓,四气兼并,当如常说。"

《证治准绳·杂病第五册·诸风门·痉》:"其所谓刚痉者,为中风发热重感于寒而得之,与《内经》所谓赫羲之纪上羽,其病痉,其义一也。风淫之热与火运之热无少异,其重感于寒亦与上羽之寒同是外郁者,热因郁则愈甚,甚则热兼燥化而无汗,血气不得宣通,大小筋俱受热害而僵直,故曰刚痉也。"

《简明医彀·卷之三·痉证》:"有火热伤肺,金不平木。"

《辨证录·卷之七·痉痓门》:"但伤寒单伤于风,而痉病则合湿热而成之也。"

"感湿热之气,忽又伤风,口噤不能言,项背几几,脚手挛急,角弓反张,人以为太阳之伤寒也,谁知是太阳之痉病乎。"

"感湿热之气,复感风邪,手足牵引,肉𥆧胸胀,低头视下,肘膝相构,人以为阳明之伤寒也,谁知是阳明之痉症乎。"

"感湿热之气,复感风邪,发热腹痛,肌肉颤动,四肢坚急,人以为太阴之伤寒也,谁知是太阴之痉症乎。"

"感湿热又且感风,遂成痫瘈,身蜷足弯,不能俯仰,人以为少阴之伤寒也,谁知是少阴之痉病乎。"

"感湿热又感风邪,厥逆下利,舌卷囊缩,背曲肩垂,项似拔,腰似折,手足俱冷,其腹胀大,人以为厥阴之伤寒也,谁知是厥阴之痉症乎。"

"小儿头摇手劲,眼目上视,身体发颤,或吐而不泻,或泻而不吐,人以为惊风之抽掣也,谁知是风热湿三者合之以成痉乎。"

《张氏医通·卷六·诸风门·痉》:"陈无择曰,夫人之筋,各随经络结束于身,血气内虚,外为风寒湿热之所中则痉。盖风散气,故有汗而不恶寒,曰柔痉;寒泣血,故无汗而恶寒,曰刚痉。原其所因,多由亡血,筋无所营,故邪得以袭之。所以伤寒汗下过多,与夫病疮人,及产后致斯疾者,概可见矣。诊其脉,皆沉伏弦紧,但阳缓阴急,则久久拘挛,阴缓阳急,则反张强直,二证各异,不可不别。"

《医碥·卷之三·杂症·痉》:"痉,强直也,谓筋之收引紧急,而不舒纵也。其所以致此者有二:一曰寒,筋得寒则血冻而坚凝,故紧急,观物之寒凝者必强硬可见,所谓寒则收引也。湿亦寒之属,故《经》谓诸痉皆属于湿也。一曰热,热甚则灼其血液干枯,干枯则短缩,观物之干者必缩可见也。又《经》谓诸强直皆属于风者,风有内外,内风则从乎热,外风则从乎寒也。《经》言痿属湿热,是湿与热合,故筋脉缓纵。""寒热虽皆足以致痉,而多由于热,以热者火之有余也。火之有余,由水之不足,故血液枯竭之人(汗下过多,亡其津液,产后失血后,大病后血虚,小儿阴血未足)多患此。"

《伤寒指掌·卷三·伤寒变症·痉》:"痉病风邪在表,则身热恶寒。痉为风强,筋脉受之,则口噤项强,反张强直也。头热足寒,面目赤,头动摇者,风为阳邪,挟湿上行,风湿化热而上淫也。此痉病之形症也。盖因风湿热邪,乘虚而入于筋之故也。"

《杂病广要·外因类·痉》:"易得之者,新产妇人,及金疮血脉虚竭,小儿脐风,大人凉湿,得痉风者皆死。温病热盛入肾,小儿痫热盛皆痉。"

《校注医醇賸义·卷一·暑热湿·刚痉》:"刚痉者,头痛项强,手足搐逆;甚则角弓反张,发热无汗,此风热盛也。热伤营血,筋脉暴缩,风入经络,肢节拘挛,风热合而为病。"

《温热逢源·卷下》:"伏温由少阴而发,外出于三阳经证……在足厥阴则抽搐蒙痉,昏眩直视,甚则循衣摸床。"

《重订广温热论·第一卷温热总论·论小儿温热·痉厥》:"燥火致痉皆由温热化燥,液涸动风。症必鼻窍无涕,目干无泪,面色枯憔,神昏痉厥,势最危急。"

二、情志失调

情志不遂,则肝失条达,气机不畅,则津液受阻,亦生痰湿,郁而化火。故痉证时有兼痰火而发。

《证治汇补·卷之三·外体门·痉病》:"人之筋,各随经络结束于身,血气内虚,筋无所养,故邪得以入之。(《三因》)然虽外因风寒湿气,内因六欲七情,皆必挟痰火而后发。(《入门》)"

三、饮食失宜

饮食失宜,或多食生冷、酒面过积,或膏粱过度,皆可损伤脾胃,内生湿邪。

《仁斋直指方论·卷之二·证治提纲·发痉详证》:"庐江刘宝云:《产宝》所载方药甚详,独无产后中风、角弓反张一证。按产后中风,因怀胎时多啖生冷,脾胃受湿,复经乳卧之后,津液内竭,履地太早,脱着不时,以致风邪乘虚入于足太阳之经……《活人书》谓太阳发痉是尔。"

《奇效良方·卷之六·湿门》:"自内而致者,或因酒面积多,过饮汤液停滞腻物,甘滑陈久,烧炙香辛,膏粱过度,气热熏蒸,浊液不行,涌溢于中,湿从内作,重则发痉强直,霍乱吐利,轻则痞膈中满,怠惰嗜卧,沉重无力,流溢关节则烦疼,注于络脉,屈伸不可转侧。"

《张氏医通·卷十一·婴儿门上·角弓反张》:"角弓反张,即是痉病,经脉空疏,虚风袭入,而致筋脉拘急;或因惊骇停食,肝脾受困,内动虚风,皆能致此。"

四、劳倦内伤

失血过多或汗下过度,常致阴血亏虚,荣卫受损;或风寒之邪乘虚而入则发痉;或风自内生则发痉。

《伤寒直指·卷十三·类证四·痉》:"产后金疮,一切去血过多之证,皆能成痉,亦当补养之。"

《妇人大全良方·卷之十九·产后汗出多而变痉方论第八》:"论曰:产后汗出多而变痉者何?答曰:产后血虚,肉理不密,故多汗,因遇风邪搏之则变痉。"

《医学纲目·卷之十一肝胆部·痉》:"此症多由亡血,筋无所营,故邪得以袭之。所以伤寒汗下过多,与夫病疮人及产后致斯病者,概可见矣。"

《普济方·卷三百三·金疮门·金疮中风水及痉》:"夫金疮风痉者,此由血脉虚竭,饮食未复,荣卫伤损,风邪乘虚入于五脏,五脏受寒,则令痉也。"

《普济方·卷三百五十·产后诸疾门·中风》:"产后血气未完,风邪中之,入于经络,则发为痉。"

《玉机微义·卷三十九·痉门》:"《三因方》云:夫人之筋各随经络结束于身,血气内虚,外为风寒湿热之所中则痉。以风散气,故有汗而不恶寒,曰柔痉;寒泣血故无汗而恶寒,曰刚痉。原其所因多由亡血筋无所营,故邪得以袭之。所以伤寒汗下过多,与夫病疮人及产后致斯疾者,概可见矣。诊其脉皆沉伏弦紧,但阳缓阴急,则久久拘挛,阴缓阳急则反张强直,二证各异不可不别。"

《保婴撮要·卷十六·疮疡发痉》:"疮疡发痉,因气血亏损,外邪所搏,或内虚郁火所致。"

《赤水玄珠·第二十三卷·汗多变痉》:"产后汗多变痉,因气血亏损,肉理不密,风邪所乘,口噤背强如痫;或摇头马嘶,不时举发,气息如绝。"

《伤寒论条辨·痉书》:"问曰:新产妇人有三病,一者病痉,二者病郁冒,三者大便难。何谓也?师曰,新产血虚,多汗出,喜中风,故令病痉。"

《济阴纲目·卷之十二·产后门·中·发痉》:"薛氏曰:产后发痉,因去血过多,元气亏极,或外邪相搏,以致牙关紧急,四肢痉强,或腰背反张,肢体抽搐。"

《景岳全书·卷之三十九人集·妇人规(下)·产后类》:"产后发痉,乃阴血大亏证也。"

"凡如伤寒误为大汗以亡液,大下以亡阴,或溃疡、脓血、大泄之后,乃有此证。故在产后,亦惟去血过多,或大汗大泻而然,其为元气亏极、血液枯败也可知。"

《简明医毂·卷之三·痉证》:"亦有气血内虚,风湿外袭;有产后血枯。"

《丹台玉案·卷之二·痉门》:"外有诸虚之候,表虚不能任风寒,亦能成痉。是以或产后,或金疮,或跌仆扑伤。痈疽溃脓之后,一切去血过多之证,皆能成此疾也,是乃虚为本,而风为标耳。亦有绝无风邪,而亦能使人筋脉挛急,而为角弓反张之候者,血脱无以养筋故也。"

《伤寒论纲目·卷五·痉》:"徐彬曰:痉病,概为风寒湿所中。然原其因,多由亡血,筋无所荣,邪得以袭之。故仲景原痉病之由,而曰太阳病果寒多,本宜发汗,太多则血伤,不能荣筋而成痉也。"

《证治汇补·卷之三·外体门·痉病》:"太阳病,发汗过多则痉;风病,下之亦痉;复发汗,必拘急,疮家虽身痛,不可汗,汗之则痉;产后血虚,腠理不密,风邪搏之则痉,原其所由,皆属气血两亏,不足之症。"

《金匮玉函经二注·卷二·痉湿暍病脉证第二》:"阴虚则荣血微,筋无养而成痉。"

《辨证录·卷之七·痉痊门》:"妇人新产之后,忽然手足牵搐,口眼㖞斜,头摇项强,甚则角弓反张,人以为产后惊风,谁知是亡血过多而成痉乎。"

《冯氏锦囊秘录·杂症大小合参卷五·方脉痉痊合参》:"原其所因,多由亡血,筋得以袭之,所以伤寒汗下过多,与病疮人发汗,产后过汗,致成斯疾者,概可见矣。"

《冯氏锦囊秘录·女科精要卷十八·产后杂症门·产后痉病》:"产后血虚,角弓反张,病名曰痉。痉者,劲也。阴气暴虚,阴虚内热,热极生风,故外现如风假症,实阴血不足,无以养筋所致。厥阴大虚之候,宜益阴补血,血长而虚风自灭也。"

《张氏医通·卷六·诸风门·痉》："陈无择曰，夫人之筋，各随经络结束于身，血气内虚，外为风寒湿热之所中则痉。盖风散气，故有汗而不恶寒，曰柔痉；寒泣血，故无汗而恶寒，曰刚痉。原其所因，多由亡血，筋无所营，故邪得以袭之。所以伤寒汗下过多，与夫病疮人，及产后致斯疾者，概可见矣。诊其脉，皆沉伏弦紧，但阳缓阴急，则久久拘挛，阴缓阳急，则反张强直，二证各异，不可不别。"

"盖误汗者，必伤血液；误下者，必伤真阴，阴血受伤，则血燥，血燥则筋失所滋，筋失所滋，则为拘为挛，而反张强直之病，势所必至，又何待风寒湿热之相袭而后为痉耶？且仲景所言，言不当汗而汗也，不当下而下也。汗下既误，即因误治而成痉矣，岂误治之外，必再受邪而后成痉，无邪则无痉哉！"

"凡属阴虚血少之辈，不能营养筋脉，以致搐挛僵仆者，皆是此证。如中风之有此者，必以年力衰残，阴之败也。产妇之有此者，必以去血过多，冲任竭也。疮家之有此者，必以血随脓出，营气涸也。小儿之有此者，或以风热伤阴，遂为急惊，或以汗泻亡阴，遂为慢惊。凡此之类，总属阴虚之证，盖精血不亏，则虽有邪干，亦断无筋脉拘急之病，而病至坚强，其枯可知。"

《济世全书·离集卷六·麻木·痉病》："凡痉病，有出汗多变痉，有因去血过多，元气亏极，或外邪相搏，以致牙关紧急，四肢痉强，或阴火内动，或腰背反张，肢体搐搦。"

《医学心悟·卷二·伤寒兼症·痉》："然痉病有三阳经络之殊，有胃腑实热所致，有三阴中寒所发，有内伤气血虚弱而发，不可不辨。"

《订正仲景全书金匮要略注·卷一·痉湿暍病脉证并治第二》："太阳病当发汗，若发汗太过，腠理大开，表气不固，邪风乘虚而入，因成痉者，乃内虚所召入也，宜以桂枝加附子汤主之，固表温经也。由此推之，凡病出汗过多，新产、金疮破伤出血过多，而变生此证者，皆其类也。"

《杂症会心录·妇人杂症·产后变痉》："痉分刚柔，虚者十居六七，而产后之变痉，则无不本于气血大亏者也。"

《资生集·卷六·中风》："缪仲淳曰：产后血虚，角弓反张，病名曰痉。痉者，劲也。去血过多，阴气暴虚，阴虚生内热，热极生风，故外现风证。"

"薛立斋曰：产后发痉，因去血过多，元气亏损，或外邪相搏，致牙关紧闭，四肢痉强，或腰背反张，肢体抽搐。若有汗不恶寒，曰柔痉；无汗恶寒，曰刚痉。然产后患之，由亡血过多，筋无所养而致，大补气血，多保无虞，若攻风邪，死无疑矣。"

《一见能医·卷之六·病因赋中·痉痊有阳有阴》："痉者，劲也；痊者，翅也。其症颈项强直，腰背反张，如鸟之张翅，故名痉痊也。一属外感，一属内伤。外感者，风寒湿气，客于太阳，伤其大筋，筋牵而急，攻令痉也。然得之风湿者，令人有汗不恶寒，名曰柔痉；得之寒者，令人无汗恶寒，名曰刚痉。俱以小续命汤治之，但有汗者去麻黄。内伤者或因发汗过多，或因失血太甚，筋无血养，则筋急而牵，故令百节强直，十全大补汤主之。"

《妇科冰鉴·卷七·产后门·痉病二五》："产后血气皆虚，脏府均弱，多自汗出，腠理不密，风邪乘间袭入，遂成痉证。"

《大方脉·杂病心法集解卷三·破伤风》："总系破伤皮肉，去血后筋失所养，经络空虚，风邪乘入成痉。"

《彤园医书（妇人科）·卷五·产后门·产后痉病》："产后血气不足，脏腑空虚，每多汗出，腠理不密，风邪乘虚袭入而成痉病。"

《感症宝筏·卷之二伤寒变证·痉》："发汗太多，津液伤而不涵养筋脉，故致痉。此为液亏致痉，病由内虚所致。"

《金匮要略浅注·卷一·痉湿暍病脉证第二》："此推致痉之由，从太阳而推到阳明、少阴，言汗下、疮家，三者致痉，皆由脱液伤津。皆兼此二经而言也，妇人产后亡血过多，因而成痉，亦可以此说括之。"

《医阶辨证·痉外因内因辨》："内因亡津液，阴痉。身强直厥，筋脉挛急，合而卧闭，目口中和。"

《验方新编·卷二十·妇科产后门·产后类中风痉症》："产后气血暴竭，少血养荣，忽然口噤牙紧，手足筋脉拘挛，症类中风。"

《杂病广要·外因类·附破伤风》："夫金疮痉者，此由血脉虚竭，饮食未复，未满月日，荣卫伤穿，风气得入，五脏受寒则痉。"

《寿山笔记·产后内风成痉不治》："凡产后牙

龂忽然紧急,不得开合,并不肿胀,亦无寒热,神识清朗。此因产后血虚,内风陡起,袭入于阳明之络,症所不治。"

五、痰湿

《奇效良方·卷之六·湿门》:"自内而致者,或因酒面积多,过饮汤液停滞腻物,甘滑陈久,烧炙香辛,膏粱过度,气热熏蒸,浊液不行,涌溢于中,湿从内作,重则发痉强直,霍乱吐利,轻则痞膈中满,怠惰嗜卧,沉重无力,流溢关节则烦疼,注于络脉,屈伸不可转侧。"

《医阶辨证·痉外因内因辨》:"内因痰火,阳痉。身强直,搐搦摇不厥逆,痰壅不醒,仰面卧,开目,口中燥。"

六、运气盛衰

五脏之间存在相互生克制化,五运六气太过与不及,常可导致人体脏腑生理功能的变化,使得五脏平衡发生变化,而产生痉证等疾病。

1. 五运太过与不及

《医学纲目·卷之十一肝胆部·痉》:"运气痉有三……三曰寒包热。《经》云:火太过曰赫曦,赫曦之纪,上羽与正徵同,其病痉。盖司天之寒,束火于中,亦阴阳内郁,阴行于外之意也。"

2. 六气的胜负

《黄帝内经素问·六元正纪大论》:"厥阴所至为缜戾,少阴所至为悲妄衄蔑,太阴所至为中满霍乱吐下,少阳所至为喉痹耳鸣呕涌,阳明所至为皴揭,太阳所至为寝汗痉,病之常也。"

《医学纲目·卷之十一肝胆部·痉》:"运气痉有三:一曰风。《经》云:厥阴在泉,客胜则大关节不利,内为痉强拘急,外为不便。又云:诸暴强直,皆属于风是也。二曰湿。《经》云:诸痉项强,皆属于湿。王注:谓阳内郁,而阴行于外是也。三曰寒包热。《经》云:火太过曰赫曦,赫曦之纪,上羽与正徵同,其病痉。盖司天之寒,束火于中,亦阴阳内郁,阴行于外之意也。"

《素问悬解·卷十二·运气·至真要大论》:"厥阴在泉,客胜则大关节不利,内为痉强拘瘛,外为不便,主胜则筋骨繇并,腰腹时痛。厥阴在泉则风木旺,肝主筋,诸筋者皆会于节,风动血耗,筋膜挛缩,故关节不利,痉强拘急。"

七、失治误治

发汗或下之太过而易亡津液损血则成痉证。

《金匮玉函经·卷第二·辨痉湿暍第一》:"疮家,虽身疼痛,不可发其汗,汗出则痉。"

"夫风病,下之则痉,复发其汗,必拘急。"

《伤寒直指·卷十三·类证四·痉》:"伤风头痛,当自汗出而呕者,若汗之,必发痉;大发湿家汗,亦致痉;疮家而汗之,亦致痉;新产脉虚,汗出伤风者,亦致痉。"

《三因极一病证方论·卷之四·结胸证治·大陷胸丸》:"病发于阳,而反下之,热入,因作结胸,以下之太早故也,其病项强如柔痉状。"

《普济方·卷三百六十七·婴孩诸风门·中风痉病》:"夫小儿风痉之证,由风伤于太阳之经,或解脱,或脐疮未合而感伤湿致之。又虚极生热,热极生风之甚者也。伤风发热,头痛汗出,自呕吐,医者不明,汗之必发痉,湿家发汗稍多亦发痉,其状可谓病在足太阳经。"

《玉机微义·卷三十九·痉门·论致痉病因》:"仲景云:太阳病发汗太多,因致痉,风病下之则痉复。发汗必拘急,疮家虽身疼痛不可发汗,汗出则痉。按此谓发汗下之而致痉,则不专于风寒湿之外传矣,是又因坏证而成也,发汗下之太过皆亡津液损血之所由也。"

《万病回春·卷之五·痉病》:"凡治伤寒杂症,汗吐后入风亦成痉病;大发湿家汗亦成痉病;发疮家汗亦成痉。"

《伤寒论条辨·痉书》:"夫风病,下之则痉,复发汗,必拘急。风必自汗,表固虚矣,下则又虚其里,所以痉也。仍复发汗,以更虚其表,是谓重亡津液,拘急者,津液重亡,而强益甚也。""疮家虽身疼痛,不可发汗,汗出则痉。血热则生疮身疼痛者,血涩不利,乖而不和也。汗者血之液,发而迫使之出,则血愈乖而愈不和伤之矣,故亦致痉也。"

《松崖医径·卷上·痉病》:"痉病,属太阳经,先曾中风,又感寒湿二气而然。大发湿家汗,亦致此焉。"

《伤寒论纲目·卷五·痉》:"徐彬曰:痉病,概为风寒湿所中。然原其因,多由亡血,筋无所荣,邪得以袭之。故仲景原痉病之由,而曰太阳病果寒多,本宜发汗,太多则血伤,不能荣筋而成痉也。""惟先伤风而又感寒,先伤风而又感湿,过汗俱能发痉。重发太阳汗,大发湿家汗,皆能发痉。""徐彬曰:疮家血本虚燥,以疼痛为风而发其汗,则液亡筋燥而不能和调,乃亦为痉。"

《证治汇补·卷之三·外体门·痉病》:"太阳病,发汗过多则痉;风病,下之亦痉,复发汗,必拘急;疮家虽身痛,不可汗,汗之则痉;产后血虚,腠理不密,风邪搏之则痉。原其所由,皆属气血两亏,不足之症。"

《金匮玉函经二注·卷二·痉湿暍病脉证第二》:"此条亦见伤寒注,谓表虚聚热则生疮,疮家身疼如伤寒,不可发汗,发汗则表愈虚,热愈甚,虚热生风,故变痉也。"

《冯氏锦囊秘录·杂症大小合参卷五·方脉痉痓合参》:"书曰:风病下之则痉,复发汗,必拘急。又曰:疮家虽身疼痛,不可发汗,汗出则痉。可见多因汗下而致痉,皆由坏证而成,则不专于风寒湿之外传明矣。"

《张氏医通·卷六·诸风门·痉》:"且仲景所言,言不当汗而汗也,不当下而下也。汗下既误,即因误治而成痉矣,岂误治之外,必再受邪而后成痉,无邪则无痉哉!"

《金匮要略心典·卷上·痉湿暍病脉证治第二》:"太阳病,发汗太多,因致痉;夫风病下之则痉,复发汗,必拘急;疮家虽身疼痛,不可发汗,汗出则痉,此原痉病之由,有此三者之异。其为脱液伤津则一也,盖病有太阳风寒不解,重感寒湿而成痉者,亦有亡血竭气,损伤阴阳,而病变成痉者。"

《订正仲景全书金匮要略注·卷一·痉湿暍病脉证并治第二》:"亦有因风邪为病,不应下而下之伤液,不应汗而汗之伤津,以致津液枯燥,筋失所养而病痉者,故曰:风病下之则痉,复发汗必拘急。此不可以外感痉病治之,当以专养津液为务也。"

"太阳病当发汗,若发汗太过,腠理大开,表气不固,邪风乘虚而入,因成痉者,乃内虚所召入也,宜以桂枝加附子汤主之,固表温经也。由此推之,凡病出汗过多,新产、金疮破伤出血过多,而变生此证者,皆其类也。""不但风病,发汗过多则痉,即寒湿相抟之病,发汗过多亦痉也。发汗过多,其表益虚,表虚则必即恶寒甚也。发寒湿汗后,其脉不直紧,如蛇之曲缓,则为邪退,不成痉病,为欲解也。若脉仍直紧不缓,或不直紧反伏坚弦急者,为邪不退,成痉病矣。疮家,虽身疼痛,不可发汗,汗出则痉。""疮家初起,毒热未成,法当汗散。已经溃后,血气被伤,虽有身痛表证,亦不可发汗,恐汗出血液愈竭,筋失所养,因而成痉,或邪风乘之,亦令痉也。"

《叶氏医效秘传·卷一·伤寒纲领·痉病》:"痉病者,太阳经伤风,重感寒湿而致也。又曰:大发湿家汗,则成痉。"

《金匮悬解·卷四·外感杂病·痉》:"太阳病,发汗太多,亡其津血,筋脉失养,感于风寒,因成痉病。""风病木枯血燥,下之津血内亡,则成痉病。复发其汗,津血外亡,必苦拘急。""疮家脓血失亡,筋脉不荣,虽感风寒,不可发汗。汗出血枯,筋脉焦缩,则成痉病。"

《金匮悬解·卷四·外感杂病·痉湿暍》:"痉,燥病也,而曰若发其汗,寒湿相得,则恶寒甚,是痉病之有湿也。"

《杂病源流犀烛·卷十三·破伤风源流(痉痓)》:"其因则缘伤寒杂病,汗下过多,或大发湿家、疮家汗,产家亡血太甚,故作痉。"

《竹林女科证治·卷三·保产下·产后发痉》:"若其发痉之由,则凡如伤寒误为大汗以亡液,大下以亡阴,或溃疡脓血大泄之后,乃有此证。"

《伤寒指掌·卷三·伤寒变症·痉》:"太阳病发汗太多,因致痉;夫风病下之则痉,复发汗,必拘急。[邵评]发汗太多,津液伤而不涵养筋脉,故致痉,此为液亏致痉,病由内虚所致。""[邵评]疮家身痛,是营虚筋脉失养,故戒发汗,汗之则津液越出,筋虚燥,亦挛急而为痉矣,此疮家发痉,亦由液耗而内虚使然。""[愚按]痉症,即痓症也,其因有二,一属风湿之邪,合而为痉,即《内经》所云属风属湿是也。一属过表汗多,耗其津液而成痉,即仲景所云发汗太多,因致痉是也,分属之,则治法庶无悖谬。""若汗下误施,产后亡血,津液伤耗,筋脉失养而痉者,此内伤虚症也,宜滋液熄风和络治之。"

《感症宝筏·卷之三伤寒变证·痉》:"风病应肝而主筋,妄下伤胃液,液不养筋而痉。复汗以耗其阴,阴液燥则拘急也。此条因妄汗下而伤阴致痉,亦内虚也。"

《伤寒广要·卷七·兼变诸证（上）·发痉》："痉为发汗太过，血不荣筋之候，故亡血新产，疮家虚家，易犯此证。""伤风头痛发热，常出微汗，又自呕逆，汗之必发痉，新产血虚，汗出伤风，亦致发痉。"

《医述·卷十二·杂证汇参·痉》："其因多由亡血，筋无所荣，故邪得以袭之。所以伤寒汗、下过多，与夫病疮及产后致斯疾者，概可知矣。"

《医学妙谛·卷上·杂症·湿症章》："仲景云：湿家大忌发散，汗之则变痉厥。切记。"

《杂病广要·外因类·痉》："观仲景曰：太阳病，发汗太多，因致痉。风病下之则成痉。疮家不可发汗，汗之亦成痉。只此数言，可见病痉者，多由误治之坏证，其虚其实，可了然矣。自仲景之后，惟陈无择能知所因，曰多由亡血，筋无所营，因而成痉，则尽之矣。"

《医宗必读·卷之五·伤寒·刚痉柔痉》："太阳中风，重感寒湿而致也。大发湿家汗则成痉，新产血虚，汗出伤风亦成痉；伤风头痛，汗出而呕，若汗之必发痉。"

《伤寒论浅注补正·卷七·辨痉湿暍脉证》："太阳病作痉者，血虚无以荣养其经脉也，发汗太多，汗即血也，即一汗证，可以例产后、金疮一切血虚之证，皆因之而致痉。"

《重订广温热论·第一卷温热总论·论小儿温热·痉厥》："风温致痉皆由医者不明风寒、风热，见儿头痛发热，不问何邪，概曰风寒夹食，辄与辛燥升散，杂以苦温消导，往往阴液被伤，肝风内动，鼓痰上升，血不荣筋，筋急拘挛，致成痉瘛。"

《增订通俗伤寒论·伤寒坏证·伤寒转痉》："伤寒有变痉病者，项背强是也。太阳中风，重感寒湿则变痉，或太阳病发汗太多因致痉。"

【辨病机】

风、寒、暑、湿、燥、火六淫外袭、情志失调、饮食失宜、失治误治等，均可导致痉证。痉证病机可分虚实两端，实则为外感六淫，邪气壅盛；虚则因久病失血、失治误治等而致脏腑虚损、津液不足，经脉失养。痉证又常表现为虚实夹杂，如失血或过汗、过下而致津血不足，风寒湿等外邪乘虚而入，邪气壅滞，筋脉失养而成痉证。

一、风袭论

风邪有外感与内生之分。外感风邪，脏腑受损、经络壅滞则气血运行不利，经脉失养而成痉，此外风邪亦常兼杂寒、湿之邪为患。久病失血或热病伤阴，皆可致风邪内生而发痉。

1. 外风侵袭

《太平圣惠方·卷第十九·治风痉诸方》："夫风痉者，口噤不开，背强而直，如发痫之状。其重者，耳中策策痛，卒然身体痉直者，死也。此由风邪伤于太阳之经，复遇寒湿，则发痉也。"

《太平圣惠方·卷第八十三·治小儿中风痉诸方》："夫小儿中风痉病之状如痫，而背头项强直，是风伤于太阳之经也。凡小儿解脱，或脐疮未合，为风所伤，皆令发痉也。"

《普济方·卷三百十六·妇人诸疾门·中风角弓反张》："夫妇人角弓反张者，是体虚受风，风入诸阳之经也，人之阴阳经络，周环于身，风乘虚入于诸阳之经，则腰背反折挛急，如角弓之状，宜用小续命汤。"

《辨证录·卷之七·痉痓门》："小儿之易于成痉者，因其骨脆皮薄，不耐风邪，故邪一入腠理，便入脏腑，况其饮食，喜寒而不喜热，以致损伤脾胃，而成吐泻之症。上吐下泻，则阴阳两亏，平日所受之湿尽行越出。"

《订正仲景全书金匮要略注·卷一·痉湿暍病脉证并治第二》："太阳病当发汗，若发汗太过，腠理大开，表气不固，邪风乘虚而入，因成痉者，乃内虚所召入也，宜以桂枝加附子汤主之，固表温经也。由此推之，凡病出汗过多，新产、金疮破伤出血过多，而变生此证者，皆其类也。"

2. 血虚生风

《辨证录·卷之七·痉痓门》："妇人新产之后，忽然手足牵搐，口眼㖞斜，头摇项强，甚则角弓反张，人以为产后惊风，谁知是亡血过多而成痉乎。产后旧血已亏，新血未长，血舍空虚风尤易入。原不必户外之贼风也，即一举一动，风自内生。觉两腋之间阴寒逼人，一不慎而风入之矣。"

《女科精要·卷三·产后杂症门·产后痉病》："产后血虚，角弓反张，病名曰痉。痉者，劲也。阴气暴虚，阴虚内热，热极生风，故外现如风假症，实阴血不足，无以养筋所致。厥阴大虚之候,宜益阴补血,血长而虚风自灭也。"

《医述·卷十·杂证汇参·肝风》:"倘津液有亏,肝阴不足,血燥生热,热则风阳上升,窍络阻塞,头目不清,眩晕跌仆,甚则瘛疭痉厥矣。"

3. 诸邪兼风

《太平圣惠方·卷第十九·治风痉诸方》:"夫风痉者,口噤不开,背强而直,如发痫之状。其重者,耳中策策痛,卒然身体痉直者,死也。此由风邪伤于太阳之经,复遇寒湿,则发痉也。"

《太平圣惠方·卷第七十四·治妊娠中风痉诸方》:"夫妊娠体虚受风,而伤太阳之经络,后复遇风寒相搏,发则口噤背强,名之为痉。其候,闷冒不识人,须臾,惺惺复发。此是风伤太阳之经作痉也,亦名子痫,亦名子冒也。"

《太平圣惠方·卷第八十三·治小儿中风痉诸方》:"夫小儿中风痉病之状如痫,而背头项强直,是风伤于太阳之经也。凡小儿解脱,或脐疮未合,为风所伤,皆令发痉也。"

《圣济总录·卷第八·风痉》:"论曰:风痉者,以风伤太阳之经,复遇寒湿故也。其状口噤不开,腰背强直如发痫。盖风邪内薄于经,则营卫凝泣,筋脉紧急,故令口噤不开,卒然倒仆,不知所以。凡发极则复苏,苏则复作,其或耳中策策而痛,身背直而不屈者,不可治也。"

《三因极一病证方论·卷之七·痉叙论》:"如伤寒太阳发汗过多,或疮家过汗,或大发湿家汗。亦有气血内虚,风湿外袭;有火热伤肺,金不平木;有产后血枯;有破伤风,皆能致此。"

《普济方·卷四·方脉总论·病机论》:"诸痉项强,皆属于湿。寒湿同性,水火同居,故足太阳膀胱经属水,而下所以湿可伤也。其脉起目内眦,上额,交于巅上,其支者从巅入络于脑,还出别下项。故主项强,太阳表中风,加之以湿,客于经中,内挟寒湿,则筋脉搐急。故颈项强而不柔如此,太阳伤湿,当详有汗。治以疏湿祛风,缓发表而愈也。"

《伤寒摘锦·卷之下·痉湿暍脉证治法》:"风寒湿邪客于太阳之经,则筋脉拘缩而成痉也。"

《证治准绳·杂病第五册·诸风门·痉》:"其所谓刚痉者,为中风发热重感于寒而得之,与《内经》所谓赫曦之纪,上羽,其病痉,其义一也。风淫之热与火运之热无少异,其重感于寒亦与上羽之寒同是外郁者,热因郁则愈甚,甚则热兼燥化而无汗,血气不得宣通,大小筋俱受热害而僵直,故曰刚痉也。"

《医门法律·卷四·热湿暑三气门·痉病论》:"《素问》谓诸痉项强,皆属于湿,是病机颛主于湿矣。《千金》推广其义,谓太阳中风,重感寒湿则变痉,见太阳中风身必多汗,或衣被不更,寒湿内袭,或重感天时之寒,地气之湿,因而变痉,是合风寒湿三者以论痉矣。《金匮》以痉湿暍名篇,又合热暑湿三者言之,然所谓柔痉、刚痉,未尝不兼及风寒。"

《订正仲景全书伤寒论注·卷十三·辨痉湿暍病脉证并治篇》:"病人身热恶寒,太阳证也。颈项强急、面赤目赤,阳明证也。头热,阳郁于上也;足寒,阴凝于下也。太阳之脉,循背上头;阳明之筋,上挟于口。风寒客于二经,则有头摇、口噤、反张、拘强之证,故名痉病也。"

《医碥·卷之三·杂症·痉》:"病专在经痉病,经病非脏腑病也。脉者人之正气正血所行之道路也,杂错乎邪风、邪湿、邪寒,则脉行之道路,必阻塞壅滞,而拘急蜷挛之证见矣。是病悉在人经络隧道中为患耳,虽与脏腑相属,而究不同于病在脏腑,故曰经病也。(《金匮本义》)"

二、气血津液失调论

大病伤津,产后失血及过汗、过下等,伤津耗血。津血耗则筋脉失养,发为痉证;或气血不足,风寒之邪乘虚而入,经络壅滞,而见痉证。

1. 气血不足

《伤寒直指·卷十三·类证四·痉》:"产后金疮,一切去血过多之证,皆能成痉,亦当补养之。"

《妇人大全良方·卷之十九·产后汗出多而变痉方论第八》:"论曰:产后汗出多而变痉者何?答曰:产后血虚,肉理不密,故多汗,因遇风邪搏之则变痉。"

《医学纲目·卷之十一肝胆部·痉》:"此症多由亡血,筋无所营,故邪得以袭之。所以伤寒汗下过多,与夫病疮人及产后致斯病者,概可见矣。"

《普济方·卷三百三·金疮门·金疮中风水及痉》:"夫金疮风痉者,此由血脉虚竭,饮食未复,荣卫伤损,风邪乘虚入于五脏,五脏受寒,则令痉也。"

《普济方·卷三百五十·产后诸疾门·中风》："产后血气未完，风邪中之，入于经络，则发为痉。"

《玉机微义·卷三十九·痉门·论痉证属内虚所致》："《三因方》云：夫人之筋各随经络结束于身，血气内虚，外为风寒湿热之所中则痉。以风散气，故有汗而不恶寒，曰柔痉。寒泣血故无汗而恶寒，曰刚痉。原其所因多由亡血筋无所营，故邪得以袭之。所以伤寒汗下过多，与夫病疮人及产后致斯疾者，概可见矣。诊其脉皆沉伏弦紧，但阳缓阴急，则久久拘挛，阴缓阳急则反张强直，二证各异不可不别。"

《保婴撮要·卷十六·疮疡发痉》："疮疡发痉，因气血亏损，外邪所搏，或内虚郁火所致。"

《赤水玄珠·第二十三卷·汗多变痉》："产后汗多变痉，因气血亏损，肌理不密，风邪所乘，口噤背强如痫；或摇头马嘶，不时举发，气息如绝。"

《伤寒论条辨·痉书》："问曰：新产妇人有三病，一者病痉，二者病郁冒，三者大便难。何谓也？师曰：新产血虚，多汗出，喜中风，故令病痉。"

《济阴纲目·卷之十二·产后门中·发痉》："薛氏曰：产后发痉，因去血过多，元气亏极，或外邪相搏，以致牙关紧急，四肢痉强，或腰背反张，肢体抽搐。"

《景岳全书·卷之三十九人集·妇人规（下）·产后类》："产后发痉，乃阴血大亏证也。""凡如伤寒误为大汗以亡液，大下以亡阴，或溃疡、脓血、大泄之后，乃有此证。故在产后，亦惟去血过多，或大汗大泻而然，其为元气亏极、血液枯败也可知。"

《简明医彀·卷之三·痉证》："亦有气血内虚，风湿外袭；有产后血枯。"

《丹台玉案·卷之二·痉门》："外有诸虚之候，表虚不能任风寒，亦能成痉。是以或产后，或金疮，或跌仆扑伤。痈疽溃脓之后，一切去血过多之证，皆能成此疾也，是乃虚为本，而风为标耳。亦有绝无风邪，而亦能使人筋脉挛急，而为角弓反张之候者，血脱无以养筋故也。"

《伤寒论纲目·卷五·痉》："徐彬曰：痉病，概为风寒湿所中。然原其因，多由亡血，筋无所荣，邪得以袭之。故仲景原痉病之由，而曰太阳病果寒多，本宜发汗，太多则血伤，不能荣筋而成痉也。"

《证治汇补·卷之三·外体门·痉病》："太阳病，发汗过多则痉；风病，下之亦痉，复发汗，必拘急；疮家虽身痛，不可汗，汗之则痉；产后血虚，腠理不密，风邪搏之则痉，原其所由，皆属气血两亏，不足之症。"

《金匮玉函经二注·卷二·痉湿暍病脉证第二》："阴虚则荣血微，筋无养而成痉。"

《辨证录·卷之七·痉痓门》："妇人新产之后，忽然手足牵搐，口眼㖞斜，头摇项强，甚则角弓反张，人以为产后惊风，谁知是亡血过多而成痉乎。"

《冯氏锦囊秘录·女科精要卷十八·产后杂症门·产后病痉》："产后血虚，角弓反张，病名曰痉。痉者，劲也。阴气暴虚，阴虚内热，热极生风，故外现如风假症，实阴血不足，无以养筋所致。厥阴大虚之候，宜益阴补血，血长而虚风自灭也。"

《冯氏锦囊秘录·杂症大小合参卷五·方脉痉痓合参》："原其所因，多由亡血，筋无所营，邪得以袭之，所以伤寒汗下过多，与病疮人发汗，产后过汗，致成斯疾者，概可见矣。"

《张氏医通·卷六·诸风门·痉》："陈无择曰：夫人之筋，各随经络结束于身，血气内虚，外为风寒湿热之所中则痉。盖风散气，故有汗而不恶寒，曰柔痉；寒泣血，故无汗而恶寒，曰刚痉。原其所因，多由亡血，筋无所营，故邪得以袭之。所以伤寒汗下过多，与夫病疮人及产后致斯疾者，概可见矣。诊其脉，皆沉伏弦紧，但阳缓阴急，则久久拘挛，阴缓阳急，则反张强直，二证各异，不可不别。"

"盖误汗者，必伤血液；误下者，必伤真阴，阴血受伤，则血燥，血燥则筋失所滋，筋失所滋，则为拘为挛，而反张强直之病，势所必至，又何待风寒湿热之相袭而后为痉耶？且仲景所言，言不当汗而汗也，不当下而下也。汗下既误，即因误治而成痉矣，岂误治之外，必再受邪而后成痉，无邪则无痉哉！"

"凡属阴虚血少之辈，不能营养筋脉，以致搐挛僵仆者，皆是此证。如中风之有此者，必以年力衰残，阴之败也。产妇之有此者，必以去血过多，冲任竭也。疮家之有此者，必以血随脓出，营气涸也。小儿之有此者，或以风热伤阴，遂为急惊，或以汗泻亡阴,遂为慢惊。凡此之类,总属阴虚之证,盖精血不亏,则虽有邪干,亦断无筋脉拘急之病,而病至坚强,其枯可知。"

《济世全书·离集卷六·麻木·痉病》:"凡痉病,有出汗多变痉,有因去血过多,元气亏极,或外邪相搏,以致牙关紧急,四肢痉强,或阴火内动,或腰背反张,肢体搐搦。"

《医学心悟·卷二·伤寒兼症·痉》:"然痉病有三阳经络之殊,有胃腑实热所致,有三阴中寒所发,有内伤气血虚弱而发,不可不辨。"

《订正仲景全书金匮要略注·卷一·痉湿暍病脉证并治第二》:"太阳病当发汗,若发汗太过,腠理大开,表气不固,邪风乘虚而入,因成痉者,乃内虚所召入也,宜以桂枝加附子汤主之,固表温经也。由此推之,凡病出汗过多,新产、金疮破伤出血过多,而变生此证者,皆其类也。"

《杂症会心录·妇人杂症·产后变痉》:"痉分刚柔,虚者十居六七,而产后之变痉,则无不本于气血大亏者也。"

《资生集·卷六·中风》:"缪仲淳曰:产后血虚,角弓反张,病名曰痉。痉者,劲也。去血过多,阴气暴虚,阴虚生内热,热极生风,故外现风证。""薛立斋曰:产后发痉,因去血过多,元气亏损,或外邪相搏,致牙关紧闭,四肢痉强,或腰背反张,肢体抽搐。若有汗不恶寒,曰柔痉;无汗恶寒,曰刚痉。然产后患之,由亡血过多,筋无所养而致,大补气血,多保无虞,若攻风邪,死无疑矣。"

《一见能医·卷之六·病因赋中·痉痓有阳有阴》:"痓者,劲也。痉者,翅也。其症颈项强直,腰背反张,如鸟之张翅,故名痉痓也。一属外感,一属内伤。外感者,风寒湿气,客于太阳,伤其大筋,筋牵而急,攻令痓也。然得之风湿者,令人有汗不恶寒,名曰柔痉,得之寒者,令人无汗恶寒,名曰刚痉。俱以小续命汤治之,但有汗者去麻黄。内伤者或因发汗过多,或因失血大甚,筋无血养,则筋急而牵,故令百节强直。十全大补汤主之。"

《妇科冰鉴·卷七·产后门·痉病二五》:"产后血气皆虚,脏腑均弱,多自汗出,腠理不密,风邪乘间袭入,遂成痉证。"

《感症宝筏·卷之三·伤寒变证·痉》:"发汗太多,津液伤而不涵养筋脉,故致痉。此为液亏致痉,病由内虚所致。"

《金匮要略浅注·卷一·痉湿暍病脉证第二》:"此推致痉之由,从太阳而推到阳明、少阴,言汗、下、疮家,三者致痉,皆由脱液伤津,皆兼此二经而言也,妇人产后亡血过多,因而成痉,亦可以此说括之。"

《医阶辨证·痉外因内因辨》:"内因亡津液,阴痉。身强直厥,筋脉挛急,合而卧闭,目口中和。"

《验方新编·卷二十·妇科产后门·产后类中风痉症》:"产后气血暴竭,少血养荣,忽然口噤牙紧,手足筋脉拘挛,症类中风。"

《杂病广要·外因类·附破伤风》:"夫金疮痉者,此由血脉虚竭,饮食未复,未满月日,荣卫伤穿,风气得入,五脏受寒则痉。"

《寿山笔记·产后内风成痉不治》:"凡产后牙龈忽然紧急,不得开合,并不肿胀,亦无寒热,神识清朗。此因产后血虚,内风陡起,袭入于阳明之络,症所不治。"

2. 津液失调

《金匮玉函经二注·卷二·痉湿暍病脉证第二》:"因其人先伤于湿,后复感寒,两阴相合则寒,虽发热,终为湿气挟持,经络筋节之间,闭而不宣,一身之阳,郁抑而不外越,故身即热,而情则恶寒也。又湿在筋节,则寒为所持,遂流连而不得去,正气阻滞,邪气独留,又安望其屈伸如故,转运无碍乎,角弓反张,有由来也。"

《订正仲景全书金匮要略注·卷一·痉湿暍病脉证并治第二》:"以上论痉,皆外感风、寒、湿而为病也。亦有因风邪为病,不应下而下之伤液,不应汗而汗之伤津,以致津液枯燥,筋失所养而病痉者,故曰:风病下之则痉,复发汗必拘急。此不可以外感痉病治之,当以专养津液为务也。"

《金匮悬解·卷四·外感杂病·痉·痉病三》:"太阳病,发汗太多,亡其津血,筋脉失养,感于风寒,因成痉病。"

《伤寒指掌·卷三·伤寒变症·痉》:"[邵评]疮家身痛,是营虚筋脉失养,故戒发汗,汗之则津液越出,筋虚燥,亦挛急而为痉矣,此疮家发痉,亦由液耗而内虚使然。"

《读医随笔·卷三·证治类·痉厥癫痫》:"痉之病成于燥也,属于太阳,故项背必强,甚者角弓而反张矣。此筋病也。《内经》、仲景谓痉属于湿者，推其原也。无论湿寒、湿热，必化燥而后痉，是津液凝结也。"

三、脏腑失调论

《医学心悟·卷二·伤寒兼症·痉》："然痉病有三阳经络之殊，有胃腑实热所致，有三阴中寒所发，有内伤气血虚弱而发，不可不辨。"

《伤寒瘟疫条辨·卷三·痉》："痉者，如角弓反张也。以胃为总筋，筋急而缩之故。由于湿生热，热生痰，痰生风，风火弥甚，木胜克土，筋不能荣。"

《证治针经·卷一·肝风》："原夫肝阴既亏，风由火出，轻则窍络阻塞头旋眩晕，甚则瘛疭痉厥。"

四、失治误治论

大病伤津，产后失血、外伤及过汗、过下等，伤津耗血，津血耗伤则筋脉失养，发为痉证；或气血不足，风寒之邪乘虚而入，经络壅滞，而见痉证。

《金匮玉函经·卷第二·辨痉湿暍第一》："疮家，虽身疼痛，不可发其汗，汗出则痉。""夫风病，下之则痉，复发其汗，必拘急。"

《伤寒直指·卷十三·类证四·痉》："伤风头痛，当自汗出而呕者，若汗之，必发痉。大发湿家汗，亦致痉。疮家而汗之，亦致痉。新产脉虚，汗出伤风者，亦致痉。"

《三因极一病证方论·卷之四·结胸证治·大陷胸丸》："病发于阳，而反下之，热入，因作结胸，以下之太早故也，其病项强如柔痉状。"

《普济方·卷三百六十七·婴孩诸风门·中风痉病》："夫小儿风痉之证，由风伤于太阳之经，或解脱，或脐疮未合而感伤湿致之。又虚极生热，热极生风之甚者也。伤风发热，头痛汗出，自呕吐，医者不明，汗之必发痉，湿家发汗稍多亦发痉，其状可谓病在足太阳经。"

《玉机微义·卷三十九·痉门·论致痉病因》："仲景云：太阳病发汗太多，因致痉，风病下之则痉复。发汗必拘急，疮家虽身疼痛不可发汗，汗出则痉。[按]此谓发汗下之而致痉，则不专于风寒湿之外传矣，是又因坏证而成也，发汗下之太过皆亡津液损血之所由也。"

《伤寒六书·伤寒家秘的本卷之二·痉》："伤风头痛，常自汗出而呕，若汗之，必发痉；大发湿家汗，亦作痉；新瘥血虚，汗出当风，亦成痉。"

《万病回春·卷之五·痉病》："凡治伤寒杂症，汗吐后入风亦成痉病；大发湿家汗亦成痉病；发疮家汗亦成痉。"

《伤寒论条辨·痉书》："夫风病，下之则痉，复发汗，必拘急。风必自汗，表固虚矣，下则又虚其里，所以痉也，仍复发汗，以更虚其表，是谓重亡津液，拘急者，津液重亡，而强益甚也。"

"疮家虽身疼痛，不可发汗，汗出则痉。血热则生疮身疼痛者，血涩不利，乖而不和也。汗者血之液，发而迫使之出，则血愈乖而愈不和伤之矣，故亦致痉也。"

《松厓医径·卷上·痉病》："痉病，属太阳经，先曾中风，又感寒湿二气而然。大发湿家汗，亦致此焉。"

《简明医彀·卷之三·痉证》："如伤寒太阳发汗过多，或疮家过汗，或大发湿家汗。"

《伤寒论纲目·卷五·痉》："徐彬曰：痉病，概为风寒湿所中。然原其因，多由亡血，筋无所荣，邪得以袭之。故仲景原痉病之由，而曰太阳病果寒多，本宜发汗，太多则血伤，不能荣筋而成痉也。""惟先伤风而又感寒，先伤风而又感湿，过汗俱能发痉。重发太阳汗，大发湿家汗，皆能发痉。"

"徐彬曰：疮家血本虚燥，以疼痛为风而发其汗，则液亡筋燥而不能和调，乃亦为痉。"

《证治汇补·卷之三·外体门·痉病》："太阳病，发汗过多则痉，风病，下之亦痉，复发汗，必拘急，疮家虽身痛，不可汗，汗之则痉，产后血虚，腠理不密，风邪搏之则痉，原其所由，皆属气血两亏，不足之症。"

《冯氏锦囊秘录·杂症大小合参卷五·方脉痉痓合参》："书曰：风病下之则痉，复发汗，必拘急。又曰：疮家虽身疼痛，不可发汗，汗出则痉。可见多因汗下而致痉，皆由坏证而成，则不专于风寒湿之外传明矣。"

《张氏医通·卷六·诸风门·痉》："且仲景所言，言不当汗而汗也，不当下而下也。汗下既误，即因误治而成痉矣，岂误治之外，必再受邪而后成痉，无邪则无痉哉！"

《金匮要略心典·卷上·痉湿暍病脉证治第二》："太阳病，发汗太多，因致痉；夫风病下之则痉,复发汗,必拘急;疮家虽身疼痛,不可发汗,汗出则痉,此原痉病之由,有此三者之异。其为脱液伤津则一也,盖病有太阳风寒不解,重感寒湿而成痉者,亦有亡血竭气,损伤阴阳,而病变成痉者。"

《订正仲景全书金匮要略注·卷一·痉湿暍病脉证并治第二》:"亦有因风邪为病,不应下而下之伤液,不应汗而汗之伤津,以致津液枯燥,筋失所养而病痉者,故曰:风病下之则痉,复发汗必拘急。此不可以外感痉病治之,当以专养津液为务也。"

"太阳病当发汗,若发汗太过,腠理大开,表气不固,邪风乘虚而入,因成痉者,乃内虚所召入也,宜以桂枝加附子汤主之,固表温经也。由此推之,凡病出汗过多,新产、金疮破伤出血过多,而变生此证者,皆其类也。"

"不但风病,发汗过多则痉,即寒湿相抟之病,发汗过多亦痉也。发汗过多,其表益虚,表虚则必即恶寒甚也。发寒湿汗后,其脉不直紧,如蛇之曲缓,则为邪退,不成痉病,为欲解也。若脉仍直紧不缓,或不直紧反伏坚弦急者,为邪不退,成痉病矣。疮家,虽身疼痛,不可发汗,汗出则痉。"

"疮家初起,毒热未成,法当汗散。已经溃后,血气被伤,虽有身痛表证,亦不可发汗,恐汗出血液愈竭,筋失所养,因而成痉;或邪风乘之,亦令痉也。"

《金匮悬解·卷四·外感杂病·痉·痉病四》:"疮家脓血失亡,筋脉不荣,虽感风寒,不可发汗。汗出血枯,筋脉焦缩,则成痉病。"

《杂病源流犀烛·卷十三·破伤风源流(痉痓)》:"其因则缘伤寒杂病,汗下过多,或大发湿家、疮家汗,产家亡血太甚,故作痉。"

《竹林女科证治·卷三·保产下·产后发痉》:"若其发痉之由,则凡如伤寒误为大汗以亡液,大下以亡阴,或溃疡脓血大泄之后,乃有此证。"

《伤寒指掌·卷三·伤寒变症·痉》:"太阳病发汗太多,因致痉;夫风病下之则痉,复发汗,必拘急。[邵评]发汗太多,津液伤而不涵养筋脉,故致痉,此为液亏致痉,病由内虚所致。""[邵评]疮家身痛,是营虚筋脉失养,故戒发汗,汗之则津液越出,筋虚燥,亦挛急而为痉矣,此疮家发痉,亦由液耗而内虚使然。""[愚按]痓症,即痉症也,其因有二,一属风湿之邪,合而为痉,即《内经》所云属风属湿是也。一属过表汗多,耗其津液而成痉,即仲景所云发汗太多,因致痉是也,分属之,则治法庶无悖谬。""若汗下误施,产后亡血,津液伤耗,筋脉失养而痉者,此内伤虚症也,宜滋液熄风和络治之。"

《感症宝筏·卷之三伤寒变证·痉》:"风病应肝而主筋,妄下伤胃液,液不养筋而痉。复汗以耗其阴,阴液燥则拘急也。此条因妄汗下而伤阴致痉,亦内虚也。"

《温病条辨·卷二·中焦篇》:"斑疹,用升提,则衄,或厥,或呛咳,或昏痉,用壅补则瞀乱。"

《伤寒广要·卷七·兼变诸证(上)·发痉》:"痉为发汗太过,血不荣筋之候,故亡血新产,疮家虚家,易犯此证。""伤风头痛发热,常出微汗,又自呕逆,汗之必发痉,新产血虚,汗出伤风,亦致发痉。"

《医学妙谛·卷上·杂症·湿症章》:"仲景云:湿家大忌发散,汗之则变痉厥。切记。"

《杂病广要·外因类·痉》:"观仲景曰:太阳病,发汗太多,因致痉。风病下之则成痉。疮家不可发汗,汗之亦成痉。只此数言,可见病痉者,多由误治之坏证,其虚其实,可了然矣。自仲景之后,惟陈无择能知所因,曰多由亡血,筋无所营,因而成痉,则尽之矣。"

《医宗必读·卷之五·伤寒·刚痉柔痉》:"太阳中风,重感寒湿而致也。大发湿家汗则成痉,新产血虚,汗出伤风亦成痉;伤风头痛,汗出而呕,若汗之必发痉。"

《伤寒论浅注补正·卷七·辨痉湿暍脉证》:"太阳病作痉者,血虚无以荣养其经脉也,发汗太多,汗即血也,即一汗证,可以例产后、金疮一切血虚之证,皆因之而致痉。"

《重订广温热论·第一卷温热总论·论小儿温热·痉厥》:"风温致痉皆由医者不明风寒、风热,见儿头痛发热,不问何邪,概曰风寒夹食,辄与辛燥升散,杂以苦温消导,往往阴液被伤,肝风内动,鼓痰上升,血不荣筋,筋急拘挛,致成痉瘛。"

《增订通俗伤寒论·伤寒坏证·伤寒转痉》:"伤寒有变痉病者,项背强是也。太阳中风,重感寒湿则变痉,或太阳病发汗太多因致痉。"

【辨病证】

一、辨症候

痉证有寒、热、虚、实的不同,亦有外感内伤之别,在治法上各不相同,应当加以详辨。

《仲景伤寒补亡论·卷十七·痓痉二十六条》:"问曰:痓病其详何如?孙真人曰:太阳中风,重感于寒湿,则变痓。痓者口噤不开,背张而直,如发痫之状,摇头马鸣,腰反折,须臾十数发,气息如丝,汗出如雨,时有脱,易得之。雍曰:此即正谓之痓也。痓同他病而有,初无本病,或因中风而痓,或因伤寒而痓,或因痓而加痓,其用药皆相类,大抵葛根续命也。"

《妇人大全良方·卷之三·妇人中风角弓反张口噤方论第二》:"古人谓之痓病,外证发热恶寒,与伤寒相似,但其脉沉迟、弦细,而项背反张、强硬如发痫之状,此为异耳(新产血虚多汗出,喜中风,亦有此证)。"

《仁斋直指方论·卷之二·证治提纲·发痓详证》:"庐江刘宝云:《产宝》所载方药甚详,独无产后中风、角弓反张一证。按产后中风,因怀胎时多啖生冷,脾胃受湿,复经乳卧之后,津液内竭,履地太早,脱着不时,以致风邪乘虚入于足太阳之经。其证发热头疼,或时不热,喘息痰咳,言语不伦,渐觉牙关紧急,十指微动,如摸物之状;加以项背强直,或哑或叫,目睛直视,肠滑不禁,身如反弓,转侧不仁,如此十无一生,《活人书》谓太阳发痓是尔。"

《赤水玄珠·第十四卷·痓门·痓痉辩》:"[愚按]完素、仲景以卜诸书云痓、云痉,字虽两般,治多雷同,殆亦不必犁而为二也。若辩之则愈支离,肤见谓痓乃病之名,痉乃病之状。原其有刚、柔二种,以病发之时,而经筋脉络僵劲,角弓反张,故曰痉。痉,是劲急也,是以其病发之状象而名之也。不然,何历代诸公或以治痓之方治痉,或以治痉之方治痓,诸皆能效。治既同而不殊,则症当一而不二也,焉用分?"

《保幼新编·痓痉》:"身软时醒者,痫;强直不时醒者,痓。"

《医宗说约·卷之二·痫痓》:"示吉曰:痫与痓相似,但痫则身软时醒,痓则身强直反张如弓,发不时醒为异。"

《伤寒论注·卷二·痓湿暑证》:"脉沉而细,身热足寒,头项强急,恶寒,时头热面赤,目脉赤,独头面摇,卒口噤,背反张者,痓病也。"

《伤寒论纲目·卷五·痓》:"古人以强直为痓,外症与伤寒相类,但其脉沉迟弦细,而项背反张,强硬如发痫为异耳。"

《冯氏锦囊秘录·杂症大小合参卷五·方脉痓痉合参》:"风搐一症,本与痓症不同。夫痓症属湿,然土极必兼风木动摇之化。风搐属木,木旺必见金燥紧敛之形,故曰诸风掉眩,曲直摇动皆风木之用。阳主动,阴主静,由火盛制金,金衰不能平木,木旺而自病,此宜吐下之。是虽不可与痓同论,然可引以证痓之风热内作者。"

《订正仲景全书伤寒论注·卷十三·辨痓湿暍病脉证并治篇》:"痓之强,则不能俯仰,项连胸背而俱强,故曰项背强几几也。"

《杂病源流犀烛·卷十三·破伤风源流(痓痉)》:"风寒湿热俱有病也。痉者,筋劲强直而不柔和;痓者,口噤而角弓反张。二者虽各有症状,其原则由血气内虚,痰涎壅盛,其症则寒热交作,绝似伤寒,但脉沉迟弦细,摇头、露眼、噤口,手足搐搦,项强,背反张,如发痫,终日不醒为异。"

"(痓痫相似)丹溪曰:痓与痫相似而不同,痫病身软时苏,痓病身强直反张,不时苏,甚有昏冒而遂亡者。又曰:痓痫相似,但痫病为虚,切不可作风治而纯用风药,须带补益,多是气虚有火兼痰,宜用参、芪、芎、归、竹沥之类。"

《医阶辨证·痓项强二证辨》:"痓,身强直,颈项强急,甚者头摇口噤,角弓反张。"

《伤寒广要·卷七·兼变诸证(上)·发痓》:"痓者,发热腹痛,口噤头摇,瘛疭不语,项强背直,腰身反张,或目疼,或目赤,或闭目,或反目,或足冷,或足温,或妄行,其脉沉弦而迟,亦或带紧,此为恶候,不救者多。若脉如雨溅,散出于指外者,旦暮殂也。"

《医述·卷八·杂证汇参·霍乱》:"暑月痓证与霍乱同出一源。风自火生,火随风转,乘入阳明则呕,戕及太阴则泻,是名霍乱。窜入筋中则挛急,流入脉络则反张,是名痓。但痓证多厥,霍乱少厥。盖痓证风火闭郁,郁则邪势内炽,不免逼乱神明,故多厥。霍乱风火外泄,泄则邪势外解,不致循经内走,故少厥。此痉与霍乱之分别也。然痉证邪滞三焦,三焦乃火化;风得火而愈煽,则逼入膻中而暴厥。霍乱邪走脾胃,脾胃乃湿化,邪由湿而停留,则淫及诸筋而转筋。"

《医述·卷十二·杂证汇参·痉》:"愚谓痉之为病,强直反张病也。其病在筋脉,筋脉拘急,所以反张;其病在血液,血液枯燥,所以筋挛。"

《类证治裁·卷之五·痉症论治》:"丹溪曰:痉与痫相似而不同,痫病身软,时苏。痉病身强直不时苏,甚有昏冒而遂亡者。"

(一)辨外感内伤

痉证有外感内伤之别,外感以六淫为主,其中风、寒、湿邪较为常见。内伤以血燥、津伤为主。

1. 六淫

《诸病源候论·风病诸候·风痉候》:"风痉者,口噤不开,背强而直,如发痫之状。其重者,耳中策策痛;卒然身体痉直者,死也。由风邪伤于太阳经,复遇寒湿,则发痉也。诊其脉,策策如弦,直上下者,风痉脉也。"

《诸病源候论·金疮病诸候·金疮中风痉候》:"夫金疮痉者,此由血脉虚竭,饮食未复,未满月日,荣卫伤穿,风气得入,五脏受寒,则痉。"

《诸病源候论·妇人妊娠诸候下·妊娠痉候》:"妊娠而发者,闷冒不识人,须臾醒,醒复发,亦是风伤太阳之经作痉也。亦名子痫,亦名子冒也。"

《诸病源候论·妇人产后病诸候上·产后中风痉候》:"产后中风痉者,因产伤动血脉,脏腑虚竭,饮食未复,未满日月。荣卫虚伤,风气得入五脏,伤太阳之经,复感寒湿,寒搏于筋则发痉。其状,口急噤,背强直,摇头马鸣,腰为反折,须臾十发,气急如绝,汗出如雨,手拭不及者,皆死。"

《医心方·卷第三·治风痉方第五》:"《病源论》云:风痉(充至反)者,口噤不开,背强而直,如发痫之状。其重者耳中策策痛;卒然身体痉直者,死也。由风邪伤于太阳经,复遇寒湿,则发痉也。"

《太平圣惠方·卷第七十四·治妊娠中风痉诸方》:"夫妊娠体虚受风,而伤太阳之经络,后复遇风寒相搏,发则口噤背强,名之为痉。其候,闷冒不识人,须臾,惺惺复发。此是风伤太阳之经作痉也,亦名子痫,亦名子冒也。"

《太平圣惠方·卷第八十三·治小儿中风痉诸方》:"夫小儿中风痉病之状如痫,而背头项强直,是风伤于太阳之经也。凡小儿解脱,或脐疮未合,为风所伤,皆令发痉也。"

《圣济总录·卷第八·风痉》:"论曰:风痉者,以风伤太阳之经,复遇寒湿故也。其状口噤不开,腰背强直如发痫。盖风邪内薄于经,则营卫凝泣,筋脉紧急,故令口噤不开,卒然倒仆,不知所以。"

《鸡峰普济方·卷第一·诸论·风痉》:"经有风痉候,又有风角弓反张候。痉者,身体强直,口噤如发痫状。角弓反张者,腰背反折不能俯仰。二者皆曰,风邪伤于阳之经而然也治法一同。"

《妇人大全良方·卷之十九·产后汗出多而变痉方论第八》:"论曰:产后汗出多而变痉者何?答曰:产后血虚,肉理不密,故多汗,因遇风邪搏之则变痉。痉者,口噤不开,背强而直,如发痫状,摇头马鸣,身反折,须臾十发,气息如绝。宜速斡口灌小续命汤,稍缓即汗出。如两手拭不及者,不可治也。"

《伤寒论翼·卷上·痉湿异同第六》:"若痉之挟风寒者,其症发热无汗而恶寒,气上冲胸而小便少,其脉必坚紧,其状必强直而口噤,此得之天气,《内经》所云'诸暴强直,皆属于风'者是也。其势勇猛,故曰刚痉。病因外来,当逐邪而解外。痉有挟本邪而为患者,其邪从内出,故发热汗出而不恶寒,其脉沉迟,其状则项背强几几,此得之地气,《内经》云'诸痉项强,皆属于湿'者是也。"

《辨证录·卷之七·痉痓门》:"感湿热之气,复感风邪,手足牵引,肉瞤胸胀,低头视下,肘膝相构,人以为阳明之伤寒也,谁知是阳明之痉症乎。夫阳明胃土也,风入于胃,必变为热。况原感热气,则热以济热,宜至发汗亡阳,何肉瞤胸胀而不发狂,手足牵引而不出汗?反低头视下,无登高而呼之症,肘膝相构,无弃衣而走之痫,正以湿邪混之也。盖阳明之火,最恶者燥耳。今有湿气在胃,虽侮胃中之土,亦益胃中之燥,即发汗而不至亡阳发狂之祸也。"

"感湿热之气,复感风邪,发热腹痛,肌肉颤动,四肢坚急,人以为太阴之伤寒也,谁知是太阴之痉症乎。太阴者,脾经也,脾土湿土也。湿土何堪湿邪之再犯乎?湿入于脾,最难分消。湿邪去而湿之根尚在,一再感湿,仍如前湿之病矣。况加热以发其炎蒸，加风以生其波浪，自然中州反乱，而四境骚然，坚急之势成，颤动之形兆，倘用安土之品，则土旺而水无泛滥之虞，水干而土无郁勃之气，风即欲作祟，而平成既奏，亦可以解愠矣。"

"感湿热又且感风，遂成痫瘈，身蜷足弯，不能俯仰，人以为少阴之伤寒也，谁知是少阴之痉病乎。夫少阴者，足少阴肾也。肾宜热不宜寒，宜湿不宜燥，何以痉病有湿有热，反成痫瘈蜷弯不能俯仰之症耶？不知肾最恶风，而喜热者，喜真火之生，非喜邪火之克也，喜真水之养，非喜邪水之伤也。盖邪火助燥，邪水增湿耳。既有二邪入于肾中，又益之以风，安能无痫瘈蜷弯不能俯仰之苦哉？"

"感湿热又感风邪，厥逆下利，舌卷囊缩，背曲肩垂，项似拔，腰似折，手足俱冷，其腹胀大，人以为厥阴之伤寒也，谁知是厥阴之痉症乎。夫风湿热三合而成痉。邪传入厥阴，乃入肝木之经也，其势更急。世人误发其汗，必致动湿。湿虽阴类，然是外受之阴邪，非肝中之真血也。所动之阳，奔入湿中，为湿所没，必至亡阳。盖脱出之阳，不啻如龙之出谷，其体轻矫，飞腾而不可止遏。今为湿所滞留，则如蛇行匍匐，尽力奔越，究难飞去，故此等痉病，皆误汗而成之也。治法又不可拘于散邪，仍须补正。"

"人有一时手足牵掣，口眼歪张，人以为中风之症也，谁知是痉病之骤发乎。夫中风病，身必颠覆，口必吐痰。痉病状如中风，而身必不颠覆，口中、喉内必无痰涎之出入与水鸡声也。盖中风无风，风从内起；痉病则风从外入，风自成威，不必借重内痰之助，所以但有牵掣歪张之风象，绝无汹涌秘塞之痰声也。若风自内起者，火动生风，痰以助之也。故中风无外邪，痉病无内邪也。"

《金匮要略心典·卷上·痉湿暍病脉证治第二》："痉病不离乎表，故身热恶寒，痉为风强病，而筋脉受之，故口噤、头项强、背反张、脉强直。"

《订正仲景全书伤寒论注·卷十三·辨痉湿暍病脉证并治篇》："其因于风寒者，必发热恶寒而无汗，其脉浮紧，其状身强直而口噤，即《经》所云：诸病强直，皆属于风者也。其势劲急，故名曰刚痉。其因于风湿者，发热汗出，不恶寒，其脉浮缓，其状项强几几，而身不强直，即《经》所云：诸痉项强，皆属于湿者也。其势濡弱，故名曰柔痉。"

《杂病心法要诀·卷一·痉病总括》："痉病之证，详在《伤寒心法》，有汗为柔痉，无汗为刚痉。产后去血过多，伤寒发汗过多，则为内因。溃疡破伤、狗咬，则为外因。皆风邪乘虚入太阳经而成此病也。"

《医碥·卷之三·杂症·痉》："痉则湿与热分，故筋脉短缩。盖湿有寒湿，有热湿，寒湿如水之冰凝，故坚强；热湿如胶饴之熔化，故柔软。无湿而热则筋干，有热而湿则筋润也。"

"寒热虽皆足以致痉，而多由于热，以热者火之有余也。火之有余，由水之不足，故血液枯竭之人（汗下过多，亡其津液，产后，失血后，大病后，血虚，小儿阴血未足），多患此。"

《一见能医·卷之六·病因赋中·痉痓有阳有阴》："痓者，劲也。痉者，翅也。其症颈项强直，腰背反张，如鸟之张翅，故名痓痉也。一属外感，一属内伤。外感者，风寒湿气，客于太阳，伤其大筋，筋牵而急，攻令痓也。然得之风湿者，令人有汗不恶寒，名曰柔痓；得之寒者，令人无汗恶寒，名曰刚痓。俱以小续命汤治之，但有汗者去麻黄。内伤者或因发汗过多，或因失血大甚，筋无血养，则筋急而牵，故令百节强直。十全大补汤主之。"

《罗氏会约医镜·卷十二·杂证·论痉证》："凡痉证多由误治而致。或者正气虚，而外邪间有袭者。因风则有汗，脉必浮缓；因寒则无汗，脉必浮紧；因湿则身痛，脉必沉细。"

《杂病心法集解卷三·痉病门·刚痉》："《经》曰：太阳病，发热无汗，恶寒者，名曰刚痉。其症背反张，摇头口噤，项强拘急，转侧艰难，身热足寒，面目赤色，脉浮紧或洪大，风寒盛也。"

《温病条辨·卷六·解儿难·痉有寒热虚实四大纲论》："六淫致痉，实证也；产妇亡血，病久致痉，风家误下，温病误汗，疮家发汗者，虚痉也。风寒、风湿致痉者，寒证也；风温、风热、风暑、燥火致痉者，热痉也（按此皆瘛证属火，后世统谓之痉矣，后另有论）。俗称慢脾风者，虚寒痉也；本论后述本脏自病者，虚热痉也（亦系瘛证）。"

《医阶辨证·太阳风痉二证辨》："太阳中风，颈项强急，恶风自汗。风痉，身强直，手足搐搦，而有汗或无汗。痉亦太阳伤风，寒证为因，湿胜故身强直。"

《医阶辨证·痉外因内因辨》："外因风湿，柔痉,身强直,自汗而恶风。外因寒湿,刚痉,身强直,无汗而恶寒。内因亡津液,阴痉,身强直厥,筋脉挛急,合而卧闭,目口中和。内因痰火,阳痉,身强直,搐搦摇不厥逆,痰壅不醒,仰面卧,开目,口中燥。"

《医述·卷十二·杂证汇参·痉》:"邪在表故身热,热上逼故足寒,阳虚邪乘于表故恶寒,燥热之气上逼故头热面赤,颈项强急故头面摇动。"

"若痉之挟风寒者,其证发热、无汗而恶寒,气上冲胸而小便少,其脉必坚紧,其状必强直而口噤,此得之天气,《内经》所云诸暴强直,皆属于风者是也。其势勇猛,故曰刚痉。病因外来,当逐邪而解外。痉有挟本邪而为患者,其邪从内出,故发热、汗出而不恶寒,其脉则沉迟,其状则项背强几几,此得之地气,《内经》所云诸痉项强,皆属于湿者是也。其势软弱,故名柔痉。病因于内,当滋阴以和内。"

《类证治裁·卷之五·痉症论治》:"徐忠可曰:发热恶寒无汗,本伤寒症,若成痉,是太阳寒湿相搏而侵少阴,故恶寒,寒性劲,故曰刚。发热有汗不恶寒,本伤风而并阳明症,若成痉,是太阳阳明伤湿兼风,风性温,故曰柔。"

《伤寒法祖·卷上·痉湿异同第六》:"若痉之挟风寒者,其症发热无汗而恶寒,气上撞胸,而小便少,其脉必坚紧,其状必强直而口噤,此得天之气,《内经》所云诸暴强直,皆属于风者是。其势勇猛,故曰刚痉,病自外来,当逐邪而解。痉有夹本邪而为外患者,其邪从内出,故发热汗出而不恶寒,其脉沉迟,其状则项背强几几,此得之地气。"

2. 内伤

《诸病源候论·伤寒病诸候上·伤寒痉候》:"痉之为病,身热足寒,项颈强,恶寒,时头热,面目热,摇头,卒口噤,背直身体反张是也。此由肺移热于肾,传而为痉。"

《张氏医通·卷六·诸风门·痉》:"张景岳曰:痉之为病,强直反张病也。其病在筋脉,筋脉拘急,所以反张;其病在血液,血液枯燥,所以筋挛。"

《济世全书·离集卷六·麻木·痉病》:"凡痉病,有出汗多变痉,有因去血过多,元气亏极,或外邪相搏,以致牙关紧急,四肢痉强,或阴火内动,或腰背反张,肢体搐搦。若有汗而不恶寒者,曰柔痉;若无汗而恶寒者,曰刚痉。"

《资生集·卷六·中风·产后病痉属阴虚内热生风》:"缪仲淳曰:产后血虚,角弓反张,病名曰痉。痉者,劲也。去血过多,阴气暴虚,阴虚生内热,热极生风,故外现风证。其实阴血不足,无以养筋所致,足厥阴肝经大虚之候,宜益阴补血清热则愈。"

《一见能医·卷之六·病因赋中·痉痓有阳有阴》:"痓者,劲也;痉者,翅也。其症颈项强直,腰背反张,如鸟之张翅,故名痓痉也。一属外感,一属内伤。外感者,风寒湿气,客于太阳,伤其大筋,筋牵而急,攻令痓也。然得之风湿者,令人有汗不恶寒,名曰柔痓,得之寒者,令人无汗恶寒,名曰刚痓。俱以小续命汤治之,但有汗者去麻黄。内伤者或因发汗过多,或因失血大甚,筋无血养,则筋急而牵,故令百节强直。十全大补汤主之。"

(二)辨刚柔

痉证有刚柔之别,以有无汗出为主要区别。痉而自汗不恶寒者为柔痉,无汗而恶寒者为刚痉。

《诸病源候论·伤寒病诸候上·伤寒痉候》:"痉有刚柔,太阳病,发热无汗,而反恶寒,为刚痉;发热汗出而恶寒,为柔痉。"

《圣济总录·卷第二十八·伤寒刚痉》:"论曰:太阳病发汗过多,因致痉,其状令人摇头发热,颈项强急,腰身反张,或瘛疭口噤,但谓之刚痉者,特以其无汗而反恶寒故也。"

《圣济总录·卷第二十八·伤寒柔痉》:"论曰:柔痉之状,摇头发热,颈项强急,腰身反张,或瘛疭口噤,与刚痉同,然谓之柔痉者,特以其自汗不恶寒故也。痉又谓之痓者,盖痉痓一类,古人特以强直名之。"

《三因极一病证方论·卷之七·痉叙论》:"以风散气,故有汗而不恶寒,曰柔痉;寒泣血,故无汗而恶寒,曰刚痉。"

《普济方·卷三百六十七·婴孩诸风门·中风痉病》:"刚痉无汗,面红眼赤,牙紧手张,痰涎壅盛,昏愦烦渴,小便赤涩。先谵语而发柔痉,有汗大便滑泄,不渴不语,先手足冷而发。刚柔不分之证,身体壮热,谵语口干,手足反微寒,大便反滑泄。"

《伤寒摘锦·卷之下·痉湿暍脉证治法》:"痉病有二:刚痉为阳,与太阳伤寒相似;柔痉为阴,与太阳中风相似。其不同者,脉沉而细,独头面摇,卒口噤,背反张也。"

《万病回春·卷之五·痉病》:"开目无汗是刚痉,属阳;闭目有汗为柔痉,属阴。"

《伤寒论条辨·卷之七·辨痉湿暍病证第十二》:"太阳病,发热,汗出,不恶寒者,名曰柔痉。此以中风而致变言,汗出不恶寒,风伤卫也。柔,风性软缓也。太阳病,发热,无汗,反恶寒者,名曰刚痉。此以伤寒而致变言,无汗,反恶寒,寒伤荣也。刚,寒性劲急也。"

《万氏家抄济世良方·卷六·刚痉柔痉》:"元来痉病属膀胱,口噤如痫身反张。此是伤风感寒湿,故分两证有柔刚。无汗为刚须易识,惟有葛根汤第一。有汗为柔见的端,桂枝葛根汤救急。二痉皆宜续命汤,刚痉去桂用麻黄。柔痉去麻当用桂,只依此法最为良。"

《证治准绳·杂病第五册·诸风门·痉》:"痉,既以有汗无汗辨刚柔,又以厥逆不厥逆辨阴阳。仲景虽曰痉皆身热足寒,然阳痉不厥逆,其厥逆者,皆阴也。阳痉已前见。阴痉一二日,面肿,手足厥冷,筋脉拘急,汗不出,恐阴气内伤,宜八物白术散。"

《寿世保元·卷一·六气为病·湿类》:"痉,痓也,强直,谓项强也。太阳经中湿,则令人项强。有汗者曰阴痓,仲景所谓柔痉是也;无汗者曰阳痓,仲景所谓刚痉是也。"

《景岳全书·卷之四十六圣集·外科钤(上)·发痉》:"其形则牙关紧急,四肢劲强,或腰背反张,肢体抽搐。其有汗而不恶寒者,曰柔痉,风能散气,故有汗也。其无汗而恶寒者,曰刚痉。"

《丹台玉案·卷之二·痉门》:"如太阳发热无汗恶寒,脉弦长,头急胸满,口噤手足挛急咬牙,甚则搐搦筋头强直,角弓反张,此为刚痉。太阳微热多汗,不恶寒,脉迟涩弦纫,四肢不收,时之搐搦,开目含口,此为柔痉也。"

《喻选古方试验·卷三·痉风》:"即痉病,其证发热,口噤如痫,身体强直,角弓反张,甚则搐搦。伤风有汗者为柔痉,伤寒湿无汗者为刚痉。金疮、折伤、痈疽、产后俱有破伤风湿发痉之证。"

《伤寒论注·卷二·痉湿暑证》:"太阳病,发热无汗,反恶寒者,名曰刚痉;太阳病,发热汗出,不恶寒者,名曰柔痉。此以表气虚实分刚柔,原其本而名之也。亦可以知其人初病之轻重,禀气之强弱而施治矣。"

《伤寒论纲目·卷五·痉》:"外症寒热类伤寒,但脉沉迟弦细,摇头露眼口噤,手足搐搦,项强背反张,如发痫,终日不醒为异,风性劲为刚痉。因重感寒或冷,故无汗,宜葛根汤加羌独活、防风,湿性缓为柔痉。""风性温和,故曰柔,非止项强,而身体则软,为柔痉也。栝蒌桂枝汤,乃治柔痉主方也。"

《证治汇补·卷之三·外体门·痉病》:"阳极则为刚,多类风痉,宜清热化痰祛风;阴极则为柔,多类厥症,宜温补化痰降火。"

《冯氏锦囊秘录·杂症大小合参卷五·论痉痓(儿科)》:"痓痉者,虽似于痫,而实更重于痫也。其症有二:一曰刚痉。刚痉者,发时谵语,面红眼赤,摇头瘈疭,牙紧手张,项背强直,痰涎壅盛,卒为噤口,昏愦烦渴,小便赤涩,身热无汗,而反恶寒者是也。一曰柔痉。柔痉者,大便滑泻,不语不渴,必手足冷而后身热汗出,而不恶寒者是也。"

"举身强直,谵语昏睡反张,终日不醒者,为痉为刚。如手足冰冷而无力,大便滑泻不语不渴者,为痉为柔,总至重之候,十难救一二也。"

《济世全书·离集卷六·麻木·痉病》:"凡痉病,有出汗多变痉,有因去血过多,元气亏极,或外邪相搏,以致牙关紧急,四肢痉强,或阴火内动,或腰背反张,肢体搐搦。若有汗而不恶寒者,曰柔痉;若无汗而恶寒者,曰刚痉。"

《金匮要略心典·卷上·痉湿暍病脉证治第二》:"成氏曰:《千金》云,太阳中风,重感寒湿则变痉。太阳病,发热无汗为表实,则不当恶寒,今反恶寒者,则太阳中风,重感于寒,为痉病也。以其表实有寒,故曰刚痉。太阳病,发热汗出为表虚,则当恶寒,今不恶寒者,风邪变热,外伤筋脉为痉病也。以其表虚无寒,故曰柔痉。然痉者强也,其病在筋,故必兼有颈项强急,头热足寒,目赤头摇,口噤背反等证,仲景不言者,以痉字该之也;《活人书》亦云,痉证发热恶寒,与伤寒相似,但其脉沉迟弦细,而项背反张为异耳。"

《订正仲景全书伤寒论注·卷十三·辨痉湿暍病脉证并治篇》:"痉病既属太阳,当以太阳虚实例之。故曰:太阳病发热无汗,恶寒,为实邪,名曰刚痉；发热汗出，不恶寒，为虚邪，名曰柔痉。此详申上二条痉病虚实，非谓太阳病，发热无汗、恶寒，汗出不恶寒，即名之曰刚、柔痉病之证也。"

《四圣心源·卷七·杂病解下·痉病根原》："太阳之经，兼统营卫，风寒伤人，营卫攸分，其发热汗出，不恶寒者，名曰柔痉，风伤卫也；其发热无汗，反恶寒者，名曰刚痉，寒伤营也。"

《杂病源流犀烛·卷十三·破伤风源流（痉症）》："仲景以太阳病发热无汗，反恶寒为刚痉；太阳病发热汗出，不恶寒为柔痉。海藏据之，亦以无汗为刚痉，有汗为柔痉。河间因以刚痉无汗为风，性劲；柔痉有汗为湿，性缓。亦可见刚柔所由分矣。"

《杂病心法集解卷三·痉病门·柔痉》："《经》曰：太阳病，发热汗出而不恶寒，名曰柔痉。其症发热自汗，口气蒸手，呵欠烦闷，手足颤动，头摇口噤，或戴眼反张。"

《伤寒指掌·卷三·伤寒变症·痉》："太阳病发热无汗，反恶寒者，名曰刚痉；太阳病，发热汗出，而不恶寒，名曰柔痉。[邵评]无汗为表实，反恶寒者，风邪挟寒也，以其表实有寒，故曰刚痉；若汗出为表虚，不恶寒者，风变而外伤筋脉也，以其表虚自汗，故曰柔痉。"

《针灸逢源·卷五·证治参详·痉病》："风挟寒则血涩无汗为刚痉，风挟湿则液出有汗为柔痉。"

《伤寒广要·卷七·兼变诸证（上）·发痉》："若发热畏寒无汗，开目仰卧，口燥渴，脉浮紧而数，此属阳，名刚痉。若自汗不恶寒，闭目合面，四肢不收，口中和，脉沉细而涩，此属阴，名柔痉。夫二痉，皆有搐搦反张，口噤咬齿等证，但刚痉，手足抽掣，极能骇人；柔痉，四肢不收，时或发作耳。"

《医述·卷十二·杂证汇参·痉》："若痉之挟风寒者，其证发热、无汗而恶寒，气上冲胸而小便少，其脉必坚紧，其状必强直而口噤，此得之天气，《内经》所云'诸暴强直，皆属于风'者是也。其势勇猛，故曰刚痉。病因外来，当逐邪而解外。痉有挟本邪而为患者，其邪从内出，故发热、汗出而不恶寒，其脉则沉迟，其状则项背强几几，此得之地气，《内经》所云'诸痉项强，皆属于湿'者是也。其势软弱，故名柔痉。病因于内，当滋阴以和内。"

（三）辨经络、脏腑

经络辨证主要包含两种，一类是以传统十二正经、奇经八脉为基础，通过症状和体征辨别其归属为何经；一类是以张仲景六经辨证为基础，后世临证时不断补充发挥，多用于内科。痉证于两者均有涉及。

《伤寒直指·卷十三·类证四·痉》："痉病，夫仲景所谓刚柔二痉者，并属太阳。以太阳行身之后，故颈项劲急而反张也。《要略》曰：痉为病，胁满口噤，卧不着席，脚挛急，必齘齿，此属阳明。盖阳明行身之前，不作反张之证，与太阳痉是两般也。《此事难知》曰：头低视下，手足牵引，肘膝相构，阳明痉也。然欲行大承气，必须察其内实脉沉有力，方可下之。若往来寒热，或左右一目斜牵，或左右一手搐搦，脉弦数者，少阳痉也。"

"阳明痉，胸满口噤，卧不着席，挛急齘齿（大承气汤，或防风通圣散去麻黄下之。要察脉有力可下，无力不可下）。少阳痉，往来寒热，或一目斜牵，或一手搐搦（小柴胡加防风汤）。汗下太过，已失血液致筋脉失养，不柔和而痉，无外邪可解者，惟宜补养气血为主（八珍汤加减。脉小虚甚者，加熟附子，或大建中加羌、防）。"

《普济方·卷四·方脉总论·病机论》："诸痉项强，皆属于湿。寒湿同性，水火同居，故足太阳膀胱经属水，而下所以湿可伤也。其脉起目内眦，上额，交于巅上，其支者，从巅入络于脑，还出别下项。故主项强，太阳表中风，加之以湿，客于经中，内挟寒湿，则筋脉搐急。故颈项强而不柔如此，太阳伤湿，当详有汗。治以疏湿祛风，缓发表而愈也。"

《普济方·卷三百六十七·婴孩诸风门·中风痉病》："伤风发热，头痛汗出，自呕吐，医者不明，汗之必发痉，湿家发汗稍多亦发痉，其状可谓病在足太阳经。"

《本草纲目·主治第三卷·百病主治药·痉风》："痉病，属太阳、督脉二经。其证发热口噤如痫，身体强直，角弓反张，甚则搐搦。"

《松厓医径·卷上·痉病》："身热足寒，项颈强急，恶寒面赤，目赤，头摇，口噤，背反强者，属太阳。头低，视下，手足牵引，肘膝相构，属阳明。一目或左右视不正，并一手一足搐搦者，属少阳。"

《医门法律·卷四·热湿暑三气门·痉病

论》:"诚以仲景论痉病,所举者太阳一经耳。后之治此病者,谓太阳行身之背,故颈项强,背反张,属在太阳,而用《金匮》桂枝、葛根二方,茫不应手,每归咎仲景之未备,不思外感六淫之邪,由太阳而传六经,乃自然之行度,邪不尽传即不已,故三阳三阴皆足致痉。仲景之书,通身手眼,虽未明言,其隐而不发之旨,未尝不跃然心目。如太阳之传阳明项背几几,少阳之颈项强,是知三阳皆有痉矣。而三阴岂曰无之?海藏谓三阳、太阴皆病痉,独不及少阴、厥阴?云:背反张属太阳;低头视下,手足牵引,肘膝相构,属阳明;一目或左或右斜视,一手一足搐搦,属少阳;发热,脉沉细,腹痛,属太阴。以防风当归汤治太阳、阳明,发汗过多而致痉者;以柴胡加防风汤治少阳汗后不解,寒热往来而成痉者;虽不及少阴、厥阴,然其制附子散、桂心白术汤、附子防风散,意原有在。观其白术汤下云:上解三阳,下安太阴。一种苦心,无非谓传入少阴、厥阴必成死证耳。讵知传经之邪,如风雨之来,而画地以限其不至,岂可得乎?况足少阴、厥阴之痉,不死者亦多。《灵枢》谓少阴之经筋,循脊内侠膂,上至项与足太阳筋合,其病在此,为主痛瘛及痉。在外阳病者不能俯,在内阴病者不能仰,是则足少阴之藏与足太阳之府,两相连络,而以不能俯者,知为太阳主外;不能仰者,知为少阴主内,其辨精矣。《素问》亦谓太阳者,一日而主外,则二日阳明,三日少阳之主外,从可识矣。少阴主内,则太阴、厥阴之主内,从可识矣。仲景之以头强脊强不能俯者,指为太阳之痉,原以该三阳也。而其以身蜷足蜷不能仰者,指为少阴之痉,以该三阴。实所谓引而不发,跃然心目者也。《素问》谓肾病者善胀,尻以代踵,脊以代头,形容少阴病俯而不能仰之状更著。海藏谓低头视下,肘膝相构,正不能仰之阴病,反指为阳明之痉,立言殊有未确。况仲景谓少阴病下利,若利自止,恶寒而蜷卧,手足温者可治。又谓少阴病,恶寒而蜷,时自烦,欲去衣被者可治,言可用温以治之也。然仲景于太阳证,独见背恶寒者,无俟其身蜷,蚤已从阴急温,而预救其不能仰。于少阴证而见口燥咽干,及下利纯清水者,无俟项背牵强,蚤已从阳急下,而预救其不能俯。"

《伤寒论翼·卷上·痉湿异同第六》:"六经皆有痉病,须审部位以别之。身以后者属太阳,则凡头项强急,项背几几,脊强反张,腰似折,髀不可以曲,腘如结,皆其症也。身之前者属阳明,头面动摇,口噤齿龂,缺盆纽痛,脚挛急,皆其症也。身之侧者属少阳,口眼㖞斜,手足牵引,两胁拘急,半身不遂,皆其症也。若腹内拘急,因吐利而四肢拘急,是太阴痉。恶寒蜷卧,尻以代踵,脊以代头,俯而不能仰者,是少阴痉。睾丸上升,宗筋下注,少腹里急,阴中拘挛,膝胫拘急者,厥阴痉也。"

《证治汇补·卷之三·外体门·痉病》:"外症身热足冷,颈项强急,恶寒面赤,手足搐搦,目脉赤,独头摇,卒口噤,背反张者,太阳经痉也;若偏在左眼左手搐搦者,少阳经痉也。(伤寒书)"

《金匮玉函经二注·卷二·痉湿暍病脉证第二》:"后诸名家,惟王海藏得之,以扩仲景之意,谓三阳太阴皆病痉。项背反张属太阳,若低头视小,手足牵引,肘膝相构,阳明痉也;若一目或左右斜视,并一手一足搐搦者,少阳痉也;若发热腹痛脉沉细者,太阴也。此论固善矣,惜其不及少阴厥阴,以全三阴之痉,岂二脏之经,不为内外之强,有类于太阴者乎?且《灵枢》曰足少阴之筋,循脊内,挟脊上至项,与足太阳筋合,其病在此,为主痛瘛及痉,在外阳病者不能俯,在内阴病者不能仰,此非少阴之病痉者乎。况厥阴肝脏主筋,又岂有风寒过甚,犹不自伤其筋,以致其筋缓短者耶,是可触而悟矣。"

"痉病由风寒互为之,重感于邪,寒脉则紧,风脉则弦,是本脉也。《脉经》谓直上下行者,督脉也,见之则大人癫,小儿痫,二者尽为背反张,由督脉与太阳合,行于脊里相引而急,故显出督脉之象也。"

《辨证录·卷之七·痉痓门》:"感湿热之气,忽又伤风,口噤不能言,项背几几,脚手挛急,角弓反张,人以为太阳之伤寒也,谁知是太阳之痉病乎。"

"感湿热之气,又感风邪,颈项强直,一目或左右视,手足搐搦,人以为少阳之伤寒也,谁知是少阳之痉病乎。夫少阳居于半表半里之间,其势将欲入肝也,而尚留于阳明,故三邪同感,目所以左右视,亦现证于二者之间耳。"

"感湿热之气,复感风邪,手足牵引,肉瞤胸胀,低头视下,肘膝相构,人以为阳明之伤寒也,谁知是阳明之痉症乎。夫阳明胃土也,风入于胃,必变为热。况原感热气，则热以济热，宜至发汗亡阳，何肉瞤胸胀而不发狂，手足牵引而不出汗？反低头视下，无登高而呼之症，肘膝相构，无弃衣而走之痫，正以湿邪混之也。盖阳明之火，最恶者燥耳。今有湿气在胃，虽侮胃中之土，亦益胃中之燥，即发汗而不至亡阳发狂之祸也。"

"感湿热之气，复感风邪，发热腹痛，肌肉颤动，四肢坚急，人以为太阴之伤寒也，谁知是太阴之痉症乎。太阴者，脾经也，脾土湿土也。湿土何堪湿邪之再犯乎？湿入于脾，最难分消。湿邪去而湿之根尚在，一再感湿，仍如前湿之病矣。况加热以发其炎蒸，加风以生其波浪，自然中州反乱，而四境骚然，坚急之势成，颤动之形兆，倘用安土之品，则土旺而水无泛滥之虞，水干而土无郁勃之气，风即欲作祟，而平成既奏，亦可以解愠矣。"

"感湿热又且感风，遂成痛痹，身蜷足弯，不能俯仰，人以为少阴之伤寒也，谁知是少阴之痉病乎。夫少阴者，足少阴肾也。肾宜热不宜寒，宜湿不宜燥，何以痉病有湿有热，反成痛痹蜷弯不能俯仰之症耶？不知肾最恶风，而喜热者，喜真火之生，非喜邪火之克也，喜真水之养，非喜邪水之伤也。盖邪火助燥，邪水增湿耳。既有二邪入于肾中，又益之以风，安能无痛痹蜷弯不能俯仰之苦哉？"

"感湿热又感风邪，厥逆下利，舌卷囊缩，背曲肩垂，项似拔，腰似折，手足俱冷，其腹胀大，人以为厥阴之伤寒也，谁知是厥阴之痉症乎。夫风湿热三合而成痉。邪传入厥阴，乃入肝木之经也，其势更急。世人误发其汗，必致动湿。湿虽阴类，然是外受之阴邪，非肝中之真血也。所动之阳，奔入湿中，为湿所没，必至亡阳。盖脱出之阳，不啻如龙之出谷，其体轻矫，飞腾而不可止遏。今为湿所滞留，则如蛇行匍匐，尽力奔越，究难飞去，故此等痉病，皆误汗而成之也。治法又不可拘于散邪，仍须补正。"

《冯氏锦囊秘录·杂症大小合参卷五·方脉痉瘛合参》："伤寒发汗太过，多成痉症。若身热足寒，项强恶寒，头热面肿，目赤头摇口噤，背反张者，太阳痉也。若头低视下，手足牵引，肘胁相构，阳明痉也。若一目左右邪视，并一手足搐搦者，少阳痉也。"

《张氏医通·卷六·诸风门·痉》："仲景云，痉止属太阳，而不及他经者何也？盖痉必反张，其病在背，背之经络，惟太阳、督脉耳，言太阳则督在其中矣，此其义也。然仲景止言其表，而未详其里，考《内经》之'经脉'篇曰：足少阴之脉，贯脊属肾，其直者，从肾上贯肝膈；'经筋'篇曰：足少阴之筋，从脊内挟膂上至项，结于枕骨，与足太阳之筋合。又曰：足太阳之筋病，脊反折，项筋急；足少阴之筋病，主痫瘛及痉；阳病者腰反折不能俯；阴病者不能仰。由此观之，则痉之为病，乃太阳、少阴之病也。盖肾与膀胱为表里，膀胱为津液之腑，而肾为藏精之脏，病在二经，水亏可知，故治此者，最常以真阴为主。"

《医学心悟·卷二·伤寒兼症·痉》："假如头摇，口噤，背反张者，太阳痉也。头低视下，手足牵引，肘膝相拘，阳明痉也。若眼目斜视，一手一足搐搦者，少阳痉也。"

《订正仲景全书伤寒论注·卷十三·辨痉湿暍病脉证并治篇》："六经皆有痉证，亦不专在太阳一经也。盖身以后，属太阳，凡头项强急，项背几几，脊强反张，腰似折，髀不可以曲，腘如结，皆太阳痉也。身以前属阳明，头面动摇，口噤齘齿，缺盆纽痛，脚挛急，皆阳明痉也。身之侧属少阳，口眼㖞邪，手足牵引，两胁拘急，半身不遂，皆少阳痉也。至若腹内拘急，因吐利后而四肢挛急者，未尝非太阴痉也。恶寒蜷卧，尻以代踵，脊以代头，俯而不能仰者，未尝非少阴痉也。睾丸上升，宗筋下注，少腹里急，阴中拘挛，膝胫拘急者，未尝非厥阴痉也。大抵痉以状名，而痉因筋急，故凡六经筋病，皆得以痉称之。"

《订正仲景全书金匮要略注·卷一·痉湿暍病脉证并治第二》："病人身热恶寒，太阳证也；颈项强急，面赤目赤，阳明证也。头热，阳郁于上也；足寒，阴凝于下也。太阳之脉循背上头，阳明之筋上挟于口，风寒客于二经，则有头摇口噤，反张拘强之证矣。此皆痉病之形证，故首揭之，以为要领。"

《针灸逢源·卷六·论治补遗·痉病》："如太阳之传阳明，项背几几。少阳之颈项强，是知三阳皆有痉矣。海藏谓三阳太阴皆病痉，独不及少阴厥阴。云背反张属太阳。低头视下，手足牵引，肘膝相构，属阳明。或左或右一目牵斜，一手搐搦属少阳。发热，脉沉细，腹痛，属太阴。以防风当归汤治太阳阳明发汗过多而致痉者，以柴胡加防风汤治少阳汗后不解。寒热往来而成痉者，虽不及少阴厥阴，然其制附子散、桂心白术汤、附子防风散，意原有在。观其白术汤下云，上解三阳，下解太阴，一种苦心无非谓传入少阴厥阴必成死证耳。讵知传经之邪，如风雨之来，而画地以限其不至，岂可得乎。《灵枢》谓足少阴之经筋循脊内，侠膂，上至项与足太阳筋合，其病在此，为主痫瘛及痉。在外阳病者不能俯，在内阴病者不能仰。是则足少阴之藏与足太阳之府，两相联络，而以不能俯者，知为太阳主外。不能仰者，知为少阴主内，其辨精矣。仲景之以头强脊强不能俯者，指为太阳之痉，原以该三阳也。而其以身蜷足蜷不能仰者，指为少阴之痉以该三阴也。痉证之属三阴者，及阳症阴脉者，皆不可救。其证目正圆，及戴眼者，不治。所以仲景但论三阳治法，而不及三阴也。"

《医述·卷十二·杂证汇参·痉》："阳明之筋脉，内结胃口，外行胸中，过人迎环口；太阳之筋脉，循项背上头。燥热伤阳明，则筋脉牵引而口噤不得语；燥热伤太阳，则背反张如弓。盖燥热之时，汗多而表虚，故津液少而筋脉易于强直也。"

"六经皆有痉病，须审部位以别之。身以后者属太阳，则头强急，项背几几，脊强反张，腰似折，髀不可以曲，腘如结，皆其证也。身之前者属阳明，头面动摇，口噤齿龂，缺盆扭痛，脚挛急，皆其证也。身之侧者属少阳，口眼㖞斜，手足牵引，两胁拘急，半身不遂，皆其证也。若腹内拘急，因吐利而四肢拘急者，是太阴痉。恶寒蜷卧，尻以代踵，脊以代头，俯而不能仰者，是少阴痉。睾丸上升，宗筋下注，少腹里急，阴中拘挛，膝胫拘急者，厥阴痉也。"

（四）辨阴阳

痉证可据其目之开合、脉象等辨别阴阳。其中目开、脉浮紧数、口渴者为阳；目闭脉沉细涩，口中和者为阴。

《伤寒直指·卷十三·类证四·痉》："（士材）《活人》云：痉病者，外证发热恶寒，与伤寒相似。但其脉沉、迟、弦、细，而项背强为异也。吴仁斋谓仰面卧开目者，为阳；合面卧闭目者为阴。脉浮紧数者，属阳；脉沉细涩者，属阴。口燥渴者，为阳；口中和者，为阴。属阳易治，属阴难治。"

《妇人大全良方·卷之三·妇人中风角弓反张口噤方论第二》："《解惑论》云：合面而卧为阴痉；仰目者为阳痉。"

《伤寒治例·伤寒治例·阳痉》："仰目是阳痉；眼合是阴痉。"

《万病回春·卷之五·痉病》："开目无汗是刚痉，属阳；闭目有汗为柔痉，属阴。"

《证治准绳·杂病第五册·诸风门·痉》："痉，既以有汗无汗辨刚柔，又以厥逆不厥逆辨阴阳。仲景虽曰痉皆身热足寒，然阳痉不厥逆，其厥逆者皆阴也。"

《伤寒论纲目·卷五·痉》："李中梓曰：此太阳中风，重感寒湿而致也。仰面开目为阳，合面闭目为阴；燥渴为阳，口中和为阴；脉浮紧数为阳，沉细涩为阴。阳痉易治，阴痉难治，通用小续命汤，阳痉去附子，阴痉去麻黄。"

《杂病源流犀烛·卷十三·破伤风源流（痉痓）》："《回春》曰：若眼牵嘴扯，手摇足战，伸缩者，是风痰痉；若身冷、手足冷，脉沉细，名为阴痉，俱宜参归养荣汤。身热喘嗽生痰，脉洪数名痰火痉，用栝蒌枳实汤，不可全用风药散气。"

（五）辨寒热

《温病条辨·卷六·解儿难·痉病瘛病总论》："大抵痉、瘛、痫、厥四门，当以寒热虚实辨之。自无差错。仲景刚痉、柔痉之论，为伤寒而设，未尝议及瘛病，故总在寒水一门，兼风则有有汗之柔痉，盖寒而实者也；除寒痉外，皆瘛病之实而热者也。湿门则有寒痉、有热瘛，有实有虚；热病久耗其液，则成虚热之瘛矣。前列小儿本脏自病一条，则虚热也。产后惊风之痉，有寒痉，仲景所云是也；有热瘛，本论所补是也。"

（六）辨虚实

痉证有虚实，古之医者常以病因及症状辨其虚实。外感风湿等邪者为实，汗下、新产等耗血者为虚。昏迷反甚，而口开手紧为实；谵妄无常，而口开手撒者为虚。

《伤寒直指·卷十三·类证四·痉》："风湿者为实，血枯者为虚。"

《订正仲景全书金匮要略注·卷一·痉湿暍病脉证并治第二》："不但风病，发汗过多则痉，即寒湿相抟之病，发汗过多亦痉也。发汗过多，其表益虚，表虚则必即恶寒甚也。发寒湿汗后，其脉不直紧，如蛇之曲缓，则为邪退，不成痉病，为欲解也。若脉仍直紧不缓,或不直紧反伏坚弦急者,为邪不退,成痉病矣。疮家,虽身疼痛,不可发汗,汗出则痉。"

《伤寒指掌·卷三·伤寒变症·痉》:"若汗下后、溃疡及新产后,三者皆伤耗血,血虚生风,筋失滋养,以致反张挛搐等症,是虚痉也。"

《温病条辨·卷六·解儿难·痉病瘛病总论》:"大抵痉、瘛、痫、厥四门,当以寒热虚实辨之。自无差错。仲景刚痉、柔痉之论,为伤寒而设,未尝议及瘛病,故总在寒水一门,兼风则有有汗之柔痉,盖寒而实者也;除寒痉外,皆瘛病之实而热者也。湿门则有寒痉有热瘛,有实有虚;热病久耗其液,则成虚热之瘛矣。前列小儿本脏自病一条,则虚热也。产后惊风之痉,有寒痉,仲景所云是也;有热瘛,本论所补是也。"

《读医随笔·卷四·证治类·论痉不当以刚柔分虚实》:"盖凡痉者,多兼见厥,痉之实者,昏迷反甚,而口开手紧;痉之虚者,谵妄无常,而口开手撒,如中风绝证也。"

二、辨色脉

1. 形色辨证

《证治汇补·卷之三·外体门·痉病》:"痉病口张目瞪,昏冒无知者,难治;又戴眼反折,手足瘛疭,汗出如油,或反张离席一掌者,死;小儿离席一指者,死。(《医统》)"

《脉贯·卷九·望诊·目部》:"目正圆者,太阳经绝,痉病不治。"

《杂病心法要诀·卷一·痉病死证》:"痉证脉散多应死,反张离席一掌亡,眼小目瞪昏不语,额汗如珠命必伤。[注]反张离席一掌,谓离席四五指许也。眼小,谓目睫紧小也。目瞪,谓眼珠不转也。"

《高注金匮要略·痉湿暍病脉证第二》:"痉病,小便色白,厥不止者,死。"

《望诊遵经·卷下·牙齿望法条目》:"痉病也,痉者腰折瘛疭。"

《望诊遵经·卷下·诊口形容条目》:"痉病目瞪口开,神昏不知人者,死证也。"

《脉义简摩·卷八儿科诊略·诊目形色主病法》:"青白而光直者死,青赤而光直者痉。""目正圆者,痉不治。"

《厘正按摩要术·卷一·辨证·验舌苔》:"舌焦而齿煤,唇血燥裂者,火炽血涸,欲成风痉也。(《温热篇》)"

《厘正按摩要术·卷一·辨证·察手足》:"足冷而晕者,气虚也。手足抽搐,身反向后者,痉病。(周于蕃)"

《厘正按摩要术·卷一·辨证·察齿》:"咬牙啮齿者,湿热化风为痉病。"

《形色外诊简摩·卷下·外诊杂法类·诊齿法》:"若咬牙啮齿者,湿热化风痉病。但咬牙者,胃热气走其络也。若咬牙而脉证皆衰者,胃虚无谷以内荣,亦咬牙也。"

《辨舌指南·卷二·观舌总纲·辨舌之形容》:"歪者,斜偏于一边也,痉痹与偏枯常见。当再辨其色,若色紫红势急者,由肝风发痉,宜熄风镇痉。"

2. 寸口脉诊

《金匮玉函经·卷第二·辨痉湿暍第一》:"痉病,发其汗已。其脉浛浛如蛇,暴腹胀大者为欲解;脉如故,反复弦者,必痉。痉脉来按之筑筑而弦,直上下行;痉家其脉伏坚,直上下。"

《诸病源候论·伤寒病诸候上·伤寒痉候》:"诊其脉沉细,此为痉也。"

《太平圣惠方·卷第十九·治风痉诸方》:"诊其脉,如似弦直上下者,是风痉也。"

《伤寒直指·卷十三·类证四·痉》:"脉浛浛如蛇者,汗虚致痉也。脉紧急,如弦直上下行者,痉也。""若其脉沉、弦而迟,或带紧,或散于指外者,皆恶候也。"

《妇人大全良方·卷之三·妇人中风角弓反张口噤方论第二》:"古人谓之痉病,外证发热恶寒,与伤寒相似,但其脉沉迟、弦细,而项背反张、强硬如发痫之状,此为异耳(新产血虚多汗出,喜中风,亦有此证)。"

《脉因证治·卷一·痉》:"太阳发热,脉反沉细,难愈。太阳证备,脉沉迟,此为痉。寸口脉直上下行,伏坚紧如弦。沉弦,沉紧,少阴脉紧,暴微者,欲解。"

《万病回春·卷之五·痉病》:"脉:痉病弦直,或沉细些;汗后欲解,脉浛如蛇;伏坚尚可,伏弦伤嗟。"

《伤寒论条辨·痉书》:"夫痉脉,按之紧如弦,直上下行。紧则为寒,如弦直上下行,申释上文。《脉经》云:痉家其脉伏,坚直上下。伏,犹前沉细,大意与上同,盖《脉经》乃叔和所述,《金匮》乃仲景之书,世谓叔和为仲景之徒,以此观之,亦不为虚称也。"

《医门法律·卷四·热湿暑三气门·痉脉论》:"痉证异于常证,痉脉必异于常脉,是故体强其脉亦强,求其柔软和缓,必不可得,况强脉恒杂于阴脉之内,所以沉弦沉紧,邪深脉锢,难于亟夺。"

"其引《脉经》云:痉家其脉伏,坚直上下,而复以按之紧如弦,直上下行,互发其义。明伏非伏藏之伏,按之可得,即所谓沉也。坚非漫无着落,即紧如弦,不为指挠,邪气坚实也;直上下行者,督脉与足太阳合行于脊里,太阳邪盛,督脉亦显其盛,缘督脉行身之背,任脉行身之前,如天地子午之位,居南北之中,故其脉见则直上直下。《脉经》谓直上下行者,督脉也。见之则大人癫,小儿痫者是也。惟其夹于沉脉之内,重按始得,所以病癫痫及痉,有非阳病可比。若举指即见直上直下,则病为阳狂。其证登高逾垣,勇力且倍平昔,何至挛缩若是耶?"

"仲景曰:其脉如蛇。不言其证,然未发汗之先,已见恶寒头摇,口噤背张,脚挛几几,阳之欲亡。则发汗以后,肉瞤筋惕,舌卷囊缩,背曲肩垂,项似拔,腰似折,颈筋粗劲,四末逆冷,皆痉病之所毕具,不待言矣。第因发汗而动下焦之湿,又因发汗逼令真阳脱入湿中,是则多汗亡阳之外,更添亡阳一证,所以形容其脉如蛇。言脱出之阳,本急疾亲上,轻矫若龙,为湿之迟滞所纽,则如蛇行之象,尽力奔进,究竟不能奋飞也。此脉之至变,义之至精,而从来未解者也。更有暴腹胀大者为欲解,脉如故,反复弦者,《经》之文不叙病之原委。"

《诊宗三昧·师传三十二则》:"夫脉按之紧如弦,直上下行者痉,若伏坚者为阴痉,总皆经脉拘急,故有此象。"

《伤寒论纲目·卷五·痉》:"仲景既以无汗有汗,分辨刚柔,此则以脉沉细为辨,谓太阳病发热,是表中风矣。复加以湿,缠绵经中,内挟寒气,今筋脉抽急而项背强直,脉反沉细,沉细者寒湿用事,邪欲侵阴之象也。于是项背强直,故名痉。痉脉本伏,弦细则元气急,即难治。"

《古今名医汇粹·卷二·诸家脉论附·喻嘉言脉论三则》:"痉病异于常症,痉脉异于常脉。其曰:太阳病发热,脉沉而细者名曰痉,为难治。发热为太阳证,沉细为少阴脉。凡见微脉即阳之微,见细脉即阴之细。微则易于亡阳,细则易于亡阴,所以难治。其曰:太阳病,脉反沉迟,此为痉。虽亦阳症阴脉,而迟与微细大有不同,迟为营血不为充养筋脉而成痉,治不与少阴同法。两证夹阴之脉,其辨如此。《脉经》云痉家其脉伏坚,直上下,而复以按之紧而弦,直上下行,互发其义。明伏非伏藏,按之可得,即所谓其脉沉也。坚即紧如弦,不为指挠,邪气坚实也。直上下行者,督脉与太阳合行脊里,太阳邪盛,督脉亦显其盛,故见直上直下。《脉经》曰:直上直下者,督脉也。见则大人癫,小儿痫者是也。惟其夹于沉脉之内,所以病癫及痉。若举指即见,则病为阳狂,登高俞垣,勇力且倍平昔,何至挛缩如是?痉脉中有阳,其辨又如此。盖体强其脉亦强,求其柔软和缓,必不可得。况强脉恒杂于阴脉之内,所以沉弦沉紧,邪深脉锢,难于亟夺耳。可见痉证之欲解,必紧实之脉转为微弱,乃可渐解也。"

《证治汇补·卷之三·外体门·痉病》:"痉病之脉,上下弦急紧,浮盛为风,洪滑为痰,虚濡为虚,急实者为刚痉,沉细者为阴痉,伏弦者危,凡痉脉如雨溅出指外者,死。(《汇补》)"

《金匮玉函经二注·卷二·痉湿暍病脉证第二》:"痉病由风寒互为之,重感于邪,寒脉则紧,风脉则弦,是本脉也。脉经谓直上下行者,督脉也,见之则大人癫,小儿痫,二者尽为背反张,由督脉与太阳合,行于脊里相引而急,故显出督脉之象也。"

《冯氏锦囊秘录·杂症大小合参卷五·方脉痉痓合参》:"若属风寒湿所伤,有汗者脉必浮缓,无汗者脉必浮紧。若脉沉细者,湿所伤也。"

《张氏医通·卷六·诸风门·痉》:"太阳病发热,脉沉而细者,名曰痉,为难治。痉脉伏,按之紧如弦,直上下行。痉病发其汗已,其脉如蛇,暴腹胀大者为欲解。脉如故,反伏弦者痉。"

《四诊抉微·卷之七·切诊·牢》:"张路玉曰:湿痉拘急,寒疝暴逆,坚积内伏,乃有是脉。"

《金匮要略心典·卷上·痉湿暍病脉证治第二》:"太阳脉本浮,今反沉者,风得湿而伏,故为痉。痉脉本紧弦，今反细者，阴气适不足，故难治。"

"其脉如蛇者，脉伏而曲，如蛇行也。痉脉本直，汗之则风去而湿存，故脉不直而曲也。"

"风寒外解，而湿下行，所以为欲解也。如是诊之，其脉必浮而不沉，缓而不弦矣。乃其脉如故，而反加伏弦，知其邪内连太阴，里病转增，而表病不除，乃痉病诸证中之一变也。"。

《订正仲景全书伤寒论注·卷十三·辨痉湿暍病脉证并治篇》："太阳病发热，脉当浮大，脉若沉细，兼少阴也。今发热脉沉细，而名曰痉者，何也？以其已病痉证，而得沉细脉，不可名太阳、少阴伤寒之脉，当名太阳风湿痉病之脉也。因风邪郁于阳，故病发热也。湿邪凝于阴，故脉沉细也。此承上条痉病得沉细脉之义，非谓太阳病发热，脉沉细，即名之曰痉病也。"

《订正仲景全书金匮要略注·卷一·痉湿暍病脉证并治第二》："痉家其脉紧弦，直上下者，以痉病属太阳表也。《脉经》所云其脉伏坚，直上下者，以痉病属阳明里也。盖痉家原属二经，故有太阳葛根汤汗之，阳明大承气汤下之之治也。伏坚，沉实也；直上下，弦直也，即沉实弦直之脉也。"

"发热，太阳病也。脉沉细，少阴脉也。而名曰痉者，必有或刚或柔之证见也。以太阳痉证，而见少阴之脉，表里兼病也。夫太阳之邪郁于外，故病发热；少阴之邪凝于内，故脉沉细。然痉病而见弦紧之脉，是为本脉，即或迟迟，尚为可治。今沉而细，邪入少阴，阳气已衰，岂易治乎？故曰难也。"

"不但风病，发汗过多则痉，即寒湿相抟之病，发汗过多亦痉也。发汗过多，其表益虚，表虚则必即恶寒甚也。发寒湿汗后，其脉不直紧，如蛇之曲缓，则为邪退，不成痉病，为欲解也。若脉仍直紧不缓，或不直紧反伏坚弦急者，为邪不退，成痉病矣。疮家，虽身疼痛，不可发汗，汗出则痉。"

《医学脉灯·二十八脉》："萧通隐曰：紧脉形如转索无常，又如切绳，乃热为寒束之脉，故似急数而不甚鼓。暴病见之为腹痛身疼，寒客太阳，或主风痉痫症。"

《杂病源流犀烛·卷十三·破伤风源流（痉疮）》："《回春》曰：凡痉脉弦，或沉细些，汗后欲解，脉至如蛇，弦紧尚可，伏坚伤嗟。"

《罗氏会约医镜·卷十二·杂证·论痉证》："凡痉证多由误治而致。或者正气虚，而外邪间有袭者。因风则有汗，脉必浮缓；因寒则无汗，脉必浮紧；因湿则身痛，脉必沉细。"

《脉学辑要·卷中·牢》："张路玉曰：叔微云，牢则病气牢固，在虚证绝无此脉，惟风痉拘急，寒疝暴逆，坚积内伏，乃有此脉。"

《伤寒指掌·卷三·伤寒变症·痉》："夫痉脉，按之紧如弦，直上下行。[邵评]痉脉按之紧如弦，邪气坚实也，直上下行，阳邪盛也，上条揭痉之主症，此条揭痉之主脉。"

《金匮要略浅注·卷一·痉湿暍病脉证第二》："痉家之本脉何如？夫痉为劲急强直之病，其脉亦劲急强直，按之紧如弦，谓其自寸至尺，直上下行，与督病之脉相似，但督浮而此沉耳。"

《医述·卷十二·杂证汇参·痉》："诊其脉皆沉伏弦紧，但阳缓阴急，则久久拘挛；阴缓阳急，则反张强直。"

《脉义简摩·脉证顺逆》："痉病，脉浮弦为阳，沉紧为阴，若牢细紧劲搏指者不治。"

三、辨吉凶

《诊宗三昧·逆顺》云："诊切之要，逆顺为宝，若逆顺不明，阴阳虚实死生不别也。"因此诊断吉凶逆顺对于痉证的预后判断具有重要意义。

1. 辨逆顺

《金匮玉函经·卷第二·辨痉湿暍第一》："痉病有灸疮，难疗。"

《圣济总录·卷第一百三十九·金疮门·金疮中风水及痉》："凡痉状口急背直，摇头马鸣，腰为反折，须臾又发，气息如绝，汗出如雨，治不可缓，缓则不救。"

《玉机微义·卷三十九·痉门·痉病脉法》："《脉经》云：太阳病发热脉沉而细者，名曰痉，为难治。夫痉脉按之紧如弦直上下行，痉家其脉伏坚直上下，腹暴胀大为欲解。脉反伏弦者，痉病发其汗已。其脉浛浛如蛇，按痉证属风寒湿所伤，有汗者，脉必浮缓，无汗者，脉必浮紧。若其脉沉细者，湿所伤也，坚直上下行皆紧之象也，发汗已如蛇亡津液而无胃气之象也。"

《女科撮要·卷下·产后发痉》："故伤寒汗下过多，溃疡脓血大泄，多患之，乃败症也。若大补血气，多保无虞。若攻风邪，死无疑矣。"

《伤寒经解·卷一·太阳经上篇》："痉症，伤肝筋而成，盖肝木亢而火炽也。有灸疮，则火气与木气相生，内外蒸逼，故难治也。"

《金匮要略心典·卷上·痉湿暍病脉证治第二》："太阳脉本浮，今反沉者，风得湿而伏，故为痉。痉脉本紧弦，今反细者，阴气适不足，故难治。"

"有灸疮者，脓血久溃，穴俞不闭，娄全善云：即破伤风之意。盖阴伤而不胜风热，阳伤而不任攻伐也，故曰难治。"

《伤寒指掌·卷三·伤寒变症·痉》："痉脉沉而细者，为难治。[邵评]脉细则易亡阴，痉病见之则难治。"

《金匮要略浅注·卷一·痉湿暍病脉证第二》："痉为太阳中风之病风为阳邪，误用烧针，则为逆；若见有灸疮，则风火交煽，真阴立亡，难治。"

2. 辨转归

《金匮玉函经·卷第二·辨痉湿暍第一》："痉病，发其汗已。其脉浛浛如蛇，暴腹胀大者为欲解；脉如故，反复弦者，必痉。"

《太平圣惠方·卷第六十八·治金疮中风痉诸方》："夫金疮风痉者，此由血脉虚竭，饮食未复，荣卫伤损，风邪乘虚入于五脏，五脏受寒，则令痉也。其状，口急背直，摇头马鸣，腰为反折，须臾大发，气息如绝，汗出如雨，不时救者，皆难疗也。"

《伤寒总病论·卷第三·痉湿暍证·痉证》："痉病卧不着席，小儿腰背去席二指，大人侧掌，为难治。"

《圣济总录·卷第一百三十九·金疮门·金疮中风水及痉》："凡痉状口急背直，摇头马鸣，腰为反折，须臾又发，气息如绝，汗出如雨，治不可缓，缓则不救。"

《伤寒直指·卷十三·类证四·痉》："(士材)《活人》云：痉病者，外证发热恶寒，与伤寒相似。但其脉沉、迟、弦、细，而项背强为异也。吴仁斋谓仰面卧开目者，为阳；合面卧闭目者为阴。脉浮紧数者，属阳；脉沉细涩者，属阴。口燥渴者，为阳；口中和者，为阴。属阳易治，属阴难治。"

《妇人大全良方·卷之十九·产后汗出多而变痉方论第八》："论曰：产后汗出多而变痉者何？答曰：产后血虚，肉理不密，故多汗，因遇风邪搏之则变痉。痉者，口噤不开，背强而直，如发病状，摇头马鸣，身反折，须臾十发，气息如绝。宜速斡口灌小续命汤，稍缓即汗出。如两手拭不及者，不可治也。"

《普济方·卷三百三·金疮门·金疮中风水及痉》："夫金疮中风水者，以封裹不密所致也。中风之候，其疮卒无汗，中水之候，则出青黄汁，而又疼痛，发作肌肉肿硬，将为痉状，可急治之。凡痉状口急背直，摇头马鸣，腰为反折，须臾十发，气息如绝，汗出如雨，不可缓，缓则不救矣。"

《校注妇人良方·卷十九·产后汗多变痉方论第八》："产后汗多变痉，因气血虚损，肉理不密，风邪所乘，其形口噤，背强如痫，或摇头马嘶，不时举发，气息如绝，宜速灌小续命汤。若汗出如雨，手拭不及者，不治。"

《医门法律·卷四·热湿暑三气门·痉病论》："然仲景于太阳证，独见背恶寒者，无俟其身蜷，蚤已从阴急温，而预救其不能仰。于少阴证而见口燥咽干，及下利纯清水者，无俟项背牵强，蚤已从阳急下，而预救其不能俯。"

《古今名医汇粹·卷二·诸家脉论附·喻嘉言脉论三则》："痉病异于常症，痉脉异于常脉。其曰：太阳病发热，脉沉而细者名曰痉，为难治。发热为太阳证，沉细为少阴脉。凡见微脉即阳之微，见细脉即阴之细。微则易于亡阳，细则易于亡阴，所以难治。"

《金匮要略广注·卷上·痉湿暍病脉证第二》："痉病筋脉强急，阳气消亡，加以素有灸疮，则焦骨伤筋，血气亏损，此阴阳两虚之症，非表药所能解散，故难治。"

《金匮玉函经二注·卷二·痉湿暍病脉证第二》："痉病有风热，燥急其筋骨，不当复灸以火，且助火深入，风热得之，愈固而不散，所以难治。"

《订正仲景全书金匮要略注·卷一·痉湿暍病脉证并治第二》："痉病宜灸，如有灸疮，若不发脓，则为营卫已绝，故曰难治。"

3. 辨生死之脉

《伤寒直指·卷十三·类证四·痉》："若其脉沉、弦而迟，或带紧，或散于指外者，皆恶候也。"

《脉因证治·卷一·痉》："太阳发热，脉反沉细，难愈。太阳证备，脉沉迟，此为痉。寸口脉直上下行，伏坚紧如弦。沉弦，沉紧，少阴脉紧，暴微者，欲解。"

《玉机微义·卷三十九·痉门·痉病脉法》："《脉经》云：太阳病发热脉沉而细者，名曰痉，为难治。夫痉脉按之紧如弦直上下行，痉家其脉伏坚直上下，腹暴胀大为欲解。脉反伏弦者，痉病发其汗已。其脉浛浛如蛇，按痉证属风寒湿所伤，有汗者脉必浮缓，无汗者脉必浮紧。若其脉沉细者，湿所伤也，坚直上下行皆紧之象也，发汗已如蛇亡津液而无胃气之象也。"

《万病回春·卷之五·痉病》："脉：痉病弦直，或沉细些；汗后欲解，脉泼如蛇；伏坚尚可，伏弦伤嗟。"

《证治准绳·杂病第五册·诸风门·痉》："（诊）：太阳病，发热，其脉沉而细者，名曰痉，为难治。痉脉伏，按之紧，如弦坚直，上下行。（无择云：凡痉脉皆伏弦沉紧）痉病，发其汗已，其脉浛浛如蛇，暴腹胀大者，为欲解；脉如故，反伏弦者痉（此痉字，恐当作死字）。"

《医门法律·卷四·热湿暑三气门·痉脉论》："可见痉证之欲解，必紧实之脉，转为微弱，而现剧病之本象，乃可渐返平脉，不遽解也。""其曰：太阳病发热，脉沉而细，为难治。以发热为太阳证，沉细为少阴脉，阳病而得阴脉，故难治也。""凡见微脉即阳之微，见细脉即阴之细，微则易于亡阳，细则易于亡阴，此其所以难治也。"

《伤寒论纲目·卷五·痉》："痉脉本伏，弦细则元气惫，即难治。""凡痉脉如雨溅出指外者，立死；又戴眼反折，瘛疭，汗出如珠，或反张离席一掌许，小儿离席二指许者，无不死。"

《证治汇补·卷之三·外体门·痉病》："痉病之脉，上下弦急紧，浮盛为风，洪滑为痰，虚濡为虚，急实者为刚痉，沉细者为阴痉，伏弦者危，凡痉脉如雨溅出指外者，死。（《汇补》）"

《张氏医通·卷六·诸风门·痉》："太阳病发热，脉沉而细者，为难治。痉脉伏，按之紧如弦，直上下行。痉病发其汗已，其脉如蛇，暴腹胀大者为欲解。脉如故，反伏弦者痉。"

《订正仲景全书金匮要略注·卷一·痉湿暍病脉证并治第二》："然痉病而见弦紧之脉，是为本脉，即或沉迟，尚为可治。今沉而细，邪入少阴，阳气已衰，岂易治乎？故曰难也。"

《金匮悬解·卷四·外感杂病·痉》："阴盛则腹胀，《素问》：肾气实则胀是也。暴腹胀大者，阴气内复，自脏流经，故为欲解。其脉如故，反沉伏而弦紧者，痉病不瘥也。""发热而脉沉细，阴阳俱败，故为难治。"

《感症宝筏·卷之三伤寒变证·痉》："脉细则易亡阴，痉病见之则难治。"

《杂病广要·外因类·痉》："脉候太阳中湿病痉，其脉沉与筋平。刚痉太阳中风，感于寒湿者也，其脉往来进退，以沉迟细，异于伤寒热病。（《甲乙经》）其脉沉弦而迟，亦或带紧，此为恶候，不救者多。若脉如雨溅，散出于指外者，旦暮殂也。（《活人总括》）新产血虚，金疮出血过多，皆能成痉。惟脉虚小可治，若实大者难愈也。（《伤寒绪论》）"

4. 辨痉证死症

《诸病源候论·风病诸候·风痉候》："风痉者，口噤不开，背强而直，如发痫之状。其重者，耳中策策痛；卒然身体痉直者，死也。"

《诸病源候论·金疮病诸候·金疮中风痉候》："夫金疮痉者，此由血脉虚竭，饮食未复，未满月日，荣卫伤穿，风气得入，五脏受寒，则痉。其状，口急背直，摇头马鸣，腰为反折，须臾十发，气息如绝，汗出如雨，不及时救者，皆死。"

《诸病源候论·妇人产后病诸候上·产后中风痉候》："产后中风痉者，因产伤动血脉，脏腑虚竭，饮食未复，未满日月。荣卫虚伤，风气得入五脏，伤太阳之经，复感寒湿，寒搏于筋则发痉。其状，口急噤，背强直，摇头马鸣，腰为反折，须臾十发，气急如绝，汗出如雨，手拭不及者，皆死。"

《太平圣惠方·卷第六十八·治金疮中风痉诸方》："夫金疮风痉者，此由血脉虚竭，饮食未复，荣卫伤损，风邪乘虚入于五脏，五脏受寒，则令痉也。其状，口急背直，摇头马鸣，腰为反折，须臾大发，气息如绝，汗出如雨，不时救者，皆难疗也。凡金疮猝无汗者，中风也。疮边自出黄汁者，中水也。并欲作痉，急治之。又痛不在疮处者，伤经络亦死尔。"

《圣济总录·卷第八·风痉》："论曰：风痉者，以风伤太阳之经，复遇寒湿故也。其状口噤不开，腰背强直如发痫。盖风邪内薄于经，则营卫凝泣，筋脉紧急，故令口噤不开，卒然倒仆，不知所以。凡发极则复苏，苏则复作，其或耳中策策而痛,身背直而不屈者,不可治也。"

《女科百问·卷下》:"(第九十九问产后汗出多而变痉风)稍缓即汗出如雨,手拭不及者,不可治。"

《妇人大全良方·卷之十九·产后汗出多而变痉方论第八》:"论曰:产后汗出多而变痉者何?答曰:产后血虚,肉理不密,故多汗,因遇风邪搏之则变痉。痉者,口噤不开,背强而直,如发痫状,摇头马鸣,身反折,须臾十发,气息如绝。宜速斡口灌小续命汤,稍缓即汗出。如两手拭不及者,不可治也。"

《仁斋直指方论·卷之二·证治提纲·发痉详证》:"其证发热头疼,或时不热,喘息痰咳,言语不伦,渐觉牙关紧急,十指微动,如摸物之状。加以项背强直,或哑或叫,目睛直视,肠滑不禁,身如反弓,转侧不仁,如此十无一生,《活人书》谓太阳发痉是尔。"

《医学纲目·卷之三十六小儿部·肝主风·角弓反张》:"(汤)身软时醒者为痫,身强直反张如弓,不时醒者为痉,痉候十无一生。"

《普济方·卷九十六·诸风门·风痉》:"痉者,口噤不开,背强而直,如发痫之状,摇头马鸣,腰反折,须臾十发,气息如绝,汗出如雨,时有脱易。""得之者新产妇人,及金疮血脉虚竭,小儿脐风,大人凉湿,得痉风者皆死。"

《普济方·卷三百六十七·婴孩诸风门·中风痉病》:"痉有刚柔,亦如阳隔阴、阴隔阳之类。其证始则发热,肠痛喘急,次则牙关紧,头摇,十指微动,渐加项背强直,转侧不仁。甚者昏困失音,目睛直视,滑泄不禁,身体反张,痉最难瘥,十救其一,过三日不治。"

《奇效良方·卷之六十四·小儿门·违和说》:"若痉病,如寒邪中得患者,十有九死。又热瘟病,及中暑发患热者,十无一生。头疼发热,颈项强硬,不能回顾,摇头口噤,问之全不应人,渐渐角弓反张,痰在咽喉,响者死。"

《万病回春·卷之五·痉病》:"若是目瞪口开,真气昏冒,不知人者,断死无医。"

《济阴纲目·卷之十二·产后门中·发痉》:"痉者,口噤不开,背强而直,如发痫状,摇头马嘶,身反折,须臾又发,气息如绝,宜速斡口灌小续命汤,稍缓即汗出如雨,手摸空者,不可治也。"

《证治汇补·卷之三·外体门·痉病》:"痉病口张目瞪,昏冒无知者,难治,又戴眼反折,手足瘛疭,汗出如油,或反张离席一掌者,死,小儿离席一指者,死。(《医统》)"

《冯氏锦囊秘录·杂症大小合参卷五·论痉》:"又曰:举身强直,谵语昏睡反张,终日不醒者,为痉为刚。如手足冰冷而无力,大便滑泻不语不渴者,为痉为柔,总至重之候,十难救一二也。"

《脉贯·卷九·望诊·目部》:"目正圆者,太阳经绝,痉病不治。"

《杂病心法要诀·卷一·痉病死证》:"痉证脉散多应死,反张离席一掌亡,眼小目瞪昏不语,额汗如珠命必伤。[注]反张离席一掌,谓离席四五指许也。眼小,谓目睫紧小也。目瞪,谓眼珠不转也。"

《杂症会心录·妇人杂症·产后变痉》:"医家不察脉辨症,始进表汗之剂,继投攻下之药,亡阴亡阳,致气愈虚而血愈耗,筋脉失于荣养,燥极生风,反张强直,口噤拳挛,险症叠出,而命难全矣。"

《资生集·卷六·中风》:"(产后痉属亡血过多筋无所养)然产后患之,由亡血过多,筋无所养而致,大补气血,多保无虞,若攻风邪,死无疑矣。"

《彤园医书(妇人科)·卷五·产后门·产后痉病》:"若头摇喘促,汗出不止,两手撮空,则真气已去,邪气独留,不必治也。"

《伤寒广要·卷七·兼变诸证(上)·发痉》:"痉者,发热腹痛,口噤头摇,瘛疭不语,项强背直,腰身反张,或目疼,或目赤,或闭目,或反目,或足冷,或足温,或妄行,其脉沉弦而迟,亦或带紧,此为恶候,不救者多。若脉如雨溅,散出于指外者,旦暮殂也。"

《不知医必要·卷四·产后发痉》:"此症腰背反张,戴眼直视,或四肢强劲,身体抽搐,无论刚痉柔痉,均属血燥血枯之病。若误用发散消导等药,必死。"

【论治法】

痉证病理性质不外寒、热、虚、实四端,且四者常互相错杂。然而无论是外感六淫,邪壅经络或失血伤阴,津亏血耗,筋脉失养在痉证发生过程中具有重要作用。因此舒筋解痉是痉证的重要治法。在治疗过程中应兼顾标本,明辨虚实。

一、概论

《伤寒直指·卷十三·类证四·痉》："(仁斋)太阳无汗，小便少，气上冲，口噤，欲作刚痉（麻黄加葛根汤，一方加川芎、独活、防风）。太阳病几几，身体强，脉反沉细（栝蒌汤）。若自汗恶风，不可汗（桂枝汤加羌、防。如胃弱加人参、白术；渴加干葛）。阴痉脉沉细（附子散、桂心白术散、附子防风汤选用），血虚发热当归防风汤。"

《仲景伤寒补亡论·卷十七·痓痉二十六条》："问曰：治痓如何？叔和曰：太阳病，无汗，而小便反少，气上冲胸，口噤不得语，欲作刚痓，葛根汤主之。雍曰：叔和既论治刚痓，次当言柔痓，今乃不言，及再论刚痓为病，胸满口噤，卧不着席，脚挛急，其人必齘齿，可与大承气汤，雍以仲景伤寒本论，无此一症，故疑此亦非叔和之言，误从之杀人。大承气汤的非治刚痓之药，纵是诸痓，皆不可用。盖痓太阳中风，再感寒湿之疾，太阳属表，中风在表，及寒湿之疾，皆不可下。其脉沉细伏弦，亦不可下。今又言胸满，非寒则虚痞，口噤，卧不着席。又太阳中风之症，脚挛急者，脚蜷也，胞中有寒也，皆不当行承气汤，用之必死。庞、朱二氏不明改之去之者，意其是叔和之言，不敢削也。朱氏之言，加审之二字，盖亦有疑矣。尝见庸愚下此以杀人，知而不言，不为无罪。然则柔痓用何药以治之？曰：庞氏治刚柔痓，加减葛根麻黄汤；痓无汗者，加麻黄；痓自汗者，去麻黄加葛根。朱氏治柔痓，以桂枝加葛根汤，皆其药治切当者也。王叔和曰：太阳病，其症备，身体强几几，然脉反沉迟，此为痓，栝蒌桂枝汤主之。庞氏曰：栝蒌不主项强几几，其意以治肺热，令不移于肾也，桂枝汤内加栝蒌四两。雍曰：审如庞言，则移热之痓，乃柔痓也。独未知疮家、风家二痓亦同治乎？更当审其症而用之，常见太阳伤寒，出汗多致痓，服此亦愈。"

《平治会萃·卷二·痓》："多是血虚，有火兼痰，人参、竹沥之类，不用兼风药。"

《脉因证治·卷一·痓》："宜流湿、祛风、缓表而安。详有无汗而药之。柔痓，葛根加桂汤；刚痓，大承气汤。葛根汤汗之，有表证可用；大承气下之，有里证可用。"

《医学纲目·卷之十一肝胆部·痓》："痓，大率与痫病相似，比痫为虚，宜带补。多是气虚有火兼痰，宜服人参、竹沥之类，不用兼风药。"

《普济方·卷三百十六·妇人诸疾门·中风角弓反张》："阳痓属刚痓，阴痓属柔痓，无汗葛根汤主之，有汗桂枝加葛根汤主之，凡刚柔二痓，小续命汤并可与之，有汗者去麻黄加葛根。若审之刚痓者，胸满口噤，其人卧不着席，脚挛急，咬齿，当行大承气汤（热而痓者，死；热病痓者，反折瘈疭、齿噤龂也）、附术汤、桂心白术散、附子防风汤、八物白术汤、桂枝煮散，可选而用之。"

《普济方·卷三百三十九·妊娠诸疾门·风》："夫妊娠体虚受风，而伤太阳之经络，后复遇风寒相搏，发则口噤背强，名之曰痓，又云痉。其后昏闷不识人，须臾自醒，良久复作，谓之风痓，亦名子痫，亦名子冒。甚则反张，葛根汤。若有竹近可速办者，当先作沥汁，次办汤也；其竹远不可即办者，当先办汤，此二疗会得其一种。其竹沥偏主诸痓，绝起死也，非但偏疗妊娠、产妇、绝死者有效，小儿或痫痓、金疮发痓，疗之亦验。"

《伤寒六书·伤寒明理续论卷之六·痓》："发热无汗，恶寒，为刚痓，葛根汤或麻黄葛根汤；发热有汗，不恶寒，为柔痓，桂枝加葛根汤、桂枝栝蒌葛根汤，二痓通用小续命汤，刚痓为阳，去附子；柔痓为阴，去麻黄。刚痓，胸满，口噤咬牙，脚挛，卧不着席，大承气汤下之。柔痓，桂心白术汤、附子防风汤、白术散、桂枝煮散选用。"

《苍生司命·卷七（贞集）·痓证·痓证方》："凡治痓多宜用桂，以痓者筋病也，肝主筋，用桂可以伐肝而缓筋，所谓木得桂而柔也。"

《保婴撮要·卷四·痓症》："刚痓去附子用麻黄；柔痓用附子去麻黄。若壮热谵语口干，手足微寒，大便滑泄，此兼刚柔，无汗用葛根汤，有汗用桂枝加葛根汤。若痰塞气盛，用南星、半夏、茯苓以消痰；枳实、陈皮、紫苏以顺气。更审其热，轻者用败毒散；热盛者用小柴胡汤；壮热有汗、胸满口噤、咬牙便闭为内热，以大承气汤下之，后用大柴胡汤解之，过三日则难治。此皆治六淫外伤元气，形病俱实之法也。若小儿多因惊骇停食，或乳母六淫七情，饮食起居失宜所致，更当审之，兼治其母。大要因惊目直呵欠，项强顿闷，属肝经实热，用抑肝散。咬牙呵欠，手寻衣领，属肝经虚热，用地黄丸。若肺金不能平木，用异功散。脾不能养肝，用六君子汤。水不能生木,用地黄丸。"

《古今医统大全·卷之十三·伤寒门(上)·刚痉柔痉》:"二痉通治:小续命汤。刚痉为阳,去附子;柔痉为阴,去麻黄。刚痉:发热恶寒无汗,葛根汤、麻黄葛根汤、麻黄独活防风汤。柔痉:发热不恶寒有汗,桂枝葛根汤、桂枝栝蒌葛根汤、桂枝川芎防风汤。温:阴痉厥逆,筋脉拘急,汗出不止,桂心白术散。项强头摇口噤,附子散。闭目合眼,附子防风散。下:胸满口噤,卧不着席,咬牙,足挛急,此刚痉,大承气汤,次用续命汤调理。"

《校注妇人良方·卷三·妇人中风角弓反张方论第二》:"[愚按]仲景先生云:太阳病发汗太多致痉,风病下之则痉。《三因方》云:气血内虚,风寒湿热所中则痉。以风能散气,故有汗而不恶寒,曰柔痉;寒能涩血,故无汗而恶寒,曰刚痉。非专于风湿,因内虚发汗亡血,筋无所荣而然,乃虚象也。窃谓伤寒汗下过度与产妇溃疡等病,及因克伐之剂,伤损气血而变。若金衰木旺,先用泻青丸,后用异功散。肾水虚,用六味丸。肝火旺,先用加味小柴胡汤,次用加味四物汤。发热,用加味逍遥散。若木侮脾土,用补中益气加芍药、山栀。脾经郁结用加味归脾汤,脾土湿热用大承气汤。大凡病后气血虚弱,用参术浓煎,佐以姜汁、竹沥,时时用之。如不应,用十全大补汤。更不应,急加附子,或用参附汤,缓则不救。仍与后治验参看。"

《松厓医径·卷上·痉病》:"无汗刚痉也,大黄加独活防风汤。有汗柔痉也,桂枝加川芎防风汤。太阳兼阳明,防风当归散,所谓汗之、止之和之,各随其强,此之谓也。"

《万氏家抄济世良方·卷六·刚痉柔痉》:"元来痉病属膀胱,口噤如痫身反张。此是伤风感寒湿,故分两证有柔刚。无汗为刚须易识,惟有葛根汤第一。有汗为柔见的端,桂枝葛根汤救急。二痉皆宜续命汤,刚痉去桂用麻黄。柔痉去麻当用桂,只依此法最为良。"

《证治准绳·杂病第五册·诸风门·痉》:"神术汤加羌活、麻黄,治刚痉解利无汗。白术汤加桂心、黄芪,治柔痉解利有汗。太阳阳明加川芎、荆芥穗;正阳阳明加羌活、酒大黄;少阳阳明加防风、柴胡根。热而在表者加黄芩;寒而在表者加桂枝、黄芪、附子。热而在里者加大黄;寒而在里者加干姜、良姜、附子。右王氏分经论痉,固得仲景伤寒

之法矣。其间用仲景方,去葛根、栝蒌根,更风药者,殆从风痉筋强而然也。及《原病式》论筋劲项强而不柔和者,则不然,乃邪在湿淫条下,谓土主安静故耳。亢则害承乃制,故湿过极,反兼风化制之,然兼化者虚象,而实非风也,岂可尽从风治乎。"

"予尝思,夫外感内伤之邪病痉,治法迥别,不可不辨。天气因八风之变,鼓舞六淫而入,是为经风外伤腠理,内触五脏,故治邪必兼治风。人气因五性劳役,感动厥阳,君相二火相扇,六经之淫邪而起,遂有五阳胜负之变,故胜者泻、负者补,必兼治火调胃土,以复火伤之气,盖不可瘥也。苟于内伤而用外感药以散邪,则原气愈耗,血竭神离,而至于不救矣。丹溪云:大率与痫相似,比痫为甚,盖因气血大虚,挟痰挟火而成。药宜人参、竹沥之类,不可用风药。"

"薛新甫云:痉病,因伤寒汗下过度,与产妇、溃疡等病,及因克伐之剂,伤损气血而变。若金衰木旺,先用泻青丸,后用异功散。肾水虚用六味丸。肝火旺,先用加味小柴胡汤,次用加味四物汤,发热用加味逍遥散。若木侮脾土,用补中益气加芍药、山栀。脾经郁结,用加味归脾汤。脾土湿热,用三一承气汤。大凡病后气血虚弱,用参、术浓煎,佐以姜汁、竹沥,时时用之。如不应,用十全大补汤;更不应,急加附子,或用参附汤,缓则不救。"

"痉,既以有汗无汗辨刚柔,又以厥逆不厥逆辨阴阳。仲景虽曰痉皆身热足寒,然阳痉不厥逆,其厥逆者,皆阴也。阳痉已前见。阴痉一二日,面肿,手足厥冷,筋脉拘急,汗不出,恐阴气内伤,宜八物白术散。若发热脉沉而细者,附太阴也,必腹痛,宜桂枝加芍药、防风、防己汤,又宜小续命汤。阴痉,手足厥逆,筋脉拘急,汗出不止,颈项僵直,头摇口噤,宜附子散、桂心白术汤、附子防风散。(上三阴例)"

《医辨·卷之下·痉》:"薛新甫云:痉病,因伤寒汗下过度,与产妇、溃疡等病,及因克伐之剂,伤损气血而变。若金衰木旺,先用泻青丸,后用异功散。肾水虚,用六味丸。肝火旺,先用加味小柴胡汤,次用加味四物汤。发热,用加味逍遥散。若木侮脾土,用补中益气加芍药、山栀。脾经郁结,用加味归脾汤。脾土湿热,用三一承气汤。大凡病后气血虚弱,用参、术浓煎,佐以姜汁、竹沥,时

时用之。如不应，用十全大补汤；更不应，急加附子，或用参附汤，缓则不救。"

《伤寒论纲目·卷五·痉》："因重感寒或冷，故无汗，宜葛根汤加羌独活、防风，湿性缓为柔痉。因先伤风，故有汗，宜桂枝汤加花粉、葛根。其或痰塞气盛，则茯苓、星、夏以消痰，枳实、陈皮、紫苏以顺气，痰消气盛，然后分刚柔治之，通用小续命汤，有热去附子，自汗去麻黄。刚痉二三日，仰面壮热，胸满如结胸状，便闭，脚蜷，卧不着席者，大承气汤下之；轻者败毒散、小柴胡汤。柔痉二三日不瘥，汗多厥冷，筋脉拘急者，附子防风汤；时发时止，危者附术散。又有刚柔不分之痉，身热谵语似刚，微厥便滑似柔，宜小续命汤加生附子。有汗下后，乍静乍躁，偏左眼左手足牵搦者，少阳痉也，小柴胡加防风。又虚血之人，及产后伤风过汗，破伤风症发痉，俱不可纯作风治，四物汤加防风，或八物汤去茯苓，加羌、防、黄芪救之。"

《证治汇补·卷之三·外体门·痉病》："惟宜补血降火，敦土平木，清痰去湿，随症而用，（刘纯）暴起多属痰火，久必是血虚。""痉病虚为本，痰为标，切不可纯用风药，故血药在所必加，盖血虚则火旺，火旺则风生，风胜则燥作，能滋其阴，则风自息，而燥自除。（《入门》）"

《辨证录·卷之七·痉痊门》："补正以祛邪，治痉无难速愈。或谓一邪相犯，尚须祛邪为先；三邪并犯，则邪气弥漫，非用祛邪之药，安能济哉？不知一邪之犯，其力专；众邪之犯，其势散。力专者宜攻，势散者可补。于补之中，而行其攻之法，何不济之有。无如其症同于伤寒，不可骤用补也，所以杀人。苟知可补之法，分症以治之，实易易也。如此症见太阳之征，不可径治太阳之邪，宜补太阳之正，太阳之正气旺，而风湿热之邪不必攻而自散矣。方用五苓散加减治之。"

《张氏医通·卷六·诸风门·痉》："刚痉无汗恶寒，项背强，脚挛急，手足搐搦，口噤咬牙，仰面开眼，甚则角弓反张，卧不着席，脉来弦长劲急，葛根汤。柔痉自汗恶风，四肢不收，闭眼合面，或时搐搦，脉来迟濡弦细，桂枝汤加栝蒌。血虚之人发痉，或反张，或只手足搐搦，或但左手足动摇，十全大补汤加钩藤、蝎尾。风热痰壅，发痉不省，或只手足搐搦，或只右手足动摇，宜祛风导痰汤。痉病胸满，口噤咬牙，脚挛急，卧不着席，大便硬者，可与大承气汤。若一边牵搐，一眼㖞斜者，属少阳，及汗后不解，乍静乍乱，直视口噤，往来寒热，小柴胡加桂枝、白芍。足三阴痉，俱手足厥冷，筋脉拘急，汗出不止，项强脉沉。厥阴则头摇口噤，芪附汤加当归、肉桂；太阴则四肢不收，术附汤加甘草、生姜；少阴则闭目合面，参附汤加甘草、干姜。古法用附子散通治三阴诸痉，多汗，去川芎、独活，加黄芪、当归。贼风口噤，角弓反张成痉，仓公当归汤。"

"太阳病，其证备，身体强几几（音殊）然，脉反沉迟，此为痉，栝蒌桂枝汤主之。太阳病，无汗而小便反少，气上冲胸，口噤不得语，欲作刚痉，葛根汤主之。痉为病，胸满口噤，卧不著席，脚挛急，必龂齿，可与大承气汤。"

《张氏医通·卷十一·婴儿门上·角弓反张》："角弓反张，即是痉病，经脉空疏，虚风袭入，而致筋脉拘急。或因惊骇停食，肝脾受困，内动虚风，皆能致此。若身反张强直，发热不搐者，风伤太阳也，人参败毒散、小续命汤。因惊骇目直，呵欠项强顿闷者，为木风内病，钩藤散。因暴怒击动肝火者，泻青丸。若服前剂，其证益甚者，此邪气已去而脾气亏也，异功散加芎、归补之。若气血素弱，或服攻伐之剂，而手循衣领，咬牙呵欠者，肺经虚甚也，兼进六君子、地黄丸补之。"

《医学心悟·卷二·伤寒兼症·痉》："又如口噤胸满，卧不着席，脚挛急，大便闭结不通，必龂齿，此阳明胃腑实热所致，宜用三一承气汤下之。又如发热，脉沉细，手足厥冷，冷汗自出者，为阴痉，风寒中于脏也，附子理中汤加防风、肉桂主之。然也有内伤发痉者，病人肝血不足，血燥生风，目斜手搐，逍遥散加人参、桑寄生主之。《经》云：诸风掉眩，皆属于肝也。若脾虚木旺，反伤脾土，用五味异功散，加柴胡、芍药、木香、钩藤之属。脾气郁结，用加味归脾汤。若大病后，或产后，气血大虚，用十全大补汤加钩藤、桑寄生，如不应，急加附子。此治痉病之大法也。"

《杂病心法要诀·卷一·痉病死证》："刚痉葛根汤发汗，柔痉桂枝加葛良，若兼杂因小续命，过汗桂枝加附汤，伤血桂枝合补血，里实瘀血承气方，溃疡十全加风药，破伤狗咬另参详。［注］刚痉用葛根汤，即桂枝汤加麻黄、葛根。柔痉用桂枝加葛根汤，即桂枝汤加葛根汗之。杂因，谓风寒湿杂揉为病,用小续命汤,随风寒湿轻重治之。过汗表虚,汗出不止,因而成痉,用桂枝加附子汤,即桂枝汤加附子也。伤血,谓产后金疮大伤血后,用桂枝汤合补血汤,即当归黄芪也。里实,谓痉病腹满二便闭,以大承气汤。及产后恶露不尽,少腹硬急,以桃仁承气汤下之。溃疡去脓血过多,为风所袭者,用十全大补汤加祛风之药治之。"

《医碥·卷之三·杂症·痉》:"火盛血虚者,当归、芍药、生地、红花、黄连、钩藤钩,兼气虚加人参,兼痰加竹沥。金衰木旺(壮火食气也),先用泻青丸(见中风),后用异功散(见气)。独肝火旺者,先用加味小柴胡汤(见寒热),次用四物汤(见血)加柴胡、丹皮、山栀。郁热用加味逍遥散(见郁)。若脾土受克,补中益气(见气)加芍药、山栀。脾土湿热,三一承气汤(见大便不通)。肾虚,六味丸(见虚损)。太阴寒湿凝结腹痛,桂枝加芍药防己防风汤。手足厥逆,附子散、桂心白术汤。"

《成方切用·卷六上·祛风门·如圣饮》:"柔痉加白术桂枝;刚痉加苍术麻黄;口噤咬牙,大便实,加大黄;羌、防、芎、芷、柴胡、甘草,辛甘以发散风邪。用乌药者,治风须顺气也。用归芍者,治风先活血也。用半夏、姜汁、竹沥者,风必挟痰也。用黄芩者,风必生热也。柔痉加白术、桂枝,有汗欲其无汗。刚痉加苍术、麻黄,无汗欲其有汗。口齿属阳明,阳明实,则口噤咬牙而便秘,故加大黄以泄胃热也。"

《杂病源流犀烛·卷十三·破伤风源流(痉痓)》:"刚柔既分,治法亦异。故但搐搦,强直反张而为柔痓者,不必汗(宜小续命汤去麻黄,有热桂枝减半,冬去黄芩)。若加胸满,脚挛急,卧不着席,龁齿而为刚痓者,急须下(宜大承气汤)。刚柔不分者,概与解散(宜九味羌活汤,或小续命汤加生附子)。其风痰发痉(宜参归养荣汤),痰火发痉(宜栝蒌枳实汤),均与导痰。审乎此,而痓痉之病无难矣。夫痉痓病,凡伤寒杂症皆有之,不独破伤风湿也,特破伤风湿尤易发痉痓耳,故附于破伤风之后。"

"《回春》曰:若眼牵嘴扯,手摇足战,伸缩者,是风痰痉;若身冷、手足冷,脉沉细,名为阴痉,俱宜参归养荣汤。身热喘嗽生痰,脉洪数名痰火痉,用栝蒌枳实汤,不可全用风药散气。"

《伤寒瘟疫条辨·卷三·痉》:"痉者,如角弓反张也。以胃为总筋,筋急而缩之故。由于湿生热,热生痰,痰生风,风火弥甚,木胜克土,筋不能荣。轻则眴惕瘛疭,手足战掉;重则鼻煽目直,头折臂反。在伤寒以六一顺气汤下之,在温病以加味六一顺气汤下之。盖泻土所以泻木也。若伤寒有不可下者,以四物汤合桂枝汤、加黄连(吴茱萸炒)、黄芩、防风、钩藤钩,则血和风火自灭也。"

《感症宝筏·卷之三 伤寒变证·痉》:"过汗表虚成痉,汗出不止者,桂枝汤加归、芪、人参。产后血虚成痉,归芪建中汤。溃疡去脓血过多,为风所袭成痉者,八珍汤加黄芪、桂枝、羌活、防风。"

《温病条辨·卷六·解儿难·本脏自病痉》:"[按]此证由于平日儿之父母,恐儿之受寒,复被过多,着衣过厚,或冬日房屋热炕过暖,以致小儿每日出汗,汗多亡血,亦如产妇亡血致痉一理。肝主血,肝以血为自养,血足则柔,血虚则强,故曰本脏自病。然此一痉也,又实为六淫致痉之根。盖汗多亡血者,本脏自病,汗多亡卫外之阳,则易感六淫之邪也。全赖明医参透此理,于平日预先告谕小儿之父母,勿令过暖汗多亡血,暗中少却无穷之病矣,所谓治未病也。治本脏自病法,一以育阴柔肝为主,即同产后血亡致痉一例,所谓血足风自灭也。六味丸、复脉汤、三甲复脉三方、大小定风珠二方、专翕膏,皆可选用。专翕膏为痉止后,每日服四五钱,分二次,为填阴善后计也。六淫误汗致痉者,亦同此例。救风温、温热误汗者,先与存阴,不比伤寒误汗者急与护阳也,盖寒病不足在阳,温病不足在阴也。"

《医述·卷十二·杂证汇参·痉》:"要知属风之痉,不因风而因热;属湿之痉,不因湿而因燥。治风君葛根,治湿君栝蒌根者,非以治风,实以生津;非以治湿,实以润燥耳。"

"如项强痛,即痉之一端,是太阳之血虚,故筋急也。治风寒不惜津液,所以发汗太多,因致痉者多矣。夫痉本有由来,一经妄治,即奇形毕见。项背强几几,是痉之征兆,故用葛根;身体强是痉之已著,故用栝蒌根;卧不着席,脚挛急,口噤齿龁,是痉之剧甚,故用大黄、芒硝。无非取多津液之品,以滋养阴血。观伤寒脉浮自汗,心烦恶寒,而见脚挛急,是痉之势成,便当滋阴存液,故与桂枝汤则厥作,芍药甘草汤其脚即伸,此明验矣。若谵语者,少与调胃承气,是又与不着席者与大急气汤,同此机彀也。凡痉之为病,因外邪伤筋者少,因血虚筋急者多。误作风治,则辛散助阳,真阴愈虚;燥剂驱风,血液愈涸。故痉得之暴起者少,妄治而致者多。虚而不补,不死何待？非调治营卫,未易奏捷也。夫同一湿也,湿去燥极则为痉,久留而著则为痹,痹为实,痉为虚,痉湿异形,虚实亦殊。固不得妄以痉属风,亦不得以因于湿而竟视痉为湿矣。"

《类证治裁·卷之五·痉症论治》："症属表者,如《金匮》云：太阳病发热无汗,反恶寒,为刚痉,葛根汤主之。太阳病发热汗出,不恶寒,为柔痉,栝蒌桂枝汤。属里者,痉病胸满口噤,卧不著席,脚挛急,必齘齿;属阳明,若便硬,可与大承气汤;属半表半里者,如《医通》云：一边牵搐,一眼㖞斜,属少阳,若往来寒热,小柴胡汤加桂枝、白芍,此三阳痉也。若三阴痉,俱手足厥冷,筋脉拘急,汗出项强、脉沉,太阴则四肢不收,术附汤加甘草、生姜;少阴则闭目合面,参附汤加甘草、生姜;厥阴则头摇口噤,芪附汤加当归、肉桂,此三阴痉也。其血虚发痉,宜大营煎。血虚挟火,必脉洪烦热,一阴煎主之。火盛则阴血燥涸,保阴煎、玉女煎。液虚汗多,宜三阴煎。汗多兼火,当归六黄汤。痰火发痉,栝蒌枳实汤。风热痰壅发痉,祛风导痰汤。呕泻发痉,胃关煎或温胃饮。身冷痉厥,脉沉细,参附汤、十全大补汤。暑风搐搦成痉,三物香薷汤加羌活、防风、黄芪、白芍。温邪劫液成痉,复脉汤,去姜、桂。产后血虚,汗多成痉,十全大补汤;不应,急加附子;《三因》用小续命汤,宜去麻黄。"

《类证治裁·卷之五·痉症论治》："兹特条列其症治：凡破伤风有口噤身强直者(宜玉真散);有发热红肿风邪,欲传经络而未深入者(宜水调膏);有腰脊反张,四肢僵直,牙噤口㖞,遍身冷,不知人者(宜全蝎散、大蜈蚣散);有风邪入里,发搐,目直视,二便秘结,当下者(宜左龙汤、羌麻汤);有痰涎极盛者(宜乌蛇散);有手足掉战不已者(宜朱砂指甲散);有血凝昏闷者(宜乌鸦散);有不论新久诸疮,传变而为破伤风者(宜急风散);有发汗过多,变成破伤风者(宜防风当归散);有亡血过多,变成破伤风者(宜当归地黄汤),当各随其症以施治。虽然,有要法焉,不可不急讲也。盖破伤风之发痉痓,当先识为何经受病,如身热足寒,项强、头摇口噤,背反张面搐者,太阳也,无汗则急汗之(宜防风汤、羌活防风汤、小续命汤);若本有汗或过多,宜止之(宜白术汤、白术防风汤);如头低视下,手足牵引,肘膝相摇而身前搐者,阳明也,急下之(宜左龙丸、小芎黄汤、大芎黄汤);如或左右一目视,或左右一手一足搐搦者,少阳也,急和之(宜羌麻汤、防风通圣散)。河间、海藏辈,皆本此以为治,故无不中病。不及三阴者,以病既入阴,而现有胀满自利,咽干口燥,舌卷卵缩等象,俱不能生,故古人不立方治,而今亦不多赘也。嗟乎！汗、下、和,治伤寒法也,即可移以治破伤风,讵不贵人之灵明哉。"

《杂病广要·外因类·痉》："桂枝加附子汤,痉之见证,虽又甚焉,亦理之相似者也。(《溯源集》)芍药甘草附子汤,治疮家发汗成痉。(《医通》)（[按]此与破伤风不同）人参建中汤,治痉证多汗者,即小建中汤加人参二两。(《景岳》)"

《先哲医话·卷上·华冈青洲》："痉病初发,必两腮刚强,先与葛根汤,可针于合谷及发际则治。若见脱候者,十全大补汤加荆芥、附子,兼用豆淋酒加荆芥。然角弓反张甚,水药不下咽者,及口开者,不治。(传云：痉病握手者刺合谷穴,其深一寸五分或二寸,刺发际以浅为佳,铁针尤良)

破伤风其初项背强,或言语謇涩寒栗者可治,宜葛根汤、续命汤类,无患子、虎杖茎二味煎服亦效。若至角弓反张,则多难治,产后痉病亦同此法。"

《医学入门·外集卷三·(病机)外感·伤寒》："风性劲为刚痉,因重感寒或冷,故无汗,宜葛根汤加羌、独活、防风。湿性缓为柔痉,因先伤风,故有汗,宜桂枝汤加天花粉、葛根。其或痰塞气盛,则南星、半夏、白茯以消痰,枳实、陈皮、紫苏以顺气,痰消气顺,然后分刚、柔治之。通用小续命汤,有热去附子,自汗去麻黄。"

"刚痉二三日,仰面壮热,胸满如结胸状,便闭脚蜷,卧不着席者,大承气汤下之;轻者,败毒散、小柴胡汤。柔痉二三日不瘥,汗多厥冷,筋脉拘急者,附子防风汤;时发时止,危者,附术散。又有刚柔不分之痉,身热谵语似刚,微厥便滑似柔,宜小续命汤加生附子。有汗下后,乍静乍躁,偏左眼、左手足牵搐者,少阳痉也,小柴胡加防风。又血虚之人,及产后伤风过汗,破伤风证发痉,俱不可纯作风治,四物汤加防风,或八物汤去茯苓,加黄芪、羌活、防风救之。"

《医宗必读·卷之五·伤寒·刚痉柔痉》:"通用小续命汤,刚痉去附子,柔痉去麻黄。阴痉厥逆,筋脉拘急,汗多,桂心白术散。闭目合眼,附子防风散。胸满口噤,卧不着席,咬牙挛急,大承气汤。头项强,小腹满,小便不利,五苓散。风盛血燥,防风当归散。"

《医方简义·卷二·伤寒·清燥救肺汤》:"凡痉症角弓反张,系木来克土,不论有汗无汗,以六一顺气汤下之,此治温病痉症,形类伤寒者,与《金匮》中论痉病不同,仲景治太阳病,发热汗出而不恶寒,脉迟,曰柔痉,宜栝蒌桂枝汤,方见正伤寒;又太阳病,发热无汗而反恶寒,欲作刚痉,宜葛根汤,方见前阳明症;如胸满口噤,卧不着席,脚挛急,必龂齿,可与大承气汤下之,可与者,未能确与也,宜酌之可也,大承气汤,见前厥阴经症。"

《血证论·卷六·痉挈》:"痉者角弓反张……角弓反张者,太阳经病也,无汗用葛根汤,有汗用桂枝加葛根汤。血家病此,多是血燥生风,筋灼而挛,麻桂皆其所忌,前方不中与也,宜四物汤,加葛根、防风、荆芥、独活、羚羊角、桑寄生、续断、杏仁治之。"

《医学摘粹·杂证要法·表证类·痉证》:"如太阳病,其证备,身体强,几几然,脉反沉迟,此为柔痉,栝蒌桂枝汤主之。如太阳病无汗,而小便反少,气上冲胸,口噤不得语,欲作刚痉,葛根汤主之。如胸满口噤,卧不着席,脚挛急,必龂齿,可与大承气汤。如妇人产后,或男子患金疮,伤血过多而成痉证者,以当归补血汤,合桂枝汤主之。"

《伤寒捷诀·刚痉柔痉》:"若先受风,复感寒,无汗恶寒,为刚痉;先受风,复感寒,恶风有汗,为柔痉,古方通用小续命加减治之。有汗去麻黄,无汗去桂枝,然刚痉属阳,每多急满之症,宜大承气汤下之。柔痉属阴,每多厥逆之症,宜桂心白术散、附子防风散温之,大抵刚痉易治,柔痉难治,神而明之,存乎其人耳。"

《医学衷中参西录·医话·小儿痉病治法》:"至痉之因惊骇得者,当以清心、镇肝、安魂、定魄之药与蜈蚣并用,若朱砂、铁锈水、生龙骨、生牡蛎诸药是也。有热者,加羚羊角、青黛;有痰者,加节菖蒲、胆南星;有风者,加全蝎、僵蚕。气闭塞及牙关紧者,先以药吹鼻得嚏,后灌以汤药。"

《重订广温热论·第一卷·温热总论·论小儿温热》:"一见痉瘛,便称惊风,乱投冰、麝、金石,苦寒慓悍毒药,以为开窍镇惊,清热祛风,家传秘法,家藏丸丹,多系如此。又或将'惊'字误作'筋'字之讹,挑筋刺血,强推强拿,其在富贵之家,酿祸尤速。治法:先以辛凉开肺,继以甘寒化热,佐以润剂降痰,尤必辨其轻重。轻者用辛凉轻剂,桑菊饮加钩藤、桑枝、竹沥、竺黄、鲜石菖蒲之类;重者用甘寒复咸寒法,如白虎汤加天麻、羚角、栝蒌、川贝之类,取效最捷。昏厥不语者,速加瓜霜、紫雪丹开之;阴液亏极者,必兼色瘁窍干,无涕无泪等症,再加梨汁、蔗汁、鲜生地、鲜石斛,甘凉以润之。"

《推拿抉微·第三集·治疗法·痉病》:"治痉之正病,用药当不外柴胡、葛根、当归、白芍、生地、川芎、黄芩、党参、石膏、知母、花粉、甘草等味。恍如前之治虚热生风者,既不患重伤津液之戒,又不患风寒凝于经脉之嫌。若人民既受祸灾以后,图一善后补救之方也。"

二、按病因病机论治

痉证由于不同的致病因素,可分为刚痉、柔痉、产后痉、妊娠痉等,根据其不同的致病机理,对应的治法亦各有特色。如刚痉常因表实感受风寒之邪而成,因此治疗时应祛风解表散寒,方以小续命汤、麻黄葛根汤等。若兼有便秘者,可用大承气汤。柔痉常因表虚感受风湿之邪而成,因此治疗时应散风解表行湿,方以桂枝加葛根汤、桂枝瓜蒌葛根汤等。产后痉证常因气血亏损,风邪外袭所致,治疗应以补气养血、滋阴舒筋为主,略兼发表之剂。方以独荆散、防风散、续命汤等。

1. 刚痉论治

《金匮玉函经·卷第二·辨痉湿暍第一》:"太阳病,无汗,而小便反少,气上冲胸,口噤不得语,欲作刚痉,葛根汤主之。刚痉为病,胸满口噤,卧不著席,脚挛急,其人必龂齿,可与大承气汤。"

《伤寒治例·伤寒治例·阳痉》:"发汗:《证治》曰,太阳无汗,小便少,气上冲胸,口噤欲作刚痉,麻黄加葛根汤;云岐子用麻黄加独活防风汤。下:胸满口噤,卧不著席,脚挛急,其人必咬牙,大承气汤。许氏次用小续命汤调之。"

《苍生司命·卷七（贞集）·痉证》："太阳发热、无汗、恶寒为刚痉，其脉弦长。见症首尾无汗，胫急胸满口噤，手足挛痛，急咬牙，甚则抽搐，如角弓反张之状。治宜散表为主，用加减小续命、九味羌活汤、麻黄葛根汤。"

《丹溪手镜·卷之上·湿暍痉》："状与伤寒相似，但项背反张强硬，口噤，如发痫状，头摇，此太阳中风，重感寒湿而然。无汗，脉弦长劲急，名曰刚痉，为表实感寒也，治宜葛根麻黄，便秘宜大承气。"

《简明医彀·卷之二·伤寒·变证》："二痉：项强头摇，面赤口噤，身反张是也，属太阳中风。重感寒湿，或发湿家汗及产后血虚，宜如圣饮。"

《张氏医通·卷六·诸风门·痉》："刚痉无汗恶寒，项背强，脚挛急，手足搐搦，口噤咬牙，仰面开眼，甚则角弓反张，卧不着席，脉来弦长劲急，葛根汤。"

《不居集·上集卷之十五·咳嗽纲目》："治刚痉，神术汤加羌活、麻黄。"

《感症宝筏·卷之三 伤寒变证·痉》："用葛根汤，治表实无汗之痉也。因葛根汤即桂枝汤加麻葛，风邪挟寒而表实，此汤为治刚痉无汗者之正法。"

"当审其风湿甚者，则有汗（风为阳邪，与湿合则有汗）而为柔痉；风寒甚者，则无汗（寒为阴邪，虽有风亦无汗）而为刚痉。《金匮》法以栝蒌桂枝汤（治风）治太阳柔痉，以葛根汤（风寒同治）治太阳刚痉，以大承气汤（下其里热）治阳明剧证。《金鉴》法均以小续命汤（统治六经风证）为主治，刚痉去附子，柔痉去麻黄，表实去参附加二活（疏表），里实去参附加硝黄（攻里）。"

《医学指要·卷六·小儿征病说》："刚痉原系阳症，起于淫邪侵犯脐合，发热口渴，手足抽掣，角弓反张，形状类风，宜遵正治。有风治风，见痰治痰，发热退热，畏寒除寒，略重者须于刚痉条内节取祖方治之。"

《伤寒广要·卷七·兼变诸证（上）·发痉》："刚痉为之发汗，柔痉为之解肌，并以小续命汤加减。刚痉，去附子，用麻黄。柔痉，去麻黄，用生附子，大便利而厥逆者，则以熟附佐之。"

《医学入门·外集卷三·（病机）外感·伤寒》："刚痉二三日，仰面壮热，胸满如结胸状，便闭脚蜷，卧不着席者，大承气汤下之；轻者，败毒散、小柴胡汤。"

2. 柔痉论治

《仲景伤寒补亡论·卷十七·痉痓二十六条》："然则柔痉用何药以治之？曰：庞氏治刚柔痉，加减葛根麻黄汤，痉无汗加麻黄，痉自汗者去麻黄加葛根。朱氏治柔痉，以桂枝加葛根汤，皆其药治切当者也。王叔和曰，太阳病，其症备，身体强几几，然脉反沉迟，此为痉，栝蒌桂枝汤主之。庞氏曰：栝蒌不主项强几几，其意以治肺热，令不移于肾也，桂枝汤内加栝蒌四两。雍曰：审如庞言，则移热之痉，乃柔痉也，独未知疮家风家二痉亦同治乎？更当审其症而用之，常见太阳伤寒，出汗多致痉，服此亦愈。"

《伤寒治例·阴痉》："有汗先厥逆，发柔痉。发汗：庞朱二氏用桂枝葛根汤（朱肱）。温：阴痉厥逆，筋脉俱急，汗出不止，桂心白术散；项强头摇，口噤，附子散；闭目合面，附子防风散。分利：头项强，小腹满，小便难，已成痉，五苓散。疏风养血，防风当归散。"

《苍生司命·卷七（贞集）·痉证》："太阳微热、多汗、不恶寒为柔痉，其脉弦细沉涩。见症四肢不收，时时抽搐，闭目合口，亦或张口反后。治宜实表为急，桂枝加葛根汤、小续命去麻黄加葛根。"

《丹溪手镜·卷之上·湿暍痉》："有汗，脉迟濡弱弦细，名曰柔痉，为表虚感湿也，治宜桂枝栝蒌葛根汤，便秘宜大承气，二症通用小续命。"

《简明医彀·卷之二·伤寒·变证》："有汗名柔痉，加桂枝、白术；无汗名刚痉，加麻黄、苍术。如脚挛咬牙，皆里热，承气汤下。"

《伤寒论翼·卷上·痉湿异同第六》："其势弱奥，故名柔痉。病因于内，当滋阴以和内。要知属风之痉，不因风而因热；属湿之痉，不因湿而因燥。治风君葛根，治湿君栝蒌根者，非以治风，实以生津；非以治湿，实以润燥耳。"

《张氏医通·卷六·诸风门·痉》："柔痉自汗恶风，四肢不收，闭眼合面，或时搐搦，脉来迟濡弦细，桂枝汤加栝蒌。"

《不居集·上集卷之十五·咳嗽纲目》："治柔痉，白术汤加芪、术、桂心。"

《感症宝筏·卷之三 伤寒变证·痉》："当审

其风湿甚者,则有汗(风为阳邪,与湿合则有汗)而为柔痓;风寒甚者,则无汗(寒为阴邪,虽有风亦无汗)而为刚痓。《金匮》法以栝蒌桂枝汤(治风)治太阳柔痓,以葛根汤(风寒同治)治太阳刚痓,以大承气汤(下其里热)治阳明剧证。《金鉴》法均以小续命汤(统治六经风证)为主治,刚痓去附子,柔痓去麻黄,表实去参、附加二活(疏表),里实去参、附加硝黄(攻里)。"

《医学指要·卷六·小儿征病说》:"今人所云慢惊即伤寒门中柔痓,柔痓本属阴症,因于胎元不足,有发热不发热者,有口渴不口渴者,反张抽掣较刚痓差缓,宜遵反治,急须分经温补,先救脏真,则痰搐寒热可不治而自愈矣。"

《类证治裁·卷之五·痓症论治》:"仲景以葛根汤治刚痓,杜太阳项强,渐成阳明胸满之势也。以栝蒌桂枝汤治柔痓,润太阳既耗之液,使经气通,散风行湿也。以大承气汤治里症,以热邪入内,故直攻其胃而邪散也。"

《医学入门·外集卷三·(病机)外感·伤寒》:"柔痓二三日不瘥,汗多厥冷,筋脉拘急者,附子防风汤;时发时止,危者,附术散。"

3. 产后痓证论治

《仁斋直指方论·卷之二·证治提纲·发痓详证》:"庐江刘宝云:《产宝》所载方药甚详,独无产后中风、角弓反张一证。按产后中风,因怀胎时多啖生冷,脾胃受湿,复经乳卧之后,津液内竭,履地太早,脱着不时,以致风邪乘虚入于足太阳之经。其证发热头疼,或时不热,喘息痰咳,言语不伦,渐觉牙关紧急,十指微动,如摸物之状。加以项背强直,或哑或叫,目睛直视,肠滑不禁,身如反弓,转侧不仁,如此十无一生,《活人书》谓太阳发痓是尔。凡产后初得发热,常须审视,若唇急舌謇,手指微动,便以中风药品急治之。用药归荆汤、独活酒,附在湿门。独荆散、防风散、续命汤,见附妇人方中,男女通用。"

《证治准绳·杂病第五册·诸风门·痓》:"产后痓:《良方》云:产后汗多变痓,因气血亏损,肉理不密,风邪所乘。其形口噤背强如痫,或摇头马嘶,不时举发,气息如绝,宜速灌小续命汤。若汗出两手拭不及者,不治。《千金》治产中风,口噤面青,手足急强,用竹沥一升,分为五服,微温,频服大效。娄全善云:小续命汤、举卿古拜散、大豆紫汤,皆治产后痓,太阳、厥阴药也。邪实脉浮弦有力者固宜,但产后血气大虚之人,不宜轻发其表,第用防风当归散治之为妙。薛氏云:产后痓,由亡血过多,筋无所养,与伤寒汗下过多,溃疡脓血大泄,皆败证也,急以十全大补汤,如不应,急加附子。"

《景岳全书·卷之三十九人集·妇人规(下)·产后类》:"(产后发痓)凡遇此证,速当察其阴阳,大补气血,用大补丸煎或理阴煎,及十全大补汤之类,庶保其生。若认为风痰,而用发散消导等剂,则死无丸矣。"

《绛雪丹书·产后上卷·产后诸症总论·类中风论》:"凡产(后)偶尔口噤牙关紧急,手足筋脉挛搐,状似中风亦类痓痫者,不可竟作中风、痓痫治,若妄用逐风消痰之剂,是重虚产妇也。盖产妇气血暴竭,百体少血濡养而然也,虽痰泛上以末治之。夫冲脉为脉之海,若血脉流利坚滑强劲,则关节自然轻利矣,当先服生化汤以旺新血;如见危症,三帖后急服人参益气以救血脱可也;如有痰有火,少佐橘红、砂仁、茯苓、竹沥、姜汁,然黄连、知柏不可并用,恐太寒也。"

《医门法律·卷四·热湿暑三气门·三气门方》:"凡治产后痓病,妄称产后惊风,轻用镇惊之药者,立杀其妇。此庸工所当知警者也。产后血舍空虚,外风易入,仲景谓新产亡血,虚多汗出,喜中风故令病痓。后贤各从血舍驱风,成法可遵。非甚不肖者,必不妄用镇惊之药,不似小儿惊风之名,贻害千古,在贤智且不免焉。兹约通国共为厉禁,革除'惊风'二字,不许出口入耳。凡儿病发热昏沉,务择伤寒名家,循经救治,百不失一。于以打破小儿人鬼关,人天共快也。"

《女科经纶·卷六·产后证下·产后成痓不可同伤寒例治》:"薛立斋曰:仲景云,伤寒有汗为柔痓,用桂枝汤。无汗为刚痓,用麻黄汤。产后得此,血气俱虚,败证不可与伤寒例看,丹溪云产后当大补气血为主,多服参、芪、附子。中风乃虚极之象,固其本元,诸病自退。"

《女科经纶·卷六·产后证下·产后病痓属阴虚内热生风》:"痓者,劲也。去血过多,阴气暴虚,阴虚生内热,热极生风,故外现风证。其实血不足,无以养筋所致。足厥阴肝经大虚之候,宜益阴补血,清热则愈。"

《辨证录·卷之七·痉痓门》:"妇人新产之后,忽然手足牵搐,口眼㖞斜,头摇项强,甚则角弓反张,人以为产后惊风,谁知是亡血过多而成痉乎。产后旧血已亏,新血未长,血舍空虚风尤易入。原不必户外之贼风也,即一举一动,风自内生。觉两腋之间阴寒逼人,一不慎而风入之矣。然风因虚而入,补虚而风即能出也。第补虚之法,血亡不能速生,而气怯则宜急补,补气则血尤易生,血生而风不能存。故血舍驱风,尚非正治,矧纯用镇惊之药耶。"

《医学心悟·卷五·妇人门·汗多变痉》:"产后汗出不止,皆由阳气顿虚,腠理不密,而津液妄泄也,急用十全大补汤止之;如不应,用参附、芪附、术附等汤;若病势危急,则以参、芪、术三汤合饮之。如或汗多亡阳,遂变为痉,其症口噤咬牙,角弓反张,尤为气血大虚之恶候。更当速服前药,庶可救疗。或问:无汗为刚痉,有汗为柔痉,古人治以小续命汤者,何也?答曰:此外感发痉也,病属外感则当祛邪为急。若产后汗多发痉,此内伤元气,气血大亏,筋无所养,虚极生风,借非十全大补加附子,安能敛汗液,而救此垂危之症乎?且伤寒汗下过多,溃疡脓血大泄,亦多发痉,并宜补养气血为主,则产后之治法更无疑矣。甚矣!察证宜明,而投剂贵审也。"

《医学心悟杂症要义·汗多变症》:"产后汗出不止,皆由阳气顿虚,腠理不密,而津液妄泄也,急用十全大补汤止之。如不应,痉者强也,脊背太阳两大筋强硬,项不能转摇也,在杂症中为太阳液虚,法用花粉、桂枝,若口噤咬牙,角弓反张,自是风症,与痉病原不能涉。此篇所论产后之痉,乃血虚不能养筋,血枯则生内风,自是一串之症,不妨则为一篇。但病名未分,后学难以认病,当名之曰因虚成痉,痉重生风,则一目了然矣;自以大补气血为主,更以养筋柔筋为要,附子大能伤阴,血煎而愈耗,筋烁而益枯,不可轻用!谨遵各书治刚痉大意,参以产后用药之法,拟药以俟高明。二日内痉而未生风者,熟地、当归、阿胶、黑芝麻、生杜仲、猪脊髓、本人头发灰;三日之内加人参,已生风者加鱼鳔,五日之内加黄芪,六日之外用十全大补汤加钩藤、羚羊角,无不愈矣。"

《景岳全书发挥·卷三·产后类·产后发痉》:"凡遇此证,速当察其阴阳,大补气血,用大补元或理阴煎,及十全大补之类,庶保其生。若认为风痰,而用发散、消导等剂,则死无疑矣。要察色辨症。若血燥血枯,津液耗亡者,面色必白而无神,脉息细小,胸膈无滞,神气倦怠,方可用补。若面色带红,神气不倦,胸膈不舒,脉息有力,当以顺气豁痰舒肝为主,不可概作虚治以误人。"

《杂症会心录·妇人杂症·产后变痉》:"夫血液枯涸,大伤冲任二脉,而督脉在背,亦少柔和,因产后而重虚其虚,反有类伤寒太阳发痉之大实症耳。治法责在肝肾,阴阳两救,阴虚者人参六味汤,阳虚者加参生化汤或十全大补汤,大剂投之,俾真气流转,精血相通,筋脉得以滋润,而恶症始退。"

《资生集·卷六·中风·产后成痉不可同伤寒例治》:"薛立斋曰:仲景云,伤寒有汗为柔痉,用桂枝汤;无汗为刚痉,用麻黄汤。产后得此,血气俱虚,败证不可与伤寒例看。丹溪云:产后当大补气血为主,多服参、芪、附子。中风乃虚极之象,固其本元,诸病自退。"

《资生集·卷六·中风·产后病痉属阴虚内热生风》:"缪仲淳曰:产后血虚,角弓反张,病名曰痉。痉者,劲也。去血过多,阴气暴虚,阴虚生内热,热极生风,故外现风证。其实阴血不足,无以养筋所致,足厥阴肝经大虚之候,宜益阴补血清热则愈。"

《产论翼·救痉》:"此小产后,角弓反胀者,救之之术,凡遇此症,须急走就其右边而立,以左膝抵妇背后,右足之跗当妇右膝前,俯身左手托妇左肩,以右手大次二指,强按妇不容穴,医仍自退其右脚,以其脚指与膝头着地,后踵承右臀下,而屈折坐,是时就其坐势齐时,两手仍前势以引妇身,使与己身相贴依,而欹卧之,急别使人引伸其两脚。以此术折其反张之势,再不复发,但医抵其背后之脚,要犹着其背后,不相离暂时焉。"

《验方新编·卷二十·妇科产后门·产后类中风痉症》:"产后气血暴竭,少血养荣,忽然口噤牙紧,手足筋脉拘挛,症类中风。又或汗多而类症,口噤不开,背强而直,身忽反张,气息如绝,虽虚火上泛有痰,皆当以末治之,勿用治风消痰之药以重虚产母,但服生化汤以生旺新血,自能清利关节,所谓血旺风自灭;或用滋味活络汤,兼服天麻丸。若见危症,即多用人参以救血脱。如有痰有火,少佐麦冬、橘红等味,竹沥、姜汁亦宜少加,芩、连、柏,断不宜用。"

《杂病广要·外因类·痉》:"产后角弓反张及诸风病,不得用毒药,惟宜单行一两味,亦不得大发汗,特忌转泻,吐利必死无疑,大豆紫汤,产后大善。(《千金》)

产妇汗多,或因怒厥,皆成此病。(《三因》)

产后汗出多变痉,亦令服续命汤,此又难信。既汗多,如何更服麻黄、官桂、防己、黄芩辈,不若大豆紫汤为佳,《太医局方》大圣散亦良药也。(同上)

凡产后发热,若舌謇唇急,手指微动,便急作风痉疗之。(《活人总括》)

产后去血过多发痉者,以六合汤主之。(《原病集》)([按]此系四物汤加羌活、秦艽、防风)

产后发痉,因去血过多,元气亏极,或外邪相搏。其形牙关紧急,四肢劲强,或腰背反张,肢体抽搐。产后患之,实由亡血过多,筋无所养而致。大补血气,多保无虞,若攻风邪,死无疑矣。(《女科撮要》)"

《郑氏家传女科万金方·产后门·产后二十一论》:"产后汗多变痉,不可服续命汤,因内有麻黄、桂枝、黄芩、防己等药,能发汗也,不若大豆紫汤为佳。太医《局方》大圣散亦良药也。又云:凡刚、柔二痉,小续病汤可加减与之,若柔痉自汗者,有去麻黄加葛根之说。"

4. 妊娠痉证论治

《赤水玄珠·第二十二卷·妊娠风痉子痫》:"生生子曰:风痉乃外邪从太阳而入,有刚柔之分,当从仲景法于伤寒门中求治。子痫乃痰涎所致,是内脏所生,治当分别。薛氏曰:若心经风热,用钩藤汤。肝脾血虚,加味逍遥散。肝脾郁怒,加味归脾汤。气逆痰滞,紫苏饮。肝火风热,钩藤散。脾郁痰滞,二陈、姜汁、竹沥。若兼症相杂,看所兼重轻分治。"

《证治准绳·杂病第五册·诸风门·痉》:"妊娠痉:多由风寒湿乘虚而感,皆从太阳经治之。(恐仍当如前例,分六经表里)薛氏云:若心肝风热,用钩藤汤。肝脾血虚,加味逍遥散。肝脾郁怒,加味归脾汤。气逆痰滞,紫苏饮。肝火风热,钩藤散。脾郁痰滞,二陈、姜汁、竹沥。"

《济阴纲目·卷之九·胎前门下·风痉》:"《大全》云:妊娠体虚受风,而伤太阳之经络,后复遇风寒相搏,发则口噤背强,名之曰痉。又云:痉,其候冒闷不识人,须臾自醒,良久复作,谓之风痉,一名子痫,一名子冒,甚则反张。薛氏曰:前证若心肝风热,用钩藤汤;肝脾血虚,加味逍遥散;肝脾郁怒,加味归脾汤;气逆痰滞,紫苏饮;肝火风热,钩藤散;脾郁痰滞,二陈、姜汁、竹沥。若兼证相杂,当参照子烦门。"

5. 内伤饮食痉论治

《温病条辨·卷六·解儿难·内伤饮食痉》:"[按]此证必先由于吐泻,有脾胃两伤者、有专伤脾阳者、有专伤胃阳者、有伤及肾阳者,参苓白术散、四君、六君、异功、补中益气、理中等汤,皆可选用。虚寒甚者,理中加丁香、肉桂、肉果、诃子之类,因他病伤寒凉药者,亦同此例。"

6. 风温痉论治

《温病条辨·卷六·解儿难·风温痉》:"乃风之正令,阳气发泄之候,君火主气之时,宜用辛凉正法。轻者用辛凉轻剂,重者用辛凉重剂,如本论上焦篇银翘散、白虎汤之类;伤津液者加甘凉,如银翘加生地、麦冬,玉女煎以白虎合冬、地之类;神昏谵语,兼用芳香以开膻中,如清宫汤、牛黄丸、紫雪丹之类;愈后用六味、三才、复脉辈,以复其丧失之津液。风温咳嗽致痉者,用桑菊饮、银翘散辛凉例,与风寒咳嗽迥别,断不可一概用杏苏辛温也。"

7. 客忤痉论治

《温病条辨·卷六·解儿难·客忤痉》:"按小儿神怯气弱,或见非常之物,听非常之响,或失足落空,跌扑之类,百证中或有一二,非小儿所有痉病,皆因于惊吓也。证现发热,或有汗,或无汗,面时青时赤,梦中吃语,手足蠕动,宜复脉汤去参、桂、姜、枣,加丹参、丹皮、犀角,补心之体,以配心之用。大便结者加元参,溏者加牡蛎;汗多神不宁有恐惧之象者,加龙骨、整琥珀、整朱砂块(取其气而不用其质,自无流弊),必细询病家确有所见者,方用此例。若语涉支离,猜疑不定者,静心再诊,必得确情,而后用药。"

8. 暑痉论治

《温病条辨·卷六·解儿难·暑痉》:"如夏月小儿身热头痛,项强无汗,此暑兼风寒者也,宜新加香薷饮;有汗则仍用银翘散,重加桑叶;咳嗽则用桑菊饮;汗多则用白虎;脉芤而喘,则用人参白虎；身重汗少，则用苍术白虎；脉芤面赤多言，喘喝欲脱者，即用生脉散；神识不清者，即用清营汤加钩藤、丹皮、羚羊角；神昏者，兼用紫雪丹、牛黄丸等；病热轻微者，用清络饮之类，方法悉载上焦篇，学者当与前三焦篇暑门中细心求之。但分量或用四之一，或用四之二，量儿之壮弱大小加减之。痉因于暑，只治致痉之因，而痉自止，不必沾沾但于痉中求之。若执痉以求痉，吾不知痉为何物。"

《重订广温热论·第一卷温热总论·论小儿温热·痉厥》："暑热致痉 症必面赤齿燥，四肢厥冷，手足抽搐，神昏若惊。轻则吴氏清络饮加菊花、钩藤；重则犀羚镇痉汤加瓜霜紫雪丹。神清以后，用竹叶地黄汤，清凉血分，以善其后。"

9. 湿痉论治

《温病条辨·卷六·解儿难·湿痉》："[按]中湿即痉者少，盖湿性柔而下行，不似风刚而上升也。其间有兼风之痉，《名医类案》中有一条云：'小儿吐𫠞欲作痫者，五苓散最妙'；本论湿温上焦篇，有三仁汤一法；邪入心包，用清宫汤去莲心、麦冬，加银花、赤小豆皮一法；用紫雪丹一法；银翘马勃散一法；千金苇茎汤加滑石、杏仁一法；而寒湿例中，有形似伤寒，舌白不渴，经络拘急，桂枝姜附汤一法，凡此非必皆现痉病而后治。盖既感外邪，久则致痉，于其未痉之先，知系感受何邪，以法治之，而痉病之源绝矣，岂不愈于见痉治痉哉！若儿科能于六淫之邪，见几于早，吾知小儿之痉病必少。湿久致痉者多，盖湿为浊邪，最善弥漫三焦，上蔽清窍，内蒙膻中，学者当于前中焦下焦篇中求之。由疟痢而致痉者，见其所伤之偏阴偏阳而补救之，于疟痢门中求之。"

10. 寒痉论治

《温病条辨·卷六·解儿难·寒痉》："仲景先师所述方法具在，但须对证细加寻绎，如所云太阳证体强，几几然，脉沉迟之类，有汗为柔痉，为风多寒少，而用桂枝汤加法；无汗为刚痉，为寒痉，而用葛根汤，汤内有麻黄，乃不以桂枝立名，亦不以麻黄立名者，以其病已至阳明也。诸如此类，须平时熟读其书，临时专加谨慎，手下自有准的矣。风寒咳嗽致痉者，用杏苏散辛温例，自当附入寒门。"

11. 燥痉论治

《温病条辨·卷六·解儿难·燥痉》："但正秋之时，有伏暑内发，新凉外加之证，燥者宜辛凉甘润，有伏暑则兼湿矣，兼湿则宜苦辛淡，甚则苦辛寒矣，不可不细加察焉。燥气化寒，胁痛呕吐，法用苦温，佐以甘辛。"

《金匮启钥（妇科）·卷四·子烦论》："（风痉）更有昏闷不识人，须臾自醒，良久复作，甚者反张，谓之风痉，即子痫、子冒之名。通治以羚羊角散。若心肝风热，加味归脾汤。气逆痰滞，紫苏饮。肝经风热，钩藤散。郁结痰滞，二陈汤加姜汁、竹沥。如此随证施治，其无误也已。"

《重订广温热论·第一卷温热总论·论小儿温热·痉厥》："燥火致痉，皆由温热化燥，液涸动风。症必鼻窍无涕，目干无泪，面色枯憔，神昏痉厥，势最危急。速用犀羚白虎汤，加瓜霜紫雪丹挽救之；或竹叶石膏汤去半夏，重加川贝、竹沥、竹黄、安宫牛黄丸等，亦多获效，病减后余热，或用叶氏养胃汤清养胃阴，或用竹叶地黄汤清凉血分。此皆似惊非惊，为小儿温热症中之最重者也。"

三、寒热虚实论治

寒热虚实是痉证的病理性质，四者又可相互错杂、互相转化。在治疗时需要详辨其虚实寒热，才能于临证时有所权衡与兼顾。

1. 虚实论治

《医学正传·卷之五·痉病》："（丹溪活套）云：昔之所谓刚柔二痉者，当以虚实论之，是也。一属外感，一属内伤。属外感者为刚痉，宜用麻黄葛根汤、栝萎桂枝汤、小续命汤；在里者，大承气汤之类。属内伤者为柔痉，宜用补中益气汤、八物汤、四物汤之类。如以风湿二事分刚柔而治，恐误医者不胜其多；今以虚实分治，其理昭然无疑矣。"

《古今医统大全·卷之三十九·痉证门·治法》："仲景云：汗下过多为坏证。所成如产后因虚致痉。惟宜补血降火，敦土平木，清痰祛湿，随证施治。不可概以湿热内盛，郁遏生风而作痉者，例用散解风寒，而虚虚之误，不可不察也。"

《医学原理·卷之九·痉门·丹溪治痉活套》："痉病与痫相似，但痉比痫尤虚，切不可作风治，纯用风药，盖因气血大虚，挟痰挟火而成。大要宜于补养药中兼治痰火之剂，如参、芪、归、芎、竹沥之类。东垣所谓刚柔之痉，非分风湿立论，其因与急、慢二惊相似，因虚与实之故，一属外感，一属内伤。属外感者，乃实邪，为刚痉，宜麻黄葛根汤、瓜蒌桂枝汤、小续命汤之类选而用之；入里者，大小承气汤之类选而用之。属内伤者，乃虚邪，为柔痉，宜补中益气、八物、四物等汤之类选而用之。前辈惟以风湿分刚柔者，恐未备也。"

《伤寒大白·卷四·痉病》："丹溪有人参、竹沥主治者，此因内伤痉病，血液枯燥，经络不润成之故耳。薛新甫有泻青丸、异功散、六味丸、逍遥散、四物、归脾、三乙承气，家秘用舒筋汤等，此皆内伤痉病，分别虚实补泻，而非外感六淫致痉之条也。"

《订正仲景全书伤寒论注·卷十三·辨痉湿暍病脉证并治篇》："无汗恶风，实邪也，宜葛根汤发之，即桂枝汤加麻黄、葛根，两解太阳、阳明之邪也。"

《伤寒指掌·卷三·伤寒变症·痉》："[邵评]过表汗多，阴液伤耗，筋脉失养而成痉，此是误治后变症，并无风湿外邪。与上条之内因邪致痉者，有虚实之不同，故宜分途施治。上条邪实发痉，故用驱风散邪之方，此因误治伤津血枯，而筋脉拘急，非风非湿，是为虚痉，治当滋液养营，熄风和络为主，切忌驱风散邪之剂。若汗下后、溃疡及新产后，三者皆伤耗血，血虚生风，筋失滋养，以致反张挛搐等症，是虚痉也。治用气血两调，和络化风之法，乃阴虚致痉之正治也。至于复脉救阴，阴回则虚风自熄，痉亦止矣，此阴液亏乏，血不营筋而痉，是内伤虚痉，与上条外感实痉不同，滋液养正治法最合。

按过汗表虚成痉，汗出不止者，桂枝汤加归、芪、人参。产后血虚成痉，归芪建中汤。溃疡去脓血过多，为风所袭成痉者，八珍汤加黄芪、桂枝、川羌、防风。"

《感症宝筏·卷之三 伤寒变证·痉》："过表汗多，阴液伤耗，筋脉失养而成痉，此是误治后变证，并无风湿外邪，与上条之因邪致痉者有虚实之不同，故宜分途施治。上条邪实发痉，故用驱风散邪之方。此因误治伤津血枯，而筋脉拘急，非风非湿，是为虚痉，治当滋液养营、熄风和络为主，切忌驱风散邪之剂。若汗下后、溃疡及新产后，三者皆伤阴耗血，血虚生风，筋失滋养，以致反张挛搐等症，是虚痉也，治用气血两调、和络化风之法，乃阴虚致痉之正治也。至于复脉救阴，阴回则虚风自熄，痉亦止矣。此阴液亏乏、血不营筋而痉，是内伤虚痉，与上条外感实痉不同。滋液养正，治法最合。"

"此承上条汗后、溃疡、新产三证而言。过汗不止，则表虚液脱，阳不附阴而痉，养营固卫治之。产后血虚，血不营筋而痉，调营补气治之。溃疡之后，气血两伤，外风乘虚而入于经脉，则成痉，宜气血两补，略佐化风治之。此与上条，均误治后变症而成虚痉。"

《时方妙用·卷四·妇人科》："一产后感风成痉，口噤，角弓反张，无汗者名刚痉，宜荆芥穗一两，以童便煎灌之，或桂枝汤加葛根三钱。有汗，为柔痉，宜桂枝加栝蒌根三钱，二痉属虚者，以十全大补汤，加柴胡、钩藤、栝蒌、竹沥、姜汁；如汗多，加附子。"

2. 寒热论治

《证治准绳·杂病第五册·诸风门·痉》："神术汤加羌活、麻黄，治刚痉解利无汗。白术汤加桂心、黄芪，治柔痉解利有汗。太阳、阳明加川芎、荆芥穗；正阳、阳明加羌活、酒大黄；少阳、阳明加防风、柴胡根。热而在表者加黄芩；寒而在表者加桂枝、黄芪、附子。热而在里者加大黄；寒而在里者加干姜、良姜、附子。"

四、补气养血

痉证常由于产后失血或汗下太过而伤及气血，因此在治疗时应以补养气血为主。

《伤寒直指·卷十三·类证四·痉》："阳明痉，胸满口噤，卧不着席，挛急齘齿（大承气汤，或防风通圣散去麻黄下之。要察脉有力可下，无力不可下）。少阳痉，往来寒热，或一目斜牵，或一手搐搦（小柴胡加防风汤）。汗下太过，已失血液致筋脉失养，不柔和而痉，无外邪可解者，惟宜补养气血为主（八珍汤加减。脉小虚甚者，加熟附子，或大建中加羌、防）。"

《苍生司命·卷七（贞集）·痉证》："据《内经》以上皆为风湿，惟丹溪独谓属气虚、血虚，兼有痰有火，切不可作风治，纯用风药，宜用参、芪、归、术、白芍、竹沥。外有诸虚之候，如中暑、金疮、跌扑损伤、痈疽脓溃之后、一切伤风去血过多之症、表虚不任风寒皆成痉。此乃虚为本风为标也。治宜大补气血，少加散风行湿，又产后多作筋脉挛急，角弓反张，如痉状，即《要略》云：新产妇有三病,一曰病痓是也。乃血脱无以养筋,宜十全大补汤。又汗多亡阳,亦令作痓,宜黄芪建中汤。"

《证治汇补·卷之三·外体门·痓病》:"有绝无风邪,而筋脉挛急,角弓反张者,此气血虚极,不能养筋也。(《正传》)凡老年气血衰少,夜着风寒,脚腿筋急者,亦血虚也,气虚者,补中益气汤,加竹沥,或六君子汤,加黄芪、附子,血虚者,四物汤,加羌、防,或大秦艽汤。""阳气者,精则养神,柔则养筋,故气虚筋惕,当用参、芪以补之,手得血而能握,足得血而能步,故血虚筋惕,当用归、地以润之。(《汇补》)"

《冯氏锦囊秘录·杂症大小合参卷五·方脉痓痉合参》:"此痓症所以宜补气液而兼散痰火,(张)常以十全大补,少佐附子,行参芪之性以补卫,引归地之性以养荣,则内起之风火潜消,而痓不治自愈矣。"

《张氏医通·卷六·诸风门·痓》:"故治此者,必当先以气血为主,而邪甚者,或兼治邪,若邪微者,通不必治邪,盖此证之所急者在元气,无气复而血脉行,则微邪自不能留,何足虑哉。奈何今人但见此证,必各分门类,而悉从风治,不知外感之风,客邪证也,治宜解散;内生之风,血燥证也,止宜滋补,矧此数者,总由内证,本无外邪。既以伤精败血枯燥而成,而再治风痰,难乎免矣。"

《济世全书·离集卷六·麻木·痓病》:"由去血过多,筋无所养,故伤寒汗下过多,溃疡脓血,大泄,多患之,乃败症也。急以十全大补汤治之,如不应,急加附子,多有攻苏者。"

《叶氏医效秘传·卷一·伤寒纲领·痓病》:"若无汗,恶寒,名刚痓,宜葛根汤。有汗,不恶寒,名柔痓,桂枝加葛根汤。如汗下太过,重亡津液,以致筋脉失养,不柔和而变痓者,又宜补养气血为主。更有产后或金疮,一切去血过多之症,皆能成痓,亦当补养为先。此则似痓而非痓者,岂可一例而用风药误之?"

《感症宝筏·卷之三 伤寒变证·痓》:"若伤寒过表汗多而成痓,乃是伤寒变证,治分两途。盖汗多则血耗干枯、筋无所养而痓作也,非湿非风,不得妄施前药。故凡伤寒汗下后、痈疽溃脓后、妇人新产后,而见身体角弓反张、手足挛搐者,都是气血大亏,液不荣筋所致。《治法汇》均以八珍汤加枸杞、川断、钩藤、桂枝主之,以养筋脉,不可纯作风治。柯韵伯以复脉汤治痓,救阴液也。"

"过表汗多,阴液伤耗,筋脉失养而成痓,此是误治后变证,并无风湿外邪,与上条之因邪致痓者有虚实之不同,故宜分途施治。上条邪实发痓,故用驱风散邪之方。此因误治伤津血枯,而筋脉拘急,非风非湿,是为虚痓,治当滋液养营、熄风和络为主,切忌驱风散邪之剂也。若汗下后、溃疡及新产后,三者皆伤阴耗血,血虚生风,筋失滋养,以致反张挛搐等症,是虚痓也,治用气血两调、和络化风之法,乃阴虚致痓之正治也。至于复脉救阴,阴回则虚风自熄,痓亦止矣。此阴液亏乏,血不营筋而痓,是内伤虚痓,与上条外感实痓不同。滋液养正,治法最合。"

"此承上条汗后、溃疡、新产三证而言。过汗不止,则表虚液脱,阳不附阴而痓,养营固卫治之。产后血虚,血不营筋而痓,调营补气治之。溃疡之后,气血两伤,外风乘虚而入于经脉,则成痓,宜气血两补,略佐化风治之。此与上条,均误治后变症而成虚痓。"

《伤寒广要·卷七·兼变诸证(上)·发痓》:"若汗多亡阳,下多亡阴,致筋脉失养,不柔和而成痓。无外邪可解者,惟宜补养气血(《阐要编》绪论云:十全大补、人参养营、大建中汤选用)。凡阴证脉沉细者,附子汤、芍药甘草附子汤、桂枝加附子汤选用。服药后,汗出身和者,吉;若脉来沉迟,或紧细,而大便自利者,皆死证也痓病,通宜三承气合解毒下之。(《标本》)伤寒疮疡破伤风,与伤寒治法一同,但以凉膈、白虎、承气,临时斟酌用之。(《心要》)"

《类证治裁·卷之五·痓症论治》:"若汗多亡阳,下多亡阴,致筋脉失养,不柔和而成痓,无外邪可解者,惟宜补养气血,十全大补、人参养荣、大建中汤选用。('绪论')([按]明清诸家治痓,不出此例,未知果能相当否,姑存之,以俟后考)常见痓病,多起于产后及伤寒汗下后,气血大亏,不能荣筋,筋强而然。须十全大补,少佐附子,以行参芪之气补卫,引归地之性补荣,妙甚。古方重外感,故用续命等药,今人禀受不同故尔。(《大还》)([按]大补汤加附子治痓,本出《女科撮要》)"

《增订通俗伤寒论·伤寒坏证·伤寒转痓》:"故治此者,必以气血为主,而邪甚者兼治邪。若邪微者,不必治,盖此证所急在元气,元气复,血脉行，则微邪自不能留，何足虑哉。"

《推拿抉微·第一集认症法·五脏所恶》："唐容川曰：肝木主风而即恶风。盖血得和气则流畅，血得邪气则消灼凝结。老人中风，小儿惊风，一切风湿麻木瘙痒痉痫，盖无一不当治肝，即无一不当养血。诚以风乃阴中之阳，血中之气，故为风能鼓荡其气，亦惟血能调养其风。"

五、消痰顺气

若因痰壅气滞而病痉，治疗时则应以消痰顺气之法。

《普济方·卷三百六十七·婴孩诸风门·中风痉病》："治法先与消痰顺气为上，痰消则风止，顺气则神醒，病势稍定，然后审其热之轻重，解利之。热轻者败毒，热重者小柴胡汤。壮热胸满，口噤咬牙而大便秘结，是为内实，大承气下之。得病以来，无汗用麻黄，按方有汗则麻黄汤慎勿用也。其若痰塞气盛，则南星、半夏、茯苓以消其痰，枳实、陈皮、紫苏、木香以顺其气，刚痉为之发汗，柔痉为之解肌，并以小续命汤加减。痰盛搐掣，大便秘结，当以枳壳、大黄、灵脂、甘草利之。小便赤涩，心热狂风，当以辰砂五苓散入灯心行之，既利大肠矣。小便涩而风证乍作，面色乍红，常有拂郁之状何耶？表热表邪犹未解也，人参羌活散加青皮、紫苏、薄荷主之，参苏饮亦可也。"

《张氏医通·卷六·诸风门·痉》："风热痰壅，发痉不省，或只手足搐搦，或只右手足动摇，宜祛风导痰汤。"

六、滋阴养血

痉证常因津血耗伤，筋脉失养所致。因此在治疗时应以滋阴养血为主。

《伤寒论翼·卷上·痉湿异同第六》："项背强几几，是痉之征兆，故用葛根；身体强，是痉状已著，故用栝蒌根；卧不着席，脚挛急，口噤齿龄，是痉之极甚，故用大黄、芒硝。无非取多津多液之品，以滋养阴血，不得与当汗不汗者同例也。"

《灵验良方汇编·卷之下·产后总论》："痉因阴血之亏，毋论刚柔，非滋荣不能舒筋而活络。"

《伤寒指掌·卷三·伤寒变症·痉》："风寒湿邪，留滞经络，未经表汗而发痉，此是外邪实症，可用《金匮》诸方治。若伤寒过表，汗多而成痉，乃是伤寒变症，治分两途，盖汗多则血液干枯，筋无所养，而痉作也，非湿非风，不得妄施前药。故凡伤寒汗下后，痈疽溃脓后，妇人新产后，而见身体角弓反张，手足挛搐者，都是气血大亏，液不荣筋所致。治法汇，均以八珍汤加枸杞、川断、钩藤、桂枝主之，以养筋脉，不可纯作风治。柯韵伯以复脉汤治痉，救阴液也。

[邵评]过表汗多，阴液伤耗，筋脉失养而成痉，此是误治后变症，并无风湿外邪。与上条之内因邪致痉者，有虚实之不同，故宜分途施治。上条邪实发痉，故用驱风散邪之方，此因误治伤津血枯，而筋脉拘急，非风非湿，是为虚痉，治当滋液养营，熄风和络为主，切忌驱风散邪之剂也。若汗下后，溃疡，及新产后，三者皆伤耗血，血虚生风，筋失滋养，以致反张挛搐等症，是虚痉也。治用气血两调，和络化风之法，乃阴虚致痉之正治也。至于复脉救阴，阴回则虚风自熄，痉亦止矣。此阴液亏乏，血不营筋而痉，是内伤虚痉，与上条外感实痉不同，滋液养正治法最合。

[按]过汗表虚成痉，汗出不止者，桂枝汤加归、芪、人参。产后血虚成痉，归芪建中汤。溃疡去脓血过多，为风所袭成痉者，八珍汤加黄芪、桂枝、川芎、防风。"

《伤寒法祖·卷上·痉湿异同第六》："夫痉本有由来，一经妄治，即奇形必见，项背强几几，是痉之征兆，故用葛根；身体强，是痉状已著，故用栝蒌根。卧不着席，脚挛急，口噤齿龄，是痉之极甚，故用大黄、芒硝。无非用多津多液之品，以滋养阴血，不得与当汗当下者同例也。观伤寒脉浮自汗，心烦恶寒，而见脚挛急，是痉势已成，须当滋阴存液，不得仍作伤寒主治，故与桂枝汤则厥，与芍药甘草汤，其脚即伸，此明验矣。第以表症未除，不得用承气，若谵语者少与调胃承气，是又与不着席者与大承气，同一机毂也。凡痉之为病，因外邪伤筋者少，因血虚筋急者多，如误作风治，用辛散以助阳，则真阴愈虚，因燥剂以驱风，则血液愈涸，故痉得之暴起者少，妄治而致者多，虚而不补，不死何待。非参苓归地，调和荣卫，未易奏捷也。"

七、利湿清热

《医述·卷十二·杂证汇参·痉》："湿热证，三四日，口噤，四肢牵引拘急，甚则角弓反张，此湿热侵入经络脉隧中，宜地龙、秦艽、灵仙、滑石、丝瓜藤、海风藤、川连。湿热证，壮热口渴，舌黄或焦红，发痉，神昏，谵语或笑，邪灼心包，营血已耗，宜犀角、羚角、连翘、生地、元参、钩藤、银花露、鲜菖蒲、至宝丹。湿热证，发痉神昏笑妄，脉洪数有力，开泄不效，湿热蕴结胸膈，宜凉膈散。若大便不通，热邪闭结肠胃，宜仿承气微下之例。"

八、熄风镇痉

《温热逢源·卷下》："（伏温化热内陷手足厥阴发痉厥昏蒙等证）痉掣搐搦，肝风升扰者，加用羚羊角、钩藤、石决明之类。"

九、痉证六经论治

痉证据其症状不同而有六经之异，古人对此多有总结，其理法方药较为实用。

《伤寒直指·卷十三·类证四·痉》："阳明痉，胸满口噤，卧不着席，挛急龂齿（大承气汤，或防风通圣散去麻黄下之，要察脉有力可下，无力不可下）；少阳痉，往来寒热，或一目斜牵，或一手搐搦。（小柴胡加防风汤），汗下太过，已失血液致筋脉失养，不柔和而痉，无外邪可解者，惟宜补养气血为主（八珍汤加减。脉小虚甚者，加熟附子，或大建中加羌、防）。"

《证治准绳·杂病第五册·诸风门·痉》："神术汤加羌活、麻黄，治刚痉解利无汗。白术汤加桂心、黄芪，治柔痉解利有汗。太阳阳明加川芎、荆芥穗。正阳阳明加羌活、酒大黄。少阳阳明加防风、柴胡根。"

《医门法律·卷四·热湿暑三气门·痉病论》："诚以仲景论痉病，所举者太阳一经耳。后之治此病者，谓太阳行身之背，故颈项强，背反张，属在太阳，而用《金匮》桂枝葛根二方。茫不应手，每归咎仲景之未备，不思外感六淫之邪，由太阳而传六经，乃自然之行度，邪不尽传即不已，故三阳三阴皆足致痉。仲景之书，通身手眼，虽未明言，其隐而不发之旨，未尝不跃然心目。如太阳之传阳明项背几几，少阳之颈项强，是知三阳皆有痉矣。而三阴岂曰无之？海藏谓三阳太阴皆病痉，独不及少阴厥阴。云背反张属太阳，低头视下，手足牵引，肘膝相构，属阳明。一目或左或右斜视，一手一足搐搦，属少阳。发热脉沉细腹痛，属太阴。以防风当归汤治太阳阳明，发汗过多而致痉者。以柴胡加防风汤治少阳汗后不解，寒热往来而成痉者。虽不及少阴厥阴，然其制附子散、桂心白术汤、附子防风散，意原有在。观其白术汤下云：上解三阳，下安太阴。一种苦心，无非谓传入少阴厥阴必成死证耳。讵知传经之邪，如风雨之来，而画地以限其不至，岂可得乎？况足少阴厥阴之痉，不死者亦多。《灵枢》谓足少阴之经筋，循脊内侠膂，上至顶与足太阳筋合，其病在此，为主痫瘈及痉。在外阳病者不能俯，在内阴病者不能仰。是则足少阴之藏，与足太阳之府，两相连络，而以不能俯者，知为太阳主外；不能仰者，知为少阴主内，其辨精矣。《素问》亦谓太阳者，一日而主外，则二日阳明，三日少阳之主外，从可识矣。少阴主内，则太阴、厥阴之主内，从可识矣。仲景之以头强脊强不能俯者，指为太阳之痉，原以该三阳也。而其以身蜷足蜷不能仰者，指为少阴之痉，以该三阴。实所谓引而不发，跃然心目者也。《素问》谓肾病者善胀，尻以代踵，脊以代头，形容少阴病俯而不能仰之状更著。海藏谓低头视下，肘膝相构，正不能仰之阴病，反指为阳明之痉，立言殊有未确。况仲景谓少阴病下利，若利自止，恶寒而蜷卧，手足温者可治。又谓少阴病，恶寒而蜷，时自烦，欲去衣被者可治，言可用温以治之也。然仲景于太阳证，独见背恶寒者，无俟其身蜷，亟已从阴急温，而预救其不能仰。于少阴证而见口燥咽干，及下利纯清水者，无俟项背牵强，亟已从阳急下，而预救其不能俯。"

《张氏医通·卷六·诸风门·痉》："若一边牵搐，一眼喎斜者，属少阳，及汗后不解，乍静乍乱，直视口噤，往来寒热，小柴胡加桂枝、白芍。足三阴痉，俱手足厥冷，筋脉拘急，汗出不止，项强脉沉，厥阴则头摇口噤，芪附汤加当归、肉桂；太阴则四肢不收，术附汤加甘草、生姜；少阴则闭目合面，参附汤加甘草、干姜。古法，用附子散通治三阴诸痉，多汗，去川芎、独活，加黄芪、当归。"

十、痉证据舌脉论治

望舌、切脉乃中医常用诊法，对于疾病辨证具有重要作用。临证治疗痉病时，应参合舌脉，查其虚实。

《证治准绳·杂病第五册·诸风门·痉》："及

守仲景方者,但知刚痉用葛根汤,柔痉用桂枝加葛根汤。而不解《金匮》于柔痉之脉沉迟者,在桂枝汤不加葛根而加栝蒌根。盖用葛根,不惟取其解肌之热,而取其体轻、可生在表阳分之津,以润筋之燥急。今因沉迟,沉乃卫气不足,故用桂枝以和之,迟乃荣血不足,故用栝蒌根,其体重、可生在表阴分之津,此仲景随脉浮沉,用药浅深之法也。至于太阳传入阳明,胸满口噤,卧不着席,脚挛龂齿者,与大承气,亦可见治痉,与伤寒分六经表里,无纤毫之异矣。至若所谓太阳病,发汗太过,及疮家不可汗而汗之,因致痉者;太阳病,发热脉沉细而病痉者;病者身热足寒,颈项强急,恶寒,时头热面赤,独头动摇,卒口噤背反张;若发其汗,寒湿相得,其表益虚,即恶寒甚,发其汗已,其脉如蛇者;暴腹胀大为欲解,脉如故,反伏弦为痉者,皆不出方言治。虽然,能识疗伤寒随机应变之法,则无患方之不足用也。"

《感症宝筏·卷之三 伤寒变证·痉》:"此痉病之属阳明瘀热者,阳明之筋起于足,结于跗,阳明之脉入齿中,挟口环唇,循喉下膈。阳明热极,故见是诸症。用大承气涤其热以救其阴,亦急下存阴之治也。此证初病在太阳,仅背项强直,若不早治,则转入阳明而病更剧。脚挛齿龂者,以阳明之脉起于脚而络于齿也。承气是下其热,非下其食也。乃治阳明热盛之痉,用大承气汤。然'可与'二字甚活,临证酌而用之,初非定法也。"

十一、外治法

除了汤药外,治疗痉证尚有熨法、敷法、洗法、灸法等一些外治方法,具有确切疗效。

1. 熨法

《五十二病方·伤痉》:"痉者,伤,风入伤,身信(伸)而不能诎(屈)。治之,熰(熬)盐令黄,取一斗,裹以布,卒(淬)醇酒中,入即出,蔽以布,以熨头。熬则举,适下。为□裹更(熨,熨)寒,更熰(熬)盐以熨,熨勿绝。一熨寒汗出,汗出多,能诎(屈)信(伸),止。熨时及已熨四日内,□□衣,毋见风,过四日自适。熨先食后食次(恣)。毋禁,毋时。"

《五十二病方·婴儿索痉》:"索痉者,如产时居湿地久,其育(肓)直而口扣,筋□(挛)难以信(伸)。取封殖土治之,□□二,盐一,合挠而蒸(蒸),以扁(遍)熨直□(肓)挛筋所。道头始,稍□手足而已。熨寒□□复烝(蒸),熨干更为。"

《医心方·卷第三·治风痉方第五》:"《效验方》治风痉身强方:蒸大豆,熨之。(《千金方》同之)又方:蒸鼠壤土,熨之取汗。《本草稽疑》治风痉方:蒸蚕砂,熨之。"

2. 敷法

《五十二病方·伤痉》:"治黄黔(芩)、甘草相半,即以蕝膏財足以煎之。煎之沸,即以布足(捉)之,予(抒)其汁,□敷□。"

《普济方·卷三百三·金疮门·金疮中风水及痉》:"豆淋酒治金刃伤破见骨,中风口噤。用大豆炒去腥半熟,勿使大熟五升,粗捣筛,蒸一馈顷,倾出盆中,以酒一斗五升淋之,绞去滓,每温服五合至七合,日二夜一,衣覆微汗出,别研生杏仁膏敷于疮上,若脑髓出者难救。"

3. 灸法

《金匮玉函经·卷第二·辨痉湿暍第一》:"脊强者,五痉之总名,其证卒口噤,背反张而瘛疭,诸药不已,可灸身柱、大椎、陶道。"

《太平圣惠方·卷第六十八·治金疮中风痉诸方》:"治金疮中风痉,口噤不语方。上取蔓荆子一升,净淘过,捣令极烂,以手撮为炷,以灸疮上三两度,热彻后即瘥矣。"

"上取茛菪根,可疮大小,截令平,如无大者,并缚数根截之,补疮为限。猪脂半两,盐末一鸡子大,相和。于火上温之,令膏盐相得,不用过热,热即伤肉。分为两炷,以暖疮上,冷即易之,以瘥为度。"

"治金疮中风痉方:鸡粪二斤(升)炒黄,上以绢袋盛,以好酒五升,浸半日久,温服一中盏,日三服,兼取茛菪根,烂捣作饼子,拓疮上,灸之令热彻有,黄水出即瘥矣。"

《圣济总录·卷第一百三十九·金疮门·金疮中风水及痉》:"治因金疮中风,口噤不能语。法灸:蔓荆子(净洗)一升。上一味,捣令极烂,捏为炷,灸疮上三两炷,热彻即瘥。"

《普济方·卷三百三·金疮门·金疮中风水及痉》:"浸酒方治金疮中风痉。用鸡屎白三升炒黄,以生绢袋盛,入瓷瓶中与酒六升,火煨浸半日,去滓,温服五合,日三夜一,并取茛菪根捣作饼子,当疮上安着,以灸上,热彻,黄水出便瘥。《必效》

酒治金疮中风,角弓反张者。"

4. 针法

《针灸甲乙经·卷七·太阳中风感于寒湿发痉第四》:"风痉身反折,先取太阳及腘中及血络出血。痉,中有寒,取三里。痉,取之阴跷及三毛上及血络出血。痉,取囟会、百会,及天柱、鬲俞、上关、光明主之。痉,目不眴,刺脑户。痉,脊强反折瘈疭,癫疾头重,五处主之。痉,互引善惊,太冲主之。痉,反折,心痛,形气短尻腨涩,小便黄闭,长强主之。痉,脊强互引,恶风时振栗,喉痹,大气满,喘,胸中郁郁,气热,目眩眩,项强,寒热,偃仆不能久立,烦满里急,身不安席,大椎主之。痉,筋痛急互引,肝俞主之。热痉,脾俞及肾俞主之。热痉互引,汗不出反折,尻臂内痛似瘅疟状,膀胱俞主之。痉,反折互引,腹胀腋挛,背中快快,引胁痛,内引心,中膂内,肺俞主之;又刺阳明,从项而数背椎侠脊膂而痛,按之应手者;刺之尺泽,三痏立已。痉,互引身热,然谷谵谵主之。痉,反目憎风,刺丝竹空主之。痉互引,唇吻强,兑端主之。痉,烦满,龂交主之。痉,口噤,互引口干,小便赤黄,或时不禁,承浆主之。痉,口噤,大迎主之。痉,不能言,翳风主之。痉,先取太溪,后取太仓之原主之。痉,脊强里紧,腹中拘痛,水分主之。痉,脊强,口不开,多唾,大便难,石关主之。痉,脊强反折,京门主之。痉,腹大坚不得息,期门主之。痉,上气,鱼际主之。痉互引,腕骨主之。热病汗不出,善呕苦,痉身反折,口噤,善鼓颔,腰痛不可以顾,顾而有似拔者,善悲,上下取之出血,见血立已。痉,身反折,口噤喉痹不能言,三里主之。痉惊互引,脚如结,腨如裂,束骨主之。痉,目反白多,鼻不通利,涕黄更衣(一本作便出血)京骨主之。痉,脊强,项眩痛,脚如结,腨如裂,昆仑主之。痉互折,飞扬主之。"

《黄帝内经太素·卷第三十·杂病·风痉》:"风痉,身反折,先取足太阳及腘中,及血络;中有寒,取三里。"

《类经·二十一卷·针刺类·刺诸风》:"风痉,身反折,先取足太阳及腘中及血络出血;中有寒,取三里。(痉,强直也。身反折,反张向后也。此风证之在膀胱经者,故当取足太阳经穴。腘中,委中穴也。血络,浮浅之络也。皆当刺出其血。若中气有寒,仍当取足阳明之三里,温补胃气而风寒可除也)"

《先哲医话·卷上·华冈青洲》:"痉病初发,必两腮刚强,先与葛根汤,可针于合谷及发际则治。"

5. 涂渍法

《太平圣惠方·卷第六十八·治金疮中风痉诸方》:"生鸡子三枚,乌麻油五合。上件药,煎之稍稠,待冷,即以涂疮上,极妙矣。""治金疮中风痉,致肿方:栎木根皮五斤(锉)。上以水二斗,煎取一斗,去滓,入盐一两,渍肿处效。""疮中风痉,疼痛方:盐二两。上用水一碗,煎令热,以匙抄看冷热,频频淋疮。"

《圣济总录·卷第一百三十九·金疮门·金疮中风水及痉》:"治金疮中风搐搦,角弓反张,莨菪根涂方。上一味,量疮大小,截令平,如无大者,并缚数根,以称疮为度,别以猪脂一合,盐末一鸡子黄大,相和熟煎令如膏,将莨菪根平处蘸膏,温坐疮上,冷即易之,以瘥即止,宜避外风。""牛膝膏,治金疮因风水肿,治暴风口噤金疮。用垣衣酒渍,服之效。"

《普济方·卷三百三·金疮门·金疮中风水及痉》:"以桑灰汁温之,以渍疮良,大治金疮止痛,以灰敷疮上尤妙。"

6. 其他外治法

《圣济总录·卷第一百三十九·金疮门·金疮中风水及痉》:"治金疮中风,蜀椒罨方:蜀椒(生,完用去目)三两。上一味,量疮口大小,用面作馄饨,煻灰中炮令熟,及热开一孔,当疮上罨之,劫引风出,可作数十枚,更番用之,温冷即换。"

"黍瓤方(出《圣惠方》),治金疮肿痛,因中水及中风,仍冲寒露湿气,其肿入腹则杀人,宜熏之,或中狐尿刺。取黍瓤并牛马干粪,及桑条辈,多烟之物,于坑中都烧令烟出,乃以板盖坑上,开板作小孔,以疮口痛处,安孔上熏之,令疮上出汗,乃瘥。"

"艾叶方,治金疮中风,掣痛不仁不随。用艾叶生熟者,令揉团得所,纳瓦甑中,塞诸孔,独留一穴,以通气。熏蒸患处,良久身体自知,立愈。治八九月刺手足,金疮及诸疮中寒露水,冷毒皆杀人。用生竹若桑枝两条,惟得一物,郁着火中,为推引之,令极热斫断之。正以头烓疮口中,热气尽更易一枚,尽此二枚,则疮当烂。乃取薤白捣,以绵裹着热灰中,使极热去绵,以薤白敷疮上,布帛急裹之。"

《医学纲目·卷之十一肝胆部·痉》:"(世)治角弓反张:胞衣瓶内水,鹅毛挑入患人口唇,即愈。"

《普济方·卷三百三·金疮门·金疮中风水及痉》:"疗金疮已中水,及恶露风寒肿痛(出《肘后方》):以盐数合,急抑著疮上,以火灸之,令热透疮中毕;以腊月竹管,插热灰中令烊,以滴入疮中即愈,若无盐用薤白亦良。"

"一方治金疮中风,用煎盐令热,以匙抄沥,取水热洗疮上,冷更著,一日许勿住,取瘥为度。"

"蒲黄方(出《圣惠方》),治金疮中风寒水露,肿痛入腹:用蒲黄并旧青布,纳在小口瓶中,烧取烟熏疮,汁出愈。"

十二、食疗法

《圣济总录·卷第一百三十九·金疮门·金疮中风水及痉》:"治金疮中风,角弓反张,杏仁酒摩方:杏仁(碎研,生用不去皮尖)三斤。上一味,蒸令一馈久,更研令极细,入酒三升,绞取汁。每服五合,日二夜一,汗出慎外风即愈,兼将杏仁酒汁摩疮上。"

"治金刃伤破见骨,中风口噤。豆淋酒方:大豆(炒去腥,半熟勿使太熟)五升。上一味,粗捣筛,蒸一馈顷,倾出盆中,以酒一斗五升淋之,绞去滓。每温服五合至七合,日二夜一,衣覆微汗出,别研生杏仁膏,敷于疮上,若脑髓出者难救。"

十三、治痉禁忌

《伤寒总病论·卷第三·痉湿暍证·痉证》:"痉病不宜大发汗及针灸,宜小汗之。"

《丹溪心法·卷四·痉五十八》:"痉,切不可作风治,兼用风药。大率与痫病相似,比痫为甚为虚,宜带补。多是气虚有火,兼痰,宜用人参、竹沥之类。"

《医方考·卷五·痉门第四十七》:"叙曰:痉,风胜之病也,而寒湿每兼之。然疏风之物不可独用,独用则筋益燥而痉益坚,此养血之品所必加也。方药三考,惟同志者广之。"

《绛雪丹书·产后上卷·产后诸症总论·类中风论》:"凡产(后)偶尔口噤牙关紧急,手足筋脉拏搐,状似中风亦类痉痫者,不可竟作中风、痉痫治,若妄用逐风消痰之剂,是重虚产妇也。盖产妇气血暴竭,百体少血濡养而然也。"

《医门法律·卷四·热湿暑三气门·三气门方》:"凡治痉病,不察致病之因,率尔施治,医之罪也。因者,或因外感六淫,或因发汗过多,或因疮家误汗,或因风病误下,或因灸后火炽,或因阴血素亏,或因阳气素弱,各各不同,不辨其因,从何救药耶?

凡治痉病,不深明伤寒经候脉候,妄肩其任者,医之罪也。不知邪在何经,则药与病不相当。不知脉有可据,则药徒用而无济。故痉病之坏,不出亡阴亡阳两途。亡阴者,精血津液素亏,不能荣养其筋脉,此宜急救其阴也。亡阳者,阳气素薄,不能充养柔和其筋脉;此宜急救其阳也。阴已亏而复补其阳,则阴立尽;阳已薄而复补其阴,则阳立尽。不明伤寒经候脉理,则动手辄错,何可自贻冥报耶?

凡治小儿痉病,妄称惊风名,色轻用镇惊之药者,立杀其儿,此通国所当共禁者也。小儿不耐伤寒壮热,易至昏沉,即于其前放铳呐喊,有所不知。妄捏惊风,轻施镇坠,勾引外邪,深入内藏,千中千死,从未有一救者。通国不为共禁,宁有底止哉!"

《四圣心源·卷七·杂病解下·痉病根原》:"病得于亡汗失血之后,固属风燥,而汗血外亡,温气脱泄,实是阳虚,滋润清凉之药,未可肆用也。"

《伤寒指掌·卷三·伤寒变症·痉》:"又评:《金匮》论痉病十二条,曰风、曰寒、曰热、曰湿,皆是正伤寒之痉,及小儿痫热盛之痉,相去霄壤,其所用之药,皆麻、桂、葛根,若温热暑疫之痉,亦误以此等方治之,其害甚于操刃矣。"

《杂病广要·外因类·痉》:"治法诸说,其治不宜发汗,针灸为嘉。治之以药者,可服葛根汤。(《甲乙经》)痉切不可作风治,兼用风药。(《丹溪》)

盖痉有虚实,治有补泻。倘表邪未尽,误补则躁烦立至;若阴血已亏,误攻而竭绝何堪。今人且不知痉病为何病,而欲其分别表里,补泻得宜,不可得矣。(《病机汇论》)

痉病乃伤寒坏症,小儿得之,犹有愈者,其余则百难疗一,其实者或有因下而得生,虚者竟无治法,《金匮》诸方,见效绝少。(《兰台轨范》)"

《血证论·卷六·痉瘈》："痉者角弓反张……角弓反张者，太阳经病也，无汗用葛根汤，有汗用桂枝加葛根汤。血家病此，多是血燥生风，筋灼而挛，麻桂皆其所忌，前方不中与也，宜四物汤加葛根、防风、荆芥、独活、羚羊角、桑寄生、续断、杏仁治之。"

《重订广温热论·第一卷温热总论·论小儿温热·痉厥》："一见痉瘛，便称惊风，乱投冰、麝、金石，苦寒慓悍毒药，以为开窍镇惊，清热祛风，家传秘法，家藏丸丹，多系如此。又或将'惊'字误作'筋'字之讹，挑筋刺血，强推强拿，其在富贵之家，酿祸尤速。"

【论用方】

一、常用治痉证方论

1. 论一味白术酒

《时方歌括·卷下·滑可去著·一味白术酒》："陈修园曰：白术主治风寒湿三者，今而成痹，而除湿之功，则更大焉，死肌者，湿邪侵肌肉而麻木不仁也。痉者，湿流关节而筋劲急也。疸者，湿乘脾土肌肉发黄也。湿久郁而为热，湿热交蒸，故自汗而热发也；脾受湿则失其健运之常，故食不能消也，白术性能燥湿，所以主之。作煎饵三字，先圣另提，大费苦心以白术之功在燥，而所以妙处，在于多脂，多脂则燥中有润，张隐庵解云，土有湿气，始能灌溉四旁，如地得雨露，始能发生万物，今以生术削去皮，急火炙令热，名为煎饵，遵法修治，则味甘而质润，土气和平，故久服有轻身延年不饥之效。后人用土炒燥，大失经旨，叶天士临症指南，竟用水漂炒黑，是徒用白术之名也，不得不附辩于此。"

2. 论大承气汤

《金匮悬解·卷四·外感杂病·痉》："刚痉为病，阳明上逆，故胸满口噤。脊背反张，故卧不着席。筋脉缩急，故脚挛龂齿（筋脉屈伸，牙齿开合作响，是谓龂齿）。此其土燥胃逆，病在阳明，可与大承气汤，大黄、芒硝，泻其燥热，枳实、厚朴，破其壅塞也。"

3. 论大陷胸丸

《医方考·卷一·伤寒门第二·大陷胸丸》："结胸项强者，胸满硬痛，能仰而不能俯也。有汗项强为柔痉，此虽有汗，其项强乃胸中满实而不能俯，非是中风痉急，故曰如柔痉。不用汤液而用丸剂，何也？汤主荡涤，前用大陷胸汤者，以其从心下至少腹皆硬痛，三焦皆实，故用汤以荡之。此惟上焦满实，用汤液恐伤中、下二焦之阴，故用丸剂以攻之。大黄、芒硝之苦寒，所以下热；葶苈、杏仁之苦甘，所以泄满；甘遂取其直达；白蜜取其润利。"

《长沙方歌括·卷三·太阳方·大陷胸丸》："蔚按，太阳之脉，上循头项，太阳之气，内出于胸膈，外达于皮毛，其治法宜从汗解。今应汗而反下之，则邪气因误下而结于胸膈之间，其正气亦随邪气而内结，不能外行于经脉，以致经输不利，而头项强急如柔痉反张之状。取大黄、芒硝苦咸以泄火热；甘遂苦辛以攻水结；其用杏仁、葶苈奈何？以肺主皮毛，太阳亦主皮毛，肺气利而太阳之结气。"

4. 论小续命汤

《医方考·卷五·痉门第四十七·小续命汤》："痓，痉字之误也。强痉者，坚强而劲直，颈项牵急而背反张。此以风寒湿三者客于太阳，伤其大筋，筋牵而急，故令痉也。然得之风湿者，令人有汗不恶寒名曰柔痉，昔人以桂枝加葛根汤主之是也。得之寒者，令人无汗恶寒，名曰刚痉，昔人以葛根汤主之是也。是方也，有麻黄、杏仁，则可以发表散寒。有桂枝、芍药，则可以解肌驱风。有防风、防己，则可以驱邪胜湿。有人参、甘草，则可以益气柔筋。有川芎、黄芩，则可以和阴去热。乃附子之热，可以温经，而亦可以去湿者也。"

《寿世保元·卷五·痉病》："小续命汤有麻黄、附子、杏仁，可以发表散寒，有桂枝、芍药，则可以解肌驱风，有防风、防己，则可以驱邪胜湿。有人参、甘草，则可以益气柔筋，有川芎、黄芩，则可以和阴去热，乃附子之热，则可以温经，而亦可以去湿者也。"

《汤头歌诀·祛风之剂·小续命汤》："麻黄、杏仁，麻黄汤也，治寒；桂枝、芍药，桂枝汤也，治风。参、草补气，芎、芍养血，防风治风淫，防己治湿淫，附子治寒淫，黄芩治热淫，故为治风套剂。刘宗厚曰：此方无分经络，不辨寒热，虚实虽多，亦奚以为？［昂按］此方今人罕用，然古今风方，多从此方损益为治。"

《时方歌括·卷上·补可扶弱·小续命汤》："陈修园曰：天地之噫气为风，和风则生长万物，疾风则摧折万物，风之伤人者，皆带严寒肃杀之气，故此方桂、芍、姜、草，即伤寒论之桂枝汤；麻、杏、甘草，即伤寒论之麻黄汤。二方合用，立法周到，然风动则火升，故用黄芩以降火，风胜则液伤，故用人参以生液，血行风自灭，故用芎、芍以行血，防风驱周身之风，为拨乱反正之要药，附子补肾命之根，为胜邪固本之灵丹，防己纹如车辐，有升转循环之用，以通大经小络，药品虽多，而丝丝入扣，孙真人询仲景下之一人也。"

5. 论五苓散

《辨证录·卷之七·痉痓门》："五苓散专利膀胱之水。三邪之中，至难去者湿耳。先利其湿，则火随水泄，而风邪无党矣。故少用羌活、桂枝以祛风，则风自易解。况五苓散亦非单利湿之药也，其白术、茯苓原能健脾生胃，今多加为君，则补重而利轻，所以能健功之速。倘少少用之，则攻多于补，反无益矣。"

6. 论至宝丹

《成方便读·卷二·理气之剂·至宝丹》："此方似亦略偏于凉，但不似牛黄、紫雪之过于寒，故其治痧氛、瘴气、蛊毒、水毒。观其用药，亦似乎解毒之功长于开窍，与玉枢丹有两相上下之势。玉枢丹之攻毒，以刚猛之品；至宝丹之解毒，用镇化之功。一则猛，而一则宽，亦在医者之善用耳。方中犀角、牛黄，皆秉清灵之气，有凉解之功；玳瑁、金箔之出于水，朱砂、雄黄之产于山，皆得宝气，而可以解毒镇邪。冰麝、安息，芳香开窍，辟鬼通神，领诸药以成其功，拯逆济危，故得谓之至宝也。"

7. 论回阴散痉汤

《辨证录·卷之七·痉痓门》："此方补肝经之血，而佐之去湿、去火、去风之味，自是正治之法。而又补肾中之火，益之巴戟天何居？正补少阴之谓也。第厥阴之木，非少阴之水不生，何必补肾中之火？讵知汗发亡阳，阳气尽从外泄，肾中已无真火，单用寒凉以祛热，则脾胃不胜其寒矣。巴戟天温肾不至大热，肾温而阳回，肝清而阴足，阴阳和合，内之正气既固，风热湿之外邪不必攻而自破，况原有攻之者乎。此有益无损之治法，又何患厥阴痉症之无传久哉。"

8. 论竹叶汤

《女科要旨·卷三·产后·金匮方论一十一首》："程云来云：症中未至背反张，而发热、面赤、头痛，亦风痉之渐。故用竹叶主风痉，防风治内痉，葛根疗刚痉，桂枝治柔痉，生姜散风邪，桔梗除风痹，辛以散之之剂也。又佐人参生液以养筋，附子补火以致水，合之甘草以和诸药，大枣以助十二经；同诸风济，则发中有补，为产后中风之大剂也。"

9. 论全阴救胃汤

《辨证录·卷之七·痉痓门》："方中资胃中之阴，而不损其胃中之气。玄参去热，葛根去风，茯苓去湿，三邪皆去，而又得人参以生胃，麦冬以生肺，则桃仁不亦可以已乎。不知桃仁最动之味，三邪并入于胃中，而补药多于攻药，则邪得补，而反流连不去，加入桃仁性急之物，补既不滞，而攻亦不缓，始能相济以有成也。"

10. 论安土散

《辨证录·卷之七·痉痓门》："此方以利水之药为君，仍是健脾之药。盖土旺自能制水，况又有利之者乎。此症原是湿邪之难治，单去攻湿，而风与热邪自易吹散，所谓攻邪必攻其坚也。譬如大敌在前，满山遍野俱是贼党，倘止从偏旁掠阵，则贼且全营俱来死斗，反至败衄，不若竟攻中坚，突围直入，捣擒巨魁，则余氛不战而自遁。痉病之重治湿邪，亦正此意，可借敌而作鉴也。"

11. 论如圣饮

《医方集解·祛风之剂第九·如圣饮》："此足太阳、厥阴药也。羌、防、芎、芷、柴胡、甘草辛甘以发散风邪；用乌药者，治风须顺气也；用归芍者，治风先活血也；用半夏、竹沥、姜汁者，风必挟痰也；用黄芩者，风必生热也。柔痉加白术、桂枝，有汗欲其无汗；刚痉加苍术、麻黄，无汗欲其有汗。口齿属阳明，阳明实则口噤、咬牙而便秘，故加大黄以泄胃热也。"

12. 论助肾辟邪丹

《辨证录·卷之七·痉痓门》："此方用防己以治肾中之风，用薏仁、茯苓以去肾中之湿，用玄参、豨莶草以治肾中之热。是风热湿三者均治，何病之不可去哉。夫肾宜补而不宜泻，今去风、去湿、去热，得非泻肾之药乎？然而薏仁、茯苓虽利湿而不损其阴，防己虽去风而不伤其气，玄参、豨莶虽去火而不灭其光,非泻肾而仍是补肾,若单泻而不补则误矣。"

13. 论沉香天麻丸

《医方集解·祛风之剂第九·沉香天麻丸》:"此足厥阴药也。《宝鉴》曰:恐则气下,精怯而上焦闭。以羌活、独活苦温引气上行,又入太阳为引,故以为君;天麻、防风辛温以散之,当归、甘草辛温以补气血之不足,又养胃气,故以为臣;乌、附、益智大辛温,行阳退阴,又治客寒犯胃,肾主五液,入脾为涎,以生姜、半夏燥湿行痰,沉香辛温体重气清,去怯安神,为使。"

14. 论补中益气汤

《辨证录·卷之七·痉痓门》:"夫补中益气汤补气之药,非祛风之剂,乃用之以治痉痓之风,反易奏功者何故乎?盖气虚则风易入也,补其气则正旺,足以祛邪。方中用柴胡原能祛邪也,少用之于补药之中,则能提气以卫正;多用之于补药之中,则能益气以祛邪。故用至三钱,而风难再留矣,何必更借重他药散风之多事哉。世人但知参、归、芪、术之多用以补正,绝不知柴胡多用于参、归、芪、术之中尤易祛邪,余所以持表而出之也。"

15. 论独活汤

《医方考·卷六·妇人门第七十·独活汤》:"产后血气俱虚,易受风寒,风伤乎筋则痉,寒伤乎筋则疼,故令口噤背反。是方也,独活、防风、秦艽、葛根、防己,疏风药也。桂心、附子,驱寒药也。风去则筋不痉,寒去则筋不疼。乃当归者,所以养血于驱风之后。生姜、白术、甘草者,所以调气于散寒之余。必欲养血调气者,产后不忘其虚也。"

16. 论活儿汤

《辨证录·卷之七·痉痓门》:"此方平肝之气以扶其脾胃之土。脾胃之气生,而肺气自旺,足以制肝,何风火之不息哉。或谓肺弱不能制肝,自宜补肺。不知用补肺之药,必用润剂,不又助脾胃之湿乎。痉病正苦湿也,方中用茯苓之多正去其湿,而反可用湿乎?故不若平肝以安肺,不可润肺以害脾胃耳。"

17. 论神术散

《医方集解·发表之剂第二·神术散》:"此足太阳药也。防风辛温升浮,除风胜湿,为太阳主药;苍术甘温辛烈,散寒发汗,辟恶升阳(能升胃中阳气);加甘草者,发中有缓也。([按]神术、白术二汤,乃海藏所制,以代桂枝、麻黄二汤者也。喻嘉言曰:此海藏得意之方,盖不欲无识者轻以麻黄、桂枝之热伤人也,昌明仲景,不得不表扬海藏之功耳)"

18. 论桂枝葛根汤

《伤寒论条辨·痉书》:"此亦桂枝加葛根之六物也,葛根者,阳明经之的药也。以太阳初交阳明,故用桂枝以加葛根。经络明而药物对,理意至而功效奏矣。太阳病,发热,无汗而反恶寒者,名曰刚痉。此以自伤寒而变者言,寒为阴而属水,水寒则冰,故曰刚,坚劲也。与上柔对举而互发,以见阴阳二义,彼此两相反,而寓戒谨致勿误之意,学者不可不知。然无汗不湿,不湿何痉,曰太阳强已微而内隐矣,痉则强之发而外著耳,惊风之急,此刚之讹也。"

19. 论栝蒌桂枝汤

《伤寒论条辨·痉书》:"此桂枝汤加栝蒌根之六物也,汤义见《伤寒论》,盖擅固表之能,神解肌之奥,栝蒌根,消渴而生津,导湿以彻热,肌表解而湿热彻,强不待疏而疏自至矣。"

《古今名医方论·卷二·栝蒌桂枝汤》:"喻嘉言曰:伤寒方中,治项背几几,用桂枝加葛根汤矣。彼之汗出恶风,其邪在表,而此之太阳症,罔不具备,其邪之亦在于表可知也。但以脉之沉迟,知其在表之邪,为内湿所持而不解,即系湿热二邪交合,不当从风寒之表法起见,故不用葛根之发汗解肌,改用栝蒌之味苦入阴,擅生津彻热之长者为君,合之桂枝和营卫养筋脉,而治其痉,乃变表法为和法也。"

《金匮玉函经二注·卷二·痉湿暍病脉证第二》:"谓太阳病,其症备,是何症之备也,大抵太阳经脉,自足上行,循背至头项,此是其所过之部,而为之状者,皆是其症也,考之《伤寒论》,有谓太阳病,项背强几几然,反汗出恶风者,桂枝加葛根汤主之,亦是其一也,正与此同。而少异者,彼以汗出恶风,其脉必浮,此言脉沉迟,必汗不出,不出则亦不恶风,故不加葛根而加栝蒌根,俱是益津和血养筋之剂。彼之几几然,项背强,虽未至于痉,然经脉已拘急,不利于运动。故用葛根之甘行阳,从表分卫中以生津液,和其经脉。沉迟,汗必不出,不出则亦不恶风,则是病在表之荣血分。荣血阴也,其体沉,其行迟,所以脉应其象,外息于寸口,内不养于筋经,故痉强之病作焉。所以栝蒌根味苦入阴,用以生荣血,益阴分津液,养其筋经者为君;桂枝之辛以散,芍药之酸以收,一阴一阳,在里在表者为臣;甘草、姜、枣合辛甘之味,行脾之津液,而和荣卫者为使。立方之旨,其在斯欤。"

《伤寒经解·卷一·太阳经上篇》:"此方即桂枝汤加花粉也。桂枝以治风,花粉以润肺。肺之气化行,则水道通,湿自下逐而和矣。"

《删补名医方论·卷三》:"[集注]喻昌曰:伤寒方中,治项背几几,用桂枝加葛根汤矣。彼之汗出恶风,其邪在表,而此之太阳证,罔不具备,其邪之亦在于表可知也。但以脉之沉迟,知其在表之邪为津液内竭所召,不当从风寒之表法起见,故不用葛根之发表解肌,改用栝蒌根之味苦入阴,擅生津液之长者为君,加之桂枝和营卫,养筋脉而治其痉,乃变表法为和法也。然既君以栝蒌根当增之,桂枝为臣当减之。"

《金匮悬解·卷四·外感杂病·痉》:"太阳病,颈项强急,发热恶寒,汗出,中风之证具备,身体强硬,几几不柔,脉反沉迟,此为柔痉。栝蒌桂枝汤,姜、桂达经气而泻营郁,甘、枣补脾精而滋肝血,芍药、栝蒌清风木而生津液也。"

《金匮方歌括·卷一·痉湿暍病方·栝蒌桂枝汤》:"[犀按]痉是血虚筋燥为病,言湿者,是推其未成痉之前,湿气挟风而郁成内热也。本条云,太阳症备脉反沉迟者,此沉迟乃血虚所致,非脏寒症也,故以桂枝汤和营卫以祛风,加栝蒌根则清气分之热,而大润太阳既耗之液,则经气流通,风邪自解,湿气自行,筋不燥而痉愈矣。[又按]方中姜、桂合甘、枣为辛甘化阳,芍药合甘、枣为苦甘化阴,阴阳和则得微汗而邪解矣。啜粥则又资阳明之谷气以胜邪,更深一层立法。但项背几几脉浮数者,为风淫于外而内之津液未伤,故加葛根以宣外;脉沉迟者,为风淫于外而内之津液已伤,故加栝蒌根以滋内,以栝蒌根苦寒润燥之功大也。《内经》云:肺移热于肾,传为柔痉,庞安常谓此方栝蒌根不主项强几几,其意以肺热不令移于肾也,此解亦超。"

《金匮要略广注·卷上·痉湿暍病脉证第二》:"桂枝汤,中风解肌方也,桂枝行阳,芍药养荣,甘草和中,生姜、大枣行脾之津液而和荣卫。加栝蒌根者,以其能生液润枯,荣筋彻热,为身体强急者所宜也。太阳病,无汗而小便反少,气上冲胸,口噤不得语,欲作刚痉,葛根汤主之。"

20. 论救产止痉汤

《辨证录·卷之七·痉痓门》:"此方即佛手散之变,大补其气血之虚,加之人参则气更旺矣。气旺而邪不敢敌。况有荆芥引血归经之药,血既归经,而邪何能独留?况荆芥原能祛邪,而不损正气,故可两用之,以出奇耳。倘不补气血,惟事祛风,则血舍更空,风将直入,是立杀其妇矣,可不慎哉。"

21. 论葛根汤

《医方考·卷一·伤寒门第二·葛根汤》:"风寒伤经络之经,则所过但痛而已,未至于强;风寒伤筋骨之筋,则所过筋急强直而成痓。痓,痉字之误也。曰刚痓者,无汗之名也。《本草》云:轻可去实。葛根、麻黄,形气之轻者也。此以风寒表实,故加二物于桂枝汤中。又,太阳与阳明合病,必自下利。下利,里证也,今之庸医皆曰漏底伤寒,不治,仲景则以此方主之。盖以邪气并于阳,则阳实而阴虚,阴虚故下利也。与此汤以散经中表邪,则阳不实而阴气平,利不治而自止也。斯妙也,惟明者知之。"

《伤寒论条辨·痉书》:"麻黄散太阳之表,葛根解阳明之肌,桂枝主营卫之和,则强自释而痉自定矣。"

《伤寒论纲目·卷五·痉》:"药用桂枝全方加葛根、麻黄,风寒兼治也。然足阳明脉起于鼻交頞中,旁纳太阳之脉,故自太阳而侵及阳明,势将头项强不已,而渐胸满,特以葛根主之,以杜兼并之势,为无汗刚痉主方,且桂枝原能治冲气也。"

《古今名医方论·卷二·葛根汤》:"柯韵伯曰:此症身不疼,腰不痛,骨节不疼,不恶寒,是骨不受寒矣;头项强痛,下连于背,牵动不宁,是筋伤于风矣;不喘,不烦躁,不干呕,是无内症;无汗而恶风,病只在表;若表病而兼下利,是表实里虚矣。比麻黄、青龙二症较轻,然几几更甚于项强,而无汗不失为表实,但脉浮不紧,是中于鼓动之阳风,故于桂枝方加麻黄倍葛根以去实,小变麻、桂之法也。葛根味甘气凉,能起阴气而作汗,开腠理而解表,故以为君;寒热俱轻,桂、芍俱减;麻黄助桂、姜以开表;大枣助甘、芍以调内。故用以治表实,而表邪自解;不必治里虚,而下利自瘳,与大青龙治表里俱实者径庭矣。盖葛根禀气轻清，而赋体厚重，轻以去实，重以镇动，厚以固里，惟表实里虚者宜之，胃家实者非所宜也。故仲景于阳明经中不用葛根，东垣定为阳明经药，易老云未入阳明者不可便服，岂二老未读仲景书乎？要知葛根、桂枝俱是解肌和里之剂，故有汗无汗，下利不下利俱可用，与麻黄之专于发表者不同耳。"

《金匮玉函经二注·卷二·痉湿暍病脉证第二》："按《伤寒论》中有太阳病，项背强几几，无汗恶风，葛根汤主之。注曰：轻可去实，以中寒表实，故加麻黄葛根以祛风，桂枝汤以和表也。今以小便反少，气上冲胸，口噤不能语，欲作刚痉者，亦用之何也？盖太阳欲入传阳明，然阳明不受邪，故气逆上冲胸，而阳明筋脉内结胃口，外行胸中，过人迎，环唇口，以其经多气多血，胸中肺部也，上焦主分布津液，行水道今太阳与阳明热并胸中，故水道不行则小便少，津液不布则无汗，人迎在结喉两旁，近会厌发声机关之处，由阳明所过筋脉，遇所并之热，遂挛急牵引，以口噤不能语，欲作刚痉，胸中近表，论其在上则属太阳，论其居前则属阳明，宜乎是方治其两经之病也。何以言之？盖葛根本阳明经药，能生津出汗，行小便，解肌，易老云，太阳初病，未入阳明，不可便服葛根，是引贼破家也。又云，用此以断太阳之路，即是开发阳明经气，以却太阳传入之邪也，故仲景治太阳、阳明合病，桂枝汤加麻黄、葛根也痉为病。"

《伤寒经解·卷一·太阳经上篇》："寒湿伤筋，筋属风木，故主桂枝汤以养筋；加葛根以祛湿，麻黄以散寒。寒湿散而筋平，痉自安矣。"

《金匮要略心典·卷上·痉湿暍病脉证治第二》："太阳病，无汗而小便反少，气上冲胸，口噤不得语，欲作刚痉，葛根汤主之。无汗而小便反少者，风寒湿甚，与气相持，不得外达，亦并不下行也，不外达，不下行，势必逆而上冲，为胸满，为口噤不得语，驯至面赤头摇，项背强直，所不待言，故曰欲作刚痉，葛根汤，即桂枝汤加麻黄、葛根，乃刚痉无汗者之正法也。按痉病多在太阳、阳明之交，身体强，口噤不得语，皆其验也，故加麻黄以发太阳之邪。加葛根兼疏阳明之经，而阳明外主肌肉，内主津液，用葛根者，所以通隧谷而逐风湿，加栝萎者，所以生津液而濡经脉也。"

《删补名医方论·卷六》："[注]是方也，即桂枝汤加麻黄、葛根。麻黄佐桂枝发太阳营卫之汗，葛根君桂枝解阳明肌表之邪。不曰桂枝汤加麻黄、葛根，而以葛根命名者，其意重在阳明，以呕利属阳明多也。二阳表急，非温服覆而取汗，其表未易解也。或呕或利，里已失和，虽啜粥而胃亦不能输精于皮毛，故不须啜粥也。柯琴曰：此证身不疼、腰不疼、骨节不疼、不恶寒，是骨不受寒矣。头项强痛，下连于背，牵动不宁，是筋伤于风矣。不喘不烦躁，不干呕，是里不病，无汗恶风，病只在表。若表病而兼下利，则是表实里虚矣。比麻黄、青龙二证较轻，然项强连背拘强，更甚于项强无汗，不失为表。但脉浮不紧，故不从乎麻黄，而于桂枝方加麻黄倍葛根以去实，小变麻桂之法也。盖葛根为阳明主药，凡太阳有阳明者，则佐入太阳药中；凡少阳有阳明者，则佐入少阳药中，无不可也。李杲定为阳明经药。张洁古云：未入阳明者、不可便服。岂二人未读仲景书乎？要知葛根、桂枝，俱是解肌和里之药，故有汗、无汗，下利、不下利，俱可用，与麻黄之专于发表者不同也。"

《金匮悬解·卷四·外感杂病·痉》："太阳病，无汗，是伤寒之证，而小便反少，寒水不降也。甲木生于壬水，太阳不降，甲木逆行，而贼胃土，故气上冲胸，而口噤不语，以少阳之脉，下胸而贯膈，阳明之脉，挟口而环唇也。此欲作刚痉。葛根汤，姜、甘、大枣，和中宫而补土；桂枝、芍药，达营郁而泻热；麻黄散太阳之寒；葛根解阳明之郁也。"

《金匮方歌括·卷一·痉湿暍病方·葛根汤》："[元犀按]无汗例用麻黄汤，然恶其太峻，故于桂枝汤加麻黄以发汗，君葛根以清经络之热，是发表中，寓养阴之意也，又此方与前方皆是太阳中兼阳明之药，以阳明主宗筋也。"

《金匮要略广注·卷上·痉湿暍病脉证第二》："此即桂枝汤加麻黄、葛根也。《经》云：'桂枝本为解肌'，不更发汗。今因刚痉无汗，故加麻、葛，即桂枝麻黄各半汤之例。或曰，《经》云发汗太多，因致痉。今既成痉，又用葛根汤发汗，何也？曰：既见太阳表症，刚痉无汗，安得不小发其汗乎？况麻、葛、桂枝虽能行阳发表，而内有芍药以养阴和荣，甘草、姜、枣皆行津液和荣卫之品，又取微似汗，不令多汗，则于发散之中仍寓润养之意，于汗多成痉之戒何拘？先煮麻黄、葛根去沫者，去其浮越慓悍之性，亦不欲其过于发汗也。"

二、治痉证通用方

1. 栀子膏（《小品方·卷第十·治误为火汤热膏所伤诸方》）

冷水解蜜饮之，噤痉挟口与之。

栀子（三十枚） 白蔹（五两） 黄芩（五两）

三物㕮咀，以水五升，麻油一升，合煎令水气竭，去滓冷之，以淋疮，火热毒则去，肌皮得宽。

2. 防风汤（《备急千金要方·卷七·风毒脚气方·汤液第二》）

治肢体虚风微痉发热，肢节不随，恍惚狂言，来去无时，不自觉悟。南方支法存所用。多得力温和，不损人，为胜于续命、越婢、风引等汤。罗广州一门，南州士人常用，亦治脚弱，甚良方。

防风 麻黄 秦艽 独活 生姜 半夏（各二两） 当归 远志 甘草 防己 人参 黄芩 升麻 芍药（各一两） 石膏（半两） 麝香（六铢）

上十六味㕮咀，以水一斗三升，煮取四升，一服一升，初服厚覆取微汗，亦当两三行下，其间相去如人行十里久。更服有热加大黄二两。先有冷心痛疾者，倍用当归，加桂心三两，不用大黄。（一方用白术一两。）

3. 仓公当归汤

1)《备急千金要方·卷八·治诸风方·角弓反张第七》

治贼风口噤，角弓反张痉者方。

当归 防风（各十八铢） 独活（一两半） 附子（一枚） 细辛（半两） 麻黄（三十铢）

上六味㕮咀，以酒五升，水三升煮取三升，服一升。口不开者，格口纳汤，一服当苏，二服小汗，三服大汗。

2)《济阳纲目·卷四十四·痉证·治外感阴痉方》

治贼风口噤，角弓反张，发痉无汗。

当归 防风（各七钱半） 独活（一两半） 附子（一枚） 细辛（半两） 麻黄（一两二钱半）

上㕮咀，以酒五升，水三升，煮取三升，服一升。口不开者，格口纳汤。一服当苏，二服小汗，三服大汗。

4. 芎䓖散（《太平圣惠方·卷第十·治伤寒阴阳刚柔痉病诸方》）

治伤寒头痛，面色赤，发热，形如中风，常自汗出，呕逆，下之益烦，心懊憹，腹如饥，发汗致痉，身强难以屈伸。

芎䓖（一两） 独活（二两） 柴胡（一两半，去苗） 川大黄（一两，锉碎，微炒） 防风（三分，去芦头）

上件药，捣筛为散。每服五钱，以水一中盏煎至五分，去滓，不计时候温服。

5. 麻黄散（《太平圣惠方·卷第十·治伤寒阴阳刚柔痉病诸方》）

治伤寒阴阳痉病，头痛壮热，百节酸疼，吐逆闷绝，口噤，腰背反张，手足强直，肉热脉数。

麻黄（一两半，去根节） 防风（一两，去芦头） 赤茯苓（一两） 秦艽（一两，去苗） 葳蕤（一两） 葛根（一两半） 独活（一两半） 汉防己（三分） 芎䓖（三分） 白藓皮（三分） 牡丹（三分） 石膏（三分） 桑寄生（一两） 甘草（三分，炙微赤，锉） 黄芩（一两）

上件药，捣筛为散。每服五钱，以水一大盏煎至七分，去滓，入淡竹沥一合，更煎三两沸，分温二服，日三四服。

6. 竹沥饮（《圣济总录·卷第一百三十九·金疮门·金疮中风水及痉》）

治伤折不能慎避，令人中风，发痉口噤，若已觉中风，颈项强直，身中拘急者，先服此。

竹沥（三升）

上一味，先温暖分作五六服，发口灌之。

7. 乌犀煎

1)《幼幼新书·卷第十三·中风痉第四》

治小儿痉病，心肺中风并宜服之。

乌犀角（屑，一两） 天南星（微炮） 天麻 白附子 白花蛇（酒浸去皮骨，炙黄） 蝎梢（各半两）

上件为细末，用无灰酒两大盏，入银器中，慢火熬成膏如皂皂大。每服一粒，点麝香汤化下。

2)《普济方·卷三百六十七·婴孩诸风门·中风痉病》

治痉病，心肺中风，并宜服之。

乌犀角（一两，屑） 天南星（半两，炮） 天麻（半两） 蝎梢（半两） 白附子（半两） 白花蛇（半两，酒浸去皮骨，炙黄）

上为末，用无灰酒两大盏，入银器中，慢火熬成膏,如皂角子大。每服一粒,点麝香汤化下。

8. 栝蒌桂枝汤

1)《伤寒直指·卷十四·交通方·痉》

湿家汗之,成痉。

栝蒌根(二钱) 桂枝 芍药(各二钱半) 羌活 独活 甘草(各一钱) 姜(三片) 枣(二枚)

水煎。

2)《普济方·卷一百三十二·伤寒门·伤寒阴阳刚柔痉》

治太阳病,其证备,身体强,几几然脉反沉迟,自汗,此为痉,栝蒌桂枝汤主之。

栝蒌根(二两) 桂枝(三两) 芍药(三两) 甘草(二两) 生姜(三两) 大枣(十二枚)

上以水九升煮取三升,温,三服,取微汗,汗不出,食顷啜热粥发之,加葛根。

9. 木沉煎丸（《御药院方·卷四·治一切气门下》）

治一切阴冷气攻痉四肢,百脉刺痛,及留饮痃癖积聚,心腹坚胀疼痛。

木香(二两) 沉香 陈皮(用汤浸去白,焙干秤) 当归(洗,焙干) 槟榔(各一两) 肉桂(去粗皮) 胡椒(各半两) 芫花(二两半,捣末,以醋五升,慢火熬为膏)

上件为细末,以芫花膏和丸,如梧桐子大。每服七丸至十丸,食后临卧温酒送下。

10. 防风葛根汤（《医学纲目·卷之十一肝胆部·痉·胎前痉》）

治痉太阳无汗。

葛根(四两) 麻黄(三两) 芍药 防风(各二两) 桂枝(一两)

上锉细。每用一两,先煮麻黄去上沫,入后药,同煎数沸温服。

11. 桂枝加芍药防风防己汤（《医学纲目·卷之十一肝胆部·痉》）

若发热,脉沉而细者,附太阴也,必腹痛。

桂枝(一两半) 防风 防己(各一两) 芍药(二两) 生姜(一两半) 大枣(六枚)

上锉。每服一两,水三盏煎至一盏半,去渣温服。

12. 小续命汤

1)《普济方·卷一百三十二·伤寒门·伤寒阴阳刚柔痉》

伤寒病为痉证,如中风之状,手掣如弓,摇头摆脑,身体战动,要看其脉弱者,小续命汤主之。

麻黄(去节) 人参 黄芩 白芍药 川芎 甘草 杏仁(去皮尖) 防己 官桂(各一两) 防风(一两半) 附子(炮,五钱)

上㕮咀。每服四钱,水一盏半,生姜五片,枣二枚,同煎七分,去滓温服,食前,滓再煎。此温之重剂,如刚痉,去麻黄,加干葛。

2)《普济方·卷三百五十·产后诸疾门·中风》

治中风及刚柔二痉,血气痹弱,不能转侧,兼治小儿惊风,及妇人产后失血,冒昧不知痛处,四肢拘急。

麻黄(制可去加葛) 桂心 甘草(各半两,炙) 防风(去芦,三钱) 芍药 白术(一作杏仁) 人参 川芎 附子 防己

上㕮咀。每服五钱,水一盏半煎至一盏,去滓,取八分清汁,入生姜汁再煎一二沸,温服,日三服,夜二服。

3)《普济方·卷三百六十七·婴孩诸风门·中风痉病》

治刚柔不分之痉,及中风等证。

麻黄(去节) 人参 黄芩 川芎 芍药 甘草(炙) 杏仁(去皮尖,炒) 防己 官桂(去皮,各五钱) 防风(七钱半) 附子(炮去皮,二钱半)

上锉,用生姜煎服。刚痉去附子用麻黄,柔痉去麻黄用生附子;刚柔不分,加生附子;大便自利,厥冷,加熟附。

4)《济阳纲目·卷四十四·痉证·治外感阳痉方》

治刚柔二痉通用。

麻黄(去节) 人参 黄芩(酒炒) 芍药(酒炒) 川芎(酒洗) 防己 杏仁(去皮尖炒) 桂枝(净洗) 甘草(各一钱) 防风 附子(炮,去皮脐,各五分)

上加生姜五片,水煎服。若柔痉自汗者,去麻黄。夏间及病有热者,减桂枝一半。冬至春初,去黄芩。

5)《济世全书·离集卷六·麻木·痉病》

原来痉病属膀胱,口噤如痫身反张,此是伤风感寒湿,故分两证见柔刚。无汗为刚须易识,有汗

为柔见的端,二证皆宜续命饮,刚痉去桂用麻黄,柔痉去麻当用桂,只依此法最为良。

麻黄(去节) 人参 黄芩(酒炒) 白芍(酒炒) 川芎(酒洗) 防己 杏仁(去皮尖) 桂枝 甘草(各一钱) 防风 大附子(炮,去皮脐,各五分)

6)《大方脉·伤寒杂病医方卷六·医方祛风门》

治中风不省人事,神气溃乱,半身不遂,筋急拘挛,口眼㖞斜,语言謇涩,风湿腰痛,痰火并多,六经中风,及痉病、诸痹、脚气,随症加减。

防风(钱半) 麻黄 桂枝 防己 人参 炙草 川芎 酒炒白芍 酒炒黄芩 杏仁(去皮尖,炒研,各一钱) 炮附子(五分) 生姜(三片) 红枣(二枚)

痉病加减法:风寒盛,则无汗,为刚痉,去桂枝;风湿盛,则有汗,为柔痉,减去麻黄;表实,去人参、附子,加羌活、独活;里实秘结,加大黄、芒硝。

7)《彤园医书(小儿科)·卷之二·痉病门·痉病附法》

治风寒湿杂揉成痉,随症加减。

防风(钱半) 酒炒黄芩 白芍(酒洗) 川芎 防己 麻黄 桂枝 人参 炙草 杏仁(去皮尖炒研,各一钱) 炮附子(五分) 姜(三片) 枣(一枚)

8)《医方简义·卷二·中风》

治太阳中风刚柔二痉,口眼㖞僻,脉浮紧者宜之,并治六经中风等症。

桂枝(一钱) 麻黄(去根节,八分) 防风(一钱五分) 党参(三钱) 白芍(酒炒,一钱) 杏仁(去皮尖炒,八分) 附子(炮,四分) 川芎(酒洗,八分) 黄芩(酒炒,八分) 防己(八分) 蜜炙甘草(八分)

加姜枣煎。

9)《辨舌指南·卷六·杂论方案·辨舌证治要方》

治中风㖞斜不遂、语言謇涩及刚柔二痉,亦治周阴风湿。

防风(钱半) 桂枝 麻黄 人参 酒芍 杏仁 川芎 黄芩 防己 甘草(各八分) 附子(四分)

加姜、枣煎服。

13. **白术汤**(《普济方·卷一百三十二·伤寒门·伤寒阴阳刚柔痉》)

治风湿恶风,脉缓,解利有汗。

白术(三两) 防风(二两) 甘草(一两)

上㕮咀。每服秤三钱,水一盏,生姜三片,煎至七分,去滓,温服,无时。治柔痉,加桂心、黄芪、白术;太阳阳明,加川芎、荆芥穗;正阳阳明,加羌活、酒大黄;少阳阳明,加防风、柴胡根;热而在表者,加黄芩;寒而在表者,加桂枝、黄芪、附子;热而在里者,加大黄。寒而在里者,加干姜、良姜、附子。以上数经寒热,当以脉别之。

14. **神术汤**(《普济方·卷一百三十二·伤寒门·伤寒阴阳刚柔痉》)

治风湿恶寒,脉紧,解利无汗。

苍术 防风(各二两) 甘草(一两)

上㕮咀,生姜水煎,加葱白三寸。治刚痉,加羌活、独活、麻黄。

15. **麻黄加独活防风汤**(《普济方·卷一百三十二·伤寒门·伤寒阴阳刚柔痉》)

发汗太多,因致痉,身热足寒,项强,恶寒,头热面赤,目脉赤,头摇,口噤,背反张者,痉病也,属太阳;若低视,下一足牵引肘膝相构,阳明痉也;若一目,或左或右斜视,并一手一足指搦者,少阳痉也。汗之,止之,和之,下之,各随其经,可使必已,若发热无汗,反恶寒者,名刚痉。

麻黄(去节) 桂枝(各一两) 甘草(半两) 杏仁(二十五个,去皮尖) 独活 防风(各一两)

上细锉。每服一两,水三盏煮至一盏半,去滓,温服。

16. **当归汤**

1)《普济方·卷一百六·诸风门·贼风》

治贼风口噤,角弓反张痉者,疗诸贼风肿,脾风入五脏,恍惚。

莽草(一斤) 乌头 附子 踯躅(各三两)

上以苦酒一升,浸一宿,猪脂四斤,煎三上三下,绞去滓,向火以手摩病上三百度,应手即瘥,耳鼻病可以绵裹纳之。兼疗诸疥癣杂疮。

2)《普济方·卷三百十六·妇人诸疾门·中风角弓反张》

治妇人中风,口噤,角弓反张,及痉病筋脉拘急,言语謇涩。

当归(切,焙) 防风(去叉芦,各三分) 独活(去芦头,一两半) 细辛(去苗叶,半两) 麻黄(去节,一两) 附子(炮裂,去皮脐,一枚)

上锉如麻豆。每服五钱,水一盏半,生姜半分同煎,煎取一盏,去滓温服。

3)《本草简要方·卷之三·草部二·当归》

治贼风口噤,角弓反张成痉。

当归 麻黄 附子 细辛 防风 独活(等分)

水酒煎服,口不开者,撬口灌之。一服当苏,二服小汗,三服大汗。

17. 夺命散(《普济方·卷三百六十七·婴孩诸风门·中风痉病》)

治小儿痉病,心肺中风,并宜服之。

干蛇头(一个,酒浸炙黄) 蜈蚣(一条,赤头者,炙黄色) 干全蝎(一分) 草乌头(大者一枚,炮去皮) 麻黄(一分,去节)

以上捣罗为末,次用朱砂一分,牛黄一钱,脑子一钱,上拌匀细研。每服一字,温酒调下。

18. 狐肝膏(《普济方·卷三百六十七·婴孩诸风门·中风痉病》)

治痉病,心肺中风,并宜服之。

桑螵蛸(炒,一两) 羌活(一两) 蔓荆子(一两) 麻黄(一两,去节) 乌蛇肉(一两,酒浸一宿焙干)

以上捣罗为末。朱砂半两,牛黄一分,麝香一分,上拌匀,用野狐肝具一。石臼中同捣二三百下成膏,如皂角子大。每服一粒,用薄荷自然汁,入酒三两点,同化下。

19. 大柴胡汤

1)《婴童百问·卷之三·痉瘈第二十九问》

治伤寒十余日,邪气结在里,往来寒热,大便秘涩,腹满胀痛,谵语,心中痞硬,饮食不下,或不大便,五六日绕脐刺痛,时发烦躁。及汗后如疟,日晚发热,兼脏腑实,脉有力者可服。

柴胡(去芦,八钱) 黄芩 赤芍药(各三钱) 枳实(去瓤麸炒,半钱) 半夏(汤泡七次,切片焙干,一钱半)

上锉散,姜枣煎,加减服之,欲下加川大黄三钱。

2)《保婴撮要·卷四·痉症》

治表里热,大便秘涩,胸满胁痛。

柴胡 枳实(各二两二钱) 半夏(一两五钱) 赤芍药(一两八钱) 黄芩(二两) 大黄(三两七钱五分)

上生姜、红枣煎,不拘时服。

20. 小柴胡汤

1)《婴童百问·卷之三·痉瘈 第二十九问》

治伤寒、温热病,身热恶风,颈项强急,胸胁满痛,呕吐哕逆,烦渴,寒热往来,身面皆黄,小便不利,大便秘涩,或过经不解,或潮热不除,及瘥后劳复,发热疼痛烦热,经血适来适断,寒热如疟,发作有时。

人参(去芦,三钱) 甘草(炙,三钱) 黄芩(三钱) 柴胡(去芦,八钱) 半夏(汤泡七次焙,干二钱半)

上锉散。每服二钱,水一盏,生姜三片,枣一枚,煎去滓,温服不拘时。

2)《辨证录·卷之七·痉痓门》

感湿热之气,又感风邪,颈项强直,一目或左右视,手足搐搦。

柴胡(二钱) 白芍(五钱) 当归(三钱) 茯苓(五钱) 黄芩(一钱) 甘草(一钱)

水煎服。一剂病减,再剂病全愈。

21. 如圣饮

1)《伤寒六书·杀车槌法卷之三·秘用三十七方就注三十七槌法》

治刚、柔二痉,头摇口噤,身反张,手足挛搐,头面赤,项强急,与瘛疭同治法。

羌活 防风 川芎 白芷 柴胡 芍药 甘草 当归 乌药 半夏 黄芩

水二钟,姜三片,煎之,临服入姜汁、竹沥,温服。有汗是柔痉,加白术、桂枝;无汗是刚痉,加麻黄、苍术;口噤咬牙者,如大便实,用大黄利之。

2)《彤园医书(小儿科)·卷之二·痉病门·痉病附法》

治刚柔二痉,表里俱实者。

羌活 防风 白芷 川芎 柴胡 黄芩 法半 甘草 当归 白芍 乌药 酒炒大黄 生姜 竹沥(引)

3)《彤园医书(妇人科)·卷三·神病门·刚柔二痉》

总治二痉,表里实形气强者。

羌活 防风 白芷 川芎 柴胡 条芩 法

半 甘草 当归 白芍(各一钱) 乌药 酒炒大黄(各八分)

便利去大黄;刚痉加麻黄、制苍术;柔痉加桂枝、炙白术、姜、枣;尿秘加木通。

22. 小羌活汤(《医学正传·卷之六·破伤风》)

治搐痉不止。

羌活 独活 防风 地榆(各一钱二分)

上细切,作一服,水一盏半煎至一盏,温服。如有热,加黄芩;有痰,加半夏。若病日久,气血渐虚,邪气入胃,全在养血为度。

23. 桂枝加干葛汤(《保婴撮要·卷四·痉症》)

治头痛、项背强几几,汗出恶风者。

桂枝 芍药 甘草 葛根(四钱)

上每服二钱,姜枣水煎。

24. 参归养荣汤

1)《万病回春·卷之五·痉病》

治一切痉病。

人参 当归 川芎 白芍 熟地黄 白术 白茯苓 陈皮 甘草

上锉一剂,生姜一片,枣一枚,水煎温服。

2)《外科备要·卷四方药·肿疡溃疡托里补养汇方·生字号》

治溃后风袭成痉,或体虚外感寒邪。

人参 当归 炙术 炒芎 熟地 川芎 茯苓 陈皮(各钱半) 炙甘草 僵蚕(炒,各一钱)

寒加桂枝,姜、枣引。

25. 保生锭子(《保婴撮要·卷四·痉症》)

治慢惊,尚有阳症。

全蝎 白附子(炮) 僵蚕 牛胆南星 蝉蜕 琥珀 辰砂(各一钱) 麝香(五分) 防风(一钱)

上为末,糊搜和捏成锭子,金银箔为衣。用薄荷汤磨服。

26. 参附汤(《证治准绳·类方第三册·呃逆》)

治阳气虚寒,自汗恶寒,或手足逆冷,大便自利;或脐腹疼痛,呃逆不食;或汗多发痉等症。

人参(一两) 附子(炮,五钱)

上姜、枣,水煎,徐徐服。

27. 江鳔丸(《证治准绳·类方第五册·破伤风》)

治破伤风惊而发搐,脏腑秘涩,知病在里。

江鳔(半两,炒) 野鸽粪(半两,炒) 雄黄(一钱,水飞) 蜈蚣(一对) 天麻(一两) 白僵蚕(半两,炒)

上为细末,分作三分,先用二分,烧饭为丸如桐子大,朱砂为衣;又用一分,入巴豆霜一钱同和,亦以烧饭为丸,不用朱砂为衣。每服朱砂为衣丸药二十丸,入巴豆霜丸药一丸,次服二丸,渐加至利为度,再服朱砂为衣丸药,病愈止。

28. 防风当归汤(《证治准绳·类方第五册·痉》)

治发汗过多,发热,头面摇,卒口噤,背反张者,太阳兼阳明也。宜去风养血。

防风 当归 川芎 地黄(各一两)

每服一两,水三盏煎至二盏,温服。

29. 海藏白术汤(《证治准绳·类方第五册·痉》)

治内伤冷物,外感风寒有汗者。

白术(三两) 防风(二两) 甘草(一两,炙)

上㕮咀。每服三钱,水一盏,姜三片,煎至七分,温服,一日止一二服。待二三日,渐渐汗少为解。

30. 海藏神术汤(《证治准绳·类方第五册·痉》)

治内伤冷饮,外感寒邪而无汗者。

苍术(制) 防风(各二两) 甘草(一两,炙)

上㕮咀,加葱白、生姜同煎服。如太阳证,发热恶寒,脉浮而紧者,加羌活二钱。如太阳证,脉浮紧中带数者,是兼少阳也,加柴胡二钱。如太阳证,脉浮紧带洪者,是兼阳明也,加黄芩二钱。妇人服者,加当归或木香汤或加藁本汤各二钱。如治吹乳,煎成调六一散三五钱,神效。

31. 惊气丸(《证治准绳·类方第五册·狂》引《本事》)

治惊痉,积气,风邪发则牙关紧急,涎潮昏塞,醒则精神若痴。

附子 木香 白僵蚕 白花蛇 橘红 天麻 麻黄 干葛(各半两) 紫苏叶(一两) 南星(洗切,姜汁浸一宿,半两) 朱砂(一钱,留少许为衣)

上为末,加脑麝少许,同研极匀,炼蜜杵丸如龙眼大。每服一丸,金银薄荷汤化下,温酒亦得。

32. 十全大补汤(《济阳纲目·卷四十四·痉证·治内伤诸痉方》)

治发汗过多,因而致痉者,此方主之。疮家虽身疼,不可发汗,发则痉者,亦用此方。

人参　黄芪(蜜炙)　茯苓　白芍(酒炒)　白术(炒)　当归(酒洗)　甘草(炙)　熟地(砂仁炒)　川芎(各一钱)　桂枝(五分)

上锉,水煎服。

33. 理气平肝散(《济阳纲目·卷四十四·痉证·治痰火湿气劳风诸痉方》)

治七情所伤发痉。

乌药　香附(各一钱半)　青皮　枳壳(麸炒)　芍药(煨)　川芎　柴胡　木香(各一钱)　甘草(五分)

上加生姜三片,水煎,食前服。

34. 沉香天麻丸(《医方集解·祛风之剂第九》)

治小儿因惊发搐,痰多眼白,瘛疭筋挛(小儿神气尚弱,惊则神思无依,又动于肝风,风火相扇,故痰壅心痛,而筋挛抽掣)。

羌活(五钱)　独活(四钱)　沉香　益智仁　川乌(二钱)　附子(炮)　天麻　防风　半夏(三钱)　当归　甘草　僵蚕(钱半)

每服五钱,姜三片,煎。

35. 加减生化汤(《女科仙方·卷三·产后·类痉》)

专治有汗变痉者。

川芎(一钱)　麻黄根(一钱)　炙草(五分)　羌活(五分)　天麻(八分)　附子(一钱)　羚羊角(八分)　当归(四钱)　桂枝(五分)　党参(一钱)

如无汗类痉者,用川芎三钱、当归一两酒洗、枣仁二钱、防风二钱,引用生姜一片、枣子一枚。

36. 二苓槐膏汤(《辨证录·卷之七·痉痓门》)

感湿热之气,复感风邪,手足牵引,肉瞤胸胀,低头视下,肘膝相构。

石膏　猪苓　槐米(各三钱)　茯苓(五钱)　防己(五分)　黄芩(一钱)

水煎服。

37. 五苓散(《辨证录·卷之七·痉痓门》)

感湿热之气,忽又伤风,口噤不能言,项背几几,脚手挛急,角弓反张。

白术(一两)　茯苓(一两)　泽泻(三钱)　猪苓(一钱)　羌活(五分)　桂枝(三分)

水煎服。

38. 龙车散(《辨证录·卷之七·痉痓门》)

感湿热之气,又感风邪,颈项强直,一目或左右视,手足搐搦。

柴胡　甘草(各一钱)　白芍　茯苓(各五钱)　车前子(三钱)　龙胆草(五分)

水煎服。

39. 四君汤(《辨证录·卷之七·痉痓门》)

治小儿吐泻之后,口噤不出声,手脚挛急,人以为惊风之搐搦也,谁知是脾胃寒虚之痉病乎。

人参(一钱)　茯苓(二钱)　白术(三钱)　甘草　肉桂(各二分)　神曲　柴胡(各三分)

水煎服。

40. 回阴散痉汤(《辨证录·卷之七·痉痓门》)

感湿热又感风邪,厥逆下利,舌卷囊缩,背曲肩垂,项似拔,腰似折,手足俱冷,其腹胀大。

巴戟天(五钱)　茯苓(一两)　山药(五钱)　防风(五分)　炒栀子(一钱)　白芍(五钱)　当归(三钱)　白术(一两)　甘草(一钱)

水煎服。

41. 全阴救胃汤(《辨证录·卷之七·痉痓门》)

感湿热之气,复感风邪,手足牵引,肉瞤胸胀,低头视下,肘膝相构。

玄参(五钱)　茯苓(五钱)　桃仁(一钱)　葛根(一钱)　人参(一钱)　麦冬(五钱)

水煎服。一剂病半痉,二剂病全愈。

42. 安土散(《辨证录·卷之七·痉痓门》)

感湿热之气,复感风邪,发热腹痛,肌肉颤动,四肢坚急。

白术(一两)　茯苓(五钱)　车前子(三钱)　薏仁(五钱)　赤小豆(一钱)　通草(一钱)　柴胡(五分)　石斛(三钱)

水煎服。

43. 助肾辟邪丹(《辨证录·卷之七·痉痓门》)

感湿热又且感风,遂成痛痹,身蜷足弯,不能俯仰。

茯苓(五钱)　薏仁(五钱)　防己(一钱)　豨莶草(一钱)　玄参(三钱)

水煎服。

44. 补中益气汤(《辨证录·卷之七·痉痓门》)

人有一时手足牵掣,口眼歪张,人以为中风之症也,谁知是痉病之骤发乎。

人参(一钱)　白术(三钱)　黄芪(三钱)　当归(三钱)　柴胡(三钱)　升麻(四分)　陈皮(一钱)　甘草(一钱)

水煎服。

45. 活儿汤(《辨证录·卷之七·痉痓门》)

治小儿吐泻之后,口噤不出声,手脚挛急,人以为惊风之搐搦也,谁知是脾胃寒虚之痉病乎。

白芍(三钱)　茯苓(五钱)　人参(二钱)　白术(三钱)　栀子(五分)　麦芽(五分)　枳壳(三分)　半夏(五分)　甘草(一分)　神曲(五分)

水煎服。一剂弯急搐搦之症止,二剂口噤之声出,三剂全愈。

46. 黄白茵陈汤(《辨证录·卷之七·痉痓门》)

治感湿热又感风邪,厥逆下利,舌卷囊缩,背曲肩垂,项似拔,腰似折,手足俱冷,其腹胀大。

白芍　茯苓(各一两)　猪苓(三钱)　茵陈(一钱)　白术(五钱)　甘草(一钱)　黄连　半夏(各五分)

水煎服。

47. 救儿回生汤(《辨证录·卷之七·痉痓门》)

治小儿头摇手劲,眼目上视,身体发颤,或吐而不泻,或泻而不吐,人以为惊风之抽掣也,谁知是风热湿三者合之以成痉乎。

人参(二钱)　白术(一钱)　茯苓(一钱)　砂仁(三粒)　炒黑干姜(五分)　山楂(五粒)　萝卜子(五分)　车前子(一钱)　厚朴(三分)　神曲(三分)　半夏(五分)

水煎服。

48. 散痓汤(《辨证录·卷之七·痉痓门》)

治感湿热又且感风,遂成痫痪,身蜷足弯,不能俯仰。

防己(一钱)　白术(一两)　泽泻　豨莶草　炒黑荆芥(各二钱)　薏仁(三钱)

水煎服。

49. 薏术定痉汤(《辨证录·卷之七·痉痓门》)

治感湿热之气,复感风邪,发热腹痛,肌肉颤动,四肢坚急。

白术(一两)　薏仁　芡实(各五钱)　柴胡　知母　甘草　天花粉(各一钱)　神曲(二钱)

水煎服。

50. 钩藤汤(《冯氏锦囊秘录·杂症大小合参卷五·论湿痹(儿科)》)

治诸痫痉痓。

橘红　钩藤　胆星　天麻　僵蚕　人参　远志　犀角　石菖蒲

加灯心水煎,临服加牛黄、珍珠末。

51. 海藏防风当归汤(《顾松园医镜·卷十五·数集·痉》)

治汗下后及产后中风病痉,并一切破伤风发痉。

防风(风药之润剂,故用以疏风)　当归　地黄(养血)　川芎(治一切风,一切血)　荆芥(能入血分而驱风)　秦艽　甘菊　胡麻(养血驱风)　黑豆(活血散风)　竹沥

52. 加味逍遥散

1)《医学心悟·卷三·类中风》

经郁火,胸胁胀痛,或作寒热,甚至肝木生风,眩晕振摇,或咬牙发痉,一目斜视,一手一足搐搦,此皆肝气不和之证。《经》云木郁达之是已。

柴胡　甘草　茯苓　白术　当归　白芍　丹皮　黑山栀(各一钱)　薄荷(五分)

水煎服。

2)《女科要旨·卷四·外科·乳痈乳岩》

治肝经郁火,颈生瘰疬,并胸胁胀痛;或作寒热,甚至肝木生风,眩晕振摇;或咬牙发痉诸症。

北柴胡　茯苓　当归　天生术　甘草　白芍　牡丹皮　山栀(炒黑,各一钱)　薄荷(五分)　老生姜(一片)

清水煎。

53.《肘后》紫方(《金匮翼·卷一·中风统论·卒中八法》)

疗中风脊强,身瘈如弓。

鸡屎(二升) 大豆(一升) 防风(三两)

水二升,先煮防风取三合汁;豆、鸡屎二味,熬令黄赤色,用酒二升,淋之去滓,然后入防风汁和匀,分再服,相去人行六七里,覆取汗避风。

54. 五味羌活汤(《杂病源流犀烛·卷十三·破伤风源流(痉痓)·治痉痓方七》)

治刚柔不分。

防风 羌活(各钱半) 苍术 川芎 黄芩 白芷 生地(各钱二分) 细辛 甘草(各五分) 姜(二) 枣(二) 葱白(一)

55. 大和中饮(《罗氏会约医镜·卷十二·杂证·论痉证》)

治痉因汗下太过,阳虚阴盛,复感邪而畏寒莫解者。

熟地 白术 当归(各二三钱) 人参(随便) 山药(钱半) 甘草(炙,一钱) 柴胡 麻黄 肉桂(各一二钱) 白芍(酒炒,一钱) 生姜(钱半)

温服。如汗甚,去麻黄,加黄芪二钱。如寒甚,加附子一二钱。

56. 温胃汤(《罗氏会约医镜·卷十二·杂证·论痉证》)

治痉因误下而泻不止者。

白术(二三钱) 山药(炒) 扁豆(炒) 茯苓(各钱半) 萆薢(四钱) 车前子(去壳,微炒) 甘草(炙) 干姜(炮,各一钱)

姜枣引,温服。如泻甚者,加肉豆蔻(面炒用)二钱,或补骨脂亦可。如阳虚下脱不固者,加附子二钱,或加乌梅二个,煨木香三分。如四肢拘挛,口眼歪斜,属木动风摇,兼侮脾土而泄者,加肉桂一二钱。凡有泄者,宜参此用。

57. 二甲复脉汤方(《温病条辨·卷三·下焦篇》)

热邪深入下焦,脉沉数,舌干齿黑,手指但觉蠕动,急防痉厥,二甲复脉汤主之。此示人痉厥之渐也。温病七八日以后,热深不解,口中津液干涸,但觉手指掣动,即当防其痉厥,不必俟其已厥而后治也。故以复脉育阴,加入介属潜阳,使阴阳交纽,庶厥不可作也。

青蒿(二钱) 鳖甲(八钱) 细生地(四钱) 知母(二钱) 丹皮(三钱) 生牡蛎(五钱)

58. 大豆紫汤(《伤寒广要·卷七·兼变诸证(上)·发痉》)

治中风痱痉,或背强口噤。

大豆(五升) 清酒(一斗)

上二味,以铁铛猛火熬豆,令极热焦烟出,以酒沃之,去滓,服一升,日夜数服,服尽更合。小汗则愈,一以去风,二则消血结。

59. 桂枝汤(《医方简义·卷二·伤寒》)

治太阳症,表虚有汗,兼治痉症脉迟者。

桂枝(一钱) 白芍(一钱) 炙甘草(五分)

加姜三片,枣三枚煎。此方加栝蒌根二钱,名栝蒌桂枝汤。

60. 葛根汤(《医方简义·卷二·伤寒》)

治阳明经症,亦治痉症无汗,口噤不得语。

葛根(一钱) 麻黄(五分,去根节) 桂枝(八分) 白芍(一钱) 甘草(蜜炙,五分)

加姜三片,枣二枚。

61. 至宝丹(《成方便读·卷二·理气之剂》引《局方》)

治一切卒中、痧氛、瘴气,或痰热内闭,或蛊毒、水毒,以及小儿痫痉等证,牙关紧急,先须用此开关,然后可以进药者。

犀角 琥珀 朱砂 雄黄 玳瑁(各一两) 牛黄(五钱) 金箔(五十张) 麝香 冰片(各一钱) 水安息一两

无灰酒熬成膏,和药末为丸,蜡护。每粒三分。

62. 镇风汤(《医学衷中参西录·医方·治小儿风证方》)

治小儿急惊风。其风猝然而得,四肢搐搦,身挺颈痉,神昏面热,或目睛上窜,或痰涎上壅,或牙关紧闭,或热汗淋漓。

钩藤钩(三钱) 羚羊角(一钱,另炖兑服) 龙胆草(二钱) 青黛(二钱) 清半夏(二钱) 生赭石(二钱,轧细) 茯神(二钱) 僵蚕(二钱) 薄荷叶(一钱) 朱砂(二分,研细送服)

磨浓生铁锈水煎药。

63. 治痉证验方

1)《太平圣惠方·卷第十·治伤寒阴阳刚柔痉病诸方》

治伤寒,汗出后成阴阳痉,骨节烦痛,不得屈伸,近之即痛,汗出短气,小便不利,恶风,身体微肿。

附子(一两,炮裂,去皮脐) 白术(三分) 甘草(半两,炙微赤,锉)

上件药,捣筛为散,每服五钱。以水一大盏,入生姜半分,枣三枚,煎至五分,去滓。不计时候温服。

2)《丹溪治法心要·卷六·痓》

治酒多风搐。

白术(五钱) 人参(二钱半) 甘草(三钱) 陈皮 苍术(以上各一钱) 天麻(细切,酒浸,一钱) 白芍药(酒浸,一钱) 防风(五分) 川芎(五分)

上为末,作丸。如小便多加五味子。

3)《本草汇言·卷之一·草部·天麻》

治风痰风湿,周身不利,经脉不舒,腰膝痿痹,并头风头痛,眩晕虚旋,癫痫痉痓,或语言蹇涩不清,四肢挛拘,瘫痪等证。

天麻(八两) 牛膝 当归 川芎 枸杞子 半夏 胆星 白术 五加皮 牡丹皮 防风 萆薢 羌活 木瓜 红花 僵蚕(各四两,俱酒洗炒)

共为末,怀熟地十两,酒蒸烂,捣膏为丸如梧桐子大。每服百余丸,白汤好酒随下。

三、治柔痓方

1. 大陷胸丸(《备急千金要方·卷九 伤寒方上·发汗吐下后第九》)

治结胸病,项亦强如柔痓状,下之即和方。

大黄(八两) 芒硝 杏仁(熬) 葶苈(各五两)

上四味,捣筛大黄、葶苈,余二味别研如脂和散。取如弹丸大一枚,甘遂末一钱匕,白蜜二合,水一升,煮取八合,温顿服之,病乃自下,如不下更服,取下为效。

2. 五味子汤(《圣济总录·卷第二十八·伤寒柔痓》)

治伤寒柔痓汗出,身体强直,手足多寒。

五味子(炒,一两) 附子(炮裂,去脐皮) 木香 槟榔(各三分) 白术 桂(去粗皮) 干姜(炮) 甘草(炙,各半两)

上八味,锉如麻豆。每服五钱匕,水一盏半煎至八分,去滓,食后温服,晚再服。

3. 附子白术汤

1)《圣济总录·卷第二十八·伤寒柔痓》

治伤寒柔痓,手足逆冷,筋脉拘急,汗出不止,颈项强直,摇头口噤。

附子(炮裂,去皮脐) 白术(各一两) 芎䓖(三分) 独活(去芦头) 桂(去粗皮,各半两)

上五味,锉如麻豆。每服三钱匕,水一盏,入生姜半分拍碎,枣二枚劈破,同煎至七分,去滓温服,不计时候。

2)《普济方·卷一百三十二·伤寒门·伤寒阴阳刚柔痓》

治伤寒柔痓,手足逆冷,筋脉拘急,汗出不止,颈项强直,摇头,口噤。

附子(炮裂,去皮脐) 白术(各一两) 芎䓖 独活(去芦头) 桂(去粗皮,各半两)

上锉如麻豆。每服三钱,水一盏,入生姜半分拍碎,枣二枚擘破,同煎至七分,去滓,温服不拘时。

4. 附子散

1)《圣济总录·卷第二十八·伤寒柔痓》

治伤寒柔痓,身体强直,汗出不止,腹内急痛。

附子(炮裂,去皮脐) 干姜(炮) 甘草(炙,锉) 桂(去粗皮) 人参(各半两)

上五味,捣罗为散。每服二钱匕,以姜粥饮调下,不拘时。

2)《医学入门·外集卷三·(病机)外感·伤寒用药赋》

治伤寒柔痓,手足逆冷,筋脉拘急,汗出不止,时发时止。不食下利者难治。

附子 白术(各一钱) 独活(五分) 川芎(三分) 桂心(二分) 枣(二枚)

水煎温服。

5. 茯苓汤(《圣济总录·卷第二十八·伤寒柔痓》)

治伤寒柔痓,病经三日不瘥,恐阴气攻五脏致损。

赤茯苓(去黑皮) 五味子(炒) 麦门冬(去心,焙,各二两) 柴胡(去苗,一两半) 桂(去粗皮,一两) 槟榔(锉) 细辛(去苗叶,各半两)

上七味,粗捣筛。每服四钱匕,水一大盏煎至六分,去滓温服。

6. 姜术汤(《圣济总录·卷第二十八·伤寒

治时行及伤寒后,虚弱发即闭眼合面者,柔痓之候也,手足厥冷,筋脉强急,汗出不止。

干姜(炮) 白术 桂(去粗皮,各一两) 附子(炮裂,去脐皮) 甘草(炙,各半两) 防风(去叉,一两)

上六味,锉如麻豆。每服五钱匕,用水一盏半煎至八分,去滓温服。

7. 桂术汤(《圣济总录·卷第二十八·伤寒柔痓》)

治伤寒柔痓,手足厥冷,筋急汗不止。

桂(去粗皮,一两) 白术 人参 附子(炮裂,去脐皮,各三分) 防风(去叉) 干姜(炮) 甘草(炙,各半两)

上七味,锉如麻豆。每服五钱匕,水一盏半煎至八分,去滓温服,日二服。

8. 桂枝加葛根汤

1)《圣济总录·卷第二十八·伤寒柔痓》

治伤寒柔痓,项背强几几,反汗出恶风。

葛根(四两) 麻黄(去节,煎掠去沫,焙) 芍药(各三两) 甘草(炙,锉) 桂(去粗皮,各二两)

上五味,粗捣筛。每服五钱匕,水二盏,入生姜五片,大枣两枚劈破,煎至一盏,去滓温服,良久再服,以衣被覆微汗出瘥,不须啜粥。

2)《妇人大全良方·卷之十四·妊娠风痓方论第二》

治柔痓,有汗不恶寒。

桂枝 芍药 甘草(各六钱三分) 干葛(一两三钱) 生姜(一两) 枣(四枚)

上㕮咀。每服三钱,水一盏煎七分,去滓温服,取汗为度。

3)《丹溪心法·卷四·痓五十八》

治痓病有汗,不恶寒者服之,此名柔痓。

葛根(四钱) 生姜(三钱) 桂枝 芍药 甘草(各二钱)

上作一服,水二钟,枣一个,煎服。

9. 桂枝川芎防风汤

1)《医学纲目·卷之十一肝胆部·痓》

若发热自汗而不恶寒者,名曰柔痓。

桂枝 芍药 生姜(各一两半) 甘草 防风 川芎(各一两) 大枣(六枚)

上锉细。每服一两,水三盏煎至一盏半,去渣温服。

2)《本草简要方·卷之五·木部一·桂》

治柔痓。

桂枝 芍药 生姜(各一两五钱) 甘草 川芎 防风(各一两)

每服一两,加大枣六枚,水煎服。

10. 三生饮(《普济方·卷三百六十七·婴孩诸风门·中风痓病》)

治柔痓自汗,肢体厥冷。

川乌(生) 附子(各半两) 木香(一分) 天南星(生一两)

上锉散。每服一钱,生姜五片,慢火煎,取其半,通口服。

11. 理中汤(《普济方·卷三百六十七·婴孩诸风门·中风痓病》)

治柔痓,厥冷自汗。

人参 干姜(炮) 甘草(炒) 白术(等分)

上锉散。每服三字,煎服。

12. 桂心白术汤(《古今医统大全·卷之三十九·痓证门·药方》)

治有汗厥逆,拘急柔痓。

桂心 附子 白术 川芎 甘草 黄芪(等分)

上水盏半,枣一枚,煎七分服。

13. 独活防风汤(《赤水玄珠·第二十二卷·妊娠风痓子痫》)

治太阳有汗,名柔痓。

桂枝 独活 防风(各一两) 芍药(三两) 甘草(半两)

上每服一两,水煎温服。

14. 栝蒌桂枝汤(《证治准绳·类方第五册·痓》)

治柔痓。

栝蒌根(二两) 桂枝(三两) 芍药(三两) 甘草(二两) 生姜(三两) 大枣(十二枚)

上六味,以水九升煮取三升,分温三服,取微汗。汗不出,食顷啜粥发之。

15. 瓜蒌桂枝汤(《济阳纲目·卷四十四·痓证·治外感阳痓方》)

治太阳病,其证备,身体强几几,然脉反沉迟,此为柔痓。

瓜蒌根(二两) 桂枝 芍药(各三两) 甘草(二两,炙) 生姜(三两) 大枣(十二枚)

上锉,以水九升煮取三升,作三服,连饮取微汗。如汗不出,少顷以热粥汤发之。

16. 小续命汤(《杂病源流犀烛·卷十三·破伤风源流(痉痓)·治痉痓方七》)

治柔痓。

防风(钱半) 防己 肉桂 杏仁 黄芩 白芍 人参 川芎 麻黄 甘草(各一钱) 附子(五分) 姜(三) 枣(二)

17. 白术汤(《罗氏会约医镜·卷十二·杂证·论痉证》)

治有汗之柔痉兼有湿者。

白术 防风 甘草(各二钱)

加桂心、黄芪,用生姜为引。

18. 当归四逆汤(《彤园医书(小儿科)·卷之二·痉病门·柔痉症治》)

治柔痉失治邪传阴经,自汗昏沉,握拳反折,脉细,肢冷。

酒洗白芍 当归 桂枝(各钱半) 炙草 木通(各一钱) 北细辛(五分) 姜 枣(引)

19. 防风当归汤(《彤园医书(小儿科)·卷之二·痉病门·柔痉症治》)

治柔痉出汗过多,壮热口噤,搐搦反张,脉洪而虚,太阳阳明合邪者。

防风 川芎(各二钱) 当归 生地(各三钱)

20. 桂枝防风汤(《彤园医书(小儿科)·卷之二·痉病门·柔痉症治》)

治柔痉,自汗发热,口噤头摇,反张搐搦,邪入太阳,脉浮而缓者服此。

酒洗白芍 桂枝 炙草 防风 川芎 生姜(等分) 红枣(引)

21. 桂枝葛根汤(《彤园医书(小儿科)·卷之二·痉病门·柔痉症治》)

治柔痉,自汗发热已经二日,脉浮而洪,太阳兼阳明症者。

酒洗白芍 桂枝 炙草 生姜(各一钱) 葛根(钱半) 红枣(一枚)

服取微汗。

22. 柴胡防风汤(《彤园医书(小儿科)·卷之二·痉病门·柔痉症治》)

治柔痉,服前表药邪不解而欲传经,往来寒热,口噤直视,静躁无常,脉浮而弦,邪将入少阳成半表半里之症也。

人参(以沙参、萎蕤代) 柴胡(各二钱) 条芩 法半夏 甘草 防风(各钱半)

姜、枣引。服此和解之。

23. 白术苡仁汤

1)《校注医醇賸义·卷一·暑热湿·柔痉》

柔痉者,身体重着,肢节拘挛,有汗而热。暑热为天之气,其来甚速,其去亦甚速。体重筋挛,乃热邪为湿所留,故有汗而热不退也,白术苡仁汤主之。

白术(一钱) 茅术(一钱) 苡仁(八钱) 茯苓(三钱) 当归(一钱五分) 赤芍(一钱) 薄荷(一钱) 连翘(一钱五分) 花粉(三钱) 甘草(四分) 鲜荷叶(一角)

2)《诊验医方歌括·上·暑湿热》

治湿热柔痉,身体重着,肢节拘挛,有汗而热是为柔痉。暑热为天之气,其来甚速,其去亦甚速,体熏筋挛乃热邪为湿所留,故有汗而热不退也。

白术(一钱) 茅术(一钱) 苡仁(八钱) 茯苓(三钱) 当归(一钱五分) 赤芍(一钱) 薄荷(一钱) 连翘(一钱五分) 花粉(三钱) 甘草(四分) 鲜荷叶(一角)

24. 附子防风汤(《医学入门·外集卷三·(病机)外感·伤寒用药赋》)

治伤寒柔痉,闭目合面,手足厥逆,筋脉拘急,汗出不止。

白术 茯苓 干姜 附子 防风 川芎 桂心 柴胡 甘草(各七分) 五味子(九粒) 姜(三片)

煎服。

四、治刚痉方

1. 大承气汤

1)《圣济总录·卷第二十八·伤寒刚痉》

治刚痉,胸满口噤,卧不着席,两脚挛急,齘齿。

大黄(锉,四两) 厚朴(去粗皮,生姜汁炙,半斤) 枳实(去瓤麸炒,一两)

上三味,咬咀,如麻豆大。每服五钱匕,水一盏半煎至七分,去滓,入芒硝末半钱匕,再煎一两沸,温服。

2)《婴童百问·卷之三·痉瘈 第二十九问》

治刚痉,胸满内实,口噤咬牙,大热发渴,大便秘涩。

大黄 芒硝(各半两) 厚朴(一两) 枳实(二枚)

上锉散。每服三钱,姜三片,水一盏,煎半盏,温服。

3)《济阳纲目·卷四十四·痉证·治外感阳痉方》

治刚痉,为病胸满口噤,大便实热,卧不着席,脚挛急,必齘齿,此属阳明里证也,以此下之。

大黄(七钱半) 厚朴 枳实(各一两) 芒硝(半合)

上锉碎,以水二碗先煎枳朴二味,取汁一碗半,去渣纳大黄,再煎至一碗,去渣纳芒硝,更煎一二沸,温服,以利为度。

2. 小续命汤

1)《圣济总录·卷第二十八·伤寒刚痉》

治伤寒刚痉,无汗恶寒,口噤背强。

麻黄(去根节,煎掠去沫) 桂(去粗皮) 甘草(炙,各半两) 防风(去叉,一分半) 芍药 白术 人参 芎䓖 附子(生,去皮脐) 防己 黄芩(去黑心,各一分)

上一十一味,锉如麻豆。每服五钱匕,水一盏半煎至一盏,去滓入生姜汁少许,再煎一二沸,温服,日三夜二。若柔痉自汗者,去麻黄;夏病及病觉热甚者,减桂枝一半;冬及初春病去黄芩。

2)《赤水玄珠·第二十三卷·汗多变痉》

治刚痉或脚气痹弱,不能转舒,行步欹侧,或口眼㖞斜,牙关紧急,角弓反张。

麻黄 桂心 甘草(各五钱) 防风 白芍(炒) 白术(炒) 人参 川芎 大附子(炮) 防己(酒洗) 黄芩(炒,各等分)

每用五钱,水煎,入姜汁少许,温服。

3. 石膏汤(《圣济总录·卷第二十八·伤寒刚痉》)

治伤寒刚痉,身热仰目,头痛项强。

石膏(碎) 前胡(去芦头,各一两) 犀角(镑) 防风(去叉) 芍药(各半两) 龙齿(研,三分) 牛黄(研,一钱)

上七味,粗捣筛。每服五钱匕,水一盏半,入豉一百粒,葱白五寸,煎至八分,去滓,不以时温服。

4. 龙齿犀角汤(《圣济总录·卷第二十八·伤寒刚痉》)

治伤寒刚痉,通身壮热。

龙齿 犀角(镑) 前胡(去芦头,各一两) 牛黄(一钱半)

上四味,将三味粗捣筛。每服五钱匕,水一盏半煎至八分,去滓入牛黄少许,不拘时温服。

5. 羌活汤(《圣济总录·卷第二十八·伤寒刚痉》)

治伤寒刚痉,闭目合面,肢节急强,身热头疼。

羌活(去芦头) 王不留行 桂(去粗皮) 黄松节(炒,各一两) 当归(切,焙) 茯神(去木,各三分) 防风(去叉) 荆芥穗(各半两) 麻黄(去根节) 石膏(各一两半)

上一十味,粗捣筛。每服五钱匕,水一盏半煎至八分,去滓,不拘时温服,良久以葱豉粥投之出汗,未汗再服,以瘥为度。

6. 羚羊角升麻汤(《圣济总录·卷第二十八·伤寒刚痉》)

治伤寒刚痉,仰目壮热,筋脉不舒,牙关紧急,不欲见食。

羚羊角(镑) 升麻 白藓皮 龙齿(各半两) 木通(锉) 百合 防风(去叉,各一分) 石膏(一两)

上八味,粗捣筛。每服五钱匕,水一盏半,豉一百粒,葱白五寸,煎至一盏,去滓,不拘时温服。

7. 羚羊角汤(《圣济总录·卷第二十八·伤寒刚痉》)

治伤寒刚痉,浑身壮热,头疼口噤,筋脉拘急,心神躁闷。

羚羊角(镑) 百合 芎䓖 木通(锉) 葛根(锉) 升麻 黄芩(去黑心,各半两) 石膏(碎,一两) 龙齿 防风(去叉,各三分)

上一十味,粗捣筛。每服五钱匕,水一盏半煎至一盏,去滓,不拘时温服,日再。

8. 葛根汤

1)《圣济总录·卷第二十八·伤寒刚痉》

治太阳病无汗,而小便反少,气上冲胸,口噤不得语,欲作刚痉。

葛根(锉,四两)　麻黄(去根节)　煎掠(去沫,焙)　芍药(各三两)　桂(去粗皮)　甘草(炙,各二两)

上五味,㕮咀如麻豆大。每服五钱匕,水一盏半,生姜五片,枣二枚劈破,同煎至七分,去滓温服,取微汗。

2)《妇人大全良方·卷之三·妇人中风角弓反张口噤方论第二》

治刚痉,无汗恶风。

葛根(一两)　麻黄(去根节,炮)　姜皮(各三分)　桂枝　粉草　芍药(各半两)　大枣(三个)

上㕮咀。每服三钱,水一盏煎七分,去滓温服,取汗为度。

3)《普济方·卷一百三十二·伤寒门·伤寒阴阳刚柔痉》

治太阳病无汗,而以小便少气上冲,口噤不得语,欲作刚痉。

葛根(锉,四两)　麻黄(去根节,煎掠去沫,焙)　芍药(各三两)　桂心(去粗皮)　甘草(炙,各二两)

上㕮咀如麻豆大。每服五钱,水一盏半,生姜五片,枣二枚擘破,同煎至七分,去滓温服,取微汗。

4)《保婴撮要·卷四·痉症》

治太阳病,项强几几,恶风无汗,及恶寒刚痉。

葛根(四两)　麻黄(三钱)　桂(一两)

上每服二钱,水煎。

5)《杂病源流犀烛·卷十三·破伤风源流(痉痓)·治痉痓方七》

治刚痉。

葛根　麻黄　桂枝　炙草　白芍　姜　枣

6)《彤园医书(小儿科)·卷之二·痉病门·刚痉症治》

治刚痉,发热无汗,恶寒面赤,头摇口噤,项背强急,脉浮或紧,太阳风寒盛者。

葛根(二钱)　麻黄　桂枝　酒芍　炙草　生姜(各一钱)　红枣(引)

7)《丹溪心法·卷四·痉五十八》

治痉病无汗而小便少,反恶寒者,名刚痉。

葛根(四钱)　麻黄(三钱)　桂枝(二钱)　芍药(二钱)　甘草(三钱,炙)

上㕮咀。水二钟,生姜三片,枣一枚,煎服,覆取微汗。

9. 葛根麻黄汤(《三因极一病证方论·卷之七·痉叙例治法》)

治刚痉无汗,小便少,气上冲胸,口噤不能语主之。

葛根(四两)　麻黄(去节,三两)　桂心　白芍药　甘草(炙,各二两)

上锉散。每服四大钱,水盏半,姜五片,枣三枚,煎七分,去滓,食前服。

10. 小承气汤(《三因极一病证方论·卷之七·痉叙例治法》)

治刚痉,胸满口噤,卧不着席,脚挛急,龂齿主之方。

大黄(四两,蒸)　厚朴(八两,姜制)　枳壳(二两,麸炒去瓤)

上锉散。每服四大钱,水盏半煎七分,去滓,入芒硝二钱匕,煎熔服,得利,止后服。

11. 清凉丹(《杨氏家藏方·卷第二·诸风下·头面风方四十四道》)

治风热壅实,上攻头面,口眼㖞斜,语言不正,肌肉瞤动,面若虫行;及治伤寒热盛,狂言昏冒,刚痉,一切风热,并皆治之。

天南星(四两,腊月黄牛胆制者)　牛黄(三两,别研)　蝎梢(去毒炒)　石膏(以上二味各一两半)　白花蛇(酒浸取肉)　犀角屑　防风(去芦头)　甘草　真珠末　朱砂(别研)　大黄(以上四味各一两)　脑子(半两,别研)

上件为细末,研匀,炼蜜为丸,每一两作一十丸。每服一丸,薄荷汤化下,食后、临卧。

12. 金砂丹(《御药院方·卷一·治风药门》)

治中风涎潮,失音不语,面赤,脉大数急,迷闷,口眼㖞斜。但系风热之疾,半身瘫曳,或伤寒刚痉瘾疹方。

白花蛇　乌蛇(各酒浸,去皮骨取肉)　蝎梢(炒)　白僵蚕(炒)　犀角屑　玳瑁屑　天麻　人参　白茯神　甘草(炙,各一两)　龙脑(研,一分)　麝香(研,一分)　朱砂(研,五两)　牛黄(研,一分)　雄黄(研,一分)　真珠(研,一分)　天竺黄(研,一分)　金箔　银箔(各二百三十片)　铁粉(研,一分)

上件为细末,真石脑油和丸,每两作十丸,瓷盒内收。每服取一丸,人参汤化下,或竹叶汤、新汲水亦得。如中风不语,涎潮上管,又治刚痉、柔痉,妇人产后角弓,只一服愈。

13. 承气汤(《普济方·卷九十六·诸风门·风痉》)

治刚痉,大便不通十数日者。

厚朴(四两,去皮) 姜(二两,同捣烂焙干) 大黄(二两) 枳实(半两,麦麸炒去瓤) 芒硝(一两半)

上除芒硝外,并为粗末。每服十钱,水二盏煎一盏半,去滓,入芒硝半钱匕,搅匀,再煎三两沸,微热服。疗贼风痉。

14. 麻黄葛根汤

1)《普济方·卷三百六十七·婴孩诸风门·中风痉病》

治刚痉无汗。

麻黄(去节) 赤芍药(各一两半) 干蝎(五钱) 葱白(三根) 豉(三合)

上锉,用水煎,每服三字。一方服了,以厚衣盖覆,如人行四五里间再服。良久如未得汗出,更煮葱粥少许,乘热投之,取汗。

2)《济阳纲目·卷四十四·痉证·治外感阳痉方》

治刚痉,无汗恶寒。

麻黄 赤芍药(各三钱) 干葛(四钱半) 豆豉(半合)

上锉作一服,加葱白三茎,水煎稍热服。

15. 加味神术汤(《古今医统大全·卷之三十九·痉证门·药方》)

治无汗刚痉。

苍术 川芎 藁本 白芷 细辛 甘草 麻黄 羌活 独活(等分)

上水盏半,姜三片,葱一根,煎七分服。

16. 麻黄加独活防风汤(《证治准绳·类方第五册·痉》)

治刚痉。

麻黄(去节) 桂枝(各一两) 芍药(三两) 甘草(半两) 独活 防风(各一两)

上锉细。每服一两,用水二盅煎至一盅半,温服。

17. 神术汤(《罗氏会约医镜·卷十二·杂证·论痉证》)

治无汗之刚痉兼有湿者。

苍术 防风 甘草(各三钱)

加羌活或独活、麻黄,用葱白为引。

18. 羚羊清解散(《彤园医书(小儿科)·卷之二·痉病门·刚痉症治》)

治刚痉,二三日内俱症现齐,烦躁惊悸,脉浮数或洪弦,风寒湿合入三阳者。

锯羚羊角(末) 独活 葛根 柴胡 防风 条芩 枳壳 茯神 麦冬 石膏 甘草 酒洗胆草

或加钩藤。

19. 犀角大黄汤(《伤寒广要·卷七·兼变诸证(上)·发痉》)

治伤寒刚痉,壮热头痛,筋脉不能舒展。

犀角(镑) 大黄(锉,炒,各一两) 芎䓖(半两) 石膏(二两) 牛黄(研,半分)

上五味,捣罗四味为散,入牛黄同研令匀。每服一钱匕,不拘时,煎淡竹叶汤调下。

20. 赤芍连翘散(《校注医醇賸义·卷一·暑热湿·刚痉》)

刚痉者,头痛项强,手足搐逆;甚则角弓反张,发热无汗,此风热盛也。热伤营血,筋脉暴缩,风入经络,肢节拘挛,风热合而为病,赤芍连翘散主之。

赤芍(一钱五分) 连翘(二钱) 葛根(二钱) 花粉(三钱) 豆豉(三钱) 防风(一钱) 薄荷(一钱) 独活(一钱) 甘草(四分) 经霜桑叶(二十张)

五、治阴痉方

1. 白术散

1)《太平圣惠方·卷第十·治伤寒阴阳刚柔痉病诸方》

治伤寒阴痉,手足厥冷,筋脉拘急,汗出不止。

白术 桂心 附子(炮裂,去皮脐) 防风(去芦头) 芎䓖 甘草(炙微赤,锉,以上各三分/半两)

上件药,捣筛为散。每服四钱。以水一中盏,入生姜半分,枣三枚,煎至五分,去滓,不计时候热服。

2)《太平圣惠方·卷第十·治伤寒阴阳刚柔痉病诸方》

治伤寒阴痉,三日不瘥,手足厥冷,筋脉拘急,汗不出,恐阴气内伤。

白术(半两) 白茯苓(半两) 麻黄(半两,去根节) 五味子(半两) 桂心(三分) 高良姜(一分,锉) 羌活(半两) 附子(三分,炮裂,去皮脐)

上件药,捣筛为散。每服五钱,以水一大盏,入生姜半分,煎至五分,去滓。不计时候温服。

3)《杂病广要·外因类·痉》

治伤寒阴痉,手足冷,筋脉拘厥,汗出不止。

白术 桂心 附子 防风 芎䓖 甘草(以上各三分)

上件药捣筛为散。每服四钱,以水一中盏,入生姜半分,枣三枚,煎至五分去滓,不计时候热服。

2. 羌活散(《太平圣惠方·卷第十·治伤寒阴阳刚柔痉病诸方》)

治伤寒阴痉,节筋急硬,阳痉即易瘥,阴痉即难瘥。

羌活(一两) 黄松木节(一两,锉) 茯神(一两) 石膏(一两) 防风(一两,去芦头) 王不留行(半两) 桂心(半两) 麻黄(一两,去根节) 当归(半两,锉,微炒)

上件药,捣筛为散。每服四钱。以水一中盏,入生姜半分,枣二枚,煎至六分,去滓,不计时候温服,频服。三服后,宜食荆芥葛根石膏豉粥。避风,如额上渐润,即以厚衣盖之,汗出便瘥。

3. 附子防风散

1)《太平圣惠方·卷第十·治伤寒阴阳刚柔痉病诸方》

治伤寒阴痉,颈项强直,四肢拘急,疼痛,足冷口噤。

附子(炮裂,去皮脐) 人参(去芦头) 白茯苓 前胡(去芦头) 白术 麻黄(去根节) 桂心 半夏(汤洗七遍去滑) 独活 当归(锉,微炒,以上各一两) 石膏(二两) 干姜(半两,炮裂,锉)

上件药,捣筛为散。每服五钱,以水一中盏,入生姜半分,煎至五分,去滓,不计时候,温温频服。

2)《类证活人书·卷第十七》

治伤寒阴痉,闭目合面,手足厥逆,筋脉拘急,汗出不止者。

白术(一两) 白茯苓(三分) 柴胡(一两半,去苗) 五味子(一两) 干姜(三分,炮裂,切) 甘草(三分,炙微赤,切) 附子(三分,炮裂,去皮脐) 桂心(半两) 防风(三分,去芦头)

上件药,捣筛粗散。每服四钱,以水一盏,入生姜四片,煎至六分,去滓,不计时候温服。

3)《医学纲目·卷之十一肝胆部·痉》

治阴痉,闭目合面,手足厥逆,筋脉拘急,汗出不止。

白芷(一两) 防风 甘草(各三分) 桂心(半两) 附子(三分) 干姜(三分) 柴胡(一两半) 茯苓(三分) 五味子(一两)

上为末。每服三钱,水二盏,生姜四片,同煎,去渣,温服。

4. 柴胡散(《太平圣惠方·卷第十·治伤寒阴阳刚柔痉病诸方》)

治伤寒阴痉,闭目合面,手足厥逆,筋脉拘急,汗不止。

柴胡(一两半,去苗) 白术(一两) 白茯苓(三分) 甘草(三分,炙微赤,锉) 五味子(一两) 干姜(三分,炮裂,锉) 附子(三分,炮裂,去皮脐) 防风(三分,去芦头) 桂心(半两)

上件药,捣筛为散。每服五钱,以水一大盏,入生姜半分,煎至六分,去滓,不计时候温服。

5. 八物白术散

1)《类证活人书·卷第十七》

治伤寒阴痉,三日不瘥,手足厥冷,筋脉拘急,汗不出,恐阴气内伤。

白术(半两) 白茯苓(半两) 麻黄(半两,去节,泡三沸焙) 五味子(半两) 桂心(三分) 高良姜(一分) 羌活(半两) 附子(三分,炮裂,去皮脐)

上件药,捣筛粗散。每服四钱,以水一大盏,入生姜四片,煎至五分去滓,不计时候温服。

2)《医学纲目·卷之十一肝胆部·痉》

治阴痉,一二日面肿,手足厥冷,筋脉拘急,汗不出,恐阴气内伤。

白术 茯苓 五味子(各半两) 桂心(三分) 麻黄(半两) 良姜(一分) 羌活(半两) 附子(三分)

上为末。每服四钱,水一大盏,生姜五片,同煎至五分,去渣,温服无时。

6. 桂心白术汤(《类证活人书·卷第十七》)

治伤寒阴痉,手足厥冷,筋脉拘急,汗出不止者。

白术　桂心　附子(炮,去皮脐)　防风(去芦头)　芎䓖　甘草(炙微赤,各一两五钱)

上锉如麻豆大。以水二盏,药五钱,生姜四片,枣三枚,同煎至八分,去滓温服。

7. 附子散(《医学纲目·卷之十一肝胆部·痉》)

治阴痉,手足厥逆,筋脉拘急,汗出不止,头项强直,头摇口噤。

桂心(三钱)　附子(一两,炮)　白术(一两)　川芎(三钱)　独活(半两)

上为末。每服三钱,水一钟,枣一枚,煎至五分,温服。

8. 附子汤(《济阳纲目·卷四十四·痉证·治外感阴痉方》)

治手足逆冷,筋脉拘急,汗出不止,项强,口噤痰涌。

附子(炮)　白术　独活(各五分)　川芎　肉桂(各三分)

上作一服,加枣一枚,水煎服。

9. 参归养荣汤(《保幼新编·痓痉》)

治风痰痉,阴痉也。

人参　当归　川芎　白芍药(酒炒)　熟地(姜炒)　白术　白茯神　陈皮(去白,各一钱)　甘草(五分)　姜(三)　枣(二)

10. 海藏八物白术散(《医门法律·卷四·热湿暑三气门·三气门方》)

治伤寒阴痉三日,面肿,手足厥冷,筋脉拘急,汗不出,恐阴气内伤。

白术　茯苓　五味子(各半两)　桂心(三分)　麻黄(半两)　良姜(三分)　羌活(半两)　附子(三分)

每服四钱,水一大盏,姜五片,同煎至五分,去渣,温服无时。

11. 海藏附子防风散(《医门法律·卷四·热湿暑三气门·三气门方》)

治伤寒阴痉,闭目合面,手足厥逆,筋脉拘急,汗出不止。

白术(一两)　防风　甘草　茯苓　附子　干姜(各七钱五分)　柴胡　五味(各一两)　桂心(半两)

每服三钱,生姜四片,同煎,去渣温服。

12. 海藏附子散

1)《医门法律·卷四·热湿暑三气门·三气门方》

治伤寒阴痉,手足厥冷,筋脉拘急,汗出不止。

白术　防风　甘草　桂心　川芎　附子(各等分)

每服五钱,水二钟,生姜五片,枣二枚,同煎至七分,去渣温服。

2)《彤园医书(小儿科)·卷之二·痉病门·柔痉症治》

治已成阴痉汗出不止,肢冷筋急,项背牵强,脉沉而微。

炮附子　炙草　桂枝(各二钱)　川芎　川独活(各一钱)　姜　枣(引)

六、治阳痉方

1. 牛黄散(《太平圣惠方·卷第十·治伤寒阴阳刚柔痉病诸方》)

治伤寒阳痉,发热恶寒,头项强直,四肢拘急,心神烦躁。

牛黄(一分,细研)　麝香(一分,细研)　朱砂(一分,细研)　人参(一分,去芦头)　赤茯苓(一分)　防风(一分,去芦头)　芎䓖(一分)　甘草(一分,炙微赤,锉)　桂心(一分)　犀角屑(一分)　地骨皮(一分)　天麻(一分)　麦门冬(二分,去心,焙)

上件药,捣细罗为散,入牛黄、朱砂、麝香,同研令匀。每服不计时候,以竹沥调下二钱。

2. 石膏散

1)《太平圣惠方·卷第十·治伤寒阴阳刚柔痉病诸方》

治伤寒阳痉,通身热,仰目头痛。

石膏(二两)　龙齿(一两)　犀角屑(半两)　前胡(半两,去芦头)　秦艽(一两,去苗)

上件药,捣筛为散。每服五钱,以水一大盏,入豉五十粒,葱白七寸,煎至五分,去滓,入牛黄末一字,搅令匀,不计时候温服之。

3. 龙齿散

1)《太平圣惠方·卷第十·治伤寒阴阳刚柔痉病诸方》

治伤寒阳痉,通体大热,心神烦悸。

龙齿(一两) 前胡(一两,去芦头) 犀角屑(半两) 牛黄〔半分(两),别研〕 麦门冬〔二(一)两,去心,焙〕

上件药,捣细罗为散,入牛黄同研令匀。每服以竹沥调下二钱,不计时候温服。

2)《普济方·卷一百三十二·伤寒门·伤寒阴阳刚柔痉》

治伤寒阳痉,通身大热,不渴,烦闷头疼。

龙齿 前胡(去芦头,各三分) 犀角屑 木通 子芩(各三两) 甘草(一分,炙微赤,锉)

上为散。每服五钱,以水一大盏煎至五分,去滓,入牛黄末一字,搅令匀,不计时候,温服,一方无甘草。

4. 白藓皮散(《太平圣惠方·卷第十·治伤寒阴阳刚柔痉病诸方》)

治伤寒阳痉,壮热不渴,筋脉不能舒展,牙关疼急,不欲见食。

白藓皮(一两) 百合(一两) 石膏(一两半) 羚羊角屑(一分) 木通(一两,锉) 防风(一两,去芦头) 川升麻(一两) 龙齿(一两半)

上件药,捣粗罗为散。服三钱,以水一中盏,入葱白七寸,豉五十粒,煎至六分,去滓,不计时候温服。

5. 防风散(《太平圣惠方·卷第十·治伤寒阴阳刚柔痉病诸方》)

治伤寒阳痉,壮热不歇,筋脉拘急,牙关急痛。

防风(一两,去芦头) 木通(一两,锉) 麦门冬(一两,去心) 川升麻(一两) 甘草(三分,炙微赤,锉) 虎杖(一两,锉) 石膏(二两) 葛根(一两,锉)

上件药,捣筛为散。每服五钱,以水一大盏煎至五分,去滓,不计时候温服。

6. 麦门冬散(《太平圣惠方·卷第十·治伤寒阴阳刚柔痉病诸方》)

治伤寒阳痉,身体壮热,项背强直,心膈烦躁,发热恶寒,头面赤色,四肢疼痛。

麦门冬(三分,去心) 麻黄(三分,去根节) 赤茯苓(三分) 知母(三分) 犀角屑(三分) 地骨皮(三分) 黄芩(三分) 赤芍药(三分) 白藓皮(三分) 甘草(三分,炙微赤,锉) 杏仁(三分,汤浸去皮尖、双仁,麸炒微黄)

上件药,捣筛为散。每服五钱,以水一大盏煎至五分,去滓,不计时候温服。

7. 桂心散(《太平圣惠方·卷第十·治伤寒阴阳刚柔痉病诸方》)

治伤寒阳痉,经二三日不瘥,毒气攻五脏,心神烦躁,四肢疼痛。

桂心 柴胡(去苗) 赤茯苓 五味子 麦门冬(去心) 槟榔 甘草 细辛(以上各三分)

上件药,捣筛为散。每服五钱。以水一大盏,入生姜半分,煎至五分,去滓。不计时候温服。

8. 羚羊角散(《太平圣惠方·卷第十·治伤寒阴阳刚柔痉病诸方》)

治伤寒阳痉,身热无汗,恶寒,头项强直,四肢疼痛,烦躁心悸,睡卧不得。

羚羊角屑(一分) 犀角屑(一分) 防风(一分,去芦头) 茯神(一分) 柴胡(一分,去苗) 麦门冬(一分,去心) 人参(一分,去芦头) 葛根(一分,锉) 甘草(一分,炙微赤,锉) 枳壳(一分,麸炒微黄去瓤) 石膏(半两) 龙齿(半两)

上件药,捣筛为散。每服三钱,以水一中盏煎至五分,去滓,不计时候温服。

七、治风痉方

1. 甘草汤

1)《备急千金要方·卷三·妇人方中·中风第十二》

治在蓐中风,背强不得转动,名曰风痉方。

甘草 干地黄 麦门冬 麻黄(各二两) 栝蒌根 芎䓖 黄芩(各三两) 杏仁(五十枚) 葛根(半斤)

上九味,㕮咀,以水一斗五升,酒五升合煮葛根,取八升,去滓,纳诸药,煮取三升,去滓,分再服。一剂不瘥,更合良。《千金翼》崔氏有前胡三两。

2)《圣济总录·卷第八·风痉》

治风痉口噤不语,肢体强直,神识不明。

甘草(炙,锉) 羌活(去芦头,各一两一分) 人参(半两) 防风(去叉,一两) 附子(炮裂,去皮脐,半两)

上五味,锉如麻豆。每服四钱匕,水一盏半,入地黄汁一合,先同煎至八分去滓,次入荆沥、竹沥各半合,同煎三沸温服,日夜各一服。

2. 大竹沥汤（《外台秘要·卷第十五·风惊悸方九首》）

疗大虚风气，入腹拘急，心痛烦冤，恍惚迷惑不知人，或惊悸时怖，吸吸口干，涩涩恶寒，时失精明，历节疼痛，或缓或不摄，产妇体虚，受风恶寒，惨惨愦愦，闷心欲绝者；并疗风痉，口噤不开，目视如故，耳亦闻人语，心亦解人语，但口不得开，剧者背强反折，百脉掣动，悉主之方。

秦艽　防风　茯苓　人参（各二两）　茵芋　乌头（炮）　黄芩　干姜　当归　细辛　白术（各一两）　天雄（一枚，炮）　甘草（三两，炙）　防己（二两）

上十四味切，以竹沥一斗，水五升，煮取四升，分服一升。羸人服五合佳，此汤令人痹，宁少服也。茵芋有毒，令人闷乱目花，虚人可半两良。风轻者用竹沥三升，水七升；小重者竹沥五升，水五升；风大剧停水，用竹沥一斗。忌酢、生菜、海藻、菘菜、桃李、雀肉等。

3. 天麻丸（《太平圣惠方·卷第十九·治风痉诸方》）

治风痉，四肢强硬，口噤不开。

天麻（一两）　乌蛇〔二（一）两，酒浸炙微黄，去皮骨〕　白僵蚕（三分，微炒）　干蝎（三分，微炒）　附子（一两，炮裂，去皮脐）　干姜（半两，炮裂，锉）　桂心（三分）　防风（三分，去芦头）　蝉壳（三分）　川乌头（三分，炮裂，去皮脐）　羌活（三分）　细辛（三分）　独活（三分）　麻黄（一两半，去根节）　天南星（半两炮，裂）　羚羊角屑（一两）

上件药，捣罗为末，炼蜜和捣三五百杵，丸如酸枣大。每服不计时候，以温酒研下一丸。

4. 天麻散（《太平圣惠方·卷第十九·治风痉诸方》）

治风痉口噤，腰背强直，不可转侧。

天麻（一两半）　当归（一两，锉，微炒）　防风（一两，去芦头）　独活（一两半）　麻黄（一两半，去根节）　桂心（一两）　细辛（一两）　附子（一两，炮裂，去皮脐）　蔓荆子（一两）

上件药，捣粗罗为散。每服四钱，以水酒各半中盏，入生姜半分，煎至五分，去滓，不计时候，温服。

5. 牛黄丸

1)《太平圣惠方·卷第十九·治风痉诸方》

治风痉，身体强直，牙关紧急，心神昏昧。

牛黄（一分，细研）　麝香（一分，细研）　朱砂（三分，细研，水飞过）　龙脑（一分，细研）　白僵蚕（半两，微炒）　鹿角胶（半两，捣碎，炒令黄燥）　白花蛇（二两，酒浸炙微黄，去皮骨）　白附子（一两，炮裂）　天麻（一两）　白蒺藜（一两，微炒去刺）　赤茯苓（一两）　白芷（一两）　羌活（一两）　独活（一两）　蔓荆子　麻黄（一两，去根节）　汉防己（一两）　木香（一两）　槟榔（一两）　藁本（一两）　防风（一两，去芦头）　干蝎（一两，微炒）　当归（一两，锉，微炒）

上件药，捣罗为末，入研了药令匀，炼蜜和捣三二百杵，丸如梧桐子大。每服不计时候，以温酒研下十丸。

2)《太平圣惠方·卷第八十三·治小儿中风痉诸方》

治小儿中风痉，牙关紧急，项背强直，及一切惊痫。

牛黄（细研）　天竺黄（细研）　雄黄（细研）　龙脑（细研）　犀角屑　麝香（细研）　水银（入少枣肉，研令星尽）　干蝎（微炒）　附子（炮裂，去皮脐，以上各一分）　朱砂（细研水飞过）　天麻　白僵蚕（微炒）　蝉壳（微炒）　桑螵蛸（微炒）　羚羊角屑　香附子　白附子（炮裂）　羌活　独活　蔓荆子　麻黄（去根节）　野狐肝（微炙，以上各半两）　乌蛇（一两，酒浸去皮骨，炙令微黄）

上件药，捣罗为末，入研了药，同研令匀，炼蜜和丸如麻子大。不计时候，以薄荷酒研下三丸，量儿大小，以意加减。

3)《圣济总录·卷第一百七十四·小儿中风》

治小儿中风痉，颈项强直，及风痫潮发。

牛黄（研）　丹砂（研）　天竺黄（研）　蝎梢　白僵蚕　天南星　白附子（各一分）

上七味并生用，捣研令细，炼蜜丸如梧桐子大。每服金银薄荷汤，化下一丸至二丸服之。

6. 当归散

1)《太平圣惠方·卷第十九·治风痉诸方》

治风痉摇头口噤，身体强直。

当归（一两，锉，微炒）　细辛（一两）　防风（一两，去芦头）　桂心（一两）　独活（二两）　麻

黄(二两,去根节)　附子(一两,炮裂,去皮脐)
芎䓖(一两)　薏苡仁(一两)

上件药,捣粗罗为散。每服四钱,以水酒各半中盏,入生姜半分,煎至五分,去滓,不计时候,温服。

2)《类证治裁·卷之八·产后论治·附方》治风痉。

归　荆(等分)

为末。每用二钱,水酒各半煎。治产后风痉,牙关紧急,口吐涎沫,手足瘈疭,下咽即效。

7. 白附子丸(《太平圣惠方·卷第十九·治风痉诸方》)

治风痉口噤,身体强直,迷闷不识人。

白附子(一两,炮裂)　白僵蚕(一两,微炒)　腻粉(一分)　天南星(三分,炮裂)　白花蛇〔一(二)两,酒浸炙微黄,去皮骨〕　防风(一两,去芦头)　麻黄(一两,去根节)　赤箭(二两)　麝香(一两,细研)　白术(半两)　羚羊角屑(三分)

上件药,捣罗为末,入麝香腻粉,研令匀,以糯米粥和捣三二百杵,丸如梧桐子大。每服不计时候,以温酒研下十丸。

8. 羚羊角散(《太平圣惠方·卷第十九·治风痉诸方》)

治风痉,口噤身体强直,不知人事。

羚羊角屑〔半(一)两〕　麻黄(一两半,去根节)　附子(一两,炮裂,去皮脐)　当归(一两,锉,微炒)　桂心(一两)　独活(一两半)　防风(一两,去芦头)　阿胶(一两,捣碎,炒令黄燥)　天麻(一两半)

上件药,捣粗罗为散。每服四钱,以水酒各一中盏,煎至一盏五(三)分,去滓,不计时候,分温二服。

9. 乌蛇丸(《太平圣惠方·卷第八十三·治小儿中风痉诸方》)

治小儿中风痉,及天瘹惊痫,一切诸风。

乌蛇(一两,酒浸去皮骨,炙令微黄)　天浆子(二十枚,去壳)　天麻(半两)　天南星(半两,炮裂)　干蝎(一分,微炒)　白附子(半两,炮裂)　附子(一两,炮裂,去皮脐)　防风(半两,去芦头)　半夏(半两,汤洗七遍去滑)

以上九味,都以酒浸七日后,取出焙干,捣罗为末。

牛黄　龙脑　麝香　朱砂　雄黄(以上各一分)

以上五味,同研如粉。上件药,都研令匀,用糯米饭和丸如黍米大。不计时候,用薄荷汤下三丸,量儿大小,以意加减服之。

10. 乌犀丸(《太平圣惠方·卷第八十三·治小儿中风痉诸方》)

治小儿中风痉,及惊痫诸风,手足搐搦不定。

乌犀角屑　天南星(炮裂)　白附子(炮裂)　干蝎(微炒)　天麻(以上各一分)　白花蛇(半两,酒浸去皮骨,炙令微黄)

以上六味,捣罗为末,以无灰酒一小盏,同入银器内煎令稠,则入后药:

牛黄(细研)　麝香(细研)　腻粉　龙脑(细研)　水银(用少枣瓤研令星尽,以上各一分)　朱砂(半两,细研水飞过)　虎睛(一对,酒浸微炙)

上件药七味,都研为末,入前药煎,和丸如麻子大。不计时候,用竹沥下三丸,量儿大小,以意加减服之。

11. 白僵蚕丸(《太平圣惠方·卷第八十三·治小儿中风痉诸方》)

治小儿中风痉,及天瘹惊邪风痫。

白僵蚕(一两,微炒)　干蝎(一分,微炒)　白附子(一两,炮裂)　天南星(半两,炮裂)　乌蛇(半两,酒浸去皮骨,炙令微黄)　朱砂(半两,细研水飞过)

上件药,捣罗为末,都研令匀,以粳米饭和丸如麻子大。不计时候,薄荷温酒下三丸,量儿大小,以意加减服之。

12. 朱砂散(《太平圣惠方·卷第八十三·治小儿中风痉诸方》)

治小儿中风痉,项强,腰背硬,四肢拘急,牙关紧,神思昏闷。

朱砂(三分)　雀儿饭瓮(五枚)　蝎尾(二七枚)　白附子(三枚,炮裂为末)　晚蚕蛾(十枚)

上件药,都研令匀细,不计时候,以薄荷酒调下一字,量儿大小,加减服之。

13. 天南星膏(《小儿卫生总微论方·卷六·中风论·治风痉方》)

治中风痉病,口噤体强,耳中策痛,发昏愦,不时醒。

天南星(一两,为细末,酒调慢火熬成膏) 赤头蜈蚣(半两,酥炙) 全蝎(半两) 乌蛇肉(酒浸去皮骨,半两,以上先为末) 朱砂(一两,水飞) 牛黄(一分,研) 麝香(一分,研)

上同匀细,入南星膏和剂,石臼中杵膏,软硬得所为度。每服一皂子大,薄荷自然汁,入酒一滴同化,服之无时。

14. 通圣散

1)《小儿卫生总微论方·卷六·中风论·治风痓方》

治中风痓病,口噤体强,耳中策痛,发昏愦,不时醒。

蝎尾(二十一个,去毒) 晚蚕蛾(十四个) 天浆子(去壳,十四个) 白附子(半两以上为末) 朱砂(一分,研飞) 麝香(一钱,研)

上拌研匀。每服一字或半钱,薄荷汤入酒两滴调下。

2)《普济方·卷三百六十七·婴孩诸风门·中风痓病》

治小儿中风痓病,昏闷不醒。

蝎尾(二十一枚) 晚蚕蛾(一十四枚) 天浆水(一十四枚) 白附子(半两)

上拌匀细研。每服一钱至半钱,薄荷汤调,入酒三两滴,同调下。

15. 天麻汤(《圣济总录·卷第八·风痓》)

治风痓身如板直,遍身硬强。

天麻(半两) 羌活(去芦头) 人参 桂(去粗皮) 白术 麻黄(去节,先煎掠去沫,焙干) 杏仁(汤浸去皮尖、双仁,炒,各一分) 附子(炮裂,去皮脐,一枚)

上八味,锉如麻豆。每服五钱匕,水二盏,生姜一枣大拍碎,同煎至一盏,去滓入酒半盏,再煎一沸热服。服后以生姜稀粥投之取汗,日二。

16. 附子汤(《圣济总录·卷第八·风痓》)

治风痓口噤不语,身体强直。

附子(炮裂,去皮脐,一枚) 羌活(去芦头) 防风(去叉) 桂(去粗皮,各二两)

上四味,锉如麻豆。每服五钱匕,水二盏煎至一盏,入竹沥一合,更煎三沸,去滓温服,空心、食前日二服。

17. 麻黄汤(《圣济总录·卷第八·风痓》)

治风痓身体强直,口噤不知人事。

麻黄(去节,先煎掠去沫,焙干,二两) 甘草(炙,锉) 当归(焙) 黄芩(去黑心,各一分) 石膏(捣碎,一两) 桂(去粗皮) 芎䓖 干姜(炮,各半两) 杏仁(汤浸去皮尖、双仁,炒,二十枚) 附子(炮裂,去皮脐,半两)

上一十味,锉如麻豆。每服五钱匕,水二盏煎至一盏,去滓,入荆沥半合,更同煎三五沸,温服,日二夜一。

18. 续命汤(《圣济总录·卷第八·风痓》)

治风痓口噤不开,身体强直,发如痫状。

麻黄(去根节,先煮掠去沫,焙) 独活(去芦头,各一两半) 升麻 葛根(锉,各半两) 羚羊角屑 桂(去粗皮,各一两) 防风(去叉,一两半) 甘草(炙,锉,一两)

上八味,㕮咀。每服六钱匕,水二盏,浸一宿,明旦煎取一盏,去滓温服,衣覆避外风。每年春分后,常服二三剂,即不患天行伤寒及诸风邪等疾。

19. 螳螂丸(《圣济总录·卷第一百七十四·小儿中风》)

治小儿中风痓,身背强直,牙关紧急。

螳螂(一枚,大者,去翅足炒干) 棘刚子(去皮,三十枚) 乌头(炮裂,去皮脐,二枚) 天南星(中者,炮,一枚) 防风(去叉,一分) 细辛(去苗叶,一钱) 干蝎(炒,一钱) 白附子(大者,一枚) 丹砂(研,一分) 麝香(研,半钱)

上一十味,捣研为细末,用石脑油为丸如绿豆大。每服一丸至二丸,薄荷水化下,不计时候;如小儿目睛上视,口噤不开,用醋化一丸,灌入鼻中,男左女右灌之。

20. 荆沥汤(《鸡峰普济方·卷第二十一·杂治》)

治诸风疾,有热者,及风痓疾。

牛黄(五分) 人参 麦门冬(各二两) 升麻 铁精(各一两) 龙齿 天门冬 茯苓 栀子仁(各二两)

上除牛黄、铁精外,为粗末。每服五钱,水一盏半,入竹沥一合,煎至一盏,去滓,入牛黄、铁精各炒一字,调匀温服。

21. 柴胡加防风汤(《医学纲目·卷之十一肝胆部·痓》)

若汗后不解,乍静乍躁,目直视,口噤,往来寒热,脉弦者,少阳风痓。

柴胡(一两) 人参(五钱) 半夏(制,六钱) 黄芩(五钱) 生姜 甘草(各六钱半) 防风(一两) 枣(三个)

上锉,每服一两,水三盏煮至一盏半,去渣温服。

22. 龙胆汤(《普济方·卷九十六·诸风门·风痓》)

治五脏生风发痓,日夜数十发者。

防风 黄连 草龙胆 白僵蚕(炒,各半两)

上为粗末,每服五钱。水二盏,煎一盏,去滓温服。

23. 归荆汤(《普济方·卷九十六·诸风门·风痓》引《指南方》)

治风痓昏迷,吐沫抽掣,背脊强直,产中痓通用。

当归 荆芥穗(各等分)

上为末。每服二钱,水一盏,酒少许,煎七分,灌下;如牙关紧,用铜匙斡开,以鸡羽蘸药入口,或用童尿调下。或以芎䓖代当归,亦妙。

24. 苍公当归酒(《普济方·卷九十六·诸风门·风痓》)

治风痓。

当归 防风(各三两) 独活(半两) 麻黄(一两一分) 附子(炮,去皮脐)

为末。每服五钱,水二盏煎一盏,去滓温服。

25. 麻黄散

1)《普济方·卷九十六·诸风门·风痓》

治风痓,身体强直,口噤不能言,神思昏闷。

麻黄(去根节) 羌活 附子(炮裂,去皮脐) 赤茯苓 芎䓖(各三分) 桂心 黄芩 羚羊角屑 蔓荆子 酸枣仁(各半两) 防风(去芦头,一分) 甘草(炙微赤,锉,半两)

上捣筛为散。每服四钱,以水一中盏煎至五分,去滓,入淡竹沥一合,更煎一两沸,不计时候温服,衣覆汗出,避风。

2)《普济方·卷三百三十九·妊娠诸疾门·风》

治妊娠中风,角弓反张,口噤语涩,谓之风痓,亦名子痫。

麻黄(去节) 防风 独活(各一两) 羚羊角屑 桂心 升麻 酸枣仁(炒) 甘草 秦艽(各半两) 川芎 当归 杏仁(制各三分)

上咬咀。每服四钱,水一盏,姜四片,煎至六分去滓,入竹沥半合,温服。

26. 紫汤(《普济方·卷九十六·诸风门·风痓》)

治中风,无问男子妇人,中风脊急,身痓如弓。

鸡屎(二升) 大豆(一升) 防风(三两,切)

上以水三升,先煮防风取三合汁,豆、鸡屎二物,铛中熬之令黄赤色,用酒二升淋之,去滓,后用防风汁和,分为再服,相去如人行六七里,衣覆取汗,忌风。

27. 竹沥汤(《普济方·卷一百二·诸风门·风惊悸》)

治大虚风气入腹,拘急,心痛烦冤,恍惚迷惑不知人,或惊悸时怖,吸吸口干,涩涩恶寒,目失精明,历节疼,或缓或不摄,产妇体虚受风恶寒,惨惨愦愦,闷心欲绝者,并疗风痓,口噤不开,目视如故,耳亦闻人语,心亦解人语,但口不得开,肩背强反折,百脉掣痛,悉主之。

秦艽 防风 茯苓 人参(各二两) 茵芋 乌头(炮) 黄芩 干姜 当归 细辛 白术(各一两) 天雄(一枚,炮) 甘草(三两,炙) 防己(二两)

上咬咀,以竹沥一斗、水五升煮取四升,分服一升,羸人服五合,佳。茵芋有毒,令人闷乱目花,虚人可半两,良;风轻者,用竹沥三升,水七升;小重者,竹沥五升,水五升;风大剧停水,用竹沥一斗。忌海藻、酢、生菜、菘菜、桃、李、雀肉等。

28. 太乙散(《普济方·卷一百十五·诸风门·诸风杂治》引《卸药院方》)

治阳明经虚风邪客入,令人口眼㖞斜,麻木不仁,及惊风痫痓,手足搐搦,不省人事。

独活 秦艽(并去芦头) 川芎 熟干地黄 甘草(炙,各一两半,锉) 人参 防风 当归(并去芦头) 肉桂(去粗皮) 白茯苓(去黑皮) 黑附子(炮,去皮脐) 杜仲(炒去丝) 牛膝(酒浸一宿) 白芍药 续断 细辛(去苗叶、土,各一两)

上为粗末。每服三钱,水一大盏煎至七分,去滓,温服无时。

29. 荆芥豆淋酒(《普济方·卷一百十六·诸风门·诸风杂治》)

治忽尔摇头口噤,背强直如发痫之状,此由风邪乘虚客于足太阳之经,诊其脉缓散而迟者,盖其人本虚,风邪留于经络,日久而发谓之风痓。其脉三部俱洪数者,由蕴热搏于诸阳之经,甚则日夜数十发,正所谓热则生风,亦名曰痓。

荆芥穗(四两)　大豆(半斤,炒令烟出,好酒一升沃之,去豆不用)

上用水三升,并酒同煮至一半,去滓温服。

30. 桂心丸(《普济方·卷二百四十八·疝门·寒疝》)

治寒疝,胸胁支满,食饮不化,脐腹疠痛,及呕逆,风痓,脐强急,不得俯仰。

桂(去粗皮,五分)　吴茱萸(汤浸焙干炒,三两)　白薇(一两)　乌头　防葵(各半两)　蜀椒(去目及闭口者,炒)　白芷(各三分)　干姜(炮)　芎䓖(各一两)

上为末,炼蜜丸如梧桐子大。每服十丸,温酒下,食前。一方忌生葱、猪肉、冷水。

31. 大豆紫汤(《奇效良方·卷之二》)

治风痓,昏迷吐沫,抽掣,背脊强直,产后中痓。

上用黑豆炒焦,好酒淋之,取清汁酒一盏,独活锉三钱,煎七分,温服,又连续进剂,以瘥为度。此汤大能去风消血结。

32. 钩藤汤(《资生集·卷四·胎前门下·风痓方》)

治妊娠痉疾。

钩藤　当归　茯神　人参(各一钱)　桔梗(一钱半)　桑寄生

上锉,水煎服。烦热加石膏二钱半。

33. 定风散(《类证治裁·卷之五·破伤风论治》)

治风痓。

玉真散

防风　南星

等分为末。每服一钱,姜汁和酒调服。

34. 朱砂指甲散(《外科备要·卷三·方药·肿疡主治汇方》)

治溃后风袭成痓,抽搐者。

手足指甲(烧灰存性,六钱)　朱砂　南星　独活(各二钱)

共研细末,热酒调下四钱,三服自定。

35. 伤折风痓验方(《小品方·卷第十·治被压迮堕挽折斫刺(金疮)诸方》)

治凡脱折、折骨诸疮肿者,慎不可当风卧湿,及多自扇,若中风则发痓,口噤杀人,若已中此,觉颈项强,身中急束者,急服此方。

竹沥饮三二升,若口已噤者,可以物捥开纳之,令下。禁冷饮食及饮酒。竹沥卒烧难得多,可合束十许枚,并烧中央,两头承其汁,投之可活。

八、治温热痓证

1. 清化饮(《罗氏会约医镜·卷十二·杂证·论痓证》)

治痓因有火,脉见洪滑,证多烦热,宜滋阴以救血燥。

白芍　麦冬　生地　茯苓(各二钱)　丹皮　黄芩(各钱半)　石斛(钱半)

温服。如热甚而渴,加石膏二三钱;如小便涩者,加木通钱半,或加黄柏、栀子;如兼外邪发热,加柴胡钱半;如阴虚血亏者,加熟地三钱,山药二钱,当归二钱;若热甚烦躁,加黄连、黄柏、知母、青蒿、地骨皮之类,可随证加用。

2. 竹叶玉女煎(《温病指南·卷上·风温下焦篇》)

热邪内陷发痓者,气血兼病也,竹叶玉女煎主之。

生石膏(三钱)　干地黄(二钱)　麦冬(二钱)　知母(一钱)　牛膝(一钱)　竹叶(一钱五分)

水四杯,先煎石膏、地黄取二杯,再入余四味煎成一杯,温服。

3. 羚羊角汤(《温病指南·卷下·湿温下焦篇》)

湿温病身热久不解,口渴舌干,忽然发痓,或手足搐搦者,津枯邪滞,厥阴风火上升也,羚羊角汤主之。

羚羊角(一钱五分)　女贞子(三钱)　钩藤(一钱五分)　鲜生地(三钱)　石决明(三钱,生用)　鳖甲(三钱,醋炒)　生牡蛎(二钱)　菊花(一钱五分)　桑叶(一钱五分)

水煎服。如兼大便不通,脉沉有力,舌黄起刺者,本方去牡蛎,送酒军丸徐攻之。

4. 清营汤(《温病指南·卷下·湿温上焦篇》)

小儿暑温,身热卒然痉厥者,名曰暑痫,清营汤主之。

犀角(一钱五分) 生地(二钱五分) 元参(一钱五分) 麦冬(一钱五分) 丹参(一钱) 竹叶心(一钱) 银花(一钱五分) 黄连(一钱二分) 连翘(一钱,连心用)

水煎服。热初入营,肝风内动,手足瘛疭者,加钩藤、丹皮、羚羊角。亦可少与紫雪丹,大人暑痫治法亦同。

5. 加味犀羚白虎汤(《重订广温热论·第二卷·验方》)

此方凉血解毒,清热存津,不特透发斑疹,即火风发痉亦甚效。

白犀角(一钱) 羚角片(钱半) 生石膏(八钱) 知母(四钱) 生甘草(八分) 陈仓米(三钱) 荷叶包 白颈蚯蚓(三支) 陈金汁(一两) 甘罗根汁(一瓢,和匀同冲)

上药先将犀羚二味,用水四碗,煎成二碗,代水煎药。

6. 叶氏神犀丹(《辨舌指南·卷六·杂论方案·辨舌证治要方·清凉之剂》)

治温热暑疫诸邪,不即解散,耗液伤营,逆传内陷,痉厥昏狂,谵语发斑等证。但看病人舌色干光,或紫绛,或干硬,或黑苔,皆以此丹救之;若初病即觉神情昏躁,而舌赤口干者,是温暑直入营分,酷暑之时,阴虚之体及新产妇人,患此最多,急须用此,多可挽回。

黑犀角(磨汁) 石菖蒲 黄芩(各六两) 鲜生地(二斤) 金银花(一斤,捣汁金汁水) 连翘(十两) 板蓝根(九两) 淡豆豉(八两) 黑元参(七两) 天花粉 老紫草(各四两)

各生晒研,忌用火炒,以犀角、生地汁、金汁水和捣为丸,切勿加蜜,可将香豆豉煮烂。每重三钱,凉开水化服,日二次,小儿减半。

九、治痰痉方

1. 天仙饮(《古今医统大全·卷之五十四·肩背痛·药方》)

治痰痉臂痛。

片姜黄(一钱半) 天仙藤 羌活 白术 白芷梢(各八分) 半夏(一钱)

上㕮咀,水盏半,姜五片,煎服。

2. 栝蒌枳实汤(《万病回春·卷之五·痉病》)

治痰火发痉。

栝蒌仁 枳实 贝母 桔梗 片芩 山栀 麦门冬(去心) 茯苓(去皮) 人参 当归 苏子(各等分) 甘草(三分)

上锉一剂,姜一片,入竹沥、姜汁少许,水煎同服。

3. 清痰汤(《济阳纲目·卷四十四·痉证·治痰火湿气劳风诸痉方》)

治痰火攻作,项强口噤,角张发痉。

山栀 黄芩(各一钱半) 半夏(汤泡) 橘红 茯苓 瓜蒌仁(炒,去壳) 枳壳(麸炒) 贝母(去心) 香附(童便浸,各一钱) 甘草(五分)

上水煎,入竹沥、姜汁各三四匙,食远服。

4. 参归养荣汤(《杂病源流犀烛·卷十三·破伤风源流(痉痓)·治痉痓方七》)

治风痰。

人参 当归 川芎 白芍 熟地 白术 茯苓 陈皮(各一钱) 甘草(五分) 姜(三) 枣(二)

5. 降火化痰汤(《罗氏会约医镜·卷十二·杂证·论痉证》)

治痰因火炎而致痉者,不得不暂为清理。但得痰气稍开,便宜调补气血,以此证候多属虚火虚痰也。

陈皮 半夏 茯苓 甘草 贝母 胆星 海石 木通(各钱半) 白芥子(六分)

温服。如火盛痰不降者,加童便一小钟。

6. 开关散(《大方脉·伤寒杂病医方 卷五·医方涌吐门》)

治中风痰,惊痫痉症,牙关不开。

生南星 乌梅肉(各三钱)

先捣如泥,拌冰片一分,再同捣匀。每用二钱,遍捺牙关,涎出立开。

十、治气血两虚痉证方

1. 十全润痉汤(《医学原理·卷之九·痉门·治痉方》)

治气血两亏,风邪乘袭,发热口噤,手足挛缩,角弓反张,一切痉症。法当补益气血为本,疏风清热为标。是以用人参、黄芪补气,当归、川芎、芍药、地黄养血,防风、羌活、荆芥等疏风,葛根、黄芩清热,附子引导诸药以行经络,甘草缓急以和药性。

人参(甘温,三钱) 黄芪(甘温,二钱) 当归(辛甘温,三钱) 川芎(辛温,五分) 地黄(甘寒,一钱) 白芍(苦酸寒,八分) 防风(辛温,行参芪之功,一钱) 羌活(辛温,六分) 荆芥(辛凉,七分) 葛根(苦甘凉,一钱) 黄芩(苦寒,一钱) 附子(辛热,五分,兼散风) 甘草(甘温,五分,制附子毒)

水二钟,煎一钟,温服。

2. 气血两补汤(《罗氏会约医镜·卷十二·杂证·论痉证》)

治痉因汗因泻,气血两虚,六脉虚弱,或浮大无力,不得误为实证治之。

人参(少者,以山药四五钱炒黄代之) 白术(钱半) 甘草(炙,一钱) 枣仁(炒,二钱) 当归(泻者土炒,二钱) 熟地(砂仁煎汁炒干,三钱) 白芍(酒炒,钱半)

水煎服。如呕恶,加生姜二钱;如汗多,加五味子十四粒;如气虚,加蜜炒黄芪一二钱;如兼外感风寒而拘挛者,加钩藤钩、荆芥之类。

十一、治血虚痉证方

1. 防风当归散(《伤寒直指·卷十四·交通方·痉》)

治汗多亡血,成痉。

防风 人参 当归 川芎(各二钱) 生地 白芍 羌活(各钱半) 甘草(炙,一钱)

水煎。

2. 当归补血汤

1)《医学原理·卷之九·痉门·治痉方》

治一切亡血过多而作痉者,法当补益气血。是以用黄芪补气,兼助当归以养血。

黄芪(甘温,八钱) 当归(辛甘温,三钱)

水煎,温服。

2)《济阳纲目·卷四十四·痉证·治内伤诸痉方》

治一切去血过多,因无血养筋,令人四肢挛急,口噤如痉。

当归(半两,酒浸) 黄芪(一两)

上锉碎,作一服,水煎温服。

3. 防风当归汤(《医学原理·卷之九·痉门·治痉方》)

治血虚挟风作痉。法当补血为本,驱风为标。是以用归、芎、地黄补血为本,防风治风为标。

当归(辛温,五分) 川芎(辛温,七分) 地黄(甘寒,二钱) 防风(甘温,一钱)

水钟半,煎八分,温服。

4. 当归散(《济阳纲目·卷四十四·痉证·治内伤诸痉方》)

治血虚及去血过多,发痉。

当归(酒洗,二钱) 川芎 熟地(砂仁炒) 防风(各一钱) 芍药(煨,一钱半) 黄芪(一钱) 甘草(四分)

上水煎,食前服。

十二、治阳虚痉证方

芪附汤(《罗氏会约医镜·卷十二·杂证·论痉证》)

治阳虚、汗多亡阳而痉者。

黄芪(蜜炒) 附子(等分)

姜引。

十三、治阳明痉方

清阳已痉汤(《医学见能·卷二·证治·掣动》)

治头低足缩,以及向前跌仆者,阳明经痉病也。

生地(三钱) 麦冬(三钱) 玉竹(三钱) 石膏(三钱) 芒硝(二钱) 酒军(二钱) 甘草(一钱)

十四、治妊娠痉证方

1. 葛根汤

1)《小品方·卷第七·治妊胎诸方》

治妊娠临月,因发风痉,忽闷愦不识人,吐逆眩倒,小醒复发。

贝母 葛根 牡丹(去心) 木防己 防风 当归 芎䓖 桂肉(切,熬) 茯苓 泽泻 甘草(炙,各二两) 独活 石膏(碎) 人参(各三两)

上十四味,切,以水九升煮取三升,分二服。贝母令人易产,若未临月者升麻代之。忌海藻,菘菜、酢物。

2)《医学纲目·卷之十一肝胆部·眩·子痫》

治妊娠临月,因发风痓,忽闷愦不识人,吐逆眩倒,名曰子痫。

葛根　贝母(去心)　牡丹皮　防风　当归　川芎　白茯苓　桂心　泽泻　甘草(各二两)　独活　石膏　人参(各三两)

上㕮咀,以水九升,煮取三升,分温二服。贝母令人易产,未临月,升麻代之。

3)《广嗣纪要·卷之十·妊娠风痓》

治妊娠风痓,其临月发者。

葛根　贝母　陈皮　防风　防己　川芎　当归　白茯苓　桂枝　泽泻　人参　独活　石膏　炙草(各等分)

每帖七钱,水二盏煎八分,不拘时。贝母令人易产,未临月用升麻代之。

2. 天麻散(《太平圣惠方·卷第七十四·治妊娠中风痓诸方》)

治妊娠中风痓,身体强直,或时反张,口噤失音。

天麻(一两)　天南星(半两,炮裂)　犀角屑(三分)　独活(半两)　防风(半两,去芦头)　阿胶〔五(三)分,捣碎,炒令黄燥〕　芎䓖(半两)　酸枣仁(半两,微炒)　麻黄(三分,去根节)　白附子(半两,炮裂)　羚羊角屑(半两)　龙脑(一分,研入)

上件药,捣细罗为散,入研了药令匀,每服不计时候,以竹沥调下一钱。

3. 乌犀丸(《太平圣惠方·卷第七十四·治妊娠中风痓诸方》)

治妊娠中风,口面㖞僻,言语謇涩,身体强直,或时反张。

乌犀角屑(一两)　赤箭(一两)　麻黄(一两,去根节)　天南星(半两,炮裂)　秦艽(三分,去苗)　汉防己(半两)　独活(三分)　羚羊角屑(三分)　防风〔一(三)分,去芦头〕　白附子(三分,炮裂)　白僵蚕〔一(三)分,微炒〕　芎䓖(三分)　当归〔二(三)分,锉,微炒〕　酸枣仁〔二(一)两,微炒〕　桑寄生〔二(三)分〕　龙脑(一分,研入)　阿胶(一两,捣碎,炒令黄燥)

上件药,捣细罗为末,入研了药令匀,炼蜜和捣三五百杵,丸如梧桐子大。不计时候,以薄荷酒下二十九。

4. 白术酒(《太平圣惠方·卷第七十四·治妊娠中风痓诸方》)

治妊娠中风痓,通身强直,口噤不开。

白术　独活(以上各一两)

上件药,捣粗罗为散,以酒二大盏煎至一(大)盏,去滓,分温二服,拗开口灌之。

5. 竹沥饮子(《太平圣惠方·卷第七十四·治妊娠中风痓诸方》)

治妊娠中风痓,口噤烦闷。

竹沥(五合)　人乳(二合)　陈酱油(汁,半两合)

上件药相和,分温二服,拗开口灌之。

6. 防风散(《太平圣惠方·卷第七十四·治妊娠中风痓诸方》)

治妊娠中风,腰背强直,时时反张,名为风痓。

防风〔一(二)两,去芦头〕　葛根〔一(二)两,锉〕　芎䓖(二两)　麻黄(一两半,去根节)　桂心(一两)　独活(一两半)　汉防己(一两)　生干地黄(二两)　甘草(一两,炙微赤,锉)　杏仁(一两半,汤浸去皮尖、双仁,麸炒微黄)

上件药,捣粗罗为散。每服四钱,水一中盏煎至六分,去滓,不计时候温服。

7. 羌活酒

1)《太平圣惠方·卷第七十四·治妊娠中风痓诸方》

治妊娠中风痓,口噤,四肢强直,反张。

羌活(一两半)　防风(一两,去芦头)　黑豆(每用一合)

上件药,前二味捣粗罗为末,以好酒五升,渍一宿。每服,用黑豆一合炒令烟出,投入药酒一大盏,候沸住,去滓,拗开口,分两度灌之。

2)《资生集·卷四·胎前门下·风痓方》

治妊娠风痓,口噤四肢强直,角弓反张。

羌活(两半)　防风(一两)　黑豆(一合,去皮)

上前二味好酒(五斤)浸一宿。每服黑豆一合,炒热入药酒一大盏,候沸即住,去滓,分两服灌之。

8. 羌活散(《太平圣惠方·卷第七十四·治妊娠中风痓诸方》)

治妊娠中风痓,口噤,愦闷不能言,身体强直,或时反张。

羌活（三分）　防风（三分，去芦头）　芎䓖（三分）　葛根（三分，锉）　秦艽（三分，去苗）　麻黄（二两，去根节）　犀角屑（半两）　甘草（半两，炙微赤，锉）　杏仁（一两半，汤浸去皮尖、双仁，麸炒微黄）

上件药，捣粗罗为散。每服四钱，水一中盏，入生姜半分，煎至六分，去滓，不计时候温服。

9. 荆沥饮子

1)《太平圣惠方·卷第七十四·治妊娠中风痉诸方》

治妊娠中风痉，口噤。

荆沥（三合）　竹沥〔三（五）合〕　梨汁（三合）

上件药，相和令匀、令温，两度灌之。

2)《普济方·卷三百三十九·妊娠诸疾门·中风》

治妊娠中风痉，口噤，烦闷。

竹沥（五合）　人参（二合）　陈酱汁（半合）

上件药相和，分温二服，拗开口，灌之。

10. 独活散（《太平圣惠方·卷第七十四·治妊娠中风痉诸方》）

治妊娠中风，腰背强直，或时反张，名为风痉。

独活（一两）　防风（一两，去芦头）　葛根（半两，锉）　羚羊角屑（三分）　赤箭（一两）　当归（三分）　酸枣仁（三分，微炒）　芎䓖（半两）　秦艽（半两，去苗）　麻黄（一两，去根，锉）　五加皮（半两）　甘草（半两，炙微赤，锉）

上件药，捣筛为散。每服四钱，水一中盏，入生姜半分，煎至六分，去滓，不计时候温服。

11. 羌活防风汤（《圣济总录·卷第一百六十一·产后中风》）

治产后腹中坚硬，两胁满胀，手足厥冷，心中烦热，引饮干呕，关节劳痉中风等疾。

羌活（去芦头，三两）　防风（去叉，四两）　桔梗（三两）　柴胡（去苗，一两半）　败酱（三两）　桂（去粗皮，一两半）　大黄（锉，二两）　羚羊角（镑屑，一两）

上八味，粗捣筛。每服五钱匕，水二盏煎至一盏，去滓，空腹温服，相次再服之。

12. 桂枝葛根汤（《普济方·卷三百六十七·婴孩诸风门·中风痉病》）

治柔痉有汗。

桂枝　赤芍药（各六钱三字）　葛根（一两三钱）　甘草（炙，六钱一字）　生姜（一两）　大枣（四钱）

上锉，每服三字，水煎服。

13. 防风葛根汤

1)《广嗣纪要·卷之十·妊娠风痉》

其因中风，腰背强直，时复反张无汗者。

防风　葛根　生地黄　川芎（各二钱）　杏仁（去皮尖）　麻黄（去节，各钱半）　桂枝（少许）　独活　甘草　防己（各一钱）

上咬咀，分二帖，每水盏半，煎麻黄去沫，入药煎八分，温服，以安为度，不安连服勿间。

2)《赤水玄珠·第二十二卷·妊娠风痉子痫》

治太阳无汗，名曰刚痉。

葛根（四两）　麻黄（三两）　芍药　防风（各二两）　桂枝（一两）

每服一两，先煮麻沸，去上沫，入余药同煎，温服。

14. 羚羊角散

1)《广嗣纪要·卷之十·妊娠风痉》

其有汗者，或发搐不省人事者。

羚羊角（镑）　川独活　酸枣仁（炒）　五加皮（各半钱）　薏苡仁　防风　当归　川芎　茯神　杏仁（去皮尖，各四分）　木香　甘草（各二分半）

水钟半，姜三片，煎服如上法。

2)《校注妇人良方·卷十四·妊娠风痉方论第二》

治妊娠冒闷，角弓反张，名曰子痫风痉。

羚羊角（镑）　独活　酸枣仁（炒）　五加皮　薏苡仁（炒）　防风　当归（酒浸）　川芎　茯神（去木）　杏仁（去皮尖，各五分）　木香　甘草（炙，各二分）

上姜水煎。

15. 加味四物汤（《彤园医书（妇人科）·卷三·神病门·刚柔二痉》）

治孕妇血亏不能荣筋，外邪袭入，发为痉病。

当归　熟地　炒芍　川芎　续断（各钱半）　羌活　独活　防风　荆尾　炙草　炒芩（各一钱）

姜引。

16. 加味桂枝汤(《彤园医书(妇人科)·卷三·神病门·柔痉症治》)

治孕妇脉浮有汗,不恶寒但发热,头摇口噤,项背强直,身体重痛,颈不得伸。此太阳兼阳明虚邪,风湿偏盛,法当两解。

桂枝　葛根　酒芍　当归(各二钱)　川芎　防己　炙草(各一钱)

姜枣引。

17. 加味葛根汤(《彤园医书(妇人科)·卷三·神病门·刚痉症治》)

治孕妇脉浮数,恶寒无汗,身热头热,面赤,目脉赤,足寒,独头摇,卒然口噤,背强直不能俯仰。此太阳实邪,风寒偏盛,法宜解表。

葛根(二钱)　麻黄　桂枝　酒芍　炙草　川芎　独活　当归(各一钱)

姜枣引。渴加熟石膏;寒盛肢冷用肉桂;夏月用苏梗、羌活,去麻黄。

十五、治产后痉方

1. 大豆紫汤

1)《备急千金要方·卷三·妇人方中·中风第十二》

治产后百病及中风痱痉,或背强口噤,或但烦热,苦渴,或头身皆重,或身痒,剧者呕逆直视,此皆因虚风冷湿及劳伤所为方。

大豆(五升)　清酒(一斗)

上二味,以铁铛猛火熬豆,令极热焦烟出,以酒沃之,去滓,服一升,日夜数服,服尽,更合小汗则愈。一以去风,二则消血结。如妊娠伤折,胎死在腹中三日,服此酒即瘥。

2)《产鉴·下卷·痉疾》

治产后中风痱痉,背强口噤,直视烦热。若脉紧大者不治。

川独活(去芦,一两半)　大豆(半升)　酒(三斤)

上先用酒浸独活一两,沸。

2. 五石汤(《备急千金要方·卷三·妇人方中·中风第十二》)

治产后卒中风,发疾口噤,倒闷吐沫,瘛疭眩冒不知人,及湿痹缓弱,身体痉,妊娠百病方。

紫石英(三两)　钟乳　赤石脂　石膏　白石英　牡蛎　人参　黄芩　白术　甘草　栝蒌根　芎䓖　桂心　防己　当归　干姜(各二两)　独活(三两)　葛根(四两)

上十八味,末五石,㕮咀诸药,以水一斗四升煮取三升半,分五服,日三夜二。一方有滑石、寒水石各二两,枣二十枚。

3. 四石汤(《备急千金要方·卷三·妇人方中·中风第十二》)

治产后卒中风,发疾口噤,瘛疭闷满不知人,并缓急诸风,毒痹,身体痉强,及挟胎中风,妇人百病方。

紫石英　白石英　石膏　赤石脂(各三两)　独活　生姜(各六两)　葛根(四两)　桂心　芎䓖　甘草　芍药　黄芩(各二两)

上十二味㕮咀,以水一斗二升煮取三升半,去滓,分五服,日三夜二。

4. 独活紫汤(《备急千金要方·卷三·妇人方中·中风第十二》)

治产后百日中风痉口噤不开,并治血气痛,劳伤,补肾方。

独活(一斤)　大豆(五升)　酒(一斗三升)

上三味,先以酒渍独活,再宿;若急,须微火煮之,令减三升,去滓,别熬大豆极焦,使烟出,以独活酒沃之,去豆服一升,日三夜二。

5. 葛根汤(《备急千金要方·卷三·妇人方中·中风第十二》)

治产后中风,口噤痉痹,气息迫急,眩冒困顿,并产后诸疾方。

葛根　生姜(各六两)　独活(四两)　当归(三两)　甘草　桂心　茯苓　石膏　人参　白术　川芎　防风(各二两)

上十二味㕮咀,以水一斗二升煮取三升,去滓,分三服,日三。

6. 甘草汤(《千金翼方·卷第七·妇人三·中风第四》)

治产后在褥,中风背强,不能转动,名曰风痉。

甘草(炙)　干地黄　麦门冬(去心)　前胡　黄芩　麻黄(去节)　栝蒌根(各二升)　芎䓖(一两)　葛根(半斤)　杏仁(五十枚,去心皮尖、双仁)

上一十味,㕮咀,以水一斗酒五升,合煮葛根取八升,去滓,纳诸药,煮取二升,分再服。一剂不瘥,更作之,大良。《千金》无前胡。

7. 麻黄散(《太平圣惠方·卷第七十八·治产后中风口噤诸方》)

治产后中风痉,通身拘急,口噤,不知人事。

麻黄(去根节)　白术　独活(以上各一两)

上件药,捣筛为散。每服四钱,以水酒各半盏煎至六分,去滓,不计时候温服。

8. 白术酒(《圣济总录·卷第一百六十一·产后中风》)

治产后风痉。

白术

上一味为细散,温酒调下二钱匕。

9. 黄土酒(一名伏龙肝散)

1)《圣济总录·卷第一百六十一·产后中风》

治产后风痉。

灶中黄土　干姜(炮)

上二味等分,捣罗为散,以温酒调一指撮服。

2)《普济方·卷三百五十·产后诸疾门·中风》

治产后风痉不得语,腰背着床不得,口噤。

灶中黄土　干姜(炮,各等分)

上捣罗为散,以温酒调一指撮服。

10. 独活汤(《圣济总录·卷第一百六十二·产后中风角弓反张》)

治产后中风,角弓反张,口噤发痉。

独活(去芦头,一两半)　当归(锉,炒)　防风(去叉,各三分)　麻黄(去根节,煎掠去沫,焙,一两)　附子(炮裂,去皮脐,一枚)　细辛(去苗叶,半两)

上六味,锉如麻豆,每服五钱匕,水酒共一盏半同煎一盏,去滓温服,不拘时。

11. 太白散(《杨氏家藏方·卷第一·诸风上·中风方四十一道》)

治风虚潮热,手足抽掣,背强口噤,神识昏塞;或产后血虚,中风发作痉状,涎盛语涩,冒闷不醒。

天南星(一分,锉碎,炒黄)　乌蛇肉(三钱)　蝎梢(三钱,去毒炒)　白附子(三钱,生用)　川乌头尖(二钱,去皮生用)

上件为细末。每服一钱,水一盏,入腊茶半钱,葱白一寸,同煎至五分,微热服,不拘时候。

12. 竹沥汤(《医学纲目·卷之十一肝胆部·痉·产后痉》)

治产后中风,口噤面青,手足急强。

用竹沥一升,分为五服,微温频服,大效。

13. 举卿古拜散(《医学纲目·卷之十一肝胆部·痉·产后痉》)

治新产血虚痉者。

荆芥穗不以多少,瓦上微炒为末;大豆黄卷,热酒沃之,去黄卷取汁,调四五钱,和渣饮之,其效如神。

14. 圣灵散(《普济方·卷三百四十八·产后诸疾门·产后血晕》引《危氏方》)

治产后血虚,腠理不密,故多汗,因遇风邪搏之,则变痉,口噤不开,背强而直,如发痫状,摇头为鸣,身反折,须臾十发,气息即绝,宜斡开口,此药灌之,稍缓即汗出,两手拭不及,不可治,宜加大川乌、细辛、防风、嫩黄芪。

泽兰叶　石膏(研,各二两)　白茯苓(去皮)　卷柏(去根)　柏子仁(炒)　防风(去芦)　厚朴(去粗皮,姜汁炙)　细辛(去苗)　人参(去苗)　藁本(去苗)　干姜(炮)　五味子　白芷　川椒(去目及闭口者,炒出汗)　白术(各三分)　当归(去芦)　芜荑(炒)　甘草(炙)　川芎(各一两三分)　生干地黄(一两半)　官桂(去皮,一两一分)　黄芪(去芦,三分)　芍药(一两三分)　白薇(半两)　桔梗(一两)　川乌(三分)　阿胶(半两)　丹参(三分)　吴茱萸(汤洗七次,焙炒,一两)

上为末。每服二钱,空心热酒调服,若急有患,不拘时候,日三服。

15. 防风汤

1)《普济方·卷三百五十·产后诸疾门·中风角弓反张》

疗产后中风痉,腰背强直,时时反张。

防风　葛根　川芎　地黄　麻黄(去节)　甘草　桂心　川独活　防己(各六两)　杏仁(五个,去皮尖,炒,锉)

上细切,以水八升,煮麻黄去沫后,下诸药,煎取三升,分温三服,有汗者不可服。

2)《杂病广要·外因类·痉》

治产后中风,背急短气方。

防风(五两)　当归　芍药　人参　甘草　干姜(各二两)　独活　葛根(各五两)

上八味咬咀,以水九升煮取三升,去滓,分三服日三。

16. 羚羊角汤（《普济方·卷三百五十·产后诸疾门·中风》）

疗产后腹中坚硬，两胁膈胀，手足冷，心中热，欲饮水干呕，关节劳痉中风之疾。

羚羊角（二分） 防风（十二分） 羌活 苦梗 败酱（各八分） 桂心 柴胡 大黄（浸过，各六分）

上以水二升煎取八分，空心二服毕即吐，良久更服。

17. 芎活汤（《济阴纲目·卷之九·胎前门下·风痉》）

治子痫，兼用产后逐恶血，下胞衣。

川芎 羌活（各等分）

上锉，水煎，入酒少许，温服。

18. 大豆汤

1）《济阴纲目·卷之十二·产后门·中·发痉》

治产后卒中风发痉，倒闷不知人，及妊娠挟风，兼治在蓐诸疾。

大豆（五升，炒令微焦） 葛根 独活（各一两） 防己（六两）（防己行十二经，虚者忌用，今分两且独多，宜斟酌）

上咬咀。每服五钱，酒二盏煎至一盏半，去渣温服，不拘时，日三服。

2）《产鉴·下卷·痉疾》

治产后风痉，不省人事，及妊娠挟风，一切蓐草之间，诸般病证。

大豆（五合，炒黄） 独活（去芦） 葛根（各八分） 防己（去皮，六两）

上咬咀。每服五钱，酒二盏煎至一盏半，不拘时，日三服。

3）《彤园医书（妇人科）·卷五·产后门·产后痉病》

治产后痉病邪实，脉浮弦有力者可服。

炒焦黑豆（一合） 葛根 川独活 汉防己（各二钱）

酒水兑煎，频频温服。

19. 羚羊角饮子（《济阴纲目·卷之十二·产后门中·发痉》）

治产后气实，腹中坚硬，两胁胀满，心中烦热，渴欲饮水，欲成刚痉，中风之疾。

羚羊角（半两，镑） 防风 羌活 桔梗（并去芦） 败酱（各八钱） 桂心 柴胡 大黄（酒浸过煨，各一两二钱）

上咬咀。每服五钱，水一大盏半同煎至一盏，去渣温服，不拘时，更服地黄酒。用地黄切一升，炒令黑，瓷瓶中下热酒三升，密封口，煮令减半，任意服之。

20. 荆芥散（《济阳纲目·卷四十四·痉证·治内伤诸痉方》）

治新产血虚发痉，得汗后中风，发热亦然。

荆芥穗微炒为末，每服三五钱，外以大豆黄卷，用热酒沃之，取汁调下，其效如神。

21. 黄芪汤（《济阳纲目·卷四十四·痉证·治内伤诸痉方》）

治汗多气虚发痉。

黄芪（蜜炙，二钱） 人参 白术 白茯苓 白芍药（炒，各一钱） 甘草（炙，八分） 桂枝（五分）

上加枣一枚，水煎食前服。

22. 加减生化汤（《绛雪丹书·产后上卷·产后诸症总论·类痉》）

产后汗出多而变痉症，口噤不开，背强而直，身反，气息如绝，宜速服下方。

川芎 麻黄根（各一钱） 当归（四钱） 桂枝 防风 甘草 羌活（各五分） 人参（二钱） 附子（一片） 羚羊角 天麻（各八分）

23. 芎归活风汤（《绛雪丹书·产后上卷·产后诸症总论·类痉》）

产后中风，无汗类痉。

川芎 当归（各三钱） 防风 羌活（各五分） 枣仁（一钱）

24. 竹叶汤（《绛雪丹书·附录·又明产后二十九症医方》）

产后中风，痉病发热，面正赤喘而头痛。

鲜竹叶（四十九片） 葛根（三钱） 防风 桔梗 桂枝 人参 附子（炮） 甘草（各一钱） 大枣（五枚） 生姜（五钱）

水煎服，覆汗出。

25. 活母丹（《辨证录·卷之七·痉痓门》）

治妇人新产之后，忽然手足牵搐，口眼㖞斜，头摇项强，甚则角弓反张。为产后亡血过多而成痉。

当归　人参(各一两)　川芎(五钱)　柴胡(三分)　肉桂(一钱)

水煎服,即愈。

26. 救产止痉汤(《辨证录·卷之七·痉痓门》)

治妇人新产之后,忽然手足牵搐,口眼㖞斜,头摇项强,甚则角弓反张。为产后亡血过多而成痉。

人参(五钱)　当归(一两)　川芎(三钱)　荆芥(炒黑,一钱)

水煎服。一剂病轻,二剂又轻,三剂全愈。

27. 钩藤汤(《妇科玉尺·卷四·产后·治产后病方》)

治产后发痉,口噤背强。

钩藤钩　茯神　当归　人参(各一钱)　桔梗(一钱半)　桑寄生(五分)

烦热,加石膏。

28. 小续命汤(《产鉴·下卷·痉疾》)

治产后中风及刚痉、柔痉。

防风(一钱)　麻黄(去节)　黄芩(去朽)　白芍　人参(各八分)　川芎　防己　肉桂(各七分)　附子(炮,去皮脐)　杏仁(去皮尖,麸炒,各五分)　甘草(炙,四分)

上姜枣水煎服。春夏加石膏、知母、黄芩;秋冬加官桂、附子、芍药;柔痉自汗者,去麻黄,加葛根。

29. 芎劳散(《产鉴·下卷·痉疾》)

治产后四肢筋脉挛急疼痛,背项强直。

芎劳　羌活　当归(各去芦)　酸枣仁(炒)　羚羊角屑(各七钱半)　防风　牛蒡子(炒,各一两)　桂心　赤芍药(各五钱)

上咬咀。每服八钱,水煎去渣,温服,不拘时。如服不应,可用八珍汤;更不应,用十全

30. 竹沥一物饮(《产鉴·下卷·中风》)

治产后风痉,口噤面青,手足急强反张。

竹沥(用火自取者)

上用二升,微点姜汁,分五服,频频温服,神效。

31. 大补元煎(《竹林女科证治·卷三·保产下·产后发痉》)

产后发痉。

人参(一二钱)　山药(炒,二钱)　熟地黄(二三钱)　杜仲(炒,一钱)　当归　枸杞(各二三钱)　山茱萸　炙甘草(各一钱)

水煎,食前温服。

32. 养肝活络汤(《罗氏会约医镜·卷十五·妇科(下)·产后门》)

治血虚不能养肝,以致木动风摇,角弓反张,神昏扑倒,即痉证也。

当归(二钱)　白芍(酒炒)　肉桂(各一钱)　蜜芪(钱半)　熟地(二三钱)　秦艽　防风　木瓜　阿胶(炒,各一钱)　白术(钱半)

以此温养之。如不应,加附子、人参;如血虚有热者,加生地二钱,丹皮钱半;如风甚不退,四肢拘挛,加钩藤钩二钱。犹未应,乃药力未到,宜多用之。

33. 天麻丸(《验方新编·卷二十·妇科产后门·产后类中风痉症》)

产后类中风痉症。

天麻　防风　石菖蒲(各五钱)　人参　茯神　枣仁　远志　柏仁　山药　麦冬(各一两)　川芎　羌活(各七分)　当归(二两)　南星　夏曲(各二钱半)

上为末,蜜丸如芡实大,辰砂为衣。每服四五丸。

34. 愈风散(《杂病广要·外因类·痉》引《妇人良方》)

疗产后中风口噤,牙关紧急,手足瘈疭,如角弓状。

荆芥(略焙为末)

上每服三钱,豆淋酒调下,用童子小便亦可,其效如神。口噤者灌,齿断噤者吹鼻中,皆效。

35. 十全大补汤(《不知医必要·卷四·产后发痉》)

治产后发痉。

炙芪　党参(去芦,米炒)　白芍(酒炒)　白术(净炒)　茯苓(各一钱五分)　当归(三钱)　肉桂(去皮另炖,三分)　川芎(一钱)　熟地(三钱)　炙草(七分)　生姜(二片)　大枣(二枚)

36. 桂枝生化汤(《医方简义·卷六·产后证治总论》)

治产后汗多,口噤咬牙,角弓反张,名曰痉病,因血虚风生故也。

桂枝(六分)　白芍(酒炒一钱)　川芎(三钱)　当归(五钱)　桃仁泥(二钱)　炮姜(五

分)　炙甘草(五分)　煨天麻(一钱)　琥珀(一钱)　泽兰(一钱五分)　益母草(三钱)

加酒三匙冲。

37. 当归补血汤合桂枝汤(《医学摘粹·杂证要法·表证类·痉证》)

如妇人产后,或男子患金疮,伤血过多而成痉证者,以当归补血汤合桂枝汤主之。

黄芪(一两)　当归(三钱)　桂枝(三钱)　芍药(三钱)　甘草(二钱)　生姜(三钱)　大枣(四枚)

水煎大半杯,温服。

38. 防风当归汤(《本草简要方·卷之二·草部一·防风》)

治发汗过多,发热头摇口噤,背反张,及破伤风发表太过,自汗不止,妇人产后血气大虚,及产后痉。

防风　当归　川芎　生地(各一两)

每服一两,水三碗煎至二碗,温服。

39. 华佗治产后风痉神方(《华佗神方·卷七》)

治产后风痉。

甘草　干地黄　麦门冬　麻黄(各十两)　栝蒌根　芎䓖　黄芩(各二两)　杏仁(五十枚)　葛根(半斤)

上以水一斗五升、酒五升,合煮葛根,取八升,去滓纳诸药,煮取三升,去滓分再服。一剂不瘥,更合。

40. 治产后痉验方

1)《小品方·卷第七·治产后诸方》

治产后中寒,风痉,通身冷,直口噤不知人方。

白术四两,酒三升,煮取一升,去滓,顿服。忌桃李、雀肉等。

治产后忽痉,口噤面青,手足强及张者方。

与竹沥汁一升即醒,中风者尤佳。

2)《太平圣惠方·卷第七十八·治产后中风口噤诸方》

治产后中风痉,口噤面青,手足急强方。

上用竹沥一升,分为五服,温温频服,大效。

3)《鸡峰普济方·卷第二十六·备急单方》

治产后风痉口噤不开,项强,血风头痛,壮热晕闷。

荆芥穗

上为细末。每服一钱,食后、临卧温酒调下。

4)《妇人大全良方·卷之十九·中风口噤角弓反张方论附·〈经效〉方》

疗产后中风,腰背强直,时时反张,名曰风痉。

防风　葛根　川芎　地黄(各八分)　麻黄(去节)　甘草　桂心　川独活　防己(各六两)　杏仁(五个,去皮尖,炒)

上细切,以水八升,煮麻黄去沫,后下诸药,煎取三升,分温三服。有汗者不可服。

5)《妇人大全良方·卷之十九·中风口噤角弓反张方论附·张文仲方》

疗产后中风、风痉,遍身冷直,口噤不识人方。

白术(四两,细切)

上以酒三升,煮取一升,顿服效。

6)《普济方·卷三百五十·产后诸疾门·中风》

新产血虚,多喜中风,当察其有汗无汗,以分刚、柔二痉,无汗恶寒,名曰刚痉,有汗不恶寒,名曰柔痉,若有汗,宜服此方。

桂枝　芍药　甘草(炙,三味各三钱半)　干葛(六钱半)

上锉末,抄五钱,姜四片,枣三枚,水一盏半煎至八分,温灌下,如无汗不宜。

7)《济阴纲目·卷之十二·产后门·中·发痉》

治产后中风,诸体疼痛,自汗出者,及余百疾。

独活(八两)　当归(四两)

上㕮咀,以酒八升煮取四升,去滓,分四服,日三夜一,取微汗。若上气者,加桂心二两,不瘥更作。

8)《校注妇人良方·卷十九·产后虚汗不止方论第六》

治阳气虚寒,自汗恶寒,或手足逆冷,大便自利,或脐腹疼痛,吃逆不食,或汗多发痉等症。

人参(一钱)　附子(炮,五钱)

上作一服,姜、枣水煎,徐徐服。去人参加黄芪,名芪附汤。

十六、治金疮中风痉方

1. 赤箭丸(《太平圣惠方·卷第六十八·治金疮中风痉诸方》)

治金疮中风痉,口噤不语。

赤箭（一两）　桂心（三分）　防风（三分，去芦头）　巴豆（三分，去皮心研，纸裹压去油）　吴茱萸（半两，汤浸七遍，焙干微炒）　天南星（三分，炮裂）　白附子（半两，炮裂）　朱砂（一两，细研水飞过）　干姜（一分，炮裂，锉）　附子（三分，炮裂，去皮脐）　干蝎（半两，生用）

上件药，捣罗为末，用酽醋三升，熬成膏，可圆即圆如梧桐子大。每服，不计时候，以热葱酒下三丸，服后汗出为效。

2. 虎骨散（《太平圣惠方·卷第六十八·治金疮中风痉诸方》）

治金疮中风痉，肢节筋脉拘急。

虎胫骨（一两，涂酥炙令黄）　黑豆（五合）　松脂（一两）　桂心　桃仁（一两，汤浸去皮尖、双仁，麸炒微黄）　败龟（一两，涂酥炙令黄）　当归（一两，锉，微炒）　芎䓖（一两）　干蝎（一两，微炒）

上件药，先将松脂并黑豆炒令熟，后和诸药捣细罗为散。每服不计时候，以温酒调下二钱。

3. 蛇衔草散（《太平圣惠方·卷第六十八·治金疮中风痉诸方》）

治金疮中风痉，内伤疼痛。

蛇衔草（三分）　甘草（三分，炙微赤，锉）　芎䓖（三分）　白芷（三分）　当归（三分，锉，微炒）　续断（一两）　独活（一两）　泽兰（一两）　桂心（一两）　川乌头（三分，炮裂，去皮脐）

上件药，捣细罗为散。不计时候，以温酒调下二钱。

4. 续断散（《太平圣惠方·卷第六十八·治金疮中风痉诸方》）

治金疮中风痉，筋骨疼痛。

续断（二两）　蛇衔草（二两）　地榆（一两，锉）　当归（一两，锉，微炒）　赤芍药（一两半）　细辛（一两）　干姜（一两，炮裂，锉）　肉苁蓉（一两半，酒浸一宿刮去皱皮，炙令干）　桂心（一两）　川椒（三分，去目及闭口者，微炒去汗）　熟干地黄（一两）　附子（一两，炮裂，去皮脐）　人参（一两，去芦头）　芎䓖（一两）　甘草（一两，炙微赤，锉）

上件药，捣细罗为散。每服不计时候，以温酒调下二钱。

5. 必效酒（《圣济总录·卷第一百三十九·金疮门·金疮中风水及痉》）

治金疮中风。

蒜（四破去心顶，一升）

上一味，以无灰酒四升，煮蒜令极烂。每服取五合，并滓顿服之。

6. 苏木酒（《圣济总录·卷第一百三十九·金疮门·金疮中风水及痉》）

治被打中伤损，因疮中风。

苏木（椎令烂碎，二两）

上一味，用酒二升，煎取一升，分三服，空心、午时、夜卧各一。

7. 羌活饮（《圣济总录·卷第一百三十九·金疮门·金疮中风水及痉》）

治伤折折骨诸疮肿者，慎不可当风卧湿及取凉，若为风湿所伤，则发痉口噤杀人，若已中风，觉颈项强，身中拘急。

羌活（去芦头，一两）　竹沥（三盏）

上二味，将羌活粗捣筛，以竹沥同煎去一半，去滓，分温三服，若口噤者，发口灌之。作沥法，可将十余茎新竹青每茎一尺五寸截断，用火炙逼中央，使两头取其汁沥，亦可别作数束烧取汁，可救急，立验。日夜可五六服。

8. 鸡屎白豆淋酒（《圣济总录·卷第一百三十九·金疮门·金疮中风水及痉》）

治因金疮中风反张者。

鸡屎白（一合）　大豆（六合）

上二味，炒令大豆焦黑，次入鸡屎白同炒，乘热泻于三升酒中，密盖良久，滤去滓。每服五合，如人行五里，更一服，汗出佳。未瘥即更作服之，以汗出为度，服后宜吃热生姜稀粥投之。

9. 胡粉膏（《圣济总录·卷第一百三十九·金疮门·金疮中风水及痉》）

治金疮中风寒水肿。

胡粉　炭灰（各半两）

上二味，以猪膏量药调和，涂疮孔上，出水便瘥。

10. 急风散（《圣济总录·卷第一百三十九·金疮门·金疮中风水及痉》）

治金疮中风及破伤风。

草乌头（三两，将一两半以火烧灰存性于醋内蘸令冷，余一两半锉生用）　生黑豆（一分，同乌头一处杵为末）　丹砂（研，一两）　麝香（研，一分）

上四味,再合研令匀,如出箭头,先用酒一盏调药半钱服之,后以药点箭疮上;如破伤风,以酒一盏调半钱服。

11. 蚕子酒(《圣济总录·卷第一百三十九·金疮门·金疮中风水及痓》)

治被打伤损,因疮中风。

蚕子(不拘多少)

上一味,将刀子于纸上量刳,刮取约一钱匕,细研,暖酒三合至五合调服之,如人行十里,更一服。

12. 麻根饮(《圣济总录·卷第一百三十九·金疮门·金疮中风水及痓》)

治金疮中风,骨痛不可忍。

大麻根叶(无问多少)

上一味,捣研绞取汁,饮三合至四合;无青者,以干者煎取汁服。亦主堕坠打损,有瘀血在心腹,令人胀满短气也。

13. 葛根汤(《圣济总录·卷第一百三十九·金疮门·金疮中风水及痓》)

治金疮中风水痓欲死,兼治一切金刃箭镞等疮。

生葛根(一斤)

上一味锉捣,以水一斗煮取五升,去滓,每服一盏,空腹、日午、夜卧各一服;无生葛,即用干者捣为散,温酒调下二钱匕;若口噤强开之,更宜以竹沥三合灌之。

14. 黑散子(《圣济总录·卷第一百三十九·金疮门·金疮中风水及痓》)

治金疮止血。

大黄(三两半,童子小便浸三日后用纸裹煨) 巴豆(一两半,浆水浸七日炒令黄) 半两钱(四十九文,以铜线系烧红,以酒五升淬尽) 羊胫炭(一握七茎,米醋五升淬尽用之)

上四味,捣研为细散,随伤损大小贴之,疼痛立止,更无瘢痕,及能出箭头止血大效;妇人一切败血,极者可服一字,温酒调下。

15. 熟干地黄丸(《圣济总录·卷第一百三十九·金疮门·金疮中风水及痓》)

治远年伤折,忽因风气不和,于旧伤处,疼痛不可忍者。

熟干地黄(焙干,四两) 杏仁(汤退去皮尖、双仁,炒,别研) 牛膝(去苗,酒浸焙,各一两半) 苦参(细锉,焙干) 菟丝子(酒浸焙捣) 肉苁蓉(酒浸切,炒) 黄耆(炙,锉) 草薢(炒,各一两) 桂(去粗皮) 青木香(生用,各一分) 诃黎勒(煨热去核,半两) 升麻(三分)

上一十二味,除杏仁外,捣细罗为末,入杏仁别捣再罗匀,炼蜜和捣三千下,丸如梧桐子大。每服空心温酒下二十丸至三十丸。

16. 当归散(《普济方·卷三百三·金疮门·金疮中风水及痓》)

治金疮,辟风止痛。涂封方,治金疮中风,角弓反张。

生鸡子(一枚) 乌麻油(三两)

上先将鸡子打破,与麻油相和,煎之稍稠,待冷即涂疮上,封之。

17. 赤箭散(《普济方·卷三百三·金疮门·金疮中风水及痓》)

治金疮中风痓,口噤不语。

赤箭(一两) 桂心 防风(去芦) 巴豆(去皮心研,纸裹压去油,各三分) 吴茱萸(半两,汤浸七次,焙干微炒) 天南星(二分,炮裂) 白附子(半两,炮裂) 朱砂(一两,细研水飞过) 干姜(一分,炮裂,锉) 附子(三分,炮裂,去皮脐) 干蝎(半两,生用)

上为末,用酸醋三升熬成膏,可丸即丸梧桐子大。每服不计时候,以热葱酒下三丸,服后汗出为效。

18. 豆淋酒(《普济方·卷三百三·金疮门·金疮中风水及痓》)

治因金疮中风,反张者。

鸡屎白(一合) 大豆(六合)

上炒令大豆焦黑,次入鸡屎白同炒,乘热泻于三升酒中,密盖良久,滤去滓。每服五合,如人行五里更一服,汗出佳,未瘥即更作服之,以汗出为度,服后宜以热生姜稀粥投之。

19. 葫芦方(《奇效良方·卷之五十六·正骨兼金镞门·正骨通治方》)

治金疮得风,身体痓强,口噤不能语,或因打破而得,及刀斧所伤得风,临死服此,并瘥。

上取未开葫芦一枚,长柄者,开其口,随疮大小开之,令疮大小相当,可绕四边闭塞,勿使通气;上复开一孔,取麻子油烛两条并捻,以葫芦口向下熏之,烛尽更续之,不过半日即瘥。若不止,亦可经一二日熏之,以瘥为度。若烛长不得内葫芦,可中折用之。

20. 玉真散(一名夺命散)(《古今医统大全·卷之七十九·伤损门》)

治跌打金刃伤,破伤风湿如疟者,神效。

南星　防风(等分)

上为细末敷疮口,若破伤风依上法敷贴疮口,仍以温酒调服一钱;牙关紧急,角弓反张,或死而心尚温者,热童便调下二钱;斫殴内伤坠压,并用酒和童便调,连进二服苏。南星为防风所制,服之不麻,追出黄水尽为度。

21. 羌活汤(《证治准绳·类方第五册·破伤风》)

治破伤风,搐闭不通。

羌活(去芦)　独活(去芦)　防风(去芦)　地榆(各一两)

上为㕮咀。每服一两,水二盏半,煎至一盏,去渣温服。如有热加黄芩,有涎加半夏。若病日久,气血渐虚,邪气入胃,宜养血为度。

22. 羌活防风汤(《证治准绳·类方第五册·破伤风》引《保命》)

治破伤风,脉浮弦,初传在表。

羌活　防风　川芎　藁本　当归　芍药　甘草(各四两)　地榆　细辛(各二两)

上㕮咀。每服五钱,水二盏煎八分,热服。量紧慢加减用之,热盛加黄芩、黄连各二两;大便秘加大黄一两;自汗加防风、白术各半两。

23. 滋血养肝汤(《医学见能·卷三·证治·刀伤跌打》)

治刀伤冒风,发肿、发痉、发抽者,血虚筋失养也。

生地(三钱)　当归(三钱)　白芍(二钱)　竹茹(一钱五分)　续断(二钱)　秦艽(一钱五分)　元参(一钱五分)　麦冬(一钱五分)　黄芩(一钱五分)　花粉(三钱)　钩藤(三钱)　苏梗(一钱)　僵蚕(三钱)　甘草(一钱)

24. 治金疮中风痉验方(《太平圣惠方·卷第六十八·治金疮中风痉诸方》)

治金疮中风痉。

生葛根(一斤,锉)

上以水五升煮取三升,去滓,每热服一小盏,日三四服。

十七、治少阳痉方

加味柴胡汤(《医学见能·卷二·证治·瘈疭》)

一边手足,牵引搐搦不用者,少阳经痉病也。

柴胡(三钱)　枯芩(二钱)　生姜(二钱)　甘草(一钱)　党参(二钱)　生地(三钱)　羚羊角(二钱)　花粉(三钱)　白芍(三钱)　当归(二钱)

十八、治太阳痉方

1. 大承气汤(《医方简义·卷二·伤寒》)

治厥阴经症,舌卷囊缩不下,必死者。

大黄(四钱)　枳实(二钱)　芒硝(煅,即元明粉,二钱)　厚朴(一钱五分)

用急流水煎,亦治太阳痉症龂齿口噤、卧不着席者,此亦不下必死之症,故可与之。

2. 防风竹茹汤(《医学见能·卷二·证治·瘈疭》)

治角弓反张,以及向后跌仆者,太阳经痉病也。

防风(三钱)　生地(三钱)　白芍(一钱)　葛根(三钱)　荆芥(二钱)　花粉(三钱)　竹茹(三钱)　僵蚕(三钱)

十九、治瘟病痉方

六一顺气汤(《医方简义·卷二·伤寒》)

治瘟病发痉者。

僵蚕(酒炒,三钱)　蝉蜕(十个)　制军(四钱)　元明粉(二钱)　柴胡(一钱五分)　川连　黄芩　白芍　生甘草(各一钱)　厚朴(二钱)　枳实(麸炒,一钱)

加白蜜三匙、陈酒五匙冲。

二十、治欲痉方

1. 九味羌活汤(《医方简义·卷二·中风》)

治中风初起挟寒,寒热往来欲痉者。

羌活　防风　苍术(各一钱)　细辛　白芷(各五分)　川芎　黄芩(酒炒,各一钱半)　生地黄(四钱)　生甘草(八分)

加姜三片,枣两枚,葱白三茎,水三杯煎。

2. 疏风活血散(《推拿抉微·第四集治疗

法·破伤风》)

治小儿破伤风,已痉未痉者。

全当归(二钱) 生地(一钱) 赤芍药(一钱) 防风(一钱) 红花(五分) 川芎(七分) 苏木(一钱) 炙甘草(一钱) 生姜(一钱) 大枣(一枚)

【论用药】

古代本草中有大量药物可以用以治疗痉证。可一味药独立成方,或与他药合用成为复方。

一、概论

痉证用药当分虚、实、寒、热、气、血、痰、湿等不同,常因季节、气候等不同而随时、随证加减。

《平治会萃·卷二·痉》:"多是血虚,有火兼痰,人参、竹沥之类,不用兼风药。"

《保婴撮要·卷四·痉症》:"刚痉去附子用麻黄;柔痉用附子去麻黄。若壮热谵语口干,手足微寒,大便滑泄,此兼刚柔,无汗用葛根汤,有汗用桂枝加葛根汤。若痰塞气盛,用南星、半夏、茯苓以消痰;枳实、陈皮、紫苏以顺气。更审其热,轻者用败毒散;热盛者用小柴胡汤;壮热有汗、胸满口噤、咬牙便闭为内热,以大承气汤下之,后用大柴胡汤解之,过三日则难治。此皆治六淫外伤元气,形病俱实之法也。"

《证治准绳·杂病第五册·诸风门·痉》:"神术汤加羌活、麻黄,治刚痉解利无汗。白术汤加桂心、黄芪,治柔痉解利有汗。太阳阳明加川芎、荆芥穗;正阳阳明加羌活、酒大黄;少阳阳明加防风、柴胡根。热而在表者加黄芩;寒而在表者加桂枝、黄芪、附子。热而在里者加大黄;寒而在里者加干姜、良姜、附子。右王氏分经论痉,固得仲景伤寒之法矣。其间用仲景方,去葛根、栝蒌根,更风药者,殆从风痉筋强而然也。"

《本草汇言·卷之一·草部·龙胆草》:"治风热急惊发搐,并治痫痉,用龙胆草、钩藤、蝉退、天竺黄、白芍药、茯神。"

《伤寒论纲目·卷五·痉》:"因重感寒或冷,故无汗,宜葛根汤加羌独活、防风,湿性缓为柔痉。因先伤风,故有汗,宜桂枝汤加花粉、葛根。其或痰塞气盛,则茯苓、星、夏以消痰,枳实、陈皮、紫苏以顺气,痰消气盛,然后分刚柔治之,通用小续命汤,有热去附子,自汗去麻黄。刚痉二三日,仰面壮热,胸满如结胸状,便闭,脚蜷,卧不着席者,大承气汤下之;轻者败毒散、小柴胡汤。柔痉二三日不瘥,汗多厥冷,筋脉拘急者,附子防风汤;时发时止,危者附术散。又有刚柔不分之痉,身热谵语似刚,微厥便滑似柔,宜小续命汤加生附子。有汗下后,乍静乍躁,偏左眼左手足牵搦者,少阳痉也,小柴胡加防风。又虚血之人,及产后伤风过汗,破伤风症发痉,俱不可纯作风治,四物汤加防风,或八物汤去茯苓,加羌、防、黄芪救之。"

《伤寒论翼·卷上·痉湿异同第六》:"项背强几几,是痉之征兆,故用葛根;身体强,是痉状已著,故用栝蒌根;卧不着席,脚挛急,口噤齿龄,是痉之极甚,故用大黄、芒硝。无非取多津多液之品,以滋养阴血,不得与当汗不汗者同例也。"

《证治汇补·卷之三·外体门·痉病》:"主以如圣饮,加竹沥、姜汁;有汗,加白术、桂枝;无汗,加苍术、麻黄,或加干葛;痰多,加贝母、栝蒌、枳实、苏子;火盛,加山栀、门冬、花粉,去羌、防、柴、芎、芷、半、乌药;如口噤咬牙,大便实者,加大黄;气虚,加人参、黄芪;血虚,加熟地、黄芪;产后去血过多成痉者,同治;养筋,加秦艽、钩藤、续断;行血,加牛膝、独活、木瓜。"

"阳气者,精则养神,柔则养筋,故气虚筋惕,当用参、芪以补之;手得血而能握,足得血而能步,故血虚筋惕,当用归、地以润之。(《汇补》)"

《医碥·卷之三·杂症·痉》:"火盛血虚者,当归、芍药、生地、红花、黄连、钩藤钩。兼气虚加人参,兼痰加竹沥。金衰木旺(壮火食气也),先用泻青丸,后用异功散。独肝火旺者,先用加味小柴胡汤,次用四物汤加柴胡、丹皮、山栀。郁热用加味逍遥散。若脾土受克,补中益气加芍药、山栀。脾土湿热,三一承气汤。肾虚,六味丸。太阴寒湿凝结腹痛,桂枝加芍药防己防风汤。手足厥逆,附子散、桂心白术汤。"

《成方切用·卷六上·祛风门·如圣饮》:"柔痉加白术、桂枝;刚痉加苍术、麻黄。口噤咬牙,大便实,加大黄、羌、防、芎、芷、柴胡、甘草。辛甘以发散风邪,用乌药者,治风须顺气也;用归芍者,治风先活血也;用半夏、姜汁、竹沥者,风必挟痰也;用黄芩者,风必生热也。柔痉加白术、桂枝,有汗欲其无汗;刚痉加苍术、麻黄,无汗欲其有汗。口齿属阳明,阳明实,则口噤咬牙而便秘,故加大黄以泄胃热也。"

《医述·卷十二·杂证汇参·痉》:"湿热证,三四日,口噤,四肢牵引拘急,甚则角弓反张,此湿热侵入经络脉隧中,宜地龙、秦艽、灵仙、滑石、丝瓜藤、海风藤、川连。湿热证,壮热口渴,舌黄或焦红,发痉,神昏,谵语或笑,邪灼心包,营血已耗,宜犀角、羚角、连翘、生地、元参、钩藤、银花露、鲜菖蒲、至宝丹。湿热证,发痉神昏笑妄,脉洪数有力,开泄不效,湿热蕴结胸膈,宜凉膈散。若大便不通,热邪闭结肠胃,宜仿承气微下之例。"

《医学入门·外集卷三·(病机)外感·伤寒》:"风性劲为刚痉,因重感寒或冷,故无汗,宜葛根汤加羌、独活、防风。湿性缓为柔痉,因先伤风,故有汗,宜桂枝汤加天花粉、葛根。其或痰塞气盛,则南星、半夏、白茯以消痰,枳实、陈皮、紫苏以顺气,痰消气顺,然后分刚、柔治之。通用小续命汤,有热去附子,自汗去麻黄。"

《温热逢源·卷下》:"痉掣搐搦,肝风升扰者,加用羚羊角、钩藤、石决明之类。"

《医学衷中参西录·医话·小儿痉病治法》:"至痉之因惊骇得者,当以清心、镇肝、安魂、定魄之药与蜈蚣并用,若朱砂、铁锈水、生龙骨、生牡蛎诸药是也。有热者,加羚羊角、青黛。有痰者,加节菖蒲、胆南星。有风者,加全蝎、僵蚕。气闭塞及牙关紧者,先以药吹鼻得嚏,后灌以汤药。"

《重订广温热论·第一卷·温热总论·论小儿温热》:"一见痉瘛,便称惊风,乱投冰、麝、金石,苦寒慓悍毒药,以为开窍镇惊,清热祛风,家传秘法,家藏丸丹,多系如此。又或将'惊'字误作'筋'字之讹,挑筋刺血,强推强拿,其在富贵之家,酿祸尤速。治法:先以辛凉开肺,继以甘寒化热,佐以润剂降痰,尤必辨其轻重。轻者用辛凉轻剂,桑菊饮加钩藤、桑枝、竹沥、竺黄、鲜石菖蒲之类;重者用甘寒复咸寒法,如白虎汤加天麻、羚角、栝蒌、川贝之类,取效最捷。昏厥不语者,速加瓜霜紫雪丹开之;阴液亏极者,必兼色瘁窍干,无涕无泪等症,再加梨汁、蔗汁、鲜生地、鲜石斛,甘凉以润之。"

《伤寒之研究·卷一·痉湿暍辨》:"风寒初起,发热无汗,无论痉与不痉,治以辛润,如杏仁、牛蒡、桔梗之类。寒重者,加温润,如葱白、生姜之类。风温温热,治以辛凉,于辛润法中,酌加微苦,如桑叶、姜皮、栀皮、连翘、蔗皮、梨皮、沙参之类。热重者,酌加凉润轻品,如银花、菊花、知母、羚角、竹叶、芦根、梨汁、蔗汁之类;湿痰,加半夏、蜜炙橘红之类;热痰,加川贝母、天竺黄、瓜蒌霜、花粉、胆星之类。燥火甚者,清燥救肺汤,在所必用;湿夹热者,加辛凉辛苦,如蔻仁、通草、茯苓、滑石、鲜竹叶、鲜荷叶、扁豆花、姜炒川连之类;阴液亏极,色瘁窍干,无涕无泪,口噤不能言,宜速救液,如鲜生地、麦冬、元参、鲜首乌、阿胶、鸡子黄、鲜石斛、生玉竹、女贞子、牡蛎、龟板之类。液虚燥极,必以进方回,切勿中途易法,致令不救。"

二、治痉证专药

1. 人尿

《本草纲目·人部第五十二卷·人之一·人尿》:"主治寒热头痛,温气。童男者尤良(《别录》)。主久嗽上气失声,及癥积满腹(苏恭)。明目益声,润肌肤,利大肠,推陈致新,去咳嗽肺痿,鬼气痉病。停久者,服之佳。"

2. 马牙硝

《本草述钩元·卷六·卤石部·朴硝马牙硝》:"如热渴消瘅,面热唇焦,咽燥舌肿,口疮喉痹,目赤鼻衄,颔颊结硬,以至谵狂惊痫,刚痉关隔,瘴疠疫毒,斑烂痈疽等症,一皆阴伤于阳而结之甚者。"

3. 王不留行

《本草图经·草部上品之下卷第五·王不留行》:"八寸以来,根黄色如荠根……大疮但服之,产妇亦服。《正元广利方》疗诸风痉,有王不留行汤,最效。"

《本草品汇精要·卷之九·草部上品之下·王不留行》:"治(疗):(《图经》曰)除诸风痉;(《药性论》云)去风毒通血脉;(《日华子》云)治发背游风,风疹,妇人经血不匀及难产;(《别录》云)竹木刺在肉中不出,疼痛水调敷即出。"

《本草蒙筌·卷之三·草部下·王不留行》:"(即剪金花)味苦、甘,气平……主金疮止血逐痛,治女科催产调经。除风痹、风痉、内寒;消乳痈、背痈、外肿。出刺下乳,止衄驱烦。"

4. 天麻

《本草汇言·卷之一·草部·天麻》:"天麻祛

风化痰,利周身,舒经脉之药也(仲谆)。活腰膝,驱大人湿痹之痛(西医翟秉元稿),通经络,苏小儿搐搦之证(《开宝》)。故主头风头痛,头晕虚旋,癫痫强痉,四肢拘挛,语言不顺,一切中风风痰等证。"

5. 五味子

《本草述钩元·卷十一·蔓草部·五味子》:"方书治虚劳咳血遗精,中风痹着痹痿,惊恐健忘,伤暑吐血,悸厥,短气痉痫,口舌声喑……前阴诸疾。(东垣)"

6. 贝母

《神农本草经·卷二·中经·贝母》:"味辛,平。主伤寒烦热,淋沥,邪气,疝瘕,喉痹,乳难,金创,风痉。一名空草。"

《千金翼方·卷第二本草上·草部中品之上·贝母》:"味辛、甘,平,微寒,无毒。主伤寒烦热,淋沥邪气,疝瘕,喉痹,乳难,金疮风痉;疗腹中结实,心下满,洗洗恶风寒,目眩,项直,咳嗽上气,止烦热渴出汗……曝干。"

《证类本草·卷第八·贝母》:"味辛、苦,平、微寒,无毒。主伤寒烦热,淋沥、邪气,疝瘕,喉痹,乳难,金疮风痉,疗腹中结实,心下满……生晋地。十月采根,曝干。"

《本草纲目·草部第十三卷·草之二·贝母》:"主治:伤寒烦热,淋沥邪气,疝瘕,喉痹,乳难,金疮风痉。(《本经》)"

《本草乘雅半偈·第五帙·贝母》:"主治:主伤寒烦热,淋沥,邪气,疝瘕,喉痹,乳难,金疮,风痉。(?)曰:虽有多种……如伤寒烦热,喉痹风痉,乃开机反阖,不能转开。"

《本草崇原·卷中本经中品·贝母》:"贝母川产者味甘淡,土产者味苦辛。《本经》气味辛平,合根苗而言也……喉痹乃肺窍内闭,治喉痹,通肺气也。乳难乃阳明津汁不通。金疮风痉,乃阳明经脉受伤,贝母色白味辛,禀阳明秋金之气,内开郁结,外达皮肤故皆治之。"

《本经逢原·卷一·山草部·贝母》:"《本经》主伤寒烦热,淋沥邪风,疝瘕喉痹,乳难金疮,风痉……风痉者,金疮热郁生风而成痉,总取解散郁结之邪也。"

《神农本草经疏·卷八·草部中品之上·贝母》:"疏:贝母在地则得土金之气,在天则禀清肃

之令,故味辛平……热解则血凉,血凉则不痛,故主金疮。热则生风,故主风痉。"

7. 牛黄

《神农本草经·卷一·上经·牛黄》:"味苦,平。主惊痫,寒热热盛狂痉,除邪逐鬼。生平泽。"

《名医别录·上品·卷第一·牛黄》:"有小毒。主治小儿百病,诸痫,热口不开,大人狂癫。又堕胎,久服轻身,增年,令人不忘。生晋地平泽,生于牛,得之即阴干百日,使时燥,无令见日月光。"

《本草品汇精要·卷之二十三·兽部上品·毛虫·牛黄》:"牛黄(出《神农本经》),主惊痫寒热,热盛狂痉,除邪逐鬼。"

《古今医统大全·卷之九十五·本草集要(下)·本草兽部》:"味苦,气平、凉。有小毒,一云无毒……主惊痫寒热,热盛狂痉,除邪祟鬼魅。疗小儿百病,诸痫热口噤不开,大人狂癫,中风失音。久服安魂定魄,令人不忘。"

《本草纲目·兽部第五十卷·兽之一·牛黄》:"主治:惊痫寒热,热盛狂痉,除邪逐鬼。(《本经》)疗小儿百病,诸痫热,口不开,大人狂癫,又堕胎。久服,轻身增年,令人不忘。(《别录》)主中风失音口噤,妇人血噤惊悸,天行时疾,健忘虚乏。(《日华》)安魂定魄,辟邪魅,猝中恶,小儿夜啼。(甄权)益肝胆,定精神,除热,止惊痢,辟恶气,除百病。(思邈)清心化热,利痰凉惊。(宁源)痘疮紫色,发狂谵语者可用。(时珍)"

《雷公炮制药性解·卷六·禽兽部·牛黄》:"味苦,性平无毒,入心经。主大人癫狂发痉,中风痰壅不语,小儿惊痫天吊,客忤口噤,除邪逐鬼,定魄安魂,能堕胎孕。须体轻微香,磨用色透,嚼古上先苦后甘,清凉透心者为真。"

《本草乘雅半偈·第五帙·牛黄》:"主治:主惊痫,寒热,热盛狂痉,除邪逐鬼。(?)曰:牛土畜,在卦为坤,其色正黄。其理层叠,所谓黄中通理,厚德载物者也。故能敦土德用,资生草木。盖木必基土,以土为命,如惊痫寒热,狂痉邪鬼,虽从脾土转属,久则肝木体虚,反欲传克脾土矣。"

《本经逢原·卷四·兽部·牛黄》:"《本经》主惊痫寒热,热盛狂痉,除邪逐鬼。《发明》:牛有黄是牛之病也。因其病之在心及肝胆之间凝结成黄,故还治心及肝胆之病。《本经》治惊痫寒热、狂

痉邪鬼,皆痰热所致。其功长于清心化热,利痰凉惊,安神辟恶,故清心牛黄丸以之为君。其风中心脏者亦必用之,若中经中府者误用引邪深入,如油入面莫之能出,宜详审而用可也。"

《神农本草经疏·卷十六·兽部上品·牛黄》:"疏:牛为土畜,其性甘平,惟食百草,其精华凝结为黄,犹人身之有内丹也……其主小儿惊痫,寒热热盛口不能开,及大人癫狂痫痉者,皆肝心二经邪热胶痰为病。心热则火自生焰,肝热则木自生风。风火相搏,故发如上等证。此药味苦气凉,入二经而能除热消痰,则风火息,神魂清,诸证自瘳矣。"

8. 术

《神农本草经·卷一·上经·术》:"味苦,温。主风寒湿痹、死肌,痉、疸。止汗,除热,消食,作煎饵。久服,轻身、延年、不饥。一名山蓟(《艺文类聚》引作山筋),生山谷。"

《神农本草经疏·卷六·草部上品之上·术》:"疏:术禀初夏之气以生。其味苦,其气温,从火化也……痉者,风寒秉虚客于肝脾肾所致也。疸者,脾胃虚而湿热瘀滞也。如上诸病,莫不由风寒湿而成。术有除此三邪之功,故能祛其所致之疾也。"

《本草经解·卷一·草部上·术》:"气温,味甘无毒。主风寒湿痹,死肌痉疸,止汗除热,消食。作煎饵久服,轻身延年不饥。术性温,禀天阳明之燥气,入足阳明胃经。味甘无毒,禀地中正之土味,入足太阴脾经,气味俱升,阳也。风寒湿三者合成痹,痹者拘挛而麻木也。盖地之湿气,感则害人皮肉筋骨也,死肌者,湿邪侵肌肉也;痉者,湿流关节而筋劲急也。"

《神农本草经百种录·上品·术》:"味苦,温。主风寒湿痹,死肌,气厚而兼卒散,故能除邪而利筋脉肌肤也。痉,平肝风。疸,去湿。止汗,固肌肤。除热,益脾阴。消食,健脾气。作煎饵久服,轻身延年,不饥。脾胃充则体强健而不易饥也。"

9. 石胆

《神农本草经·卷一·上经·石胆》:"石胆,味酸,寒。主明目目痛,金创,诸痫痉,女子阴蚀痛,石淋寒热,崩中下血,诸邪毒气,令人有子。炼饵服之,不老。久服增寿神仙。能化铁为铜,成金银。一名毕石。生山谷。"

《本草纲目·石部第十卷·金石之四·石胆》:"主治:明目目痛,金疮诸痫痉,女子阴蚀痛,石淋寒热,崩中下血,诸邪毒气,令人有子。炼饵服之,不老。久服,增寿神仙(《本经》)。散症积,咳逆上气,及鼠瘘恶疮(《别录》)。"

《本草崇原·卷上本经上品·石胆》:"气味酸辛寒,有小毒。主明目,治目痛,金疮诸痫痉,女子阴蚀痛,石淋寒热,崩中下血,诸邪毒气,令人有子。炼饵服之,不老。久服增寿神仙……胆矾气味酸辛而寒。酸,木也。辛,金也。寒,水也。禀金水木相生之气化。禀水气,故主明目,治目痛。禀金气,故治金疮诸痫痉,谓金疮受风,变为痫痉也。"

《医学入门·内集卷二·本草分类·治风门》:"石中有汁如胆,即胆矾也。有毒。治初中风瘫痪,诸痫痉,醋汤调一字,吐痰立瘥。"

10. 石膏

《本草述钩元·卷五·石部·石膏》:"热烦逆暴气高喘,咽热,除三焦大热,皮肤热,骨蒸热,并乍寒乍热,(诸本草)方书治消瘅痰饮,虚劳燥咳,齿鼻病,痉厥瘛疭,虚烦,霍乱,水肿胀满,呕吐噎,吐血溲血,痹痿,疠风痛,黄疸,遗精。禀金水之正,得天地至清至寒之气,故辛能解肌,甘能缓热,大寒而兼辛甘,则能除大热,所主诸证,多由足阳明邪热炽盛所致,其手太阴肺手少阳三焦,固其同气以为病者也。(仲淳)"

11. 龙齿

《神农本草经·卷一·上经·龙骨》:"味甘,平。主心腹鬼注……不能喘息,诸痉,杀精物。久服,轻身、通神明、延年。生山谷。"

《名医别录·上品·卷第一·龙齿》:"《本经》原文:龙骨,味甘,平。主心腹鬼注,精物老魅,咳逆,泄利脓血,女子漏下,癥瘕坚结,小儿热气惊痫。齿,主小儿大人惊痫,癫疾狂走,心下结气,不能喘息,诸痉,杀精物。久服轻身,通神明延年。生山谷。"

《医学入门·内集卷二·本草分类·治疮门》:"齿,平,味涩,无毒。主心下结气不得喘息,惊痫,癫狂,诸痉,骨间寒热。镇心安魂,治小儿五惊、十二痫,身热不可近。兼杀鬼精蛊毒。角,平。主惊痫,瘛疭,身热如火,腹中坚及热泄。"

《本草备要·鳞介鱼虫部·龙齿》："涩,镇惊。涩凉,镇心安魂。治大人痉癫狂热,小儿五惊十二痫。(《卫生宝鉴》曰:龙齿安魂,虎睛定魄。龙属木,主肝,肝藏魂。虎属金,主肺,肺藏魄也)治同龙骨。"

《本经逢原·卷四·龙蛇部·龙齿》："烧灰,治产后风搐、破伤风痉,取其滋荣经脉,而虚风自息也。"

《要药分剂·卷七·泻剂下·龙齿》："主治:主大人惊痫诸痉,癫疾狂走,心下结气,不能喘息,小儿五惊、十二痫。(《本经》)"

12. 生铁落

《本草述钩元·卷四·五金部·铁·生铁落》："味辛、甘,气平。平肝去怯,治善怒发狂,主惊邪癫痫,小儿客忤,炒热投酒中饮,疗贼风痉。《素问》:怒狂者,此病安生?曰:生于阳也,阳气者暴折而不决,故善怒,病名阳厥。治之当以生铁落为饮,夫生铁落者,下气疾也。按肝主怒,又十二经皆取决于胆,肝胆郁怒之火,以生铁落为饮治之,正取金能制木之义。"

13. 白毛藤

《本草正义·卷之六·草部·白毛藤》："[发明]此草茎叶皆有柔细白毛,故以为名。吾乡野生极多。赵氏《纲目拾遗》藤部载之,谓除骨节风痉痛,清湿热,治黄疸,水肿,小儿蛔结腹痛,止血淋、疝气。盖清热逐湿通络,而又能杀蛔、止疝者,亦除湿导热之功。吾乡人恒用以治支节酸楚等症,甚有捷效。"

14. 白术

《增广和剂局方药性总论·草部上品之上·白术》："味苦、甘,温,无毒。主风寒湿痹,死肌痉疸,止汗,除热,消食。主大风在身面、风眩头痛,目泪出,消痰水,逐皮间风水结肿,除心下急满及霍乱吐下不止,利腰脐间血。益津液,暖胃,消谷嗜食。"

《本草崇原·卷上本经上品·白术》："气味甘温,无毒。治风寒湿痹、死肌、痉、疸,止汗、除热、消食,作煎饵。久服,轻身延年不饥……白术气味甘温,质多脂液,乃调和脾土之药也。主治风寒湿痹者,《素问·痹论》云:风寒湿三气杂至,合而为痹。白术味甘,性温,补益脾土,土气运行,则肌肉之气外通皮肤,内通经脉,故风寒湿之痹证皆可治也。夫脾主肌肉,治死肌者,助脾气也。又脾主四肢,痉者,四肢强而不和。脾主黄色,疸者,身目黄而土虚。白术补脾,则痉、疸可治。止汗者,土能胜湿也。除热者,除脾土之虚热也。消食者,助脾土之转运也。作煎饵者,言白术多脂,又治脾土之燥,作煎则味甘温而质滋润,土气和平矣。故久服则轻身延年不饥。"

《神农本草经读·卷之一·上品·白术》："气味甘、温,无毒。主风寒湿痹,死肌、痉、疸,止汗,除热,消食。作煎饵,久服轻身延年不饥。(仲景有赤术,即苍术也。功用略同,偏长于消导。汗多者大忌之。)陈修园曰:此为脾之正药。其曰:风寒湿痹者,以风寒湿三气合而为痹也。三气杂至,以湿气为主。死肌者,湿浸肌肉也;痉者,湿流关节也;疸者,湿郁而为热,热则发黄也;湿与热交蒸,则自汗而发热也……可见今人炒燥、炒黑、土蒸、水漂等制,大失经旨。"

《本草正义·卷之一·草部·山草类上·白术》："[正义]白术,气味芳香,苦甘而温。禀坤土中和之性,故专主脾胃,以补土胜湿见长。温能胜寒,燥能驱湿,而芳香之气,能通脉络,走肌肉,故专风寒湿痹,而治死肌。风湿著于关节,则痉而强直;脾家湿热郁蒸,则发为黄疸;术能胜湿而芳香宣络,故主痉、疸。自汗亦脾家之湿热,术燥其湿,则汗自止。除热者,除脾虚之发热也。消食者,湿除而脾运自健也。特提出作煎饵一层,则以其丰于脂膏;故宜于煎剂。"

15. 白附子

《本草征要·第一卷通治部分·治痰药·白附子》："味辛,性温,有毒。入胃经。炮,去皮脐。消痰去湿,止痉除麻。中风失音,口眼㖞斜。白附子,引药上行,与黑附子非一类也。"

16. 白薇

《本草发挥·卷二》："海藏云:白薇根状似牛膝,白前而短小。疗卒惊邪风,狂痉病。"

《本草纲目·草部第十三卷·草之二·白薇》："治惊邪风狂、痉病,百邪鬼魅。(弘景)"

《本草乘雅半偈·第六帙·白薇》："若痉则风隐于筋,惊则风行致令气上也。咸以暴风为因,寒则非所宜矣。"

17. 半天河水

《本草撮要·卷十水火土部·半天河水》："味

甘,微寒。治鬼疰、狂邪、恶毒,洗诸疮,去蛊,杀鬼精恍惚妄语,与饮之。"

18. 发

《本经逢原·卷四·人部·发》:"苦,微温,无毒。拣去白者,先用滚水洗净,入烊成罐,外用盐泥固济煅,候罐内外通红,冷定,研末,置地去火毒用。《本经》主五癃关格不通,利小便水道,疗小儿惊,大人痓,仍自还神化。发明:发者,血之余,故能治血病。虽曰补真阴,疗惊痫,理咳嗽,固崩带止血晕,而实消瘀生新,能去心窍恶血,并煅过服。若煅之不透反能动血。合鸡子黄香油煎之,消化为水,则治小儿胎惊及涂癞疮有效。用入膏药中则长肉消瘀。《本经》治五癃关格不通,利小便水道,皆取其利窍散瘀之功。其疗小儿惊、大人痓,以能达肝心二经,开通痰血之滞也。仍自还神化者……以纯阳未离也。"

《本草述钩元·卷三十二·人部·发》:"发髲,取男子二十已来无疾患,颜色红白,于顶心剪下者。气味苦温,主五癃关格不通,治小儿惊,大人痓。"

19. 地榆

《神农本草经·卷二·中经·地榆》:"味苦,微寒。主妇人乳痓痛,七伤、带下病,止痛,除恶肉,止汗,疗金创。"

《本草经集注·草木下品·地榆》:"味苦、甘、酸,微寒,无毒。主治妇人乳痓痛,七伤,带下十二病,止痛,除恶肉,止汗,治金疮。止脓血,诸瘘恶疮,热疮,消酒,除消渴,补绝伤,产后内塞,可作金疮膏。生桐柏及宛朐山谷。二月、八月采根,曝干。"

《千金翼方·卷第二本草上·草部中品之上·当归》:"散乳痓,愈金疮。因性沉寒,故诸血热者可用,倘若虚寒水泻冷痢,切宜忌之。"

《本经逢原·卷一·山草部·地榆》:"《本经》主乳产痓痛,七伤带下五漏者,是指去血过多,肝风内生之象。"

《神农本草经疏·卷九·草部中品之下·地榆》:"疏:地榆禀地中阴气,而兼得乎天之微阳,故味苦甘酸,气则微寒而无毒。气薄味厚,沉而降,阴也。入足厥阴、少阴、手足阳明经。妇人乳痓痛者,厥阴肝经有热,以致血分热壅所致也。"

20. 芎藭(川芎)

《本草述钩元·卷八·芳草部·芎藭》:"方书治目疾及耳鼻、唇齿、喉舌、髭发,中风眩晕,中寒,伤湿伤劳倦郁,往来寒热疟,破伤风瘾疹,振颤痫痓,颈项强痛,虚劳自汗,盗汗虚烦,循衣撮空,谵妄惊悸,健忘不得卧,不能食,喘厥咳嗽呕吐,喑……故治诸经头痛。(洁古)"

21. 当归

《名医别录·中品·卷第二·当归》:"味辛,大温,无毒。主温中,止痛,除客血内塞,中风痓,汗不出,湿痹,中恶,客气虚冷,补五脏,生肌肉。生陇西。二月、八月采根,阴干。"

《新修本草·卷第八·当归》:"味甘、辛,温、大温,无毒。主咳逆上气,温疟寒热洗洗在皮肤中,妇人漏下绝子,诸恶疮疡,金疮,煮饮之。温中止痛,除客血内塞,中风痓,汗不出,湿痹,中恶,客气虚冷,补五脏,生肌肉。一名干归。生陇西川谷。二月、八月采根,阴干。"

《汤液本草·卷之三·草部·当归》:"《心》云:治血通用。能除血刺痛,以甘故能和血,辛温以润内寒,当归之苦以助心散寒。《珍》云:头,止血;身,和血;梢,破血。治上,酒浸;治外,酒洗。糖色,嚼之大辛,可能溃坚。与菖蒲、海藻相反。《本草》云:主咳逆上气,温疟,寒热洗洗在皮肤中,妇人漏下绝子,诸恶疮疡金疮,煮汁饮之。温中止痛及腰痛,除客血内塞,中风痓,汗不出。湿痹中恶,客气虚冷。补五脏,生肌肉。气血昏乱,服之即定。有各归气血之功,故名当归。"

《罗氏会约医镜·卷十六本草(上)·草部·当归》:"风痓无汗(辛散风,温和血,产后痓者,以血脱无以养筋也)。"

《神农本草经疏·卷八·草部中品之上·当归》:"疏:当归禀土之甘味,天之温气,《别录》:兼辛,大温无毒。甘以缓之,辛以散之润之,温以通之畅之。入手少阴,足厥阴,亦入足太阴……中风痓,痓即角弓反张也。汗不出者,风邪乘虚客血分也。得辛温则血行而和,故痓自柔而汗自出也。"

《本草正义·卷之五·草部·当归》:"《别录》:"辛,大温。温中止痛,除客血内塞,中风痓,汗不出,湿痹,中恶客气,虚冷,补五脏,生肌肉……中风痓者,即角弓反张之风痓(痓是古字,痉即痓之隶变,'玉篇'虽有痓字,训恶,然汉隶至、歪不别,数见不鲜,实即一字,凿凿可据),古人不知有气血冲脑之病源,凡治此证,多主温升以驱外风,势必利少害多,助桀为虐,当归治痉,虽能活络,必与血冲脑经之理背道而驰,不可不更弦改张,庶几为二千年医学补此缺陷。"

22. 竹

《名医别录·中品·卷第二·竹叶》:"芹竹叶:大寒,无毒。主除烦热,风痉,喉痹,呕逆。根:消毒。生益州。"

《本草经集注·草木中品·竹叶芹竹叶》:"味苦,平,大寒,无毒。主治咳逆上气。溢筋急,恶疡,杀小虫。除烦热,风痉,喉痹,呕逆。根:作汤,益气,止渴,补虚,下气,消毒。汁:主治风痉,痹。"

《千金翼方·卷第三本草中·木部中品·箽竹叶》:"味苦,平,大寒,无毒。主咳逆上气,溢筋急,恶疡,杀小虫,除烦热、风痉、喉痹呕吐。根:作汤益气止渴,补虚下气,消毒;汁:主风痉;实:通神明,轻身益气。生益州。"

《医学入门·内集卷二·本草分类·治热门》:"箽竹、淡竹为上,苦竹次之,余不入药。箽竹坚而节促,体圆而质劲,皮白如霜,即水白竹也。味辛,平。无毒。可升可降,阳中之阴也。主除虚烦,清心经,胸中痰热,咳逆上气;止消渴、呕吐、吐血,热毒风痰,筋急风痉喉痹。压丹石毒,利小水,通淋闭,消恶疡肿毒,杀小虫。根作汤益气止渴,补虚下气消毒。汁主风痉。"

《本草蒙筌·卷之四·木部·淡竹叶》:"东坡苏公云:淡竹者对苦竹为文,除苦竹之外,皆淡竹也。迹此观之,足可征矣。逐上气咳逆,喘促,退虚热烦躁不眠。专凉心经,尤却风痉。"

《本草简要方·卷之六·木部二》:"竹(淡竹根),主治消痰,去风热,烦热,惊悸,解丹石热渴,沥泻火降痰润燥,养血清胃,咳嗽,肺痿,壮热,反胃风痹,风痉。"

23. 竹沥

《本草纲目·主治第三卷·百病主治药·诸风》:"竹沥:暴中风痹,大热烦闷,失音不语,子冒风痉,破伤风噤。养血清痰。并宜同姜汁饮之。"

《本草汇言·卷之十一·木部·竹沥》:"(《外台秘要》)治破伤风,如发痉状,项强,口噤,杀人甚速:急取竹沥二三升,灌之。如卒难得,可取十数块,并烧取之。"

《本草备要·木部·竹沥》:"泻火,滑痰,润燥。甘寒而滑。消风降火,润燥行痰,养血益阴(竹之有沥,犹人之有血也。故能补阴清火),利窍明目。治中风口噤,痰迷大热,风痉癫狂,烦闷。"

《本草从新·卷九木部·竹沥》:"风痉癫狂,自汗烦闷,消渴反胃(和米煮粥服)。"

24. 守宫

《本草品汇精要·续集卷之七上·虫鱼部·守宫》:"守宫,主中风瘫痪,手足不举,或历节风痛,及风痉惊痫,小儿疳痢,血积成痞,疠风,瘰疬,疗蝎螫。(《本草纲目》)"

《本草纲目·鳞部第四十三卷·鳞之一·守宫》:"杨仁斋言:惊痫皆心血不足,其血与心血相类,故治惊痫,取其血以补心。其说近似,而实不然。盖守宫食蝎虿,蝎虿乃治风要药。故守宫所治风痉惊痫诸病,亦犹蜈、蝎之性能透经络也。且入血分,故又治血病疮疡。守宫祛风,石龙利水,功用自别,不可不知。"

25. 防风

《名医别录·中品·卷第二·防风》:"味辛,无毒。主治胁痛胁风,头面去来,四肢挛急,字乳,金疮内痉。"

《新修本草·卷第七·防风》:"味甘、辛,温,无毒。主大风头眩痛,恶风,风邪目盲无所见,风行周身,骨节疼痹,烦满,胁痛胁风头面去来,四肢挛急,字乳,金疮内痉。久服轻身。"

《本草汇言·卷之一·草部·防风》:"防风散,风寒湿痛之约也(张元素),故主诸风周身不遂(莫士行稿),骨节酸疼,四肢挛急,痿躄,痛痉等证。"

《神农本草经疏·卷七·草部上品之下·防风》:"疏:防风禀天地之阳气以生,故味甘温。《别录》:兼辛而无毒。气厚味薄,升也,阳也。入手阳明,足少阴、厥阴。风药也。治风通用,升发而能散,故主大风,头眩痛,恶风风邪,周身骨节疼痹,胁痛胁风,头面去来,四肢挛急,下乳,金疮因伤于风内痉。"

26. 苍术

《本经逢原·卷一·山草部·苍术》:"《本

经》主风寒湿痹,死肌痉疸。发明:苍术辛烈,性温而燥。可升可降,能径入诸经,疏泄阳明之湿,而安太阴,辟时行恶气。因经泔浸炒,故能除上湿发汗,与白术止汗则异,腹中窄狭者须之。《本经》治风寒湿痹,死肌痉疸等证,总取性专开腠,故能发汗而去风寒湿气,祛湿而去死肌痉疸,下气而消痰食饮癖。"

《医学入门·内集卷二·本草分类·治湿门》:"苍,以色言,无毒。浮而升,阳也。入足阳明太阴经。主风寒湿痹,死肌痉疸,逐皮间风水结肿,心下满闷,腹中胀痛窄狭,消痰饮、痃癖、气块,祛疟,除瘟疫、山岚瘴气,止霍乱吐泻不止。"

27. 苏合香

《名医别录·上品·卷第一·苏合香》:"味甘,温,无毒。主辟恶,杀鬼精物,温疟,蛊毒,痫痓,去三虫,除邪,不梦,忤魇脒,通神明。久服轻身长年。生中台川谷。"

《古今医统大全·卷之九十五·本草集要(下)·木部》:"味甘,气温。无毒。(此香来从西域,云是诸香汁煎之,色亦黄)主辟恶,杀鬼精物,温疟,蛊毒,痫痓。去三虫,除邪,令人无梦魇。"

《本草蒙筌·卷之四·木部·苏合香》:"味甘,气温。无毒。来从西域,卖自广东。气极芬香,色乃紫赤。或云:系诸香汁,煎合成就。一说:是狮子屎,故饰其名。诸论纷纭,难指孰是。今市卖者,多如膏油。辟诸恶,杀鬼物精邪;去三虫,除虫毒、痫痓。仍禁梦魇,尤通神明。"

《本草纲目·木部第三十四卷·木之一·苏合香》:"主治:辟恶,杀鬼精物,温疟,蛊毒,痫痓,去三虫,除邪,令人无梦魇。久服,通神明,轻身长年。(《别录》)"

《本经逢原·卷三·香木部·苏合香》:"发明:苏合香聚诸香之气而成,能辟恶杀鬼精物,治温疟、蛊毒、痫痓,去三虫,除邪,能透诸窍藏,辟一切不正之气。"

《医学入门·内集卷二·本草分类·治疮门》:"苏合香甘温无毒,除邪去蛊杀三虫,霍乱瘟疟并痫痓,痰厥中气与中风。《梁书》云:天竺国出苏合香。是诸香汁合煎之,其形如酥。或云是狮子屎者,非也。除邪气鬼精梦魇,杀蛊毒,去三虫,破宿血,止心腹痛、霍乱、吐泻、瘟疟、痓痫、中风、中气、痰厥、口噤不省,久服通神。"

28. 牡丹

《神农本草经·卷二·中经·牡丹》:"味苦辛,寒。主寒热,中风、瘈疭、痓、惊痫邪气,除癥坚、瘀血留舍肠胃,安五脏,疗痈疮。一名鹿韭,一名鼠姑。生山谷。"

《汤液本草·卷之五·木部·牡丹皮》:"《本草》云:主寒热,中风、瘈疭、痓、惊痫邪气。除癥坚、瘀血留舍肠胃。安五脏,疗痈疮,除时气头痛,客热,五劳之气,腰痛,风噤,癫疾。《本草》云:主咳逆上气,溢筋,急恶疡,杀小虫;除烦热,风痓,喉痹,呕吐。仲景竹叶汤用淡竹叶。"

《神农本草经百种录·中品·牡丹》:"味辛,寒。主寒热,中风瘈疭、痓、惊痫邪气,皆肝气所发之疾。除癥坚,瘀血留舍肠胃,色赤走血,气香能消散也。安五脏,五脏皆血气所留止,血气和则无不利矣。疗痈疮。清血家之毒火。"

《神农本草经疏·卷九·草部中品之下·牡丹》:"疏:牡丹皮禀季春之气……中风瘈疭,痓,惊痫,皆因阴虚内热,荣血不足之故。热去则血凉,凉则新血生阴气复,阴气复则火不炎,而无热生风之证矣,故悉主之。"

29. 乱发

《医学入门·内集卷二·本草分类·治燥门》:"乱发苦温极补阴……利水,消黄疸、女劳疸;治中痓,破伤风及沐发后中风;定霍乱烦躁,催生及胎衣不下,小儿惊热痫症。"

30. 羌活

《增广和剂局方药性总论·草部上品之上·羌活》:"味苦甘,平,微温,无毒。主风寒所击,金疮止痛,奔豚痫痓,女子疝瘕,疗诸贼风,百节痛风无久新者。"

《本草汇言·卷之一·草部·羌活》:"缪仲淳先生曰:独活、羌活……虚人受之,往往卒中,或口眼歪斜,或口噤不语,或手足瘫痪,左右不仁,或刚痓、柔痓,角弓反张。此药与诸风药并可用也。"

《本草崇原·卷上本经上品·羌活》:"气味苦甘辛,无毒。主风寒所击,金疮止痛,奔豚,痫痓,女人疝瘕。久服轻身耐老……羌活初出土时,苦中有甘,曝干则气味苦辛,故《本经》言气味苦甘辛,其色黄紫,气甚芳香,生于西蜀,禀手足太阴金土之气化。风寒所击,如客在门而扣击之,从皮毛而入肌腠也。羌活禀太阴肺金之气,则御皮毛之风寒。禀太阴脾土之气,则御肌腠之风寒,故主治风寒所击。金疮止痛,禀土气而长肌肉也。奔豚乃水气上奔,土能御水逆,金能益子虚,故治奔豚。痫痉,风痫、风痉也,金能制风,故治痫痉。肝木为病,疝气,瘕聚。金能平木,故治女子疝瘕。久服则土金相生,故轻身耐老。"

《本草备要·草部·羌活》:"宣,搜风,发表,胜湿……督脉为病,脊强而厥(督脉并太阳经),刚痉、柔痉(脊强而厥,即痉证也。伤寒无汗为刚痉;伤风有汗为柔痉。亦有血虚发痉者。大约风证宜二活,血虚忌用),中风不语……二活并禁用。"

《本草易读·卷三·羌活三十四》:"味苦、辛,温,无毒,性升。入足太阳、少阴、厥阴经。搜风解表,胜湿去痹。头旋目赤要剂,脊痛项强良药。手足不遂,口目不正,失音不语之风,奔豚痫痉之疴。散肌表诸风之邪,利周身百节之痛。血虚头痛,二活并忌。"

《本草经解·卷二·草部下·羌活》:"气平,味苦甘,无毒。主风寒所击金疮止痛,奔豚痫痉,女子疝瘕,久服轻身耐老……奔豚者,肾水之邪,如豚奔突而犯心也,苦可燥湿,甘可伐肾,所以主之。痫者风症也,痉者湿流关节之症也。羌活气平,可以治风,味苦可以燥湿,故止痫痉也。女子疝瘕,多经行后血假风湿而成。羌活平风燥湿,兼之气雄,可以散血也,久服则脾湿散,所以轻身,心血和,所以耐老,皆味甘苦之功也。"

《本草从新·卷一草部·羌活》:"辛苦性温,气雄而散,味薄上升,入足太阳(膀胱),以理游风,兼入足少阴、厥阴气分(肾肝)。泻肝气,搜肝风,治风湿相搏,本经头痛(同川芎、治太阳少阴头痛,凡头痛多用风药,以巅顶之上,惟风可到也),督脉为病(督脉并太阳经),脊强而厥,刚痉柔痉(无汗为刚、有汗为柔,亦有血虚发痉者、大约风证宜二活,血虚忌用),中风不语(真中风者宜之,若气血亏虚者大忌),头旋目赤,散肌表八风之邪,利周身百节之痛,为却乱反正之主药,若血虚头痛,遍身痛者,此属内证,二活并禁用。"

《本草求真·上编卷三散剂·驱风·羌活》:"专入膀胱,兼入肝肾,按《大明》曰,独活是羌活母也……辛苦性温……凡病因于太阳膀胱,而见风游于头,发为头痛。并循经脊强而厥,发为刚痉柔痉(足太阳之脉行于身背,凡伤寒无汗为刚痉,伤风有汗为柔痉,痉症皆是风寒干于太阳,故见脊强),并当用此调治(痉症宜同独活调治,头痛宜同川芎调治,若血虚见痉忌用),且能兼入足少阴肾、足厥阴肝。"

《要药分剂·卷一·宣剂上·羌活》:"主治:主治与独活同,(《本经》)主入足太阳以理游风,兼入足少阴厥阴气分,泻肝气,搜肝风,小无不入,大无不通,治风湿相搏,本经头痛,刚痉柔痉,中风不语头旋,主目赤要药。(切庵)"

《罗氏会约医镜·卷十六本草(上)·草部·羌活》:"(味辛苦,性温气雄,上升而散,入小肠、膀胱、肝、肾四经)辛温能散,气雄善走。治风寒湿邪、头痛项强、遍身百节骨疼、刚痉柔痉、眼目赤肿、邪闭憎寒、壮热无汗。小无不入,大无不出,为拨乱反正之主药,且奏效甚捷(以辛温而气雄也)。按羌活性猛,轻重量用,若血虚体弱,表松自汗者,忌之。"

《神农本草经读·卷之二·上品·羌活》:"气味苦、甘、辛,无毒。主风寒所击,金疮止痛,奔豚,止痫痉,女子疝瘕。久服轻身耐老……痫痉者,木动则生风,风动则挟木势而害土,土病则聚液而成痰,痰迸于心则为痉、为痫。此物禀金气以制风,得土味而补脾,得火味以宁心,所以主之。女子疝瘕,多经行后血假风湿而成,此能入肝以平风,入脾以胜湿,入心而主宰血脉之流行,所以主之。久服轻身耐老者,著其扶阳之效也。"

31. 附子

《本草纲目·草部第十七卷·草之六·附子》:"治三阴伤寒,阴毒寒疝,中寒中风,痰厥气厥,柔痉癫痫,小儿慢惊,风湿麻痹,肿满脚气,头风,肾厥头痛,暴泻脱阳,久痢脾泄,寒疟瘴气,久病呕哕,反胃噎膈,痈疽不敛,久漏冷疮。合葱涕,塞耳治聋。(时珍)"

《要药分剂·卷十·燥剂·附子》:"主治主风寒咳逆邪气……(李杲)督脉为病,脊强而厥。(好古)治三阴伤寒,阴毒寒疝,中寒中风,痰厥气厥,柔痉癫痫,小儿慢惊风,疗头风,肾厥头痛,暴泻脱阳,久痢脾泄,寒疟,瘴气,久病呕哕,反胃噎膈,痈疽不敛,久漏冷疮,合葱涎,塞耳治聋。(时珍)"

《本草正义·卷之七·草部·附子》:"[寿颐按]脊强反折,即今之所谓角弓反张,仲景之所谓痉病,在古人以背属太阳,遂谓之太阳表证,《伤寒论》《金匮》所详证治,同出一辙,即《甲乙经》七卷,且有太阳中风感于寒湿发痉之专条(《甲乙》之'痓'字,即'痉'字隶文,实即一字)。此皆古以痉为寒病之明文,海藏竟敢直言附子专治此病,其意固本诸此。然证以近今发明之病理,则凡猝暴发痉,腰背反张,手足瘛疭者,类多气火上冲,震动脑神经,而失其知觉运动所致,内热生风,木火上恣,治宜清热抑降,潜镇重坠,收效甚速。始知古人认作寒邪,竟是根本大误,虽虚寒体质,阳和不布,亦有脑神经失其常度,而为痉厥瘛疭者;儿科慢脾风病,时常有之,然终不如热病发痉之最为多数;即如温热病里热已盛,而脑神经受其激刺者,亦为痉厥僵硬,或为抽掣者,本是热盛之常事,且《甲乙》热病篇,谓热而痉者死,又谓热而痉者,腰反折瘛疭,齿噤龂,则古人亦未尝不知热病之有脊强反折一证,而海藏乃欲以附子最刚之药,作为痉病必需之物,又何往而不动手便错也耶?"

32. 细辛

《苍生司命·首卷·药性》:"辛温,少阴头痛,利窍通关,风痉皆用。"

33. 荆芥

《本草正义·卷之四·草部·荆芥》:"[寿颐按]产后风痉,角弓反张,古人亦无不谓是风寒外乘,直犯太阳……且不独产后为然,即大人小儿一切痉直强急卒暴之病,无一非神经激扰使然,《伤寒论》《金匮》痉病二篇,以及《病源》《千金》诸书,论证用药,无一不误,非徒无益,必有大害,如果食古不化,效颦西家,无不顷刻变生,速之立蹶,固已屡见之矣。[寿颐按]此亦炒黑用之,入血导瘀,而以童便速其下行,则瘀可通而晕可止,以视治痉之用酒者,彼升此降,性情天渊。学者能于此辨别,而知其所以异,然后可与谈医。"

34. 南星

《本草便读·草部·南星》:"南星一名虎掌,其根大如掌,四围有子,形皆扁,故名。苦、辛,温,有毒,入太阴、阳明、厥阴。治风痰,散坚结,但性燥而紧,猛于半夏,能散血堕胎,用牛胆套之,制其燥烈之性,善治肝胆经风痰,为小儿痫痉等证要药。"

35. 钩吻

《神农本草经·卷三·下经·钩吻》:"味辛,温。主金创乳痓,中恶风,咳逆上气,水肿,杀鬼注(旧作疰,《御览》作注,是)蛊毒。一名野葛。生山谷。"

《本草经集注·草木下品·钩吻》:"味辛,温,有大毒。主治金创乳痓,中恶风,咳逆上气,水肿,杀鬼疰蛊毒。破症积,除脚膝痹痛,四肢拘挛,恶疮疥虫,杀鸟兽。"

《证类本草·卷第十·钩吻》:"味辛,温,有大毒。主金疮,乳痓,中恶风,咳逆上气,水肿,杀鬼疰蛊毒,破癥积,除脚膝痹痛,四肢拘挛,恶疮疥虫,杀鸟兽。一名野葛。折之青烟出者名固活。甚热,不入汤。生傅(音附)高山谷及会稽东野。"

《医学入门·内集卷二·本草分类·治寒门》:"得太阴之精,食之钩入喉吻。味辛,温,大毒。主中恶风,咳逆上气,水肿癥积,除脚膝痹痛、四肢拘挛,杀儿痓蛊毒,金疮乳痓,恶疮疥虫,杀鸟兽。误中其毒,以桂心、葱叶沸汤解之,忌冷水。捣自然汁入膏中用,勿误饵之。"

36. 胆矾

《万氏家抄济世良方·卷八·药性石部》:"(君。味酸苦辛,气寒,有毒)主明目,目痛,金疮,鼠瘘,恶疮,痫痓,女子阴蚀痛,石淋。"

《本草备要·金石水土部·胆矾》:"宣,吐风痰;涩,敛咳逆。酸、涩、辛,寒。入少阳胆经。性敛而能上行,涌吐风、热痰涎,发散风木相火。治喉痹(醋调咽,吐痰涎立效)咳逆,痉痛崩淋。"

《要药分剂·卷九·涩剂·胆矾》:"主治:主明目目痛,金疮,诸痫痓,女子阴痛,石淋,寒热,崩中下血,诸邪毒气。(《本经》)"

37. 独活

《神农本草经·卷一·上经·独活》:"味苦,平。主风寒所击,金疮,止痛,贲豚,痫痓,女子疝瘕。久服,轻身,耐老。一名羌活,一名羌青,一名扩羌使者。生川谷。"

《新修本草·卷第六·独活》:"味苦、甘,平、微温,无毒。主风寒所击,金疮止痛,贲豚,痫痓,女子疝瘕。疗诸贼风,百节痛风无久新者。久服轻身耐老……二月、八月采根,曝干。"

《汤液本草·卷之三·草部·独活》:"《本草》云:主风寒所击,金疮止痛,贲豚痫痓,女子疝瘕。疗诸贼风,百节痛风,无久新者。"

《本草备要·草部·独活》:"宣,搜风,去湿,辛苦微温,气缓善搜,入足少阴(肾)气分,以理伏风。治本经伤风头痛,头晕目眩(宜与细辛同用),风热齿痛(文潞公《药准》用独活、地黄等分为末,每服三钱),痉痫湿痹(项背强直,手足反张曰痉;湿流关节,痛而烦曰湿痹。风胜湿,故二活兼能去湿),奔豚疝瘕(肾积曰奔豚,风寒湿客于肾家所致。瘕疝亦然)。有风不动,无风反摇,又名独摇草(故治风)。"

《本草易读·卷三·独活三十三》:"苦、辛,微温,无毒,性升。入足少阴经。佐细辛疗头晕目眩,君地黄治风热齿痛。痉痫湿痹皆医,奔豚疝瘕悉疗。搜诸风兼肾家伏风,去诸湿并治足间湿痹。"

《要药分剂·卷一·宣剂上·独活》:"【主治】主风寒所击,金疮止痛,奔豚痫痉,女子疝瘕,疗诸贼风,百节痛风,无问久新,一名羌活。(《本经》)主入少阴气分以理伏风,治本经伤风头痛,头晕目眩,风热齿痛,痉痫湿痹,奔豚疝瘕。(《别录》)"

《本草正义·卷之二·草部·独活》:"《本经》:味苦,平。主风寒所击,金疮止痛,贲豚痫痉,女子疝瘕……痫痉,亦因风动而发,然寒风固宜于独活,而痰火生风,非其治矣。《别录》疗贼风,及百节痛风,无问久新,则芳香走窜,固无微不至,亦防风之流亚也。"

《本草述钩元·卷七·山草部·独活》:"根味苦辛甘,气温,气厚味薄,沉而升,阴中阳也,足少阴行经气分之药。《本经》主风寒所击,金疮止痛,奔豚痫痉,女子疝瘕……与细辛同用,止少阴经头痛,疗劳损风毒齿痛。(诸本草)……或手足瘫痪左右不仁,或刚痉柔痉(即角弓反张),此药与风药并用可也……误用反致作剧。"

《医学入门·内集卷二·本草分类·治风门》:"独活甘辛平苦温,诸风痹痛无久新,头项齿颊皆能疗,金疮疝痉及奔豚……一切风邪,不论久新,头眩目晕、齿痛颊肿、颈项难伸,金疮奔豚,瘿痫痉,女子疝瘕。蠡实为使,得细辛治少阴头痛。"

《证类本草·卷第六·独活》:"味苦、甘,平、微温,无毒。主风寒所击,金疮止痛,贲豚、痫痉(音炽),女子疝瘕。疗诸贼风,百节痛风无久新者。久服轻身耐老。一名羌活,一名羌青,一名护羌使者,一名胡王使者,一名独摇草。此草得风不摇,无风自动。生雍州川谷,或陇西南安。二月、八月采根,曝干。"

38. 栝蒌根

《长沙药解·卷三》:"栝蒌根味甘、微苦,微寒,入手太阴肺经。清肺生津,止渴润燥,舒痉病之挛急,解渴家之淋癃。《金匮》栝蒌桂枝汤,栝蒌根三两,桂枝三两,芍药三两,甘草二两,大枣十二枚,生姜三两。治太阳痉病,其证备,身体强,几几然,脉沉迟者。太阳之经,外感风寒,发汗太多,因成痉病。其证身热足寒,颈强项急,头摇口噤,背反张,面目赤。发热汗出,而不恶寒者,是得之中风,名曰柔痉。"

39. 铁线草

《滇南本草·第二卷·铁线草》:"味甘、微苦、涩,性平。入肝,筋骨疼,行经络,半身不遂,手足痉挛,痰火痿软,筋骨酸疼,泡酒用之良效。捣烂敷疮可愈。"

40. 铁落

《本草纲目·金石部第八卷·金石之一·铁落》:"炒热投酒中饮,疗贼风痉。又裹以熨腋下,疗狐臭,有验。(苏恭)"

《本草汇言·卷之十二·金石部·铁落》:"铁落平肝气,定狂怒(时珍),去贼风暴痉(苏恭),安惊痫、客忤、鬼击、鬼疰之药也。"

41. 铁精

《新修本草·卷第四·铁精》:"[谨案]单言铁者,镰铁也……又铁屑炒使极热,投酒中饮酒,疗贼风痉。又裹以熨腋,疗狐臭有验。"

42. 栾花

《本草纲目·主治第三卷·百病主治药·狂惑》:"栾花:诸风狂痉。"

43. 栾荆

《新修本草·卷第十四·栾荆》:"味辛、苦,温,有小毒。主大风,头面手足诸风,癫痫,狂痉,湿痹寒冷疼痛。俗方大用之,而本草不载,亦无别名,但有栾花,功用又别,非此花也。"

《本草图经·木部下品卷第十二·栾荆》:"毒。苗叶主大风,头面手足诸风,癫狂痉、痹冷病……子似大麻。四月采苗叶,八月采子。与柏油同熬,涂驼畜疥疮,或淋渫药中用之。亦名顽荆。"

《本草纲目·木部第三十六卷·木之三·栾荆》:"主治:大风,头面手足诸风,癫痫狂痉,湿痹寒冷疼痛。(《唐本》)四肢不遂,通血脉,明目,益精光。(甄权)合柏油同熬,涂人畜疮疥。(苏颂)"

44. 野驼(毛、蹄甲)

《本草图经·兽禽部卷第十三·野驼》:"入药不及野驼耳。其脂在两峰肉间。其性温,治风下气,壮力,润皮肤,人亦鲜食之。又六畜毛蹄甲,主鬼蛊毒寒热,惊痫癫痓狂走。骆驼毛尤良。陶隐居云:六畜谓马、牛、羊、猪、狗、鸡也。骡、驴亦其类,毛蹄各出其身之品类中,所主疗不必尽同此矣。苏恭云:骆驼毛蹄甲,主妇人赤白下,最善。"

45. 麻黄

《本草纲目·草部第十五卷·草之四·麻黄》:"时珍曰:麻黄发汗之气驶不能御,而根节止汗效如影响,物理之妙,不可测度如此。自汗有风湿、伤风、风温、气虚、血虚、脾虚、阴虚、胃热、痰饮、中暑、亡阳、柔痓诸证,皆可随证加而用之。当归六黄汤加麻黄根,治盗汗尤捷。盖其性能行周身肌表,故能引诸药外至卫分而固腠理也。本草但知扑之法,而不知服饵之功尤良也。"

《本草述钩元·卷九·隰草部·麻黄》:"味苦而甘辛,性温,气味俱薄,轻清而浮,阳也,升也,手太阴之药,入足太阳经,兼走手少阴阳明。厚朴、白薇为之使……方书治喘咳,痹挛痓疟,心痛胃、脘痛、腰痛、胁痛,前阴诸疾胀满,癥瘕眩晕,狂痫谵妄,猝中暴厥,痰饮反胃,颈强痛腹痛身体痛,悸,消瘅,黄疸,泄泻滞下,大便不通,疝,禀天地清阳刚烈之气,《本经》但云味苦,详其主治,应是大辛之药,洁古加甘,亦应有之。(仲淳)"

46. 鹿良

《名医别录·下品·卷第三·鹿良》:"味咸,臭。主治小儿惊痫,贲豚,瘦疾,大人痓。五月采。"

47. 羚羊角

《本草正·禽兽部·羚羊角》:"味咸,性寒。羊本火畜,而此则属木,善走少阳、厥阴二经。故能清肝定风,行血行气,辟鬼疰邪毒,安魂魄,定惊狂,祛魇寐,疗伤寒邪热、一切邪毒、中恶毒风、卒死、昏不知人及妇人子痫强痓、小儿惊悸烦闷、痰火不清。俱宜为末,蜜水调服;或烧脆研末,酒调服之;若治肿毒恶疮,磨水涂之亦可。"

《本草择要纲目·寒性药品·羚羊角》:"治子痫痓疾,盖羊火畜也,而羚羊则属木,故其角入厥阴肝经甚捷……搐搦及筋脉挛急、历节掣痛,而羚角能舒之。"

《本草详节·卷之十·兽部·羚羊角》:"主伤寒时气寒热,中风筋挛,湿风注毒,伏在骨间,热毒,血痢。酒调末服,催产难;烧灰服,治产后恶血,冲心烦闷。又治食噎惊悸,疝痛,蛊毒,梦魇,岚障,明目,妇人子痫,痓疾,小儿惊痫,瘰疬,恶疮。"

《本草便读·兽部·羚羊角》:"清肝胆之热狂,性禀轻灵,咸寒解毒,治厥阴之风痓,功专明目,辟恶除邪(羚羊角,诸羊属火,而羚羊属木,故独入肝胆。羚之性灵,其角又为清灵之物,故亦能解毒辟邪。咸寒之品,专清肝胆之火,凡一切目病惊痫、肝风、肝火诸病,因肝胆之火而成者,皆可用之,其余透发痘疹等类,亦与犀角相同)。"

《增订伪药条辨·卷四·兽部·羚羊角》:"以角入药,能清热熄风,舒筋解毒,明目透疹,驱邪辟蛊,子痫痓厥,犹为要药。"

《景岳全书·卷之四十九大集·本草正(下)·禽兽部》:"味咸,性寒……及妇人子痫强痓,小儿惊悸烦闷,痰火不清。俱宜为末,蜜水调服,或烧脆研末,酒调服之。若治肿毒恶疮,磨水涂之亦可。"

48. 葛根

《本草纲目·草部第十八卷·草之七·葛》:"金创中风,痓强欲死:生葛根四大两,以水三升,煮取一升,去滓,分温四服。口噤者灌之。若干者,捣末调三指撮。仍以此及竹沥多服,取效。(《贞元广利方》)"

《本草图经·草部中品之上卷第六·葛根》:"二丈,紫色;叶颇似楸叶而青……《正元广利方》金创、中风、痓、欲死者,取生根四大两,切,以水三升,煮取一升,去滓,分温四服。口噤者,灌下,即瘥。"

《证类本草·卷第八·葛根》:"《图经》曰:葛根,生汶山川谷,今处处有之,江浙尤多。春生苗,引藤蔓,长一二丈,紫色。叶颇似楸叶而青……多益佳。叶主金刃疮。山行伤刺血出,卒不可得药,但挼叶敷之,甚效。《正元广利方》:金创中风痓欲死者,取生根四大两切,以水三升煮取一升,去滓分温四服;口噤者灌下即瘥。"

《本草易读·卷五·葛根百七十一》:"金疮中

风,痉强欲死,水煎四两服。仍合竹沥服。(验方第一)"

《医学入门·内集卷二·本草分类·治热门》:"葛根甘平善解肌,阳明头额痛乃宜,呕渴疟痢酒毒解,痹风胁痛亦能医……诸风痉痢,风胁痛用之,胃阳升而邪自散也;兼通小便,排脓破血止血,故金疮家亦用之;著箭毒,敷蛇虫咬,亦验。"

《本草问答·卷上·卷上五》:"葛根藤极长,而太阳之经脉亦极长,葛根引土下之水气以达藤蔓太阳,引膀胱水中之阳气以达经脉,其理相同,故葛根能治太阳之痉,助太阳经由膀胱水中而达其气于外也,根色纯白属金,又能吸水气上升,是金水相生之物,又能引津气以治阳明之燥。"

49. 雄黄

《本草汇言·卷之十二·金石类·雄黄》:"(寇氏方)治产后血晕发痉身强直,目向上,四肢牵急不知人:用鸡子清五个,取荆芥(焙研细末)二钱,取鸡子清调服,即安。"

50. 犀角

《本草述钩元·卷三十一·兽部·犀角》:"味苦酸咸,性甚走散,气寒,可升可降,阳中之阴也,入足阳明兼入手少阴经……方书治卒中暴厥,与中蛊毒,咳嗽诸见血证,痰饮消瘅,耳鼻唇舌面病,瘰疬挛痉,行痹痛痹,头痛眩晕,淋及溲血,滞下脚气。犀属南方兽,似得火化之正令者,饮则污浊,清之也;食则毒棘,消之也,故曰犀利。(之颐)"

51. 蜈蚣

《本草征要·第三卷·肝胆二经·蜈蚣》:"味辛,性温,有毒。入肝经。畏蜘蛛、蜒蚰、鸡屎、桑皮、盐。搜风息风,止痉定搐;散肿行瘀,走串攻毒;口眼㖞斜,恶疮头秃;破伤脐风,积聚在腹。"

52. 蜣螂

《新修本草·卷第十六·虫鱼下·蜣螂》:"味咸,寒,有毒。主小儿惊痫,瘛痉,腹胀,寒热,大人癫疾狂易,手足端寒,肢满贲豚。一名蛣蜣。火熬之良。生长沙池泽。五月五日取,蒸,藏之,临用当炙,勿置水中,令人吐。"

53. 鼠妇

《名医别录·下品·卷第三·鼠妇》:"微寒,无毒。一名蜲𧑒。生魏郡及人家地上,五月五日取。《本经》原文:鼠妇,味酸,温。主气癃不得小便,妇人月闭血瘕,痫痉寒热,利水道。"

《汤液本草·卷之六·虫部·鼠妇》:"《本草》云:主气癃不得小便,妇人月水闭,血瘕痫痉,寒热,利水道。仲景治久疟,大鳖甲丸中使之,以其主寒热也。"

《本草崇原·卷下本经下品·鼠妇》:"气味酸,温,无毒。主治气癃,不得小便,妇人月闭血瘕,痫痉寒热,利水道,堕胎……在外则有痫痉寒热之病。鼠妇治气癃,则痫痉之寒热亦可治也。不得小便,则水道不利,鼠妇治不得小便,则水道亦可利也。妇人恶血内闭,则为血瘕。新血内聚,则为妊娠。鼠妇治妇人月闭血瘕,则堕胎亦其验矣。"

《医学入门·内集卷二·本草分类·治湿门》:"即地鸡。多足,色如蚓,背有横纹蹙起。生瓮底下湿处及土坎中,常负鼠背上故名。味酸,微寒,无毒。主利水道,气癃不得小便,妇人月闭血瘕,痫痉寒热,堕胎。仲景用治久疟者,以其主寒热也。端午采,日干,微炒。"

54. 鹜(鸭涎)

《本经逢原·卷四·禽部·鹜》:"诸鸭涎,治谷麦芒入喉及小儿痉风反张,滴之即消。"

《本草纲目·禽部第四十七卷·禽之一·鹜肪》:"主治:小儿痉风,头及四肢皆往后,以鸭涎滴之。又治蚯蚓吹小儿阴肿,取雄鸭抹之即消。(时珍,出《海上》)"

55. 僵蚕

《本草征要·第二卷·形体用药及专科用药·僵蚕》:"味咸、辛,性温,无毒。入肺、脾二经……祛风解痉,清咽消肿。治中风失音,去皮肤风痒。化风痰,消瘰疬,拔疔毒,灭瘢痕,男子阴痒,女人崩淋。"

56. 鳢鲠

《本草纲目·鳞部第四十四卷·鳞之四·鳢鲠》:"主治:烧存性,治妇人产难,产后风搐,破伤风痉,止呕血,散瘀血,消肿毒。伏硇砂。(时珍)"

57. 麝香

《神农本草经·卷一·上经·麝香》:"味辛,温。主辟恶气,杀鬼精物,温疟,蛊毒,痫痉,去三虫。久服除邪,不梦寤魇寐。生川谷。"

《本草经集注·虫兽三品·上品·麝香》:"味辛,温,无毒。主辟恶气,杀鬼精物,温疟,蛊毒,痫痉,去三虫,治诸凶邪鬼气,中恶……生者益良。"

《汤液本草·卷之六·兽部·麝香》："气温，味辛。无毒。《本草》云：主辟恶气。杀鬼精物，疗温疟、蛊毒、痫痓，去三尸虫。疗诸凶邪鬼气，中恶心腹暴痛，胀急痞满，风毒。妇人产难，堕胎。"

《神农本草经百种录·上品·麝香》："味辛，温。主辟恶气，香气盛，则秽气除。杀鬼精物，香能胜邪。温疟，香散邪风。蛊毒，香能杀虫。痫痓，香通经络。去三虫，虫皆湿秽之所生，故亦能除之。久服，除邪，不梦寤魇寐。魇寐由心气闭塞而成，香气通达则无此患。"

《神农本草经疏·卷十六·兽部上品·麝香》："疏：陶弘景云，麝常食柏叶，又啖蛇。予以为其香必非因啖蛇而结……故主辟恶气，杀鬼精物凶邪，蛊毒，温疟，中恶心腹暴痛，胀急痞满，风毒诸证。其主痫痓者，借其气以达于病所也。"

58. 麢羊

《本草纲目·兽部第五十一卷·兽之二·麢羊》："平肝舒筋，定风安魂，散血下气，辟恶解毒，治子痫痓疾。（时珍）"

三、痓证主治药

《本草纲目·主治第三卷·百病主治药·痓风》

1. 风寒风湿痓证

麻黄、桂枝、术：并主风寒风湿痓。

羌活：风寒风湿，伤金疮痫痓，产后中风，口噤不知人。酒水煎服。

葛根：金疮中风寒，发痓欲死。煮汁服，干者为末。

荆芥：散风湿风热。产后中风口噤，四肢强直，角弓反张，或搐搦欲死。为末，豆淋酒服，入童尿尤妙。

防风：主金疮中风湿内痓。

天南星：打扑伤损，金疮，破伤风及伤湿，牙关紧急，角弓反张。同防风末，热酒小便调服，名玉真散，三服即苏；南星、半夏等分为末，姜汁、竹沥灌服一钱，仍灸印堂；口噤，生研同姜汁或龙脑揩牙，名开关散。

薇衔：小儿破伤风口噤。同白附子末、薄荷，酒服一字。

细辛：督脉为病，脊强而厥。

防己：除风湿，手足挛急。

芍药、芎䓖：一切风气。

当归：客血内塞，中风痓，汗不出；产后中风不省，吐涎瘈疭。同荆芥末、童尿、酒服，下咽即有生意。

附子：阴痓自汗。

草乌：破伤风病。同白芷、葱白煎酒，取汗。

威灵仙：破伤风病。同独蒜、香油捣服，取汗。

大蒜：产后中风，角弓反张不语。煎酒服，取汗；或煎水服。

黑大豆：破伤风湿，炒半熟，研蒸，以酒淋汁服，取汗，仍敷疮上；亦同朱砂末酒服。

雄黄：破伤中风。同白芷煎酒服，取汗。

白花蛇：破伤中风，项强身直。同乌蛇、蜈蚣末服。

土虺蛇：破伤中风，口噤目斜。同地龙、南星丸服，取汗。

守宫：破伤风病。同南星、腻粉丸服，取汗。

龙齿：主诸痓。

鳔胶：破伤风搐强直，炒研，同麝香、苏木酒服，仍封疮口；有表症，同蜈蚣末，煎羌活、防风、川芎汤服；产后搐搦，乃风入子脏，与破伤风同，炒研，蝉蜕汤服三钱。

牡蛎：破伤湿病，口噤强直。酒服二钱，并敷之。

蜜蜡：破伤风湿如疟。以热酒化一块服，与玉真散对用，立效。

蝎：破伤中风。同天麻、蟾酥为丸，豆淋酒服，取汗，仍同麝香贴之。

蟾蜍：破伤风病。剁烂入花椒，同酒炒熟，再入酒，热服，取汗。

蜈蚣：破伤中风。同蝎梢、附子、乌头末，热酒服一字，仍贴疮上，取汗；研末掺牙，立苏。

僵蚕：口噤，发汗。

[禽兽] 鸡子：痫痓。

鸡屎白：破伤中风，产后中风，小儿脐风，口噤反张，强直瘈疭。以黑豆同炒黄，用酒沃之，少顷温服，取汗；或入竹沥。

野鸽屎：破伤风病传入里。炒研，同江鳔、白僵蚕、雄黄末，蒸饼丸服。

雀屎：破伤风，疮作白痂无血者，杀人最急。研末酒服五分。

鸭涎：小儿痓风反张，滴之。

黄明胶：破伤风。烧研，酒服，取汗。

狐目：同上，神效无比。

狐肝、狼屎中骨：破伤风。同蝉蜕、桑花末，米饮服。

六畜毛蹄甲：痫痉。

手足爪甲：破伤中风。油炒，热酒服，取汗便愈；手足颤掉加南星。

2. 风热湿热痉证

铁落：炒热，淬酒饮，主贼风痉。

黄连：破伤风。煎酒入黄蜡化服。

地黄：产后风痉。取汁同姜汁绞浸，焙研，酒服。

杏仁：金疮及破伤中风，角弓反张。杵蒸绞汁服，并涂疮上，仍以烛火炙之，取效。

槐胶、桑沥：破伤中风。和酒饮至醉。

篁叶：痉风。

竹沥：去痰热，子冒风痉。金疮中风，破伤中风，产后中风，小儿中风，发痉口噤，反张欲死。饮一二升，或入姜汁。

栾荆：狂痉。

苏枋木：破伤中风，产后中风。为末，酒服三钱，立效。

蝉蜕：破伤风病发热，炒研，酒服一钱，仍以葱涎调涂，去恶汗；小儿脐风口噤，入全蝎、轻粉。

羚羊角：子痫，痉疾。

牛黄：热痉。

乌牛尿：刺伤中风，热饮一升。

人尿：痉风及产后风痉，入酒饮。

发髲灰：大人痉，小儿惊。

3. 外敷

贝母、茅花：并金疮伤风。

刘寄奴、麦面：同烧盐。

白芋、炒盐、鹭头灰鼠灰、乱发灰：并敷风入疮中肿痛。

胡粉：主疮入水湿肿痛，同炭灰敷。

煨葱：敷金疮伤水，同干姜、黄柏煎水，洗诸疮伤风水。

薤白、韭叶：并主诸疮中风寒及水湿肿痛，捣烘用之，冷即易，或加炙至水出。

箭笴漆：刮，涂。

鲤鱼目、鲇鱼目：灰。并主刺疮伤风及水，敷取汗出。

猪肉：乘热贴之，连易三次，立消。

人耳塞：破伤中风或水，痛不可忍，封之一夕，水尽即安。

4. 洗浸

鸡肠草：手足疮伤水。

桑灰汁：疮伤风水，入腹杀人。

自己尿：金疮中风，日洗数次。

5. 熨灸

商陆：疮伤水湿，捣炙，熨之，冷即易。

蜀椒：诸疮中风肿痛，和面煨熨。

槐白皮：安疮上，灸百壮。

桑枝：刺伤疮，犯露水肿痛多杀人。炮热烙之，冷即易。

黍瓤、青布、牛屎、白马通、骡屎：并主诸疮，伤风及水，肿痛欲死者，单烧熏令水出尽愈。

《本草纲目·主治第四卷·百病主治药·产后》

6. 产后风痉

荆芥：产后中风，痉直口噤，寒热，不识人。水煎，入童尿、酒服；或加当归。

白术：同泽泻煮服。

羌活：研末，水煎。

黑大豆：炒焦冲酒。

穞豆：同上。

鸡屎：炒焦，冲酒。

白藓皮：余痛，中风，水煎服。

竹沥、地榆：并主产乳痉疾。

鸡苏：产后中风，恶血不止，煎服。

井泉石：产后搦搐。

鹿肉：产后风虚邪僻。

四、治痉证食物

1. 大豆

《本草纲目·谷部第二十四卷·谷之三·大豆》："冲酒，治风痉及阴毒腹痛。牛胆贮之，止消渴。（时珍）"

《神农本草经疏·卷二十五·米谷部中品·生大豆》："陈藏器：炒令黑，烟未断及热，投酒中饮之，治风痹瘫缓，口噤，产后诸风及风痉，阴毒腹痛。食罢生吞半两，去心胸烦热，热风。"

2. 大豆黄卷

《医学入门·内集卷二·本草分类·食治

门》:"大豆黄卷味甘平,湿痹痉挛膝痛疼,更除气聚并积结,孽妇瘀血即时行,绿豆作者堪为茹,解热醒酒心自清。"

3. 石蜜

《神农本草经·卷一·上经·石蜜》:"味甘,平。主心腹邪气,诸惊痫痉,安五脏,诸不足,益气补中,止痛解毒,除众病,和百药。久服,强志、轻身、不饥、不老。一名石饴。生山谷。"

《本草蒙筌·卷之十一·虫鱼部·石蜜》:"味甘,气平、微温。无毒。大小成群,居止弗一……故《本经》以石蜜优,家蜜劣也。入药炼熟,滴水成珠。益气补中,润燥解毒。养脾胃,却痛痉,止肠澼,除口疮。心腹卒痛即驱,五脏不足俱补。补阴丸用,取甘缓难化,可达下焦;点眼膏搀,因百花酿成,能生神气。蜜导通大便久闭,蜜浆解虚热骤生。食多亦生诸风,七月忌。"

《本草经解·卷四·虫鱼部·石蜜》:"气平,味甘,无毒,主心腹邪气,诸惊痫痉,安五脏诸不足,益气补中,止痛,解毒,除众病,和百药,久服强志轻身,不饥不老,延年神仙。(火炼)石蜜气平,禀天秋收之金气,入手太阴肺经,味甘无毒,得地中正之土味,入足太阴脾经,气味升多于降,阳也,心腹太阴经行之地也,气味甘平。故主邪气,诸惊痫痉,肝热而气逆也,惊者平之,痫痉者缓之,甘平之味,平之缓之也,甘为土化,土乃万物之母,五脏诸不足。"

《神农本草经百种录·上品·石蜜》:"石蜜,野蜂于崖间石隙中采花所作也,疑古时未有养蜂之法,则以崖蜜为上,而土木中之蜜不用。今人养蜂收蜜其法最良,功同石蜜也。味甘平。主心腹邪气,养胃和中。诸惊痫痉,定心平肝。安五脏诸不足,益气补中,百花之精,脏腑经络皆受益也。止痛,甘能缓痛。解毒,香能辟秽恶之毒。除众病,诸花之性俱全。和百药,诸花之性俱全。久服,强志轻身,不饥,不老,精神充足故也。"

4. 鸡子

《名医别录·上品·卷第一·卵中白皮》:"《本经》原文……鸡子,主除热火疮痫痉,可作虎魄神物。鸡白蠹肥脂,生平泽。"

《本草纲目·禽部第四十八卷·禽之二·鸡》:"中风寒痉口噤,不知人:以鸡矢白一升炒黄,入酒三升搅,澄清饮。(葛氏)"

《神农本草经疏·卷十九·禽部三品·附鸡子》:"疏:鸡子禀生化最初之气,如混沌未分之形,故卵白象天,其气清,其性微寒。卵黄象地,其气浊,其性微温。卵则兼清浊而为体。其味甘,气平无毒。凡痫痉皆火热为病,鸡子之甘,能缓火之标;平即兼凉,能除热,故主痫痉及火疮,并治伤寒少阴咽痛,神效。"

《医学入门·内集卷二·本草分类·食治门》:"鸡子甘平除烦热,淡煮却痰益气血,蜡煎治痫酒治风,白疗目赤火烧裂,壳能出汗磨瞖睛,衣止久嗽敷疮疖。生绞入药,除烦热及孕妇天行热疾狂走。豁开淡煮,大能却痰润声,养胃,益心血,止惊。和蜡炒,止久泄痢痔。和黑豆入酒服,治痫痉、贼风、麻痹。"

《调疾饮食辩·调疾饮食辩卷之五·鸡》:"治产后血运,身痉,目上,不知人。"

5. 鱼膘

《要药分剂·卷五·补剂下·鱼膘》:"鳔胶,主女人产难,产后风搐,破伤风痉,止呕血,散瘀血,消肿毒。(时珍)"

6. 黑大豆

《顾松园医镜·卷二礼集·谷部》:"(甘平,入肾经。紧小者尤佳)活血而散风(产后用之者,取其活血行瘀也,头风用之者,取其祛风除热下气也,破伤风及产后诸风,风痉用之者,以其活血散风也),补肾更解毒(黑色通肾,为肾之谷,故能明目,消水肿,解百药毒,必加甘草神验)。"

7. 蜂蜜

《本草纲目·虫部第三十九卷·虫之一·蜂蜜》:"主治:心腹邪气,诸惊痫痉,安五脏诸不足,益气补中,止痛解毒,除众病,和百药。久服,强志轻身,不饥不老,延年神仙。(《本经》)"

《本草新编·卷之五(羽集)·蜂蜜》:"蜜,味甘,气平、微温,无毒。益气温中,润燥解毒,养脾胃,却痛痉,止肠澼,除口疮、心腹卒痛,补五脏不足,通大便久闭。"

《医学入门·内集卷二·本草分类·食治门》:"蜂蜜甘平喜入脾,补中止痛痢痫奇,消烦除渴润便燥,目赤口齿诸疮宜。有木中作者,有土中作者,有石上作者,有人家养者,其蜜一也。但土蜜味碱;家养者取之数,而气味不足;山蜜多石中、古木中,经一二年得者,气味纯厚。《衍义》云:蜡取新,蜜取陈也。新收者稀黄,经久则白而砂。无毒。甘苦入脾,故能养脾气,补中诸不足,止腹痛,治肠澼、赤白痢,诸惊痫痉,除心烦闷不能饮食,润肺燥、消渴、便难及肛门肿塞。"

五、痉证禁药

1. 防风

《本草备要·草部·防风》:"东垣曰:卒伍卑贱之职,随所引而止,乃风药中润剂。若补脾胃,非此引用不能行;散目赤、疮疡。若血虚痉急、头痛不因风寒(内伤头痛)、泄泻不因寒湿、火升发嗽、阴虚盗汗、阳虚自汗者并禁用。"

《本经逢原·卷一·山草部·防风》:"妇人产后血虚发痉,婴儿泻后脾虚发搐,咸为切禁。"

《本草求真·上编卷三散剂·驱风·防风》:"血虚痉急,头痛不因风寒,泄泻不因寒湿,阴虚盗汗,阳虚自汗,火升发嗽者,则并当知所禁矣。"

《要药分剂·卷一·宣剂上·防风》:"禁忌:《经疏》曰,似中风,产后血虚发痉诸病,血虚痉急,头痛不因风寒,溏泄不因寒湿,二便秘涩,小儿脾虚发搐,慢惊,慢脾风,气升作呕,火升发嗽,阴虚盗汗,阳虚自汗,均忌。"

《本草正义·卷之二·草部·山草类下·防风》:"禁忌:防风……凡柴、葛、羌、防皆当审慎,而肝阳之动风,血虚之风痉,又必柔润息风,方为正治。散风诸剂,非徒无益,而又害之,缪仲淳已谓南方中风,血虚痉急、阴虚盗汗、阳虚自汗,皆忌防风。石顽亦谓妇人产后血虚发风,婴儿泻后脾虚发搐,皆为切禁,洵是见到之语。"

《本草述钩元·卷七·山草部·防风》:"缪氏云,凡南方中风及头痛,不因风寒,溏泄不因寒湿,或气升作呕,火升发嗽,盗汗自汗,二便闭涩等病,犯之增剧;诸病血虚痉急,小儿脾虚发搐,慢惊慢脾风,咸在所忌。"

《本草害利·膀胱部药队·泻膀胱次将·防风》:"(害)升浮之性,易动肝木。若似中风,产后血晕痉急诸病,头痛因于血虚不因于风寒,泄泻不因于寒湿,及二便闭涩,小儿脾虚发搐,慢惊脾风,气升作呕,火升作嗽,阴虚盗汗,阳虚自汗等病,法所同忌。"

2. 附子

《神农本草经疏·卷十·草部下品之上·附子》:"附子既禀地二之火气……产后血虚,角弓反张,病名曰痉。痉者,劲也。是去血过多,阴气暴虚,阴虚生内热,热则生风,故外兼现乎风证,其实乃阴血不足,无以荣养于筋所致,足厥阴肝家大虚之候……一切痈疽未溃,金疮失血发痉。血虚头痛,偏头风痛……故特深著其害,以表其非尝试轻用之药也。业医君子,可不慎诸!"

《本草害利·脾部药队·温脾猛将·制附子》:"一切痈疽未溃,金疮失血发痉,血虚头痛,偏头风痛,以上男女内外小儿约数十症,属阴虚及诸火热,无关阳弱,亦非阴寒,法所均忌。"

【医论医案】

一、医论

1. 概论

《校注妇人良方·卷三·妇人中风角弓反张方论第二》

[愚按]仲景先生云:太阳病发汗太多致痉,风病下之则痉。《三因方》云:气血内虚,风寒湿热所中则痉。以风能散气,故有汗而不恶寒,曰柔痉;寒能涩血,故无汗而恶寒,曰刚痉。非专于风湿,因内虚发汗亡血,筋无所荣而然,乃虚象也。窃谓伤寒汗下过度与产妇溃疡等病,及因克伐之剂,伤损气血而变。若金衰木旺,先用泻青丸,后用异功散。肾水虚,用六味丸。肝火旺,先用加味小柴胡汤,次用加味四物汤。发热,用加味逍遥散。若木侮脾土,用补中益气加芍药、山栀。脾经郁结用加味归脾汤,脾土湿热用大承气汤。大凡病后气血虚弱,用参术浓煎,佐以姜汁、竹沥,时时用之。如不应,用十全大补汤。更不应,急加附子,或用参附汤,缓则不救。仍与后治验参看。

《医学原理·卷之九·痉门·丹溪治痉活套》

痉病与痫相似,但痉比痫尤虚,切不可作风治,纯用风药,盖因气血大虚,挟痰挟火而成。大要宜于补养药中兼治痰火之剂,如参、芪、归、芎、竹沥之类。东垣所谓刚柔之痉,非分风湿立论,其因与急慢二惊相似,因虚与实之故,一属外感,一属内伤。属外感者,乃实邪,为刚痉,宜麻黄葛根汤、瓜蒌桂枝汤、小续命汤之类选而用之;入里者,大小承气汤之类选而用之。属内伤者,乃虚邪,为柔痉,宜补中益气、八物、四物等汤之类选而用之。

前辈惟以风湿分刚柔者,恐未备也。

《医学原理·卷之九·痓门·治痓大法》

痓病,《内经》谓因风因湿。《经》云:诸痓项强,皆属于湿,诸暴强直,皆属于风是也。至仲景又有刚、柔二痓之辨,谓太阳病热,恶热无汗,恶寒,脉弦长,胫急,胞满,口噤,手足挛急,甚则搐搦,角弓反张,乃为刚痓。若太阳症微热,多汗,不恶寒,脉迟涩弦细,四肢不收,时时搐搦,开目含口,此为柔痓。至后人以风湿分刚柔,谓风性刚急,风气胜谓之刚痓;湿性柔和,湿气胜谓之柔痓。此说虽似是,仍未及丹溪之论为的确也。虽然议论纷纭,未有不由津法亡血过多,以致正气亏败,外邪乘之而致,大法在乎滋补气血为本,驱理风湿为标。

《证治准绳·杂病第五册·诸风门·痓》

《金匮》云:病者身热足寒,颈项僵急,恶寒,时头热面赤目赤,独头动摇,卒口噤,背反张者,痓病也。(《活人书》云:外证发热恶寒,与伤寒相似,但其脉沉迟弦细,而项背反张为异耳)太阳病,发热无汗,反恶寒者,名曰刚痓。太阳病,发热汗出而不恶寒,名曰柔痓。太阳病,其证备,身体强,几几然,脉反沉迟,此为痓,栝蒌桂枝汤主之。太阳病,无汗而小便反少,气上冲胸,口噤不得语,欲作刚痓,葛根汤主之。刚痓为病,胸满口噤,卧不着席,脚挛急,必齘齿,可与大承气汤。(此阳明经药也,阳明总宗筋,以风寒湿热之邪入于胃中,津液不行,宗筋无所养,故急宜此汤下湿热行津液。故《宣明》云:痓病目直口噤,背强如弓卧摇动,手足搐搦,宜三一承气汤下之,亦此意也。然非察证之明,的有实热者,亦不可轻用也)

《古今名医汇粹·卷五·病能集三·痓病》

张景岳曰:痓之为病,即《内经》之痉病也。以痉作痓,盖传写之误耳。其证脊背反张,头摇口噤,戴眼项强,四肢拘急,或见身热足寒,恶寒面赤之类。仲景以汗、下为言,谓其误治亡阴所致。然有不因误治者。而凡属阴虚血少,不能荣养筋脉,致搐挛僵仆者,皆是此证,但人多不识耳。如中风有此者,必年力衰残,阴之败也。产妇有此者,必去血过多,冲任竭也。疮家有此者,必血随脓出,营气涸也。小儿有此者,或风热伤阴,遂为急惊;或汗泻亡阴,遂为慢惊,此皆阴虚之证也。盖精血不亏,虽有邪干,断无筋脉拘急之病。而病至坚强,其枯可知。治此者,当先以气血为主,邪甚者兼治其邪,邪微者不必治之。盖此证所ινει在元气,元气复而血脉行,则微邪自不能留矣。今人误从风治,不知此内生之风燥症也,止宜滋补,本无外邪。即以伤精败血,枯燥而成,若再治风痰,难乎免矣。

陈无择曰:血气内虚,外为风寒湿热之所中则痓。盖风散气,故有汗而不恶寒,曰柔痓;寒泣血,故无汗而恶寒,曰刚痓。原其所因,多由亡血,筋无所荣,故邪得以袭之。其病在筋脉,筋脉拘急,所以反张。其病在血液,血液枯燥,所以筋挛。仲景曰:太阳病,发汗太多,因致痓;风病下之则成痓;疮家发汗亦成痓。可见病痓者多由误治,虚实了然矣。陈无择能知所因,而犹有未善者。外为风寒湿热所中,则仍是风湿为邪,而虚反次之。不知发汗必伤血液,误下必伤真阴,阴血伤则血燥,血燥则筋失所滋,拘挛、反张、强直之病,势所必至,岂待风寒湿热之相袭,而后为痓邪?必再受邪,而后成痓,无邪则无痓哉?如以散风去湿为事,岂血燥阴虚所能堪乎?仲景言痓病,止属太阳,以痓之反张在背,背之经络惟太阳、督脉,言太阳则督在其中。然仲景止言表,而未详里。《内经》曰:足少阴之脉,贯脊属肾,其直者从肾上贯肝膈。又曰:足少阴之筋,循脊内,挟膂上至项,结于枕骨,与足太阳之经合。又曰:足太阳之筋病,脊反折,项筋急。足少阴之筋病,主痫瘛及痓。阳病者腰反折,不能俯;阴病者不能仰。观此,则痓病乃太阳、少阴之病。膀胱主津液,肾主藏精,病在二经,水亏可知。治此当以真阴为主。

治法:因汗因泻,其气必虚,微虚宜三阴煎、五福饮;大虚阴胜,脉沉细,大营煎、大补元煎。多汗者,三阴煎、参归汤、人参建中汤;阳气大虚,汗出,或亡阳者,参附汤、芪附汤、大补元煎。汗出兼火热燥者,当归六黄汤。因泄泻者,胃关煎、温胃饮;泻止而痓者,大营煎、五福饮;兼火者,必脉有洪数滑,症见烦热,宜一阴煎,或加减一阴煎。火盛而阴血燥涸者,清化饮、玉女煎。若有表邪未解者,当察邪之微甚,及证之阴阳。身有微热,脉不紧数者,微邪也,只补正气,五福饮。若表邪未解,阴虚无汗,身热,宜三四柴胡饮、补阴益气煎。若阳气大虚,阴极畏寒,邪不能解而痓者,大温中饮。痰盛者先清上焦。火盛多痰,清膈煎、抱龙丸。多痰无火,六安煎。此证多属虚痰、虚火,因其壅满,不得不暂为清理。但得痰气稍开，便当调理血气。若兼湿，以王海藏法治之，刚痉神术汤加羌活、麻黄，柔痉白术汤加桂心、黄芪。

喻嘉言曰：《素问》谓诸痉项强，皆属于湿。《千金》推广其义，谓太阳中风，重感寒湿，则变痉。是合风、寒、湿三者以论痉矣。《金匮》以痉湿暍名篇，又合暑、湿、热三者言之。然所谓柔痉、刚痉，未尝不兼及风寒。又云发汗过多因致痉。古今言痉之书止此。王海藏论痉，知宗仲景，可谓识大之贤矣。夫以仲景论痉病所举者，太阳一经耳。后之治此病者，知为太阳，或用《金匮》桂枝、葛根二方，茫不应手，每归咎仲景未备。不思外感六淫之邪，由太阳而传六经，邪不尽传即不已，故三阴三阳皆足致痉。仲景之书虽未明言，其隐而不发之旨，未尝不跃然，如太阳之传阳明，项背几几；少阳之颈项强。是知三阳皆有痉矣。而三阴岂曰无之？王海藏谓三阳、太阴皆病痉，独不及少阴、厥阴。云背反张属太阳；低头视下，手足牵引，肘膝相构属阳明；一目或左或右斜视，一手一足搐搦属少阳；发热，脉沉细，腹痛属太阴。治太阴以防风当归汤。治太阳、阳明发汗过多而致痉者，以柴胡加防风。治少阳汗后不解，寒热往来而成痉者，制附子散、桂心白术汤、附子防风散。虽不及少阴、厥阴，意原有在。观其白术汤下，云上解三阳，下安太阴，一种苦心，无非谓传入少阴、厥阴，必成死症耳。《灵枢》谓足少阴之经筋，循脊内，挟膂上至项，与太阳筋合，其病在此，为主痫瘛及痉，在外阳病不能俯，在内阴病不能仰。是则足少阴与足太阳，两相内外，以不能俯者，知为太阳主外；不能仰者，知为少阴主内。其辨精矣。太阳主外，则阳明、少阳主外可知；少阴主内，则太阴、厥阴之主内可知。故仲景之以项强、脊强、不能俯者，指为太阳之痉，原以该三阳也；以身蜷、足蜷、不能仰者，指为少阴之痉，以该三阴。所谓引而不发，跃如也。《素问》谓肾病者喜胀，尻以代踵，脊以代头，形容少阴病俯而不能仰之状更著。海藏所谓低头视下，肘膝相构，正不能仰之阴病，反指为阳明之痉，立言殊有未确。况仲景谓：少阴病下利，若利自止，恶寒而蜷卧，手足温者可治。又谓：少阴病，恶寒而蜷，时自烦，欲去衣被者，可治。言可用温以治之也。然仲景于太阳症，独见背恶寒者，无俟其身蜷，蚤已从阴急温，而预救其不能仰。于少阴

症而见口燥咽干，及下利纯青水者，无俟项背牵强，蚤已从阳急下，而预救其不能俯。盖脏阴之盛，腑有先征；府阳之极，入脏立槁。此皆神而明之之事，后代诸贤，不能赞一辞耳。此外如小儿之体脆神怯，不耐外感壮热，多成痉病，后世以惊风立名，投金石脑麝之药，死而不悟。又如新产妇人，血室空虚，外风袭入而成痉病。辄称产后惊风，妄投汤药，可慨也已。

凡痉病所因，或外感六淫，或发汗过多，或疮家误汗，或风病误下，或灸后火炽，或阴血素亏，或阳气素弱，各各不同。故痉病之壤，不出亡阴、亡阳两途。亡阴者，津液精血素亏，不能营养其筋脉，此宜急救其阴也；亡阳者，阳气素薄，不能充养柔和其筋脉，此宜急救其阳也。阴已亏而复补其阳，则阴立尽；阳已薄而复补其阴，则阳立尽。不明伤寒、经络、脉理，动手辄错。无怪矣。

《张氏医通·卷六·诸风门·痉》

《经》云：诸痉项强，皆属于湿。肺移热于肾，传为柔痉。《金匮》云：太阳之病，发热无汗，反恶寒者，名曰刚痉。太阳病，发热汗出，而不恶寒者，名曰柔痉。太阳病，发热脉沉而细者，名曰痉，为难治。太阳病，发汗太多，因致痉。风病下之则痉，复发汗，必拘急，疮家虽身疼痛，不可发汗，汗出则痉。病者身热足寒，颈项强急，恶寒，时头热，面赤目赤，独头动摇，卒口噤，背反张者，痉病也。若发其汗者，寒湿相搏，其表益虚，即恶寒甚，发其汗已，其脉如蛇，暴腹胀大者，为欲解，脉如故，反复弦者痉。夫痉脉按之紧如弦，直上下行。《脉经》云：痉家脉伏，直上下行。痉家有灸疮者难治。太阳病，其证备，身体强几几（音殊）然，脉反沉迟，此为痉，栝蒌桂枝汤主之。太阳病，无汗而小便反少，气上冲胸，口噤不得语，欲作刚痉，葛根汤主之。痉为病，胸满口噤，卧不著席，脚挛急，必齘齿，可与大承气汤。合上十一条推之，则痉病之属表者，宜用桂枝、葛根；属里者，可用承气，是为邪实者设也。若首二条之葛根、桂枝，所不待言。第三条无汗，麻黄附子细辛汤，有汗，桂枝附子汤。四条，真武汤。五条，附子汤。六条，芍药甘草附子汤。七条，未发汗前，桂枝加附子汤，发其汗已，其脉如蛇，甘草附子汤。八条，干姜附子汤。九条是统言痉病之脉，无证可验，不得拟方。第十条言痉病之不宜用灸，灸则艾火助虐，一切辛烈，概不

可施,所以难治,惟腹胀便秘者,庶可行下夺一法,虚者可用炙甘草汤,其《脉经》云一条与第九条不异,演文无疑。按痉病与《金匮》开卷第一证治,论证最详,而方治最略,以其证最危逆,难于造次也,观其论中,惟出太阳阳明邪实三方,不及三阴虚证之治者。以痉病之脉,皆弦劲伏匿,证多反张厥逆,是难议攻发,易于温散也,若不通篇体会,乌知先圣立言之旨。

陈无择曰:夫人之筋,各随经络结束于身,血气内虚,外为风寒湿热之所中则痉。盖风散气,故有汗而不恶寒,曰柔痉;寒泣血,故无汗而恶寒,曰刚痉。原其所因,多由亡血,筋无所营,故邪得以袭之。所以伤寒汗下过多,与夫病疮人,及产后致斯疾者,概可见矣。诊其脉,皆沉伏弦紧,但阳缓阴急,则久久拘挛,阴缓阳急,则反张强直,二证各异,不可不别。

张景岳曰:痉之为病,强直反张病也。其病在筋脉,筋脉拘急,所以反张,其病在血液,血液枯燥,所以筋挛。观仲景曰,太阳病,发汗太多,因致痉,风病下之则成痉,疮家不可发汗,汗之亦成痉。只此数言,可见病痉者,多由误治之坏证,其虚其实可了然矣。自仲景之后,惟陈无择能知所,曰多由亡血,筋无所营,因而成痉,则尽之矣。但惜其言之既善,而复未有善者。曰:气血内虚,外为风寒湿热所中则痉,斯言不无有误。若其所云,则仍是风湿为邪,而虚反次之,不知风随汗散,而既汗之后,何复言风,湿随下行,而既下之后,何反致湿。盖误汗者,必伤血液;误下者,必伤真阴,阴血受伤,则血燥,血燥则筋失所滋,筋失所滋,则为拘为挛,而反张强直之病,势所必至,又何待风寒湿热之相袭而后为痉耶?且仲景所言,言不当汗而汗也,不当下而下也。汗下既误,即因治而成痉矣,岂误治之外,必再受邪而后成痉,无邪则无痉哉!此陈氏之言,不惟失仲景之意,而反致后人疑惑。用持两端,故凡今人之治此者,未有不以散风去湿为事,亦焉知血燥阴虚之证,尚能堪此散削否,此千古不明之疑窦,不可不为辨察。故列陈子之论于前,以资后学之印证。痉证甚多,而人多不识者,在不明其故,而鲜有察之者耳。盖凡以暴病而见反张戴眼,口噤拘急之类,皆痉病也。观仲景以汗下为言,谓其误治亡阴,所以然也。予因类推,则常见有不因误治,而凡属阴虚血少之辈,不能营养筋脉,以致搐挛僵仆者,皆是此证。如中风之有此者,必以年力衰残,阴之败也。产妇之有此者,必以去血过多,冲任竭也。疮家之有此者,必以血随脓出,营气涸也。小儿之有此者,或以风热伤阴,遂为急惊,或以汗泻亡阴,遂为慢惊。凡此之类,总属阴虚之证,盖精血不亏,则虽有邪干,亦断无筋脉拘急之病,而病至坚强,其枯可知。故治此者,必当先以气血为主,而邪甚者,或兼治邪,若邪微者,通不必治邪,盖此证之所急者在元气,无气复而血脉行,则微邪自不能留,何足虑哉。奈何今人但见此证,必各分门类,而悉从风治,不知外感之风,客邪证也,治宜解散;内生之风,血燥证也,止宜滋补。矧此数者,总由内证,本无外邪。既以伤精败血枯燥而成,而再治风痰,难乎免矣。故予详笔于此,以明痉证之要。仲景云:痉止属太阳,而不及他经者,何也?盖痉必反张,其病在背,背之经络,惟太阳、督脉耳,言太阳则督在其中矣,此其义也。然仲景止言其表,而未详其里,考《内经》之'经脉'篇曰:足少阴之脉,贯脊属肾,其直者,从肾上贯肝膈;'经筋'篇曰:足少阴之筋,从脊内挟膂上至项,结于枕骨,与足太阳之筋合。又曰:足太阳之筋病,脊反折,项筋急,足少阴之筋病,主痫瘛及痉,阳病者腰反折不能俯,阴病者不能仰。由此观之,则痉之为病,乃太阳、少阴之病也,盖肾与膀胱为表里,膀胱为津液之腑,而肾为藏精之脏,病在二经,水亏可知,故治此者,最常以真阴为主。

薛立斋曰:痉以有汗无汗辨刚柔,又以厥逆不厥逆辨阴阳。仲景虽曰痉皆身热足寒,然阳证不厥逆,其厥逆者,皆阴也。刚痉无汗恶寒,项背强,脚挛急,手足搐搦,口噤咬牙,仰面开眼,甚则角弓反张,卧不着席,脉来弦长劲急,葛根汤。柔痉自汗恶风,四肢不收,闭眼合面,或时搐搦,脉来迟濡弦细,桂枝汤加栝蒌。血虚之人发痉,或反张,或只手足搐搦,或但左手足动摇,十全大补汤加钩藤、蝎尾。风热痰壅,发痉不省,或只手足搐搦,或只右手足动摇,宜祛风导痰汤。痉病胸满,口噤咬牙,脚挛急,卧不着席,大便硬者,可与大承气汤。若一边牵搐,一眼㖞斜者,属少阳,及汗后不解,乍静乍乱,直视口噤,往来寒热,小柴胡加桂枝、白芍,足三阴痉。俱手足厥冷,筋脉拘急,汗出不止,项强脉沉,厥阴则头摇口噤,芪附汤加当归、肉桂。

太阴则四肢不收,术附汤加甘草、生姜。少阴则闭目合面,参附汤加甘草、干姜,古法,用附子散通治三阴诸痉。多汗,去川芎、独活,加黄芪、当归。贼风口噤,角弓反张成痉,仓公当归汤。产后发痉,详妇人本门。

诊:太阳病发热,脉沉而细者,名曰痉,为难治。痉脉伏,按之紧如弦,直上下行,痉病发其汗已,其脉如蛇,暴腹胀大者为欲解,脉如故,反伏弦者痉。

《临证指南医案·卷十·痫痉厥》

小儿痫痉厥,本属险症,十中每死二三,奈今之患者,十中常死六七,其故何也?盖缘医者,不察病情,概以芩、连、钩藤、菖蒲、橘红等,夹金石之药投之,以冀清火降痰而已,此医之不善治也。而最可恶者,尤在病家之父母,失于调治,有名为爱之,实以杀之之故,何也?小儿诸症,如发热无汗,烦躁神昏谵语之顷,或战汗大汗将止之时,或呕吐泄泻之后,或痉厥渐苏,或便久闭,而适然大便,或灌药之后,斯时正元气与病邪交战之际,若能养得元气一分,即退一分病邪。此际小儿,必有昏昏欲睡,懒于言语,气怯神弱,身不转动之状,此正当养其元神,冀其邪退正复。乃病家父母,偏于此际,张惶惊恐,因其不语而呼之唤之,因其鼾睡而频叫醒之,因其不动而摇之拍之,或因微有昏谵,而必详诘之,或急欲以汤饮进之,或屡问其痛痒之处,哓哓不已,使其无片刻安宁,如此必轻变为重,重变为死矣。更有豪富之家,延医数人,问候者多人,房中聚集者多人,或互谈病情病状,夜则多燃灯烛以照之,或对之哭泣不已,或信巫不信医,祈祷叠兴,举家纷扰,此非爱之,实以杀之也。试以大人之病情体贴之,抑好安然寂静乎,抑好喧哗动扰乎,此理概可知也。予曾见一孩,患暑湿初疟,半月有余,病势甚重,医者投以苍术白虎汤,夜半发汗,至寅时身体渐凉,冷汗不止,默默倦睡,口不肯言,气息甚微,医云六脉安静,并不烦躁,此病退之象。因戒其父母,切勿扰动,直至申时,汗止声出,而病已霍然矣。可见无论大人与小儿诸病,总宜安然寂静为主,其调养之法,有非笔墨所能罄者,惟在病家能细心体会,医者能谆谆告戒,勿以余言为迂,则幸甚。更有幼孩,发热昏迷,手足厥冷,窍络阻塞,哭不出声,药难下咽,斯时惟有请善于推拿者,可使立时苏醒,然后再议用药,至于治法,痫、痉、厥本属三症,与大方相类,兹不重赘。(华岫云)[徐评]小儿无痫症,不必另立一门,即痉厥亦仅病中之一症耳。

《四圣心源·卷七·杂病解下·痉病根原》

痉病者,汗亡津血而感风寒也。太阳之脉,自头下项,行身之背,发汗太多,伤其津血,筋脉失滋,复感风寒,筋脉挛缩,故颈项强急,头摇口噤,脊背反折也。《素问·诊要经终论》:太阳之脉,其终也,戴眼,反折,瘛疭,即痉病之谓。以背膂之筋,枯硬而紧急故也。

太阳以寒水主令,而实化于丙火。盖阴阳之理,彼此互根,清阳左旋,则癸水上升而化君火,浊阴右转,则丙火下降而化寒水。汗亡津血,阴虚燥动,则丙火不化寒水而生上热,是以身首发热而面目皆赤也。寒水绝其上源,故小便不利。背者,胸之府,肺位于胸,壬水生化之源也。肺气清降,氤氲和洽,蒸为雨露,自太阳之经注于膀胱,则胸膈清空而不滞。太阳不降,肺脏壅郁,故浊气上冲于胸膈也。太阳之经,兼统营卫,风寒伤人,营卫攸分,其发热汗出,不恶寒者,名曰柔痉,风伤卫也;其发热无汗,反恶寒者,名曰刚痉,寒伤营也。病得于亡汗失血之后,固属风燥,而汗血外亡,温气脱泄,实是阳虚,滋润清凉之药,未可肆用也。

《医述·卷十二·杂证汇参·痉》

夫痉者,强也。《素问》谓诸痉项强,皆属于湿,是病机颛主于湿矣。《千金》推广其义,谓太阳中风,重感寒湿则变痉。见太阳中风,身必多汗。或衣被不更,寒湿内袭;或重感天时之寒,地气之湿,因而变痉,是合风、寒、湿三者以论痉也。《金匮》以痉湿暍名篇,又合热、暑、湿三者言之。然所谓刚痉、柔痉,未尝不兼及风寒。且小云发汗过多因致痉,见夏月人本多汗,尤不可过发其汗也。古今言痉之书止此。后世王海藏论痉,知宗仲景,虽识有未充,要亦识大之贤矣。《伤寒论》载痉病五条,《尚论篇》中已明之。兹复详《金匮》所增十条,其旨已悉。诚以仲景论痉病所举者,太阳一经耳。后之治此病者,谓太阳行身之背,故颈项强,背反张,属在太阳,而用《金匮》桂枝、葛根二方,茫不应手,每归咎仲景之未备。不思外感六淫之邪,由太阳而传六经,乃自然之行度。邪不尽,传即不已,故三阳、三阴皆足致痉。仲景之书,通身手眼虽未明言,其引而不发之旨,未尝不跃然心目。如太阳之传阳明,项背几几,少阳之颈项强,是知三阳皆有痉矣。而三阴岂曰无之?海藏谓三阳、太阴皆病痉,独不及少阴、厥阴?然其制附子散、桂心白术汤、附子防风散,意原有在。观其白术汤下云:上解三阳,下安太阴,一种苦心,无非谓传入少阴、厥阴,必成死证耳。讵知传经之邪,如风雨之来,而画地以限其不至,岂可得乎?况足少阴、厥阴之痉,不死者亦多。《灵枢》谓足少阴之经筋,循脊内侠膂上至项,与足太阳筋合,病主痫瘛及痉,在外阳病者不能俯,在内阴病者不能仰。是则足少阴之脏,与足太阳之腑,两相连络,而以不能俯者,知为太阳主外;不能仰者,知为少阴主内,其辨精矣。《素问》亦谓太阳者,一日而主外,则二日阳明,三日少阳之主外,从可识矣。少阴主内,则太阴、厥阴之主内,从可识矣。仲景之所以头强、脊强不能俯者,指为太阳之痉,原以该三阳也;以身蜷、足蜷不能仰者,指为少阴之痉,以该三阴。实则所谓引而不发,跃然心目者也。《素问》谓肾痹者善胀,尻以代踵,脊以代头。形容少阴病俯而不能仰之状更著。海藏谓低头视下,肘膝相构,正不能仰之阴病,及指为阳明之痉,立言殊有未确。况仲景谓:少阴病下利,若利自止,恶寒蜷卧,手足温者可治。又谓:少阴病,恶寒而蜷,时自烦,欲去衣被者可治。言可用温以治之也。然仲景于太阳证独见背恶寒者,无俟其身蜷,早以从阴急温,而预救其不能仰。于少阴证而见口燥咽干,及下利纯清水者,无俟背项牵强,早已从阳急下,而预救其不能俯。此皆神而明之之事。后代诸贤,非不心维其义,究莫能口赞一辞。即如小儿之体脆神怯,不耐外感壮热,多成痉病。后世妄以惊风立名,凿说不治外淫之邪,反投金石、脑、麝之药,千中千死而不悟也。又如产妇血舍空虚,外风袭入而成痉病,辄称产后惊风,妄投汤药,亦千中千死而不悟也。(喻嘉言)

痉病者,风湿合病也。风兼乎湿,则为柔痉,以风阳合湿阴而风多,为阳盛之柔病也。风兼乎湿,又感乎寒,则为刚痉,以风一阳合寒湿二阴,为阴盛之刚病也。阳本刚而阴本柔,以反言之,乃就其质而言之也。气本乎天,故阳刚而阴柔;质本乎地,故阴刚而阳柔,一定之理也。是柔痉固有风,而刚痉亦有风,无风则非痉病矣。若无风而寒湿相合感人,是另有湿痹之证在矣。凡痉病俱见风象,无风无痉,不容疑焉。再痉病者,三阳经病也。感于身之后,太阳所行也;感于身之前,阳明所行也。以人身之胸背为阴阳,而非以六经分阴阳也。凡言三阴有痉证者,非仲景原文所有,不敢信也。再痉病,经病;非脏腑病也。风湿之邪,中于太阳,虽在卫,而脉之外为湿所濡滞矣;风湿挟寒之邪,中于太阳,虽在营,而脉之内为湿所浸淫矣。脉者,人之正气、正血所行之道路也。杂错乎邪风、邪湿、邪寒,则脉行之道路,必阻塞壅滞,而拘急蜷挛之证见矣。是病悉在人经络隧道中为患耳,虽与脏腑相属,而究不同于病在脏腑,故曰经病也。凡言及脏腑内阴阳亏足者,止可推求本原而论之,若竟言为脏腑病,非仲景原文所有,不敢信也。再痉病仍终在三阳,虽有里证应下之条,而并无传经之痉病。痉病有蓬篠戚施终身患之者,若言传经,何日为经尽乎?若如所云递传三阳三阴,亦同伤寒,则何经可以支吾病邪至于一生不匮?可知为无据之言也。其里证应下者,乃风寒挟湿,郁阳于表,而内热生焉。如太阳外感风寒,内郁生热之义,《经》谓湿上甚为热是也。热甚于里,不容不下。下者,下其瘀塞之热,沾滞之湿,并与阳明胃腑无涉也。所以仲景言证,全无由脏腑而发者,皆就筋络肢体间示人,何得云痉病同于伤寒之传经,动关脏腑乎?故有终身为患之痉病,必无经久不匮之伤寒。伤寒传经之邪入脏腑,旦夕不可待,岂痉病传经之邪,独能久延耶?此传经之说,不本于仲景,尤不可信者也。或谓痉病无属于脏腑。然风热盛而阴必亏,寒湿盛而阳亦微,不理其脏腑,将终从经络为治乎?答曰:阴亏者济阴,阳微者扶阳,凡病皆然,何独于痉有异焉?独是济阴扶阳,虽属治脏腑,不过从其本治,俾治标易为力耳。若夫标治,则仍以驱风寒、除湿热为义,不外用法于经而已。仲景所以言痉病,必就标病定名、分证,而于脏腑之本未尝言及,是究不可谓痉病为脏腑之病,故仲景终不从脏腑立论也。倘明理者详审标本之间,以痉病为在经、为标病,而治其标;以脏腑为在里、为本病,而治其本。治其本正所以治其标,又何脏腑之不可通言耶?(魏荔彤)

痉者,强直之名,即秋时燥金之邪,入于经筋而为病也。长夏之时,湿热内淫,经筋受病,更遇秋金干燥肃杀之气乘之,则颈项强急矣。邪在表故身热,热上逼故足寒,阳虚邪乘于表故恶寒,燥热之气上逼故头热面赤，颈项强急故头面摇动。阳明之筋脉，内结胃口，外行胸中，过人迎环口；太阳之筋脉，循项背上头。燥热伤阳明，则筋脉牵引而口噤不得语；燥热伤太阳，则背反张如弓。盖燥热之时，汗多而表虚，故津液少而筋脉易于强直也。此证世多误作惊风治之，妇人、小儿坐此殒命者多矣，总缘不识痉病故也。燥者天之气，湿者地之气。燥之与湿，天壤悬矣。而《内经》谓诸痉项强，皆属于湿，从其受病之本而言也。夏秋之交，本湿而标燥。湿则伤阳明而热蒸于内，燥则伤太阳而热侵于外。邪逼两经之界，故颈项因而强急，为湿热兼燥化之病。《经》曰：湿热不攘，大筋缩短，小筋弛长。谓湿热伤筋也。又曰：赫曦之纪，上羽其病痉。言热为寒抑，无汗之痉也。又曰：肺移热于肾，传为柔痉。言湿蒸于热，有汗之痉也。《千金》谓温病热入于肾，则为痉；小儿病痫，热甚亦为痉。惜乎痉之名义详于圣经，后世俱不识为何病也。（程扶生）

六气为病，皆能发热。然寒与湿相因，暑与湿相从，独燥与湿相反。湿病多得之地气，燥病多得之内因，此病因之殊同也。病机十九条燥证独无，若诸痉项强，皆属于湿，愚窃疑之。今本论有痉湿之分，又曰：太阳病，发汗太多，因致痉。则痉之属燥无疑矣。夫痉以状命名，因血虚而筋急耳。六气为患，皆足以致痉，然不热则不燥，不燥则不成痉矣。六经皆有痉病，须审部位以别之。身以后者属太阳，则头强急，项背几几，脊强反张，腰似折，髀不可以曲，腘如结，皆其证也。身之前者属阳明，头面动摇，口噤齿龂，缺盆扭痛，脚挛急，皆其证也。身之侧者属少阳，口眼㖞斜，手足牵引，两胁拘急，半身不遂，皆其证也。若腹内拘急，因吐利而四肢拘急者，是太阴痉。恶寒蜷卧，尻以代踵，脊以代头，俯而不能仰者，是少阴痉。睾丸上升，宗筋下注，少腹里急，阴中拘挛，膝胫拘急者，厥阴痉也。若痉之挟风寒者，其证发热、无汗而恶寒，气上冲胸而小便少，其脉必坚紧，其状必强直而口噤，此得之天气，《内经》所云诸暴强直，皆属于风者是也。其势勇猛，故曰刚痉。病因外来，当逐邪而解外。痉有挟本邪而为患者，其邪从内出，故发热、汗出而不恶寒，其脉则沉迟，其状则项背强几几，此得之地气，《内经》所云诸痉项强，皆属于湿者是也。其势软弱，故名柔痉。病因于内，当

滋阴以和内。要知属风之痉，不因风而因热；属湿之痉，不因湿而因燥。治风君葛根，治湿君栝蒌根者，非以治风，实以生津；非以治湿，实以润燥耳。夫痉之始也，本非正病，必夹杂于他证之中。人之病此者，世医但指为风，所以不明其理。善医者，必于他证中审察而预防之。如项强痛，即痉之一端，是太阳之血虚，故筋急也。治风寒不惜津液，所以发汗太多，因致痉者多矣。夫痉本有由来，一经妄治，即奇形毕见。项背强几几，是痉之征兆，故用葛根；身体强是痉之已著，故用栝蒌根；卧不着席，脚挛急，口噤齿龂，是痉之剧甚，故用大黄、芒硝。无非取多津液之品，以滋养阴血。观伤寒脉浮自汗，心烦恶寒，而见脚挛急，是痉之势成。便当滋阴存液，故与桂枝汤则厥作，芍药甘草汤其脚即伸，此明验矣。若谵语者，少与调胃承气，是又与不着席者与大急气汤，同此机縠也。凡痉之为病，因外邪伤筋者少，因血虚筋急者多。误作风治，则辛散助阳，真阴愈虚；燥剂驱风，血液愈涸。故痉得之暴起者少，妄治而致者多。虚而不补，不死何待？非调治营卫，未易奏捷也。夫同一湿也，湿去燥极则为痉，久留而著则为痹，痹为实，痉为虚，痉湿异形，虚实亦殊。固不得妄以痉属风，亦不得以因于湿而竟视痉为湿矣。（柯韵伯）

夫人之筋，各随经络结束于身。血气内虚，外为风、寒、湿、热之邪所中则痉。盖风散气，故有汗而不恶寒，曰柔痉；寒泣血，故无汗而恶寒，曰刚痉。其因多由亡血，筋无所荣，故邪得以袭之。所以伤寒汗、下过多，与夫病疮及产后致斯疾者，概可知矣。诊其脉皆沉伏弦紧，但阳缓阴急，则久久拘挛；阴缓阳急，则反张强直。二证各异，不可不别。（陈无择）

生生子曰：丹溪云，痓当作痉，传写之误耳。考之诸书，未有能辨之详确者，惟郭雍氏云，痓与痉，当是二病。以时发者谓之痓，不以时发者谓之痉，似亦未能详悉。愚按《灵》《素》、仲景诸书，云痓、云痉，字虽两般，治多雷同，殆亦不必犁而为二也。大抵痓乃病之名，痉乃病之状，原其有刚、柔二种。以病发之时，而经筋脉络僵劲，角弓反张，故曰痉。痉者，劲急也，是以其病发之状而名之也。不然，何历代诸公或以治痓之方治痉，或以治痉之方治痓，诸皆能效。治既同而不殊，证当一而不二。《经》云：肺移热于肾，传为柔痓。痓古云

痉,劲切之谓也。仲景《伤寒》书以为太阳风湿所致,亦有兼阳明经者。又谓汗、下过多,及疮家发汗过度,皆成痉。此指外感之邪,原系伤寒家法也。陈无择、张子和诸公云:亦有风、火、痰、热之内因者。谓此病多由亡血,筋无所荣,故邪得以所袭。丹溪谓比痫为虚,此皆指内伤之证也。观刚、柔二字,则亦当有虚、实之别。大抵刚者多从外感,柔者多从内伤。故治斯疾者,但明知从外感而来,则用仲景《伤寒》家法;若从杂证而来,则用无择、丹溪、宗厚、子和诸家之法。庶几表里详尽,始无遗此失彼之患矣。(《赤水玄珠》)

愚谓痉之为病,强直反张病也。其病在筋脉,筋脉拘急,所以反张;其病在血液,血液枯燥,所以筋挛。观仲景曰:太阳病,发汗太多,因致痉;风病下之则成痉;疮家不可发汗,汗之亦成痉。只此数言,可见病此者,多由误治之坏证,其虚、其实,可了然矣。自仲景后,惟陈无择能知所因,曰:多由亡血,筋无所荣,因而成痉。但惜其言之既善,而复有未善者。曰:血气内虚,外为风、寒、湿、热所中则痉。斯言不无又误。若其所云,则仍是风湿为邪,而虚反次之矣。不知风随汗散,而既汗之后,何复言风?湿随下行,而既下之后,何反致湿?盖误汗者必伤血液,误下者必伤真阴,阴伤则血燥,血燥则筋失所滋,为拘为挛,反张强直之病,势所必至,又何待风、寒、湿、热之相袭,而后为痉耶?且仲景所言,言不当汗而汗也,不当下而下也。既因误治而成痉矣,岂误治之外必再受邪而后成痉,无邪则无痉哉?此言不惟失仲景之意,而用持两端。故凡今人之治此者,未有不以散风、去湿为事,亦焉知血燥阴虚之证,尚能堪此散削否?仲景言痉,止属太阳,而不及他经者,何也?盖痉必反张,其病在背,背之经络,惟太阳督脉耳。言太阳,则督脉在其中矣。然仲景止言其表,未详其里。考"经脉篇"曰:足少阴之脉,贯脊属肾,其直者,从肾上贯肝膈。"经筋篇"曰:足少阴之筋,循脊内挟膂上至项,结于枕骨,与足太阳之筋合。又曰:足太阳之筋病,脊反折,项筋急;足少阴之筋病,主痫瘈及痉。阳病者,腰反折不能俯,阴病者,不能仰。由此观之,则痉乃太阳、少阴之病也。盖肾与膀胱为表里,膀胱为津液之腑,而肾为藏精之脏。病在二经,水亏可知,治此当以真阴为主。痉病甚多,人多不识。盖凡以暴病而见反张、戴眼、

口噤、拘急之类,皆痉病也。观仲景以汗、下为言,谓其误治亡阴,所以然也。常见有不因误治,而凡属阴虚血少之辈,不能荣养筋脉,以致拘挛僵仆者,皆是此证。如中风之有此者,必以年力衰残,阴之败也;产妇之有此者,必以去血过多,冲任竭也;疮家之有此者,必以血随脓出,营气涸也;小儿之有此者,或以风热伤阴,遂为急惊;或以汗泻亡阴,遂为慢惊。凡此总属阴虚之证。盖精血不亏,虽有邪干,亦断无筋脉拘急之病,而病至坚强,其枯可知。故治此者,当以血气为主。(张景岳)

痉病,虚为本,风为标,不可纯用风药。盖血虚则火旺,火旺则风生,风胜则燥作。能滋其阴,则风自散而燥自润矣。(《医学入门》)

阳气者,精则养神,柔则养筋。故治气虚筋惕,当用参、芪以补之。手得血而能握,足得血而能步。故治血虚筋惕,当用归、地以润之。(《证治汇补》)

湿热证,三四日,口噤,四肢牵引拘急,甚则角弓反张,此湿热侵入经络脉隧中,宜地龙、秦艽、灵仙、滑石、丝瓜藤、海风藤、川连。湿热证,壮热口渴,舌黄或焦红,发痉,神昏,谵语或笑,邪灼心包,营血已耗。宜犀角、羚角、连翘、生地、元参、钩藤、银花露、鲜菖蒲、至宝丹。湿热证,发痉神昏笑妄,脉洪数有力,开泄不效,湿热蕴结胸膈,宜凉膈散。若大便不通,热邪闭结肠胃,宜仿承气微下之例。或问:仲景治痉,原有桂枝汤加栝蒌根及葛根汤二方,岂宜于古而不宜于今耶?今之痉者,与厥相连,仲景不言及厥,岂《金匮》有遗文耶?余曰:非也。药因病用,病原既异,治法自殊。《伤寒》之痉自外来,证属太阳,治以散外邪为主。湿热之痉自内出,波及太阳,治以熄内风为主。盖三焦与肝、胆同司相火,中焦湿热不解,则热甚于里。火动则风生,而筋挛脉急;风煽则火炽,而识乱神迷。身中之气,随风火上炎,而有升无降,常度尽失,由是而形若尸厥。正《内经》所谓血之与气,并走于上,则为暴厥者是也。外窜经脉则成痉,内并膻中则为厥。痉厥并见,正气犹存,则气复返而生;胃津不支,则厥不回而死矣。(《湿热条辨》)

《杂病广要·外因类·痉》

痉有数证二病亦多有之([按]郭氏以为痓为轻、痉为重,故云二病),或为伤寒治,或为风治,故不愈,风犹近之而未也。雍亲见者数人,略言其状。一人初如伤寒,三数日后,冥冥不知人,亦似

柔软，不甚强直，惟忘记口噤不口噤，雍谓此痓也。又一人初亦如伤寒，数日后，时作角弓反张，作则口噤不知人，罢则略知人而困，雍谓此痓也。又有伤寒汗后，方坐谈，语次忽瞪目口噤，虽坐如故，而四肢僵硬，不可屈折，少顷即罢，罢而复作，正所谓须臾数十发者，罢则言语如故，雍谓此缘出汗多所致，伤寒痓也，时服桂枝栝蒌而愈。又一儿如伤风，一二日后，不知人，冥冥卧，不语不食，此痓也，忽四肢强直口噤，手足背如策肿，手足指皆越开，少顷即定，复稍柔，但冥冥然，雍谓此为痓病而加痓者也。又一村人，病二三日后，口噤，身强直反张，觉臂腿长于常日，略知人事，齿缝中能作声，不甚明晓，饮冷水反要火灸，寻衣缝，摸床撮空，无所不至，其症甚怪，时雍思之，只是痓，用大崖蜜汤擦其齿，须臾口得开，数进续命汤遂愈，村人耐疾，使富贵安得不死。又一家父子闭户坐，不出门，人云患锁牙风，使侦之，父子对坐，各用两手，扳面前一横木，少顷病来，则两手俱脱偃卧，后苏而复坐，子更起更偃仆，以仓公当归汤主之，其子遂愈，父羸老不救。问风来之状，则自足起，循太阳经而上，过胭中至股，分两支，一支循股外而上入腰，则猛掣便侧起。一支循股内而上入少腹，考之于经，太阳无此别支，应是入少阴也。又有一人，行次仰面顾者三，众谓仰面有所视，少顷即倒，舁归反张，数日而没。此疾症甚不一，亦有间者，不能具记。历验之，痓似微柔软，发痓则极强硬。前人叙此未能尽，雍虽加详而次第紊乱耳。（《伤寒补亡论》）

《古今医案按·卷三·痓》

[震按]子和论痓，最为妙解，而法惟汗、下，终嫌粗厉，如丹溪治少年痘后发痓，腹痛冷汗，痛定汗止，时止时作，脉弦紧而急，如真弦状，知其极勤苦，劳倦伤血，疮后血愈虚，风寒乘虚而入，法当养血散风，以芎、归、芍、青皮、钩藤、陈皮、本草，再佐桂枝、黄连、木香，加红花少许，此正治也。予乡文选司荦之金公劳倦而伤寒发斑，斑出迎风遽阴，遂发痓，手足搐掉，不时跳跃，浑身震动，神欲晕去，予用牛蒡、天虫、土贝、荆、防、钩藤，不应，其脉细而弦劲带数，乃用虎、膝、归、芍、生地、钩钩、秦艽、荆芥、桑枝，痓跳减半，未能全愈，因思病属厥阴，当寒热并用，乃以桂枝、羚羊角为君，仍佐血药，加竹沥、姜汁，一服而愈。此实效颦于丹溪，幸不至学步于邯郸耳。

《研经言·卷二·释痓痉》

《玉篇》：痓，充至切，恶也；痉，渠并切，风强病。二字义别。《素问》"气厥""五常政"等篇，及《伤寒》旧本痉皆作痓。许叔微《百证歌》以为名异实同，而字仍作痓，不改。成无己注伤寒，则直云痓字误，亦不改。今本作痉，传写者之故。近代但知痉，无有能知痓者。[泉案]作痓为是。古人列病，恒重手证。痓乃痉之总号，痉乃痓之一端。观仲景云：病身热足寒，头项强急，恶寒，时头热面赤，目脉赤，独头摇，卒口噤，背反张者，痓病也。明此数者，皆为恶候，故知当作痓。若痉字则因劲而起，专指口噤、背反张言，不足以赅余恶。是痓者证名，痉者病名。人体强直，有似劲象，故谓之劲；去力加疒即为痉，可逆溯而得也。《巢源》亦作痓，故得与痫冒混称。痫固小儿之恶候，冒亦产家之恶候，病不同而恶则同，此其所以混称之欤！《说文》广部无痓字，厂部有厔字，云碍止也。然则邪气碍止不去，乃见恶候，痓即厔之讹。

《先哲医话·卷上·华冈青洲》

痓病初发，必两腮刚强，先与葛根汤，可针于合谷及发际则治。若见脱候者，十全大补汤加荆芥、附子，兼用豆淋酒加荆芥。然角弓反张甚，水药不下咽者，及口开者，不治。（传云：痓病握手者刺合谷穴，其深一寸五分或二寸，刺发际以浅为佳，铁针尤良）

破伤风其初项背强，或言语謇涩寒栗者可治，宜葛根汤、续命汤类，无患子、虎杖茎二味煎服亦效。若至角弓反张，则多难治，产后痓病亦同此法。

痓病脉浮涩为吉，若浮数者必再发。

《先哲医话·卷上·后藤艮山》

痓及痱之类，身体不自由者，苟健啖不运动，则脾气不能行，故四五年后必死。患此证者，宜务运动，以行脾气，庶几终其天年。名古屋玄医曾患之，善全其终，可以证焉。

《推求师意·卷之上·杂病门·痓》

仲景谓太阳病发热无汗，反恶寒，名曰刚痓者，为中风发热重，感于寒而得之。此《内经》所谓赫曦之纪，土羽为痓，其义一也。如中风淫之，热与火运以热无少异，其重感于寒亦与土羽之寒同是外郁，热因郁则愈甚，甚则热兼燥化而无汗，气血不得宣通，大小筋俱受热害而强直，故曰刚痓。

所谓太阳病发热汗出,不恶寒,名曰柔痓者,为太阳发热重,感于湿而得之。此《内经》所谓诸痓项强,皆属于湿。又谓因于湿,首如裹,湿热不攘,大筋软短,小筋弛长,软短为拘,弛长为痿。肝移热于肾,传为柔痓。[注]云:柔谓筋柔而无力,强为骨强而不随。三者之义,与仲景所言重感于湿为柔痓者,岂不同是小筋得湿则痿弛而无力者乎?其摇头,发热,头项强急,腰背反张,瘈疭口噤,与刚痓形状等者,岂不同是大筋受热则拘挛强直者乎?后代乃以无汗为表实,有汗为表虚。不思湿胜者多汗,乃以汗为表虚,而用姜附温热等剂,宁不重增大筋之热软!

《谷荪医话·卷一·痓》

吴鞠通痓瘛辨,谓痓病为寒,瘛为热。以《金匮》治痓之法,不合今人之用,故强分二证,谓仲景只言痓病,未尝议及瘛病。夫瘛者,收引之谓,《金匮·痓病门》内,明明有身蜷足蜷之证,不得谓非瘛病,是《金匮》之痓,本兼瘛言,其方则不适于今用者,盖古方今病,本难尽通,此不必为仲景讳也。吴氏之辨,徒觉词费,喻氏于痓病内,分出阴阳二证,谓三阴三阳皆有痓病,引《灵枢》阳病不能俯,阴病不能仰之说,以为阴阳二痓之辨。谓仲景所云,项强、脊强,即不能俯之阳痓;身蜷、足蜷,即不能仰之阴痓。谓王海藏所云:低头视下,肘膝相构者,亦正不能仰之谓,不得误认为阳明。此说似为近理,盖人身筋脉,热则伸张,寒则收缩,阳痓之不能俯,热则伸张之象。此说与吴氏正相反,吴氏之所谓痓,正是不能俯之阳痓;所谓瘛,正是不能仰之阴痓。循吴氏之说,于阳痓用刚剂,阴痓用柔剂,岂不大误!

2. 论风痓

《医说·卷三·诸风·风痓》

经有风痓候,又有风角弓反张候。痓者,身体强直,口噤,如发痫状;角弓反张者,腰背反折,不能俯仰,二者皆曰风邪伤于阳之经而然也,治法一同。

《普济方·卷三百六十七·婴孩诸风门·中风痓病》

夫小儿风痓之证,由风伤于太阳之经,或解脱,或脐疮未合而感伤湿致之。又虚极生热,热极生风之甚者也。伤风发热,头痛汗出,自呕吐,医者不明,汗之必发痓,湿家发汗稍多亦发痓,其状

可谓病在足太阳经。痓有刚柔,亦如阳隔阴、阴隔阳之类。其证始则发热,肠痛喘急,次则牙关紧,头摇,十指微动,渐加项背强直,转侧不仁;甚者昏困失音,目睛直视,滑泄不禁,身体反张。痓最难痓,十救其一,过三日不治。项背强直,腰身反张,摇头掣疭,噤口不语,发热肠痛,镇日不醒。刚痓无汗,面红眼赤,牙紧手张,痰涎壅盛,昏愦烦渴,小便赤涩。先谵语而发柔痓,有汗大便滑泄,不渴不语,先手足冷而发。

《张聿青医案·卷二十·痓论》

痓者,强直反张之象也。《内经》云:诸痓项强,皆属于湿;《金匮》曰:太阳病发热无汗,反恶寒者,曰刚痓;太阳病发热汗出而不恶寒者,曰柔痓。此明言痓之初起,必由太阳而发。以太阳主一身之表,其脉起于目内眦,从头下后项,连风府,行身之背,并循督脉而行,故痓之见证,必有颈项强急,口噤背反,其所病之位,皆经脉所过之处。刚痓无汗,以表实也;柔痓有汗,以表虚也。表实者邪不能出,表虚者邪即能入,此得之于外而有余者也。又曰:太阳病发汗太多,因致痓。盖太阳为肾之外府,若太阳之邪,过于发汗,以致津液外脱,则少阴水亏,木少敷和,遂燥而生风,风生则伤筋,筋失血养,而亦成痓,此戕伐于内而不足者也。又曰:风病下之则痓。盖太阳之接壤,即是阳明,若太阳之邪,误于攻下,以致阴亡阳亢,则阳明土燥,土失培化而变热,热盛则灼筋而亦成痓,此又涸竭其内而不足者也。既言风寒在表之有余,复言汗下伤阴之不足,仲景于此,可谓反复推详,补泻之法,流露言外。然与《内经》皆属于湿之旨意似相悬异,何欤吾见夫湿伤寒水,而痓起于湿寒,湿郁生热,风淫火炽,而痓起于湿热,寒热悬异,而其湿则一,非所谓皆属者欤。夫至湿郁生热,火炽风淫,其脱液伤津,亦在所必至,则是《内经》不言燥而言湿,言湿而燥已囊括乎其中。若能推广其义,则是产后之去血过多,孤阳无依,大伤冲、任、督奇经之脉,以致反张强直,口噤拳挛;小儿之体禀纯阳,阴分未充,重感外邪,以成急慢惊风,噤口不语诸症,无不在范围之内矣。

3. 论妊娠风痓

《妇人大全良方·卷之十四·妊娠风痓方论第二》

论曰:夫妊娠体虚,受风而伤太阳之经络,后

复遇风寒相搏。发则口噤背强，名之曰痉（又云痓）。其候冒闷不识人，须臾自醒，良久复作，谓之风痓。亦名子痫，亦名子冒。甚则反张。

4. 论伤寒兼痉

《医学心悟·卷二·伤寒兼症·痉》

痉者，项背强，头动摇，口噤，背反张是也。此太阳伤风，复感寒湿所致。其有汗恶风为柔痉；无汗恶寒为刚痉，加减小续命汤主之。然痉病有三阳经络之殊，有胃腑实热所致，有三阴中寒所发，有内伤气血虚弱而发，不可不辨。假如头摇，口噤，背反张者，太阳痉也。头低视下，手足牵引，肘膝相拘，阳明痉也。若眼目斜视，一手一足搐搦者，少阳痉也。又如口噤胸满，卧不着席，脚挛急，大便闭结不通，必龄齿，此阳明胃腑实热所致，宜用三一承气汤下之。又如发热，脉沉细，手足厥冷，冷汗自出者，为阴痉，风寒中于脏也，附子理中汤加防风、肉桂主之。然也有内伤发痉者，病人肝血不足，血燥生风，目斜手搐，逍遥散加人参、桑寄生主之。《经》云：诸风掉眩，皆属于肝也。若脾虚木旺，反伤脾土，用五味异功散，加柴胡、芍药、木香、钩藤之属。脾气郁结，用加味归脾汤。若大病后，或产后，气血大虚，用十全大补汤加钩藤、桑寄生，如不应，急加附子。此治痉病之大法也。

5. 论产后痉证

《医学心悟·卷五·妇人门·汗多变痉》

产后汗出不止，皆由阳气顿虚，腠理不密，而津液妄泄也。急用十全大补汤止之。如不应，用参附、芪附、术附等汤。若病势危急，则以参、芪、术三汤合饮之。如或汗多亡阳，遂变为痉，其症口噤咬牙，角弓反张，尤为气血大虚之恶候。更当速服前药，庶可救疗。或问：无汗为刚痉，有汗为柔痉，古人治以小续命汤者，何也？答曰：此外感发痉也，病属外感则当祛邪为急。若产后汗多发痉，此内伤元气，气血大亏，筋无所养，虚极生风，借非十全大补加附子，安能敛汗液，而救此垂危之症乎？且伤寒汗下过多，溃疡脓血大泄，亦多发痉，并宜补养气血为主，则产后之治法更无疑矣。甚矣！察证宜明，而投剂贵审也。

《先哲医话·卷上·荻野台洲》

子痫者，与芍药甘草汤加干姜，副用童便可也。盖产前子痫与产后痉病无异，故又宜甘草干姜汤。《妇人良方》交加散，亦治柔痉。产后之痉病与豆淋酒者，以酒气缓筋脉也。此等法不可拘产后可，亦治杂病之痉矣。

6. 论痉厥

《王旭高临证医案·卷之四·痉厥门》

仁渊曰：胃虚生痰，肝旺生火，火煽其痰，胃不能御，必至上逆而为呕吐。吐极而胃益虚，肝益强，不至风动痉厥不已。夫所谓胃虚者，胃之降气不顺也；肝旺者，肝之郁热上升也。气逆化火，呼之为肝风、肝火、肝气者，以肝属巽木，为生风生火之脏，其性急暴，为将军之官，凡逆升之气都主于肝故也。治以凉降者，以秋金之气，逆折其春木之太过也。夫痉厥之证，不止呕吐一端。若痉厥为木旺贼土，霍乱多有之。外如温邪液涸，中风痰阻关窍，小儿痰热蒙蔽。吴鞠通有"痉因质疑"，论《内经》诸痉项强皆属于湿，谓"湿"字乃"风"字之误。余谓风不得痰，尚不至痉，《内经》"湿"字当作"痰"字解者甚多。然痰不得风，亦不为痉。大抵风火痰三者相因为患。今时痉厥与瘛疭不分。夫痉则角弓反张，嚼齿吐沫；瘛疭则筋络抽掣，四指搐捻。痉乃风火痰交煽，闭其机关，多实证；瘛疭则液涸血空，经络失养，多虚证。补泻不同，治法大异，不可不详辨之。

7. 论痉证兼表证

《先哲医话·卷下·永富独啸庵》

痉病有表证，而手足拘挛瘫痪者，以葛根汤发之。表证既去，拘挛瘫痪不休者，与大柴胡汤而愈。

8. 论痉不当以刚柔分虚实

《读医随笔·卷四·证治类·论痉不当以刚柔分虚实》

朱丹溪谓：前人以刚、柔二痉分属风湿者，非也，当以虚实分之。刚痉属外感，宜栝蒌桂枝葛根汤及承气汤之类；柔痉属内伤，宜四物、八物、补中益气之类。[愚按]此明暗参半之论也。刚柔二痉，皆属于实，其虚痉乃别一证，不得以柔痉当之。盖有风寒之痉，有湿热之痉，有产后之痉，有热病之痉。风寒之痉，是风寒凝滞津液，筋脉不能濡润舒缓，寒性收引，故拘急也。湿热之痉者，即《内经》所谓湿热不攘，大筋绠短，小筋弛长，绠短为拘，弛长为痿者也；产后之痉，虽由血虚，亦由风寒，若不伤风寒者，即血虚不能成痉。故风寒之痉，有刚有柔，寒盛为刚，风盛而内热，即为柔也；

湿热之痉，有柔无刚，二者体各不同，同归于实。惟热病之痉，《灵枢·热病》篇曰：热而痉者，腰折瘈疭，口噤齿龂也。此则津枯血败，筋无所养之败证也，谓之虚痉，而何有刚柔之辨耶？徐灵胎谓痉为伤寒坏病，仲景诸方，未尝一效。是不知刚柔二痉之病情，而并不知虚痉之治法也。风寒之痉，属于太阳，即产后风寒，亦太阳也，桂枝葛根主之，产后佐以养血可矣。湿热之痉，与热病之痉，有属于阳明内实者，承气主之；其热病之属于厥阴者，是肾水枯而肝风逆乱也，四物尚不对证，岂仲景实证诸方可施者乎？拟大剂生地，少加桃仁擂浆冲服，或再加防风。仲景猪肤汤法，亦可用。夫虚实者，以体气言也；刚柔者，以病形言也。刚柔二字，只以分风寒、湿热之轻重，若细求之，即刚痉，亦何尝不由津气之不足？津充气旺，即风寒深入，亦何至成痉耶？痉有寒湿外束，阳气内伏而然者，脉紧、无汗是也。有寒湿下冲，阳气上格而然者，面赤、足冷也。其证颇与脚气相类。脚气有冲心者，是寒湿由下从气化而上冲于里，此乃循经络而上冲于表也。上下之升降既格，表里之嘘吸亦闭，而大气膹郁于脉中矣，故脉伏而坚直也。脉沉细者，阳气内伏也。脉洊洊如蛇，腹暴胀大，为欲解者，必其脉由沉细变见粗长而软，是湿中生热，有温润之意。津液渐见流通，阳气之机拨动，与寒湿战于中焦，故相激而为腹胀。此乃刚痉由阴化阳之转关也，与柔痉无涉，与虚痉更无涉。

仲景论列痉证多条，并不执定刚、柔二字。读者须就各条，研究其义，不可专以刚、柔二字横住胸中。夫病痉者，其人平日必湿重而气滞，或血燥而气涩也；平日已有不能运化津液濡养筋脉之势，及风寒伤之，无汗而津愈凝矣；风温伤之，多汗而津愈耗矣。此初起病即见痉者也。大致一缓不复痉者，为轻；时缓时急，一日数见者，为重；在经与入里之分也。发热二三日而痉者，如未见汗，筋骨疼痛，仍即刚痉也；已见汗，有阳明内实证者，仍即柔痉也；病久而痉，表里证俱不见者，气败而津枯血燥之死证也。其证必时缓时急，时迷时醒。盖凡痉者，多兼见厥，痉之实者，昏迷反甚，而口开手紧；痉之虚者，谵妄无常，而口开手撒，如中风绝证也。中风有见痉者，有不见痉者，痉有因风者，有不因风者。前人或以痉即中风者，亦谬也。又有身俯不抑，四肢蜷曲，头膝相抵者，在新感为邪中阳明，在久病为阳明虚竭。阳明为气血之海，而五脏六腑之所禀也。困败如此，脏腑何所禀而活耶？较之反张上窜者，尤为难治，而其死尤速也。

9. 论痉证与霍乱

《随息居重订霍乱论·卷上·病情篇第一·热证》

薛一瓢曰：风自火生，火随风转，乘入阳明则呕，贼及太阴则泻，是名霍乱。窜入筋中则挛急，流入脉络则反张，是名痉。故余曰：痉与霍乱，同出一源，但痉证多厥，霍乱少厥。盖痉证风火闭郁，郁则逆势愈横，不免逼乱神明，故多厥。霍乱风火外泄，泄则邪势外宣，不至循经而走，故少厥。此痉与霍乱之分别也。然痉证邪滞三焦，三焦乃火化，风得火而愈扇，则逼入膻中而暴厥。霍乱邪走脾胃，脾胃乃湿化，邪由湿而停留，则淫及诸经而拘挛，火郁则厥，火窜则挛，又痉与厥之遗祸也。痉之挛急，乃湿热生风；霍乱之转筋，乃风来胜湿。（木克土也）痉则由经及脏而厥，霍乱则由脏及经而挛，总由湿热与风，淆乱清浊，升降失常之故。夫湿多热少，则风入土中而霍乱，热多湿少，则风乘三焦而痉厥。厥而不返者死，胃液干枯，火邪盘踞也。转筋入腹者死，胃液内涸，风邪独劲也。然则胃中津液所关，顾不钜哉。厥证用辛开，泄胸中无形之邪也。干霍乱用探吐，泄胃中有形之滞也。然泄邪而胃液不上升者，热邪益炽。探吐而胃液不四布者，风邪更张。终成死候，不可不知。

10. 论暑痉

《六因条辨·卷上·中暑条辨第九》

夏间暑炎，汗多气泄，风邪易袭，以致头痛项强，恶寒发热，骨节不和，乃虚中挟风。故宜桂枝、黄芪固表，防、杏、二藤、地龙、桑叶祛风，俾表和风熄，则不致延为痉厥之患。夫痉者，仲景原有刚痉、柔痉之异，犹恐后人虚实难明，故以有汗、无汗为辨。然愚意言之，无汗恶寒发热，头项强痛，手足抽搐，角弓反张，此风自外来，即无汗为刚痉也。更有吐泻之后，或产后血虚，或热极伤津，汗多液亏，而身热口噤，头摇直视，抽搐反张，斯风自内作，即有汗为柔痉也。是则风有内外，病有虚实，外来者宜散宜清，内作者宜柔宜补。宜清宜散者，用小续命汤加减；宜柔宜补者，用复脉汤加减。此为治痉之权衡，明理者裁之。

二、医案

1. 治柔痉

《续名医类案·卷三·痉》

张路玉治吴江郭邑侯公子，患柔痉。用桂枝汤及六味地黄汤，咸加蝎尾，服之而愈。

吴桥治程嗣思，体肥白，疡药过当，腠理皆疏，始觉汗多，久而益甚。一发则汗下如雨，厥逆反张，口噤目瞪，痰喘并作，良久气反，小便不禁，瞑不能言，旬日益深，日十数作。诸医谢去。桥至而按诸方，则曰：《经》云汗多亡阳，此柔痉也，诸君失之矣。乃重用参、芪，次附、桂、芍药，次龙骨、牡蛎，饮之半剂而寝。家人以为死矣，将升屋而号。桥曰：药中病而行，得寝乃复，非死也，亟为粥汤待之。顷之，呻吟呼粥，汤少进，再剂而愈，三月而复初。（《太函集》）

《吴鞠通医案·卷五·痉（太阳所至）》

温。癸亥二月二十九日。六十日之幼孩，痉已二十余日，现在脉不数，额上凉汗，并无外感可知，乃杂药乱投，致伤脾胃。故乳食有不化之形，恐成柔痉，俗所谓慢脾风。议护中焦，乃实土制风法，又肝苦急，急食甘以缓之义也。明天麻三钱，干姜二钱，茯苓五钱，广木香五分，炙甘草三钱，生苡仁五钱，焦於术钱半，煨肉果一钱，煨姜一片。甘澜水五茶杯，煎成两茶杯，小儿服十之一二，乳母服十之八九。渣再煎一茶杯，服如前。

三月初一日：赤子不赤而刮白兼青，脉迟凉汗，舌苔白滑而厚，食物不化，洞泄者必中寒。[按] 痉必因于湿，古所谓柔痉是也。议从中治。《经》谓有者求之，无者求之。此症全无风火之象，纯然虚寒，乳中之湿不化，土愈虚则肝中内风愈动，若不崇土而惟肝是求，恐日见穷蹙矣。人参四分，广皮炭三分，广木香五分，生於术一钱，焦白芍一钱，煨肉果五分，炙甘草钱，明天麻三钱，生苡仁一钱。

初二日：风湿相搏，有汗为柔痉。形若反弓者，病在太阳，俯视目珠向下者，病在阳明，以阳明为目下纲也。今久病为杂药困伤脾胃，大便泄，乳食不化，为湿多风少，痉时俯时仰，为病在阳明。故此症以脾胃为主，议补中益气法，渗湿下行，内用风药，领邪外出。人参三分，桂枝二分，茯苓块三钱，白术一钱，葛根二分，山药一钱，炙甘草五分，生苡仁钱半，焦白芍一钱。

初三日：寒湿柔痉，昨用升阳益气法，从阳明提出太阳，兹精神倍昔，颜色生动，舌上白浊化净，大便已实，甚为可喜，但痉家有灸疮者难治。人参三分，茯苓块一钱，嫩桂枝三分，生於术一钱，焦杭白芍一钱，葛根二分，广皮炭二分，莲子三粒（去心不去皮，打碎），生苡仁一钱，炙甘草五分。

初四日：痉家自汗，有灸疮者难治。刻下且住脾胃，从脾胃中立以条连四肢，是久痉一定之至理。若镂治其痉，是速之也。人参三分，广皮三分，桂枝二分，茯苓块一钱，焦於术八分，煨肉果三分，生苡仁一钱，炙甘草八分，诃子肉五分（煨），茅术炭六分。

初五日：痉家为苦寒所伤，脾阳下陷，又有灸疮，其痉万万不能即愈。议护中阳，勿致虚脱为要，非深读钱仲阳、陈文仲、薛立斋、叶天士之书者，不知此恙。人参四分，诃子肉六分（煨），白芍二钱，於术一钱（炒），桂枝三分，广木香四分，茯苓一钱，煨肉果六分，广皮炭三钱，炙甘草八分，苡仁钱半，浓煎。

初七日：脉仍不数，大便犹溏，但舌苔微黄，神气渐复，不似前虚寒太甚之象，宜退刚药，少进柔药。医经谓上守神，粗守形，兵法谓见可而进，知难而退，此之谓也。人参三分，麦冬一钱（米炒），茯苓一钱，整莲子一钱，於术一钱（炒），白芍一钱（炒），炙甘草七分，陈皮四分（盐炒黑）。

初九日：诸证渐退，神气亦佳，但舌上复起重浊之白苔，乳湿之过，暂停参药，且用疏补法。生苡仁钱半，整莲子一钱，麦冬一钱（带心），厚朴五分，茯苓一钱，焦神曲八分，木香四分，广皮炭五分。

2. 治刚痉

《叶天士曹仁伯何元长医案·叶天士医案·春温门》

温邪陷入厥阴，阴津被劫，舌卷囊缩，神识昏冒，发为刚痉。拟救逆法。桂枝、龙骨、白芍、蜀漆、牡蛎、炙草。

3. 治风痉

《仲景伤寒补亡论·卷十七·痓痉二十六条》

又一家父子闭户坐，不出门，人云患锁牙风，使侦之，父子对坐，各用两手板面前一横木，少顷病来，则两手俱脱偃仆，后苏而复坐，父子更起更偃仆,以仓公当归汤主之,其子遂愈,父羸老不救。问风来之状,则自足起,循太阳经而上,过胭中,至股分两支,一支循股外而上入腰,则猛掣便侧起,一支循股内而上入少腹,考之于经,太阳无此别支,应是入少阴也。

《全国名医验案类编·初集四时六淫病案·第一卷风淫病案·风痉似惊案(儿科)》

何拯华:绍兴同善局。

病者:章山麓之子,年五岁,住道墟。

病名:风痉似惊。

原因:去年冬,气暖失藏,今春寒温间杂,小儿上受风温,先伤肺经而起。

证候:初起寒热自汗,咳逆气粗,继即肢牵目窜,烦躁神蒙,痰壅鼻扇,甚至口噤痉厥。

诊断:脉浮洪滑数,舌尖边红,苔滑微黄。脉证合参,即张仲景所谓风温之为病,剧则如惊痫,时时瘛疭,亦即徐嗣伯所谓痰热相搏而动风,风火相乱则闷瞀,病虽似惊而实非真惊也。

疗法:初用桑菊饮加减,辛凉开肺,驱风泄热;继用羚麻白虎汤,加生莱菔汁、雅梨汁,甘寒咸降,熄风镇痉,以涤热痰;善后用吴氏五汁饮加减,清余热以养胃阴。

处方:霜桑叶一钱,滁菊花一钱,双钩藤钱半,苏薄荷七分,光杏仁钱半,天竺黄八分,京川贝一钱(去心),茯神木二钱。

次方:羚角片八分(先煎),明天麻八分,生石膏四钱(研细),知母二钱,生甘草四分,蜜炙蜣螂一对,生莱菔汁、雅梨汁各一瓢(分冲)。

三方:甘蔗汁一瓢,雅梨汁一瓢,生藕汁半瓢,生荸荠汁半瓢,鲜生地汁一瓢,加枇杷叶露一两,重汤炖滚十余沸,温服。

效果:初方一剂不应,改服次方,叠进两头煎,大便解后,热减神清;终进三方,连服二剂,热净胃动。嘱用甘蔗、雅梨煎汤,调理而瘥。

[廉按]风痉似惊,由温邪陷入,阴液内耗,陡动肝风,挟痰热上冲神经,以致或痉或厥,实非惊恐致病也。若于病未猖獗之前,先以辛凉开肺,继以甘寒化热,佐以润剂降痰,两候自能痊愈。奈病家惶惧,辄云变惊,于是专科动辄挑惊,乱推乱拿,药则动用冰麝香开,耗散心神,每致不救,良可慨焉。此案于肝风大动,气血并上之时,开肺涤痰,清镇肝阳,使气火俱潜,则上升之血自降,肝风顿熄,神经即平,而诸证自除矣。

4. 治暑痉

《临证指南医案·卷七·痉厥》

方。热闭神狂,因乎食复,畏人与肢筋牵动,仍属暑病变痉,通三焦以清神明,冀有转机,紫雪丹二钱。又,舌欲痿,肤燥筋掣,热劫脂液殆尽为痉,用河间甘露饮,再服紫雪丹一钱。

杨。暑由上受,先入肺络,日期渐多,气分热邪逆传入营,遂逼心胞络中,神昏欲躁,舌音缩,手足牵引,乃暑热深陷,谓之发痉,热闭在里,肢体反不发热,热邪内闭则外脱,岂非至急。考古人方法,清络热必兼芳香,开吉窍以清神识,若重药攻邪,直走肠胃,与胞络结闭无干涉也。犀角、元参、鲜生地、连翘、鲜菖蒲、银花,化至宝丹四丸。

金。暑热结聚于里,三焦交阻,上则神呆不语,牙关不开,下则少腹冲气,小溲不利,邪结皆无形之热闭塞,渐有痉厥之状,昨大便既下,而现此象,岂是垢滞。议芳香宣窍,通解在里蕴热。紫雪丹一钱五分,开水化匀三服。

鲍。舌白,渴欲冷饮,气促,呛咳而呃,胸闷昏谵,此暑风湿热秽浊痹塞,宿垢尚在小肠,旬日间渐变痉厥,是为险机,议逐秽结,以冀稍清。大杏仁、连翘心、竹叶心、川贝母、菖蒲根汁、辰砂益元散,煎药化牛黄丸一服。

蔡。暑湿热,都著气分,乃消食苦降滋血乱治,热炽津涸,舌板成痉,究竟邪闭阻窍,势属不稳。人参、生甘草、石膏、知母、粳米。

《张爱庐临证经验方·热深厥深》

陈(左)。痉厥陡起,不省人事,越两时醒后复厥。昨宵竟夜达旦而醒,脉沉极数,舌紫而晦。刻下神识虽清,舌胀言蹇,二便不爽,暑热毒深伏。《经》曰:热深者厥亦深是也。势恐再复。速进清化法。镑犀角尖一钱五分,炒银花三钱,连翘芯三钱,元参一钱,川楝子一钱,炒小川连五分,丹皮一钱五分,人中黄五钱,块滑石三钱,黑栀一钱五分,鲜荷叶三钱,绿豆四钱(后下)。[寿南按]清涤膻中深伏之暑毒。

《医学衷中参西录·医话·小儿痉病治法》

乙丑季夏,愚在籍,有张姓幼子患暑温兼痉,其痉发时,气息皆闭,日数次,灼热又甚剧,精神异常昏愦,延医数人皆诿为不治。子××投以大剂白虎汤,加全蜈蚣三条,俾分三次饮下,亦一剂而愈。

丙寅季春，天津俞姓童子病温兼出疹，周身壮热，渴嗜饮水，疹出三日，似瘖非瘖，观其神情，恍惚不安，脉象有力，摇摇而动，似将发痉。为开白虎汤加羚羊角钱半（另煎兑服，此预防其发痉所以未用蜈蚣）。药未及煎，已抽搐大作，急煎药服下，顿愈。

《全国名医验案类编·初集四时六淫病案·第三卷暑淫病案·暑风刚痉案》

王经邦：住天台栅门楼。

病者：蒋善桢妻，年三十余，住宁海东路岳井街。

病名：暑风刚痉。

原因：七月初旬，由于外冒暑风，内夹酒湿，更兼胎孕数月，又生腋下疽。

证候：四肢拘挛，角弓反张，咽喉刺痛，言语不明。

诊断：脉弦紧数。《金匮》所谓痉脉按之紧，如弦直上直下是也。此与《素问》诸暴强直，皆属于风；诸痉项强，皆属于湿，适相符合。

疗法：以防风、天麻、钩藤祛风为君，海桐、白薇舒筋治厥为臣，佐川贝、桔梗、射干、甘草以治咽痛，黄芩、白术以保胎孕，合之为发散，化痰清热，以消腋疽。

处方：北防风一钱，明天麻钱半，双钩藤三钱，海桐皮二钱，东白薇钱半，川贝母二钱，北桔梗二钱，射干根二钱，淡黄芩二钱，台冬术二钱，生甘草一钱。

效果：一剂四肢舒展，二剂腋疽渐消。后以健脾保胎药数剂而痉愈。

[廉按] 断症则学有根柢，选药则双方周到，成如容易却艰辛，堪以移赠斯案。

《全国名医验案类编·初集四时六淫病案·第三卷暑淫病案·暑邪入营痉厥案》

周小农：住无锡西门外。

病者：严横林妻，年约三十岁，住仓浜草蓬。

病名：暑邪入营痉厥。

原因：天暑屋向西晒，感受热邪，床边置行灶，其热尤盛。乃因经来不畅，自服红花煮酒，邪即入于营分，由冲波及藏血之肝经，痉厥陡作。

证候：先腹痛，呕吐血沫，两手搐搦，口噤目斜，不省人事，遗尿不知。

诊断：脉沉弦劲伏，舌不得见。此暑热因酒引入冲脉，其血上冒，引动肝风而发痉厥也。

疗法：清热息风，和营散瘀，以急救之。

处方：粉丹皮三钱，青蛤散五钱（包煎），石决明一两（生打），双钩藤五钱，丹参三钱，益元散五钱（鲜荷叶包），明天麻钱半，金银花三钱，生玳瑁钱半，鲜竹茹钱半，鳔胶三钱（蛤粉拌炒），茜草钱半，光桃仁三钱，童便一杯（冲）。另用西血珀五分、上西黄三厘、羚羊尖七厘、参三七三分，研细如霜，开水化下。

效果：嘱用乌梅揩齿，口开，灌药后，口不开，横林用火刀凿去一齿，药方灌入。一剂而醒，诸证顿失。再剂经行，数日旋愈。

[廉按] 妇人痉厥，多由血热上冲，冲激知觉神经则发厥，冲激运动神经则发痉。方用清热息风，和营散瘀，的是正当疗法。宜其一剂神醒，再剂经行，血热下泄而瘳。

5. 治燥痉

《全国名医验案类编·初集四时六淫病案·第五卷燥淫病案·燥痉昏厥案》

何拯华：绍兴同善局。

病者：金阿生，年三岁，住绍城市门阁。

病名：燥痉昏厥。

原因：素因胎热，现因秋令久晴，新感燥热而发。

证候：头痛身热，唇焦齿干，神烦惊啼，继则脊强肢瘛，气升痰壅，甚则昏厥。

诊断：指纹青紫，直窜命关，舌干苔焦。此吴鞠通所谓燥气化火，消烁津液，亦能致痉也。

疗法：首当清热熄风，故以翘、竹、桑、菊、钩藤为君，其次润燥舒筋，故以鲜地、元参为臣，木瓜为使。然痉厥兼臻，肝风挟痰，直冲神经，故佐以至宝丹之开窍清神，以定昏厥也。

处方：青连翘一钱，冬桑叶一钱，双钩藤二钱，鲜生地钱半，鲜竹叶一钱，滁菊花一钱，宣木瓜七分，乌元参钱半。《局方》至宝丹一粒，研细，药汤调下。

次诊：神气虽清，常欲烦躁，肢瘛虽静，尚多痰喘，时而鼻煽，时而惊啼。此皆燥火烁肺，肺气欲痹之危候。急宜五汁饮调猴枣，以润降之。

次方：生莱菔汁一瓢，荸荠汁一瓢，杏仁精十滴，鲜雅梨汁一瓢，淡竹沥一瓢，真猴枣一分。上用五汁饮，重汤炖温，调下猴枣，缓缓与服。

三诊：痰喘已平，咳逆大减，惟昏昏欲睡，懒于语言，气怯神弱，身不转动，幸而指纹已隐，燥去津回。用樊氏五汁饮，甘润育阴，和中养胃，复其神气以善后。

三方：鲜石斛二钱，鲜生地汁两瓢，鲜梨汁两瓢，青蔗浆两瓢，生藕汁一瓢，佛手花一分。先将鲜石斛煎百余沸，滤取清汁一杯，再将鲜生地等四汁，煎十余沸，冲入佛手花，乘热即服。

效果：调养四日，诸症悉平，胃动纳谷而痊。

[廉按]燥与火不同，火为实证，热盛阳亢，身热多汗，法宜苦寒夺其实而泻其热；燥为虚证，阴亏失润，肌肤燥燥，法宜甘寒养其阴而润其燥。此案燥热发痉，痉而兼厥，病势不可谓不急矣。幸而初次两方，清凉甘润，对症发药，药用当而效捷，故能转危为安。

沈奉江：住无锡。

病者：陈姓媳，年二十余，住北门贝巷。

病名：燥痉昏厥。

原因：怀妊足月，腹中素有伏热，因感秋令温燥，陡然病剧，午前特来邀诊。

证候：头面四肢浮肿，两目陡然失明。继以痉厥，痰涎上涌，面色青惨，目珠直视，唇紫口噤，手足鼓动不止，神识昏糊。

诊断：脉伏身冷，舌红兼紫。此热深厥深，燥热引动肝火，风自火生，挟痰刺激神经，恐其胎元不保。

疗法：清热熄风，潜阳涤痰，以急救之。

处方：羚羊角四分，珍珠母二两（生打），滁菊花三钱，川贝母三钱（去心，擘），双钩藤三钱，石决明二两（生打），制胆星七分，淡竹沥四两。晚间，再服猴枣一分、月石三分、郁金三分、羚羊角三分，共研细末，用竹沥二两调服。

次诊：明晨复诊，风痉已定，神识时糊时清，牙关时开时闭，腹中大痛，恐其即产，而羚羊角凉肝之药不合，惟濂珠虽寒，书有下死胎胞衣之说，故可用之。

次方：濂珠三分，川贝母三分，天竹黄三分，制胆星三分，共研细末，用双钩藤、淡竹茹各三钱，泡汤调服。

三诊：服后神识已清，神倦嗜卧，呼吸有度，两脉起而不伏，腹痛亦止。惟舌红唇燥，两颧转赤，显然阳明之燥热也。治以清润泄热，兼佐熄风。

三方：小川连五分，青子芩钱半，川贝母三钱，水芦根七钱，黄杨脑七个，青连翘三钱，肥知母三钱，竹卷心三十支，鲜茅根七钱，双钩藤三钱。

四诊：明日复诊，腹中又痛，胎儿下堕，已经腐烂，而邪热未清，瘀不得下。改用通瘀以泄浊。

四方：苏丹参二钱，川郁金二钱（打），当归尾钱半，桃仁泥二钱，泽兰叶二钱，炒川贝一钱，茺蔚子三钱，藏红花五分，西血珀五分（入煎，取气而不取味），清童便一小杯（冲服）。

五诊：明日又去诊视，瘀行不多，脉有数而左郁，舌苔深绛，面色仍红，微热不扬，咳不畅达，口渴咽干。用泄肺去瘀法。

五方：枇杷叶五钱，茺蔚子二钱，广郁金三钱（打），炒蒌皮三钱，川贝母三钱，苏丹参三钱，桃仁泥二钱，炒牛蒡钱半，焦山楂二钱，制僵蚕钱半，光杏仁二钱。

六诊：服后咳止，瘀血盛下，大便干结。治以通瘀润肠。

六方：苏丹参三钱，生川甲三钱，桃仁泥二钱，炒山楂二钱，泽兰叶三钱，广郁金三钱，广橘络一钱，炒麻仁三钱，全瓜蒌四钱（杵），益母草一两（煎汤代水）。

效果：服二剂，诸恙皆平，能饮稀粥，调理数日而愈。

[廉按]此由燥热动风，风火挟痰，刺激脑筋，陡发神经病状，即产科书中之子痫症也。就予所验，凡临产发子痫者，势轻而缓，母子均可两全。若势急而重，胎儿固多抽坏，其胎多腐，即产母寿亦立倾。幸而对症发药，急救得法，胎虽不保，母得幸全，似此佳案，可谓后学师范。

《全国名医验案类编·初集四时六淫病案·第五卷燥淫病案·燥痉案》

张锡纯：住天津。

病者：陈秀山之幼子，年三岁，住奉大小西边门外。

病名：燥痉。

原因：外感燥热而发。

证候：周身壮热，四肢拘挛，有抽掣之状，渴嗜饮水，大便干燥。

诊断：婴儿脉不足凭，当舍脉从症，知系燥热引动其肝经风火，上冲脑部，致脑气筋妄行，失其主宰之常也。

疗法：直清阳明为主，佐以熄风舒筋。

处方：生石膏一两，生甘草一钱，薄荷叶一钱，全蜈蚣二条，肥知母三钱，生粳米二钱，钩藤钩三钱，煎汤一钟，分两次温饮下。

效果：一剂而抽掣止，拘挛舒。遂去蜈蚣，又服一剂，热亦退净而愈。

[廉按]《内经》谓阳明之上，燥气治之。故凡燥热致痉，即《伤寒论》阳明热盛，习习风动之候。此案直清阳明为主，佐以熄风舒筋，却是正治。惟蜈蚣性温微毒，病家每不敢服，然据张氏《药学讲义》云：蜈蚣性有微毒，而转善解毒。凡一切疮疡诸毒皆能消之，其性尤善搜风，内治肝风萌动，癫痫眩晕，抽掣瘛疭，小儿脐风；外治经络中风，口眼歪斜，手足麻木。用时宜带头足，去之则减力，且其性原无大毒，故不妨全用也。

张锡纯：住天津。

病者：那姓乳子，生月余，住奉天北陵旁。

病名：燥痉。

原因：闻邻家艾姓幼子前有抽风，经愚治愈，遂抱之来院求治。

证候：周身壮热抽掣，两日之间，不食乳，不啼哭，奄奄一息。

诊断：指纹不足凭，但凭现症。知系燥热动风，上激脑筋，卒发痉厥之危候也。

疗法：辛凉复甘寒法，为其系婴孩，拟用前白虎汤方减半，为其抽掣甚剧，薄荷叶、钩藤钩、全蜈蚣仍旧，又加全蝎。

处方：生石膏五钱（杵），肥知母钱半，生甘草五分，生粳米三十粒，薄荷叶一钱，钩藤钩三钱，全蜈蚣二钱，制全蝎三个，煎药一钟，不分次数，徐徐温灌之。

效果：历十二小时，药灌已，而抽掣愈，食乳知啼哭矣。翌日又为疏散风清热镇肝之药，一剂痉愈。隔两日，其同族又有三岁幼童，其病状与陈姓子相似，即治以陈姓子所眼药，亦一剂而愈。

[廉按]乳子燥热动风，每多发痉。此案辛凉复甘寒法，却为清热润燥熄风镇痉之正治。惟全蝎与蜈蚣并用，病家乡畏不敢服。然据张氏《药学讲义》云：蝎子色青味咸（本无咸味，因皆腌以盐水故咸），性微温，其腹有小黄点两行，数皆八，始可入药。夫青者木色，八者木数，原具厥阴风木之气化，故善入肝经，搜风发汗，治痉痫抽掣，中风口眼歪斜，或周身麻痹，其性虽毒，转善解毒，消除一切疮疡，为蜈蚣之伍药，其力相得益彰也。

6. 治湿痉

《吴鞠通医案·卷五·痉》

张。十三岁，乙酉六月初三日，脉沉细而弱，舌苔白，滑幼童体，厚纯然湿邪致，痉一年有余。苍术炭三钱，云苓皮五钱，川椒炭三分，白蔻仁一钱，生苡仁六钱，广皮三钱，桂枝三钱。四帖。

初八日：痉症发来渐稀，效不更方。八帖。

十六日：脉至沉至细至缓，舌白滑甚，湿气太重，故效而不愈。于前方中加劫湿而通补脾阳之草果，调和营卫之桂枝、白芍、甘草。五帖。

二十一日：痉症脉沉细，舌白滑，与湿淡法，发来渐稀，未得除根，于前方内去刚燥，加化痰。桂枝四钱，苡仁五钱，半夏六钱，白芍三钱（炒），益智子二钱，炙甘草一钱，广皮三钱，云苓五钱，姜汁三匙（冲）。

二十五日：服前方四帖已效，舌苔仍然白滑，六脉阳微。照前方再服四帖。

二十九日：前方已服四帖，诸症皆安，惟痰尚多。再四帖。

七月初九日：前方又服九帖，痉症只发一次甚轻，已不呕吐，痰尚多，脉甚小。照前方再服。

7. 治寒湿痉

《续名医类案·卷三·痉》

易思兰治宗室毅斋，年五十二。素乐酒色，九月初，忽倒地，昏不知人，若中风状，目闭气粗，手足厥冷，身体强硬，牙关紧闭。有以为中风者，有以为中气中痰者，用乌药顺气散等药俱不效。有作夹阴治者，用附子理中汤，愈加痰响。五日后召易诊，六脉沉细紧滑，愈按愈有力。曰：问此何病？曰：寒湿相搏，痉病也。痉属膀胱，当用羌活胜湿汤主之。先用稀涎散一匕，吐痰一二碗，昏愦即醒，随进胜湿汤六剂全愈。以八味丸调理一月，精神复常。其兄宏道问曰：病无掉眩，知非中风。然与中风、中痰、夹阴，似亦无异，何以独以痉名之？夫痉缘寒湿而成，吾宗室之家，过于厚暖有之，寒湿何由而得？易曰：运气所为，体虚者得之。本年癸酉，戊癸化火，癸乃不及之火也。《经》曰：岁火不及，寒水侮之。至季夏土气太旺，土为火子，子为母复仇，土挟制水。七月八月，主气是湿，客气是水，又从寒水之气，水方得令，不服土制，是以寒湿相搏，太阳气郁而不行，其症主脊背项强，卒难回顾，腰似折，项似拔，乃膀胱经痓病也。宏道曰：痓缘湿而成，乌药顺气等药，行气导痰去湿者也。附子理中，去寒者也，何以不效？用胜湿汤何以速效？《易》曰：识病之要，贵在认得脉体形症。用药之法，全在理会经络运气。脉症相应，药有引经，毋伐天和，必先岁气，何虑不速效耶？夫脉之六部俱沉细紧滑，沉属里，细为湿（此句可疑，《脉诀》以濡为湿，并无以细为湿之说），紧为寒中，又有力而滑，此寒湿有余而相搏也。若虚脉之症，但紧细而不滑。诸医以为中风，风脉当浮，今不浮而沉，且无眩掉等症，岂是中风？以为中气中痰，痰气之脉不紧，今脉紧而体强直，亦非中气中痰，故断为痓病。前用乌药、附子理中汤，去寒不能去湿，去湿不能去寒，又不用引经药，何以取效？胜湿汤，藁本、羌活乃太阳之主药，通利一身百节，防风、蔓荆能胜上下之湿，独活散少阴肾经之寒，寒湿既散，病有不瘳者乎？

8. 治风寒痓
《续名医类案·卷三·痓》

薛立斋治一妇人，素有内热，月经不调，经行后四肢不能伸，卧床半载。或用风湿痰火之剂，数日而不见效。其脉浮缓，按之则滑，名曰痓症，属风寒所乘。用加味逍遥散加肉桂、防风，四剂顿愈。更以八珍汤，调理两月余而瘥。

9. 治温热痓
《临证指南医案·卷七·痓厥》

罗。温邪内陷，津液被劫，厥阳挟内风上逆，遂致痓厥。（温邪劫液风阳上逆）生牡蛎、阿胶、熟地炭、生白芍、炒远志、石菖蒲。又，厥阴误进刚药，五液劫尽，阳气与内风鸱张，遂变为痓，平昔内损，继以暴邪，本属难调，此阴气竭绝，戌亥当防。熟地炭、磁石、生白芍、木瓜、远志、茯神。

毛。瘦人而病温热，神呆舌赤，诊脉时，两手牵掣震动，此津液受劫，肝风内鼓，是发痓之原，议以养胃汁，熄肝风，务在存阴耳。用仲景复脉汤法，去参、姜、桂。

余。脉细促，神迷，舌缩言謇，耳聋，四肢牵引，牙关不紧，病已月余，乃温邪劫液，阳浮独行，内风大震，变幻痓厥危笃，议以育阴熄风法，必得痓止神清，方有转机。阿胶二钱，鸡子黄一枚，人参（秋石拌烘）一钱，天冬一钱，细生地二钱，白芍一钱半。又，神气稍苏，脉来敛静，五液交涸，风阳尚动，滋液救其焚燎，清补和阳去热，用药全以甘寒，津液来复，可望向安。阿胶、人参、淡菜、鲜生地、天冬、川斛。

毛。少阴不藏，温邪深入，喘促汗出，渴不多饮，舌辛似缩，症非轻小，拟用复脉汤，为邪少虚多之治，去姜。又，舌绛汗泄，齿燥痰腻，热劫津液，最防痓厥，复脉汤去姜、桂。

唐。积劳伏暑，欲寐时，心中轰然上升，自觉神魂缥缈，此皆阳气上冒，内风鼓动，所以陡然昏厥。（暑邪内陷胞络闭结）石膏、知母、甘草、粳米、生地、麦冬、竹叶心。

史。温热已入厥阴，阴伤，致风阳上巅，遂为痓厥，厥发丑寅，阳明少阳之阳震动，昨进咸苦，清其阴分之热已效，今复入镇阳以止厥。（厥阴热邪）生地、天冬、阿胶、鸡子黄、生龙骨、小麦。

《类证治裁·卷之一·温症论治·温症脉案》

何。气粗目赤，舌绛疹红，神机不发，脉洪数，宵烦无寐，邪已入营。急宜清透，若再消导劫津，必至液涸成痓。犀角汁、鲜生地、天冬、麦冬、元参、赤芍、丹皮、连翘、藕汁、菖蒲。日三服，汗澈热退，神识亦清，但右脉长大，胃火犹燔。用石膏、白芍、黄芩、知母、甘草。大便数次，脉较平，寐中手指微搐，乃液虚风动，欲成痓也。用阿胶（水化）、生地、钩藤、当归、白芍、石斛、枣仁。数剂症平。（此营虚用滋液熄风得愈者）

《类证治裁·卷之五·痓症论治·痓脉案》

服侄。少阴伏邪，夏至后发协热下利，口干脉数，舌绛目红，谵烦躁扰。服蔗、梨、西瓜等汁，转益狂躁，神昏不寐，症由心营受烁，势必液涸成痓。先用鲜菖蒲根汤下至宝丹开窍涤痰，二服神识略清，但指臂动掣，胫膝不温，痓厥已露，宵分齿噤口喎，摇头直视。此火风入筋劫烁血液，热深厥深之象。急救营液以熄火风。用阿胶（水化）、生地、犀角（汁）、麦冬、钩藤、木瓜、山栀、石斛、生藕汁煎，日再服，症定脉数减。去犀角，加生龟甲、龙胆草专退肝胆风热，渐平。同时一侄孙，症同脉更沉数，饮以腊雪汤、西瓜汁，暂定。逾时辄复躁扰谵妄，服至宝丹稍静。予一见其舌干薄，齿如灰糕，决其肾水枯竭，勉用方。诸水煎生地、犀角、生龟甲、元参、石斛等，热势辄定，然卒不救。可知温热症由伏邪内发者，多死于阴虚水涸之体也。

《凌临灵方·热入营分》

钱（十一岁）。烦出于心，躁出于肾，热邪深入营分，津液被夺，壮热口渴，烦躁不安，惟恐热邪从营分逆于心主，宫城激动肝风，致有痉厥之变，脉弦滑数，治宜清解为法，冀其转机，附方候正。元参、薄荷、纯钩、鲜竹沥、石菖汁（同冲）、牛黄清心丸、连翘、川郁金、石决明、车前草、羚角片、丹皮、京胆星、紫雪丹。

《凌临灵方·热入厥阴》

喻（年十五岁，七月十日）。病经旬余，热伤营阴，暑湿热邪，深入厥阴，内热烦渴，体力疲惫，眩晕昏黑，四支厥逆，时有潮热，肌腠曾有白㾦，未得宣达，风动痉厥，慎防厥脱之变，脉弦滑数，按之均少神韵。治宜清心涤痰兼平肝宣窍，附方请正。台参须、玫瑰花三朵（同炖冲）、纯嫩钩、青蒿子、竹沥、牛黄清心丸、真滁菊、石决明、真川连三分（拌）、川郁金、胆星、丹皮、朱茯神、薄荷。

《慎五堂治验录·卷十》

潘圣高侄，丙戌二月二日。始病痉厥，半日而苏，灼热无汗，下利频频，气喘鼻扇，胁痛，咳嗽则痛甚，口渴，舌苔干黄。温邪由厥阴而达于少阳，恐其再厥不返。牛蒡子四钱，甘草梢五分，前胡一钱半，薄荷五分，羚羊角一钱半，川贝母二钱，射干一钱，扁豆皮一钱半，紫荆皮一钱半，丝瓜络三寸，银花一钱半，谷芽四钱。进清泄剂，汗出热淡，泄止痛缓，津回舌润，惟咳犹未除，喘促鼻扇，究属温邪尚炽，仍恐痉厥。

《医学衷中参西录·药物·羚羊角解》

沧州赵××幼子，年五岁。因感受温病发痉，昏昏似睡，呼之不应，举家惧甚，恐不能救。其脉甚有力，肌肤发热。因晓之曰：此证因温病之气循督脉上行，伤其脑部，是以发痉，昏昏若睡，即西人所谓脑脊髓炎也。病状虽危，易治也。遂单用羚羊角二钱，煎汤一盅，连次灌下，发痉遂愈，而精神亦明了矣。继用生石膏、玄参各一两，薄荷叶、连翘各一钱，煎汤一大盅，分数次温饮下，一剂而脉静身凉矣。盖痉之发由于督脉，因督脉上统脑髓神经也（督脉实为脑髓神经之根本）。羚羊之角乃其督脉所生，是以善清督脉与神经之热也。

《医学衷中参西录·医话·小儿痉病治法》

癸亥季春，愚在奉天，旬日之间，遇幼童温而兼痉者四人。愚皆以白虎汤治其温，以蜈蚣治其痉，其痉之剧者，全蜈蚣用至三条，加白虎汤中同煎服之，分数次饮下，皆随手奏效。（其详案皆在药物蜈蚣解下，又皆少伍以他药，然其紧要处全在白虎汤蜈蚣并用）

《也是山人医案·痫痉厥》

史（八岁）。稚年痉厥，服清泄少愈，是在肝胆风邪，将解之时，阴液尚属馁怯，最多反覆复热，今又入暮，烦躁口渴，为热深痰深，痉厥复至矣。然刻下忌用清火寒凉，所防胃汁苦涸，难以援救。今拟滋清营络，退热，兼须养正，录法备参。川斛三钱，嫩元参一钱五分，远志五分，小生地三钱，麦冬一钱五分，茯神二钱，丹皮一钱，生白芍一钱五分。

《重订广温热论·第二卷·温热验案·温热本证医案》

姚令舆室。素患喘嗽，复病春温，医知其本元久亏，投以温补，痉厥神昏，耳聋谵语，面赤舌绛，痰喘不眠，医皆束手矣。延孟英诊之，脉犹弦滑，曰：证虽危险，生机未绝，遽尔轻弃，毋乃太忍。与犀角、羚羊、元参、沙参、知母、花粉、石膏，以清热熄风，救阴生液，佐苁蓉、石英、鳖甲、金铃、旋覆、贝母、竹沥，以潜阳镇逆，通络蠲痰，三剂而平。继去犀羚石膏，加生地黄，服旬日而愈。

《剑慧草堂医案·卷中·痉厥》

痰热病已经一月，肺郁不宣，肝热不退，日必痉厥数次，脉弦数。疾急变恐痉而不返，久延防成痫疾。礞石三钱，远志肉六分，桑叶、石决、龙骨，生地露一两，胆星六分，石菖蒲八分，钩钩、茯神（辰拌），牡蛎、上犀黄六厘（濂珠粉六厘拌），竹卷心。

《丁甘仁医案·卷一·痉症案》

朱幼。初病伏邪化热，销烁阴液，发热口渴，唇皮焦燥，过服清凉，以致脾阳受伤，清气下陷，小溲清长，而大便溏泄也，势成慢惊重症。急拟温肾运脾。煨葛根二钱，炒於术一钱五分，陈广皮一钱，扁豆衣三钱，熟附片八分，炙甘草五分，焦谷芽三钱，炮姜炭四分，炒淮药三钱，干荷叶一角。

《全国名医验案类编·初集四时六淫病案·第一卷风淫病案·风温发痉案》

陈作仁：住南昌中大街四川会馆。

病者：刘小孩，年甫二岁，南昌人，住城内。

病名：风温发痉。

原因：时值春令阳升，适被温风袭肺。外风引动内风,遂发痉而状如惊痫。

证候:初起热咳微喘,涕泪交流,显系风疹现象。前医妄投辛温风药,以致风助火势,陡变哭无涕泪,皮里隐隐见点,手足抽搐,目睛直视,角弓反张。

诊断:面赤兼青,指纹沉紫。此由疹毒内郁,热盛生风,仲景所谓状如惊痫、时时瘛疭是也。故世俗通称急惊,其实似惊而非真惊耳,然亦险矣。

疗法:急急救济,议以重剂清解法,重用银花、连翘以清热解毒为君,以芥穗、薄荷、浮萍、桔梗透疹宣表为臣,佐以桑、菊、钩藤熄风镇痉,贝母、竹黄利窍豁痰,使以甘草,和诸药解疹毒也。

处方:净银花三钱,青连翘二钱,苦桔梗七分,川贝母一钱,荆芥穗一钱,紫背浮萍钱半,苏薄荷七分,冬桑叶一钱,双钩藤钱半,滁菊花钱半,天竹黄半钱,生甘草五分。

次诊:前方连进二剂,痉瘛已平,遍身已现红点。险象既除,谅无意外之虞。前方减去芥穗、钩藤,加杭白芍钱半、广陈皮八分,接进二剂。外用西河柳芽、鲜芫荽共煎水,洗前后心手、足心,日洗二次。

三诊:遍体疹点满布,烧热渐退。惟咳嗽口干,大便未通,此系热邪伤阴所致。再当养阴清肺,以为善后调理。

三方:元参心二钱,杭麦冬二钱(去心),鲜石斛二钱,川贝母钱半,白芍钱半,广陈皮五分,北沙参二钱,生甘草三分。

效果:连进三剂,各证痊愈。

[廉按]风温发痉,多由于外风引动内风,风动发痉,状如惊痫,病势之常也。奈专科一见此症,每称急惊,辄用挑法,因此偾事者,目见甚多。此案认为疹毒内郁,热盛生风,诊断颇有见地,用药层次井然,后学深可为法。

《全国名医验案类编·初集四时六淫病案·第六卷火淫病案·伏热痉厥案》

周小农:住无锡。

病者:殷寿根妻,年近而立,住上俞巷。

病名:伏热痉厥。

原因:先因其夫足蹩,情志抑郁。继因感受首夏天时暴热,引动伏邪,挟素有之肝郁,一起即痉且厥。至明日,乡愚以为鬼所祟,先延巫禳,继请余诊。

证候:先发大寒,复厚被二副,热不外扬,而从内窜,两手痉动,呻吟烦躁,大叫呼热,随即口噤,昏厥不省,已一日夜矣。

诊断:据初病时,脉躁疾异常,兹则肢痉强直,脉右数左伏,口噤,以竹箸抉齿,视苔白,知其气闭,邪陷厥阴也。

疗法:初以卧龙丹吹鼻,不嚏。继以逼迫瓶射薄荷精,并以大指掐右手背威灵穴,目睁,得嚏七八次,顿觉汗出遍体,苏来连声难过,口渴呼饮。再诊左脉已起,药拟清热解郁,化痰息风。

处方:泡射干一钱,广郁金三钱(生打),淡豆豉三钱,黑山栀三钱,丹皮三钱,双钩藤五钱,珍珠母一两(生打),石决明八钱(生打),淡竹茹二钱,竺黄钱半,青连翘三钱,济银花三钱,滁菊花三钱,九节石菖蒲七分。先用茅根一两、薄荷一钱,化服至宝丹一丸,后服汤药。

效果:服药后,神清痉定,惟胸脘窒闷。续与清热调气即愈。

[康按]伏热而兼挟外感者,则以新邪引动伏气为病。若伏热而兼内伤者,则因内伤而留滞伏热,不得爽达。治之不得其法,每有因此淹缠,致成坏证者。即如平时有气郁之病,则肝气不畅,络气郁滞,热邪窜入肝络,即有胸板胁刺咳逆等证。邪郁不达,久而化火,即蒙冒厥阴,而有昏痉之变。此案伏热痉厥,即邪窜厥阴之明证。盖足厥阴肝脉,上达巅顶,巅顶即神经中枢,伏热挟肝火刺激神经,故一起即痉且厥。法用逼迫瓶射薄荷精,大指掐右手背威灵穴,却为开闭醒厥之要诀。方用清热解郁,化痰熄风,固属正治,妙在至宝丹,用异类灵动之品直清神经,故服后神清痉定,速奏肤功。此等内外并治,后学当注意之。

10. 治风痰痉

《慎五堂治验录·卷一》

任,左,朔望泾,八月。旋风中于脾络,风痰阻滞机窍。遂卒然昏仆,口噤涎流,目直肢痉,脉形软弦。且拟搜风化痰,以观其变。全蝎三只,天竹黄二钱,淡竹沥一杯,钩钩二钱,僵蚕四钱,制半夏二钱,石菖蒲七分,天麻二钱,桑叶三钱,天南星七分。目能转动,肢痉亦平。开口视苔,其色熟白,齿仍焦。稀糜进,证虽转轻,尚当祛涤。前方去天麻,加鲜石斛五钱。

《张聿青医案·卷八·痉厥》

徐(左)。内风挟痰,弥漫心窍,神情呆钝。还恐内闭昏痉。制半夏、天竺黄、茯苓神、胆星、生熟谷芽、枳壳、郁金、钩钩、竹沥、天麻、菖蒲。

某。不时痉厥,厥则四肢搐搦,人事不省。此肝风挟痰。宜祛风化痰。羌防风各一钱,煨天麻一钱五分,钩钩三钱,茯苓三钱,制南星四分,橘红一钱,僵蚕三钱,川芎八分,甘菊花一钱五分,制半夏一钱五分。

蒋(右)。体质素亏,春升之际,风阳大动,以致骤然痉厥。甲木不能下降,胆无决断之权,惊悸善恐,有形之痰,为之鼓动,所以脉弦而滑,舌红而苔黄浊也。拟化痰宁神,潜阳熄肝。丹皮、茯苓神、竺黄、九节石菖蒲、盐水炒橘红、远志、山栀、制半夏、淡芩,上濂珠三分,金箔一张,辰砂三分(三味研末,蜜水先调服)。

二诊:渐能安寐,而神情尚觉呆钝,苔黄腻浊,中心霉黑。还是肝火痰热未清。再化痰熄肝,宁神定志。制半夏二钱,枳壳一钱,白蒺藜(去刺炒)三钱,天竺黄三钱,橘红一钱,远志肉六分,郁金一钱五分,陈胆星五分,滚痰丸二钱(开水送下)。

某。气从上冲,则胃脘阻塞,而痰涌发厥。此厥气挟痰扰胃,不能急切图功。制半夏三钱,川朴一钱,茯苓三钱,制香附二钱,上沉香(磨冲)三分,苏梗五分(磨),枳实一钱五分,郁金二钱,槟榔三分(磨),竹茹一钱五分。

《张聿青医案·卷三·丹痧》

虞(左)。自幼风痰入络,每至发痉,辄呕出痰涎而愈。兹当一阳来复,肝阳暴升,肝气横逆,发痉之后,气撑脘痛呕恶。风木干犯胃土,胃土不能下降,肝经之气,渐化为火。以致发热头胀,连宵不能交睫,口渴欲饮,大便不行。脉细弦数,舌红苔白浮糙,中心带灰。木犯胃而胃阴暗伤之象。恐复致厥。拟甘凉益胃,参以平木。金石斛四钱,白蒺藜三钱,川楝子三钱,左金丸八分(先服),半夏曲一钱五分,佛手花八分,延胡索一钱五分,枇杷叶(去毛)三片,橘叶一钱,活水芦根五钱。

《王乐亭指要·卷二·痉厥》

荆溪县陈公。风入太阳,传入厥络,挟火挟痰而为痉厥,反张口噤昏迷,汤水不纳。《经》曰:厥逆连脏不治,用拟清开豁痰,熄风养血一法。投后语言得出,方可许医。甘菊一钱五分,黑山栀一钱,胆星一钱,钩钩一两,石决明一两,当归八钱,麦冬二钱,菖蒲四分,竹油十一匕,姜汁三匕,灯心五寸,金器一件。接服玉枢丹五分,石菖蒲汤送下。第二剂加羚羊角一钱,北沙参五钱。另用鹤珠三分,犀黄三分,血珀五分,研细,冲服。三剂,神有时而清,语亦稍出矣。

又,神语清出,但痉厥或作或辍,昼夜多至十有余次。论症尚在险途,方中佐以扶正育阴。洋参二钱,生地一两,丹皮二钱,钩钩一两,石决明一具,川贝一钱五分,竹黄一钱,黑栀一钱五分,羚羊一钱,大麦冬二钱,灯心五寸,菖蒲三分。

《丁甘仁医案·卷一·痉症案》

陈幼,两目上窜,时剧时轻,今晚角弓反张,脐腹疼胀,舌强不利吮乳,舌尖边淡红,中后薄腻,脉濡弱,哭声不扬。气阴暗伤,虚风内动,痰热逗留,肺胃气机窒塞,窍道不通。与熄风安神,化痰宣肺法。煅石决三钱,朱茯神三钱,川象贝各二钱,嫩钩钩(后下)三钱,青龙齿三钱,炙远志一钱,陈木瓜二钱,山茨菇片五分,净蝉衣八分,炙僵蚕三钱,珍珠粉(冲服)一分,金器(入煎)一具。

二诊:角弓反张之势已和,舌强不利吮乳,手足心热,哭泣声哑,脉象弦细,风阳挟痰热上阻廉泉,横窜络道。肺胃气机窒塞不宣。再拟熄风涤痰,清热宣肺。霜桑叶二钱,朱茯神三钱,川象贝各二钱,嫩白薇一钱五分,甘菊花三钱,远志肉一钱,炙僵蚕三钱,青龙齿三钱,净蝉衣八分,煅石决三钱,山茨菇片四分,嫩钩钩(后入)三钱,淡竹沥(冲服)一两,真猴枣珍、珠粉(冲服)各一分,金器(入煎)一具。

11. 治肝热动风痉证

《医学纲目·卷之十一肝胆部·痉》

(子和)吕君玉之妻,年三十余。病风搐目眩,角弓反张,数日不食,诸医皆作惊风、暗风、风痫治之,以天南星、雄黄、天麻、乌附用之,殊无少效。戴人曰:诸风掉眩,皆属肝木。曲直摇动,风之用也。阳主动,阴主静。由火盛制金,金衰不能平木,肝木茂而自病。因涌风涎二三升,次以寒剂下十余行。又以排针刺百会穴,出血一杯立愈。

《外科枢要·卷三·论发痉》

一儒者善怒,患瘰疬,复因大怒跳跃,忽仆地,两臂抽搐,唇口㖞斜,左目紧小,此肝火血虚,内热生风。用八珍汤加牡丹皮、钩藤、山栀而愈。次年春，前病复作，兼小便自遗，左关弦洪而数。余以为肝火血燥，用六味丸加钩藤、五味、麦门、芎、归，治之渐愈；又用补中益气加山栀、钩藤、牡丹皮而安。

一疠妇因怒仆地，疮口出血，语言蹇涩，口眼㖞斜，四肢拘急，汗出遗尿。或用驱风之剂，六脉洪大，肝脉尤甚，此肝火炽甚也。用加味逍遥散加钩藤，及六味丸寻愈。

一妇人素性急，患遍身瘙痒，或项间结核，常服搜风顺气之剂，后大怒吐血，唇口牵紧，小便频数，或时自遗，此怒动肝火而血妄行也。用小柴胡汤加山栀、牡丹皮而愈。

一妇人素有肝火，两拗间或肿痛，或寒热，忽然昏愦，瘛疭抽搐，善伸数欠，四肢筋挛，痰涎上升，此肺金燥甚而血液衰少也。用清燥丸、六味丸兼服寻愈。

一妇人发疙瘩，日晡热甚，月经先期，或头目昏眩，或寒热发热，或四肢抽搐，此肝经风热血燥，用加味逍遥散，治之寻愈。后因怒，前症复作，口噤遗尿，此肝火血燥也。用加味小柴胡汤治之，渐愈。又夜间发热谵语，此血分有热也，用小柴胡汤加生地而愈。更用加味逍遥散，调理而安。

一妇人患茧唇，月经先期，余以为肝火血热。不信，乃泛用降火之剂。反致月经过期，复因劳怒，口噤呻吟，肢体不随，六脉洪大，面目赤色。用八珍、麦门、五味、山栀、丹皮，数剂渐愈；兼用逍遥散、六味丸料，各三十余剂痊愈。

一妇人经行遇怒，其经即止，甚则口噤筋挛，鼻衄头痛，痰涌搐搦，瞳子上视，此肝火炽甚。以小柴胡汤加熟地黄、山栀、钩藤钩而愈。

一妇人素阴虚，患遍身瘙痒，误服祛风之药，口噤抽搐，肝脉洪数。余曰：肝血为阴为水，肝气为阳为火，此乃肝经血热火盛耳。宜助阴血，抑肝火。遂用四物、麦门、五味、柴胡、山栀、生草，热搐顿止。又以八珍加黄芪、麦门、五味、钩藤钩、炙草调理而愈。

《续名医类案·卷三·痉》

薛立斋治一妇人，因怒，经事淋沥，半月方歇。遇怒，其经即至，甚则口噤筋挛，鼻血头痛，痰涎搐搦，瞳子上视。此肝火炽甚，以小柴胡汤加熟地、山栀、钩藤治之，后不复发。

《证治准绳·类方第五册·狂》

戊申年，军中一人犯法，褫衣将受刑而得释，精神顿失如痴，予与一丸，服讫而寐，及觉病已失矣。提辖张载扬，其妻因避寇，失心已数年，予授此方，不终剂而愈。又黄彦奇妻，狂厥者逾十年，诸医不验，予授此方，去附子，加铁粉，亦不终剂而愈。铁粉非但化痰镇心，至如摧抑肝邪特异。若多恚怒，肝邪太盛，铁粉能制伏之。《素问》云：阳厥狂怒，治以铁落饮，金制木之意也。此亦前人未尝论及。

《临证指南医案·卷七·痉厥》

潘（二八）。肝阳化风，上冒为厥，风阳内烁，脂液涸而作痛，此非实症，刚燥忌用。（肝风）生地、阿胶、牡蛎、天冬、茯神、生白芍。

蒋。眩晕，心痛胀，呕吐涎沫，周身麻木，此厥阴肝脏中阳，过胃贯膈，逆冲不已，有痉厥之意。川连（吴萸煮）、干姜、川楝子、乌梅、牡蛎、白芍。又，开泄和阳入阴已效，当停煎药，龙荟丸。

某。热甚而厥，其热邪必在阴分，古称热深厥深，病中遗泄，阴伤邪陷，发表攻里，断难施用，和正托邪，是为正法。（疟厥）草果、知母、人参、半夏、姜汁、乌梅。

《临证指南医案·卷十·痫痉厥》

吴。冬月伏邪，入春病自里发，里邪原无发散之理，更误于禁绝水谷，徒以芩连枳朴，希图清火消食，以退其热，殊不知胃汁再劫，肝风掀动，变幻痉厥危疴，诊视舌绛，鼻窍黑煤，肌肤甲错干燥，渴欲饮水，心中疼热，何一非肝肾阴液之尽，引水自救，风阳内烁，躁乱如狂，皆缘医者未曾晓得温邪从阴，里热为病，清热必以存阴为务耳，今延及一月，五液告涸，病情未为稳当，所恃童真，食谷多岁，钱氏谓幼科易虚易实，望其尚有生机而已。（热邪伤阴肝风动）阿胶、生地、天冬、川石斛、鸡子黄、元参心。又，咸润颇安，其热邪深入至阴之地，古云热深厥深，内涸若此，阴液何以上承，虑其疳蚀阻咽，故以解毒佐之。元参心、真阿胶、真金汁、细生地、天冬、银花露。又，胃未得谷，风阳再炽，入暮烦躁，防其复厥。生地、白芍、麦冬、金汁、阿胶、牡蛎、金银花露。又，神识略苏，常欲烦躁，皆是阴液受伤，肝风不息，议毓阴和阳。生地、牡蛎、阿胶、麦冬、木瓜、生白芍。又，膻中热炽，神躁舌干，痰多咳呛，皆火刑肺金，宜用紫雪丹一钱。

《王旭高临证医案·卷之四·痉厥门》

陈。呕恶数日,止而发痉,每日必三五次。此肝逆犯胃,聚液成痰,内风阳气弛张,痰亦从之为患。拟以和胃熄风。羚羊角、钩钩、半夏、陈皮、黑山栀、石决明、池菊花、元参、竹茹。又,痉厥日数发,口噤不能言,而心中了了,病不在心而在肝。夫心为君主,肝为将军。当其气火风相煽之际,一如将在外,君命有所不受,则君主虽明,安能遽禁其强暴哉!况胃为心子,胃家之痰与肝家之风相助为虐,舌红碎痛,一派炎炎之势莫遏。欲化胃痰,先清肝火。羚羊角、大生地、犀角、茯苓、生山栀、天竺黄、石决明、元参、钩钩、金箔、枣仁(川连炒)、竹油(冲服)、姜汁(冲服)。

《徐养恬方案·卷上·暑湿热》

1) 肝风痉厥,脉弦细,肢麻逆冷,呃忒至则发痉。当此春令,又岁值风木司天,其势难平。生牡蛎、枳实、生白芍、炙草、金铃子、制半夏、茯苓、新会皮、麦冬、鲜沙参、穞豆衣、杭菊、加竹茹。

2) 怀抱久郁,郁极而发,交春陡起痉厥,手握口噤,神气昏迷,脉郁数,舌胎黄薄,不时寒热。此肝风挟痰,扰逆心包也,症非易愈。制半夏(竹沥炒)、朱茯神、远志、广橘红、天竺黄、枳实、石菖蒲、米钩、郁金、软白薇、金箔、生姜汁、竹沥。

《沈菊人医案·卷上·痫厥》

吴。至疾莫如风火疾发,突如其来,卒然痉厥,不知所苦,涎痰上涌口沫,脉大。病属肝阳风火痰上旋,壅塞灵机,法宜潜阳熄风化痰。胡黄连、川贝母、连翘、丹皮、生牡蛎、钩钩、山栀、知母。

马。芒种阳气极升,人生之气与天地相应。所以痉厥卒发,醒后头痛,阳不下降,阴失涵敛。摄阴潜阳是为止治,风阳过旺,先宜治标。生牡蛎、胡黄连、白芍药、灵磁石、钩钩、石决明、天竹黄、黑山栀、连翘心。

钱。厥阴无形之火,挟阳明有形之痰纽结而上,卒然痉厥,头痛腹疼,幼稚(稚)阴虚木旺生风,所以病发突然,但病来有年,根深蒂固,一时拔除岂易之哉。甘菊花、胡黄连、石决明、白蒺藜、生甘草、生牡蛎、川贝母、钩藤钩。

《张聿青医案·卷八·痉厥》

林(右)。营血久亏,肝木失养,风阳大动,窜入经络,遍身酸楚。兹当风木司令,阳气弛张,叠次痉厥,厥回而神识昏迷。脉细涩如丝。深有阴阳相决之虞,未可视为惯常也。拟护神潜阳法。备请商定。块辰砂(绢包)三钱,茯神三钱,煅龙骨三钱,龟甲心五钱(刮白先煎),丹皮二钱,秦艽一钱五分,女贞子三钱,稆豆衣四钱,炒远志四钱,濂珠四分,川贝四分,真金箔一张(三味研末先调服)。

二诊:痉厥已定,神情亦清,然心中悸荡,音低气怯。虚损之极,聊为敷治而已。人参须(另煎冲)一钱,块辰砂三钱(包),茯神三钱,煅牡蛎四钱,煅龙骨三钱,稆豆衣四钱,橘红一钱五分,潼沙苑(盐水炒)三钱,女贞子三钱,金器一件。

三诊:痉厥之后,身发白疹,是病久中虚之极也。屡次发热,脉象虚微,阴不足而阳有余。当气阴兼顾。台参须一钱(冲),女贞子三钱(炒),煅牡蛎四钱,小黑豆衣四钱,炒枣仁二钱,朱茯神三钱,煅龙骨三钱,龟甲心(炙先煎)四钱,潼沙苑三钱(炒),炙鳖甲四钱。

高(童)。镇肝潜阳,痉厥未发,饮食如常,并无呆滞情形。守前法以觇动静。龟板、白蒺藜、鳖甲、橘红、茯苓神、丹皮、青箱子、牡蛎、半夏、金器。

二诊:自潜阳镇肝,痉厥似痫,足见痰藉风升,风因火动,火从木生,木燥水亏,火风时起。药既应手,宜再扩充。生鳖甲、炙龟板、白蒺藜、丹皮、生熟甘草、生牡蛎、黑豆衣、青箱子、金器。

三诊:痉厥虽经复发,来势已减十七。再潜阳熄肝。炙龟板(先煎)五钱,生牡蛎一两,阿胶珠一钱五分,生鳖甲(打先煎)四钱,杭白芍二钱,煅磁石二钱,白蒺藜三钱,茯苓三钱,金器一件(悬煎)。

吴(左)。木郁不条达,肝气滞而不疏,腹中不舒,脐下气觉滞坠。胆为肝之外府,主阴阳之开合,肝病则胆经开合之枢纽失灵,所以先厥而后热也。气郁则化火,火凌肺金,日前吐血两口,拟清养之中,参以舒郁。金石斛四钱,生白芍一钱五分,延胡索(酒炒)一钱五分,金铃子一钱五分,干橘叶一钱,女贞子三钱,大天冬二钱,郁金一钱五分,炒枳壳七分,逍遥丸三钱(分二次服)。

潘(左)。睡卧之中,辄发痉厥,腹满气撑脘阻。此肝阳挟痰震动。拟熄肝和阳。陈皮、白芍、石决明、钩钩、制半夏、枳实、茯神、白蒺藜、天麻、炒竹茹。

12. 治产后痉证

《女科撮要·卷下·产后发痉》

一产妇牙关紧急,腰背反张,四肢抽搐,两目连札。余以为去血过多，元气亏损，阴火炽盛，用十全大补加炮姜一剂而苏，又数剂而安。

余在吴江史万湖第，将入更时，闻喧嚷云：某家人妇，忽仆牙关紧急已死矣。询云是新产妇出直厨，余意其劳伤血气而发痉也。急用十全大补加附子煎滚，令人推正其身，一人以手夹正其面，却挖开其口，将药灌之，不咽，药已冷，令侧其面出之，仍正其面复灌以热药，又冷又灌，如此五次，方咽下，随灌以熟药遂苏。

《女科证治准绳·卷之四·胎前门·风痉》

（丹）治一妇人怀妊六月，发痫，手足扬直，面紫黑色，合眼涎出，昏愦不醒人事，半时而醒。医与震灵丹五十余帖，其疾时作时止，无减证，直至临产方自愈。产一女，蓐中子母皆安。次年其夫疑丹毒必作，求治之。诊其脉，浮取弦，重取涩，按至骨则沉实带数。时正二月因未见其痫发正状，未敢与药，意其旧年痫发时乃五月，欲待其时，度此疾必作，当审谛施治。至五月半，其疾果作，皆是午巳两时，遂教以自制防风通圣散，用生甘草加桃仁多、红花少，或服或吐，至四五剂，疾渐疏而轻，后发为疥而愈。

《济阴纲目·卷之十二·产后门中·发痉》

《夷坚志》云：杜壬治郝质子妇产四日，瘈疭戴眼，弓背反张，壬以为痉病，与大豆紫汤、独活汤而愈。政和间，余妻方分娩，犹在蓐中，忽作此症，头足反接，相去几二尺，家人惊骇，以数婢强拗之不直，适记所云，而药草有独活，乃急为之，召医未至，连进三剂，遂能直，医至即愈矣，更不须用大豆紫汤。古人处方，神验屡矣。

《续名医类案·卷二十五·产后·痉》

薛立斋治一产妇，勤于女工，忽仆地牙关紧急，痰喘气粗，四肢不遂。此气血弱虚而发痉，朝用补中益气汤加茯苓、半夏，夕用八珍汤加半夏，各二十余剂不应。此气血之未复，药之未及也，仍用前二汤，又二十五剂寻愈。[雄按]药不精切，故不能收捷效。

《类证治裁·卷之八·产后论治·产后脉案》

李氏产后郁冒，昏睡不语，虑其痉厥。用鲜石菖蒲根汁热服，渐次苏醒能言。询所苦，但云目暗咽塞，心系下引，遂闷绝不知人，此为风火，痰阻窍也。因用桔梗、荆芥、甘菊（炒）、连翘、贝母、茯神、山栀、菖蒲汁（冲），二服而安。

《回春录·妇产科·产后发痉》

何新之令嫒适汤氏，孟冬分娩，次日便泄一次，即发热痉厥，谵语昏狂。举家惶惶。乃翁邀孟英察之，脉弦滑，恶露仍行。曰：此胎前伏暑，乘新产血虚痰滞而发也。与大剂：犀（角）、羚（羊角）、元参、竹叶、知母、花粉、栀（子）、楝（实）、银花，投之。遍身得赤疹而痉止神清。乃翁随以清肃调之而愈。

《古今医案按·卷九·女科·痉》

一产妇牙关紧急，腰背反张，四肢抽搐，两目连札，立斋以为去血过多，元气亏损，阴火炽盛，用十全大补加炮姜，一剂而苏，又数剂而安。魏云：立斋治瘛疭以大温补，前条治风，想瘛疭有微甚之不同耳。[震按]不必分微甚，但须审地方及时令，若薛案明云去血过多，必无用独活之理矣。

《王氏医案绎注·卷六》

何女孟冬分娩，次日便泻一次，即发热痉厥，谵语昏狂。孟英审之，脉弦滑，恶露仍行，曰此胎前伏暑，乘新产血虚痰滞而发也。予大剂犀、羚、元参、竹叶、知母、花粉、栀、楝、银花投之，遍身得赤疹而痉止神清，随以清肃调之而愈。（胎前伏暑，乘新产血虚痰滞而煽发风阳，镑犀角四钱，羚次尖四钱，楝核杵三钱同先煎八钟，元参片泡冲去渣八钱，鲜竹叶二钱，酒炒知母三钱，南花粉五钱，酒炒栀皮三钱，济银花一两五钱。方义主息风阳以涤痰热。）

《临症经应录·卷四妇女疾病门·子痫风》

漕宪署东李，胎孕满足，肝热素盛。又兼外受风邪，风乘火势，火仗风威致之。头痛痛极，抽搐四五次，舌苔水白，人事明昧相参，脉息寸口浮弦，推之数大，症成子痫。风势笃，如风前之灯，草上之霜，勿可渺视。肝阳与外风齐炽，窜络为疼，疼极发痉，抽搐较昨稍轻。奈唇口色青，瘼则鼾呼，怀孕势属不宜，权以熄风定痉，速得分娩为祥。

《徐养恬方案·卷下·产后》

产后败血冲心，癫狂痉厥。症属甚险，勉方以冀万一。荆芥炭、丹参、五灵脂、蒲黄、老郁金、茺蔚子、琥珀、细药珠、赤金辰砂拌灯心。

《沈菊人医案·卷下·产后》

王。产后半日卒然风痉，厥逆十余次，后头肿呕逆，眩晕。新产暴虚，厥阳化风，上旋，冲逆犯胃，所幸恶露仍通，脉左涩。可以熄风潜阳，以冀厥止风定。熟地、料豆衣、茺蔚子、白蒺藜、磁石、龟板、炒归身、石决明、淮牛膝、炙草。

《环溪草堂医案·卷三·妇人》

章。先痉厥半日而后产，产后厥仍不醒，痉仍不止，恶露稀少，汤水不能纳，纳则仍复吐出，面赤身温，脉洪而荒。肝风炽张，营虚气耗，虚阳外越，冷汗遂出，恐其厥而不返，奈何奈何！姑拟一方，希冀万一。肉桂五分，当归三钱。煎汤冲童便一杯，化下回生丹一丸。[渊按]脉荒者，乱也。究属杜撰。虚风挟痰上逆，化痰降火，冲入童便最妙。

13. 治血虚痉证

《医学纲目·卷之十一肝胆部·痉》

一男子，二十余岁，患痘疮靥谢后，忽患口噤不开，四肢强直不能屈，时或绕脐腹痛一阵，则冷汗如雨，痛定则汗止，时作时止。其脉极弦紧而急，如真弦状。向知此子极勤苦，意其因劳倦伤血，山居多风寒，乘虚而感，又因痘疮，其血愈虚，当用辛温养血，辛凉散风。遂以当归身、芍药为君，川芎、青皮、钩藤为臣，白术、陈皮、甘草为佐，桂枝、木香、黄连为使，更加红花少许，煎十二帖而安。

《医学正传·卷之五·痉病》

陶氏妇，年三十余。身材小琐，形瘦弱，月经后，忽一日发痉，口噤，手足挛缩，角弓反张。予知其去血过多，风邪乘虚而入，用四物汤加防风、羌活、荆芥，少加附子行经，二帖病减半，六帖病全安。

《外科枢要·卷三·论发痉》

秋官张同野。旧有流注，因暴寒睡炕，口目抽搐，手足战掉。余以为气血虚热而然，用参、芪、归、术、川芎、山栀、柴胡、半夏、天麻、炙草，治之而愈。

吴给事赡之。坠马伤首，出血过多，发热烦躁，肉瞤筋惕。或作破伤风，欲发汗祛风。余曰：此亡血火动也，无风可祛，无汗可发，当峻补其血。用圣愈汤，二剂顿安。又用健脾胃，养气血而痉愈。

一儒者背疽将愈，发热烦躁，自用降火之剂，项强口噤，自汗恶寒，此汗多内亡津血，筋无所荣也。用补气血之剂，及地黄丸而愈。

一男子素勤苦早行，遍身发疙瘩，口噤目直，脉弦紧，此劳伤气血，内热外邪所搏也。用补中益气加山栀、羌活、川芎而瘥。半载后，遍身作痒，搔破成疮，发热作渴，脉洪大而虚。复以前汤加芍药、麦门、熟地、天麻而愈。

一小儿伤手，出血烦躁，口噤昏愦，气息奄奄，先用东垣圣愈汤而安；又用托里散而溃，佐以八珍汤而敛。

一女子十五岁，伤手指出血，口噤如痉，脉浮数，肝脾为甚，先用加味归脾汤四剂稍缓，又数剂渐苏，却佐以加味逍遥散，月余而苏，却用归脾汤为主，八珍汤为佐而愈。此等症候，用祛风化痰之药而死者，不可枚举。

《幼幼集成·卷二·附血虚寒袭太阳病痉案》

予忆往者，张乃媛，年五六岁，体极瘦削，一日群坐，忽然颠倒，作反弓状，自言楼上有鬼，眼目翻腾，见白而不见黑。幼科群集，作惊风治不效，已经三日矣。观其人之骨露筋浮，明系太阳少血，况楼为枯木，鬼属阴邪，亦系寒气伤荣所致。乃遵景岳之言，与道翁先生相商榷，用厥阴门中当归四逆汤为主，甫投一剂，黑睛稍现，反弓之状亦减，于是连进三服而安。又姻翁高某某乃妾，冬月拥炉向火，忽然背筋抽引作痛，头足弯后，四肢厥逆，眼皮吊起不能下。亦用前汤，倍加当归，大剂煎服，一剂而瘥。可见先生之力辟惊风，确乎不谬，而太阳之痉，又有血虚体弱之不同也。

《续名医类案·卷三·痉》

一妇人素经行后期，因劳怒，四肢不能屈，名曰疯症。此血虚而风热所乘，先用八珍汤加钩藤、柴胡渐愈。更佐以加味逍遥散，调理而瘥。

14. 治气血不足痉证

《外科枢要·卷三·论发痉》

一妇人患内痔，因劳出血甚多，不时发痉，饮食少思，形体倦怠，其面色白，余谓此气伤而不能统血也。用补中益气汤，反寒热出血，此阳气虚寒也。仍以前汤，加炮姜四剂，寒热渐止，饮食渐进；又四剂，而血顿止。后因劳役，或怒气即便血，或发痉，投以补中益气汤加钩藤而愈。

一瘠妇因劳兼怒，四肢挛屈，烦痛自汗，小便短少，畏见风寒，脉浮弦缓，此气血虚而风寒湿热相搏也。先用东垣清燥汤渐愈，再用加味逍遥散，及八珍汤加牡丹皮而瘥。

一妇人因大劳患臁疮发疙瘩，搔碎成疮，日晡热甚,或口噤发搐,或头目眩晕,此肝脾气血虚而内热。以八珍散,加柴胡、山栀治之,诸症稍愈。复因怒,前症复作,经行不止,此肝脾血热,用加味逍遥散渐愈,又用八珍散加柴胡、山栀而痊。

《证治准绳·疡医卷之六·薛氏分证主治大法·发痉》

有一患者,内溃针出脓三五碗,遂用大补之剂,翌日热甚汗出,足冷口噤,腰背反张,众欲投发散之剂。薛曰:此气血虚极而变痉也,若认作风治则误矣,用十全大补等药而愈。此证多因伤寒,汗下过度,与产妇,溃疡,气血亏损所致,但当调补气血为善。若服克伐之剂,多致不救。有一患者,两月余矣,疮口未完,因怒发痉,疮口出血,此怒动肝火而为患耳,用柴胡、芩、连、山栀、防风、桔梗、天麻、钩藤钩、甘草治之顿愈。刘宗厚先生云:痉有属风火之热内作者,有因七情怒气而作者,亦有湿热内盛,痰涎壅遏经络而作者,惟宜补虚降火,敦土平木,清痰去湿。

《薛案辨疏·卷下》

一儒者,素勤苦,吐血发痉,不知人事。余以为脾胃虚损,用十全及加减八味而痉愈,再用归脾而血止。疏曰:痉症多发于亡阳或吐血之症,或病后气血两虚者,要不外于肝木之象也。此案在勤苦吐血所致,则宜补血为先,而用十全、八味温补脾肾之方者,必有大虚大寒脉症现耳。且既云脾胃亏损而治兼及肾者,盖吐血属脾胃土虚,寒不能统摄,而脾胃土之虚寒又属命门火衰,不能生土故也。虽现肝木之象,土已伤损无暇,治肝木矣,至痉愈后而仍用归脾,此是勤苦吐血之方也。论血症未止,而用桂、附,非灼见有虚寒者不可也。

《续名医类案·卷三·痉》

马元仪治章氏妇,患头身振摇,手足瘛疭,诸治不效。诊之,两脉浮虚兼涩。浮为气虚,涩为血伤,得忧思劳郁,阳明损甚也。盖阳明胃为气血之海,主束筋骨而利机关,若气血不充,则筋脉失养,而动惕不宁。仲景云:发汗则动经,身为振振者,茯苓桂枝白术甘草汤主之。凡汗伤津液,犹足扰动经脉,况气血内涸乎。但彼有外邪搏饮,当涤饮散邪,俾津液四布,以滋养筋经筋脉。此属劳郁所伤,必峻补阳明,使气血内盛,以充灌周身。令服参、乳,两月而安。

《程杏轩医案·初集·洪大登痉病》

洪大登为人厮役,体虚多劳,初病夹车紧痛,服疏风药二剂,卧不能起,口不能张,日饮米泔,仅以茶瓶嘴灌入,四肢挛急,每小便须两人抬起,痛甚汗淋,诊脉细濡,两尺尤弱,有从外感起见,仍欲用风药者,予曰:此痉病也。气血大亏,服此即不救。拟用大剂补元煎,旬余未效,病家亟请更方。予曰:毋庸,药力未到耳。原方令守服二十剂,渐能掉动,服至两月,始出户庭。

15. 治脾胃不足痉证

《外科枢要·卷三·论发痉》

一妇人久患流注,脾胃虚弱,忽痰壅气喘,头摇目札,手扬足掷,难以候脉。视其面,黄中见青,此肝木乘脾土也。用六君加柴胡、升麻,治之而苏。更以补中益气加半夏、茯苓而安。

16. 治气虚痉证

《保婴撮要·卷四·痉症》

一小儿因惊发热,误行表散,出汗面白,日晡发痉。先兄谓脾肺气虚而肝胆邪盛,以六君子加柴胡、升麻治之,乃发于寅卯时,此肝邪自旺也。用加味逍遥散一剂,其热顿退,又用补中益气汤、六味地黄丸而愈。

一小儿头患疮,溃而发痉,或寒热作渴,或手足厥冷,其脉洪大浮缓,按之皆微细,此元气虚而邪气实也。用十全大补汤加柴胡、山栀,数剂诸症渐退而脉渐敛,又十余剂而愈。

一小儿伤风发热,服解散之药,汗出不止,痉症悉具,其脉洪大鼓指,按之微细,此汗多亡阳,脾肺气虚之症也。用异功散加芎、归、黄芪,其汗顿止;又用补中益气汤而痊。

《保婴撮要·卷十六·疮疡发痉》

一小儿疮溃后患此,形气殊倦,用十全大补汤二剂稍缓,佐以补中益气汤数剂而痊。

17. 治阴虚火旺痉证

《保婴撮要·卷十六·疮疡发痉》

一小儿患瘰疬病变痉,面青或赤,此脾经血虚而有热也,用八珍汤加柴胡、牡丹皮,热汗渐止;又十全大补汤,寒热渐止;又用托里散、附子饼而愈。后伤食,服克伐药仍发痉,手足如冰,余用人参理中丸、五味异功散而愈。

一小儿金刃伤脚面,出血过多,口噤目直,此出血过多,肝火内动而变症,用四物、参、术、钩藤钩,四剂其势稍定;又用五味异功散加当归、柴胡变症悉愈;又用托里散、八珍汤,患处溃而痊。

《种福堂公选良方·卷一·温热论·续医案》

周(五五)。阴虚质弱,风温湿温,皆邪在气分,汗散伤液,邪入心营,神识昏昧,肢节微痉,仲景痉湿暍萃于一门。小溲不利,有三焦阻闭之危。飞滑石、鲜菖蒲根、茯苓皮、川通草、寒水石、广皮煎药化服牛黄丸。

《续名医类案·卷三·痉》

一妇人素阴虚,患遍身瘙痒,误服祛风之药,口噤抽搐,肝脉洪数。薛曰:肝血为阴为水,肝气为阳为火,此乃肝经血虚火盛耳。宜助阴血,抑肝火,用四物、麦冬、五味、钩藤、炙草调理而痊。

一妇人发痉遗溺,自汗面赤,或时面青,饮食如故,肝脉弦紧。此肝经血燥风热,痉症也。肝经属木,其色青,入心则赤。法当滋阴血,清肝火,遂用加味逍遥散,不数剂诸症悉退而安。

《徐养恬方案·卷上·暑湿热》

素患便血,今交夏至,陡然痉厥,神迷,脉虚缓,肢节牵引,目上视,太息,语言无序。此血虚风动,扰乱心包,神魂失守之象。与痰火肝阳有余之症迥别。拟救逆安神熄风法。生牡蛎、龙齿、朱茯神、阿胶、杭菊、制远志、丹参、石菖蒲、枣仁、川贝、鸡子黄、白薇,加金银器同煎。

《丁甘仁医案·卷一·痉症案》

冯幼。先天不足,后天又弱,吐泻已久,神疲内热,口干不多饮,舌质红,指纹红紫带青,已过气关。呕吐伤胃,泄泻伤脾,脾阳胃阴两伤,肝木来乘,所谓阴虚生内热,阳陷则飧泄也,渐入慢惊一途,恐鞭长莫及矣。勉拟连理汤加味,温养脾胃,抑木和中,以望转机。炒潞党参一钱五分,炙甘草五分,炮姜炭三分,焦谷芽三钱,陈木瓜二钱,陈广皮一钱,云茯苓二钱,川雅连三分,炒於术一钱五分,灶心黄土一两。

18. 治疫症兼痉

《类证治裁·卷之一·疫症论治·疫脉案》

白。甲戌春大疫,初病渴烦,五日后液复神苏。毗陵医按伤寒论治,拘定日数,谓邪入阳明之腑。予言疫邪始伏募原,继乃表里分传,不比风寒自表传里,治法必分彻表里之热,方不逆入心包,变现痉厥。今邪有转机,再与透解营热,则不虞内陷矣。乃用鲜生地、石斛、丹皮、知母、麦冬、竹茹、甘蔗、参须。一剂神识清,洪脉退,加青蒿、地骨皮。汗津津而热退。

张氏。疫症投补,壮热烦冤,齿焦唇血,舌芒刺,昏谵,循衣撮空,颔颤手战,脉小数,此热邪深陷,液涸风生,已显痉象。速用生地六钱,鲜斛、天冬各四钱,赤芍、元参各三钱,连翘、栀子、知母各一钱,鲜藕二两,石菖蒲(汁)冲服。唇舌稍润,躁扰渐平。三服神识清爽,调理得痊。

赵氏。疫疠用五积散,烦渴,昏谵不寐,舌缩唇黑。又误进麻黄汤,肢搐鼻衄,脉数无度。窃谓五积散治伤寒恶寒,方中姜、桂、苍、朴皆热燥,疫症本不恶寒,服此营液愈涸,邪焰益炽,是抱薪救焚,再服麻桂,强汗劫津,更伤表气,与内陷热邪风马不及,势必痉厥衄红矣。勉用鲜生地、石斛各五钱,天冬、麦冬各二钱,山栀、知母、赤芍、连翘各钱半,犀角(磨汁)七分,蔗汁一杯(冲服),即安睡,醒而神苏。

张氏(据述)。病经旬余,仍头晕脘闷,热烦汗潮,今夏延境诊疫,皆湿土郁蒸致病,节交处暑,炎熇未除,必是时气晚发,胆火上冒,湿热交搏,灼及心营,神呆液涸,撮空齿噤,热极生风,遂成痉厥。速宜透邪救液,遥拟一方:生地、犀角、羚羊角、元参、赤芍、鲜梨、麦冬、蒌仁、连翘、芦根。三服症平。

肖。体微热而虚烦,不渴不寐,是疫症已退,脉虚大按之如无,此禁谷而胃虚也。《经》云:胃不和则卧不安,得胃阴一复,烦热自除。用潞参、玉竹、白芍、归身、麦冬、茯神、枣仁、石斛、半夏曲、甘草、香稻叶。数服全瘳。

贡(据述)。时疫脉数,热渴晕闷,误用苍芷劫液,柴葛升阳,遂至躁烦谵妄,舌黑齿焦,循衣撮空,此邪热入营,将变昏痉,为棘手重症。遥拟透营宣窍救液法,用犀角(磨汁)五分,鲜生地五钱,干生地三钱,山栀、连翘、赤芍各二钱,鲜石菖蒲四钱,鲜藕、西瓜翠衣各二两。二服神清舌润,去犀角、鲜生地、菖蒲、西瓜翠衣,加茯苓二钱,灯心八分,六一散六分(冲服)。彻热渗湿而平。

《全国名医验案类编·二集传染病案·第七卷时行温疫病案·秋瘟痉厥案》

姜德清:住平度北七里河。

病者:张成文,年六十岁,住公沙屯。

病名:秋瘟痉厥。

原因：癸亥年八月杪，天时火热，秋瘟盛行，初染不以为病，后至九月中旬而发病。

证候：初起恶寒头痛，周身拘挛，项脊俱强，陡变痉厥，牙关紧闭。

诊断：六脉沉细而数，舌紫赤，脉证合参，此秋瘟痉厥症也。乘入阳明之络则口紧，走入太阳之经则拘挛，外窜筋脉则成痉，上蒸心包则为厥，《内经》所谓血之与气，并走于上，则为大厥也。

疗法：先用手术，以灯照前后心、两胁及大小腹，有小红点隐隐，用毫针挑七八个，噤开能言，再挑七八个，周身活动知痛，大叫拒挑，继即神迷复厥。遂用汤丸并进，安宫牛黄丸通心包以清神，清瘟败毒饮加减，透伏火以逐疫毒。

处方：黑犀角三钱，小川连四钱，青子芩三钱，青连翘三钱，元参三钱，生石膏一两（研细），鲜生地一两，粉丹皮二钱，焦栀子三钱，赤芍二钱，鲜大青五钱，肥知母四钱，鲜竹叶四十片，鲜石菖蒲一钱（剪碎，搓熟，生冲）。安宫牛黄丸两颗，分两次，药汤调下。

效果：一剂病轻。第二日又诊，脉洪大，自言觉一气块流走不定，走胁胁痛，走腰腰痛，走至足指、痛不敢屈伸，走至肾囊、疼不可忍。余晓之曰：由当时挑的太少，致经络之热毒流注走痛。原方加石膏一倍，生川柏钱半，丝瓜络一枚，先煎代水。第三日抽惕若惊，筋属肝，由热毒流于肝经，不能外溃而出，筋络受其冲激，故发瘛疭，状如惊痫，又加石膏一两、龙胆草钱半、双钩藤六钱，日服二剂，诸症轻减，痉厥亦止。终用竹叶石膏汤，去人参、半夏，加西洋参、鲜石斛、梨汁等肃清余热，以养胃阴，连进四剂，胃动而愈。

［廉按］断证悉宗经旨，处方极合病机，是得力于余师愚《疫症一得》者，惟用毫针挑其痧点，却是放血泄毒之外治良法。病至痉厥，疫毒已直窜脑与脊髓，刺激其神经而发，吴鞠通安宫牛黄丸，不如用紫雪合厥证返魂丹，清镇泄化，平其神经，以定痉厥，其效果尤为神速。

19. 治其他痉证

《仲景伤寒补亡论·卷十七·痓痉二十六条》

又一村人，病二三日后，口噤，身强直反张，觉臂腿长于常日，略知人事，齿缝中能作声，不甚明晓，饮冷水，反要火灸，寻衣缝，摸床撮空，无所不至，其症甚怪，时雍思之，只是痓，用大岩蜜汤擦其齿，须臾口得开，数进续命汤，遂愈，村人耐疾，使富贵安得不死。

又有一人行次，仰面顾者三，众谓仰面有所视，少顷即倒，异归反张，数日而没，此疾症甚不一，亦有间者，不能具记，历验之，痓似微柔软，发痉则极强硬，前人叙此未能尽，雍虽加详，而次第紊乱耳。

《保婴撮要·卷四·痉症》

一小儿停食腹痛，发热呕吐，服峻厉之剂，更吐泻汗多，手足并冷，发痉不止，其脉浮洪，按之如丝。用六君子汤加升麻、炮姜，痉症顿已，惟寒热往来，又用四君、升麻、柴胡而愈。

少参王阳湖孙女年八岁，发痉，服降火消导之剂，其脉浮洪，寒热如疟。余用四君子加升麻、柴胡、炮姜、钩藤钩，及补中益气汤，间服渐愈。但胁下作痛，去炮姜加木香、肉桂而痊。

一小儿因乳母大怒，发热胁痛，亦患前症，兼汗出作呕，先用小柴胡汤一剂，子母俱服顿愈。但日晡潮热，以异功散加升麻、柴胡治之，并愈。

一小儿因乳母发热吐泻，一小儿因乳母食厥昏愦，同患前症。各治其母，而子悉愈。

《保婴撮要·卷十六·疮疡发痉》

一小儿感冒发散变痉，汗出不止，手足并冷，用补中益气汤加肉桂，四剂而愈。

《续名医类案·卷三·痉》

许叔微治一人，项强筋急不可转侧，自午后发，黄昏即定，此肝肾二脏受风也。谓此必先从足起，少阴之筋，自足至项。筋者，肝之合。日中至黄昏，阳中之阴，肺也。自离至兑，阴旺阳弱之时，故《灵宝毕法》云：离至乾，肾气绝而肝气弱，肝肾二脏受邪，故发于此时。用宣州木瓜二个，取盖去瓤，没药二两，乳香二钱半，二味入木瓜缚定，饭上蒸三四次，烂研成膏。每用三钱，入生地黄汁半盏，无灰酒二盏，暖化温服，及都梁丸服之而愈。

张子和治新寨马叟，年五十九，因秋欠税，官杖六十，得惊气，成风搐，已三年矣。病大发则手足颤掉，不得持物，食则令人代哺，口目张睒，唇舌嚼烂，抖擞之状，如线引傀儡。每发市人皆聚观，夜卧发热，衣被尽去。倾产求医，致破其家，而病益坚。叟之子，邑中旧小吏也，以讯张。张曰：此病甚易治。若隆暑时，不过一涌再涌，夺则愈矣。今以秋寒，可汗之。如未已，更刺俞穴必愈。先以通圣散汗之，继服涌剂，出痰三四升，如鸡黄成块，状如汤热。叟以手颤不能自探，妻与代探，咽嗌肿伤，昏愦如醉。约一二时许，寻稍省，又下数行，立觉足轻颤减，热亦不作，足亦能走，手能巾栉，自持匙箸。未至三涌，病去如濯。病后但觉极寒，张曰：当以食补之，久则自退。盖大疾之去，卫气未复，故宜以散风导气之药，切不可以热剂温之，恐反成他病也。［琇按］是症本因惊而得，尤不能无郁也。盖惊入心，受之则癫痫。今心不受，而反传之肝，而为瘛疭，亦母救其子之义也。肝病则乘其所胜，于是生风生痰，怪症莫测，治以上涌下泄，乃发而兼夺之理，并行不悖。张案于此症，尤为合法。

黄如一村翁，两手搐搦，喘如曳锯，冬月不能覆被。名医张某之舞阳，道经黄如，不及用药，针其人大指后中注穴上。曰：自肘以上皆无病，惟两手搐搦，左氏所谓风淫末疾者此也。或刺后溪，手太阳穴也，屈小指握纹尽处是穴也。

完颜氏病搐，先右臂并左足，约搐六七十数，两目直视，昏愦不识人，几月余，求治。先逐其寒痰三四升，次用导水禹功散，泄二十余行，次服通圣散辛凉之剂，不数日而瘥。

一妇人素有火，忽然昏愦，瘛疭抽搐，善伸数欠，四肢筋挛，痰涎上升，此肺金燥甚，血液衰少而然也。用清燥汤、六味汤丸兼服，寻愈。

立斋治一人感冒后发痉，不醒人事，磨伤臂肉三寸许一块。此膀胱经必有湿热，诊其脉果数。谓此死肉最毒，宜速去之，否则延溃良肉，多致不救。遂取之，果不知疼痛。因痉不止，疑为去肉所触。谓此风热未已，彼不听，另用乳、没之剂，愈甚。复以祛风消毒药敷贴，查春田饮以祛风凉血降火化痰之剂而愈。金工部载阳，伤寒后亦患此，甚危，亦取去死肉，以神效当归膏敷贴，以内疏黄连汤饮之。狂言愈盛，其脉愈大，更以凉膈散二剂，又以四物汤加芩、连数剂而愈。凡患疮者，责效太迫，服一二剂未应，辄改服他药，反致有误。不思病者有轻重，治有缓急，而概欲责效于二三剂之间难矣。况疮疡一症，其所来症深毒久，有形症在肌肉溃损，较之感冒无形之疾不同，安可旦夕取效？患者审之。

《吴鞠通医案·卷三·肝厥》

杨。室女，四十九岁，甲申十二月初二日。初因肝郁胁痛，继而肝厥犯胃，医者不识病名肝着，与络痛治法，无非滋阴补虚，或用凉药，以致十年之久，不能吃饭，饮粥汤止一二口，食炒米粉止一酒杯，稍闻声响即瘛厥，终夜抽搐，二三日方渐平，六脉弦紧而长，经闭二年，周身疼痛，痰饮咳嗽，终年无已，骨瘦如柴，奄奄一息。此症内犯阳明，故不食；木克脾土，故饮聚；阳明空虚，故无主，闻声而惊；外犯太阳，故身痛而痉；本脏致病，故厥。《经》谓治病必求其本，仍从肝络论治。新绛纱、归须、川椒炭、桂枝、郁金、旋覆花、青皮、苏子霜、半夏、降香末。

《古今医案按选·卷二·痉》

俞惺斋治文选金萃之，劳倦伤寒而发斑，斑出犯风遽隐，遂发痉，手足搐掉，不时跳跃，浑身震动，时欲昏晕。用牛蒡、僵蚕、土贝母、荆、防、钩藤不应，其脉细而弦劲带数，改用虎膝、归、芍、生地、钩藤、秦艽、荆芥、桑枝，痉跳减半。因思病属厥阴，当寒热兼施，乃以桂枝、羚羊角为君，仍佐血药，加竹沥、姜汁，一服而愈。盖宗丹溪治少年痘后发痉之法也。

《王氏医案绎注·卷五》

吴女患感，诸医首以升散，继进温补，至三月下旬，证交三十五日，昏痉谵语，六昼夜不交睫，旬日不沾米饮。孟英会诊，脉弦滑而微数，齿不能开，窥其舌缩苔垢。孟英曰：尖虽卷，色犹红润，且二便不秘，尚有一线生机未绝。揆其受病，原不甚重，只因谬治逾月，并谓病已逾月，腰以下得毋磨坏。书方以犀角四钱、石菖蒲二钱、贝母二两、整块朱砂两许、竹沥碗许，佐以竹叶、竹黄、竹茹、知母、花粉、元参、旋覆、丝瓜络、苇茎、银花、鳖甲，调下紫雪丹。次日渠母云，王君明视隔垣，小女腰下果已磨穿，糜溃如桦，昨药服后证亦少减。孟英仍主原方，四服后夜始眠，痉才息，舌甫伸，苔乃黑。孟英于前方去鳖甲、朱砂、菖蒲，加生地、栀子，数服后，苔转黄，大便黑如胶漆，且有痰色。盖从前大解黄色，似乎无甚大热，不知теперь由补药所酿，滞于肠胃曲折之地而不能下行，势必熏蒸于上，致有内陷入脏之逆也。黑矢下而神识渐清，余热复从气分而达，痰嗽不爽，右脉滑搏。孟英主用竹叶石膏汤加减，四剂渐安，而外患痛楚，彻夜呻吟，虽敷以珠黄，滋以甘润，未能向愈。孟英令以大蟾蜍治净煎汤，煎育阴充液之药服之，果痛止肌生，眠食渐进，汛事如期而瘳。（舌色红润，阴液未竭，二便不秘，热有出路，且正气亦能推邪下行。方中应佐鲜竹叶二钱，天竹黄四钱，姜竹茹四钱，酒炒知母四钱，南花粉五钱，元参片一两，泡冲去渣，旋覆花包先三钱，丝瓜络三钱，鲜芦根二两，济银花一两五钱，药调紫雪丹一钱，嗣于前方去鳖甲、朱砂、菖蒲，加大生地八钱、黑栀皮三钱。

《张聿青医案·卷八·痉厥》

某。酒性既升且热，醉酒太过，复当君火行令之时，心火肝阳，为之鼓动，致火风热尽行内闭，神昏口噤不语，甚则搐搦发痉。虽痉定而仍昏闭不省，手足扬掷，目赤颧红便闭，脉数弦大。火风热内炽，此厥症也，急险之至。急应泄热降火，兼通络窍。羚羊片、元参、连翘、川贝、石菖蒲、丹皮、磨犀尖、麦冬、生甘草、金汁，上濂珠三分，上西黄四厘，西血珀三分，三味研末，蜜水调服。

二诊：痉定而阴必伤，用潜阳法。龟板、石决明、女贞子、大白芍、粉丹皮、方诸水。

三诊：厥阳已平。宜和中清养，以图徐复。北沙参、炒当归、橘红、茯苓、左牡蛎（盐水炒）、白蒺藜、金石斛、法半夏、生谷芽。

四诊：昏厥既平以后，阴分无不耗损。再咸以育阴降热。黑玄参、丹皮、白蒺藜、龟甲心、左牡蛎（盐水炒）、茯苓神、橘红、法半夏、大淡菜。

《临证一得方·卷四手足发无定处部·臑疽》

太阴脉络受寒，寒热发为疽，肿痛痉挛，消散非易。炒柴胡、象贝、嫩钩藤、川芎、黄芩、海浮石、羚羊片、花粉、炒秦艽、杜仲、夏曲、桑寄生、丝瓜络。复肿减作痛，去川芎、钩藤、柴胡，加大力子全福花、新会。

《丁甘仁医案·卷一·痉症案》

马左。形寒畏冷，遍身骨楚，头项强痛，泛泛作恶，小溲短少，脉紧急，苔薄腻。太阳阳明两经同病，急与葛根汤散其寒邪，不致缠绵是幸。粉葛根一钱五分，云苓三钱，炒谷芽三钱，川桂枝五分，姜半夏三钱，陈佩兰一钱五分，净麻黄五分，陈广皮一钱五分，炒香豉三钱，煨姜两片。

二诊：昨进葛根汤，得汗甚多，头项痛骨楚均舒，泛泛作恶已止。身热头眩，口干欲饮，脉象弦数，苔薄腻黄，舌质红。太阳之邪已解，阳明之热内炽，幸喜素体强盛，不致迁延。今与桂枝白虎，一以清阳明之热，一以肃太阳之邪。川桂枝三分，赤苓三钱，炒谷芽三钱，生石膏三钱，江枳壳一钱五分，省头草一钱五分，天花粉三钱，苦桔梗八分，炒竹茹一钱五分，干芦根（去节）五钱。

费左。身热不退，头项强痛，角弓反张，神昏谵语，渴喜冷饮，脉象弦数，苔腻薄，舌红。前医叠投表散之剂，汗出太多，高年气阴本亏，重汗乏阴，以致阴虚不能敛阳，二元不入于阳，若见风动呃逆，则无望矣！急与桂枝羚羊，未识能转危为安否。粉葛根一钱五分，朱茯神三钱，生石决四钱，川桂枝三分，羚羊片五分，鲜石菖蒲一钱，嫩钩尖三钱，天花粉三钱，天竺黄一钱五分，鲜竹叶三十张，活芦根（去节）一尺。

二诊：头项强痛轻减，身热亦略退，神志平静，渴喜多饮，脉细数，苔腻舌红。阴亏于下，阳浮于上。前方既见效机，仍守原意出入。粉葛根一钱五分，朱茯神三钱，生石决五钱，羚羊角五分，石菖蒲八分，嫩钩尖三钱，天花粉三钱，天竺黄一钱五分，川贝母三钱，鲜竹叶三十张，朱灯心二扎。

三诊：神志已清，头项强痛亦止，神疲欲卧，纳谷不香，脉濡细，苔薄腻，险岭已逾，可告无虞。再与清养之品，善后可矣。冬桑叶三钱，朱茯神三钱，生谷芽三钱，甘菊花三钱，川贝母三钱，香佩兰一钱五分，生石决三钱，天花粉三钱，生竹茹一钱五分，嫩钩尖（后入）三钱，鲜竹叶三十张。

第五章 腰痛

腰痛是指因外感、内伤，或挫闪跌扑导致腰部气血运行不畅，或失于濡养，引起腰脊及腰脊两旁疼痛为主要症状的一种病证。腰痛既可以是中医的一个独立疾病，也可以是多种疾病的常见症状，如内科急性肾小球肾炎、急性肾盂肾炎、肾脓肿等疾病出现腰痛症状，妇科如妊娠腰痛、产后腰痛等病症，可以参考腰痛病证的理法方药进行辨治。

【辨病名】

腰痛是腰脊及腰脊两旁疼痛为主要症状的病证。古人常根据腰痛发生部位或疼痛的病因病机，或疼痛所属脏腑经络的不同，对腰痛有不同的称谓。

一、按发病部位命名

1. 腰胁痛

《医述·卷六·杂证汇参·虚劳》："腰胁痛者，肝肾虚也。"

《医方集宜·卷之五·腰胁痛门·病源》："腰胁痛有寒湿、湿热、肾虚、瘀血、积痰、挫闷。胁痛是肝火，有木气实、死血，有湿痰留注，有怒气。"

《症因脉治·卷一·胁痛论》："痛在季胁之后，名腰痛，二者皆非胁痛也。夫胠痛者，肺症也。腰痛者，肾与膀胱症也。"

《杂病源流犀烛·卷二十一·痧胀源流》："有血阻者，腰胁痛，攻心痛，手足青紫，脉必紧而牢，乍大乍小，属阴。"

2. 腰腹痛

《黄帝内经素问·至真要大论》："少阳在泉，客胜则腰腹痛而反恶寒，甚则下白溺白；主胜则热反上行而客于心，心痛发热，格中而呕。"

《神农本草经·卷一·上经·阿胶》："主心腹内崩，劳极，洒洒如疟状，腰腹痛，四肢酸疼，女子下血，安胎。"

《神农本草经·卷三·下经·鹿藿》："主蛊毒，女子腰腹痛，不乐，肠痈、瘰疬（《御览》作疬）、疡气。"

《脉经·卷二·平人迎神门气口前后脉第二》："左手关上脉阴虚者，足厥阴经也。病苦胁下坚，寒热，腹满，不欲饮食，腹胀，悒悒不乐，妇人月经不利，腰腹痛。"

《诸病源候论·妇人杂病诸候一·月水不利候》："诊其脉，从寸口邪入上者，名曰解脉，来至状如琴弦，苦小腹痛，经月不利，孔窍生疮。又，左手关上脉，足厥阴经也，沉为阴，阴虚者，主月经不利，腰腹痛。"

《古今医统大全·卷之八十五·胎产须知·安胎论》："胎有不安，而腰腹痛，甚则至于下坠者，未必不由气血虚，无所荣养而使之然也。夫胎之在腹，如果之在枝，枝枯则果落，固理之自然。"

《丹台玉案·卷之五·疼痛潮热》："月水循环，纤疴不作，而后有子。若疼痛等症，必先去病，而后滋血调经经将来而先腰腹痛者，血滞而气不顺也。经既止，而复腰腹痛者，血海空虚，而气不收也。经前有潮热者，血虚有滞也；经后有潮者，血虚有热也。"

《伤寒绪论·卷下·小腹满痛》："阴证初起，自觉小腹满，腰腹痛，手足厥冷者，真武汤。"

《邹氏寒疫论·续寒疫痢证》："少阴寒疫，腰腹痛、下泄、沃白者，脉沉弱，尺中脉左右皆弦。"

二、按脏腑经络命名

1. 太阳腰痛

《三因极一病证方论·卷之十三·外因腰痛论》："太阳腰痛，引项脊尻背如重状。"

2. 阳明腰痛

《三因极一病证方论·卷之十三·外因腰痛论》："阳明腰痛，不可以顾，顾则如有所见，善悲。"

3. 少阳腰痛

《三因极一病证方论·卷之十三·外因腰痛论》："少阳腰痛，如针刺其皮，循循然，不可俯仰，不可以顾。"

4. 太阴腰痛

《三因极一病证方论·卷之十三·外因腰痛论》："太阴腰痛，烦热，腰下如有横木居其中，甚则遗溲。"

5. 少阴腰痛

《三因极一病证方论·卷之十三·外因腰痛论》："少阴腰痛，痛引脊内。"

6. 厥阴腰痛

《三因极一病证方论·卷之十三·外因腰痛论》："厥阴腰痛，腰中强急，如张弩弦状。"

三、按病因病机命名

1. 风邪腰痛

《大方脉·杂病心法集解·卷四·腰痛门》："治风邪腰痛，痛常走移，牵引足背，虚者，服独活寄生汤，或服蠲痹汤；风兼湿者，用小续命汤，随症加减。"

2. 风湿腰痛

《圣济总录·卷第八十五·腰痛门·风湿腰痛》："论曰：夫肾气虚弱，风寒湿气，著于腰间，则令腰痛，盖腰为肾府，肾经留滞风湿，不得发散，注于腰脚，故起坐行立皆痛，甚则浮肿，故谓风湿腰痛也。"

《普济方·卷一百五十五·风湿腰痛》："经络既虚，或因卧湿当风，而风湿乘虚于肾。肾经与血气相系而腰痛，故云风湿腰痛。"

《症因脉治·卷一·腰痛总论·风湿腰痛》："发热恶风，自汗身重，腰背重痛，不能转侧，此风湿腰痛之症也。"

3. 风寒腰痛

《傅青主男科重编考释·痛疼门·腰腿痛》："风寒腰痛：腰痛而不直者，风寒也。"

4. 寒湿腰痛

《明医指掌·卷六·腰痛证七》："寒湿腰痛者，遇阴寒即作，或久雨阴湿所得，晴暖即减。"

《症因脉治·卷一·腰痛总论·寒湿腰痛》："头痛身痛，无汗拘紧腰痛，不能转侧，此寒湿腰痛之症也。"

5. 湿热腰痛

《金匮钩玄·卷第二·腰痛》："湿热腰痛者，遇天阴或坐久而发者是。"

《症因脉治·卷一·腰痛总论·湿热腰痛》："内热烦热，自汗口渴，二便赤涩，酸痛沉重，此湿热腰痛之症也。"

6. 血瘀（血滞）腰痛

《医学入门·外集卷四·杂病分类·外感》："闪锉跌坠堕，以致血瘀腰痛，日轻夜重，宜行血顺气。"

《周慎斋遗书·卷九·腰痛》："跌坠闪挫，气凝血滞腰痛。"

7. 虚劳腰痛

《金匮要略·血痹虚劳篇》："虚劳腰痛，少腹拘急，小便不利者，肾气丸主之。"

8. 肾虚腰痛

《文堂集验方·卷一·腰痛》："肾虚腰痛，痛时悠悠戚戚，屡发不已，劳动即痛。"

《辨证录·卷之二·腰痛门》："人有动则腰痛，自觉其中空虚无着者，乃肾虚腰痛也。"

《金匮翼·卷六·腰痛·肾虚腰痛》："肾虚腰痛者，精气不足，足少阴气衰也。"

9. 气滞腰痛

《大方脉·杂病心法集解·卷四·腰痛门》："治气滞腰痛，阴阳壅滞，气不宣通，注腰走痛，先服木香顺气汤。"

10. 闪挫腰痛

《医镜·卷之二·腰胁痛》："闪挫腰痛，以和血为主，而不暇治其虚。"

11. 痰饮腰痛

《大方脉·杂病心法集解·卷四·腰痛门》："治痰饮腰痛，走注攻痛者，服控涎丹，轻者服豁痰汤。"

四、按人群命名

1. 童子腰痛

《冯氏锦囊秘录·杂症大小合参卷七·方脉腰痛合参》："童子腰痛，先天不足也。"

《冯氏锦囊秘录·痘疹全集卷二十五·发热门杂症·腰痛》："若童子腰痛难治，乃先天之水不足，为真虚也。"

2. 妇人腰痛

《校注妇人良方·卷四·妇人腰痛方论第七》:"夫肾主于腰,若妇人腰痛,由肾气虚弱,外感六气,内伤七情,皆能致之。"

《冯氏锦囊秘录·杂症大小合参卷七·方脉腰痛合参》:"妇人腰痛或经不调而有热,或浊气下坠而多带,腰痛一阵,下白一番是也。"

《脉学类编·切脉论证》:"妇人腰痛,少腹痛,里急瘕疝,牵引季胁下空软处,月事不调,赤白带下。"

3. 妊娠腰痛

《医方集宜·卷之七·胎前·形证》:"妊娠腰痛者,是肾气虚。盖妇人肾以系胞,因劳伤损动其经,令人腰痛其痛不止者,则胎必堕矣。"

《明医指掌·卷九·妇人科·胎前四》:"妊娠腰痛,最为紧要。盖女人胞胎系于腰,故腰痛酸急者,胞欲脱肾,必欲产也。"

《冯氏锦囊秘录·女科精要卷十七·胎前杂症门·腰痛》:"妊娠腰痛,多属劳力。盖胞系于肾,劳力任重,致伤胞系,则腰必痛,甚则胞系欲脱,多至小产。"

4. 产后腰痛

《妇人大全良方·卷之二十·产后腰痛方论第二》:"产后腰痛者,为女人肾位系于胞,产则劳伤肾气,损动胞络;虚未平复而风冷客之,冷气乘腰,故令腰痛也。若寒冷邪气连滞背脊,则痛久未已;后忽有娠,必致损动。盖胞络属肾,肾主腰故也。"

《本草纲目·草部第十六卷·草之五·败酱》:"产后腰痛,乃血气流入腰腿,痛不可转者。"

《女科证治·产后诸症》:"产后腰痛,若上连脊背,下连腿膝者,风也,独活寄生汤主之。若专腰痛者,虚也,八珍汤加杜仲、续断、肉桂。若恶露不尽,痛如锥刺者,速用桃仁汤化之,免作痈肿。"

五、按疼痛持续时间命名

1. 猝腰痛

《普济方·卷一百五十五·风湿腰痛·猝腰痛》:"夫猝腰痛者,为劳伤之人,肾气虚损故也。肾主腰脚,其经贯于肾,络于脊。若风邪乘虚,猝入肾经,故猝然而腰痛也。"

2. 久腰痛

《诸病源候论·腰背病诸候·久腰痛候》:"夫腰痛,皆由伤肾气所为。肾虚受于风邪,风邪停积于肾经,与血气相击,久而不散,故久腰痛。"

【辨病因】

腰痛的病因,有外感风、寒、湿、热之邪,内伤久病,年老体衰,劳欲过度及劳力外伤。外感、内伤与闪挫跌扑导致筋脉瘀阻,腰府失养而发为腰痛。外感六淫中以湿邪致病者为多,湿又有风湿、寒湿、湿热之不同。若因劳动后汗出过多或冒雨涉水,湿衣裹身;或汗出当风受寒,或久居寒冷湿地等,均可致寒湿入侵,留着腰部。长夏湿热交蒸,感受其邪;或膀胱湿热,由腑及脏,以及寒湿日久郁而化热,则湿热内蕴,阻遏经脉,亦可引起腰痛。闪挫跌扑、暴力扭转,或体位不正,用力不当,导致腰部经络气血不畅,气血阻滞不通,瘀血留着而发生疼痛。老年肾气虚衰、精血亏耗,或先天禀赋不足,或劳欲过度,或多种慢性疾病,迁延日久,导致肾虚精亏,不能濡养经脉而为腰痛。

《圣济总录·卷第八十五·腰痛门·腰痛统论》:"论曰:腰痛有五,一阳气不足,足少阴气衰,令人腰痛;二风寒著腰,风痹腰痛;三肾虚劳役,伤肾腰痛;四坠堕伤腰,名䐴腰痛;五寝卧湿地腰痛。凡此皆本于伤肾,盖肾主腰脚,肾伤则腰痛也。《内经》曰:腰者肾之府,摇转不能,肾将惫矣。"

《鸡峰普济方·卷第一·诸论·腰痛》:"古之论腰痛有五种,而大抵俱本于肾。盖肾主腰脚,而三阴三阳、十二经、奇经八脉,皆贯于肾,络于腰脊,或少阴气衰而自病(《千金方》云:十月万物阳气皆衰,是以腰痛),或风湿搏于肾经,或因劳役而伤肾,或内有积水、肾气不宣通,皆令腰痛。治法补肾而随其风水而处之为得。"

《三因极一病证方论·卷之十三·外因腰痛论》:"太阳腰痛,引项脊尻背如重状;阳明腰痛,不可以顾,顾则如有所见,善悲;少阳腰痛,如针刺其皮,循循然,不可俯仰,不可以顾;太阴腰痛,烦热,腰下如有横木居其中,甚则遗溲;少阴腰痛,痛引脊内;厥阴腰痛,腰中强急,如张弓弦状。此举六经以为外因治备。大抵太阳少阴多中寒,少阳厥阴多中风热,太阴阳明多燥湿。以类推之,当随脉别,其如经中有解脉、散脉、同阴会、阴阳维、衡络、直阳、飞阳、肉里、尻交等穴，皆不出六经流注，但别行，各有所主，不欲繁引，请寻《内经·刺腰痛论》以备明之，准此，从所因汗下施治。"

《三因极一病证方论·卷之十三·内因腰痛论》："失志伤肾，郁怒伤肝，忧思伤脾，皆致腰痛者，以肝肾同系，脾胃表里，脾滞胃闭，最致腰痛。其证虚羸不足，面目黧黑，远行久立，力不能尽，失志所为也；腹急胁胀，目视䀮䀮，所祈不得，意淫于外，宗筋弛纵，及为白淫，郁怒所为也；肌肉濡渍，痹而不仁，饮食不化，肠胃胀满，闪坠腰胁，忧思所为也。准此，从内所因调理施治。"

《三因极一病证方论·卷之十三·不内外因腰痛论》："肾着腰痛，腰冷如冰，身重不渴，小便自利，食饮如故，腰以下冷重如带五千钱，因作劳汗出，衣里冷湿，久久得之。臀腰痛者，伛偻肿重，引季胁痛，因于坠堕，恶血流滞；及房劳疲力，耗竭精气，致腰疼痛，准此，从不内外因补泻施治。"

《妇人大全良方·卷之四·妇人腰痛方论第七》："夫肾主于腰，女人肾脏系于胞络。若肾气虚弱，外感六淫，内伤七情，皆致腰痛。古方亦有五种之说，如风腰痛，宜小续命汤加桃仁、杜仲煎服；脾胃气蔽及寒湿腰痛，宜五积散加桃仁；如虚损及五种腰痛者，青蛾丸、神应丸（诸方并见《和剂局方》）皆可用也；如气滞腰痛，如神保丸、黑牵牛、茴香、橘核必有功也。"

《玉机微义·卷三十一·腰痛门·论腰痛分三因》："陈无择云：六经腰痛皆外因，大抵太阳、少阴，多中寒；少阳、厥阴，多中风热；太阴、阳明，多燥湿。以类推之。失志伤肾，郁怒伤肝，忧思伤脾，皆致腰痛者，以肝肾同系，脾胃表里。脾滞胃闭，最致腰痛，其证虚羸不足，面目黧黑，远行久立力不能，尽失志所为也。腹急胁胀，目视䀮䀮，所祈不得，意淫于外，宗筋弛纵，及为白淫郁怒所为也。肌肉濡渍，痹而不仁，饮食不化，肠胃胀满，闪坠腰胁，忧思所为也，此属内因。肾著腰痛，腰冷如水，身重不渴，小便自利，饮食如故，腰以下冷重如带五千钱，因作劳汗出，衣里冷湿久久得之，肾腰伛偻肿重，引季胁痛，因于坠堕，恶血流滞，及房劳疲力，耗竭精气，致腰疼痛，此属不内外因，补泻施治。"

《症因脉治·卷一·腰痛总论·内伤腰痛》："挫闪跌扑，劳动损伤，则腰腹作痛；七情恼怒，忧思郁结，则腰胁疼痛；脾湿不运，水饮凝结，则为痰注腰痛；先天不足，真阳亏损，则为阳虚腰痛；真水不足，复损阴精，则肾虚火旺而腰痛。"

一、寒湿侵袭

《黄帝内经素问·缪刺论》："邪客于足太阴之络，令人腰痛，引少腹控䏚，不可以仰息，刺腰尻之解，两胂之上是腰俞，以月死生为痏数，发针立已。左刺右，右刺左。"

《黄帝内经太素·卷第八·经脉之一·经脉病解》："少阴所谓腰痛者，曰少阴者肾也，七月万物阳气背伤，故腰痛。"

《类经·二十二卷·针刺类·刺禁》："刺筋无伤骨，骨伤则内动肾，肾动则冬病胀腰痛。（筋在外，骨在内。骨合肾而王于冬，骨伤则内动于肾，故至冬时为病胀，为腰痛，以化元受伤，而腰为肾之府也）"

《症因脉治·卷一·腰痛总论·外感腰痛》："或雨湿之年，风湿袭入肌表，则时行腰痛，此因岁气而致病者；或冲风冒雨，风湿感人；或以水为事，水舍皮肤，一人独病，此人自感冒而致病者也。""或寒湿之年，阴寒司令，民病身重腰痛，此因岁气而成病者；或冲寒冒雨，阴寒雨湿之邪致痛，此人自感冒而成病者。"

二、湿热流注

《症因脉治·卷一·腰痛总论·外感腰痛》："或湿火之年，湿热行令，人病腰痛，长幼皆发，此因岁气而成病者；或形役阳亢，外冒湿热之邪，此人自感冒而成病者也。"

三、禀赋不足

《黄帝内经太素·卷第六·脏腑之一·五脏命分》："肾大则喜病腰痛，不可以俯仰，易伤以邪也。"

《笔花医镜·卷二·脏腑证治·肾部》："腰痛者，水不足也。"

【辨病机】

腰痛的基本病机为经脉痹阻，腰府失养。外感腰痛由外邪痹阻经脉，气血运行不畅所致。寒为阴邪，其性收敛凝闭，侵袭肌肤经络，郁遏卫阳，凝滞营阴,以致腰府气血不通;湿邪侵袭,其性重着黏滞,留着筋骨肌肉,闭阻气血,可使腰府经气不运;热与湿合,或湿蕴生热而滞于腰府,经脉不畅而生腰痛。内伤腰痛多由肾精气亏损,腰府失其濡养、温煦。精气亏虚则肾气不充,偏于阴虚则腰府不得濡养,偏于阳虚则腰府不得温煦。经脉以通为常,跌扑挫扭,影响腰部气血运行,以致气滞血瘀,壅滞经络,凝涩血脉,不通则痛。如《景岳全书·杂证谟》所言:"跌扑伤而腰痛者,此伤在筋骨而血脉凝滞也。"

《严氏济生方·腰痛门·腰痛论治》:"《素问》云:腰者肾之腑,转摇不能肾将惫矣。审如是说,则知肾系于腰,多因嗜欲过度,劳伤肾经,肾脏既虚,喜怒忧思,风寒湿毒得以伤之,遂致腰痛。又有堕坠闪肭,气凝血滞,亦致腰痛。大抵腰痛之脉,脉皆沉弦。沉弦而紧者,寒腰痛;沉弦而浮者,风腰痛;沉弦而濡细者,湿腰痛。堕坠闪肭以致气凝血滞而痛者,脉多沉弦而实也。当推其所因,合其脉以治,无不效者矣。"

《普济方·卷一百五十四·身体门·腰痛》:"盖诸经皆贯于肾,而络于腰脊。肾气一虚,凡冲风受湿,伤冷蓄热,血沥气滞,水积堕伤,与夫失志作劳,种种腰痛,叠见而层出矣。冲风者,汗出乘风,风邪风毒之胚胎也。受湿者,践雨卧湿,重著肿滞之萌蘖也。腰间如水为伤冷,发渴便闭为蓄热,血沥则转侧如锥之所刺,气滞则郁闷而不伸,积水沉重则小肠不得宣通,坠损伤则瘀血为之凝结,闪锉失志者肾之戒。举是数证,肾家之感受如此,腰安得而不为痛乎。《内经》曰:腰者肾之府,转摇不能,卧将惫矣。审如是,则痛在少阴,必究其受病之源而处之为得。然宗筋聚于阴器,肝者肾之同系也。五脏取气于谷,脾者肾之仓廪也。郁怒伤肝,则诸筋纵弛。忧思伤脾,则胃气不行,二者又能为腰痛之寇。"

《普济方·卷一百五十五·身体门·五种腰痛》:"夫肾主于腰脚,若肾虚损,而为气冷乘之,故腰痛也。又邪客于足太阳之络,令人腰痛,痛引小腹,不可以仰息,诊其尺脉沉者,主腰背痛。寸口脉弱腰背痛,尺寸俱浮直上下,此为督脉腰痛。凡腰痛有五:一曰少阴肾也,十月万物阳气皆衰,是以腰痛。二曰风痹,风寒着腰是以痛。三曰肾虚,役用伤肾是以痛。四月暨腰痛,或堕伤腰,是以痛。五曰寝卧湿地,是以痛。故曰五种腰痛也。方杜仲丸(出《圣惠方》)治五种腰痛。肾经虚损,致风冷乘之,故多痛也。"

《普济方·卷一百五十五·肾主腰痛》:"夫肾主腰脚,肾经虚则受风冷,内有积水,风水相搏,浸渍于肾,肾气内著,不能宣通,故令腰腹冷重,如带五千钱,状如坐水中,形如水状不渴,小便自利,饮食如故,久久变为水病,肾湿故也。"

《四圣心源·卷六·杂病解中·腰痛根原》:"腰痛者,水寒而木郁也。木生于水,水暖木荣,生发而不郁塞,所以不痛。肾居脊骨七节之中,正在腰间,水寒不能生木,木陷于水,结塞盘郁,是以痛作。木者,水中之生意,水泉温暖,生意升腾,发于东方,是以木气根荄下萌。正须温养,忽而水结冰澌,根本失荣,生气抑遏,则病腰痛。

腰者,水之所在;腹者,土之所居。土湿而木气不达,则痛在于腹;水寒而木气不生,则痛在于腰。然腰虽水位,而木郁作痛之原,则必兼土病。盖土居水火之中,火旺则土燥,水旺则土湿,太阴脾土之湿,水气之所移也。土燥则木达而阳升,土湿则木郁而阳陷,癸水既寒,脾土秘湿,湿旺木郁,肝气必陷,陷而不已,坠于重渊,故腰痛作也。

色过而腰痛者,精亡而气泄也。精,阴也,而阴中之气,是谓阳根,纵欲伤精,阳根败泄,变温泉而为寒冷之渊,化火井而成冰雪之窟,此木枯土败之原,疼痛所由来也。缘阴阳生长之理,本自循环,木固生火,而火亦生木。少阴之火,升于九天之上者,木之子也;少阳之火,降于九地之下者,木之母也。其生于水者,实生于水中之火。水中之阳,四象之根也,《难经》所谓肾间动气,生气之原也。"

一、风寒湿侵袭论

《诸病源候论·腰背病诸候·风湿腰痛候》:"劳伤肾气,经络既虚,或因卧湿当风,而风湿乘虚搏于肾经,与血气相击而腰痛,故云风湿腰痛。"

《诸病源候论·腰背病诸候·久腰痛候》:"夫腰痛,皆由伤肾气所为。肾虚受于风邪,风邪停积于肾经,与血气相击,久而不散,故久腰痛。"

《诸病源候论·腰背病诸候·肾著腰痛候》:"肾主腰脚,肾经虚则受风冷,内有积水,风水相搏,浸积于肾,肾气内著,不能宣通,故令腰痛。其病状,身重腰冷,腹重如带五千钱,如坐于水,形状如水,不渴,小便自利,饮食如故。久久变为水病,肾湿故也。"

《普济方·卷一百五十五·风湿腰痛》:"夫肾气虚弱,风寒湿气,著于腰间,则令腰痛。盖腰为肾府,肾经留滞风湿,不得发散,著于腰脚,故起坐行立皆痛,甚则浮肿,风湿腰痛也。方天雄丸(出《圣惠方》)治肾气衰虚腰痛;或当风湿冷所中,腿膝冷痹缓弱。"

"夫腰为肾之府,足少阴肾之经也,其脉贯脊,属肾抵腰。劳伤之人,肾气既衰,阳气不足,寒湿内攻,经络拘急,所以腰髋强直而痛,不能俯仰。方石斛酒,治腰痛强直,不可俯仰。"

"夫肾腰者,谓猝然伤损于腰而致痛也,此由虚损,血搏于腰脊而为,若久不已,则令人气息乏少,面无颜色,此损肾故也。方乳香趁痛散(出《直指方》)治打坠腰痛。"

《普济方·卷一百五十五·风湿腰痛·猝腰痛》:"夫猝腰痛者,为劳伤之人,肾气虚损故也。肾主腰脚,其经贯于肾,络于脊,若风邪乘虚,猝入肾经,故猝然而腰痛也。"

二、湿热内蕴论

《诸病源候论·解散病诸候·解散脚热腰痛候》:"肾主腰脚。服石,热归于肾,若将适失度,发动石热,气乘腰脚,石与血气相击,故脚热腰痛也。其状:脚烦热而腰挛痛。"

《诸病源候论·热病诸候·热病候》:"肝热病者,小便先黄,腹痛多卧,身热。热争则狂言及惊,胁满痛,手足躁,不安卧。庚辛甚,甲乙大汗,气逆则庚辛死。心热病者,先不乐,数日乃热。热争则卒心痛,烦冤善呕,头痛面赤无汗。壬癸甚,丙丁大汗,气逆则壬癸死。脾热病者,先头重颊痛,烦心欲呕,身热。热争则腰痛,腹满泄,两颌痛。甲乙甚,戊己大汗,气逆则甲乙死。肺热病者,先淅然起毛恶风,舌上黄,身热。热争则喘咳,痛走胸应背,不得大息,头痛不甚,汗出而寒。丙丁甚,庚辛大汗,气逆则丙丁死。肾热病者,先腰痛胻酸,苦渴数饮,身热,热争则项痛而强,胻寒且酸,足下热,不欲言,其项痛淖澹。戊己甚,壬癸大汗,气逆则戊己死。"

《脉因证治·卷二·腰痛》:"湿热,亦因肾虚而生焉。肾者,水也。气不利而成湿热者,因肾水涸,相火炽,无所荣制,故湿热相搏而成痛。亦有虚劳,外感湿气,内热不行而成党锢。"

三、脏腑失调论

《脉因证治·卷二·腰痛》:"肾虚,皆起于内。盖失志伤肾,郁怒伤肝,忧思伤脾,皆致腰痛。故使气结不行,血停不禁,遂成虚损,血气去之。又有房劳过者多矣。"

《普济方·卷一百五十六·身体门·久腰痛》:"夫久腰痛者,皆由伤于肾气所为也。肾气虚则受于风邪,风邪停积于肾经,与气血相击,久而不散,故为久腰痛。方沉香丸,治肾脏风虚,冷滞腰间,久痛连腿膝,痹或时疼痛,乏力羸瘦。"

《普济方·卷三百二十六·妇人诸疾门·腰痛》:"夫肾主于腰,女人肾脏系于胞络。若肾气虚弱,外感六淫,内伤七情,皆致腰痛。古方亦有五种之说。如风腰痛,宜小续命汤加桃仁、杜仲煎服。脾胃气蔽及寒湿腰痛,宜五积散加桃仁。如虚损及五种腰痛者,青娥丸、神应丸,皆可用也。如气滞腰痛,如保神丸、黑牵牛、茴香、橘核,必有功也。方独活寄生汤(出《大全良方》)。夫腰痛者,皆由肾气虚弱,卧冷湿地,当风所得,不时速治,喜流入脚膝为偏枯冷痹,缓弱疼重,或腰痛两胻缓痛,足痹弱,宜急治之。"

四、外伤挫闪留瘀论

《医镜·卷之二·腰胁痛》:"闪挫腰痛,以和血为主,而不暇治其虚。"

《医学心悟·卷三·腰痛》:"腰痛,有风、有寒、有湿、有热、有瘀血、有气滞、有痰饮,皆标也,肾虚其本也。腰痛拘急,牵引腿足,脉浮弦者,风也;腰冷如冰,喜得热手熨,脉沉迟,或紧者,寒也,并用独活汤主之。腰痛如坐水中,身体沉重,腰间如带重物,脉濡细者,湿也,苍白二陈汤加独活主之。若腰重疼痛,腰间发热,痿软无力,脉弦数者,湿热也,恐成痿症,前方加黄柏主之。若因闪挫跌扑,瘀积于内,转侧如刀锥之刺,大便黑色,脉涩,或芤者,瘀血也,泽兰汤主之。走注刺痛,忽聚忽散,脉弦急者,气滞也,橘核丸主之。"

《续名医类案·卷十九·腰痛》:"一人因坠马后腰痛不止,日轻夜重,瘀血谛矣。与四物去地黄,加肉桂、桃仁泥、苏木,四服,大便下黑而痊。"

《古今医案按·卷七·腰痛》:"丹溪治徐质夫,年六十余,因坠马,腰疼不可转侧,六脉散大,重取则弦小而长,稍坚。朱以为恶血虽有,未可驱逐,且以补接为先,遂令煎苏木、人参、黄芪、芎、归、陈皮、甘草,服至半月后,散大渐敛,食亦进,遂与熟大黄汤调下自然铜等药,一月而安。"

《类证治裁·卷六·腰脊腿足痛论治》:"闪挫跌扑诸痛,肝脉搏坚而长,两尺实,不可俯仰,复元通气散酒调下。若血瘀痛,转动如刺,大便黑,或秘结,四物汤加红花、桃仁、穿山甲、延胡索、大黄。外用酒糟、葱白、生姜捣烂罨之,尤效。"

【辨病证】

腰痛辨证,首辨邪实与正虚:邪实者,病史短,发病骤急,痛势剧烈,拒按,多由外邪所致;正虚者,病史久,反复发作,痛势绵绵,喜按,多由肾虚所致。次辨病理因素:腰痛酸胀重着,属湿;兼有冷感,得热为舒,属寒湿;腰痛兼有灼热感,为湿热;腰痛如锥如刺,难以转侧,动则痛剧,为瘀血;腰痛酸软无力,劳则为甚,多属肾虚。

一、辨症候

《脉因证治·卷二·腰痛》:"失志者虚,云不足。面黑,远行久立不能住。郁怒者,腹急胁胀,目视䀮䀮,所祈不能,意浮于外。忧思者,肌肉濡渍,痹而不仁,饮食不化,肠胃胀满。房劳者,精血不足,无所荣养。《经》曰:转摇不得,肾将惫矣,名骨痿。"

"湿热者,四肢缓,足寒逆,腰冷如冰,冷汗,精滑,扇痛。外感,如太阳腰痛引项,尻重;阳明腰痛,不可以顾,善悲;少阳如刺其皮,不可俯仰;太阴烦热,如有横木居中,遗溺;少阴引脊内;厥阴如张弓弦。大抵太阳、少阴多中寒,阳明、太阴多燥湿,少阳、厥阴多风热。"

《症因脉治·卷一·腰痛总论·内伤腰痛》:"日轻夜重,痛定一处,不能转侧,此瘀血停畜之症。胁肋气胀,遇怒愈甚,此怒气郁结之症。腰间重滞,一片如冰,得热减寒,得寒愈盛,此痰注作痛之症。时常怕冷,手足不暖,凡遇寒气,腰背即痛,此真火不足,阳虚之症也。五心烦热,足心如火,痛如锥刺,此阴虚火旺之症也。尺脉芤涩,瘀血之诊。尺脉沉结,怒气所伤。尺滑尺伏,皆主痰涎。空大微迟,真阳不足。细数躁疾,火旺水干。"

《金匮钩玄·卷第二·腰痛》:"湿热腰痛者,遇天阴或坐久而发者是。肾虚者,疼之不已者是也。瘀血者,日轻夜重者是也。"

《玉机微义·卷三十一·腰痛门·论腰痛为虚宜补》:"东垣曰:太阳气虚,则邪客之痛病生矣。夫邪者,是风热寒湿燥,皆能为病。大抵寒湿多而风热少,然有房室劳伤,肾虚腰痛者,是阳气虚弱,不能运动故也。阳之不足宜补阳,如膏粱之人,久服阳药,醉以入房,损其真阴,肾气热则腰脊痛而不能举,久则髓减骨枯,骨枯发为骨痿,阴之不足宜补阴。"

《类经·十五卷·疾病类·五脏热病刺法》:"肾热病者,先腰痛胻痠,苦渴数饮,身热。(足少阴之络贯腰脊,故先为腰痛。其脉循内踝之后以上腨内,故为胻痠。又其直者循喉咙挟舌本,邪火耗伤肾水,故苦渴数饮。肾与太阳为表里,太阳之脉从巅下背,抵腰走足,故为身热。胻音杭。痠音酸)"

《景岳全书·卷之二十五心集·杂证谟·腰痛》:"腰痛证,旧有五辨:一曰阳虚不足,少阴肾衰;二曰风痹、风寒、湿著腰痛;三曰劳役伤肾;四曰坠堕损伤;五曰寝卧湿地。虽其大约如此,然而犹未悉也。盖此证有表里虚实寒热之异,知斯六者庶乎尽矣,而治之亦无难也。腰痛证,凡悠悠戚戚,屡发不已者,肾之虚也。遇阴雨或久坐,痛重者,湿也。遇诸寒而痛,或喜暖而恶寒者,寒也。遇诸热而痛,及喜寒而恶热者,热也。郁怒而痛者,气之滞也。忧愁思虑而痛者,气之虚也。劳动即痛者,肝肾之衰也。当辨其所因而治之。腰为肾之府,肾与膀胱为表里,故在经则属太阳,在脏则属肾气,而又为冲任督带之要会。所以凡病腰痛者,多由真阴之不足,最宜以培补肾气为主。其有实邪而为腰痛者,亦不过十中之二三耳。"

《医灯续焰·卷九·腰痛脉证第六十五》:"肾伤腰痛,虚羸不足,面目黧黑,远行久立,力不能尽(宜六味丸、煨肾丸、黑地黄丸之类)。肝伤腰痛,腹急胁胀,目视䀮䀮,所祈不得,意淫于外,宗筋弛纵,及为白淫(宜六味丸加知柏之类)。脾伤腰痛,肌肉濡渍,痹而不仁,饮食不化,肠胃胀满,闭坠腰胁(宜平胃散、《局方》普贤正气散之类)。不内外因者,房室过度,烦劳不节,以致精力耗竭,腰膂空虚,发为腰痛。盖精藏于肾,而腰者肾之府。力出于膂,而腰者膂所系。其痛转侧屈伸不得,膝酸胫冷,腰中冷,面黑,伛偻不能久立(宜二至丸、子和无比山药丸、六味丸之类)。一种腰痛,因作劳多汗,衣里冷湿,久久得之。其证身重不渴,小便自利,食饮如常,腰以下冷重,如带五千钱者(名曰肾着。肾着者,因劳极,肾膂之气张散,汗湿乘之,乘其已所胜也。湿因注渗腰膂之间,着而不行,犹邪有着落,无碍他处,故但腰痛而重,更无他证。如上所云,宜仲景肾着汤、子和禹功散、《统旨》清湿散、渗湿汤之类)。一种因搏击、堕坠、闪肭,气血凝滞,或只气滞而血未至于瘀,或血瘀结而气久方行,令人伛偻肿痛而重,牵引胁脊。气滞者,呼吸亦痛,不能转侧,鼻塞,身不动,则痛亦定(宜《良方》人参顺气散、乌药顺气散之类);血瘀者,亦转侧不能,腰下重痛,若锥刀之刺,大便黑,面目黄,日轻夜重(宜调荣活络饮、仲景桃核承气汤之类)。一种积痰停饮,阻滞于腰胁之间,有碍气道,亦能作痛。其痛或作或止,或移易不定,或不仁,或麻木,或痛处如冰,腰脊重坠(宜导痰汤、王隐君滚痰丸之类)。以上诸证,大抵外因,寒湿多而风热少;内因,肾多,肝次之,而脾脏少。不内外因,感亦明显。若谨慎善摄之人,自不多罹,并可终身不一遇也。"

二、辨经络

腰痛病位在腰府,与肾及足太阳、足少阴、任、督、带等经脉密切相关。腰为肾之府,赖肾之精气以濡养,故肾病可致腰痛。由于人体足三阳、足三阴、任、督、带等经脉均经过腰部,因此腰痛与上述经络病变有关。其中与足少阴肾经、足太阳膀胱经以及督、带脉关系尤为密切。因为足少阴肾之脉,贯脊,属肾络膀胱;足太阳膀胱之脉,夹背抵腰中,入循膂,络肾,属膀胱,其支者,从腰中下夹脊贯臀;督脉贯脊上行;带脉起于季肋,绕身一周。若外感寒湿、湿热或瘀血内阻,经脉气血运行不利,以及内伤及肾,均可发生腰痛。

《黄帝内经素问·刺腰痛》:"足太阳脉令人腰痛,引项脊尻背如重状,刺其郄中太阳正经出血,春无见血。少阳令人腰痛,如以针刺其皮中,循循然不可以俯仰,不可以顾,刺少阳成骨之端出血,成骨在膝外廉之骨独起者,夏无见血。阳明令人腰痛,不可以顾,顾如有见者,善悲,刺阳明于胻前三痏,上下和之出血,秋无见血。足少阴令人腰痛,痛引脊内廉,刺少阴于内踝上二痏,春无见血,出血太多,不可复也。厥阴之脉令人腰痛,腰中如张弓弩弦,刺厥阴之脉,在腨踵鱼腹之外,循之累累然,乃刺之,其病令人善言默默然不慧,刺之三痏。

解脉令人腰痛,痛引肩,目䀮䀮然,时遗溲,刺解脉,在膝筋肉分间郄外廉之横脉出血,血变而止。解脉令人腰痛如引带,常如折腰状,善恐,刺解脉,在郄中结络如黍米,刺之血射以黑,见赤血而已。

同阴之脉令人腰痛,痛如小锤居其中,怫然肿,刺同阴之脉,在外踝上绝骨之端,为三痏。

阳维之脉令人腰痛,痛上怫然肿,刺阳维之脉,脉与太阳合腨下间,去地一尺所。

衡络之脉令人腰痛,不可以俯仰,仰则恐仆,得之举重伤腰,衡络绝,恶血归之,刺之在郄阳、筋之间,上郄数寸,衡居,为二痏出血。

会阴之脉令人腰痛,痛上漯漯然汗出,汗干令人欲饮,饮已欲走,刺直阳之脉上三痏,在蹻上郄下五寸横居,视其盛者出血。

飞阳之脉令人腰痛,痛上拂拂然,甚则悲以恐,刺飞阳之脉,在内踝上五寸,少阴之前,与阴维之会。

昌阳之脉令人腰痛,痛引膺,目䀮䀮然,甚则反折,舌卷不能言,刺内筋为二痏,在内踝上大筋前,太阴后上踝二寸所。

散脉令人腰痛而热,热甚生烦,腰下如有横木居其中,甚则遗溲,刺散脉,在膝前骨肉分间,络外廉束脉,为三痏。

肉里之脉令人腰痛,不可以咳,咳则筋缩急,刺肉里之脉为二痏,在太阳之外,少阳绝骨之后。

腰痛侠脊而痛,至头几几然,目䀮䀮欲僵仆,刺足太阳郄中出血。腰痛上寒,刺足太阳、阳明;上热,刺足厥阴;不可以俯仰,刺足少阳;中热而喘,刺足少阴,刺郄中出血。

腰痛上寒不可顾,刺足阳明;上热,刺足太阴;中热而喘,刺足少阴;大便难,刺足少阴;少腹满,刺足厥阴;如折不可以俯仰,不可举,刺足太阳;引脊内廉,刺足少阴;腰痛引少腹控䏚,不可以仰,刺腰尻交者，两髁胂上。以月生死为痏数，发针立已，左取右，右取左。"

《医灯续焰·卷九·腰痛脉证第六十五》："腰痛者，足之六经病也。足三阳从头走足，足三阴从足入腹。各经受邪，则随各经之所过者为痛，与头心为痛之义略同，而手之六经不与焉，以手经不至于腰也。其因有三，曰外因、内因、曰不内外因。外因者，风、热、寒、湿也。木化风，火化热，水化寒，土化湿。风多伤厥阴，火多伤少阳，寒多伤太阳、少阴，湿多伤太阴、阳明。此言邪伤足三阴、三阳之经也，亦各从其类也。厥阴腰痛，腰中如张弓弩弦（宜调肝散、加味逍遥散之类）。少阳腰痛，如以针刺其皮中，循循然不可以俯仰，不可以顾（宜逍遥散倍白芍加枳壳、木香之类）。太阳腰痛，则引项脊尻背如重状（宜东垣羌活胜湿汤、川芎肉桂汤、九味羌活汤之类）。足少阴腰痛，痛引脊内廉（宜《金匮》八味丸、六味丸、青娥丸之类）。太阴散脉腰痛，腰下如有横木居其中，甚则遗溲（宜东垣苍术汤、《统旨》清湿散之类）。阳明腰痛，不可以顾，顾如有见者，善悲（宜四物汤、平胃散、导痰汤之类）。内因者，恐惧失志、恚怒忿恨、抑郁忧思也。恐惧失志则伤肾，恚怒忿恨则伤肝，抑郁忧思则伤脾。此言情志不得其所，三阴脏气自伤也。亦各从其类也。"

《医阶辨证·腰痛诸证辨》："腰痛在两腰眼横过处痛，乃足少阴；腰连脊及项痛，乃足太阳；腰连腿痛，亦足太阳经；腰连胯痛，乃足少阳；腰连膝痛，足少阴、厥阴。"

三、辨色脉

《医灯续焰·卷九·腰痛脉证第六十五》："腰痛之脉，多沉而弦。兼浮者风，兼紧者寒。弦滑痰饮，濡细肾着。大乃肾虚，沉实闪朒。"

"诸腰痛，脉多沉弦者，沉为在里、在下，弦则为痛，故多沉弦也。兼浮者，沉弦中有泛泛欲浮之势，所谓如水漂木，举之有余，是状风邪虚浮之性，非言在表之浮也。兼紧者寒，寒紧敛也；兼滑者痰饮，痰饮滑利也；兼濡细者肾着，肾着者湿，濡细渗着也；兼大者肾虚，肾虚不敛藏，而反空松虚大也；兼实者闪朒，闪朒非血瘀，则气滞。皆成凝滞，故沉实也。"

《症因脉治·卷一·腰痛总论·外感腰痛》："发热恶风，自汗身重，腰背重痛，不能转侧，此风湿腰痛之症也。脉多浮涩。左尺浮涩，太阳风湿。左尺细涩，少阴风湿。左关浮涩，少阳风湿。左关细涩，厥阴风湿。右关浮涩，阳明风湿。右关细涩，太阴风湿。"

"头痛身痛，无汗拘紧腰痛，不能转侧，此寒湿腰痛之症也。脉多沉紧。左尺沉紧，太阳寒湿。左尺细紧，少阴寒湿。左关沉紧，少阳寒湿。左关细紧，厥阴寒湿。右关沉紧，阳明寒湿。右关细紧，太阴寒湿。"

"内热烦热，自汗口渴，二便赤涩，酸痛沉重，此湿热腰痛之症也。脉多沉数。左尺沉数，太阳湿热。左尺细数，少阴湿热。左关沉数，少阳湿热。左关细数，厥阴湿热。右关沉数，少阳湿热。右关细数，太阴湿热。"

【论治法】

腰痛治疗当分标本缓急。邪实者，当祛邪通络，寒湿宜温化，湿热宜清利，血瘀当活血。正虚者，当补肾益精，或温阳益气，或滋阴养血。本虚标实，虚实夹杂者，应分别主次，兼顾用药。实证经治邪去大半后，酌情予以补肾培本，以求巩固。如《杂病源流犀烛》所言："肾虚，其本也；风、寒、湿、热、痰饮、气滞、血瘀、闪挫，其标也。或从标，或从本，贵无失其宜也。"

《景岳全书·卷之二十五心集·杂证谟·腰痛》："丹溪云：诸腰痛不可用参补气，补气则疼愈甚；亦不可峻用寒凉，得寒则闭遏而痛甚。此言皆未当也。盖凡劳伤虚损而阳不足者，多有气虚之证，何为参不可用？又如火聚下焦，痛极而不可忍者，速宜清火，何为寒凉不可用？但虚中挟实不宜用参者有之，虽有火而热不甚，不宜过用寒凉者亦有之，若谓概不可用，岂其然乎？"

一、祛风除湿

《景岳全书·卷之二十五心集·杂证谟·腰痛》："腰痛之表证，凡风寒湿滞之邪，伤于太阳、少阴之经者皆是也。若风寒在经，其证必有寒热，其脉必见紧数，其来必骤，其痛必拘急兼酸，而多连脊背，此当辨其阴阳，治从解散。凡阳证多热者，宜一柴胡饮，或正柴胡饮之类主之；若阴证多寒者，宜二柴胡饮、五积散之类主之。其有未尽，当于伤寒门辨治。""湿滞在经而腰痛者，或以雨水，或以湿衣，或以坐卧湿地。凡湿气自外而入者，总皆表证之属，宜不换金正气散、平胃散之类主之。若湿而兼虚者，宜独活寄生汤主之。若湿滞腰痛而小水不利者，宜胃苓汤，或五苓散加苍术主之。若风湿相兼，一身尽痛者，宜羌活胜湿汤主之。若湿而兼热者，宜当归拈痛汤、苍术汤之类主之。若湿而兼寒者，宜《济生》术附汤、五积散之类主之。"

《验方新编·卷五·腰部·脾湿腰痛》："腰痛，人皆以为肾之病也，不知非肾乃脾湿之故，腰间如系重物，法当去腰脐之湿，则腰痛自除。白术二两，薏苡仁一两五钱，水三碗，煎汤一碗，一气饮之，一服病即如失，多以二剂为止。此方不治肾而正所以治肾也。"

二、清利湿热

《景岳全书·卷之二十五心集·杂证谟·腰痛》："腰痛有寒热证，寒证有二，热证亦有二。凡外感之寒，治宜温散如前，或用热物熨之亦可。若内伤阳虚之寒，治宜温补如前。热有二证。若肝肾阴虚、水亏火盛者，治当滋阴降火，宜滋阴八味煎，或用四物汤加黄柏、知母、黄芩、栀子之属主之。若邪火蓄结腰肾，而本无虚损者，必痛极，必烦热，或大渴引饮，或二便热涩不通，当直攻其火，宜大分清饮加减主之。"

三、活血祛瘀

《景岳全书·卷之二十五心集·杂证谟·腰痛》："跌扑伤而腰痛者，此伤在筋骨，而血脉凝滞也，宜四物汤加桃仁、红花、牛膝、肉桂、玄胡、乳香、没药之类主之。若血逆之甚而大便闭结不通者，宜《元戎》四物汤主之，或外以酒糟、葱、姜捣烂罨之，其效尤速。"

《验方新编·卷九·妇人科产后门·产后腰痛》："又败血流入肾经，带脉阻塞，有腰痛者，其症胀痛如刺，时作时止、手不可近。用加味复元通气散：归身、川芎、小茴（炒）、胡脂（炒，捣碎）、元胡、牛膝、肉桂、丹皮各一钱，水煎。另用木香末、乳香末、没药末各五分，调匀，空心服。有因产时起伏挫闪肾气及带脉者，亦或腰痛，用上加味复元通气散方服之。"

四、滋补肝肾

《景岳全书·卷之二十五心集·杂证谟·腰痛》："腰痛之虚证，十居八九，但察其既无表邪，又无湿热，而或以年衰，或以劳苦，或以酒色斫丧，或七情忧郁所致者，则悉属真阴虚证。凡虚证之候，形色必清白而或见黧黑，脉息必和缓而或见细微，或以行立不支而卧息少可，或以疲倦无力而劳动益甚。凡积而渐至者皆不足，暴而痛甚者多有余，内伤禀赋者皆不足，外感邪实者多有余，故治者当辨其所因。凡肾水真阴亏损，精血衰少而痛者，宜当归地黄饮，及左归丸、右归丸为最。若病稍轻，或痛不甚，虚不甚者，如青娥丸、煨肾散、补髓丹、二至丸、通气散之类，俱可择用。"

《验方新编·卷九·妇人科产后门·产后腰痛》："女人之肾，胞脉所系，产后下血过多，则胞脉虚，脉虚则肾气虚，肾主腰故令腰痛。其症隐隐作痛。用补肾地黄汤：熟地、归身、杜仲（青盐水炒去丝）、独活、肉桂、续断各一钱，生姜三片，枣二枚，水煎，空心服。或照腰部肾虚腰痛各方治之。"

【论用方】

一、常用治腰痛方论

1. 论独活寄生汤

《成方便读·卷二·祛风之剂·独活寄生汤》："此亦肝肾虚而三气乘袭也。故以熟地、牛膝、杜仲、寄生补肝益肾，壮骨强筋。归、芍、川芎和营养血，所谓治风先治血，血行风自灭也。参、苓、甘草益气扶脾，又所谓祛邪先补正，正旺则邪自除也。然病因肝肾先虚，其邪必乘虚深入，故以独活、细辛之人肾经，能搜伏风，使之外出。桂心能入肝肾血分而祛寒，秦艽、防风为风药卒徒，周行肌表，且又风能胜湿耳。"

《中风斠诠·卷第三·古方平议》："此方治风寒湿邪痹著之主方，以独活为君，通行经络，祛风解寒胜湿；其辅佐诸药，除参、甘、地、芍之养阴数味外，无一非风寒湿三气之正将。方虽出于《千金》，而《肘后》及《古今录验》俱有之，可知古人甚重此方，尚非孙氏所自制。此通络祛邪、活血养血之祖方也，凡古今治肢节病之方，无不从此化出。惟桂心、细辛等物，古人终为寒邪立法。而内热生风之病,纵然调治数日,大势已平,通络可也,如此温药,必不可试。"

2. 论肾着汤(甘姜苓术汤)

《医门法律·卷四·热湿暑三气门·痉脉论》:"此证乃湿阴中肾之外廓,与肾之中藏无预也。地湿之邪,着寒藏外廓,则阴气凝聚,故腰中冷,如坐水中,实非肾藏之精气冷也。若精气冷,则膀胱引之,从夹脊逆于中上二焦,荣卫上下之病,不可胜言。今邪止著下焦,饮食如故,不渴,小便自利,且于肠胃之府无预,况肾藏乎?此不过身劳汗出,衣里冷湿,久久得之,但用甘草、干姜、茯苓、白术,甘温从阳,淡渗行湿足矣。又何取暖胃壮阳为哉!甘姜苓术汤。"

《医方集解·利湿之剂第十二·肾着汤》:"治伤湿身重,腹痛腰冷,不渴,小便自利,饮食如故,病属下焦(肾主水,湿性下流,必舍于其所合而归于坎势也。腰为肾之府,冷湿之邪著而不移,故腰冷、身痛,是著痹也。此由身劳汗出,衣裹冷湿,久久得之)……此足太阴、太阳药也。干姜辛热以燥湿,白术苦温以胜湿,茯苓甘淡以渗湿,甘草甘平,和中而补土。此肾病而皆用脾药,益土正所以制水也。(喻嘉言曰:腰冷如坐水中,非肾之精气冷也,故饮食如故,便利不渴,且与肠胃之腑无预,况肾脏乎。故但用甘温从阳,淡渗行水之药足矣。[昂按]此乃外感之湿邪,非肾虚也)"

3. 论青娥丸

《普济方·卷二百二十·诸虚门·补虚治痼冷》:"舶上破故纸人呼为补骨脂,亦名婆固脂也,温精髓,补劳伤,夜多泄,腹冷洞泻,却令腰疼。饮食少味,行步无力,能补五脏,去百病,益肌肤,壮筋骨,活血驻颜,黑髭乌发。"

《本经逢原·卷三·果部·胡桃》:"胡桃肉类三焦,而外皮水汁皆青黑,故能通命门,助相火;同补骨脂、杜仲、青盐,名青娥丸,治肾虚腰痛,以其能补肾也。"

4. 论羌活胜湿汤

《赤水玄珠·第十一卷·汗门》:"治湿胜自汗,恶寒重,添厚衣,心胸闷躁,头目昏聩壅塞,饮食减,湿热大盛,汗出不休,以风药去其湿,以甘草泻其热。"

《杂病心法要诀·卷五·肩背总括》:"治太阳经风湿肩背痛,即羌活、独活、藁本、甘草、蔓荆子、防风、川芎也。兼气郁滞痛者,则常常作痛,加木香、陈皮、香附也。气虚郁痛者,则时止时痛,加升麻、柴胡、人参、黄芪也。血虚郁痛者,则夜甚时止,加当归、白芍药也。血瘀郁痛者,则夜痛不止,加姜黄、五灵脂、红花也。风气郁盛者,痛则项肩强,加威灵仙也。湿气郁甚者,痛则肩背重,加苍术、白术也。痰风凝郁者,痛则呕眩,用本汤研送青州白丸子也。"

《金匮翼·卷一·诸湿统论·散湿之剂》:"此治风湿在腠理及关节之剂……无窍不入,惟风药为能,故凡关节之疾病,非羌活、独活等不能致也。"

二、治腰痛通用方

1. 威灵仙散(《太平圣惠方·卷第四十四·治久腰痛诸方》)

治久患腰痛不瘥。

威灵仙〔半(一)两〕 牵牛子(一两,微炒) 陈橘皮(半两,微浸去白瓤,焙) 羌活(半两) 厚朴(半两,去粗皮,涂生姜汁炙令香熟) 吴茱萸(一分,汤浸七遍,焙干微炒)

上件药捣细罗为散。每于食前,以温酒调下二钱,得微利即效。

2. 郁李仁散(《太平圣惠方·卷第四十四·治腰痛强直不能俯仰诸方》)

治腰痛强直,连胁妨闷,不能俯仰。

郁李仁(一两,汤浸去皮,微炒) 槟榔(一两) 诃黎勒(半两,煨用皮) 木香(半两) 川朴硝(一两半)

上件药,捣粗罗为散。每服四钱,以水一中盏,入生姜半分,煎至六分,去滓,食前温服,以利为效。

3. 萆薢散(《太平圣惠方·卷第四十四·治腰痛强直不能俯仰诸方》)

治腰痛急,强如板硬,俯仰不得。

萆薢(一两,锉) 狗脊(一两) 桂心(一分) 槟榔(半两) 吴茱萸(一分,汤浸七遍,焙干微炒) 桑根白皮(三分,锉) 川大黄(一两,锉碎,微炒)

上件药,捣筛为散。每服四钱,以水一中盏煎至六分,去滓,每于食前温服。

4. 梅实仁粥(《太平圣惠方·卷第九十七·

食治腰脚疼痛诸方》)

治腰脚疼痛,不可转侧。

梅实仁(半两,研令细)　米(二合)

上煮米令半熟,即下梅实仁相和,搅令匀,候熟,空腹食之。

5. 败龟板散(《圣济总录·卷第三十三·伤寒后腰脚疼痛》)

治伤寒后腰痛,行履不得。

败龟(醋浸炙)　虎骨(涂酥炙)　补骨脂(微炒)　当归(切,焙)　芍药(各一两)　薰陆香　桂(去粗皮)　白芷(各半两)

上八味,捣罗为细散。每服食前热酒调下二钱匕,日二服。

6. 干漆散(《圣济总录·卷第八十五·腰痛门·腰痛》)

治多年腰痛。

干漆(炒令烟出)　木香　桂(去粗皮)　甘草(炙,锉,各一两一分)　熟干地黄(焙,二两半)

上五味,捣罗为散。每服三钱匕,温酒调下,日三服。

7. 杜仲酒(《圣济总录·卷第八十五·腰痛门·腰痛》)

治腰痛。

杜仲(去粗皮)　丹参(各八两)　芎䓖(五两)

上三味细锉,用酒一斗五升,浸五日,日满随性多少温饮。

8. 牡丹汤(《圣济总录·卷第八十五·腰痛门·卒腰痛》)

治腰卒痛。

牡丹皮　桂(去粗皮)　续断　牛膝(去苗,酒浸一宿,焙)　草薢(锉,各一两)

上五味,粗捣筛。每服三钱匕,水七分,酒三分,同煎七分,去滓温服不拘时。

9. 桂心汤(《圣济总录·卷第八十五·腰痛门·卒腰痛》)

治卒腰痛,转动艰难。

桂(去粗皮)　牛膝(去苗,酒浸一宿锉,焙)　芍药　当归(锉,焙)　威灵仙(去土)　杜仲(去粗皮,酒浸锉,炒)　芎䓖　大黄(锉,炒,各一两)

上八味,粗捣筛。每服三钱匕,水一盏煎至七分,去滓温服,空心、日午、临卧各一。

10. 续断散(《圣济总录·卷第八十五·腰痛门·卒腰痛》)

治气滞,腰卒痛。

续断　威灵仙(去土,锉,焙)　桂(去粗皮)　当归(锉,焙,各一两)

上四味,捣罗为细散。每服二钱匕,温酒调下不拘时。

11. 郁李仁煮散(《圣济总录·卷第八十五·腰痛门·腰痛强直不得俯仰》)

治腰痛强直,不可俯仰。

郁李仁(去皮尖,研)　槟榔(生,锉)　朴硝(研,各一两)　芍药　当归(切,焙,各三分)　诃黎勒(炮,去核)　木香(各半两)

上七味,先以五味捣罗为细散,再入研药和匀。每服三钱匕,水一盏煎七分,去滓温服,空心、日午、临卧各一。

12. 石斛酒(《圣济总录·卷第八十五·腰痛门·腰痛强直不得俯仰》)

治腰痛强直,不可俯仰。

石斛(去根锉,二十四两)　黄芪(一两半)　丹参(去苗)　牛膝(去苗锉,各二两)　人参(一两半)　杜仲(去粗皮锉,炒)　五味子　白茯苓(去黑皮,各二两)　枸杞子(一两半)　山茱萸　山芋　草薢(各二两)　防风(去叉,一两)　天门冬(去心,三两)　细辛(去苗叶,一两)　生姜(切,三两)　薏苡仁(一两)

上一十七味,锉如麻豆,生绢囊盛,以酒五斗,于净瓷器中浸七宿。初温服三合,日三夜一,渐加至六七合,及至一升,勿令大醉,常令有酒力佳。

13. 羌活酒(《圣济总录·卷第八十五·腰痛门·腰痛强直不得俯仰》)

治腰痛强直,难以俯仰。

羌活(去芦头,六两)　独活(去芦头,二两)　五加皮(三两)　生地黄汁(一升,煎十沸滤过)　黑豆(一升,紧小者炒熟)

上五味,除黑豆地黄汁外,余三味,锉如麻豆大,内清酒二斗中及热下豆,并地黄汁于铛中,煮鱼眼沸,取出去滓候冷。每服任性饮之,常令有酒力妙。

14. 桂姜丸(《圣济总录·卷第八十五·腰痛门·腰脚疼痛》)

治腰脚疼痛,行步艰难。

桂(去粗皮) 干姜(炮,各半两) 丹参 杜仲(去粗皮锉,炒) 牛膝(酒浸切,焙) 续断(各三分)

上六味,捣罗为末,炼蜜丸如梧桐子大。每服二十丸,温酒下不拘时。

15. 独栗丸(《圣济总录·卷第八十五·腰痛门·腰脚疼痛》)

治腰脚沉重,及劳伤痛脚气等疾。

栗(不拘多少)

上一味,取肉焙干,捣罗为末,炼蜜丸如梧桐子大。每服二十丸,温酒下,空心、日午服,渐加至五十丸。

16. 克效饼子(《卫生宝鉴·卷十五·诸腰痛筋骨冷疼》)

治腰痛及腿膝,累效。

甘遂(麸炒黄) 荞面(各一两) 黑牵牛(净,四两,半生半熟,取头末二两半)

上为末。每服三钱,夜卧滴水和成饼,慢火烧黄色取出,气实者作一服,烂嚼后煎,半生半熟,葱白酒送下。气虚人作两服,先吃一多半,至明取动,再嚼一少半,亦用半生半熟,葱白酒送下,微取一行。如妇人有胎,不可服之。

17. 桂枝姜附阿胶汤(《四圣心源·卷六·杂病解中·腰痛根原》)

茯苓(三钱) 桂枝(三钱) 甘草(二钱) 干姜(三钱) 附子(三钱) 阿胶(三钱,炒,研)

煎大半杯,温服。

三、治寒湿腰痛方

1. 独活散

1)《太平圣惠方·卷第四十四·治风湿腰痛诸方》

治肾脏风湿腰痛,连腿膝,顽痹不能运动。

独活(一两) 黄芪(半两,锉) 防风(三分,去芦头) 白藓皮(半两) 茯神(一两) 芎䓖(半两) 羚羊角屑(半两) 桂心(三分) 酸枣仁(一两,微炒) 当归(半两,锉,微炒) 附子(一两,炮裂,去皮脐)

上件药,捣粗罗为散。每服四钱,以水一中盏煎至六分,去滓,每于食前稍热服。

2)《太平圣惠方·卷第四十四·治腰痛强直不能俯仰诸方》

治腰痛强直,不能俯仰,皆由肾气虚弱,卧冷湿地,或当风所得。

独活(一两半) 续断(一两) 杜仲(一两,去粗皮,炙微黄,锉) 桂心(一两) 防风(一两,去芦头) 芎䓖(一两半) 牛膝(一两,去苗) 细辛(一两) 秦艽(一两,去苗) 赤茯苓(一两) 海桐皮(一两,锉) 当归(一两,锉,微炒) 赤芍药(一两) 熟干地黄(二两)

上件药,捣粗罗为散。每服四钱,以水一中盏,入生姜半分,煎至六分,去滓,每于食前温服。

2. 巴戟散(《太平圣惠方·卷第四十四·治风湿腰痛诸方》)

治肾脏风湿腰痛,行立不得。

巴戟(三分) 五加皮(半两) 萆薢(三分,锉) 牛膝(三分,去苗) 石斛(三分,去根,锉) 防风(半两,去芦头) 白茯苓(三分) 附子(一两,炮裂,去皮脐) 桂心(三分)

上件药,捣粗罗为散。每服四钱,以水一中盏煎至五分,次入酒一合,更煎三两沸,去滓,每于食前温服。

3. 腰痛少力方(《太平圣惠方·卷第四十四·治风湿腰痛诸方》)

治风湿痹。

牛膝(一两,去苗) 桂心(三分) 山茱萸(一两)

上件药,捣细罗为散。每于食前,以温酒调下二钱。

4. 天雄丸(《太平圣惠方·卷第四十四·治风湿腰痛诸方》)

治肾脏气衰虚腰痛,或当风湿冷所中,腿膝冷痹缓弱。

天雄(一两,炮裂,去皮脐) 独活(三分) 杜仲(一两半,去皴皮,炙微黄,锉) 附子(一两,炮裂,去皮脐) 牛膝(一两半,去苗) 干漆(三分,捣碎,炒令烟出) 桂心(一两) 没药(三分) 巴戟(一分) 鹿茸(一两,去毛,涂酥炙微黄) 蝉壳(一两,酒浸晒干) 虎胫骨(三分,酒浸炙微黄) 萆薢(一两,锉) 乳香(三分) 蚱蜢(三分,微炒) 天麻(一两) 白花蛇(三分,酒浸去皮骨,炙微黄) 狗脊(三分) 川乌头(三分,炮裂,去皮脐) 当归(三分,锉,微炒) 芎䓖

（三分）　地龙（一两，微炒）　朱砂（三分，细研水飞过）　败龟（一两，涂醋炙令黄）　麝香（半两，细研）

上件药，捣罗为末，入研了药令匀，炼蜜和捣五七百杵，丸如梧桐子大。每于食前，以温酒下三十丸。

5. 神验虎骨丸（《太平圣惠方·卷第四十四·治风湿腰痛诸方》）

治一切风湿腰痛。

虎胫骨（二两，涂酥炙令微黄）　桑寄生（一两）　黄芪（三分，锉）　枳壳（三分，麸炒微黄去瓤）　牛膝（一两，去苗）　白茯苓（一两）　熟干地黄（一两）　石南（一两）　桂心（一两）　防风（三分，去芦头）　羌活（三分）　酸枣仁（三分，微炒）　当归（三分，锉，微炒）

上件药，捣罗为末，炼蜜和捣三二百杵，丸如梧桐子大。每于食前，以温酒下三十丸。

6. 椒红丸（《太平圣惠方·卷第四十四·治风湿腰痛诸方》）

治风湿积冷腰痛，行立无力，小便滑数。

川椒（微炒去汗取红，五两）　瓷石（三两，烧醋淬七遍，捣碎，细研水飞过）　白蒺藜（一两，微炒去刺）　巴戟（二两）　附子（三两，炮裂，去皮脐）　硫黄（二两，微炒，细研）　厚朴（三两，去粗皮，涂生姜汁炙令香熟）　茴香子（二两，微炒）　盐花（二两）

上件药，捣罗为末，以羊肾三对，尽去筋膜，细研，用好酒二升相和，于银锅内，熬成膏，和前药末，捣三五百杵，丸如梧桐子大。每日空心，以温酒下三十丸，晚食前再服。

7. 四神丹（《太平圣惠方·卷第四十四·治风湿腰痛诸方》）

治下元风湿，久患腰痛。

硼砂（二两）　阳起石（二两）　白矾（五两）　太阴玄精（六两）

上件药，捣罗为末，入瓷瓶子内，以纸筋盐泥固济，候干，先以小火逼令热彻，后以火一秤烧之，待火耗，即取罐子，候冷取药，于地上铺好黄土，用纸衬盆，合一宿，出火毒了，研如粉，以水浸蒸饼和丸如梧桐子大。每日空心，以盐汤下十五丸，酒下亦得，妇人醋汤下。

8. 黑豆浸酒方（《太平圣惠方·卷第四十四·治风湿腰痛诸方》）

治风湿腰痛牵引，流入腿膝，元气衰虚。

黑豆（五合，炒令熟）　熟干地黄（三两）　杜仲（二两，去粗皮，炙微炒）　枸杞子（一两）　羌活（一两）　牛膝（三两，去苗）　仙灵脾（二两，去粗皮，炙微黄）　当归（一两）　石斛（二两，去根）　侧子（二两，炮裂，去皮脐）　茵芋（二两）　白茯苓（二两）　防风（三分，去芦头）　川椒（一两半，去目及闭口者，微炒去汗）　桂心（一两）　芎䓖（三分）　白术（三分）　五加皮（一两）　酸枣仁（一两，微炒）

上件药，并细锉，用生绢袋盛，以酒二斗浸，密封，经十（七）日后开。每于食前，暖一中盏服之。

9. 五加皮浸酒方（《太平圣惠方·卷第四十四·治风湿腰痛诸方》）

治肾脏风湿气腰痛，痛连胫中，及骨髓疼痛。

五加皮（二两半）　枳壳（二两半，麸炒微黄去瓤）　独活（一两半）　乌喙（一两半，炮裂，去皮脐）　干姜（一两半，炮裂）　石南（一两半）　丹参（二两）　防风（二两，去芦头）　白术（二两）　地骨皮（二两）　芎䓖（二两）　猪椒根（二两）　熟干地黄（三两）　牛膝（三两）　虎胫骨（五两，涂酥炙令微黄）　枸杞子（二两）　秦艽（二两）

上件药细锉，用生绢袋盛，以清酒二斗渍之，密封七日开。每于食前，暖一中盏服之。

10. 牛蒡浸酒方（《太平圣惠方·卷第四十四·治风湿腰痛诸方》）

治风湿气，着于腰间疼痛，坐卧不安。

牛蒡子（三两，微炒）　茵芋（三分）　白茯苓（一两半）　杜若（一两）　石斛（二两，微炒）　枸杞子（二两）　牛膝（二两，去苗）　侧子（二两，炮裂，去皮脐）　干姜（一两半，炮裂）　大豆（二合，炒熟）　川椒（一两半，去目及闭口者，微炒去汗）　大麻子（一合）

上件药，细锉，以生绢袋盛，纳瓷瓶中，以好酒二斗浸，密封七日后开。每于食前，暖一小盏服之。

11. 巴戟浸酒方（《太平圣惠方·卷第四十四·治风湿腰痛诸方》）

治风湿腰痛，行立不得。

巴戟（二两）　羌活（二两）　当归（三两）　牛膝〔一（三）两，去苗〕　川椒（半两，去目及闭口

者,微炒去汗) 石斛(二两,去根) 生姜〔二(三)两〕

上件药,细锉,生绢袋盛,以酒一斗五升浸,密封七日开。每于食前,暖一小盏服之。

12. 石斛浸酒方(《太平圣惠方·卷第四十四·治风湿腰痛诸方》)

治风湿腰痛,通利关节,坚筋骨,令强健、悦泽。

石斛(半斤,捶碎) 牛膝(一斤,去苗) 杜仲(半斤,去粗皮,炙微黄) 丹参(半斤) 生干地黄(半斤)

上件药,细锉,用生绢袋盛,以好酒三斗,瓷瓶中盛,密封浸七日。每于食前,温一小盏服之。

13. 牛膝散

1)《太平圣惠方·卷第四十四·治久腰痛诸方》

治风虚湿痹,腰间久痛不任行立。

牛膝(一两,去苗) 五加皮(半两) 丹参(半两) 木香(三分) 桂心(三分) 羌活(半两) 当归(半两,锉,微炒) 防风(半两,去芦头) 补骨脂(三分,微炒) 附子(一两,炮裂,去皮脐) 安息香(三分,入胡桃仁同捣熟) 白芍药(半两) 石斛(三分,去根,锉) 枳实(半两,麸炒微黄) 鹿茸(四两,去毛涂酥炙微黄) 虎胫骨(一两,涂酥炙微黄)

上件药,捣细罗为散。每于食前,以热酒调下二钱。

2)《圣济总录·卷第八十五·腰痛门·腰痛》

治停水腰痛。

牛膝(酒浸切,焙) 防己(各一两半) 槟榔(锉,七枚) 牵牛子(生捣取末,二两)

上四味,捣罗为散。每服三钱匕,温酒调下,利及三两行,即以醋饭止之。

14. 沉香丸(《太平圣惠方·卷第四十四·治久腰痛诸方》)

治肾脏风虚冷滞,腰间久痛,连腿膝痹麻,或时疼,乏力羸瘦。

沉香(三分) 补骨脂(一两,微炒) 石斛(三分,去根,锉) 桂心(三分) 木香(半两) 牛膝(三分,去苗) 萆薢(三分,锉) 附子(一两,炮裂,去皮脐) 羌活(三分) 芎䓖(半两) 杜仲(三分,去粗皮,炙微黄,锉) 白术(半两) 熟干地黄(三分) 防风(半两,去芦头) 漏芦(三分) 白茯苓(三分) 槟榔(三分) 当归(半两,锉微,炒) 海桐皮(三分,锉)

上件药,捣罗为末,炼蜜和捣三五百杵,丸如梧桐子大。每于空心,以温酒下三十丸,晚食前再服。

15. 钟乳丸(《太平圣惠方·卷第四十四·治久腰痛诸方》)

治肾脏虚急,风冷所侵,致腰间久痛,行立不得。

钟乳粉(二两) 薯蓣(一两) 续断(一两) 桂心(一两) 肉苁蓉(一两,酒浸一宿刮去皴皮,炙干) 附子(一两,炮裂,去皮脐) 牛膝(一两,去苗) 萆薢(一两,锉) 槟榔(一两半) 石斛(一两,去根,锉) 覆盆子(一两) 五味子(一两) 菟丝子(二两,酒浸三日曝干,别捣为末) 山茱萸(一两) 蛇床子(一两) 狗脊(二两) 杜仲(二两,去粗皮,炙微黄,锉) 巴戟(一两) 熟干地黄〔一(二)两〕

上件药,捣罗为末,炼蜜和捣五七百杵,丸如梧桐子大。每于空腹,以温酒下三十丸,晚食前再服。

16. 鹿茸丸(《太平圣惠方·卷第四十四·治久腰痛诸方》)

治肾气衰虚,或中风湿,而伤于肾经,致腰痛经久不瘥。

鹿茸(一两,去毛,涂酥炙黄) 天雄(一两,炮裂,去皮脐) 附子(一两半,炮裂,去皮脐) 杜仲(一两,去粗皮,炙微黄,锉) 安息香(二两,用酒一大盏熬成煎)

上件药,捣罗为末,用安息香煎和为丸如梧桐子大。每于食前,以温酒下二十九。

17. 附子丸(《太平圣惠方·卷第四十四·治久腰痛诸方》)

治腰久痛,不可转侧。

附子(一两,炮裂,去皮脐) 川乌头(一两,炮裂,去皮脐) 天雄(一两,炮裂,去皮脐) 桂心(一两半) 干姜(一两半,炮裂,锉) 防风(一两半,去芦头) 槟榔(二两半)

上件药,捣罗为末,炼蜜和捣百余杵,丸如梧桐子大。每于食前,以温酒下二十九。

18. 摩腰方(《太平圣惠方·卷第四十四·治久腰痛诸方》)

治久冷腰痛。

巴戟(一两) 附子(一两,生,去皮脐) 阳起石(一两,细研) 硫黄(一两,细研) 雄雀粪(一两) 川椒(一两,去目) 干姜(一两,锉) 木香(一两,锉) 菟丝子(一两,酒浸三日曝干,别捣为末) 韭子(一两,微炒)

上件药,捣罗为末,以真野驼脂熬成油,滤去膜,待冷,入诸药末,和丸如弹子大。洗浴了,取一丸分作四丸,于腰眼上,热炙手摩之。

19. 附子散(《太平圣惠方·卷第四十四·治腰痛强直不能俯仰诸方》)

治腰痛强直,不能俯仰,及筋脉拘急。

附子(一两,炮裂,去皮脐) 牛膝(三分,去苗) 杜仲(一两,去粗皮,炙微黄,锉) 羌活(一两) 桂心(半两) 当归(一两半,锉,微炒) 防风(二两,去芦头) 延胡索(一两)

上件药,捣粗罗为散。每服四钱,以水一中盏,入生姜半分,煎至六分,去滓,每于食前温服。

20. 牛膝丸

1)《太平圣惠方·卷第四十四·治腰痛强直不能俯仰诸方》

治肾间冷气留滞,腰间攻刺疼痛,不能俯仰。

牛膝(三分,去苗) 附子(一两,炮裂,去皮脐) 桂心(三分) 木香(半两) 吴茱萸(半两,汤浸七遍,焙干微炒) 干姜(半两,炮裂,锉) 牵牛子(二两,微炒)

上件药,捣罗为末,炼蜜和捣三二百杵,丸如梧桐子大。每于食前,以温酒下三十丸,生姜橘皮汤下亦得。

2)《圣济总录·卷第八十五·腰痛门·腰痛》

治久积冷气,腰痛行步无力。

牛膝(酒浸切,焙) 附子(炮裂,去皮脐,各二两) 桂(去粗皮) 吴茱萸(汤洗焙干,炒) 干姜(炮,各一两半) 牵牛子(三两)

上六味,捣罗为末,炼蜜和丸如梧桐子大。每服三十丸,食前温酒或橘皮姜汤下。

21. 茵芋浸酒方(《太平圣惠方·卷第四十四·治腰痛强直不能俯仰诸方》)

治肾脏风湿腰痛,不得俯仰,皮肤不仁,骨髓疼痛。

茵芋(一两半) 萆薢(一两半) 狗脊(一两半) 桂心〔一两(半)〕 附子(一两半,炮裂,去皮脐) 牛膝(三两,去苗) 石斛(三两,去根) 川椒(半两,去目及闭口者,微炒去汗) 生姜〔三分(两)〕

上件药,细锉,生绢袋盛,以酒一斗五升浸,密封七日开。每于食前,温一中(小)盏服之。

22. 甘草散(《太平圣惠方·卷第四十四·治肾着腰痛诸方》)

治肾着之为病,身体冷,从腰以下痛重。

甘草(一两,炙微赤,锉) 干姜(一两,炮裂,锉) 白术(三两) 白茯苓(三两) 当归(二两)

上件药,捣粗罗为散。每服四钱,以水一中盏煎至六分,去滓,每于食前温服。

23. 羊脊骨羹方(《太平圣惠方·卷第九十七·食治腰脚疼痛诸方》)

治肾脏风冷,腰脚疼痛,转动不得。

羊脊骨(一具,捶碎) 葱白(四握,去须切) 粳米(四合)

上以水七大盏,煎骨取汁四大盏,漉去骨,每取汁二大盏,入米二合,及葱白椒盐酱作羹,空腹食之。

24. 猪肚炙方(《太平圣惠方·卷第九十七·食治腰脚疼痛诸方》)

治下焦风冷,腰脚疼痛,转动不得。

猪肚(一枚,汤洗作炙) 酒(一升) 附子(半两,炮裂,去皮脐,杵末)

上以椒葱盐酱并酒,附子末拌和,煮作角炙,空腹食之,兼饮酒一两盏,勿令过度。

25. 豉酒方(《太平圣惠方·卷第九十七·食治腰脚疼痛诸方》)

治下焦风湿,腰脚疼痛,行李无力。

豉(二合) 附子(半两,炮裂,去皮脐,捣末) 薤白(一握,切,洗去滑) 川椒(五十粒,去目及闭口者)

上件药相和,炒至薤熟,投于三升酒中,更煎四五沸,每取一小盏,搅粥食之。

26. 茵芋散(《圣济总录·卷第一十九·诸痹门·肾痹》)

治肾脏中风湿,腰痛、脚膝偏枯,皮肤瘙痹。语声謇涩,两耳虚鸣,举体乏力,面无颜色,志气不乐,骨节酸疼。

茵芋(去茎)　杜仲(去粗皮,炙,锉)　石南　石龙芮　羊踯躅(微炒)　麝香(研)　狗脊(去毛)　当归(锉,炒)　干蝎(微炒)　桑螵蛸(微炒)　菖蒲(各半两)　赤箭　独活(去芦头)　附子(炮裂,去皮脐)　天雄(炮裂,去皮脐)　甘菊花　牛膝(去苗,酒浸切,焙)　木香　麻黄(去根节,煮掠去沫,焙)　芎䓖(各三分)　萆薢(锉,一两)

上二十一味,捣罗为散。每服二钱匕,食前温酒调下,日再服。

27. 防风汤(《圣济总录·卷第三十三·伤寒后腰脚疼痛》)

治伤寒后腰痛,或皮肉瘭痹,腿膝疼痛,行履艰难,不可俯仰。

防风(去叉,一两)　麻黄(去根节,三分)　桂(去粗皮,三分)　牛膝(去苗酒浸切,焙,一两)　丹参(半两)　五加皮(半两)　杜仲(去粗皮炙,锉,三分)　芎䓖(三分)　附子(炮裂,去皮脐,一两)　细辛(去苗叶,半两)　当归(切,焙,一两)　芍药(一两)　羌活(去芦,头一两)　续断(一两)

上一十四味,锉如麻豆。每服五钱匕,用水一盏半,入生姜半分拍碎,同煎至七分,去滓食前温服。

28. 槟榔散(《圣济总录·卷第三十三·伤寒后腰脚疼痛》)

治伤寒后腰痛,或腰内有冷脓,及膀胱气痛。

槟榔(锉)　陈橘皮(汤浸去白,炒干)　桂(去粗皮)　芍药　附子(炮裂,去皮脐,各半两)　干姜(炮裂,一分)　牵牛子(五两,入糯米百粒同炒米色黄即住,捣罗取末三两,其滓不用)

上七味,捣罗六味为散,入牵牛子末和令匀。每服空心温酒调下三钱匕,服药了,吃少姜粥,良久利下腰间积滞物,如不利,即加至四钱匕,以利为度。

29. 当归散(《圣济总录·卷第三十三·伤寒后腰脚疼痛》)

治伤寒后腰间冷痛。

当归(切,焙)　桂(去粗皮,各一两)　牡丹皮　附子(炮裂,去皮脐,各半两)

上四味,捣罗为细散。每服空心温酒调下二钱匕,晚再服。

30. 附子汤(《圣济总录·卷第五十·大肠门·大肠虚》)

治大肠虚冷,腰痛羸瘦。

附子(炮裂,去皮脐,一两半)　人参　干姜(炮裂)　赤芍药　桂(去粗皮)　甘草(炙,各一两)

上六味,㕮咀如麻豆。每服三钱匕,水一盏,入枣三枚,煎至六分,去滓,食前温服。

31. 应痛丸(《圣济总录·卷第八十五·腰痛门·腰痛》)

治冷气连腰胯痛,食冷物即加剧。

白术　牛膝(酒浸切,焙)　当归(切,焙)　黄芪(锉)　芍药　陈橘皮(汤浸去白,焙)　桂(去粗皮)　诃黎勒(煨,去核)　厚朴(去粗皮,生姜汁炙)　白茯苓(去黑皮,各等分)

上一十味,捣罗为末,炼蜜和丸如梧桐子大。每服二十丸,温酒下,加至三十丸,空心食前日三服。

32. 暖肾散(《圣济总录·卷第八十五·腰痛门·腰痛》)

治久患腰痛,皆由肾冷所致。

附子(炮裂,去皮脐,一两)　泽泻(一两半)　桂(去粗皮,一两半)　蜀椒(去目并闭口者,炒出汗)　杏仁(汤去皮尖、双仁,炒黄)　当归(锉,焙,各一两)

上六味,捣罗为细散。每服五钱匕,空心冷酒调下,日再服。

33. 治腰疼熨方(《圣济总录·卷第八十五·腰痛门·腰痛》)

食盐　干姜(生为末)　杏仁(汤浸去皮尖、双仁,研)　酱瓣(研)

上四味等分,再同研匀,以绵裹内腰间,当觉冷气动下,日五六次用,瘥即已。

34. 羌活汤(《圣济总录·卷第八十五·腰痛门·风湿腰痛》)

治风湿腰痛。

羌活(去芦头)　桂(去粗皮,各一两)　附子(炮裂,去皮脐)　当归(切,焙)　防风(去叉)　牛膝(酒浸切,焙,各三分)

上六味,㕮咀如麻豆大。每服二钱匕,水一盏,煎至七分,去滓,温服不拘时。

35. 羌活丸(《圣济总录·卷第八十五·腰痛门·风湿腰痛》)

治风湿腰痛。

羌活(去芦头) 五加皮(锉) 杜仲(去粗皮切,炒) 干姜(炮) 桂(去粗皮,各三分) 巴戟天(去心) 附子(炮裂,去皮脐,各一两) 牛膝(酒浸切,焙,一两半)

上八味,捣罗为末,炼蜜丸如梧桐子大。每服三十丸,温酒下不拘时。

36. 五加皮汤(《圣济总录·卷第八十五·腰痛门·风湿腰痛》)

治风湿腰痛。

五加皮(锉) 芍药 萆薢 桂(去粗皮) 芦根(切) 杜仲(去粗皮切,炒,各半两)

上六味,粗捣筛。每服二钱匕,水一盏煎至七分,去滓,温服不拘时。

37. 地黄汤(《圣济总录·卷第八十五·腰痛门·风湿腰痛》)

治风湿腰痛。

熟干地黄(焙,一两一分) 芍药 甘草(炙,锉) 麻黄(去根节,各半两) 桂(去粗皮) 栝蒌实 葛根(锉) 独活(去芦头) 防风(去叉,各三分)

上九味,粗捣筛。每服三钱匕,水一盏煎至七分,去滓,温服不拘时。

38. 独活酒(《圣济总录·卷第八十五·腰痛门·风湿腰痛》)

治风湿腰痛冷痹。

独活(去芦头,半两) 杜仲(去粗皮,一两) 当归(切,焙) 芎䓖 熟干地黄(焙,各一两半) 丹参(一两)

上六味,细锉,用好酒五升,于净瓶内浸密封,重汤煮两时许,取出候冷,旋暖不拘时饮之,常令微醉。

39. 萆薢酒(《圣济总录·卷第八十五·腰痛门·风湿腰痛》)

治风湿腰痛,久湿痹不散。

萆薢 杜仲(去粗皮炙,各三两) 枸杞根皮(洗,五两)

上三味,细锉,用好酒五升,于净瓶内浸密封,重汤煮两时许,取出候冷,旋暖不拘时饮之,常令微醉。

40. 羚羊角汤(《圣济总录·卷第八十五·腰痛门·风湿腰痛》)

治风湿著于腰脚,骨节冷痛,摇转不能。

羚羊角(镑) 羌活(去芦头) 牛膝(酒浸切,焙,各一两) 升麻 酸枣仁 芍药(各一两半) 防风(去叉,二两) 栀子仁(五枚) 虎胫骨(酒炙,二两)

上九味,粗捣筛。每服五钱匕,水一盏半煎至一盏,去滓,食前温服。

41. 吴茱萸加附子汤(《医方考·卷五·七疝门第五十九》)

寒疝腰痛,牵引睾丸,屈而不伸,尺内脉来沉迟者,此方主之。

吴茱萸 生姜(各三钱) 人参(一钱) 大枣(二枚) 附子(二钱)

水煎凉服。

42. 生附汤(《证治准绳·类方第四册·腰痛》)

治寒湿腰痛。

附子(生用) 白术 茯苓 牛膝 厚朴 干生姜 甘草(炙,以上各一钱) 苍术(炒) 杜仲(去皮,姜制炒,各二钱)

上作一服,水二盅,生姜三片,红枣二枚,煎至一盅,食前服。

43. 羌活胜湿汤(《医灯续焰·卷九·腰痛脉证第六十五·引东垣方》)

治脊痛项强,腰似折,项似拔,冲头痛,乃足太阳经不行也。

羌活 独活 薰本 防风(各一钱) 蔓荆子(三分) 川芎(二分) 甘草(炙,五分)

上㕮咀,作一服。水二盏煎一盏,去滓,食后温服。

44. 子和禹功散(《金匮翼·卷六·腰痛·湿冷腰痛》)

治水气流注腰痛。

黑牵牛(四两) 茴香(炒,一两)

上为末,姜汁调一二钱服。

四、治湿热腰痛方

1. 五加皮散(《太平圣惠方·卷第四十四·治腰痛强直不能俯仰诸方》)

治腰痛强直,不能俯仰。

五加皮(一两) 赤芍药(一两) 川大黄(二两,锉碎,微炒)

上件药,捣筛为散。每服四钱,以水一中盏,入生姜半分,煎至六分,去滓,食前温服,微利即效。

2. 牛膝叶粥方(《太平圣惠方·卷第九十七·食治腰脚疼痛诸方》)

治风湿痹,腰膝疼痛。

牛膝叶(一斤切) 米(三合)

上于豉汁中相和,煮作粥,调和盐酱,空腹食之。

3. 萆薢汤(《圣济总录·卷第八十五·腰痛门·腰痛》)

治腰痛动转艰难,似有气注。

萆薢(一两半) 当归(切,焙,一两) 桔梗(炒,一两半) 牡丹皮(一两) 杏仁(汤浸去皮尖、双仁,炒,十枚) 附子(炮裂,去皮脐,二两) 黄连(去须,一两) 桑根白皮(锉,炒,一两半) 代赭(一两半) 贯众(一两) 大腹(一两半) 桂(去粗皮) 白茯苓(去黑皮) 覆盆子(去梗) 黄芩(去黑心,各一两) 吴茱萸(洗,焙炒,半两) 草豆蔻(去皮,一枚) 桃仁(汤去皮尖、双仁,十枚) 熟干地黄(焙,一两) 蛇床子(炒,一两半) 干姜(炮,半两) 木瓜(去皮子,焙干,一两)

上二十二味,锉如麻豆。每服五钱匕,水一盏半煎至一盏,去滓,空心温服。

4. 秦艽汤(《圣济总录·卷第八十五·腰痛门·腰痛强直不得俯仰》)

治腰痛强直,不可俯仰。

秦艽(去苗、土) 桔梗(炒) 干姜(炮) 人参 白茯苓(去黑皮) 桂(去粗皮) 甘草(炙,各半两) 白术(一两半) 牡蛎(熬) 防风(去叉) 附子(炮裂,去皮脐) 黄芩(去黑心) 蜀椒(去目及闭口者,炒出汗) 杜仲(去粗皮,锉,炒) 细辛(去苗叶,各三分)

上一十五味,锉如麻豆。每服三钱匕,水七分,酒三分,同煎七分,去滓,温服不拘时。

5. 黄连饮(《圣济总录·卷第一百八十三·乳石发动门·乳石发目昏赤痛》)

治乳石发,腰痛欲折,两目欲脱者,为热上肝膈,腰肾冷极故也。

黄连(去须) 葳蕤(各一两) 甘草(炙,锉,半两)

上三味,粗捣筛,以水三盏煎至一盏,去滓内朴硝一钱匕,更煎二三沸,分温二服,取微利,瘥。

五、治瘀血腰痛方

1. 杜仲汤(《圣济总录·卷第八十五·腰痛门·卒腰痛》)

治劳动伤腰卒痛。

杜仲(去粗皮,酒浸锉,炒) 桂(去粗皮) 羌活(去芦头) 椒(去目并闭口者,炒出汗) 秦艽(去苗、土) 石斛(去根) 栝蒌根 续断 五加皮(锉,焙) 牡丹皮 芍药 当归(锉,焙,各一两)

上一十二味,粗捣筛。每服三钱匕,水一盏,酒少许,同煎七分,去滓,温服不拘时。

2. 没药散(《圣济总录·卷第三十三·伤寒后腰脚疼痛》)

治伤寒后腰痛不可忍。

没药(一两,研) 地龙(微炒,一两) 桂(去粗皮,半两)

上三味,捣研为细散。每服空心温酒调下二钱匕。

3. 舒筋散(《世医得效方·卷第三·大方脉杂医科·腰痛》)

治血滞腰痛,亦治闪挫。

延胡索 当归 官桂(各一分)

上为末。每服二钱,温酒调下,食前服。或加牛膝、桃仁、川续断亦效。

4. 神曲酒(《世医得效方·卷第三·大方脉杂医科·腰痛》)

治闪挫腰痛。

神曲一块,约如拳大。烧令通赤,好酒二大盏,淬酒更饮令尽,仰卧少顷即安。

5. 熟大黄汤(《世医得效方·卷第三·大方脉杂医科·腰痛》)

治打扑腰痛,恶血蓄瘀,痛不可忍。

大黄 生姜(并切如豆大,各半两)

上同炒令焦黄,以水一大盏浸一宿,五更去滓顿服。天明所下如鸡肝,即恶物也。

6. 趁痛丸(《世医得效方·卷第三·大方脉杂医科·腰痛》)

治腰臂痛。

五灵脂　赤芍药(各半两)　川乌(一个)　没药(四钱)　麝香(一钱)

上为末,酒糊丸。空心温酒送下。

7. 调荣活络散(《证治汇补·卷之六·腹胁门·腰痛》)

治瘀血腰痛。通经络。

大黄　当归梢　牛膝　杏仁(各二钱)　赤芍　红花　羌活　桃仁(各一钱)　川芎　桂枝(各三分)　香附(一钱半)

水煎服。

六、治肝肾虚腰痛方

1. 萆薢散(《太平圣惠方·卷第七·治肾脏中风诸方》)

治肾脏中风,卧踞而腰痛,脚膝偏枯,皮肤顽痹,语声謇涩,两耳虚鸣,举体乏力,面无颜色,志意不乐,骨节酸疼。

萆薢(一两,锉)　茵芋(半两)　杜仲(半两,去粗皮,炙微黄,锉)　天雄(三分,炮裂,去皮脐)　石南(半两)　石龙芮(半两)　踯躅(半两,微炒)　独活〔二两(分)〕　附子(三分,炮裂,去皮脐)　狗脊(半两)　当归(半两,锉,微炒)　麻黄(三分,去根节)　干蝎(半两,微炒)　桑螵蛸(半两,微炒)　菖蒲(半两)　赤箭(二分)　甘菊花(三分)　牛膝(三分,去苗)　木香(三分)　芎䓖(二分)　麝香(半两,细研)

上件药,捣细罗为散。每食前,以温酒调下二钱。

2. 杜仲散

1)《太平圣惠方·卷第三十·治虚劳少气诸方》

治虚劳羸乏少气,五脏萎损,腰痛不能行。

杜仲(一两,去粗皮,炙微黄,锉)　蛇床子(三分)　五味子(三分)　熟干地黄(一两)　萆薢(一两,锉)　巴戟(三分)　肉苁蓉(一两半,酒浸一宿刮去皱皮,炙干)　桂心(三分)　菟丝子(一两,酒浸三日曝干,别捣为末)

上件药,捣细罗为散。每食前,以温酒调下二钱。

2)《太平圣惠方·卷第四十四·治卒腰痛诸方》

治卒腰痛不可忍。

杜仲(二两,去粗皮,炙微黄,锉)　丹参(二两)　芎䓖(一两半)　桂心(一两)　细辛(三分)

上件药,捣粗罗为散。每服四钱,以水一中盏煎至五分,去滓,次入酒二分,更煎三两沸,每于食前温服。

3. 附子散(《太平圣惠方·卷第四十四·治五种腰痛诸方》)

治五种腰痛,肾脏虚冷,行立艰难。

附子(一两,炮裂,去皮脐)　杜仲(三分,去粗皮,炙微黄,锉)　五味子(三分)　磁石(三两,捣碎,水淘去赤汁)　牡丹(三分)　萆薢(一两,锉)　桂心(三分)　续断(三分)　牛膝(三分,去苗)　熟干地黄(一两)　羌活(三分)　当归(三分,锉,微炒)　木香(三分)　枳壳(三分,麸炒微黄去瓤)

上件药,捣粗罗为散。每服用羊肾一对,切去脂膜,先以水一大盏半,煮肾令熟,去肾,入药末五钱、生姜半分、枣三枚、椒三七枚,煎至五分,去滓,空心温服,晚食前再服之。

4. 桑寄生散(《太平圣惠方·卷第四十四·治五种腰痛诸方》)

治五种腰痛,及脚弱不能行立。

桑寄生〔三(一)两〕　附子(一两半,炮裂,去皮脐)　独活(二两)　当归(三分,锉,微炒)　狗脊(三分)　桂心(一两)　羌活(半两)　杜仲(一两,去粗皮,炙微黄,锉)　赤芍药(三分)　芎䓖(三分)　甘草(半两,炙微赤,锉)　石斛(三分,去根,锉)　牛膝(三分,去苗)　海桐皮(一两,锉)

上件药,捣粗罗为散。每服四钱,以水一中盏煎至六分,去滓,每于食前温服。

5. 杜仲丸

1)《太平圣惠方·卷第四十四·治五种腰痛诸方》

治五种腰痛,肾经虚损,致风冷乘之,故多痛也。

杜仲(一两,去粗皮,炙微黄,锉)　干姜(半两,炮裂,锉)　萆薢(一两,锉)　羌活(三分)　天雄(三分,炮裂,去皮脐)　川椒(三分,去目及闭口者,微炒去汗)　桂心(三分)　芎䓖(半两)　防风(半两,去芦头)　秦艽(半两,去苗)　川乌头(三分,炮裂,去皮脐)　细辛(三分)　五加皮(三分)　石斛(三分,去根,锉)　续断(二两)　当归(三分,锉,微炒)　五味子〔三合(分)〕　槟榔(三分)

上件药,捣罗为末,炼蜜和捣五七百杵,丸如梧桐子大。每于空心,温酒下三十丸,晚食前再服。

2)《太平圣惠方·卷第四十四·治腰痛强直不能俯仰诸方》

治风虚气滞腰痛,强直不能俯仰。

杜仲(一两,去粗皮,炙微黄,锉)　萆薢(一两,锉)　细辛(一两)　丹参(一两)　鹿角胶(一两,捣碎,炒令黄)　当归(一两,锉,微炒)　羌活(一两)　桂心(一两)　槟榔(一两)　郁李仁(二两,汤浸去皮,微炒)　酸枣仁(一两半,微炒)　大麻仁(二两)

上件药,捣罗为末,炼蜜和捣三五百杵,丸如梧桐子大。每日空心,以温酒下三十丸,晚食前再服。

3)《圣济总录·卷第八十五·腰痛门·腰脚疼痛》

治腰脚疼痛,摇转不能。

杜仲(去粗皮锉,炒)　枳壳(去瓤麸炒)　马芹子(炒)　萆薢　续断　橘子仁　牛膝(酒浸切,焙)　牵牛子(炒,各一两)

上八味,捣罗为末,炼蜜丸如梧桐子大。每服二十丸,温酒下,空心、日午、临卧服。

4)《鸡峰普济方·卷第四·补虚》

补下元,乌髭须,壮脚膝,进饮食,悦颜色。治腰痛。

杜仲　补骨脂　胡桃仁(各一两)

上为细末,炼蜜为丸如梧桐子大。每服三十丸,空心温酒下。

6. 鹿角丸(《太平圣惠方·卷第四十四·治五种腰痛诸方》)

治五种腰痛,肾脏虚冷,颜容萎黄,形体消瘦,腰痛不可忍,虚惫无力。

鹿角屑〔十(一)斤,熬令微黄〕　菟丝子(一斤,酒浸一宿,别捣为末)　远志〔一(二)两,去心〕　肉苁蓉(五两,酒浸一宿,刮去皱皮炙干)　天雄(二两,炮裂,去皮脐)　熟干地黄(六两)　五味子(五两)　杜仲〔一(二)两,去粗皮,炙微黄,锉〕

上件药,捣罗为末,炼蜜和捣二三百杵,丸如梧桐子大。每日空腹以温酒下三十丸,晚食前再服。

7. 钟乳丸(《太平圣惠方·卷第四十四·治五种腰痛诸方》)

治五种腰痛,肾脏衰冷,行立无力。

钟乳(二两)　吴茱萸(半两,汤浸七遍,焙干微炒)　石斛(一两,去根,锉)　菟丝子(一两,酒浸一宿,别捣为末)　附子(一两,炮裂,去皮脐)　肉桂(一两半,去皱皮)

上件药,捣罗为末,炼蜜和捣三二百杵,丸如梧桐子大。每日空心,以温酒下三十丸,晚食前再服,服讫,行二三百步。

8. 桂心丸(《太平圣惠方·卷第四十四·治五种腰痛诸方》)

治五种腰痛,并冷痹。

桂心(二两)　干姜(二两,炮裂锉)　丹参(三两)　杜仲(三两,去粗皮,炙微黄,锉)　牛膝(三两,去苗)　续断(三两)

上件药,捣罗为末,炼蜜和捣三五百杵,丸如梧桐子大。每于食前,以温酒下三十丸。

9. 狗脊丸(《太平圣惠方·卷第四十四·治五种腰痛诸方》)

治五种腰痛,轻身,利脚膝。

狗脊(二两)　萆薢(二两,锉)　菟丝子(一两,酒浸三日,曝干别捣)

上件药,捣罗为末,炼蜜和丸如梧桐子大。每日空心及晚食前,服三十丸,以新萆薢渍酒二七日,取此酒下药,服经年之后,行及奔马,久立不倦。

10. 杜仲酒(《太平圣惠方·卷第四十四·治五种腰痛诸方》)

治五种腰痛。

杜仲(一两半,去粗皮,炙微黄)　羌活(一两)　干姜(三分,炮裂,锉)　天雄(一两,炮裂,去皮脐)　萆薢(一两半)　川椒〔三(一)两,去目及闭口者,微炒去汗〕　桂心(一两)　芎䓖(一两)　五加皮(一两半)　续断(一两半)　甘草(半两,炙微赤)　防风(二两,去芦头)　栝蒌根(三分)　秦艽(一两,去苗)　地骨皮(一两)　石斛(一两,去根)　川乌头(一两半,炮裂,去皮

脐） 桔梗（一两，去芦头） 细辛（一两）

上件药，细锉，以生绢袋盛，用好酒二斗浸，密封经五宿后开。每于食前，暖一中盏服之。

11. 萆薢浸酒方（《太平圣惠方·卷第四十四·治五种腰痛诸方》）

治五种腰痛连脚膝筋脉，拘急酸疼。

萆薢（三两） 附子〔三（二）两，炮裂，去皮脐〕 杜仲（二两，去粗皮，炙微黄） 狗脊（二两） 羌活（二两） 桂心（二两） 牛膝（三两，去苗） 桑寄生（二两）

上件药，细锉，用生绢袋盛，以酒二斗浸，密封七日后开。每于食前，暖一中盏服。

12. 摩腰丸（《太平圣惠方·卷第四十四·治五种腰痛诸方》）

治五种腰痛，肾脏久冷。

丁香末（半两） 麝香（半两，细研） 芸苔子末（一两） 硫黄（半两，细研） 龙脑（二钱，细研） 腽肭脐末（二两）

上件药，熬野驼脂和丸如鸡头实大。每用两丸热炙手，于腰间摩令热彻为度，偏壮益肾气，若摩两脚，渐觉轻健。

13. 摩腰散（《太平圣惠方·卷第四十四·治五种腰痛诸方》）

治五种腰痛，肾气衰冷，阳痿腰痛。

野狐头及尾骨（各一两，炙令焦黄） 硫黄（半两，细研） 硼砂（半两，细研） 黄狗阴茎（一具，炙微黄） 针沙（一两）

上件药，捣罗为末，取茛荇子半升，酒二升，浸一宿后，滤去茛荇子，取酒和前药末令匀，入于瓷瓶中，以油单密封，又坐于一大瓶中，以蚕沙埋却，坐于饭上蒸之，以饭熟为度，取出曝干，捣细罗为散，以黄狗胆及脂，入少许麝香丸。摩腰，须臾即效。

14. 鹿角霜方（《太平圣惠方·卷第四十四·治五种腰痛诸方》）

治五种腰痛，夜多小便，膀胱宿冷。

上取鹿角嫩实处五斤，先用水煮三五十沸，后刷洗令净，即以大麻仁研取浓汁，煮角约一复时便软，后又须刷洗锅器令净，更用真牛乳五升炼，专看如玉色即住，细研如面。每日空腹时，以温酒调下二钱，晚食前再服。

15. 桂心散（《太平圣惠方·卷第四十四·治卒腰痛诸方》）

治卒腰痛，行立不得。

桂心（一两） 牛膝（一两，去苗） 杜仲（一两，去粗皮，炙微黄，锉） 五加皮（三分） 独活（三分） 防风（三分，去芦头） 赤芍药（三分） 五味子（半两） 附子（三分，炮裂，去皮脐）

上件药，捣粗罗为散。每服四钱，以水一中盏，入生姜半分，煎至六分，去滓，每于食前温服。

16. 石斛丸

1）《太平圣惠方·卷第四十四·治腰痛强直不能俯仰诸方》

治风虚冷气攻腰痛，强直不能俯仰。

石斛（三两，去根，锉） 天雄（一两，炮裂，去皮脐） 侧子（三两，去苗） 牛膝（三两，去苗） 赤茯苓（一两半） 狗脊（一两） 桂心（一两） 干姜（半两，炮裂，锉）

上件药，捣罗为末，炼蜜和捣三二百杵，丸如梧桐子大。每于食前，以温酒下三十丸。

2）《圣济总录·卷第八十九·虚劳腰痛》

治虚劳腰痛，利腰膝。

石斛（去根） 肉苁蓉（酒浸切，焙） 桂（去粗皮） 山茱萸 五味子 白茯苓（去黑皮） 山芋 泽泻 石龙芮 人参 木香 牛膝（酒浸切，焙） 覆盆子（去梗） 柏子仁 菟丝子（酒浸别捣） 熟干地黄（焙） 鹿茸（茄子者，去毛酥炙） 附子（炮裂，去皮脐） 蘹香子（舶上者，炒） 枳壳（去瓤麸炒） 巴戟天（去心） 续断 木瓜（各一两） 槟榔（锉） 肉豆蔻仁 防风（去叉） 蒺藜子（炒去角） 蛇床子（各半两）

上二十八味，捣罗为末，炼蜜丸如梧桐子大。每服三十丸，空心煎姜枣汤，或盐汤、温酒任下。

17. 天雄酒（《太平圣惠方·卷第四十四·治腰痛强直不能俯仰诸方》）

治腰痛，牵引流入腿胫，元气衰虚，风冷所侵，腰脊拘急，俯仰不得。

天雄〔二（一）两，炮裂去皮脐〕 杜仲（一两，去粗皮，炙微黄） 牛膝（三分，去苗） 仙灵脾（三分） 乌蛇（二两，酒浸去骨，炙微黄） 石斛（三分，去根） 侧子（三分，炮裂，去皮脐） 防风（三分，去芦头） 桂心（一两） 芎䓖（三分） 川椒（三分，去目及闭口者，微炒去汗） 白术（三分） 五加皮（三分） 酸枣仁（一两，微炒）

上件药,细锉,以生绢袋盛,用酒二斗浸,密封,经七日后开。每于食前,温一小盏服之。

18. 桂心酒粥方(《太平圣惠方·卷第九十七·食治腰脚疼痛诸方》)

治肾脏虚冷,腰脚疼痛不可忍。

桂心(半两,末)　好酒(一升)

上暖酒和桂心,空腹分为二服,搅粥食之。

19. 婆罗粥方(《太平圣惠方·卷第九十七·食治腰脚疼痛诸方》)

治肾脏风冷,腰脚疼痛。

牛膝(一两,去苗锉,碎酒浸一宿)　白面(四两)

上将牛膝于面中拌,作婆罗粥,熟煮十沸,滤出,则以熟水淘过,空腹顿食之。

20. 羊肾馄饨方(《太平圣惠方·卷第九十七·食治腰脚疼痛诸方》)

治肾气虚损,腰脚疼痛。

五味子　山茱萸　干姜(炮裂)　川椒(去目及闭口者,微炒去汗)　桂心(各一两)

上件药,捣细罗为散。每日取羊肾一对,去脂膜细切,入散两钱,木臼内杵如泥,作馅用,和面捻作馄饨,以水熟煮,和汁食之。

21. 羊脊骨羹方(《太平圣惠方·卷第九十七·食治腰脚疼痛诸方》)

治肾气虚冷,腰脚疼痛,转动不得。

羊脊骨(一具,捶碎,以水一斗煎取三升)　羊肾(一对,去脂膜切)　羊肉(二两,细切)　葱白(五茎,去须)　粟米(二合)

上炒肾肉断血,即入姜葱五味,然后添骨汁,入米重煮成羹,空腹食之。

22. 茯神丸(《圣济总录·卷第五·诸风门·脾中风》)

治脾中风,手足不遂,腰痛脚弱,行履艰难。

茯神(去木锉,一两)　羚羊角(镑,三分)　防风(去叉锉,一两)　桂(去粗皮,三分)　槟榔(煨,锉,三分)　五加皮(锉,三分)　人参(三分)　麦门冬(去心,焙,一两)　丹参(去苗,三分)　木香(半两)　牛膝(去苗,半两)　柏子仁(生用,三分)　枳壳(炒去麸,三分)　薏苡仁(炒,一两一分)　附子(炮裂,去皮脐,三分)　杏仁(汤退去皮尖并双仁,炒,三分)　熟干地黄(锉,焙干,一两)

上一十七味,捣罗为末,炼蜜为丸如梧桐子大。每服空心食前温酒下二十九。

23. 海桐皮散(《圣济总录·卷第五·诸风门·肾中风》)

治肾中风踞而腰痛,脚肿疼重,耳鸣面黑,志意不乐。

海桐皮(锉)　五加皮(去粗皮,锉)　萆薢(炒)　薏苡仁(炒,各一两)　虎骨(涂酥炙令黄)　枳壳(麸炒去瓤)　赤芍药　牛膝(去苗,酒浸切焙,各一两半)　恶实(炒,半两)　防风(去叉)　续断　杜仲(去粗皮,锉,炒)　郁李仁(汤退去皮尖、双仁,炒)　熟干地黄(焙,各一两)

上一十四味,捣罗为散。每服二钱匕,温酒调下,渐加至三钱匕,空腹、食前各一。

24. 杏仁饮(《圣济总录·卷第七·贼风》)

治中贼风,肢体不收,不知痛处,卒语不得,手足拘急,腰痛引颈,目眩欲倒,卧即反张,脊不著席,脉动不安,恍惚恐惧,上气呕逆。

杏仁(三十枚,去皮尖双仁,炒)　芎䓖　石膏(碎)　桂(去粗皮)　当归(焙)　麻黄(去根节)　干姜(炮)　黄芩(去黑心)　甘草(炙,各一两)

上九味,粗捣筛。每服五钱匕,水一盏半煎至八分,去滓,空心温服,日再。

25. 肾沥汤(《圣济总录·卷第二十·骨痹》)

治肾脏久虚,骨疼腰痛足冷,少食无力。

磁石(煅,醋淬,二两)　肉苁蓉(酒浸切,焙)　黄芪　人参　白茯苓(去黑皮)　芎䓖　桂(去粗皮)　菖蒲　当归(切,焙)　熟干地黄(切,焙)　石斛(去根)　覆盆子　干姜(炮)　附子(炮裂,去皮脐)　五味子(各一两)

上一十五味,锉如麻豆。每服三钱匕,用羊肾一只,去脂膜,先用水二盏,煮肾取汁一盏,去肾入药末,煎至七分,去滓温服,空心、日午、夜卧共三服。

26. 人参汤(《圣济总录·卷第八十五·腰痛门·腰痛》)

治五种腰痛。

人参(三分)　杜仲(去粗皮锉,炒)　桂(去粗皮,各一两)　芍药(三两)　熟干地黄(焙)　白术　木通(锉)　玄参　当归(切,焙,各三分)　芎䓖　桑寄生(各一两)　防风(去叉)　牡

丹皮　独活(去芦头,各半两)

上一十四味,粗捣筛。每服三钱匕,水一盏煎七分,去滓温服,空心、日午、夜卧服。

27. 寄生汤(《圣济总录·卷第八十五·腰痛门·腰痛》)

治五种腰痛,不能转侧。

桑寄生　附子(炮裂,去皮脐)　独活(去芦头)　狗脊(去毛)　桂(去粗皮,各一两)　杜仲(去粗皮锉,炒,一两一分)　芎䓖(一分)　甘草(炙,锉)　人参(各半两)　芍药　白术　石斛(去根)　牛膝(酒浸切,焙,各三分)

上一十三味,锉如麻豆。每服三钱匕,水一盏煎至七分,去滓,空心、日午、夜卧温服。

28. 独活汤

1)《圣济总录·卷第八十五·腰痛门·腰痛》

治腰痛牵引背脊,不可俯仰。

独活(去芦头,一两)　麻黄(去根节)　甘草(炙,各半两)　桂(去粗皮)　葛根　芍药　栝蒌根　防风(去叉,各三分)　杜仲(去粗皮,炒)　附子(炮裂,去皮脐,各一两)　杏仁(去皮尖,别研,半两)　熟干地黄(切,焙,二两)

上一十二味,锉如麻豆。每服三钱匕,水一盏煎至六分,去滓,空心、日午、夜卧温服。

2)《圣济总录·卷第八十五·腰痛门·腰脚疼痛》

治腰脚连骨疼痛,摇转不能。

独活(去芦头,三分)　麻黄(去根节,一两)　细辛(去苗叶,半两)　丹参　牛膝(酒浸切,焙)　萆薢　黄芪　桂(去粗皮,各三分)　防风(去叉)　附子(炮裂,去皮脐)　赤茯苓(去黑皮)　羚羊角(镑,各一两)　当归(切焙)　芎䓖(各半两)　赤芍药(三分)

上一十五味,锉如麻豆。每服三钱匕,水一盏煎至七分,去滓,温服不拘时。

29. 牡丹散(《圣济总录·卷第八十五·腰痛门·腰痛》)

治肾虚腰痛。

牡丹皮　萆薢　白术　桂(去粗皮,等分)

上四味,捣罗为散。每服三钱匕,温酒调下。

30. 芎䓖饮(《圣济总录·卷第八十五·腰痛门·卒腰痛》)

治肾虚劳役腰卒痛。

芎䓖　丹参　当归(锉,焙)　细辛(去苗叶)　桂(去粗皮)　牡丹皮(锉)　桃仁(去皮尖、双仁,炒,各一两)　大黄(锉,炒,半两)

上八味,粗捣筛。每服三钱匕,水一盏半煎至一盏,去滓温服,空心、日午、临卧各一。

31. 乌头丸(《圣济总录·卷第八十五·腰痛门·卒腰痛》)

治肾虚寒冷伤腰,气血滞卒腰。

乌头(炮裂,去皮脐)　羌活(去芦头)　牛膝(去苗,酒浸一宿锉,焙)　槟榔(锉)　大黄(锉,炒)　木香　芫花子(酒浸一宿,研如膏,各一两)

上七味,以六味捣罗为细末,入研者药和匀,酒煮面糊,丸如梧桐子大。每服二十丸,温酒下,空心、日午、临卧各一。

32. 续断汤(《圣济总录·卷第八十五·腰痛门·腰痛强直不得俯仰》)

治腰痛强直,不得俯仰。

续断(焙)　桂(去粗皮)　防风(去叉)　大黄(锉,炒)　牡丹皮　芎䓖　牛膝(去苗,酒浸焙)　细辛(去苗叶)　秦艽(去苗、土)　赤茯苓(去黑皮)　海桐皮(去粗皮,锉)　当归(切,焙)　赤芍药(各一两)　杜仲(去粗皮,锉,炒)　熟干地黄(焙,各二两)

上一十五味,粗捣筛。每服三钱匕,水一盏煎七分,去滓,温服不拘时。

33. 五加皮汤(《圣济总录·卷第八十五·腰痛门·腰痛强直不得俯仰》)

治腰痛强直,筋脉急,不可俯仰。

五加皮(锉)　芍药　萆薢　芦根(锉,焙)　杜仲(去粗皮锉,炒,各半两)

上五味,粗捣筛。每服三钱匕,水一盏煎七分,去滓,温服不拘时。

34. 地黄丸(《圣济总录·卷第八十五·腰痛门·腰痛强直不得俯仰》)

治腰痛筋脉拘急,强直不伸。

熟干地黄(焙)　枳壳(去瓤麸炒)　黄芪(锉)　桑寄生(各一两)　蔓荆实(半两)

上五味,捣罗为细末,炼蜜丸如梧桐子大。每服三十丸,温酒下,空心、日午、临卧各一服。

35. 楮实丸(《圣济总录·卷第八十五·腰痛门·腰痛强直不得俯仰》)

治腰痛强直,不得俯仰。

楮实（炒） 桂（去粗皮） 枳壳（去瓤麸炒） 干姜（炮,各三分） 槟榔（生锉,一两一分） 牛膝（去苗,酒浸切焙,一两半）

上六味,捣罗为细末,炼蜜丸如梧桐子大。每服三十丸,温酒下不拘时。

36. 巴戟天酒方（《圣济总录·卷第八十五·腰痛门·腰痛强直不得俯仰》）

治腰痛强直,不得屈伸。

巴戟天（去心） 牛膝（去苗） 石斛（去根,各一两） 羌活（去芦头） 当归（锉,焙） 生姜（各一两半） 蜀椒（去目并闭口者,炒出汗,一分）

上七味,各锉如麻豆大,用酒八升浸,内瓶中密封,重汤煮三时辰,取出放冷,旋温服一盏,不拘时,常觉有酒力为妙。

37. 狗脊酒方（《圣济总录·卷第八十五·腰痛门·腰痛强直不得俯仰》）

治腰痛强直,不能舒展。

狗脊（去毛） 丹参 黄芪 萆薢 牛膝（去苗） 芎䓖 独活（去芦头,各一两） 附子（炮裂,去皮脐,一枚）

上八味,各锉如麻豆大,用酒一斗浸,内瓶中密封,重汤煮三时辰,取出放冷,旋温服一盏不拘时。

38. 牛膝酒方

1)《圣济总录·卷第八十五·腰痛门·腰痛强直不得俯仰》

治风冷伤腰,筋骨疼痛,不可屈伸。

牛膝（去苗） 虎胫骨（酥炙黄） 羚羊角（镑屑） 枳壳（去瓤麸炒,各一两）

上四味,锉如麻豆大,用酒五升,内瓶中密封,重汤煮三时辰,取出放冷,旋温服一盏,不拘时,常令酒力相续。

2)《圣济总录·卷第八十九·虚劳腰痛》

治虚劳腰脚疼痛,下元冷惫,阳气衰弱。

牛膝 山芋 芎䓖（各三两） 附子（炮裂,去皮脐） 巴戟天（去心） 五味子 黄芪 山茱萸 人参（各二两） 五加皮 肉苁蓉（酒洗） 生姜 防风（去叉,各二两半） 桂（去粗皮） 茴芋 生地黄（各一两） 蜀椒（去目并闭口,炒出汗,半两） 磁石（醋煅淬,一两）

上一十八味咬咀,贮以生绢袋,用无灰酒三斗浸之,秋冬七日,春夏三日。每服半盏,不拘时频温饮之,常令有酒气。

39. 羌活汤（《圣济总录·卷第八十五·腰痛门·腰脚疼痛》）

1) 治肾伤腰脚疼痛。

羌活（去芦头） 桂（去粗皮,各一两） 附子（炮裂,去皮脐） 当归（切,焙） 防风（去叉） 牛膝（酒浸切焙,各三分）

上六味,锉如麻豆。每服三钱匕,水一盏煎七分,去滓,温服不拘时。

2) 治腰脚疼痛,痛痹不仁,骨髓中冷,久立不得,羸瘦。

羌活（去芦头） 防风（去叉） 木通（锉） 五加皮（锉） 芍药 牛膝（酒浸切,焙） 桂（去粗皮,各一两半） 酸枣仁（炒） 当归（切,焙,各一两） 丹参 麻黄（去节,各一两一分） 白槟榔（四枚,煨,锉） 黄芪（锉,二两半）

上一十三味,粗捣筛。每服五钱匕,水一盏半煎取八分,去滓温服,日二。

40. 牛膝丸

1)《圣济总录·卷第八十五·腰痛门·腰脚疼痛》

治肾伤腰脚疼痛,举动艰难。

牛膝（酒浸切,焙） 虎胫骨（酥炙） 羚羊角（镑） 松节（锉） 附子（炮裂,去皮脐） 威灵仙（去土） 桂（去粗皮,各二两） 当归（切,炒,一两）

上八味,捣罗为末,用酒二升,煮黑豆半升令熟,滤去黑豆,将酒入面,煮糊为丸,如梧桐子大。每服三十丸,温酒下不拘时。

治腰脚冷滞疼痛。

牛膝（酒浸切,焙） 桂（去粗皮,各三分） 木香 吴茱萸（汤洗焙干,炒） 干姜（炮,各半两） 牵牛子（炒） 附子（炮裂,去皮脐,各一两）

上七味,捣罗为末,炼蜜丸如梧桐子大。每服三十丸,温酒下不拘时。

2)《脉因证治·卷一·劳》

治肾肝损,骨痿不能起床,筋缓不能收持;亦治腰痛。

川萆薢（炒） 杜仲（炒） 苁蓉（酒浸） 菟丝（酒浸） 牛膝（酒浸,治肾） 蒺藜（治肝,各等

分）桂枝（半两）

酒煮猪腰子，丸梧桐子大。空心酒下。

41. 巴戟汤（《圣济总录·卷第八十五·腰痛门·腰脚疼痛》）

治肾虚腰脚疼痛。

巴戟天（去心） 桂（去粗皮） 萆薢 牛膝（酒浸切，焙） 石斛（去根，各三分） 防风（去叉） 五加皮（各半两） 白茯苓（去黑皮，三分） 附子（炮裂，去皮脐，一两）

上九味，锉如麻豆。每服三钱匕，水七分，酒三分，同煎七分，去滓，温服不拘时。

42. 鹿角胶丸（《圣济总录·卷第八十五·腰痛门·腰脚疼痛》）

治肾气虚弱，腰脚疼痛，或因寒湿久滞。

鹿角胶（炙燥，一两） 附子（炮裂，去皮脐） 干姜（炮，各半两） 桂（去粗皮，三分） 杜仲（去粗皮，锉炒，一两一分） 菟丝子（酒浸一宿焙干，一两） 山茱萸 五味子（各三分） 熟干地黄（焙） 肉苁蓉（酒浸切，焙） 巴戟天（去心） 牛膝（酒浸切，焙，各一两）

上一十二味，捣罗为末，炼蜜丸如梧桐子大。每服二十至三十丸，温酒下不拘时。

43. 枳壳丸（《圣济总录·卷第八十五·腰痛门·腰脚疼痛》）

治腰膝冷疼，气闷烦热。

枳壳（去瓤麸炒） 人参 甘草（炙，锉） 石斛（去根） 牛膝（酒浸切，焙） 桃仁（汤浸去皮尖、双仁，炒研） 鹿角胶（炙燥） 薏苡仁 当归（切，焙） 犀角屑（各一两半） 槟榔仁（锉） 诃黎勒皮（各二两）

上一十二味，捣罗为末，炼蜜和丸如梧桐子大。每服二十丸，加至三十丸，温酒下，空心食前，日再服。

44. 鹿茸丸（《圣济总录·卷第八十九·虚劳腰痛》）

1）治虚劳伤惫，腰脚疼痛，精神不爽，饮食减退，驻颜益气。

鹿茸（去毛酥炙，二两） 防风（去叉） 桂（去粗皮） 羌活（去芦头） 萆薢（锉） 酸枣仁（微炒） 木香 白蒺藜（炒去角，各三分） 巴戟天（去心） 石斛（去根） 补骨脂（微炒） 桃仁（汤浸去皮尖、双仁炒，研） 附子（炮裂，去皮脐） 白茯苓（去黑皮） 当归（切，焙） 牛膝（酒浸切，焙） 肉苁蓉（酒浸切，焙，各一两）

上一十七味，捣研为末，炼蜜和丸如梧桐子大。每服二十丸，空心、食前温酒下。

2）治虚劳肾气内伤，腰痛不能转侧，壮筋骨，暖肾脏，养精神，润颜色。

鹿茸（去毛酥炙，五两） 石斛（去根） 山茱萸 远志（去心） 杜仲（去粗皮，炙） 巴戟天（去心） 牛膝（酒浸切，焙，各一两）

上七味，捣罗为末，面糊和丸如梧桐子大。每服二十丸，空心温酒下。

45. 羌活丸（《圣济总录·卷第八十九·虚劳腰痛》）

治虚劳腰脚疼痛，肿满沉重，行步艰难。

羌活（去芦头） 天雄（炮裂，去皮脐） 蘹香子（炒） 木香 天麻 硫黄（生研，各一两） 干艾叶（四两） 硇砂（一两，水飞过）

上八味，捣罗五味为末，用木瓜一枚，切下顶、去子，入硫黄、艾叶、硇砂在内，再以元顶密盖，就饭甑蒸熟研烂，与羌活等末和丸如梧桐子大。每服二十丸，温酒或盐汤下。

46. 寸金丸（《圣济总录·卷第八十九·虚劳腰痛》）

治虚劳腰膝无力，元气虚惫，行步艰难，髋股疼痛。

吴茱萸（汤洗焙干，炒） 青橘皮（汤浸去白，焙） 牛膝（酒浸切，焙） 肉苁蓉（酒浸切，焙） 蘹香子（舶上者，炒，各一两） 附子（一枚重半两，炮裂，去皮脐）

上六味，捣罗为末，炼蜜和丸如梧桐子大。每服二十九至三十丸，空心盐汤下。

47. 肉苁蓉丸（《圣济总录·卷第八十九·虚劳腰痛》）

治元脏气虚，脐腹紧痛，腰脚少力，行步艰难，面黄肌瘦，耳内虚鸣，精神不爽。

肉苁蓉（酒浸一宿切，焙） 磁石（煅醋淬） 威灵仙（去土，各一两） 槟榔（三枚，炮，锉） 肉豆蔻（去壳） 木香 桂（去粗皮） 蜀椒（去目及闭口者，炒出汗） 牛膝（酒浸一宿切，焙） 远志（去心） 黄芪（锉） 补骨脂（炒） 蘹香子（炒） 硇砂（别研） 附子（炮裂，去皮脐，各半两） 生姜（二两，切，焙） 沉香（一分）

上一十七味,捣研为末,炼蜜和丸如梧桐子大。每服十五丸,空心食前温酒下。

48. 干地黄丸(《圣济总录·卷第八十九·虚劳腰痛》)

治虚劳腰脚疼痛,羸瘦不能食。

熟干地黄(焙,一两) 细辛(去苗叶) 附子(炮裂,去皮脐,各一分) 白茯苓(去黑皮) 山芋 泽泻 干姜(炮) 山茱萸 牡丹皮(各半两)

上九味,捣罗为末,炼蜜和丸如梧桐子大。每服三十丸,空腹、夜卧温酒下,渐加至五十丸。

49. 羊肾汤(《圣济总录·卷第八十九·虚劳腰痛》)

治虚劳肾气不足,腰痛无力,手脚酸疼,状似骨蒸。

磁石(三两,煅醋淬) 桂(去粗皮) 甘草(炙,锉,各一两) 五味子 白茯苓(去黑皮,各二两) 牛膝(酒浸切,焙,一两半)

上六味,粗捣筛。每服五钱匕,水二盏,先取羊肾一只细切,煎三五沸,次下药,煎至一盏,去滓,空腹温服,良久再服。

50. 附子木瓜丸(《圣济总录·卷第八十九·虚劳腰痛》)

治下元久虚,腰脚无力,步履甚艰,或发疼痛,饮食进退,久服诸药,未成痊效。

附子(重半两者十枚,以黑豆一升、水三碗,银石器慢火煮之,候豆熟、附子软,切,焙干) 牛膝(酒浸切,焙,六两) 羌活(去芦头,四两) 蘹香子(舶上者,炒) 青橘皮(汤浸去白,焙) 巴戟天(去心,各二两) 木瓜(宣州者,去皮核,六两,蒸软用新砂盆研成膏,和前药,如干加薄面糊少许)

上七味,捣罗六味为末,将木瓜膏和丸如梧桐子大。每服二十丸至三十丸,空心食前盐汤下,中病即止,不必常服。

51. 酸枣仁汤(《圣济总录·卷第八十九·虚劳腰痛》)

治肾风劳,两髋冷疼,腰脊不可俯仰,行履不得。

酸枣仁(生研) 羌活(去芦头) 杜仲(去粗皮,酥炙) 五加皮(各一两半) 萆薢 桂(去粗皮,各一两) 茯神(去木,三两)

上七味,粗捣筛。每服五钱匕,水一盏半,入竹沥一合,煎至一盏,去滓,空心温服。

52. 大补益摩膏(《圣济总录·卷第八十九·虚劳腰痛》)

治五劳七伤,腰膝疼痛,鬓发早白,面色萎黄,水脏久冷,疝气下坠,耳聋眼暗,痔漏肠风,凡百疾病,悉能疗除;兼治女人子脏久冷,头鬓疏薄,面生黚䵴,风劳血气,产后诸疾,赤白带下。

木香 丁香 零陵香 附子(炮裂) 沉香 吴茱萸 干姜(炮) 舶上硫黄(研) 桂(去粗皮) 白矾(烧灰研,各一两) 麝香(研) 腻粉(研,各一分)

上一十二味,捣罗八味为末,与四味研者和匀炼蜜,丸如鸡头实大。每先取生姜自然汁一合,煎沸,投水一盏、药一丸同煎,良久化破,以指研之,就温室中蘸药摩腰上,药尽为度,仍加绵裹肚系之,有顷腰上如火。久用之,血脉舒畅,容颜悦泽。

53. 五味子丸(《圣济总录·卷第八十九·虚劳腰痛》)

治五劳虚损,腰膝疼痛。

五味子 菟丝子(酒浸别捣) 肉苁蓉(酒浸切,焙,各二两) 白茯苓(去黑皮,一两) 车前子(二两半) 巴戟天(去心,三两)

上六味,捣罗为末,炼蜜和捣三百杵,丸如梧桐子大。每服三十丸,食前温酒下。

54. 蘹香鳖甲丸(《圣济总录·卷第八十九·虚劳腰痛》)

治虚劳腰膝痛。

蘹香子(舶上者,炒) 鳖甲(去裙襕,醋炙,各一两) 附子(大者一枚,炮裂,去皮脐) 葫芦巴(一分) 柴胡(去苗) 黄连(去须,各半两) 楝实(十枚,炮)

上七味为细末,面糊和丸如梧桐子大。每服十丸至二十丸,食前温酒下。

55. 山芋丸(《圣济总录·卷第八十九·虚劳腰痛》)

治虚劳腰痛,四肢无力。

山芋 熟干地黄(焙,各二两) 黄芪(锉) 巴戟天(去心,各一两) 远志(去心) 牛膝(酒浸切,焙) 五味子(各半两) 柏子仁 桂(去粗皮,各三分)

上九味为细末,炼蜜和捣三百杵,丸如梧桐子大。每服三十丸,食前温酒下。

56. 覆盆子丸(《圣济总录·卷第八十九·虚劳腰痛》)

治虚劳腰痛,不能运动,及男子五劳七伤,下元虚损,令人肥健。

覆盆子(去萼) 巴戟天(去心) 山芋 泽泻 附子(炮裂,去皮脐,各一两半) 白术(炒) 桂(去粗皮) 菟丝子(酒浸别捣) 牛膝(酒浸切,焙) 人参 白茯苓(去黑皮) 厚朴(去粗皮,生姜汁炙) 干姜(炮裂) 山茱萸 细辛(去苗叶) 远志(去心) 甘草(炙,锉) 五味子 陈橘皮(去白,炒) 龙骨 石斛(去根) 青木香 槟榔(锉) 芎䓖 熟干地黄(焙) 赤石脂 陈曲(炒) 柏子仁 地骨皮 蛇床子(各一两) 肉苁蓉(去皴皮,酒浸切,焙) 黄芪(锉,各二两)

上三十二味,捣罗为末,炼蜜和丸如梧桐子大。每服空心食前,温酒下四十丸。

57. 苁蓉丸(《圣济总录·卷第八十九·虚劳腰痛》)

治虚劳腰痛,补益经脉,安和脏腑,除心中伏热,强筋骨,轻身明目去冷除风。

肉苁蓉(酒浸去皴皮切,焙,四两) 山芋 五味子(各二两半) 杜仲(去粗皮炙,锉,三两) 牛膝(酒浸切,焙) 菟丝子(酒浸别捣) 赤石脂 白茯苓(去黑皮) 泽泻 熟干地黄(焙) 山茱萸 巴戟天(去心,各二两)

上一十二味,捣罗为末,炼蜜和丸如梧桐子大。每日空心温酒下三十丸。

58. 补益干地黄丸(《圣济总录·卷第八十九·虚劳腰痛》)

治五劳七伤,阳气不足,腰脚酸痛。

熟干地黄(焙,四两) 五味子 鹿茸(去毛酥炙) 桂(去粗皮) 巴戟天(去心) 远志(去心,各一两) 肉苁蓉(酒浸切,焙,二两) 菟丝子(酒浸别捣,二两半)

上八味,捣罗为末,炼蜜和丸如梧桐子大。每服三十丸,食前枣汤或黄芪汤下。

59. 猪肚丸(《圣济总录·卷第八十九·虚劳腰痛》)

治肾劳腰脚疼痛及脾胃极冷。

猪肚(一枚,净洗) 附子(炮裂,去皮脐) 泽泻 肉苁蓉(去皴皮,酒浸切,焙) 干姜(炮裂) 青蒿 陈橘皮(去白,炒,各二两) 桃仁(去皮尖、双仁,炒) 蜀椒(去目并闭口,炒出汗) 槟榔(锉) 黄连(去须,炒) 柴胡(去苗) 木香 桂(去粗皮,各一两)

上一十四味,除猪肚外,捣罗为末,将猪肚入熟艾十两,以米醋一斗烂煮,取出捣研令细,入诸药末,及余醋和硬软得所,杵数千下,众手为丸如梧桐子大。每服空心米饮下三十丸,加至四十丸。

60. 四味地黄丸(《圣济总录·卷第八十九·虚劳腰痛》)

治虚劳腹内冷气,补腰膝,填骨髓,令人悦泽。

熟干地黄(焙) 白术 白茯苓(去黑皮) 菟丝子(酒浸两宿,别捣,等分)

上四味,捣罗为末,炼蜜丸梧桐子大。温酒下三十丸,日再服,空腹服。

61. 龙骨散(《圣济总录·卷第九十一·虚劳失精》)

治五劳七伤失精,腰痛少气,面目萎黄,手足瘆冷,不思饮食。

龙骨 人参 远志(去心,各一两一分) 白茯苓(去黑皮) 肉苁蓉(酒浸切,焙,各一两半) 蛇床子(炒) 桂(去粗皮) 菟丝子(酒浸捣焙) 巴戟天(去心) 石斛(去根,各一两)

上一十味,捣罗为散。每服三钱匕,温酒调下,日三服。

62. 八味肾气丸(《圣济总录·卷第九十二·虚劳小便难》)

治虚劳腰痛,少腹拘急,小便不利。

熟干地黄(焙,八两) 山芋 山茱萸(各四两) 泽泻 赤茯苓(去黑皮) 牡丹皮(各三两) 桂(去粗皮) 附子(炮裂,去皮脐,各二两)

上八味,捣罗为末,炼蜜和丸如梧桐子大。每服二十丸,温熟水下,不拘时。

63. 食羊蜜方(《圣济总录·卷第一百八十九·食治腰痛》)

治虚劳,腰痛咳嗽,肺痿骨蒸。

熟羊脂 熟牛髓 白蜜 熟猪脂(各五两) 生姜汁(一合) 生地黄汁(五两)

上六味,先以猪羊脂煎一沸;次下牛髓,又煎一沸;次下白蜜、生姜、地黄汁,微火煎,不住手搅,膏成,贮密器中。每服一匙许,空腹温酒调下,羹粥中服之亦得；若食素者，以酥代脂髓，加麦门冬汁；若不能食或多风者，加白术。

64. 青娥丸（《太平惠民和剂局方·卷之五·宝庆新增方》）

治肾气虚弱，风冷乘之，或血气相搏，腰痛如折，起坐艰难，俯仰不利，转侧不能，或因劳役过度，伤于肾经，或处卑湿，地气伤腰，或坠堕伤损，或风寒客搏，或气滞不散，皆令腰痛，或腰间似有物重坠，起坐艰辛者，悉能治之。

胡桃（去皮膜，二十个） 蒜（熬膏，四两） 破故纸（酒浸炒，八两） 杜仲（去皮，姜汁浸炒，十六两）

上为细末，蒜膏为丸。每服三十丸，空心温酒下，妇人淡醋汤下。常服壮筋骨，活血脉，乌髭须，益颜色。

65. 独活寄生汤（《太平惠民和剂局方·卷之五·宝庆新增方》）

治肾气虚弱，腰背疼痛，此病因卧冷湿地当风所得，不时速治，流入脚膝，为偏枯冷痹，缓弱疼重；或腰痛脚重、挛痹，宜急服此。

独活（三两） 桑寄生（《古今录验》用续断，即寄生亦名，非正续断） 当归（酒浸焙干） 白芍药 熟地黄（酒浸蒸） 牛膝（去芦，酒浸） 细辛（去苗） 白茯苓（去皮） 防风（去芦） 秦艽（去土） 人参 桂心（不见火） 芎䓖 杜仲（制炒断丝） 甘草（炙，各二两）

上为锉散。每服四大钱，水一盏半煎七分，去滓，空心服。气虚下痢，除地黄，并治新产腹痛，不得转动，及腰脚挛痛痹弱，不得屈伸。此汤最能除风消血。《肘后方》有附子一枚，无寄生、人参、甘草、当归。近人将治历节风并脚气流注，甚有效。

66. 神应丸（《太平惠民和剂局方·卷之八·治杂病·神应丸》）

治肾经不足，风冷乘之，腰痛如折，引背膂俯仰不利，转侧亦难；或因役用过多，劳伤于肾；或因寝冷湿，地气伤腰；或因坠堕伤损，或风寒客搏，皆令腰痛，并皆治之。

威灵仙（去土，二十两） 当归 肉桂（去粗皮，各十两）

上为末，以酒煮面糊为丸如梧桐子大。每服十五丸，温酒或煎茴香汤下，食前服；妇人煎桂心汤下，加至二十丸。有孕妇人不得服，忌食茗。

67. 二至丸（《严氏济生方·腰痛门·腰痛论治》）

治老人弱人，肾气虚损，腰痛不可屈伸。

鹿角（镑，二两） 麋角（镑，二两） 附子（炮，去皮，一两） 桂心（不见火） 补骨脂（炒，一两） 杜仲（去皮锉，炒丝断，一两） 鹿茸（酒蒸焙，一两） 青盐（别研，半两）

上为细末，酒糊为丸如梧桐子大。每服七十丸，空心用胡桃肉细嚼，以盐酒盐汤任下。恶热药者，去附子，加肉苁蓉一两。

68. 立安散（《严氏济生方·腰痛门·腰痛论治》）

专治腰痛。

杜仲（去粗皮锉，炒令丝断） 橘核（取仁炒）

上等分为细末。每服二钱，入盐少许，温酒调，食前服。

69. 补髓丹（《仁斋直指方论·卷之十八·身体·身疼证治》）

补益真元。治臂痛，腰痛。

杜仲（去粗，炒黑，十两） 破故纸（十两，用芝麻五两同炒，候芝麻黑，筛去之） 鹿茸（二两，酒炙） 没药（一两，别研）

上细末，用胡桃肉三十个，汤浸去皮，杵为膏，入面少许，酒煮糊丸桐子大。每百粒，空心盐汤下。

70. 苍术难名丹（《世医得效方·卷第七·大方脉杂医科·漩浊·脾浊》）

治元阳气衰，脾精不禁，漏浊淋沥，腰痛力疲。

苍术（杵去粗皮，半斤，米泔浸一日夜，焙干用） 舶上茴香（炒） 川楝子（蒸，去皮取肉，焙干，各一两半） 川乌（炮，去皮脐） 破故纸（炒） 白茯苓 龙骨（别研，各一两）

上为末，酒曲糊丸梧桐子大，朱砂为衣。每服五十丸，空心，缩砂煎汤下，粳米汤亦可。

71. 煨肾丸（《脉因证治·卷二·腰痛》）

治腰痛虚。

杜仲（炒去丝，三钱）

上一味，末之。以猪肾一枚，薄批五七片，以盐椒淹去腥水，掺药在内，包在荷叶，用湿纸数重煨熟，酒下。

72. 青娥丸加黄柏知母方（《医方考·卷五·腰痛门第五十八》）

治肾虚腰痛。

破故纸(酒浸少时,略炒) 川草薢(童便浸一宿) 杜仲(姜汁炒断丝) 黄柏(盐水炒) 知母(酒炒) 牛膝(去芦,各四两) 胡桃肉(去皮,炮,八两)

蜜丸。

73. 猪腰青盐杜仲方(《医方考·卷五·腰痛门第五十八》)

治小小腰痛。

猪腰(一具) 青盐(三钱) 杜仲(末,五钱)

先将猪腰剖开,后入青盐、杜仲于内,湿纸包裹煨熟,空心服之。

74. 调肝散(《医灯续焰·卷九·腰痛脉证第六十五》)

治郁怒伤肝,发为腰痛。

半夏(制,三分) 辣桂 宣木瓜 当归 川芎 牛膝 细辛(各二分) 石菖蒲 酸枣仁(荡去皮,微炒) 甘草(炙,各一分)

每三钱,姜五片,枣二枚,煎服。

75. 崔氏八味丸(《医门法律·卷二·中寒门·中寒门方》)

治脚气上入,少腹不仁;又治虚劳腰痛,少腹拘急,小便不利;又治短气有微饮,引从小便出。

干地黄(八两) 山茱萸 薯蓣(各四两) 泽泻 茯苓 牡丹皮(各三两) 桂枝 附子(各一两,炮)

上八味末之,炼蜜和丸梧子大。酒下十五丸,日再服。

七、治气滞腰痛方

1. 小七香丸《世医得效方·卷第三大方脉杂医科·诸疝·腰痛》

治郁怒忧思,气滞腰疼。

甘松(炒,十两) 甘草(炒,十五两) 香附子(炒,去毛,十五两) 丁香皮(十五两) 蓬莪术(煨,乘热碎,二两半) 缩砂仁(二两半,益智仁炒,七两半)

上为丸。每服五十丸,橘子一钱,盐少许煎汤,空心服;或用沉香降气汤打和匀气散。

2. 人参顺气散《济阳纲目·卷七十五腰痛·治气滞腰痛方》

治气滞腰痛,及感风寒,头痛鼻塞,或诸风蜷痹,眩晕㖞斜。

人参 川芎 桔梗 白术 白芷 陈皮 枳壳 麻黄节 乌药 白姜 甘草(各一钱)

上锉,水煎服。

【论用药】

古人所载治疗腰痛的常用药较多,可单独一味药成立单方,也可与他药合而成复方,或为民间验方,古代本草文献中记载较多,故受于此,以供参看。

一、概论

腰痛用药当分虚、实、风、寒、湿、热、气、血、痰、瘀等不同。

《普济方·卷三百二十六·妇人诸疾门·腰痛》:"夫肾主于腰,女人肾脏系于胞络。若肾气虚弱,外感六淫,内伤七情,皆致腰痛。古方亦有五种之说,如风腰痛,宜小续命汤加桃仁、杜仲煎服。脾胃气蔽及寒湿腰痛,宜五积散加桃仁。如虚损及五种腰痛者,青蛾丸、神应丸,皆可用也。如气滞腰痛,如保神丸、黑牵牛、茴香、橘核,必有功也。方独活寄生汤(出《大全良方》)。"

《医学正传·卷之四·腰痛》:"治法,虚者补之,杜仲、黄柏、肉桂、当归、五味、菟丝子、天门冬、熟地黄之类。风者散之,麻黄、防风、羌活、独活之类。寒者温之,肉桂、附子、干姜之类。挫闪者行之,当归、苏木、乳香、没药、桃仁、红花之类。瘀血者逐之,大黄、牵牛、桃仁、水蛭、虻虫之类。湿痰流注者消导之,苍术、抚芎、香附、白芷、枳实、橘红、半夏、茯苓之类。宜各类推而治之,不可执一论也。"

《证治准绳·杂病第四册·诸痛门·腰痛》:"腰痛,足太阳膀胱经也。胯痛,足少阳胆经之所过也。若因伤于寒湿,流注经络,结滞骨节,气血不和,而致腰胯痛者,宜除湿丹,或渗湿汤加芍药、青皮、苍术、槟榔。有痰积郁滞经络,流搏瘀血,内亦作痛,用导痰汤加槟榔、青皮、芍药,实者禹攻散。湿热腰胯作疼,宜清湿散。"

《本草汇言·卷之二十·脏腑虚寒寒热主治之药》:"肾藏忘,属水,为天一之原。主听,主骨,主二阴。本病:诸寒,厥逆,骨痿,腰痛,腰冷如冰,足胫肿,少腹满急,疝瘕,大便闭塞,泄,吐利腥秽,水液澄沏，清冷不禁，消渴引饮。标病：发热不恶热，头眩，头痛，咽痛，舌燥，脊股后廉痛。水强泻之，大戟、牵牛以泻子也；泽泻、猪苓、车前子、防己、茯苓以泻府也。水弱补之，人参、山药以补母也；知母、玄参、苦参、砂仁、补骨脂以补气也；黄柏、枸杞子、五味子、熟地、阿胶、山茱萸、肉苁蓉、锁阳以补血也。本热攻之，大承气汤以攻下也。本寒温之，附子、干姜、肉桂、蜀椒、白术以温里也。标寒解之，麻黄、细辛、独活、桂枝以解表也。标热凉之，连翘、玄参、甘草、猪肤子以清热也。"

《痰火点雪·卷三·痰火杂症补遗·腰痛》："《经》曰：腰以下皆属肾，主湿热肾虚。瘀血，积痰，挫闪，脉大者肾虚，杜仲、龟板（酥炙）、黄柏、知母、枸杞、北五味之类为末，猪脊髓和丸服。脉涩者，瘀血，用补阴丸加桃仁、红花。脉缓者湿热，苍术、杜仲、黄柏、川芎之类。痰积者，二陈加南星、半夏。凡诸症属火，不可峻用寒凉药，腰痛必用鹿角胶。"

《病机沙篆·卷下·腰痛》："风痛者，浮脉，或左或右，痛无定处，牵引两足，宜防风、苍术、白芷、桔梗、陈皮、桃仁、芎、归、朴、壳，甚者加全蝎。湿痛者，久坐水湿或着雨露，脉必带缓，天阴尤甚，体亦沉重，宜用肾着汤，茯苓、白术、干姜、甘草；或渗湿汤，二术、二苓、丁香、干姜、甘草。如挟风加独活、寄生；如挟寒加桂枝。并用摩腰膏：附子、乌头尖、南星各三钱五分，丁香、樟脑、朱砂、雄黄各三钱五分，干姜一钱，麝香五分，蜜丸如圆眼大，姜汁化如厚粥，涂掌上烘热，摩腰中，即以热绵裹之。挟湿热者，羌活胜湿汤。感寒者，腰间如水溶溶，脉必浮紧，得热则减，见寒则增，宜用麻黄、白芷、桂、附、芎、朴、苍、陈、姜，并用摩腰膏。伤热痛者，脉必洪数，口渴、便秘，甘豆汤：甘草二钱，马料黑豆二合，加天麻、续断。因闪仆伤痛，乳香散：虎胫骨、败龟版各二两，血竭、赤芍、乳、没、归、防、白附、苍耳、自然铜、骨碎补、肉桂、干姜各三两，牛膝、天麻、槟榔、五加皮、羌活各二两为末，酒下一钱，甚者加桃仁、全蝎；或用黑豆神散：黑豆半升炒取皮，芎、归、芍、地、姜、桂、甘草、蒲黄为末，童便和酒下二钱。如不效，瘀血甚也，宜五积散加桃仁、红花、大黄、葱白煎服。痰注痛者，用二陈汤加南星、乌药、香附、枳壳。气滞痛者，脉沉，宜沉香、砂仁、香附、乌药、枳壳、桂。怒气伤肝及肾痛者，芎、归、牛膝、杜仲、木瓜、细辛、半夏、菖蒲、甘草、枣仁煎服。思忧伤脾及肾痛者，归脾汤加香附、乌药、沉香、砂仁。抑郁失志，七气汤：人参、半夏、肉桂、胡索、乳香、甘草、姜、枣煎服。腰痛连引足膝者，杜仲、续断、牛膝、骨碎补、补骨脂、胡索、灵仙、桃仁等分为末，酒糊加核桃仁打匀丸，酒下五钱。"

《医碥·卷之三·杂症·腰痛》："膀胱脉抵腰，肾脉入腰。又《经》曰：腰者，肾之府也，转摇不能，肾将惫矣。是腰痛乃肾与膀胱之病也。太阳经虚，则风寒湿诸客邪皆得为患，而肾虚之所患尤多。腰肢痿弱，身体疲倦，脚膝酸软，脉或洪或细，皆无力，痛亦悠悠隐隐不甚，是其候也。分寒热二证，脉细无力，气怯弱，小便清利，为阳虚，宜肾气丸、橘香丸、生料鹿茸丸之类。仍以茴香炒研，猪腰切片，勿令断，掺末其内，纸裹煨热，黄酒下。脉洪而无力，小便黄赤，虚火时炎，为阴虚。东垣所谓醉以入房，损其真阴，则肾气热，热则腰脊痛不能举，久则髓减骨枯，发为骨痿，六味丸、滋肾丸、封髓丹之类。疟痢后，月经后痛者，多属虚，于补气血药加杜仲、侧柏叶。丹溪云：久腰痛，必用官桂开之，痛方止。胁腹痛亦然。有风有寒，有湿有热，有闪挫，有瘀血，有滞气，有痰积。伤于风，脉必浮，或左或右，痛无常处，牵引两足，羌、防、秦艽必用。感寒而痛，腰间冷如冰，脉必紧，得热则减，得寒则增，姜附汤加辣桂、杜仲，外用摩腰膏。伤于湿，如坐水中，脉必缓，遇天阴或久坐（久坐则湿凝）必发，身体肿，渗湿汤、肾着汤。体重腰冷，饮食如故，小便自利，名肾著（寒湿之气，凝着不行），治宜除湿兼温散。风湿，独活寄生汤。湿热，苍术汤、独活汤、羌活汤。闪挫或跌扑损伤而痛，乳香趁痛散、五积散，加桃仁、人黄、苏木各一钱，倍当归；或以茴香根同红曲擂烂，热酒调服。若因劳役负重而痛，和气饮，或普贤正气散。瘀血脉必涩，转侧若刀锥之刺，大便黑，日轻夜重，桃仁酒调黑神散，或四物，加桃仁、红花之属。气滞脉必沉，乌药顺气散、人参顺气散。痰注脉必滑，或沉弦，二陈加南星、香附、乌药、枳壳、威灵仙治痛要药，为末，每用二钱，掺猪腰内煨吃，热酒下，微利为度。杜仲（姜汁炒断丝）、黑丑、破故纸、桃仁（炒，去皮尖）、玄胡索，等份为末，酒煮面糊，胡桃肉和丸桐子大，空心温酒或白汤下五七十丸，宜下者用之。腰痛虽属肾与膀胱，然有子病累母者，故郁怒伤肝亦致腰痛,宜调肝散。有土病及水者,故忧思伤脾,亦为腰痛,沉香降气汤和调气散。腰痛面忽红忽黑,为心肾交争,难治之证也。"

二、治腰痛专用药

1. 干漆
《千金翼方·卷第三本草中·木部上品·干漆》:"味辛,温,无毒,有毒。主绝伤,补中,续筋骨,填脑髓,安五脏,五缓六急,风寒湿痹。疗咳嗽,消瘀血,痞结,腰痛,女子疝瘕,利小肠,去蛔虫。生漆:去长虫。久服轻身耐老。生汉中川谷,夏至后采,干之。"

2. 木鳖子
《神农本草经疏·卷十四·木部下品·木鳖子》:"味甘,温,无毒。主折伤,消结肿恶疮,生肌,止腰痛,除粉刺䵟䵳,妇人乳痈,肛门肿痛。"

3. 乌头
《新修本草·卷第十·乌头》:"味辛、甘,温、大热,有大毒。主中风,恶风,洗洗出汗,除寒湿痹,咳逆上气,破积聚寒热;消胸上痰冷,食不下,心腹冷疾,脐间痛,肩胛痛不可俯仰,目中痛不可力视;又堕胎。其汁煎之名射罔,杀禽兽。射罔,味苦,有大毒。疗尸疰癥坚,及头中风痹痛。一名奚毒,一名即子,一名乌喙。"

4. 乌喙
《名医别录·下品·卷第三·乌喙》:"味辛,微温,有大毒。主治风湿,丈夫肾湿,阴囊痒,寒热历节,掣引腰痛,不能行步,痛肿脓结。又堕胎。生朗陵。正月、二月采,阴干。长三寸以上为天雄。"

5. 文蛤
《本草经集注·虫兽三品·中品·文蛤》:"味咸,平,无毒。主治恶疮,蚀五痔;咳逆胸痹,腰痛胁急,鼠瘘,大孔出血,崩中漏下。生东海,表有文,取无时。"

6. 白胶
《本草经集注·虫兽三品·上品·白胶》:"味甘,平、温,无毒。主治伤中,劳绝,腰痛,羸瘦,补中益气,妇人血闭无子。止痛,安胎。治吐血,下血,崩中不止,四肢酸疼,多汗,淋露,折跌伤损。久服轻身,延年。一名鹿角胶。生云中,煮鹿角作之。"

7. 白蒺藜
《本草纲目·草部第十六卷·草之五·白蒺藜》:"甘,温,无毒。补肾,治腰痛泄精,虚损劳乏。(时珍)"

8. 芍药
《本草经集注·草木中品·芍药》:"味苦、酸,平、微寒,有小毒。主治邪气腹痛,除血痹,破坚积,寒热,疝瘕,止痛,利小便,益气。通顺血脉,缓中,散恶血,逐贼血,去水气,利膀胱大小肠,消痈肿,时行寒热,中恶,腹痛,腰痛。一名白术,一名余容,一名犁食,一名解仓,一名铤。生中岳川谷及丘陵。二月、八月采根,曝干。"

9. 肉苁蓉
《本草经集注·草木上品·肉苁蓉》:"味甘、酸、咸,微温,无毒。主治五劳七伤,补中,除茎中寒热痛,养五脏,强阴。益精气,多子,治妇人癥瘕,除膀胱邪气、腰痛,止痢。久服轻身。生河西山谷及代郡雁门。五月五日采,阴干。"

10. 枣针
《本草品汇精要·卷之十八·木部中品之上·棘刺花》:"主金疮、内漏,实主明目。心腹痿痹,除热,利小便。又有枣针,疗腰痛、喉痹不通。"

11. 狗脊
《本草经集注·草木中品·狗脊》:"味苦、甘,平、微温,无毒。主治腰背强,关机缓急,周痹寒湿,膝痛,颇利老人。治失溺不节,男子脚弱腰痛,风邪淋露,少气,目暗,坚脊,利俯仰,女子伤中,关节重。一名百枝,一名强膂,一名扶盖,一名扶筋。生常山川谷。二月、八月采根,曝干。"

12. 枸杞子
《本草撮要·卷二·木部·枸杞子》:"味甘,入足厥阴少阴经。功专补精血,得杜仲、萆薢治肾虚腰痛,得青盐、川椒治肝虚目暗。"

13. 神曲
《本草纲目·谷部第二十五卷·谷之四·神曲》:"气味甘、辛,温,无毒。元素曰:阳中之阳也,入足阳明经。凡用须火炒黄,以助土气。陈久者良。主治化水谷宿食,癥结积滞,健脾暖胃。(《药性》)养胃气,治赤白痢。(元素)消食下气,除痰逆霍乱,泄痢胀满诸疾,其功与曲同。闪挫腰痛者,煅过淬酒温服有效。妇人产后欲回乳者,炒研,酒服二钱,日二即止,甚验。(时珍)"

《本草正·谷部·神曲》:"味甘,气平。炒黄入药。善助中焦土脏,健脾暖胃,消食下气,化滞调中,逐痰积,破癥瘕,运化水谷,除霍乱,胀满呕吐。其气腐,故能除湿热;其性涩,故又止泻痢。疗女人胎动因滞,治小儿腹坚因积。若妇人产后欲回乳者,炒、研,酒服二钱,日二,即止,甚验;若闪挫腰痛者,淬酒温服,最良。"

14. 桂

《本草经集注·草木上品·桂》:"味甘、辛,大热,有毒。主温中,利肝肺气。心腹寒热,冷疾,霍乱;转筋,头痛,腰痛,出汗,止烦,止唾,咳嗽,鼻齆,能堕胎,坚骨节,通血脉,理疏不足,宣导百药,无所畏。久服神仙,不老。生桂阳。二月、七、八月、十月采皮,阴干。"

15. 桑寄生

《神农本草经·卷一·上经·桑上寄生》:"味苦,平。主腰痛,小儿背强,痈肿,安胎,充肌肤,坚发齿,长须眉。其实:明目,轻身,通神。一名寄屑,一名寓木,一名宛童。生川谷。"

《本草经集注·草木上品·桑上寄生》:"味苦、甘,平,无毒。主治腰痛,小儿背强,痈肿,安胎,充肌肤,坚发齿,长须眉;主金创,去痹,女子崩中,内伤不足,产后余疾,下乳汁。其实:明目,轻身,通神。一名寄屑,一名寓木,一名宛童,一名茑,生弘农川谷桑树上。三月三日采茎、叶,阴干。"

《神农本草经疏·卷十二·木部上品·桑上寄生》:"桑寄生感桑之精气而生,其味苦甘,其气平和,不寒不热,固应无毒。详其主治,一本于桑。抽其精英,故功用比桑尤胜。腰痛及小儿背强,皆血不足之候。痈肿多由于荣气热,肌肤不充由于血虚。齿者骨之余也,发者血之余也,益血则发华,肾气足则齿坚而须眉长,血盛则胎自安。"

16. 桑螵蛸

《本草经集注·虫兽三品·中品·桑螵蛸》:"味咸、甘,平,无毒。主治伤中,疝瘕,阴痿,益精,生子,女子血闭,腰痛,通五淋,利小便水道。又治男子虚损,五脏气微,梦寐失精,遗溺。久服益气,养神。一名蚀肬。生桑枝上,螳螂子也,二月、三月采蒸之,当火炙,不尔令人泄。得龙骨,治泄精。"

17. 菥蓂子

《本草经集注·草木上品·菥蓂子》:"味辛,微温,无毒。主明目,目痛,泪出,除痹,补五脏,益精光。治心腹腰痛。久服轻身,不老。一名蔑菥,一名大蕺,一名马辛,一名大荠。生咸阳川泽及道傍。四月、五月采,曝干。"

18. 蛇床子

《本草汇言·卷之二·草部·蛇床子》:"味苦,性热,无毒。乃右肾与命门,手少阳、足厥阴四经气分药也。补足少阴之虚,去足少阴之湿,疏足厥阴之滞,扶命门之衰。"

19. 庵䕡

《本草纲目·草部第十五卷·草之四·庵䕡》:"气味苦,微寒,无毒。《别录》曰:微温。普曰:神农、雷公、桐君、岐伯:苦,小温,无毒。李当之:温。权曰:辛,苦。时珍曰:降也,阴中微阳,入足厥阴血分。之才曰:荆实、薏苡为之使。主治五脏瘀血,腹中水气,胪胀留热,风寒湿痹,身体诸痛。久服轻身延年不老。(《本经》)疗心下坚,膈中寒热,周痹,妇人月水不通,消食明目。驱骝食之神仙。(《别录》)益气,主男子阴痿不起,治心腹胀满。(甄权)腰脚重痛,膀胱痛,及骨节烦痛,不下食。(《大明》)擂酒饮,治闪挫腰痛,及妇人产后血气痛。(时珍)"

20. 续断

《本草经集注·草木中品·续断》:"味苦、辛,微温,无毒。主治伤寒,补不足,金疮,痈伤,折跌,续筋骨,妇人乳难,崩中漏血,金疮血内漏,止痛,生肌肉,及踠伤,恶血,腰痛,关节缓急。久服益气力。一名龙豆,一名属折,一名接骨,一名南草,一名槐。生常山山谷。七月、八月采,阴干。"

21. 豨莶草

《本草撮要·卷一·草部·豨莶草》:"味苦,入足厥阴经。功专止麻木,生寒熟温。治肝肾风气,四肢麻痹,骨冷腰痛,膝痛无力。若非由风湿而得者忌服,研末热酒服。治疗疮肿毒。"

22. 樗鸡

《千金翼方·卷第四本草下·虫鱼部·樗鸡》:"味苦,平,有小毒。主心腹邪气,阴痿,益精强志,生子,好色,补中,轻身。又疗腰痛,下气,强阴多精,不可近目。生河内川谷樗树上,七月采,曝干。"

23. 薯蓣

《本草经集注·草木上品·薯蓣》:"味甘,温、平,无毒。主治伤中,补虚羸,除寒热邪气,补中,益气力,长肌肉。主头面游风,风头目眩,下气,止腰痛,补虚劳羸瘦,充五脏,除烦热,强阴。久服耳目聪明,轻身,不饥,延年。一名山芋,秦楚名玉延,郑越名土薯。生嵩山山谷。二月、八月采根,曝干。"

《神农本草经疏·卷六·草部上品之上·薯蓣》:"薯蓣得土之冲气,兼禀春之和气以生,故味甘,温平无毒。观其生捣傅痈疮,能消热肿,是微寒之验也。甘能补脾,脾统血而主肌肉,甘温能益血,脾治中焦,故主伤中,补虚羸,补中益气力,长肌肉,充五脏,除烦热,强阴也。其主寒热邪气,及头面游风,头风眼眩,下气,止腰痛者,正以其甘能除大热,甘能益阴气,甘能缓中,甘温平能补肝肾。《药性论》云:薯蓣臣,能补五劳七伤,去冷是也。盖寒热邪气者,阴不足则内热,内虚则外邪客之。热则生风,缓则下气,下气则阳交于阴。五劳既去,五脏既充,则久服耳目聪明,轻身延年之效自著矣。"

24. 橘核

《本草纲目·果部第三十卷·果之二·橘》:"苦,平,无毒。主治:肾疰腰痛,膀胱气痛,肾冷。炒研,每温酒服一钱,或酒煎服之。(《大明》)"

25. 薰草

《证类本草·卷第三十·薰草》:"味甘,平,无毒。主明目,止泪,疗泄精,去臭恶气,伤寒头痛,上气,腰痛。一名蕙草。生下湿地,三月采,阴干,脱节者良。"

26. 鳖甲

《千金翼方·卷第四本草下·虫鱼部·鳖甲》:"味咸,平,无毒。主心腹癥瘕,坚积,寒热,去痞,息肉,阴蚀,痔,恶肉;疗温疟,血瘕,腰痛,小儿胁下坚。"

【医论医案】

一、医论

1. 概论

《三因极一病证方论·卷之十三·腰痛叙论》

夫腰痛,虽属肾虚,亦涉三因所致。在外则脏腑经络受邪,在内则忧思恐怒,以至房劳坠堕,皆能致之。方书五种之说,未为详论,但去圣逾远,文籍简脱,难以讨论,虽是缺文,不可弃置,随其有无,提其纲目,庶几后学以类推寻,为治疗之典据耳。

《三因极一病证方论·卷之十三·外因腰痛论》

太阳腰痛,引项脊尻背如重状;阳明腰痛,不可以顾,顾则如有所见,善悲;少阳腰痛,如针刺其皮,循循然,不可俯仰,不可以顾;太阴腰痛,烦热,腰下如有横木居其中,甚则遗溲;少阴腰痛,痛引脊内;厥阴腰痛,腰中强急,如张弩弦状。此举六经以为外因治备。大抵太阳少阴多中寒,少阳厥阴多中风热,太阴阳明多燥湿。以类推之,当随脉别,其如经中有解脉、散脉、同阴会、阴阳维、衡络、直阳、飞阳、肉里、尻交等穴,皆不出六经流注,但别行,各有所主,不欲繁引,请寻《内经·刺腰痛论》以备明之,准此,从所因汗下施治。

《三因极一病证方论·卷之十三·内因腰痛论》

失志伤肾,郁怒伤肝,忧思伤脾,皆致腰痛者,以肝肾同系,脾胃表里,脾滞胃闭,最致腰痛。其证虚羸不足,面目黧黑,远行久立,力不能尽,失志所为也;腹急胁胀,目视䀮䀮,所祈不得,意淫于外,宗筋弛纵,及为白淫,郁怒所为也;肌肉濡渍,痹而不仁,饮食不化,肠胃胀满,闪坠腰胁,忧思所为也。准此,从内所因调理施治。

《三因极一病证方论·卷之十三·不内外因腰痛论》

肾着腰痛,腰冷如冰,身重不渴,小便自利,食饮如故,腰以下冷重如带五千钱,因作劳汗出,衣里冷湿,久久得之。臀腰痛者,伛偻肿重,引季胁痛,因于坠堕,恶血流滞;及房劳疲力,耗竭精气,致腰疼痛,准此,从不内外因补泻施治。

《严氏济生方·腰痛门·腰痛论治》

夫腰痛者属乎肾也。多因劳役伤肾,肾脏气虚,风寒冷湿得以袭之,患郁忧思得以伤之,皆致腰痛。前论悉已备载。但堕坠闪肭,血气凝滞而痛者未有药也,庵䕡丸主之。今之人每患腰痛,不问虚实,多进牵牛之药,殊不知牵牛之为性,能伤肾气,服之未见作效,肾气先有所损矣。倘是气滞腰痛,进一二服则可。如服之不效,用橘核入盐炒,浸酒放温,送下小七香丸最佳。所谓看不上面,自有奇功。万一肾虚腰痛,牵牛岂宜服也?谨之！谨之！

《普济方·卷一百五十四·身体门·腰痛》

凡腰痛有五。一曰少阴，少阴肾也，十月万物阳气皆衰，是以腰痛。二曰风痹，风寒著腰，是以腰痛。三曰肾虚，役用伤肾，是以腰痛。四曰肾腰，坠堕伤腰，是以腰痛。五曰取寒，服地气所伤，是以腰痛。痛不止，引牵腰脊皆痛。

大抵腰痛之脉，皆沉弦而紧者寒，弦而浮者风，沉弦而濡者湿，又有坠堕闪肭，气血凝滞而痛者，脉多沉弦而实。

盖诸经皆贯于肾，而络于腰脊，肾气一虚，凡冲风受湿，伤冷蓄热，血沥气滞，水积堕伤，与夫失志作劳，种种腰痛，叠见而层出矣。冲风者，汗出乘风，风邪风毒之胚胎也。受湿者，践雨卧湿，重著肿滞之萌蘖也。腰间如水为伤冷，发渴便闭为蓄热，血沥则转侧如锥之所刺，气滞则郁闷而不伸，积水沉重，则小肠不得宣通。坠损伤，则瘀血为之凝结，闪锉失志者肾之戕，举是数证。肾家之感受如此，腰安得而不为痛乎。《内经》曰：腰者肾之府，转摇不能，卧将惫矣。审如是，则痛在少阴，必究其受病之源而处之为得。然宗筋聚于阴器，肝者肾之同系也。五脏取气于谷，脾者肾之仓廪也。郁怒伤肝，则诸筋纵弛。忧思伤脾，则胃气不行。二者又能为腰痛之寇。

《奇效良方·卷之二十七·腰痛门》

"六元正纪论"曰：太阳所至为腰痛。又曰：巨阳即太阳也，虚则腰背头项痛。夫肾肝为病，则腰滞而痛。故《经》云：腰乃肾之腑，转摇不能，肾将惫矣。盖诸经皆贯于肾，而终于腰脊，肾气一虚，邪气易入，或风寒暑湿客之，或血凝气滞，郁郁闷闷而不伸，积水沉重，则小肠不得宣通，其证遂作。《素问·刺腰痛论》云：分六经之病，且如太阳腰痛，引项脊尻背如重状；阳明腰痛不可以顾，顾则如有所见者善悲；少阳腰痛如针刺皮，循循然不可俯仰，不可以顾；太阴腰痛，令人而熟，热甚则劳，腰下如有横木居其中，甚则遗溲；少阴腰痛，痛引脊内廉；厥阴腰痛，如张弓弩弦，善言嘿嘿然不慧，解脉是足太阳之别脉，令人腰痛，引肩昵昵然，时遗溲。又云：痛如引带，常苦折腰状，善恐，同阴之脉，是足少阳之别络也，令人腰痛，痛若小锤居其中，怫然肿。阳维之脉，是太阳之所生，奇脉也，令人腰痛，痛上怫然肿。衡络之脉，是太阳之外络，令人腰痛，不可俯仰恐仆，得之举重伤腰，衡络绝，恶血归之。会阴之脉，是足太阳之中经也，令人腰痛，痛上漯漯然汗出，汗干令人欲饮，饮以欲走。飞扬之脉，是阴维之脉也，令人腰痛，痛上怫怫然，甚则悲恐。昌阳之脉，是阴跷脉也，令人腰痛，痛引膺，目䀮䀮然，甚则反折舌卷不能言。肉里之脉，是少阳所生，则阳维之脉所发也，令人腰痛，不可以咳，咳则筋缩，急挟脊而痛，至头几几然，目䀮䀮欲僵仆，刺足太阳，腰痛上寒，刺足太阳，阳明上热，刺足厥阴，不可俯仰，刺足少阳，中热而喘，刺足少阴，少腹满刺足少阴，腰痛引少腹控䏚不可俯仰，刺腰尻交者两髁胂上。"刺热篇"云：脾热病者，热争则腰痛，不可俯仰，腹满泄；肾热病者，先腰疼，骱酸舌渴，且人之腰者，乃一身之大关节，六经所系，支络其经，多虚少实，或房劳之过度，或四气之所袭，因虚则邪相搏，以为痛也。《巢氏》与《千金方》二家之论，腰痛有五，所感不同：一曰阳气不足，少阴肾衰，是以腰痛；二曰风痹，风寒湿着腰而痛；三曰肾虚，劳役伤肾而痛；四曰弯腰作实伤腰而痛；五曰寝卧湿地而痛。此论受病各因。陈无择云：又有三因而分之，盖太阳少阴多中寒，少阳厥阴多中风，阳明太阴多中燥湿。若此六经腰痛者，为外之所因也。若失志伤肾，郁怒伤肝，忧思伤脾，若此腰痛，为内之所因也。大抵此病，未尝不由肾虚，而或以《内经》推足三阴三阳，十二经八脉，有贯络于腰肾而痛者，则经中各有刺法治之，或风寒湿蓄热，与失志房劳，及坠伤闪肭，气滞血滞而痛者，当于五种三因而推之，不过发其所由，用汗下补泻之法以疗之。若脉浮弦为风，弦紧为寒，沉细为湿，沉实为热，沉涩为气与血也。治法识六经五种三因之病，则心胸了然，用药收十全之功，岂不美欤！

《古今医统大全·卷之五十八·腰痛门·病机》

腰痛所感有五：一曰阳气不足，少阴肾衰，是以痛也；二曰风痹，风寒湿着腰而痛；三曰肾虚，劳役伤肾而愈；四曰坠堕险地，伤腰而痛；五曰寝卧湿地腰痛。

陈无择云：六经腰痛皆外因。大抵太阳、少阴多中寒，少阳、厥阴多中风热，太阴、阳明多燥湿，以类推之。失志伤肾，郁怒伤肝，忧思伤脾，皆致腰痛者，以肝肾同系脾胃表里，脾滞胃闭最致腰痛。其证虚羸不足，面目黧黑，远行久立不能，尽失志所为也。腹急胁胀，目视𥉂𥉂，所祈不得，意淫于外，宗筋弛纵，及为白淫，郁怒所为也。肌肉濡渍，痹而不仁，饮食不化，肠胃胀满，闭坠腰胁，忧思所为也。此属内因。肾着腰痛，腰冷如冰，身重不渴，小便自利，饮食如故，腰以下冷重如带五千钱，因作劳汗出，衣里冷湿，久久得之。臀腰伛偻，肿重引季胁痛，因于坠堕，恶血流滞，及房劳疲力，耗竭精气致痛。此属不内外因。

　　腰者肾之外候，一身所恃以转移阖辟者也。盖诸脉皆贯于肾而络于腰脊，肾气一虚，腰必痛矣。除坠伤之外不涉于虚，其于风寒湿热，虽有外邪，多有乘虚相犯，而驱邪之中又当有以究其本也。举世之人，每每醉以入房，欲竭其精，耗散其真，务快其心，恬不知养，其不虚者几希。予见房室劳伤肾气，腰脊兼痛，久则髓减骨枯，发为骨痿者有矣，岂直腰痛已哉！养生君子不可以不慎于斯也。甫年少时，常有腰痛及闪挫之病，每服补肾汤丸，仅得不甚而易愈，尚不知房室之害也。予禀性淡于欲事，自壬子以来，多游江湖间，欲渐稀而腰痛亦稀。至辛酉之后集此书，兼视病家，外不少遑而欲益寡，腰觉强健而绝无痛作之因。可见寡欲之功而优于补剂多矣，并书于此，为君子告焉。

　　《古今医统大全·卷之五十八·腰痛门·治法》

　　大抵腰痛，未尝不由肾虚而致。以《内经》推足三阴三阳十二经脉有贯络于腰脊而痛者，则经中各有刺法治之。或风寒湿蓄热与失志房劳，及坠伤闪肭，气滞血滞而痛者，当于五种三因而推之，不过从其所由用汗下补泻之法。凡攻补之剂常要相因，标痛甚者，攻击之后须是补养，以固其本，庶无复作之患也。

　　戴氏曰：日夜悠悠痛而不已者，肾虚也，宜鹿茸丸、煨肾丸、青娥丸之类。日轻夜重者，瘀血也，宜如神汤、元戎加味四物汤。遇天阴或久坐而痛者，湿也，独活寄生汤、羌活汤之类。四肢缓、足寒逆、腰冷如冰、冷汗、精滑、腰痛者，湿热也，苍术汤、拈痛汤之类。又有六气乘虚而外入，七情所感而内伤，如失志伤肾，郁怒伤肝，或负重伤损，瘀血蓄积而不行，皆使气停血滞，宜当审分其所因而治之。

《医学纲目·卷之二十八·肾膀胱部·腰痛》

　　（垣）"六元正纪论"云：太阳所至为腰痛。又云：巨阳，即太阳也，虚则头项腰背痛。足太阳膀胱之脉所过，还出别下项，循肩膊内，挟脊抵腰中，故为病项如拔，挟脊痛，腰似折，髀不可以曲，是经气虚则邪客之，痛病生矣。夫邪者，是风热湿燥寒皆能为病，大抵寒湿多而风热少。然有房室劳伤肾虚腰痛者，是阳气虚弱不能运动故也。《经》云：腰者肾之府，转摇不能，肾将败矣。宜肾气丸、茴香丸之类，以补阳之不足也。膏粱之人，久服汤药，醉以入房，损其真气，则肾气热，肾气热则腰脊痛而不能举，久则髓减骨枯，发为骨痿，宜六味地黄丸、滋肾丸、封髓丹之类，以补阴之不足也。《灵枢》云：腰痛上寒，取足太阴阳明，上热，取足厥阴，不可俯仰，取足少阳。盖足之三阳，从头走足，足之三阴，从足走腹，经所过处，皆能为痛，治之者当审其何经所过分野，循其空穴而刺之，审何寒热而药之。假令足太阳令人腰痛，引项脊尻背如重状，刺其郄中、太阳二经出血，余皆仿此。彼执一方治诸腰痛者，固不通矣。

《丹台玉案·卷之五·腰痛门》

　　肾藏于内，外应乎腰。腰之所在，肾之所在也。惟房劳不节竭其真精，则肾脏空虚，而腰斯病矣，其痛悠悠不已，而脉大者是也。衰老之人，无房劳而腰常痛者，亦因少壮之时，自恃雄健，斫丧真元，遗其病于暮年也。有瘀血腰痛者，因跌扑坠堕傍及，两腰俱痛，日轻夜重，而脉涩者是也。有湿痰腰痛者，因天阴久坐而发，或因膏粱而致，其脉或滑而伏是也。又有闪挫而得腰痛者，亦有肾虚无所凭依，一有闪挫则肾离其故处，其脉实，此痛之所由作也，又有久泻而得腰痛者，利尽其水，而真水亦涸故也。又有腰重如带五千钱者何也，盖肾属水，其质本重，而又兼脾湿下注。湿与水而同宫，水得湿而溢满，此腰之所以重也，然但湿而不甚痛者，以肾水不收故也。女人腰痛，少壮者多血滞，衰老者多血虚，产妇临蓐而先腰痛者，乃胞系欲脱于肾故也。治此病者，审其虚实，而施治无不中矣。

《医宗必读·卷之八·心腹诸痛·腰痛》

　　《内经》云：太阳所至为腰痛。足太阳膀胱之脉所过，还出别下项，循肩膊内，挟脊抵腰中，故为病。项如拔，挟脊痛，腰似折，髀不可以曲，是经虚则邪客之，痛病生矣。邪者，风、热、湿、燥、寒，皆能为病，大抵寒湿多而风热少也。又云：腰者，肾之府，转摇不能，肾将惫矣。此言房室劳伤，肾虚腰痛，是阳气虚弱，不能运动故也。惫，犹言败也。

愚按：《内经》言太阳腰痛者，外感六气也；言肾经腰痛者，内伤房欲也。假令作强伎巧之官，谨其闭蛰封藏之本，则州都之地。真气布护，虽六气苛毒，弗之能害。惟以欲竭其精，以耗散其真，则肾脏虚伤，膀胱之府，安能独足？于是六气乘虚侵犯太阳，故分别施治。有寒，有湿，有风，有热，有闪挫，有瘀血，有气滞，有痰积，皆标也，肾虚其本也。标急则从标，本重则从本，标本不失，病无遁状矣。

《医宗说约·卷之二·腰痛》

先天之本惟两肾，位在腰间藏精应，房劳过度两肾虚，邪气客之腰痛病。肾虚为主有瘀血，或湿或痰或郁热，风寒挫闪总能疼。益坎汤中加减说，山药山萸熟地黄，香附乌药续断截，杜仲故纸盐酒炒，丹皮泽泻砂仁接，引用青盐空心饮。寻常腰痛自然绝（痛之不已，习以为常，属虚），知母黄柏脉数添（或手足心热，面红口干，属热），炮姜肉桂脉迟设（症足冷无热，不渴或泻，属寒），寒湿时见热能除（加苍术、白术、肉桂、良姜），天阴疼痛知湿热（加黄柏、苍术、白术、川芎、白茯苓），挫闪板疼难俯仰，归尾桃仁牛膝列，便结大黄并桂枝，赤芍红花治瘀血（内有块痛，日轻夜重，为瘀血，治同挫闪）。尺脉浮时定是风，天麻防风羌独活；脉来滑疾又名痰，腰背重注走串杂，南星半夏白茯苓，白芷抚芎二术夺；腰痛虽虚禁参芪，寒凉之剂不宜过；久痛须加官桂开，痛甚不妨加乳（香）没（药）。秘法引经猪腰子，煮汤煎药功奇特；若还大便秘不通，酒蒸大黄不可忽。又有肾著若物缠，腰重如带五千钱，体冷如冰小便利，白茯炮姜（各四钱）甘（草，炙）（白）术（各三钱，炒）煎（每服四钱，空心服）。

《症因脉治·卷一·腰痛总论》

秦子曰：《内经》论腰痛，诸条不一。其曰太阳所至为腰痛，少阳腰痛如针刺，阳明腰痛不可顾。此数者，乃论外感腰痛也。其曰用力举重，入房过度，转摇不能，肾将惫矣，此论内伤腰痛也。今立外感三条，以该六气；内伤五条，以该七情。

《医学心悟·卷三·腰痛》

腰痛，有风、有寒、有湿、有热、有瘀血、有气滞、有痰饮，皆标也，肾虚其本也。腰痛拘急，牵引腿足，脉浮弦者，风也；腰冷如冰，喜得热手熨，脉沉迟，或紧者，寒也，并用独活汤主之。腰痛如坐水中，身体沉重，腰间如带重物，脉濡细者，湿也，苍白二陈汤加独活主之。若腰重疼痛，腰间发热，痿软无力，脉弦数者，湿热也，恐成痿症，前方加黄柏主之。若因闪挫跌扑，瘀积于内，转侧如刀锥之刺，大便黑色，脉涩，或芤者，瘀血也，泽兰汤主之。走注刺痛，忽聚忽散，脉弦急者，气滞也，橘核丸主之。腰间肿，按之濡软不痛，脉滑者，痰也，二陈汤加白术、萆薢、白芥子、竹沥、姜汁主之。腰痛似脱，重按稍止，脉细弱无力者，虚也，六君子汤加杜仲、续断主之。若兼阴冷，更佐以八味丸。大抵腰痛，悉属肾虚，既挟邪气，必须祛邪，如无外邪，则惟补肾而已。然肾虚之中，又须分辨寒热二证，如脉虚软无力，溺清便溏，腰间冷痛，此为阳虚，须补命门之火，则用八味丸。若脉细数无力，便结溺赤，虚火时炎，此肾气热，髓减骨枯，恐成骨痿，斯为阴虚，须补先天之水，则用六味丸，合补阴丸之类，不可误用热药以灼其阴，治者审之。

《四圣心源·卷六·杂病解中·腰痛根原》

腰痛者，水寒而木郁也。木生于水，水暖木荣，生发而不郁塞，所以不痛。肾居脊骨七节之中，正在腰间，水寒不能生木，木陷于水，结塞盘郁，是以痛作。木者，水中之生意，水泉温暖，生意升腾，发于东方，是以木气根荄下萌。正须温养，忽而水结冰澌，根本失荣，生气抑遏，则病腰痛。

腰者，水之所在，腹者，土之所居，土湿而木气不达，则痛在于腹，水寒而木气不生，则痛在于腰。然腰虽水位，而木郁作痛之原，则必兼土病。盖土居水火之中，火旺则土燥，水旺则土湿，太阴脾土之湿，水气之所移也。土燥则木达而阳升，土湿则木郁而阳陷，癸水既寒，脾土秘湿，湿旺木郁，肝气必陷，陷而不已，坠于重渊，故腰痛作也。

色过而腰痛者，精亡而气泄也。精，阴也，而阴中之气，是谓阴根，纵欲伤精，阳根败泄，变温泉而为寒冷之渊，化火井而成冰雪之窟，此木枯土败之原，疼痛所由来也。缘阴阳生长之理，本自循环，木固生火，而火亦生木。少阴之火，升于九天之上者，木之子也，少阳之火，降于九地之下者，木之母也。其生于水者，实生于水中之火。水中之阳，四象之根也，《难经》所谓肾间动气，生气之原也。

《针灸逢源·卷六·论治补遗·腰痛》

腰为肾府,肾与膀胱为表里,在经属太阳,在脏属肾气,诸脉皆贯于肾,而络于腰脊,故腰痛悠悠不止乏力酸软者,肾虚也;遇阴雨久坐,则冷痛沉重者,湿也;遇寒而痛,足冷背强者,寒也;遇热而痛者,热也;郁怒而痛者,气滞也;忧愁思虑而痛者,气虚也;劳动则痛者,肝肾衰也。风痛则牵连左右,脚膝强急;挫闪痛者,举身不能俯仰转侧;瘀血作痛,昼轻夜重,便黑溺清;肾着腰痛身重,腰冷如冰,亦由湿也。

跌扑伤而腰痛者此伤在筋骨,而血脉凝滞也,用酒糟葱姜捣烂罨之最效。

2. 论风寒湿腰痛

《普济方·卷一百五十五·身体门·五种腰痛》

夫肾主于腰脚,若肾虚损,而为气冷乘之,故腰痛也;又邪客于足太阳之络,令人腰痛,痛引小腹,不可以仰息。诊其尺脉沉者,主腰背痛,寸口脉弱腰背痛,尺寸俱浮直上下,此为督脉腰痛。凡腰痛有五,一曰少阴肾也,十月万物阳气皆衰,是以腰痛。二曰风痹,风寒着腰是以痛。三曰肾虚,役用伤肾是以痛。四月胕腰痛,或堕伤腰,是以痛。五曰寝卧湿地,是以痛。故曰五种腰痛也。

《普济方·卷一百五十五·肾主腰痛》

夫肾主腰脚,肾经虚则受风冷,内有积水,风水相搏,浸渍于肾,肾气内着,不能宣通,故令腰腹冷重,如带五千钱,状如坐水中,形如水状不渴,小便自利,饮食如故,久久变为水病,肾湿故也。

《普济方·卷一百五十五·风湿腰痛》

夫肾气虚弱,风寒湿气,著于腰间,则令腰痛。盖腰为肾府,肾经留滞风湿,不得发散,著于腰脚,故起坐行立皆痛,甚则浮肿,风湿腰痛也。方天雄丸(出《圣惠方》)治肾气衰虚,腰痛,或当风湿冷所中,腿膝冷痹缓弱。

《普济方·卷一百五十六·身体门·久腰痛》

夫久腰痛者,皆由伤于肾气所为也。肾气虚则受于风邪,风邪停积于肾经,与气血相击,久而不散,故为久腰痛。方沉香丸,治肾脏风虚,冷滞腰间,久痛连腿膝,痹或时疼痛,乏力羸瘦。

《症因脉治·卷一·腰痛总论·外感腰痛·风湿腰痛》

风湿腰痛之症:发热恶风,自汗身重,腰背重痛,不能转侧,此风湿腰痛之症也。

风湿腰痛之因:或雨湿之年,风湿袭入肌表,则时行腰痛,此因岁气而致病者;或冲风冒雨,风湿感人;或以水为事,水舍皮肤,一人独病,此人自感冒而致病者也。

风湿腰痛之脉:脉多浮涩。左尺浮涩,太阳风湿。左尺细涩,少阴风湿。左关浮涩,少阳风湿。左关细涩,厥阴风湿。右关浮涩,阳明风湿。右关细涩,太阴风湿。

风湿腰痛之治:《内经》云,腰痛引项脊尻背,太阳经也,宜羌独败毒散,加白芷、苍术。腰痛引脊内廉,少阴经痛也,宜独活秦艽汤。腰痛如锥刺皮中,少阳经痛也,宜柴胡独活汤。腰痛如张弓弦,厥阴痛也,宜柴胡芍药汤。腰痛不可顾,如有见,善悲者,阳明经痛也,白芷独活汤。腰以下如横木居其中,太阴经痛也,苍独肾着汤。

《症因脉治·卷一·腰痛总论·外感腰痛·寒湿腰痛》

寒湿腰痛之症:头痛身痛,无汗拘紧腰痛,不能转侧,此寒湿腰痛之症也。

寒湿腰痛之因:或寒湿之年,阴寒司令,民病身重腰痛,此因岁气而成病者;或冲寒冒雨,阴寒雨湿之邪致病,此人自感冒而成病者。

寒湿腰痛之脉:脉多沉紧。左尺沉紧,太阳寒湿。左尺细紧,少阴寒湿。左关沉紧,少阳寒湿。左关细紧,厥阴寒湿。右关沉紧,阳明寒湿。右关细紧,太阴寒湿。

寒湿腰痛之治:太阳寒湿,羌活败毒散,加苍术。少阴寒湿,独活苍术汤。少阳寒湿,柴胡苍术汤。厥阴寒湿,四逆汤,加柴胡、独活。阳明寒湿,苍术白芷汤。太阴寒湿,济生术附汤、渗湿汤;未效,用五苓散分利小便。

3. 论湿热腰痛

《症因脉治·卷一·腰痛总论·外感腰痛·湿热腰痛》

湿热腰痛之症:内热烦热,自汗口渴,二便赤涩,酸痛沉重,此湿热腰痛之症也。

湿热腰痛之因:或湿火之年,湿热行令,人病腰痛,长幼皆发,此因岁气而成病者;或形役阳亢,外冒湿热之邪,此人自感冒而成病者。

湿热腰痛之脉:脉多沉数。左尺沉数,太阳湿热。左尺细数,少阴湿热。左关沉数,少阳湿热。

左关细数,厥阴湿热。右关沉数,少阳湿热。右关细数,太阴湿热。

湿热腰痛之治:左尺沉数者,羌独冲和汤。左尺细数者,独活二妙丸。左关沉数者,柴独苍术汤。左关细数者,柴胡芍药汤。右关沉数者,芷葛二妙丸。右关细数者,防独神术汤。

4. 论瘀血腰痛

《症因脉治·卷一·腰痛总论·内伤腰痛》

内伤腰痛之症:日轻夜重,痛定一处,不能转侧,此瘀血停畜之症。胁肋气胀,遇怒愈甚,此怒气郁结之症。腰间重滞,一片如冰,得热减寒,得寒愈盛,此痰注作痛之症。时常怕冷,手足不暖,凡遇寒气,腰背即痛,此真火不足,阳虚之症也。五心烦热,足心如火,痛如锥刺,此阴虚火旺之症也。

内伤腰痛之因:挫闪跌扑,劳动损伤,则腰腹作痛;七情恼怒,忧思郁结,则腰胁疼痛;脾湿不运,水饮凝结,则为痰注腰痛;先天不足,真阳亏损,则为阳虚腰痛;真水不足,复损阴精,则肾虚火旺而腰痛。

内伤腰痛之脉:尺脉芤涩,瘀血之诊。尺脉沉结,怒气所伤。尺滑尺伏,皆主痰涎。空大微迟,真阳不足。细数躁疾,火旺水干。

内伤腰痛之治:瘀血停滞者,调荣活络饮、四物桃仁汤、红花桃仁汤。血虚者,四物芎活汤。怒气郁结者,柴胡清肝饮加木香、独活。痰涎停注者,南星二陈汤加海石、香附。真阳不足者,《金匮》肾气丸、河车膏合青娥丸。阴虚火旺者,知柏天地煎、知柏地黄丸,加玄武胶为丸。

5. 论妇人腰痛

《普济方·卷三百二十六·妇人诸疾门·腰痛》

夫肾主于腰,女人肾脏系于胞络。若肾气虚弱,外感六淫,内伤七情,皆致腰痛。古方亦有五种之说,如风腰痛,宜小续命汤加桃仁、杜仲煎服。脾胃气蔽及寒湿腰痛,宜五积散加桃仁。如虚损及五种腰痛者,青娥丸、神应丸,皆可用也。如气滞腰痛,如保神丸、黑牵牛、茴香、橘核,必有功也。方独活寄生汤(出《大全良方》)。夫腰痛者,皆由肾气虚弱,卧冷湿地,当风所得。不时速治,喜流入脚膝为偏枯冷痹,缓弱疼重,或腰痛两胫缓痛,足痹弱,宜急治之。

《女科精要·卷二·胎前杂症门·腰痛》

妊娠腰痛,多属劳力。盖胞系于肾,劳力任重,致伤胞系,则腰必痛,甚则胞系欲脱,多至小产。故宜安胎为主,胎安而痛自愈,痛愈而胎能安。若素安逸而腰痛,必房事不节,致伤胞系也。脉缓,遇天阴或久坐而痛者,湿热也。腰重如带物而冷者,寒湿也。脉大而痛不已者,肾虚也。脉涩而日轻夜重者,气血凝滞也。脉浮者,风邪所乘;脉实者,闪挫也。临月腰痛如脱肾者,将产也。

二、医案

1. 治风寒湿腰痛

《类证治裁·卷之六·腰脊腿足痛论治·腰足痛脉案》

族兄。小腹右偏痛,直注大股正面、侧面而下至膝盖止,因行走劳顿,寒热痛发,必是小腹先受寒袭于腿经,故痛而发寒热也。宜温通,勿使成痹,但在高年,不宜过剂。橘核酒炒、木香、木瓜、归须、牛膝、小茴香、桑寄生、生姜、葱白,再服微汗,而痛如失。

《医法圆通·卷四》

麻黄附子细辛汤、四逆汤圆通应用法:一治腰痛难于转侧。夫腰痛之症,原有数端,今见转侧难者,明是肾藏不温,阴寒滞于内也。麻黄附子细辛汤力能温经散寒,故治之而愈。

《张聿青医案·卷九·腰痛》

左。肝肾两亏,风与湿袭入经络,肩背腰臀俱痛。再宣络而理湿祛风。桂枝、秦艽、独活、橘皮络、威灵仙、萆薢、薏仁、防风、桑寄生、二妙丸。

《续名医类案·卷十九·腰痛》

刘宏璧曰:一女病腰痛,医以杜仲、补骨脂等治之不效。诊其脉浮细缓涩,知为风寒入于血脉耳。与当归四逆汤,剂尽痛瘥。同年周六谦患腰痛,牵及两胯,每酉、戌、亥三时则发,余时则否,脉沉而涩,予以此汤少加附子,二剂而愈。次日前医来,深诋此汤之谬,复进杜仲等药,腰痛如故。怪而问之,曰:或又服他药耶?已以实对。令其再服四逆汤一帖愈。

《古今医案按·卷七·腰痛》

东垣治一人,露宿寒湿之地,腰痛不能转侧,胁搐急,作痛月余。"腰痛论"云,皆足太阳、足少阴。血络有凝血作痛,间有一二证属少阳胆经。

外络脉病,皆去血络之凝,乃愈。《经》云:冬三月禁针,只宜服药通其经络,破血络中败血。以汉防己、防风各三分,炒曲、独活各五分,川芎、柴胡、肉桂、当归、炙草、苍术各一钱,羌活一钱五分,桃仁五粒,酒煎服愈。

[震按]此条虽云去血络中瘀血,其实温寒胜湿之药为多,治其得病之因也。

《针灸资生经·针灸资生经第五·腰痛》

许知可因淮南大水,忽腹中如水吼,调治得愈,自此腰痛不可屈伸。思之,此必肾经感水气而得。乃灸肾俞三七壮,服麋茸丸愈。(予谓腰痛不可屈伸,灸肾俞自效,不服麋茸丸亦可)

2. 治湿热腰痛

《张聿青医案·卷九·腰痛》

某。腰背作痛,右腿股不时麻木。气虚而湿热袭流经络,恐成痿痹。炙绵芪、木防己、制半夏、广橘红、焦冬术、赤白苓、白僵蚕、桑枝、左秦艽、川萆薢、川独活。

《续名医类案·卷十六·饮》

陈三农治一妇,患眩晕腰痛,过寅卯二时,则日夜昏迷,不省人事,身如在浮云中,脉细数弦滑。细为湿,数为热,弦为饮。湿热痰饮,留滞胸膈,随气升降,上涌则为眩晕,下坠则为腰痛,痰饮沃心包,致窍不通,故昏不省人事。至巳午时,心火助其湿热,鼓击痰涎,故昏痴益甚也。此必痛饮所致,叩之果然。遂以稀涎散涌酸臭痰数升,仍以舟车丸泄如漏屋漏水者五六次,诸症均愈。

《续名医类案·卷十九·腰痛》

立斋治一妇人,患腰痛,脚弱弛长,不能动履,以人参败毒散加苍术、黄柏、泽泻而愈。

缪之外祖李思塘,少年患腰痛,至不能坐立,诸医以补肾药疗之不效。朱远斋者,湖明医也,用润字号丸药下之,去黑粪数升。盖湿痰乘虚流入肾中作苦,痰去方以补药滋肾,不逾月起。惜其方传者不真。

张景岳治董翁,年六旬,资禀素壮,因嗜火酒,致湿热聚于太阳(膀胱),忽病腰痛不可忍,至求自尽。诊六脉皆甚洪滑,且小水不通,而膀胱胀急,遂以大分清饮倍加黄柏、龙胆草,一剂小便顿下,腰痛如失。

《古今医案按·卷七·腰痛》

李士材曰:徽州太学方鲁儒,精神困倦,腰膝异痛不可忍,皆曰肾主腰膝而用桂、附,绵延两月,愈觉四肢痿软,腰膝寒冷,遂恣服热药,了无疑惧。比予视之,脉伏于下,极重按之,振指有力,因思阳证似阴,乃火热过极,反兼胜己之化,小便当赤,必畏沸汤,询之果然。乃以黄柏三钱,龙胆草二钱,芩、连、栀子各一钱五分,加生姜七片为向导,乘热顿饮,移时便觉腰间畅快,三剂而痛若失矣,用人参固本丸,日服二两,一月而痊安。

[震按]此与景岳治董翁腰痛相同,但张案则脉洪滑而小水不通,故用大分清饮倍加黄柏、胆草,小水通而腰痛顿止。

喻嘉言治张令施之弟,伤寒坏证,两腰偻废,卧床彻夜痛叫,百治不效。喻诊其脉亦平顺,痛则比前大减。乃曰:病非死证,但恐成废人矣。此证之可以转移处,全在痛如刀刺,尚有邪正互争之象,若全然不痛,则邪正混为一家,相安于无事矣。今痛觉大减,实有可忧,因谛思病情,必由热邪深入两腰,血脉久闭,不能复出。止有攻散一法,而邪入既久,正气全虚,攻之必不应,乃以桃仁承气汤,多加肉桂、附子,二大剂与服,服后即能强起,再为丸服,至旬余全安。此仿仲景治结胸证附子泻心汤法,结胸者在上之证,气多,故附子与大黄同用以泻心。腰偻者在下之症,血多,故合桃仁肉桂以散腰间之血结也。后用此法治江生,二剂而愈。

[震按]此人无火象见,故可多加桂、附,若不受热药则奈何,试为西昌广其义,如大黄䗪虫丸、复元活血汤,或可为桂、附分途之法乎。再如黎峒丸、山羊血、石羊胆,与针砭法,皆可一致思也。

3. 治瘀血腰痛

《续名医类案·卷十九·腰痛》

一人因坠马后腰痛不止,日轻夜重,瘀血谛矣。与四物去地黄,加肉桂、桃仁泥、苏木,四服,大便下黑而痊。

缪仲淳治钱晋吾文学,腰痛甚。诊之,气郁兼有瘀血停滞,投以牛膝五钱,当归二钱五分,炙甘草一钱,苏梗一钱,五加皮一钱,橘红二钱,制香附二钱,续断二钱,水二钟,煎八分,饥时加童便一大杯服,二剂全愈。

李季虬曰:先安人因女亡,忽患腰痛,转侧艰苦,至不能张口授食,投以鹿角胶不愈,以湿痰疗之亦不效。遍走使延仲淳。曰:此非肾虚也,如肾虚不能至今日矣。用白芍药、制香附各三钱，橘红、白芷、肉桂各二钱，炙甘草一钱，乳香、没药各七分半，灯心同研细，临服下之，一剂腰脱然，觉遍体疼。仲淳曰：愈矣。再煎渣服立起。予骇问故，仲淳曰：此在《素问》木郁则达之，顾诸君不识耳。（《广笔记》）

《古今医案按·卷七·腰痛》

丹溪治徐质夫，年六十余，因坠马，腰疼不可转侧，六脉散大，重取则弦小而长，稍坚。朱以为恶血虽有，未可驱逐，且以补接为先，遂令煎苏木、人参、黄芪、芎、归、陈皮、甘草，服至半月后，散大渐敛，食亦进，遂与熟大黄汤调下自然铜等药，一月而安。

[震按] 跌伤有瘀，似宜先逐瘀而后补。丹溪则以年之老，脉之散大，反先补而后逐瘀，是其学问之高也。昧者必以为补住恶血，惧不敢补，则尽力逐之，瘀终不去而变端起矣，损伤自然，况内病乎。观此案及治叶先生痢疾案，而知补住邪气，补住恶血之为谬谈也。大抵元气果虚，则补药惟元气受之，而或邪或瘀，不相干涉。若元气不虚，则补药为邪助长，为瘀增痛，诚非所宜，要在能辨其虚与不虚耳。

祝茹穹治张修，腰痛重坠，如负千斤，惟行房时不见重，服补肾等丸总不效。祝曰：腰者肾之府。肾气虚，斯病腰。然何以行房时不见重？必瘀血滞之也。故行房时肾摇而血行，行即不瘀，遂不见其重也。以黄柏、知母、乌药、青皮、桃仁、红花、苏木、穿山甲、木通各一钱，甘草五分，姜、枣煎，二剂而愈。

[震按] 瘀血腰痛，古人原有治法，而想到行房时肾摇血即不瘀，岂非明哲乎，然行瘀多用肉桂，此反用知、柏者，岂于脉中见相火之强耶。

4. 治肝肾虚损腰痛

《肘后备急方·卷四·治卒患腰胁痛诸方第三十二》

葛氏治卒腰痛诸方，不得俯仰方：正立倚小竹，度其人足下至脐，断竹，及以度后，当脊中，灸竹上头处，随年壮，毕，藏竹，勿令人得矣。

《类证治裁·卷之六·腰脊腿足痛论治·腰足痛脉案》

孙，中年。肾阳虚，腰痛溶溶如坐水中，形色苍，不胜刚燥，用温养少阴，兼理奇脉。杞子、补骨脂、核桃肉、当归、牛膝（酒蒸）、续断、杜仲（炒）、沙苑子（炒），酒浸服，效。

耿。腹痛旧恙，行走劳倦辄发，今由少腹痛引腰，卧则少缓，脉来虚软，少神，乃冲督经病。用小茴香、沙苑子、补骨脂、降香末、杜仲（姜汁炒）、核桃肉、鹿角霜，三服痛除。

巢氏。中年经断，两尺芤弱，下元先亏，腰膝酸痛，宜温补下焦，必月事来乃望体安。杞子、熟地（俱炒）、牛膝（酒蒸）、当归、沙苑子、菟丝饼、茯苓、核桃肉，十数服而如常。

魏氏。秋间崩漏数次，胫膝宵热，曾用摄补而安。今经止数月，腰痛由季胁控引少腹，辄疑瘀动将崩。诊脉左寸动，胎也，非瘀也。痛引季胁，必带脉虚为病，按冲任二脉循腹胁，夹脐旁，皆络于带，而带脉之病，实太阴所主，故《素问》言邪客太阴之络，令人腰痛引小腹控䏚，不可以养息。而王叔和谓带脉为病，左右绕脐，腰脊痛也。宜治带脉以固胎元。如所服参、芪、地、术呆补，不能入奇经，安望有效。沙苑子、杞子、小茴香、归须、续断、杜仲、桑寄生、补骨脂、糯稻根须，数服痛止，又用膏方而胎固。

吉氏，有年。久嗽痰红，头眩脘闷，咳则腰痛若折，少腹筋掣痛注，右腿艰于起坐，卧必偏左，脉左沉弦，右沉弱，症属肝肾亏损。但先从气分调补，勿用血药滞腻。沙苑子、橘核、当归（俱酒炒）、杜仲（盐水拌）、茯苓、砂仁壳、川贝母、蒌霜、甜杏仁（炒）、白芍（炒）、核桃肉，三服痛止嗽稀。更订膏方，用血燕根、猪脊髓、桑寄生、杞子、核桃肉、制首乌、玉竹、潞参、当归、茯神、湘莲子、鹿角胶收膏，每用膏六钱，开水和服，全愈。

《张聿青医案·卷九·腰痛》

沈左。由胁痛而致吐下皆血，血去之后，络隧空虚，风阳入络，胸膺腰臀两胁皆痛，时或眩晕。脉象虚弦。宜育阴以熄肝，养营以和络。阿胶珠二钱，柏子霜三钱，煅龙齿三钱，甘杞子三钱，细生地四钱，杭白芍一钱五分，白归身二钱，炒萸肉一钱五分，云茯苓三钱，厚杜仲三钱。

左。疏补兼施，气分尚属和平，而腰臀酸楚，颇觉板胀。肝肾虚而湿走入络。再益肝肾，参以制肝。上徭桂四分，厚杜仲三钱，盐水炒菟丝子三钱，甘杞子三钱，血鹿片三分，淮牛膝三钱，盐水炒潼沙苑三钱，云茯苓三钱，土炒东白芍一钱五分，小茴香五分,别直参(另煎冲)一钱。

二诊:体重腰脊作痛。肝肾空虚,所有湿邪复趋其地。用肾着汤出入。淡干姜四分(炒),广橘红一钱,生熟甘草各二分,独活一钱,焦白术二钱,云茯苓一两,制半夏一钱五分。

右。腰府作痛,脉形沉细。肝肾虚而湿寒乘袭也。川草薢、黄柏、当归须、赤猪苓、泽泻、川桂枝、独活、延胡索、生米仁。

邹(左)。肝肾不足,闪挫气注,腰府不舒。当益肝肾而和络气。川桂枝五分,杜仲三钱,炒牛膝三钱,炒丝瓜络一钱五分,川独活一钱,猩绛五分,旋覆花二钱(包),生熟薏仁各二钱,橘红一钱五分,青葱管三茎。

席左。痛胀退而复甚,腰臀作酸,大便不调。痰湿之闭阻虽开,而肝肾之络暗损。宜舍标治本,而通和奇脉。干苁蓉二钱,杜仲三钱,盐水炒菟丝子三钱,炒萸肉一钱五分,甘杞子三钱,酒炒白芍一钱五分,川桂枝三分,酒炒当归二钱,柏子霜三钱,橘络叶一钱五分。

二诊:通和奇脉,脉症相安,惟腰府仍然作酸,大便涩滞营络不和。前法进退。干苁蓉三钱,川桂枝四分,柏子霜三钱,盐水炒厚杜仲三钱,酒炒白芍二钱,粉归身二钱,酒炒淮牛膝三钱,川断肉三钱,火麻仁三钱,甘杞子三钱。

三诊:脉症相安,腰府作酸。还是络虚气滞。效方扩充。川桂枝四分,甘杞子三钱,干苁蓉二钱,柏子霜三钱,火麻仁三钱,酒炒当归身二钱,酒炒杭白芍一钱五分,盐水炒菟丝子三钱,炒萸肉一钱五分,盐水炒补骨脂三钱。

四诊:腰痛作酸递减,痰带灰黑。肾寒肺热。前法参以化痰。竹沥半夏一钱五分,酒炒怀牛膝三钱,厚杜仲三钱,菟丝子三钱,广橘红一钱,海蛤粉三钱,川桂枝四分,火麻仁三钱,甘杞子三钱,干苁蓉二钱,炒竹茹一钱。

五诊:肝肾空虚,络气不宣。腰酸气阻,痰带灰黑。再益肝肾而宣络气。厚杜仲三钱,甘杞子三钱,柏子霜三钱,白茯苓三钱,干苁蓉三钱,制香附二钱(打),橘红络各一钱,旋覆花二钱(包),海蛤粉三钱,冬瓜子三钱。

六诊:肝肾不足,湿痰有余,时分时开时阻,络隧因而不宣。再调气化痰,以宣络隧。制香附二钱,炒枳壳一钱,半夏一钱五分,旋覆花一钱五分,橘红络各一钱,海蛤粉三钱,杜仲三钱,越鞠丸三钱(先服)。

《续名医类案·卷十九·腰痛》

张子和治赵进道,病腰痛岁余不除。诊其两手脉沉实有加,以通经散下五七行,次以杜仲去粗皮,细切断丝,为细末,每服三钱,猪腰子一枚,薄批五六片,先以椒、姜淹去腥水,掺药在内,裹以荷叶,外以湿纸数重封,以文武火烧熟,临卧细嚼,温酒送下。每旦以无比山药丸一服,遂数日而愈。[琇按]此子和用补药法也,其精切简当,视后世之用补者何如。

饶之城中某病肾虚腰痛,沙随先生以其尊人所传宋谊叔方,用杜仲酒浸透炙干,捣罗为末,无灰酒调下。如方制之,三服而愈。(《槎庵小乘》)

龚子才治一人,跌后腰痛,用定痛等药不效,气血日衰,面耳黧色。龚曰:腰为肾之府,虽曰闪伤,实肾经虚弱所致也。遂用杜仲、补骨脂、五味子、山楂、苁蓉、山药,空心服;又以六君、当归、白术、神曲各二钱,食远服,不月而瘳。

薛治一男子,年四十余,患腰痛,服流气饮、寄生汤不应,热手熨之少可。盖脉沉弦,肾虚所致,以补肾丸愈之。

《续名医类案·卷二十七·腰痛》

朱应我治一新娶男子,二十岁痘,腰痛不支。医以面部痘白色挨簇,当此新婚时,必肾虚也,急煎杜仲、锁阳等补剂。朱视之,面部虽白,而眼则红,腰间微见红斑,决不可补,以犀角、生地、丹皮,加升麻、芍药,一剂腰痛如失。此见斑则治斑,不可拘于新婚也。后亦清补间施而愈。

5. 治脾胃虚弱腰痛

《素灵微蕴·卷三·脾胃解》

业师于子蓬,司铎金乡,录证来问:自来饮食不多,今止三分之一,稍多即伤食泄利,鱼肉绝不思食,食枣数枚即发热,食柿饼半枚即欲泄,陪客茶多,晚即不寐,不食晚饭十余年矣。饮食调适,终日不唾,若晚饮杯酒,略服温燥,则痰唾黏联,长如唾丝,睡即涎流,大便成粒,每晚将睡,必思登溷,小便短少,夜醒必溺,五更水谷消化,此时更觉溺多,晨起必渴,饮食亦甘。平素气禀如是,往时自制加减四君丸,黄芪、白术、茯苓、橘皮、甘草、当归,遇脾胃寒湿,便服一二次,甚觉有效。向来不敢饮酒及食诸燥热之物,六月食凉粉,霍乱呕吐并作,八月六日食黍糕半枚,午后省牲,在明伦堂呕吐原物,自此饭后常觉气逆欲吐,左胁贴乳,上冲喉下,隐隐似痛,半日食消,方才气顺。服四君丸,发热面赤,耳后如火,两眦酸痛,胸腹燥渴,啖黄梨半枚而愈,是后每日啖梨乃安。往日一食便泄,今止大便润湿,不似从前结若羊矢而已。吾恐饭后欲吐,将成反胃证,则可虑矣。前时腰痛腿重,此际已愈,但坐卧少久,不能遽起,是老年常景,非关病也。但有还少仙方,自当更妙,但恐不能耳。偶服六味丸,即觉腹中寒滞,服八味三剂后,更觉燥热,耳后如火。或谓附桂少故,非也,吾脏腑大概寒热俱不受,须不寒不热、不燥不湿、平中带补之剂乃可。此意与县中医士言之,为吾制菟丝丸,服之甚不佳,而四君丸平日最效,今便燥热不受,大抵渐老渐衰,甚有血虚火起之意。当用何药治之?人还即寄方来。

详观平日旧证:自来饮食不多,渐老渐减,稍多即伤食作泄,此脾气之弱也。脾为太阴湿土,阳明之燥足以济太阴之湿,则脾阳升运,水谷消磨,湿旺燥衰,中气莫运,多食不能消化,故病泄利。肉食更难消磨,过时陈宿,反伤胃气,是以不思食。食枣生热者,甘缓之性,善滞中气,土滞则脾陷而胃逆,胃逆而甲木不降,相火上炎,是以生热,非大枣之性热也。食柿饼作泄者,寒败脾阳也。茶多不寐者,阳气收藏则为寐,收藏之权,虽关金水降蛰,而金水降蛰之原,实由戊土之降,茶多滋其土湿,阳明不降,金水失收藏之政,故神魂升泄而不寐也。不食晚饭者,日暮阳衰,不能腐化耳。晚饮杯酒,痰生涎流者,酒助土湿,湿动胃逆,津液堙郁,则化痰涎,下行无路,是以逆行也。大便成粒,硬若羊矢者,下焦阴旺,肠窍约结,糟粕传送,不能顺下,下而辄闭,蓄积既多,乃复破隘而下,下而又闭,零星续下,不相联属,大肠以燥金主令,而手足太阴,湿旺津瘀,但化痰涎,不能下润大肠,是以燥结成丸,枯涩难下,实非下焦之阳盛也。晚思登溷者,阳衰湿动,肝脾郁陷也。夜多小便者,子半阳生,水谷消化也。便多水利土燥,故思饮而甘食。四君丸,术、甘补中,茯苓泻湿,橘皮利肺,当归滋肝,与脏气颇合,是以能效。近食凉粉吐泄,寒湿伤脾。黍糕胶黏难化,原物涌吐。阳明胃气,本自下行,屡呕气逆,因而上行,饭后中焦郁满,胃气不下,是以欲呕。胃逆则胆无降路,亦遂上冲,胆位于左,故左胁冲喉,隐隐而痛。食消而胆胃皆降,故气顺也。平时颇宜四君丸,今乃燥热不受,非药性之热,乃中气之愈衰也。归、芪、术、甘,壅滞不行,茯苓、橘皮,不能开其郁塞,君相之火,不得归根,遂生上热,与食枣发热之故,理相同也。梨以甘寒疏利之性,清其郁热,是以渴燥皆止。菟丝收敛固涩,与湿旺土郁之证,愈为助虐,甚不宜也。八味暖水滋木,与肝肾燥寒,未为相反,但以地黄入胃,留恋湿土,湿动胃逆,则附子不能下温癸水,而反助甲木上炎之火,耳后火起,少阳胆经络于耳后故也,何关桂附多少乎!六味滋湿伐阳,原属庸工妄作,更与此证相左矣。

法宜燥土暖水,疏木达郁,水温土燥,木达风清,脾旺湿消,神气渐盈,百龄易得,还少仙方,何其不能!《素问·生气通天论》:圣人服天气而通神明。"阴阳应象论":能知七损八益,则耳目聪明,身体轻健,老者复壮,壮者益治。年高之人,阳衰阴旺,是以易老,若以药物抑阴扶阳,本有还童之理,而愚昧以为妄诞,此下士闻道,所以大笑也。至于素禀脏气,虽与人别,而寒热燥湿,一切不受,是方药之差误,非宜寒不受寒,宜热不受热也。此以肠胃柔脆,不堪毒药,少服便效,未宜多用也。

十一月初,先生又录证来问:吾十月十五生日,行香后使客纷纭,颇劳酬酢,饭毕腰痛,脊骨两旁,筋急如扯,旧病复发。又因初五六日每晚饮酒数杯,湿热郁积,遂成此证。十六日大势已差,尚能回拜客,进县署。误服八味丸,腰弯不能立行,痛连脊背。乃服羌活、独活、白术、地黄、杜仲、甘草二剂,背痛少减,而不能行立如故。又服左归饮加白术、葳蕤,痛如前,且觉大便燥,腹内热,两膝酸热。乃服当归地黄饮加黄芩、栀子五分,晨起破腹两三次,身颇轻爽,腰微能直,火气似去,其痛乃移左胯。因往年病疟,左半伤耗,上年腿肿,亦在左畔,此时渐轻,但不及未痛前耳。今欲去黄芩、栀子,第服当归地黄饮。昨日已服一剂,大便尚未滋润,而脾甚觉其湿。思欲空腹服之,压以干物,未审何如?

前悉腰痛一证,已获康愈,今又因饮酒动湿,脾土陷郁,肝气抑遏,盘塞肾部,而生痛楚。肾位于腰,为肝之母,子气不能生发,是以腰痛也。误服八味,助其土湿,木气更遏,是以痛剧。张景岳之左归饮,服之脾湿愈滋,木郁风生,而成燥热。

归、地、栀、芩，寒湿败脾，木郁作泄，泄后郁热清利，是以微差，而肝气益陷，故痛移左胯，实明减而暗增，非药效也。前此已为误用，若今后常服，土湿日滋而脾阳日败，断不可也。大便之燥，全缘脾湿，湿去阳回，饮食消化，精华升布，津液降洒，大肠滋润，自然便调。倘以归地滋湿，变结燥而为滑溏，则脾阳亏败，为祸深矣。

《续名医类案·卷十九·腰痛》

薛立斋治一妇人，腰痛三年矣，每痛必头晕目紧。薛以为肝脾气虚，用补肝散而愈。三年后，因劳役患头晕兼恶心，用补中益气汤加茯苓、半夏、蔓荆子而愈。

一妇人苦腰痛，数年不愈。薛用白术一味，大剂服，不三日而瘥。乃胃气虚之症，故用白术也。

张路玉曾治沈云步媳，常有腰痛带下之疾，或时劳动，则日晡便有微热。诊其两尺皆弦，而右寸关虚，虚濡少力，此手足太阴气衰，敷化之令不及也。合用异功散加当归、丹皮，调补胃中荣气，兼杜仲以壮关节，泽泻以利州都，则腰痛带下受其益矣。

朱鹤山老年久患腰痛，用茯苓三钱，枸杞三钱，生地二钱，麦冬五钱，人参二钱，陈皮三钱，白术三钱，河水二钟，煎八分，日服一剂。强健再生子，八十未艾。（《广笔记》）

裴兆期治一人腰痛，用杜仲、山萸、当归、续断之类，久而弥甚。就质于裴，裴细审之，其人饮食减少，时发恶心呕吐，乃胃中湿痰之候也。且其痛卧重而行轻，每卧欲起，则腰胯重坠不能转侧，必将身徐徐摆动，始克强起而行，迨行久反渐觉舒和。此盖湿痰乘气静而陷于腰胯之间，故作痛；乘气动而流散于腰胯之外，故渐舒和。若肾虚则卧而逸，痛必当轻；行而劳，痛必当重。何以如是之相反耶？初与小胃丹五十粒，连下宿水四五行。继以二陈汤去甘草，加苍术、泽泻、砂仁，三剂痛顿减。随与苍术为君之大补脾丸，服未旬余，痛即如失。

病名索引

（按中文笔画排序）

一画

一身尽痛 / 986

二画

十二经筋痹 / 990
十二痹 / 990
七伤 / 783
七窍出血 / 108
七情内郁 / 13
八风十二痹 / 990
八风五痹 / 985
九窍出血 / 103, 108

三画

三焦郁 / 7, 9
土郁 / 6
下血 / 103, 107, 108, 342, 368
下消 / 474, 475
大小便出血 / 103
大衄 / 108
大脱血 / 109
上下出血 / 103, 104, 107
上消 / 474
久腰痛 / 1471
久痹 / 992
久嗽成劳 / 788, 790
女人虚劳（损）/ 792
女人虚劳 / 792

四画

木郁 / 5
五劳 / 783
五体痹 / 985
五郁 / 3, 4
五损 / 783
五脏衄 / 106, 107
五虚 / 783
五痹 / 985
五痿 / 1196
支饮 / 421, 422
太阳痉 / 1331
太阳腰痛 / 1469
太阴痉 / 1331
太阴腰痛 / 1470
历节 / 987, 988
历节风 / 987, 988
历节风痹 / 987, 988
牙宣 / 229
牙衄 / 229
少阳痉 / 1331
少阳腰痛 / 1470
少阴痉 / 1331
少阴腰痛 / 1470
中消 / 474
内 / 103
内伤三消 / 474
内衄 / 104, 106, 247
内消 / 474
内崩 / 108, 247
水郁 / 6
手足汗 / 644, 649

手足指趾缝间出血 / 103,104
气郁 / 11
气病 / 13
气虚劳伤 / 788,790
气虚痿 / 1197
气滞腰痛 / 1470
风邪腰痛 / 1470
风劳 / 788
风郁 / 10
风痉 / 1328
风消 / 474,476
风湿腰痛 / 1470
风湿痹 / 984
风湿痿软 / 1197
风温痉 / 1328
风寒腰痛 / 1470
风痹 / 983,984
风痿 / 1195
风痰痉 / 1328,1330
六极 / 783
六郁 / 9
火郁 / 5,11
心劳 / 785,786
心郁 / 7
心热痿软 / 1197
心漏 / 107

五画

目衄 / 103
失血 / 103,109
白虎历节风 / 987,988
外感三消 / 474
闪挫腰痛 / 1470
头汗 / 644,648
皮痹 / 985

六画

耳目口鼻出血 / 103
耳衄 / 103
百合病 / 3,12
吐血 / 247,248
吐衄血 / 103
刚痉 / 1328
肉痹 / 985
肉痿 / 1196

舌衄 / 103
伏饮 / 421,422
仲冬痹 / 990,991
仲春痹 / 990
仲秋痹 / 990,991
仲夏痹 / 990,991
伤寒后夹劳 / 788,789
自汗 / 644
血 / 104
血汗 / 105
血证 / 103
血郁 / 12
血泄 / 104,105,107
血结胸 / 106
血症 / 103
血虚劳伤 / 788,790
血虚痿 / 1197
血崩 / 103,108
血脱 / 108,109
血痹 / 987
血瘀（血滞）腰痛 / 1470
血瘀痿 / 1197
血溢 / 104,108
血溢血泄 / 104,107
血箭 / 369
后血 / 367
行痹 / 983,987
众痹 / 987,988
肌衄 / 105
肌痹 / 985
产后风冷虚劳 / 792
产后风虚劳损 / 792
产后痉 / 1331
产后虚劳 / 792
产后腰痛 / 1471
汗血 / 105
汗证 / 644
阳汗 / 644,648
阳明痉 / 1331
阳明腰痛 / 1469
阳痉 / 1328,1330
阳消 / 476
阳虚劳伤 / 788,791
阴汗 / 644,648
阴痉 / 1328,1330
阴消 / 474,476
阴虚劳伤 / 788,791

阴虚痿 / 1197
妇人风虚劳冷 / 792
妇人血风劳气 / 792
妇人冷劳 / 792
妇人热劳 / 792
妇人腰痛 / 1471
红汗 / 105,176

七画

劳风 / 788
足痹 / 986
肝劳 / 785,786
肝郁 / 7
肝热痿软 / 1197
肠风 / 368
肠澼 / 368
冷劳 / 788,789
冷痹 / 984
忧郁 / 13,15
尿血 / 108,342
妊娠腰痛 / 1471

八画

郁 / 3
郁证 / 3
郁郁 / 9
郁症 / 3
郁病 / 3
软风 / 1194
软痹 / 987,988
齿衄 / 229
肾劳 / 785,788
肾郁 / 7,8
肾热痿软 / 1197,1198
肾消 / 474
肾虚腰痛 / 1470
季冬 / 990
季冬痹 / 991
季春痹 / 990
季秋痹 / 990,991
季夏痹 / 990,991
金郁 / 6
金疮痉 / 1328
肺劳 / 785,787
肺郁 / 7,8

肺消 / 474,475
肢痹 / 986
周痹 / 987,988
泄血 / 103
泻血 / 103,107
怫郁 / 9
孟冬痹 / 990,991
孟春痹 / 990
孟秋痹 / 990,991
孟夏痹 / 990,991

九画

战汗 / 644,651
胃郁 / 7
思郁 / 13,14
咳吐血 / 103
咳血 / 314
咳咯血 / 103
骨痹 / 985,986
骨痿 / 1196
便血 / 108,367
食亦 / 474
食郁 / 11
食积痿 / 1197
胆郁 / 7,8
脉痹 / 985
脉痿 / 1196
急劳 / 788,789
室女虚劳 / 792,793
客忤痉 / 1328
怒郁 / 13,14
柔痉 / 1328,1329
结气病 / 13
绝汗 / 644,652

十画

顽痹 / 992
振栗 / 1293
振掉 / 1293
振摇 / 1293
振颤 / 1293
热劳 / 788,789
热郁 / 11
热痹 / 984
恐郁 / 15

索痉 / 1331
鬲消 / 474
破伤风 / 1328
积热三消 / 474
脏毒 / 107,368
脏躁 / 3,13
脐出血 / 103,104
脐血 / 104
脑衄 / 176
脑漏 / 176
留饮 / 421,422
留痹 / 992
高消 / 474
痉 / 1327
痉证 / 1327
酒劳 / 788,791
酒癖 / 421,422
消中 / 474
消利 / 474
消谷 / 474,477
消肾 / 474
消浊 / 474
消脾 / 474
消渴 / 474
消瘅 / 474,476
浮痹 / 987
流饮 / 421,422

十一画

梅核气 / 3,12
虚劳 / 783
虚劳腰痛 / 1470
虚怯 / 783
虚损 / 783
虚羸 / 783
眼衄 / 103
悬饮 / 421
崩漏 / 108
偏沮 / 644,650
偏痹 / 987,988
脚气 / 989
脱血 / 103,109
猝腰痛 / 1471
痓 / 1327
盗汗 / 644,645
着痹 / 987,988

深痹 / 987
情志三郁 / 13
情志之郁 / 13
惊郁 / 15

十二画

喜郁 / 15
厥阴痉 / 1331
厥阴腰痛 / 1470
悲郁 / 15
暑痉 / 1328
暑湿痹 / 984
筋痹 / 985
筋痿 / 1196
蚵 / 103
腘出血 / 103,104
脾劳 / 785,787
脾郁 / 7,8
脾热痿软 / 1197
脾消 / 474
脾瘅 / 474,475
瘅中 / 474
瘅肾 / 474
痢后痿 / 1197
痛风 / 988,989
痛风等 / 987
痛痹 / 983,987,988
童子腰痛 / 1470
湿火三消 / 474
湿劳 / 788,789
湿郁 / 11
湿热痉 / 1328
湿热腰痛 / 1470
湿热痿 / 1197
湿热痿软 / 1197
湿痉 / 1328
湿痹 / 984
湿痰痿 / 1197
渴利 / 474,477
溲血 / 342
寒郁 / 10
寒痉 / 1328
寒湿腰痛 / 1470
寒痹 / 983,984

十三画

蓄血 / 105,106
感热劳伤 / 788,789
感寒劳伤 / 788,789
腰胁痛 / 1469
腰痛 / 986,1469
腰腹痛 / 1469
腿痛 / 986
痹 / 983
痹证 / 983
痹热 / 984
痹病 / 983
痹厥 / 992
痼痹 / 992
痿 / 1192
痿易 / 1192,1193
痿废 / 1195
痿挛 / 1194
痿厥 / 1192,1194
痿痹 / 1192
痿躄 / 1192,1193,1196
瘀毒 / 107
痰火痉 / 1328,1331
痰饮 / 421
痰饮腰痛 / 1470
痰郁 / 11
溢血 / 103
溢饮 / 421,422
溺血 / 342
寝汗 / 644,645

十四画

嗽血 / 314

鼻衄 / 176
精血 / 105
精虚三消 / 474
精虚劳伤 / 788,791

十五画

暴痹 / 992
膝痛 / 986
瘫痪 / 1194
鹤膝风 / 987,989,992

十七画

燥热痿软 / 1197
燥痉 / 1328
臂痛 / 986
臂痹 / 986

十八画

癖饮 / 421,422

十九画

颤证 / 1293
颤振 / 1293
颤掉 / 1293

方剂索引

（按中文笔画排序）

一画

一字散 / 206
一味黄芩散 / 878
一金散 / 206
一粒金丹 / 1070

二画

二十六味牡丹煎丸 / 1316
二气丹 / 706
二术半夏汤 / 448
二甲复脉汤方 / 1396
二冬汤 / 581
二圣丸 / 845
二圣散 / 354
二母汤 / 848
二芎饼子 / 459
二至丸 / 1497
二防饮 / 1140
二皂散 / 239
二陈汤 / 442
二妙丸 / 239
二妙散 / 1110
二苓槐膏汤 / 1394
二贤汤 / 435
二物茯苓粉散 / 729
二神散 / 172
二黄汤 / 866
二黄补血汤 / 171
十生丹 / 1108
十灰散 / 277,893
十华饮 / 1123
十华散 / 836
十全大补汤 / 869,883,1394,1418
十全丹 / 1134
十全润痤汤 / 1411
十全散 / 882
十补丸 / 525,743,836,888
十味温胆汤 / 63
十珍丸 / 1311
十神汤 / 1095
丁香丸 / 444
丁香五套丸 / 443
丁香半夏丸 / 460
丁香散 / 842,856,1255
七气汤 / 66
七伤散 / 328
七味汤 / 896
七宝丸 / 892
七宝美髯丹 / 580,1120,1251
七香散 / 240
七胜丸 / 1077
八风防风散 / 1311
八风散 / 1050,1130
八味丸 / 527,575
八味地黄丸 / 548
八味肾气丸 / 513,849,1496
八味顺气散 / 67
八物白术散 / 1403
八宝汤 / 387
八珍丸 / 1107
八珍散 / 534
八神丹 / 1108
八解散 / 698
人参丸 / 207,440,449,573,848,868,1117
人参五味子汤 / 325
人参五味子散 / 712,719

人参石膏汤 / 536,698
人参平肺散 / 849
人参白术汤 / 536,566,1136
人参白术散 / 1046,1257
人参白虎汤 / 584,708
人参半夏丸 / 449
人参半夏汤 / 444
人参地骨皮散 / 879
人参汤 / 356,529,716,731,733,738,839,841,887,1101,1491
人参汤方 / 166
人参远志汤 / 573
人参饮 / 449,531,1138
人参饮子 / 207
人参补气汤 / 700
人参补虚汤 / 745
人参固本丸 / 584,854,861
人参荆芥汤 / 583
人参荆芥散 / 743,883
人参顺气散 / 1318,1498
人参养血丸 / 1080
人参养荣汤 / 836,1314
人参柴胡饮 / 745
人参柴胡散 / 878
人参益气汤 / 1112
人参消食八味散 / 842
人参黄芪散 / 741,849
人参常山汤 / 736,874
人参鹿茸丸 / 574
人参清肌散 / 878
人参散 / 439,441,454,456,522,574,717,731,842,869,892,900,903,1125,1135,1312
人参紫菀散 / 744
人参蛤蚧散 / 325,744
人参煎 / 528
人参藿香汤 / 443
人参鳖甲丸 / 732,837
人参鳖甲散 / 733
九味羌活汤 / 1422

三画

三才丸 / 859
三才汤 / 722
三元汤 / 882
三五七散 / 1096
三仁九子丸 / 831
三仁五子丸 / 743
三生丸 / 458
三生饮 / 460,1398
三灰散 / 172
三因七气汤 / 436
三花神佑丸 / 444,1139
三花神祐丸 / 436
三妙丸 / 1248
三奇散 / 215
三物天雄散 / 862
三和甘露饮 / 546
三和饮子 / 582
三建汤 / 706
三建散 / 457
三神汤 / 541
三消丸 / 461,576
三黄丸 / 209,387,516,567
三黄石膏汤 / 210
三黄汤 / 865
三黄补血汤 / 170,213
三黄凉血汤 / 388
三黄散 / 209
三棱散 / 856
三棱煎丸 / 456
三痟丸 / 534
三搏丸 / 579
三痹汤 / 1069,1097
干地黄丸 / 172,569,854,859,865,871,888,1063,1495
干地黄汤 / 558,563,904
干地黄散 / 278,843,879
干柿煎丸 / 748
干姜丸 / 453
干姜甘草汤 / 581
干漆丸 / 834,887
干漆散 / 1480
干蝎散 / 1091
土瓜丸 / 556
土瓜根丸 / 524
寸金丸 / 1494
寸金散 / 215
大八风汤 / 1050
大八风散 / 1052,1084
大三五七散 / 1067
大山蓣丸 / 740
大川芎丸 / 440
大已寒丸 / 707

大五石泽兰丸 / 1065,1091,1128
大五饮丸 / 432
大五补丸 / 841
大风引汤 / 1130
大白术丸 / 740
大主之方 / 1054
大半夏汤 / 66,67,440
大圣一粒金丹 / 1104
大圣保命丹 / 1312
大芎丸 / 457
大芎黄汤 / 708
大竹沥汤 / 1097,1130,1406
大防风汤 / 1239,1251
大豆汤 / 1417
大豆紫汤 / 1396,1410,1415
大豆蘖散 / 1107
大补丸 / 68,885
大补元煎 / 1418
大补阴丸 / 327,548,885
大补益摩 / 1495
大补黄芪汤 / 704
大附著散 / 1053
大和中饮 / 1396
大金牙酒 / 1093
大金牙散 / 1082
大金花丸 / 354
大泽兰丸 / 835,1063,1079
大建中汤 / 709,712,719
大承气汤 / 1399,1422
大荜澄茄丸 / 446
大草乌头丸 / 1072
大茯苓汤 / 432
大养胃汤 / 1080
大前胡汤 / 854
大秦艽散 / 1070,1310
大柴胡汤 / 1392
大胶艾汤 / 273
大效油煎散 / 1124
大效胜金丸 / 390
大料神秘左经汤 / 1080
大陷胸丸 / 1397
大通丸 / 1122
大通圣白花蛇散 / 1065
大排风天麻散 / 1100
大黄丸 / 523,1088
大黄甘草饮子 / 535,559
大黄左经汤 / 705,1096

大黄汤 / 866
大黄芪酒 / 867
大黄泻心汤 / 447
大黄散 / 276,352
大菟丝子丸 / 746
大营煎 / 861
大续命汤 / 1131
大续命散 / 1050
大犀角丸 / 1134
大蒜煎 / 455
大腹皮方 / 72
大腹皮汤 / 737
大腹饮 / 889
大藿香散 / 67
大鳖甲汤 / 1047
大露宿丸 / 1113
万金散 / 1081
万病无忧酒 / 1047
上中下通用痛风丸 / 1246
小七香丸 / 60,1498
小八风散 / 1311
小风引汤 / 1131
小乌沉汤 / 396
小乌犀丸 / 1108
小甘露饮 / 845
小半夏加茯苓汤 / 437
小半夏汤 / 458
小百劳散 / 700
小朱散 / 1138
小竹沥汤 / 1131
小伏龙肝散 / 208
小防风引汤 / 869
小羌活汤 / 1393
小沉香丸 / 445
小补阴丸 / 885
小建中汤 / 896,1254
小承气汤 / 1401
小柴胡汤 / 1392
小黄芪酒 / 1047
小菟丝子丸 / 356,1249
小续命汤 / 1070,1102,1131,1245,1318,1390,1399,1400,1418
小黑神丸 / 1070
小蓟饮子 / 354
小蓟散 / 239
小嘉禾散 / 748
山芋丸 / 1495

山茱萸丸 / 572,1063
山茱萸散 / 739,889
山栀子散 / 1062
千金大三五七散 / 1047
千金石斛酒 / 1073
千金地黄丸 / 576
千金朴硝煎 / 582
千金散 / 552,587
川乌头散 / 1058
川芎三黄散 / 209
川芎散 / 215
川连茯苓汤 / 397,702
川黄连丸 / 537,558
川椒丸 / 887
广济神明膏 / 1141
门冬山药汤 / 1312
门冬安神丸 / 841
子午丸 / 576
子芩散 / 275,588,875
子和禹功散 / 1486
子童桑白皮汤 / 535,588
卫生天花丸 / 537
卫生方 / 727
马鞭草散 / 1069

四画

王不留行汤 / 840
开关散 / 1411
开郁二陈汤 / 62
开郁正元散 / 461
开郁四物汤 / 74
开郁至神汤 / 62
开郁汤 / 61
开肺解毒汤 / 216
开结枳实丸 / 435
天一丸 / 326,885
天门冬大煎 / 1045
天门冬丸 / 278,326,561,858,891,894,1065
天门冬饼子 / 1076
天门冬煎 / 531,1089
天王补心丹 / 547,576,721,841,859
天仙饮 / 1411
天竹黄散 / 276,523,891
天池膏 / 547
天麦二冬散 / 326
天花粉丸 / 544,553

天花散 / 540,554
天灵盖汤 / 739
天竺黄散 / 275
天南星丸 / 453,1060
天南星膏 / 1407
天香散 / 1127
天真丸 / 1250
天麻丸 / 857,1054,1097,1114,1115,1117,1406,1418
天麻白术丸 / 433
天麻汤 / 1408
天麻散 / 1046,1114,1406,1413
天麻散 / 1085
天麻煎丸 / 1076
天雄丸 / 865,1057,1074,1086,1099,1481
天雄酒 / 1490
天雄浸酒 / 1087,1110
天雄散 / 578,1054,1131,1255
天蓼木丸 / 1086
元戎五蒸汤 / 701
元戎逍遥散 / 859
元骨饮 / 540
元霜膏 / 896
无比山药丸 / 1079
无比散 / 555
无比薯蓣丸 / 832
云雪散 / 277
木瓜丸 / 542
木瓜汤 / 866
木瓜虎骨丸 / 1096
木瓜散 / 865
木防己散 / 1100
木沉煎丸 / 1390
木香丸 / 443,453,870
木香化滞汤 / 60,61
木香半夏丸 / 435
木香汤 / 452,532,858
木香饮子 / 1133
木香消痞丸 / 61
木香流气饮 / 59
木香调气散 / 61
木香通气饮子 / 447
木香散 / 439,855,881
木香槟榔丸 / 65
木香槟榔散 / 1241
木通汤 / 353
木通饮 / 353

木通散 / 352
五石丸 / 881
五石乌丸 / 1053
五石汤 / 1081,1415
五石护命散 / 885,1058
五汁膏 / 327
五加皮汤 / 1123,1486,1492
五加皮酒 / 1060,1115
五加皮浸酒方 / 1071,1482
五加皮散 / 324,865,897,1058,1099,1115,1486
五加酒 / 1115
五阴煎 / 861
五补人参丸 / 583
五补丸 / 889,1126
五补汤 / 71,452,1246
五补麦门冬汤 / 901
五苓散 / 215,1394
五茄酒 / 832
五枝煎 / 1319
五味子丸 / 579,834,852,1495
五味子汤 / 328,847,854,1249,1315,1397
五味子散 / 449,855,894,1308
五味麦冬汤 / 326
五味饮 / 577
五味羌活汤 / 1396
五香散 / 59,391
五胜汤 / 281
五套丸 / 445
五积散 / 456
五倍汤 / 356
五通散 / 281
五痹汤 / 458,1046,1095,1127
五痿汤 / 1240
五福饮 / 747
五精丸 / 1249
支感丹 / 578
太一白丸 / 516
太一神膏 / 1140
太乙备急散 / 274
太乙散 / 1409
太无柴胡散 / 890
太仓丸 / 61
太白散 / 1416
太和汤 / 583
太傅白膏 / 1140
车前子散 / 353,739
车前叶汤 / 353

车前叶散 / 351
巨胜浸酒 / 1088
牙宣散 / 238
牙宣膏 / 239
止血汤 / 172
止血散 / 396
止血蒲黄散 / 280
止汗散 / 713,728,732,733
止衄汤 / 213
止衄散 / 60,207
止麻消痰饮 / 460
止麻清痰饮 / 1112
止渴丸 / 541
止渴润燥汤 / 554,565
止渴锉散 / 542,553
止鼻衄方 / 215
中正汤 / 1248
中金丸 / 1095
中金丹 / 1095
贝母瓜蒌散 / 1128
内伤膏 / 1142
内补石斛秦艽散 / 1047
内补石槲散 / 1063
内补汤 / 1139
内补黄芪散 / 391
内补散 / 392,744,1126
内金散 / 541
水木华滋汤 / 1243
水火两通汤 / 354
水火既济丸 / 541
水仙丹 / 574
水陆二仙丹 / 578
水骨丸 / 528
水浸鳖甲汤 / 858
水银丸 / 543,551,561
水葫芦丸 / 557
牛角散 / 394
牛黄小乌犀丸 / 1065
牛黄丸 / 875,1099,1113,1314,1406
牛黄甘露丸 / 544
牛黄清心丸 / 73
牛黄散 / 386,1404
牛蒡子汤 / 1107
牛蒡子酒 / 1079
牛蒡子散 / 1107
牛蒡浸酒方 / 1482
牛膝大豆浸酒 / 1088

牛膝丸 / 528,733,833,882,1073,1099,1120,1131,1242,1252,1484,1493
牛膝叶粥方 / 1487
牛膝汤 / 738,1077,1115,1125
牛膝酒 / 1100,1244
牛膝酒方 / 1493
牛膝散 / 394,1075,1087,1094,1483
牛膝膏 / 397
牛髓补虚寒丸 / 842
气血两补汤 / 1412
气郁汤 / 61
升发二陈汤 / 63
升阳散火汤 / 875,1116
升明汤 / 73
升麻丸 / 533,551
升麻汤 / 563,589,727,1083,1117
升麻散 / 522,586
化水丹 / 540,554
化血丹 / 328
化肝煎 / 172
化郁调气汤 / 60
化精丸 / 461
分气补心汤 / 68
分气散 / 874
分心气饮 / 59,67
分心气饮真方 / 60
仓公当归汤 / 1389
风引汤 / 1048
风缓汤 / 1048
风痹散 / 1084
丹参丸 / 1072
丹参牛膝煮散 / 1124
丹参酒 / 1051
丹参膏 / 1081
丹砂丸 / 888,1100
丹砂饮 / 889
丹砂散 / 726,728
丹破散 / 539
丹溪消渴方 / 547
丹溪海蛤丸 / 440
乌龙丸 / 393
乌头丸 / 1059,1094,1099,1139,1492
乌头汤 / 844,1091,1092,1097,1107,1245
乌头散 / 1073
乌沉汤 / 1093
乌灵丸 / 1109
乌鸡丸 / 728

乌金散 / 281,392,541
乌荆丸 / 1067
乌药顺气散 / 1068,1105,1109,1245
乌贼鱼骨丸 / 392
乌粉丸 / 580
乌梅丸 / 393,460,873
乌梅木瓜汤 / 540,563
乌梅五味汤 / 540
乌梅汤 / 516,557
乌蛇丸 / 1054,1128,1134,1407
乌蛇散 / 1058
乌麻子酒 / 835
乌犀丸 / 1407,1413
乌犀煎 / 1389
凤眼草散 / 396
六一甘霹散 / 548
六一顺气汤 / 1422
六一散 / 325
六生散 / 832,1054,1119
六合汤 / 882
六郁汤 / 57
六奇汤 / 888
六味丸 / 702,1250
六味地黄丸 / 580,703,720
六味地黄丸加黄柏知母方 / 1242
六味地黄汤 / 714,720
六味饮合生脉散 / 549
六物丸 / 517
六神汤 / 535
文蛤饮 / 555
文蛤散 / 538,554,584,697,702,715
方乌金 / 239
火吐方 / 389
火郁汤 / 64
火郁越鞠丸 / 67
火府丹 / 558
斗门方 / 848
心肾丸 / 713,719
巴戟丸 / 743,833,844,851
巴戟天丸 / 1240
巴戟天汤 / 1077
巴戟天酒方 / 1493
巴戟天散 / 1119,1256
巴戟汤 / 1094,1494
巴戟酒 / 1077
巴戟浸酒方 / 1482
巴戟散 / 740,876,1481

双补丸 / 541, 575
双和汤 / 836
双荷散 / 279

五画

玉女砂 / 712
玉女煎 / 169, 548
玉尘散 / 434
玉华煎 / 1243
玉关丸 / 393
玉枢丹 / 1308
玉泉丸 / 542, 553, 582
玉屏风散 / 697
玉壶丸 / 434, 543, 554
玉真丹 / 557
玉真散 / 1422
玉粉丸 / 457
玉烛散 / 567
玉屑膏 / 356
玉液汤 / 67, 549
玉液煎 / 237
玉液膏 / 542
玉锁丹 / 747
玉霜丸 / 723, 1253
玉螺丸 / 1315
正元散 / 699
正气天香散 / 62
正气汤 / 713, 719
正阳丸 / 864
正阳旦汤 / 897
去毒丸 / 1087
甘麦大枣汤 / 71
甘草石膏汤 / 555, 566
甘草汤 / 432, 542, 1405, 1415
甘草散 / 274, 327, 1484
甘菊花丸 / 1113
甘露丸 / 857
甘露汤 / 558
甘露饮 / 237, 563
甘露饮子 / 584
甘露散 / 543
甘露膏 / 566, 576
世传茯苓丸 / 1308
艾叶丸 / 390
艾叶散 / 274
艾煎丸 / 837

古天地胶 / 327
古瓦汤 / 577
节斋化痰丸 / 64
术附汤 / 699, 704, 707
术附散 / 710
术苓汤 / 711
左归丸 / 702, 720, 860
左归饮 / 860
左经丸 / 1240, 1317
石子荠苨汤 / 565
石南丸 / 1063, 1135
石南散 / 867, 1083
石南煎 / 1134
石南煎丸 / 1256
石钟乳丸 / 1241
石菖蒲散 / 544, 552, 587
石斛丸 / 863, 876, 1118, 1121, 1252, 1490
石斛汤 / 701
石斛饮 / 1241
石斛酒 / 835, 1048, 1126
石斛浸酒 / 1132
石斛浸酒方 / 1483
石斛散 / 546, 868, 885, 1110, 1121, 1252
石楠汤 / 1053
石榴散 / 392
石膏汤 / 534, 552, 586, 1048, 1400
石膏饮子 / 211
石膏散 / 280, 324, 708, 890, 1404
石榴酒 / 1480
石榴浸酒 / 1078
石燕丸 / 73
右归丸 / 862
右归饮 / 861
龙车散 / 1394
龙凤丸 / 541
龙火汤 / 1110
龙肝凤髓丸 / 541
龙角散 / 862
龙沙丸 / 1078
龙齿饮 / 878
龙齿清魂散 / 1314
龙齿散 / 1404
龙齿犀角汤 / 1400
龙虎丸 / 747
龙虎丹 / 1106, 1240
龙虎膏 / 1141
龙骨丸 / 1250

龙骨饼子 / 392
龙骨散 / 239,724,862,1496
龙须散 / 327
龙胆丸 / 557
龙胆汤 / 563,732,1409
龙胆泻肝汤 / 1243
龙胆散 / 711
龙涎丸 / 327
龙脑天麻煎 / 1309
龙脑芎犀丸 / 74
龙脑鸡苏丸 / 168,525
龙脑散 / 238
平肝顺气汤 / 60
平补丸 / 547,575
平补正心丹 / 1314
平补镇心丹 / 72
平胃地榆汤 / 396
平胃敛阴汤 / 216
平胃散 / 447
东垣参术汤 / 1313
东垣神功丸 / 169
归芍二陈汤 / 447
归荆汤 / 1409
归神汤 / 747
归脾汤 / 74,167,714,747,841,845,859
叶氏神犀丹 / 1411
史国公药酒方 / 1245
四七汤 / 63,433
四斤丸 / 1250
四石汤 / 1128,1415
四生丸 / 1069
四白散 / 713,717,719
四阴煎 / 721,860
四红丹 / 170
四君子汤 / 1249
四君汤 / 1394
四妙散 / 1107
四苓散 / 358
四味地黄丸 / 1496
四物汤 / 859
四物附子汤 / 1048
四神丸 / 393
四神丹 / 1482
四兽饮 / 459
四蒸木瓜丸 / 1134
四磨汤 / 67
生儿丹 / 1316

生干地黄散 / 275,278,352
生地芩连汤 / 213
生地黄汤 / 210,212,239,903,1083
生地黄连汤 / 210
生地黄饮 / 168,326,354
生地黄饮子 / 538
生地黄鸡方 / 718
生地黄散 / 169,210,212,385
生地黄煎 / 279,1101
生地黄煎丸 / 718
生地黄膏 / 386,537
生血地黄百花丸 / 171
生肌桃花散 / 237
生附汤 / 1486
生鸡桃花散 / 239
生韭饮 / 65
生脉散 / 327,584,1247
生津丸 / 526
生津甘露汤 / 565
生津甘露饮 / 557
生津甘露饮子 / 536,1257
生津起痿汤 / 1260
生津润燥汤 / 566
生料五积散 / 462
生料鸡苏散 / 216
生葛散 / 209
生犀丸 / 1062,1310
生犀天麻丸 / 1060
生犀散 / 169,718,726,733
生熟附子汤 / 1317
代茶新饮 / 564
仙人杖浸酒 / 1244
仙术芎散 / 460
仙灵脾丸 / 1057,1085,1099
仙灵脾浸酒 / 1059
仙灵脾散 / 1073,1107
仙灵脾煎 / 1135
仙桃丸 / 1046
白凤膏 / 324,875
白术丸 / 434,735
白术汤 / 444,452,700,1135,1391,1399
白术防风汤 / 699,700
白术苡仁汤 / 1399
白术厚朴汤 / 445
白术除湿汤 / 879
白术酒 / 1103,1413,1416
白术黄芪汤 / 904

白术黄芪散 / 700,1240
白术散 / 58,439,440,450,534,554,564,703,710,
　　735,843,870,880,897,1103,1119,1258,1402
白术膏 / 702
白石英丸 / 551
白龙汤 / 714
白龙骨丸 / 863
白芍药散 / 278,890
白芨散 / 327
白羊肉汤 / 746
白羊肾丸 / 579
白花蛇丸 / 1085,1110
白花蛇丸方 / 394
白花蛇散 / 1055,1129
白沙丹 / 714
白附子丸 / 1407
白茅根汤 / 454
白茅根饮子 / 585
白矾丸 / 531
白虎汤 / 211,548,697,848
白茯苓丸 / 569,833,1258
白茯苓汤 / 895
白茯苓散 / 894,897
白前汤 / 324
白前散 / 281
白蒺藜散 / 1098
白菝散 / 1051
白膏 / 59
白僵蚕丸 / 1407
白僵蚕散 / 1103
白藓皮汤 / 1061,1244,1307
白藓皮散 / 1405
瓜连丸 / 554
瓜蒌丸 / 559
瓜蒌桂枝汤 / 1398
乐令建中汤 / 899
冬瓜饮 / 527,572
冬瓜饮子 / 576
立安 / 1497
立极汤 / 1112
立效汤 / 385
立愈丸 / 214
玄兔丹 / 525,578,586
玄参散 / 534,585
玄菟丹 / 356,525,588
玄菟固本丸 / 356
兰花参 / 701

兰草汤 / 581
兰香饮子 / 543,567,576
半夏丸 / 166
半夏左经汤 / 1134
半夏汤 / 70,434,438,440,451,453,837,845,
　　867,869
半夏厚朴汤 / 70
半夏散 / 69,432,438,441,451,523,843,868
半夏橘皮汤 / 458
汉防己丸 / 522
汉防己散 / 543,1085,1132
宁志膏 / 167
宁肺散 / 703
必胜散 / 238
必效酒 / 1420
加味二陈汤 / 63,71
加味二妙丸 / 1247
加味二妙散 / 1107
加味七气汤 / 61,67
加味八宝清胃散 / 238
加味人参养荣汤 / 1313
加味三妙丸 / 1083,1247
加味丹栀汤 / 1243
加味甘露饮 / 213,559
加味归脾汤 / 715
加味四七汤 / 68
加味四斤丸 / 1249
加味四君子汤 / 556
加味四物汤 / 171,239,355,388,580,1239,1414
加味白术散 / 566
加味地黄丸 / 173
加味导痰汤 / 437
加味补中益气汤 / 707,1313
加味败毒散 / 705
加味参苏饮 / 75
加味枳术汤 / 459
加味独活寄生汤 / 1135
加味神术汤 / 1402
加味桂枝汤 / 1415
加味柴胡汤 / 1422
加味逍遥散 / 71,703,1316,1395
加味钱氏白术散 / 546
加味理中丸 / 207
加味清胃汤 / 584
加味清胃散 / 388
加味越鞠丸 / 58
加味葛根汤 / 1415

加味犀角地黄汤 / 210
加味犀羚白虎汤 / 1411
加味解毒汤 / 387
加脑子收阳粉 / 711
加减二陈汤 / 446
加减七气丸 / 62
加减七气汤 / 60
加减八味丸 / 575
加减三五七散 / 1067
加减小柴胡汤 / 216
加减小续命汤 / 1103
加减生化汤 / 1394,1417
加减地骨皮散 / 554
加减肾气丸 / 542,579,850
加减逍遥散 / 720
加减续命汤 / 1245,1317
发火汤 / 65
发灰散 / 356
圣灵散 / 1416
圣金丸 / 358
圣饼子 / 328,1101
圣散子 / 698
对金饮 / 389

六画

老痰丸 / 64
地王止血散 / 358
地龙散 / 1062
地骨丸 / 896
地骨皮汤 / 725,878
地骨皮饮 / 533
地骨皮散 / 522,560,872
地黄丸 / 357,544,584,702,1056,1492
地黄生姜煎丸 / 532
地黄汤 / 212,573,839,854,901,1486
地黄赤茯散 / 354
地黄饮子 / 169,558,576
地黄饮方 / 355
地黄金粉散 / 278,891
地黄散 / 64,168,213,278,851,891
地黄煎 / 168,533,550,866
地黄煎丸 / 385,533,851,875
地黄煎汤 / 890
地黄膏 / 584
地榆汤 / 385
地榆散 / 277,385,393

地榆槐角丸 / 386
芍药丸 / 1255
芍药汤 / 901,1117
芍药饮 / 838,1088
芍药补气汤 / 1111
芍药香附丸 / 61
芍药黄连汤 / 387
芍药散 / 385,897,903
芒硝紫丸 / 447
芎归养荣汤 / 721
芎归活风汤 / 1417
芎辛散 / 1065
芎附散 / 215,1094
芎枳丸 / 877,1309
芎活汤 / 1417
芎桂散 / 1239
芎䓖丸 / 1132
芎䓖汤 / 726
芎䓖饮 / 1492
芎䓖饮子 / 1082
芎䓖散 / 708,1314,1389,1418
朽木汤 / 567
西州续命汤 / 867,1116
百日还丹 / 541
百合半夏汤 / 70
百合地黄汤 / 68
百合鸡子汤 / 69
百合知母汤 / 69
百合柴胡汤 / 70
百合散 / 69
百合紫菀汤 / 70
百合滑石散 / 69
百花煎 / 275,890
百药散 / 393
夺命散 / 1392,1422
至圣太一散 / 1100
至宝丹 / 1396
当归丸 / 1118
当归木香汤 / 883
当归六黄汤 / 707,711,715,719
当归龙胆丸 / 1258
当归四逆汤 / 1399
当归地黄汤 / 170,326,395
当归芍药汤 / 326
当归汤 / 206,238,1391
当归没药丸 / 1119,1136
当归补血汤 / 1412

当归补血汤合桂枝汤 / 1419
当归建中汤 / 699, 705, 883
当归承气汤 / 358
当归活血汤 / 62
当归黄芪汤 / 704, 705
当归散 / 278, 352, 711, 881, 888, 892, 1085, 1129, 1406, 1412, 1421, 1485
当归摩膏 / 1142
吐血方 / 275, 281
曲鱼膏 / 1140
团参汤 / 727
团参散 / 324, 703
回阳汤 / 391
回阴散痉汤 / 1394
肉苁蓉丸 / 547, 562, 569, 834, 846, 852, 886, 1125, 1135, 1241, 1494
肉苁蓉散 / 546, 734, 877, 886
肉桂膏 / 1091, 1142
朱砂指甲散 / 1410
朱砂黄连丸 / 536, 558
朱砂散 / 1407
朱雀汤 / 840
竹龙散 / 527
竹叶玉女煎 / 1410
竹叶汤 / 528, 550, 581, 1417
竹叶饮子 / 855
竹皮汤 / 168
竹沥一物饮 / 1418
竹沥达痰丸 / 436
竹沥汤 / 1124, 1409, 1416
竹沥饮 / 1389
竹沥饮子 / 1413
竹茹汤 / 738, 839
竹茹饮 / 276
竹根汤 / 559
伏牛花丸 / 1253
伏火二气丹 / 742
伏龙肝汤 / 207
伏龙肝散 / 206, 273, 891, 1416
伐木汤 / 1259
延胡索散 / 884
延胡散 / 358
仲景竹叶石膏汤 / 210
伤折风痉验方 / 1410
华佗虎骨膏 / 1140
华佗治伤寒衄血神方 / 216
华佗治产后风痉神方 / 1419

华佗治骨蒸神方 / 722
自制清燥救肺汤 / 58
血气汤 / 1255
血风汤 / 1255
血余丸 / 390
血证方 / 170, 172
血郁汤 / 62
血虚面色黄瘦方 / 720
血痹大易方 / 1051
血竭散 / 325
行气丸 / 576
全阴救胃汤 / 1394
全真一气汤 / 549
合欢丸 / 74
壮元丸 / 1254
冲和汤 / 75
冲和补气汤 / 1239
冰玉散 / 237
交加散 / 1308
交泰丸 / 746
产宝方 / 883
决明丸 / 898
亥骨饮 / 527
羊肉当归汤 / 880
羊肉黄芪汤 / 880
羊角汤 / 716
羊肾丸 / 579, 844, 854, 886
羊肾汤 / 849, 1495
羊肾馄饨方 / 1491
羊乳丸 / 538, 577, 890
羊肺汤 / 328
羊骨汤 / 863
羊脏羹 / 849
羊脊骨羹方 / 1484, 1491
羊髓煎 / 516
江鳔丸 / 1393
兴脾汤 / 445
安土散 / 1394
安肾丸 / 238
安胃汤 / 1069, 1245
安神散 / 63
安息香丸 / 1102
安息香汤 / 888
安息香散 / 1074
导水丸 / 209
导赤各半汤 / 584, 841
导饮丸 / 1127

导痹汤 / 1118
导痰汤 / 434
异方油煎散 / 1070
异功丸 / 435
异功散 / 709
异香散 / 60
阳旦汤 / 708
阳起石丸 / 852
收血汤 / 171
收阳粉 / 711
防己丸 / 553
防己汤 / 1052,1077,1084
防己饮 / 1094
防己黄芪汤 / 705
防己散 / 516,1105
防己膏 / 1105,1142
防风丸 / 392,1065,1083
防风天麻散 / 1071,1090
防风当归汤 / 1393,1399,1412,1419
防风当归饮子 / 699
防风当归散 / 1412
防风竹茹汤 / 1422
防风汤 / 1105
防风汤 / 717,878,1071,1092,1094,1100,1112,1113,1117,1124,1125,1256,1315,1389,1416,1485
防风饮 / 1094
防风黄芩丸 / 358,388
防风散 / 711,876,898,1052,1405,1413
防风葛根汤 / 1390,1414
如圣饮 / 1392
如圣饼子 / 456
如圣散 / 386
如神救苦散 / 1090
如神散 / 354
如智散 / 709
如意通圣散 / 1090,1108
红花散 / 279
红蓝花散 / 274,276
约营煎 / 388

七画

寿脾煎 / 392
麦门冬丸 / 518,550
麦门冬汁 / 213
麦门冬汤 / 208,530,551,576,581,587,839,845,892
麦门冬饮 / 212,530,549,709,841
麦门冬饮子 / 207,536
麦门冬散 / 213,280,355,521,887,1405
麦门冬煎 / 58,539,582,1238
麦味地黄丸 / 722
麦麸散 / 728
麦煎汤 / 737
麦煎散 / 698,711,717,727
远志丸 / 578,742,852
远志汤 / 839,1246
远志散 / 1119
扶老强中丸 / 458
抚芎汤 / 697,708
赤小豆当归散 / 385
赤石脂散 / 459
赤芍连翘散 / 1402
赤芍药丸 / 840
赤芍药汤 / 581
赤茯苓丸 / 434,531
赤茯苓汤 / 453,553,838
赤茯苓散 / 441,522
赤茯苓煎 / 524
赤箭丸 / 1114,1419
赤箭散 / 1421
折石热汤 / 871
均气汤 / 1138
抑肝开郁汤 / 74
劫劳散 / 744,841
芜荑丸 / 395
芜荑煎丸 / 843
芷梅汤 / 555
花蕊石散 / 172,215,893
苁蓉丸 / 356,532,556,565,739,853,1496
苁蓉牛膝汤 / 1258
苁蓉丹 / 727
苁蓉散 / 1078
苁蓉獭肝丸 / 450,853
苍公当归酒 / 1409
苍术地榆汤 / 396
苍术复煎散 / 1109
苍术难名丹 / 1497
苍术散 / 1093,1247
苍地丸 / 388
苍耳饮 / 1094
苍莎丸 / 57
苍梧道士陈元膏 / 1140

芪附汤 / 707,710,1412
芪味丸 / 837
芦根汤 / 530
芦根散 / 520
克效饼子 / 1481
苏木汤 / 1319
苏木酒 / 1420
苏恭煮散 / 1130
杜仲丸 / 854,1488
杜仲汤 / 731,847,1487
杜仲酒 / 1078,1138,1480,1489
杜仲散 / 730,850,1250,1488
杏子汤 / 449,896
杏仁饮 / 1491
杏仁散 / 277
杏蜜膏 / 282
豆苏汤 / 324
豆淋酒 / 1421
豆蔻木香丸 / 446
豆蔻汤 / 444
豆蔻散 / 448
辰砂天麻丸 / 1066
辰砂五苓散 / 71
辰砂利膈丸 / 435
辰砂妙香散 / 356,578
辰砂既济丸 / 723
还少丹 / 746
还睛丸 / 898
来复丹 / 65
连壳丸 / 397
连蒲散 / 388
坚中汤 / 279,892
旱莲子丸 / 59
吴仙丹 / 458
吴茱萸加附子汤 / 1486
助阴消毒汤 / 714
助肾辟邪丹 / 1394
岐伯神圣散 / 1238
牡丹汤 / 1480
牡丹散 / 732,1492
牡丹煎丸 / 748,1137
牡蛎丸 / 562,570
牡蛎汤 / 710
牡蛎散 / 356,357,538,560,699,710,723,729,
　　　　731,734,872
利膈丸 / 453
何人饮 / 722

何首乌散 / 1059,1133
身痛逐瘀汤 / 1127
皂角丸 / 1066
皂荚丸 / 878
皂荚并目方 / 586
皂荚煎丸 / 545
佛手散 / 733
返阴散 / 698
谷仙散 / 889
谷芽枳实小柴胡汤 / 73
肝肾两舒汤 / 65
《肘后》紫方 / 1395
龟柏丸 / 389
角蒿散 / 239
应效远志丸 / 1312
应痛丸 / 1485
辛润缓肌汤 / 548
羌活丸 / 1055,1121,1252,1486,1494
羌活汤 / 1061,1078,1089,1107,1111,1114,1128,
　　　　1244,1400,1422,1485,1493
羌活防风汤 / 1414,1422
羌活饮 / 1078,1092,1420
羌活附子汤 / 904
羌活胜湿汤 / 1486
羌活酒 / 1103,1413,1480
羌活浸酒 / 1129
羌活散 / 865,881,884,1056,1074,1115,1121,
　　　　1129,1138,1252,1403,1413
沃焦散 / 526
没药丸 / 1102,1108
没药散 / 1108,1487
沈氏止衄丹 / 216
沉芩丸 / 579
沉香丸 / 857,1092,1483
沉香天麻汤 / 1394
沉香化气丸 / 62
沉香化滞丸 / 436
沉香汤 / 563,589,858
沉香饮 / 853
沉香和中丸 / 459
沉香黄芪散 / 726
沉香鹿茸丸 / 742
沉香断红丸 / 395
沉香散 / 556,856,876,900
沉香磁石丸 / 459
沉香鳖甲丹 / 727
良方人参顺气散 / 1069

诃黎勒丸 / 442,855
诃黎勒散 / 439,856,894,898
补天丸 / 884
补中益气汤 / 700,706,862,1395
补气汤 / 701
补气黄芪汤 / 846
补方丸 / 836
补火丸 / 871
补火解郁汤 / 68
补心丸 / 1313
补心麦门冬丸 / 840
补心通气散 / 58
补血止血验方 / 171
补血荣筋丸 / 1249
补血祛风汤 / 1313
补阴丸 / 327,885,1242
补肝汤 / 517,837,859,1125,1246
补肾丸 / 573,853,1121,1239,1251
补肾地黄丸 / 579
补肾汤 / 572,899
补肾肾沥汤 / 849
补肾熟干地黄丸 / 1118
补肺汤 / 325
补肺益脾饮 / 207
补肺黄芪散 / 1311
补肺煮肺散 / 282
补肺散 / 273,891,894
补荣汤 / 327,859
补骨脂丸 / 557,579,714,720,1241
补骨脂散 / 864
补养地黄丸 / 585
补络补管汤 / 328
补损肾沥汤 / 577
补真丸 / 735,745,871
补益干地黄丸 / 1496
补益大泽兰丸 / 1076
补益大泽兰方 / 834
补益丸 / 1240
补益天雄丸 / 877,1120
补益甘草丸 / 886
补益白薇丸 / 881
补益地黄煎 / 834
补益附子丸 / 864
补益肾肝丸 / 1259
补益钟乳天雄丸 / 886
补益鹿茸丸 / 833
补益紫石英丸 / 881

补益煎 / 888
补虚汤 / 882
补虚杜仲散 / 900
补虚饮 / 847,1312
补虚款冬花汤 / 847
补髓丹 / 1497
灵乌散 / 1319
灵芝散 / 239
灵效散 / 358
灵液丹 / 445
灵感丸 / 1123
尿血方 / 354,357
张走马玉霜丸 / 723
阿胶丸 / 279,326,389,896
阿胶地黄汤 / 326
阿胶芍药汤 / 389
阿胶汤 / 355,532,568
阿胶散 / 212,278,355,890
陈元膏 / 1088,1141
陈氏异功散 / 1096
陈艾汤 / 712
陈橘皮丸 / 857,895
陈橘皮散 / 523
附子八物汤 / 1106
附子山茱萸汤 / 1258
附子丸 / 858,1059,1083,1086,1090,1092,1244,1250,1483
附子木瓜丸 / 1495
附子白术汤 / 1397
附子地黄散 / 166,893
附子汤 / 846,870,903,1047,1081,1096,1135,1404,1408,1485
附子防风汤 / 1399
附子防风散 / 1403
附子独活汤 / 1118
附子养荣汤 / 704
附子酒 / 1045
附子理中汤 / 166
附子猪肚丸 / 564
附子散 / 876,1063,1119,1397,1404,1484,1488
妙香散 / 741
忍冬丸 / 538
鸡子豉汤 / 904
鸡内金丸 / 550
鸡舌香散 / 447
鸡苏丸 / 324
鸡苏汤 / 353

鸡苏散 / 274,325
鸡肶胵丸 / 550,587
鸡冠丸 / 386
鸡屎白豆淋酒 / 1420
驱劳汤 / 895

八画

青龙丸 / 838
青金丸 / 65
青盐丸 / 1313
青盐散 / 1057
青娥丸加黄柏知母方 / 1497
青蒿丸 / 739
青蒿防痿汤 / 1259
青蒿饮子 / 872
青蒿散 / 712,718,744
青蒿煎丸 / 725,727,873
青蛾丸 / 1497
拈痛散 / 1109
坤顺汤 / 1243
抽风独活散 / 1121,1251
拌肝散 / 843
苦参丸 / 73,551,562,587
苦楝汤 / 567
苓桂术甘汤 / 437
茄子根浸酒 / 1074
茅花汤 / 209
茅根汤 / 211,533
茅根饮 / 531
茅根饮子 / 275
茅根散 / 351
枇杷叶散 / 210,432,450,536
松子丸 / 887
松节浸酒 / 1132
松叶酒 / 1060
松皮散 / 392
松花散 / 281
松脂丸 / 844
松脂松节酒 / 1060
画粉散 / 215
刺蓟汤 / 209
刺蓟散 / 168,169,208,274
枣肉平胃散 / 442
郁李仁煮散 / 1480
郁李仁散 / 1479
郁金散 / 237

矾石丸 / 324
矾附丸 / 391
奔豚丸 / 1242
奔豚汤 / 1242
虎头骨散 / 902
虎杖饮 / 871
虎杖散 / 728
虎骨丸 / 1074,1107,1110,1307
虎骨酒 / 838,866,1064
虎骨散 / 1062,1077,1093,1108,1136,1420
虎胫骨丸 / 1248
虎潜丸 / 1239
虎潜丸 / 861,885,1239,1254
肾沥汤 / 542,550,568,866,1048,1491
肾沥散 / 577,1045
肾著汤 / 699,1080
国老丸 / 389
明月丸 / 889
明目地黄丸 / 566
明睛地黄丸 / 561
固元汤 / 167
固气不二丸 / 864
固本汤 / 325
固本锁精丸 / 713
固肠丸 / 396
败龟丸 / 1307
败龟板散 / 1480
败毒散 / 397,1259
钓肠丸 / 392
知母丸 / 562
知母石膏汤 / 559,584
知母汤 / 550,581,893
知母饮 / 530
知母茯苓汤 / 700
知母散 / 521,872,892
知柏天地煎 / 854
知柏四物汤 / 845
知柏地黄丸 / 722
知柏补血汤 / 845
和血汤 / 397
和血养气汤 / 576
和血益气汤 / 542,558,566
和血散痛汤 / 1106
和胃丸 / 443,845
和胃饮 / 447
和济芎归汤 / 170
和解散 / 698

侧子丸 / 1057
侧子汤 / 1111
侧子酒 / 1084,1095
侧子浸酒 / 1111
侧子散 / 1082,1098,1113
侧子散 / 1086
侧柏散 / 167,394
依源麻黄续命汤 / 1050
金牙石汤 / 572
金牙酒 / 1095,1311
金牙散 / 1120,1130,1256
金瓜丸 / 727
金永灵丹 / 1318
金刚丸 / 1249
金英丸 / 527
金虎丸 / 386
金钗石斛丸 / 712
金钗煎 / 1103
金砂丹 / 1401
金粉汤 / 281
金屑丸 / 395
金黄汤 / 352
金匮乌头汤 / 1136
金银箔丸 / 573
金液丹 / 391,1123
金锁丸 / 864
金锁丹 / 578
金锁正元丹 / 713,723,742
金箔丸 / 708
金箔散 / 1307
乳香丸 / 1067,1094
乳香寻痛丸 / 1104
乳香应痛丸 / 1067
乳香没药丸 / 1067
乳香宣经丸 / 1096
肺热汤 / 1250
肚胫散 / 529
周卫汤 / 700
兔肝丸 / 899
兔骨饮 / 541
狐肝膏 / 1392
狗脊丸 / 1489
狗脊酒方 / 1493
狗脊浸酒 / 1059
狗脊散 / 1087
备化汤 / 1248
炙甘草汤 / 836

炙肝丸 / 887
炙肝散 / 870
卷柏丸 / 391,880
炒香散 / 58
法制硝槽汤 / 71
泄热芦根散 / 588
河间定命散 / 210
油面馎饨 / 835
油煎散 / 1064
泻白散 / 849
泻肝汤 / 450
泻青丸 / 389,699,1315
泻热栀子散 / 588
泽兰丸 / 879
泽兰补虚丸 / 879
泽泻丸 / 542,551,561
泽泻散 / 450,735
泽漆根汤 / 516
治下消验方 / 595
治大便下血。 / 385
治上消验方 / 595
治小儿盗汗外用验方 / 730
治小儿盗汗验方 / 728
治小儿痿证验方 / 1255
治五脏虚损自汗验方 / 704
治中消验方 / 595
治气郁验方 / 62
治风痹验方 / 1071
治心劳验方 / 842
治吐血验方 / 280
治自汗方 / 728
治自汗验方 / 698
治产后痉验方 / 1419
治产后盗汗验方 / 733
治阳虚盗汗验方 / 724
治时气鼻衄血方 / 215
治冷痰饮验方 / 439
治金疮中风痉验方 / 1422
治骨极验方 / 867
治便血验方 / 395
治破伤风验方 / 1311
治衄血方 / 206
治疼痛自汗验方 / 705
治痉证验方 / 1396
治消谷验方 / 597
治诸病痰饮验方 / 462
治虚劳少气方 / 735

治虚劳盗汗验方 / 747
治盗汗粉方 / 715
治盗汗验方 / 715
治渴利验方 / 596
治腰疼熨方 / 1485
治痰饮兼肺系病验方 / 449
治痰饮兼脾胃病验方 / 448
治痰饮验方 / 437
治鼻衄七蒸丸 / 206
治鼻衄方 / 170
治鼻衄血出数斗方 / 214
治鼻衄良方 / 215
治鼻衄积年方 / 207
定风散 / 1410
定痛丸 / 1108
定痛方 / 1107
审平汤 / 386,1319
实肠化毒丸 / 387
承气汤 / 1402
降气汤 / 442
降火化痰丸 / 65
降火化痰汤 / 1411
降心丹 / 741
降心汤 / 537
参甘归芍麦冬栝蒌汤 / 548
参甘归芍栝蒌汤 / 548
参术汤 / 1313
参归养荣汤 / 1393,1404,1411
参归散 / 879
参归腰子 / 704
参芪四物汤 / 704
参芪汤 / 538,702,707
参芪救元汤 / 547
参芪散 / 718,745
参苏饮 / 455
参附汤 / 573,701,706,723,1393
参苓丸 / 562,588
参苓元 / 869
参苓白术散 / 548
参苓饮子 / 537
参香散 / 742
参蒲丸 / 564,589
参膏汤 / 554
细辛汤 / 1117,1126
细辛饮 / 901
细辛散 / 1098
驻车丸 / 860

驻景丸 / 170
经效阿胶丸 / 325
贯众丸 / 840
贯众散 / 277

—— 九画 ——

珍珠丸 / 579
珍珠粉丸 / 579
指迷茯苓丸 / 461
拯阳汤 / 166
荆芥豆淋酒 / 1409
荆芥散 / 393,1417
荆沥汤 / 1408
荆沥饮子 / 1414
茜根散 / 209,276,352,385,890
茜梅丸 / 208
荜茇丸 / 844,857,869
荜澄茄丸 / 446
荜澄茄散 / 856
草豆蔻丸 / 451
草豆蔻散 / 438,1311
草果饮 / 726
茧丝汤 / 538
茵芋丸 / 1106
茵芋酒 / 1049,1244
茵芋浸酒 / 1058,1093
茵芋浸酒方 / 1484
茵芋散 / 1056,1484
茵陈汤 / 73
茴香汤 / 577
茴香散 / 577
茱苓丸 / 433
茱萸丸 / 458,565
茱萸汤 / 1081
茱萸根浸酒方 / 844
茱萸黄芪丸 / 574
茯苓川芎汤 / 1083,1111
茯苓丸 / 460,545,838,840,1122,1128,1251,1308
茯苓五味子汤 / 1127
茯苓汤 / 452,519,553,572,581,710,846,901,1097,1109,1111,1127,1397
茯苓饮 / 64
茯苓饮子 / 440,459
茯苓补心汤 / 212,216,328
茯苓桂枝五味甘草汤 / 1137
茯苓调血汤 / 358

茯苓散 / 553,710,851,868
茯苓煎 / 516
茯兔丹 / 578
茯神丸 / 560,567,589,1061,1491
茯神汤 / 63,517,585,1137
茯神煮散 / 515
茯神散 / 708,713,1126
茯神粥 / 58
茯菟丸 / 579
茯菟丹 / 525
荠苨丸 / 546,565,575
荠苨汤 / 561
荠苨散 / 559
故扇散 / 725
胡连丸 / 728
胡桃丸 / 577
胡桃散 / 397
胡粉散 / 238,575
胡粉膏 / 1420
胡黄连丸 / 874
胡黄连散 / 853
枳术二陈汤 / 447
枳壳丸 / 1494
枳壳半夏散 / 433
枳壳地骨皮散 / 879
枳壳汤 / 61,878
枳壳散 / 388,396
枳实半夏汤 / 433
枳实理中丸 / 442
枳实散 / 441
枳椇子丸 / 541
枳缩二陈汤 / 447
柏子仁丸 / 709
柏子仁圆 / 717
柏子仁散 / 877,884,1082
柏艾饮 / 211
柏叶汤 / 272,353,387
柏叶散 / 167,278,357
柏皮生地黄汤 / 209
柏皮汤 / 210
栀子大青汤 / 353
栀子汤 / 739,869
栀子金花丸 / 354
栀子解郁方 / 62
栀子膏 / 1389
枸杞子丸 / 570
枸杞汤 / 515,558,568,868,901

枸杞根饮 / 544,552,587
枸杞酒 / 517,835
枸杞煎 / 832
柳枝汤 / 737
柳枝散 / 237
威灵仙丸 / 1139
威灵仙散 / 1479
厚朴丸 / 843
厚朴汤 / 544,552,587
厚朴散 / 70,441
厚朴煎 / 397
面饼丸 / 538
牵牛子散 / 1139
轻骨丹 / 1070
韭子丸 / 863
韭子散 / 863
省风汤 / 1102
削术豆蔻散 / 1258
是斋白术散 / 328
昵香子汤 / 390
星附散 / 1309
思仙续断丸 / 577
咳血丹 / 323
咳血方 / 324
骨皮散 / 716
骨碎补丸 / 866,1108,1137
钟乳丸 / 532,833,855,884,1138,1483,1489
钟乳白泽丸 / 836
钟乳粉丸 / 889
钟乳酒 / 1092
钟乳散 / 854,876
钩藤汤 / 1395,1410,1418
钩藤散 / 1308
香术散 / 445
香甲丸 / 727,875
香甲汤 / 858
香甲散 / 883,903
香瓜丸 / 726
香芎饼子 / 1309
香连丸 / 58
香肚丸 / 743
香附子散 / 328
香附地榆 / 358
香砂平胃散 / 66
香胶散 / 892
香粉散 / 729
香梅丸 / 172,393

香墨散 / 525,555
秋石四精丸 / 746
重汤丸 / 726
重阳丸 / 728
顺气散 / 565
顺利散 / 564
修善散 / 395
保元汤 / 549
保生丸 / 882
保生锭子 / 1393
保阴煎 / 389
保和汤 / 326,896
保命丸 / 895
信香十方青金膏 / 535
追风应痛丸 / 1068
追风独活散 / 1310
追风通气散 / 461
食羊蜜方 / 1496
食郁越鞠丸 / 66
胜金丸 / 393,1046,1317
胜金丹 / 721,1046
独圣散 / 328,892
独连丸 / 535
独参汤 / 173,893
独胜散 / 209,555
独活丸 / 450
独活汤 / 1053,1077,1090,1124,1255,1256,1416
独活防风汤 / 1398
独活饮 / 1129
独活细辛散 / 1315
独活酒 / 1050,1077,1089,1486
独活浸酒 / 1058
独活寄生汤 / 1071,1497
独活散 / 868,1055,1075,1087,1115,1129,1132,
    1308,1309,1414,1481
独活紫汤 / 1415
独栗丸 / 1481
急风散 / 1420
养元止血汤 / 173
养正丹 / 707,722
养生方 / 702
养血百补丸 / 72,1253
养血清火汤 / 547
养肝活络汤 / 1418
养肾散 / 1127
姜术汤 / 1397
姜附汤 / 446,724

姜鱼丸 / 543
姜粉散 / 563
姜黄汤 / 582
姜椒汤 / 432
姜蜜汤 / 358
前朴散 / 61
前胡丸 / 857
前胡汤 / 70,325,452,453,515,552,581,587,
    838,1072
前胡麦门冬饮 / 841
前胡饮 / 458
前胡建中汤 / 832
前胡散 / 438,439,441,451,453,1111
烂金丸 / 539
活儿汤 / 1395
活母丹 / 1417
活血汤 / 859
活血应痛丸 / 1109
活命金丹 / 1105
活络丹 / 1104
活络丹 / 1112,1127
济生麦冬饮 / 213
济阴浚泉丸 / 861
恒山 / 1317
恒山丸 / 1316
举卿古拜散 / 172,1416
宣补丸 / 567
宣和赐耆丝丸 / 574
扁柏散 / 209
祛风丸 / 461
祛痰饮子 / 436
神木丸 / 436
神术丸 / 434
神术汤 / 1391,1402
神仙长寿露 / 747
神仙必效丸 / 389
神仙坠痰丸 / 436
神仙减水法 / 543
神白散 / 214,541,580
神圣复气汤 / 1069
神芎丸 / 459
神曲丸 / 899
神曲酒 / 1487
神龟滋阴丸 / 1240
神应丸 / 1497
神应散 / 526
神宝饮 / 388

神香散 / 447
神效丸 / 547
神效方 / 561
神效金朱丸 / 279
神效黄芪汤 / 1112
神效散 / 239,534,554,565
神验虎骨丸 / 1482
神验摩风毒膏 / 1141
神授丸 / 536,1136
神授黑神丸 / 171
既济解毒丸 / 354
除风荆芥汤 / 1062
除湿汤 / 206,723,1083
除湿补气汤 / 1111
除湿和血汤 / 388
柔脾汤 / 893
结阴丹 / 396
绛雪散 / 535,558

── 十画 ──

秦艽丸 / 545,586
秦艽半夏汤 / 1240
秦艽汤 / 737,895,1487
秦艽饮 / 896
秦艽酒 / 1049,1244
秦艽散 / 72,1056,1132
秦艽鳖甲散 / 718,878
蚕子酒 / 1421
起死神应丹 / 1069
起痿降火汤 / 1259
都梁香散 / 166
换腿丸 / 1095,1135
莽草膏 / 1140
莲子清心饮 / 58
荷叶薰本汤 / 1083
莎草根散 / 526
真人养脏汤 / 393
真方不换金正气散 / 459
真珠丸 / 539
真珠散 / 59
桂心丸 / 1075,1410,1489
桂心白术汤 / 1398,1403
桂心汤 / 903,1133,1480
桂心汤散 / 543
桂心酒粥方 / 1491
桂心散 / 394,451,523,869,1109,1405,1490

桂心煎 / 273,891
桂术汤 / 1398
桂芎汤 / 390
桂辛汤 / 433
桂附汤 / 1102
桂苓五味甘草汤 / 1137
桂苓甘露散 / 543
桂枝川芎防风汤 / 1398
桂枝生化汤 / 1418
桂枝加干葛汤 / 1393
桂枝加芍药防风防己汤 / 1390
桂枝加附子红花汤 / 706
桂枝加黄芪汤 / 714
桂枝加葛根汤 / 1398
桂枝芍药知母汤 / 1106
桂枝汤 / 697,1396
桂枝防风汤 / 1399
桂枝牡蛎汤 / 863
桂枝附子汤 / 1090
桂枝姜附阿胶汤 / 1481
桂枝栝蒌汤 / 215
桂枝葛根汤 / 1399,1414
桂香匀气丸 / 444
桂姜丸 / 1480
桔梗丸 / 454
桔梗引子 / 841
桔梗汤 / 328
桔梗散 / 451,848
栝蒌丸 / 390,514
栝蒌汤 / 519,549
栝蒌牡蛎散 / 69
栝蒌饮 / 528
栝蒌枳壳汤 / 64
栝蒌枳实汤 / 1411
栝蒌桂枝汤 / 1390,1398
栝蒌根丸 / 524,570
栝蒌根汤 / 533
栝蒌根散 / 532,553,586
栝蒌根煎 / 552,587
栝蒌散 / 514,550,561,586
栝楼根汤 / 454
桃仁丸 / 873
桃仁汤 / 852
桃仁散 / 848,856,877
桃红散 / 525
桃花散 / 456
殊胜散 / 526

柴胡人参汤 / 722,726
柴胡丸 / 873,892
柴胡升阳汤 / 1116
柴胡加防风汤 / 1408
柴胡地骨汤 / 238,722
柴胡汤 / 709,736,837
柴胡防风汤 / 1399
柴胡饮 / 531,731,737,895
柴胡知母汤 / 731,903
柴胡栀子饮 / 874
柴胡姜桂汤 / 701
柴胡秦艽汤 / 725,726
柴胡清肝散 / 170
柴胡散 / 69,734,872,902,1403
柴胡鳖甲汤 / 738
柴前梅连散 / 719,878
柴葛解肌汤 / 216
逍遥散 / 720,745,859,1309
逍遥散加味 / 74
鸭通汤 / 513,584
铁刷汤 / 447
铁粉丸 / 524,567,571
铁精汤 / 1051
铅丹散 / 514,559
铅黄丸 / 525
铅黄散 / 528
铅霜丸 / 528,560
铅霜散 / 545,560
秘元丸 / 702
秘方补心丸 / 1313
秘方定振丸 / 1313
秘传玉锁丹 / 743
秘传玄明粉方 / 211
秘传加味四君子汤 / 707
秘传掌中金丸 / 448
秘传酸枣仁汤 / 450
秘制兔血丸 / 329
透关丸 / 1101
透空丸 / 1310
透骨丹 / 1109
倚金丹 / 520
倍术丸 / 433
倍术散 / 458
健步丸 / 1239
臭椿皮散 / 394
射干饮 / 1308
射干散 / 545,585

衄血方 / 206,208,211,214,216
衄血秘方 / 216
胶艾汤 / 273
胶艾散 / 166
胶黄散 / 171
高良姜散 / 439,441
疳劳丸 / 721
资寿小金丹 / 744
凉八味丸 / 583
凉血地黄丸 / 170
凉胃散 / 589
粉汗方 / 731
粉汗散 / 710,729
粉身方 / 734
粉矾平胃丸 / 65
益元散 / 584
益气养荣汤 / 74
益阴肾气丸 / 1254
益阴养荣膏 / 728
烧肝散 / 870
酒蒸黄连丸 / 537,555,582
消饮丸 / 458
消毒麻仁丸 / 561
消食膏酒 / 842
消痞丸 / 169,323,563,1247
消痞汤 / 60
海桐皮汤 / 1088
海桐皮散 / 1491
海桐煎 / 1082
海藏八物白术散 / 1404
海藏五饮汤 / 436
海藏白术汤 / 1393
海藏防风当归汤 / 1395
海藏附子防风散 / 1404
海藏附子散 / 1404
海藏神术汤 / 1393
海藏愈风汤 / 172,1312
海藻丸 / 853
涂摩膏 / 1088,1141
浮石散 / 540
浮萍丸 / 538,559
涤痰丸 / 434
润下丸 / 437
润体丸 / 1066
润肤膏 / 1142
润神散，/ 701
润喉散 / 60

宽中祛痰丸 / 446
宽中散 / 57
家宝丹 / 1070,1239
家宝方大救生丸 / 539
家秘肝肾丸 / 839
朗明汤 / 714
诸风应效酒 / 1136
调中白术煎 / 58
调中汤 / 544,845
调中益气汤 / 704
调肝散 / 74,838,1498
调肺人参汤 / 846
调荣活络散 / 1488
调胃承气汤 / 567
调脾汤 / 1259
陵鲤甲汤 / 1130
通气防风汤 / 1047
通气饮子 / 1127
通气驱风汤 / 1310,1318
通圣散 / 279,1408
通关止血丸 / 214
通关饮 / 329
通治消渴验方 / 589
通宣理肺丸 / 449
通痹散 / 1097
预知子丸 / 72
预备一物柏枝散 / 1113
桑白皮汤 / 529
桑白皮散 / 847
桑耳散 / 394
桑枝酸枣仁煎 / 865
桑根白皮汤 / 555,847
桑根白汤 / 848
桑寄生散 / 1122,1252,1488
桑螵蛸丸 / 571

十一画

理中汤 / 452,1398
理气平肝散 / 1394
理血汤 / 356
理饮汤 / 437
排风汤 / 582,1084
推气散 / 60
控涎丹 / 436
菝葜汤 / 580
菝葜饮 / 526

黄土汤 / 166,272,390
黄土酒 / 1416
黄丹散 / 523
黄末药 / 1259
黄白茵陈汤 / 1395
黄瓜根丸 / 541
黄芩四物汤 / 839,845
黄芩芍药汤 / 213
黄芩汤 / 353,454,561,736,874,1120
黄芩补血汤 / 845
黄芩清热汤 / 211
黄芩散 / 211,276,385
黄芪丸 / 529,560,569,723,730,833,844,867,
  902,1064
黄芪五两汤 / 717
黄芪六一汤 / 545,559,707,713,721
黄芪甘草汤 / 904
黄芪四君子汤 / 167
黄芪四物汤 / 883
黄芪芍药汤 / 207,904
黄芪汤 / 167,452,519,559,580,583,697,718,
  723,746,831,855,857,862,901,1053,1117,
  1253,1319,1417
黄芪饮 / 550,573,736,854
黄芪羌活饮 / 582
黄芪建中汤 / 207,699,701,709,897
黄芪茯神汤 / 1139,1258
黄芪姜桂汤 / 904
黄芪桂枝五物汤 / 1112
黄芪圆 / 396
黄芪酒 / 1089,1096,1243
黄芪散 / 273,325,454,520,552,560,571,586,
  710,711,724,734,848,850,855,864,876,880,
  885,891,897,899,902
黄芪膏子煎丸 / 167,555
黄芪薤白汤 / 904
黄芪鳖甲散 / 741
黄连丸 / 388,518,556,571,588,878
黄连牛乳丸 / 529
黄连汤 / 386
黄连饮 / 1487
黄连贯众散 / 386
黄连黄芪丸 / 574
黄连猪肚丸 / 537,562
黄连散 / 210,211,385,520,551,716,729,731,872
黄连膏 / 540
黄连磨积丸 / 435

黄柏丸 / 562
黄雌鸡汤 / 880
萆薢子汤 / 1089,1245
萆薢子散 / 1122,1253
萆薢散 / 1084
菖蒲酒 / 1060
菖蒲浸酒方 / 899
菖蒲散 / 1089,1093
萝苏散 / 546
萆薢丸 / 1076,1090,1092,1093,1105,1113,1122,
　　1125,1240,1244,1251
萆薢汤 / 1487
萆薢酒 / 1082,1486
萆薢浸酒方 / 1490
萆薢散 / 1059,1074,1098,1479,1488
菟丝子丸 / 557,565,583,718,732,746,851,863,
　　1079,1242,1254,1257
菟丝子散 / 571,580,862,1120
菊花汤 / 841
菊花酒 / 1060
梅花汤 / 537,588
梅花取香汤 / 539
梅花聚香汤 / 539
梅苏丸 / 528,557
梅实仁粥 / 1479
救儿回生汤 / 1395
救产止痉汤 / 1418
救急中军候黑丸 / 460
救急稀涎散 / 1101
救活丸 / 577
豉酒方 / 1484
硇砂丸 / 437,864
常山丸 / 1316
常山汤 / 738
常山饮 / 1317
野狸骨散 / 395
野葛膏 / 1049,1140
晚蚕砂浸酒 / 1099
蛇床子丸 / 852
蛇衔草散 / 1420
崔氏八味丸 / 1498
崔氏肾沥汤 / 849
银枣汤 / 726
银宝丸 / 526
银锡丸 / 578
敛气归源饮 / 714
敛肺丹 / 65

猪牙皂角散 / 396
猪肝丸 / 853,871
猪肚丸 / 519,564,725,844,1496
猪肚炙方 / 1484
猪肚黄连丸 / 562,887
猪苓散 / 545,552
猪肾荠苨汤 / 513,564,584
猪肾粥 / 849
猪胆丸 / 542
猪胆煎 / 533
猪俯丸 / 564
猪脊汤 / 540
猪悬蹄青龙五生膏 / 846
猪腰青盐杜仲方 / 1498
猪膏酒 / 837
麻子酒 / 1051
麻仁汤 / 901
麻根饮 / 1421
麻黄左经汤 / 705,1134
麻黄白术汤 / 1049,1258
麻黄加独活防风汤 / 1391,1402
麻黄汤 / 839,877,1049,1106,1114,1117,1408
麻黄根汤 / 739
麻黄根散 / 724,729,734
麻黄根散粉方 / 699
麻黄柴胡升麻汤 / 66
麻黄续命汤 / 1315
麻黄散 / 727,855,1054,1079,1087,1133,1389,
　　1409,1416
麻黄葛根汤 / 1402
鹿白丸 / 1254
鹿角丸 / 898,1123,1489
鹿角胶丸 / 356,1251,1494
鹿角胶方 / 274
鹿角胶散 / 273,891,900
鹿角胶煎 / 834,1137
鹿角散 / 580
鹿角霜方 / 1490
鹿兔煎 / 544,588
鹿茸大补汤 / 871
鹿茸丸 / 355,546,556,570,863,1241,1483,1494
鹿茸天麻丸 / 1118
鹿茸四斤丸 / 1246,1314
鹿茸补精丸 / 1314
鹿茸散 / 355
鹿骨汤 / 899
鹿菟丸 / 580

鹿髓煎 / 894,1253
盗汗正气汤 / 713
商陆酒 / 1063
商陆酿酒 / 1057
旋覆花丸 / 451,457
旋覆花汤 / 440,453,461,532,735
羚羊汤 / 1116
羚羊角丸 / 582,898,1101,1105
羚羊角升麻汤 / 1400
羚羊角汤 / 712,904,1102,1116,1400,1410,1417,1486
羚羊角饮子 / 1417
羚羊角散 / 211,237,277,393,523,864,880,898,1078,1116,1318,1405,1407,1414
羚羊清解散 / 1402
断红丸 / 391
断渴汤 / 556
清上汤 / 237
清气化痰饮 / 437
清化丸 / 68
清化饮 / 1410
清火滋阴汤 / 324
清心莲子饮 / 68,525,558
清阳已痉汤 / 1412
清阳降火汤 / 324
清肝汤 / 170
清肠汤 / 354
清金丸 / 65
清肺饮 / 584
清肺饮子 / 209
清荣槐花饮 / 387
清胃生髓丹 / 1260
清胃搽牙散 / 238
清胃散 / 237
清骨散 / 722
清神补气汤 / 566
清热化痰丸 / 435
清热养荣汤 / 213
清热滋阴汤 / 169
清壶丸 / 433
清健方 / 878
清衄汤 / 210
清脏汤 / 387
清离滋坎丸 / 722
清凉丹 / 1401
清凉甘露饮 / 214
清凉饮子 / 565,1315

清凉润燥汤 / 1112
清营 / 1410
清脾汤 / 447,540
清脾饮 / 460
清痰汤 / 1411
清瘟败毒饮 / 238
清燥汤 / 703,1246,1248,1256
淮南八公石斛散 / 1084
淡竹茹汤 / 71
深师人参丸 / 862
深师黄土汤 / 208
深师黄芪汤 / 897
婆罗粥方 / 1491
渗湿汤 / 444
惊气丸 / 1393
寄生汤 / 1492
续命汤 / 1120,1408
续命煮散 / 702
续骨丹 / 1240
续断 / 1492
续断丸 / 1090,1095
续断汤 / 357,739,1076
续断散 / 709,880,1420,1480
续嗣降生丹 / 732
绿云散 / 274

十二画

琥珀丸 / 1068,1124
琥珀饮 / 353
琼玉膏 / 584
琼枝膏 / 548
琼脂膏 / 547
斑龙脑珠丹 / 556
越桃散 / 397
越婢汤 / 696,867,1049,1246
越鞠丸 / 57
趁痛丸 / 1487
煮肝丸 / 870
煮肝散 / 1243
葫芦方 / 1421
散余汤 / 1260
散痉汤 / 1395
葳蕤饮 / 877
葛花解酒汤 / 701
葛花解醒汤 / 1308
葛根丸 / 526,574

葛根汤 / 581,1128,1396,1400,1412,1415,1421
葛根饮 / 903
葛根麻黄汤 / 1401
葛根散 / 875
葱白饮 / 737
葶苈丸 / 546,572
葶苈汤 / 892
萎连丸 / 537
萱草忘忧汤 / 64
葵子散 / 352
葵根汤 / 543,551
楮叶丸 / 527
楮叶散 / 527
楮实丸 / 1076,1092,1492
楮实煎 / 1082
椒目散 / 709
椒红丸 / 1482
棕榈散 / 214
棘刺丸 / 515
酥蜜煎 / 516,832
硝石散 / 525
硫黄丸 / 838
雁膀汤 / 454
雄黄防风丸 / 1062
雄黄散 / 281
雄黄麝香散 / 239
雄麝丸 / 1136
紫双丸 / 1255
紫石英汤 / 834
紫石英饮 / 1129
紫石英散 / 1129
紫汤 / 1409
紫苏汤 / 545,553
紫苏散 / 278,521
紫沉丸 / 446
紫金丸 / 846
紫金散 / 237
紫金锭 / 1308
紫参汤 / 386
紫参散 / 277
紫桂丸 / 882
紫菀丸 / 874,894
紫菀汤 / 702,847,857,895
紫菀饮 / 70
紫菀散 / 280,323,893
紫霞丹 / 214
蚱蝉丸 / 1056,1098

蚱蝉散 / 1087
蛤蚧丸 / 737,848,874,894
蛤蚧汤 / 895
蛤蚧散 / 745
黑元 / 839
黑龙散 / 392
黑豆浸酒方 / 1482
黑神丸 / 1067,1309
黑神散 / 206,390
黑散子 / 1421
筒骨煎 / 745
傅氏治婴方 / 728
御风丹 / 1104
御制平安丹 / 240
舒郁理气汤 / 60
舒怒益阴汤 / 1259
舒筋丸 / 1116
舒筋汤 / 1127
舒筋散 / 1487
释痛汤 / 1260
鲁王酒 / 1050
鲁公酒 / 1050
猬皮灰散 / 395
猬皮散 / 281,394,891
蛮夷酒 / 1051
童真丸 / 893
善泄汤 / 68
温卫汤 / 1238
温白丸 / 443,1068
温肾汤 / 1238
温肺汤 / 848
温经养营汤 / 1071
温经除湿汤 / 1112,1247
温胃汤 / 1396
温胆汤 / 63,704,869,1248
温脾汤 / 167
滑石丸 / 214,353
滑石代赭汤 / 69
滑石散 / 540
滋血养肝汤 / 1422
滋阴地黄丸 / 170,722,893
滋阴百补丸 / 837,884
滋阴汤 / 171
滋阴补髓汤 / 1242
滋阴降火丸 / 719
滋阴脏连丸 / 389
滋阴益阳汤 / 707

滋肾丸 / 327,548
滋涸汤 / 1260
滋膵饮 / 549
寒水石散 / 68
谦齿膏 / 240
犀角大黄汤 / 1402
犀角丸 / 522,873,1057
犀角升麻汤 / 1104
犀角地黄汤 / 168
犀角汤 / 725,1106,1133
犀角散 / 276,277,588,724
强肾气附子散 / 900
疏风汤 / 1104
疏风活血散 / 1422
缓筋汤 / 1109

十三画

瑞金丹 / 893
摄生饮 / 460
摄生散 / 462
填骨煎 / 520
蒜连丸 / 172
蓝叶散 / 545,585
蓝根人参散 / 166
蓬煎丸 / 442
蒴藋蒸汤 / 1114
蒲黄丸 / 357
蒲黄散 / 172,214,281,327,353,393,890
椿皮丸 / 397
槐花散 / 387,391
槐角散 / 397
槐金散 / 353
槐荆丸 / 396
槐黄丸 / 388
榆白皮汤 / 352
榆砂汤 / 397
暖肾散 / 1485
暖胃膏 / 448
蜀漆丸 / 1315
蜀漆汤 / 449
锦节膏 / 327
愈风汤 / 1318
愈风散 / 1418
腰痛少力方 / 1481
腽肭脐丸 / 1122
腹皮汤 / 875

解风汤 / 1102
解风散 / 563,1071
解风痹汤 / 1116
解郁开结汤 / 62
解郁合欢汤 / 75
解郁调胃汤 / 64
解毒四物汤 / 387
解毒汤 / 387
解渴百杯丸 / 556
煞虫方 / 538,575
新法半夏汤 / 443
粳米粥 / 1238
煎麦散 / 748
煎散 / 709
煨肾丸 / 1249,1497
煨肾附子散 / 740
源泉汤新 / 860
滚金丸 / 435
福寿二味散 / 557
辟风丹 / 1310
辟谷丹 / 327

十四画

静顺汤 / 73,1248
摧肝丸 / 1308
截疟鬼哭恒山饮 / 1317
聚金丸 / 387
聚金圆 / 386
聚瑶丹 / 557
蔓荆实丸 / 1114
槟榔汤 / 531,837
槟榔散 / 432,523,1485
酸枣丸 / 520,577
酸枣仁丸 / 533
酸枣仁汤 / 715,721,1064,1495
酸枣仁散 / 866
酸枣汤 / 869
磁石丸 / 534,733,851,900,1068
磁石汤 / 533,573,839,852
磁石饮 / 534,573
磁石散 / 534
豨莶丸 / 1080
蜡苓丸 / 538,575
蝉花无比散 / 60
箬叶散方 / 892
鼻口沥血方 / 214

鼻衄不止方 / 208
鼻衄方 / 207，215
獐骨汤 / 879
漏芦丸 / 870
蜜酒方 / 554
翠碧丸 / 530
缩水丸 / 536
缩冰丸 / 539

十五画

撩膈散 / 432
增味五痹汤 / 1096
增味导赤散 / 354
增损四物汤 / 883
增损肾沥汤 / 567，585，1051
增损柴胡汤 / 1318
增损续断丸 / 1091
橡斗散 / 396
樟木散 / 877
橄榄散 / 392
敷和汤 / 1319
踯躅花散 / 390
噙化丹 / 860
镇元饮 / 707
镇风汤 / 1396
镇心丸 / 72
镇心丹 / 740
镇心汤 / 875
僵蚕丸 / 64
熟干地黄 / 355
熟干地黄丸 / 394，574，1065，1242，1421
熟干地黄汤 / 716
熟干地黄散 / 355，568，732，884，1100
熟干地黄煎 / 1079
熟大黄汤 / 1487
熟地黄汤 / 355
熟地黄散 / 70，574
摩风神验膏 / 1141
摩风膏 / 1142
摩挲丸 / 1103
摩腰丸 / 1490
摩腰方 / 1484
摩腰散 / 1490
潜行散 / 1110
澄水饮 / 527
澄源丹 / 535

熨胃丸 / 448

十六画

薤白汤 / 274，859
薯蓣丸 / 57，571，900
薯蓣散 / 833
薯蓣粥 / 861
薏术定痉汤 / 1395
薏苡仁丸 / 1082，1133
薏苡仁汤 / 1047，1105，1126
薏苡仁散 / 864，868，869，1106，1133，1138，1250
薄荷煎丸 / 1139
橙香饼子 / 446
橘皮煎丸 / 871
橘皮煎元 / 846
醍醐膏 / 546
獭肝丸 / 840，902
凝水石酒 / 1061

十七画

螳螂丸 / 1408
螺蛳壳丸 / 445
麋角丸 / 1238
濯热饮子 / 327

十八画

藜芦丸 / 439
覆盆子丸 / 1496
瞿麦汤 / 354，517，553
瞿麦散 / 351

十九画

藿香养胃汤 / 1248
藿香散 / 433，461
鳗鲡鱼煎丸 / 847
麒麟散 / 1110
鳖甲丸 / 279，457，727，736，873，888，1316
鳖甲地黄汤 / 874
鳖甲汤 / 740，895，902，1137
鳖甲饮 / 1312
鳖甲饮子 / 902
鳖甲柴胡煎丸 / 725

鳖甲猪肚丸 / 738
鳖甲散 / 730,842,850,872

廿一画

髓煎 / 835
麝香丸 / 1062,1106
麝香天麻丸 / 1066,1309
麝香鹿茸丸 / 740,1124
麝香散 / 214,901

廿二画

蘼芜丸 / 1243
襄香鳖甲丸 / 1495

廿三画

蠲风饮子 / 1104
蠲痹汤 / 1080,1090